中国少数民族药志丛书

中国佤药志

ZHONGGUO
WA YAO ZHI

张丽霞　陈　丽　田秀兰（佤）◎ 主编

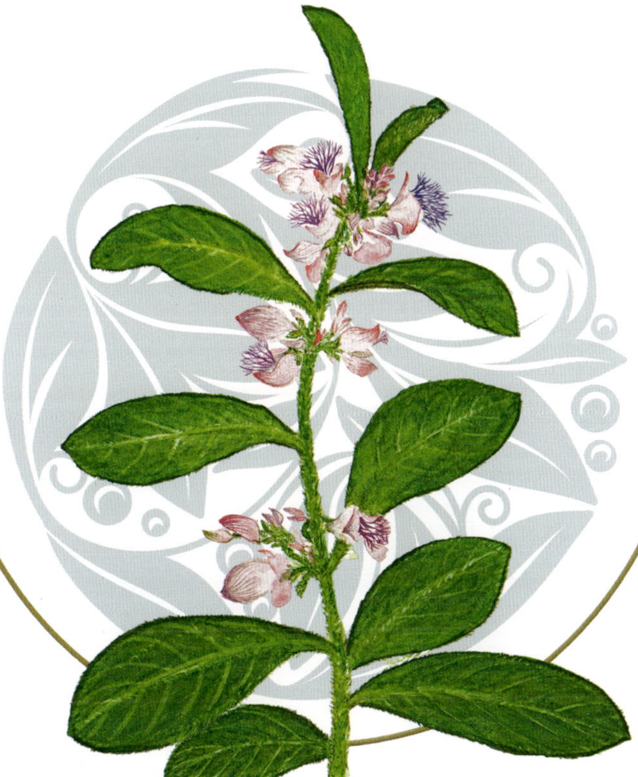

YNK 云南科技出版社
·昆明·

图书在版编目（CIP）数据

中国佤药志 / 张丽霞, 陈丽, 田秀兰主编. -- 昆明:
云南科技出版社, 2023.5
（中国少数民族药志丛书）
ISBN 978-7-5587-4836-3

Ⅰ. ①中… Ⅱ. ①张… ②陈… ③田… Ⅲ. ①佤医—
中药志—中国 Ⅳ. ①R295.508

中国国家版本馆CIP数据核字(2023)第090424号

中国佤药志
ZHONGGUO WA YAO ZHI
张丽霞　陈　丽　田秀兰　主编

出 版 人：温　翔
策　　划：温　翔　李凌雁
项目统筹：赵　敏
责任编辑：赵敏杰　黄文元　秦永红　马　莹　汤丽鋆
助理编辑：章　沁
封面设计：长策文化
责任校对：孙玮贤
责任印制：蒋丽芬

书　　号：ISBN 978-7-5587-4836-3
印　　刷：云南出版印刷集团有限责任公司华印分公司
开　　本：889mm × 1194mm　1/16
印　　张：51
字　　数：1440 千字
版　　次：2023 年 5 月第 1 版
印　　次：2023 年 5 月第 1 次印刷
定　　价：368.00 元

出版发行：云南科技出版社
地　　址：昆明市环城西路 609 号
电　　话：0871-64192481

《中国佤药志》编委会

序

PREFACE

民族药是中华民族传统医药学的瑰宝，挖掘和整理民族药，开展民族药规范化和标准化工作，对传承民族药文化，推动民族药进步具有重要的意义。佤药是我国主要民族药之一，有悠久的应用历史，数千年来，它为佤族人民的繁衍昌盛作出了重要贡献。同时，佤族是跨境民族，佤药的应用也流传和交融于缅甸、泰国、老挝等国家，可以说，佤药是超越国界的世界传统医药宝库中的珍品。在国家“一带一路”倡议下，佤药的发展对推动我国和东南亚国家传统医药的交流合作也将发挥重要作用。

虽然佤药历史文化悠久，但佤药的使用和传播长期以民间习用、口耳相传的形式局限于佤族地区，导致外界对其认知不足。丰富的佤药资源及独特的佤族用药经验大量散落民间，面临失传或已经失传，因此，加强对佤药的挖掘、整理和抢救工作迫在眉睫。2011—2020 年，我国各省（自治区、直辖市）全面开展了第四次全国中药资源普查，其中民族民间药传统知识调查被列为普查的重要内容之一。云南省对佤药、傣药、彝药、拉祜药、纳西药、哈尼药等云南特色民族药资源进行了全面系统的田野调查和挖掘整理。今天，我欣喜地看到中国医学科学院药用植物研究所云南分所牵头编著的《中国佤药志》等系列民族药志即将问世，这无疑是云南省中药资源普查工作的一大标志性成果。

《中国佤药志》采取志书的形式，将佤药科学严谨、系统全面地记录下来，并通过实地调查和逐一核对，实现了佤药的中文名、拉丁名、佤名的连接和统一描述。这对佤药的传承将有很大的帮助，它既规范了佤医临床上用药的准确，又促进了佤药的推广传播。相信该书的出版对促进我国佤医药的传承与发展、推动民族医药的进步将提供有益借鉴。

中国工程院院士 朱兆云

2023年元旦

前言

FOREWORD

佤药是我国主要民族药之一，是中国传统医药宝库的重要组成部分。在漫长的历史迁徙过程中，佤族人民为了生存、发展和繁衍后代，在长期的生产生活实践及与各种疾病作斗争的过程中，积累了许多宝贵的诊疗、治病的经验和方药，形成了独具魅力的佤医药诊疗技术，长期以来为佤族人民的健康和繁衍发展作出了重要贡献。佤族是跨境民族，总人口数约 100 万人，其中我国境内约有 43.1 万人。在我国主要聚居在云南省沧源佤族自治县和西盟佤族自治县，其中沧源佤族自治县佤族人口占全国佤族总人口的 40% 左右，是中国最大的佤族聚居区，是佤族文化的荟萃地、传承地和弘扬地；其余还散居于云南省耿马、孟连、双江、澜沧、镇康、永德、昌宁、景谷、勐海、梁河、腾冲、施甸等县市。国外分布于缅甸北部、泰国北部和老挝。

为抢救、继承和发展佤族传统医药，广大科研、医务人员积极挖掘和整理佤药资源和经方验方，先后出版《中国佤族医药》《云南佤族医药》《佤族民间常用植物药》《佤族医药》《佤族民间医药选编》等著作，各著作记述了常用佤药 100~300 余种不等，这些著作的出版，为推进佤族医药传承发挥了积极的作用。然而，当前新的历史时期、新的形势下对民族药的传承提出了更高的要求。原有的佤药出版物中存在的一些不足，例如存在系统性或完整性不够强、佤药种类收录不全、佤药名称不规范、缺乏和现代分类学的衔接、佤药品种仍有混淆或记述错误、佤药基源图片等关键信息记述不够等问题。其次，丰富的佤药资源和独特的佤族用药经验仍大量散落民间，面临失传或已经失传。要全面传承、研究佤族医药，必须进行更深入细致、全面周密的调查，并以此为基础，开展系统、科学的研究。

2011—2020 年，我国各省（自治区、直辖市）全面开展了第四次全国中药资源普查，其中民族民间药传统知识调查被列为普查的重要内容之一。云南省对佤药、傣药、彝药、拉祜药、纳西药、哈尼药等云南特色民族药资源进行了全面系统的田野调查和挖掘整理及相关民族药志的编研工作。在《中国佤药志》编研过程中，编者们对已出版专著和期刊中所收载佤药种类进行了全面系统的整理，对临沧、普洱、保山、西双版纳、德宏等佤族分布区进行了全覆盖式调查。在此基础上，对调查和收集整理到的佤药种类进行逐一核查，植物基源以 *Flora of China* 为主要依据，动物基源以《中国动物志》和《中国生物物种名录》为主要依据，矿物名称沿用历史文献中的记述，经对佤药基源拉丁名核查和同异名处理，再经佤医药和植物学方面的专家多次研讨确认，最终确认了具有明确基源且药用信息和图片信息均完整的716种佤药，包括植物药638种，动物药67种，矿物药11种。本书分概论、各论和佤族食疗药膳方精选三部分，概论部分介绍了佤族概况、佤医药发展简史、佤医药理论基础及民间特色诊疗技术等内容；各论部分介绍了716种佤药的药材名称、别名、佤名（佤文、国际音标及音译名）、基源、形态特征、生境分布、采收加工、性味功效、主治、用法用量、附方等信息。在附方中收集了1400首佤药单验方，并配以所有基源的彩色照片；佤族食疗药膳方精选筛选了佤族民间有上百年应用历史的20个特色药膳方进行介绍，同时，为了促进民族药在国际上的广泛交流，书中佤名还标注了国际音标。本书是目前记录中国佤药种类最多的工具书，可为佤族医药临床、教学、科研提供重要的参考，对推动佤族医药的传承发展和民族医药的挖掘整理具有深远的理论和现实意义。

本书获2022年滇版精品出版工程项目基金资助，同时得到云南可持续利用研究重点实验室、云南省杨得坡专家工作站、云南省张丽霞专家工作站、云南省傣药南药资源保护与利用创新团队、“兴滇英才”产业创新人才计划、云南省重大科技专项（202002AA100007）中国医学科学院药用植物研究所云南分所、中国科学院昆明植物研究所、沧源佤族自治县中医佤医医院、沧源佤族自治县佤医佤药研究所、云南中医药大学等单位参与了本书编写。朱兆云院士为本书的编撰提供了宝贵的建议，并热情为本书作序，给予了我们莫大的鼓励。本书在编撰过程中，曾多次召开佤药研讨会和座谈会，走访了中国民族医药学会佤医药分会、临沧市民间民族医药学会、沧源佤族自治县佤医佤药协会、普洱市民族医药协会等社会团体及民间的许多名老佤医，他们积极主动地献方献药，为本书提供了宝贵的第一手资料，在此对他们的热情支持一并表示衷心感谢！

尽管我们在编写过程中竭尽所能，但文中错误和疏漏之处仍恐难避免，恳请专家、读者提出宝贵意见，以便今后进一步完善。同时建议政府部门建立激励机制，鼓励更多的专家、学者、佤医药爱好者积极投入到佤医药事业发展研究工作中，不断推进佤医药事业发展，提升佤医药的知名度和影响力，使佤医药在人类健康事业上作出更大的贡献。

编 者

2022年12月

loux vēui

si ndah rēeb ba rāog mōh si ndah ming qux ndaing sīao būi ndāex gox jīa eix dix jēe , ndōg dōng dix sīao ndīx , hoig ndaing dīng jēe blag krom būi dix brīiex lāi si ndah rēeb ndāex gox jīa eix . lūan nbōg yām dix ih njih njang mglang mgleeing , sōun sang glōd eix 、sōun sang haog hvuan eix mai sōun sang gīeh būi hun nyīed dix dong dix sīao ngaix kaix sax , gaoh keing hoig qe eix noh njēe nblāong mai qe dix bai nqom saex an gix , hoig brīiex hoig krom gah bai dix 、bai dix yūh gah mox mai sang sīao si ndah dix gix , noh geem līh dix mōh nqom bai ba rāog būi gah si ndah rēeb , njāeh dom ndīx houig dom ngāix hoig dīng jēe di dēi gah grax si ngēih gaex hag eix mai grax haog hvuan eix mīex ndīng mox nieh. ba rāog mōh kuax jīng ming qux , eix kom uig goui būi ndīang 100 hmeen gaex , ba oud gah eix jōung gox goui būi 43.1 hmeen gaex haoh . ndāex gox jīa eix rīex hun gah ying nang sēng qang yian vax qux zi zix sian giex sī mōung vax qux zi zix sian , ndāex in ba rāog qang yian mōh ndīang 40% ndāex ba rāog goui ndāex gox jīa eix , mōh ndee rīex hun ba rāog gah eix jōung gox , mōh ndee grom līg lāi hmai jei 、ndee mgāe būi dix mai ndee lāo būi hmoung nbēen ba rāog ; ndāex eix ying nang sēng ba rāog di nblah oud gah gaeng mīex 、gaeng liam 、si nblāeng 、mēng lām 、jēng kang 、yung dex 、qang ning 、jīng gūx 、moung hai 、liang hox 、teng qoung 、see dian sian in gix . ndāex gox jīa dang goui gah mian dian bex bu 、tai gox bex bu mai lāo vō .

sōun ang eix hrom gīeh noh mgrāi 、sōun sang doui eix dix sīao mai sōun sang gīeh eix si ndah rēeb ba rāog haog hvuan , jūb yūh ko yian 、jao bai saex mai jao krom jao brīiex mai jao qe jao yūh , hoig bōd noh mōh lāi《jōung gox vax qux yi yaox》《ying nang vax qux yi yaox》《vax qux ming jīan qang yung zi vux yaox》《vax qux yi yaox》《vax qux ming jīan yi yaox xuan pian》in gix , ndāex lāi in gix hoig bōd hoig hmai si ndah rēeb sīao ba rāog ndāex 100~300 jēe haoh , lāi in gix hoig ndaing dīng jēe gah sīao eix ba rāog si ndah rēeb . mōh nin , oud ndaex nbēen kraox oud eix ngāix 、mgrong oud eix ngāix , hoig nīe rīex si nīed gah mgrong mgāe būi dix sīao si ndah rēeb ming qux . lāi si ndah rēeb sīao ba rāog bōd gix si vēui in gon goui ndee ang ko , log dīag ang hiex si ndong mgūah jēe ndāeh mōh ang gūb grāi mgrong , ang mgrūm hmai , ang ko bōd jēe gaex , ang hiex ko grāi gah sang sīao dix , ang ko mgūah jēe , mai goui ba lūd hmai dix , ang gūb lāo gūb bōd rīang si ndah tud dix gix . di mu , mgraih mgrong sīao ba rāog si ndah rēeb mai mgrong bai dix , gon si ndaing haoh nbing yaong nbing vīe, hoig ndēix sang mgrāi ndāeh mōh hoig mgrāi dix nblah . sang yūh dix jīx sīao si ndah rēeb sīao ba rāog dom hmom , ko dix nbrēi dix guah līh 、nbrēi dix dai dom mgrūm , kaix in nbrēi dix sae rīang hien mgāe 、sae rīang gēd blag sang sīao dix .

ndāex nūm 2011—2020 , gox jīa eix gū mu sēng (see、zi zix qi) hoig dai mgrong yūh si ndah rēeb ndāex gox jīa eix nbog boun , ndāex gāing in , gix gīeh dai mgrong sīao si ndah rēeb ba rāog mōh gāing dīng sang yūh dix di mgrong . ying nang sēng nbrēi dix dai nbrēi dix kroh mgraih mgrong sīao eix ming qux ying nang , log si ndah ba rāog 、si ndah siam 、si ndah yi qux 、si ndah mīan 、si ndah na si qux、si ndah ha nix qux in gix , mai joux dix bōd lāi si ndah an gix . num bōd《jōung gox vax yaox zi》dix, njūb bōd lāi in , hoig nbrēi dix mgāe dix gah lāi hoig bōd būi , mai lāi hoig yūh būi līh si vēui in , log ling qang 、pux ex 、bāo sāng 、sī sūang bāng nax 、dex houng hag diex goui ba rāog gah gix hoig dāeh gah uig . luig keing in gix , ja mōh ba yāox ba dōng gix yām hu dix dai , gix gon sōi dix mgāig, jēe gaex kaox oux rēeb rīem hod ba bōd ndāex lāi《Flora of China》, jēe gaex ba jēeb ba quh hod ba bōd ndaex lāi《jōung gox doung vux zi》giex ba bod ndāex lāi jōung gox sēng vux vux jōung , jēe gaex kuang vux hod dix sīao ba ndōg sīao būi dom ndīx , gaoh keing nbrēi dix mgāig gah ko bōd jēe gaex si ndah dix mai mgāig gah gon goui jēe gaex dang noh , nbāox gīeh jūang jīa jīx si ndah rēeb ba rāog , mai būi si ndong gah kaox oux rēeb rīem in gix mgāig , gah nkoig sīao ba rīex si ndong ndee gaoh, sīao lāi mgrong sīao si ndah dix mai sīao rīang tud gah yūh mgrāng si ndah 716 jēe , ndāex in mōh si ndah kaox oux rēeb rīem 638 jēe , si ndah ba jēeb ba quh 67 jēe , si ndah kuang vux 11 jēe . lāi in mgūah dix mōh mgrong lāo noh dāe 、mgrong dang lāo noh , mai mgrong lāo gah sang ih dix mai nbrīiex yūh gah mox loui mgrong , mgrong lāo noh dāe , mōh lāo mgrong oud ba rāog 、mgrong sīao ba rāog si ndah rēeb 、sīao si ndah rēeb ba rāog dix yūh gah mox , mai bai būi dix nbing yaong nbing vīe yūh gah mox in gix ; mgrong dang lāo noh mōh mguah dix lāo jēe gaex 、jēe gaex dang 、ah ba rāog dix gah (lāi rāog kom lāi hox om loux) 、ndee gaoh 、yūh mgrāng gah mox 、goui māng mox 、mgrong dēei mgrong brīiex 、ah npong gah mox 、bai saex dix 、mgrong sīao mai ndīng sīao dix 、mai lāi si ndah in gix716 jēe , ndāex lāi si ndah in bōd gah sīao si ndah rēeb ba rāog dix yūh gah mox 1400 jēe , gon yūh rīang in gix mōh qaix sex mai ; di mū , sōun sang gīeh būi jīx si ndah lu lai jīx mgāig lāi in uig , sae hmai gox jīx yīng bīao gah jēe gaex si ndah rēeb ba raog oud ndaex lāi in , lāeg dix sae mgrong yūh ba rāog dix ih mai nbrīiex , ba hoig ndōg goui mīex yīieh nūm mox ndāex 20 jēe . lāi in mōh lāi si ndah rēeb rīex haoh jēe si ndah rēeb ba rāog ndāex eix jōung gox mee ngaix , ndeih dix dīng jēe gah blag sang sīao būi si ndah rēeb ba rāog bai būi 、mgāe būi 、yūh si ndah si ndim gix , si ndaing dīng ndee sīao gah sang nyīed eix dix mgāe dix sīao si ndah rēeb ba rāog , mai ndaing goui ndee sīao gah sang brīiex krom eix ming qux si ndah rēeb sīao dix .

yūh eix lāi in mōh sīou māe blag yūh būi lāi dīan bāng jīng ping qux bāng gōung qeng siang mūx jī jīng nūm 2022 hu yūh, gon goui yūh eix lāi in nbōg in mōh ying nang sēng nang yaox kex ci suix lix yung yian jīou jōung dian seex yian seex、ying nang sēng yang dex po jūang jīa gōung jox jāng、ying nang sēng jāng lix siax jūang jīa gōung jox jāng、 ying nang seng daix yaox nang yaox zi yūan bāo hux yūix lix yung quang sīng tuang dui、 ying nang sēng “sīng dīan yīng qaix ”qang yiiex quang sīng reng qaix jī hua、ying nang sēng jōung da ko jī jūang sīang （202002AA100007） jūb būi in gix ba deem jōi njouih qan eix gah. jōung gox yi siox ko siox yian yaox young zix vux yian jīu sōx ying nang feng sōx 、jōung gox ke sīox yian kuing ming zix vux yian jīu sōx 、qang yian vax qux zi zix sian joung yi vax yi yi yian 、qang yian vax qux zi zix sian vax yi vax yox yian jīu sōx 、ying nang jōung yi da siox dāng vui in gix ba rōm dix bōd dāe . jū yāox yūing yian seex hoig mgāe eix gah blag sang bōd lāi in dix, mōh jao ah loux blag vēui , hoig deem jōi eix gah gāing in mīex nyāo . oud yām bōd lāi in dix , hoig grōm dix ngom dix lāo dāe mīex nbōg mox , hoig hu sōg dix mgāe dix mai jōung gox ming qux yi yox siox hui vax yi feng hui 、ling qang see ming jīan ming qux yi yox siox hui 、qang yian vax qux zi zix sian vax yi vax yox sīiex hui 、pux ex see ming qux yi yox siox hui jūb in gix mai būi jīx si ndah rēeb nbing yaong nbing vīe an gix , gix ang ndouh moux ba jīx dix grāi yix hmoung uig , gīeh yix yāox dix mōh jao njāeh dix bōd lāig ndāex lāi in , oud din sang ah lāoh līe gah gix gū gaex !

yix gī hoig sae gox rīang dix yām bōd dix lāi in yūh gah mox , deei rīan ndēe lūd ndēe bī yix noh dix gon goui , mīe jūang jīa 、mai būi mgāig 、ndeeih grāi yix hmoung , yix log nbrēi dix joux nbrēi dix tie ngāix kaix sax . di mu mīe jūb būi yūh gāing jēng fux , gēd gah sang gīeh dix būi mgāe yūh gah mox , gīeh jūang jīa 、siox jex 、mai būi jīx si ndah rēeb nyīed dix gēd gah sang sīao eix si ndah rēeb ba rāog yūh gah mox , nyīed di gīeh eix jīx sīao si ndah rēeb ba rāog , gīeh būi dōng gah yām si ndah rēeb ba rāog gū si ndāeh gū si ndēe , gīeh būi dōng dix bai dix gah si ndah rēeb ba rāog ngāix kaix ngāix ga sax .

preface

Wa ethnic medicine, with a long history of use, is one of the main ethnic medicine in our country and an important part of the treasure trove of traditional Chinese medicine. In the long history of migration, the Wa ethnic minority has accumulated many valuable experiences and prescriptions for diagnosis, treatment and cure through their long-term production, living practices, struggles against various diseases for survival, development, and offspring reproduction. They have formed a unique and attractive Wa medical diagnosis and treatment technology, which has made important contributions to the health and reproductive development of the Wa ethnic minority for a long time. The Wa ethnic is a cross-border ethnic group with a total population of about one million, of which 431,000 are within China's borders. They mainly live in Cangyuan Wa Autonomous County and Ximeng Wa Autonomous County in Yunnan Province, where Cangyuan Wa Autonomous County accounts for 40% of the total population of the Wa ethnic in our country, making it the largest Wa settlement area in China and a gathering place for Wa culture, heritage, and promotion. Others live in Gengma, Menglian, Shuangjiang, Lancang, Zhenkang, Yongde, Changning, Jinggu, Menghai, Lianghe, Tengchong, and Shidian counties in Yunnan Province, and also in northern Myanmar, northern Thailand, and Laos.

A large number of scientific researchers and medical personnel actively explore and organize Wa ethnic medicine resources and classical prescriptions and effective prescriptions to preserve, inherit, and develop Wa ethnic traditional medicine. They have successively published *Wa Nationality Medicine of the Chinese*, *Wa Nationality Medicine of the Yunnan*, *Wa Nationality Folk Commonly Used Botanical Medicine*, *Wa Nationality Medicine*, *Selected of the Wa Nationality Folk Medicine*, etc. Each work has recorded 100~300 kinds of commonly used Wa ethnic medicines, and the publication of these works has played a positive role in promoting the development of Wa ethnic medicine. However, the current new historical period and new situation have put forward higher requirements for the inheritance of ethnic medicine. There are still some shortcomings in the existing publications on Wa ethnic medicine, such as the lack of sufficient systematization or completeness, incomplete inclusion of Wa ethnic medicine species, non-standardized Wa ethnic medicine names, a lack of connection with modern taxonomy, confusion or errors in the description of Wa medicine varieties, inadequate description of key information such as the Wa ethnic medicine original plant images. In addition, the abundant resources of Wa ethnic medicine and Wa ethnic medicinal experience are still scattered among folks, facing a loss of being lost or already lost. To comprehensively inherit and study Wa ethnic medicine. It is necessary to carry out systematic and scientific research based on conducting a more in-depth and comprehensive investigation.

From 2011 to 2020, the fourth national survey on Chinese material medical resources was comprehensively conducted in all provinces (municipalities and autonomous regions) in China, in which the survey of traditional knowledge of ethnic folk medicine was listed as one of the important contents of the investigation. Yunnan Province has conducted comprehensive and systematic field surveys and exploration of Yunnan's characteristic ethnic medicine resources, such as Wa medicine, Dai medicine, Yi medicine, Lahu medicine, Naxi medicine, and Hani medicine, as well as the compilation and research of relevant ethnomedicinal historical records. In the process of compiling and researching the *Wa national Medicine Journal of Chinese*, we comprehensively and systematically organized the types of Wa ethnic medicine included in published monographs and journals and conducted a full-coverage investigation of Wa ethnic minority distribution areas in Lincang, Pu'er, Baoshan, Xishuangbanna, and Dehong. On this basis, we verified the Wa ethnic medicine species collected from the survey and collated them one by one, using Flora of China as the main reference for plant base sources, *China Animal Fauna* and *Chinese Bio-Species List* as the main reference for animal basic sources, and the historical literature for mineral names. After checking the Latin names of Wa medicines and processing the synonyms, and after many discussions by experts in Wa medicine and botany, we finally confirmed a total of 716 kinds of Wa ethnic medicines with clear base sources and complete medicinal information and pictures, including 638 kinds of botanical medicines, 67 kinds of animal medicines and 11 kinds of mineral medicines. The book is divided into three parts: Introduction, Treatise, and a selection of the Wa ethnic medicines diet Therapeutic. The Introduction part introduces the general situation of the Wa ethnic medicines, the brief history of the development of Wa medicine, the theoretical basis of Wa medicine, and the folk characteristic diagnosis of treatment techniques, etc. The treatise part introduces information about the 716 Wa nationality ethnic, such as names, aliases, Wa ethnic medicine names (in Wa language and transliteration names), original plant sources, morphological characteristics, habitat distribution, harvesting and processing, taste, major function, usage and dosage, and prescriptions. 1400 single experimental prescriptions of Wa ethnic medicine were collected and color photos of all the basic sources were provided in the accompanied prescriptions; The recipes of the Wa ethnic minority diet therapeutic are selected to introduce 20 special recipes that have been used for over a century by Wa folklore. This book is currently the most comprehensive tool book documenting the largest variety of Wa ethnic medicine in China, which will provide important references for Wa medicine clinical, teaching, and scientific research. It has profound theoretical and practical significance for promoting the inheritance and development of Wa ethnic medicine and the exploration and compilation of ethnic medicine.

This Book was financially supported by the Excellence Publishing Project of Yunnan Provincial Edition in 2022, Yunnan Key Laboratory of Southern Medicinal Utilisation, Yunnan Provincial Expert Workstation of Yang De Po , Yunnan Provincial Expert Workstation of Zhang Li Xia, Dai Medicine and Southern Medicinal Resource Conservation and Utilisation Innovative Team of Yunnan Provincial, and Supporting Yunnan Innovation Talent Programme of Yunnan Province and Yunnan Provincial Science and Technology Projects (202002AA100007). Yunnan Branch of the Institute of Medicinal Plants, Chinese Academy of Medical Sciences, The Kunming Institute of Botany, Chinese Academy of Sciences, Canyuan Chinese Medical / Wa Medicine Hospital, Wa Medicine Research Institute of Cangyuan Wa Autonomous County, and the Yunnan University of Medicine participated in the preparation of this book. Academician Zhu Zhaoyun provided valuable suggestions for the compilation of this book and wrote a warm preface, giving us great encouragement. During the compilation process, several seminars and symposiums on Wa nationality medicine were held, and many famous senior Wa doctors in the folklore and many social groups including the Wa medicine branch of the Chinese ethnic medicinal society, the Folk Ethnomedical Society of Lincang, the Wa Medicine Association of Cangyuan Wa Autonomous County, and Ethno Medicinal Association of Pu'er City were visited. They have actively contributed their prescriptions and medicines, providing valuable first-hand information for this book. We would like to express our sincere gratitude for their enthusiastic support!

Although we have done our best in the preparation process, it is still difficult to avoid mistakes and omissions in the text. We sincerely ask experts and readers to provide their valuable opinions so that we can further improve in the future. At the same time, we suggest that the government establish incentive mechanisms to encourage more experts, scholars, and enthusiasts of Wa nationality medicine to actively participate in the research work of Wa ethnic medicine, continuously promote the development of Wa ethnic medicine, enhance the popularity and influence of Wa ethnic medicine, and make greater contributions to the cause of human health in Wa ethnic medicine.

编写说明

INTRODUCTION

1. 收录原则：本书佤药收录原则为基源明确，具有正确的生物拉丁学名、矿物的英文名，同时药用信息和图片信息完整。

2. 记述信息：本书每种佤药配以彩色照片，并记述其药材名、佤名（佤文、国际音标、音译名，佤文和国际音标按照沧源佤族自治县岩帅镇佤语发音标准核定）、别名、基源中文名和拉丁学名、形态特征、生境分布、药用部位、采收加工、性味功能、主治、用法用量、附方等内容。

3. 编排顺序：本书植物药、动物药和矿物药分节叙述，每个类别下按药材名的笔画排序，书后列出学名索引（包括植物、动物拉丁名及矿物英文名）和中文名称拼音索引（包括药材名、基源名、别名、佤名）。

4. 基源名称：为实现和现代分类学的衔接，书中基源植物的中文名和拉丁学名均按 *Flora of China* 的命名进行了统一，对于 *Flora of China* 中没有收载的植物则以《国际植物名称索引（INPI）》的接受名为准；动物的中文名和拉丁学名主要参考《中国动物志》和《中国生物物种名录》；矿物的英文名沿用历史文献中的记述。对历史文献中记述为不同基源，但在 *Flora of China* 中已做合并的一些植物，如楝（苦楝）*Melia azedarach* 和川楝 *M. toosendan* 合并为楝 *M. azedarach* 等，本书中按同种药材和基源记述。

5. 多基源药材的记述：对在历史文献记述或民间使用中一些作为同种药材使用，但基源不同的物种，本书中列为同种药材，项下分别论述不同基源信息。比如药材一把抓基源为垫状卷柏 *Selaginella pulvinata* 和卷柏 *S. tamariscina*。

6. 禁用或限用动物药材：对在历史沿革中有明确记述和使用的动物药材，凡列入《濒危野生动植物种国际贸易公约 CITES 附录》和中国《国家重点保护野生动物名录》的，为保护野生动物，本书均不再作为基源物种收录。

目 录

概述 \\ 1

品种分述 \\ 15

植物药

一画

二画

三画

四画

五画

中国佤药志

目录

CONTENTS

六画

七画

中国佤药志

目录

CONTENTS

十画

十一画

十二画

十三画

十四画

十五画

十六画

十八画

十九画

二十画

中国佤药志

目录 CONTENTS

佤族食疗药膳方精选 \\ 735

参考文献 \\ 747

药物学名索引 \\ 751

药物中文名称拼音索引 \\ 761

受访的部分名老佤医 \\ 791

中国佤药志

目录

CONTENTS

概述

一、佤族概况

佤族是跨境民族，我国主要聚居在云南省沧源佤族自治县和西盟佤族自治县，散居于耿马、孟连、双江、澜沧、镇康、永德、昌宁、景谷、勐海、梁河、腾冲、施甸等县（市）；缅甸主要聚居在佤邦、掸邦等地；另外泰国和老挝也散居有少部分佤族。佤族总人口数约 100 万人，其中我国境内约有 43.1 万人（《中国统计年鉴　2021》）。佤语属南亚语系孟 - 高棉语族佤 - 德昂语支，中华人民共和国成立后创制了用拉丁字母拼读的新文字。佤族信仰万物有灵。新火节、播种节和新米节等是其隆重的传统节日。佤族以农业为主，喜饮酒、嚼槟榔，嚼槟榔使人染成黑齿赤唇，以此为美。佤族喜歌舞，常见舞蹈有“木鼓舞”“春碓舞”“甩发舞”等。有丰富而优美的民间文学，其诗歌、故事、寓言、神话、传说等大都以口头文学形式保存下来。广泛流传在佤族地区的《司岗里》神话传说，是佤族人民家喻户晓的口头文学，《司岗里》神话把佤族社会生产、生活经验、民族历史、文学艺术、民族关系、风土人情等融于一体，是集合佤族传统文化的“百科全书”。在沧源、耿马等的佤族地区有生动的雕刻、壁画，为研究古代民族艺术的珍品。

二、佤族医药发展简史

由于历史上没有文字记载，佤族医药起源无法追溯，从拥有 3500 多年历史的崖画群所记载的佤族先民狩猎、生产劳作和宗教活动的图案信息，以及广为流传的《司岗里》传说中的佤医药故事，亦可说明佤族医药拥有悠久的历史。佤族医药是公共医疗资源的有效补充，发挥着救死扶伤、保障人民群众生命健康的重要作用，早在中、西医药传入阿佤山区前，佤族人民就积极利用佤族医药防病治病，为佤族人民的健康、繁衍、发展作出了重要的贡献。佤族医药作为我国民族医药的重要组成部分，皆起源于生产、生活和医疗实践的经验总结，在漫长的历史发展过程中，佤族人民依托当地得天独厚的天然药物，治疗各种地方病、常见病、疑难病，积累了大量的诊疗治病的经验和方药。过去“阿佤山区”属瘟疫流行区，是疟疾、天花、霍乱、痢疾、肝炎、流脑、肺结核等传染病的高发山区，正因如此，也间接提高了佤山人民对传染性疾病的诊治医术，也同时积累了宝贵的经验，一些治疗方法奇特、见效快、疗程短，至今仍在被广泛应用。如饮水酒、喝苦茶、嚼槟榔，用于清暑、解疟和除瘴；以大蒜叶配酸腌菜，服用后呕吐，说明有肺结核等。经过不断实践和总结，同时不断吸收和借鉴其他民族的医药经验，佤族创造了本民族独特的传统医药文化体系。因无文字记载，佤族医药基本依靠言传身授世代流传，许多验方、秘方已失传或近失传，在很大程度上限制了佤族医药的发展。

中华人民共和国成立后，国家十分关心重视佤族医药的发展。沧源县委、县政府大力支持本县佤族医药事业发展，于 1992 年成立了沧源佤族自治县佤医佤药研究所，设立门诊部，开展佤族医药的临床医疗服务工作；同时收集、挖掘、整理、积累验证佤族医药的临床经验，为推进佤族医药传承发展发挥了积极的作用。2016 年，沧源佤族自治县中医佤医医院设立了佤医药之家，进一步增强了佤医药人才队伍，从带教、科研、医疗全方位推进了佤医药的传承、创新、发展。自 1982 年开始，中国医学科学院药用植物研究所云南分所便对佤族医药进行了专项调查，于 1990 年之后陆续出版《中国佤族医药》（1~4 册），收录佤族常用植物药、动物药和矿物药 301 种，以及佤族医药民间单方验方 270 首，该书首次用佤文（1957 年政府试行、1958 年修订，采用拉丁文字母记录佤语语音的文字）、汉文对照记载了中国佤族医药，充实了佤族医药文字的记录，结束了千百年来佤族医药仅有口授身教流传、散于民间无文字记载的历史。《中国药典》（1977 年版）收载佤族植物药“块根木蓝（娘三端）”，是第一个为国家药典收载的佤药品种。《云南省药品标准》（1974 年版）收载了“块根木蓝（娘三端）”和“娘母良”。此后，其他一些佤族医药专著或民族药专著也陆续问世，如《云南佤族医药》收录佤药单方验方 251 首；《佤族民间常用植物药》收录 188 种植物药；《佤族民间医药选编》收录 307 种佤药；《中国民族药辞典》收录佤药 507 种。以上著作为佤族医药的抢救和传承发展奠定了坚实基础，但是丰富的佤药资源及独特的佤族用药经验仍大量散落民间，面临失传或已经失传。随着现代医学的普及、发展以及民族自身的一些风俗因素，整个佤族医药面临萎缩，要全面传承研究佤族医药，必须进行更深入细致、全面周密地调查，并以此为基础开展系统、科学的研究。

三、佤族医药理论基础及民间特色诊疗技术

（一）佤族医药理论依据

佤族医药的理论基础是朴素的辩证观点，认为自然界中的世间万物都有灵性，皆由天、地、风、水、木、火、石、气等八种物质所构成，每种物质都有神赋的特性作用和规律，一旦违背和改变这种规律，将会导致各物质间与人体机能的不平衡，直接导致人体生病。由此在临床诊疗配伍用药时，佤医以“八种物质”为基础，协调物质与人体机能的平衡关系，达到治愈疾病的目的。

（二）佤族疾病分类和命名

佤医认为，“病有百种，有传（染）与不传（染）”之说。传染之病多在肺、肝之脏器且多属于发热之病，如肺结核、肝炎、感冒等。对疾病的分类，主要以患病部位和疾病特征分类和命名，前者如色夺（肝病）、色闹（肺病）、色送拉（肾病）、色盖（头痛）、色肚（胃痛）、色更瓦（肠炎）、色西安（骨痛）等，后者如色巴（感冒）、色挖（伤寒）、色龙（腹泻）、色维（恶性疟）、色艾（眼病）等。

（三）佤族疾病诊疗规律

佤族民间医生对疾病的诊断主要通过一问（具体的病症）、二看（面相、毛发、整体机能状态等）、三号脉（脉搏跳动强弱）、四顶指甲尖（血液回流颜色、速度）等四种方法，通过四种方法来综合分析病情，后对症下药进行诊治。对特殊、疑难杂症可结合一些特色诊疗方法，如米诊、占卜、算卦等方法借助诊断。佤医治疗法则是根据其对病因的认识而确立的，一般有顺法、散法、润法、止法、清法、泻法、补法等。

1. 顺法：“天地之病”用顺法，天和地所致的疾病用顺从的方法，因为“天地”不可违抗，只可服从，以调理“天地规律”与人体的相互平衡关系，以达到康复的目的。

2. 散法：“风致之病”用散法，风无形而常变化不断，故用散发的方法治疗。比如：风湿、中风等疾病，用“散风”的药物治疗，例如常用黑蚂蚁窝、香樟树枝、川芎等。实际上与中医的“祛风”

治疗上法基本相同。

3. 润法："润"是指"湿润"，认为病因多由火引起，火得水而灭，故用润法。例如烫伤、烧伤等病治疗选用带有水分较多的药物治疗，常用药如芦荟、小白及、藤三七、茶叶、蜂蜜、熊油、蛇油等。

4. 止法："止"指停止、阻止的意思。认为病因可由"水"所引起，"水"即"水邪"，水邪而致病，采用止水法。例如腹泻常用炒陈米、炒苡仁、炒茶叶、金花果等，这些药多为带有"果"或"根"的药物，具有"堵"的效力，实际多为燥或收敛药物。

5. 清法："清"指清除、排除或清理的意思，是指毒物和邪气从口中涌吐出来的方法。佤医认为，吐法用法有其二，一是属于"急性"的毒性反应，例如食物中毒，就用"急吐法"，使毒性能及时排出体外；二是"慢性"的毒性存在于体内，需要先清理肠胃或呼吸道，就用"慢吐法"，缓吐而出，多用于病前的治疗准备。

6. 泻法：佤族"泻法"与中医的"泻法"接近。"泻"是指泻出体内的结滞或有害积蓄，以采用排除邪气和调节体内机能的手段。多采用缓泻法，常用药如腊肠树、芒硝、栝楼根、何首乌等。

7. 补法：凡身体虚弱或久病体虚，采用食疗或药补两种治疗法则。例如肺结核久治体虚，采用甜竹笋炖鸡，可使体力大增。

（四）佤族民间特色诊疗技术

在疾病诊疗过程中佤医主要根据疾病种类和性质选择给予最佳治疗方法，传统主要以内服、外治或两者结合运用等为主。一般常见病症可内服方剂进行调治，特殊病症、疑难杂症则需内服、外治同时结合运用，通过结合运用可使机体在短时间内得到最佳治疗效果。常用的治疗方法有：内服、外涂、外拔加内服、外包加内服、外敷加内服、推拉、按揉加外敷、食疗、熏蒸、泡洗外洗、嚼涂、拔罐、揪、刮、抹、拍打、理、提等，这些治疗方法疗效确切，颇具特色。以下介绍佤族民间有近百年或上百年传承经验，且至今仍广泛使用的 15 种特色诊疗和理疗技术。

1. 花椒针

花椒针外治法是佤医民间最常用的一种外治法，至今沿用近百年。一般先将配制好的药酒喷洒在痛点部位的皮肤、肌肉上，再用已浸泡消毒的花椒刺以 90° 直刺痛点部位，每 5 分钟喷洒一次药酒，反复喷洒 3~5 次。药酒在花椒针刺部位被皮下肌肉组织吸收并发挥药效，达到止痛、消炎、抗菌、活血祛瘀等功效。

作用：排瘀解毒，解痉镇痛。

主治疾病：局部肌肉、组织不明肿痛，神经痛，跌打损伤，扭伤，痛风，肩周炎，颈椎痛，腰椎痛，腰肌劳损，风湿性关节炎等。

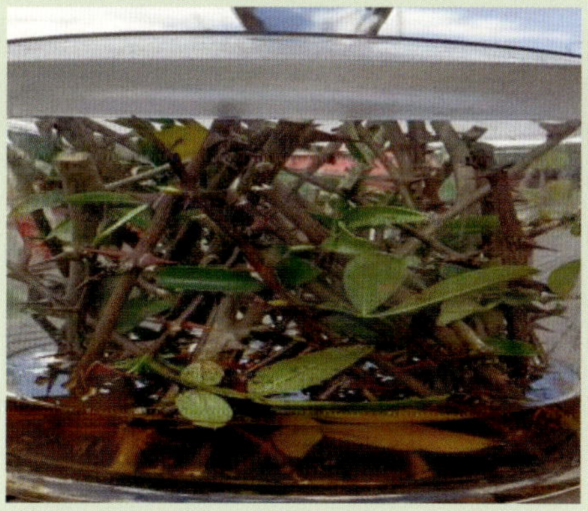

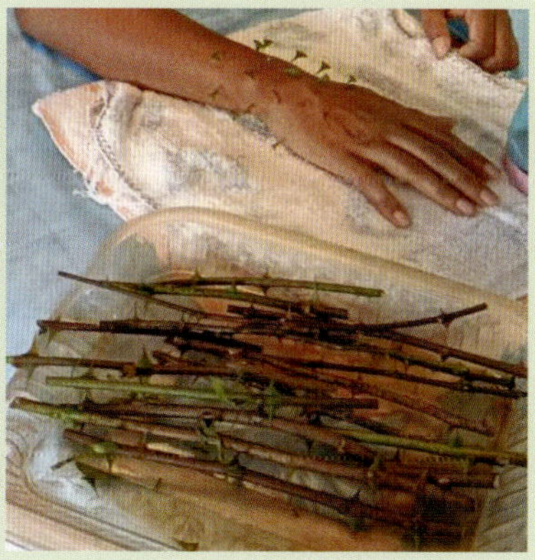

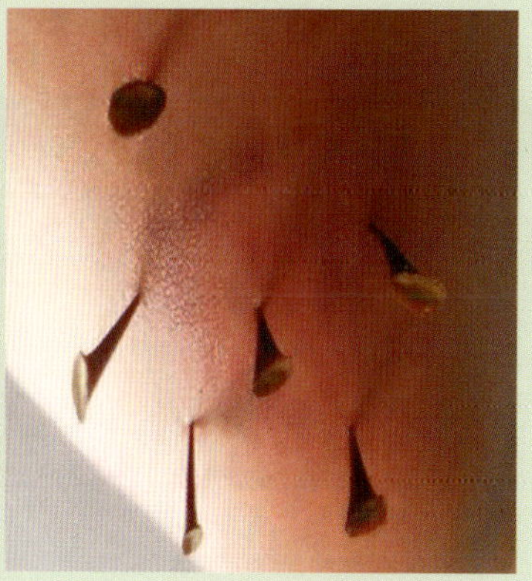

2. 传统佤药浴

传统佤药浴近百年来在佤山地区被广泛运用。佤医根据患者病情精选组方新鲜药材，先将药材煎煮 30 分钟后，倒入浴盆中让患者全身浸泡沐浴 30~50 分钟，药水被人体皮肤充分吸收，发挥作用，帮助机体散寒除湿、疏通经络、解痉镇痛，达到治疗疾病和养生保健的目的。

作用：温通经络，祛风散寒，活血化瘀，清热利湿，抗感染，消肿。

主治疾病：风湿痹症、类风湿病、肩周炎、颈椎病、腰肌劳损、软组织挫伤、慢性荨麻疹、湿疹、产后保健等症。

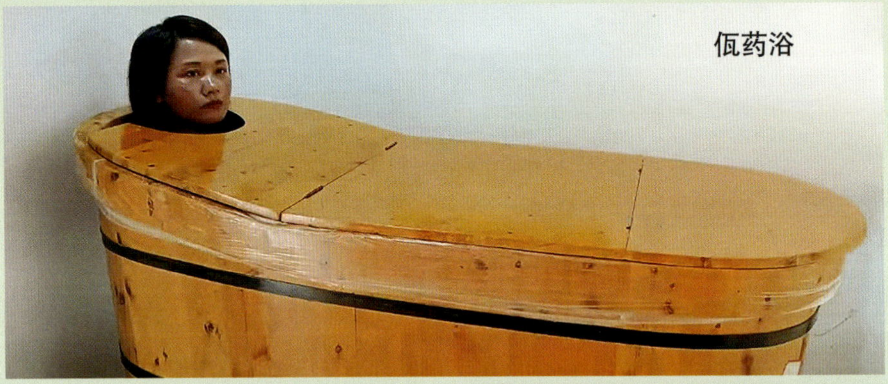

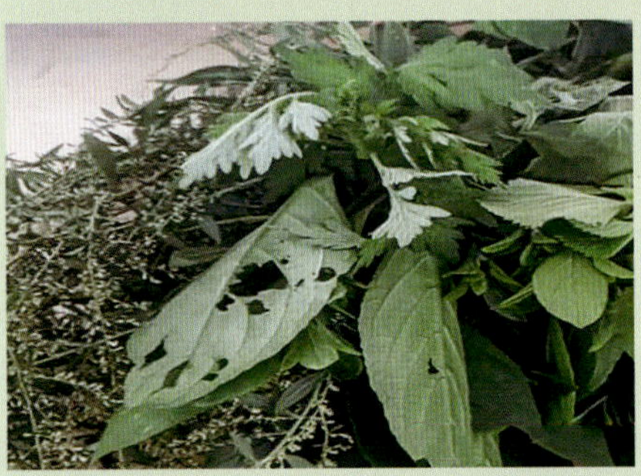

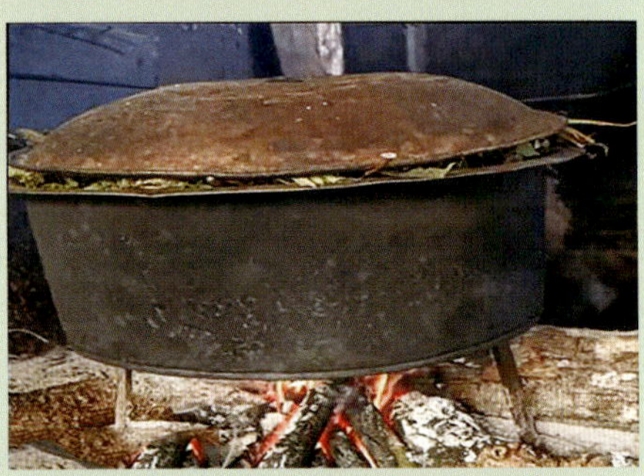

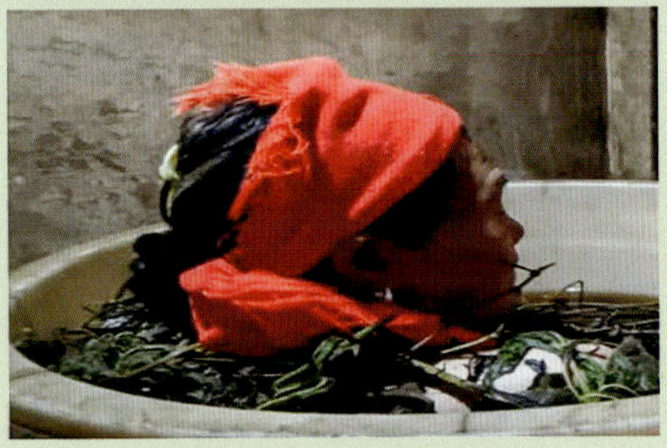

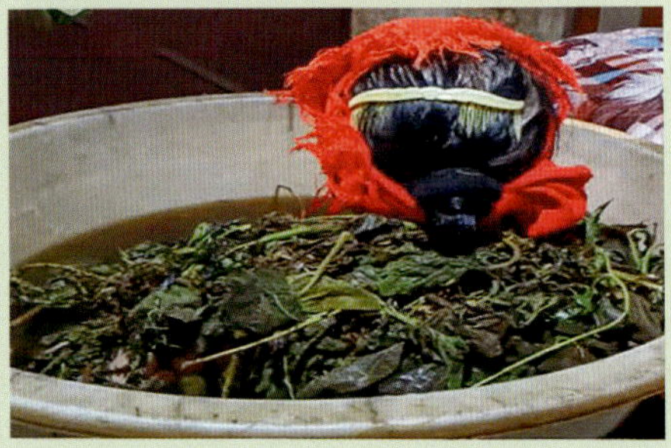

3. 佤族“睡药”

佤族“睡药”一般用以治疗患有严重心脑血管疾病或久病体虚、体质较差同时不能接受熏蒸治疗的患者和中风偏瘫后遗症、风湿病等症，治疗时主要使用新鲜药材。佤医会根据患者病种精选对应的新鲜药材，然后将药材在火上充分烘热后平铺于药床上，让患者直接平卧，再全身加盖被褥捂出汗液，烘热过的药材挥发药效直接被人体皮肤毛孔吸收，达到祛风散寒，舒筋通络，排毒除湿等功效。

作用：祛风散寒，疏通气血，解除疲劳，排毒保健。

主治疾病：感冒、伤寒、疟疾、全身酸疼、发痧、风湿病、类风湿、骨关节炎、中风偏瘫后遗症、心脑血管等。

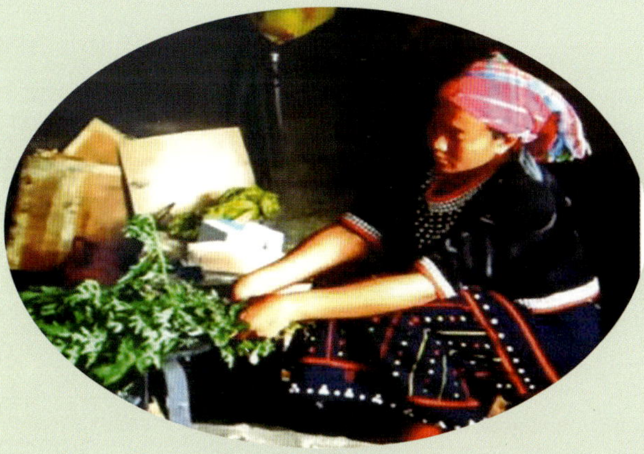

1

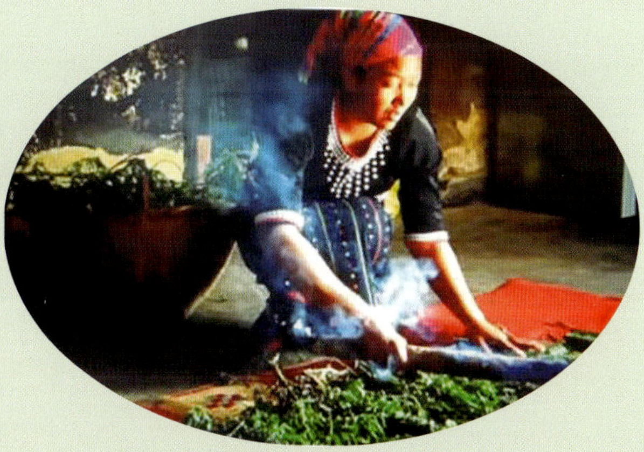

2

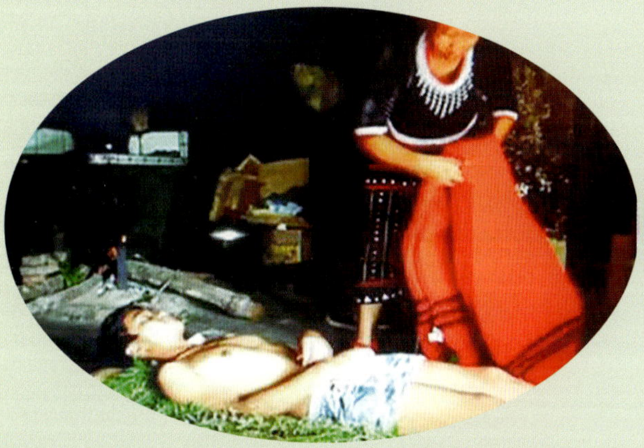

3

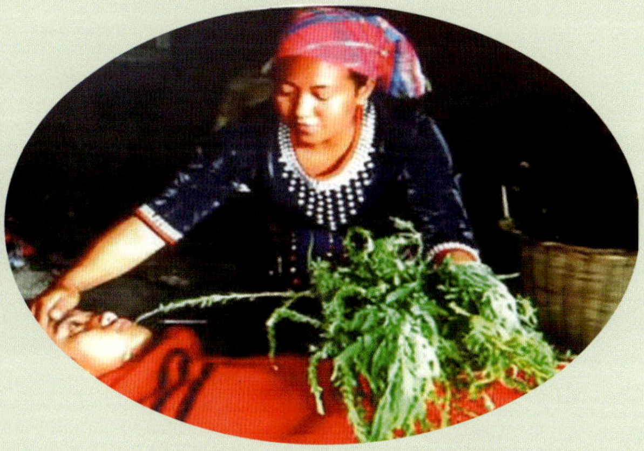

4

4. 药滚法

药滚法是佤医常用的一种解痉镇痛方法，一般选用具有舒筋通络等药用功效的植物新鲜枝干作为治疗工具，常用的有七叶莲枝干、刺桐树枝干、杨柳枝干等数十种。治疗时先用火将药材枝干烘热至皮肤耐受度，佤医双手捂住药枝并结合手法，直接在患者疼痛肌肉部位来回反复轻压滚动，每个部位连续操作 10~15 分钟即可。

作用：舒筋通络，活血止痛，消瘀散结。

主治疾病：颈椎病、腰椎病、肩周炎、腰肌劳损、筋膜炎等。

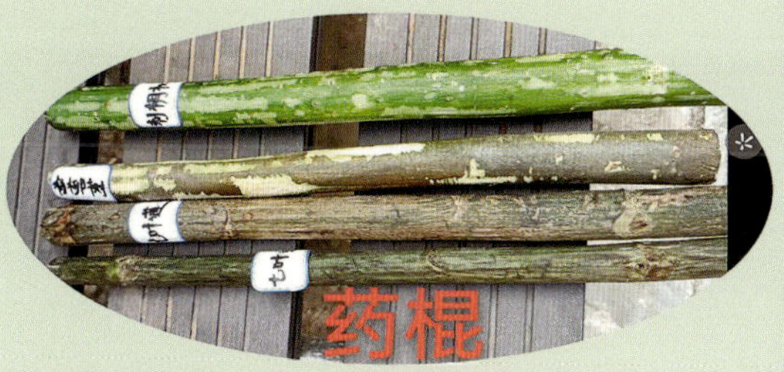

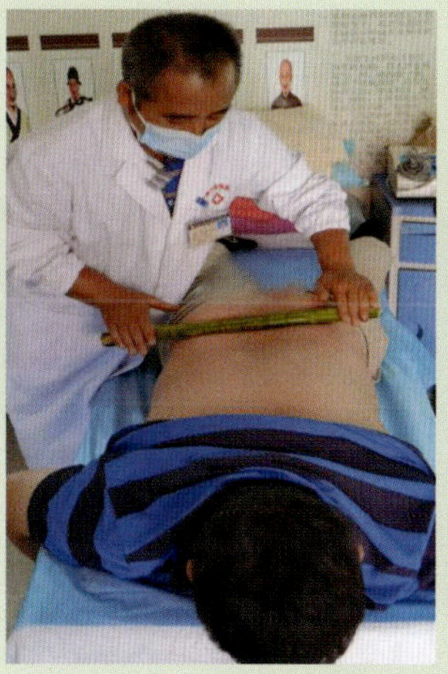

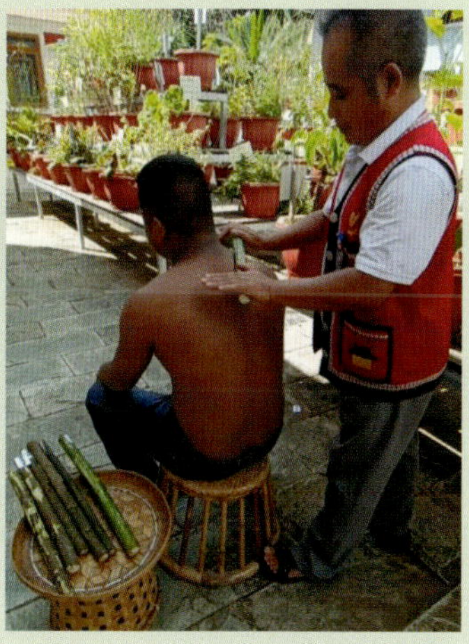

5. 松明板拍打法

松明板拍打法是指将制好的松木板（长10~30cm，宽2~5cm），用火烘热后直接拍打在人体疼痛的部位上，致局部发红发热，再涂搽原先配制好的药酒，一直反复拍打、涂搽药酒，每个部位持续操作20~30分钟即可。经过反复拍打，药酒充分渗透到疼痛肌肉组织部位发挥药效，能迅速帮助患者解痉镇痛、舒缓疲劳。

作用：活血化瘀，解痉镇痛，舒缓疲劳。

主治疾病：痹症、肌肉疼痛、风湿等。

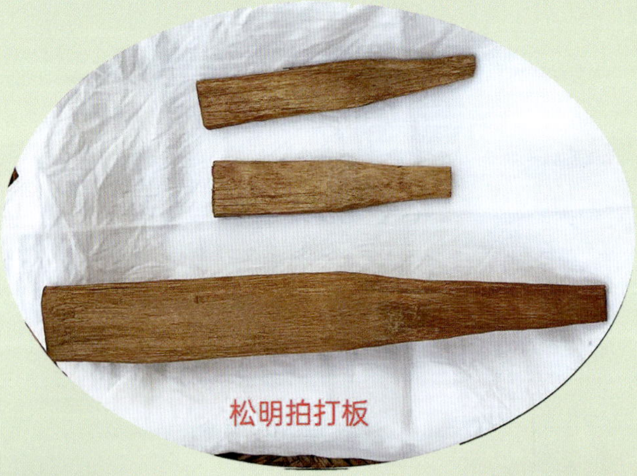

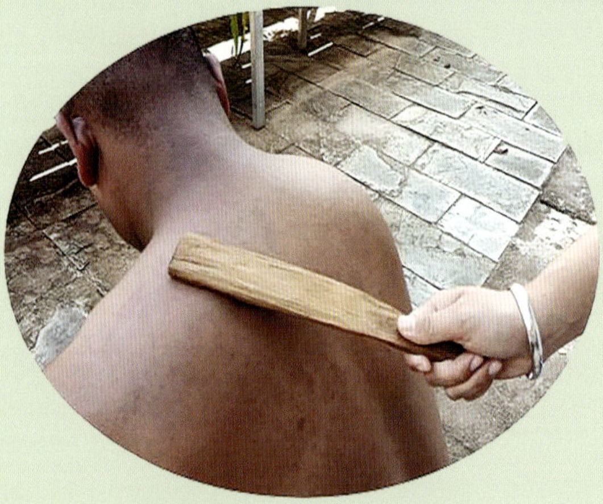

松明板拍打法治疗肩周炎

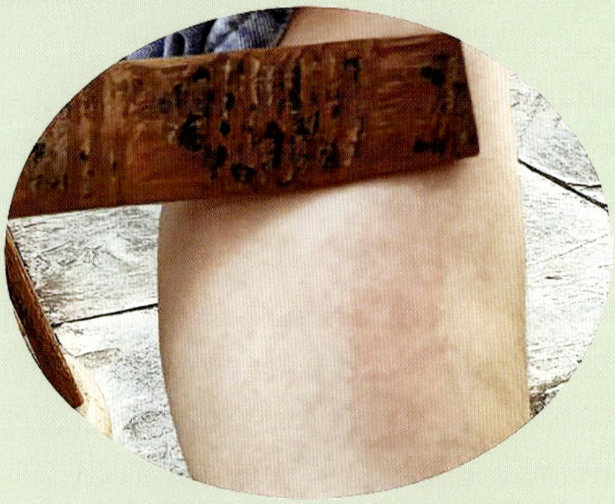

松明板拍打法治疗肌肉无名肿痛

6. 佤药足浴

佤药足浴是使用佤药水浸泡双足作为日常保健养身的外治法之一。根据患者病种、体质情况选择新鲜药材或干粉药材备用，亦可二者结合使用。一般将新鲜药材煎煮20分钟或用滚烫的开水直接冲泡干粉20分钟，待患者耐受水温即可将双脚放入药水中浸泡，水温下降反复加热水3~5次，泡至身体微微出汗即可。

作用：祛风通络，消炎杀菌，止痒除疹，驱除寒湿，促进代谢，缓解疲劳，促进血液循环，改善睡眠，最终达到养生保健的目的。

主治疾病：风寒感冒、发烧、湿症痹痛、宫寒、行经不畅有瘀块、风湿关节炎、湿疹、疥癣、足癣等。

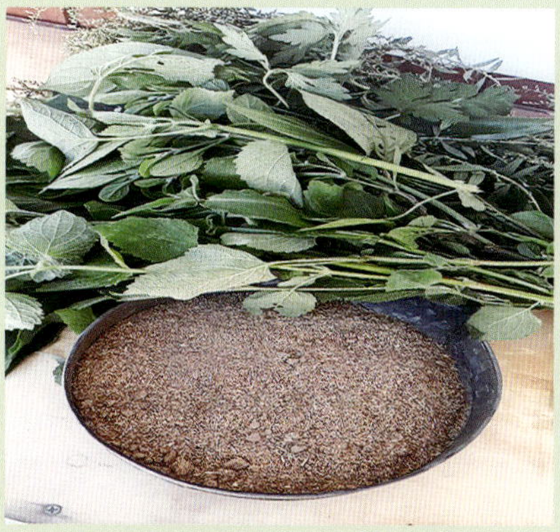

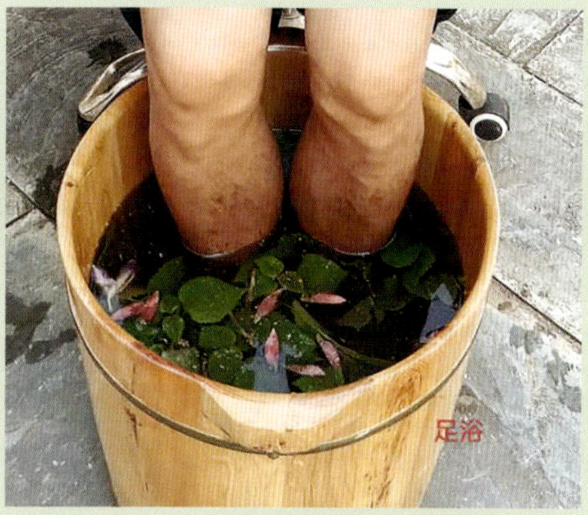

7. 马鞍熏蒸法

马鞍熏蒸法是佤族民间最传统的养生外治法之一。用马鞍作为熏蒸工具。在操作时，佤医首先将原先准备好的犁头铁块放在火中烧红备用，再把煎煮好的新鲜药材连锅一起放置在马鞍正中位置下，嘱咐患者脱下衣物或穿轻薄衣物直接坐在马鞍上加盖被褥捂严，用火钳将犁头铁块从火中取出迅速放入药锅中，此时会冒出大量药水蒸气直接熏到全身体表，每间隔 15 分钟再投入一块犁头铁块，每次熏蒸累计放入不超过 5 块。此法可促进人体血液循环、加速新陈代谢、祛除体内寒湿、缓解关节冷痛等。备注：投放犁头铁块的数量主要取决于患者的整体机能状况，一般身体较为虚弱者限放 3 块为宜。

作用：驱寒除湿，改善睡眠，活血通络，减脂瘦身。

主治疾病：伤寒、痘疾、风寒湿痹、风湿骨痛、高血脂、失眠、手脚冰凉、腰酸背痛等。

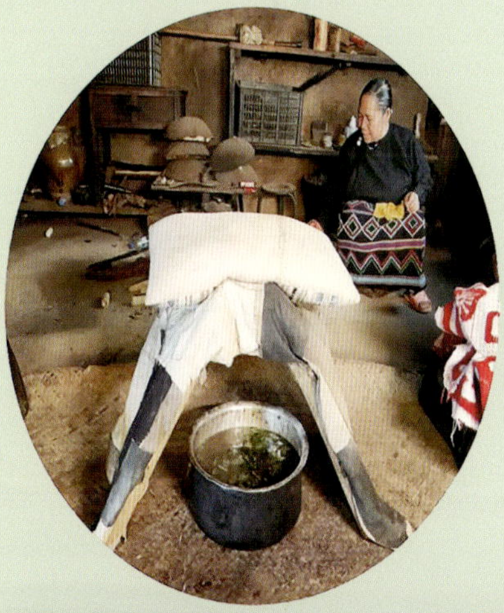

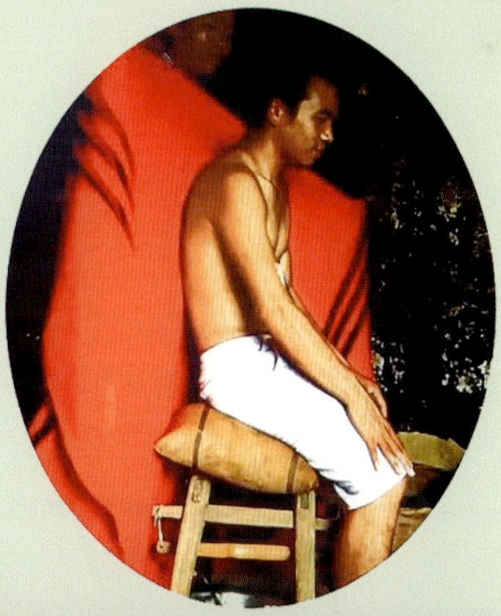

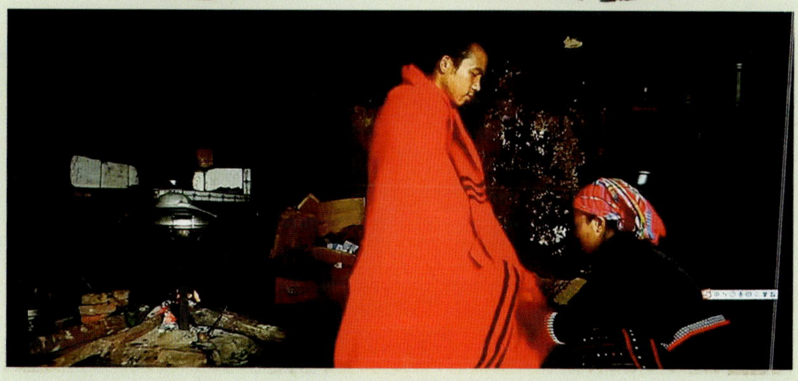

8. 提痧

提痧是佤族民间最为常用的一种外治法，其操作简便，最为经济实惠。一般操作是灵活运用食指和中指的力度结合手法，将患者痛点皮肤肌肉夹紧并向外反复提拉致局部发红，再涂擦准备好的药水（生姜和火灰研制的药水），反复提拉 3~5 分钟即可。此法在佤族民间广为流传，至今已沿用 200 多年。

作用：醒脑开窍，清热解表，祛邪排毒。

主治疾病：感冒、中暑、疟疾、伤寒、发烧等。

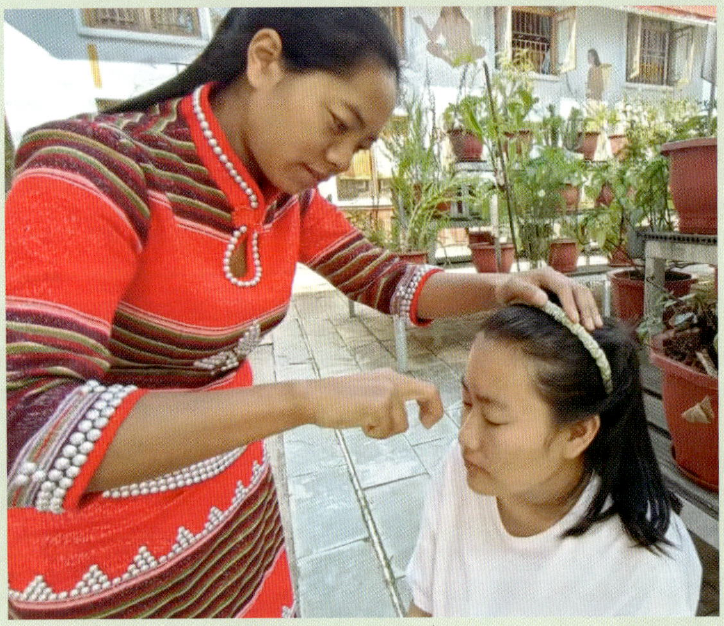

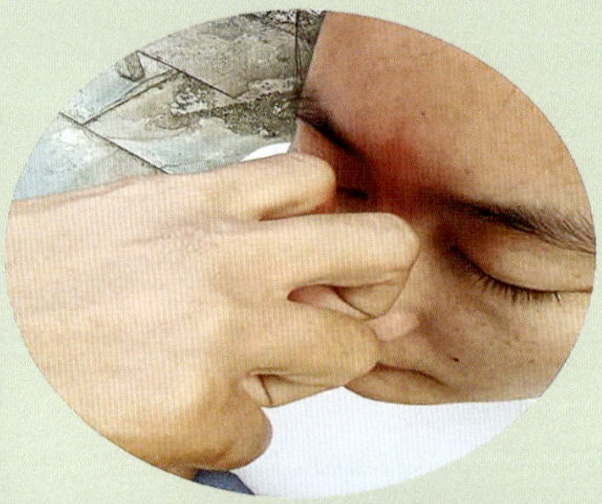

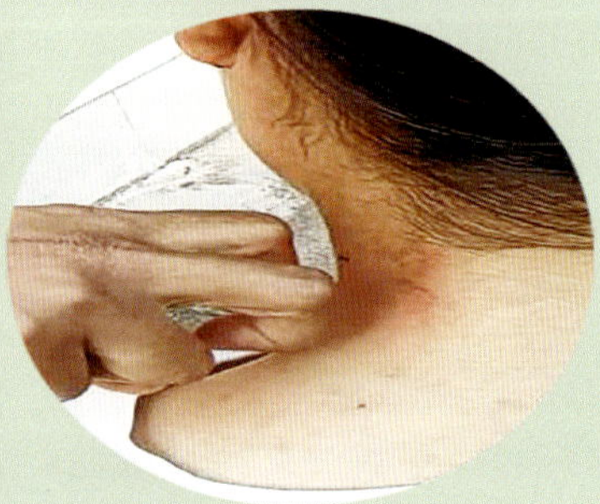

9. 米诊

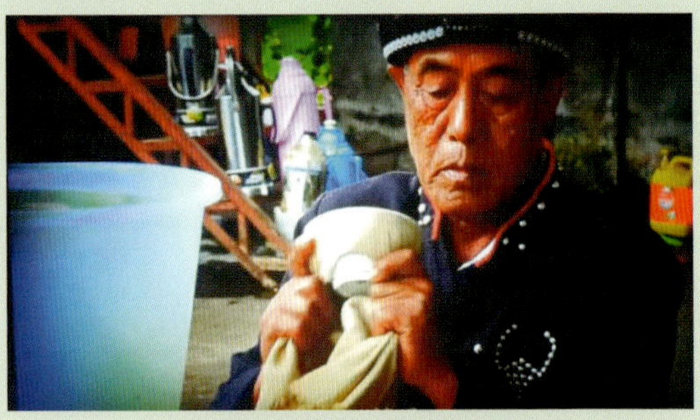

米诊属于佤族民间常用的一种心理治疗方法。佤医将患者自带的米放入碗中平铺 9 分满，然后让病人或求助的人默念心中被困扰的问题，并从碗中取出一把米连吹三口气后再将米放回碗中，佤医再用一块布将碗口盖上拉紧，在空中将碗摇晃 15~20 秒后，取下布细致观察，通过碗中米的分布和形态判辨病人所患疾病、患病缘由，同时指明该如何诊治等。

10. 挑针刺法

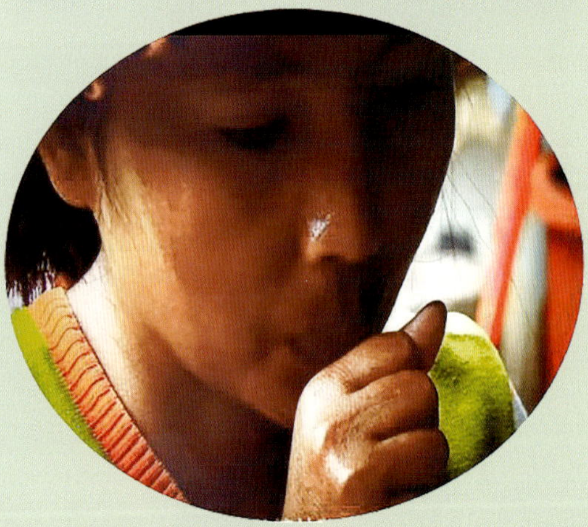

挑针刺法是佤医专门诊治一种特殊眼疾的方法。此病佤族称之为“士搞”，表现为眼部刺痛难耐，流泪畏光等症状，治疗时间最为讲究，一般早上 8:00—10:00 为最佳治疗时间，佤医通过日常经验积累可在患者背部找出对应的病痛点或敏感点（此点非常人所能见），再用铜针或银针对此痛点行刺挑开，轻轻用力可挤出白色小粒块状物，再用盐巴涂擦伤口即可，一般只需治疗一

次即可见效。挑针刺法虽在佤族民间被广为运用，但由于病痛点较隐蔽，一般肉眼看不到，所以难于被传承，致使运用此法的佤医寥寥无几。

作用：清热解毒，消肿止痛，疏风解表。

主治疾病：病因不明的眼痛、眼痒、烧灼感、异物感、眼红、干涩、流泪等。

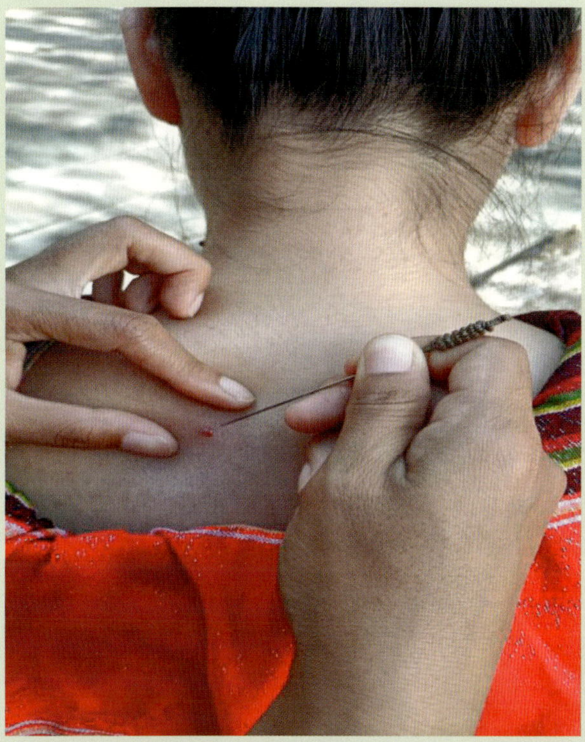

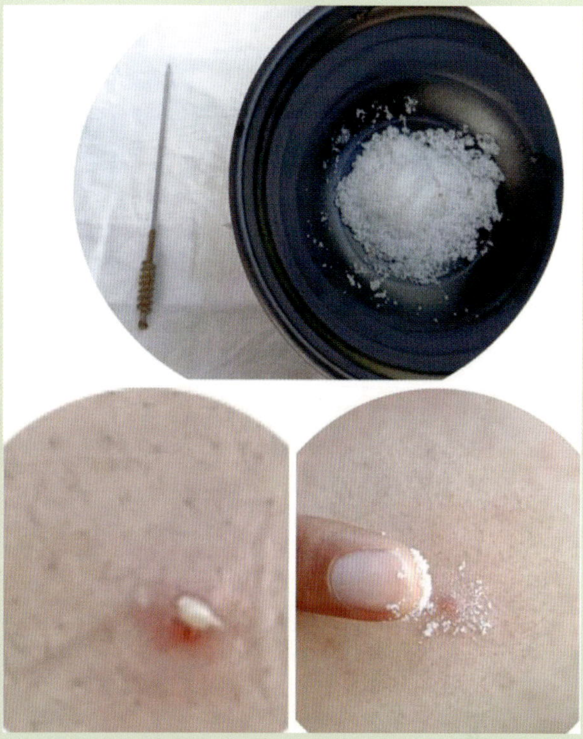

11. 竹筒拔罐

竹筒拔罐又名竹罐疗法，是佤医日常运用广泛的外治法之一。一般选用质地坚硬、直径 2.5cm 的竹管做成竹罐保存备用，在为患者治疗时先将竹罐放入配制的药水中煮沸 30 分钟，将竹罐取出后立即扣在病人需要的施治部位上固定 3~5 分钟即可。过去佤山地区缺医少药，许多湿重、痹痛、淤堵的患者治疗困难，聪明智慧的佤医先祖便想到把竹筒制作成为治疗工具，给患者进行竹罐外治，达到拔淤除湿的效果。经长期临床实践，此法疗效显著，至今在佤山地区仍然在广泛使用。

作用：除湿逐痹，活血散瘀，排毒止痛。

主治疾病：风寒湿痹，腰颈椎痛，神经痛，跌打瘀肿，疖、痈脓肿，关节炎，风寒湿邪所致的腹痛、头痛，以及毒蛇毒虫咬伤等。

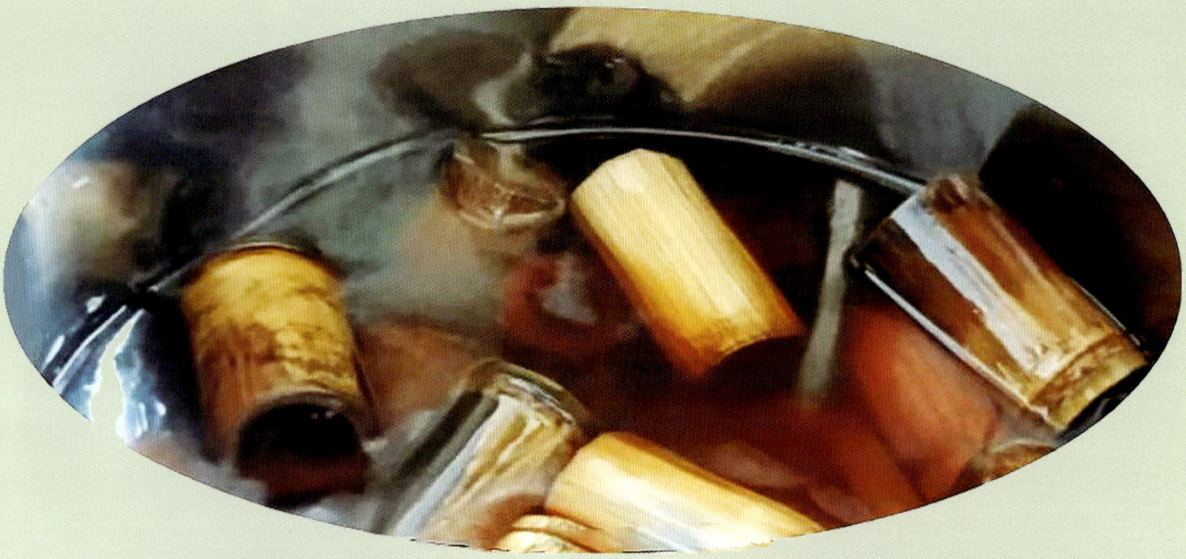

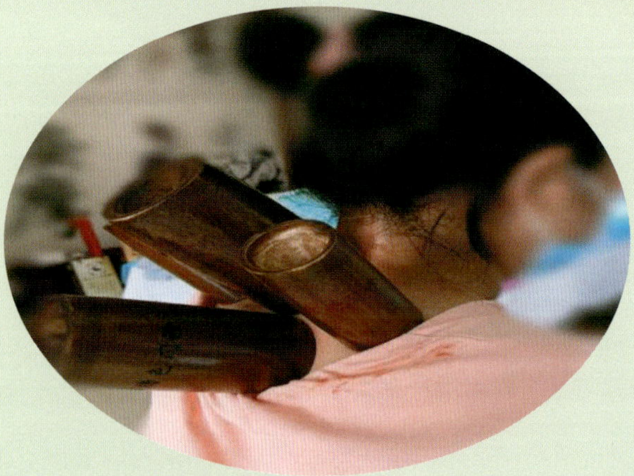

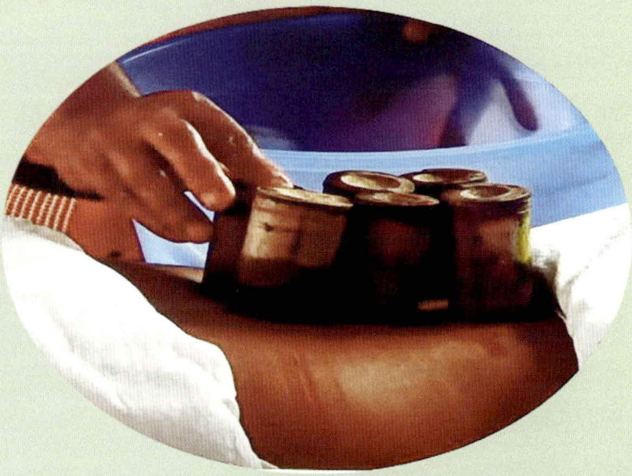

12. 传统理筋法

传统理筋法是佤医通过临床经验积累而掌握的一种外治手法，手法力度适宜，巧妙灵活。一般根据所需施治的部位选用按、推、压、摩、揉、擦、屈伸、旋转、牵抖、摇晃等手法进行治疗，3~5 分钟后再涂搽专制药酒，再持续反复操作 15~30 分钟即可，可把损伤经络理顺，分离粘连肌肉组织，最后再叩击、揉搓、运展等。理筋疗法又被佤族民间作为传统调和气血的一种治疗辅助方法。

作用：镇痛解痉，散瘀活血，疏松肌肉，理顺经络，整复错位。

主治疾病：腰腿疼痛、关节脱位整复、四肢麻木、跌打损伤、肩周炎、骨性关节炎、筋膜炎等神经、肌肉、骨骼疾病。

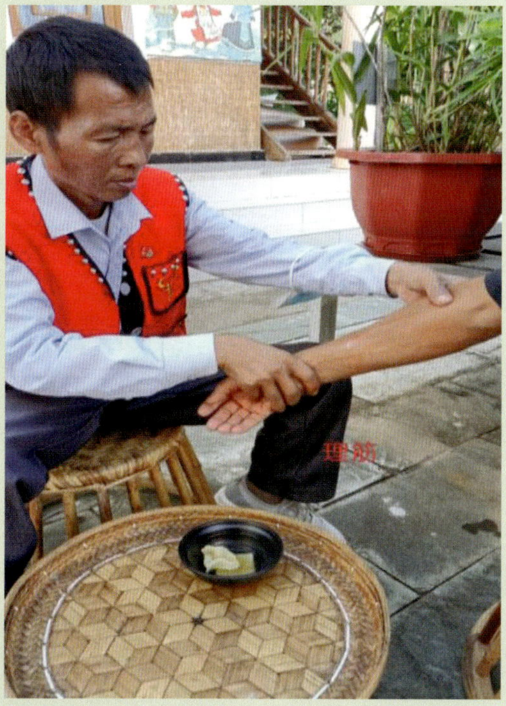

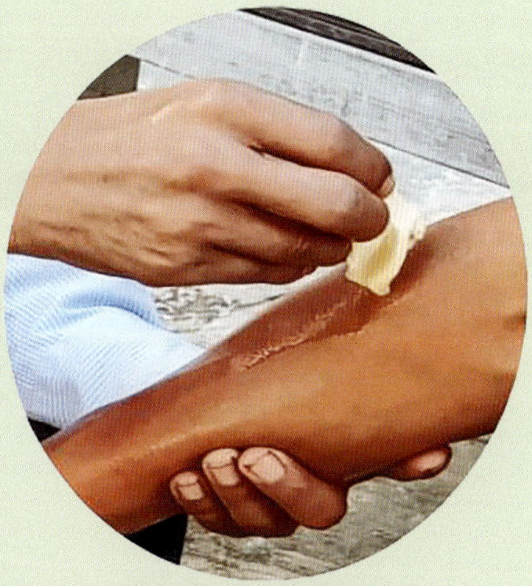

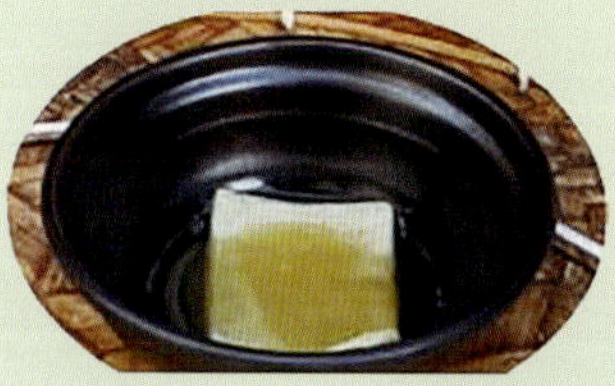

13. 铜针刺法

铜针刺法是佤族民间常用的外治法之一，能防治疾病，可改善寝食难安，亦可养生保健。但此方法使用有讲究，每人一年内接受此疗法不能超过 3 次。治疗操作时佤医通常使用铜针在患者双手指四缝穴行针直刺，进针深度不超过 0.5mm，针刺后的部位会出血或流出淡金色液体，佤医通过细致观察流出液体的颜色和性状，可直接判辨患者的病情并给予对症治疗，通过刺法能使人体变得更健壮、更健康。

作用：清热开窍，醒神，活血化瘀，通经泻热。

主治疾病：中暑、失眠、昏迷、手指发麻、发热等。

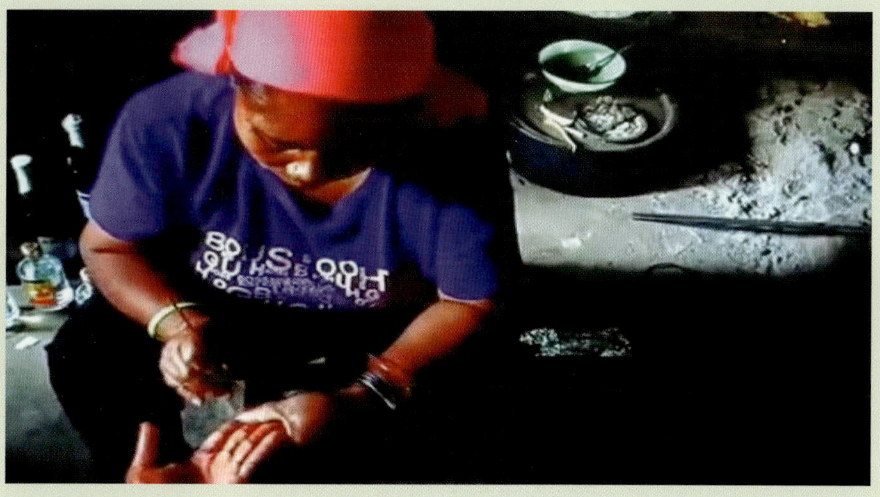

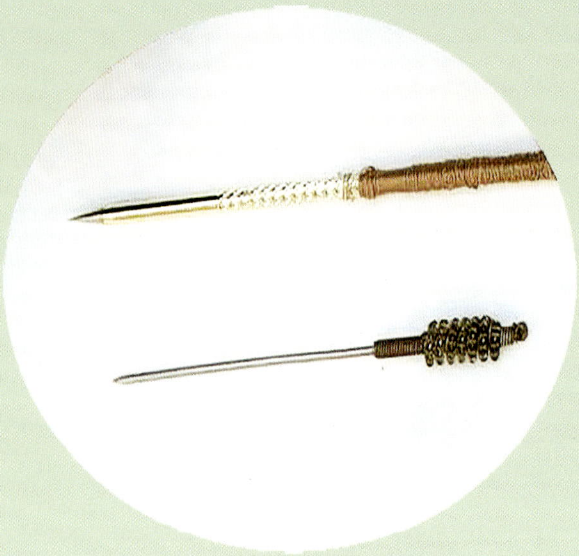
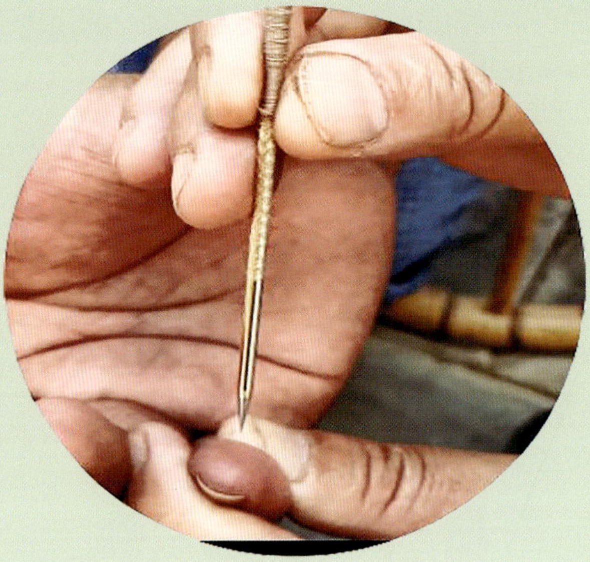

14. 舌根放血疗法

民间舌根放血疗法是佤族民间最为特殊的诊疗方法之一。使用极为讲究，一般仅在患者急需施救、病入膏肓之时才可使用此法。治疗时佤医使用已经消毒的铜针或银针直刺舌根下左右两侧静脉致出血，放出 1~2 滴血，再用大蒜涂擦、按压针刺部位即可。通过针刺能刺激人体大脑中枢神经，提升人体机能，增强免疫力，起到大补元气、扶阳固脱的作用。

作用：紧急抢救，开窍醒神，改善血液循环。

主治疾病：伤寒、疟疾、心血管疾病、慢性脑血栓、脑部供血不足、高血压引起的顽固性眩晕、头痛、脑血管痉挛、偏头痛，以及脑梗后运动性失语症或脑梗死后吞咽困难等。

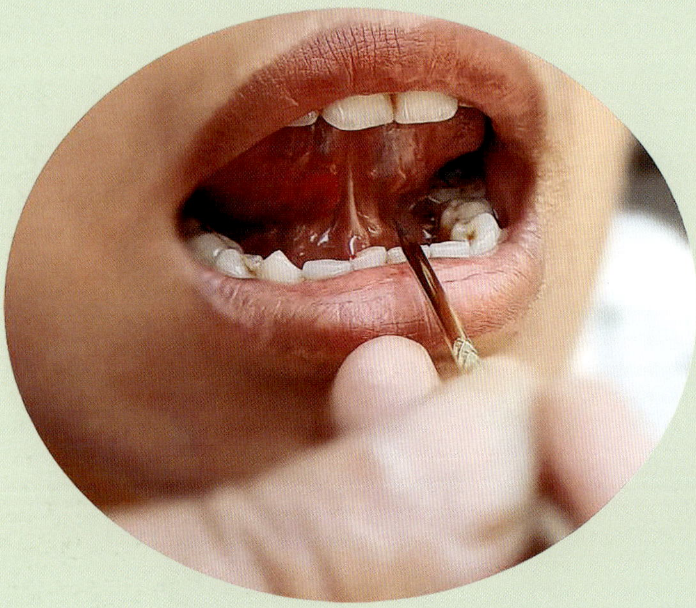
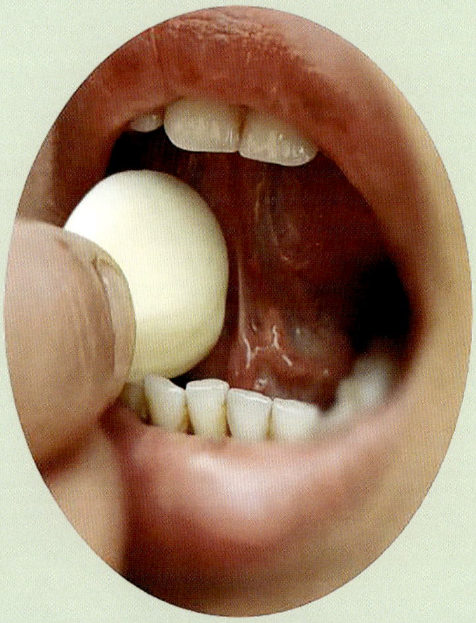

15. 指尖放血疗法

指尖放血疗法是使用已经消毒的铜针或银针，在患者双手十指尖端指腹正中位置垂直刺入出血，深度不超过 0.5mm，放血量以 1 滴为宜。此法在佤山地区被广为运用，是佤族民间常用的急救方法之一。通过针刺，机体局部神经受到刺激，直接反映到大脑中枢，醒脑开窍，并直接排出体内污血和毒素。

作用：醒脑开窍，排毒解瘀，通经泻热。

主治疾病：中毒、昏迷、中暑、失眠、手指发麻、高烧不退、心神不定等。

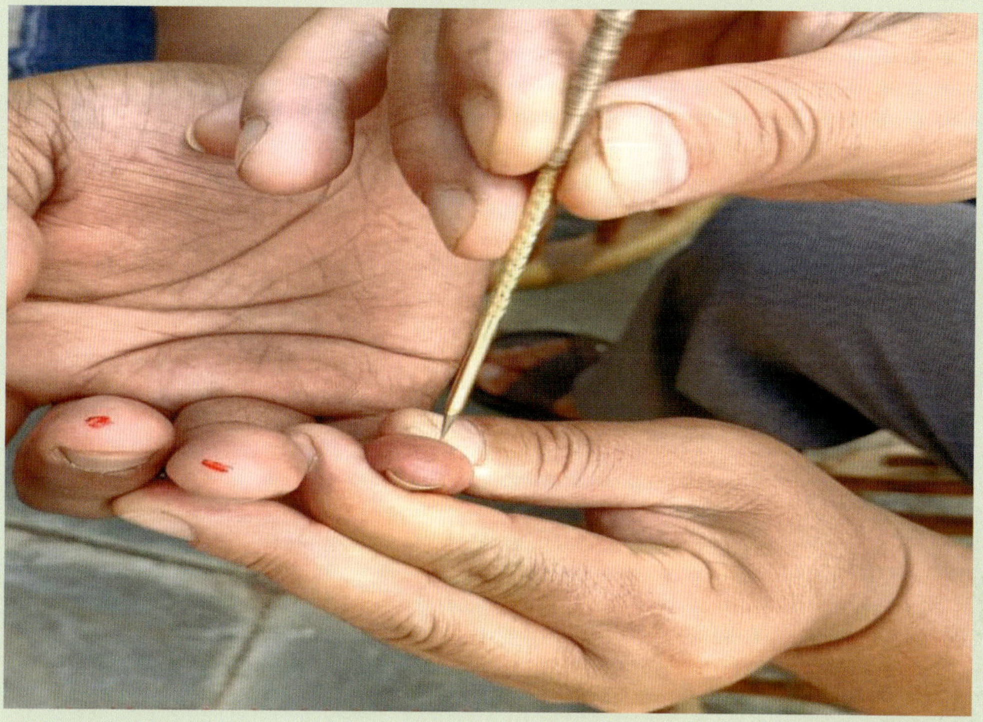

四、佤族用药特色

佤族聚居地多属于亚热带低纬度地区，雨量充沛，山多林密，气候温热，独特的地理和气候条件，孕育了丰富的动植物资源，直接充实了佤医药药材资源。佤族人民在依托当地得天独厚的天然药物治疗各种地方病、常见病、疑难病过程中，积累了宝贵的诊疗经验和方药，也形成了本民族独特有效的用药特色。

1. 就地取材，加工简单。佤族所用植物药 70% 来源于当地生态环境自然生长的药材，一般为鲜品现采现用，针对部分需要季节性采收的药材仅简单切碎晒干或磨粉储存备用。植物药主要用于治疗多发病、常见病。动物药则多用作食补，炖煮后食肉喝汤，提升机体免疫力，达到滋补、强壮身体的功效。部分动物骨骼亦可泡酒内服或制作药酒用于外治。内脏生用为主；皮毛类多炭化用，用于生肌收敛、止血消炎，如猪毛炭化后研粉内服治流鼻血。矿物药多以原料入药，常用于皮肤病或外伤药。外敷药多用生熟各半混合，即将同一配方新鲜草药捣烂后分成两份，一份生品，一份熟品，混匀使用。

2. 药食同源特色。“药食同源”是佤族医药文化与饮食文化相融结合的一大特色，佤族民间素有“九药不如一补”的说法。佤族人民常把具有祛病延年、补肾壮阳、抗衰防老、舒缓疲劳、强身保健、美容养颜等功效的药物作为日常生活饮食和茶饮。如小红参、鱼腥草、刺五加、鸡根、小理肺散、香茅草、水芹菜、大胖菜、马蹄香、三丫苦、木蝴蝶、半截藤等这些药物都是佤族餐桌上常见的食疗菜肴，以致形成了独具魅力的佤族特色食疗文化。

3. 注重引药。佤医在配伍用药时，有 60% 的药方都要求放引药。其认为引药有三方面的作用：一是综合药性，可降低药物毒副作用；二是提高药效，可相互填补和促进药性短板；三是促进吸收，可快速将药引至全身各部位。这些引药多数具有芳香理气、舒筋活血、解毒镇痛作用。如草果、胡椒、丁香、生姜、白酒、米酒、红糖、冰糖、蜂蜜等均可作为引药使用。

4. 重视解药。佤医认为，五谷、烟、酒、糖、茶、瓜、果、蔬菜等，对人体具有滋养作用，但如果食用不当，会对人体产生一些副作用，因此在治疗疾病时首先要用“解药”解除其有害成分才能使用。佤医治疗疾病时，解毒是必要的环节，认为“要解除毒性，才不影响用药，治病才有效”。施治前，佤医会根据病因、病性配制解药。佤医常用解药有：树甘草、大百解、金线吊葫芦、生藤、黄姜、大树理肺散、十大功劳等。在疾病的治疗中，如治疗效果不佳，在重新确立治法之前，须先服用解药，再进行治疗。

5. 注重里外并重。佤医在治疗疾病时，无论是内科还是外科疾病，治疗时都主张在服用内服药的同时，配合外部包敷、按摩、推拿、刮痧等外治手法同步治疗，疗效显著。

6. 讲究禁忌。佤医认为，疾病的预防、治疗需注意一些禁忌。如外伤骨折的治疗期间不能吃羊肉、牛肉、鸡肉，认为羊肉、牛肉会使肌肉萎缩，鸡肉会使人长疙瘩、硬疤等；在服草药期间，大多禁食酸、冷、豆类食物，同时忌摸冷水、吹冷风、淋露水、踩湿土等。

7. 同药异用。在长期与疾病的斗争中，佤医凭借实践用药经验形成了自己独特的用药方法。一些佤药与中药及其他民族药多存在同药异用的情况，如中医用白茅根治疗泌尿系统感染、麻疹高烧等，佤族除此外，还常用于治疗眼科疾病；抱茎菝葜，中医用于胃病，佤族则用于神经衰弱；挖耳草和田基黄，其他民族用于肝炎，佤族除此之外，还用于婴儿口腔炎及口腔溃烂；水冬瓜，汉、傣医用于腹泻，佤族用于肝炎；使君子，中医用果实驱虫，佤族还用根治痢疾；铜锤玉带草，中医用于风湿，跌打损伤等症，而佤族常用于口腔溃烂；熊胆草，其他民族用于治肠胃炎，佤族则主要用于肺结核出血；另外，其他民族不入药的许多植物，佤族也用来治疗常见病，如用曼登树皮、锥栗树皮治疗红白痢疾等。这些药用经验为中药（民族药）的扩大使用和丰富用药提供了良好借鉴。

中国佤药志

品种分述

植物药

001 一把抓[1]

卷柏科 垫状卷柏 *Selaginella pulvinata* (Hooker & Greville) Maximowicz

佤名： mgāi rang dīng [gai raŋ tiŋ]（盖然顶）

别名： 还魂草、神仙一把抓、九死还魂草

植物形态： 耐旱植物。植株因主茎极短、侧枝众多并密集簇生而呈垫状，干时则内卷呈球状。侧枝扁平，二至三回羽状分枝。不育叶异型，薄革质，叶脉不明显，先端芒状，两侧边缘近膜质并呈浅撕裂状，各回分枝上的叶均覆瓦状密生而茎不可见，除腋叶，在茎的背面及腹面各成2行排列；茎背面的叶较大，约以45°角度向上斜展，阔卵形，两侧近对称，长达2.5mm；茎腹面的叶呈偏斜的卵形，长达2mm，两侧不对称；腋叶与茎下面的叶近同形而略大。孢子叶穗单生或双生于末回小枝顶端，四棱柱状，长达2cm。孢子叶一型，三角状长卵形。大孢子囊浅黄色，四面体球形；小孢子囊浅棕色，圆肾形。大孢子浅黄色，小孢子黄色。

生境分布： 生于海拔1100~3000m的岩石露头及峭壁上，多见于石灰岩地区。分布于我国云南、西藏、四川、重庆、贵州、广西、福建、江西、湖南、湖北、河南、河北、北京、辽宁西部、内蒙古；印度亦有。

药用部位： 全草

采收加工： 全年可采收，但以春季采者色绿质嫩为佳。剪去须根，去泥沙，晒干。

性味功效： 辛，平。活血通经，消肿止痛，催产止血。

主治： 月经不调，子宫出血，便血，脱肛，分娩困难，小儿出痧、出痘。

用法用量： 内服：水煎服，15~20g。外用：水煎外洗。

附方

1. **月经不调：** 本品15g、小红参10g、胡椒7粒，水煎服，每日3次。
2. **子宫出血：** 本品炭烧研末，每次5g，温开水送服。
3. **子宫脱垂：** 本品10g、响铃草6g、叶子兰6g，水煎服，每日3次。

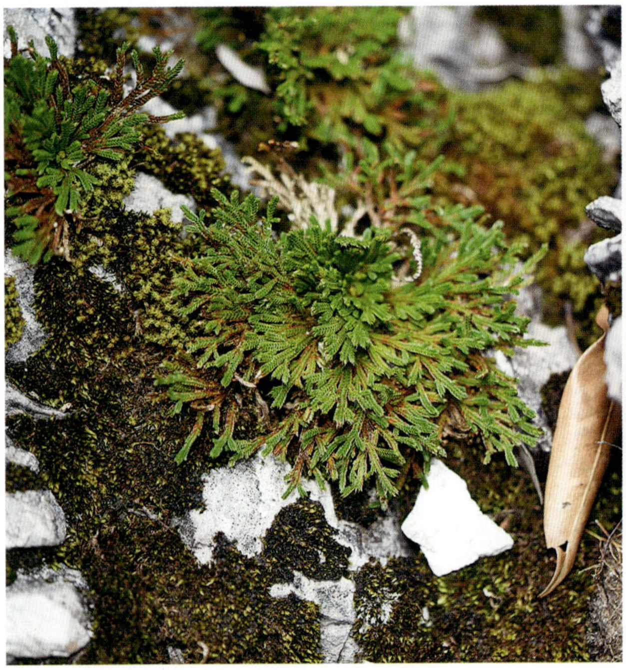

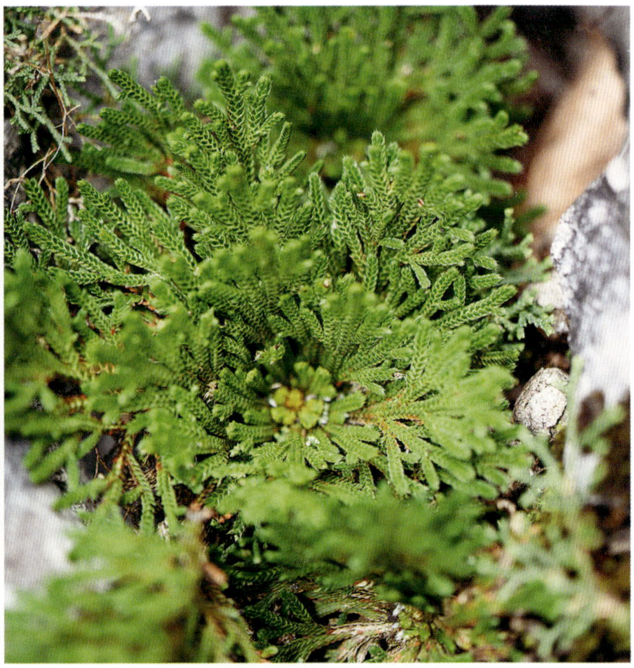

002 一把抓[2]

卷柏科 卷柏 *Selaginella tamariscina* (P. Beauvois) Spring

佤名： mgāi rang siah [gai raŋ siah]（盖然下）

别名： 还魂草、神仙一把抓、九死还魂草

植物形态： 土生或石生，复苏植物，呈垫状。主茎自中部开始羽状分枝或不等二叉分枝，不呈“之”字形，无关节。叶交互排列，二形，叶质厚，表面光滑，边缘不为全缘，具白边；主茎上的叶较小枝上的略大，覆瓦状排列，边缘有细齿。分枝上的腋叶对称，卵形、卵状三角形或椭圆形，边缘有细齿，黑褐色。中叶不对称，小枝上的椭圆形，覆瓦状排列，先端具芒，外展或与轴平行，基部平截，边缘有细齿 。侧叶不对称，小枝上的侧叶卵形到三角形或椭圆状卵形，相互重叠，先端具芒，覆盖小枝，基部上侧边缘不为全缘，呈撕裂状或具细齿，下侧边近全缘。孢子叶穗单生于小枝末端，12~15mm；孢子叶一形，卵状三角形。大孢子浅黄色；小孢子橘黄色。

生境分布： 常见于海拔（60~）500~1500（~2100）m 的石灰岩上。分布于我国安徽、北京、重庆、福建、贵州、广西、广东、海南、湖北、湖南、河北、河南、江苏、江西、吉林、辽宁、内蒙古、青海、陕西、山东、四川、台湾、香港、云南、浙江；俄罗斯西伯利亚、朝鲜半岛、日本、印度和菲律宾亦有。

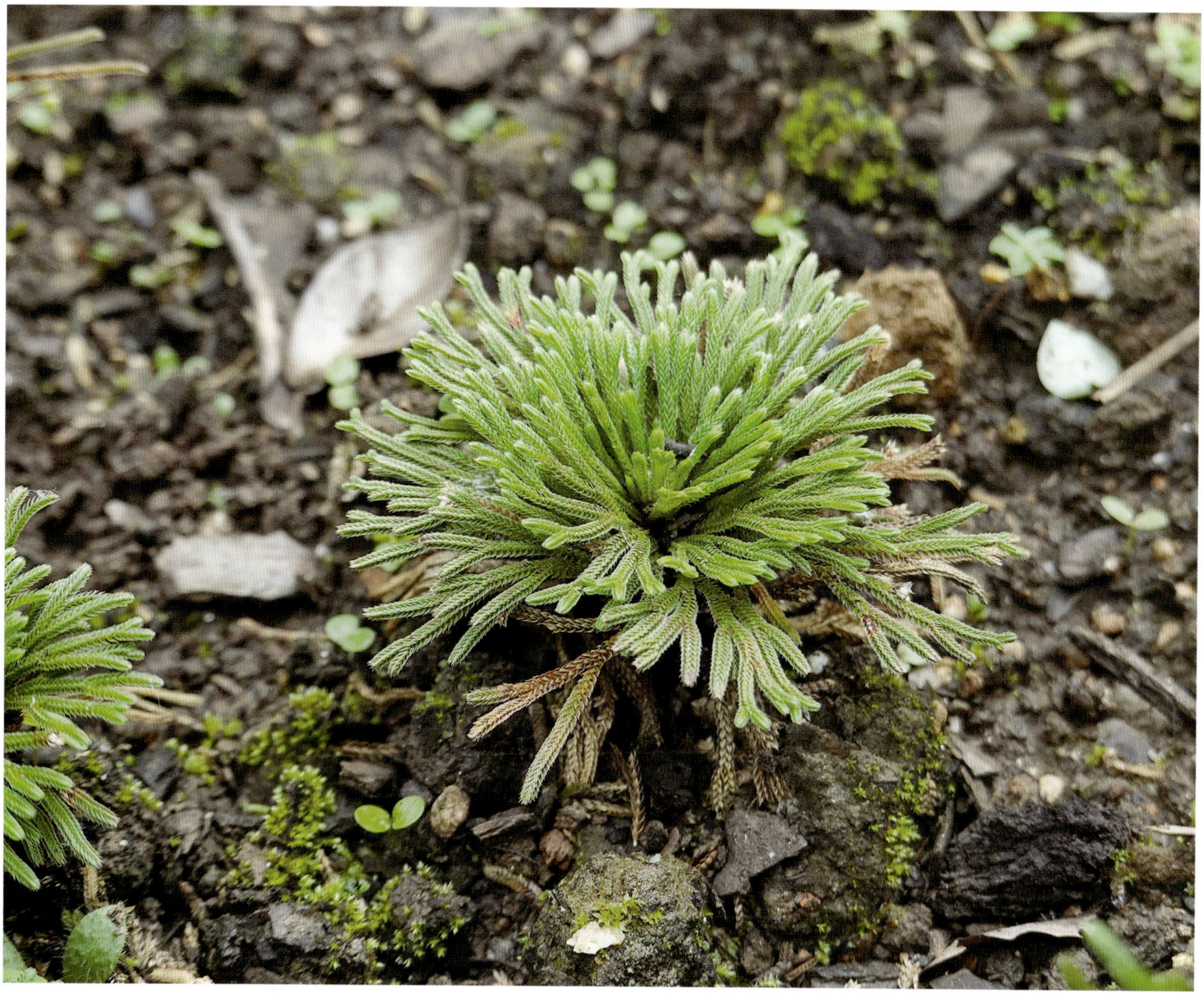

003 一把篾

葡萄科 七小叶崖爬藤 *Tetrastigma delavayi* Gagnepain

佤名： hnu blix sied [n^hu pli̠ʔ sɛ̠t]（努布利显）

植物形态： 木质藤本。茎多瘤状凸起。小枝圆柱形，皮孔明显，有纵棱纹，无毛。叶为鸟足状。花序腋生；花瓣 4 枚，长椭圆形或卵圆形。果实成熟时紫色，球形。种子倒卵三角形。花期 6—7 月，果期 10 月至翌年 3 月。

生境分布： 生于海拔 1000~2500m 的森林或灌丛。产于我国云南、贵州、广西；国外分布于缅甸、越南。

药用部位： 根、藤

采收加工： 全年可采收，晒干或鲜用。

性味功效： 酸、麻，寒。清热利尿，散瘀活血，祛风除湿。

主治： 小便涩痛，淋证，风湿骨痛，跌打损伤，蛇咬伤，疮疖肿毒。

用法用量： 内服：水煎服。外用：捣烂外敷患处。

附方

疮疖肿毒： 本品藤 20g、虎杖 30g、仙人掌 40g，混合舂细外敷于患处，3 日换 1 次药，9 日为一个疗程。

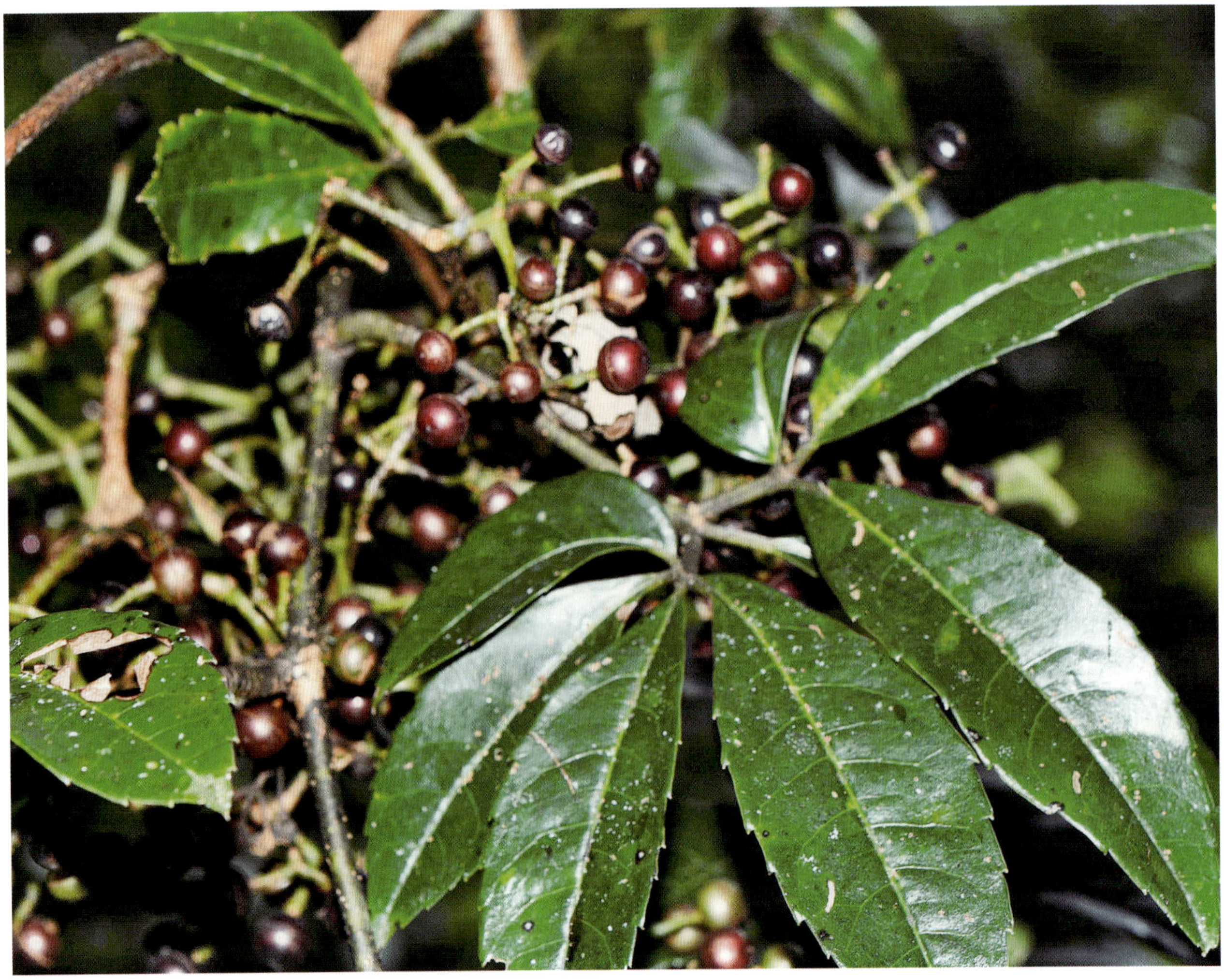

004 丁香

桃金娘科 丁香蒲桃 *Syzygium aromaticum* (Linnaeus) Merrill & L.M.Perry

佤名： si mgēib npong [si gep b^{h}ŋ]（司吉波）

别名： 公丁香、丁子香

植物形态： 常绿乔木，高达10m。叶对生，卵状长圆形或长倒卵形，先端渐尖，基部渐窄下延至柄。花芳香，成顶生聚伞圆锥花序；花萼肥厚，绿色转紫色，长管状，先端4裂；花瓣白色稍带淡紫；雄蕊多数；子房下位；柱头不明显。浆果红棕色。

生境分布： 我国广东、广西、云南等引种栽培；国外分布于马来群岛及非洲。

药用部位： 花蕾

采收加工： 秋季采收，晒干。

性味功效： 辛、辣，温。温脾胃，降逆气。

主治： 胃寒呕逆，吐泻，脘腹作痛，牙龈疼痛。

用法用量： 内服：水煎服，烫火灰炮制25g，研粉开水送服。外用：乙醇浸泡或调和，外擦患处。

附方

1. **牙龈炎，火牙疼痛：** 本品4粒、松明脂5g，研成细末与清凉油调匀包敷疼痛部位。
2. **癣：** 本品15g，加入75%乙醇100mL，浸48小时后去渣，每日外擦患处3次。
3. **麻痹性肠梗阻：** 本品30~60g，研成细末加入75%乙醇适量调和，对乙醇过敏者，可用开水调和，敷于脐或脐周。

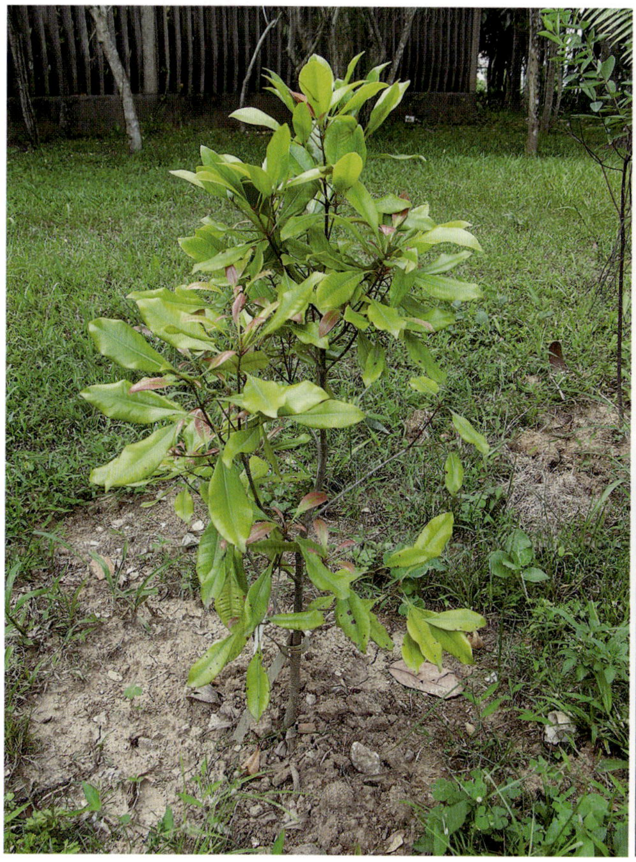

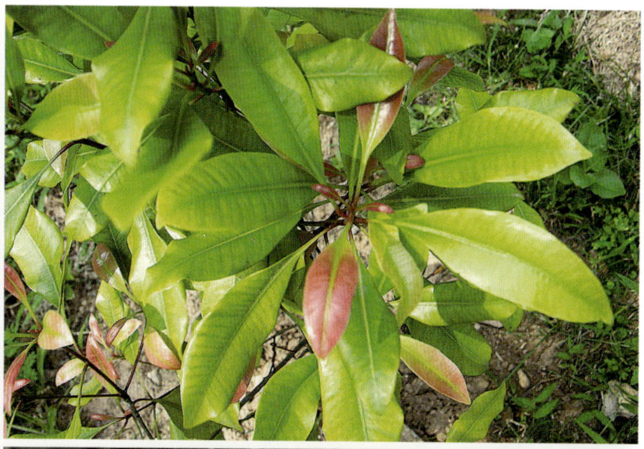

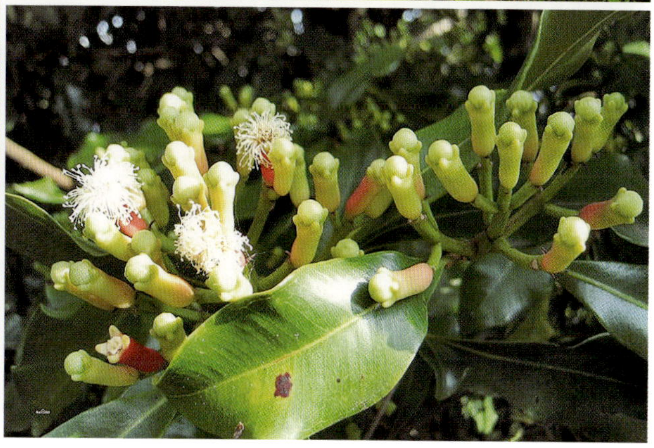

005 十大功劳

小檗科　十大功劳　*Mahonia fortunei* (Lindley) Fedde

佤名： kaox tux dīng [kʰa̠uʔ tʰu̠ʔ tiŋ]（栲土顶）

别名： 土黄柏、大筷树、大树黄连

植物形态： 灌木。叶倒卵形至倒卵状披针形，长 10~28cm，宽 8~18cm，具 2~5 对小叶，最下一对小叶外形与往上小叶相似，距叶柄基部 2~9cm，上面暗绿至深绿色，背面淡黄色，偶稍苍白色；小叶无柄或近无柄，狭披针形至狭椭圆形，长 4.5~14cm，宽 0.9~2.5cm，基部楔形，边缘每边具 5~10 枚刺齿。总状花序 4~10 个簇生，长 3~7cm；苞片长 1.5~2.5mm；花黄色。浆果球形，直径 4~6mm，紫黑色，被白粉。花期 7—9 月，果期 9—11 月。

生境分布： 生于海拔 350~2000m 的山坡沟谷林中、灌丛中、路边或河边。分布于我国广西、四川、贵州、湖北、江西、浙江、云南等地，各地有栽培；在日本、印度尼西亚和美国等地也有栽培。

药用部位： 全株

采收加工： 全年可采收，切片，晒干。

性味功效： 苦，寒。清热解毒，消炎止痛，祛风除湿。

主治： 风湿性关节炎，肝炎，结肠炎，胃肠炎，发热，腹泻，高血压，跌打损伤，肺痨潮热咯血，腰酸脚软。

用法用量： 内服：水煎服，15~50g。本品茎枝在佤族民间常削成筷子，或茎秆削片泡开水当茶水喝，以预防疾病。

附方

1. **肺痨咯血，腰膝酸软：** 本品 15g、白茅根 12~30g，水煎服，每日 3 次。
2. **肝炎：** 本品 15g、半截藤 10g、过路黄 10g，水煎服，每日 3 次。
3. **结肠炎，胃肠炎：** 本品 50g、金线吊葫芦 30g，文火焙黄，研成粉末，每日 3 次，每次 5~10g，温开水冲服。

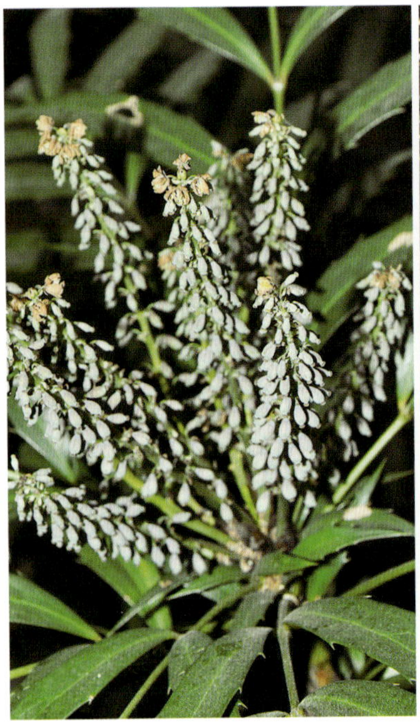
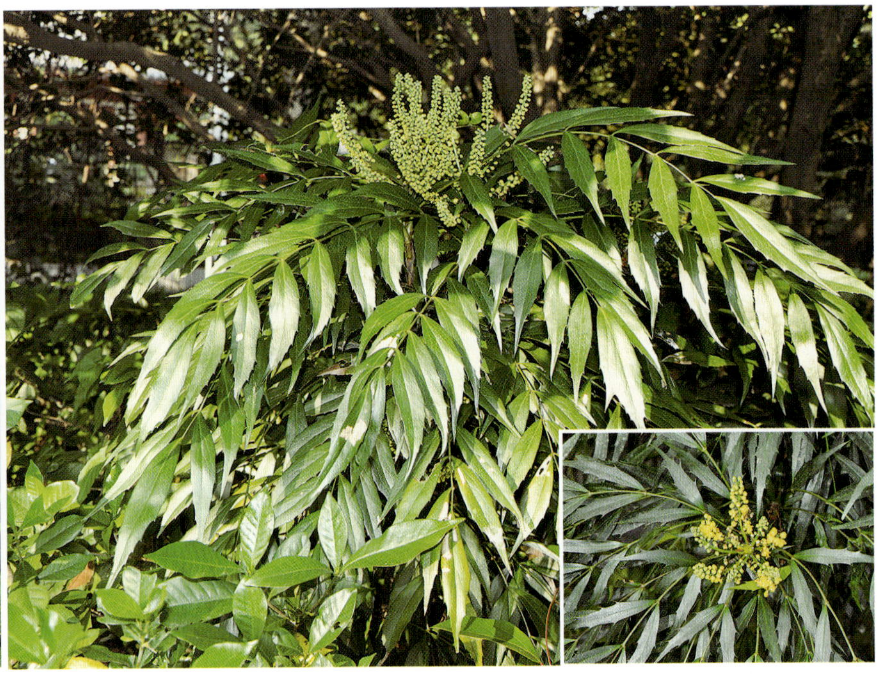

006 七叶一枝花

百合科 七叶一枝花 *Paris polyphylla* Smith

佤名： mgah gon ai [ga̱h ko̱n ʔa̱i]（嘎关艾）

别名： 重楼、蚤休、伞草

植物形态： 根状茎粗壮，长达 11cm，粗 1~3cm。叶 5~11 枚，长圆形，倒披针形至长椭圆形，膜质至纸质，长 7~17cm，宽 2.2~6cm。花基数 3~7 个；萼片绿色，披针形，长 2.2~8cm，有时具短爪；花瓣狭线形或丝状，长 2.2~10cm，常比萼片长，黄绿色，有时基部黄绿色，上部紫色；雄蕊 2 轮，花丝长 3~7mm，花药长 5~10mm，药隔凸出部分不明显或长 0.5~2mm；子房具棱或翅，花柱基紫色，增厚，常角盘状。果近球形，绿色，不规则开裂，直径可达 4cm，种子多数，具鲜红色假种皮。花期 4—7 月，果期 8—11 月。

生境分布： 生于海拔 3400m 以下的针阔叶混交林，竹林、灌丛或草坡。分布于我国云南、西藏、四川、广西、广东、台湾、湖南、湖北；不丹、尼泊尔、印度、越南亦有。

药用部位： 根状茎

采收加工： 秋季采挖，洗净，切片，晒干。

性味功效： 苦、辛，寒。有小毒。清热解毒，活血散瘀，消炎止痛，止血。

主治： 胃痛，痈疮肿毒，跌打损伤，骨折，骨髓炎，风湿性关节炎，刀伤，毒虫、毒蛇咬伤。

用法用量： 内服：水煎服，10~20g，或研粉吞服，或泡酒服。外用：鲜品捣烂外敷患处。

附方

1. **胃痛：** 本品 10g、野三七 5g、木香 5g、草果 1 个，水煎服，每日 3 次。
2. **淋巴结肿大：** 本品 15g，水煎服，每日 3 次。另用鲜品切片外擦患处。
3. **毒蛇咬伤：** 本品适量研粉用白酒送服。

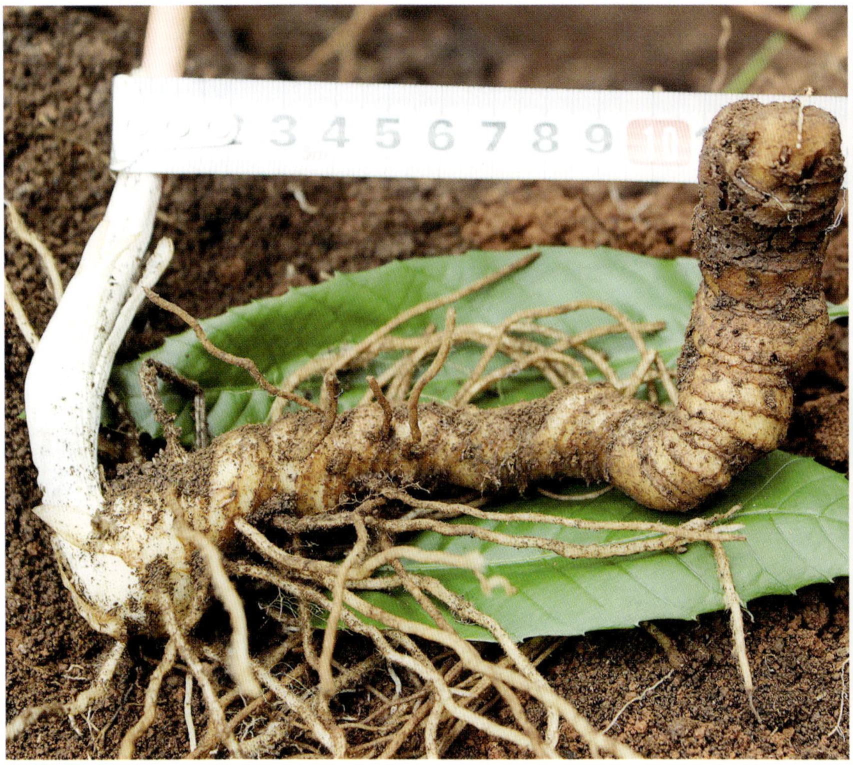

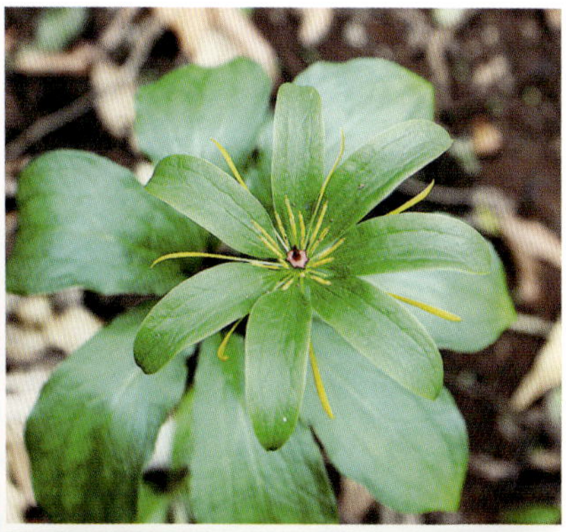

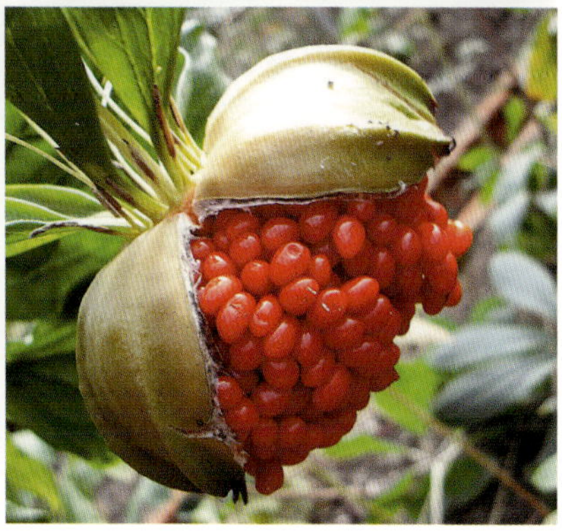

007 七叶莲[1]

五加科 鹅掌藤 *Schefflera arboricola* (Hayata) Merrill

佤名： kaox gab gā dīng [kʰa̱uʔ ka̱p ka tiŋ]（栲搞嘎顶）

别名： 七加皮、招财树

植物形态： 藤状灌木。叶有小叶7~9叶，稀5~6叶或10叶；小叶片革质，倒卵状长圆形或长圆形，长6~10cm，宽1.5~3.5cm，先端急尖或钝形，稀短渐尖，基部渐狭或钝形，两面均无毛，边缘全缘，侧脉4~6对；小叶柄长1.5~3cm。圆锥花序顶生，长20cm以下，主轴和分枝幼时密生星状绒毛，后毛渐脱净；伞形花序十几个至几十个总状排列在分枝上，有花3~10朵；总花梗长不及5mm；花白色，长约3mm；花瓣5~6枚，有3脉，无毛；子房5~6室；无花柱，柱头5~6个；花盘略隆起。果实卵形，有5棱，连花盘长4~5mm，直径4mm；花盘五角形，长约为果实的1/4~1/3。花期7—10月，果期9—11月。

生境分布： 生于海拔400~900m的谷地密林下或溪边较湿润处，常附生于树上。分布于我国台湾、广西及海南、云南等地。

药用部位： 根茎、茎、叶

采收加工： 全年可采收，切片，晒干。

性味功效： 甘、淡，温。散瘀消肿，止痛。

主治： 根茎：跌打损伤，风湿性关节炎，崩漏，淋巴结结核。茎、叶：各种血滞，血瘀引起的疼痛，平滑肌痉挛，风湿骨痛，头痛，跌打损伤，胃及十二指肠溃疡疼痛。

用法用量： 内服：水煎服，15~20g，或泡酒内服。外用：鲜品捣烂外敷患处。

附方

1. **淋巴结结核：** 本品6g、小树理肺散8g、鸡爪枝皮6g、荨麻5g，水煎服。
2. **跌打损伤：** 本品根茎鲜品配灯台树、地胆头、刺桐树等药鲜品捣烂外包患处。
3. **骨折：** 本品根茎鲜品配接骨丹、骨碎补、过江龙、杜仲叶等药捣烂外敷患处。

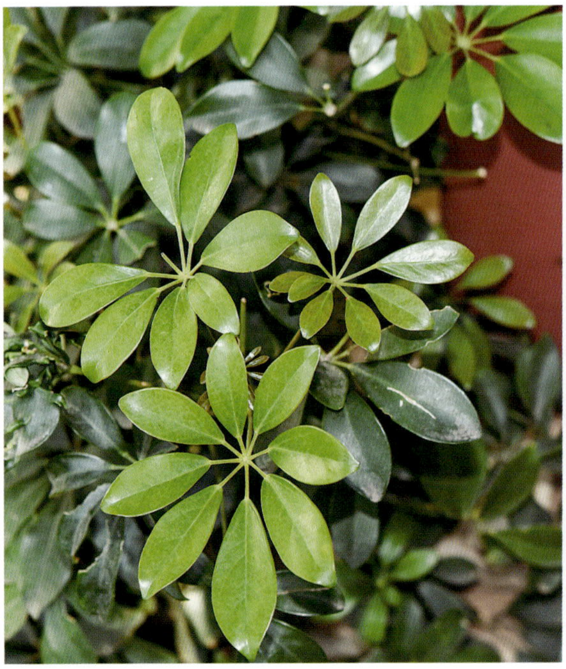

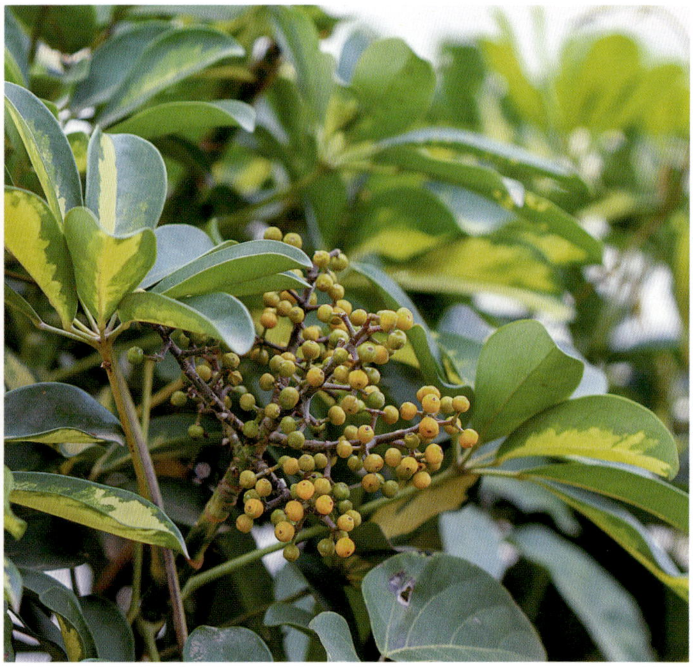

008 七叶莲 [2]

五加科 密脉鹅掌柴 *Schefflera elliptica* (Blume) Harms

佤名： kaox gab gā siah [kʰa̱uʔ ka̱p ka si̱ah]（栲搞嘎下）

别名： 水灯盏

植物形态： 灌木或小乔木，有时为附生藤状灌木。叶有小叶 5~7 叶，稀 4 叶；小叶片革质，椭圆形或长圆形，长 11~16cm，宽 4~6cm，先端急尖或短渐尖，基部渐狭，钝形至近圆形，两面均无毛，边缘全缘而反卷，侧脉 5~6（~8）对，网脉稠密而隆起。圆锥花序顶生，幼时密生星状绒毛，后变无毛；伞形花序有花 7~10 朵，10 多个至 20 个总状排列在分枝上；花瓣 5 枚，长 2mm，有 3 脉，无毛；子房 5 室，无花柱，柱头 5 个，花盘略隆起。果实卵形或近球形，有 5 棱，红色，连花盘长 4mm，直径约 3mm；花盘隆起成圆锥状，五角形，长约为果实的 1/4。花期 5 月，果期 6 月。

生境分布： 生于海拔 900~2100m 的丛林中。分布于我国云南、贵州、广西；印度、巴基斯坦和越南亦有。

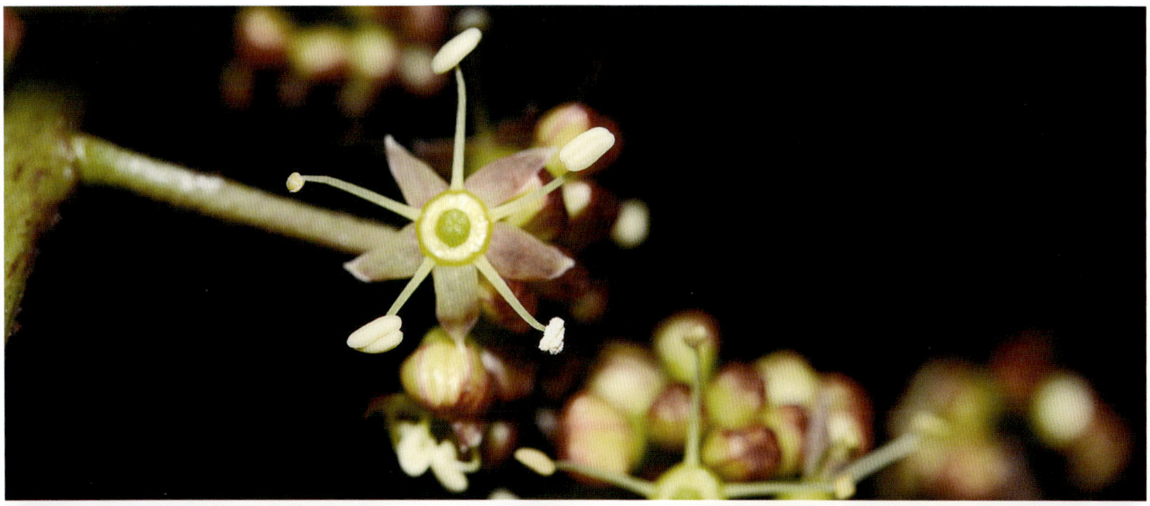

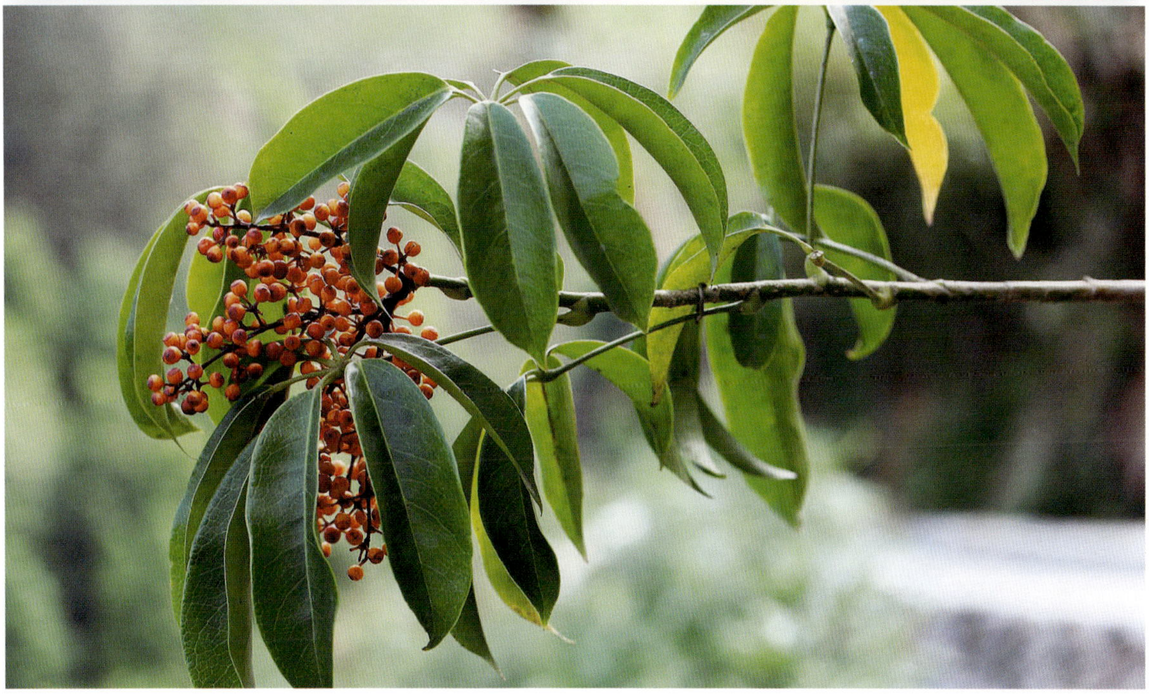

009 八角枫

八角枫科　八角枫 *Alangium chinense* (Loureiro) Harms

佤名： kaox njāong gloung [kʰauʔ ʥauŋ klo̱ŋ]（栲种拱）

别名： 八角王、八角将军、白金条

植物形态： 落叶乔木或灌木。叶片纸质，近圆形或椭圆形、卵形，长 13~26cm，宽 9~22cm，基部两侧常不对称，阔楔形、截形或近心脏形，不分裂或 3~7（~9）裂；基出脉 3~7 对，成掌状，侧脉 3~5 对。聚伞花序腋生，有 7~30（~50）朵花；总花梗长 1~1.5cm，常分节；花冠圆筒形，长 1~1.5cm；花瓣 6~8 片，线形，基部黏合，上部开花后反卷，初为白色，后变黄色；雄蕊和花瓣同数而近等长。核果卵圆形，长 5~7mm，直径 5~8mm，幼时绿色，成熟后黑色。花期 5—7 月和 9—10 月，果期 7—11 月。

生境分布： 生于海拔 500~2300m 的山地或疏林中。分布于我国云南、四川、贵州、西藏南部、广东、广西、湖南、湖北、江西、陕西、甘肃、河南、江苏、浙江、安徽和福建；东南亚及非洲东部各国亦有。

药用部位： 叶、根、花

采收加工： 根：全年可采收，除去泥沙，晒干；叶、花：夏、秋季采收，洗净，晒干或鲜用。

性味功效： 辛、苦，微温。有毒。祛风除湿，舒筋活络，散瘀止痛。

主治： 风湿性关节炎，坐骨神经痛，肩周炎，跌打损伤。

用法用量： 内服：水煎服，20g。外用：鲜品捣烂外敷患处。

附方

1. **风湿性关节炎：** 本品 20g、通光藤 10g、追山风 10g、车前草 10g、歪叶子兰 8g，水煎服，每日 3 次。
2. **跌打损伤：** 本品根部适量泡酒外擦患处。

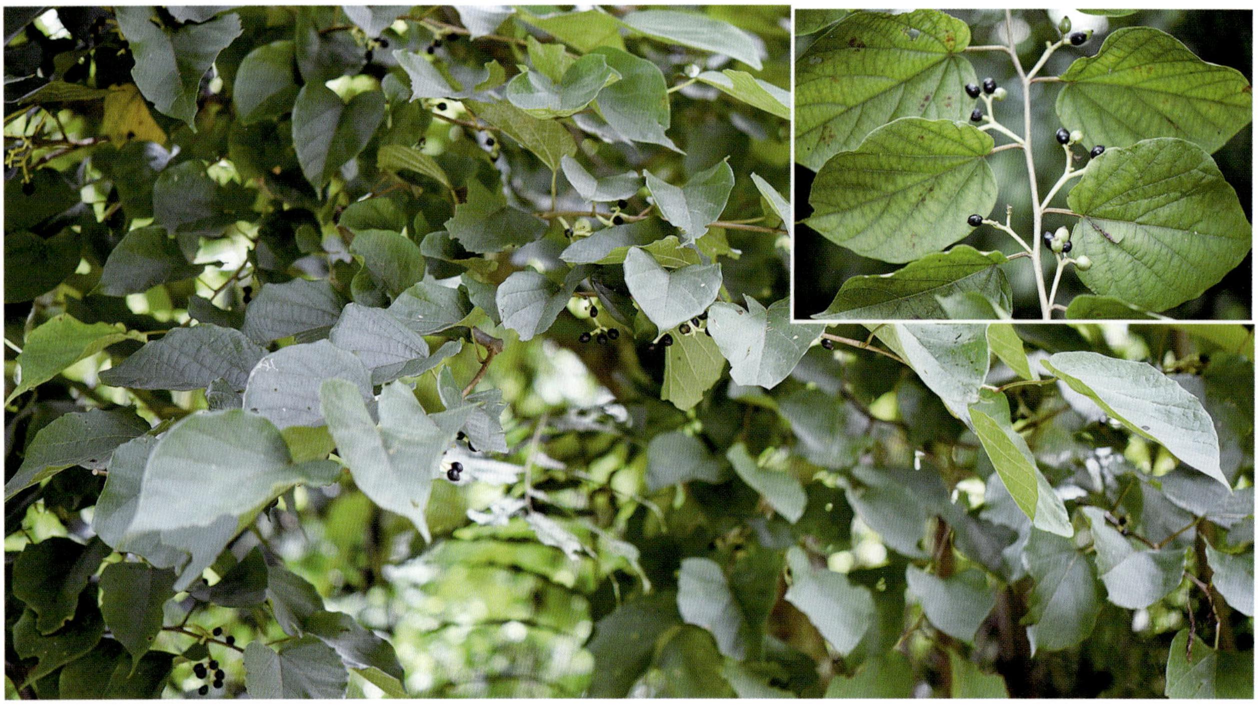

010 九里光

菊科 千里光 *Senecio scandens* Buchanan-Hamilton ex D. Don

佤名： hnu gon glaox [nʰu̱ kɔ̱n kla̱uʔ]（努关搞）

别名： 风藤草、儿起诺起

植物形态： 多年生攀援草本，具根状茎。茎弯曲，多分枝。叶卵状披针形至长三角形，长2.5~16cm，宽2~6cm，先端渐尖，基部宽楔形、截形、戟形或微心形，边缘具齿，稀全缘；叶脉羽状，侧脉7~9对；叶柄长5~10mm，具耳或无耳；上部叶线状披针形或披针形。头状花序多数，排成圆锥状聚伞花序；花序梗长1~2cm，被短柔毛，具1~10枚苞片；总苞圆柱状钟形，长5~8mm，小外苞片8枚，线状钻形；总苞片12~13枚，线状披针形，先端渐尖，边缘膜质，背面被短柔毛。舌状花8~10朵，黄色，舌片长圆形，长9~10mm；管状花多数，黄色。瘦果圆柱形；冠毛白色。花期8月至翌年4月。

生境分布： 生于海拔1151~3200m的林缘、灌丛、岩石边、溪边。分布于我国云南、西藏、四川、贵州、陕西、湖北、湖南、安徽、浙江、江西、福建、广西、广东、台湾；印度、尼泊尔、不丹、缅甸、泰国、菲律宾、日本亦有。

药用部位： 根、全草

采收加工： 全年可采收，切碎，晒干。

性味功效： 苦，寒。祛风除湿，清热明目，解毒止痒。

主治： 风湿骨痛，跌打损伤，疮疖，急性结膜炎。

用法用量： 内服：水煎服，10~15g。外用：鲜品捣烂外敷患处。

附方

1. **癞子：** 取本品200g、蜂蜡100g、小黄散树200g、攀枝花树皮200g，均为鲜品，洗净，开水煎煮，取药液洗全身，每日洗1次，一般3~5次可愈。
2. **急性结膜炎：** 本品10g、白虎草10g、薄荷6g，水煎服，每日3次。
3. **眼睛红肿：** 本品15g、木贼15g、树薄荷10g，水煎服，每日3次。

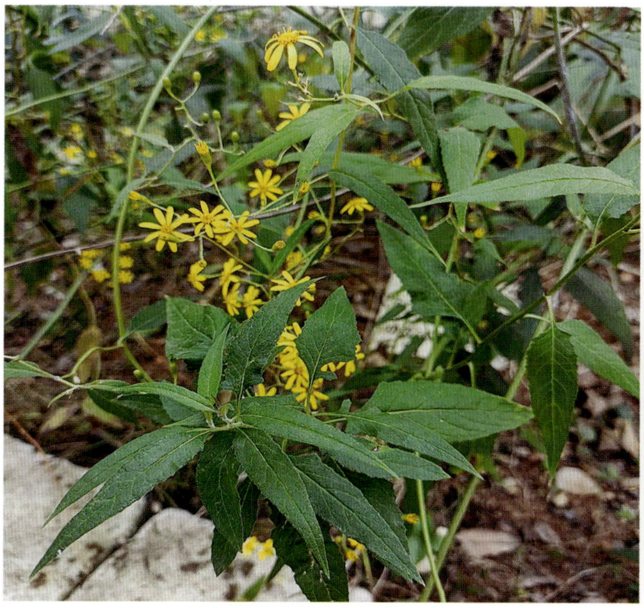

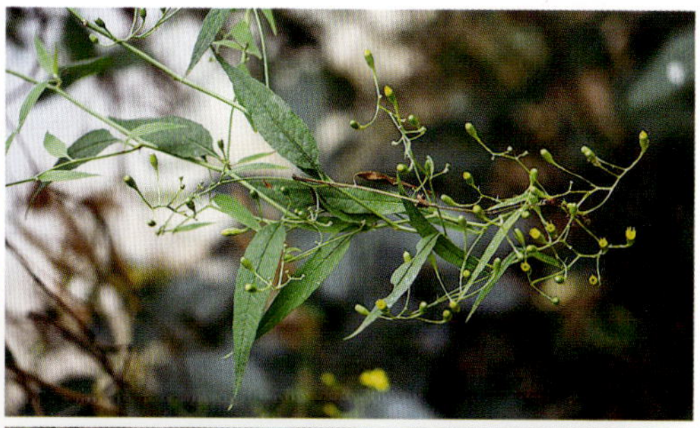

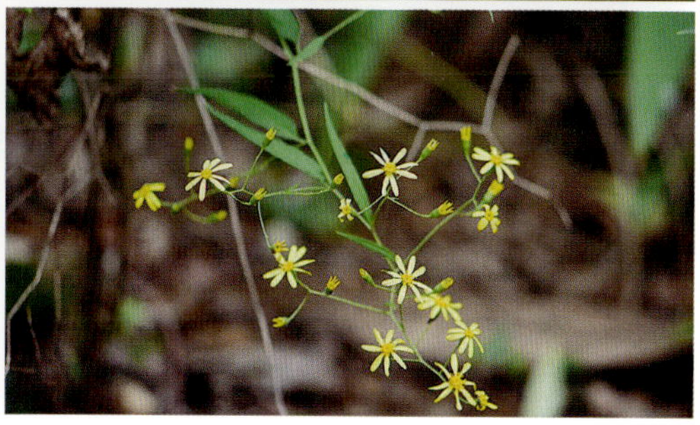

011 九里香

芸香科 千里香 *Murraya paniculata* (Linnaeus) Jack

佤名： kaox si daing [kʰa̱uʔ si ta̱iŋ]（栲斯待）

别名： 十里香、月橘、青木香

植物形态： 灌木或小乔木。小枝浑圆，光滑无毛。小型羽状复叶，叶轴不具翼，光滑无毛，小叶 3~7 片，纸质或厚纸质或革质，卵形或卵状披针形，长 3~8.5cm，宽 1.5~3cm，顶端渐尖或短尾状渐尖，钝头而微凹，基部近圆形至宽楔形，叶面深亮绿色，背面淡绿色，中脉上被白色棉毛，近全缘。花组成顶生短而小的伞房花序，花序轴几乎无毛，花梗被微柔毛及灰色瘤状腺体；花萼裂片 5 枚，宿存；花大而芳香，花瓣 5 枚，白色，狭长圆形，长 1.3~2cm，稀有 2cm 以上。果朱红色至紫红色，橄榄形、球形、纺锤形各式，变化大，长 10~15mm，粗 5~10mm，内有种子 1~2 粒，种皮有绵毛。花期 4—9 月，果期 9—12 月。

生境分布： 生于海拔 130~1300m 的沟谷林中、石灰岩丛林。分布于我国云南、贵州、湖南、广东、广西、海南、福建、台湾；亚洲热带地区（菲律宾、印度尼西亚，西至斯里兰卡）亦有。现已广泛栽培于热带美洲。

药用部位： 叶

采收加工： 全年可采收，切片，晒干。

性味功效： 辛、微苦，温。有小毒。行气止痛，活血散瘀，解毒消肿，祛风活络。

主治： 疟疾，流行性感冒，风湿热，扁桃体炎。

用法用量： 内服：水煎服，5~20g。

附方

疟疾，感冒，风湿热，扁桃体炎： 本品 5~20g，水煎服。

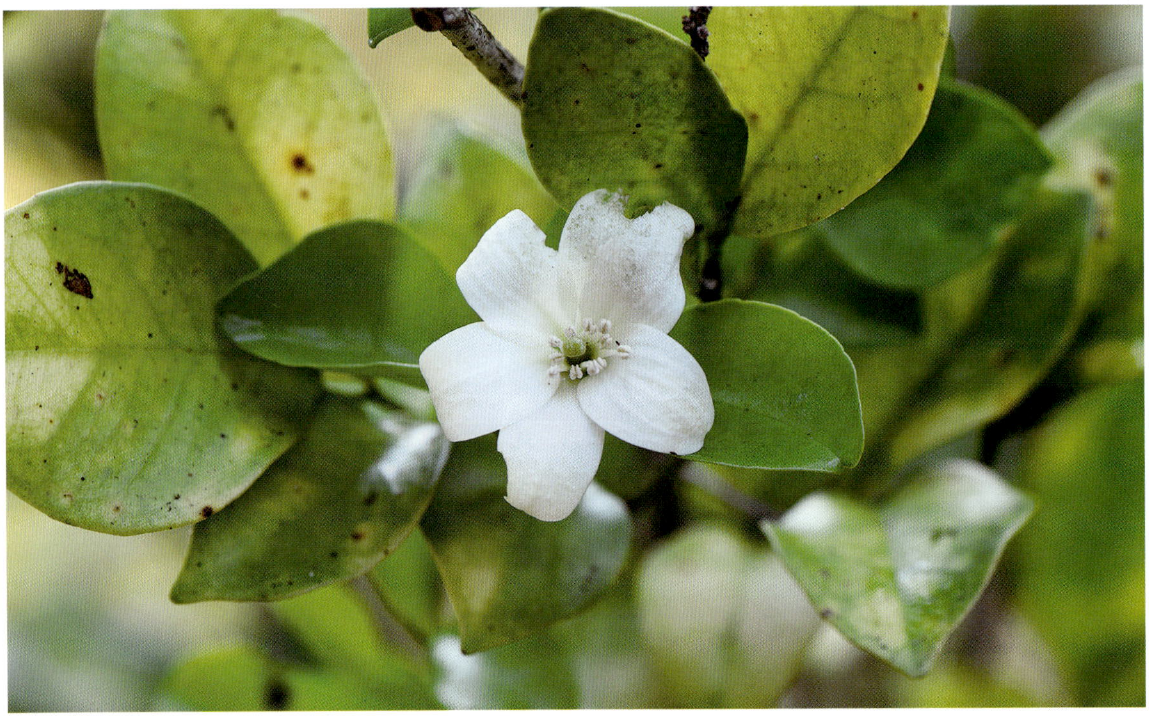

012 儿茶

豆科 儿茶 *Acacia catechu* (Linnaeus f.) Willdenow

佤名： kaox liex [kʰa̠uʔ le̠ʔ]（栲烈）

别名： 方儿茶、黑儿茶、孩儿茶

植物形态： 小乔木或灌木。小枝被疏柔毛。二回羽状复叶，长 7~13cm；叶柄近基部及叶轴顶部数对羽片间有腺体，腺体椭圆形；羽片 8~19 对，叶轴被柔毛；小叶狭长形，顶端近圆形，基部歪斜，长 3~4mm，宽不到 1mm，两面常无毛，边缘被白纤毛。花序为穗状花序，常 1~2 枚生于叶腋，长 7~8cm，花在花轴上排列疏松；花无柄，长近 3mm；花萼钟形，长 1.5mm，无毛或被柔毛，裂齿宽三角形，长 0.5mm；花冠漏斗状，长 3mm，裂片三角形，长约 0.6mm；雄蕊多数。荚果带状，长 5~12cm，宽 1~1.8cm，棕色有光泽，开裂，顶端有喙尖，有种子 3~10 颗。花期 4—8 月，果期 9 月至翌年 1 月。

生境分布： 原产印度、缅甸、泰国及非洲东部；我国云南、广西、广东、浙江南部及台湾有栽培或逸生。

药用部位： 去皮枝、干煎汁浓缩而成的干燥浸膏

采收加工： 全年可采收。采收干枝，剥去外皮，劈成小块，置土钵或铜锅中加水煎煮，收集煎液过滤，过滤浓缩至糖浆状，冷却，倒入特制的模型中，即成儿茶膏。

性味功效： 苦、涩，微寒。清热，生津，化痰。外用：定痛生肌，收涩敛疮，止血。

主治： 痰热咳嗽，咯血，腹泻，小儿消化不良，脑梗死。外用于溃疡久不收口，湿疹口疮，痔疮，外伤出血。

用法用量： 内服：水煎服，1~3g。

附方

脑梗死： 本品、大叶榕树皮、松树果实、血藤、钩藤、三七、天麻、何首乌、丹参、玛卡、当归各 1 把，川芎 10g。水煎服，每日 3 次，连服 1 周。

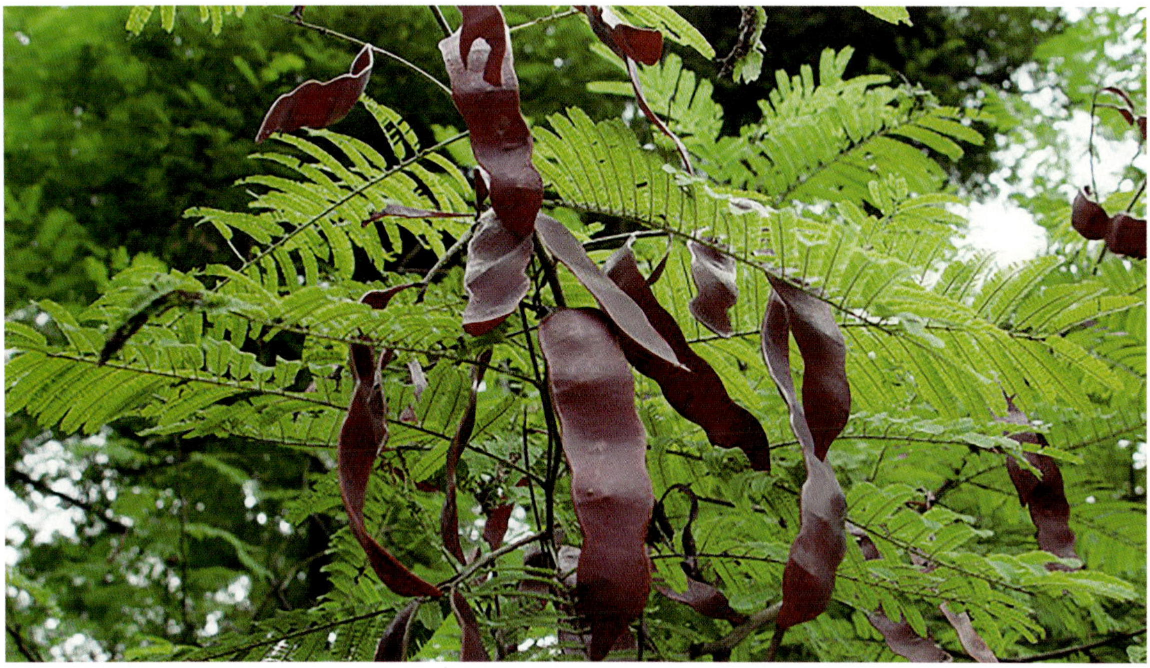

013 刀壳树

紫葳科 木蝴蝶 *Oroxylum indicum* (Linnaeus) Kurz

佤名： kaox ndag si vāi [kʰa̱uʔ da̱k si vai]（栲搭西歪）

别名： 千张纸、海船、大刀豆

植物形态： 小乔木。2~3回三数羽状复叶，长60~120cm，小叶卵形，长5~12cm，宽3~10cm，先端短尖，基部近圆形，偏斜，两面近光滑无毛，侧脉5~6对，网脉在叶下面明显；全缘。顶生总状花序，花大，紫红色；花萼钟状，肉质紫色，长约4cm，直径约3cm，顶端平截；花冠管肉质，5裂，长9cm；雄蕊5枚，插生于花冠管中部，花丝扁平，长4cm，花药长圆形；花柱丝状，长7cm，柱头扁平，舌状。蒴果黑绿色，长披针形，扁平，木质，长60~100cm，宽5~8cm，厚约1cm，2瓣裂开，隔膜木质扁平；种子多列，扁圆形，周围具白色透明膜质翅，连翅长6~7cm，宽3.5~4cm。花期9—12月。

生境分布： 生于海拔 500~900m 的热带及亚热带低丘河谷密林以及公路边丛林中。分布于我国云南、广西、贵州、四川、广东、福建、台湾；越南、老挝、泰国、缅甸、印度、马来西亚、斯里兰卡亦有。

药用部位： 树皮、种子、花

采收加工： 树皮：全年可采收，切片，晒干。花和种子：春、秋季采收。

性味功效： 甘、苦，平。清热解毒，消炎，凉血，止咳。

主治： 树皮和种子：肝炎，膀胱炎，胃肠炎，痈疮溃烂；花：咳嗽。

用法用量： 内服：水煎服，树皮：15~30g，种子：5~10g。外用：鲜品捣烂敷患处。

附方

1. **黄疸型肝炎：** 本品树皮 20g、青叶胆 15g、响铃草 10g，水煎服，每日 3 次。
2. **膀胱炎：** 本品树皮 30g、羊耳菊根 15g、车前草 10g，水煎服，每日 3 次。
3. **咳嗽：** 本品花 10g、天冬 10g、鸡蛋花 5g，水煎服，每日 3 次。

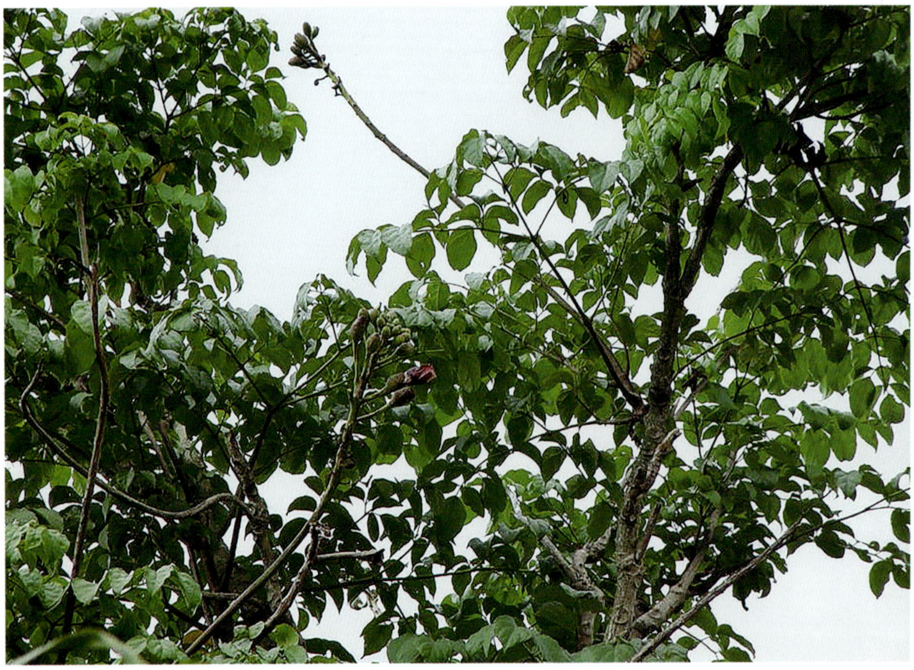
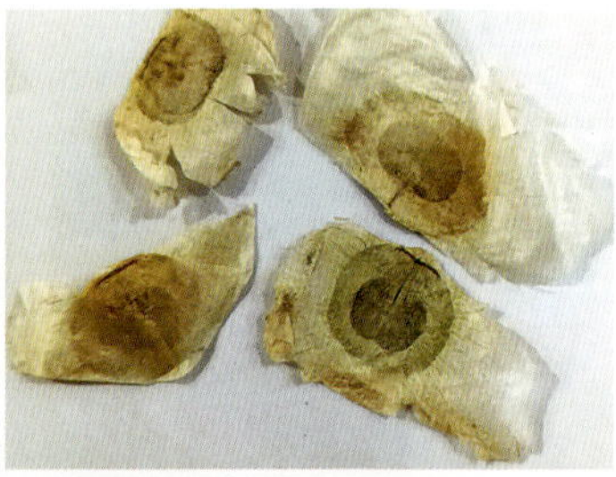
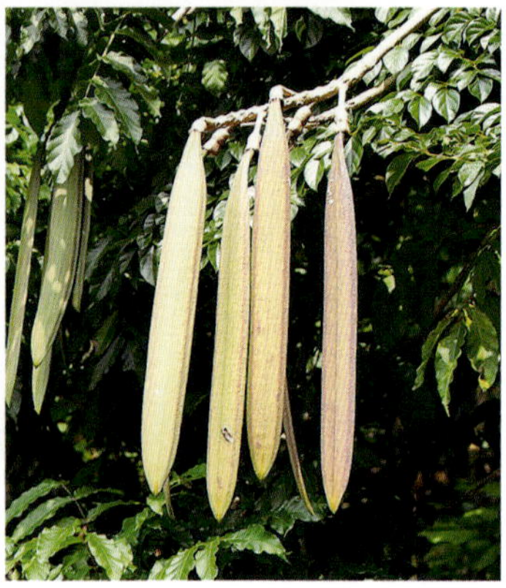

014 刀把果树

柿树科 罗浮柿 *Diospyros morrisiana* Hance

佤名： kaox groung meui dīng [k^{h}a̱uʔ kro̱ŋ mrui tiŋ]（栲公美顶）

别名： 野柿子、刀把果

植物形态： 灌木或小乔木。老枝皮孔明显。叶薄革质，椭圆形或长圆形，长 4.5~10cm，宽 2.5~3.5cm，先端短渐尖，基部楔形，下延至叶柄，侧脉 4~6 对。雄花常 3 朵组成聚伞花序，序梗极短，与花梗密被褐色绒毛；花萼钟形，4 裂，裂片三角形，两面被绒毛；花冠壶形，花冠管长约 4mm，无毛，裂片 4 枚，卵形。雌花常单生叶腋，花梗短，长 1.5mm，密被锈色绒毛；萼浅杯状，被绒毛，4 裂，裂片三角形，长约 3mm；花冠近壶形，外面无毛，里面被淡黄色绒毛，裂片 4 枚，卵形，顶端急尖。果实近球形，直径 1.5~2cm；果萼盘状，4 浅裂，略近方形，直径约 9mm，近无毛；果梗极短，被锈色微柔毛。花期 5—6 月，果期 11 月。

生境分布： 生于海拔 650~1600m 的密林或山坡次生林。分布于我国云南、浙江、台湾、广东、广西、贵州；中南半岛亦有。

药用部位： 茎皮、叶

采收加工： 全年可采收，晒干或鲜用。

性味功效： 苦、涩，凉。消炎解毒，收敛。

主治： 食物中毒，腹泻，赤白痢疾，烧烫伤，咳喘，咽喉干痛，出鼻血，胃溃疡出血。

用法用量： 内服：水煎服，干品 9~15g，鲜品 15~30g。外用：研粉撒敷患部。

附方

1. **食物中毒，腹泻，赤白痢疾，烫烧伤：** 本品干品 9~15g，鲜品 15~30g 水煎服，外用适量，研粉敷撒于患部。
2. **咳喘，咽喉干痛：** 本品叶适量，研末口服。
3. **出鼻血，胃溃疡出血：** 本品叶洗净晒干，研细过滤口服，每次 5g（重者 10g），每日 3 次。

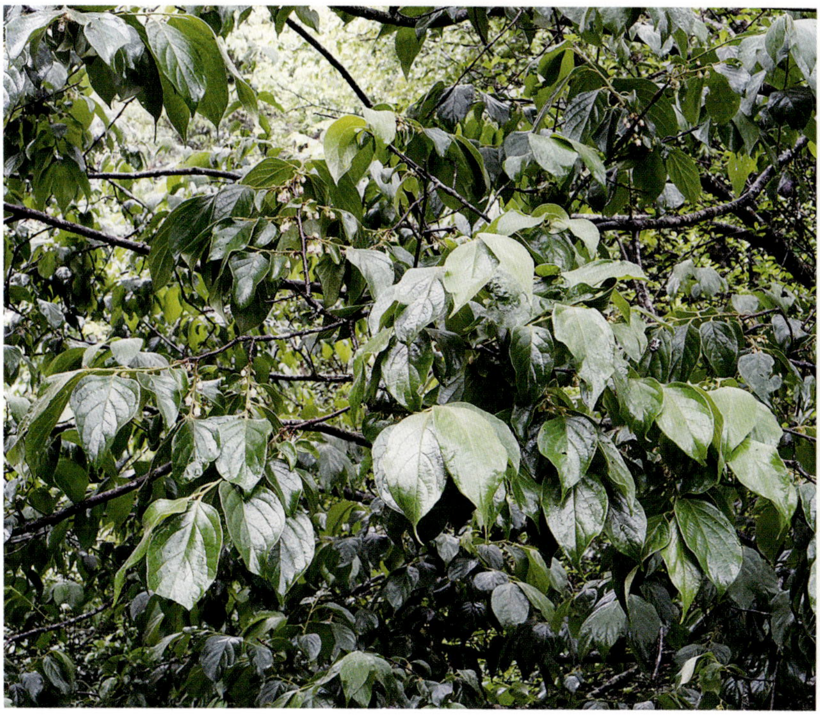

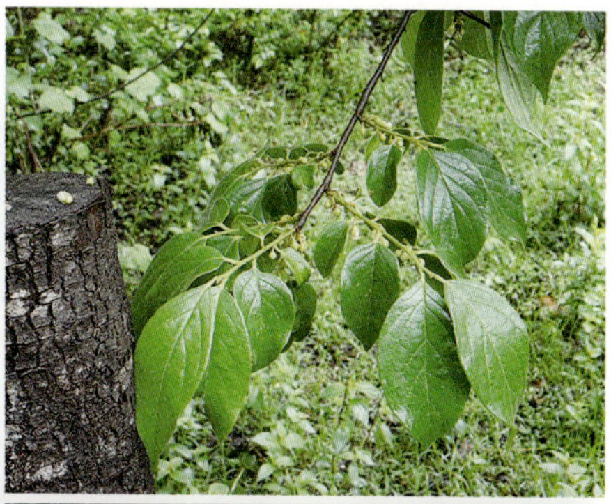

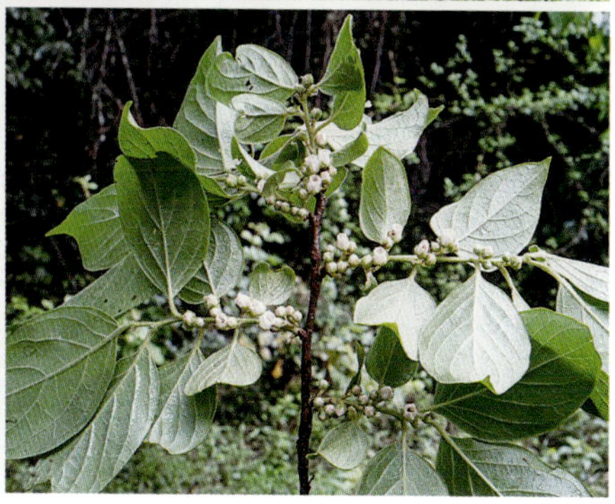

015 三七

五加科 三七 *Panax notoginseng* (Burkill) F. H. Chen ex C. Chow & W. G. Huang

佤名： mgah gon būi [gah kɔn pui]（嘎关背）

别名： 山漆、四七、假人参

植物形态： 多年生直立草本。主根肉质，1 条至多条，呈纺锤形。指状复叶 3~6 片轮生茎顶；叶片膜质，中央的最大，长椭圆形至倒卵状长椭圆形，长 7~13cm，宽 2~5cm，两侧叶片最小，椭圆形至圆状长卵形，长 3.5~7cm，宽 1.3~3cm，先端渐尖至长渐尖，基部偏斜，边缘具重细锯齿，齿尖具短尖头，齿间有 1 根刚毛，两面沿脉疏被刚毛。伞形花序单生于茎顶，有花 80~100 朵或更多；总花梗长 7~25cm；花梗纤细；花小，淡黄绿色；花瓣 5 枚，长圆形，无毛；雄蕊 5 枚；子房下位，2 室，花柱 2 枚，稍内弯，下部合生，结果时柱头向外弯曲。果扁球状肾形，直径约 1cm，成熟后为鲜红色，内有种子 2 粒；种子白色。花期 7—8 月，果期 8—10 月。

生境分布： 生于海拔 1200~1800m 的地带。我国云南、广西、贵州等地有栽培。

药用部位： 根茎

采收加工： 根：种后第三年的夏末秋初及冬季采挖。花：夏季采收，阴干。

性味功效： 根：微苦、甘，温。散瘀止血，消肿定痛。

主治： 贫血，虚劳咳嗽，跌打损伤，各种内外伤出血。

用法用量： 内服：水煎服，3~10g，或研末服，每次 1~15g。外用：研末外掺或调敷。

附方

1. **白带过多：** 本品 10g、松树尖 8g、小红参 12g、猪肝 10g、红萝卜 10g、猪眼睛 3 个。炖鸡蛋晚上服。
2. **白血病：** 本品 10g、鸡血藤 12g、丹参 10g、当归 10g、红糖 6g、紫金龙 8g，水煎服。
3. **肩周炎：** 本品 6g、叶子兰 5g、车前草 10g、松树尖 6g、小白及 8g、七叶一枝花 8g，水煎服。

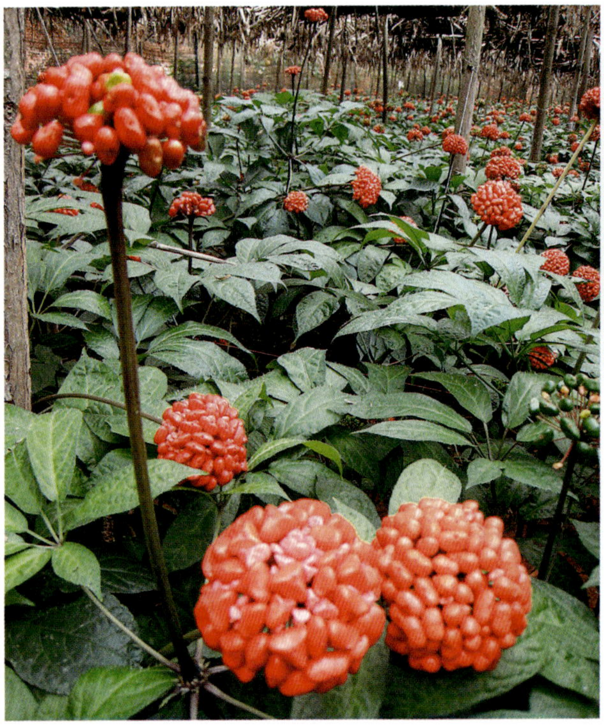
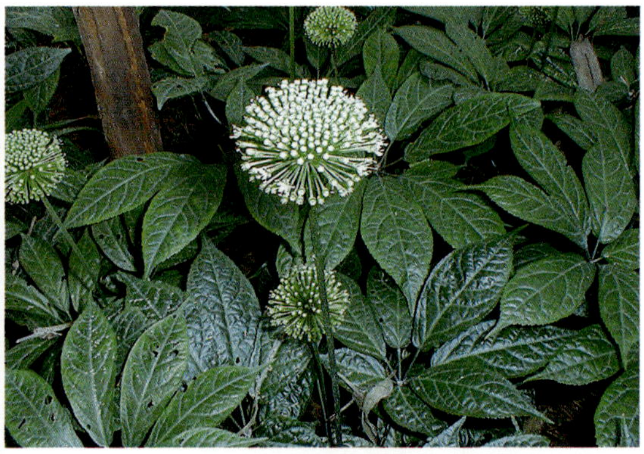
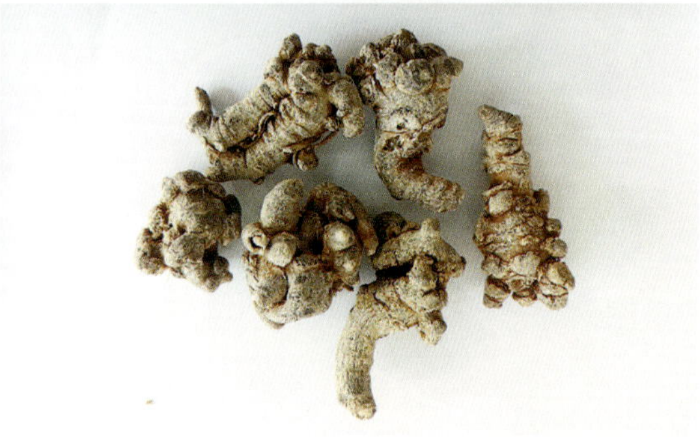

016 三丫苦

芸香科 三桠苦 *Melicope pteleifolia* (Champion ex Bentham) T. G. Hartley

佤名： daex njāong kaox [taɯʔ dʑauŋ kʰa̱uʔ]（德种栲）

别名： 小黄散、三叉苦

植物形态： 小乔木或灌木；小枝圆，树皮灰色或青灰色，光滑无毛。3片小叶，小叶长6~16cm，宽2~8cm，全缘或为不规则的浅波状，干后苍青色或褐青色，无毛；小叶柄长1~4mm。伞房圆锥花序，生于顶枝下部的叶腋内，花序比叶短或等长；花白色，微香；花萼4枚深裂；花瓣4枚，卵圆形至长圆形，长、宽为1~2mm，具腺点，干后黑色；花梗长1~1.5mm；成熟心皮2~3枚，稀1或4枚，外果皮暗黄褐色至微棕色，薄膜质，干时内卷与内果皮分离，具腺点；种子卵珠形，蓝黑色，具光泽。花期4—6月，果期7—10月。

生境分布： 生于海拔 150~500（~2200）m 的低丘、密林及林缘灌丛中。分布于我国云南、台湾、福建、海南、广东、广西；马来西亚、印度、缅甸、越南、老挝、柬埔寨、菲律宾亦有。

药用部位： 根、茎、叶

采收加工： 全年可采收，晒干或鲜用。

性味功效： 苦，寒。清热解毒，消炎止血，止痛。

主治： 咽喉肿痛，疟疾，黄疸型肝炎，皮肤瘙痒，流感，流脑，肺热咳嗽，风湿性关节炎，止痛。

用法用量： 内服：水煎服，10~30g。外用：鲜品捣烂外敷患处。

附方

1. **胃炎：** 本品 10g、马蹄香 10g，水煎服，每日 2 次。
2. **肾性高血压：** 本品 10g、薏仁米 20g、紫金龙 5g、白茅根 20g，用干品或鲜品均可，洗净，切片，每日 1 剂，水煎分 3 次服。此方为民间常用方。
3. **风湿性关节炎：** 本品根 15g、过山龙 5g、大麻药 3g、双钩 5g、九里香 5g，水煎服，每日 3 次。

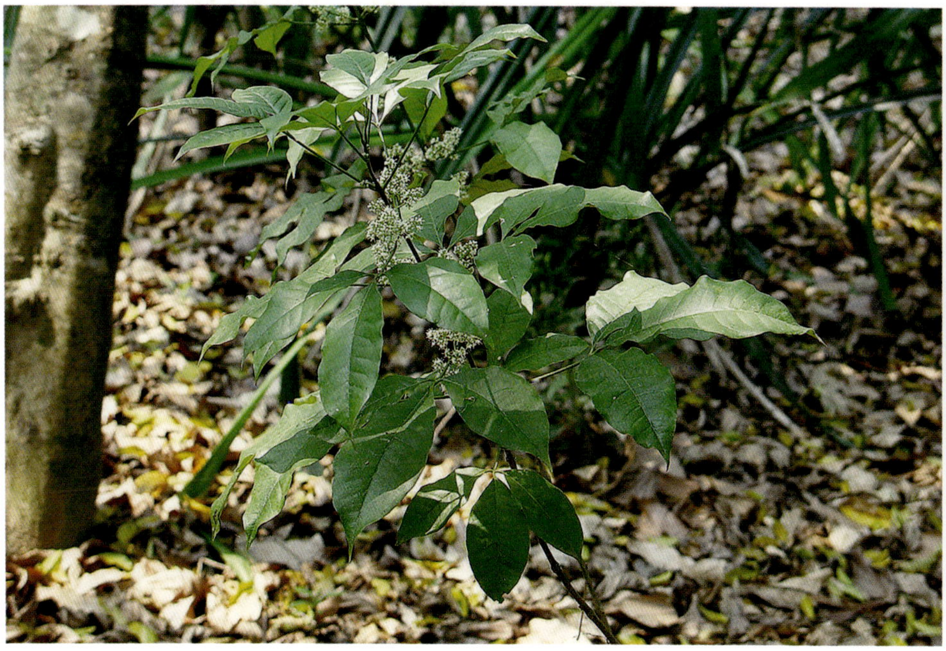
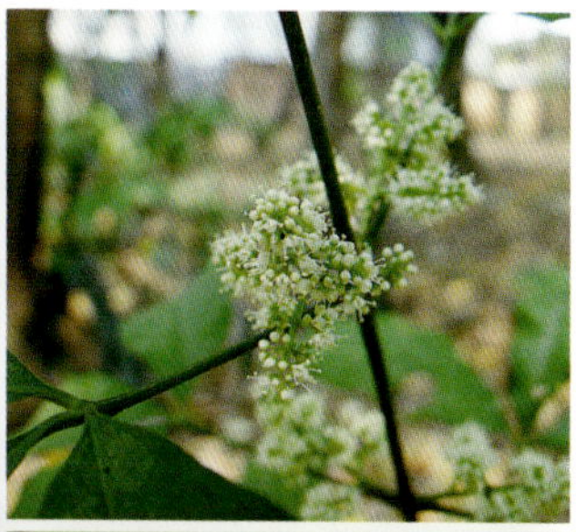
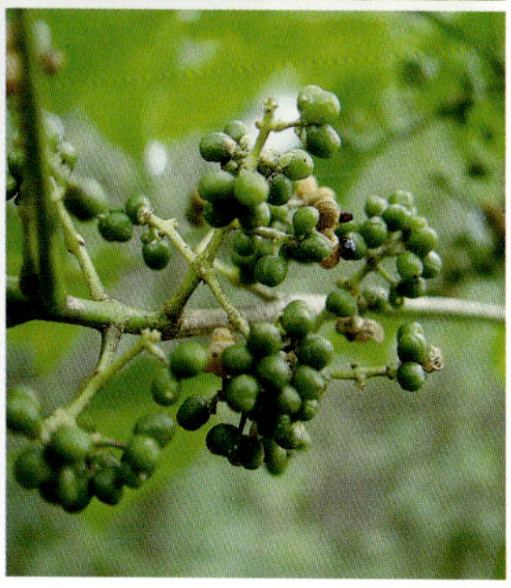

017 三开瓢

西番莲科 三开瓢 *Adenia cardiophylla* (Masters) Engler

佤名： daex ngai si dōu [taɯʔ ŋai si to]（德改司逗）

别名： 假瓜蒌、肉杜仲

植物形态： 木质大藤本，茎圆柱形，无毛，具线纹，分枝粗壮。叶纸质，阔卵形或卵圆形，长10~23cm，宽7~18cm，顶端急尖，基部心形，嫩枝叶全缘，老枝叶间2~3裂；叶柄长，顶端有2个大杯状腺体。聚伞花序腋生，成对着生长梗顶端，中央1~2朵花，具极长的卷曲花柄或形成卷须；花两性或单性；两性花，花瓣5枚，长圆匙形，长6mm，有红色斑纹；副花冠裂片匙形，长仅0.7mm，顶端2浅裂；雄蕊5枚，花丝中部以下约1mm合生成管，并合成雌雄蕊柄；子房椭圆形，柱头3枚，无柄，反折。蒴果纺锤形，长6~8cm，径2~3cm，室背三瓣开裂，熟时深红黄色带紫，外果皮木质，中果皮海绵质白色，果瓤黄白色。花期5月，果期8—10月。

生境分布： 生于海拔500~1800m的山坡密林中。分布于我国云南；亚洲东南部自不丹、印度东北部至缅甸、泰国、老挝、柬埔寨、越南、印度尼西亚、菲律宾亦有。

药用部位： 藤茎

采收加工： 秋、冬季采收，切片，干燥。

性味功效： 辛、微涩，寒。清火解毒，除风止痒。

主治： 急性结膜炎，沙眼，白内障早期。

用法用量： 内服：水煎服，15~30g。外用：水煎外洗或外擦。

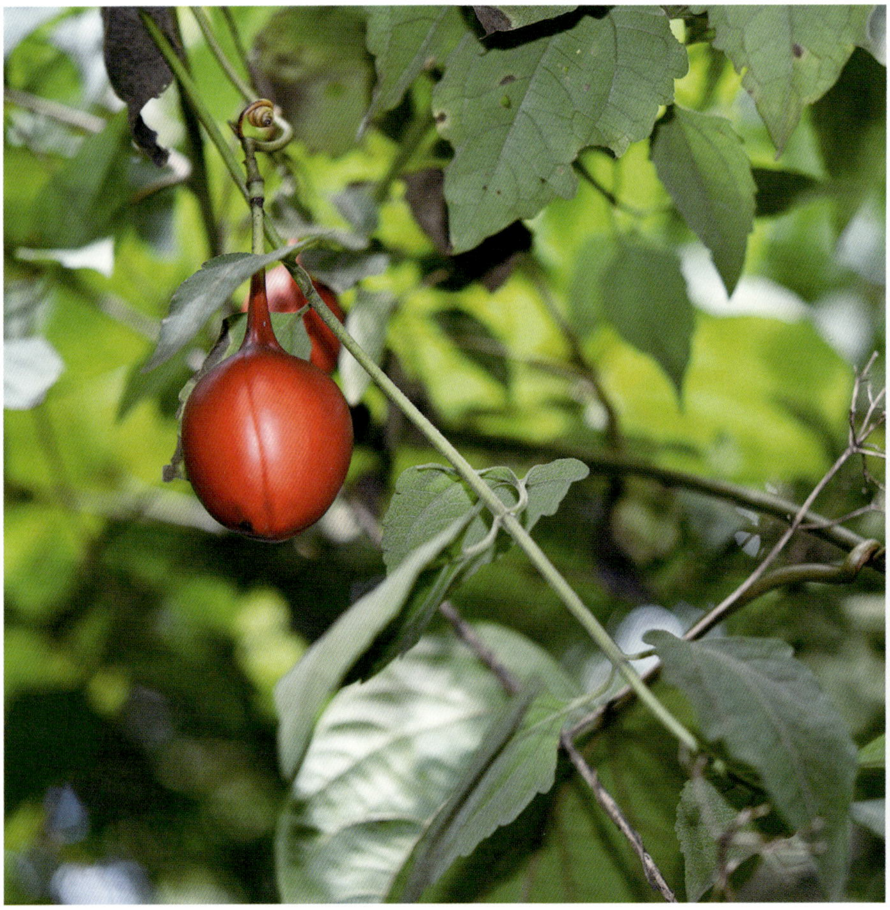

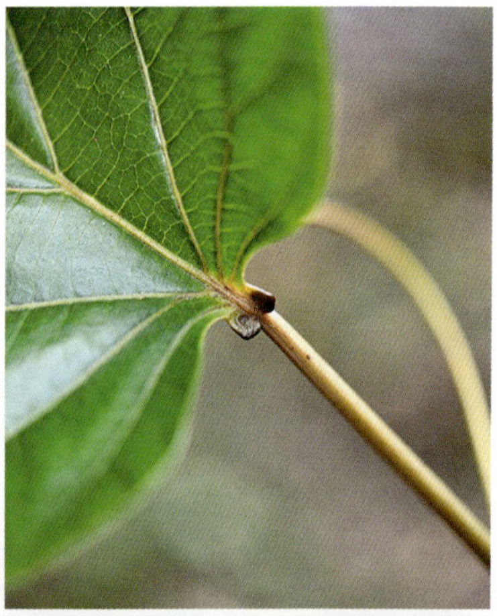

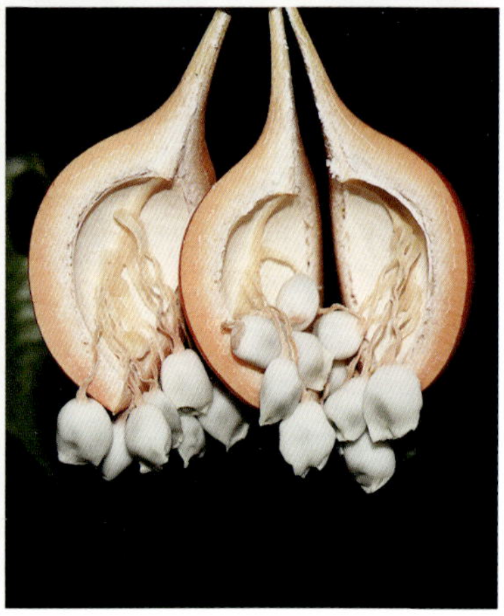

018 三叶乌蔹莓

葡萄科 三叶乌蔹莓 *Cayratia trifolia* (Linnaeus) Domin

佤名： hnu sied six [n^hu̱ se̱t siʔ]（努显醒）

别名： 狗脚迹、三爪龙、小拦蛇

植物形态： 木质藤本。卷须 3~5 个分枝，相隔 2 节间断与叶对生。叶为 3 片小叶，小叶卵圆形，长 3~6cm，宽 1.5~4cm，侧生小叶基部不对称，近圆形；侧脉 7~8 对；叶柄长 2.5~6cm。花序腋生，复二歧聚伞花序；花序梗长 2~7.5cm，被疏柔毛；花蕾卵圆形，高 1.3~1.8mm，顶端圆形；萼片浅碟形，边缘呈波状或全缘，外面疏生短柔毛；花瓣 4 枚，椭圆形，高 1.3~1.8mm，外面被灰色乳突状毛；雄蕊 4 枚；花盘发达，4 浅裂；子房下部与花盘合生，花柱细，柱头微扩大。果实近球形，直径 0.7~0.8cm，有种子 2~3 颗。花、果期 6—12 月。

生境分布： 生于海拔 500~1000m 的山坡、溪边热带林缘或林中。分布于我国云南；越南、老挝、柬埔寨、泰国、孟加拉国、印度、马来西亚、印度尼西亚亦有。

药用部位： 全株

采收加工： 全年可采收。

性味功效： 辛，平。祛风除湿。

主治： 风湿病。

用法用量： 内服：水煎服。外用：水煎外洗，或捣烂外包患处。

附方

风湿病： 本品 20g、血满草 20g、七叶莲 30g，水煎服，酒为引，每日 1 剂，每日 3 次，9 日为一个疗程。

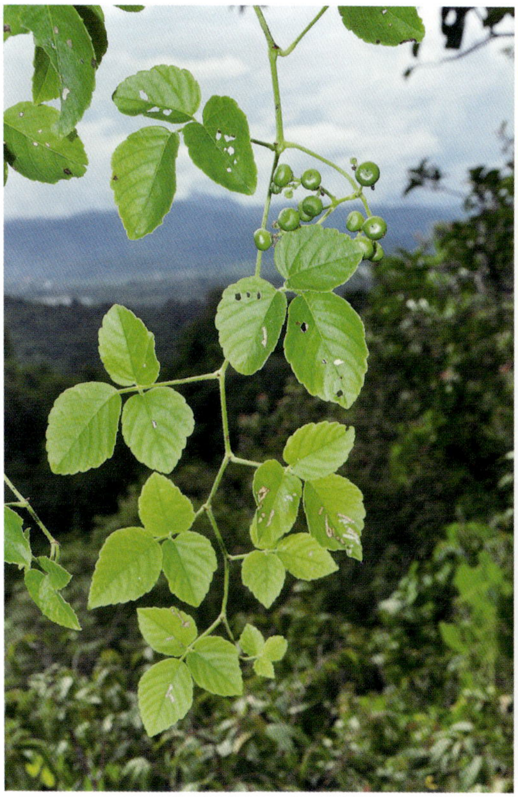

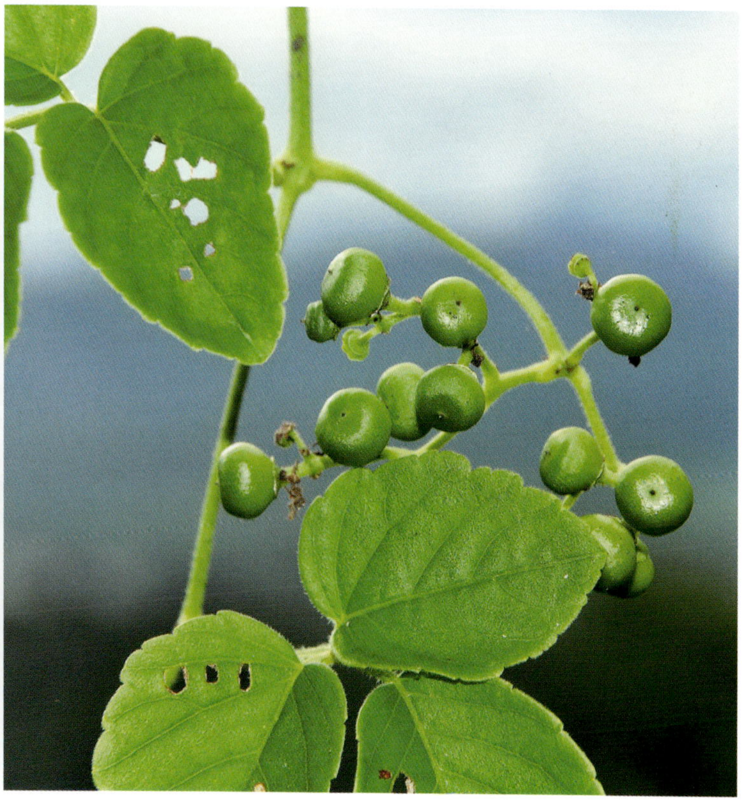

019 三加皮

五加科 康定五加 *Eleutherococcus lasiogyne* (Harms) S. Y. Hu

佤名： daex geim noung [tauɯʔ kem noŋ]（德坚浓）

别名： 箭炉五加、五加皮

植物形态： 灌木。枝条光滑或有皮刺散生。具3片小叶的指状复叶；小叶卵形或倒卵形或倒卵状长圆形，长2.5~6cm，宽1.5~4cm，两侧歪斜，侧脉5~6对。伞形花序顶生，单个或4~7个；总花梗长0.5~2cm，被绒毛或无毛，在其先端与小花梗连结处有簇生的白色绒毛；花淡绿色，小花梗长5~10mm，无毛或稍被绒毛；苞片卵形，长约2mm，被白色绒毛；花萼长约1.5mm，被白色绒毛，特别沿边缘被白色绒毛，全缘；花瓣5枚，三角状卵形，长2mm，反折；雄蕊5枚；子房2室。果圆形，侧扁，直径6~8mm，成熟后黑色，花柱宿存，长1.5~2mm，中部以下合生，向外反折。花期7—9月，果期9—11月。

生境分布： 生于海拔1900~3000m的林中或灌木丛中。分布于我国云南、四川、西藏。

药用部位： 叶（嫩尖）、根茎

采收加工： 根茎：全年可采，晒干。嫩尖：春季现采现用。

性味功效： 辛，温。祛风除湿，壮筋骨，逐瘀活血。

主治： 根茎：接骨，跌打损伤，软组织挫伤。叶：咽干口燥，头晕。

用法用量： 内服：叶泡水当茶饮。外用：根茎泡酒外用。

附方

1. **接骨，跌打扭伤，软组织挫伤：** 本品、过江龙、伸筋草、隔夜找娘各适量，兑药酒，外包。
2. **咽干口燥，头晕：** 本品鲜叶嫩尖，泡水饮用。
3. **关节炎：** 本品0.4g、穿山甲壳0.2g，水煎服或泡酒服。

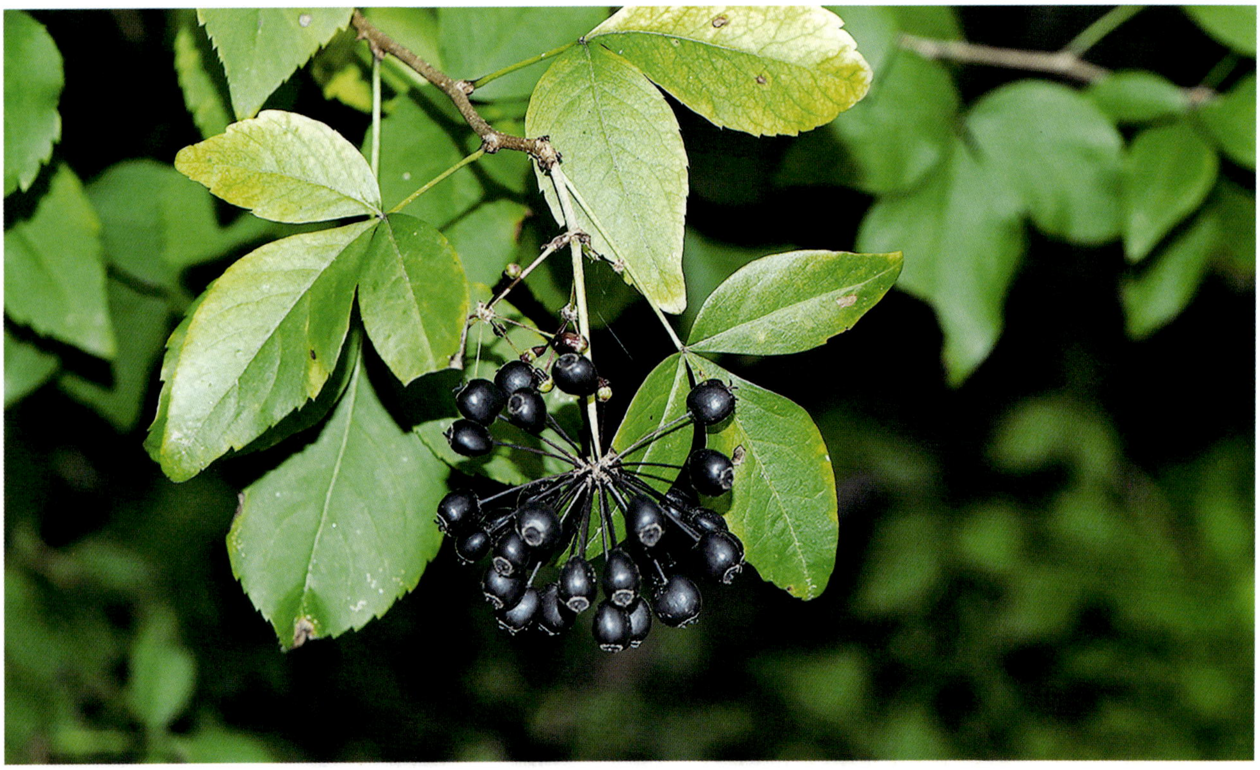

020 三台红花[1]

马鞭草科 三对节 *Clerodendrum serratum* (Linnaeus) Moon

佤名： si ndah saex vī [si da̠h sa̠ɯʔ vi̠]（司达舌喂）

别名： 大常山

植物形态： 灌木、亚灌木或草本。枝略呈四棱形，红褐色或灰黄色。叶对生或通常有时三叶轮生，长倒卵形或长椭圆形，长 13~30cm，宽 4.5~11cm，顶端短渐尖或锐尖，基部楔形渐狭，边缘有锯齿或细锯齿，两面散生柔毛，侧脉 10~11 对；叶柄长 0.5~1cm。聚伞花序组成顶生的圆锥花序，圆柱形或塔形，花序总梗、花序轴以至花梗均密被污黄锈色柔毛；苞片及小苞片也被密的柔毛，着生花序主轴每一轮分枝上的 2~3 片较大，卵圆形或卵形，长 0.5~1.5cm；花冠蓝紫色至白色，二唇形，雄蕊及花柱突出花冠外。核果绿色转黑色，分裂为 1~4 个小坚果，每小坚果卵形，直径约 4mm，宿存花萼略为增大，浅杯状。

生境分布： 生于海拔 210~1900m 的山坡疏林下或林缘向阳处。分布于我国云南、贵州、广西；印度、斯里兰卡、孟加拉国、缅甸、中南半岛，马来半岛至印度尼西亚等地亦有。

药用部位： 根、全株

采收加工： 全年可采收，洗净，晒干或鲜用。

性味功效： 苦、辛，凉。清热解毒，消炎，接骨止痛。

主治： 疟疾，肝炎，跌打损伤，骨折。

用法用量： 内服：水煎服，10~15g，或根部泡酒服用。外用：捣烂外敷患处。

附方

1. **疟疾：** 本品 15g、马鞭草 10g、臭灵丹 10g，红糖少量为引，水煎服，每日 3 次。
2. **骨折：** 本品鲜品配八角枫、过江龙、骨碎补、续断、龙血树各适量，诸药捣烂外包患处，夹板固定。
3. **头痛：** 本品 30g、茄子蒂 20g，水煎服，每日 3 次。

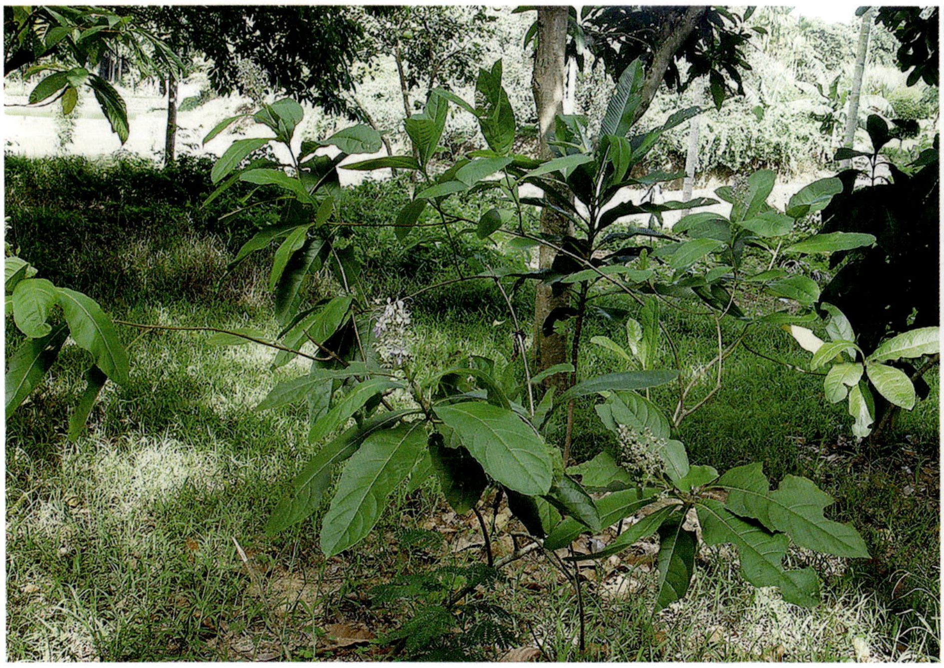

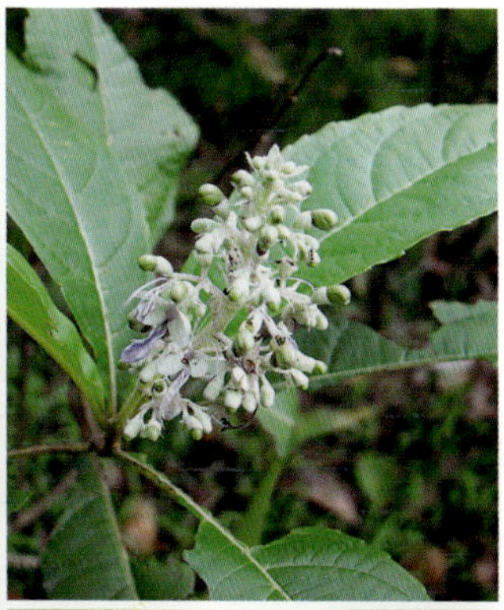

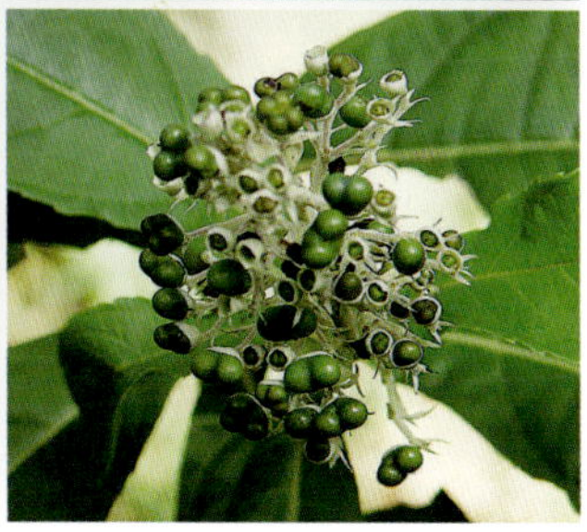

021 三台红花[2]

马鞭草科 三台花 *Clerodendrum serratum* var. *amplexifolium* Moldenke

佤名： si ndah saex houig [si da̱h sa̱ɯʔ ho̱ik]（司达舌怀）

别名： 大罗伞、大常山、山利桐

植物形态： 与原变种三对节区别在于本变种叶通常为三叶轮生，近于无柄，叶片基部渐狭成耳状抱茎。

生境分布： 生于海拔630~1700m的灌木林中，通常长在比较荫蔽湿润的地方。分布于我国云南、贵州。

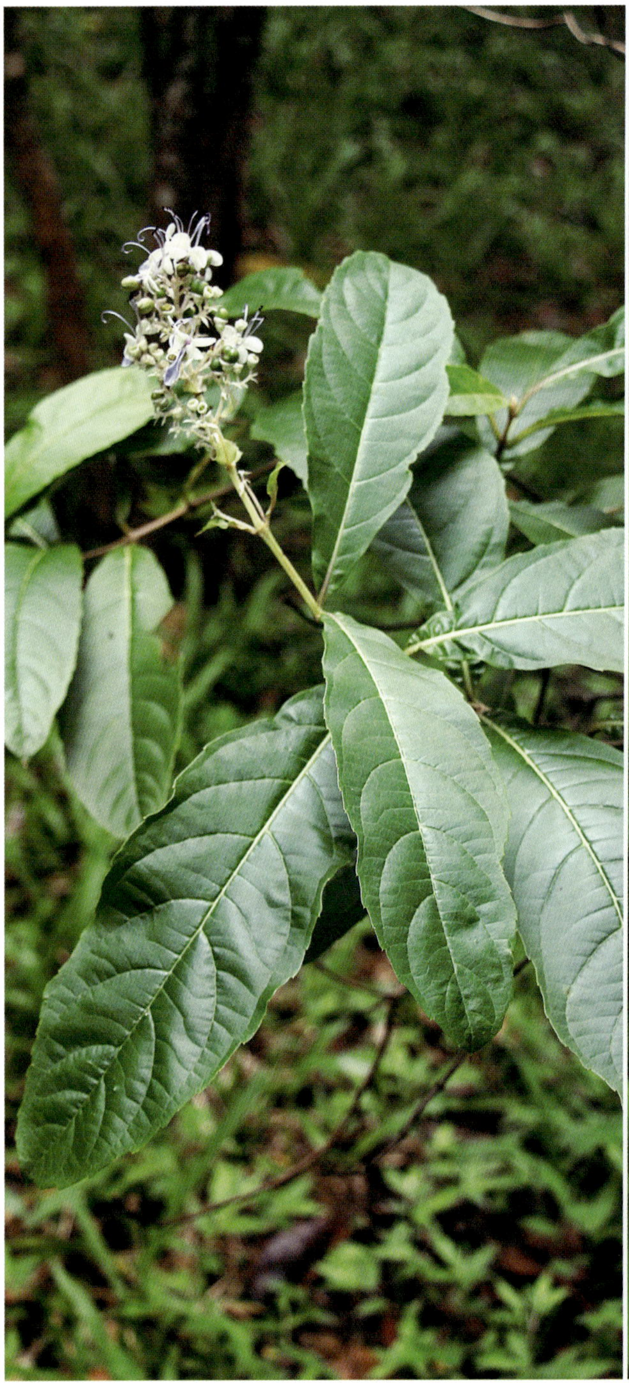

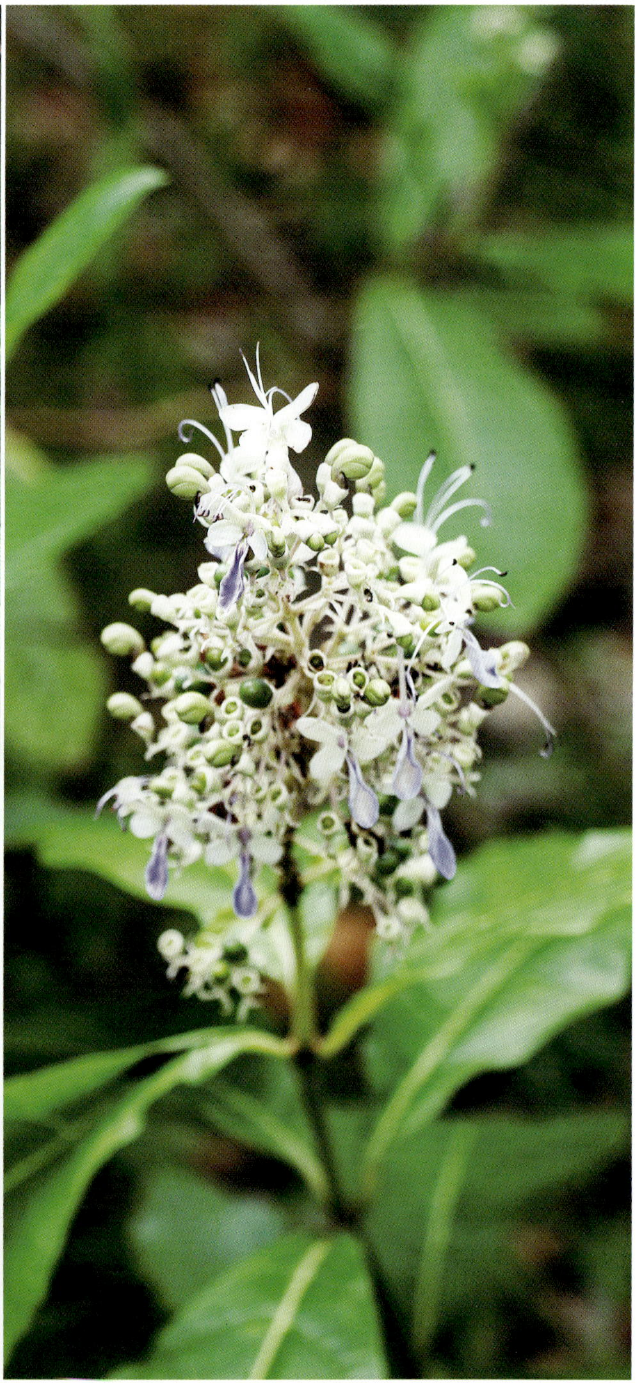

022 三条筋

樟科 钝叶桂 *Cinnamomum bejolghota* (Buchanan-Hamilton) Sweet

佤名： njai houng līg [ʥai hoŋ lik]（栽哄哩）

别名： 土肉桂

植物形态： 乔木。树皮青绿色，有香气。枝条常对生，粗壮，小枝干时红褐色。叶近对生，椭圆状长圆形，长12~30cm，宽4~9cm，硬革质，下面多少带白色，两面极无毛，三出脉或离基三出脉，侧脉自叶基0.5~1.5cm处生出，直贯叶端。圆锥花序生于枝条上部叶腋内，长13~16cm，多花密集，多分枝，分枝长约3cm，总梗长7~11cm；花黄色，长达6mm；花被片6枚，卵圆状长圆形，长5mm；能育雄蕊9枚，3轮排列；退化雄蕊3枚，位于最内轮。果椭圆形，长1.3cm，宽8mm，鲜时绿色；果托黄带紫红，稍增大，倒圆锥形，顶端宽达7mm，具齿裂，齿顶端截平，果梗紫色，略增粗。花期3—4月，果期5—7月。

生境分布： 生于海拔600~1780m的山坡、沟谷的疏林或密林中。分布于我国云南、广东；印度、孟加拉国、缅甸、老挝、越南亦有。

药用部位： 树皮

采收加工： 全年可采收，切片，晒干或鲜用。

性味功效： 甘、辛，温。温中散寒，理气止痛，止血，接骨。

主治： 跌打损伤，骨折，胃寒疼痛，虚寒泄泻，风湿骨痛，外伤出血。

用法用量： 内服：水煎服，10~25g，或鲜品25~50g。外敷：鲜品捣烂敷患部。

附方

1. **风湿骨痛：** 本品10g、五味子藤15g、七叶莲15g、防风10g、生姜3片，水煎服，每日3次。
2. **跌打损伤，骨折，外伤出血：** 本品鲜品适量配方捣烂外敷患处。
3. **胃寒疼痛，虚寒止泻：** 本品干品15~25g，或鲜品25~40g，水煎内服。

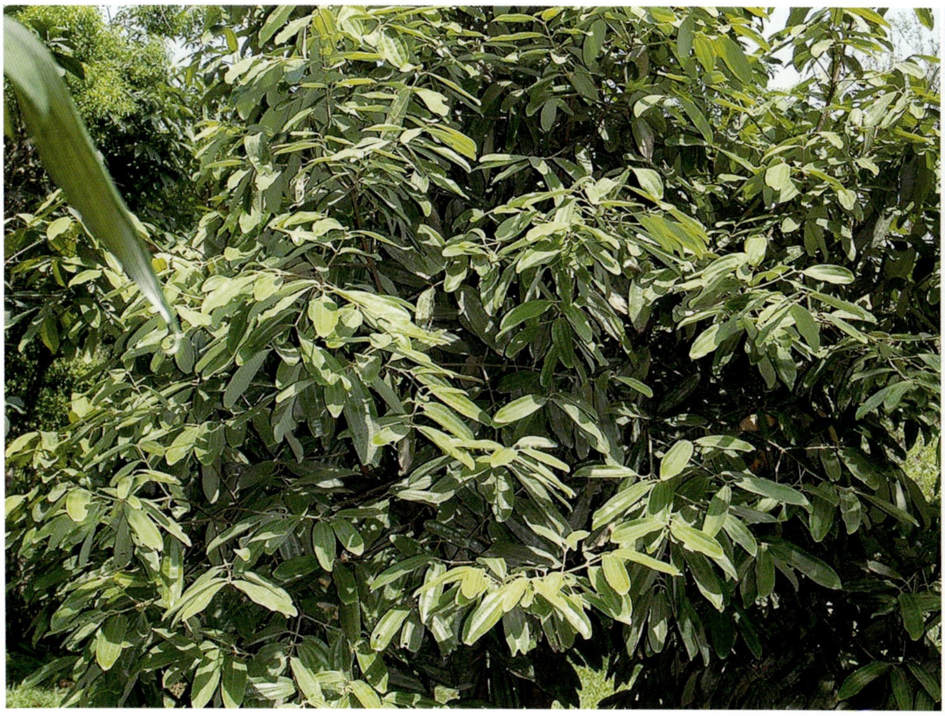

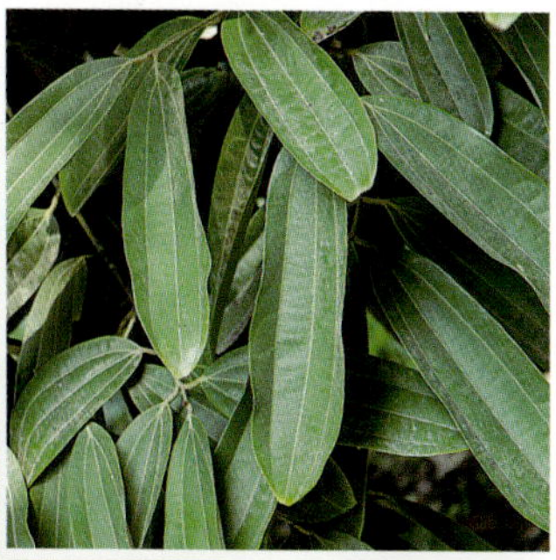

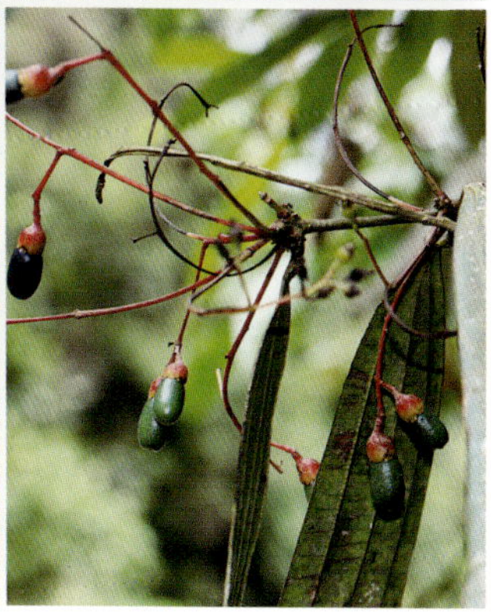

023 三指雪莲花

菊科 三指雪兔子 *Saussurea tridactyla* Schultz Bipontinus ex J. D. Hooker

佤名： dāi hra [tai r^{h}a̱]（呆苒）

别名： 西藏雪莲花、雪莲花

植物形态： 多年生多次结实有茎草本。根黑褐色，细长，垂直直伸。茎高 8~15cm，密被白色或带褐色的长棉毛，基部被残存的褐色叶柄。叶密集；下部叶有宽叶柄，柄褐色，长 1.5~2cm，叶片线形，长约 1.5cm，宽 2~4mm；中部与上部茎叶有短柄，叶片匙形、倒卵状匙形或长圆形；全部叶两面同色，密被稠密的棉毛。头状花序多数，无小花梗，在茎端集成半球形的、直径 4~5.5cm 的总花序，总花序为白色棉毛所覆盖。总苞长圆状；总苞片 3~4 层，紫红色，近等长，长 9~12mm，外层外面被长棉毛。小花紫红色，长 1cm。瘦果褐色，长 7mm。冠毛羽毛状，褐色或污褐色。

生境分布： 生于海拔 4300~5300m 的高山流石滩、山顶碎石间或山坡草地。分布于我国西藏；不丹、尼泊尔、印度亦有。

药用部位： 全草

采收加工： 夏季采收，将全株拔起，抖尽泥沙，晾干，扎成小把。

性味功效： 苦，凉。清热解毒，止热痛。

主治： 肾虚腰痛，神经衰弱。

用法用量： 内服：水煎服，15~30g。

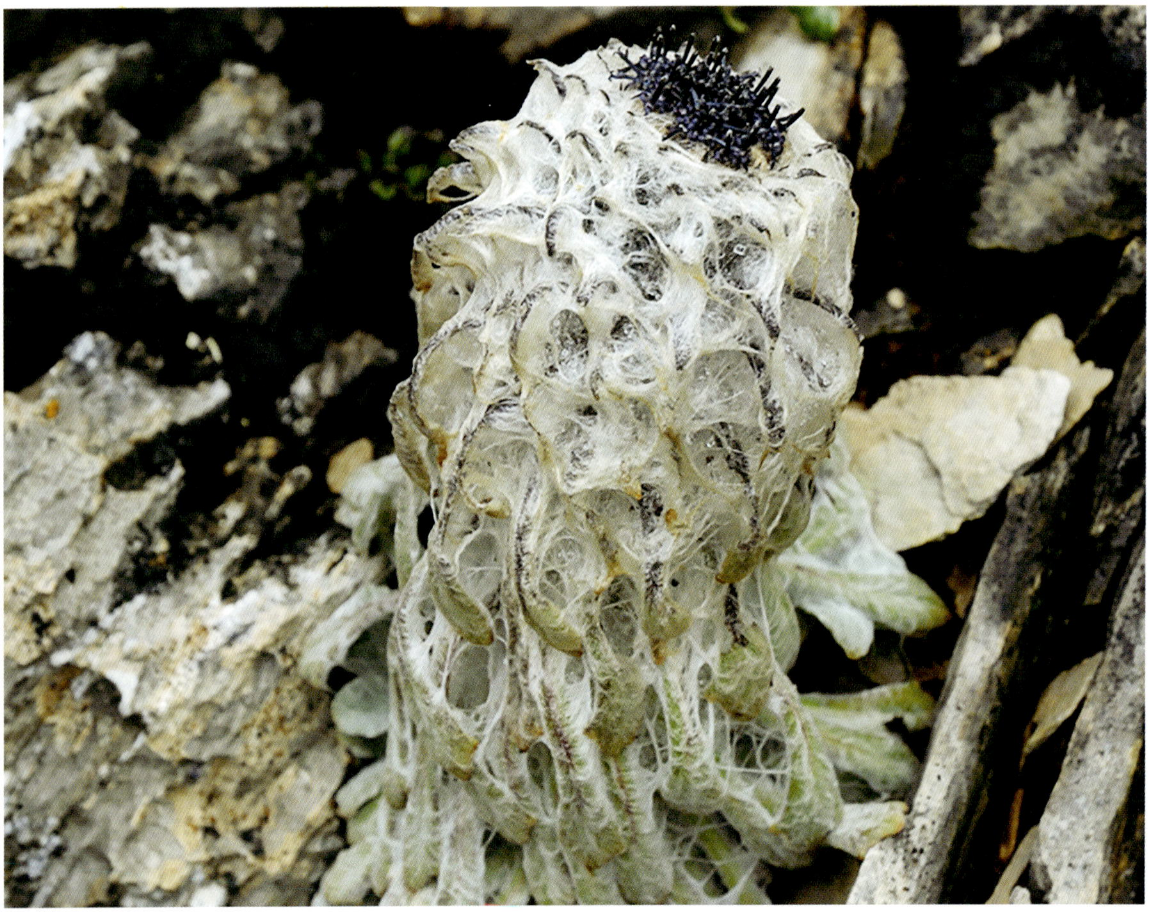

024 三筒管

马兜铃科 长叶马兜铃 *Aristolochia championii* Merrill & W. Y. Chun

佤名： gōng kiou siah [koŋ kʰi̱o çi̱ah]（公扣下）

别名： 竹叶薯、三筒管、百解

植物形态： 木质藤本。叶近革质，狭披针形或椭圆状披针形，长 9~18cm，宽 1.5~3.5cm，基部圆形或浅心形，全缘，背面密被长柔毛，基出脉 3 条。花深紫色，单生或数朵排成总状花序，生于老茎上；花梗纤细，长 3~4cm；花被管急剧弯曲，下部长 5~7cm，直径 1.5cm，外部黄绿色，被长柔毛，具棕色脉纹，内面被绒毛；檐部盘状，圆形，直径 4~6cm，内面紫红色并有暗紫的网纹，密布疣状突起，边缘稍浅 3 裂，裂片不等大；喉部近半圆形，直径约 1.5cm，暗紫色；花药长圆形，成对贴生于合蕊柱近基部；子房圆柱形，长约 1.5cm，6 条棱，密被长柔毛。蒴果椭圆状，长 6~8cm，成熟时 6 瓣开裂。花期 6—7 月，果期 9—11 月。

生境分布： 生于海拔 1300~1550m 的沟谷林内、山坡林缘、箐边。分布于我国云南、广西、广东、台湾、四川、贵州。

药用部位： 块根

采收加工： 秋季采，洗净，切片，晒干。

性味功效： 苦，寒。清热解毒。

主治： 急性肠胃炎，腹泻，菌痢。

用法用量： 内服：水煎服，15~25g。

附方

清热解毒： 本品磨粉，取 0.5g，配红糖，水煎服。胃寒者忌用。

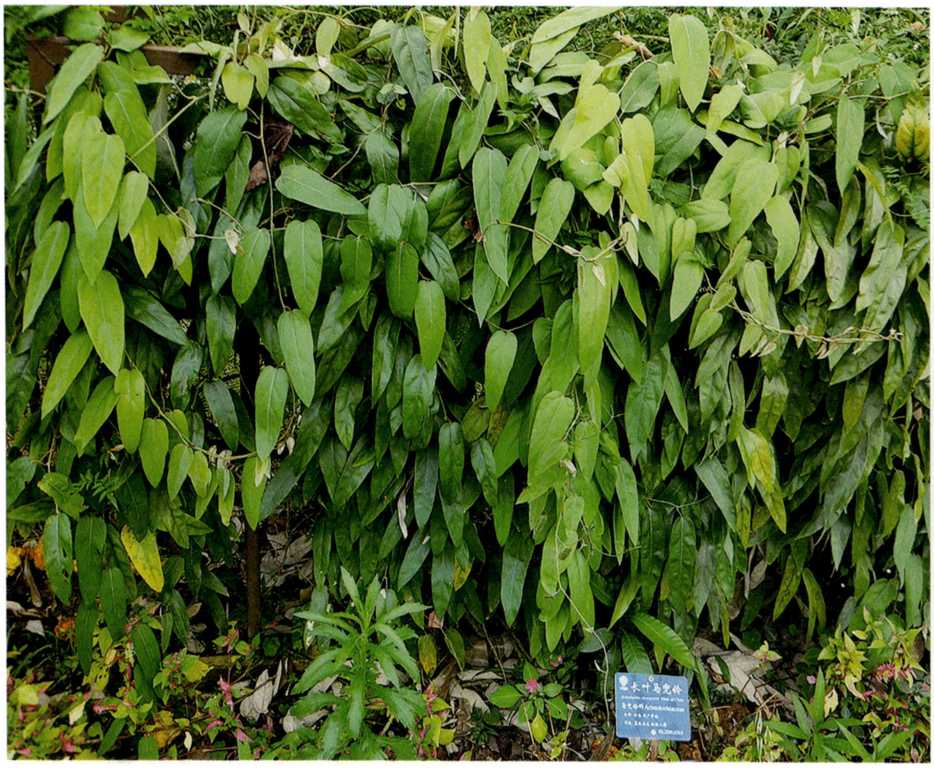

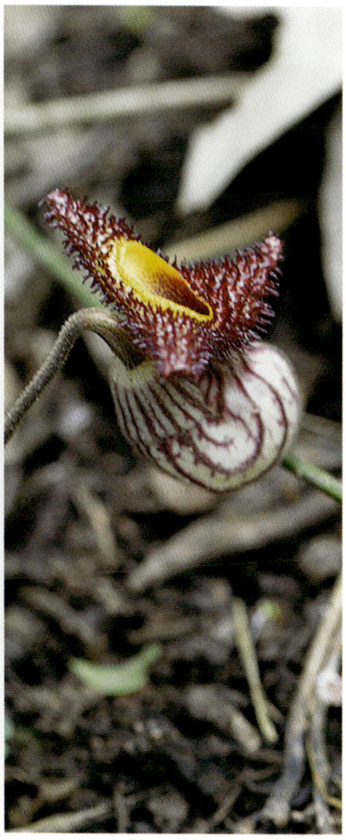

025 土人参

马齿苋科 土人参 *Talinum paniculatum* (Jacquin) Gaertner

佤名： daex bū [taɯʔ pu]（德补）

别名： 栌兰、波世兰、草人参

植物形态： 直立草本，具肉质纺锤根及须根，似人参状，常从基部抽出 1~3 枝花葶。叶互生或对生，椭圆形或倒卵圆形，长 3~9cm，宽 1~4cm，全缘，薄肉质，叶背带紫色，叶面绿色。圆锥花序由基部抽出，分叉或不分叉，长 10~40cm，全部无毛；总苞片常脱落；花淡红色；花瓣 5 枚，鲜红色；雄蕊 5 枚，子房上位，圆球形，1 室，特立中央胎座，胚珠 20~30 枚。果浑圆、球形，红色、紫红色、黄褐色，具光泽，十分美丽，直径 3~8mm，成熟时不规则开裂，果皮薄而脆，枯褐色，内有种子 16~30 粒。种子黑色、光亮，圆形，细小而压扁，黑色。花期 6—85 月，果期 9—11 月。

生境分布： 生于半阴半阳的墙头、墙脚、寺庙房瓦上及山坡岩石缝中或地边。似为逸生，有时盆栽。分布于我国西南各地，北至秦岭及长江以南和台湾；原产地可能是中南美洲，但南非洲、印度、阿拉伯及尼泊尔等地亦有。

药用部位： 全草

采收加工： 全年可采收。

性味功效： 甘，苦，温。补中益气，健脾止泻。

主治： 病后体虚，咳嗽，咯血，失眠健忘。

用法用量： 内服：水煎服，30~50g。外用：鲜叶捣烂包患处。

附方

1. **病后体虚：** 本品 30~50g，炖猪脚内服。
2. **肺结核：** 本品 20g、野百合 15g、天冬 15g、灯台树 10g，水煎服，每日 3 次。
3. **疮毒：** 本品鲜叶适量捣烂外敷患处。

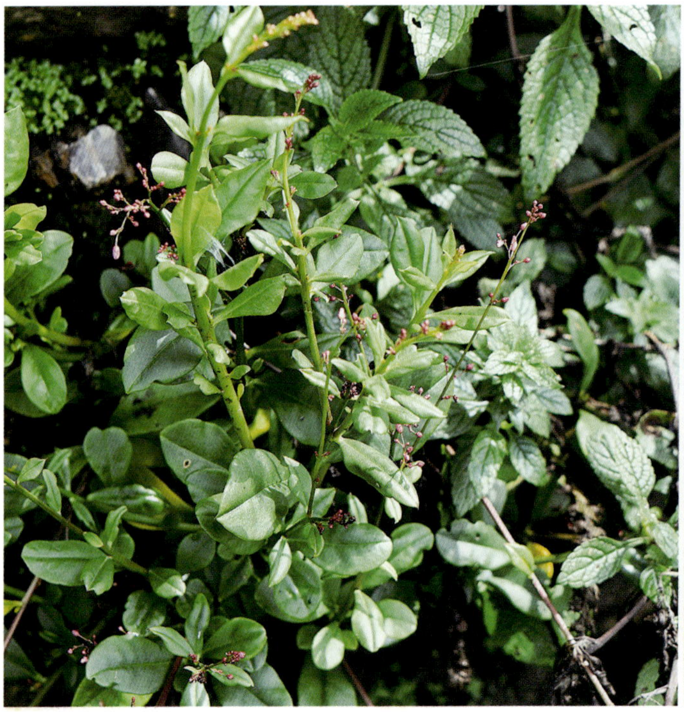

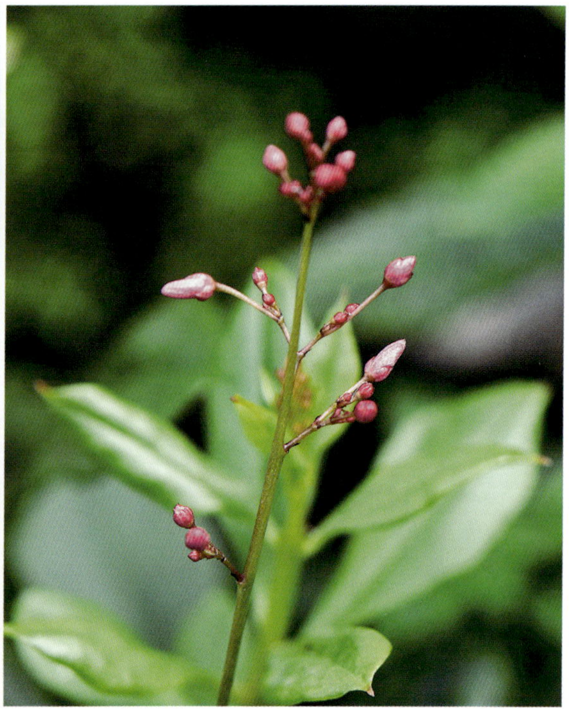

026 土大黄

蓼科 尼泊尔酸模 *Rumex nepalensis* Sprengel

佤名： daex lang mgong [tauɯʔ laŋ gɔŋ]（德兰公）

别名： 牛舌头草、大叶酸模、金不换

植物形态： 多年生草本。根粗壮。茎直立，具沟槽，无毛，上部分枝。基生叶长圆状卵形，先端急尖，基部心形，长 10~15cm，宽 4~8cm，边缘全缘，两面无毛或下面沿叶脉具小突起；茎生叶卵状披针形；叶柄长 3~10cm；托叶鞘膜质，易破裂。花序圆锥状；花两性；花梗中下部有关节；花被片 6 枚，成 2 轮，外轮花被片长约 1.5mm，椭圆形；内花被片长 5~6mm，果期增大，宽卵形，先端急尖，基部截形，边缘每侧具 7~8 根刺状齿，齿长 2~3mm，先端成钩状，部分或全部具小瘤。瘦果卵形，具 3 条锐棱，先端急尖，褐色，有光泽，长约 3mm。花期 5 月，果期 6—7 月。

生境分布： 生于海拔 820~4050m 的草坡。分布于我国云南、陕西、甘肃南、青海、湖南、湖北、江西、四川、广西、贵州、西藏；伊朗、阿富汗、印度、巴基斯坦、尼泊尔、缅甸、越南、印度尼西亚亦有。

药用部位： 根

采收加工： 秋季采收，洗净，晒干。

性味功效： 酸、苦，凉。清热解毒，通便。

主治： 消化不良，便秘，骨折，外伤出血。

用法用量： 内服：水煎服，15~20g。外用：鲜品捣烂外敷患处。

附方

1. **便秘：** 本品适量水煎服，每日 2 次。
2. **骨折：** 鲜品配灯台树、小铜锤等药捣烂外敷患处。
3. **烧烫伤：** 本品配南瓜瓤捣烂外敷患处。

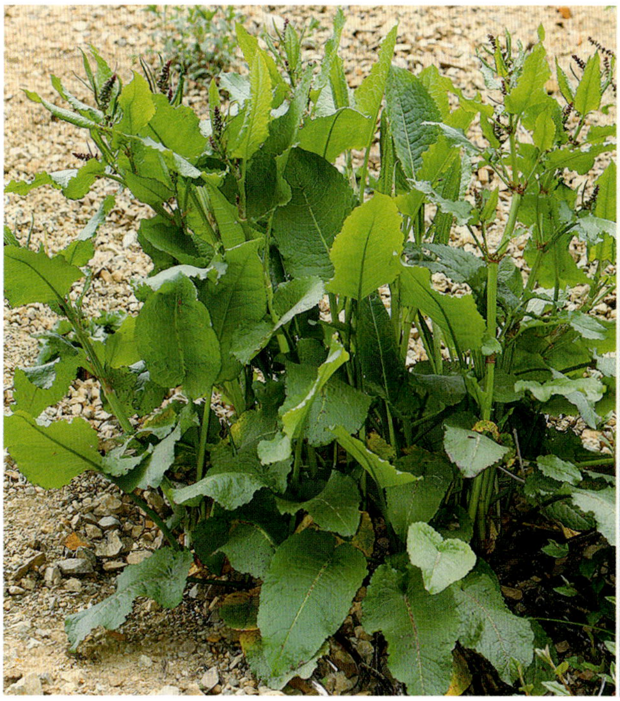

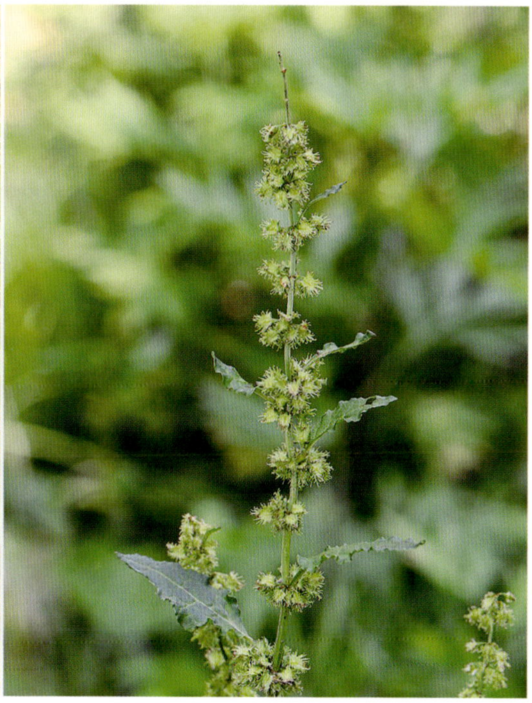

027 土牛膝 [1]

苋科 牛膝 *Achyranthes bidentata* Blume

佤名： rīb gad gaih [rip ka̱t ka̱ih]（日该改）

别名： 疔疮草、对节草、白牛膝

植物形态： 多年生草本；茎呈四方形、具沟纹，多少被平贴、白色柔毛。叶片椭圆形至阔披针形，长5~15cm，宽2~11cm，顶端渐尖，基部楔形或钝，两面有贴生或开展柔毛。穗状花序顶生或腋生，连总梗长可达45cm，一般长18~20cm；花序轴纤细，常被有卷曲、平贴的白色柔毛；花多数、密集，长6mm；苞片宽卵形，花后开展或反；花被片披针形，长3~7mm，光滑，顶端极尖，背有一中脉。胞果，光滑，倒卵形，长约2mm，褐色。种子矩圆形，长约1mm，光滑，黄褐色。花期7—9月，果期9—10月。

生境分布： 生于海拔200~3300m的山坡林下、路边。除我国东北外，全国有分布；朝鲜、俄罗斯远东、印度、越南、泰国、菲律宾、马来西亚亦有。

药用部位： 根

采收加工： 全年可采收，切段，晒干。

性味功效： 苦、甘、酸，平。活血化瘀，补肝肾，强筋骨，利水通淋。

主治： 风湿性关节肿痛，腰膝酸软，月经不调。

用法用量： 内服：水煎服，10~15g。外用：鲜品炒热外敷患处。

附方

1. **下肢关节痛：** 本品鲜品30~60g，水煎服，每日2次。
2. **尿道炎：** 本品鲜叶30~60g，捣烂绞汁服，每日3次。
3. **关节扭伤：** 本品鲜品炒热后拌白酒外包患处。

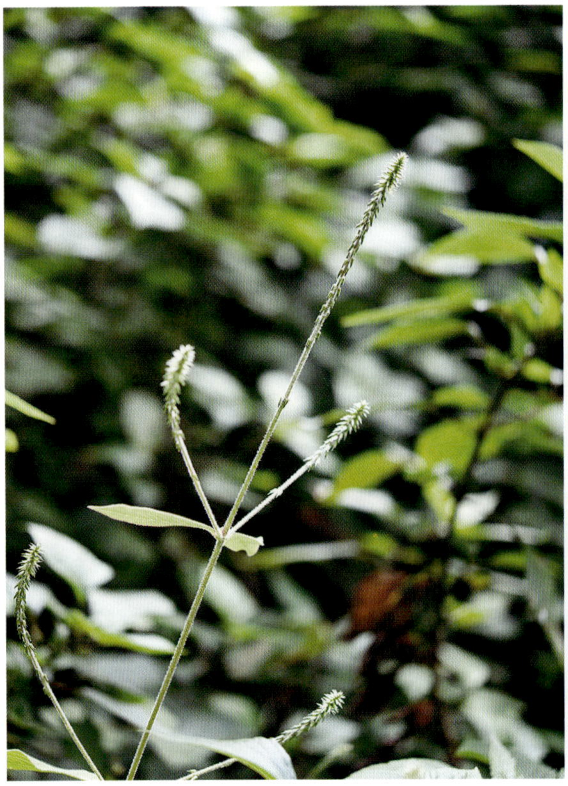

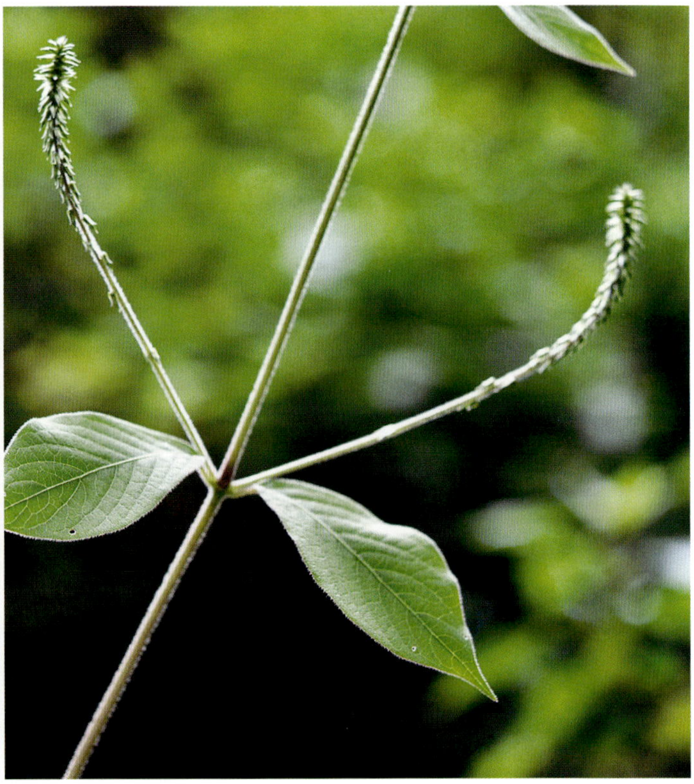

028 土牛膝 [2]

苋科 土牛膝 *Achyranthes aspera* Linnaeus

佤名： rīb gad gaih dīng [rip kat kaih tiŋ]（日该改顶）

别名： 倒钩草、倒梗草

植物形态： 多年生草本。茎具不明显的四棱，上部节间膨大，基部分枝密，在新枝上密被柔毛。叶椭圆状长圆形或倒卵形，长 2~10cm，宽 1~5cm，先端渐尖至圆形，基部楔形。花序直立，穗状花序顶生或侧生，顶生者远较长，初花稠密，尔后花稀疏；花轴具棱，被平贴柔毛。苞片干膜质，卵状渐尖，宿存，长 2~3mm，在花期前直立，于果期后反折。花被片近等长，卵状长圆形，长约 5mm，具斑点，光滑；退化雄蕊平截，背部具有长的流苏状长缘毛，比雄蕊长。胞果卵形，长 2.5~3mm。种子卵形，不扁压，长约 2mm，棕色。花期 6—8 月，果期 10 月。

生境分布： 生于海拔 800~2300m 山坡疏林或村庄附近空旷地。分布于我国云南、湖南、江西、福建、台湾、广东、广西、四川、贵州；印度、不丹、越南、泰国、菲律宾、马来西亚亦有。

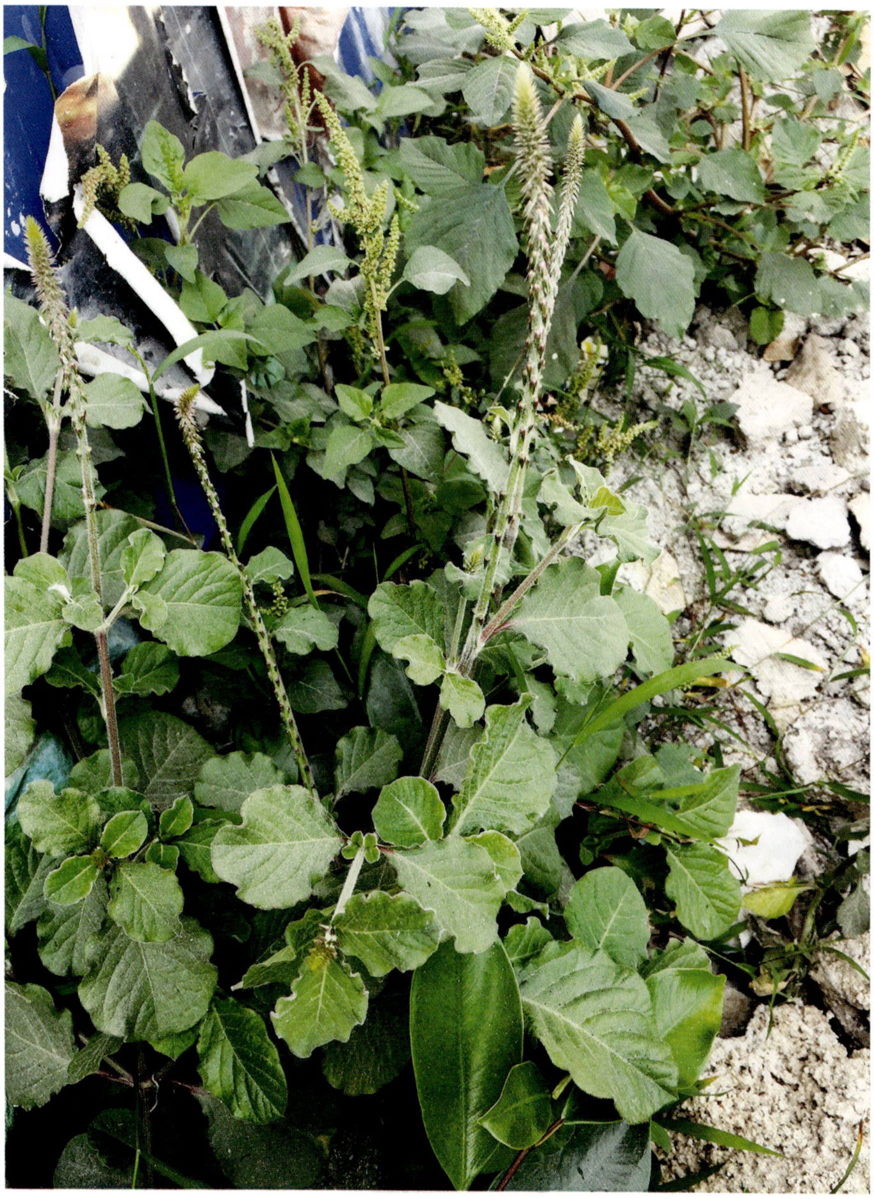

029 土玄参

紫草科　小花琉璃草　*Cynoglossum lanceolatum* Forsskal

佤名： rīb nīag bīan [rip niak pian]（日娘苾）

别名： 饿蚂蝗、拦路虎、牙痛草

植物形态： 多年生草本。茎直立，分枝开展，密生基部具基盘的硬毛。基生叶及茎下部叶具柄，长圆状披针形，长 8~14cm，宽约 3cm，先端尖，基部渐狭，上面被具基盘的硬毛及稠密的伏毛，下面密生短柔毛；茎中部叶无柄或具短柄，披针形，长 4~7cm，宽约 1cm，茎上部叶极小。花序顶生及腋生，分枝钝角叉状分开，无苞片，果期延长呈总状；花冠淡蓝色，钟状，长 1.5~2.5mm，檐部直径 2~2.5mm，喉部有 5 个半月形附属。小坚果卵球形，长 2~2.5mm，背面突起，密生长短不等的锚状刺，边缘锚状刺基部不连合。花、果期 4—9 月。

生境分布： 生于海拔 300~2800m 丘陵、山坡草地及路边。主要分布于我国西南、华南及华东，河南、陕西及甘肃南部也有；阿拉伯、巴基斯坦、印度、尼泊尔、缅甸、泰国、菲律宾、琉球群岛及非洲亦有。

药用部位： 根、全草

采收加工： 根：秋季采挖，洗净，切片，晒干。全草：5—8 月采收，洗净，晒干或鲜用。

性味功效： 苦，凉。利尿通淋，活血调经，清热解毒。

主治： 根：胃纳不佳，形体羸弱，烦躁易怒，心神不宁，膀胱炎，尿道炎，急性肾炎，月经不调，发热，小便刺痛，肺结核。全草：受凉发热，小便不利，刺痛，膀胱炎，尿道炎，牙周炎。

用法用量： 内服：水煎服，10~30g。外用：捣敷。

附方

感冒： 本品和夏枯草 1~2g，水煎服。

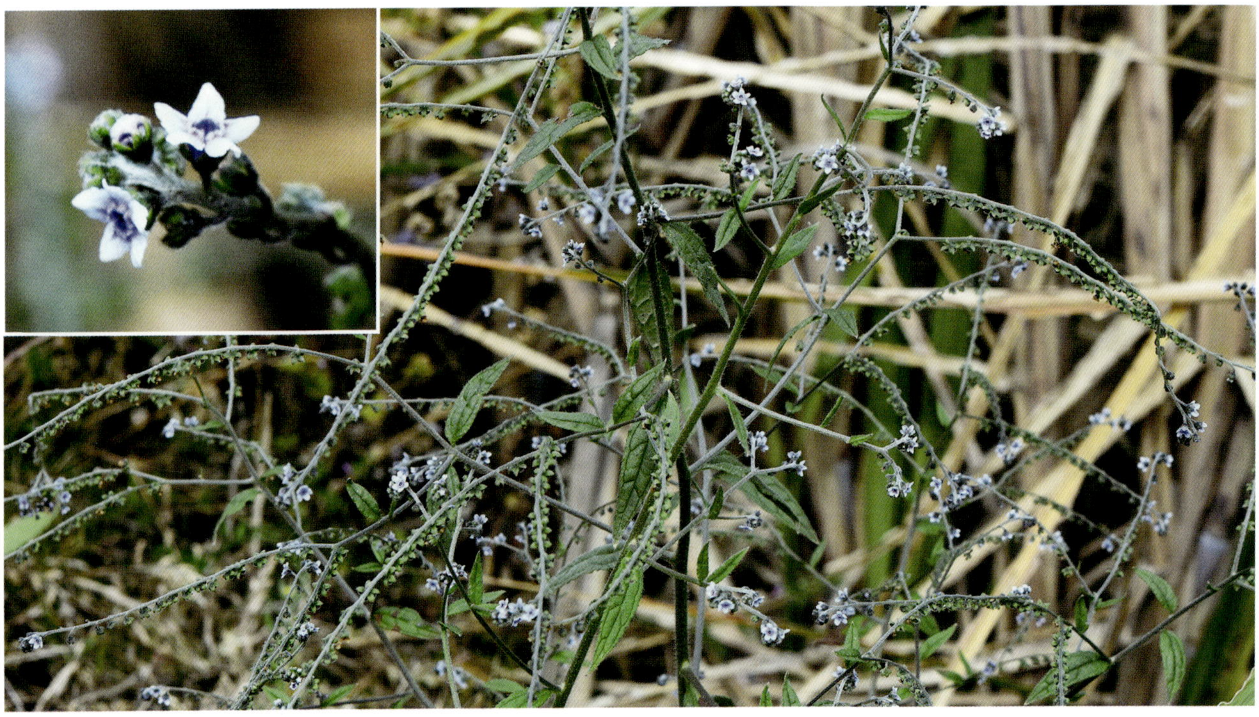

030 土连翘

茜草科 毛土连翘 *Hymenodictyon orixense* (Roxburgh) Mabberley

佤名： njīm deix rang [dʑim de̱ʔ ra̱ŋ]（金跌然）

别名： 芒种花、打破碗花

植物形态： 落叶大乔木；树皮平滑。叶纸质或膜质，卵状椭圆形或阔椭圆形，长 9~22cm，宽 6~14cm，先端短渐尖或短尖，基部短尖，全缘，两面被柔毛，在背面较密，侧脉 7~10 对，在背面凸起；叶柄长 2~17cm，被柔毛；托叶披针形，边缘常有腺体状齿。圆锥花序大，被柔毛，常下垂，密花，具 2~4 片叶状苞片；叶状苞片被柔毛，卵形或长圆形，长约 9cm，宽约 5cm，具明显的羽状脉和网脉，柄长 5~8cm，被柔毛；花小，有短花梗；花萼长约 2mm；花冠白色或褐色，长约 4mm。蒴果椭圆形，多数，长 1.2~3cm，宽 0.5~1.1cm，有斑点。花期 4—7 月，果期 4—11 月。

生境分布： 生于海拔 150~860m 的山谷、旷野或河边灌丛中及林中。分布于我国云南、四川；越南、柬埔寨、泰国、缅甸、尼泊尔、孟加拉国、印度、马来西亚、印度尼西亚、菲律宾亦有。

药用部位： 全株

采收加工： 全年可采收，切段，晒干。

性味功效： 微苦，凉。清热解毒，祛风除湿，凉血止血，杀虫，抗疟。

主治： 急、慢性肝炎，痢疾，蛔虫症，崩漏，皮肤瘙痒症。

用法用量： 内服：水煎服，15~30g。外用：鲜品捣烂外敷患处。

附方

1. **鼻衄：** 本品鲜叶捣烂塞鼻。
2. **扁桃体炎：** 本品 20g、虎掌草 10g、鱼腥草 10g，水煎服，每日 3 次。
3. **肝炎：** 本品 30g、青叶胆 15g、白牛胆 10g，水煎服，每日 3 次。

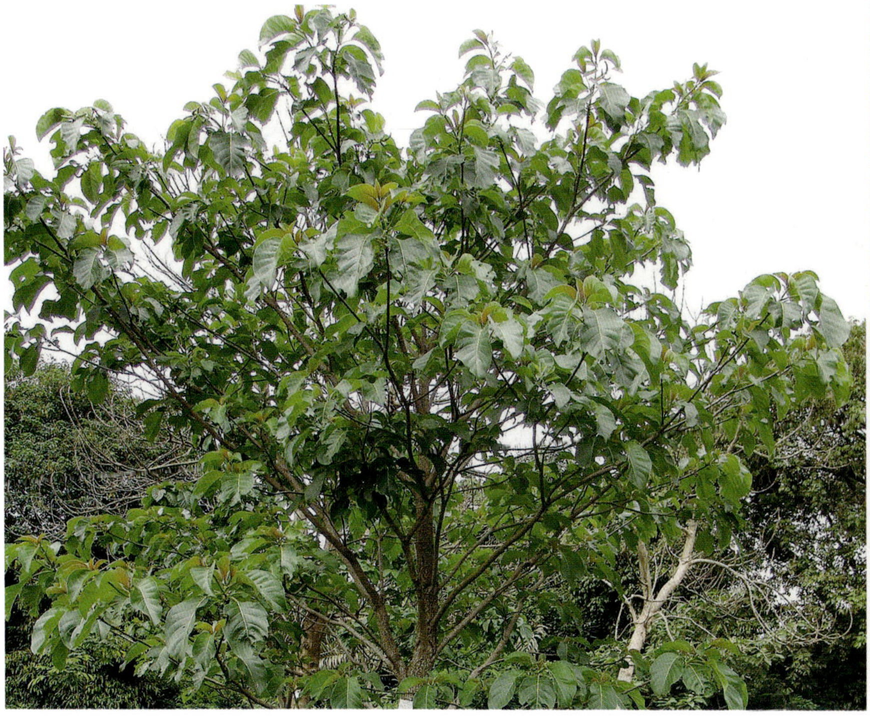

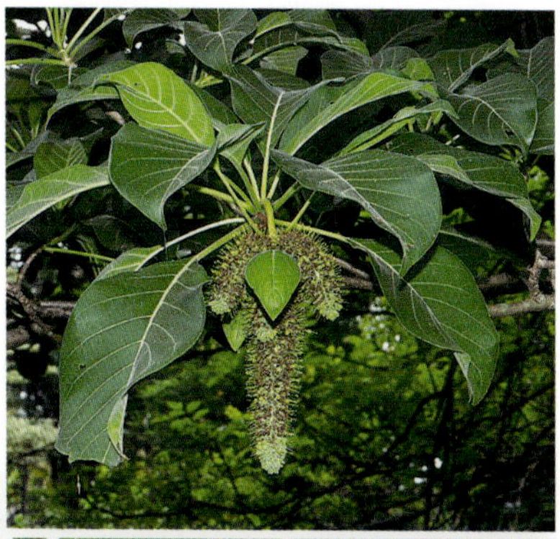

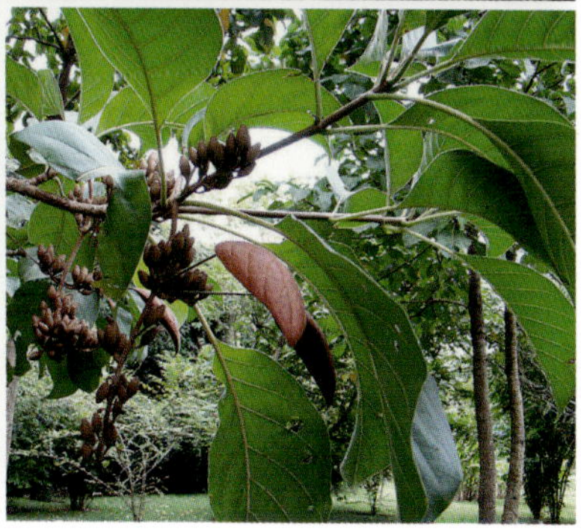

031 土沉香

瑞香科 土沉香 *Aquilaria sinensis* (Loureiro) Sprengel

佤名： kaox si nīag sang [ka̱uʔ si niak sa̱ŋ]（栲西娘伞）

别名： 白木香、沉香

植物形态： 乔木。叶革质，圆形、椭圆形至长圆形，有时近倒卵形，先端锐尖或急尖而具短尖头，基部宽楔形，上面暗绿色或紫绿色，光亮，下面淡绿色，两面均无毛。花芳香，黄绿色，组成伞形花序；花瓣 10 枚，鳞片状。蒴果，密被黄色短柔毛，2 瓣裂，2 室。种子褐色，卵球形。花期春夏，果期夏秋。

生境分布： 喜生于低海拔的山地、丘陵，以及路边阳处疏林中。我国广东、海南、广西、福建、云南有栽培。

药用部位： 树脂、枝叶

采收加工： 全年均可采收。药用树脂提取，枝叶切片，晒干。

性味功效： 辛，苦。健脾益肾，理气止痛，收敛祛风。

用法用量： 内服：水煎服。

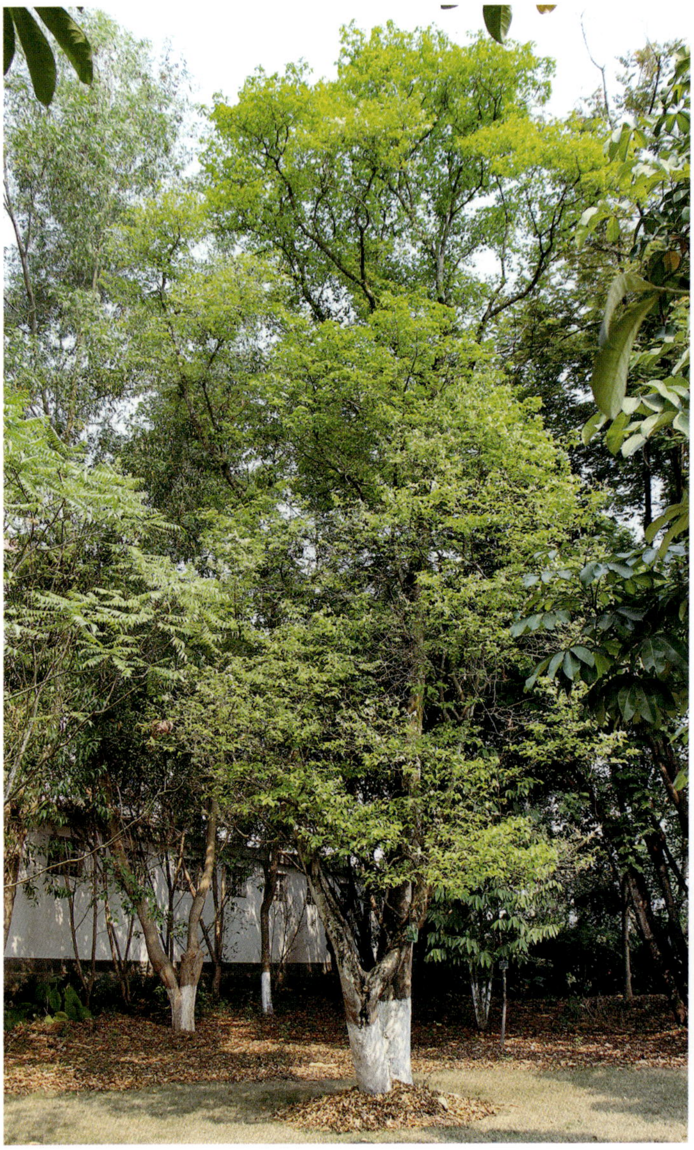

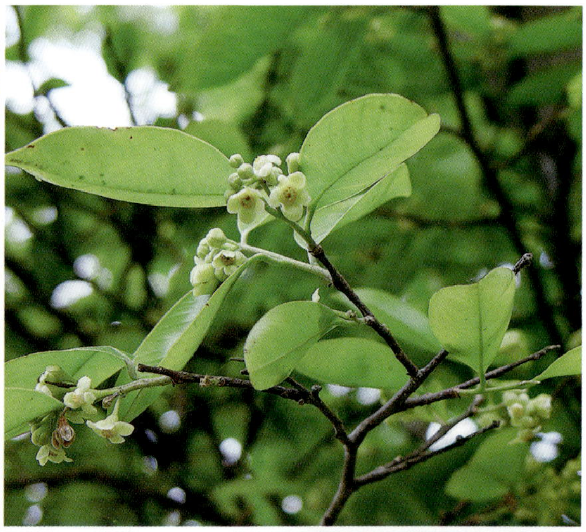

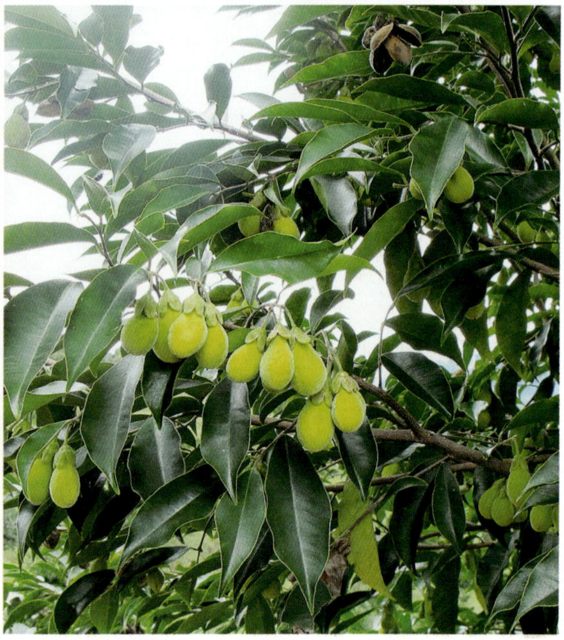

032 土细辛

金栗兰科 全缘金粟兰 *Chloranthus holostegius* (Handel-Mazzetti) Pei & Shan

佤名： hlax boun blah [lʰa̱ʔ po̱n pla̱h]（辣崩把）

别名： 四块瓦

植物形态： 直立草本，无毛，高约 50cm。叶片 4 片，两两交互对生，或假轮生，纸质，宽卵圆形，长 7~15cm，宽 3~9cm，顶端渐尖，基部楔形，边缘具圆锯齿，齿端具小腺尖，叶脉明显。穗状花序顶生，1~5 朵聚生，序柄长 2.5~3cm，具节或不具节；苞片近全缘，宽卵圆形，无花被；雄蕊 3 枚，药隔合生，3 深裂，裂片线状或丝状，长达 1cm，中间裂片基部花药 2 室，两侧裂片基部花药各为 1 室，全部发育。子房倒卵形。花期 5—6 月，果期 7—8 月。

生境分布： 生于海拔 700~2100m 的林荫下。分布于我国云南、广西、贵州。

药用部位： 根、叶、全草

采收加工： 秋季或全年可采收，洗净，晒干或鲜用。

性味功效： 辛，温。有小毒。祛风除湿，镇痛，散瘀消肿。

主治： 根、叶：风湿性关节炎，跌打损伤。全草：风湿性关节炎，跌打损伤，牙痛，疟疾。

用法用量： 内服：水煎服，10~15g。外用：鲜品捣烂敷患部。

附方

截疟： 本品 1.5g、三台红花 0.5g，草果 1 个做药引，水煎服。

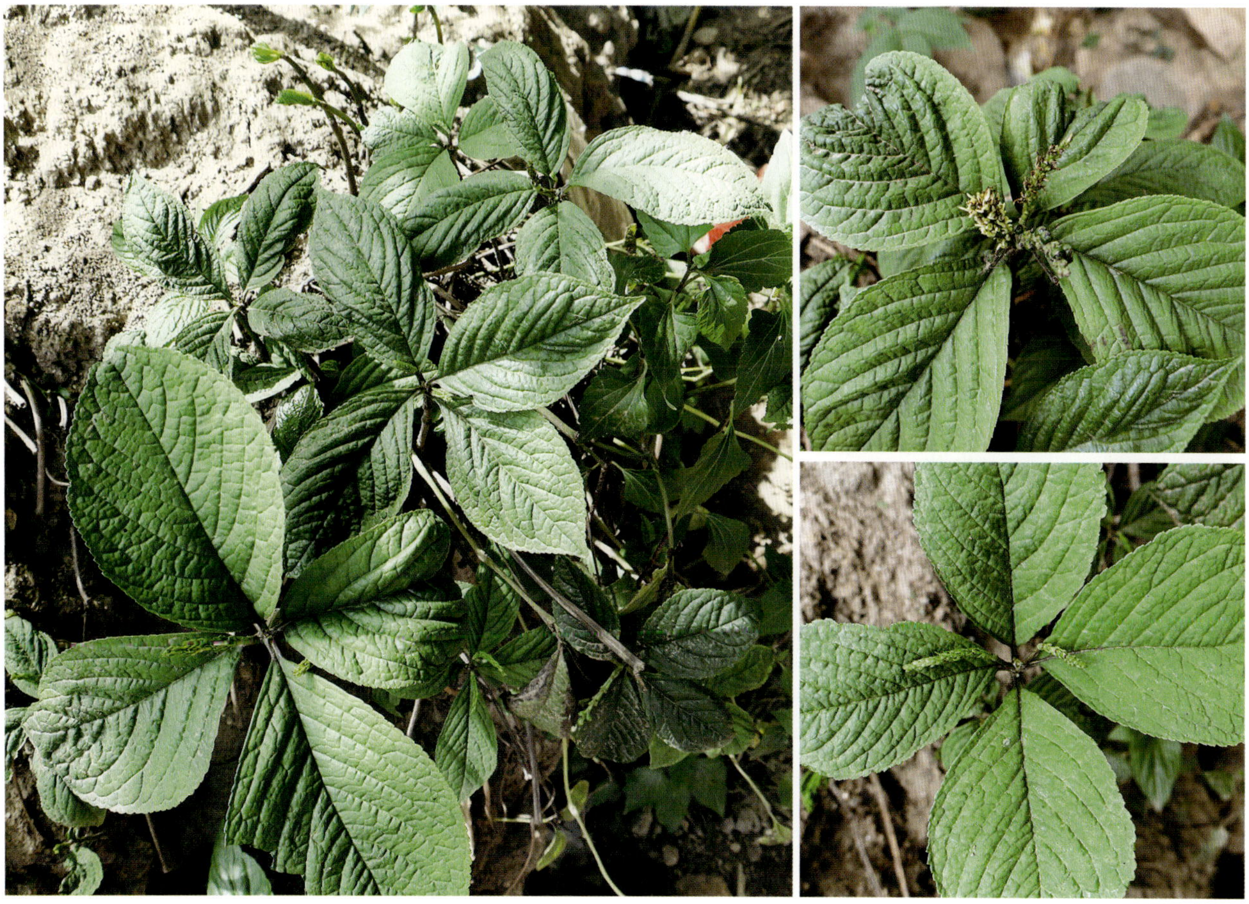

033 土茯苓

百合科 土伏苓 *Smilax glabra* Roxburgh

佤名： hnu rang raix siah [nʰu̠ ra̠ŋ ra̠iʔ si̠ah]（努然惹下）

别名： 冷饭团、山猪粪、光叶菝葜

植物形态： 攀援灌木。根状茎粗厚，成不规则块状。茎无刺，枝条光滑。叶片革质，常为披针形或椭圆状披针形，长 3~12cm，宽 1~3.5cm，先端渐尖，基部楔形或近圆形，叶面绿色，背面绿色或有时带苍白色；主脉 3 条，较细；叶柄长 5~15mm，于下部 1/4~3/5 处具狭鞘，鞘上方有卷须，脱落点位于近顶端。伞形花序单生叶腋，具花 10 余朵；总花梗几乎无或长 2~5mm；花序托膨大，圆球形；花绿白色，直径约 3mm。浆果球形，直径 5~10mm，成熟时紫黑色，具粉霜。花期 7—11 月，果期 11 月至翌年 4 月。

生境分布： 生于海拔 800~2200m 的路旁、林内或林缘。分布于我国甘肃南部和长江流域以南各地，直到台湾、海南；越南、泰国、印度亦有。

药用部位： 根状茎

采收加工： 全年可采收。

性味功效： 甘，平。祛风除湿，消炎解毒，通利关节。

主治： 风湿性关节炎，痈疖肿毒，皮炎，胃炎，膀胱炎，淋病，前列腺肥大。

用法用量： 内服：15~20g，水煎服。

附方

1. **淋病：** 本品 20g、响铃草 10g、龙胆草 10g、土牛膝 15g、野绿谷根 15g，水煎服，每日 3 次。
2. **风湿性关节炎：** 本品 20g、山鸡椒 10g、松寄生 15g、七叶莲 15g、鸡血藤 15g 水煎服，每日 3 次。
3. **肾炎：** 本品 20g、羊耳菊根 15g、水冬瓜树皮 15g、车前草 10g，水煎服，每日 3 次。

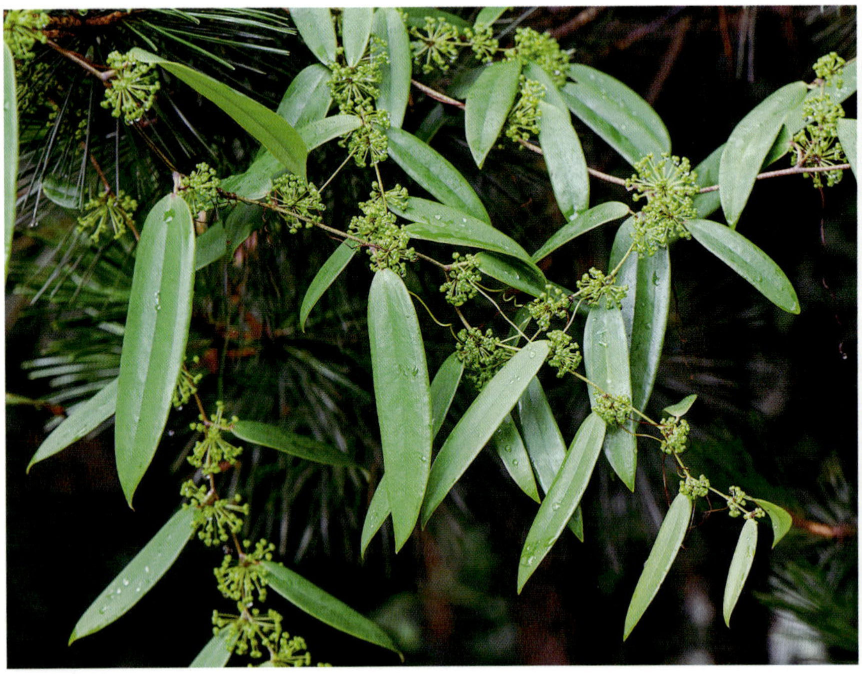

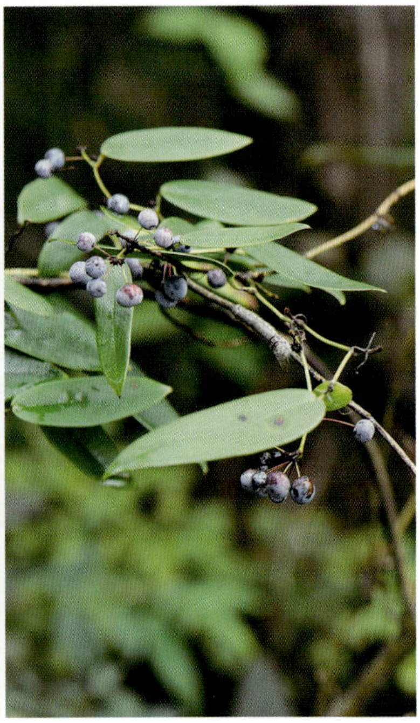

034 土党参

桔梗科 金钱豹 *Campanumoea javanica* Blume

佤名： hnu dang dēid [nʰu̠ taŋ tet]（怒胆蝶）

别名： 野党参、大花金钱豹

植物形态： 缠绕草本，茎无毛，多分枝。叶对生或互生，无毛，叶片卵状心形，长 2.8~7cm，宽 1.5~5.8cm，边缘有浅钝齿；有长柄，叶柄长 1.4~4.8cm。花单生叶腋，花萼下位，无毛，5 裂近基部，裂片三角状披针形，长 0.9~1.5cm；花冠上位，钟状，外面淡黄绿色，内面下部紫色，长 2~2.5cm，5 裂近中部，裂片卵状三角形，全缘；雄蕊 5 枚，花丝狭条形，基部变宽，花药条形；花柱无毛，柱头球形。浆果近球形，黑紫色，直径约 2cm。花期（5）8—9（11）月。

生境分布： 生于海拔 400~1800（~2200）m 的山坡草地或灌丛中。分布于我国云南、贵州、广东、海南、广西；中南半岛至印度尼西亚亦有。

药用部位： 根茎

采收加工： 夏、秋季采收，洗净，晒干或鲜用。

性味功效： 甘，平。补肺止咳，健脾生津，下乳。

主治： 肺痨咳嗽，产后乳汁不通，病后体虚。

用法用量： 内服：水煎服，10~30g。

附方

1. **催乳：** 本品 30g、大红参 15g、奶浆草 10g，水煎服，每日 3 次。
2. **肺痨咳嗽：** 本品 20g、小白及 10g、鱼子兰 6g、理肺散 10g，水煎后药汁调蜂蜜服用。
3. **体虚：** 本品适量炖鸡或炖猪蹄服用。

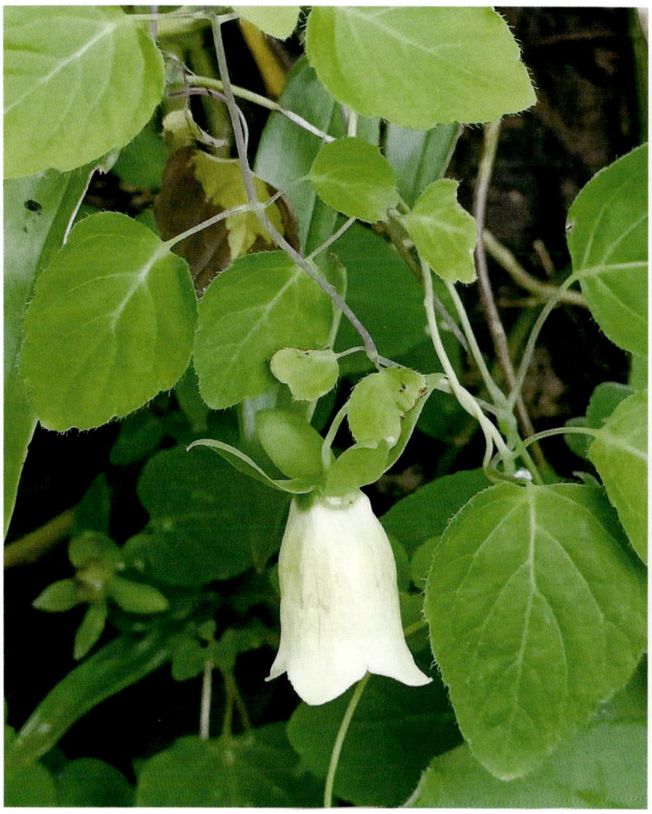

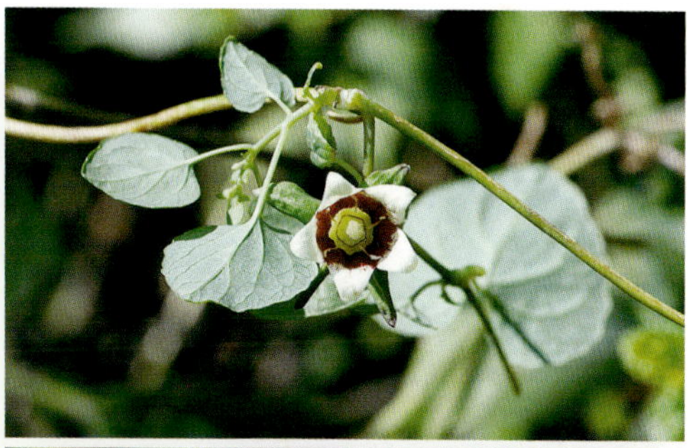

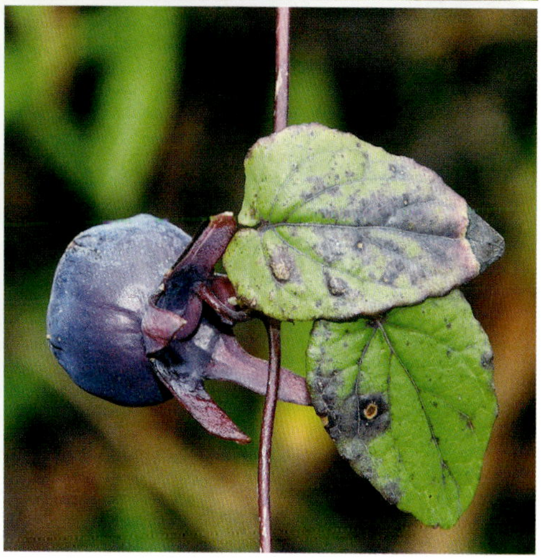

035 下果藤

鼠李科 咀签 *Gouania leptostachya* Candolle

佤名： hnu gon ndoui lūng [n^{h}u̱ kə̱n do̱i luŋ]（努关堆拢）

别名： 烧伤藤

植物形态： 攀缘灌木。叶片纸质，卵形或卵状长圆形，长5~9cm，宽2.5~5cm，先端短渐尖或渐尖，基部心形，边缘具圆齿状锯齿，上面深绿色，下面浅绿色，无毛或沿脉被疏毛，侧脉5~6对，上面不下陷，下面凸起，基部侧脉外侧有3~5条次生侧脉，网脉不明显；叶柄长10~25mm。花杂性同株，花序长30cm，被疏或密短柔毛；花梗长约1mm，无毛或被疏毛；萼片卵状三角形，内面中肋不凸起；花瓣白色，倒卵圆形，基部具狭爪，与雄蕊等长；花盘五角形，每角延伸成一个舌状附属物。果长9~10mm，直径10~12mm，具3翅。花期8—9月，果期10—12月。

生境分布： 生于海拔700~1500m的荒坡或林缘及路边灌丛中。分布于我国云南、广西；越南、老挝、柬埔寨、缅甸、泰国、印度、印度尼西亚、马来西亚、新加坡和菲律宾亦有。

药用部位： 茎、叶

采收加工： 秋季采收，晒干或鲜用。

性味功效： 涩、微苦，凉。清热解毒，消炎止痛，舒筋活络。

主治： 烧烫伤，肢体麻木，疮疡。

用法用量： 内服：水煎服，15~20g。外用：捣烂外敷。

附方

1. **烧烫伤：** 本品配打不死捣烂，调香油拌匀敷患处。
2. **骨折：** 本品配大接骨丹、小接骨丹、小铜锤、叶子兰等药，均用鲜品捣烂外包患处。
3. **跌打损伤：** 本品配小铜锤、七叶莲、杜仲叶、鸡血藤等泡酒外擦患处。

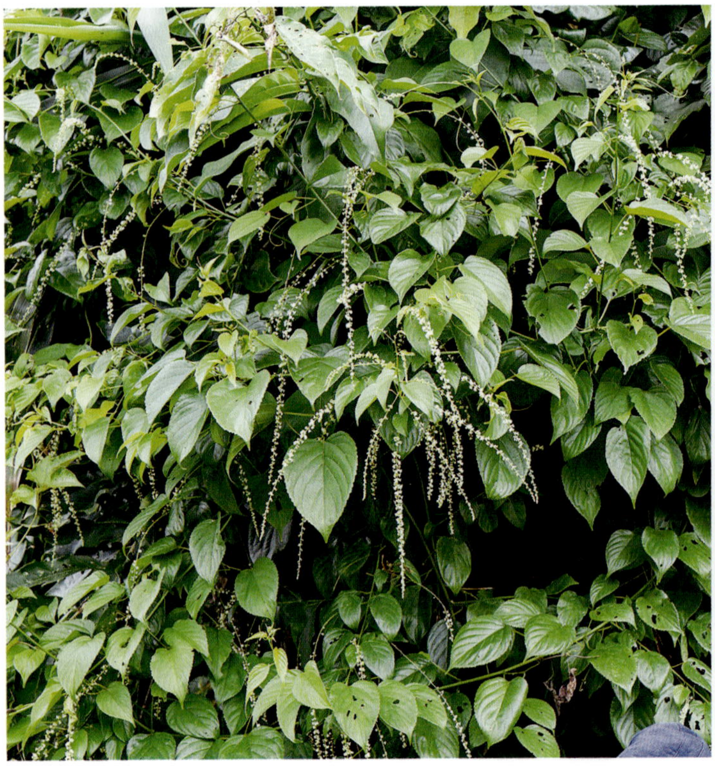

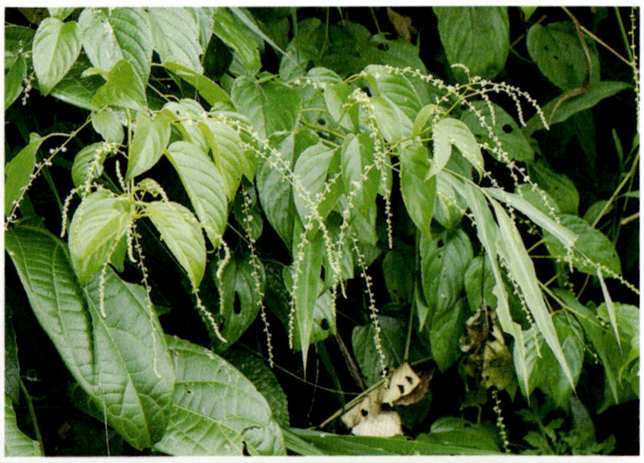

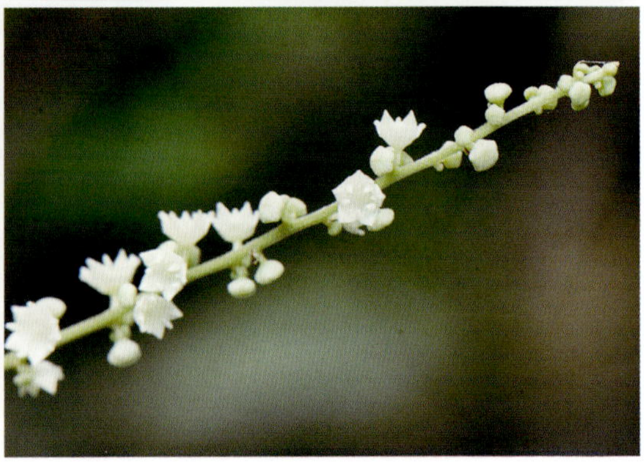

036 大力王

番荔枝科 多花瓜馥木 *Fissistigma polyanthum* (J. D. Hooker & Thomson) Merrill

佤名： kaox loui dāi [kʰa̱uʔ lo̱i tai]（栲类呆）

别名： 黑风藤、黑皮跌打、拥香气

植物形态： 攀援灌木；根黑色，撕裂有强烈香气；枝条灰黑色或褐色，被短柔毛，老渐无毛。叶近革质，长圆形或倒卵状长圆形，偶椭圆形，长 9~17cm，宽 3.5~7cm，表面无毛，背面披短柔毛；侧脉每边 13~25 条。花小，花蕾圆锥形，常 3~7 朵集成密伞花序，花序广布于小枝上，腋生、与叶对生或腋外生，被黄色柔毛；花梗长达 1.5cm；萼片阔三角形，被短柔毛；外轮花瓣卵状长圆形，长约 1cm，宽约 5mm，外面密被黄褐色短柔毛，内轮花瓣长圆形，长约 8mm，外面被短柔毛，顶端渐尖。果球形，直径 1.5cm，被黄色短柔毛，种子两排；果柄柔弱，长达 2.5cm。花期几乎全年，果期 3—10 月。

生境分布： 生于海拔 120~1200m 的山谷密林或路旁林下。分布于我国云南、广东、广西、贵州、西藏；越南、缅甸、印度亦有。

药用部位： 根皮、藤皮

采收加工： 全年可采收，切片，晒干或鲜用。

性味功效： 甘，温，清香。通经活络，强筋骨。

主治： 跌打损伤，骨折，风湿性关节炎，类风湿性关节炎。

用法用量： 内服：水煎服，干品 9~15g，或泡酒内服。外用：鲜品捣细敷患部。

附方

1. **跌打损伤，骨折，风湿性关节炎，类风湿关节炎：** 本品干品 9~15g，配方水煎服或泡酒服；鲜品适量，按配方捣细敷患部。
2. **内伤瘀血：** 本品皮、叶，配鱼子兰茎叶、苏木叶、苦楝叶、盐肤木根各适量，均为鲜品，捣烂，生熟各半外包。
3. **风湿病：** 本品 20g、血满草 20g、飞龙掌血 20g、七叶莲 10g，水煎服，酒为引，每日 1 剂，每日 3 次，9 日为一个疗程。

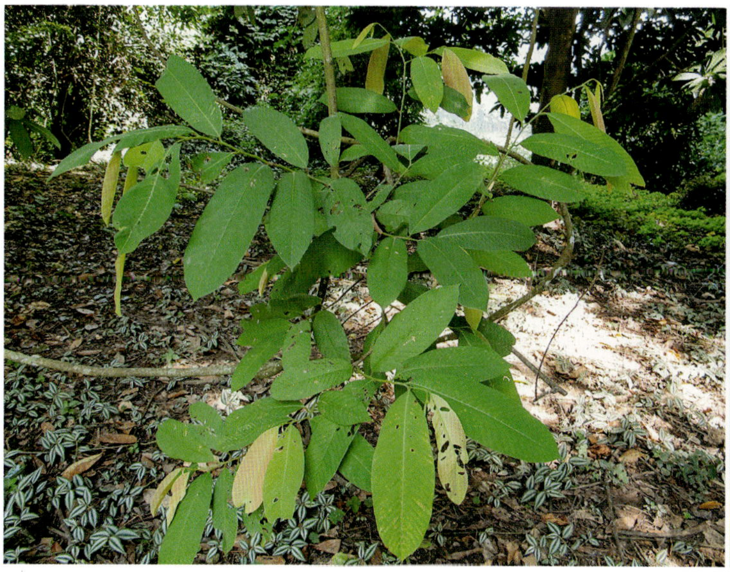

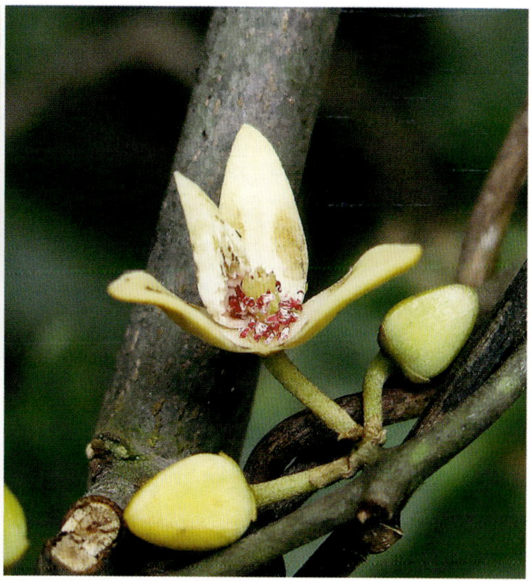

037 大木通

木通科 八月瓜 *Holboellia latifolia* Wallich

佤名： hnu mūah maox [n^hu muah ma̠uʔ]（努木茅）

别名： 五风藤

植物形态： 常绿攀援灌木。指状复叶，由 3 个或更多个小叶组成，无毛，叶柄长 5~11cm，小叶柄不等长，长 0.6~3cm；小叶卵圆形或倒卵状长圆形至椭圆形，长 5~7cm，宽 2.5~4.5cm，生于主茎上的长 5~15cm，先端渐尖或尾状渐尖，基部阔楔形或圆形，上面暗亮绿色，下面较淡，革质。花为簇生叶腋的伞房花序，极芳香，单性，或经常在同一伞房花序上具两种性的花；雄花具萼片 6m 枚，长 1.5~1.7cm，绿白色，狭长圆形，雄蕊长 1.2cm，花药比花丝短，花药长 5mm，花丝长 7mm；雌花较大，萼片长 2.2cm，紫色；花瓣 6 枚，小。果实为不规则长圆形，腊肠状，长 5~7cm，含多数种子。花期 4—5 月，果期 7—9 月。

生境分布： 生于海拔 600~2600（~3350）m 的密林林缘。分布于我国云南、贵州、四川、西藏；印度、不丹、尼泊尔亦有。

药用部位： 藤茎、果实

采收加工： 全年可采收，洗净，切片，晒干或鲜用。

性味功效： 苦，寒。清热利湿，行气活血。

主治： 藤茎：胃痛，脚气水肿，乳汁不通，小便不利，风湿骨痛，跌打损伤。果实：疝气痛，睾丸炎，子宫脱垂。

用法用量： 内服：水煎服。

附方

1. **痛风：** 本品、小木通、芦苇、臭藤、通光藤、大血藤、山茅草根、青骨藤各 10g，水煎服，每日 3 次。
2. **风湿骨痛：** 本品、小木通、青骨藤、三叶鸡血藤、刺五加、通光藤、盐肤木各 15~30g，水煎服，每日 3 次。
3. **皮肤瘙痒：** 本品、小木通、青骨藤、通光藤、续断各 15~30g，水煎服，每日 3 次。

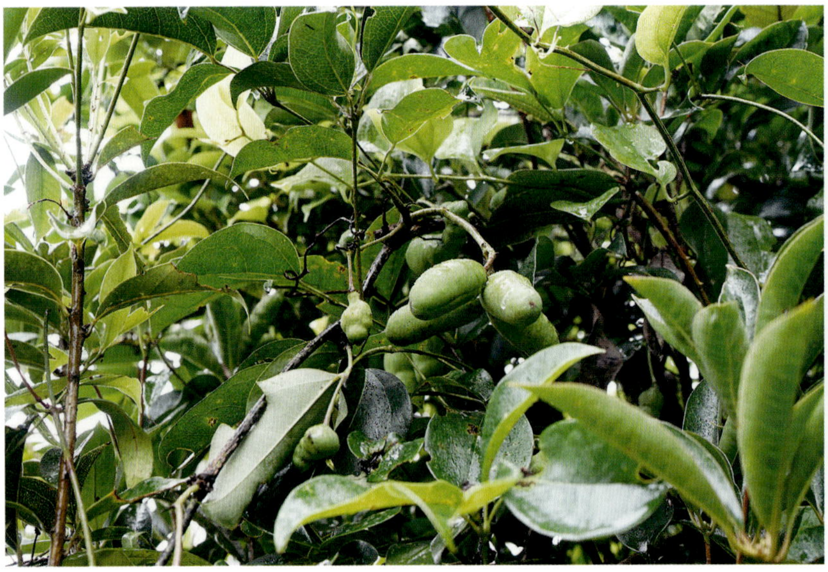
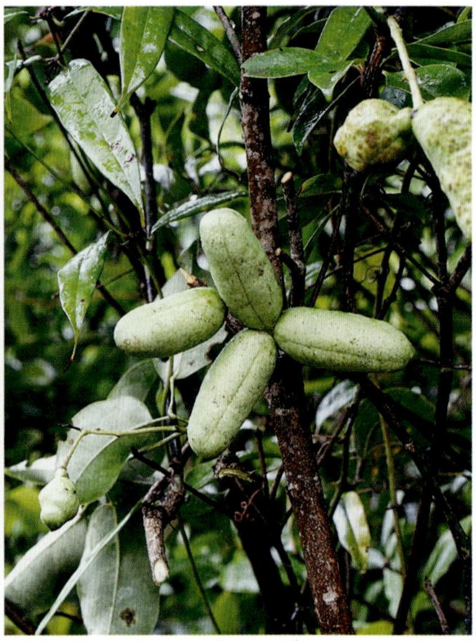

038 大车前

车前科 大车前 *Plantago major* Linnaeus

佤名： daex ndouig si nīag dīng [ta̱ɯʔ do̱ik si niak tiŋ]（德兑西娘顶）

别名： 蛤蟆草、大叶车前、车前草

植物形态： 多年生草本。叶基生，直立，密集，纸质，卵形或宽卵形，长4~11cm，宽3~6cm，边缘波状或有不整齐锯齿，纵脉5~7条；叶柄长3~10cm。花葶数条，近直立，长8~20cm；穗状花序柱状，长4~15cm，上部花较密集，下部花稍疏；花萼筒无柄，萼裂椭圆形，长约2mm；花冠裂片椭圆形或卵形，长约1mm。蒴果圆锥状，长3~4mm，从中部周裂，每个果实有种子12~30粒；种子菱状多角形，成熟时褐黄色至黑褐色。花期6—8月，果期7—9月。

生境分布： 生于海拔1000~2900m的草坡、荒地、路边湿润处及沟边。分布于云南、新疆、陕西、浙江、江西、湖南、湖北、四川、贵州、西藏、广东、广西、福建、台湾；欧洲和亚洲的温带、热带及亚热带地区亦有。

药用部位： 全草

采收加工： 秋季采收，晒干或鲜用。

性味功效： 淡、甘，凉。清热除湿，利尿，通淋，降血压。

主治： 尿路感染，肾炎性水肿，肠炎腹泻，高血压，感冒咳嗽，气管炎，肝炎，疮疖，目赤翳障。

用法用量： 内服：水煎服，50~150g。

附方

1. **尿路感染：** 本品10g、马蹄草25g、狗响铃15g、上药鲜品，洗净，水煎服，每日1剂，每日3次。
2. **胃肠炎，高血压病：** 本品30~90g，水煎服。
3. **肾炎：** 本品全草50g、白牛胆根50g、竹节草100g、仙茅草根50g。均鲜品，洗净，切碎，混合，水煎服，每日1剂，每日3次。

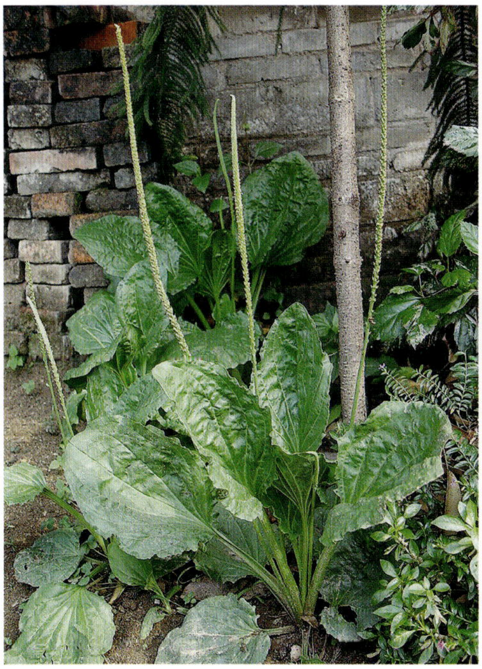

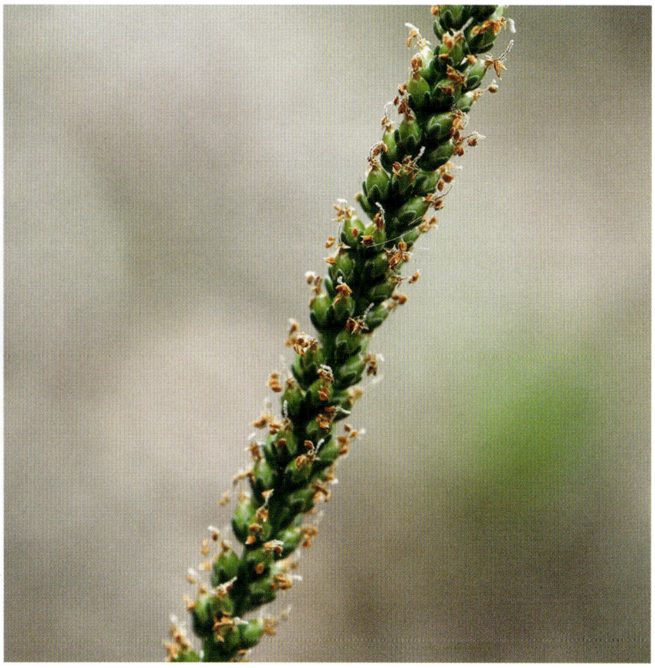

039 大风藤

萝藦科 黑龙骨 *Periploca forrestii* Schlechter

佤名： hyoun soux [ʑʰo̱n so̱ʔ]（约狩）

别名： 飞仙藤、达风藤、西南杠柳

植物形态： 藤状灌木，有乳汁，全株无毛。叶革质，披针形，长 3.5~7.5cm，宽 5~10mm；中脉两面略凸起，侧脉纤细，密生，几乎平行，两面扁平，在叶缘前连接成 1 条边脉；叶柄长 1~2mm。聚伞花序腋生，比叶短，着生花 1~3 朵；花序梗和花梗柔细；花小，直径约 5mm，黄绿色；萼片卵圆形或近圆形，长 1.5mm，无毛；花冠近辐射状，花冠筒短，花冠裂片长圆形，长 2.5mm，两面无毛，中间不加厚，不反折；副花冠裂片丝状，被微毛；花粉器匙形；子房无毛，柱头圆锥状，基部五棱。蓇葖果双生，长圆柱形，长达 11cm，直径 5mm。花期 3—4 月，果期 6—7 月。

生境分布： 生于海拔 2700m 以下的山地疏林向阳处或阴湿的杂木林下或灌木丛中。分布于我国云南、西藏、青海、四川、贵州、广西等地。

药用部位： 根、叶

采收加工： 全年可采收，洗净，切段，晒干。

性味功效： 辛、苦，温。舒筋活络，祛风除湿，消炎生肌。

主治： 骨折，筋骨疼痛，跌打损伤，妇科疾病。

用法用量： 内服：水煎服，6~9g，或泡酒服。外用：捣烂敷患处。

附方

1. **骨质增生：** 本品舂细，兑胡椒粉，外包患处。
2. **各种妇科疾病：** 本品单方水煎内服。

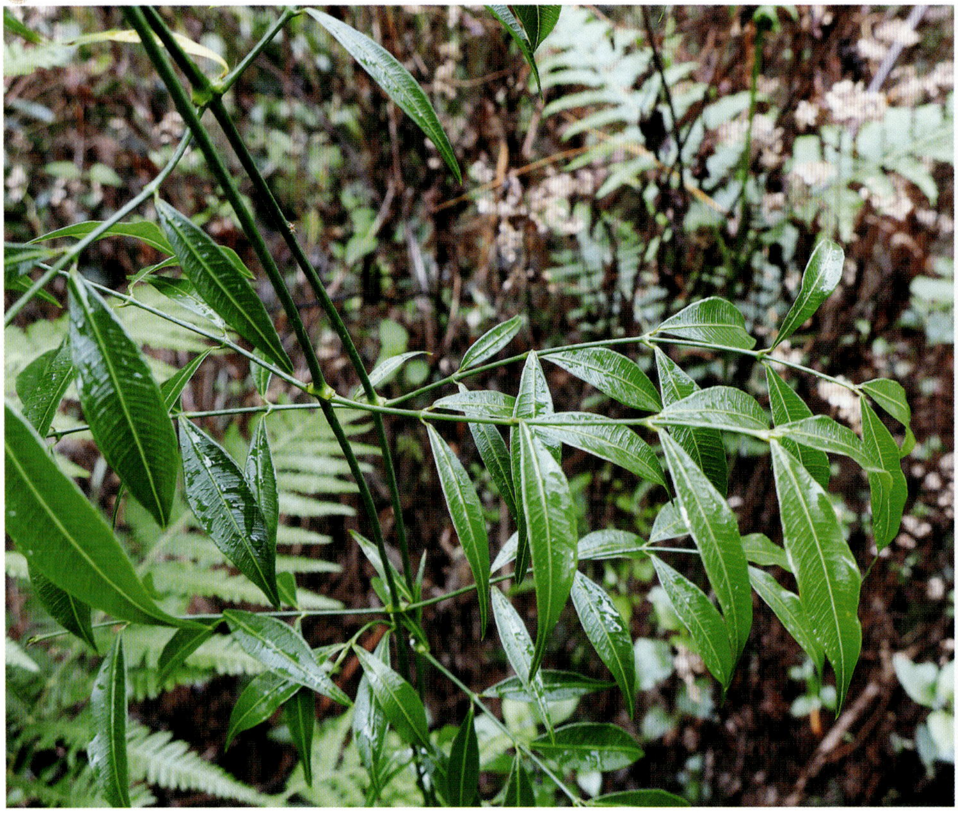

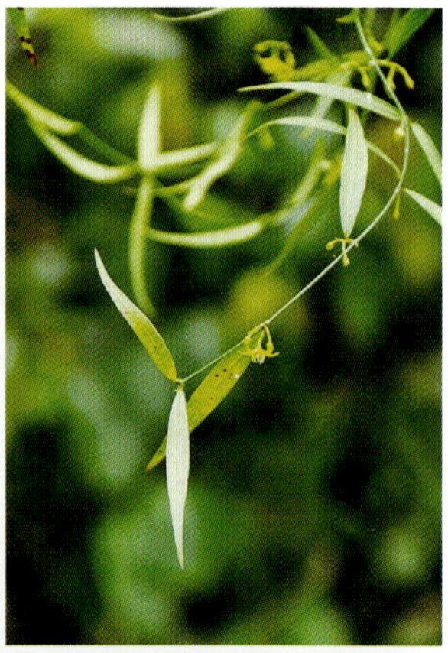

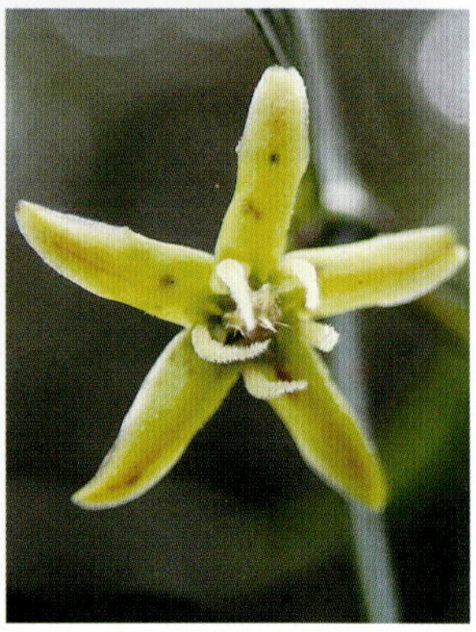

040 大叶仙茅

石蒜科 大叶仙茅 *Curculigo capitulata* (Loureiro) Kuntze

佤名： nbug sua dīng [bu̱k sṳa tiŋ]（布刷顶）

别名： 大仙草、大仙茅

植物形态： 多年生常绿草本，根状茎粗短，具细长的走茎。叶 7~10 枚，基生成丛，叶片绿色，纸质，长圆形或长圆状披针形、椭圆形，长 40~90cm，宽 11~18cm，具 8~10 对折扇状平行脉；叶柄长（16~）50~80cm，约与叶片等长，基部渐扩大成鞘。花茎生叶腋，花序柄长 15~25cm，顶部下弯。花序头状，直径 5~6cm，具多数排列密集的花，苞片绿色，披针形，下面的长 3.3cm，花梗长 3~7mm；花黄色，钟状，花被片 2 轮，卵状长圆形；外轮长 8mm；内轮裂片略短小。浆果球形，绿白色，密被褐色鳞片及毛，径 1~1.3cm，先端平截，有萎存的花冠，3 室，中轴胎座。花期 5—6 月，果期 8—9 月。

生境分布： 生于海拔 2480m 以下的常绿阔叶林、栎林、季雨林、雨林及灌丛、草坡中。分布于我国云南、广西、广东、海南、贵州、四川、西藏、福建、台湾；印度、尼泊尔、孟加拉国、斯里兰卡、缅甸、越南、老挝、马来半岛、爪哇亦有。

药用部位： 根茎

采收加工： 全年可采挖，除去根头及须根，洗净，晒干或鲜用。

性味功效： 苦、涩，平。润肺化痰，止咳平喘，健脾，补肾固精，利尿排石，消炎，祛风湿，行瘀血，调经。

主治： 慢性支气管炎，肾炎性水肿，肺气肿，肺结核，咳嗽，气喘，风湿病。

用法用量： 内服：水煎服，15~30g，或泡酒服用。外用：研粉或磨汁调涂。

附方

1. **风湿病：** 本品和鸡血藤适量，泡酒服用。
2. **痛风：** 本品 15g、山大黄 15g、血满草 15g、肾茶 30g、大树甘草 15g、扫把茶 15g、通光藤 10g，水煎服，代茶频饮，3 日为 1 疗程。

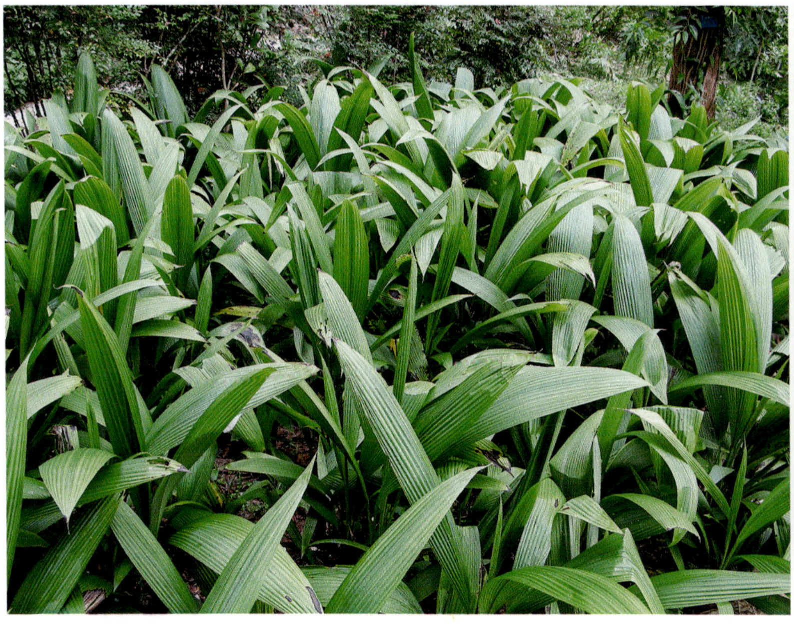
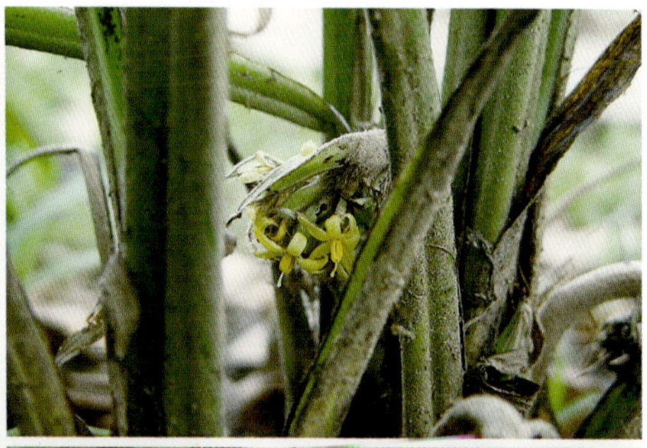
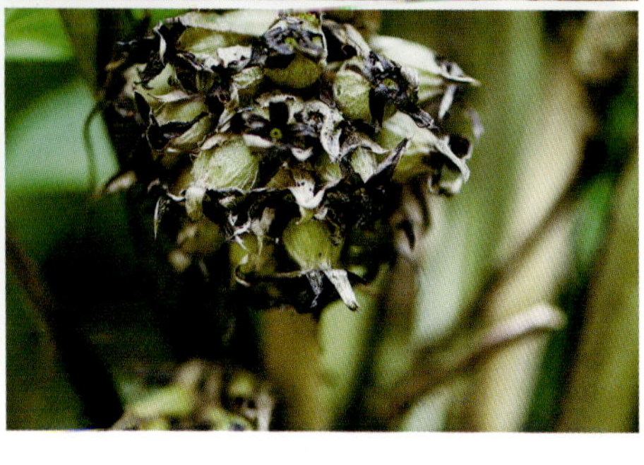

041 大叶钩藤

茜草科 大叶钩藤 *Uncaria macrophylla* Wallich

佤名： hnu hngim glang dīng [nʰu ŋʰi̱m kla̱ŋ tiŋ]（努英革兰顶）

别名： 双钩藤、大叶金钩

植物形态： 大藤本。嫩枝疏被硬毛。叶对生，近革质，卵形或阔椭圆形，基部钝圆或心形，长 10~16cm，宽 6~12cm，背面被黄褐色硬毛，侧脉 6~9 对，脉腋有窝陷；托叶卵形，2 深裂。头状花序单生于叶腋，总花梗具一节，节上苞片长 6mm，或成单聚伞状排列，总花梗长 3~7cm；头状花序（不计花冠）直径 1.5~2cm，花序轴有稠密的柔毛；花冠管长 9~10mm，外面被苍白色短柔毛，花冠裂片 5 枚；花柱长约 6mm，伸出冠管外。果序直径 8~10cm；小蒴果长约 2cm，有苍白色短柔毛，宿存萼裂片线形，星状辐射，果柄长 1.2~1.8cm。花期 7 月、9 月、12 月，果期 3—4 月、9—11 月。

生境分布： 生于海拔 500~1470m 处的山谷溪边林中、林缘或灌丛。分布于我国云南、广西、广东、海南；越南、老挝、泰国、缅甸、不丹、孟加拉国、印度亦有。

药用部位： 带钩的茎枝、根茎

采收加工： 秋、冬季采收，切段，晒干。

性味功效： 甘、苦，凉。清热平肝，熄风镇惊。

主治： 抽搐，高血压，肝炎，风湿疼痛，头痛，骨髓炎。

用法用量： 内服：水煎服，15~20g。外用：捣烂拌白酒适量敷于患处。

附方

1. **眩晕，头痛：** 本品 15g、首乌 15g、柴胡 10g、菊花 5g，水煎服，每日 3 次。
2. **风湿：** 本品根 30g、七叶莲 30g、小红参 15g、松寄生 15g、苏木 10g，1.5~2.5kg 泡白酒。口服 30mL，每日 2 次。
3. **跌打损伤：** 本品鲜品配鱼子兰、小铜锤、过江龙、骨碎补等药捣烂，拌白酒适量外包患处。

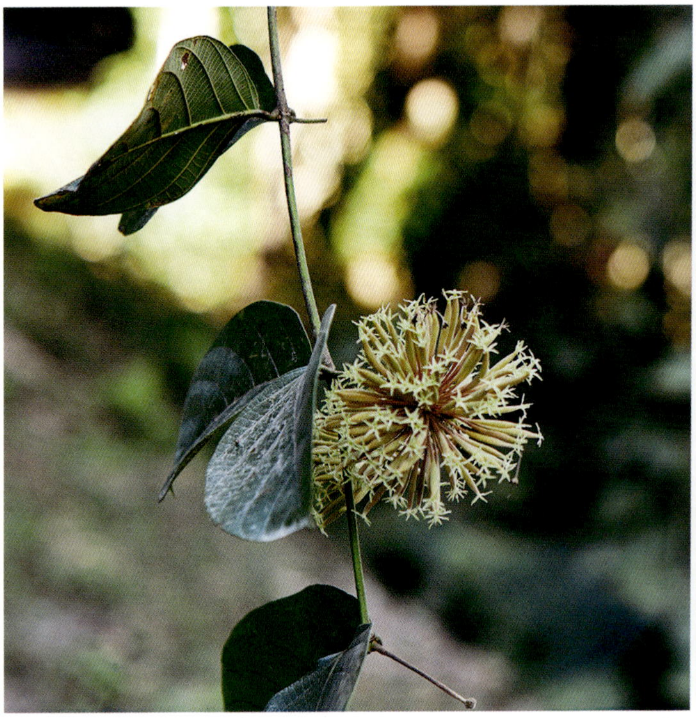

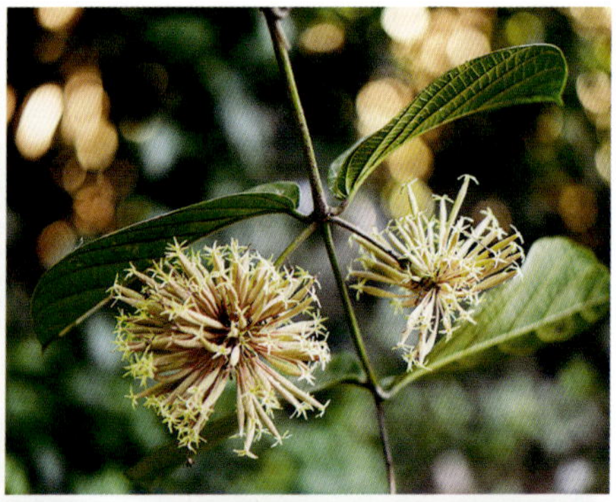

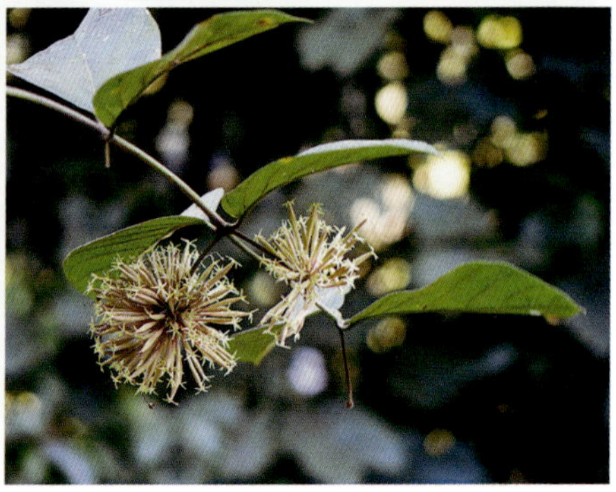

042 大白火草

菊科 锯叶合耳菊 *Synotis nagensium* (C. B. Clarke) C. Jeffrey & Y. L. Chen

佤名： kaox si gong dod siah [k^{h}a̱uʔ si kɔ̱ŋ tɔ̱t si̱ah]（栲斯国躲下）

别名： 白千里光、千里光、白叶火草

植物形态： 灌木状草本或亚灌木。茎密被白色及黄褐色绒毛。茎中部叶倒卵状椭圆形、椭圆状披针形或椭圆形，长 7~23cm，宽 2.5~8.5cm，边缘具小尖齿或重锯齿；叶脉羽状，侧脉 10~13 对；叶面绿色，被蛛丝状绒毛及贴生短柔毛，背面密被白色或黄褐色绒毛，沿脉被褐色短硬毛；上部叶较小，披针形或狭椭圆形。头状花序多数，排列成圆锥状聚伞花序；花序梗长 5~12mm，被密绒毛及锈褐色短硬毛，具苞片；总苞倒锥状钟形，长 7~8mm，小外苞片 8 枚；总苞片 13~15 枚，线形，背面密被绒毛。边缘小花 12~13 朵，黄色，丝状或细舌状；管状花 12~20 朵，黄色；瘦果圆柱形；冠毛白色。花期 8 月至翌年 3 月。

生境分布： 生于海拔 650~3900m 的林下、灌丛及山坡草地。分布于我国云南、西藏、四川、贵州、湖北、湖南；印度、缅甸亦有。

药用部位： 根、全草

采收加工： 夏、秋季采收，洗净，晒干或鲜用。

性味功效： 淡，平。清热解毒，利尿消炎。

主治： 感冒发热，支气管炎，肾炎尿黄，急性膀胱炎。

用法用量： 内服：水煎服，干品 25~50g，鲜品 50~100g。

附方

气管炎，咳嗽： 本品 20g、散血丹 20g、理肺散 20g、野荞麦根 30g，水煎服，每日 3 次，6 日为一疗程。

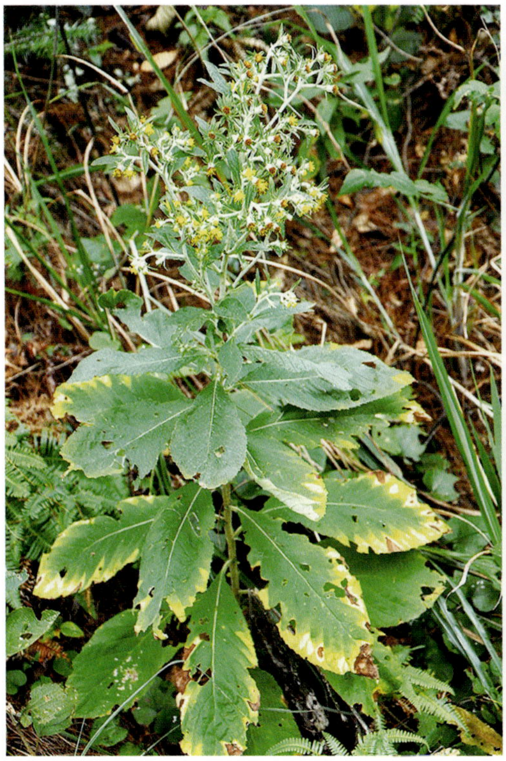

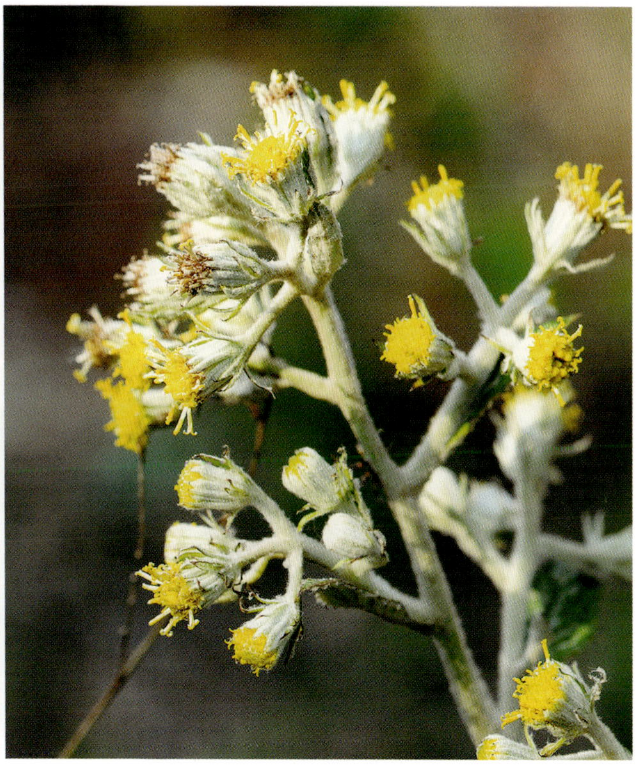

043 大百部

百部科 大百部 *Stemona tuberosa* Loureiro

佤名： hyoun deix [ʑʰo̱n te̱ʔ]（约跌）

别名： 九股牛、百部

植物形态： 多年生缠绕草本，块根多数，圆柱形或长纺锤形，长 15~30cm；茎右旋。叶片卵状披针形、披针形或长圆形，纸质至薄革质，常发亮，先端长渐尖或尾尖，基部心形或截圆形，长 10~26cm，宽 5~15cm；花单生或 2~3 朵排成总状花序；花被片 4 枚，黄绿色或绿色，中部以上外翻，披针形，长 4~7cm，内面具纵条纹；蒴果椭圆状倒卵形，长 4~6cm，基部围以宿存花被或花被片残基，种子多数。花期 4—7 月，果期（5—）7—8 月。

生境分布： 生于海拔 160~1750m 的林内、灌丛或草坡。分布于我国西南和江南各地区；印度、中南半岛、马来半岛至菲律宾亦有。

药用部位： 块根

采收加工： 春、秋季采挖，洗净，晒干。

性味功效： 苦、甘，温。有小毒。止咳，杀虫，润肺。

主治： 肺结核，百日咳，肠蛔虫病。

用法用量： 内服：水煎服，10~15g。外用：捣烂后用温水浸泡，取水擦洗。

附方

1. **肺结核：** 本品 15g、山菠萝 10g、鱼子兰 10g、土党参 10g，水煎服，每日 3 次。
2. **头虱：** 本品鲜品根叶适量，捣烂后置盆内，加温开水浸泡，用纱布过滤后洗头。
3. **肾炎：** 本品适量放入猪膀胱内扎紧，水煎煮，内服药汁，每日 3 次。

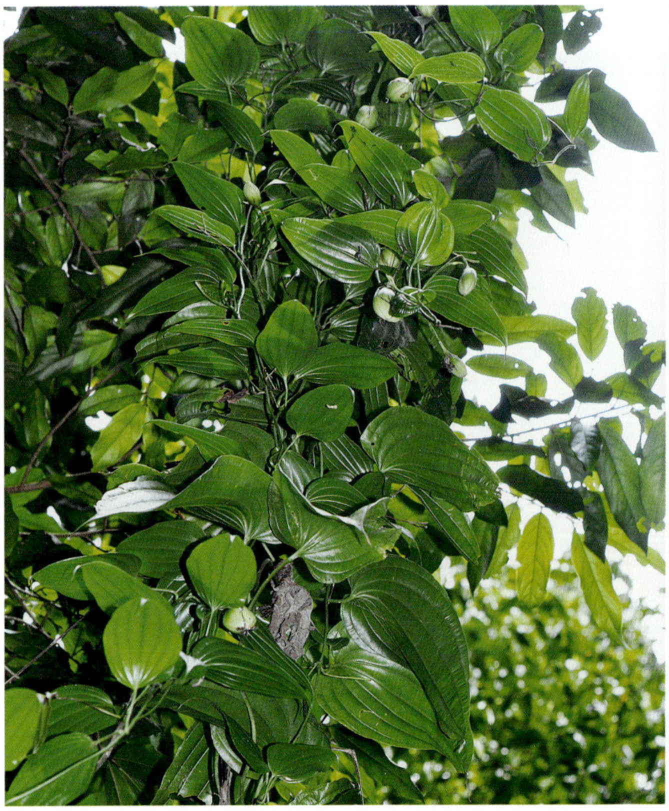
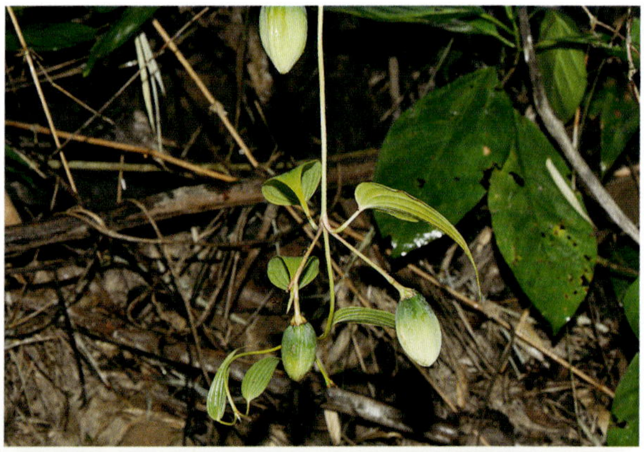
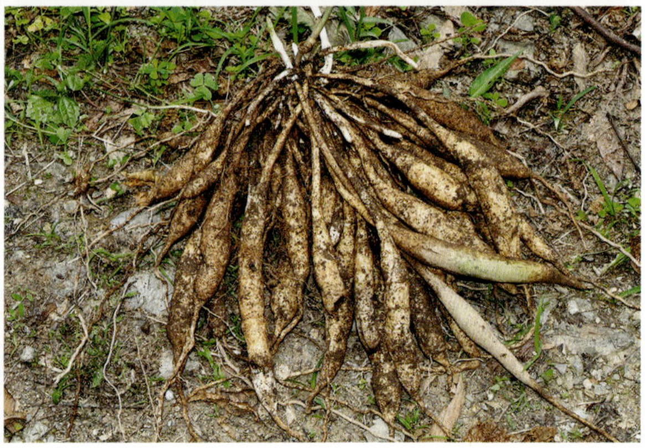

044 大百解

萝藦科 通光散 *Marsdenia tenacissima* (Roxburgh) Moon

佤名： beeb [pup]（崩）

别名： 傣百解

植物形态： 木质藤本，茎、叶、花序各部均密被淡黄色绒毛。根圆柱形，皮层较厚。叶对生；叶片纸质，心形，基部耳状，先端渐尖至急尖，基出脉 5 条，侧脉 2~3 对。伞状聚伞花序腋生，萼片长三角形，内面基部具 5 枚腺体；花冠近钟形，黄绿色，外面密被毛，内面仅喉部以下具五行纵列柔毛，5 裂至中部，裂片辐状开展，长圆形；雄蕊 5 枚，花药长圆形，花药膜片覆盖于柱头的一半，每花药具 2 直立的长圆形花粉块。蓇葖果双生，长圆锥形，被短柔毛，具细密纵向褶皱；种子卵圆形，扁平，边缘具宽约 1mm 的翅，种毛长约为种子的 4 倍。花期 6 月，果期 11 月。

生境分布： 生长于海拔 2000m 以下的疏林中，分布于我国云南南部和东南部；柬埔寨、印度、老挝、缅甸、尼泊尔、斯里兰卡、泰国、越南。

药用部位： 根

采收加工： 全年可采收，除去杂质，切片，晒干。

性味功效： 苦，凉。清火解毒，消肿止痛。

主治： 咽喉肿痛，口舌生疮，疔疡斑疹，肺热咳嗽。

用法用量： 内服：水煎服，6~50g，或研粉服。

附方

1. **解食物中毒：** 本品、小百解、山慈姑各适量，水煎服。
2. **饮酒过量，恶心呕吐，神志昏迷：** 本品根 50g，研成粉，温开水一次性送服。
3. **解菌子毒：** 本品 50g，将食用后中毒的菌在火上烧糊，与本品根用水同煎煮。每日服 3 次，一般服用 1~2 服即可。

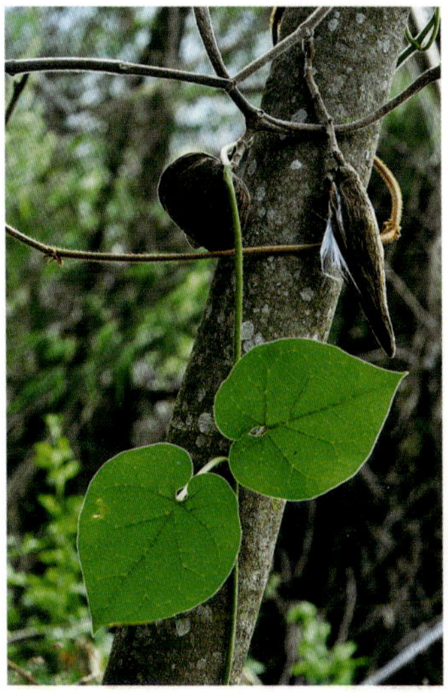

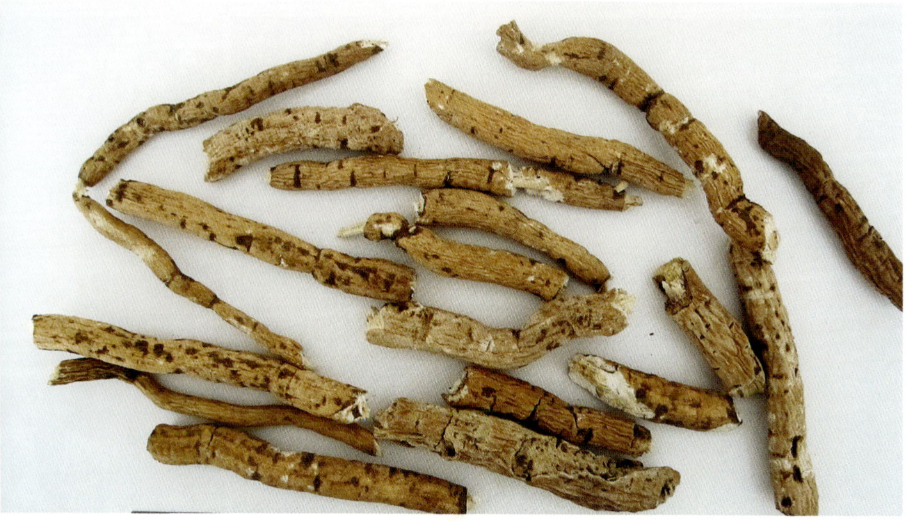

045 大血藤

木通科 大血藤 *Sargentodoxa cuneata* (Oliver) Rehder & E. H. Wilson

佤名： hnu si nbaong [nʰu̯ si ba̯uŋ]（努司暴）

别名： 大活血、红藤、鸡血藤

植物形态： 落叶木质藤本，老茎有时成纵裂。叶互生，为三出复叶，叶柄长 4~11cm，无毛；小叶无毛，干时常红褐色，全缘，顶端短渐尖，顶生小叶菱形或菱状倒卵形，基部楔形，长 4~14cm，宽 3~9cm，小叶柄长 5~10mm；侧生小叶较大，斜卵形，两侧极不对称，基部极度向外侧偏斜，内侧狭楔形，外侧近圆形或截形，几乎无柄。花多数，芳香；雄花黄色或黄绿色，排成长 8~15cm 的下垂。花瓣菱状圆形，极小，长约 1.2mm。总状果序长达 15~20cm。浆果卵圆形，长 7~10mm，肉质，暗蓝色，被白粉；果柄肉质，肥厚，与果同色或红色。花期 4—5 月，果期 6—9 月。

生境分布： 生于海拔（1300~）1600~2000m 的杂木林中。分布于我国陕西、河南及长江以南各省；中南半岛北部（老挝、越南北部）亦有。

药用部位： 茎

采收加工： 全年可采，切片，晒干。

性味功效： 苦、甘，温。补血行气，活血通络。

主治： 月经不调，闭经，贫血，腰腿酸痛，四肢麻木。

用法用量： 内服：水煎服，15~20g，或泡酒服用。

附方

1. **风湿骨痛：** 本品 15g、七叶莲 10g、必然（面瓜七）15g、三条筋 10g、过江龙 10g，水煎服，每日 3 次。
2. **贫血：** 本品 20g、小红参 15g、大红参 15g，水煎服，每日 3 次。
3. **闭经：** 本品 20g、山红稗根 15g、胡椒 3~5 粒，水煎服，每日 3 次。

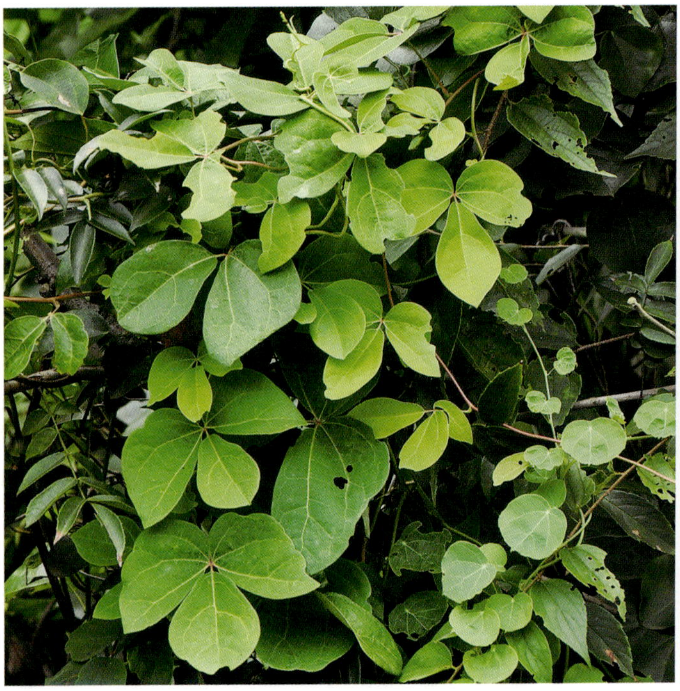

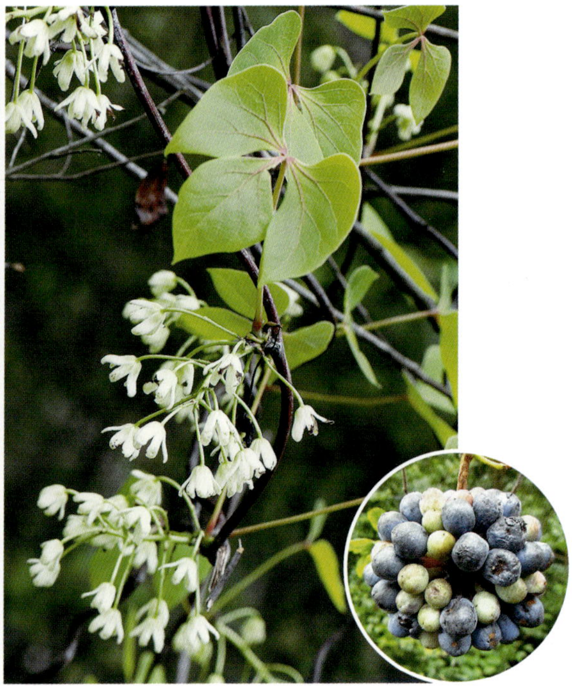

046 大红黄泡

蔷薇科 大乌泡 *Rubus pluribracteatus* L. T. Lu & Boufford

佤名： gon sai mōi raoh [kɔ̱n sa̱i mɔi ra̱uh]（果塞莫娆）

别名： 乌泡

植物形态： 灌木。小枝粗壮，密被黄色绒毛状柔毛和稀疏钩状小皮刺。单叶，叶片较厚，近圆形，直径 7~16cm，基部心形，叶面具柔毛和密集的小突起，背面密被黄灰色或黄色绒毛，边缘 7~9 浅裂，顶生裂片不明显 3 裂，基部有掌状 5 出脉，网脉明显；托叶宽椭圆形或宽倒卵形，较宽，长达 1~1.5cm，先端梳齿状深裂。顶生花序为狭圆锥状或总状花序，较长、大，腋生花序为总状花序或花团集生于叶腋；花序轴和花梗密被黄色或黄白色绢状长柔毛；苞片宽大，长 0.8~1.5cm，掌状条裂，裂片披针形，和托叶均具长柔毛；花直径 1.5~2.5cm；花瓣白色。果实红色，球形，直径达 2cm。花期 4—6 月，果期 8—9 月。

生境分布： 生于海拔 350~2700m 的山坡及沟谷林内或林缘、灌丛中。分布于我国云南、贵州、广西、广东；越南、老挝、泰国、柬埔寨亦有。

药用部位： 根、全株

采收加工： 全年可采收，晒干或鲜用。

性味功效： 苦，凉。清热利湿，止血接骨，消炎止痛。

主治： 肠炎，痢疾，感疾，感冒发热，风湿骨痛，骨折。

用法用量： 内服：水煎服，15~30g。外用：鲜品捣烂敷患处，也可直接煎煮取药水洗患部。

附方

1. **月经不调：** 本品根 30g、狗屎萝卜根 30g、红菊花 15g，水煎服，每日 3 次。
2. **肝炎：** 本品根 30g、羊耳菊 15g、响铃草 10g，水煎服，每日 2 次。
3. **牙痛：** 本品根适量，红糖少量为引，水煎服，每日 2 次。

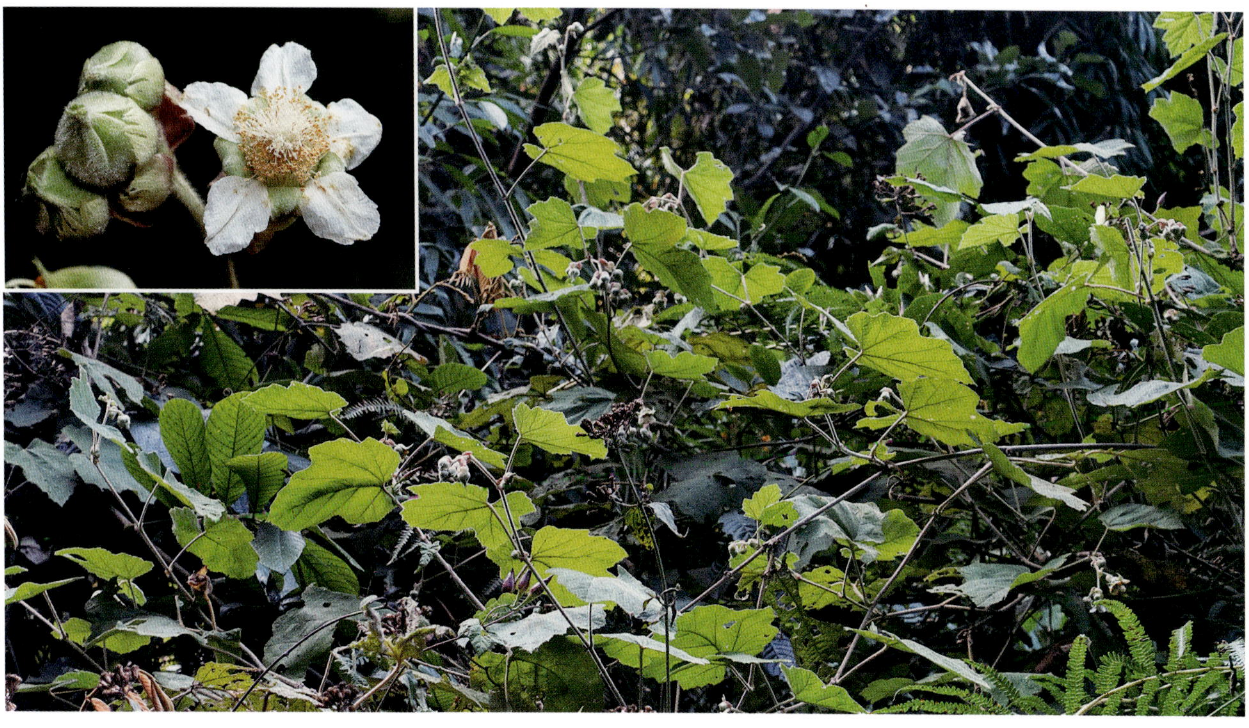

047 大麦

禾本科 大麦 *Hordeum vulgare* Linnaeus

佤名： hngoux ja haeg [ŋʰo̰ʔ tɕa̰ ha̰ɯk]（苟加横）

别名： 三月黄、麦芽、生麦芽

植物形态： 一年生草本。秆粗壮，直立，丛生，高 50~100cm，光滑无毛。叶鞘疏松包茎，无毛或基部被柔毛；叶耳披针形；叶舌膜质，长 1~2mm；叶片扁平，长 10~25cm，宽 6~20mm。穗状花序长 3~10cm（芒除外），每节着生 3 枚完全能育的小穗，略呈四棱或六棱形，粗壮，排列紧密；小穗通常均无柄，均能育，长 1~1.5cm（芒除外）；颖片线形至线状披针形，常被短柔毛，先端常延伸成芒；外稃背部无毛，具 5 条脉，先端延伸成长芒，芒粗壮，扁平，边缘粗糙，长 8~15cm；内稃与外稃等长。颖果成熟后黏着内稃而不易脱落。

生境分布： 我国南北各地栽培。

药用部位： 颖果

采收加工： 4—5 月果实成熟时采收，晒干，或经发芽干燥而成麦芽。

性味功效： 甘，平。和胃，宽肠，利水，回乳。

主治： 食滞泄泻，小便淋痛，水肿，烫火伤，乳汁不收。

用法用量： 内服：水煎服，30~60g，或研末。外用：炒研调敷或水煎外洗。

附方

1. **产后乳胀：** 取本品麦芽适量，文火慢炒至金黄色，研成粉末，每次 25g，用温水冲服，每日 2 次。
2. **火烧伤，水烫伤：** 取本品麦芽适量，文火慢炒至黑色，研为粉末，于伤口撒上药末，或以香油调均匀涂敷患处。
3. **腰椎病，颈椎病：** 取本品麦粉和黑胡椒粉各 0.5g，兑风湿药酒水和面，外包患处，24h 换 1 次药。

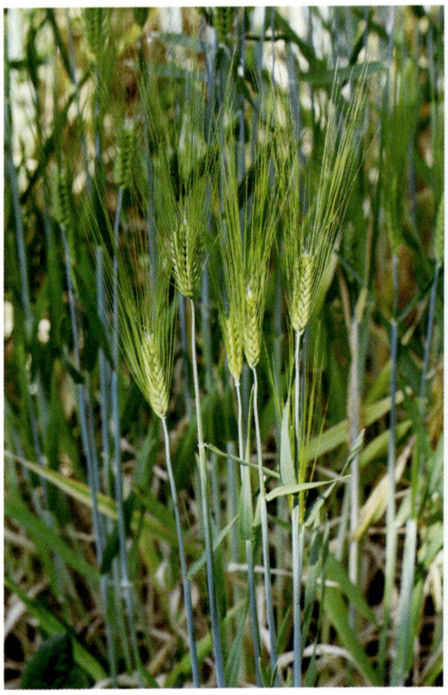

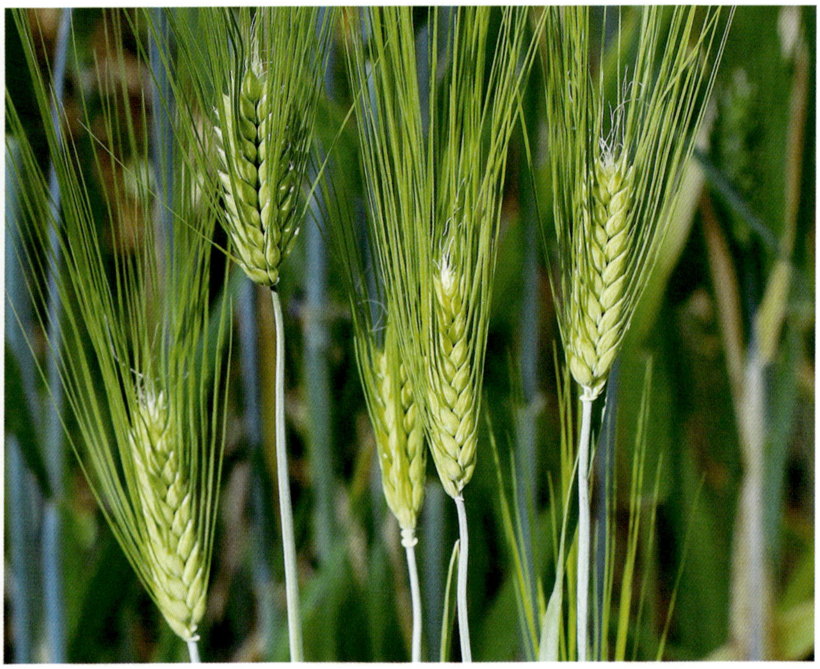

048 大拔毒

锦葵科 黄蜀葵 *Abelmoschus manihot* (Linnaeus) Medikus

佤名： dāi jeix grag [tai tɕe̠ʔ kra̠k]（呆介尴）

别名： 黄葵、秋黄葵

植物形态： 一年生或多年生草本，疏被长硬毛。叶5~9条掌状深裂，直径约15~30cm，裂片长圆状披针形，长8~18cm，宽1~6cm，两面疏被长硬毛；托叶披针形，长1~1.5cm。花大，腋生，单生，常生于枝端；小苞片4~5枚，卵状披针形，长15~25mm，疏被长硬毛；萼片佛焰苞状，5裂，近全缘，较小苞片略长，被柔毛，果时脱落；花冠直径约12cm，淡黄色，中央紫色；雄蕊柱长1.5~2cm，花药近于无柄；柱头紫黑色，匙状盘形。蒴果卵状椭圆形，长4~5cm，直径2.5~3cm，被硬毛；种子多数，肾形，被柔毛组成的条纹多条。

生境分布： 常见于山谷、草丛间。分布于我国河北、山东、河南、陕西、湖北、湖南、四川、贵州、云南、广西、广东、福建等地；印度亦有。

药用部位： 根、种子、全株

采收加工： 根：全年可采收，根部洗净，切片，晒干。种子：秋季果实成熟时采收。

性味功效： 苦，寒。解毒消肿，排脓生肌，润燥滑肠。

主治： 全株：腮腺炎，乳腺炎，疮毒，皮肤病。根、种子：疮疖脓肿。

用法用量： 内服：水煎服，10~20g。外用：鲜品捣烂敷患处。

附方

1. **疮、痈、疖肿：** 本品鲜品，捣烂外包患处。
2. **乳腺炎，乳腺增生：** 本品研粉，温开水调外擦患处。
3. **荨麻疹：** 本品10g，水煎服或鲜叶水煎外洗患处。

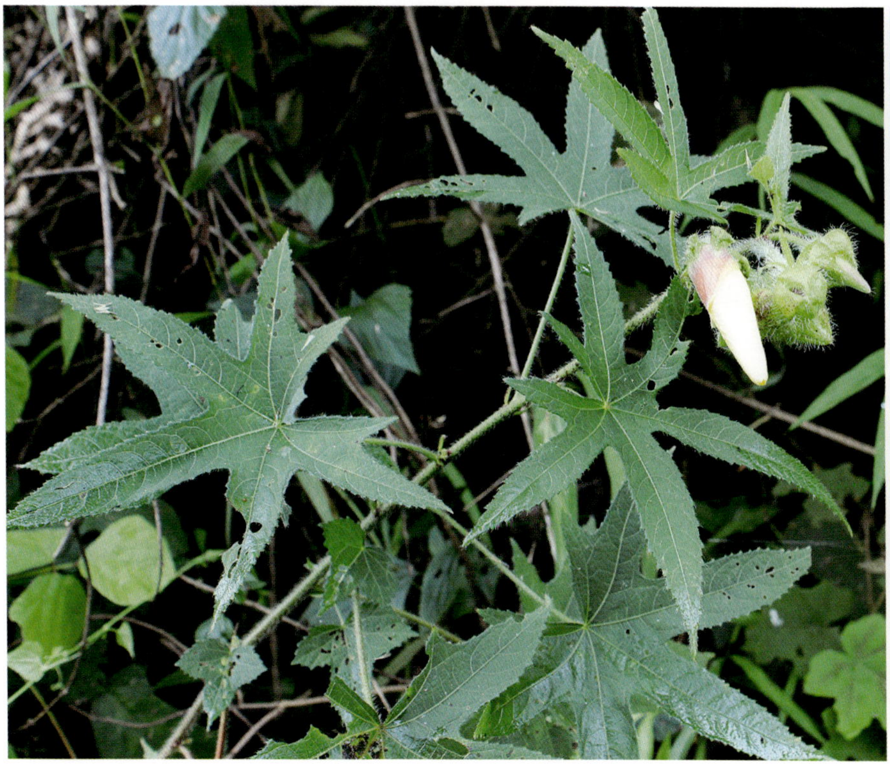

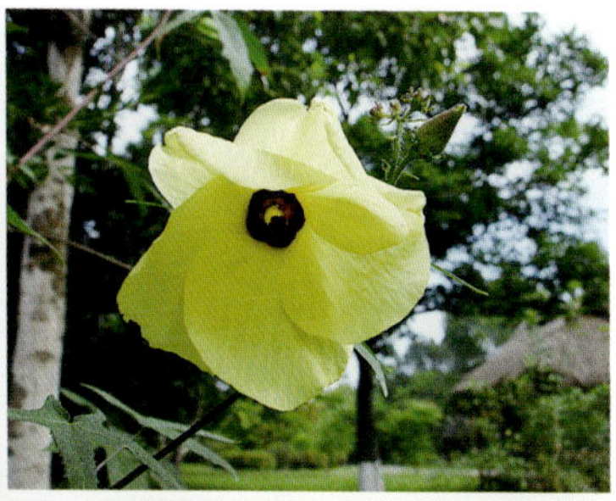

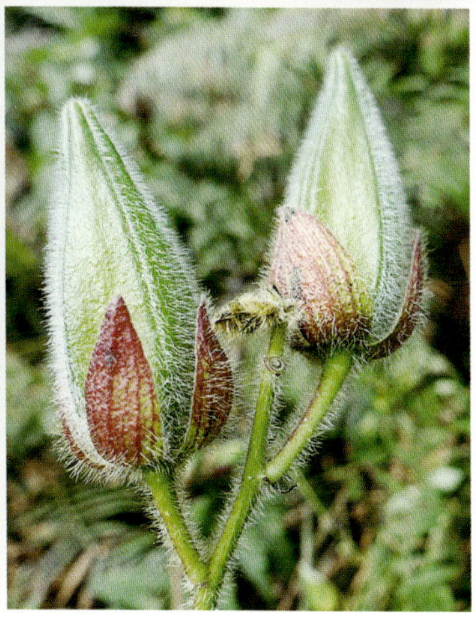

049 大果榕

桑科 大果榕 *Ficus auriculata* Loureiro

佤名： kaox blaog dīng [kʰa̱uʔ pla̱uk tiŋ]（栲饱顶）

别名： 馒头果、木瓜榕

植物形态： 灌木或小乔木。叶互生，厚纸质，广卵状心形，长 15~55cm，宽 13~27cm，基生叶脉 5~7 条；叶柄长 5~8cm，粗壮；托叶三角状卵形，长 1.5~2cm，紫红色。榕果簇生于老茎，大梨形或扁球形至陀螺形，直径 3~5cm，具明显的纵棱 8~12 条，幼时被白色短柔毛，成熟时红褐色，顶生苞片三角状卵形，4~5 轮排列成莲座状，基生苞片卵状三角形，基部收缢或不收缢成柄，总梗长 4~6cm，粗壮，被毛；雄花和瘿花生雄株榕果内壁。瘦果有黏液。花期 8 月至翌年 9 月，果期 5—8 月。

生境分布： 生于海拔 50~1500（~2000）m 的热带、亚热带沟谷林中。分布于我国云南；喜马拉雅诸国（巴基斯坦以东）至印度、泰国、马来西亚亦有。

药用部位： 果脐

采收加工： 夏、秋季采收，晒干或鲜用。

性味功效： 甘，微温。收涩固脱。

主治： 脱肛。

用法用量： 内服：水煎服，50~100g。

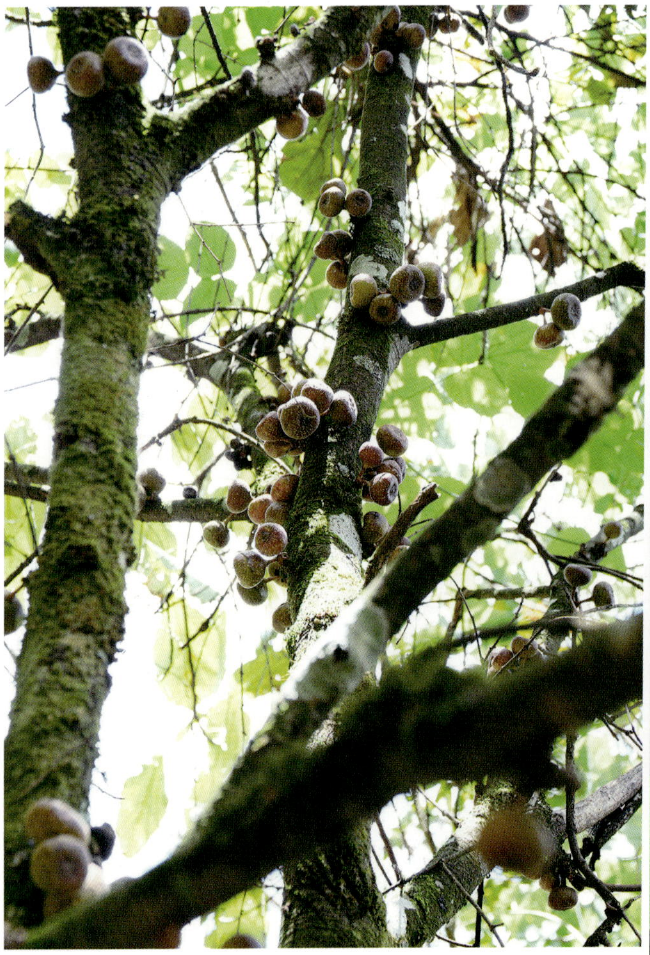

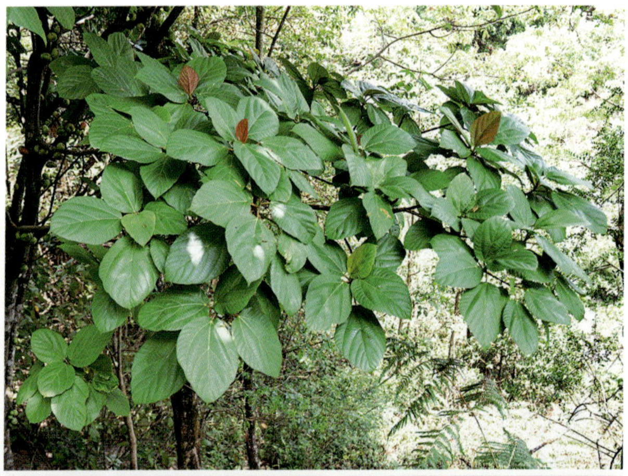

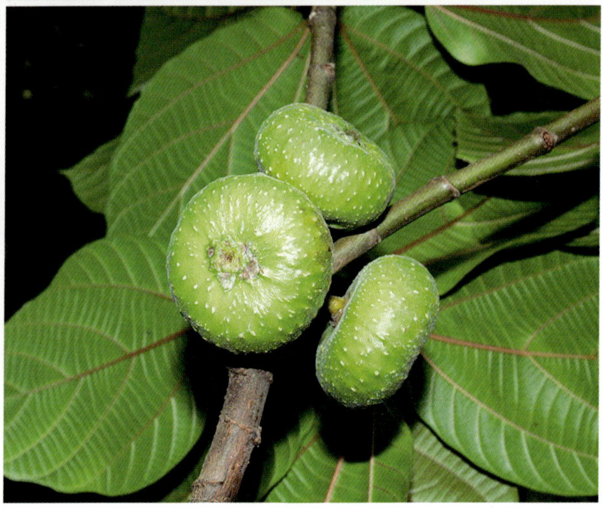

050 大树甘草

茜草科 裂果金花 *Schizomussaenda dehiscens* (Craib) H. L. Li

佤名： dāi nyīa bāing dīng [tai n̥ia pai̠ŋ tiŋ]（呆椏白顶）

别名： 树甘草、长玉叶金花

植物形态： 灌木。叶纸质，倒披针形、长圆状倒披针形或卵状披针形，长 10~20cm，宽 2.5~6cm，先端渐尖或短尖，基部楔形，侧脉约 10 对，两面均明显；叶柄长 1~2cm，被糙伏毛；托叶 2 深裂，长约 4mm，被毛。聚伞花序顶生，圆锥花序状，常宽大而多花，下部总花梗长达 9cm；花近无梗；花叶卵状披针形、宽卵形或卵形，先端短尖或钝，基部楔形或渐尖，长达 9cm，宽 6.5cm；花冠金黄色，冠管长 1.8cm，外面被黄褐色贴伏硬毛，内面近喉部密被黄色棒形毛，花冠裂片 5 枚，宽倒卵形。蒴果倒卵形或陀螺形，长 0.8~1cm，顶部室间开裂。花期 5—10 月，果期 7—12 月

生境分布： 生于海拔 130~1300m 处的山顶、山坡、山谷、溪边的林中或灌丛。分布于我国云南、广西、广东；越南、老挝、泰国亦有。

药用部位： 根、茎

采收加工： 全年均可采挖，切片，晒干。

性味功效： 甘，平。清热解毒，消炎利尿。

主治： 气管、支气管炎，肺热咳嗽，咽喉炎，扁桃体炎，肾炎性水肿，尿路感染。

用法用量： 内服：水煎服，干品 25~50g，或用开水泡内服。

附方

1. **感冒：** 本品 5g、大发散 50g、黑升麻 10g、木姜子 15g、叶子兰 10g，水煎煮即可。每日 3 次，每次 20g，3 日为一个疗程。
2. **咽炎：** 本品 40g、大树黄连 20g、鱼子兰 30g，水煎服，每日 3 次，9 日为一疗程 。

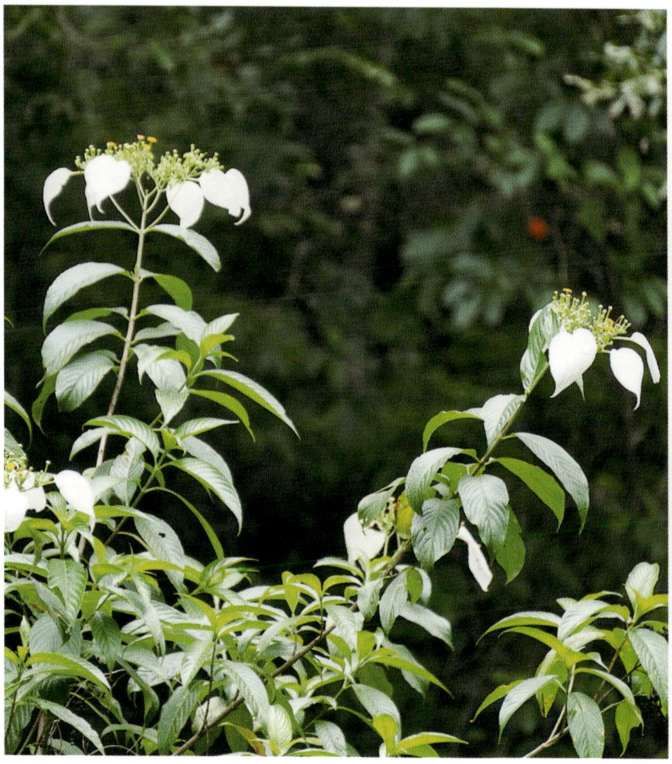

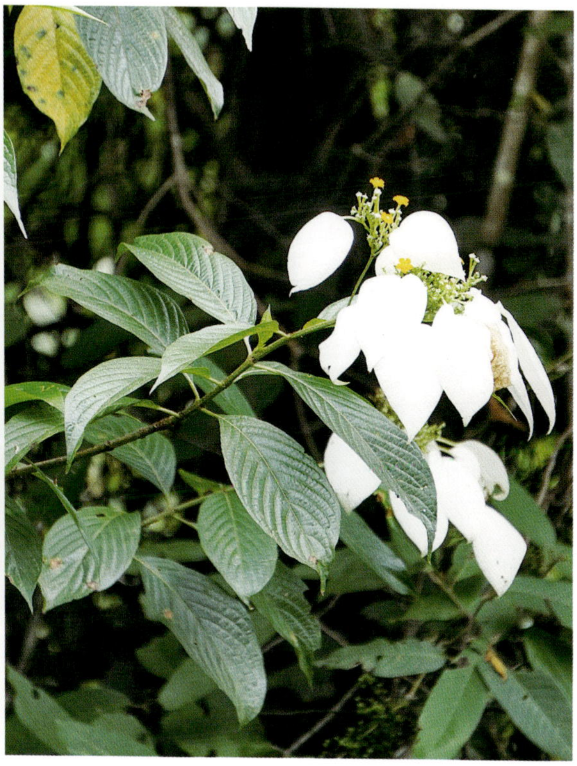

051 大树理肺散

夹竹桃科 糖胶树 *Alstonia scholaris* (Linnaeus) R. Brown

佤名： kaox njāong bied [k^ha̱uʔ ȡauŋ pɛ̱t]（栲种别）

别名： 鸭脚树、盆架树

植物形态： 大乔木；枝轮生，有乳汁，无毛。叶3~8片轮生，倒卵状长圆形、倒披针形或匙形，少数有椭圆形或长圆形，长7~28cm，宽2~11cm，顶端圆形、钝或微凹，少数有急尖或渐尖，基部楔形，无毛；侧脉每边25~50条，密生而平行。花白色，多朵组成稠密的聚伞花序，花序顶生，被柔毛；花冠高脚碟状，冠筒长6~10mm，中部以上膨大，内面被柔毛，冠片长圆形或卵状长圆形，长2~4mm；雄蕊着生冠筒的膨大处；花盘杯状；子房密被柔毛。果线形，长20~57cm，直径2~5mm。花期6—11月，果期10月至翌年4月。

生境分布： 生于海拔650m以下的丘陵山地疏林中或水沟边。我国云南、台湾、广东、广西等地栽培；印度、斯里兰卡、缅甸、越南、柬埔寨、泰国、菲律宾、马来西亚、印度尼西亚和澳大利亚等地亦有。

药用部位： 树皮、叶、嫩枝、根

采收加工： 全年可采收，树皮晒干。

性味功效： 苦、微涩，凉。有小毒。止咳，平喘，消炎。

主治： 气管炎，支气管炎，咳嗽哮喘，百日咳，肺结核。

用法用量： 内服：水煎服，10~20g。

附方

1. **感冒咳嗽：** 本品树皮5~10g、小狗响铃根50g、马鞭草根30g，蜂蜜适量，水煎服，每日3次。
2. **急性气管炎，呼吸道感染咳嗽：** 本品树皮10g，红糖适量，水煎服，每日2次。
3. **肺结核：** 本品树皮15g、百部10g、叶子兰5g，冰糖少许，水煎服，每日3次。

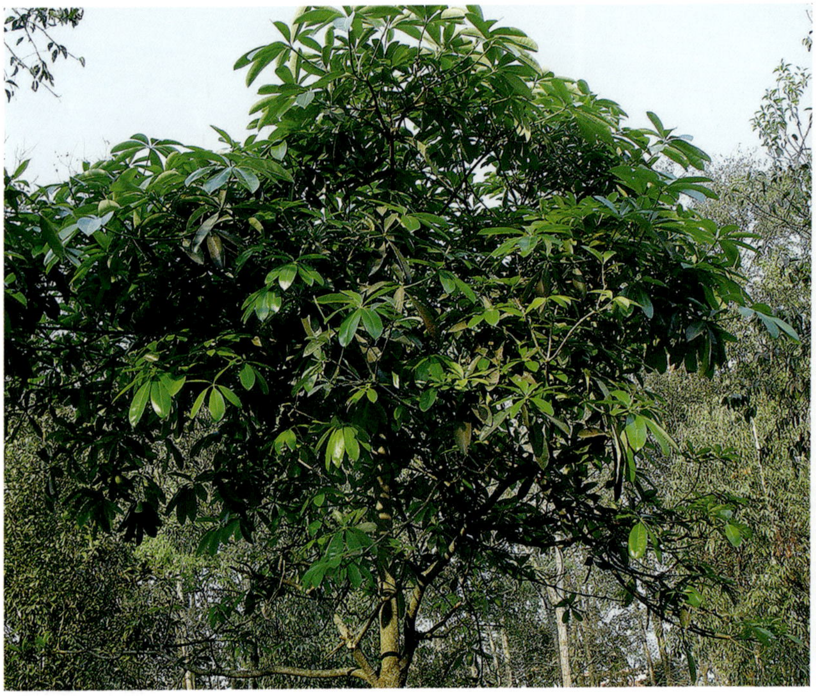

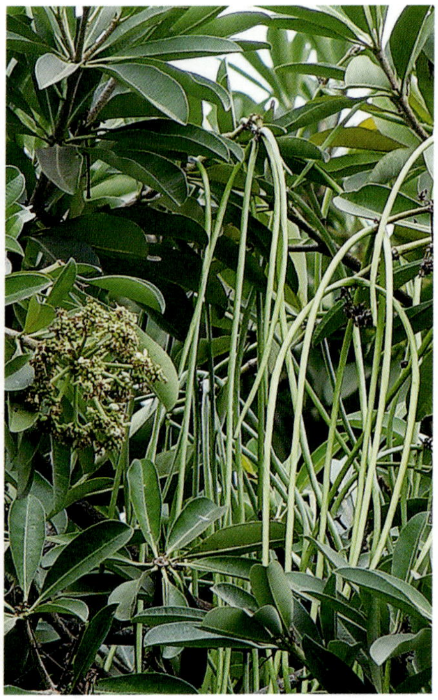

052 大树跌打

桑科 假鹊肾树 *Streblus indicus* (Bureau) Corner

佤名： kaox riex rang [k^{h}a̰uʔ rɛ̰ʔ ra̰ŋ]（栲惹然）

别名： 锻鹊肾树、止血树

植物形态： 无刺乔木或小乔木，有乳状树液。叶纸质，排为两列，椭圆状披针形，幼枝之叶狭椭圆状披针形，长 7~15cm，宽 2.5~4cm，全缘，两面均光亮，无毛。花雌雄同株；雄花腋生，为蝎尾状聚伞花序，总花梗长约 6mm，被微柔毛；花白色微红，苞片 3 枚，花被片 5 枚，覆瓦状排列；雌花单生叶腋或生于雄花序上，总花梗长 1~1.5cm；苞片 3~4 枚，花被片 4~5 枚。核果球形，直径约 1cm，中部以下渐狭，基部一边肉质，为增大的花被片包围。花期 10—11 月。

生境分布： 生于海拔 650~1500m 的林中或阴湿地区。分布于我国云南、广东、海南、广西；印度、泰国亦有。

药用部位： 树皮

采收加工： 全年可采收，去粗皮晒干，碾粉或随采随用。

性味功效： 苦、辛，温。消炎止血，镇痛祛瘀，接骨。

主治： 消化道出血，外伤出血，跌打骨折，风湿痛。

用法用量： 内服：研末，15~25g，开水送服。外用：鲜品捣碎包敷患处。

附方

1. **粉碎性骨折：** 本品 50g、类梧桐 40g、鱼子丸 40g、泽兰 30g、桐子树皮 40g、白花丹 20g、大力丸皮 30g，以上药均为鲜品，捣碎拌匀火上加热，生熟各半加白酒少许，包敷患处，2 日换 1 次。（备注：骨头对好位后再包药，疗效显著。）
2. **骨折增生：** 本品树皮 20g、血满草根皮 20g、白花丹鲜叶 20g、红花丹鲜品 20g、重楼 30g、姜黄 10g，以上药均捣烂，敷于患处。7 天换一次药，21 天为一个疗程。

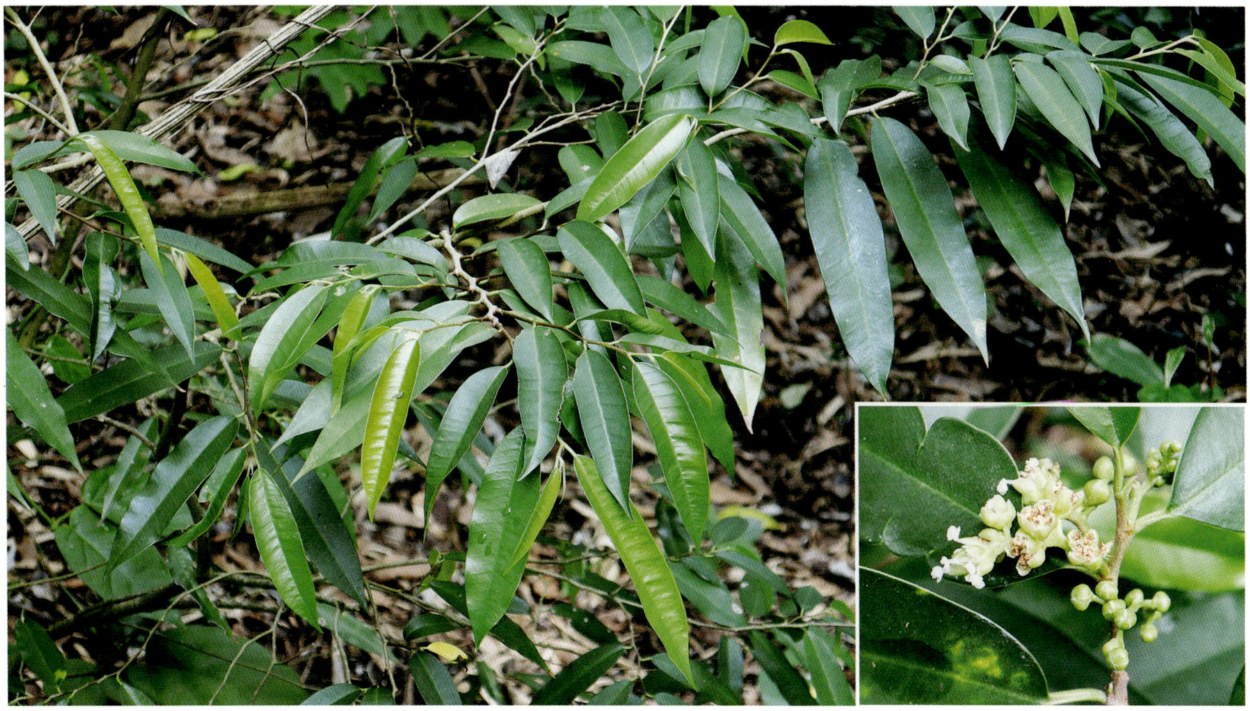

053 大剑叶木

百合科 矮龙血树 *Dracaena terniflora* Roxburgh

佤名： njāong noung [ʥauŋ no̤ŋ]（种浓）

别名： 竹节兰

植物形态： 小灌木，高小于 1m，具粗厚的根。茎不分枝或有时稍分枝，有疏的环状叶痕。叶生于茎上部或顶端，彼此有一定距离，椭圆形或椭圆状披针形，中脉稍明显，有柄。总状花序顶生；花每 1~3 朵着生；花梗关节上部。浆果直径 10~13mm，具 1~3 颗种子。花期不详，果期 8 月。

生境分布： 生于海拔 1050m 的密林下。产于我国云南南部。

药用部位： 根

采收加工： 秋、冬季采收挖，洗净，切片，晒干备用。

性味功效： 甜、气香，温。补肾壮阳。

主治： 肾虚、早泄。

用法用量： 内服：水煎服，15~50g，或泡酒内服。

附方

1. **肾虚，强身健体，增强免疫：** 本品泡水当保健茶饮。
2. **肾炎，肾虚：** 本品 30g、大红黄泡根 20g、盾翅藤 30g，水煎服，酒为引，每日 1 剂，每日 3 次，9 日为 1 个疗程。
3. **阳痿：** 本品 50g、锅铲叶 30g、三条筋 25g、茜草 25g、草果 7 个，泡酒 1000mL，7 日后服用，每日 3 次，一次 30mL，9 日一个疗程。

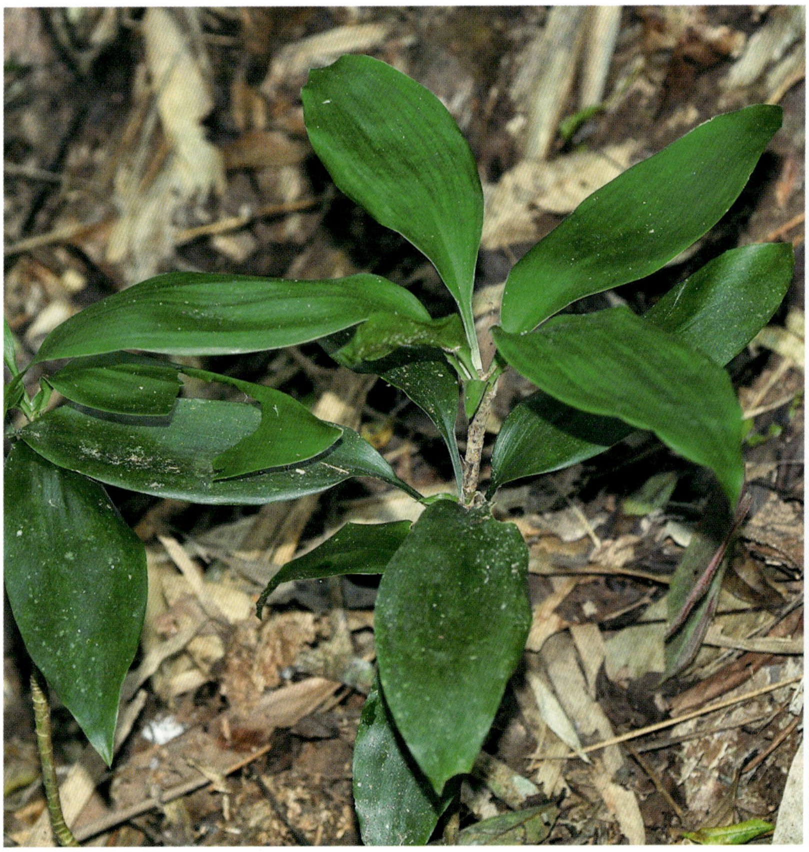
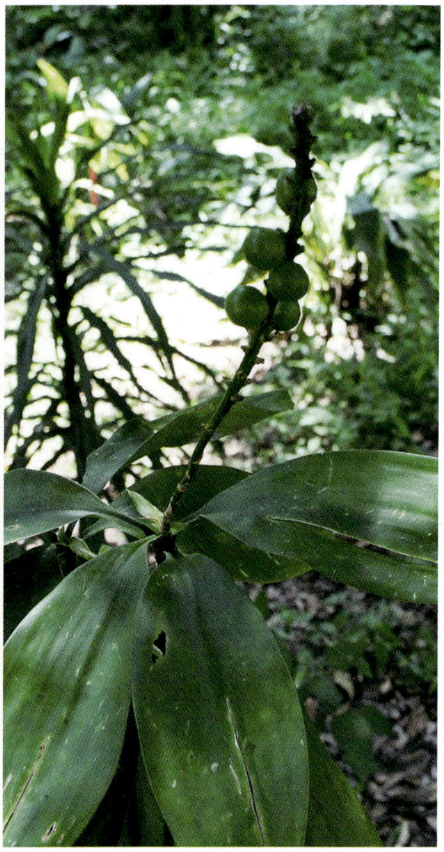

054 大胖菜

菊科 野茼蒿 *Crassocephalum crepidioides* (Bentham) S. Moore

佤名： daex lon mgōng [taɯʔ lɔn gɔŋ]（德轮公）

别名： 革命菜、满天飞

植物形态： 一年生草本，高 20~120cm。茎直立，无毛。叶质薄，椭圆形或长椭圆形，长 7~12cm，宽 4~5cm，先端渐尖，边缘有粗齿或重齿，基部楔形，两面无毛；叶柄长 2~2.5cm。头状花序数个，排列成伞房花序；总苞筒状，长 10~12mm，宽 8~10mm，基部具多数小外苞片；总苞片 1 层，线状披针形，宽 1.5mm，先端有簇状毛尖，边缘膜质。小花多数，细管状，花冠长 8~12mm，红褐色或橙黄红色。瘦果狭圆柱形，赤红色，具肋，被毛；冠毛长 8~12mm，白色。花期 7—12 月。

生境分布： 生于海拔 330~4000m 的山坡、水边、沟谷林缘、山顶石缝中。分布于我国云南、西藏、四川、贵州、湖北、湖南、江西、福建、广西、广东；热带亚洲和非洲亦有。

药用部位： 全草

采收加工： 秋季采收，鲜用或切段，晒干。

性味功效： 辛，平。助消化，健脾消肿。

主治： 感冒，胃胀痛，消化不良，脾虚水肿。

用法用量： 内服：水煎服，20~30g，或鲜品水煎服。外用：取鲜品水煎，清洗患处。

附方

1. **烫伤，皮肤瘙痒：** 本品鲜品适量水煎外洗患处。
2. **痢疾：** 本品根 10~20g，水煎后药汁调入少许食盐内服。
3. **提高食欲：** 本品鲜品洗净拌臭豆豉食用。

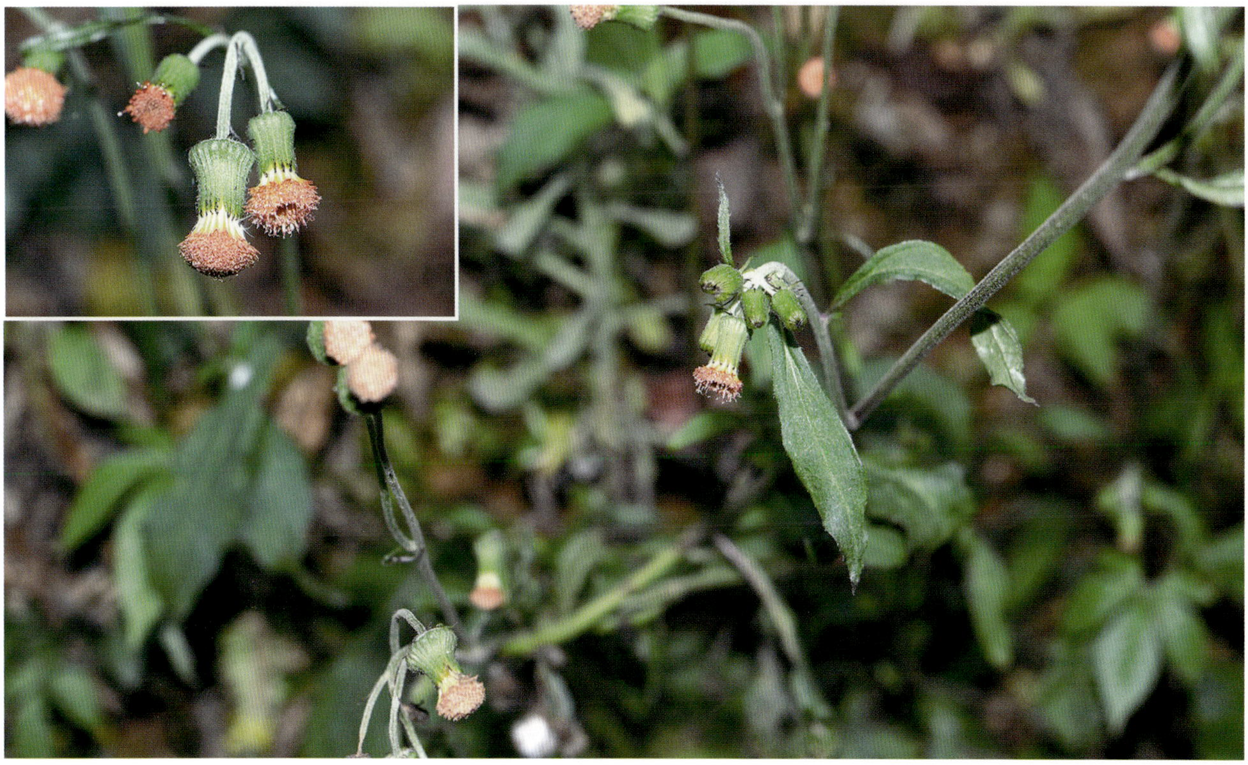

055 大将军

桔梗科 密毛山梗菜 *Lobelia clavata* F. E. Wimmer

佤名： ngeix beix dīng [ŋe̱ʔ pe̱ʔ tiŋ]（聂背顶）

别名： 白毛大将军、大将军、野烟

植物形态： 高大草本，可达 3m，多分枝，茎管状圆柱形，密被微柔毛。叶无柄，基生叶匙形、长倒披针形，茎生叶长圆状倒卵形，长 8~11（~30）cm，宽 2.5~6cm，先端锐尖，基部狭楔形；最上部的为长圆状披针形，向上渐次成披针形的苞片。总状花序近单面向，顶生，密被微柔毛；花柄长 1cm，上端具 2 枚小苞片；花萼裂片近线形，长 13mm，锐尖，有时具疏离的细齿，开展；花冠白色，被微柔毛，长 32mm。蒴果近球形，长 6~8mm，宽 5~8mm。花、果期 12 月至翌年 4 月。

生境分布： 生于海拔 540~2000m 的山坡湿润草地、路边。分布于我国云南、贵州；缅甸亦有。

药用部位： 根、叶

采收加工： 夏、秋季采收，洗净，烫灰炮制，切片，晒干或鲜用。

性味功效： 辛，凉。有毒。消炎，止痛，解毒，祛风，杀虫。

主治： 风湿性关节炎，跌打损伤，蛇伤，痈肿。

用法用量： 内服：水煎服，6~9g，鲜品 15~24g。外用：鲜品热火灰烧后捣烂外敷患处。

附方

1. **疮痈：** 本品鲜品适量放入火灰中烫制后捞出，捣烂外敷患处。
2. **扭伤：** 本品配断肠草、马鹿草、老瓦草各适量，捣烂外敷患处。
3. **解毒：** 本品根配扫把根、茄子根、蚕豆根等味药水煎外洗，每日 1 次。

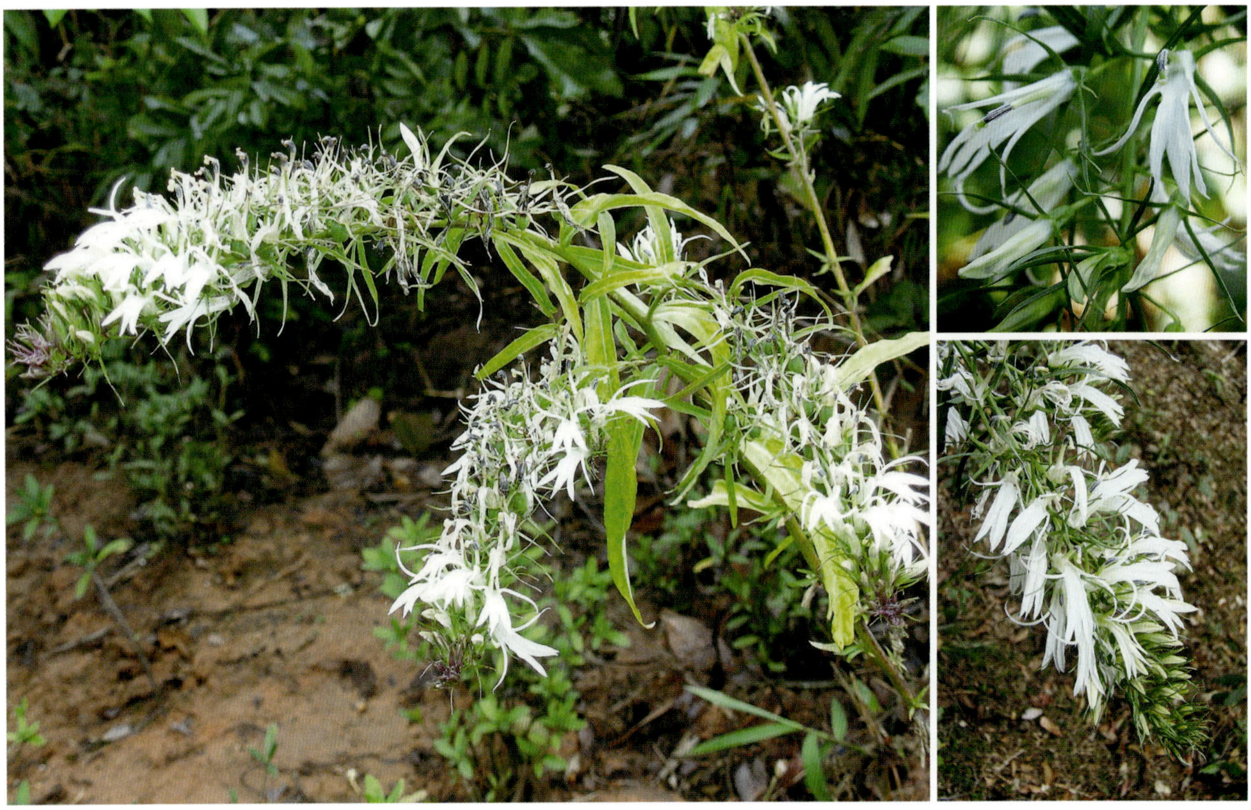

056 大狼杷草

菊科 大狼杷草 *Bidens frondosa* Linnaeus

佤名： kaox jiag nyia [kʰa̱uʔ tɕi̱ak n̥ia]（栲占娘）

别名： 接力草、仙鹤草、婆婆针

植物形态： 一年生草本。叶对生，具柄，为一回羽状复叶，小叶3~5枚，披针形，长3~10cm，宽1~3cm，先端渐尖，边缘有粗锯齿，通常背面被稀疏短柔毛，至少顶生者具明显的柄。头状花序单生于茎端和枝端，连同总苞苞片直径12~25mm，高约12mm。总苞钟状或半球形，外层苞片5~10枚，通常8枚，披针形或匙状倒披针形，叶状，边缘有缘毛，内层苞片长圆形，长5~9mm，膜质，具淡黄色边缘，无舌状花或舌状花不发育，极不明显，筒状花两性，花冠长约3mm，冠檐5裂；瘦果狭楔形，长5~10mm，顶端芒刺2枚。花期8—9月。

生境分布： 生于田野湿润处。原产北美，现我国云南、贵州、上海等地逸为野生。

药用部位： 全草

采收加工： 6—9 月采收，洗净，切段，晒干。

性味功效： 苦，平。补虚清热。

主治： 呼吸道感染，咽喉肿痛，感冒，急性阑尾炎，黄疸型肝炎，胃肠炎，痢疾，风湿性关节炎，疟疾。外用：疔疮，蛇伤，跌打肿痛。

用法用量： 内服：水煎服，15~30g。

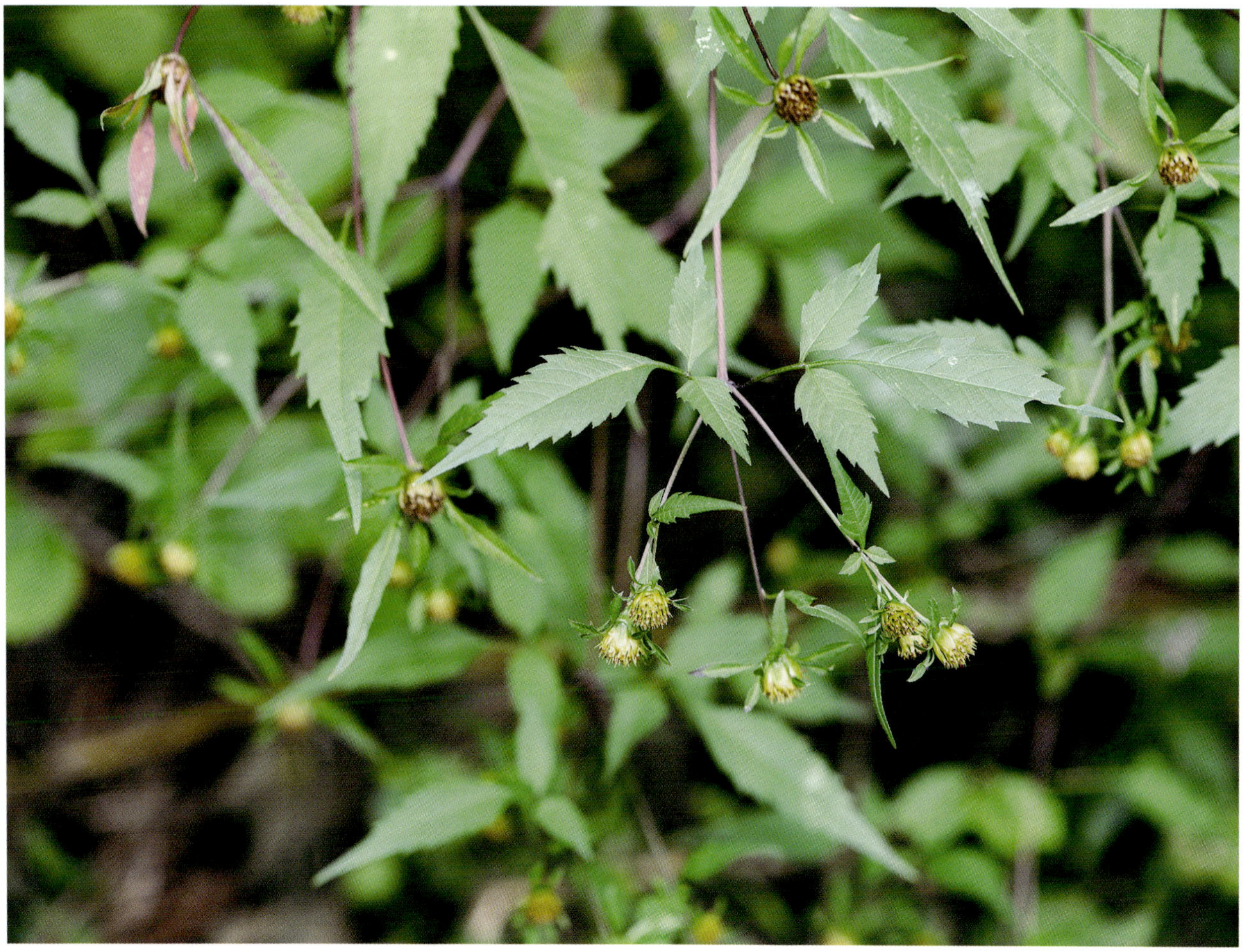

057 大理糙苏

唇形科 大理糙苏 *Phlomis franchetiana* Diels

佤名： bū pu siah [pu p^{h}ṵ si̱ah]（补朴下）

植物形态： 多年生草本，茎多分枝，四棱形，密被污黄色星状短柔毛。茎生叶卵形或阔卵形，长 3.5~18cm，宽 1.7~11.5cm，主茎上部及侧枝的较小，基部心形，上面被中枝较长的星状短硬毛、背面密被星状疏柔毛；苞叶卵形，长 1.5~4cm，宽 0.7~2.3cm，较花序为长，毛被同茎生叶。轮伞花序有 4~14 朵花、1~4 轮，生于茎、枝上部；苞片极短，长 1~1.5mm，或近于无。花萼管状，长约 10mm，齿长约 1mm，先端具小刺尖。花冠紫色，长约 1.4cm，被绢状短绒毛。雄蕊内含毛，花丝被长毛，后对花丝基部在毛环上具向上反折的距状附属器。小坚果无毛。

生境分布： 生于海拔 2500m 左右的山坡草地上。分布于云南。

药用部位： 全草

采收加工： 全年均可采收，晒干。

性味功效： 调经活血，消炎。

主治： 缺乳，乳腺炎，闭经。

用法用量： 内服：水煎服。

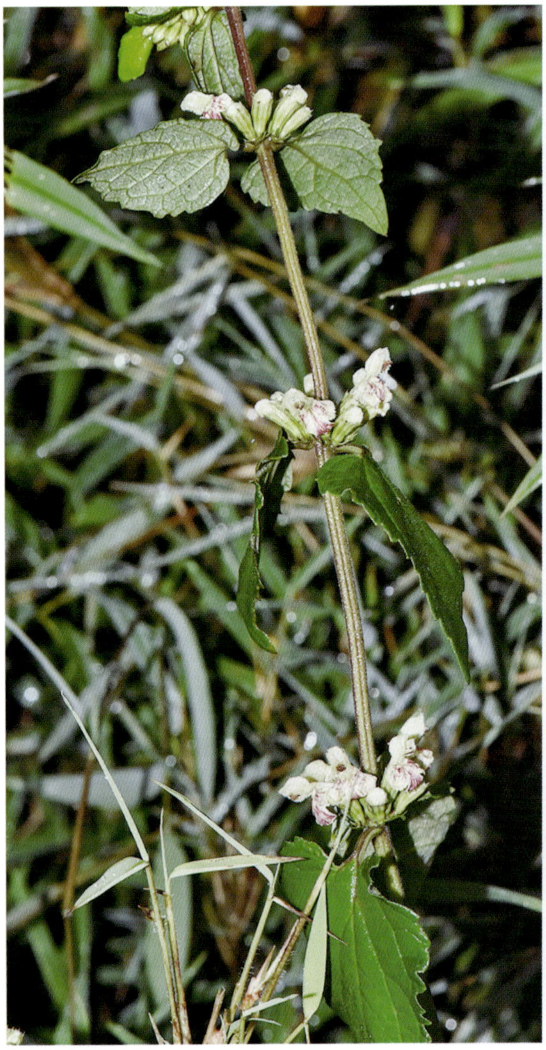
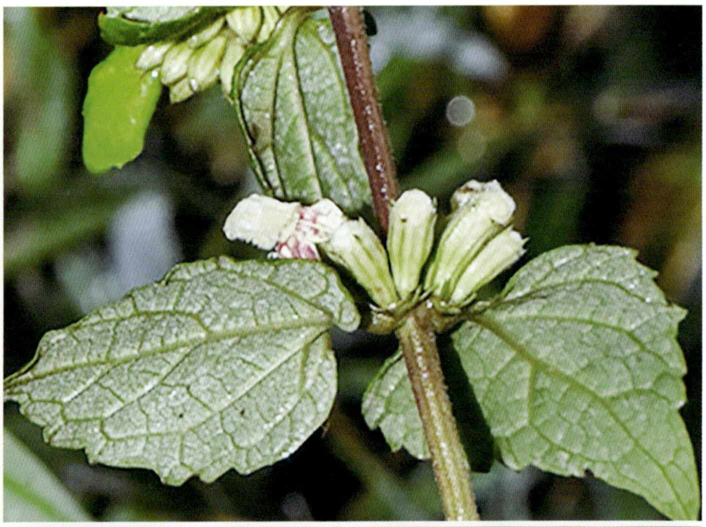
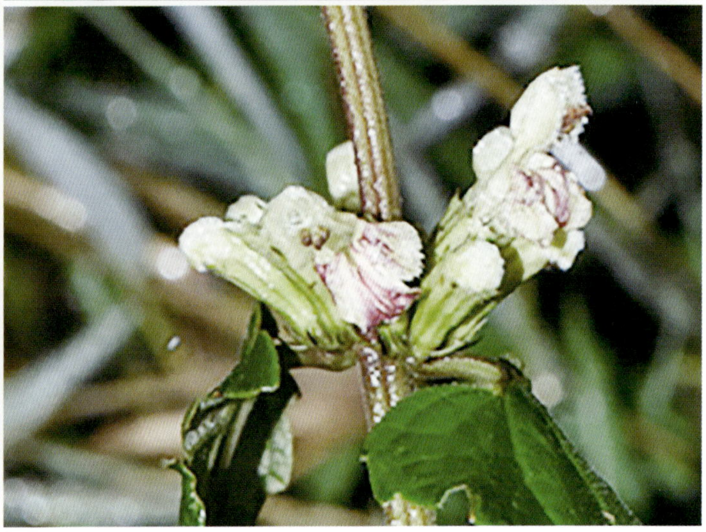

058 大接骨

爵床科 黑叶小驳骨 *Justicia ventricosa* Wallich ex Hooker

佤名： kaox nīah noung [kʰa̱uʔ niah no̱ŋ]（栲娘浓）

别名： 大驳骨、大接骨丹

植物形态： 多年生，直立，粗壮草本或亚灌木，高约 1m，除花序外全株无毛。叶片纸质，椭圆形或倒卵形，长 10~17cm，宽 3~6cm，先端短渐尖或急尖，基部渐狭，干时草黄色或绿黄色，常有颗粒状隆起，中脉粗大，腹面稍凸，背面呈半柱状凸起，侧脉每边 6~7 条，两面近同等凸起，在背面半透明；叶柄长 0.5~1.5cm。穗状花序顶生，密生；苞片大，覆瓦状重叠，阔卵形或近圆形，长 1~1.5cm，宽约 1cm，被微柔毛；花萼裂片披针状线形，长约 3mm；花冠白色或粉红色，长 1.5~1.6cm，上唇长圆状卵形，下唇浅 3 裂。蒴果长约 8mm，被柔毛。花期冬季。

生境分布： 生于近村的疏林下或灌丛中，野生或栽培。分布于我国云南、广东、海南、香港；越南至泰国、缅甸亦有。

药用部位： 全株

采收加工： 全年可采收。

性味功效： 辛、微酸，平。活血散瘀，祛风除湿。

主治： 骨折，跌打损伤，风湿性关节炎，外伤出血。

用法用量： 内服：水煎服，15~20g，或泡白酒服用。外用：捣烂拌白酒外敷。

附方

1. **骨折：** 本品鲜品，配小接骨、散血丹、三不怕、隔夜找娘等鲜品适量，捣烂拌白酒炒热外包患处。
2. **风湿性关节炎：** 本品 20g、小接骨 15g、必然（面瓜七）15g、松叶防风 10g、松寄生 10g，水煎服，每日 3 次。

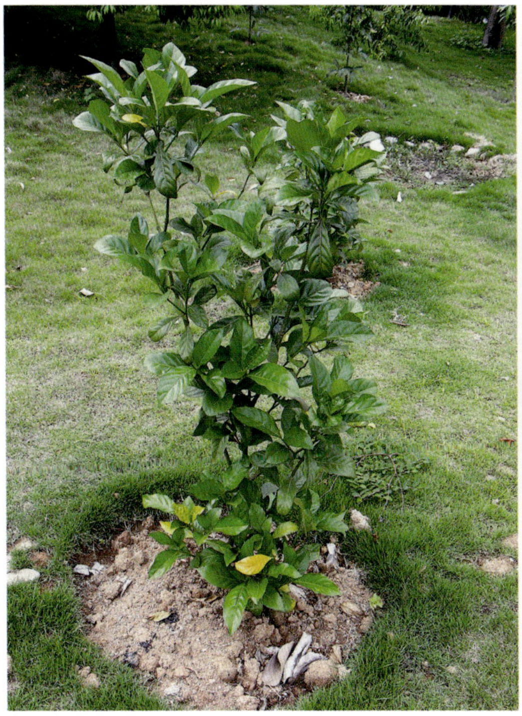

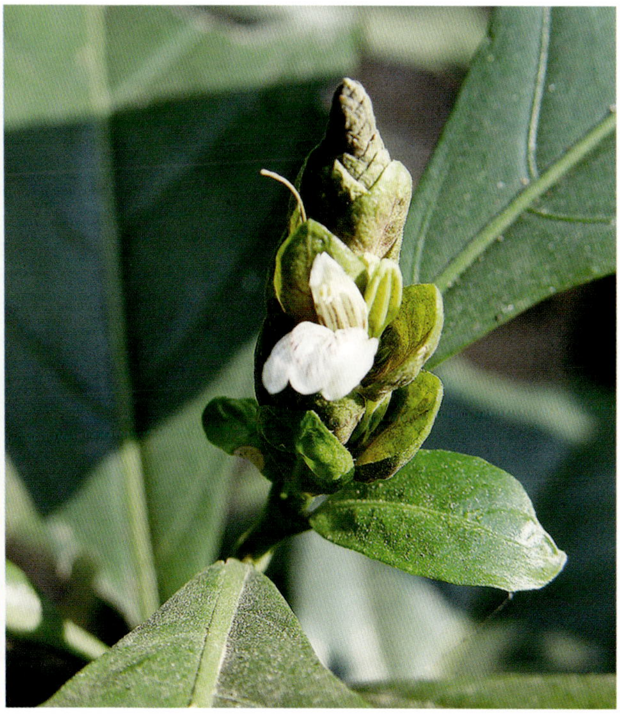

059 大黄连刺

小檗科 粉叶小檗 *Berberis pruinosa* Franchet

佤名： kaox tu siah [kʰa̱uʔ tʰu̱ si̱ah]（栲土下）

别名： 三颗针、刺黄连、大黄连

植物形态： 灌木；枝棕灰色或棕黄色，密被黑色小疣点；刺三叉状，粗壮，与枝同色，长2~3.5cm。叶硬革质，灰绿色，椭圆形、倒卵形或披针形，长2~6cm，宽1~2.5cm，先端钝尖或短渐尖，基部楔形，边缘微向背反卷，常具1~6齿，偶有全缘，叶面光亮，背面被白粉；近无柄。花（8~）10~20朵簇生；花柄长10~20mm；萼片2轮，外萼片长椭圆形，长约4mm，内萼片倒卵形，长6.5mm；花瓣倒卵形，长约7mm，宽4~5mm，靠近边缘有2枚卵形腺体；雄蕊长6mm。浆果椭圆形或近球形，长6~7mm，直径4~5mm，顶端无宿存花柱，被白粉，果皮质脆，含2枚种子。花期3—4月，果期6—8月。

生境分布： 生于海拔1900~3600（~4000）m的河谷及石灰岩灌丛中。分布于我国云南、广西、西藏。

药用部位： 根、根皮、茎皮、枝条、花、果

采收加工： 全年采根，除去杂质，鲜用或趁鲜切片，晒干。干根或茎未开片者，喷淋清水浸透后切片，晒干。

性味功效： 苦，寒。清热燥湿，泻火解毒。

主治： 根：肠炎痢疾，肺炎，流行性感冒，火烧伤，黄疸，急性肾炎，口腔炎，扁桃体炎，菌痢，胃肠炎，副伤寒，消化不良，肝硬化腹水，泌尿系统感染，扁桃腺炎，支气管炎。外用：中耳炎，目赤肿痛，外伤感染。花：腹泻。茎皮、根皮：消化不良，腹泻痢疾，淋病。干枝：疮疡已破。果实：腹泻，痢疾。

用法用量： 内服：水煎服，10~15g。外用：捣敷，或研末调敷。

附方

1. **痢疾：** 本品根配翻白叶、白虎草、龙胆草、藤甘草、厚朴各适量，水煎内服。
2. **失眠：** 本品根6g、金线吊葫芦5g、炮长果8g、七叶一枝花8g、重楼10g、岩参10g，水煎服。
3. **胃痛：** 本品根6g、金线吊葫芦12g、炮长果6g、七叶一枝花8g，水煎服。

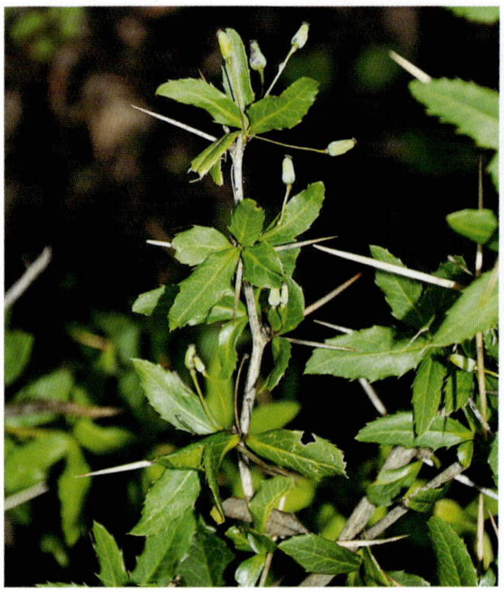
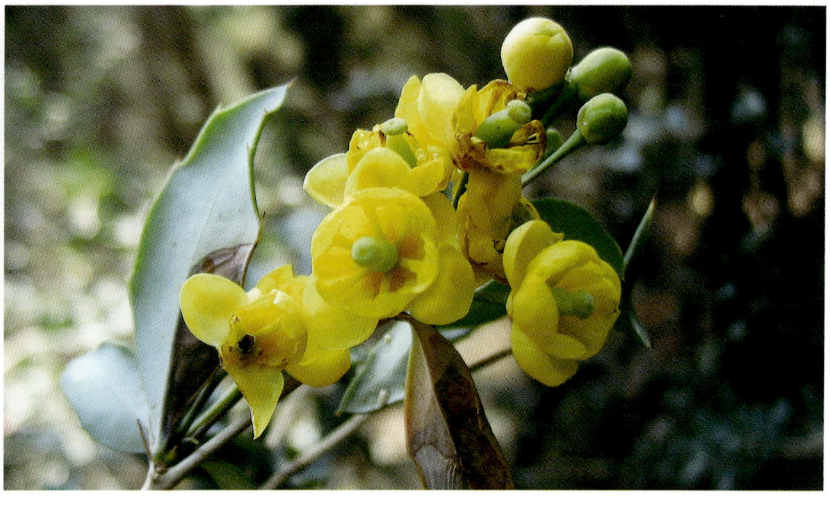

060 大猪屎豆

豆科 大猪屎豆 *Crotalaria assamica* Bentham

佤名： rang roh dīng [raŋ rɔ̱h tiŋ]（让弱顶）

别名： 马铃根、大狗响铃

植物形态： 直立灌木状草本，粗壮，高 1.2~1.5m。茎枝、叶、叶柄、托叶、苞片、小苞片、花梗、花萼均被丝光质贴伏的短柔毛。单叶，叶片狭椭圆状长圆形，长 8~17cm，宽 2~4.5cm；托叶小，钻形，长 1.5~3mm。总状花序顶生，稀腋生，伸长达 20~50cm，有花 20~35 朵；花萼长 1~1.5cm，深裂，二唇形；花冠金黄色，长 1.5~2cm，伸出萼外，旗瓣长 1.7~2cm，翼瓣长 16~17mm，龙骨瓣长 12~13mm。荚果长圆形，基部渐狭，长 4~7.5cm，直径 2~2.4cm，先端宿存弯曲的喙，基部具短子房柄，幼时疏被短柔毛，老时无毛。花、果期 5—12 月。

生境分布： 生于海拔 380~2400m 的湿润灌木林中、干燥的草坡和灌丛中。分布于我国云南、台湾、广东、海南、广西、贵州；印度、越南、老挝、泰国、菲律宾亦有。

药用部位： 根茎、全草

采收加工： 秋季采收，洗净，晒干。

性味功效： 微苦、甘，凉。消炎，利尿。

主治： 根茎：尿道感染，膀胱炎，肾结石，慢性支气管炎。全草：膀胱炎。

用法用量： 内服：水煎服，10~15g。

附方

1. **肾炎，膀胱炎：** 本品根茎 15g、白花蛇舌草 15g、车前草 10g，水煎服，每日 3 次。
2. **肾结石：** 本品根茎 15g、过路黄 15g、龙葵 10g、白花蛇舌草 10g，水煎服，每日 3 次。
3. **气管炎：** 本品根茎 15g、理肺散 10g、车前草 10g，水煎服，每日 3 次。

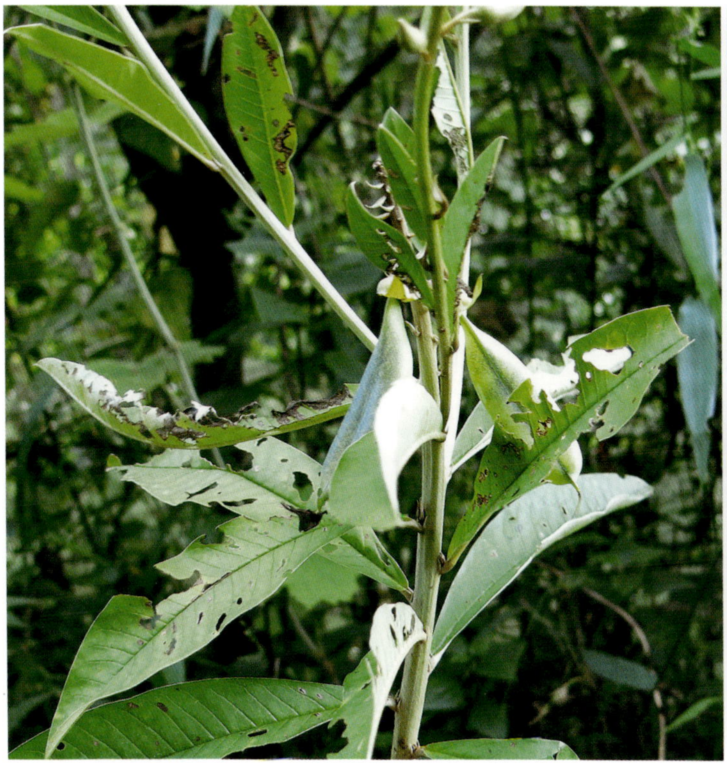

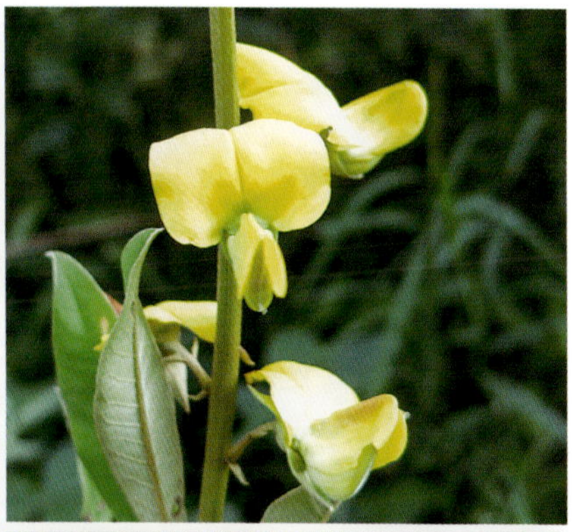

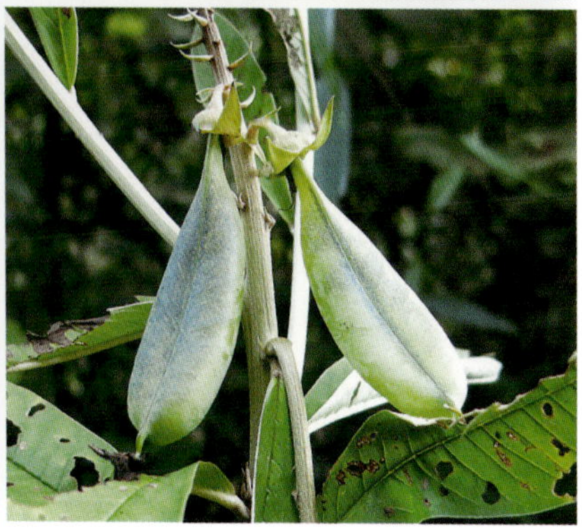

061 大猫眼花

兰科 虎头兰 *Cymbidium hookerianum* H. G. Reichenbach

佤名： dāi glūb noung [tai klup noŋ]（呆酷浓）

别名： 碧玉兰、大花建兰、青蝉

植物形态： 附生草本。假鳞茎狭椭圆形至狭卵形，长 3~8cm，宽 1.5~3cm，大部分包藏于叶基之内。叶 4~6（~8）枚，长 35~80cm，宽 1.4~3.2cm，带形，先端急尖，关节位于距基部（4~）6~10cm 处。花葶从假鳞茎下部穿鞘而出，外弯或近直立，长 45~70cm；总状花序具 7~14 朵花；花大，直径达 11~12cm，有香气；萼片与花瓣苹果绿或黄绿色，基部有少数深红色斑点或偶有淡红褐色晕，唇瓣白色至奶油黄色，侧裂片与中裂片上有栗色斑点与斑纹，在授粉后整个唇瓣变为紫红色；萼片与花瓣长 5~5.5cm；唇瓣长 4.5~5cm，3 裂，唇盘上 2 条纵褶片从基部延伸至中裂片基部以上，沿褶片生有短毛。蒴果狭椭圆形，长 9~11cm，宽约 4cm。花期 1—4 日。

生境分布： 附生于海拔 1040~3000m 的常绿阔叶林中的树上或石上。分布于我国云南、西藏、贵州、四川、广西；尼泊尔、不丹、印度东北部亦有。

药用部位： 假鳞茎

采收加工： 全年可采收，切片，晒干或研粉，亦可鲜用。

性味功效： 甘、淡，平。止咳化痰，散瘀消肿。

主治： 支气管炎，肺炎，肺结核，跌打损伤，骨折伤筋。

用法用量： 内服：水煎服，干品 25~40g，鲜品 50~75g。外用：鲜品捣烂敷患部。

附方

1. **支气管炎，肺炎，肺结核：** 本品适量，水煎服，每日 3 次。
2. **骨折，跌打损伤：** 本品鲜品适量，捣烂敷患处。

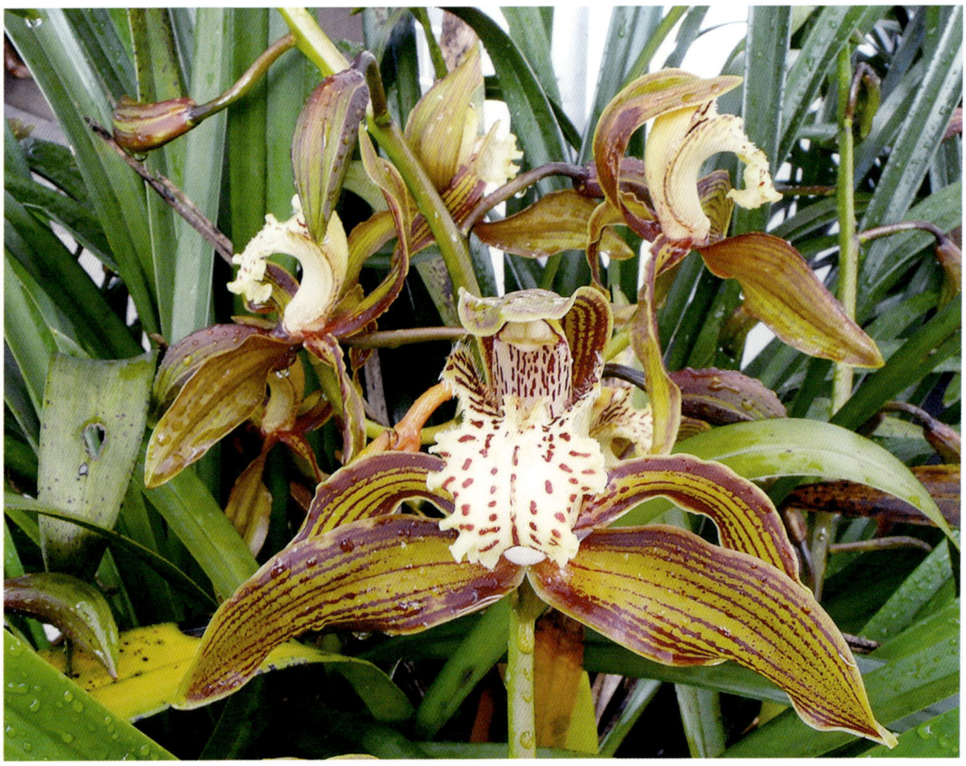

062 大麻芋

天南星科 海芋 *Alocasia odora* (Roxburgh) K. Koch

佤名： graox noung [kra̱uʔ no̱ŋ]（革饶浓）

别名： 野芋、老虎芋

植物形态： 直立高大草本。根茎粗5~8cm，圆柱形，有节。叶柄粗大，长可达1.5m；叶片革质，表面稍光亮，绿色，背面较淡，极宽，箭状卵形，边缘浅波状，长50~90cm，宽40~80cm。花序柄2~3枚丛生，圆柱形，各被以长50cm，宽约8cm的苞叶（鳞叶）；花序柄长（12~）50~60cm。佛焰苞管部席卷成长圆状卵形或卵形，白绿色，长3~5cm，粗4cm；檐部白绿色、黄绿色，后变白色，舟状，长圆形，先端稍突尖，略下弯，长（10~）20~30cm，展开宽（4~）5~8cm。肉穗花序芳香；雌花序圆柱形，长（2~）3~4cm，不育雄花序长（2.5~）5~6cm，渐狭过渡为能育雄花序；附属器圆锥状，奶黄色，基部较粗。浆果呈亮红色。花期四季，但在密林下不开花。

生境分布： 生于海拔200~1100m的热带雨林及野芭蕉林中，野生或栽培。分布于我国云南、四川、贵州、湖南、江西、广西、广东及沿海岛屿、福建、台湾；孟加拉国、印度、老挝、柬埔寨、越南、泰国至菲律宾亦有。

药用部位： 茎秆

采收加工： 全年可采收，火灰炮制去皮切片，晒干或鲜用。

性味功效： 辛、涩、微麻。有毒。清热解毒，消肿止痛。

主治： 风湿疼痛，关节炎肿痛；外用治神经性皮炎，恶疮肿毒，疥疮，毒蛇、蜈蚣咬伤。

用法用量： 内服：水煎服，12~15g。外用：鲜品捣烂敷患部，切勿接触正常皮肤；或干粉加酒外擦患部。

附方

1. **风湿疼痛，关节炎肿痛：** 本品12~15g，水煎服。
2. **神经性皮炎，恶疮肿毒，疥疮：** 本品鲜品适量，捣烂敷患部。
3. **毒蛇、蜈蚣咬伤：** 本品干粉适量，加酒外擦患部。

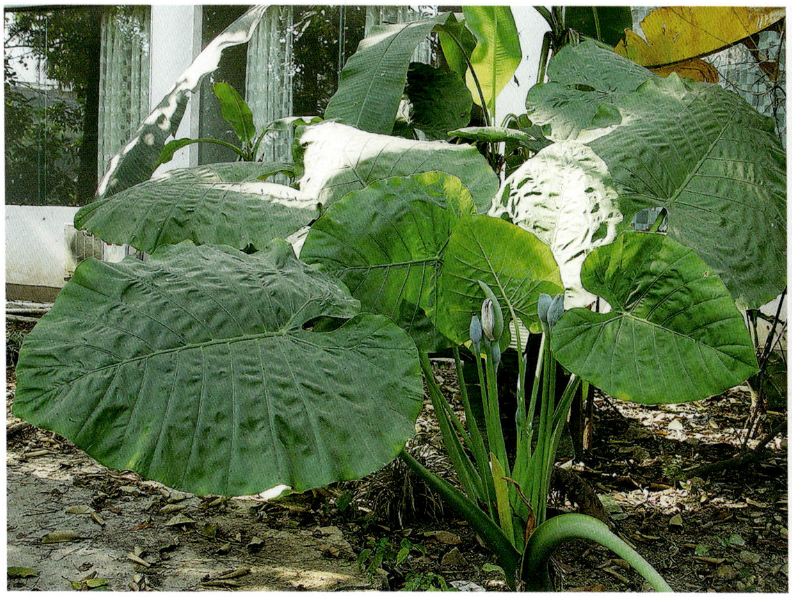

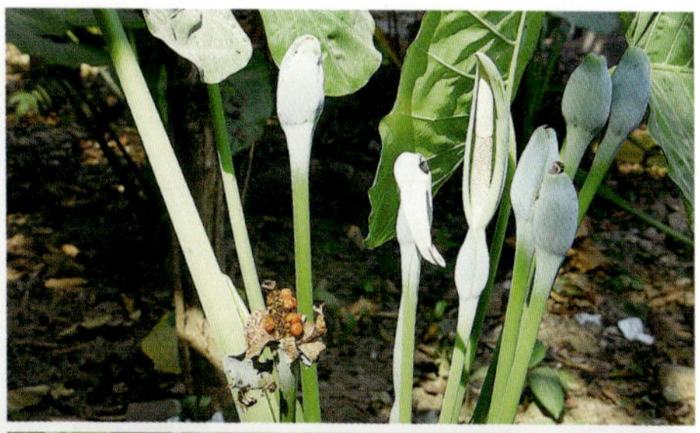

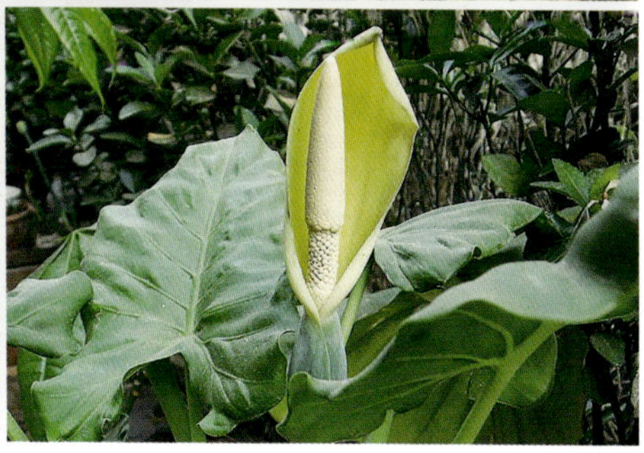

063 大麻药

豆科 丽江镰扁豆 *Dolichos tenuicaulis* (Baker) Craib

佤名： iien bouih [ʔiɡn pɔih]（盐背）

别名： 镰扁豆、纤茎镰扁豆

植物形态： 缠绕草本，茎纤细，被淡黄色疏柔毛。羽状复叶具 3 片小叶；托叶卵状披针形，长约 6mm，被缘毛；小叶宽菱状卵形，长 2.5~4.8cm，宽 2.5~3.5cm，侧生的较狭，偏斜，两面特别是下面脉上密被白色糙伏毛，3 出脉。总状花序腋生，总花梗与叶柄近等长；花萼管斜壶形，长和宽 1~1.5mm，上方的 2 枚合生达 2/3；花冠紫堇色，长 1.2cm，旗瓣近圆形，微凹，基部渐狭成柄，具附属体及耳，翼瓣和旗瓣相等，长圆状倒卵形，具瓣柄及耳，龙骨瓣长 8mm，稍弯；子房具短柄，被疏毛，花柱变宽，无毛，柱头画笔状。花期 8 月。

生境分布： 生于海拔 2050~2300m 的草地上。分布于我国云南。

药用部位： 叶、块根

采收加工： 秋季采收，洗净，晒干或鲜用。

性味功效： 辛、麻，温。有毒。镇痛，消肿，止血。

主治： 风湿痛，跌打损伤，骨折，外伤出血，膀胱炎，牙痛，口角溃疡，消肿，止血。

用法用量： 内服：水煎服，根 5~10g 或叶 15~20g。外用：捣烂拌白酒少量外敷。

附方

1. **咽痛：** 本品 10g，水煎服，每日 2 次。
2. **跌打损伤：** 本品根、叶鲜品适量，配续断、龙血树、糯米藤等药，捣烂拌白酒少量外包患处。
3. **脓血尿：** 本品 10g、松明子 10g，水煎服，每日 3 次。

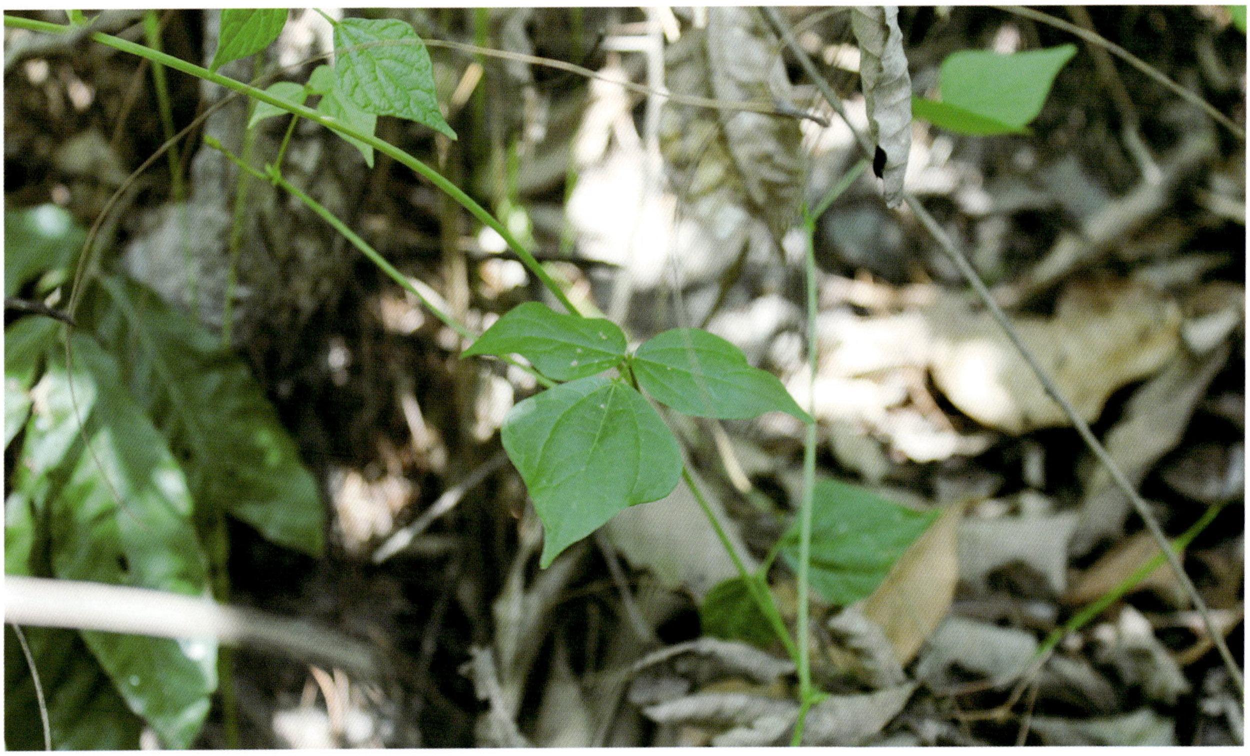

064 大黑蒿

菊科 密花艾纳香 *Blumea densiflora* DC.

佤名： si nbīa lūng dīng [si bia luŋ tiŋ]（昔别拢顶）

别名： 大升麻、大叶青菜

植物形态： 多年生草本或亚灌木。茎直立，密被淡褐色或黄褐色的短柔毛和长柔毛，有时混生短腺毛。茎下部和中部叶轮廓椭圆形、狭椭圆形或椭圆状披针形，长 22~45cm，宽 10~20cm，边缘羽状深裂或浅裂，裂片 5~7 对，上部叶渐小，边缘羽状浅裂或仅具粗齿。头状花序直径 5~7mm，多数于茎、枝顶排成具叶的大圆锥状花序；总苞钟形；总苞片 5~6 层，绿色。花冠黄色。瘦果圆柱形；冠毛淡红褐色。花期 11 月至翌年 4 月。

生境分布： 生于海拔 1500~2800m 的林下、林缘或山坡。分布于云南；缅甸、印度、巴基斯坦、泰国、马来西亚、中南半岛亦有。

药用部位： 全株

采收加工： 全年可采收。

性味功效： 苦，寒。清热凉血，截疟。

主治： 感冒发热，疟疾，肠炎，高血压。

用法用量： 内服：水煎服，5~10g。

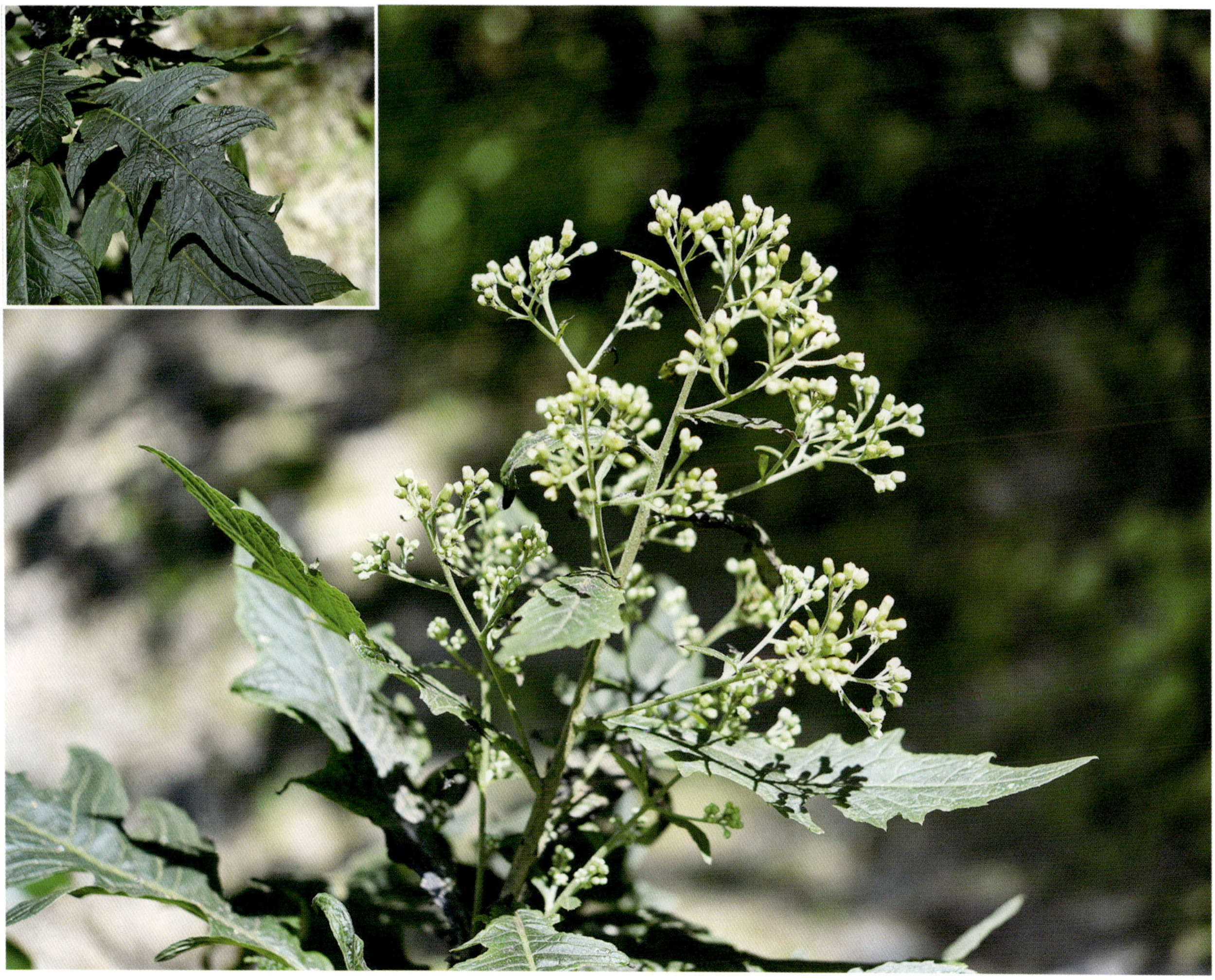

065 大蒜

百合科 蒜 *Allium sativum* Linnaeus

佤名： si ho [si ho̤]（司藿）

别名： 辣蒜

植物形态： 鳞茎球形至扁球形，直径 4~7cm，外皮膜质，常数层，不破裂；内含多数肉质、瓣状的小鳞茎；小鳞茎紧密排列成轮状，各有膜质的淡紫色外皮。叶带状，扁平，长 30~45cm，宽 1~2.5cm。花葶圆柱形，实心，中部以下包藏于叶鞘中；伞形花序密生珠芽，间有数花，花梗细长；花被淡红色，花被片长 3~4mm；花丝比花被短，内轮基部扩大并每侧各具 1 齿，齿端成长丝状，长过花被片，外轮的锥形。花期 7 月。

生境分布： 原产亚洲西部或欧洲，全国及世界各地普遍栽培。

药用部位： 鳞茎

采收加工： 秋季采收，晒干。

性味功效： 辣、辛，温。抗菌消炎，燥湿杀虫。

主治： 头晕，头痛，疟疾，痢疾。

用法用量： 内服：隔水炖服。外用：鲜品捣烂外敷。

附方

1. **失眠：** 本品 50g、猪脑 1 个，食盐少许，混合隔水炖熟，每日 1 次。
2. **高热：** 先刮舌放血，再用本品配花椒、胡椒捣烂外敷。
3. **疟疾，痢疾：** 本品配黄连各等分，水煎服。或用针刺穴位，将本品捣烂后涂于穴位处。

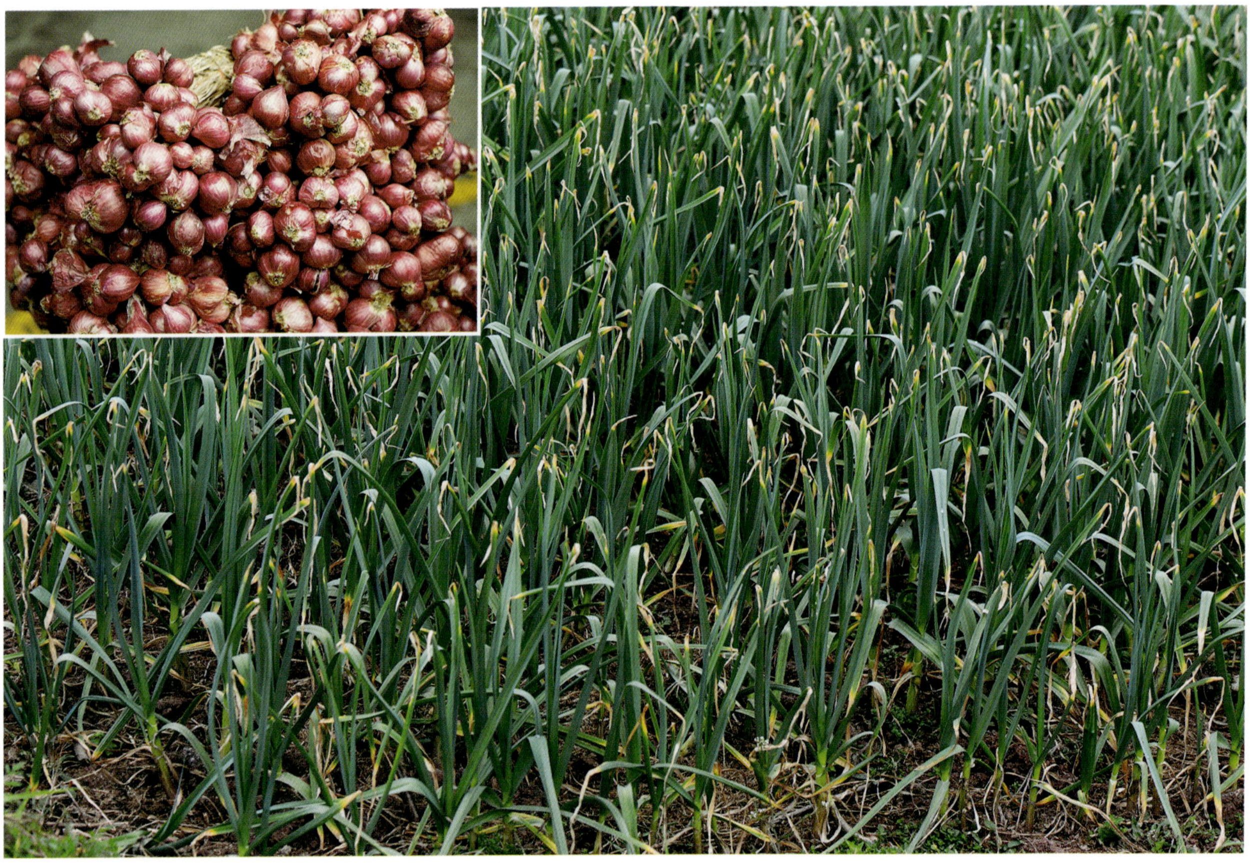

066 小木通

毛茛科 小木通 *Clematis armandii* Franchet

佤名： hnu breix [nʰu̠ pre̠ʔ]（努不惹）

别名： 木通、通草、刺通草

植物形态： 木质藤本。茎圆柱形，有纵条纹，小枝有棱，有白色短柔毛，后脱落。三出复叶；小叶片革质，卵状披针形、长椭圆状卵形至卵形，顶端渐尖，基部圆形、心形或宽楔形，全缘，两面无毛。聚伞花序或圆锥状聚伞花序，腋生或顶生。瘦果扁平，卵形至椭圆形，疏生柔毛。花期 3—4 月，果期 4—7 月。

生境分布： 生于海拔 800~2400m 的山坡、山谷、路边灌丛中、林边或水沟旁。分布于我国西藏东部、云南、贵州、四川、甘肃和陕西南部、湖北、湖南、广东、广西、福建西南部。

药用部位： 藤茎

采收加工： 全年可采收，切段，晒干。

性味功效： 苦，凉。泻火行火，通利血脉，催乳。

主治： 小便赤涩，水肿，乳汁不通，尿路感染、尿路结石，跌打损伤，扭伤。

用法用量： 内服：水煎服，50g~100g。外用：鲜品捣烂外敷患处。

附方

1. **缺乳：** 本品 9g、土党参 50g、半乳 50g、薜荔果 50g，每日 1 剂，水煎服。
2. **尿路感染（石淋、沙淋），尿路结石：** 本品、通光藤、金钱草、酸浆草、白花蛇舌草各适量，水煎服，每日 2 次。
3. **跌打损伤，扭伤：** 本品鲜品配佐捣烂外敷患处。

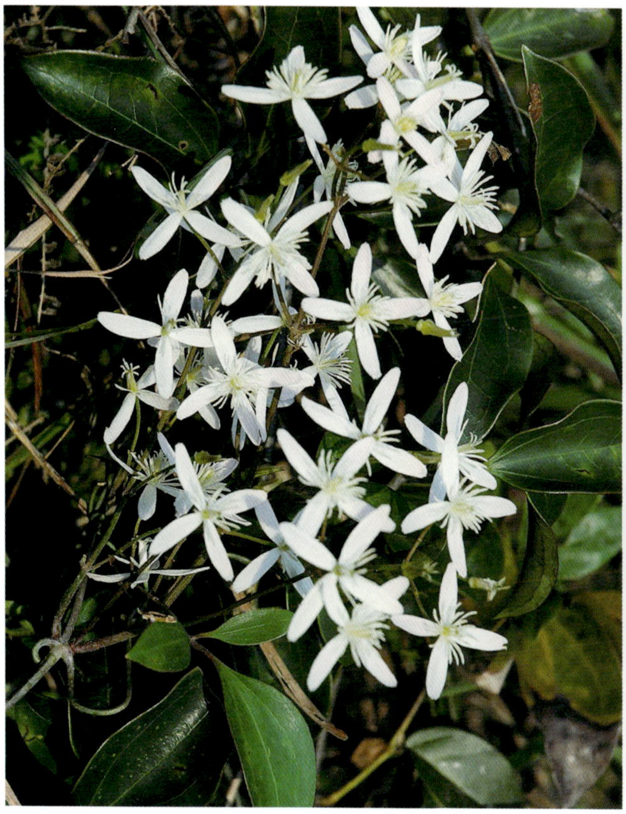
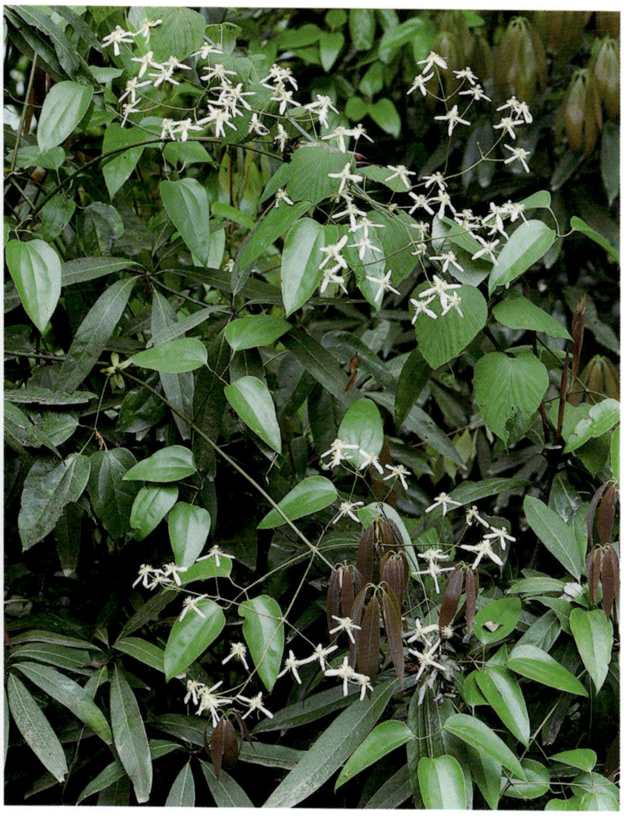

067 小叶三点金草

豆科 小叶三点金 *Desmodium microphyllum* (Thunberg) Candolle

佤名： jōb deix [tɕɔp teʔ]（桌跌）

别名： 辫子草、小叶山蚂蝗、小叶山绿豆

植物形态： 多年生草本。茎纤细，多分枝，直立或平卧。叶为羽状三出复叶，或有时仅为单小叶；托叶干膜质，披针形，长 3~4mm；如为单叶，则叶柄较长，长 3~10mm，叶轴长 3~10mm。小叶薄纸质，顶生小叶椭圆形、长椭圆形、卵圆形或近圆形，长 3~10mm，宽 2~6mm，两端圆形。总状花序顶生，被黄褐色开展柔毛；有花 6~10 朵，花小，长约 5mm；总花梗及花梗均纤细，花梗长 5~8mm；花萼长 2~3mm，5 深裂；花冠粉红色或蓝紫色，与花萼近等长。荚果长 12mm，宽约 3mm，腹背两缝线浅齿状，常有荚节 2~4 节，稀为 1 节。花期 5—9 月，果期 9—11 月。

生境分布： 生于海拔 330~2800m 的荒地草丛、灌丛、阔叶林及针叶林中。分布于我国长江以南各地；印度、斯里兰卡、尼泊尔、缅甸、泰国、越南、马来西亚、日本、澳大利亚亦有。

药用部位： 全草

采收加工： 夏季采挖，洗净，切段，晒干。

性味功效： 甘，平，气微腥。清热利湿，止咳平喘，解毒消肿，通经活络。

主治： 月经不调，红崩，白带，慢性肾炎。

用法用量： 内服：水煎服，15~25g，鲜品 30~60g。外用：鲜品捣敷，或鲜品熏洗。

附方

1. **月经不调，红崩，带下，慢性肾炎：** 本品 15~25g，水煎服。
2. **尿急尿痛：** 本品配细狗响铃、九股牛、五筋草各适量，米酒为水引煎服。

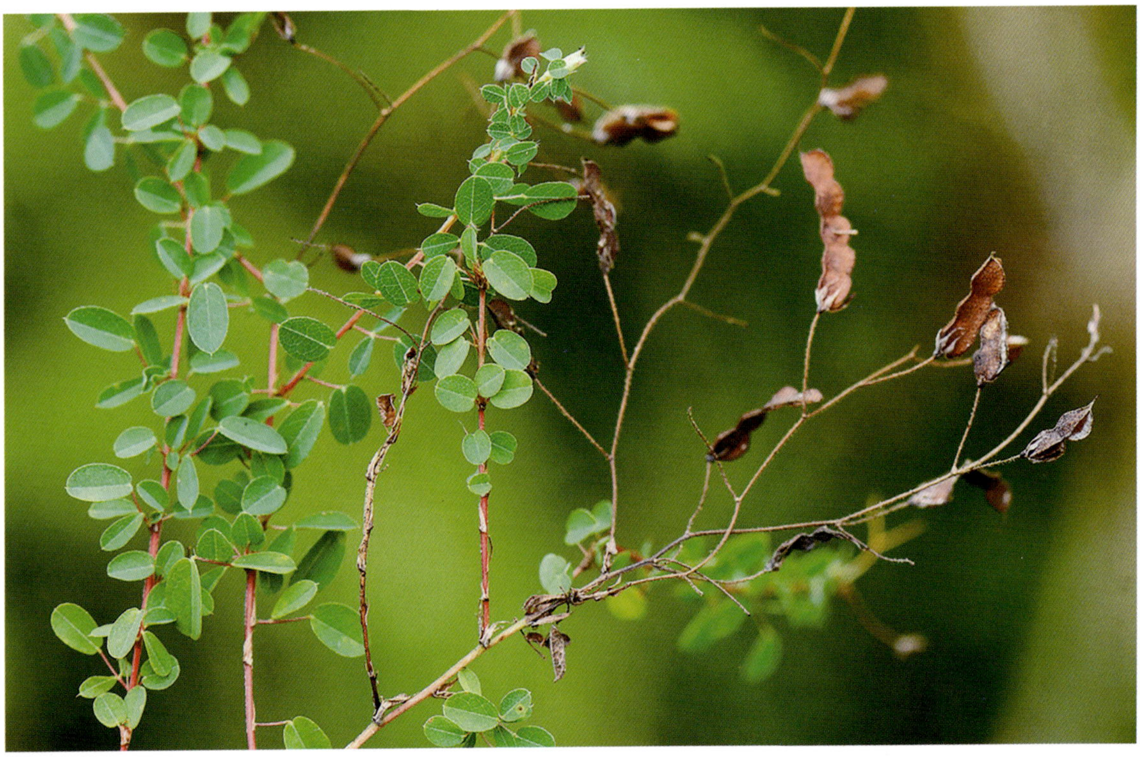

068 小叶买麻藤

买麻藤科 小叶买麻藤 *Gnetum parvifolium* (Warburg) W. C. Cheng

佤名： hnu ndim [nʰu̠ di̠m]（努钉）

别名： 拦地青、细样买麻藤、狗裸藤

植物形态： 缠绕藤本，常较细弱；茎枝圆形，皮孔常较明显。叶椭圆形、窄长椭圆形或长倒卵形，革质，长 4~10cm，宽 2.5cm。雄球花序不分枝或一次分枝，分枝三出或成两对，总梗细弱，雄球花穗长 1.2~2cm，直径 2~3.5mm，具 5~10 轮环状总苞，每轮总苞内具雄花 40~70 朵；雌球花序多生于老枝上，一次三出分枝，雌球花穗细长，每轮总苞内有雌花 5~8 朵。雌球花序成熟时长 10~15cm，轴较细，直径 2~3mm；成熟种子假种皮红色，长椭圆形或窄矩圆状倒卵圆形，长 1.5~2cm，直径约 1cm，无种柄或近无柄。花期 4—7 月，果期 7—11 月。

生境分布： 生于海拔较低的干燥平地或湿润谷地的森林中，缠绕在大树上。分布于我国福建、广东、广西、湖南、云南等地。

药用部位： 果

采收加工： 夏、秋季采收，晒干用或鲜用。

性味功效： 苦，微温。祛风活血，消肿止痛。

主治： 消化不良，胃痛，跌打损伤，风湿性关节炎，腰腿痛。

用法用量： 内服：水煎服。外用：水煎外洗，或捣烂外包患处。

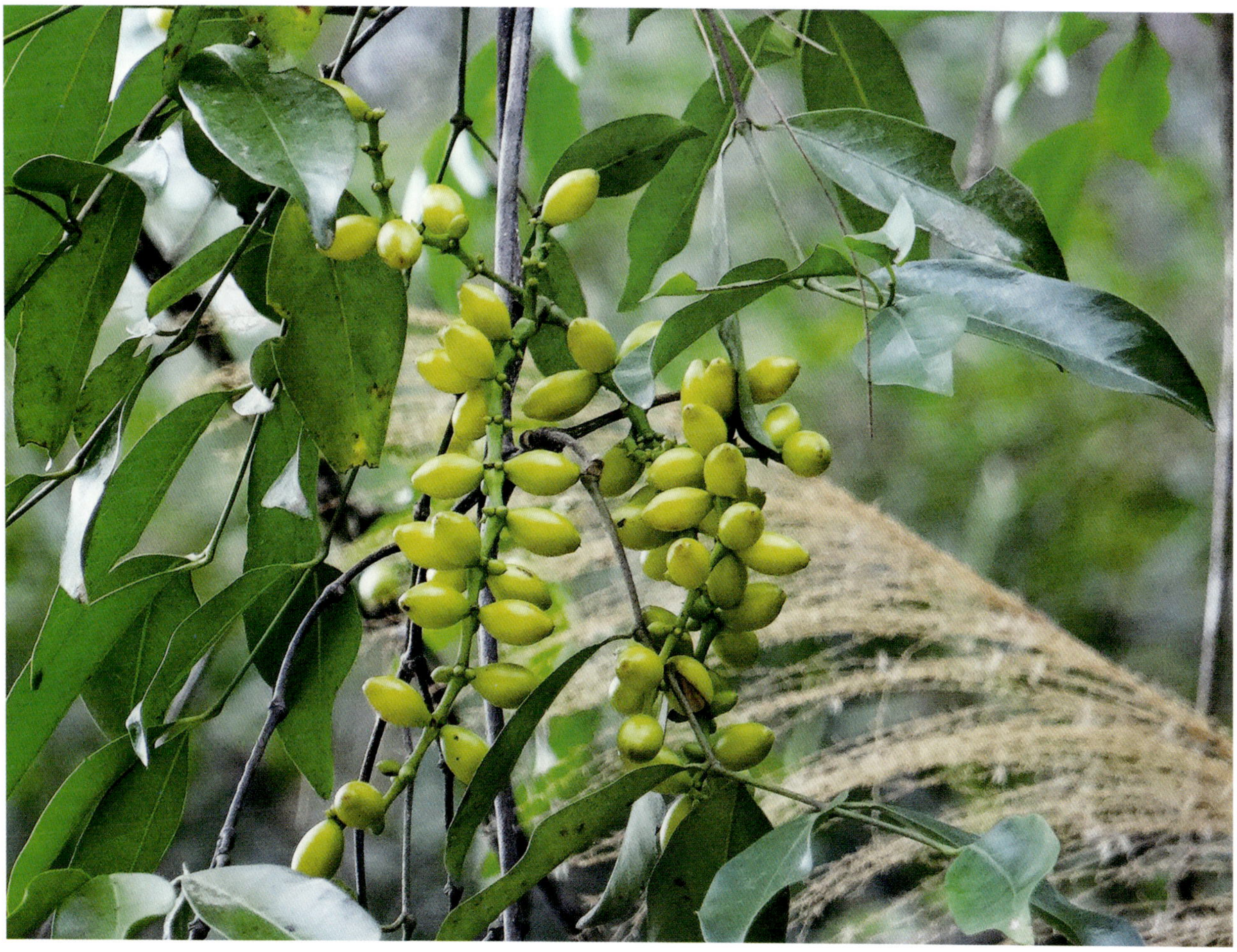

069 小叶黑面神

大戟科 小叶黑面神 *Breynia vitis-idaea* (N. L. Burman) C. E. C. Fischer

佤名： mag jāng brāix [mak tɕaŋ praiʔ]（麻占不惹）

别名： 黑面神、青凡木

植物形态： 灌木，全株均无毛。多分枝，枝条纤细。叶片膜质，2 列，卵形、阔卵形或长椭圆形，长 2~3.5cm，宽 0.8~2cm，先端钝至圆形，基部钝，上面绿色，下面粉绿色或苍白色；中脉和侧脉上面扁平，下面凸起，侧脉每边 3~5 条。花小，绿色，单生或几朵组成总状花序；雄花：花梗纤细，长 4~10mm；萼片 6 枚，阔卵形，长约 2mm，顶端近截形；雄蕊 3 枚，合生呈柱状；雌花：花梗长 3~4mm；萼片与雄花的相同，但较短，长 1~2mm，结果时不增大；子房卵球状，花柱短。蒴果卵珠状，顶端扁压状，直径 5mm，基部有宿存的花萼；果梗长 3~4mm。花期 3—9 月，果期 5—12 月。

生境分布： 生于海拔 150~1000m 的山地灌木丛中。分布于我国云南、福建、台湾、广东、贵州等地；印度、泰国、柬埔寨、越南、马来西亚和菲律宾等亦有。

药用部位： 枝叶、根

采收加工： 全年可采收，洗净，切片，晒干。

性味功效： 微苦，凉。有小毒。清热解毒，散瘀，止痛，止痒。

主治： 老鼠咬伤，各种出血外伤。

用法用量： 外用：鲜汁捣烂外敷或叶研粉外用。

附方

老鼠咬伤，各种外伤出血： 本品根 3~5g，水煎服。外包枝叶鲜品。

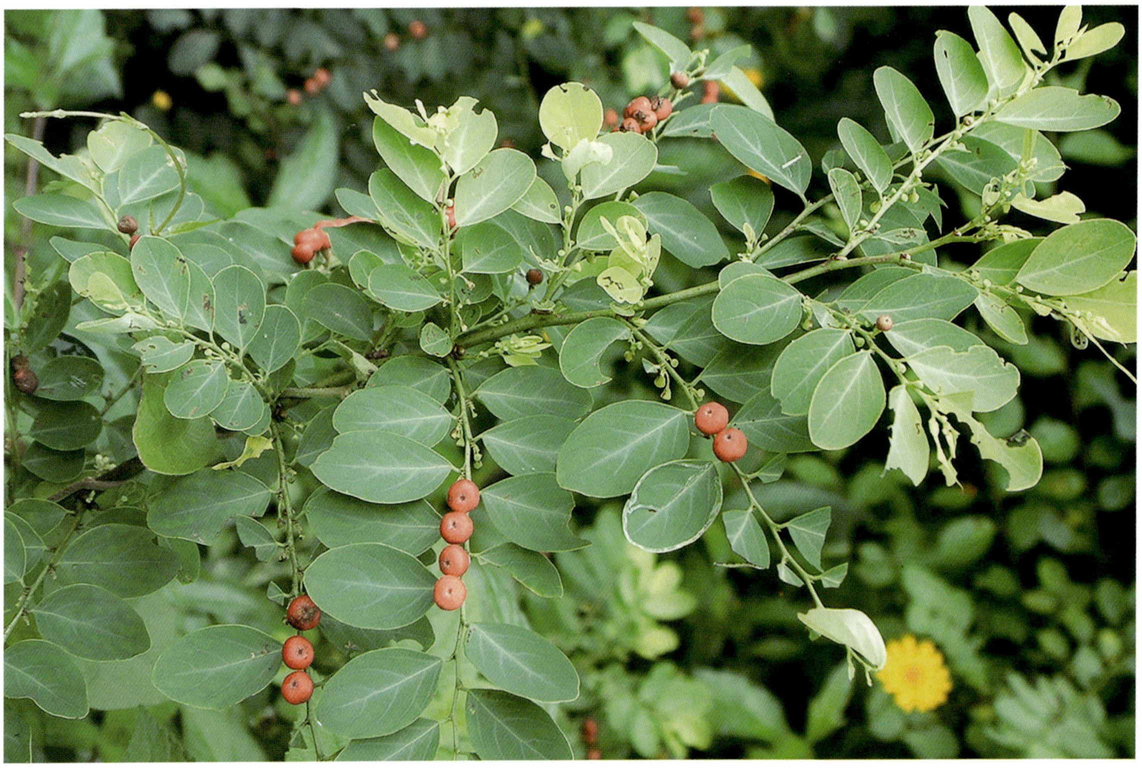

070 小白及

兰科 白及 *Bletilla striata* (Thunberg) H. G. Reichenbach

佤名： ai eid [ʔa̱i ʔe̱t]（爱也）

别名： 双肾草、呼良姜

植物形态： 植株高 18~60cm。假鳞茎扁球形，上面具荸荠似的环带，富黏性。茎粗壮，劲直。叶 4~6 枚，狭长圆形或披针形，长 8~29cm，宽 1.5~4cm，先端渐尖，基部收狭成鞘并抱茎。花序具 3~10 朵花，常不分枝；花序轴或多或少呈“之”字状曲折；花苞片长圆状披针形，长 2~2.5cm，开花时常凋落；花大，紫红色或粉红色；萼片和花瓣近等长，狭长圆形，长 25~30mm，宽 6~8mm；花瓣较萼片稍宽；唇瓣较萼片和花瓣稍短，倒卵状椭圆形，长 23~28mm，白色带紫红色，具紫色脉；唇盘上面具 5 条纵褶片，从基部伸至中裂片近顶部，仅在中裂片上面为波状；蕊柱长 18~20mm，柱状，具狭翅，稍弓曲。花期 4—5（—6）月。

生境分布： 生于海拔 100~3200m 的常绿阔叶林下、栎树林或针叶林下、路边草丛或岩石缝中。分布于我国陕西、甘肃、江苏、安徽、浙江、江西、福建、湖北、湖南、广东、广西、四川、贵州、云南等，各地有栽培；朝鲜半岛、日本亦有。

药用部位： 块茎

采收加工： 冬、春季采挖，洗净，晒干或鲜用。

性味功效： 苦、甘、涩，微寒。补肺生肌，化瘀止血，化痰止咳。

主治： 肺结核咯血，肠胃出血，烫伤，烧伤。

用法用量： 内服：水煎服，15~20g。外用：鲜品捣烂外敷患处。

附方

1. **咳嗽：** 干品研粉 3~5g，调蜂蜜温开水泡服，每日 2 次。
2. **急性、慢性支气管炎：** 本品 10g、灯台树 10g、通光藤 10g，水煎调蜂蜜服用，每日 2 次。
3. **胃出血：** 本品 5g、七叶一枝花 5g、三丫苦 5g，水煎服，每日 3 次。

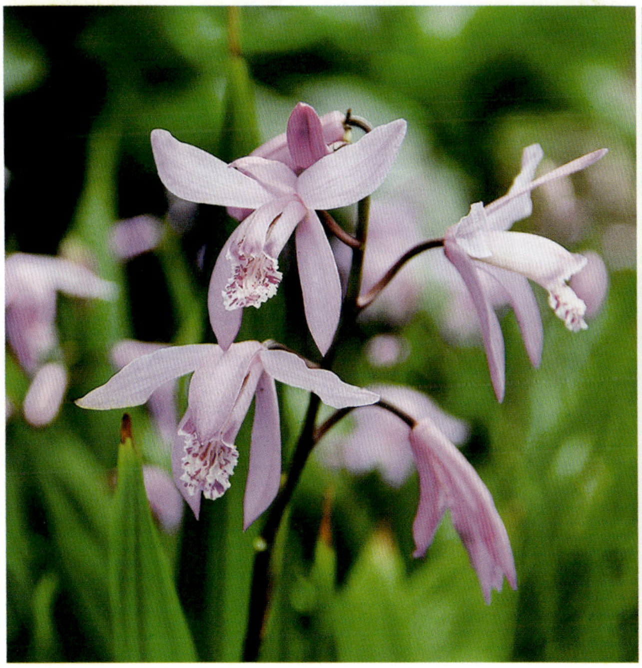

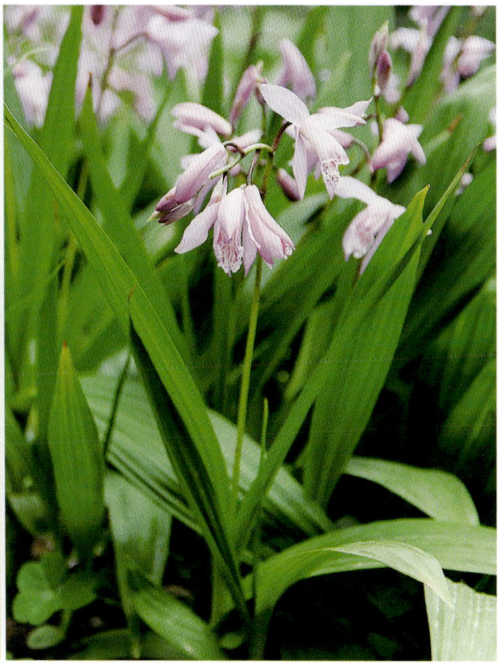

071 小地黄连

楝科 羽状地黄连 *Munronia pinnata* (Wallich) W. Theobald

佤名： si nbia noung [si bi̤a no̤ŋ]（西别浓）

别名： 土黄连、云南地黄连、矮陀陀

植物形态： 直立灌木。奇数羽状复叶，常聚生于茎上部，有3~5（~7）片小叶，长8~12cm，叶柄及叶轴被短柔毛；小叶片膜质，椭圆形，长5~7.5cm，宽2~3cm，先端渐尖，全缘或具疏钝齿，侧生者较小，基部偏斜，叶面无毛，背面沿脉被紧贴短柔毛。总状花序腋生，少花；花冠白色，花冠管长2.3cm，疏被广展长柔毛，裂片5枚，倒披针形，长约10mm，沿中脉被长柔毛；雄蕊管长约3cm，上部突出，无毛，裂片线状披针形，与花药互生。蒴果偏球形，疏被星状柔毛。花期5—8月，果期7—9月。

生境分布： 生于海拔200~1800m的森林、路边灌丛、岩石裂缝等潮湿的环境。产于我国重庆、广东南部、广西西北部、贵州南部，海南、云南等；国外分布于不丹、印度、印度尼西亚、马来西亚、缅甸、尼泊尔、斯里兰卡、泰国、越南等。

药用部位： 全株

采收加工： 全年可采收，洗净，切碎，晒干或鲜用。

性味功效： 辛、微苦，凉。有小毒。清热解毒，行气止痛，活血祛瘀，解热截疟，祛风退热。

主治： 支气管炎，肺结核，风湿病，跌打损伤。

用法用量： 内服：水煎服。

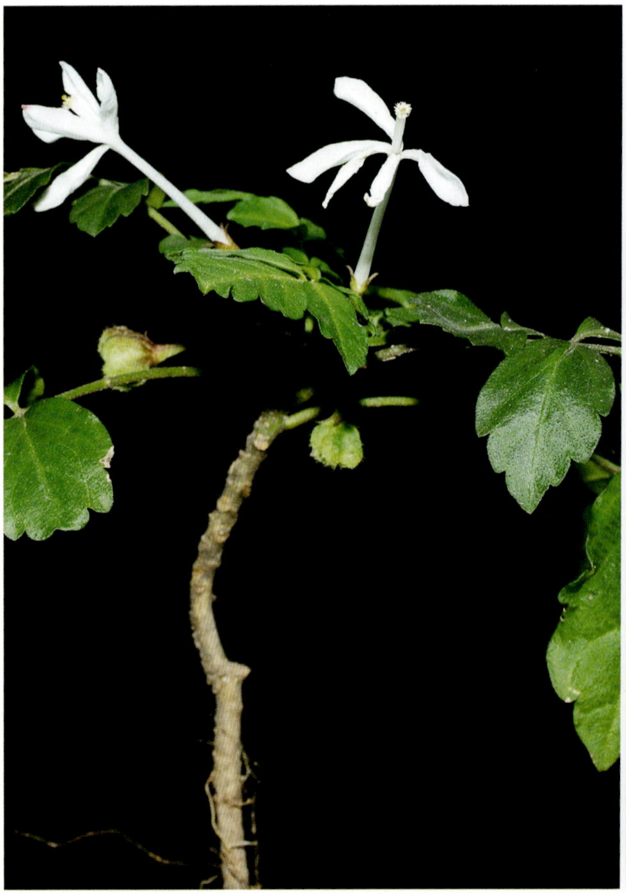
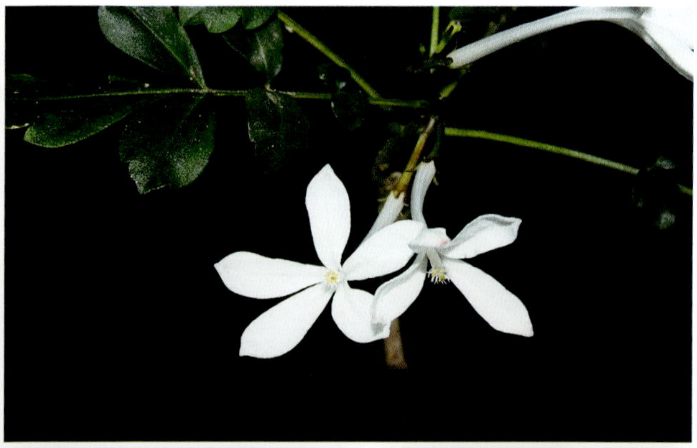
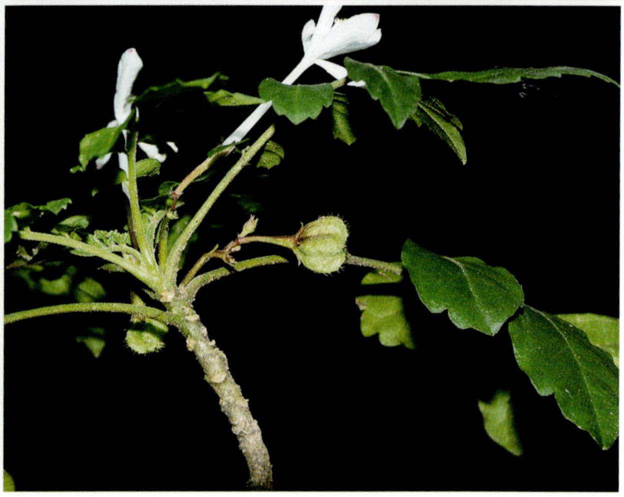

072 小米菜

苋科 苋 *Amaranthus tricolor* Linnaeus

佤名： si nbōung raoh [si boŋ ra̱uh]（西甭娆）

别名： 雁来红、红苋菜、三色苋

植物形态： 一年生草本，高80~150cm；茎粗壮，绿色或红色，常分枝，幼时有毛或无毛。叶片卵形、菱状卵形或披针形，长4~10cm，宽2~7cm，绿色或常成红色，紫色或黄色，或部分绿色加杂其他颜色，顶端圆钝或尖凹，具凸尖，基部楔形，全缘或波状缘，无毛；叶柄长2~6cm，绿色或红色。花簇腋生，直到下部叶，或同时具顶生花簇，成下垂的穗状花序；花簇球形，直径5~15mm，雄花和雌花混生；苞片及小苞片卵状披针形，长2.5~3mm，透明，顶端有1长芒尖，背面具1条绿色或红色隆起中脉；花被片矩圆形，长3~4mm，绿色或黄绿色，顶端有1长芒尖，背面具1条绿色或紫色隆起中脉；雄蕊比花被片长或短。胞果卵状矩圆形，长2~2.5mm，环状横裂，包裹在宿存花被片内。种子近圆形或倒卵形，直径约1mm，黑色或黑棕色，边缘钝。花期5—8月，果期7—9月。

生境分布： 全国各地均有栽培，有时逸为半野生。原产印度，分布于亚洲南部、中亚、日本等地。

药用部位： 种子、根

采收加工： 种子：秋季种子成熟时采收；根：秋季采挖，除去泥沙，晒干。

性味功效： 甘，寒。种子：清肝明目；根：凉血，解毒止痛。

主治： 种子：角膜炎，目赤肿痛；根：细菌性痢疾，肠炎。

用法用量： 内服：水煎服。

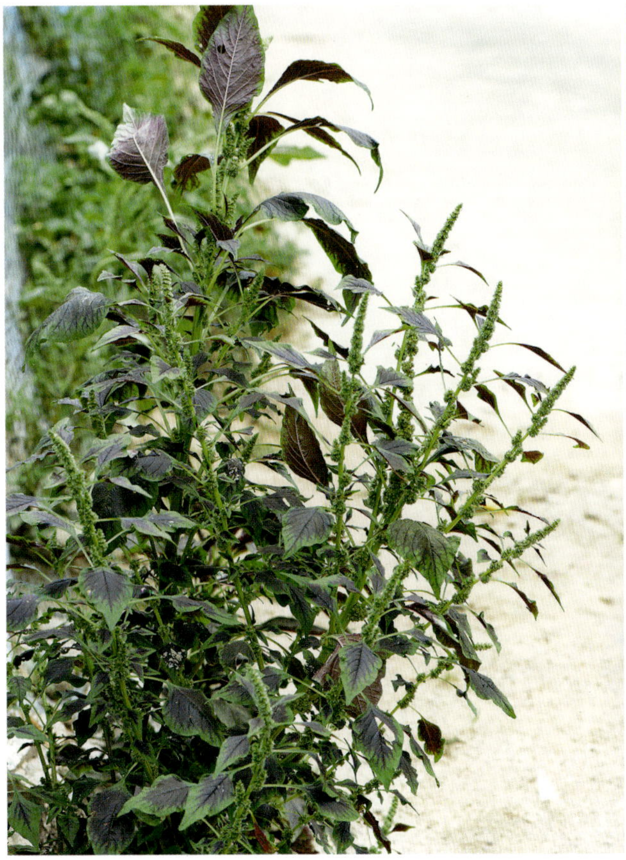

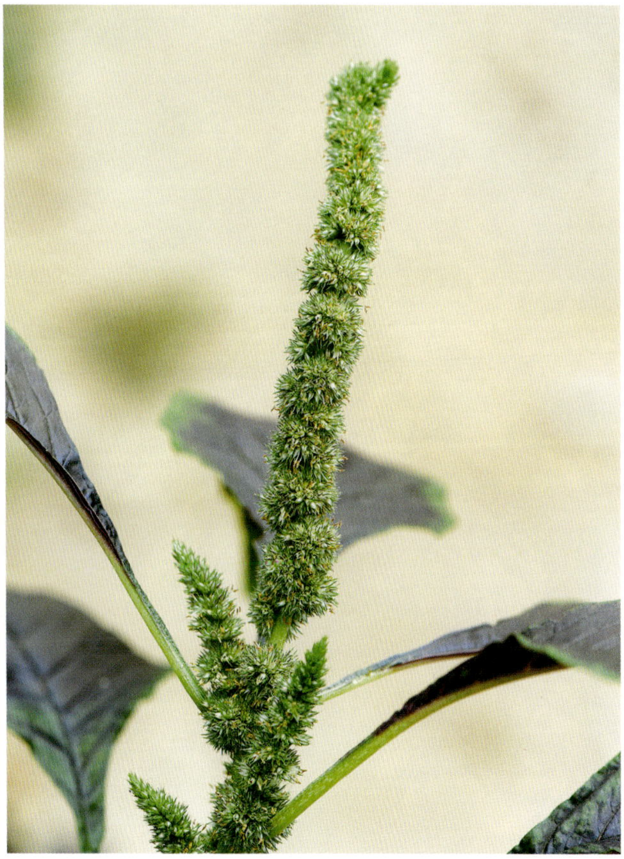

073 小米辣

茄科 辣椒 *Capsicum annuum* Linnaeus

佤名： ma rām siah [ma ram s̱iah]（麻甘下）

别名： 辣子、牛角椒、朝天椒

植物形态： 一年生或多年生植物；叶单生或因分枝节不延伸而成双生或簇生状，卵状、长圆状卵形或卵状披针形，长 3~14cm，宽 1.5~4cm，全缘，先端渐尖或急尖，基部狭斜形，下延至叶柄；叶柄长 3.5~7cm。花单生于枝腋或叶腋，花梗俯垂，无毛或疏被柔毛，萼杯状，具 5 枚短尖；花冠辐状，白色，裂片长卵形，先端急尖；雄蕊直立不靠合，花药灰紫色，子房 2~3 室。果梗粗壮，浆果俯垂，长指状，长 7~25cm，直径 1~2.5cm，向顶端渐尖，弯曲，幼时绿色，成熟后变红色，橘黄色或紫红色。花期 4—6 月，果期 6—9 月。

生境分布： 原产南美洲，现各国已普遍栽培。

药用部位： 果实、根

采收加工： 成熟时采收，阴干。

性味功效： 辛，热。温中健胃，散寒燥湿，发汗。

主治： 寒性急病，疟疾。

用法用量： 内服：水煎服，1.5~4g；或入丸散。外用：煎水熏洗或捣敷。

附方

1. **疟疾：** 本品根、老草烟根、老茄子根，各 1g，水煎服。
2. **发散发汗：** 本品鲜品与八角，共捣烂当菜下饭吃。

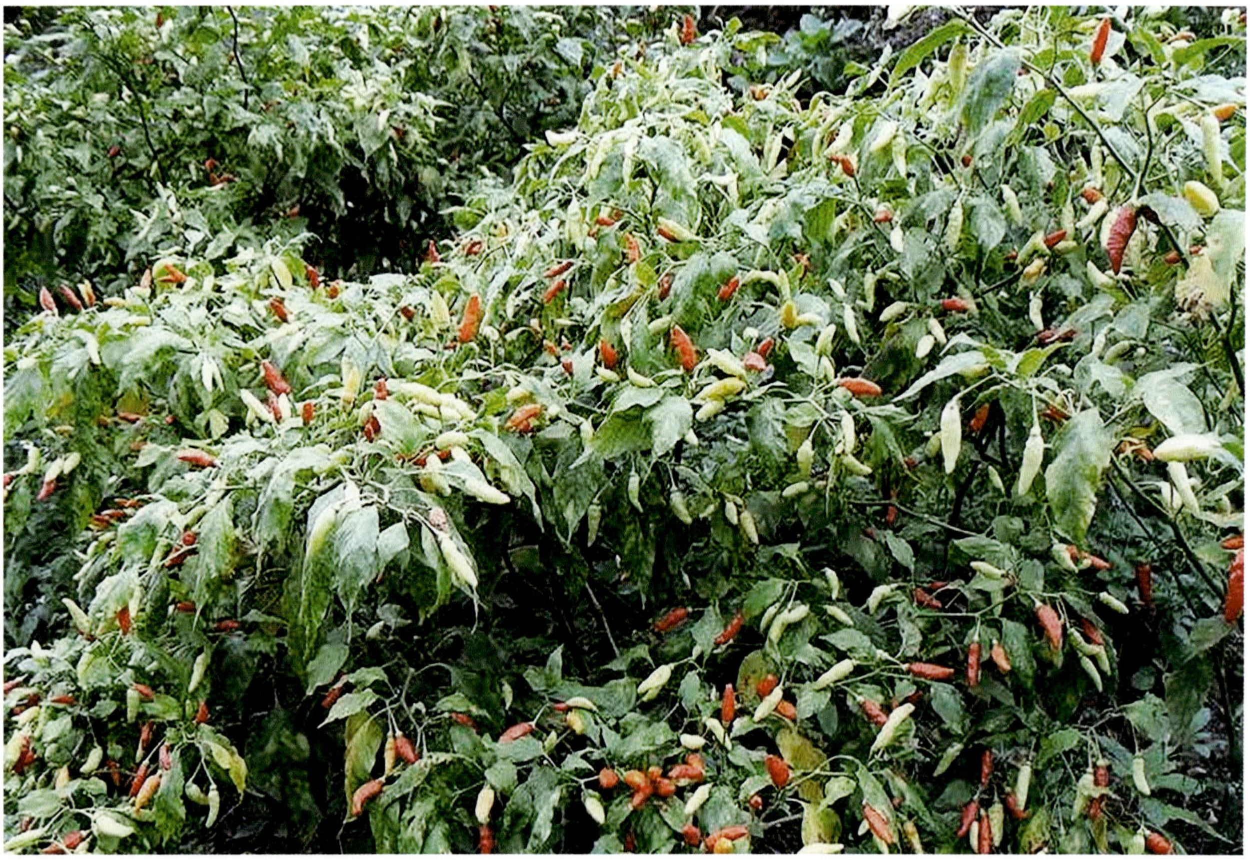

074 小红果

卫矛科 灯油藤 *Celastrus paniculatus* Willdenow

佤名： daex maox [taɯʔ mauʔ]（德毛）

别名： 锥序南蛇藤

植物形态： 藤状灌木，高达 10m；幼枝常被毛。叶片纸质，圆形、阔卵形、倒卵形至椭圆形，长 6~10（~15）cm，宽 2.5~4（~6）cm，先端急尖或渐尖，尖头钝，基部稍钝，边缘有锯齿，两面无毛，侧脉 5~7 对；叶柄长 5~15mm。圆锥花序顶生，长 5~15cm；花淡绿色，直径 3~4mm；花梗长 3~5mm，基部具节；萼片圆形；花瓣长圆形，长 2~2.5mm；雄蕊伸出；子房球形，在雄花中为柱状，柱头 3 裂，每裂再裂为 2 裂。果近球形，直径 7~10mm，3 裂，有种子 3~6 颗；果瓣干时外面有横皱纹。花期夏秋，果期初冬。

生境分布： 生于海拔 700~900m 的林缘或林下。分布于我国云南、西藏、贵州、广西、广东、台湾等地区；巴基斯坦、印度、不丹、缅甸、菲律宾、马来西亚、印度尼西亚亦有。

药用部位： 果实

采收加工： 采收成熟果实晒干或榨油。

性味功效： 苦、辛，平，有小毒。杀虫消炎。

主治： 神经性皮炎，癞子及皮癣等。

用法用量： 外用：用果实炸出的油擦患处。

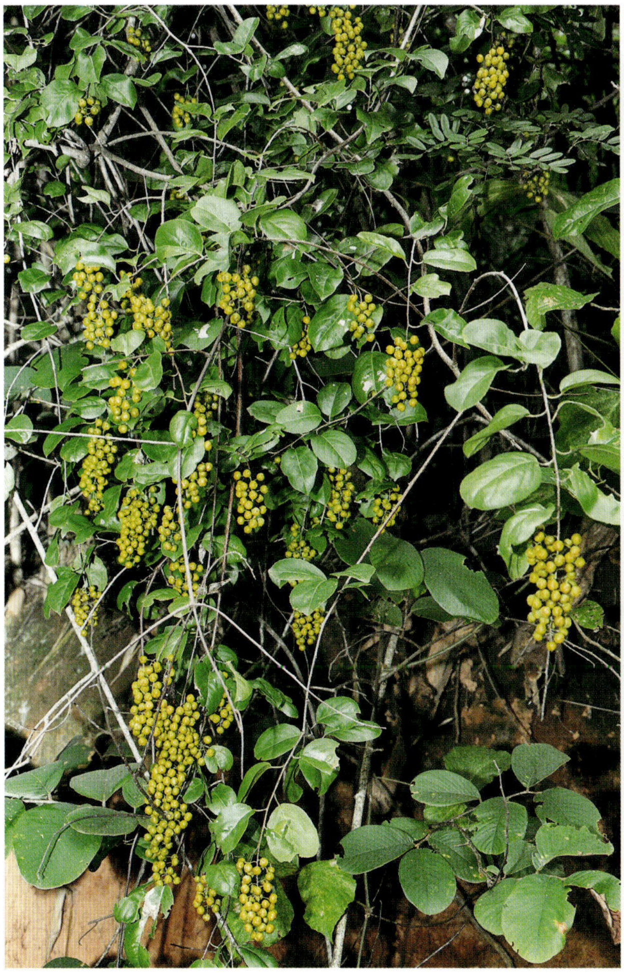

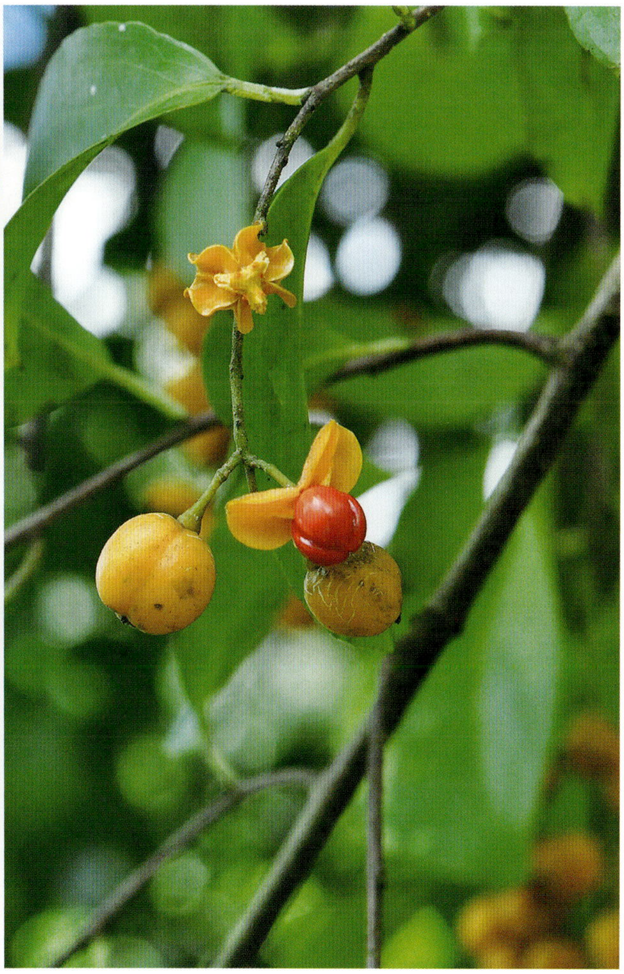

075 小红参

茜草科 紫参 *Rubia yunnanensis* Diels

佤名： rīb bīd siah [rip pit si̱ah]（日苾下）

别名： 小红药、滇紫参、滇茜草

植物形态： 草本，近直立或披散状，有时平卧。根稍肉质，数条至十余条簇生。根茎基部均红色。茎枝均有4条直棱或4枚狭翅。叶纸质，4片轮生，线状披针形、卵形、倒卵形、长圆形、阔椭圆形或近圆形，长1~5cm，宽0.3~2cm，边缘常反卷，被短硬毛，两面近无毛或在脉上被短硬毛，基出脉3条，少5条；叶柄几乎无或上部叶有极短的叶柄。聚伞花序三歧分枝成圆锥花序状，腋生和顶生，常比叶长；花梗长1~3mm；花冠黄色，干时近白色，稍肉质，无毛，冠管长约0.5mm，花冠裂片5裂，不反折，近卵形，长1.2~2mm。

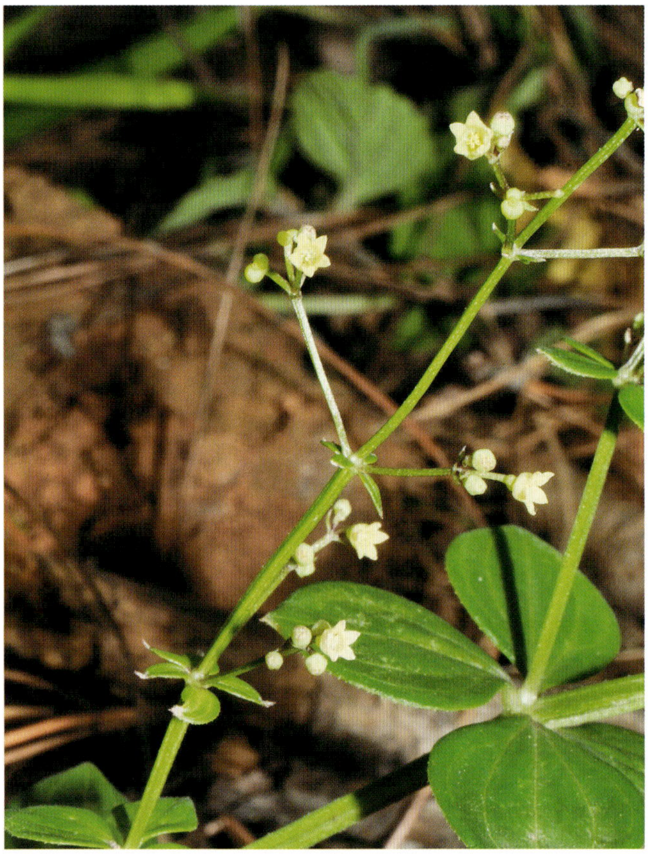

生境分布： 生于海拔1400~2500m的山谷、山坡、路边林中、灌丛或草坡。分布于我国云南、四川。

药用部位： 根

采收加工： 夏、秋季采收，晒干。

性味功效： 甘，温。补血活血，祛风除湿，通经止痛。

主治： 贫血，血虚闭经，产后恶露不尽，不孕症，风湿疼痛，跌打损伤。

用法用量： 内服：水煎服，20~30g，或白酒泡服。

附方

1. **贫血：** 本品30g，红糖适量，水煎服，每日2次。
2. **闭经：** 本品20g、胡椒7粒，红糖适量为引，水煎服，每日2次。
3. **风湿，跌打损伤：** 本品50g、七叶莲70g、杜仲50g、牛膝50g、白酒3kg，炮制15天后可服用，每次30~50mL，每日1次。

076 小红蒜

鸢尾科 红葱 *Eleutherine bulbosa* (Miller) Urb.

佤名： si ho raoh [si hɔ ra̱uh]（司藿娆）

别名： 红葱头

植物形态： 多年生草本。鳞茎卵圆形，直径约 2.5cm。叶宽披针形或宽条形，长 25~40cm，宽 1.2~2cm。花茎高 30~42cm，上部有 3~5 个分枝，分枝处生有叶状的苞片，苞片长 8~12cm，宽 5~7mm；伞形花序状的聚伞花序生于花茎的顶端；花下苞片 2 枚；花白色，花被片 6 枚，2 轮排列，倒披针形；雄蕊 3 枚，花药“丁”字形着生，花丝着生于花被片的基部；花柱顶端 3 裂，子房长椭圆形，3 室。花期 6 月。

生境分布： 我国云南各地有栽培，并常逸为半野生。

药用部位： 鳞茎

采收加工： 秋、冬季采挖，除去须根，洗净，切片，干燥。

性味功效： 香、微苦，凉。清火解毒，利尿消肿，通气活血，除风止痛。

主治： 月经不调，贫血，产后虚证，心悸，心慌，心神不宁，失眠，头痛。

用法用量： 内服：水煎服，10~15g，或炖肉服。

附方

1. **月经不调：** 本品 20g、小紫珠树皮 15g、小红参 15g、芦子兰 40g，水煎服，酒为引，每日 3 次，6 日为一个疗程。
2. **贫血、产后虚证：** 本品适量炖猪脚服。
3. **心悸、心慌、心神不宁、失眠，头痛：** 本品、绿葱、回心草各适量，冰糖为药引子，水煎服，也可以炖猪心吃。

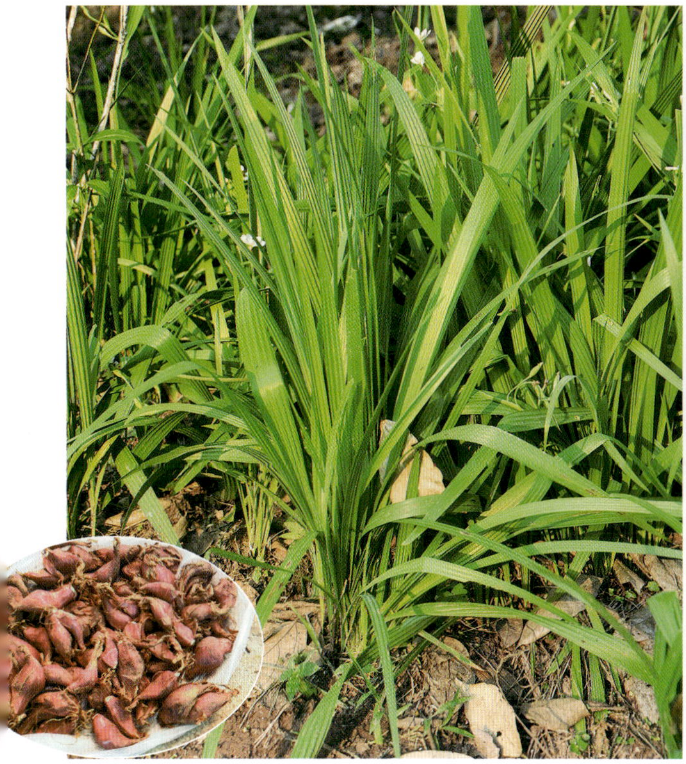

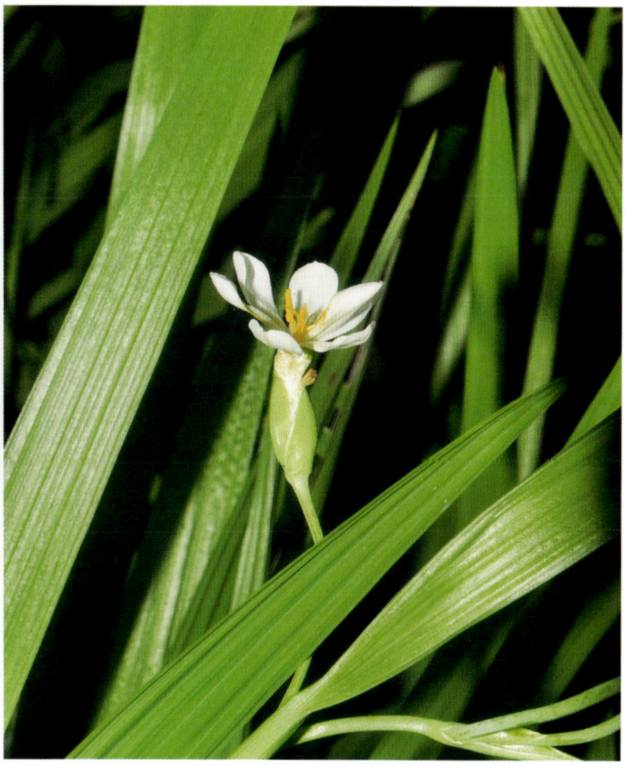

077 小报春

报春花科 小报春 *Primula forbesii* Franchet

佤名： rīb ma nīag [rip ma niak]（日么娘）

别名： 癞痢头花、山白菜、小蓝花

植物形态： 二年生草本，常花序被粉。叶多数，叶片长圆形、椭圆形或卵圆形，长 1~4cm，宽 0.7~3cm，先端圆形，基部钝形至浅心形，稀楔形，边缘圆齿状浅裂，两面有柔毛，背面有时可见细小点状腺体，通常无粉；叶柄长 1~3.5cm，密被柔毛。花葶 1 枚至多数，高 4~10（~30）cm，顶端被粉或无；伞形花序 1~2 轮或多于 2 轮，每轮 5~15 朵花；花萼钟状，被苍白色粉，分裂达全长 1/3 至中部，裂片三角形；花冠淡红或淡紫，冠筒略长于花萼，冠檐斜伸或平展，直径约 9mm，裂片先端深凹缺。蒴果球形，直径约 3mm，短于宿萼。花期 4—5 月，果期 7—9 月。

生境分布： 生于海拔 1500~2000（~2800）m 的田边、水沟边湿草地或路边草坡。分布于我国云南、四川。

药用部位： 全草

采收加工： 冬、春季采集，晒干或鲜用。

性味功效： 微辣、甜，凉。活血通淋。

主治： 月经不调，红崩白带。

用法用量： 内服：水煎服，15~30g。

附方

月经不调，红崩带下： 本品 30g、胡椒 7 粒，红糖引，水煎服。

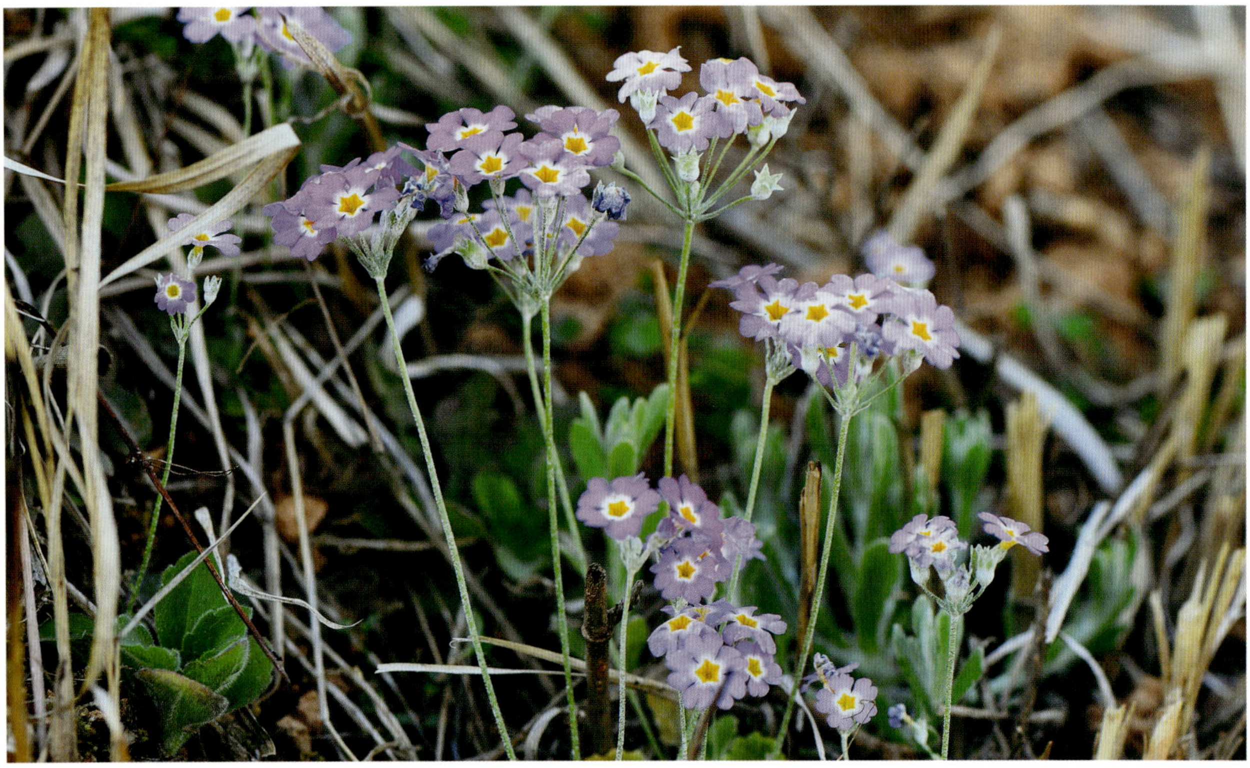

078 小乖

薯蓣科 白薯莨 *Dioscorea hispida* Dennstedt

佤名： kex siah [kɤʔ si̱ah]（克下）

别名： 山薯、老虎脱腰药

植物形态： 块茎卵形或长圆卵形，内面鲜时白色或微带蓝色，干后黄棕色。茎左旋。掌状复叶，小叶 3 片；中小叶倒卵状长圆形或椭圆形，大小不一，长 8~30cm，宽 6~15cm，基出脉 5 条；侧小叶斜卵形，几乎与中小叶等大，基出脉 5~7 条。雄穗状花序排成具二次分枝的腋生圆锥花序，共长 10~20cm，单生或簇生，各级分枝密被金黄色柔毛；穗状花序长 0.5~2.5cm，花密集，10~40 朵；花细小，长约 1mm，无花梗；花被裂片卵圆形，密被灰黄色柔毛，内轮的较大而厚。雌花序穗状，单生叶腋，花疏。果序长可达 40cm。蒴果成熟时黄色，果翅硬革质，长 3.5~7cm，压扁连翅宽 2.5~3cm，密被黄色短柔毛或近无毛。花、果期全年。

生境分布： 生于海拔 500~1300m 的江边林下或灌丛中。分布于我国云南、广东、广西、福建、台湾；印度、尼泊尔、不丹、缅甸、泰国、老挝、越南、印度尼西亚至菲律宾、新几内亚亦有。

药用部位： 块根

采收加工： 冬季采挖，洗净，切片，晒干。

性味功效： 苦、麻，寒。有毒。消炎，止痛，接筋骨。

主治： 骨折，跌打损伤。

用法用量： 外用：捣烂敷患处，或水煎外洗，或熬膏贴。

附方

骨折，跌打损伤： 本品适量，捣烂外敷患处或熬膏贴。

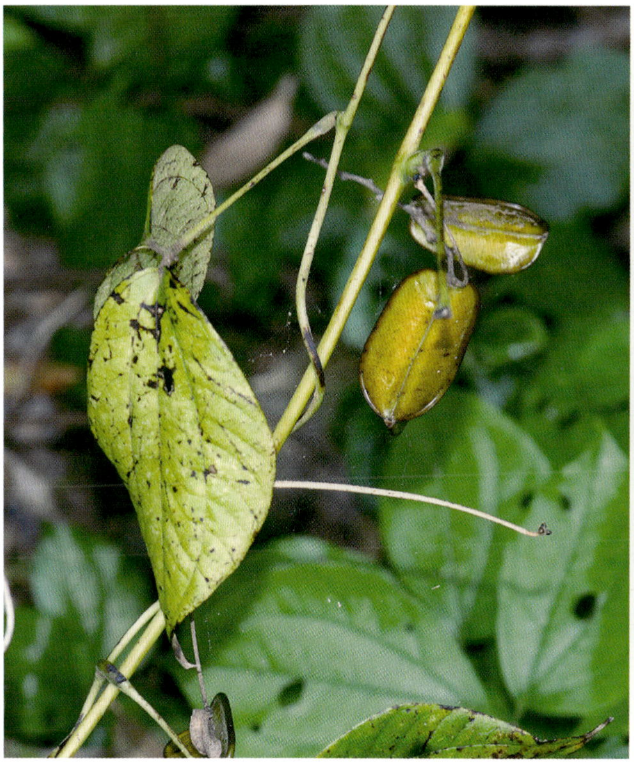

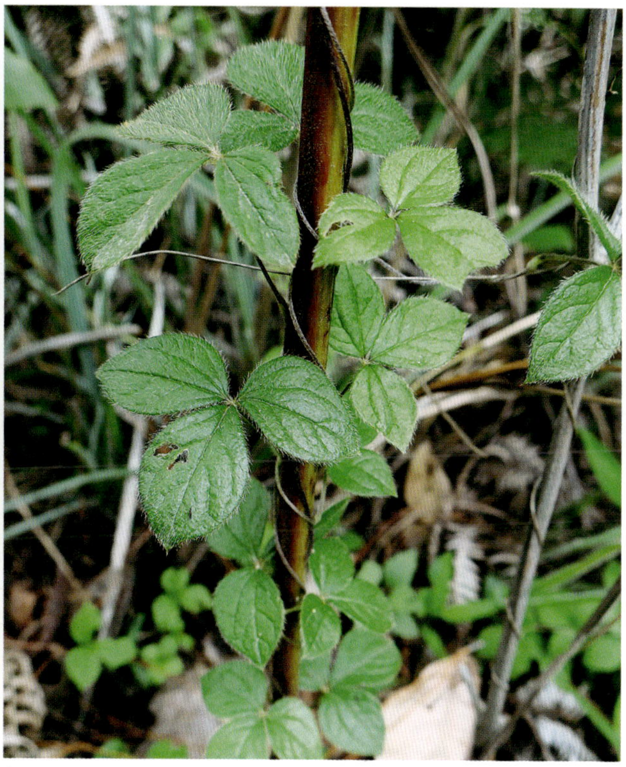

079 小鱼眼草

菊科 小鱼眼草 *Dichrocephala benthamii* C. B. Clarke

佤名： rīb ngai gax siah [rip ŋai kaʔ si̱ah]（日改嘎下）

别名： 星宿草、地胡椒

植物形态： 一年生草本。茎单生或稀簇生，铺散或近直立，自基部分枝。叶片倒卵形、长倒卵形、匙形或长圆形，长 1~6.5cm，宽 0.5~3.5cm，羽状深裂或浅裂，裂片 1~3 对，顶裂片较大，卵形、倒卵形至近圆形，侧裂片长圆形或披针形，全部裂片先端钝，叶柄长 0.5~2cm，具狭或宽的翅，基部扩大，耳状抱茎，最上部叶常不分裂。头状花序扁球形，直径 4~5mm，少至多数在茎和枝顶排列成伞房状或伞房圆锥状花序；总苞片 1~2 层，近等长。雌花多层，白色或淡黄色，稀带紫红色；两性花较少，黄色。瘦果长倒卵形；无冠毛。

生境分布： 生于海拔 1100~3600m 的林下、灌丛下、草地、路边、田边和荒地。分布于我国云南、湖北、甘肃、广西、四川、贵州和西藏等地；印度亦有。

药用部位： 全草

采收加工： 夏季采收，洗净切碎，晒干或鲜用。

性味功效： 苦，寒。清热利湿，祛风明目，凉血解毒，退热止咳。

主治： 尿路感染，口腔溃疡，子宫炎，疔疮，皮肤感染。

用法用量： 内服：水煎服，6~12g。外用：捣敷或水煎外洗。

附方

1. **尿路感染，口腔溃疡，子宫炎：** 本品全草 20g，配龙葵 25g，水煎服。
2. **疔疮，皮肤感染：** 本品 15g，配鸡屎适量捣细包敷患处。
3. **肝硬化：** 本品配半截藤、革薢、野芦谷根、双钩藤根、无根藤适量，大锅煮，过滤，用汤煮紫糯米，熬成粥，分成每日 3~4 次。黄疸重，可泡丝瓜藤花，当茶饮。出现水肿加浮萍少许，田螺（打烂，250~500g）和丝瓜藤花。

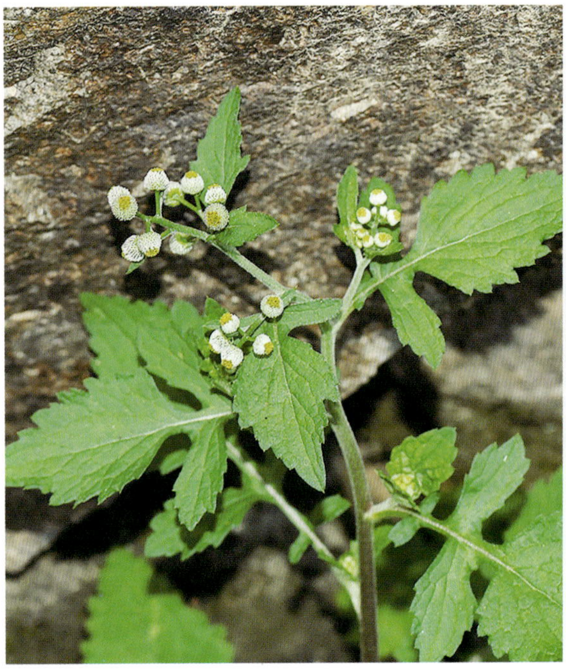

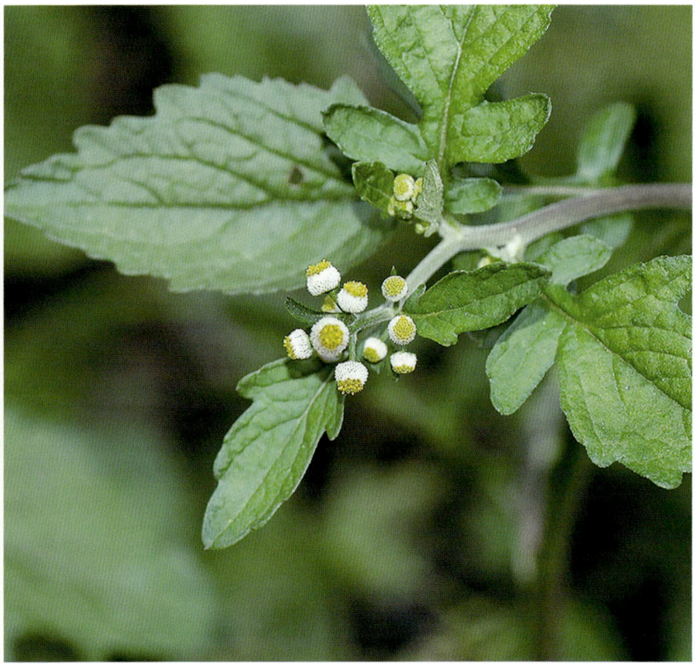

080 小贯仲

凤尾蕨科 蜈蚣草 *Pteris vittata* Linnaeus

佤名： guax lūng [kṳaʔ luŋ]（刮拢）

别名： 蜈蚣凤尾蕨、鸡冠凤尾蕨、蜈蚣蕨

植物形态： 根状茎短而直立，顶端密被披针形、黄棕色鳞片；叶簇生，同型。叶柄基部密被披针形、黄棕色、长约1cm的鳞片，向上鳞片变少和变小，叶柄上部至叶轴禾秆色，疏被毛状鳞片。叶片一回羽状，倒披针形，长30~80cm，宽10~20cm。裂片30~50对，互生或近对生，披针形，基部浅心形，无柄，覆盖叶轴，顶端渐尖，边缘有锯齿。叶草质，暗绿色，除叶轴和中脉疏被毛状浅棕色鳞片外，两面光滑无毛。孢子囊群线形，沿叶缘着生，具有由羽片边缘反卷形成的膜质、近全缘的假囊群盖。花期7—9月，稀达10月，果期1—3月，稀达5月。

生境分布： 生于海拔3100m以下的林缘或路边石缝中。分布于我国秦岭以南各地及台湾；旧大陆热带、亚热带亦有。

药用部位： 全草

采收加工： 全年可采收，洗净，晒干或鲜用。

性味功效： 淡、微涩，平。消肿止痛。

主治： 腹痛，痢疾，疥疮，蜈蚣咬伤，无名肿痛，流行性感冒。

用法用量： 内服：水煎服，10~20g。外用：水煎外洗，或捣碎敷患部。

附方

流行性感冒： 本品25g、臭灵丹15g，干品或鲜品，洗净切片，水煎煮，每日1剂，分3次服。加入生姜治疗风寒感冒效果更佳。

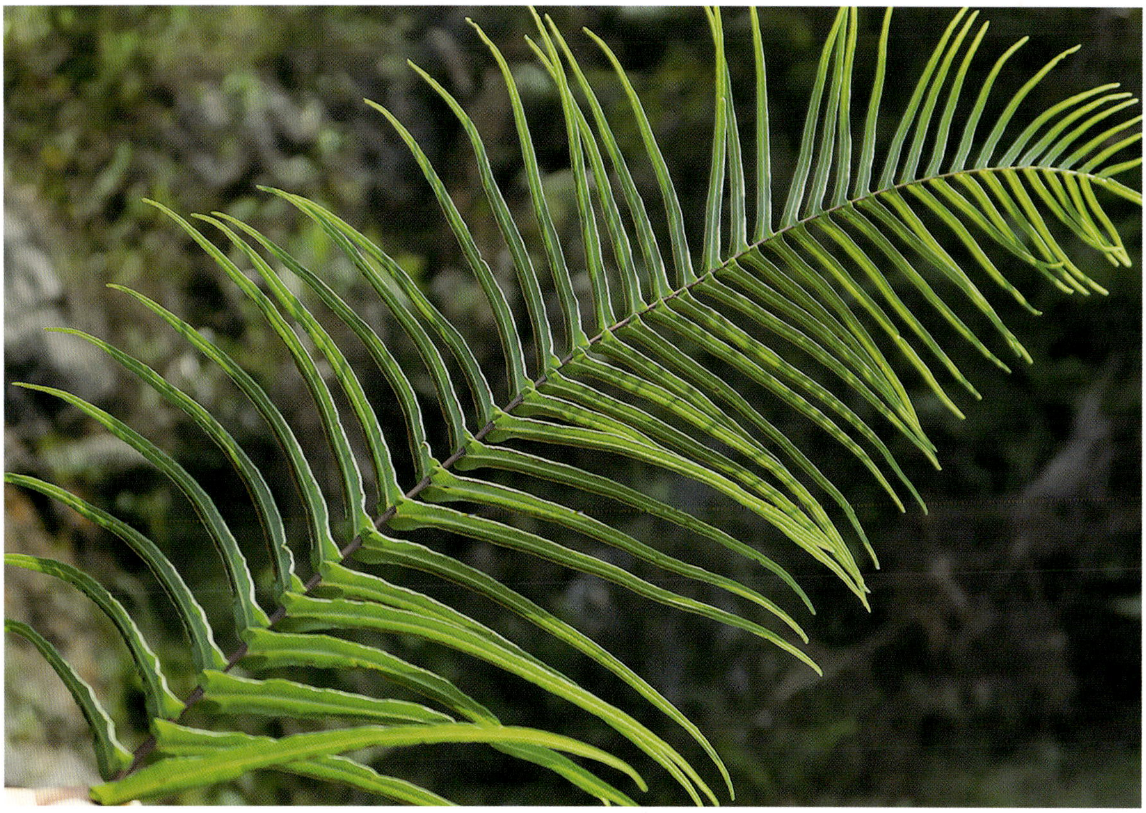

081 小贯根

野牡丹科 尖子木 *Oxyspora paniculata* (D. Don) Candolle

佤名： kaox dōng dōix glong [kʰa̱uʔ tɔŋ tɔiʔ klɔ̱ŋ]（栲丹兑过落）

别名： 小姑娘花、遍山红、大叶朝天罐

植物形态： 灌木；茎常具槽，幼嫩者被毛。叶片卵形或狭椭圆状卵形或近椭圆形，长12~24cm，宽4.6~11cm，基出脉7条，背面常于脉上被秕糠状星状毛，侧脉极多，平行，细脉与侧脉垂直。由伞房花序组成的圆锥花序，顶生，被秕糠状星状毛，长20~30cm，稀较短，基部具叶状总苞2枚；花萼长约8mm，幼时密被星状毛，以后渐脱落，狭漏斗形，具钝4棱，有纵脉8条；花瓣红色至粉红色或深玫瑰红色，卵形，长约7mm，于右上角突出1小片；雄蕊较长的4枚紫色，药隔隆起而不伸长，较短的4枚黄色，药隔隆起，基部伸长成短距。蒴果倒卵形，长约8mm，直径约6mm；宿存萼较果长，漏斗形。花期7—9月。

生境分布： 生于海拔 500~1900m 的山谷密林下，阴湿处或溪边，也长于山坡疏林下、灌木丛中湿润的地方。分布于我国云南、四川、贵州、广西、西藏；尼泊尔经缅甸至越南北部亦有。

药用部位： 根

采收加工： 全年均可采挖，洗净，晒干或鲜用。

性味功效： 甘、微涩，平。清热解毒，消肿止痛，收敛止泻。

主治： 外伤瘀血肿痛，风湿病，跌打损伤，痢疾。

用法用量： 内服：水煎服，15~30g。外用：鲜品捣碎敷患部。

附方

外伤瘀血肿痛，风湿，跌打损伤，痢疾： 本品鲜品 15~30g，酒瓶花 9~15g，水煎服。外用鲜品捣烂敷患部。

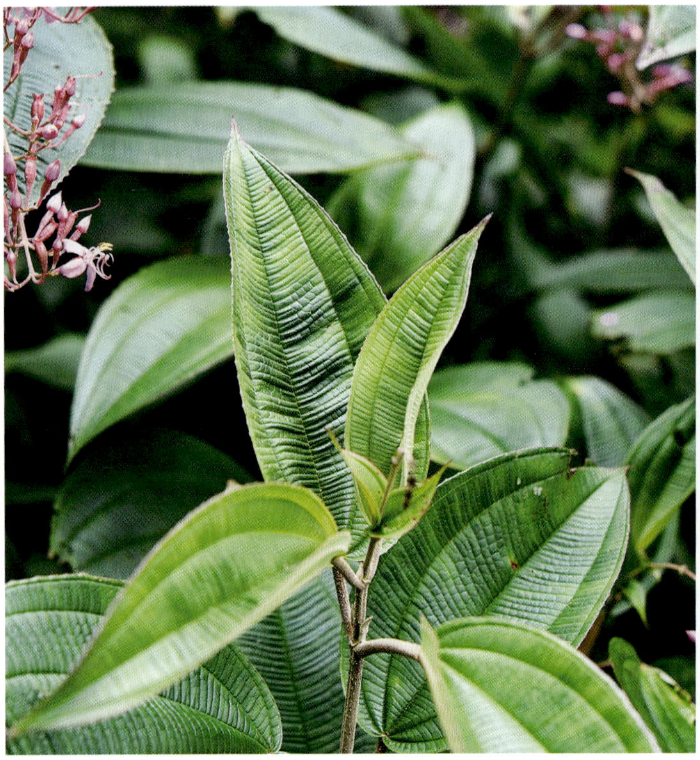

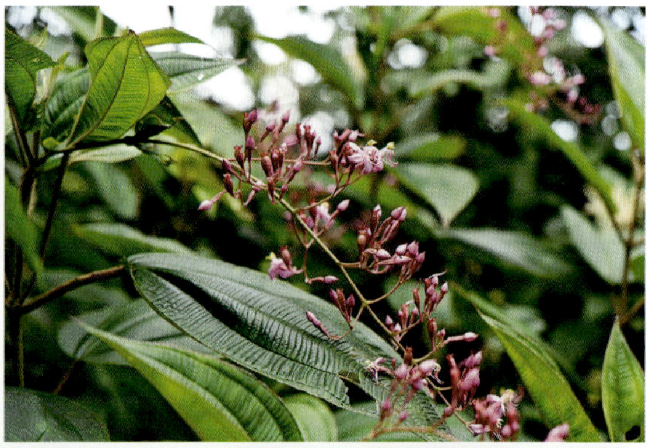

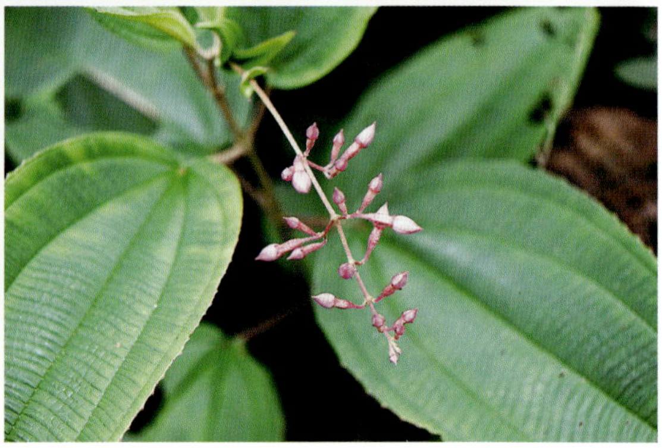

082 小鬼钗

菊科 小花鬼针草 *Bidens parviflora* Willdenow

佤名： nyīex njoud siah hlax [ȵ̥ɛʔ dʑot siah l̥ʰa̱ʔ]（聂拽下辣）

别名： 一包针、锅叉草、细叶刺针草

植物形态： 一年生草本。叶对生，叶片长 6~10cm，2~3 回羽状分裂，第一次分裂深达中肋，裂片再次羽状分裂，小裂片具 1~2 个粗齿或再作第三回羽裂，最后一次裂片条形或条状披针形，宽约 2mm，上部叶互生，二回或一回羽状分裂。头状花序单生茎端及枝端，具长梗，开花时直径 1.5~2.5mm。总苞筒状，外层苞片 4~5 枚，长约 5mm，内层苞片常仅 1 枚，托片状。无舌状花，盘花两性，6~12 朵，花冠筒状，长 4mm，冠檐 4 齿裂。瘦果条形，长 13~16cm，两端渐狭，顶端芒刺 2 枚。花期春季。

生境分布： 生于路边荒地、林下及水沟边。分布于我国东北、华北、西南及山东、河南、陕西、甘肃等地；日本、朝鲜及俄罗斯西伯利亚地区亦有。

药用部位： 全草

采收加工： 夏、秋季间采收，鲜用或切段干用。

性味功效： 苦、微甘，凉。清热解毒，止热痛。

主治： 呼吸道感染，咽喉肿痛，感冒，急性阑尾炎，黄疸型肝炎，胃肠炎，痢疾，风湿性关节炎，疟疾。外用：疔疮，蛇伤，跌打肿痛。

用法用量： 内服：水煎服，10~30g，鲜品加倍。外用：捣敷。

附方

1. **流感：** 本品常作流感等大锅药配方。
2. **止血：** 本品鲜叶外擦。
3. **退烧：** 本品配野姜适量，水煎服。

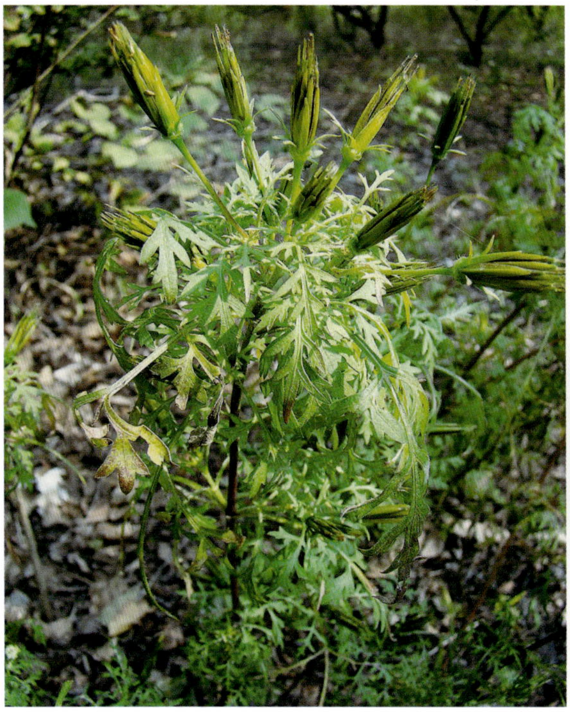

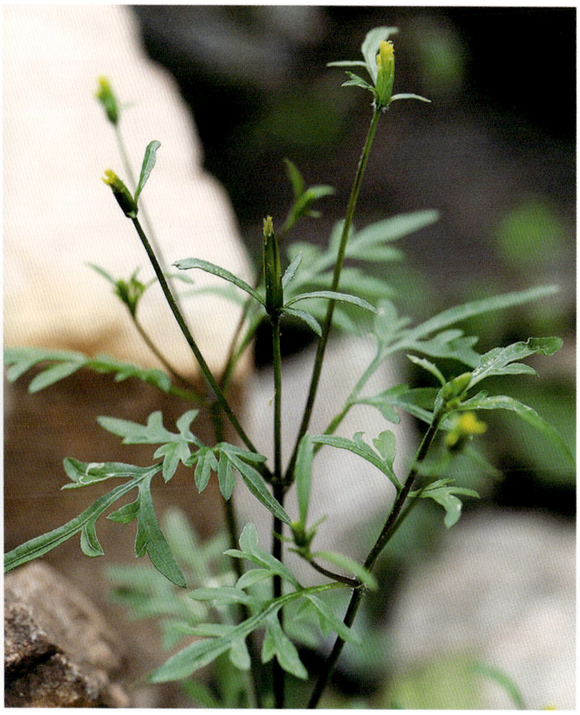

083 小接骨

爵床科 小驳骨 *Justicia gendarussa* N. L. Burman

佤名： kaox bai boud siah [kʰa̠uʔ pa̠i po̠t si̠ah]（栲败博下）

别名： 驳骨丹、蛇兰

植物形态： 多年生草本或亚灌木，直立，无毛。茎圆柱形，节膨大，枝多数，对生，嫩枝常深紫色。叶片纸质，狭披针形至披针状线形，长 5~10cm，宽 5~15mm，先端渐尖，基部渐狭，全缘，中脉粗大，侧脉每边 6~8 条，两者均呈深紫色或有时侧脉半透明。穗状花序顶生，下部间断，上部花密；苞片对生，在花序下部的 1~2 对呈叶状，比萼长，上部的小，披针状线形，比萼短，内含花 2 至数朵；萼裂片披针状线形，长约 4mm，无毛或被疏柔毛；花冠白色或粉红色，长 1.2~1.4cm，上唇长圆状卵形，下唇浅 3 裂。蒴果长 1.2cm，无毛。花期 4—10 月，果期 6—12 月。

生境分布： 生于村旁或路边的灌丛中，有时栽培。分布于我国云南、福建、台湾、广东、海南、香港、广西；印度、斯里兰卡、中南半岛至马来半岛亦有。

药用部位： 全株

采收加工： 全年可采收。

性味功效： 辛、微酸，平。续筋接骨，消肿止痛。

主治： 骨折，风湿病，跌打损伤，劳伤，扭挫伤，风湿性关节炎。

用法用量： 内服：水煎服，15~20g。外用：捣敷。

附方

1. **骨折：** 本品鲜品配大接骨、散血丹、三不怕、隔夜找娘等鲜品适量，捣烂拌白酒炒热外包患处。
2. **风湿性关节炎：** 本品 15g、大接骨 20g、必然（面瓜七）15g、松叶防风 10g、松寄生 10g，水煎服，每日 3 次。

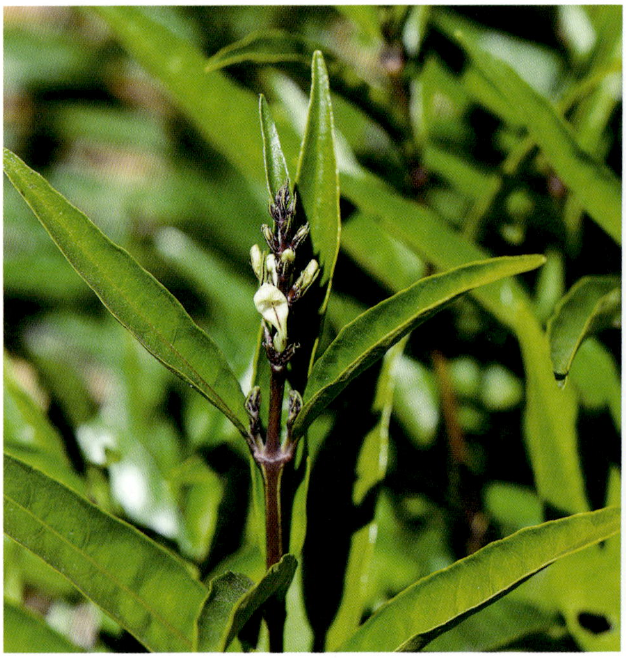
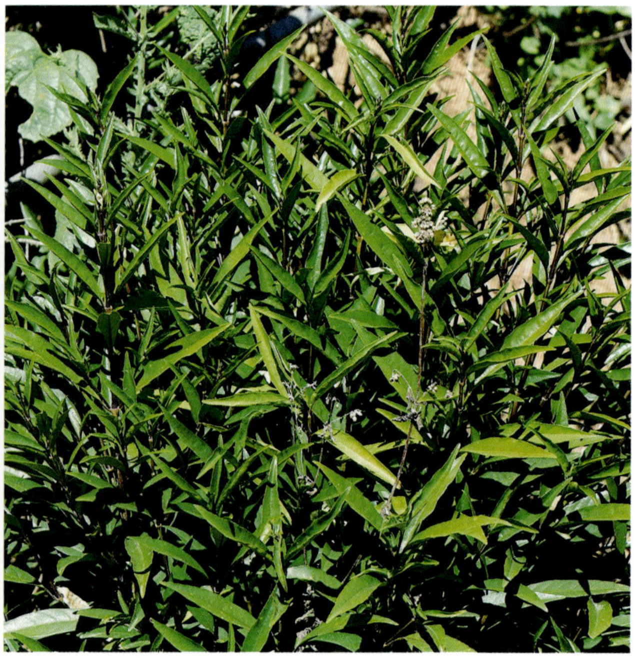

084 小野豌豆

石竹科 荷莲豆草 *Drymaria cordata* (Linnaeus) Willdenow ex Schultes

佤名： dom mgoui deix [tɔm gɔi teʔ]（东归跌）

别名： 二蕊荷莲豆、野豌豆菜

植物形态： 一年生草本。茎匍匐，丛生，纤细，无毛，基部分枝，节间常生不定根。叶片卵状心形，长1~1.5cm，宽1~1.5cm，顶端凸尖，具3~5条基出脉；叶柄短；托叶数片，小球形，白色，刚毛状。聚伞花序顶生；苞片针状披针形，边缘膜质；花梗细弱，短于花萼，被白色腺毛；萼片披针状卵形，长2~3.5mm，草质，边缘膜质，具3条脉，被腺柔毛；花瓣白色，倒卵状楔形，长约2.5mm，稍短于萼片，顶端2深裂。蒴果卵形，长2.5mm，宽1.3mm，3瓣裂；种子近圆形，长1.5mm，宽1.3mm，表面具小疣。

生境分布： 生于海拔200~1900（~2400）m的山谷、杂木林缘。分布于我国浙江、福建、台湾、广东、海南、广西、贵州、四川、湖南、云南、西藏；日本、印度、斯里兰卡、阿富汗，非洲亦有。

药用部位： 全草

采收加工： 夏季采收，洗净，晒干。

性味功效： 苦、涩，凉。清热解毒，消肿止痛。

主治： 肝炎，痢疾，疟疾，跌打损伤，毒蛇咬伤。

用法用量： 内服：水煎服，25~50g。外用：鲜品捣烂包敷患处。

附方

1. **感冒重症，发冷发热，头疼头晕：** 本品鲜品1把，加生石灰1把，泡水服。
2. **疟疾：** 本品兑生石灰，水煎服；取黑狗毛1撮放在手腕上，再取本品和大蒜捣烂，放在黑狗毛上，外包敷，12小时换药一次，包3次。
3. **痢疾：** 本品、三台红花、马鞭草、草果水煎服，兑石灰冲服。

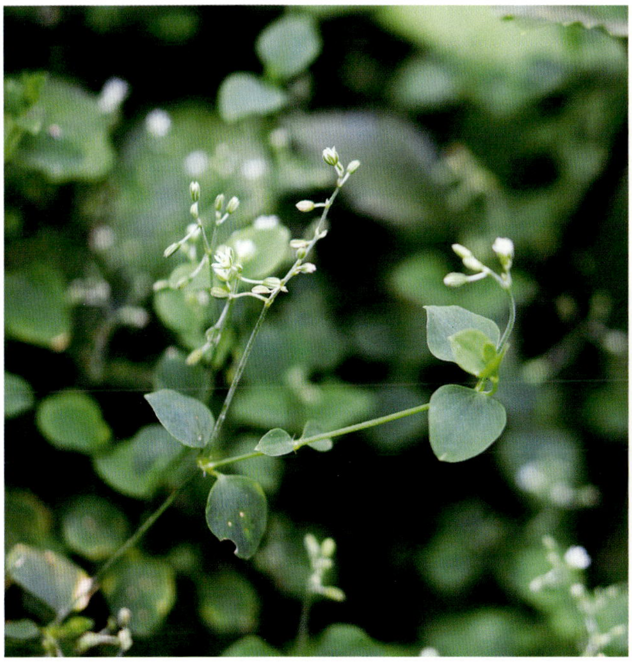

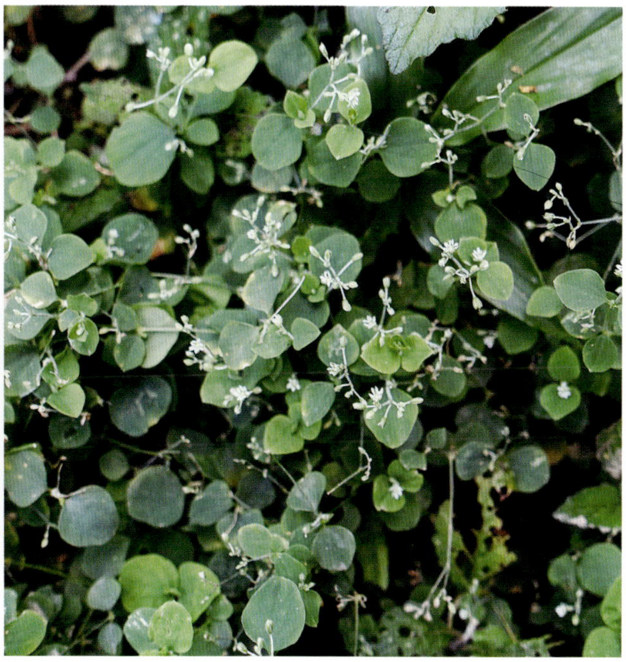

085 小铜锤

菊科 金钮扣 *Acmella paniculata* (Wallich ex Candolle) R. K. Jansen

佤名： rīb ndim diex dīng [rip di̠m tɛ̠ʔ tiŋ]（日钉跌顶）

别名： 黄花草

植物形态： 一年生草本。茎直立或有时上升。叶对生，叶片宽卵形、卵形或狭卵形，长 3~6.5cm，宽 1~4.5cm，先端急尖或钝，基部宽楔形或稀圆，有离基 3~5 出脉。头状花序卵圆形，长 0.8~1.3cm，直径 0.5~1cm，单生于茎、枝先端或上部叶腋，有时呈聚伞状；花序梗长 2~10cm；总苞盆状，直径 0.5~1cm；总苞片 2 层，8~10 枚，卵形或狭卵形，长 3~4mm；花序托圆柱状锥形，长 4~8mm，粗约 1mm。雌花花冠舌状，舌片黄色，长 2~2.5mm，先端 2~3 浅裂；两性花花冠管状，黄色，长约 2mm。瘦果黑色；冠毛常 2 枚，细芒状。花、果期 5—12 月。

生境分布： 生于海拔（100~）800~1900m 的林下、灌丛中、山坡草地、村边、路旁。分布于我国云南、台湾、海南、广西、西藏；缅甸、印度、尼泊尔、越南、老挝、泰国、柬埔寨、印度尼西亚、马来西亚、日本亦有。

药用部位： 根、全草

采收加工： 全年可采收，鲜用，现采现用。

性味功效： 辛、辣、苦，微温。有小毒。消炎止痛，祛风除湿。

主治： 全草：跌打损伤，牙痛，风湿性关节炎，毒蛇咬伤，疮痈肿毒。根：癫痫。

用法用量： 外用：鲜品捣烂敷患处。

附方

1. **骨折：** 本品全草配土三七、紫金龙、打不死各适量，均用鲜品捣烂外包患处。
2. **跌打损伤：** 本品全草配七叶连、鸡血藤、隔夜找娘、杜仲等药泡酒，用时涂擦患处。
3. **毒蛇咬伤：** 本品鲜品适量，捣烂外敷患处。

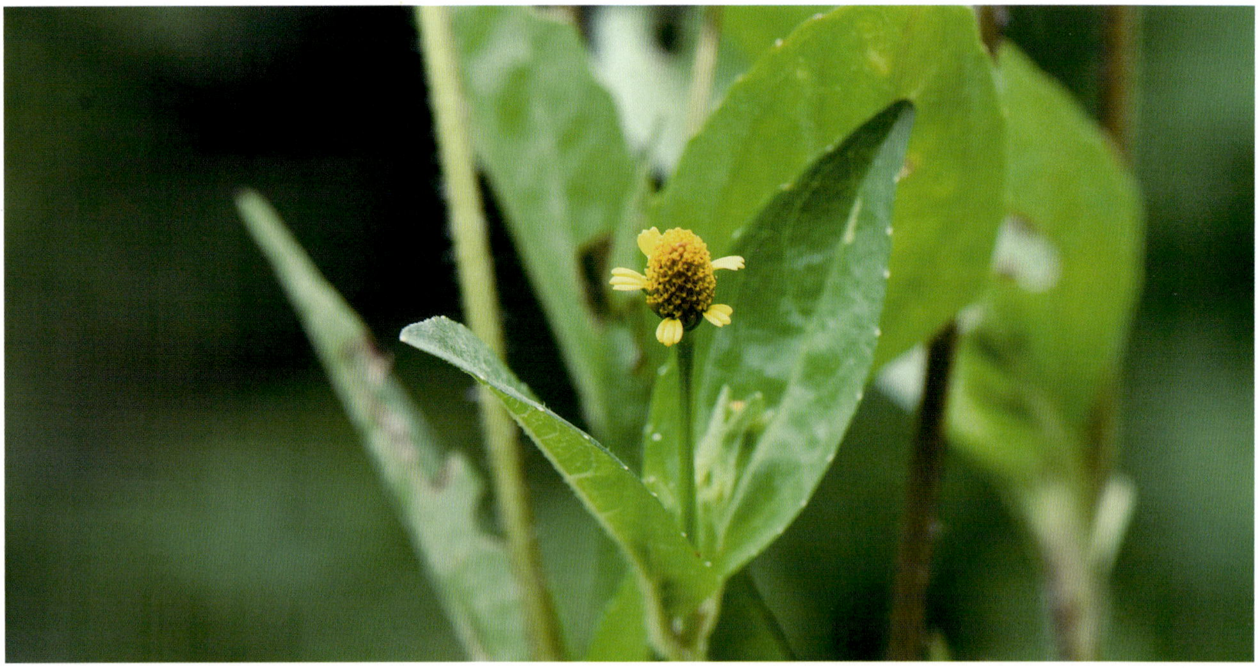

086 小麻药

菊科 美形金钮扣 *Acmella calva* (Candolle) R. K. Jansen

佤名： rīb ndi̱m diex siah [rip dim tɛ̱ʔ si̱ah]（日钉跌下）

别名： 过海龙、小铜锤

植物形态： 多年生草本。茎平卧或匍匐，下部或近基部节上常生根。叶对生，叶片披针形或宽披针形，长 3~7cm，宽 1~2.5cm，先端渐尖或长渐尖，基部楔形，边缘具疏离的尖齿，有离基 3~5 出脉。头状花序卵圆形，长 9~15mm，直径 7~10mm，单生于茎和分枝先端或上部叶腋，有时呈聚伞状；花序梗长 3~15cm，近先端毛密集；总苞盆状，直径 7~10mm；总苞片 2 层，8~10 枚，卵形或狭卵形；花序托圆柱状锥形，长 4~9mm。雌花花冠舌状，舌片黄色，长约 4mm，先端不规则的 2~3 浅裂，有时无舌状花；两性花花冠管状，黄色，长 1.5~2mm。瘦果黑色；冠毛 2 枚，细芒状。花期 7—10 月，果期 9—12 月。

生境分布： 生于海拔 910~2500m 的林下、灌丛下、山坡草地或溪边、路旁。分布于我国云南。

药用部位： 全草

采收加工： 全年可采收，洗净，晒干或鲜用。

性味功效： 辛、麻，温。有小毒。通经活血，消肿散瘀，麻醉止痛，祛风除湿。

主治： 跌打损伤，骨折，风湿性关节炎痛，牙痛，胃痛，痛经，毒蛇咬伤，刀伤，外伤出血。

用法用量： 外用：舂碎包敷患处。

附方

1. **跌打损伤：** 本品 30g、小接骨丹 50g、小黄散叶 50g、蓖麻叶 25g、白花丹 25g、酢浆草 30g、红蒿树叶 30g。均为鲜品，切细，捣烂，加酒少许，拌匀，在文火上加热，放入布袋里，压扁包敷患处，每日换药 1 次。
2. **刀伤、撞伤及外伤出血症：** 本品 30g、伞草（重楼）30g、藤杜仲 40g、树杜仲皮 30g，上药鲜品，洗净，切细，舂碎包敷伤口处，2~3 日换药 1 次。

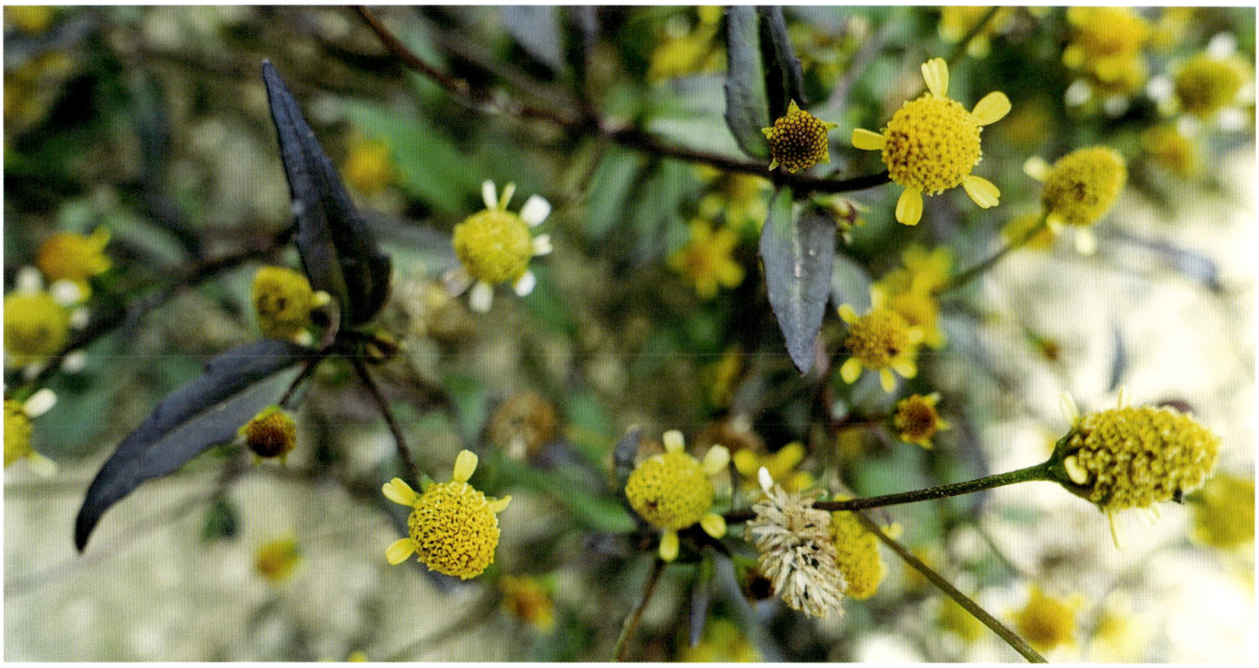

087 小黑药

菊科 显脉旋覆花 *Duhaldea nervosa* (Wallich ex Candolle) Anderberg

佤名： si nbīa vād lūng [si bia vat luŋ]（西别哇拢）

别名： 黑威灵、铁脚威灵

植物形态： 多年生草本。根茎粗短，生多数粗线形的须根，具数个密被茸毛的芽。茎枝被开展、黄褐色、具疣状基部的长硬毛。基生叶在花期枯萎；茎下部叶同基生叶，中部叶椭圆形、倒披针形或稀披针形，长 3~11cm，宽 1~4cm，两面均被有疣状基部的长糙毛，最上部叶较小，无柄。头状花序径 1.5~2.5cm，单生于枝顶或少数排列成伞房状花序；花序梗长 1~5cm，被黄褐色长硬毛；总苞半球形，直径 1~1.5cm；总苞片 4~5 层。外围雌花舌状，舌片白色，椭圆状线形，长 7~9mm；中央两性花管状，花冠黄色或橙黄色。瘦果圆柱形，被绢毛；冠毛白色或黄白色。

生境分布： 生于海拔 1200~2600m 的林下、灌丛下、山坡、草地、荒地或路边。分布于我国云南、广西、四川、贵州、西藏；越南、缅甸、泰国、印度、不丹、尼泊尔亦有。

药用部位： 根

采收加工： 秋季采挖，洗净，切段，晒干。

性味功效： 辛、苦，温。祛风除湿，活络止痛，健胃消食。

主治： 体虚多汗，感冒咳嗽，风湿性关节炎，脚气水肿，食积腹胀，胃痛。

用法用量： 内服：水煎服，干品 15~30g，或泡酒，或炖肉。

附方

体虚多汗，感冒咳嗽，风湿性关节炎，脚气水肿，食积腹胀，胃痛： 本品 15~30g，水煎服，配方泡酒或炖肉服。

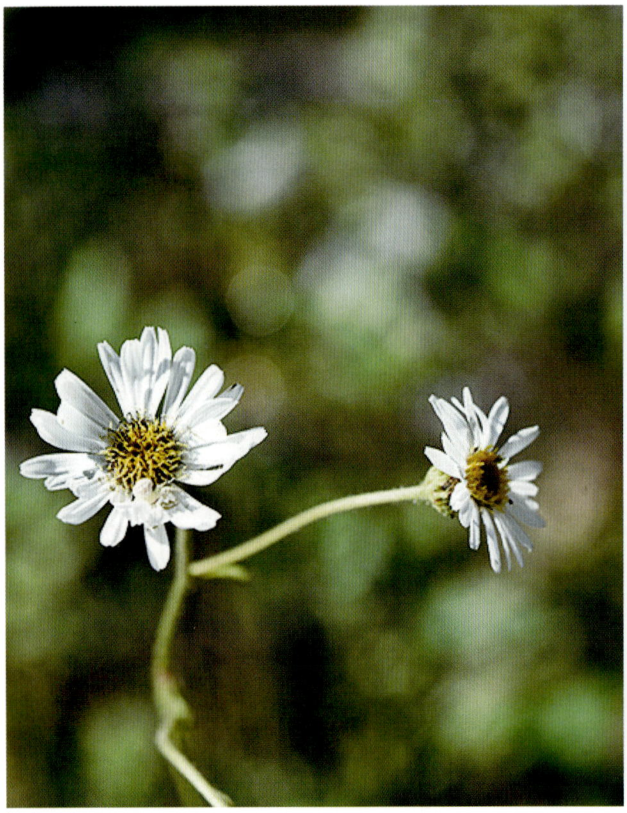

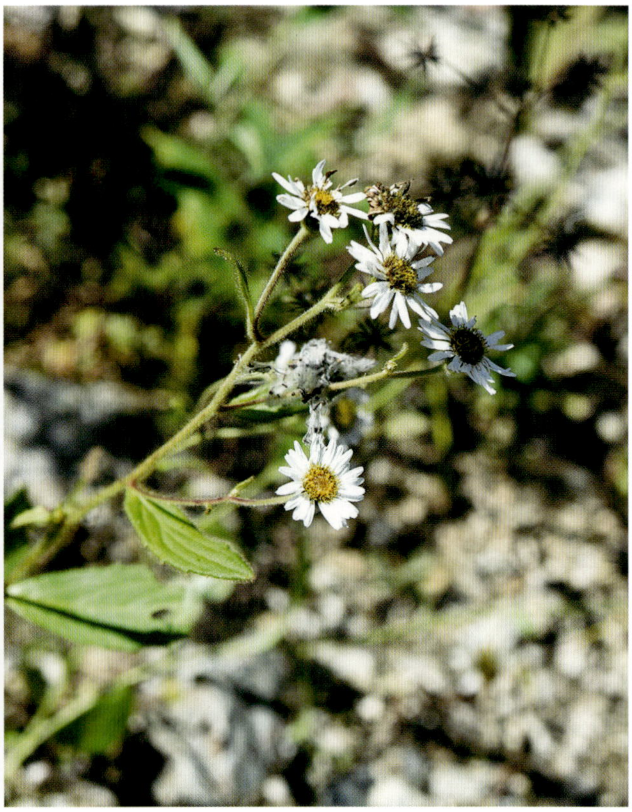

088 小黑藤

防己科 一文钱 *Stephania delavayi* Diels

佤名： hnu roug [nʰu̠ ro̠k]（努揉）

别名： 金不换、地不容

植物形态： 纤弱草质藤本；茎、枝细瘦，均无毛。叶薄纸质，三角状近圆形，长常 3~5cm，有时可达 7cm。宽与长近相等或稍过之，顶端钝圆；掌状脉 9~10 条；叶柄与叶片近等长，明显盾状着生。复伞形聚伞花序腋生或生于腋生、具小型叶的短枝上，总梗长 1~3.5cm 或过之，伞梗 3~7，均纤细；花梗纤细；雄花：萼片 6 枚（很少 8 枚），2 轮；花瓣 3~4 枚，稍肉质，近倒三角形或阔楔形；雌花：萼片和花瓣均 3 枚，很少 4 枚，形状和大小均与雄花的相似。核果红色，无毛，内果皮倒卵形，长 4~5mm，背有 2 行小横肋状雕纹，每行 5~8 条，很少达 10 条，胎座迹不穿孔。花期 4—5 月，果期 6—7 月。

生境分布： 生于灌丛、园篱、路边等处。分布于我国云南、贵州、四川。

药用部位： 块根

采收加工： 全年可采收。

性味功效： 苦，寒。理气止痛，祛风湿，解表，健胃。

主治： 胃痛，急、慢性胃肠炎，风湿性关节炎。

用法用量： 内服：水煎服或研粉服，干品 15~25g，鲜品 25~50g。

附方

1. **硅肺病，哮喘，肺肿痛：** 本品 1g，七叶一枝花 15g，通光藤 15g，小白及 15g，取鲜品或干品均可，洗净，切片，每日 1 剂，水煎，每日 3 次。
2. **支气管炎：** 本品 10g，大百解 10g，水煎服。
3. **腹部胀痛：** 本品干品 15g，研成粉末，每次取 1.5 g 用生姜煎汤送服，每日 2 ~ 3 次。

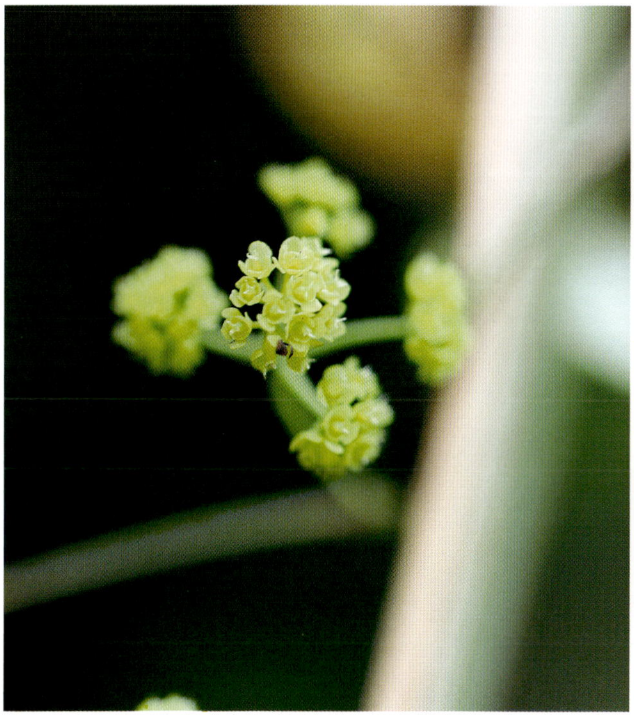
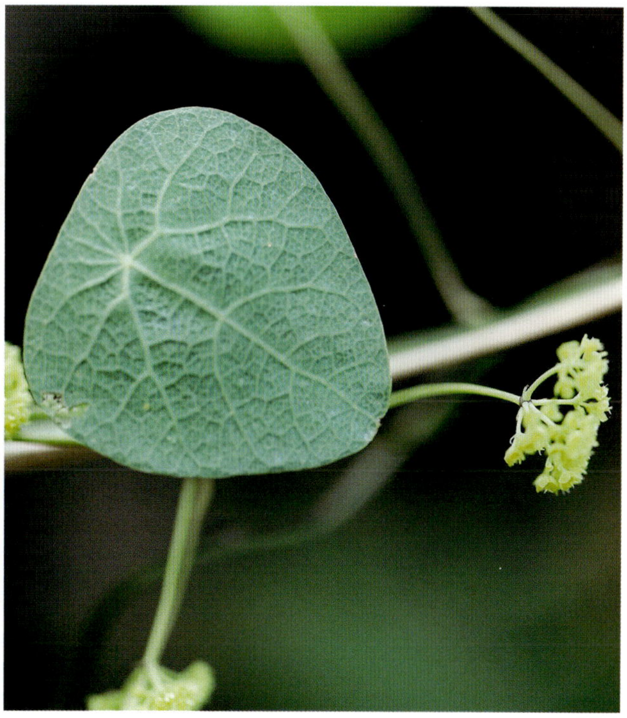

089 小腊合

豆科 大果油麻藤 *Mucuna macrocarpa* Wallich

佤名： hnu si ngud [n^{h}u̠ si ŋu̠t]（努西哭）

别名： 老鸦花藤、血藤、大果黎豆

植物形态： 大型木质藤本。茎具纵棱脊和褐色皮孔，被灰白色或红褐色伏贴细毛，节上尤密，老茎常光秃无毛。羽状复叶具3片小叶，叶长25~33cm；小叶片纸质或近革质，顶生小叶片卵状椭圆形或稍倒卵形，长10~19cm，宽5~10cm；侧生小叶极偏斜。花序长5~23cm，有5~12节，每节有2~3朵花，常生在老茎上；花萼宽杯状，长8~12mm，密被毛；花冠暗紫色，旗瓣长3~3.5cm，翼瓣长4~5.2cm，龙骨瓣长5~6.3cm。果木质，长26~45cm，宽3~5cm，厚7~10mm，带形，近念珠状，密被直立红褐色细短毛，具不规则的脊和皱纹，具种子6~12颗。

生境分布： 生于海拔1150~2200m的潮湿山沟底、路边阳处灌木丛。分布于我国云南、广西、贵州、广东、海南、台湾；缅甸、越南、泰国、尼泊尔、印度、日本亦有。

药用部位： 茎藤

采收加工： 全年可采收，切片，晒干，鲜品随用随采。

性味功效： 苦，温。强筋壮骨，调经补血。

主治： 小儿麻痹后遗症，贫血，月经不调，风湿筋骨疼痛。

用法用量： 内服：水煎服，100~150g。或花采下加工制作后可以做蔬菜食用。

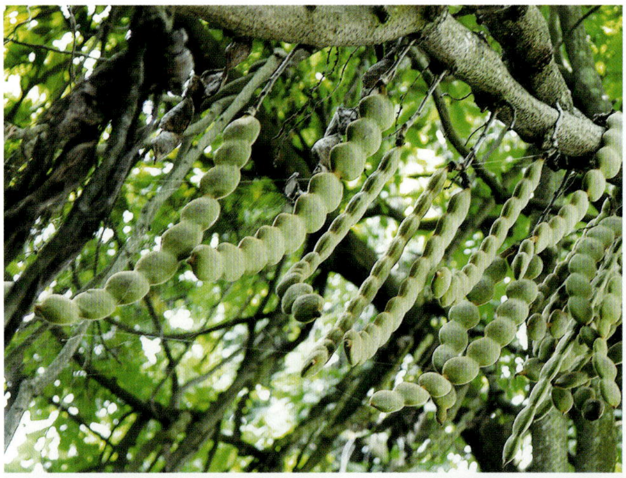

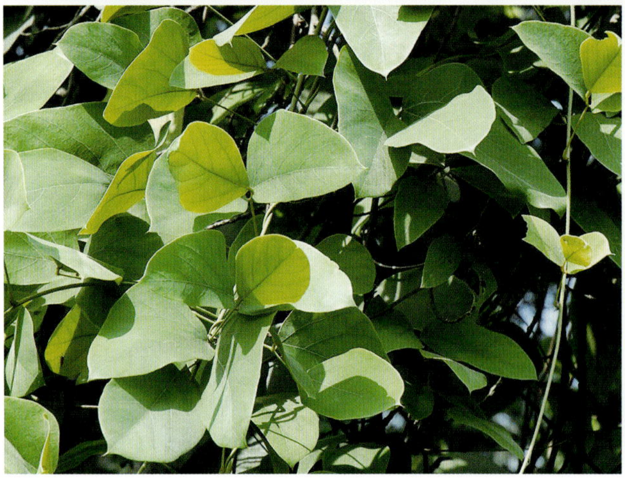

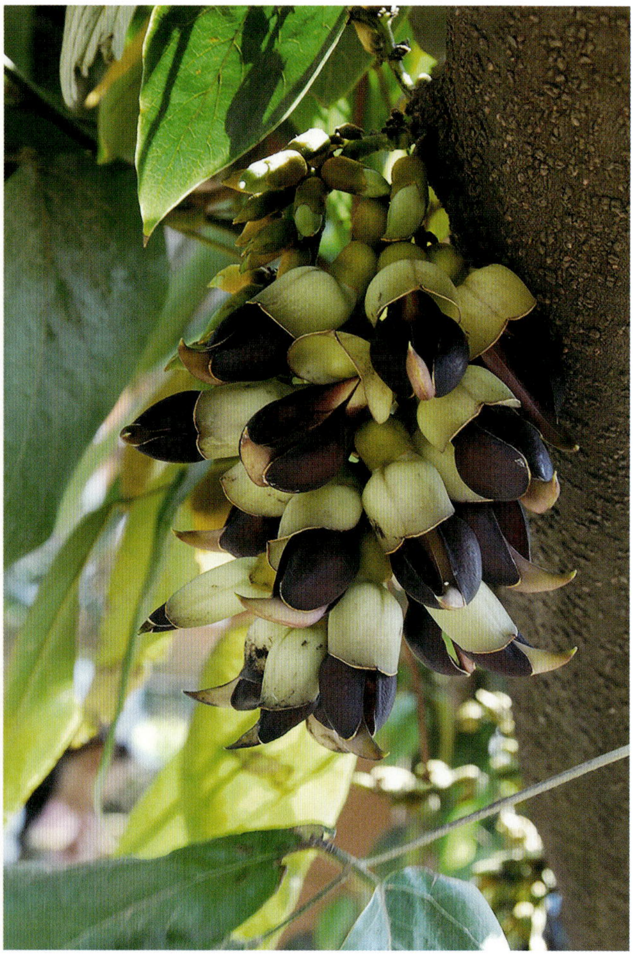

090 小蓝花地丁

远志科　苦远志 *Polygala sibirica* var. *megalopha* Franchet

佤名： rīb prang dāi [rip　pʰraŋ tai]（日盼呆）

别名： 紫花地丁、蓝花地丁、小丁香

植物形态： 多年生草本，植株矮小，枝铺散。茎多分枝，被短柔毛。叶近革质，下部叶小，卵形，长约 6mm，宽约 4mm；上部叶大，披针形或椭圆状披针形，长 1~2cm，宽 3~6mm，被短柔毛，全缘。总状花序腋外生或假顶生，常高出茎顶，具少数花，被短柔毛；花长 6~10mm，具小苞片 3 枚；萼片 5 枚，宿存，外面 3 枚小，里面 2 枚大，长约 7mm，花瓣状，先端钝圆，具突尖，基部具爪；花瓣 3 枚，蓝紫色，侧生花瓣倒卵形，长 5~6mm，2/5 以下与龙骨瓣合生，先端圆形，微凹，基部里面具短柔毛，龙骨瓣较侧生花瓣长，背面被柔毛，顶端背部具流苏状鸡冠状附属物。蒴果近倒心形，直径约 5mm，顶端微缺，具狭翅。花期 5—6 月，果期 10—12 月。

生境分布： 生于海拔 1800~2600m 的山坡草地及田边。分布于我国云南。

药用部位： 全草

采收加工： 全年可采收，切碎，晒干。

性味功效： 苦、辛，温。止咳。

主治： 神经衰弱，咳嗽，支气管炎。

用法用量： 内服：水煎服。

附方

气管炎： 本品 25g、虎杖 20g、十大功劳 20g、绞股蓝 30g，水煎服，每日 1 剂，每日 3 次，3 日为一疗程。

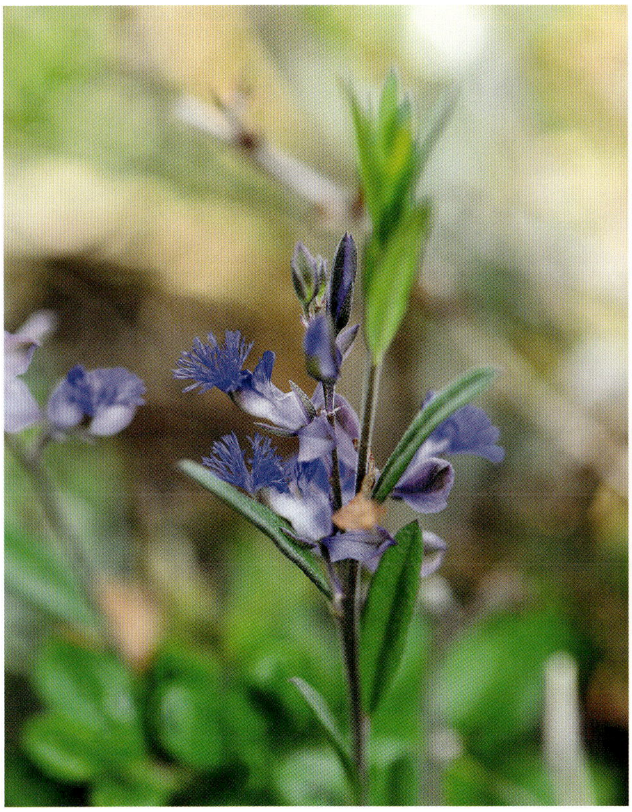
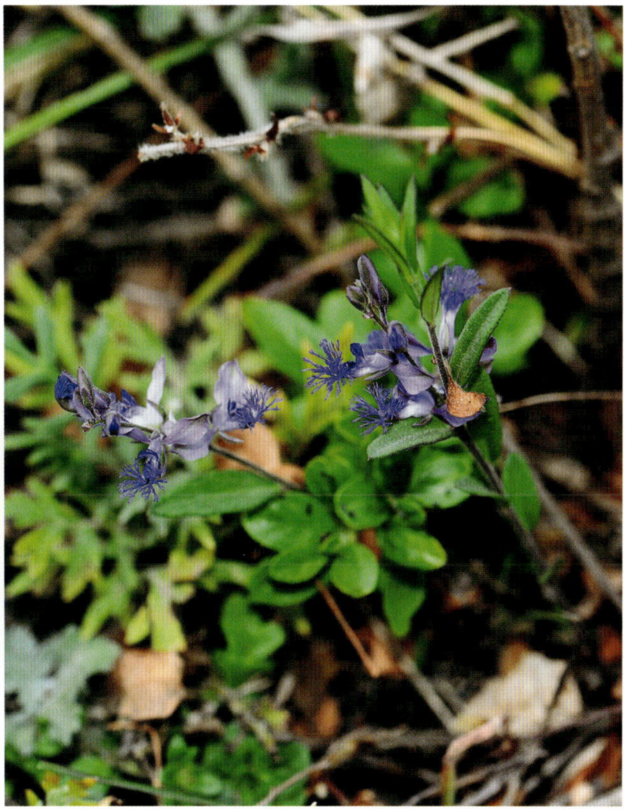

091 小催药

紫金牛科 朱砂根 *Ardisia crenata* Sims

佤名： kaox lox [k^{h}a̱uʔ l̠ʔ]（栲罗）

别名： 小红跌打、圆叶紫金牛、豹子眼睛果

植物形态： 灌木。叶片革质或坚纸质，边缘具皱波状或波状齿，具明显的边缘腺点。伞形花序或聚伞花序，着生于侧生特殊花枝顶端；花枝近顶端常具 2~3 片叶或更多；花萼仅基部连合，萼片长圆状卵形，顶端圆形或钝，全缘，具腺点；花瓣具腺点，里面有时近基部具乳头状突起。果球形，具腺点。花期 5—6 月，果期 10—12 月，有时 2—4 月。

生境分布： 生于海拔 1000~2400m 的疏、密林下，阴湿的灌木丛中，或栽培。我国东从台湾至西藏东南部，北从湖北至广东皆有；日本、印度尼西亚、中南半岛、马来半岛、缅甸至印度亦有。

药用部位： 根、全株

采收加工： 全年可采，切片，洗净，晒干；或煮 2 小时，去皮晒干，研粉。

性味功效： 辛，温。止血消炎，通经活络。

主治： 根：月经不调，产后腹痛，风湿性关节炎，跌打损伤，淋巴结结核，喉症，腹泻。全株：风湿病。

用法用量： 内服：水煎服，15~25g，或泡酒内服。

附方

1. **月经不调：** 本品根 50g、狗屎萝卜花根 50g、车前草 30g、野芦谷根 50g、笔管草根 30g，均为鲜品，洗净，切段，开水煎服，每日 1 剂分 3 次服。3~5 服可获效。
2. **腹泻：** 本品根、土党参、芦根、竹叶兰根，各 10~30g，水煎服，日服 3 次，饭后温服，禁忌：酸、冷、豆、鱼。
3. **风湿病：** 本品全株 60g，泡酒 500mL，7 日后服用，每日 3 次，每次 30mL，9 日为一个疗程。

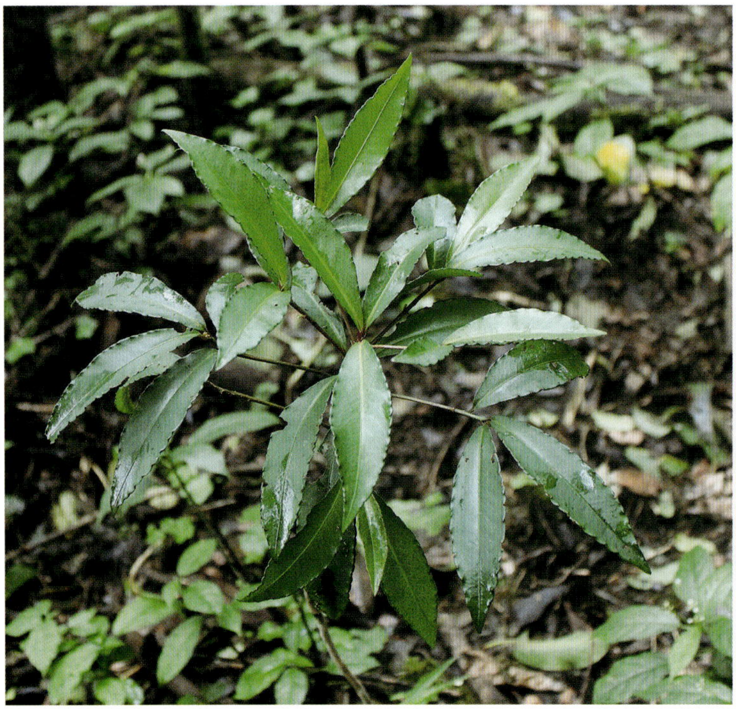

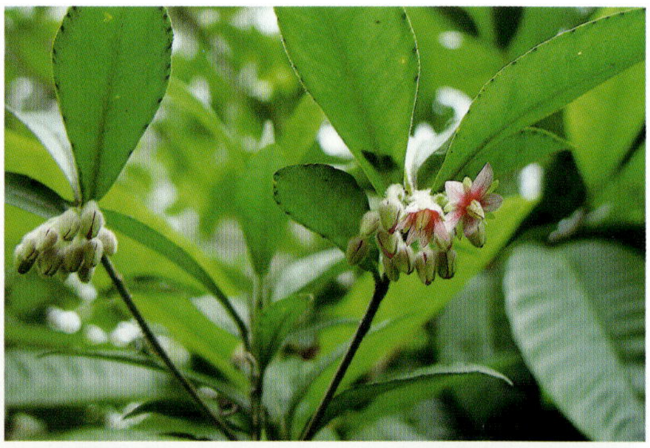

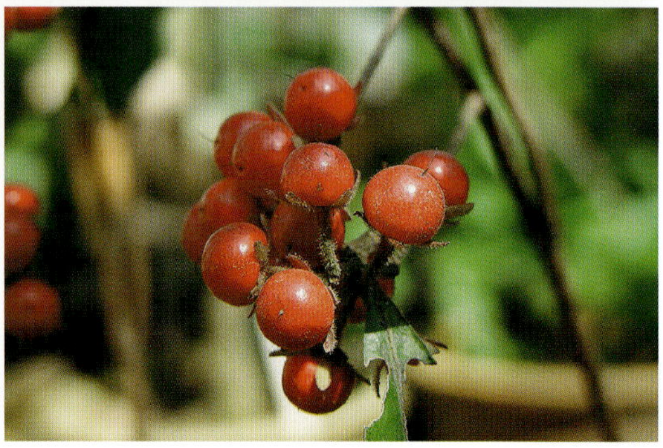

092 山大黄

蒟蒻薯科　箭根薯 *Tacca chantrieri* Andre

佤名： graox nbīng [kra̱uʔ biŋ]（革饶并）

别名： 老虎须、蒟蒻薯、冬叶七

植物形态： 多年生草本；根茎近圆柱形，粗厚。叶基生，5~10 枚，叶柄长 30~50cm，下部 1/2 鞘状，叶片长圆形至长圆状椭圆形，长达 55cm。花葶由叶腋抽出，长 30~60cm，花序顶生，总苞片 4 枚，2 轮，交互对生，外轮 2 枚，披针形、卵形，紫绿色，长达 7cm，内轮宽卵形至团扇形，绿色，长 2.5~7cm，丝状；小苞片 16 枚或更多，淡绿色，须状，下垂；花 5~7 朵，有时 15~16 朵；花被筒紫黑色，杯状，高 6cm，粗 1.3cm，花被裂片 6 枚，反折贴于花冠管上，2 轮；雄蕊 6 枚；柱头 3 枚，花瓣状。果序伞形，果 6 枚，外轮总苞片宿存，黑色；果 3 棱状纺锤形，长 4cm，粗 2.2cm，黑色，先端围以宿存的黑色花被片。花期春季，果期夏季。

生境分布： 生于海拔 1300m 以下的沟谷季雨林或雨林下。分布于我国云南、西藏、贵州、广西、广东、海南；印度、孟加拉国、缅甸、泰国、老挝、柬埔寨、越南至马来半岛亦有。

药用部位： 根茎

采收加工： 全年可采收，洗净，晒干。

性味功效： 苦，寒。清热解毒，消炎止痛。

主治： 胃炎，胃肠溃疡，高血压，疟疾，胃热，发烧不退，烫伤，烧伤等。

用法用量： 内服：水煎服，5~20g；服药期间，忌食蒜、辣、鱼肉及牛肉等。外用：研粉调香油外敷患处。

附方

1. **胃炎：** 本品 15g、仙鹤草 10g、岩七 5g、胡椒 3~5 粒，诸药研粉，3~5g 吞服，每日 3 次。
2. **疟疾，胃热，发烧不退：** 本品 5~7g，配草果、砂仁各 3g，水煎服。
3. **烫伤，烧伤：** 本品干品研粉调香油外敷患处。

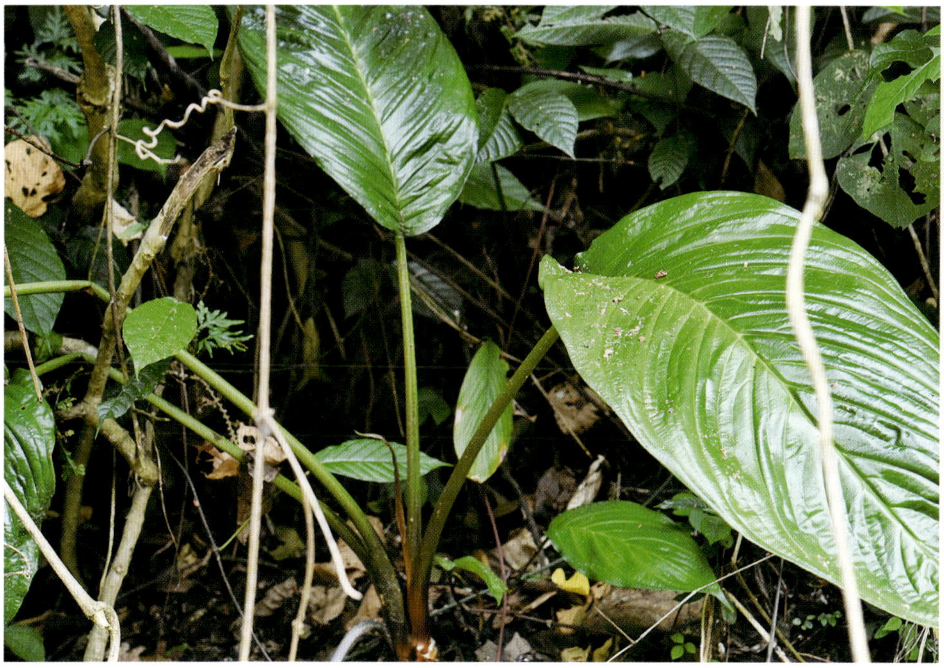

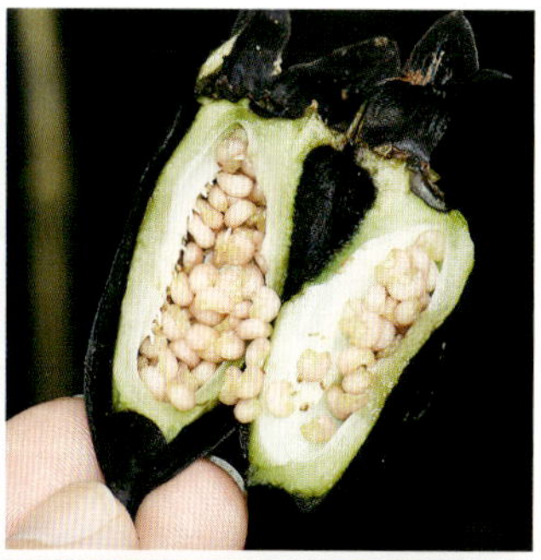

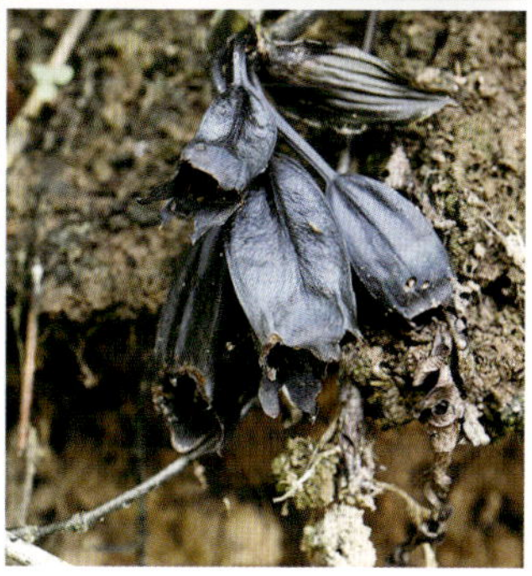

093 山乌龟

防己科 地不容 *Stephania epigaea* H. S. Lo

佤名： gla si yēix [kla̠ si ʐeʔ]（革拉西爷）

别名： 地乌龟、白地胆

植物形态： 草质、落叶藤本，全株无毛；块根硕大，常扁球状。嫩枝常紫红色，有白霜。叶干时膜质，扁圆形，长3~5cm，宽5~6.5cm，掌状脉向上的3条，向下的5~6条；叶柄盾状着生于叶基1~2cm处。单伞形聚伞花序腋生，常紫红色而有白粉，雄花序梗长1~4cm，簇生几个至10多个小聚伞花序，每个小聚伞花序有花2~3（5~7）朵；雄花具萼片6枚，常紫色；花瓣3枚或偶有5~6枚，紫色或橙黄而具紫色斑纹；雌花序与雄花序相似，但较紧密；雌花具萼片1枚；花瓣2枚或1枚，长与萼片近相等。果梗短而肉质，核果红色，内果皮倒卵形，长6~7mm，背部二侧各有小横肋16~20条，胎座迹不穿孔。花期4—6月，果期8—10月。

生境分布： 常生于石山上，亦常见栽培。分布于我国云南、四川。

药用部位： 块根

采收加工： 全年可采收，以秋季采为佳，洗净，切片，晒干用；或煮 2h，去皮晒干，研粉。

性味功效： 苦，寒。有小毒。清热解毒，利湿，止痛。

主治： 胃痛，风湿关节疼痛，痈肿疮毒，咽喉不利，肌肉酸痛，腹部包块，腮腺炎，失眠多梦，气胀腹痛，风湿性关节炎，胃、十二指肠溃疡。

用法用量： 内服：水煎服，5~10g。外用：研粉调蜂蜜或鸡蛋清敷患处，或煎水外洗。

附方

急慢性胃炎： 本品磨粉，温开水吞服，或煮食，性凉忌过量食用。

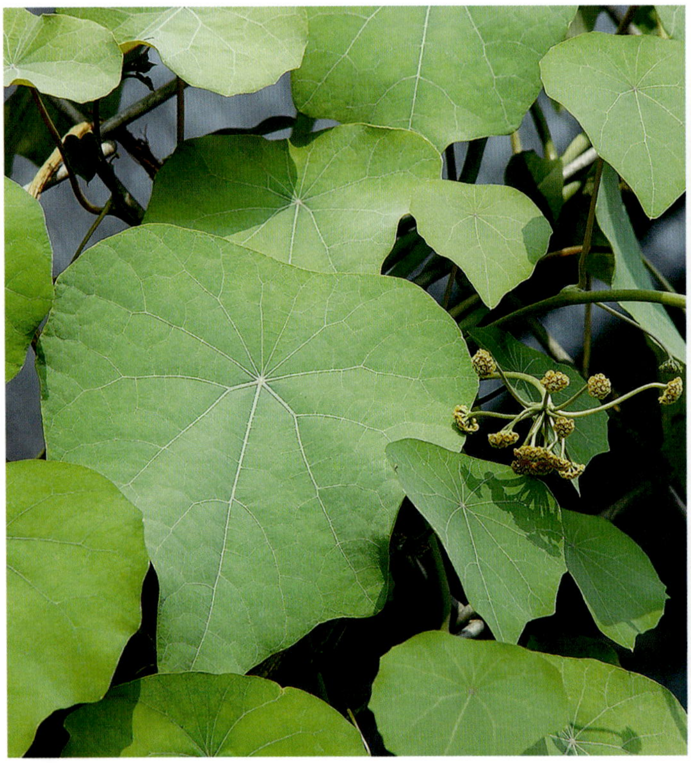

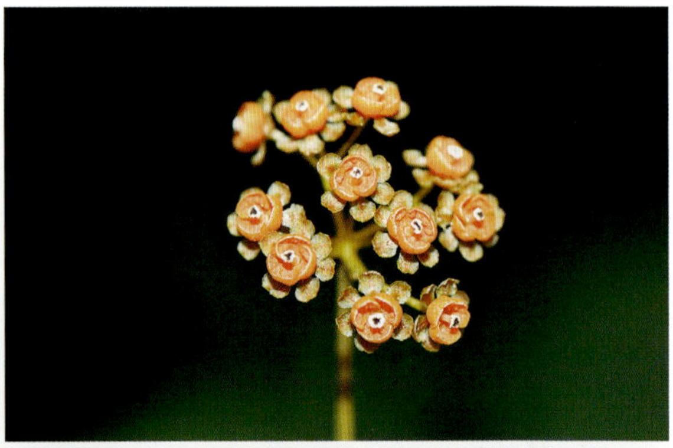

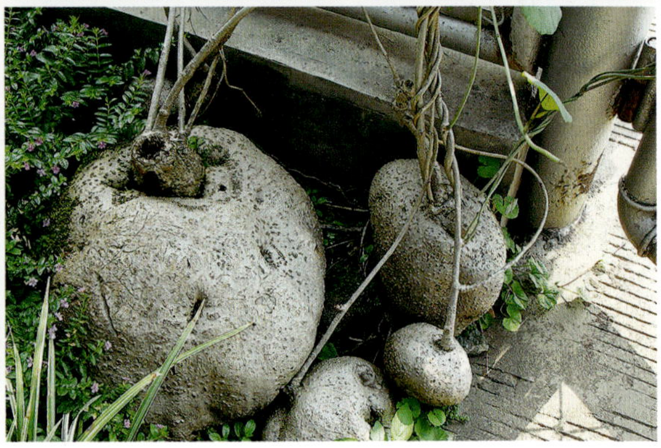

094 山玉兰

木兰科 山玉兰 *Lirianthe delavayi* (Franchet) N. H. Xia & C. Y. Wu

佤名： kaox youx rang [kʰa̱uʔ zo̱ʔ ra̱ŋ]（栲优然）

别名： 土厚朴、野玉兰

植物形态： 高大常绿乔木。嫩枝被淡黄褐色平伏柔毛，老枝具圆点状皮孔。叶片厚革质，卵形、卵状长圆形，长（10~）14~20（~32）cm，宽（5~）7~10（~20）cm，先端圆钝，叶背密被交织长绒毛及白粉，后仅脉上残留有毛，侧脉每边 11~16 条，网脉致密，干时两面凸起；叶柄长 5~7（~10）cm；托叶痕几乎达叶柄全长。花梗直立，长 3~4cm；花芳香，杯状，直径 15~20cm；花被片 9~10 枚，外轮 3 枚淡绿色，长 6~8（~10）cm，向外反卷，内两轮乳白色，倒卵状匙形，长 8~11cm；雄蕊多数。聚合果卵状长圆体形，长 9~15（~20）cm，蓇葖狭椭球形，背缝线两瓣全裂，被细黄色柔毛，顶端喙外弯。花期几乎全年。

生境分布： 生于海拔 1500~2800m 的石灰岩山地阔叶林中或沟边较潮湿的坡地。分布于我国云南、西藏、四川、贵州。

药用部位： 树皮、茎皮、花、花蕾

采收加工： 春季采摘，除去枝梗，干燥。

性味功效： 树皮：苦、辛，温。花：苦、辛，平。理气和胃，行气消食，止咳化痰。

主治： 树皮：消化不良，慢性胃炎，呕吐，腹痛，腹胀，腹泻。花或花蕾：鼻窦炎，鼻炎，支气管炎，咳嗽。茎皮：胸腹胀满，反胃呕吐，夜食不消，泄泻，痢疾，气逆作喘。

用法用量： 内服：水煎服，10~20g。外用：研粉外敷。

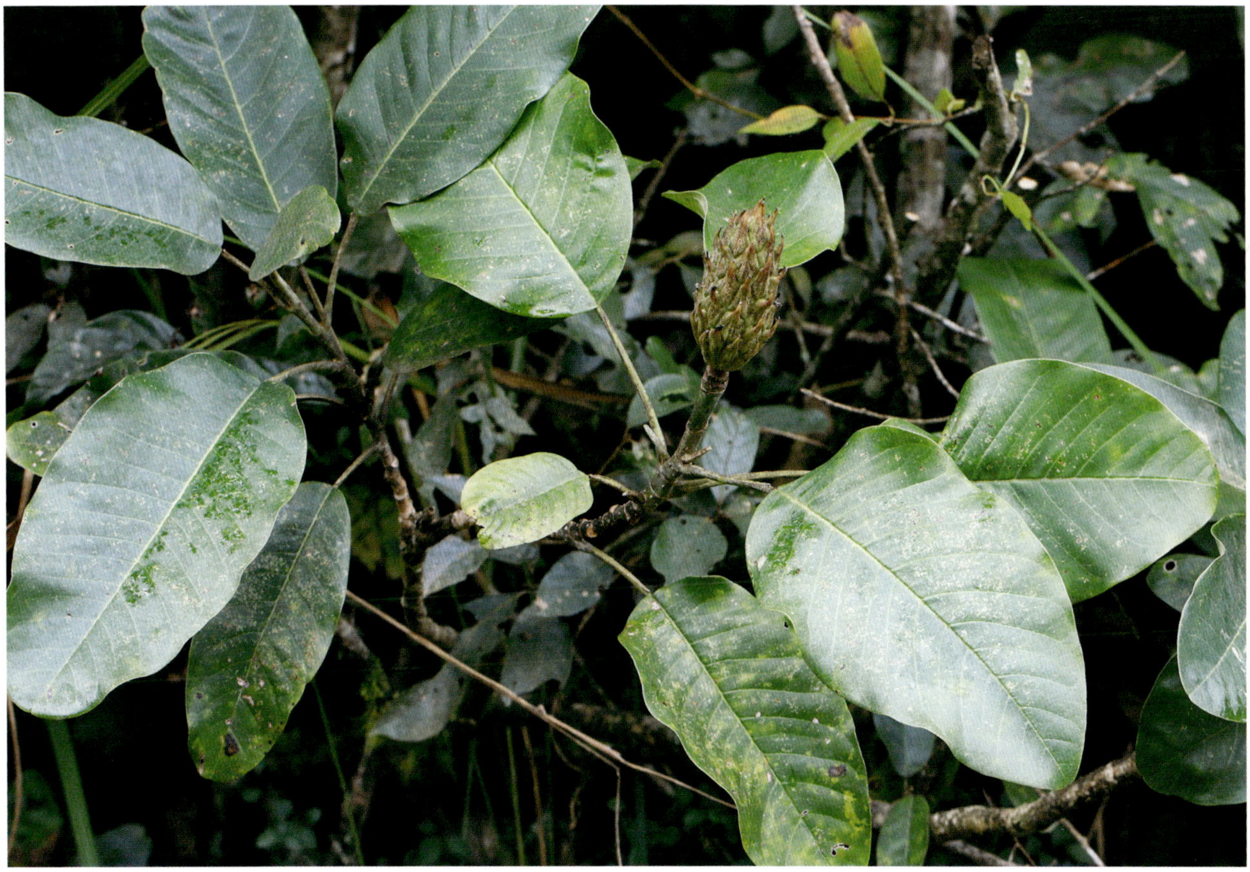

095 山芝麻

梧桐科 山芝麻 *Helicteres angustifolia* Linnaeus

佤名： had loi [hat lɔi]（哈类）

别名： 野芝麻、山油麻、坡油麻

植物形态： 小灌木；小枝被灰绿色短柔毛。叶狭长圆形或条状披针形，长3.5~5cm，宽1.5~2.5cm，顶端钝或急尖，基部圆形，叶面无毛或几乎无毛，背面被灰白色或淡黄色星状茸毛，间或混生刚毛；叶柄长5~7mm。聚伞花序有2至数朵花；花梗通常有锥尖形的小苞片4枚；萼长6mm，被星状短柔毛，5裂，裂片三角形；花瓣5片，不等大，淡红色或紫红色，比萼略长，基部有2个耳状附属体；雄蕊10枚；退化雄蕊5枚，线形，甚短；子房5室，被毛，较花柱略短，每室有胚珠约10个。蒴果卵状长圆形，长12~20mm，宽7~8mm，顶端急尖，密被星状毛及混生长绒毛。种子褐色，有椭圆形小斑点。花期4—6月，果期7月至翌年1月仍不脱落。

生境分布： 常生于山地和丘陵地的草坡上。分布于我国云南、湖南、江西、广东、广西、福建、台湾；印度、缅甸、泰国、老挝、柬埔寨、越南、马来西亚、印度尼西亚、菲律宾等地亦有。

药用部位： 全株，根

采收加工： 夏、秋季采收，切段，晒干。

性味功效： 苦，寒。清热解毒，通便，消肿。

主治： 高烧不退，感冒，扁桃体炎，肿痛。

用法用量： 内服：水煎服，15~20g，或泡酒服。外用：兑白酒外包患处。

附方

1. **感冒咽痛，扁桃体炎：** 本品 15g、白虎草 10g，水煎服，每日 3 次。
2. **强壮身体：** 本品根适量，泡酒服用，有滋补强壮之功效。
3. **乳腺炎：** 本品 30g，水煎服，每日 3 次，也可将鲜品叶捣烂外包患处。

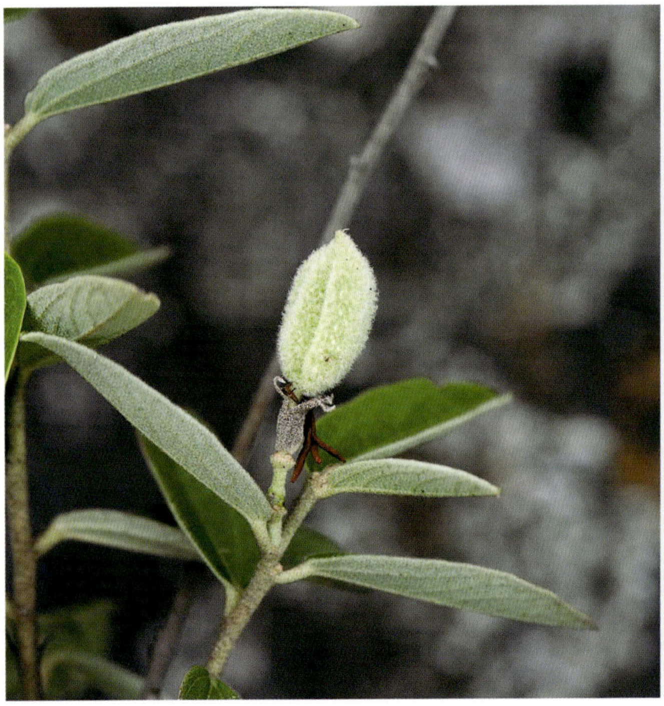

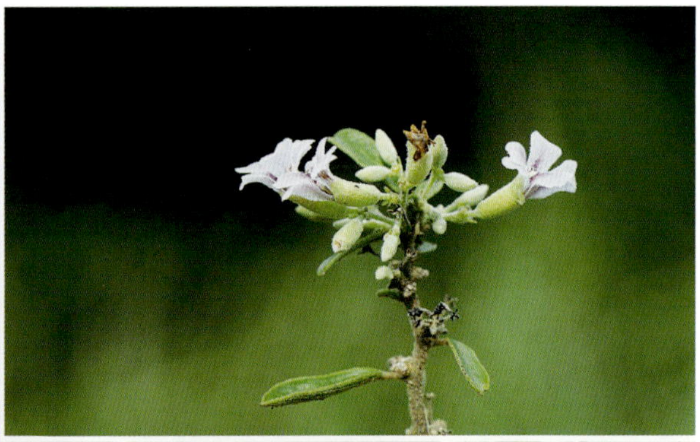

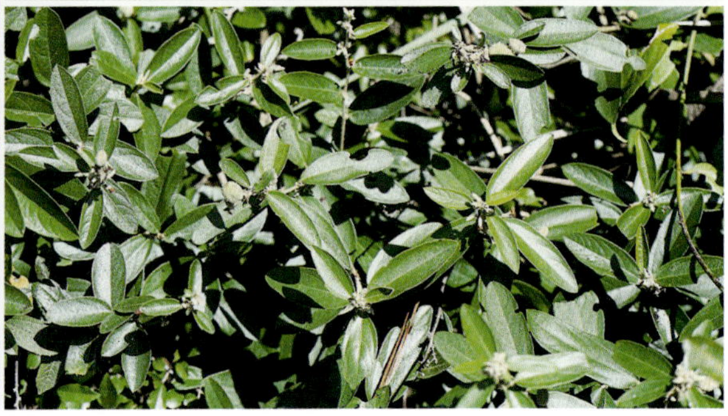

096 山羊头

薯蓣科 薯莨 *Dioscorea cirrhosa* Loureiro

佤名： hōun bīd [hon pit]（哄苾）

别名： 金花果、红孩儿、红药子

植物形态： 块茎圆锥形、长圆形或卵形，或为具 1~3 个结节的葫芦形，表面棕黑色，切面鲜时紫红色，干后紫褐色。茎右旋，无毛，下部具刺。叶在茎下部互生，在中上部对生：叶片革质，稀纸质，长圆形、宽披针形至狭披针形，全缘，长 8~15cm，宽 2~5cm，基出脉 3~5 条，网脉密集，两面凸起；茎下部叶柄的基部常有 1 对硬刺。雄穗状花序腋生，挺直，单生的常排成长达 13cm 的圆锥花序，也有成对束生而为简单的穗状花序的，序轴无毛；雄花淡绿色。雌花序穗状，单生叶腋，长可达 30cm，疏花。果序下垂，蒴果不反折，黄绿色至淡褐色，压扁后呈扁圆形，长 2cm，宽 4cm。花、果期 8—12 月。

生境分布： 生于海拔 500~1800m 常绿阔叶林下或次生灌丛中。分布于我国云南、江西、福建、台湾、湖南、广东、广西、四川、贵州；老挝、越南、菲律宾亦有。

药用部位： 块茎

采收加工： 冬、春季采挖，洗净，切片，晒干或鲜用。

性味功效： 微苦、涩，寒。清热解毒，凉血收敛。

主治： 痢疾，腹泻，妇女血崩。块茎：痢疾，腹泻，胃、十二指肠溃疡。

用法用量： 内服：水煎服，干品 10~30g，鲜品 30~45g，或研粉，3~5g，温开水送服。外用：泡酒外擦。

附方

1. **痢疾，腹泻，胃、十二指肠溃疡：** 本品干品 15~30g，鲜品 30~45g 水煎服，或研粉 3~5g 温开水送服。
2. **痛风：** 本品 10g、马钱子 8g、断肠草 8g、雪上一枝蒿 6g、小黑牛（草乌）6g、鸡血藤 30g、钩藤 15g、叶子兰 15g。上药泡酒 1.5L，外搽患部。（注：本方有毒，仅限外用。）
3. **热性腹泻：** 本品 8g、龙胆草 5g、土茯苓 15g、木香 8g、仙鹤草 10g、炮仗根 10g，水煎服，每日 3 次。

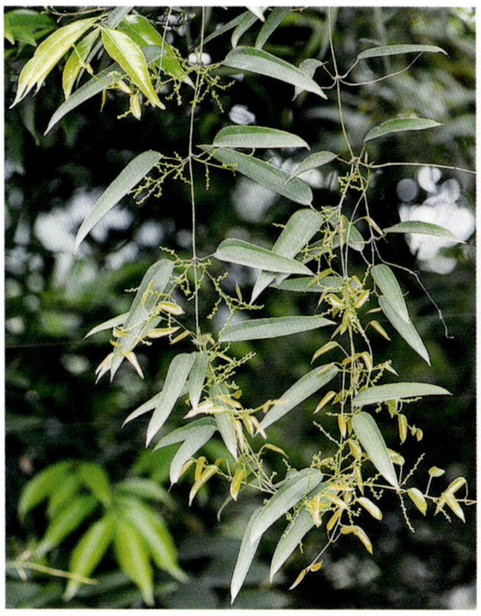

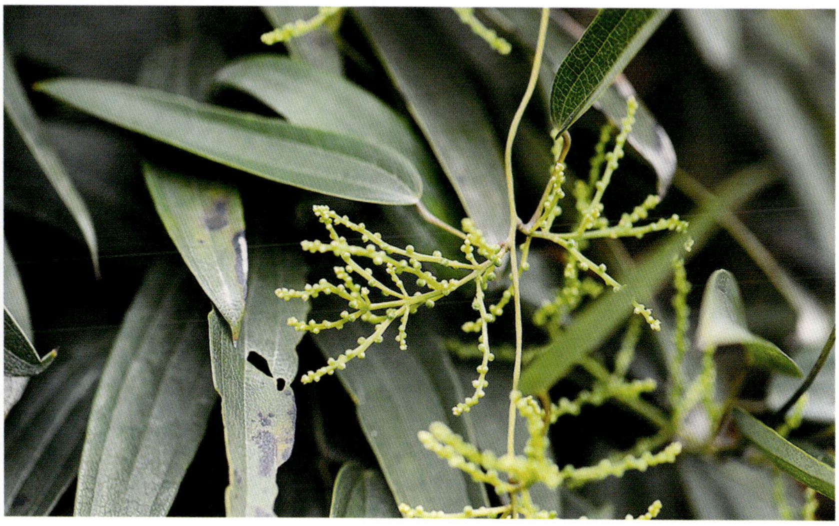

097 山红稗

莎草科 浆果薹草 *Carex baccans* Nees

佤名： goi saig [kɔ̱i sa̱ik]（拐赛）

别名： 山稗子、野红小米

植物形态： 秆密丛生，基部具宿存叶鞘。叶基生和生于秆的中下部，长于秆，扁平，宽8~12mm。苞片叶状，长于花序，基部具长鞘。圆锥花序复出，长10~35cm；支圆锥花序3~8个，单生；小穗多数，从不育的囊状枝先出叶中生出，圆柱形，长2.5~6cm，两性，雄雌顺序；雄花部分纤细，具少数花；雌花部分具多数密生的花；鳞片宽卵形，顶端具芒，紫褐色或栗褐色；果囊倒卵状球形或近球形，膨胀，长3.5~4.5mm，成熟时鲜红色或紫红色，顶端缢缩呈短喙，喙口具2个小齿。小坚果椭圆形，三棱形，长3~3.5mm。花期4—6月，果期10月。

生境分布： 生于海拔760~2400m的山谷、林下、灌丛中、河边及村旁。分布于我国云南、福建、台湾、广东、广西、海南、四川、贵州；马来西亚、越南、尼泊尔、印度亦有。

药用部位： 根、种子、全草

采收加工： 秋季采收，晒干。

性味功效： 根：苦、涩，凉。种子：甘、辛，平。调经止血，透疹止咳，补中利水。

主治： 根、种子：鼻衄，便血，麻疹，百日咳，脱肛。全草：月经过多。

用法用量： 内服：水煎服，根或种子各10~15g。外用：水煎外洗。

附方

1. 不孕症：本品根15g、小红参10g、胡椒7粒，水煎服，每日3次。
2. 皮肤瘙痒：本品鲜品适量配木贼、细蒿子水煎外洗。
3. 支气管炎：本品5g、小白及3g、野百合3g、灯台树3g、扫把根4g，水煎服，每日3次。

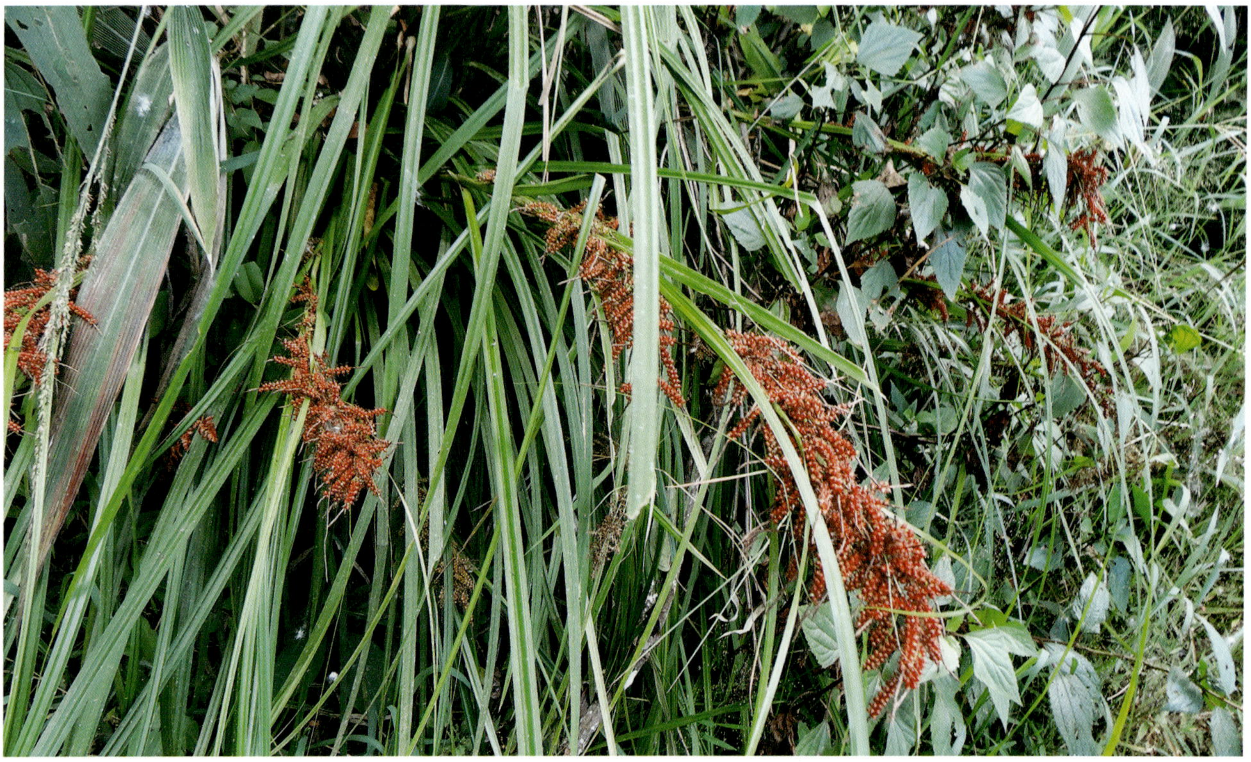

098 山苏木

檀香科 沙针 *Osyris quadripartita* Salzmann ex Decaisne

佤名： kaox mag jag [kʰa̱uʔ ma̱k tɕa̱k]（栲玛夹）

别名： 干香树、香疙瘩

植物形态： 直立灌木，枝条伸展。叶螺旋式散生在小枝近顶端处，椭圆形至披针形，长2.5~4.5cm，宽1~1.5cm，顶端锐尖，基部楔形，全缘，近厚纸质，叶面绿色，背面稍淡，两面无毛；脉不显；叶柄基部下延，于小枝处留棱迹。腋生杂性小花，黄绿色，雄花呈聚伞花序；花被裂片3~4枚，三角形，雄蕊4枚少有3枚，花丝短，着生于裂片基部，药室2室，花盘有角，三角形；雌花单生于叶腋内，具短柄，苞片2枚，无毛，花被裂片3~4枚，镊合状排列，稍厚；柱头3裂，子房近圆锥形，外面被微柔毛，1室，胚珠2~4枚，仅有1枚发育。浆果状核果，球形，熟时橘红色。花期2—3月，果期7—8月。

生境分布： 生于海拔1550~2500m的灌丛及松栎林缘。分布于我国云南、西藏、四川、贵州、广西等地；印度、不丹、缅甸至中南半岛，南达斯里兰卡亦有。

药用部位： 根、叶

采收加工： 全年可采收，根切片，叶晒干或鲜用。

性味功效： 微苦、辛，凉。调经止痛，疏风解表，消炎，解毒。

主治： 感冒，心腹疼痛，月经不调，风湿病。

用法用量： 内服：水煎服，干品 25~50g，鲜品 50~100g。

附方

1. **痢疾，胃脘疼痛：** 本品鲜嫩叶适量，口嚼吞服。
2. **流鼻血，崩漏：** 本品根、白茅根、野牡丹根各适量，水煎服，每日 3 次。
3. **崩漏：** 本品、白茅根、紫檀树根、野牡丹根各适量，水煎服，每日 3 次，3~5 天可治愈。

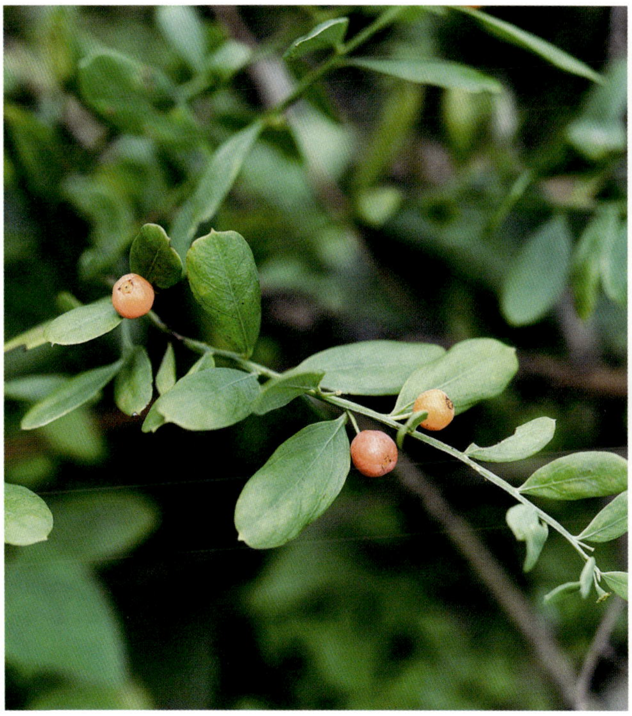

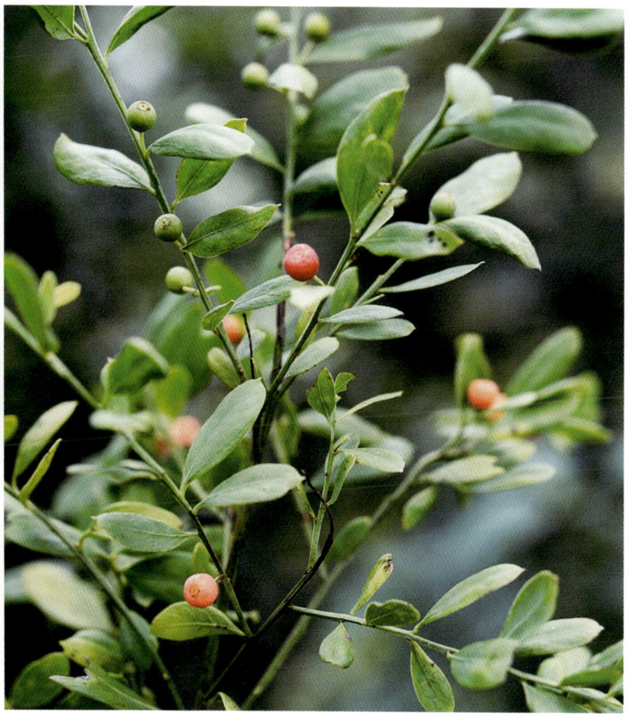

099 山鸡椒

樟科 山鸡椒 *Litsea cubeba* (Loureiro) Persoon

佤名： kaox si lēx [kʰa̱uʔ si lɤʔ]（栲西勒）

别名： 山苍子、山香椒、木姜子

植物形态： 落叶灌木或小乔木。小枝绿色，无毛，枝、叶具芳香味。叶互生，披针形、椭圆状披针形或卵状长圆形，长 5~13cm，宽 1.5~4cm，先端渐尖，基部楔形，下面灰绿色，被薄的白粉，两面均无毛，羽状脉，侧脉每边 6~10 条。伞形花序单生或簇生于叶腋短枝上；总梗细长，长 6~10mm；每一伞形花序有花 4~6 朵，先叶开放或与叶同时开放；花被片 6 枚，宽卵形；花单性；雄花中能育雄蕊 9 枚，退化雌蕊无毛。果近球形，直径 4~5mm，无毛，幼时绿色，成熟时黑色；果梗长 2~4mm，先端稍增粗；果托小呈浅盘状，径约 2.5mm。花、果期 4—6 月。

生境分布： 生于海拔 100~2900m 的向阳丘陵和山地的灌丛或疏林中。我国长江以南各省地西南直至西藏均有分布；东南亚及南亚各国亦有。

药用部位： 根、叶、果实

采收加工： 根、叶全年可采收，果实秋季成熟时采收，晒干。

性味功效： 辛、微苦，温。祛风散寒，理气止痛。

主治： 风寒感冒，感冒头痛，消化不良，风湿骨痛，胃痛，乳腺炎。

用法用量： 内服：水煎服，根 10~15g；果实 3~7 粒兑水嚼服。外用：鲜品叶捣烂外敷患处。

附方

1. **胃寒呕吐：** 本品果实 5 粒、生姜少许，捣烂兑温开水内服。
2. **风湿骨痛：** 本品 15g、松叶防风 10g、松寄生 15g、必然（面瓜七）10g，生姜少许为引，水煎服，每日 3 次。
3. **乳腺炎：** 本品鲜叶、红糖少量，捣烂外敷患处。

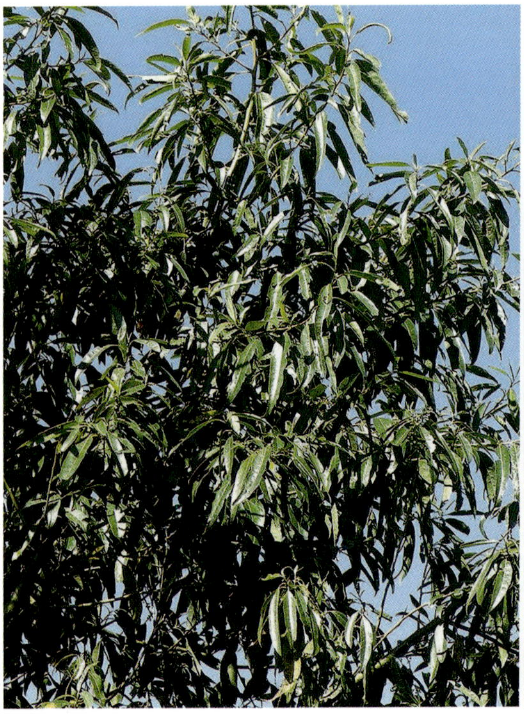

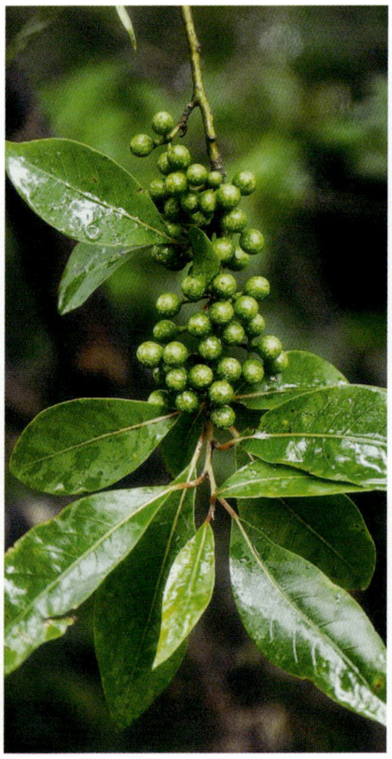

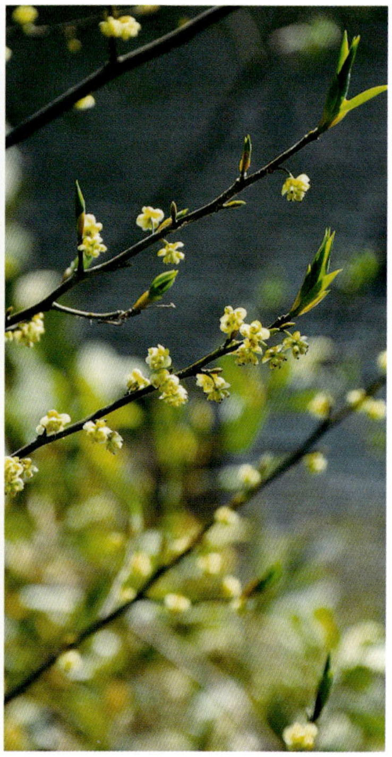

100 山茅草

禾本科 白茅 *Imperata cylindrica* (Linnaeus) Raeuschel

佤名： bloung [plo̰ŋ]（不拢）

别名： 茅草根、丝茅草、尖刀草

植物形态： 多年生草本，有强烈侵占性的根状茎。秆直立，节上常有长柔毛。叶鞘无毛或有时上部边缘及鞘口具毛，枯萎后在基部破碎呈纤维状；叶舌干膜质，长约 1mm；叶片线形或线状披针形，长（10~）20~100（~150）cm，宽 2~20（~28）mm，硬而直立。圆锥花序穗状圆柱形，有时最下部分的分枝松散或间断，长 3~30（~50）cm。小穗长圆状披针形；小穗柄长短不等，基部有长 8~15mm 的丝状长柔毛；颖近等长，背部疏生丝状长柔毛；雄蕊 2 枚，花药黄色，长约 2.5mm；柱头甚长，成熟后带紫色且远伸出于小穗之外。花期 3—4 月，果期 9—10 月。

生境分布： 生于平原、荒地、山坡道旁、溪边或山谷湿地生长更佳。分布于全国各地；热带及亚热带，常延伸至温带。

药用部位： 根

采收加工： 全年可采收，洗净，晒干或鲜用。

性味功效： 甘，寒。清热，消炎，散瘀，利尿。

主治： 急性肾炎，水肿，吐血，鼻衄，麻疹，眼入异物引起的炎症。

用法用量： 内服：水煎服，15~30g。外用：鲜品加热水薰眼。

附方

1. **鼻衄：** 本品 30g、玉米须 10g、二药煎煮待用，将红玉米棒烧焦浸入药汁泡后，内服药液。
2. **尿道炎：** 本品 30g、响铃草 15g、车前草 15g，水煎服。
3. **眼异物引起的炎症：** 本品鲜品 300g，放入口缸中，倒入开水用其热气熏眼睛，每日 3~4 次。

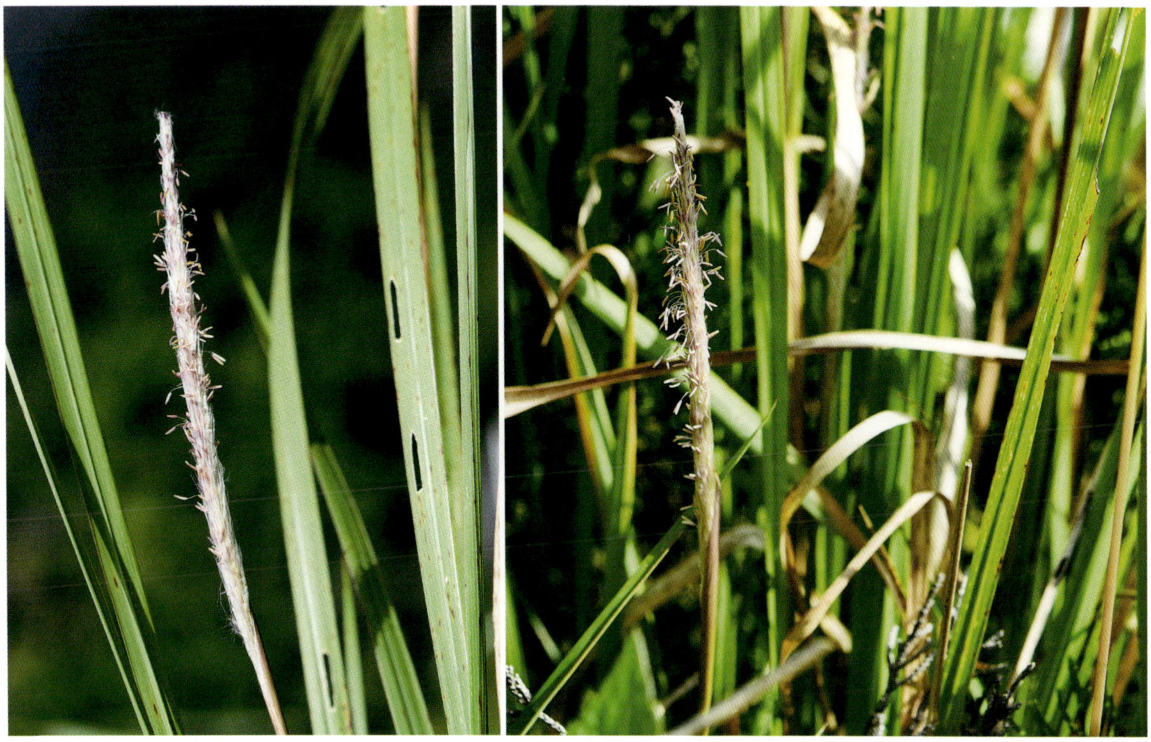

101 山胡椒

樟科 毛叶木姜子 *Litsea mollis* Hemsley

佤名： kaox si lēx [kʰa̱uʔ si lɤʔ]（栲西勒）

别名： 山姜子、清香木姜子、山苍子

植物形态： 落叶灌木或小乔木。树皮绿色，光滑，有黑斑。幼枝灰褐色，密被短柔毛。叶互生或聚生于枝顶，长圆形或椭圆形，长（4~）6~12（~14）cm，宽（2~）2.5~4.8（~6）cm，先端短尖，基部楔形，上面暗绿色，除沿中脉疏被柔毛外，余部无毛，下面绿白色，密被白色柔毛，羽状脉，侧脉每边 6~9 条。伞形花序腋生，常 2~3 个簇生于腋生短枝上，短枝长 2~8mm，被白色柔毛，花序总梗长 4~7mm，密被白色柔毛；每一伞形花序有花 4~6 朵，先叶开放或与叶同时开放；花被片 6 片，黄色，两面均被短柔毛。果球形，直径约 5mm，成熟时蓝黑色。花期 5—10 月，果期 7—11 月。

生境分布： 生于海拔1000~2800m的山坡灌丛中或林缘处。分布于云南、四川、贵州、湖南、湖北、广西、广东。

药用部位： 根、叶、果实

采收加工： 果实：秋季采收，阴干。根、叶：全年可采收。

性味功效： 辛、苦，温。温经行气止痛，燥湿健脾消食，解毒消肿。

主治： 胃寒腹痛，暑湿吐泻，食滞饱胀，通经，疝痛，疟疾，疮疡肿痛。

用法用量： 内服：水煎服，3~10g；研粉，每次 1~1.5g。外用：捣敷或研粉调敷。

附方

1. **胃疼：** 本品果实嚼服。
2. **流感等疫情防控大锅药配方：** 本品、扫把叶、藿香、四方蒿、香茅草、桑叶等，各 30~50g，水煎服。

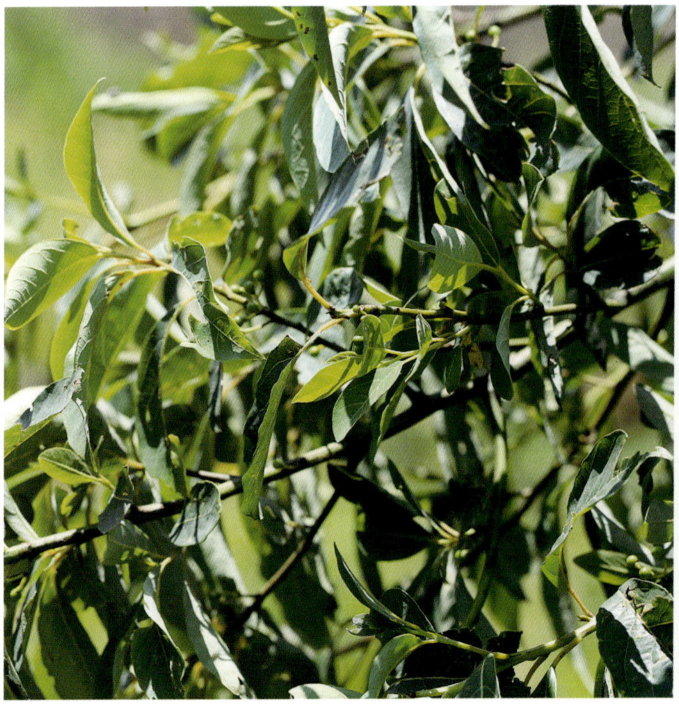

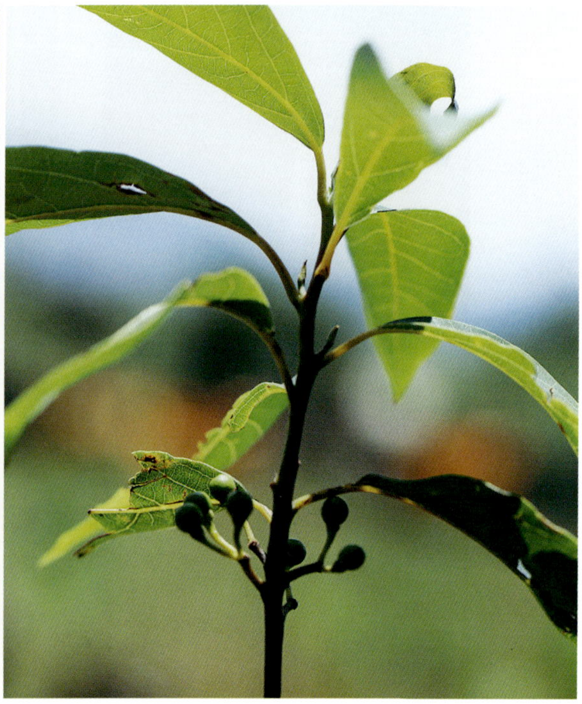

102 山药

薯蓣科 日本薯蓣 *Dioscorea japonica* Thunberg

佤名： hōun dīag [hon tiak]（哄叠）

别名： 野山药、千担苕、土淮山

植物形态： 缠绕草质藤本。块茎长圆柱形，断面白色，或有时带黄白色。茎绿色，有时带淡紫红色，右旋。单叶，下部互生，中上部对生；叶片纸质，变异大，常为三角状披针形，长椭圆状狭三角形至长卵形，有时茎上部的为线状披针形至披针形，下部的为宽卵心形，长 3~11（~19）cm，宽（1~）2~5（~18）cm，全缘，两面无毛。叶腋内有各种大小形状不等的珠芽。雌雄异株。雄花序为穗状花序，长 2~8cm，近直立，2 至数个或单个着生于叶腋；雄花绿白色或淡黄色，花被片有紫色斑纹。雌花序为穗状花序，长 6~20cm，1~3 个着生于叶腋。蒴果不反折，三棱状扁圆形或三棱状圆形，长 1.5~2（~2.5）cm，宽 1.5~3（~4）cm。花、果期 3—8 月。

生境分布： 生于向阳山坡、山谷、溪沟边、路旁的杂木林下或草丛中。分布于我国安徽、江苏、浙江、江西、福建、台湾、湖北、湖南、广东、广西、贵州、四川、云南等地；日本、朝鲜亦有。

药用部位： 根茎

采收加工： 全年均采收，晒干。

性味功效： 甘，平。消炎，止泻。

主治： 急性胃肠炎，腹泻，肾虚早泄，小便清长，失眠、健忘，溃疡性口腔炎。

用法用量： 内服：水煎服。

附方

1. **失眠，健忘：** 本品 15g、回心草 10g、猪蹄 2 个，炖服。
2. **肾虚早泄：** 本品、泽泻、熟地、山茱萸、云苓、丹皮、枸杞、覆盆子、菟丝子、五味子、芦巴子、淫羊藿各适量，煎水服。
3. **溃疡性口腔炎：** 本品 20g，加少许冰糖，水煎服。

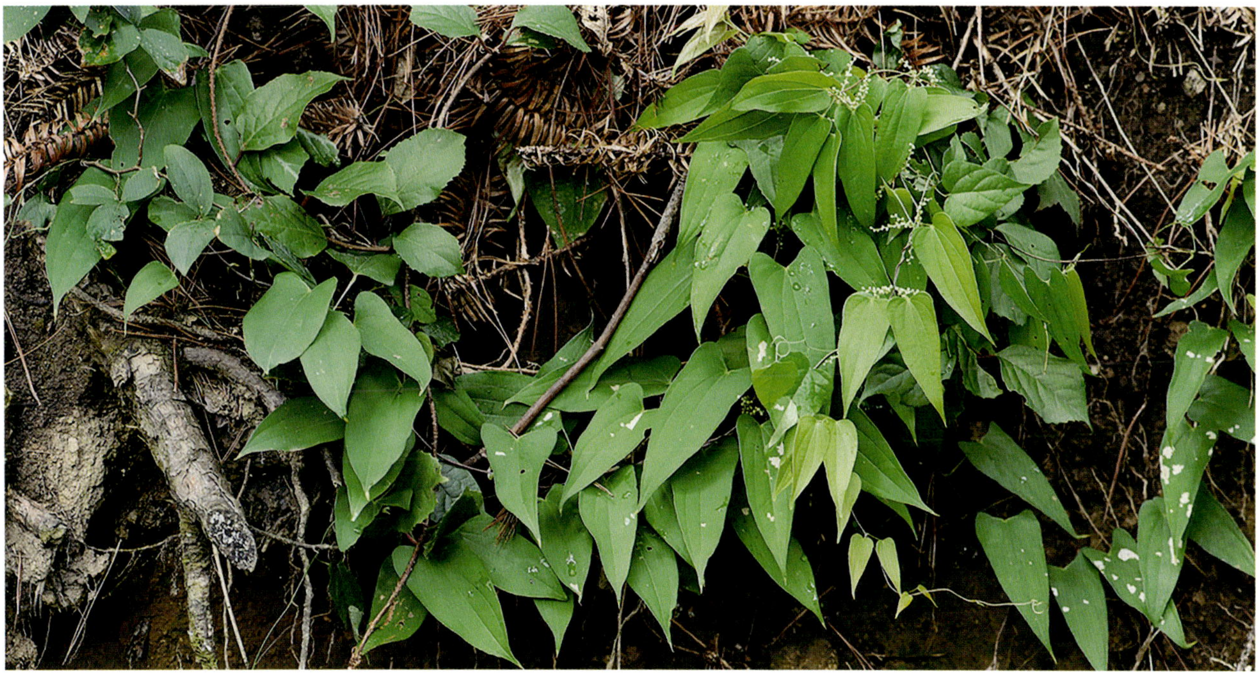

103 山菅兰

百合科 山菅 *Dianella ensifolia* (Linnaeus) Redoute

佤名： vīh siah mgōng [vih s̠iah goŋ]（喂下公）

别名： 山扁竹、山箭兰、野扁竹

植物形态： 植株高可达 1~2m；根状茎圆柱状，横走。叶狭条状披针形，基部稍收狭成鞘状，边缘和背面中脉具锯齿。顶端圆锥花序分枝疏散；花常多朵生于侧枝上端；花被片条状披针形，绿白色、淡黄色至青紫色；花药条形，花丝上部膨大。浆果近球形，深蓝色，具 5~6 颗种子。花、果期 3—8 月。

生境分布： 生于海拔 1700m 以下的林下、山坡或草丛中。产于我国云南、四川、贵州东南部、广西、广东南部、江西南部、浙江沿海地区、福建和台湾；也分布于亚洲热带地区至非洲的马达加斯加岛。

药用部位： 根

采收加工： 全年可采。

性味功效： 甘、辛，凉。清热解毒，消炎利尿。

主治： 尿路感染，尿道炎，痈疮脓肿，癣，淋巴结炎，火牙痛。

用法用量： 内服：水煎服。外用：鲜品捣烂外包患处。

附方

1. **尿道炎：** 本品 20g、铜钱草 30g、矮陀陀 15g、亚罗椿 10g、胡椒 3 粒。均为鲜品，洗净，切片，水煎服，每日一剂，每日 3 次。
2. **尿路感染：** 本品 20g、短陀陀 15g、铜钱草 30g、亚罗椿 10g、胡椒 3 粒。均为鲜品，洗净，切片，水煎煮，每日一剂，每日 3 次。

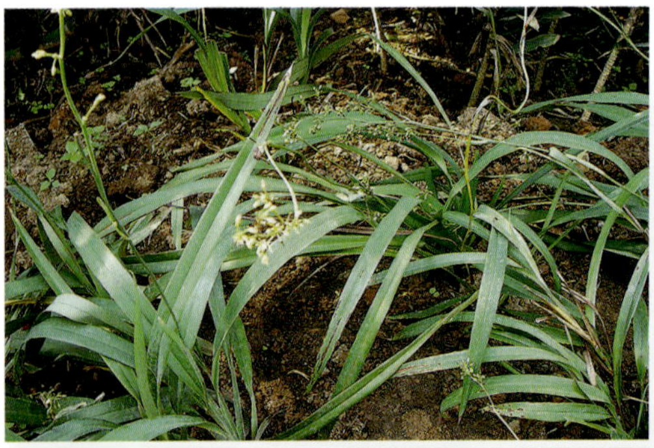

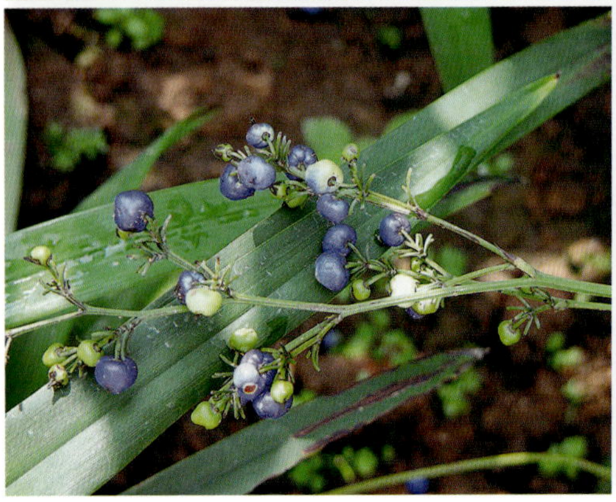

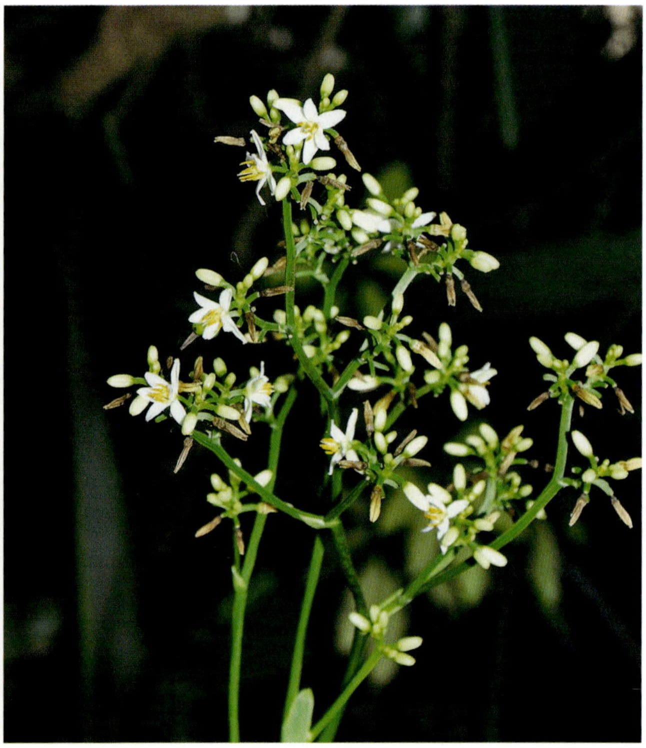

104 千斤拔

豆科 千斤拔 *Flemingia prostrata* Roxburgh

佤名： kaox grēem [kʰa̠uʔ krɯm]（栲梗）

别名： 蔓千斤拔、蔓性千斤拔、一条根

形态特征： 直立灌木。幼枝有明显纵棱，密被紧贴丝质柔毛。叶具指状3叶小叶；托叶大，披针形，长可达2cm，常早落；叶柄长3~6cm，具狭翅；小叶片纸质或薄革质，顶生小叶片宽披针形至椭圆形，长8~15cm，宽4~7cm，基出脉3条，两面除沿脉上被紧贴的柔毛外，常无毛，下面被黑褐色小腺点，侧生小叶稍小，偏斜。总状花序常数个聚生于叶腋，长3~8cm，常无总梗；花多而密集；花梗极短；花冠紫红色，稍长于萼。荚果椭圆形，长1~1.6cm，宽7~9mm，略被短柔毛，先端具小尖喙；种子1~2颗，球形，光亮，黑色。花期4—6月，果期6—9月。

生境分布： 常生于海拔260~1800m的林缘或沟边。分布于我国云南、四川、广西、贵州、广东、福建、海南、江西、台湾；缅甸、老挝、越南、柬埔寨、印度、孟加拉国、马来西亚、印度尼西亚亦有。

药用部位： 根

采收加工： 全年可采，洗净，切片，晒干。

性味功效： 涩、苦，温。调经活血，理气止痛，强腰健骨。

主治： 子宫脱出，月经不调，痛经，风湿骨痛，产后流血肝炎，风湿骨痛。

用法用量： 内服：水煎服，50g。

附方

子宫脱出： 本品25g、拔毒散15g、粳米25g。上二药鲜品或干品洗净切片，饭米烧糊后与药共煮，每日1剂分3次服。

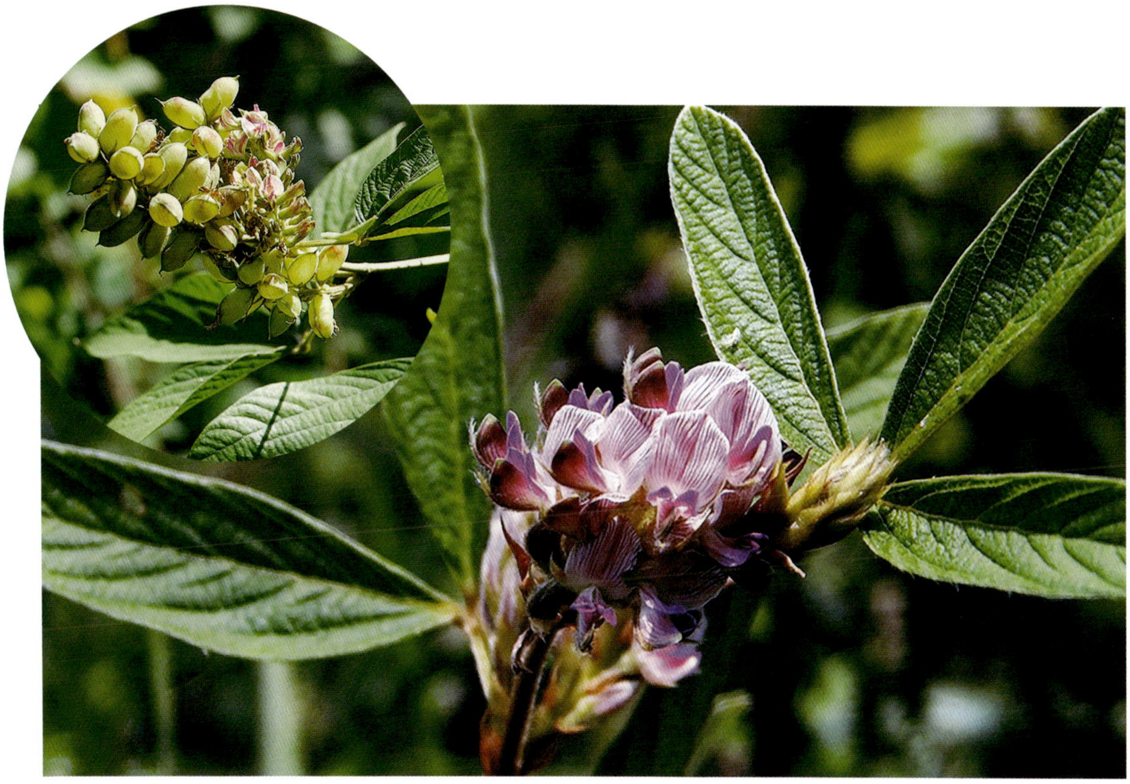

105 千金坠

列当科 丁座草 *Boschniakia himalaica* J. D. Hooker & Thomson

佤名： gah ia [ka̱h ʔi̱a]（嘎呀）

别名： 西域丁座草、一支腊、都拉

植物形态： 寄生草本。根状茎球形或近球形，直径 2~5cm，常只有一直立而不分枝的地上茎。叶鳞片状，宽三角状卵形，长 1~2cm， 宽 0.6~1.2cm。总状花序长 8~20cm，花多密集；花冠黄褐色或淡紫色，长 1.5~2.5cm，管部稍膨大，上唇盔状，先端全缘或微凹，长 7~9mm，下唇远短于上唇，长仅 2~3mm，3 浅裂；花丝长 1.2~1.4cm，常伸出于花冠之外；雌蕊由 2~3 枚心皮组成，侧膜胎座 2~3 个。果梗长 0.8~1.7cm，粗壮；蒴果近球形至卵状长球形，长 1.5~2.2cm，直径 1~1.5cm，2~3 瓣开裂。花期 4—5 月，果期 10—12 月。

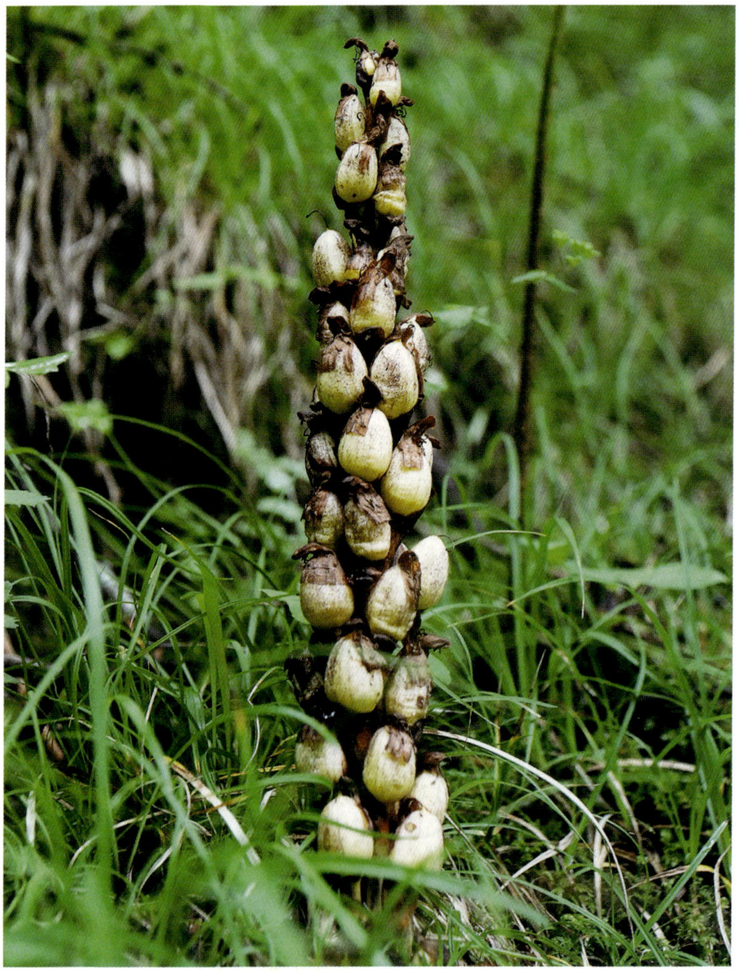

生境分布： 生于海拔2200~4500（~4600）m的高山林下或灌丛，常寄生于杜鹃花属植物根上。分布于我国云南、四川、西藏、陕西、甘肃、青海、湖北、台湾；不丹、印度亦有。

药用部位： 全草

采收加工： 夏、秋季间采收，切段，晒干或鲜用。

性味功效： 辛、微苦，温。有小毒。止血。

主治： 外伤出血，强壮身体。

用法用量： 内服：水煎服，3~6g，或泡酒；入散剂，0.3~0.6g。外用：研末调敷，或干掺。

106 川楝

楝科 楝 *Melia azedarach* Linnaeus

佤名： kaox si vā [kʰa̱uʔ si va]（栲西哇）

别名： 苦楝、楝树、金铃子

植物形态： 高大乔木；树皮灰褐色，纵裂，皮孔显著。2~3 回羽状复对，长 20~30（~40）cm；小叶多数，对生，膜质至纸质，卵形、椭圆形至披针形，两面无毛，先端渐尖，基部多少偏斜，侧脉 12~16 对；侧生小叶较小，长 3~4.5（~7）cm，宽 0.5~1.5（~3）cm；顶生小叶长 3.5~6（~9）cm。圆锥花序长 15~25cm，常与叶近等长；花淡紫白、白色、有香味；花瓣倒卵状匙形，长 0.8~1cm；雄蕊管紫色，长 7~8mm，边缘有锥尖、3 裂的狭裂片 10 枚。核果黄绿色，球形至椭圆形，长 1~3cm，宽 1.5cm，核 4~5 室，每室有种子 1 颗。花期夏初，果期秋末。

生境分布： 生于海拔 500~2100m 的常绿阔叶和落叶混交林、疏林、田野边缘、路旁。产于我国安徽、福建、甘肃南部、广东、广西、贵州、海南、河北南部、河南、湖北、湖南、江苏、江西、陕西南部、山东、四川、台湾、云南、西藏东南部、浙江；国外分布于不丹、印度、老挝、印度尼西亚、尼泊尔、巴布亚新几内亚、菲律宾、泰国、越南等。

药用部位： 果实、树皮、叶

采收加工： 果实：冬季成熟呈黄色时采收，晒干。树皮：春、秋二季剥取，晒干。叶：全年可采。

性味功效： 苦、寒。有小毒。果实：疏肝行气，止痛，驱虫。树皮：驱虫，疗癣。

主治： 骨折，外伤肿痛，疔肿，疝气，膀胱炎。

用法用量： 内服：水煎服，15~25g，鲜品加倍。

附方

1. **骨折，外伤肿痛，疔肿，疝气，膀胱炎：** 本品树皮、果、叶各适量，水煎服。
2. **肾结石，膀胱结石：** 本品 15g、薏苡仁根 25g、芒硝 15g、夜明砂 15g，水煎服。
3. **小儿腹泻：** 本品果实 25g，舂细炒黄服用，每次服 5g，每日 3 次。

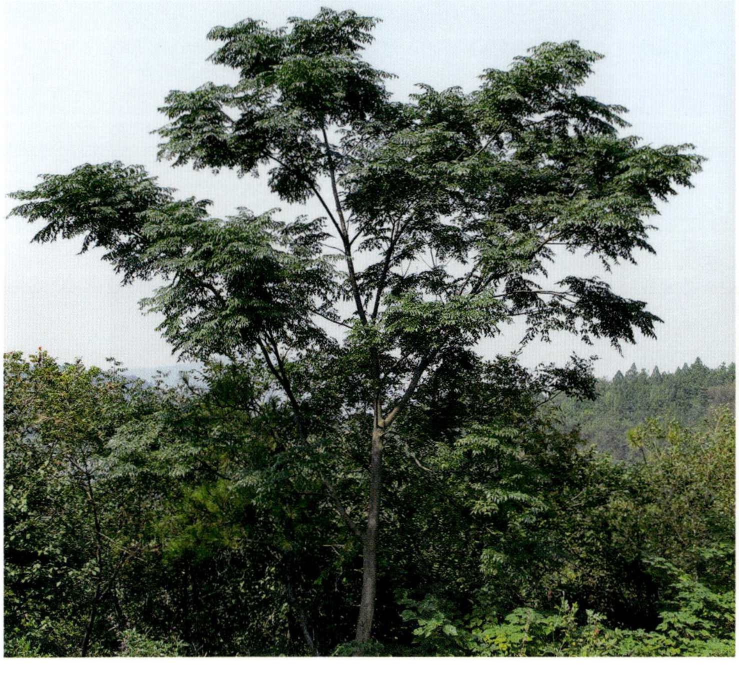

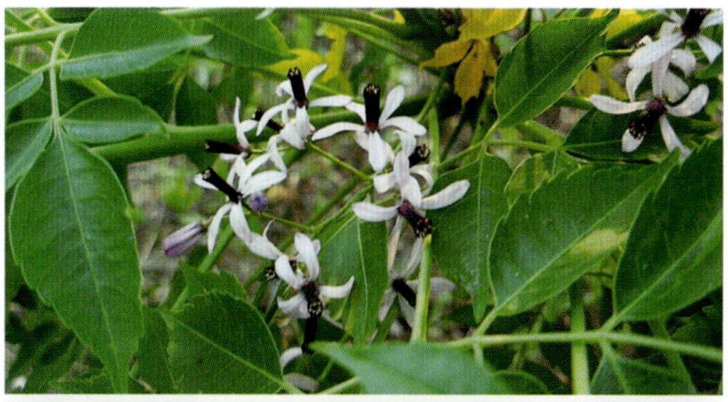

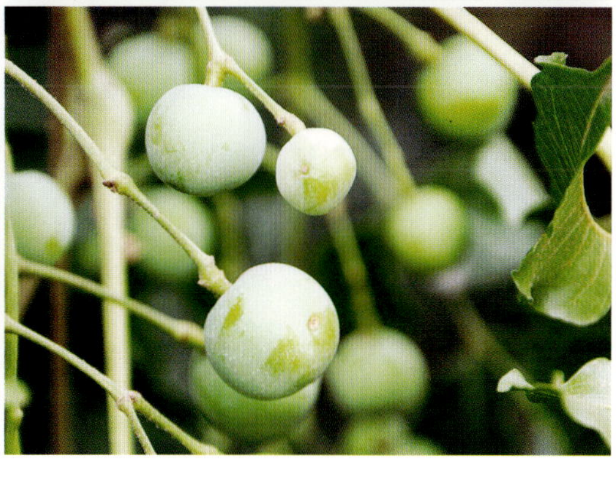

107 川滇无患子

无患子科 川滇无患子 *Sapindus delavayi* (Franchet) Radlkofer

佤名： kaox si glu [kʰa̱uʔ si klu̱]（考西古）

别名： 皮皂子、云南无患子、苦楝子

植物形态： 乔木。羽状复叶长 20~35cm，有小叶 4~7 对；小叶卵形或长圆形，长 6~12cm，宽 2.5~5.5cm，先端急尖或短渐尖，基部明显偏斜，阔楔形至钝圆，叶面沿中脉和侧脉被微柔毛。圆锥花序顶生，尖塔形，长约 16cm，被黄色绒毛；花较大，黄白色；花瓣 4 枚（稀 5 枚），线状披针形，长约 5mm，近无毛，边缘有小睫毛，基部内侧有 1 个 2 裂，长约 3mm，先端和边缘被白色长柔毛的大鳞片；子房倒心形。果实圆球形，直径约 2cm。多于夏季开花，果期多在秋冬季。

生境分布： 生于海拔（200~）1200~2600（~3100）m 的山坡密林或沟谷疏林中。分布于我国云南、四川。

药用部位： 根、树皮

采收加工： 秋季采收，晒干或鲜用。

性味功效： 苦，微寒。清热解毒，消肿，止咳化痰。

主治： 风湿性红肿，气管炎，肺炎，肝炎，肠蛔虫病，肺结核，百日咳。

用法用量： 内服：水煎服，9~15g。

附方

1. **气管炎，肺炎，肝炎：** 本品 9~15g，水煎服。
2. **肠道蛔虫，肺结核，百日咳：** 本品树皮 15g，九股牛适量。加红糖水煎服。

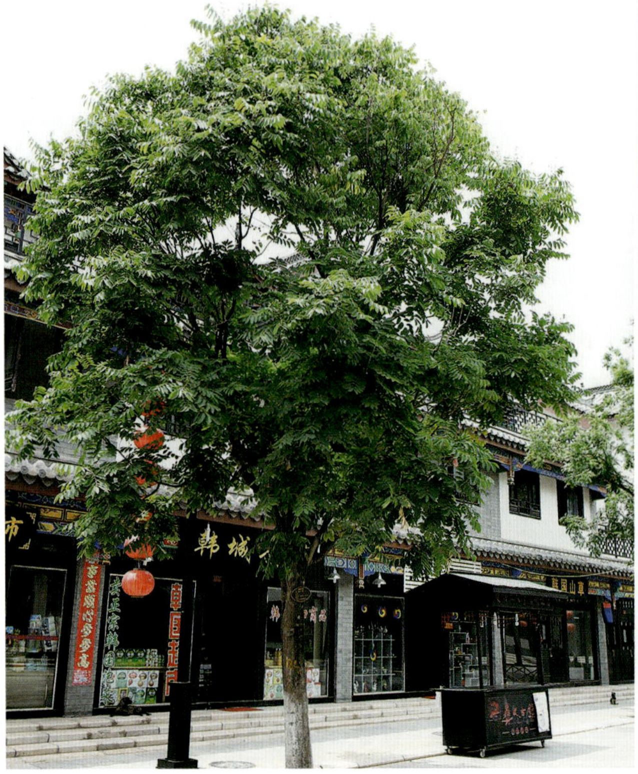

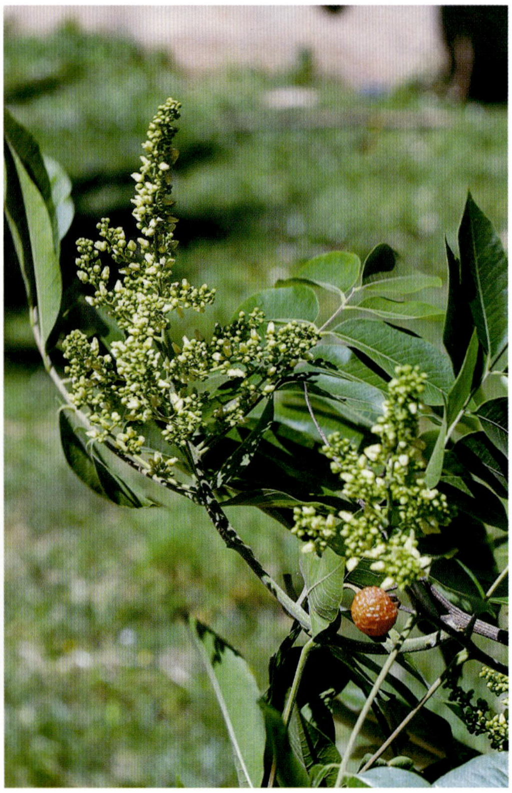

108 飞龙掌血

芸香科 飞龙掌血 *Toddalia asiatica* (Linnaeus) Lamarck

佤名： daex gēib noung [taɯʔ kep noŋ]（德坚浓）

别名： 刺三加、飞龙掌、飞龙斩血

植物形态： 木质粗壮藤本，常蔓生或小灌木。老茎及小枝具有锋利的倒勾刺及短柔毛，刺呈圆锥状，皮孔明显。掌状三出复叶；小叶片倒卵状长圆形或倒卵形或长圆形，纸质或近革质，顶端短尾状尖或骤狭的急尖而钝头，有时微凹，基部楔形，有时略偏斜，长2~9cm，宽1~3cm，具透明腺点。花单性，淡黄绿色或淡白色；雄花组成聚伞花序或为聚伞圆锥花序，腋生；雌花常集生为聚伞圆锥花序，花较少。果球形，直径1~1.5cm，5室，每室常有种子1粒，果皮橘黄色至紫红色，具有下陷的腺点，可食；种子肾形，黑色，具光泽。花期几乎全年，果期8—12月。

生境分布： 生于海拔 560~2600m 的林下、林缘、荆棘灌丛。产于我国秦岭南坡以南各地。

药用部位： 根、叶

采收加工： 根：全年可采收，洗净，晒干。叶：夏、秋季采收。

性味功效： 辛、微苦，温。祛风除湿，散瘀消肿，止痛镇痛。

主治： 根：风湿病，跌打损伤。根和叶：风湿性关节炎疼痛，胃痛，跌打损伤，刀伤出血，闭经，痛经。

用法用量： 内服：水煎服，根 10~15g，鲜品可泡酒内服。外用：鲜品叶捣烂外敷患处。

附方

1. **风湿骨痛：** 本品 20g、四块瓦 5g，水煎服，每日 3 次。
2. **跌打损伤：** 本品根 20g，水煎后，加少许白酒兑服，每日 3 次。
3. **骨折：** 本品鲜叶配叶子兰、骨碎补、七叶莲、小铜锤等捣烂外包患处。

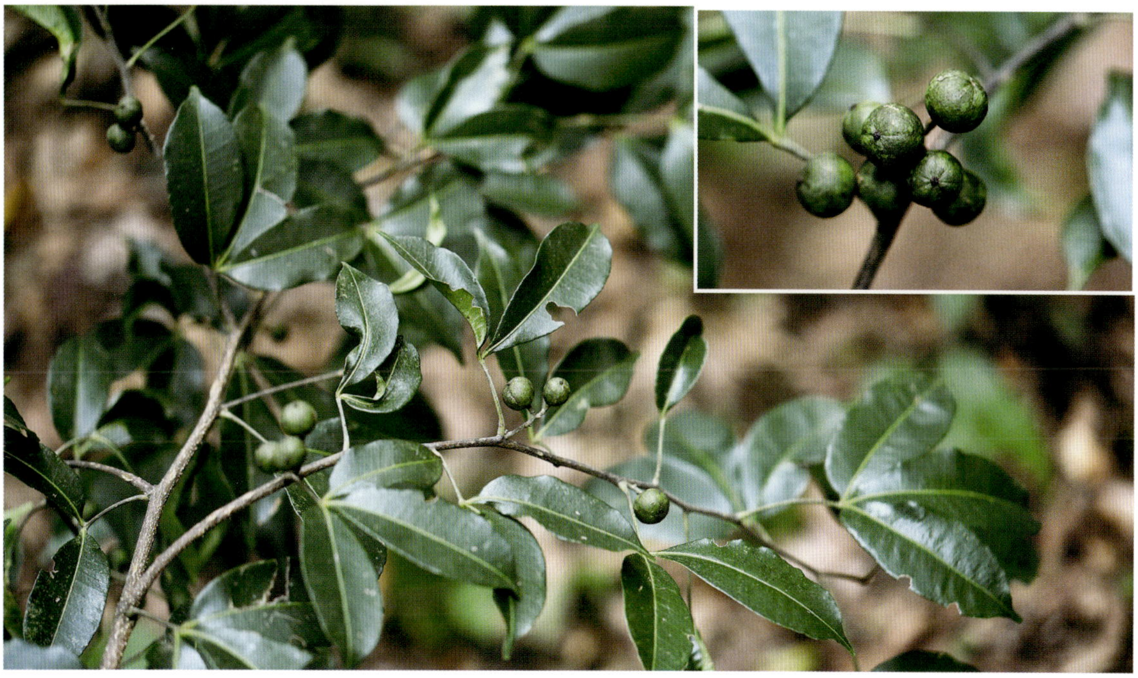

109 马利筋

萝藦科 马利筋 *Asclepias curassavica* Linnaeus

佤名： ngēix bēix siah [ŋeʔ peʔ s̱iah]（聂背下）

别名： 土常山、老鸦嘴、红花矮陀陀

植物形态： 多年生直立草本，灌木状，全株有白色乳汁。茎淡灰色，无毛或有微毛。叶膜质，披针形至椭圆状披针形。聚伞花序顶生或腋生；花冠紫红色，裂片长圆形。蓇葖披针形。种子卵圆形，顶端具白色绢质种毛。花期几乎全年，果期 8—12 月。

生境分布： 我国广东、广西、云南、贵州、四川、湖南、江西、福建、台湾等地均有栽培，也有逸为野生和驯化；原产于拉丁美洲的西印度群岛。现广植于世界各热带及亚热带地区。

药用部位： 全草

采收加工： 秋、冬季采收，洗净，切细，晒干。

性味功效： 苦，寒。有毒。活血化瘀，消炎止痛，止血。

主治： 痈疮肿毒，湿疹，顽癣，创伤出血，骨折。

用法用量： 外用：鲜品适量，捣敷；或干品研末敷。

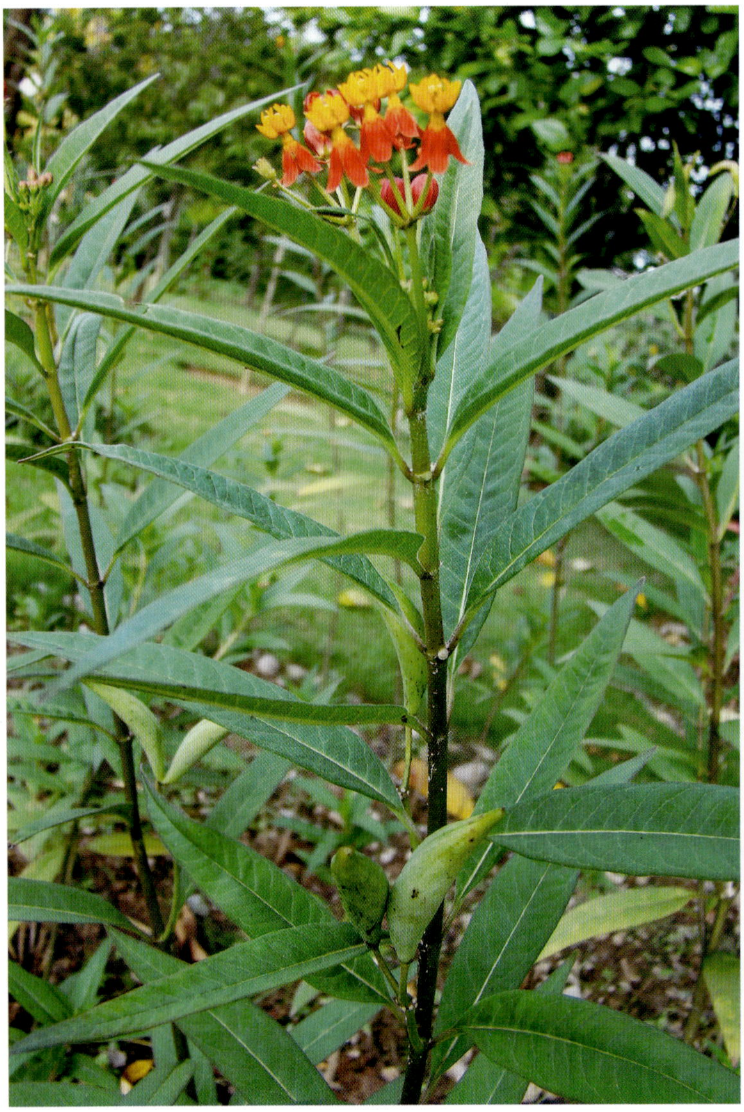
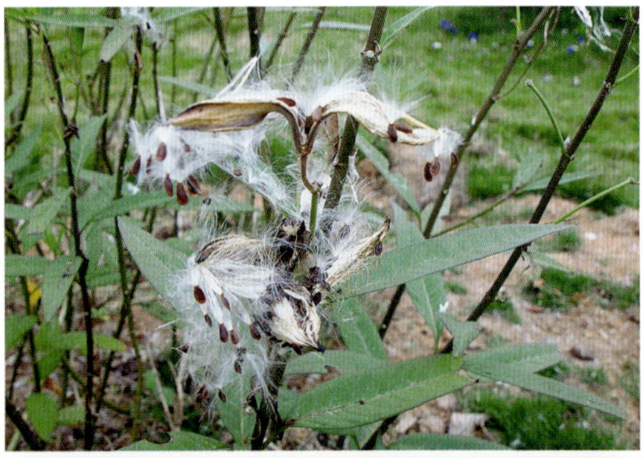
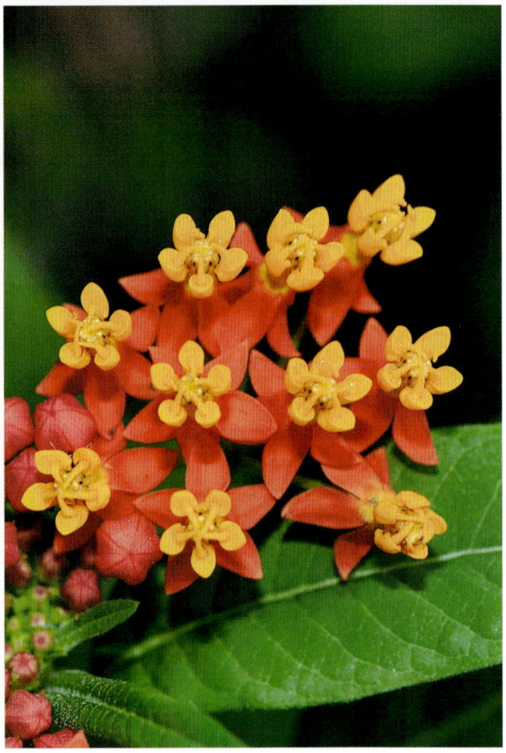

110 马尾黄连

毛茛科 多叶唐松草 *Thalictrum foliolosum* de Candolle

佤名： nyēix mgoux si ndāng [ŋeʔ ko̱ʔ si daŋ]（聂沟西点）

别名： 草黄连、土黄连

植物形态： 植株全部无毛。茎上部有长分枝。中部茎生叶为三回三出或近羽状复叶；小叶草质，菱状椭圆形或卵形，长 1~2.5cm，宽 0.5~1.5cm，基部浅心形或圆形，3 浅裂，边缘有少数钝齿，脉平或在背面稍隆起；叶柄长 1.5~5cm，有狭鞘。花序圆锥状，有多数花；花梗长 5~10mm；萼片 4 枚，淡黄绿色，早落，狭椭圆形，长 3~4.5mm；雄蕊多数，长 6~7mm，花丝丝形，花药狭长圆形，长约 2.5mm，顶端有短尖头；心皮 4~6 枚。瘦果无柄，纺锤形，长约 3mm，每侧有 3 条纵肋，宿存花柱长约 2.5mm，腹面有狭线形宿存柱头。花期 5—8 月，果期 6—9 月。

生境分布： 生于海拔 1350~3200m 的山地草坡上、林边、灌丛或林中。分布于我国云南、四川、西藏；不丹、尼泊尔、印度亦有。

药用部位： 根

采收加工： 秋季采挖，洗净，晒干。

性味功效： 苦，寒。清热燥湿，泻火解毒。

主治： 肠炎，痢疾，黄疸，小儿高热，感冒。

用法用量： 内服：水煎服，10~15g。

附方

1. **肠炎，痢疾：** 本品 10~15g，水煎服，每日 2 次。
2. **高血压：** 本品 15g、鬼针草 10g，水煎服，每日 2 次。
3. **湿热带下：** 本品 15g、龙胆草 15g、鸡根 10g，水煎服，每日 3 次。

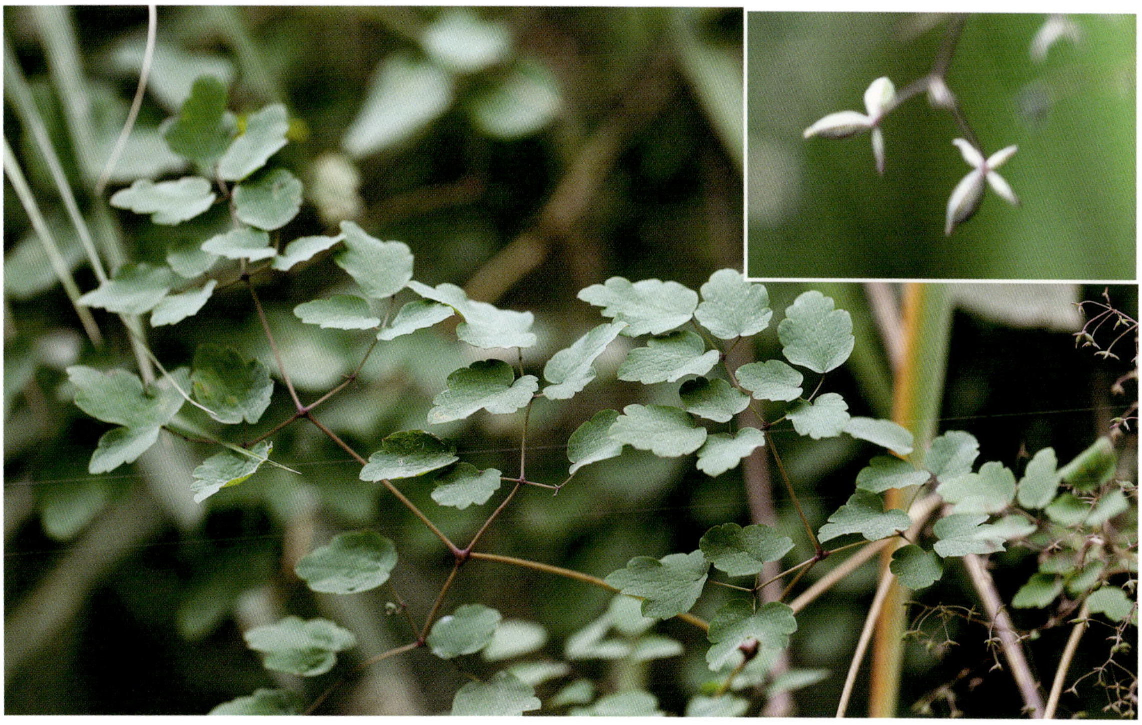

111 马齿苋

马齿苋科 马齿苋 *Portulaca oleracea* Linnaeus

佤名： rīb nbing [rip bi̠ŋ]（日并）

别名： 长命苋、马蛇子菜、安乐菜

植物形态： 一年生草本，铺地。茎肉质、圆柱形，柔嫩多汁。叶互生、轮生、稀对生，常聚集于嫩茎之顶，倒卵形至倒卵状长圆形或匙状长圆形，长 1~2.5cm，宽 4~8mm，顶端钝或微凹或圆形，肉质，两面无毛，几乎无叶柄，全缘。花簇生或单生于嫩茎之顶或腋生于分叉的茎间，头状，1~10 朵，具叶状总苞，无花梗；苞片 2~3 枚，心形，长 3mm，薄膜状，脱落后常留有一列腺毛；花黄色，常呈卷叠闭合状；花瓣 5 枚，近圆形，长、宽 3~4mm；雄蕊 8~12 枚；花朵常早萎。蒴果圆锥状，盖裂，直径 3~4mm，顶端常有宿存的花冠。

生境分布： 性喜肥沃土壤，耐旱亦耐涝，生命力强，生于菜园、农田、路旁。我国南北各地均产；广布全世界温带和热带地区。

药用部位： 全草

采收加工： 夏、秋两季当树叶茂盛时采收，割取全草，洗净泥土，用沸水略烫后晒干或鲜用。

性味功效： 酸，寒。收敛止泻，散血消肿。

主治： 红白痢疾，跌打瘀血肿痛，肾炎性水肿，皮肤病。

用法用量： 内服：水煎服，干品 15~25g，鲜品 50~100g。外用：捣碎敷患部或煎水外洗。

附方

1. **肾炎性水肿：** 本品鲜品 30~60g，水煎服。
2. **皮肤病：** 本品鲜品捣涂，或调鸡屎涂。

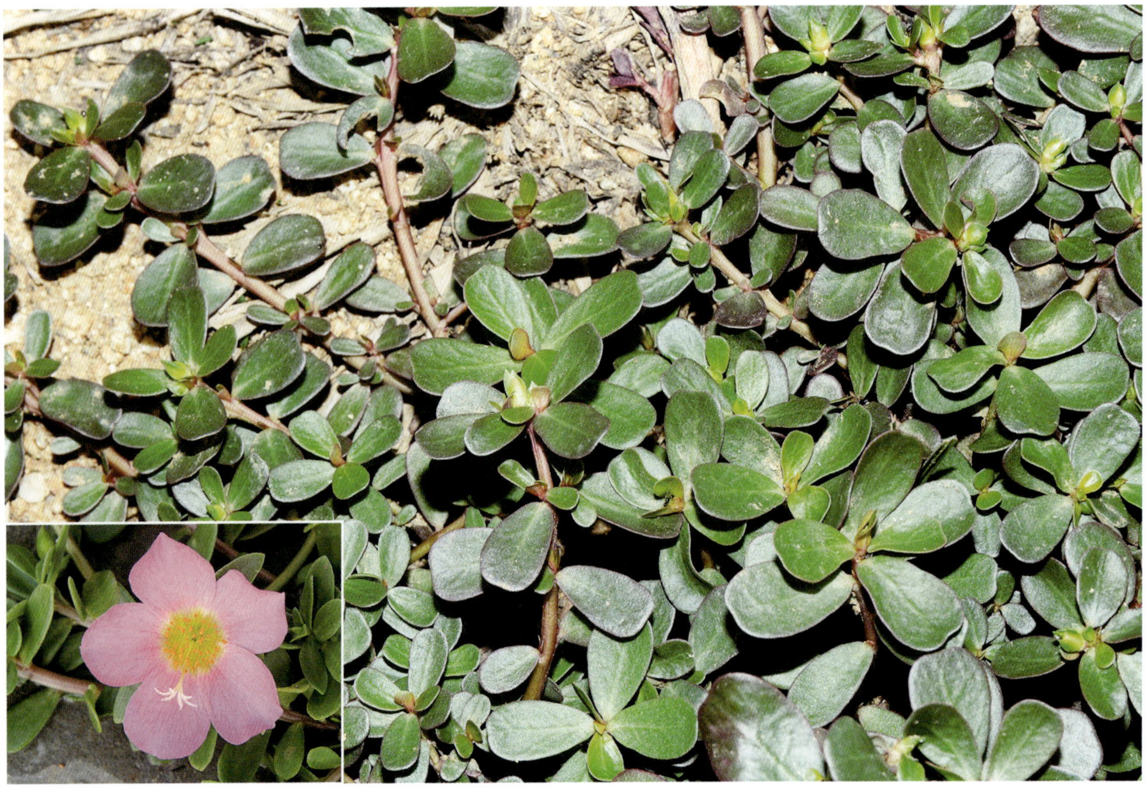

112 马勃

硬皮马勃科 云南硬皮马勃 *Scleroderma yunnanense* Y.Wang

佤名： dag doun [ta̱k ton]（蛋咚）

别名： 马屁泡

植物形态： 担子果直径 2~ 8cm，球形至扁球形，下部有时缩成柄状基部。包被硬木栓质，表面橙黄色至土黄色，初期近平滑，后期表皮逐渐龟裂成鳞片状，厚 2~ 5mm，切面外侧淡黄色、内侧近白色；孢体初期污白色，后期变灰色、灰紫色至暗紫褐色，成熟后粉末状。孢子未观察到。担孢子 7.5~ 8.5μmx7~ 8μm，球形至近球形，表面密被疣凸或小刺，褐色至浅褐色。锁状联合常见。夏秋季生于热带和亚热带针阔混交林中地上。外生菌根菌。分布于云南中部和南部。可食。

生境分布： 生于向阳山坡地、路边疏松土中。产于我国云南。

药用部位： 子实体

采收加工： 夏、秋季子实体刚成熟时采收，拔起后，去净泥沙，晒干。

性味功效： 辛，平。清肺，利喉，消炎，止血。

主治： 慢性副鼻窦炎，咽喉肿痛，咳嗽，声音嘶哑，腹部胀满，胃寒疼痛，黄褐斑。

用法用量： 内服：炒食。外用：捣烂外敷患处。

附方

1. **慢性副鼻窦炎：** 本品去外皮，剪成薄片，装入密封瓶内。用时取出放在出血点上压迫 30 秒后出血即止。
2. **黄褐斑：** 本品鲜品直接擦抹到长斑处。
3. **咽喉肿痛，咳嗽，声音哑：** 本品放到热子母灰中烧熟，剥皮后捣烂加佐料当菜吃。或洗净去外皮，切片，炒吃。

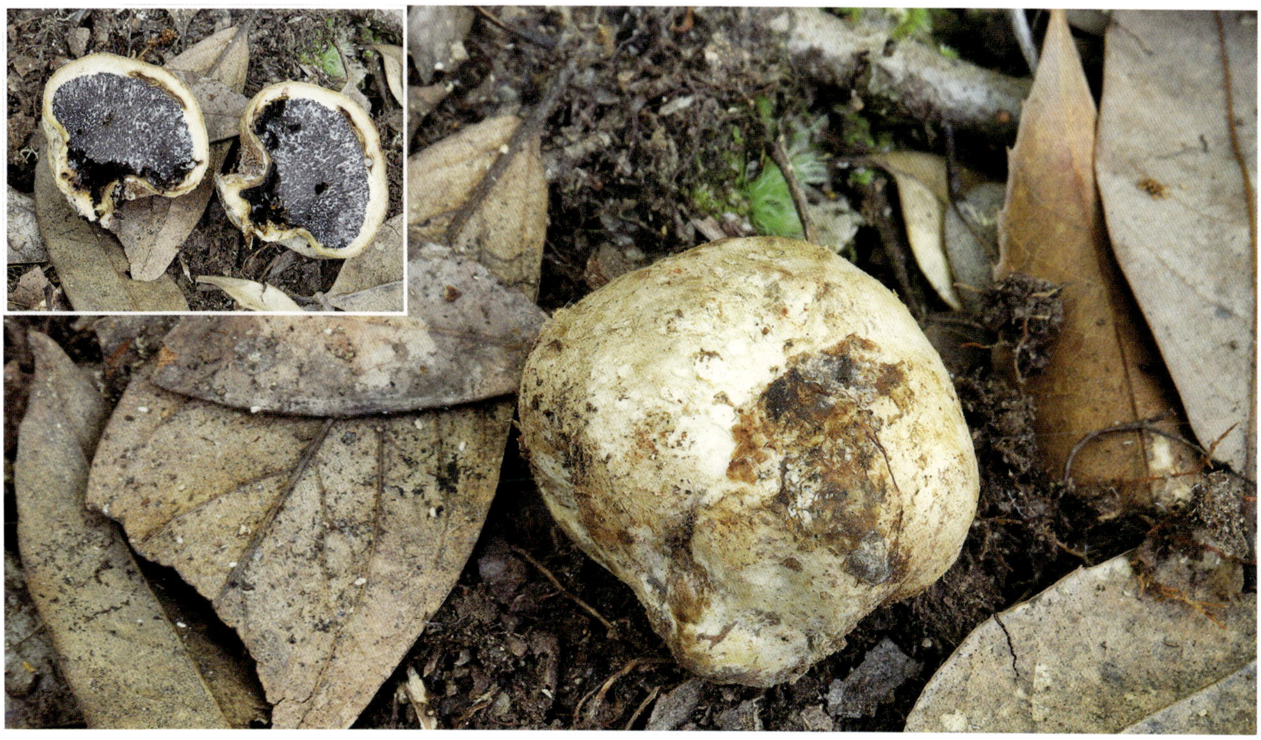

113 马莲鞍

萝藦科 暗消藤 *Streptocaulon juventas* (Loureiro) Merrill

佤名： maox bai dīng [mau̠ʔ pai̠ tiŋ]（毛摆顶）

别名： 古羊藤、藤苦参、小马连鞍

植物形态： 木质藤本，有乳汁，除花冠外，全株密被绒毛，茎和老叶面被毛逐渐脱落。叶厚纸质，宽卵形或近圆形，中部较宽，长 9~14cm，宽 6~9.5cm，顶端钝或圆形，有小尖头，基部心形；侧脉每边 14~20 条。聚伞花序宽圆锥状，2~3 歧，腋生；花萼内面基部有 5 个小腺体；花冠黄褐色，无毛，花冠筒短，花冠裂片卵圆形，长 3mm，宽 1.5mm；副花冠裂片丝状，长过花药顶端，顶端内弯；雄蕊着生在花冠筒基部，背部与副花冠裂片合生，花药在柱头顶贴连，药隔上的膜片在柱头顶合生。蓇葖果叉生成一直线，长圆状披针形，长 9~13cm，直径 5~7mm，被绒毛。花期 5—10 月，果期 8—12 月。

生境分布： 生于海拔 300~1000m 的山地疏林中或丘陵、山谷密林中，攀援于树上。分布于我国云南、广西；印度、缅甸、越南、老挝、柬埔寨和马来西亚等地亦有。

药用部位： 根

采收加工： 秋季采收，晒干或鲜用。

性味功效： 苦、微甜，凉。有小毒。清火解毒，活血止痉，止痛止痢。

主治： 感冒，腹泻，跌打损伤，慢性肾炎，胃肠绞痛，消化不良，感冒发热，喉炎，月经不调，胸腹胀痛，咳嗽咯血，风湿病，痢疾，湿热腹泻，心胃气痛，清热利咽，止咳润肺。

用法用量： 内服：水煎服。外用：水煎外洗。

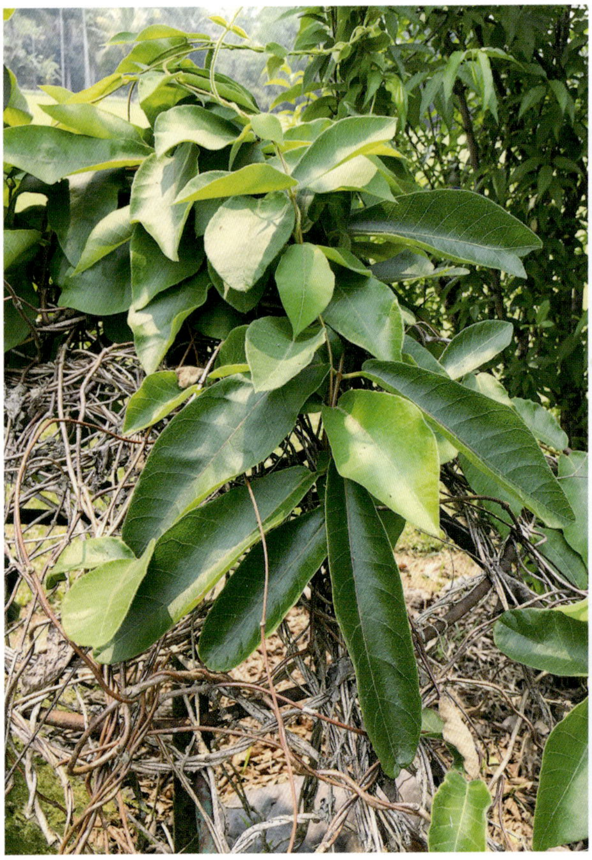

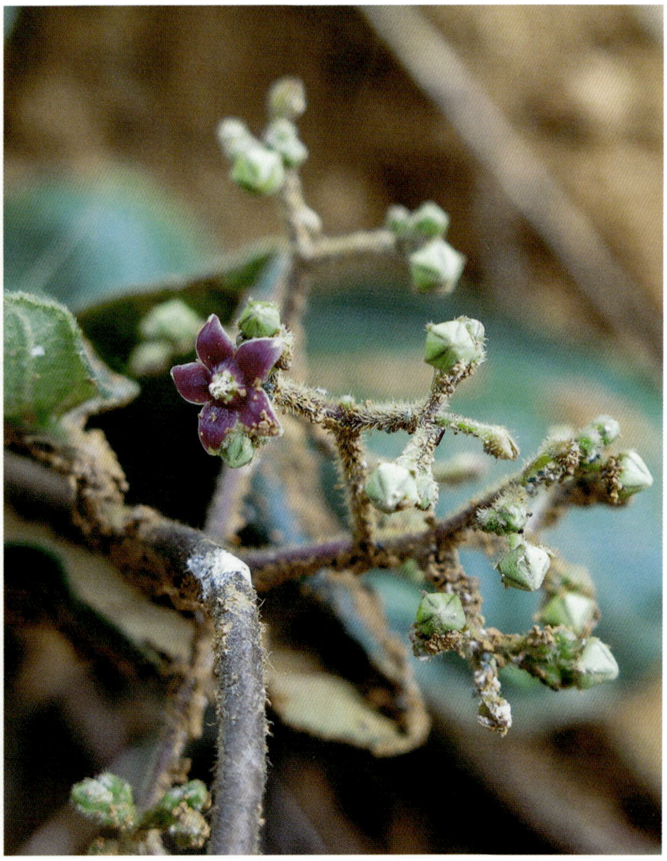

114 马缨花

杜鹃花科 马缨杜鹃 *Rhododendron delavayi* Franchet

佤名： dāi blei raoh [tai plẹ rạuh]（呆不烈娆）

别名： 苍山杜鹃、狗血花、马银花

植物形态： 灌木至小乔木。叶革质，长圆状披针形或长圆状倒披针形，长 7~16cm，宽 2~5cm，叶面无毛，中脉和侧脉显著凹陷，侧脉 14~18 对，叶背被灰白色至淡棕色厚绵毛，侧脉不为绵毛所覆盖。花序多花密集，有花 10~20 朵；总轴长 1~2cm，密被淡棕色绒毛；花梗长约 1cm，密被绒毛，有时混生少数腺体；花萼小，长约 2mm；花冠钟形，深红色，多少肉质，长 4~5cm，里面基部具 5 个暗红色蜜腺囊，筒部上方有少数暗红色点，裂片 5 枚，长约 1.5cm，宽 2~2.5cm，先端极凹入；雄蕊 10 枚，不等长，花丝无毛。蒴果长圆柱形，长约 2cm，被红棕色绒毛，10 室。花期 5 月，果期 12 月。

生境分布： 生于常绿阔叶林或云南松林下，局部地区成马缨花纯林。分布于我国云南、贵州；越南、泰国、缅甸、印度亦有。

药用部位： 花、叶

采收加工： 全年可采收，晒干。

性味功效： 涩、微苦，凉。止血，收敛，止痢。

主治： 痢疾，淋症，神经衰弱，阳痿。

用法用量： 内服：水煎服，10~15g。

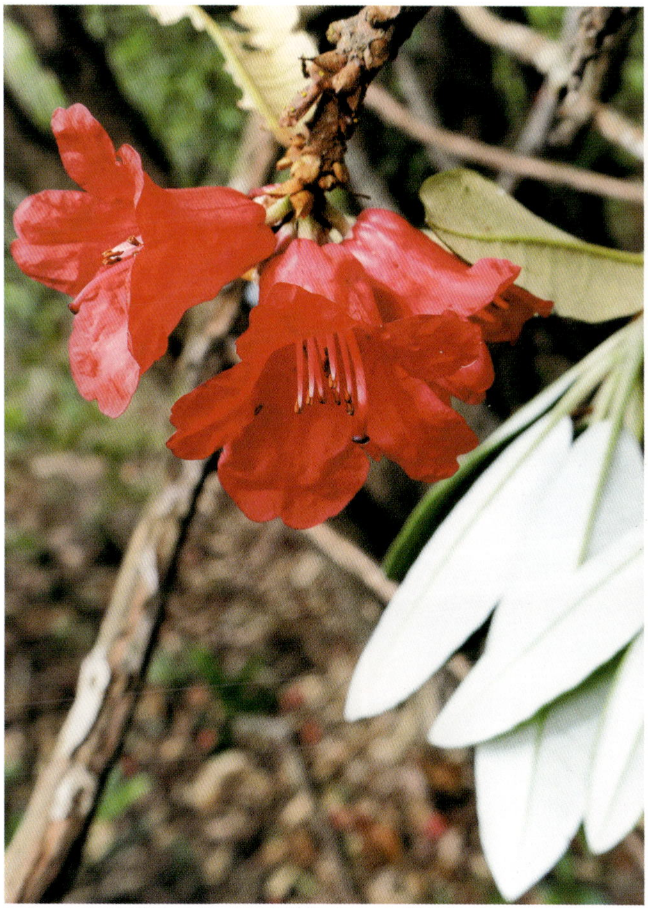

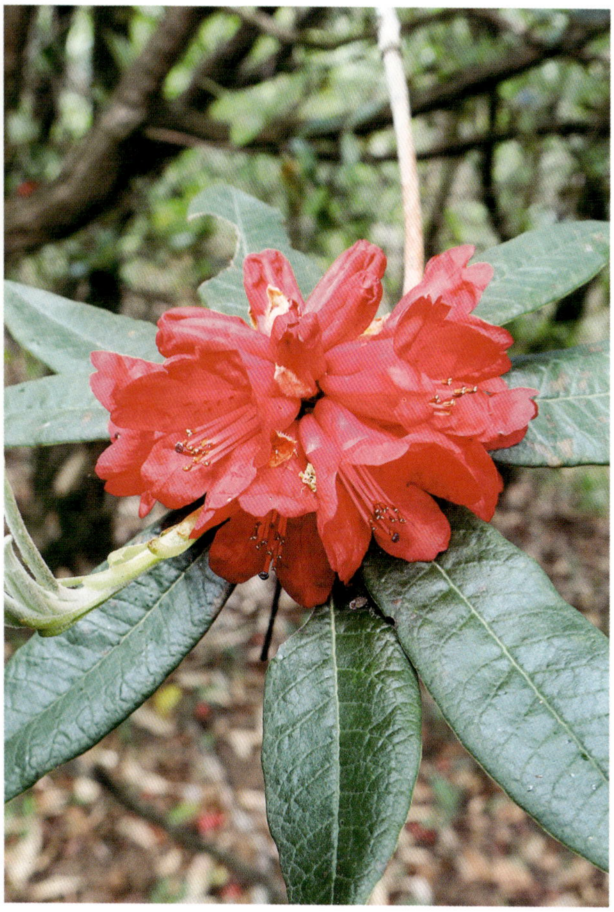

115 马蹄金

旋花科 马蹄金 *Dichondra micrantha* Urban

佤名： daex hyaog si yōng siah [ta̠ɯʔ ʑʰauk si ʑʰ si̠ah]（德咬昔勇下）

别名： 荷包草、小灯盏、黄胆草

植物形态： 多年生匍匐小草本，茎细长，被灰色短柔毛，节上生根。叶肾形至圆形，直径4~25mm，先端宽，圆形或微缺，基部阔心形，全缘；具长的叶柄，叶柄长达（1.5~）3~5（~6）cm。花腋生，单生，花柄短于叶柄，丝状；萼片倒卵状长圆形至匙形，钝，长约2~3mm，背面及边缘被毛；花冠钟状，较短至稍长于萼片，黄色，深5裂，裂片长圆状披针形，无毛；雄蕊5枚，着生于2裂片间弯缺处，花柄短，等长；子房2室，2个胚珠，被疏柔毛；花柱2枚，柱头头状。蒴果近球形，小，短于花萼，直径约1.5mm，膜质。花、果期4—10月。

生境分布： 生于海拔1300~1980m的山坡草地，路旁或沟边。我国长江以南各地均有分布；广布于热带亚热带地区。

药用部位： 全草

采收加工： 全年可采收，洗净，晒干或鲜用。

性味功效： 微苦、甜，凉。清热利湿，解毒消肿，祛风止痛，活血。

主治： 传染性肝炎，黄疸型肝炎，胆囊疼痛，小儿夜啼。外用：软组织损伤。

用法用量： 内服：水煎服，10~30g，或捣烂，开水冲服。外用：鲜品捣烂敷患处。

附方

1. **黄疸型肝炎：** 本品30g、刀壳树根50g、树头菜树皮50g，均鲜品，洗净，切碎，配红糖适量煎水内服，每日3次。
2. **慢性肝炎：** 本品15g、酸浆草15g、理肺散（地胆草）10g，上药鲜品或干品，洗净切段，配红糖煎水内服，每日1剂，分3次服。
3. **小儿夜啼：** 本品15g鲜品，洗净，装入杯中用50mL开水冲泡10~15min，每日1次，分2次服用。

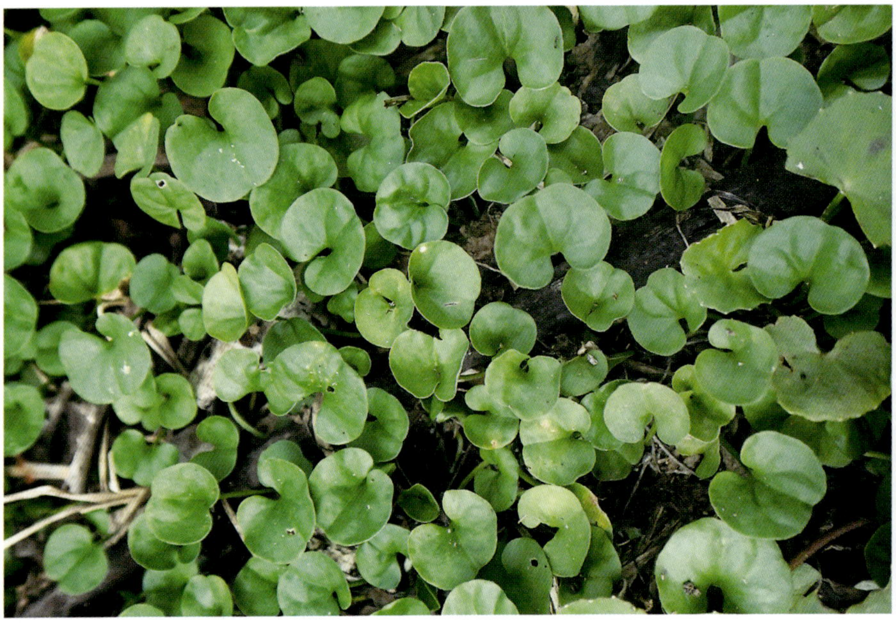

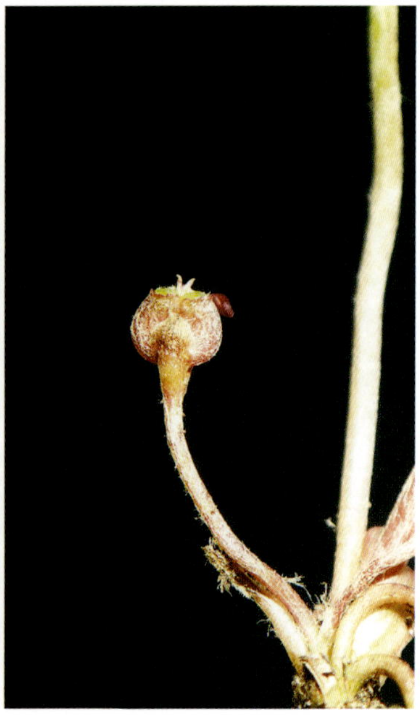

116 马蹄草

伞形科 积雪草 *Centella asiatica* (Linnaeus) Urban

佤名： daex hyaog si yōng [ta̠ɯʔ ʑʰa̠uk si ʑo̠ŋ]（德咬昔勇）

别名： 龙耳朵菜、崩大碗、地细辛

植物形态： 匍匐草本。茎细而伸长。叶簇生茎节处；叶片圆形、肾形或马蹄形，长 1~3cm，宽 1.5~5cm；叶柄比叶片长 2~4 倍；托叶 2 枚，膜质，卵形，长约 5mm，宽约 3mm，时常早萎或脱落。单伞形花序头状；花序梗长 0.2~1.5cm，2~4 个聚生叶腋；通常具 2 个苞片，长 2~3mm，宽 1.5~2.5mm；每单伞花序有花 3~4 朵，无柄或仅有 1mm 长的短花柄；萼齿不显；花瓣紫红色或黄白色，长约 2mm，宽约 1.5mm；花柱稍短于花瓣。果实圆形，两侧极扁，基部心形，长 2~3mm，宽 2.2~3.5mm，果棱之间网状小横脉明显。花期 5—7 月，果期 6—9 月。

生境分布： 生于海拔 300~1900m 的林下阴湿草地上和河沟边。广布于我国长江流域以南地区；印度、巴基斯坦、越南、老挝、泰国、马来西亚、日本、澳大利亚及南美、南非亦有。

药用部位： 全草

采收加工： 全年可采收，洗净，晒干或鲜用。

性味功效： 甘、微苦，凉。清热解毒，活血化瘀，降压。

主治： 急、慢性肝炎，扁桃体炎，咽喉炎，腹部热痛，尿黄，尿路感染，跌打损伤。

用法用量： 内服：水煎服，干品 9~15g，鲜品 15~30g。外用：鲜品捣烂或绞汁可外敷患处。

附方

1. **感冒：** 本品 10g、白虎草 10g、野把子 6g，水煎服，每日 3 次。
2. **胃炎：** 本品 15g、三丫苦 10g、水煎服，每日 2 次。
3. **肝炎：** 本品 15g、青叶胆 10g、羊耳菊根 10g，水煎服，每日 3 次。

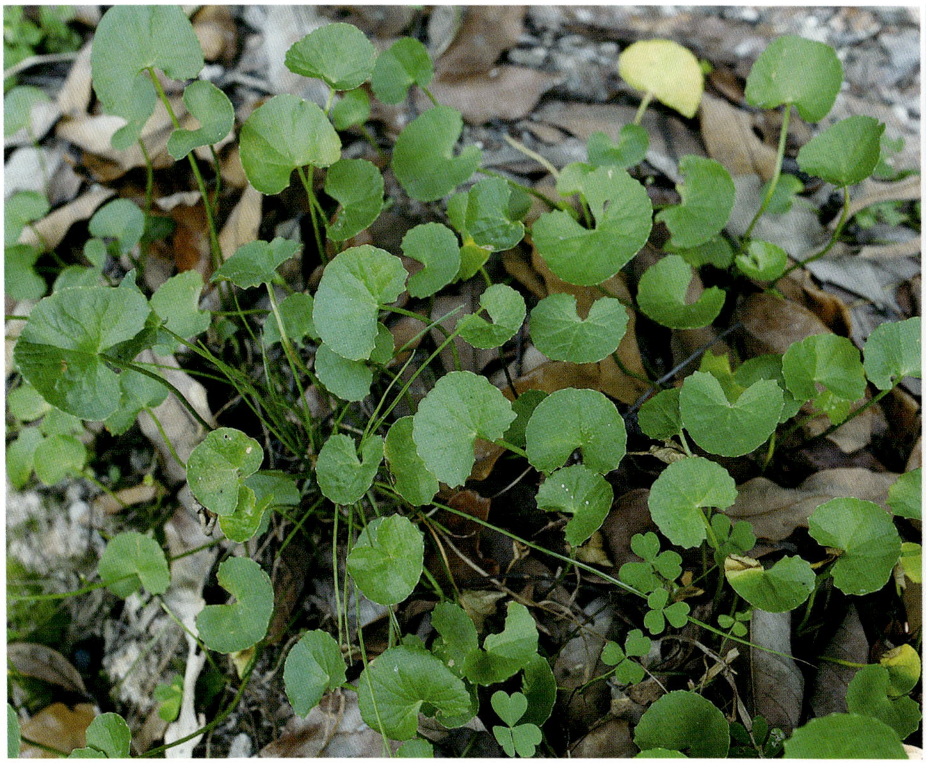

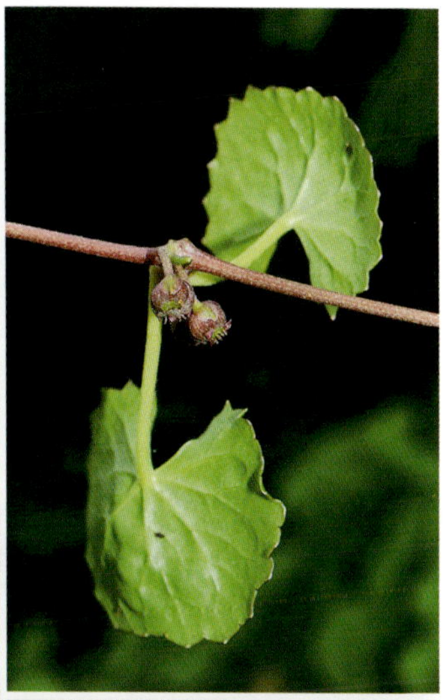

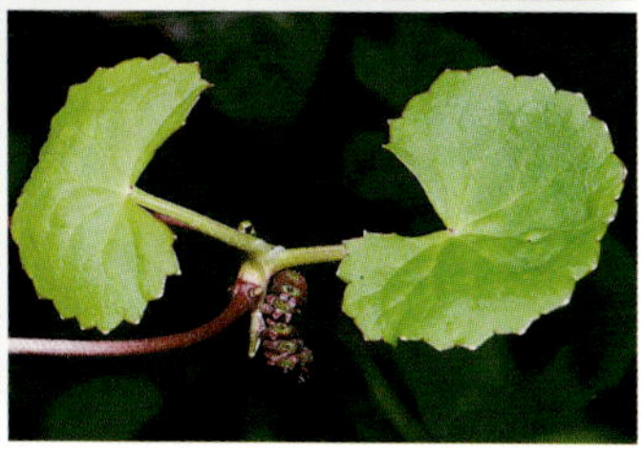

117 马蹄香

败酱科 蜘蛛香 *Valeriana jatamansi* W. Jones

佤名： kee [kʰɯ̠]（克）

别名： 大救驾、老君须

植物形态： 多年生宿根草本。根块状，具密节环，并有浓郁香气。基生叶发达，叶片心状圆形至卵状心形，长 3~10cm，宽 3~8cm，边缘具缘毛，浅波状齿，被短毛或有时无毛，叶柄长 4~25cm；茎生叶不发达，2~3 对，下部叶片心状圆形，近无柄；上部叶片为羽裂，无柄。花白色或淡红色，杂性，雌花小，长约 2mm，不育花丝极短，着生于花冠喉部；雌花伸长，柱头 3 深裂；两性花较大，长 3~4mm，雌雄外露。瘦果，长卵形，两面无毛。花期 6—8 月，果期 7—10 月。

生境分布： 生于海拔 2000~2800m 的山顶草地、林中或溪边。分布于我国云南、河南、陕西、湖北、四川、贵州、西藏；印度、巴基斯坦等喜马拉雅山脉诸国亦有。

药用部位： 根茎及根

采收加工： 夏、秋季采收，晒干。

性味功效： 辛、微苦，温。健胃消食，理气止痛，止泻。

主治： 疳积，胃腹胀痛，消化不良，腹泻。

用法用量： 内服：水煎服，6~15g。外用：水煎外洗。

附方

1. **湿疹，皮肤瘙痒：** 本品配九里光、芸香草加水煎沸 5~7 分钟后外洗患处。
2. **胃炎：** 本品 10g、三丫苦 10g，水煎服，每日 2 次。
3. **胃胀痛：** 本品 15g、草果 1 个（烧焦），水煎服，每日 2 次。

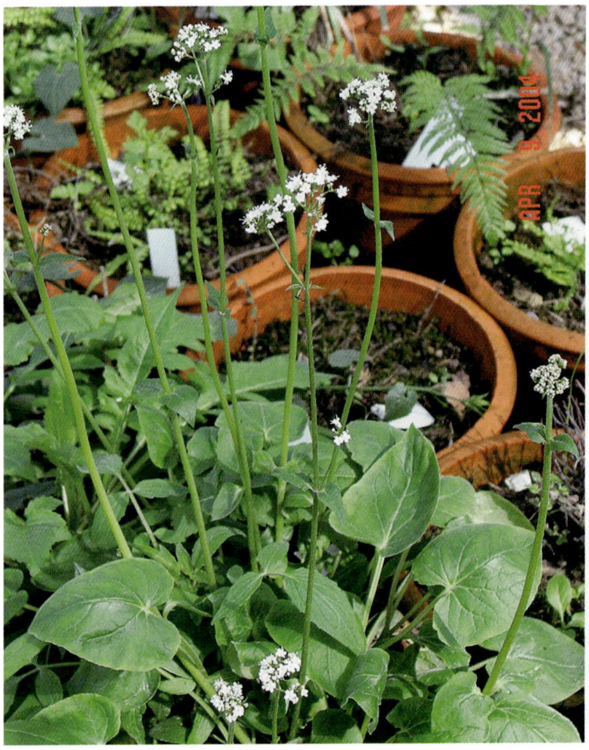

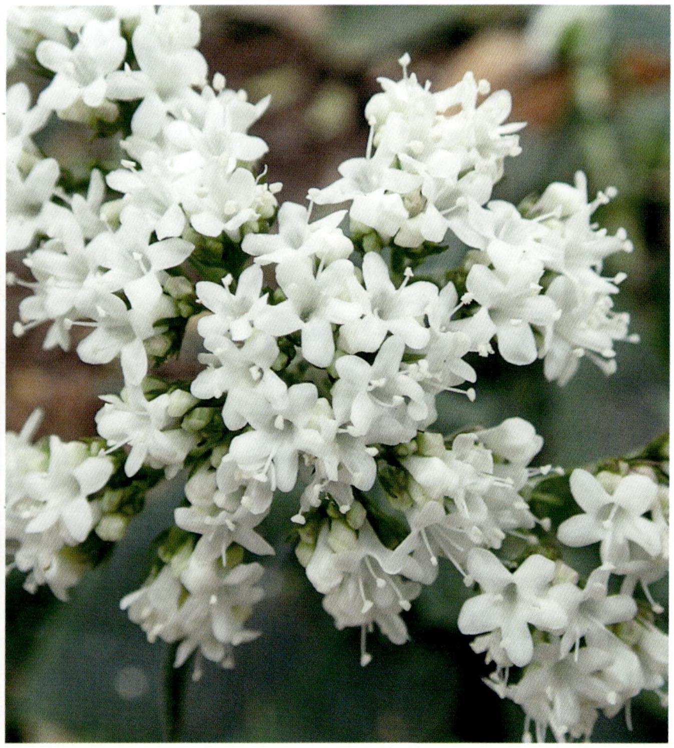

118 马鞭草

马鞭草科 马鞭草 *Verbena officinalis* Linnaeus

佤名： rīb aing līg [rip ʔaiŋ lik]（日安哩）

别名： 铁马鞭、狗牙草

植物形态： 多年生草本。茎四方形，小枝细长，铺散，棱上及节上被硬毛。叶坚纸质，倒卵形至长圆状披针形，先端锐尖，基部下延，长 2~6（~8）cm，宽 1.5~4mm，不规则羽状分裂或具粗齿，常被灰白色硬毛，侧脉 6~10 对。穗状花序顶生或生于上部的叶腋内，纤弱，常不分枝，结果时长达 25cm；花小无柄，最初较密集，果时疏离；花冠蓝紫色，长 4~8mm，花冠管弯，长 5~6mm，外面被微毛，裂片 5 枚，近相等，小；雄蕊 4 枚，内藏。果长圆形，长约 2mm；裂成 4 个小核。花期 8—9 月，果期 9—11 月。

生境分布： 生于海拔（350~）500~2500（~2900）m 的荒地上。我国黄河以南各地均有分布；广布于全球的温带至热带地区。

药用部位： 全草

采收加工： 全年可采收，晒干或鲜用。

性味功效： 苦，凉。清热解毒，活血散瘀，利水消肿。

主治： 尿道感染，尿血，肾炎性水肿，流行性感冒，痢疾，妇女小腹痛及月经不调。

用法用量： 内服：水煎服，15~20g。孕妇慎用。

附方

1. **风热感冒：** 本品树皮 15g、冰片叶 10g、红糖适量，水煎服，每日 3 次。
2. **疟疾：** 本品 15g、三台红花 15g、南板兰 10g，水煎服，每日 3 次。
3. **泌尿系感染：** 本品 15~30g，水煎服，每日 3 次。

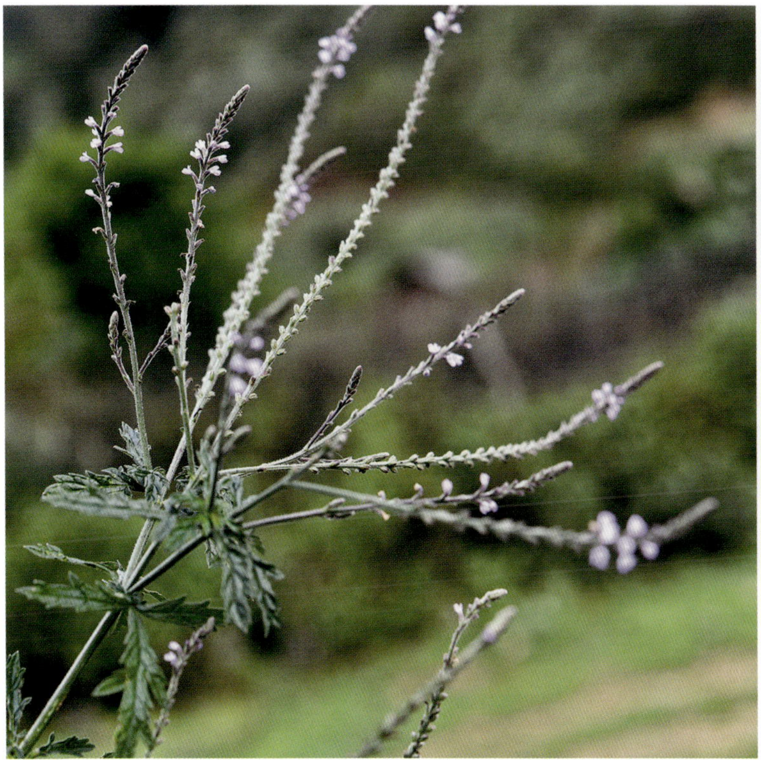

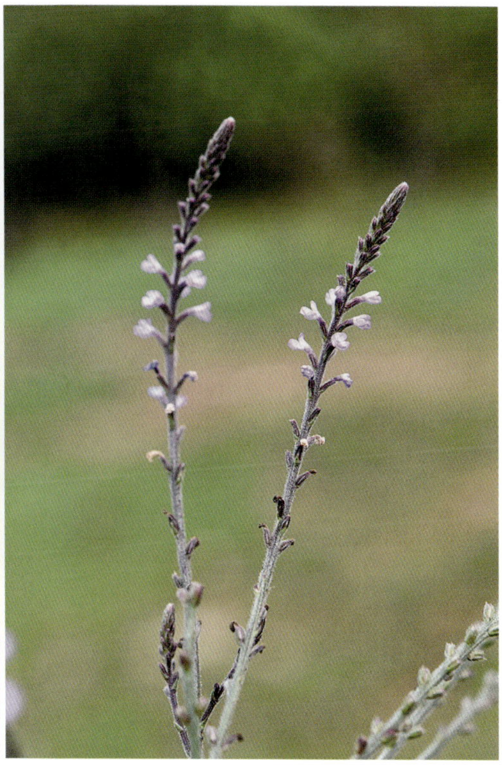

119 天目续断

川续断科 日本续断 *Dipsacus japonicus* Miquel

佤名： brang breg dīag [praŋ prɤk tiak]（搬白叠）

别名： 天目续断

植物形态： 多年生草本。主根长圆锥状，黄褐色。茎中空，向上分枝，具4~6条棱，棱上具钩刺。基生叶具长柄，叶片长椭圆形，分裂或不裂；茎生叶对生，叶片椭圆状卵形至长椭圆形，长8~20cm，宽3~8cm，常为3~5裂，顶端裂片最大，两侧裂片较小，有时全为单叶对生，正面被白色短毛，叶柄和叶背脉上均具疏的钩刺和刺毛。头状花序顶生，圆球形，直径1.5~3.2cm；花萼盘状，4裂，被白色柔毛；花冠管长5~8mm，基部细管明显，长3~4mm，4裂，裂片不相等，外被白色柔毛；雄蕊4枚，着生在花冠管上，稍伸出花冠外。瘦果长圆楔形。花期5—6月，果期8—10月。

生境分布： 生于山坡、路旁和草坡。分布于我国南北各地；朝鲜、日本亦有。

药用部位： 汁、根

采收加工： 8—9月采挖，除去根头、尾梢及须根，阴干或烘干。

性味功效： 苦、辛，微温。补肝肾，强筋骨，固胎元调血脉。

主治： 汁：解食物、药物中毒，多用于乌头中毒。根：跌打损伤。

用法用量： 内服：水煎服，10~15g。外用：捣烂外包患处。

附方

1. **骨折：** 本品、红花、三七、自然铜、接骨丹、蛰虫、隔夜找娘、树葱、岩葱、刺桐树、血满草、伸筋草鲜品各适量，捣烂外包患处，变干时用酒或水润湿，以便保持湿润。
2. **腹泻：** 本品、番石榴、臭灵丹、桑枝、酸浆草各适量，水煎服。

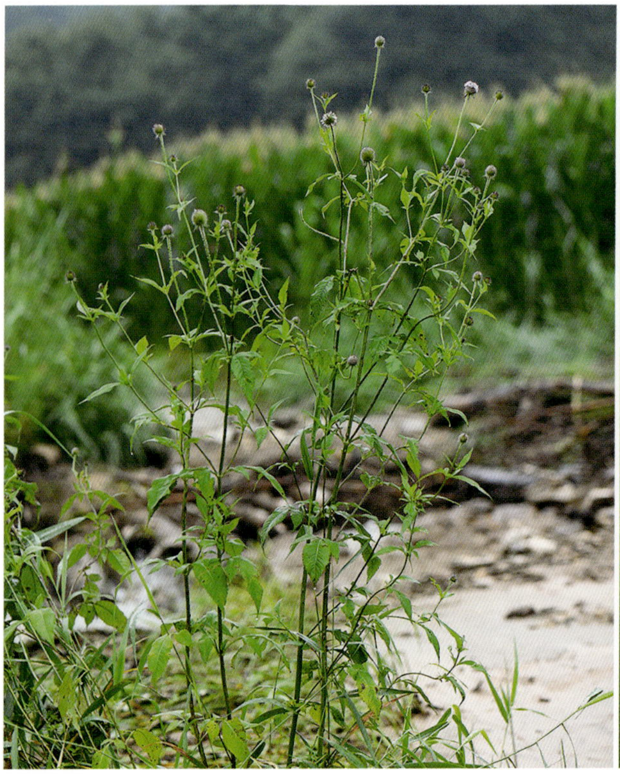
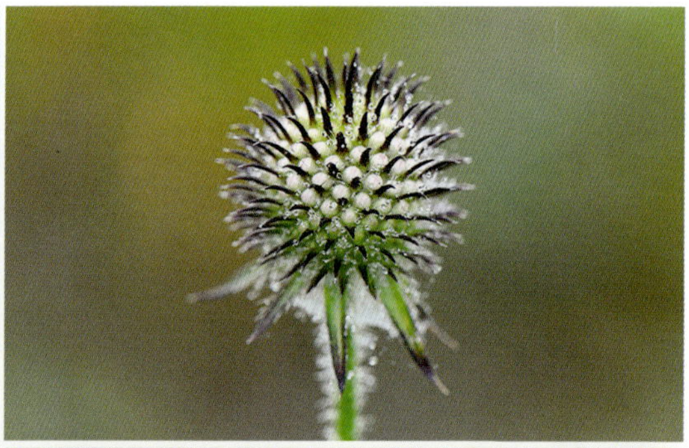
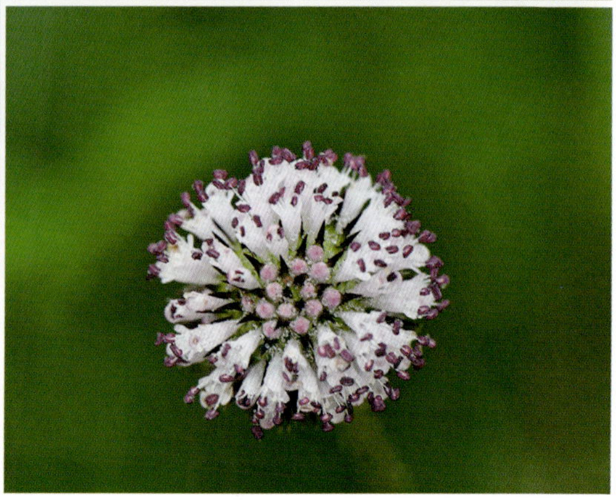

120 天冬

百合科 天门冬 *Asparagus cochinchinensis* (Loureiro) Merrill

佤名： gad noung [kat noŋ]（该浓）

别名： 明天冬、多儿母、多仔婆

植物形态： 攀援植物；根多数，近肉质，在中部或末端呈纺锤形膨大，膨大部分长 3~5cm，粗 1~2cm。茎圆柱形，光滑，弯曲或缠绕。叶状枝常 1~3 枚成簇，绿色，扁平或因中脉隆起而略呈锐三棱形，稍镰刀状，长 0.5~8cm，宽 1~2mm；茎上的鳞片状叶膜质，白色，基部延伸为长 2.5~3.5mm 的硬刺。花单性，较小，雌雄异株；在叶状枝展开后开放；常 2 朵腋生，淡绿色。浆果近球形，成熟时红色，有 1 颗种子。花、果期 4—9 月。

生境分布： 生于海拔 1500~2000m 的山谷林下或竹丛中。分布于我国云南、西藏、四川、广西、广东、海南、香港、福建、江西、江苏、甘肃、陕西、山西、河北；朝鲜、日本、老挝、越南亦有。

药用部位： 根

采收加工： 秋季采收，洗净置沸水中煮后去皮，晒干。

性味功效： 甘、苦，寒。滋阴清热，清热降火，润燥生津。

主治： 肺结核，疮痈肿毒，肺热，百日咳，子宫出血。

用法用量： 内服：水煎服，15~20g。

附方

1. **肺结核：** 本品 15g、百部 15g、鱼子兰 10g、车前草 10g，水煎服，每日 3 次。
2. **肺热：** 本品 15g、麦冬 15g、车前草 10g、水煎服，每日 2 次。
3. **子宫出血：** 本品根 9~15g（鲜品 30g），加清水 250mL 煎为 100mL 内服，红糖做药引。每日服 1 次，连服 3 次。

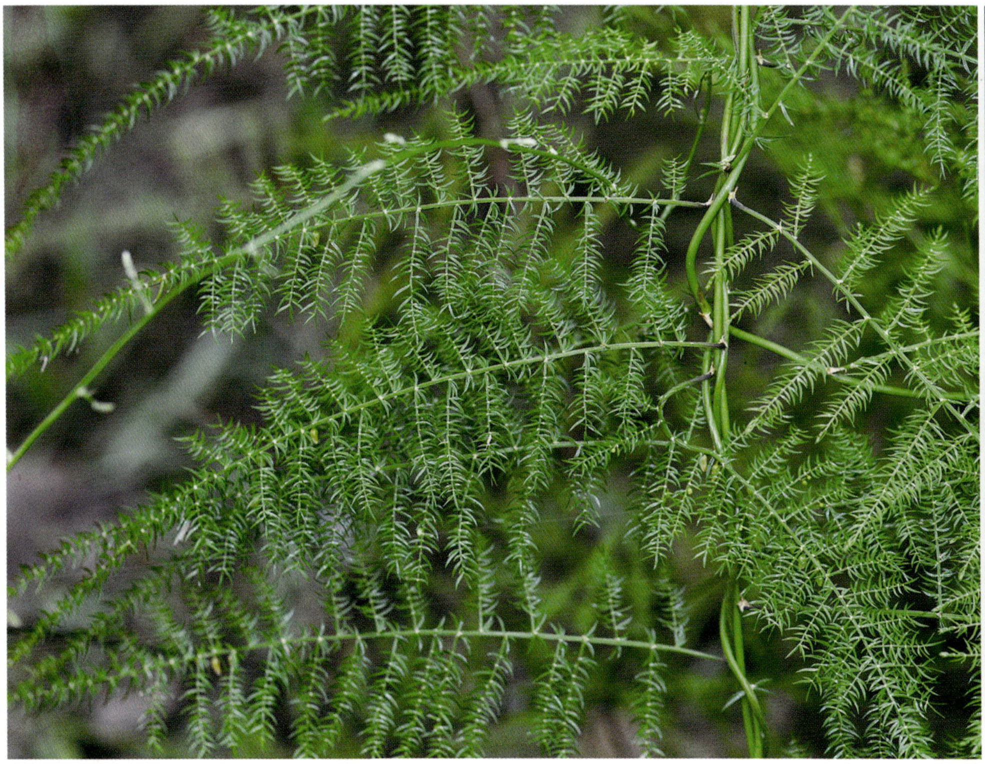

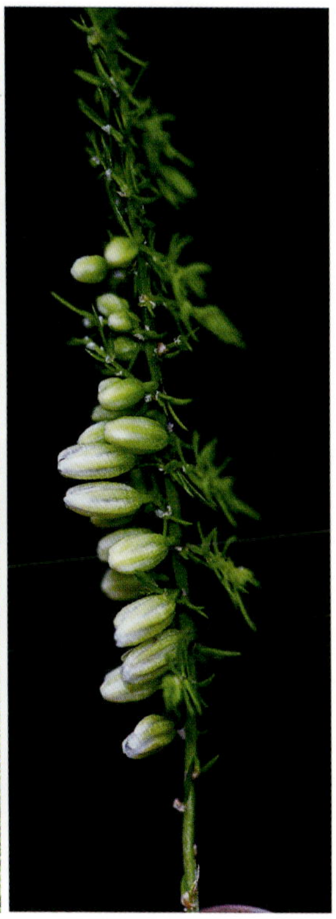

121 天胡荽

伞形科 天胡荽 *Hydrocotyle sibthorpioides* Lamarck

佤名： rīb ma [rip ma̱]（日马）

别名： 龙灯碗、圆地炮、满天星

植物形态： 多年生草本。茎细长而匍匐，节上生根。叶片膜质至草质，长0.5~1.5cm，宽0.8~2.5cm，基部心形，边缘有钝齿，表面光滑；叶柄长0.7~9cm，无毛或顶端有毛；托叶略呈半圆形，薄膜质，全缘或稍有浅裂。伞形花序与叶对生；花序梗纤细，长0.5~3.5cm，叶柄长为其1~3.5倍；小伞形花序有花5~18枚，花无柄或有极短的柄，花瓣卵形，绿白色，有腺点；花丝与花瓣同长或稍超出，花药卵形。果实略呈心形。花、果期4—9月。

生境分布： 生于海拔 475~3000m 湿润的草地、河沟边、林下。产于我国云南、安徽、福建、广东、广西、贵州、海南、湖北、湖南、江苏、江西、陕西、四川、台湾、浙江；国外分布于不丹、印度、印度尼西亚、日本、韩国、尼泊尔、菲律宾、泰国、越南、热带非洲。

药用部位： 全草

采收加工： 夏、秋两季采收，晒干或阴干。

性味功效： 苦、辛，微寒。清热解毒，消肿散结，利湿退黄。

主治： 咽喉肿痛，肺热咳嗽，脓肿疮毒。

用法用量： 内服：水煎服。外用：水煎外洗或外擦。

附方

1. **咽喉肿痛，肺热咳嗽：** 本品适量，水煎服。
2. **脓肿疮毒：** 本品适量，水煎外洗或外擦。

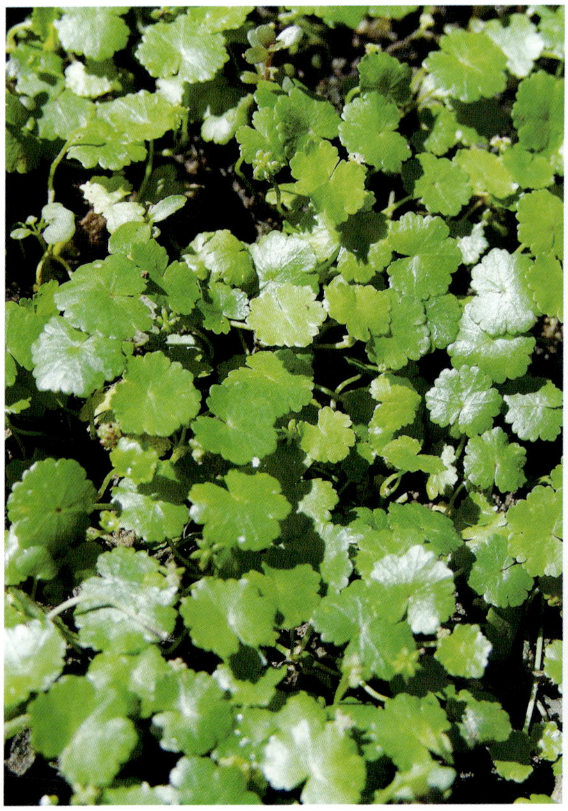

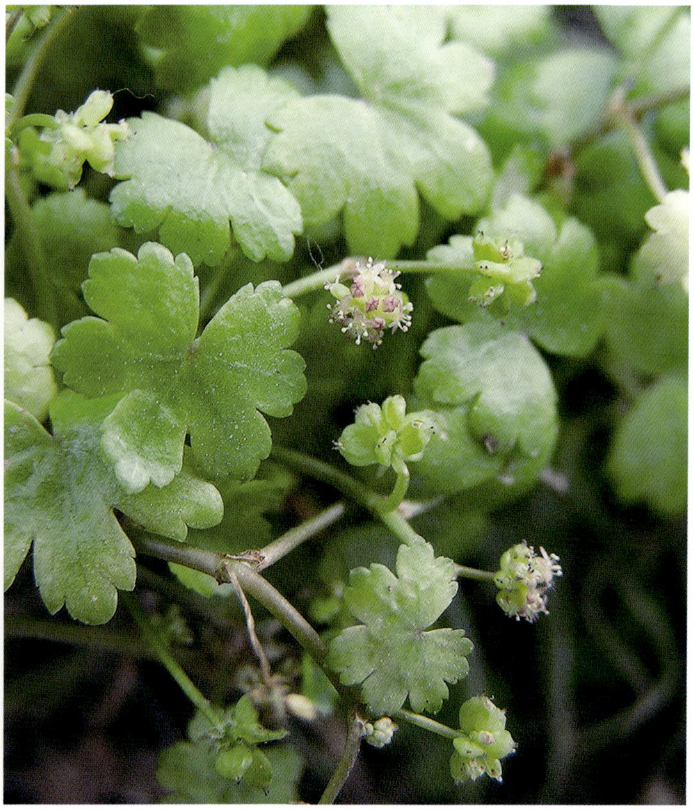

122 天南星

天南星科 一把伞南星 *Arisaema erubescens* (Wallich) Schott

佤名： mgah ia dīng [ga̱h ʔi̱a tiŋ]（嘎呀顶）

别名： 蛇芋、麻蛇饭

植物形态： 雌雄异株。块茎扁球形。叶1枚，叶柄长40~80cm，上部至中部鞘状，下部粉绿色，上部绿色，有时具斑纹；叶片放射状分裂，裂片11~20枚，披针形，无柄，长8~24cm，宽6~35cm，长渐尖，具长达7cm的线形长尾。花序柄短于叶柄，具褐色斑纹。佛焰苞绿色或绿紫色至深紫色，背面有清晰的白色条纹，直立；管部狭圆柱形，长4~8cm；檐部三角状卵形至长圆状卵形，具长5~15cm的线形尾尖。肉穗花序单性：雄花序长2~2.5cm，花密；雌花序长2cm，粗6~7mm；附属器淡绿色，棒状，向两头渐狭，长2~4cm，中部粗2.5~5mm，先端钝，光滑，稍伸出喉外。浆果红色。花期6—11月，果实渐次成熟。

生境分布： 生于海拔1100~3200m的林下、灌丛、草坡或荒地。除我国东北、内蒙古、新疆、江苏、山东外，全国各地都有；印度、尼泊尔、缅甸、泰国亦有。

药用部位： 块茎、果实

采收加工： 块茎在秋后或冬天地上部分茎叶枯后采挖，去外皮，鲜用或切片，晒干。

性味功效： 辛、苦，温。有毒。祛风散结，消肿止痛，四肢麻木。

主治： 块茎：疥疮痈肿，疮疡肿毒，毒蛇咬伤，神经性皮炎，慢性面神经麻痹，流行性腮腺炎。果实：胃酸过多，疼痛。

用法用量： 内服：水煎服。外用：鲜品捣烂外敷伤口。

附方

1. **毒蛇咬伤：** 本品块茎10g、杜板归10g、盐肤木10g，水煎服，同时用鲜品捣烂外敷伤口。
2. **疮痈肿毒：** 本品块茎鲜品捣烂外敷患处可拔毒引脓。
3. **流行性腮腺炎：** 本品块茎适量，研末，浸入食醋中5日后，外涂患处。

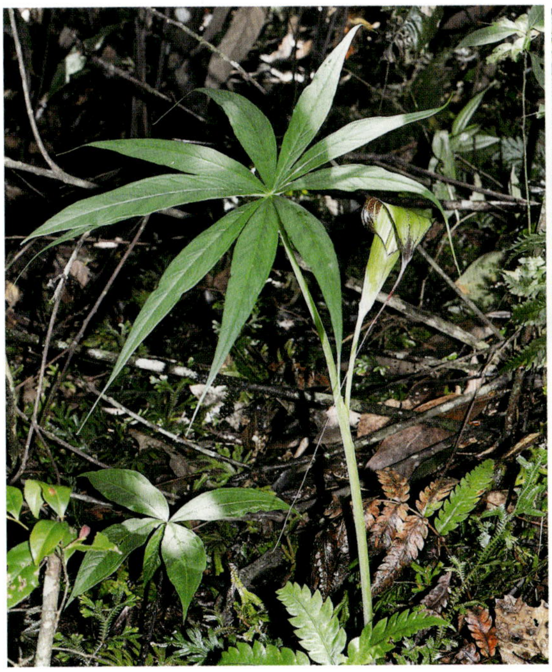
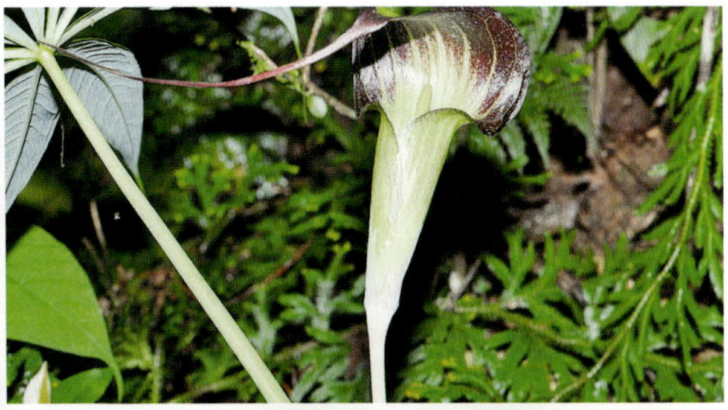
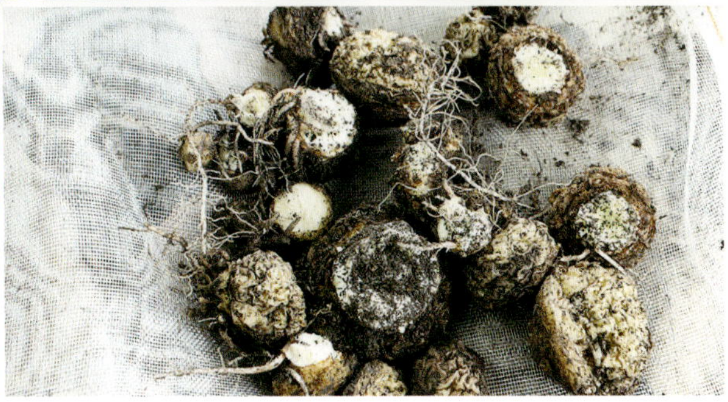

123 天绿地红

唇形科 异色黄芩 *Scutellaria discolor* Wallich ex Bentham

佤名： rīb haeg [rip hauk]（日横）

别名： 挖耳草、一支箭、紫背黄芩

植物形态： 多年生草本，根茎匍匐。茎上升或直立，四棱形，密被微柔毛，常不分枝。茎叶常 2~4 对密集于茎基如基生叶状；叶片坚纸质，椭圆形、卵形或宽椭圆形，长 2~7.5cm，宽 1~4.8cm，先端浑圆或钝，基部心形，边缘具波状圆齿，两面被毛；侧脉 4~5 对；背腹向的总状花序，或稀为圆锥花序顶生，长 5~24cm，花葶状；花互生，少数在花序下部者对生。花萼长约 2mm，外被短柔毛及具腺短柔毛，盾片高起且外卷，与萼近等长。花冠蓝色，长 0.9~1.5cm；花冠管长 0.7~1.2cm，外面疏被短柔毛及具腺短柔毛，基部成膝曲状，向上渐增大；冠檐二唇形。小坚果成熟时褐色。花、果期 5—7 月。

生境分布： 生于海拔（20~）610~1800m 的山地林下、草坡、路边或溪旁。分布于我国云南、贵州、广西；印度、尼泊尔、缅甸、中南半岛、马来半岛、印度尼西亚等地亦有。

药用部位： 全草

采收加工： 夏、秋季采收，晒干或鲜用。

性味功效： 苦，寒。解表退热，消炎解毒。

主治： 婴儿口腔炎，口腔溃烂，咽喉肿痛，感冒高热，痈毒疔疮。

用法用量： 内服：水煎服，干品 25~50g，鲜品 50~75g。

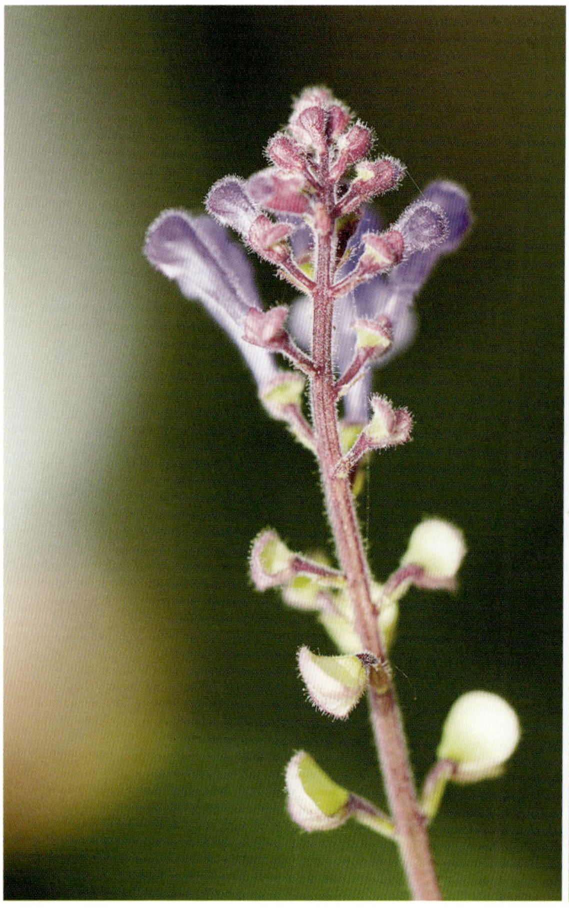

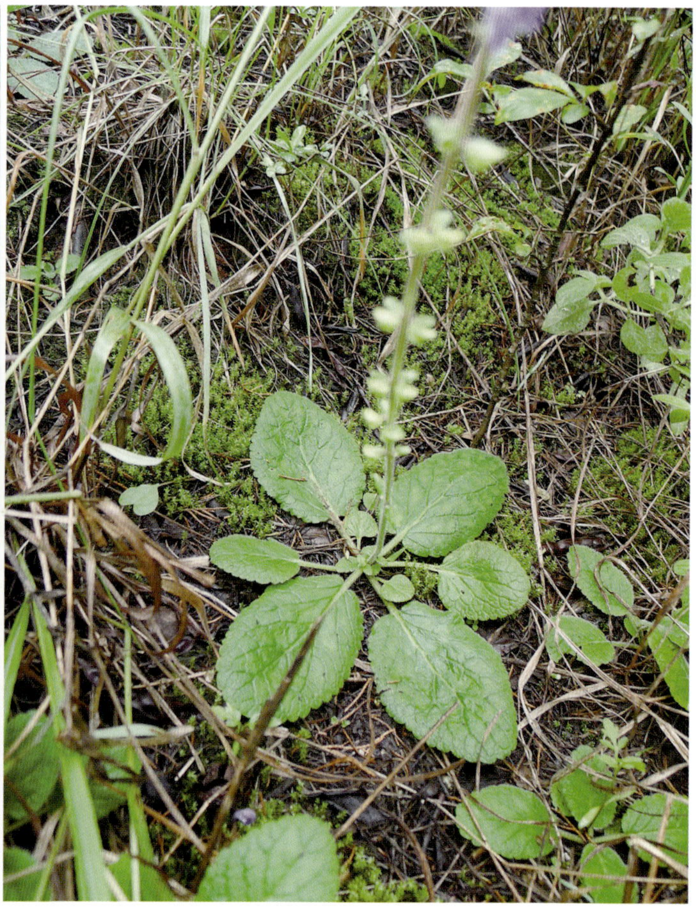

124 无花果

桑科 无花果 *Ficus carica* Linnaeus

佤名： si bōm hox [si pɔm hɔʔ]（士薄伙）

别名： 明目果、天仙子

植物形态： 灌木或小乔木。叶厚纸质，广卵形，长宽近相等，10~20cm，常 3~5 裂，裂片卵形，边具不规则锯齿，叶面粗糙，背面密生点状钟乳体和灰色短柔毛，基部浅心形，基生叶脉 3~5 条，侧脉每边 5~7 条；叶柄长 2~5cm，粗壮；托叶卵状披针形，长约 1.5cm，绿色带微红。雌雄异株，榕果单生叶腋，雄花和瘿花生于同一榕果内壁。榕果（雌花果）大梨形，直径 3~5cm，顶部平压，苞片覆盖，中部以下收缢成长 1~3cm 的柄，基生苞片 3 枚，宽卵形；总梗短，榕果成熟时紫红色或黄色。花、果期 5—12 月。

生境分布： 原产地中海沿岸，我国南北均有栽培，新疆南部尤多。

药用部位： 成熟果实

采收加工： 秋季成熟时采收，晒干用或鲜用。

性味功效： 甘，平。健脾益胃，润肺止咳，解毒消肿。

主治： 消化不良，支气管炎。

用法用量： 内服：水煎服，15~30g。

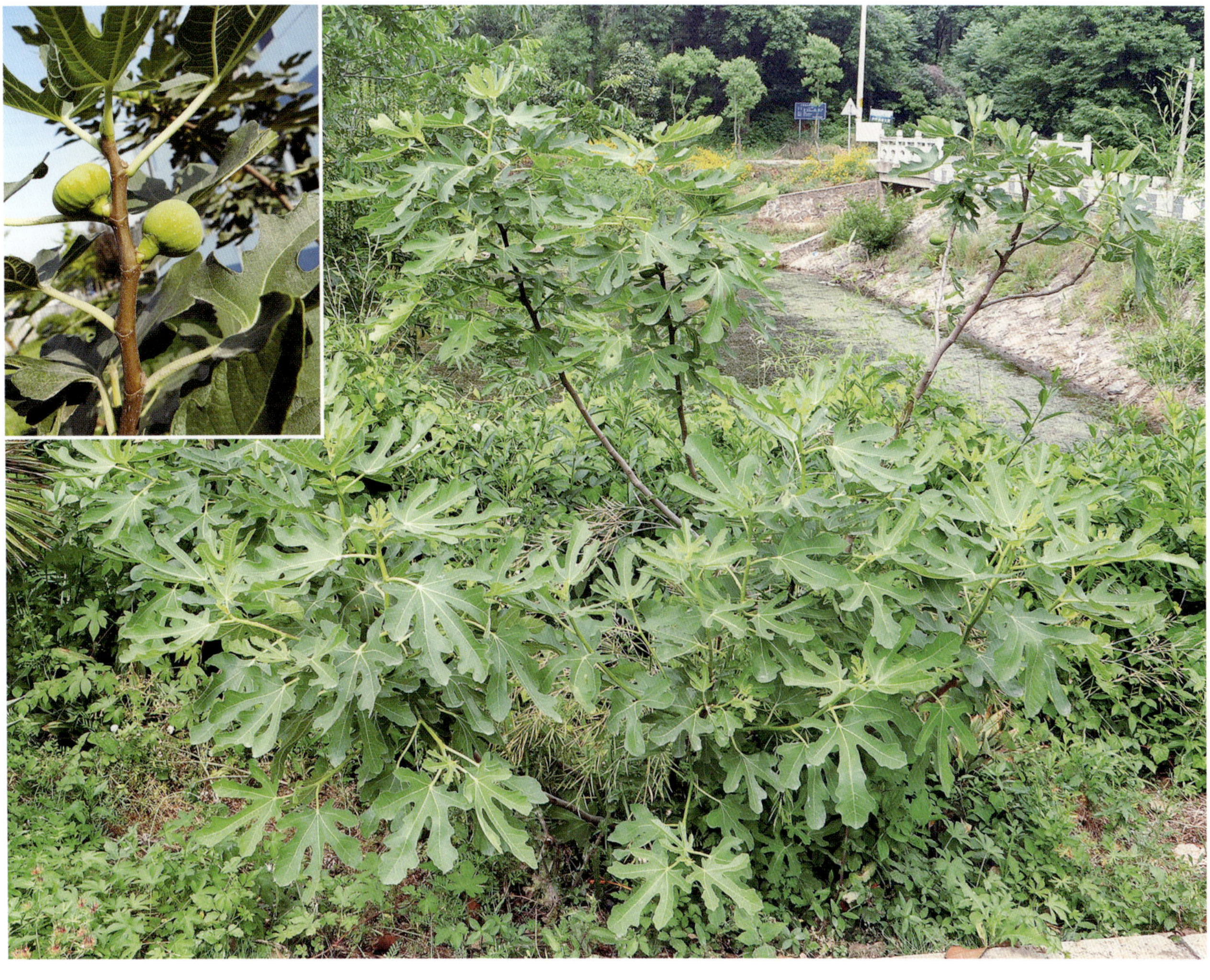

125 无根藤

樟科 无根藤 Cassytha filiformis Linnaeus

佤名： hnu gon ndoui noung [nʰu̯ kən doi noŋ]（努关堆浓）

别名： 金丝藤、无根草、寄生草

植物形态： 寄生缠绕草木，借盘状吸根攀附于寄主植物上。茎线形，绿色或绿褐色，稍木质，幼嫩部分被锈色短柔毛。叶退化为微小的鳞片。穗状花序长 2~5cm，密被锈色短柔毛。花小，白色，长不及 2mm，无梗；花被裂片 6 枚，排成二轮，外轮 3 枚小，圆形，有缘毛，内轮 3 枚较大，卵形，外面有短柔毛，内面几乎无毛；能育雄蕊 9 枚，第一轮雄蕊花丝近花瓣状，其余的为线状，第一、二轮雄蕊花丝无腺体，第三轮雄蕊花丝基部有 2 个无柄的腺体，退化雄蕊三角形，具柄；子房卵球形，几乎无毛，花柱短，略具棱，柱头小，头状。果小，卵球形，包藏于花后增大的肉质果托内，但彼此分离，顶端有宿存的花被片。花、果期 4—10 月。

生境分布： 生于海拔 980~1600m 的山坡灌丛或疏林中。分布于我国云南、贵州、广西、广东、湖南、江西、浙江、福建及台湾等地；热带亚洲、非洲和澳大利亚亦有。

药用部位： 全草

采收加工： 全年可采收，切段，晒干或阴干。禁止采收有毒植株上的无根藤。

性味功效： 甘、微苦，凉，有小毒。清热利湿，凉血止血，消炎止痛。

主治： 感冒发热，疟疾，急性黄疸型肝炎，泌尿系统结石，肾炎性水肿。

用法用量： 内服：水煎服，15~25g。外用：捣敷。

附方

1. **风湿四肢麻木：** 本品 30g、爬地龙 50g、花椒寄生 50g、刺桐树皮 30g、桑寄生 50g、松寄生 30g、茅草根 50g、滇紫草根 100g、伞草 30g，以上鲜品，洗净，切碎，混匀，泡 500mL 酒内服，每日 3 次，每次服 25~30mL。
2. **青光眼：** 本品、金钱草、白茅根、生石膏各 50g，水煎服。
3. **接骨：** 本品、五加皮（根皮）、过江龙、铁草鞋、果上叶、补骨脂、七叶莲、隔夜找娘、当归、土三七、打不死、伸筋草、骨碎补、刺桐皮、红藤等适量，以上均为鲜品，共切碎，捣烂外敷，加事先泡好的接骨药水或药酒，稍炒热后包患处再上夹板固定，5~7 天换一次药。也可以再取紫米和一只 500g 左右的童鸡煮熟后，加拢一起包，15 天内可接好。

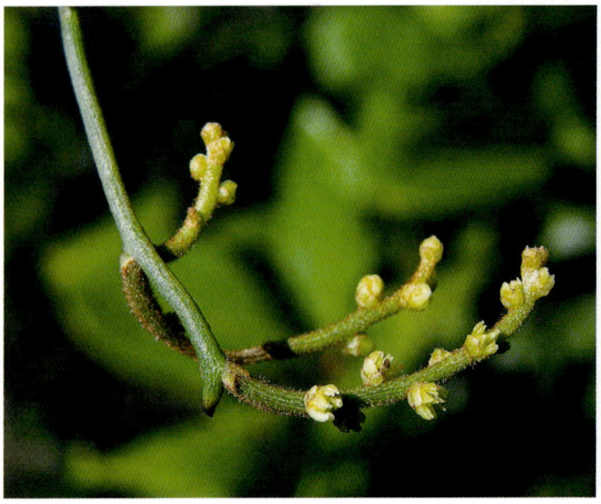
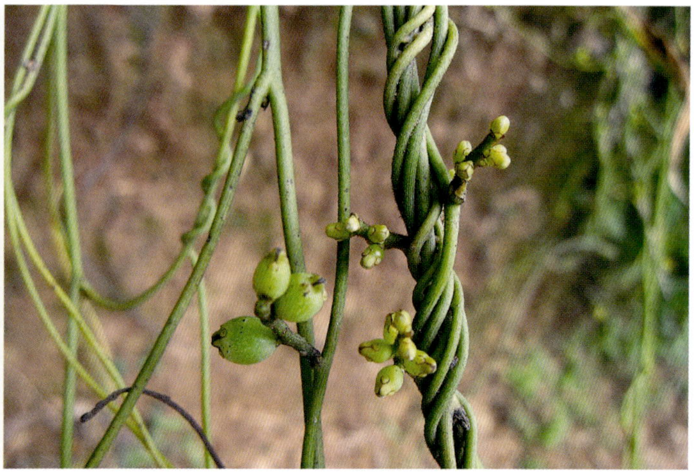

126 云实

豆科 云实 *Caesalpinia decapetala* (Roth) Alston

佤名： si mgrū [si gru]（洗沽）

别名： 天豆、水皂角、马豆

植物形态： 藤本。枝条、叶轴、羽轴、花序均被柔毛和钩刺。二回羽状复叶，羽片 4~10 对，羽轴基部有一对钩刺，小叶 8~12 对，对生，膜质，长圆状椭圆形，长 10~25mm，宽 4~10mm，先端钝圆，微凹。总状花序腋生或顶生，长 15~30cm，多花，被短柔毛，总花梗多刺；花梗纤细，长 3~4cm；花瓣 5 枚，黄色，圆形或倒卵形，不等大，长 10~12mm，先端圆，上方 1 片很小；雄蕊 10 枚，与花瓣近等长，花丝下半部密生绵毛。荚果长圆形，长 6~12cm，宽 2.5~3cm，先端圆，有喙，稍肿胀，果瓣木质，沿腹缝线有宽 2~3mm 的狭翅。花期 2—3 月，果期 6—7 月。

生境分布： 生于山坡灌丛中及平原、丘陵、河旁等地。产于我国广东、广西、云南、四川、贵州、湖南、湖北、江西、福建、浙江、江苏、安徽、河南、河北、陕西、甘肃等地区；亚洲热带和温带地区有分布。

药用部位： 种子、根

采收加工： 栽后 4~5 年采收，秋冬季挖根，洗净切斜片，晒干或炕干。秋季采果实，除去果皮，取种子晒干。

性味功效： 辛，温。清热解毒，消炎止痛。

主治： 种子：心慌心乱。根：过敏性鼻炎，感冒，牙痛。

用法用量： 种子：10~20g，水煎服，或入丸散。根皮：20~50g，水煎服。鲜根：可用至 50~200g，水煎服或外用。

附方

1. **心慌，心悸：** 本品种子 10~15g，水煎服。
2. **过敏性鼻炎，感冒，牙痛：** 本品根 200g，鲜品，洗净，切片，水煎内服同时外擦。内服，每日 1 剂，每日 3 次，外搽次数不限。
3. **过敏性皮炎，感冒发热，头痛，全身酸痛，牙痛：** 本品 200g 鲜品，洗净切片，水煎内服同时外擦。内服每日 1 剂分 3 次服，外搽次数不限。

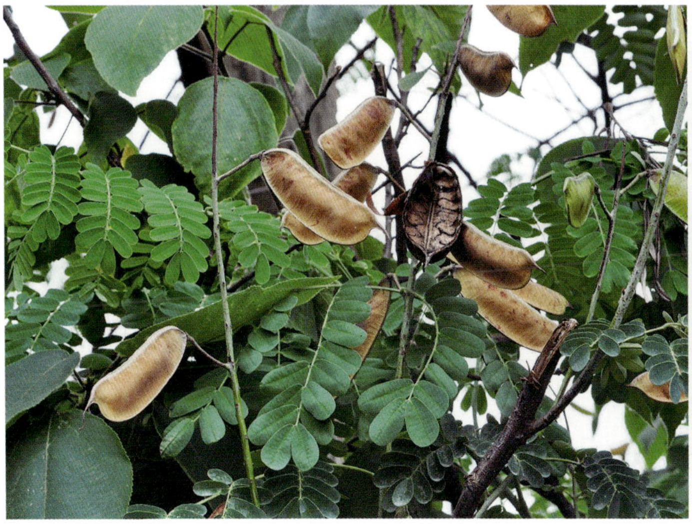
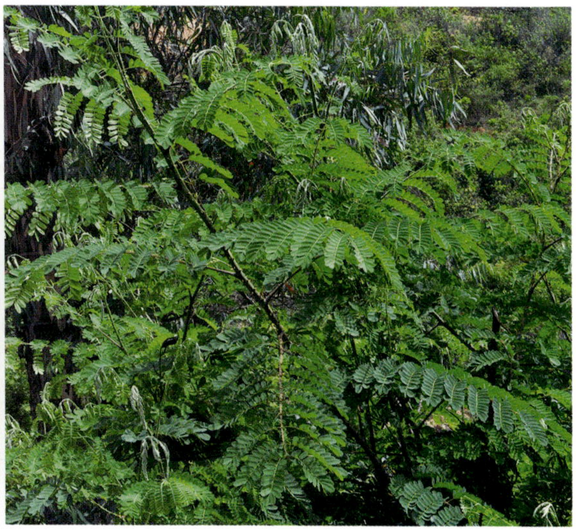

127 云南杨梅

杨梅科 云南杨梅 *Myrica nana* A. Chevalier

佤名： kaox si jāeng [kʰa̱uʔ si tɕauŋ]（栲西种）

别名： 矮杨梅

植物形态： 常绿灌木。小枝较粗壮，无毛或有稀疏柔毛。叶革质或薄革质，叶片长椭圆状倒卵形至短楔状倒卵形，长 2.5~8cm，宽 1~3cm，成长后上面腺体脱落留下凹点，下面腺体常不脱落，无毛或有时上面中脉上有稀疏柔毛。雌雄异株。雄花序单生于叶腋，直立或向上倾斜，长 1~1.5cm；分枝极缩短而呈单一穗状，每分枝具 1~3 朵雄花。雄花无小苞片，有 1~3 枚雄蕊。雌花序基部具极短而不显著的分枝，单生于叶腋，长约 1.5cm，每分枝通常具 2~4 枚不孕性苞片及 2 朵雌花。雌花具 2 枚小苞片，子房无毛。核果红色，球状，直径 1~1.5cm。花期 4—5 月，球果翌年 10 月成熟。

生境分布： 生于海拔 1500~3500m 的山坡、林缘及灌木丛中。分布于我国云南。

药用部位： 根皮、果实

采收加工： 根皮：全年采收，去粗皮切片，晒干。果实：夏季成熟时采收，鲜用、干用或盐浸。

性味功效： 根：辛，温。树皮：苦、辛、涩，温。果：甘、酸，温。根皮：散瘀止血，止痛。果实：生津止渴，和胃消食。

主治： 根皮：胃痛，牙痛，跌打损伤，外伤出血。果实：烦渴，痢疾，消化不良。

用法用量： 内服：水煎服，9~15g，或泡酒。外用：水煎外洗。

附方

麻疹： 本品、葛根、樱桃树、小胡椒、碎米果树、五爪金龙、盐肤木、金竹叶、水麻树、野葡萄、马尾黄连、螃蟹各适量，水煎内服，配合外洗全身。

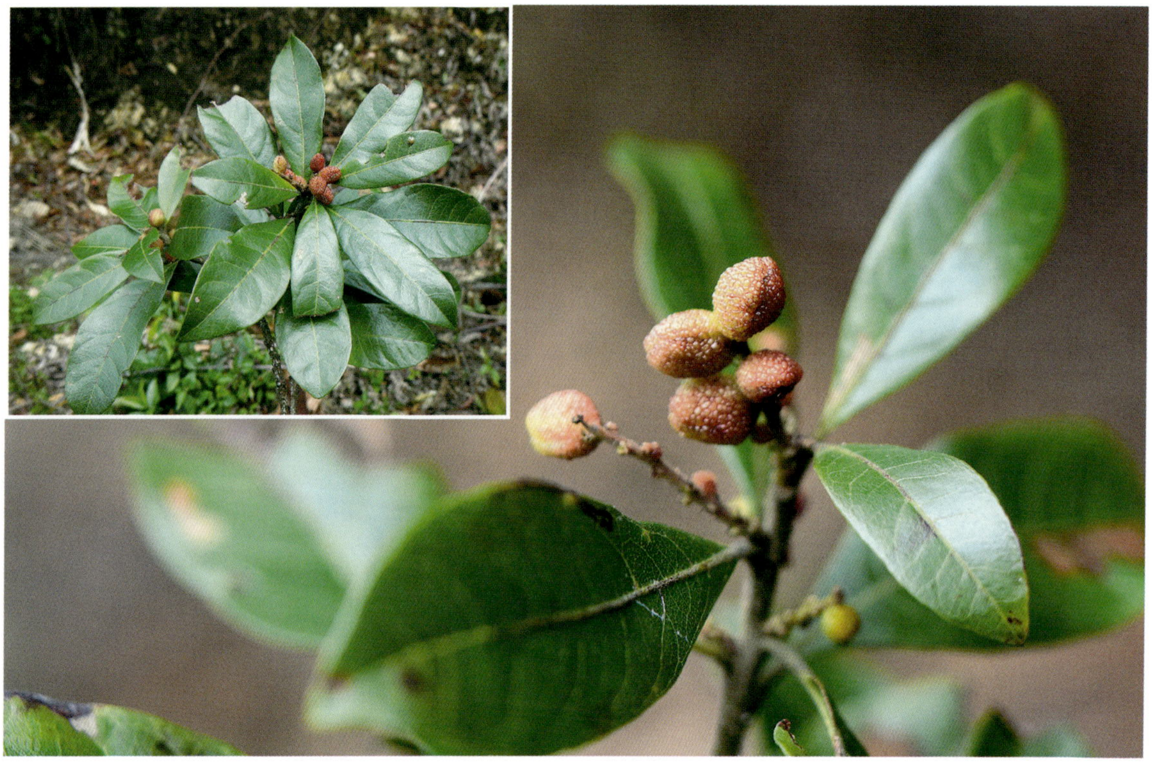

128 云南松

松科 云南松 *Pinus yunnanensis* Franchet

佤名： kaox mgīx [kʰau̯ʔ giʔ]（栲吉）

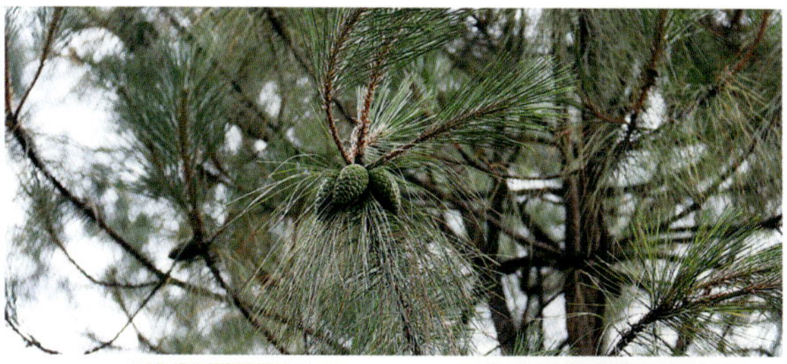

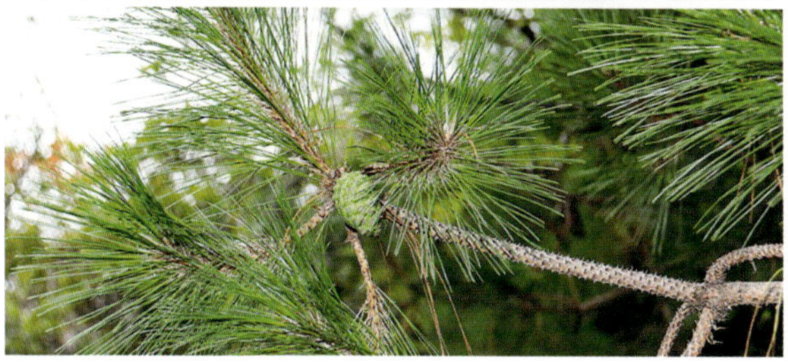

别名： 青松、飞松、长毛松

植物形态： 高大乔木。树皮褐灰色，深裂成不规则较厚的鳞状块片脱落；一年生枝粗壮，淡红褐色，无毛；二到三年生小枝，小的苞片状鳞叶常脱落，露出红褐色内皮。针叶常3针一束，极少2针一束，长10~30cm，直径约1.2mm，柔软，稍下垂，常在枝上宿存三年；横切面扇状三角形或半圆形，树脂道4~5个，中生与边生并存（中生者常位于角部）；叶鞘宿存。球果圆锥状卵圆形，熟时栗褐色或黄褐色；鳞盾通常肥厚隆起，稀反卷，有横脊；鳞脐微凹或微隆起，有短刺；种子近卵圆形或倒卵形，微扁。花期8月，果期9月开始。

生境分布： 生于海拔700~3000m的河谷地带。分布于我国云南、西藏、四川、贵州、广西等地。

药用部位： 种子、松节、花粉、松针、松香、根、根皮、松笔头、嫩枝尖端、松节油

采收加工： 松节油和松香：通常选择生长7~15年树木，在树干基部用利刀自皮部割至边材部，挖洞或切成“V”形，螺旋纹地割刻，则油树脂源源流出，收集松脂，用水汽蒸馏法蒸得挥发油液体为松节油，残渣冷却凝固的固体为松香。松花粉：春季开花时采下雄花穗，晾干，搓下花粉。松叶、松节、松尖：全年可采收。

性味功效： 松节油：甘，温。松香：苦、甘，温。松花粉：甘，温。松针：苦，温。松节：酸，平。松尖：苦、微涩，微寒。松子仁：甘，温。松节油：舒筋活络，活血止痛。松香：祛风燥湿，生肌止痛，杀虫止痒。松花粉：益气燥湿，收敛止血。松针：祛风燥湿，杀虫，止痒。松尖：祛风燥湿，杀虫止痒，消炎生肌，安神镇静，接骨止痛。松子仁：润肠通便，止咳。球果：祛风燥湿，杀虫止痒，活血安神。

主治： 种子：脖子哑（扁桃体炎）。松节：风湿性关节痛，腰腿痛，转筋挛急，鹤膝风，跌打肿痛。花粉：胃、十二指肠溃疡，中耳炎，鼻炎，外伤出血，皮肤溃疡。松针：流行性感冒，风湿性关节炎，夜盲症，高血压，神经衰弱。松香：痈疖疮疡，湿疹，烧、烫伤。根或根皮：筋骨疼痛，劳伤吐血。松笔头：风湿性关节痛，骨折，便蚀，膏淋，解木薯，钩吻中毒。松树上的寄生全株：消炎解毒，肾炎。嫩枝尖端：便血，跌打损伤，外感风寒，颈项脓疮，尿路感染，尿频，尿痛。

用法用量： 内服：水煎服，10~15g，或浸酒、醋等。外用：浸酒涂搽，或研末调敷。

附方

1. **牙痛：** 本品松脂细末5g、丁香4粒，清凉油少许。调匀并包敷疼痛部位。
2. **预防流行性感冒：** 本品尖和树皮配臭灵丹各适量，水煎服，每日2次。
3. **风湿病：** 本品树尖10g、斛寄生15g、香樟树10g、薏苡仁米25g，鲜品或干品，切片（段）加水煎煮，每日1剂，分3次服。此方适用于各种风湿病。热风湿加生石膏25g，寒风湿加生姜片15g，对急性风湿效果更佳。

129 云南秋海棠

秋海棠科　云南秋海棠　*Begonia modestiflora* Kurz

佤名： si gū siah [si ku si̱ah]（西姑下）

别名： 白花秋海棠

植物形态： 多年生纤弱草本。根状茎细长；茎纤细，无毛，不分枝，或下部偶有分枝，生 4~6 片叶，上部的叶渐小；叶片长卵形或卵状三角形，长 3~7cm，基宽 2~4.5cm，先端渐尖近尾状，基部心形，稍偏斜，边缘具不规则牙齿；掌状脉 5~6 条；叶柄长 3~7cm，纤细。总状聚伞花序顶生或腋生，总花梗长 1~1.5cm，2~3 朵花，或单花腋生，花小，粉红色，花梗长 1~1.5cm，纤细。蒴果椭圆形，长 1.2cm，有不等 3 翅，较大翅三角形，长 1cm，基宽 1.2cm，无毛，具网脉，其余 2 翅不等大，狭长圆形，超出蒴果 2mm。花期 4—5 月，果期 9—10 月。

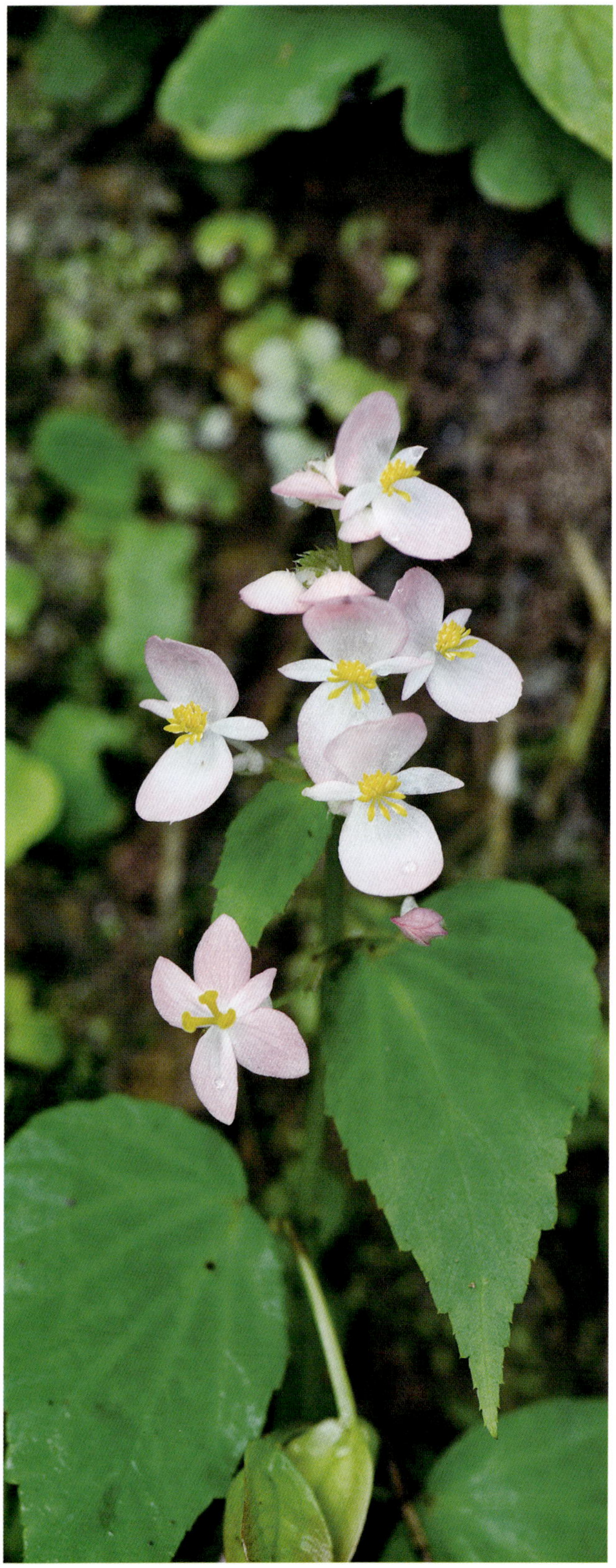

生境分布： 生于海拔 520m 的常绿阔叶林下潮湿岩石面上。分布于我国云南。

药用部位： 全草

采收加工： 全年可采收，晒干或鲜用。

性味功效： 微苦、酸涩，平。止血。

主治： 大肠下血，便后出血。

用法用量： 内服：水煎服，3~9g。外用：鲜品捣敷。

130 云南独蒜兰

兰科 云南独蒜兰 *Pleione yunnanensis* (Rolfe) Rolfe

佤名： nab noung si ho [nap noŋ si ho]（那浓司藿）

别名： 山慈姑、毛慈姑、滇独蒜兰

植物形态： 地生或附生草本。假鳞茎卵形、狭卵形或圆锥形，上端有明显的长颈，全长1.5~3cm，直径1~2cm，绿色，顶端具1枚叶。叶在花期极幼嫩或未长出，长成后披针形至狭椭圆形，纸质，长6.5~25cm，宽1~3.5cm，先端渐尖或近急尖，基部渐狭成柄；叶柄长1~6cm。花葶从无叶的老假鳞茎基部发出，直立，长10~20cm，基部有数枚膜质筒状鞘，顶端具1朵花，罕为2朵花；花淡紫色、粉红色或有时近白色，唇瓣上具有紫色或深红色斑；唇瓣近宽倒卵形，长3~4cm，宽2.5~3cm，明显或不明显3裂；唇盘上常具3~5条褶片自基部延伸至中裂片基部。蒴果纺锤状圆柱形，长2.5~3cm，宽约1.2cm。

生境分布： 生于海拔1200~2800m的林下、林缘、草坡。分布于我国云南、西藏、四川、贵州；缅甸亦有。

药用部位： 假鳞茎

采收加工： 夏季挖取假鳞茎，除去地上枯茎及鳞叶、须根，洗净后，煮至透心，晾至半干再晒干。

性味功效： 甘、微辛，寒。有小毒。清热解毒，消肿散结。

主治： 百日咳，肺结核，气管炎，溃疡，痈肿。

用法用量： 内服：水煎服，0.8~1.15g。外用：醋抹涂患处。

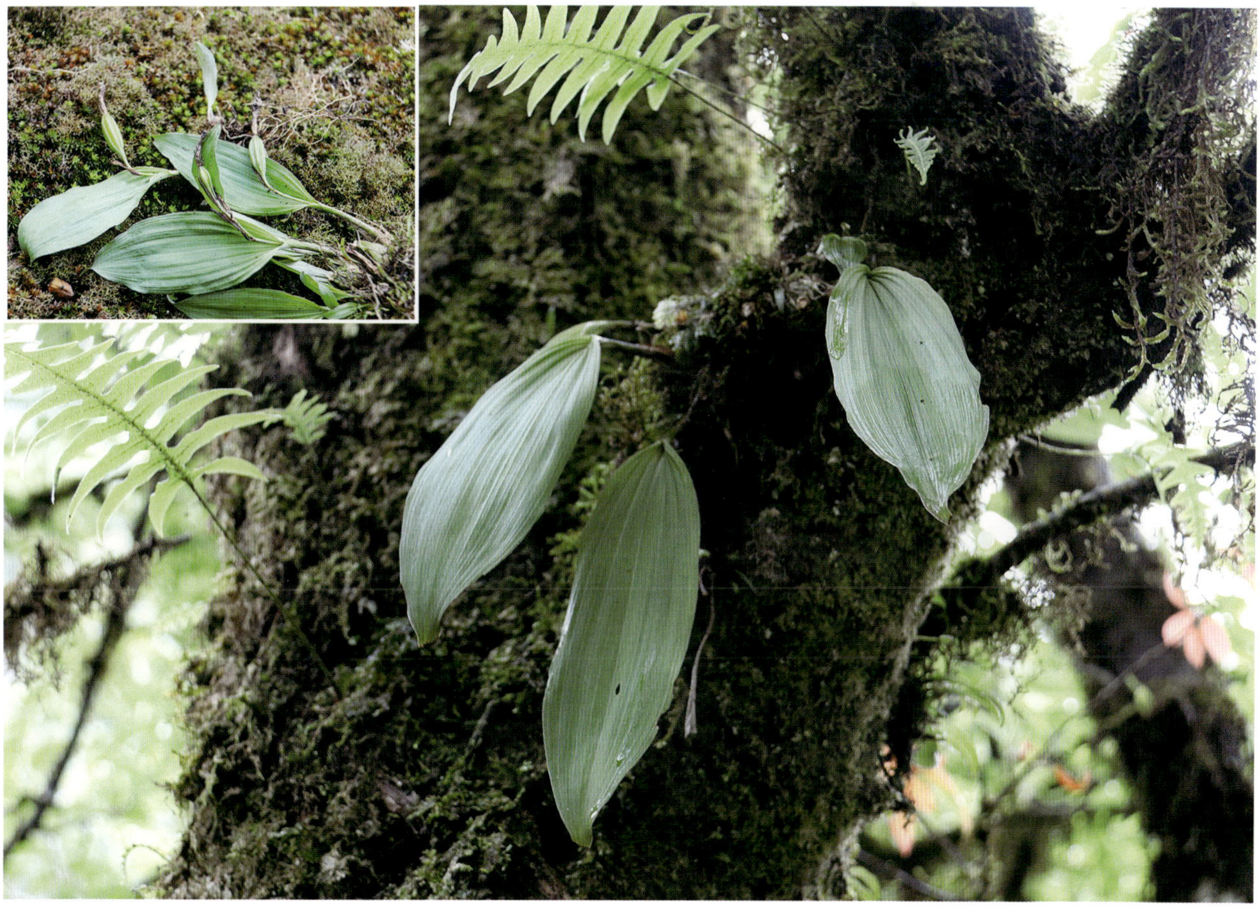

131 木耳

木耳科 黑木耳 *Auricularia auricula-judae* (Bull.) Quél.

佤名： dih hyaog hyia [ti̱h ʑ^{h}a̱uk ʑ^{h}i̱a]（地咬丫）

别名： 木菌

植物形态： 呈叶状或近鳞状，边缘波状，薄，宽 2~6cm，厚 2mm 左右，以侧生的短柄或狭细的基部固着于基质上。初期为柔软的胶质，黏而富弹性，以后稍带软骨质，干后强烈收缩，变为黑色硬而脆的角质至近革质。背面外沿呈弧形，紫褐色至暗青灰色，疏生短绒毛。

生境分布： 生于阔叶树上或朽木及针叶树冷杉上，密集成丛生长。我国东北、华北、中南、西南及沿海各省份均有种植。

药用部位： 子实体

采收加工： 每年 8—11 月采收，晒干。

性味功效： 甘，平。补气养血，润肺止咳，清肠胃。

主治： 便秘，肺热咳嗽，贫血。

用法用量： 内服：水煎服，或烧成灰温水送服，或炒熟食用。

附方

1. **贫血：** 本品 50g、红枣 30 个，水煎服，每日 2 次。
2. **便秘：** 本品烧成灰，温水送服，每次 5~10g。

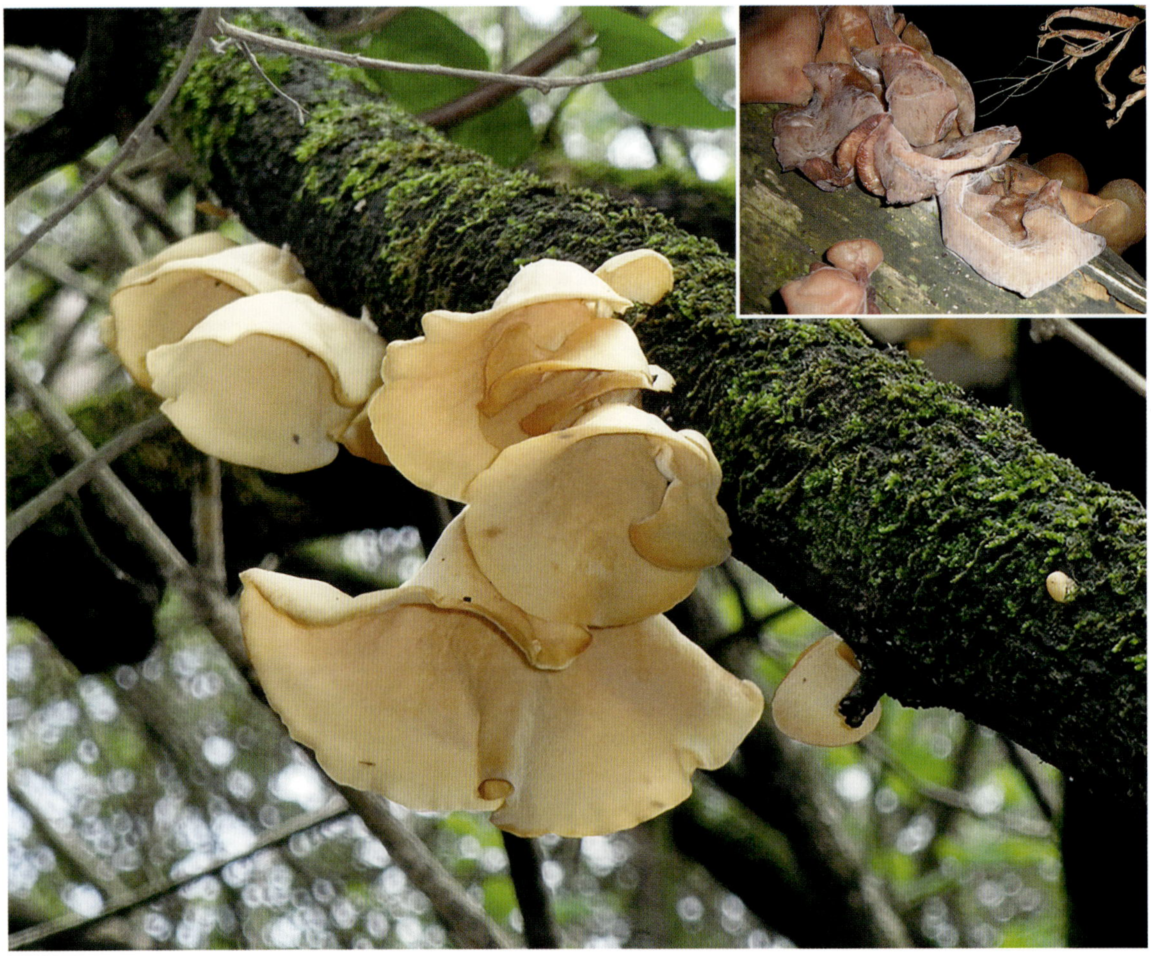

132 五加

五加科 细柱五加 *Eleutherococcus nodiflorus* (Dunn) S. Y. Hu

佤名：daex giem [taɯʔ kḛm]（德坚）

植物形态：灌木，有时蔓生状；枝无刺或在叶柄基部单生扁平的刺。指状复叶在长枝上互生，在短枝上簇生；叶柄长 5~8cm，无毛或疏生小刺；小叶 5 片，稀 3~4 片，倒卵形至倒披针形，长 3~6cm，宽 1~2.5cm，边缘有圆齿状细锯齿，两面无毛或沿脉疏被刚毛，背面脉腋稍有淡棕色绒毛，侧脉 4~5 对。伞形花序腋生或单生于短枝顶端，偶 2~3 朵；花多数，直径约 2cm；总花梗长 2~7.5cm，无毛；花黄绿色；花萼边缘有 5 齿；花瓣 5 枚，卵状长圆形，长约 2mm；雄蕊 5 枚；子房 2 室，花柱 2 个，纤细呈丝状，完全分离，开展，长约 2mm。果近圆球形，成熟时黑色，直径 5~6mm。花期 5—7 月，果期 7 月下旬至 9 月。

生境分布：生于海拔 1200~2600m 的河边、灌丛中或杂木林中。分布于我国云南、四川、贵州、广东、湖北、湖南、江西、安徽、浙江、江苏、河南、陕西等地。

药用部位：嫩尖

采收加工：全年可采收，晒干或鲜用。

性味功效：辛。温祛风湿，止痛。

主治：心悸，高血压，食欲不振。

用法用量：内服：水煎服，9~10g。

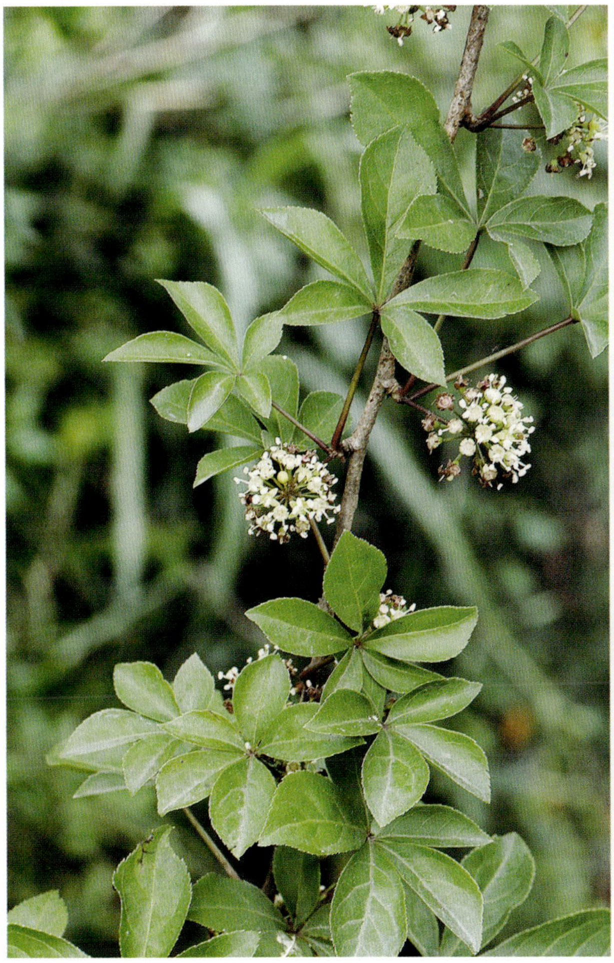
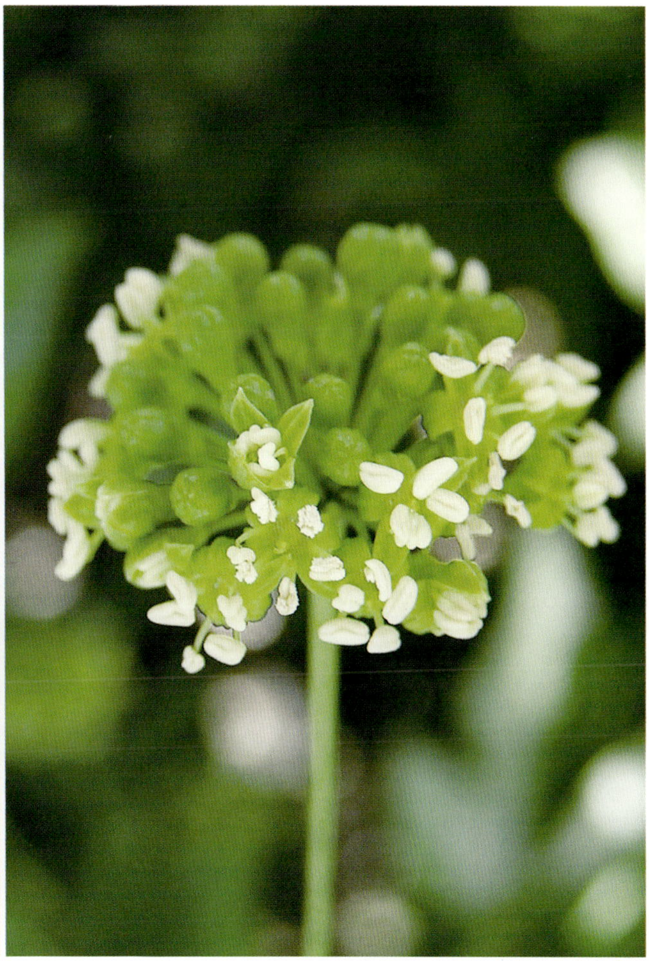

133 五味子

五味子科 滇五味子 *Schisandra henryi* subsp. *yunnanensis* (A. C. Smith) R. M. K. Saunders

佤名： blix blaeng līg [pli̠ʔ pla̠ɯŋ lik]（布利板哩）

别名： 五香血藤、吊吊香、五香藤

植物形态： 落叶木质藤本；小枝具宽1~25mm的翅棱，被白粉。叶宽卵形、长圆状卵形，或近圆形，长6~11cm，宽3~8cm，叶背被白粉，侧脉每边4~6条；叶柄红色，长2.5~5cm，具叶基下延的薄翅。雄花：花柄长4~6cm，花被片黄色，8~10片，近圆形，最大一片直径9~12mm；花托圆柱形，顶端具近圆形的盾状附属物；雄蕊30~40枚；雌花：花梗长7~8cm，花被片与雄花的相似；雌蕊群长圆状卵圆形，长约7mm，具雌蕊约50枚。小浆果红色，球形，直径4~5mm，具长约1mm的果柄，顶端的花柱附属物白色；种皮淡褐色，具乳头状凸起或皱缩凸起。花期5—7月，果期7—10月。

生境分布： 生于海拔 500~1500m 的河谷边、山坡林下或灌丛中。分布于我国云南、浙江、江西、福建、河南、湖北、湖南、广东、广西、四川、贵州。

药用部位： 果实、藤茎

采收加工： 果实秋季成熟时采收，藤茎全年可采收，晒干。

性味功效： 果实：酸，温。藤茎：苦、辛，温。散瘀消肿，收敛生津。

主治： 跌打损伤，神经衰弱，妇科病。

用法用量： 内服：水煎服，藤茎 10~20g，果实 5~10g。

附方

1. **保肝：** 本品果实 5g 泡水服，每日 2 次。
2. **自汗：** 本品果实 10g、麦芽 10g、龙眼肉 10g、大枣 3 枚，配冰糖适量，水煎服，每日 1 次。
3. **支气管哮喘病：** 本品 200g 煮烂，然后加入鸡蛋 7 个，用蜂蜜罐封 10 天，至鸡蛋皮变软，取出鸡蛋每天吃 1 个。

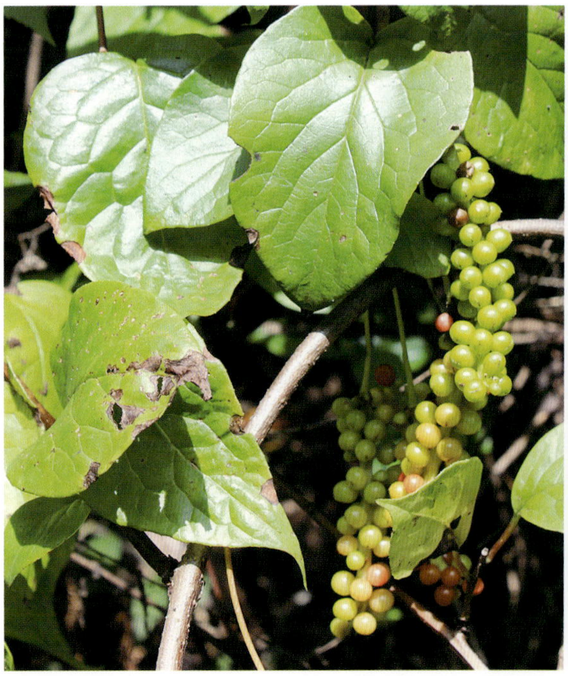

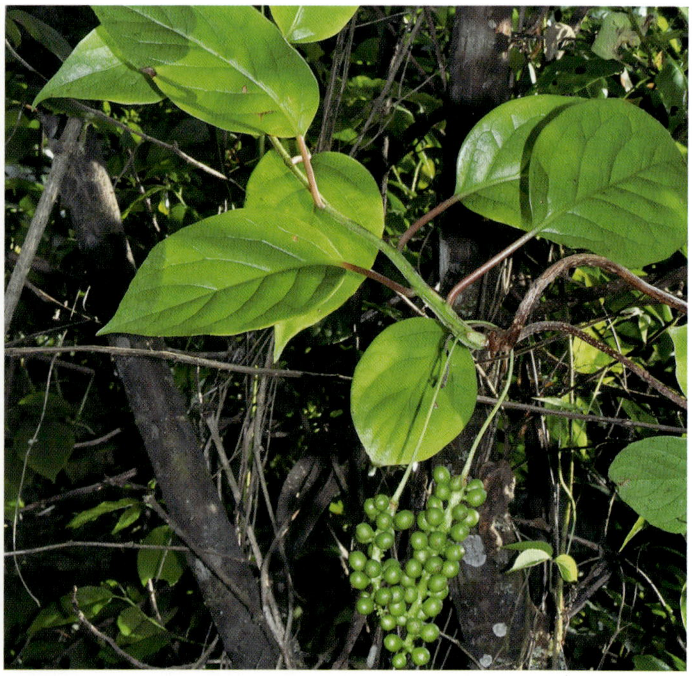

134 五指毛桃

桑科 粗叶榕 *Ficus hirta* Vahl

佤名： kaox si nbōm [k^hau̠ʔ si bom]（栲西柏）

别名： 毛桃树、佛掌榕、大叶青

植物形态： 灌木稀为小乔木。枝、叶、果均被金黄色开展粗毛。叶纸质，多型，长椭圆状披针形或卵形，长 10~25cm，宽 4~10（~18）cm，全缘或 3~5 裂，基部圆形、浅心形或宽楔形，叶面疏生长或短粗毛，背面密被金黄色长粗毛和短柔毛，基生叶脉 3~5 条；叶柄长 2~8cm，被开展长粗毛；托叶长 10~30mm，红色，膜质，外面被柔毛。榕果成对腋生或生于已落叶枝叶腋，球形或椭圆状球形，无总梗；顶生苞片脐状凸起，几乎为毛被覆盖，基生苞片 3 枚；雄花和瘿花生于雌株榕果内；雌花生于雌株榕果内壁。瘦果圆球形，表面有小瘤体。花、果期 4—6 月。

生境分布： 生于海拔 540~1520m 的村寨附近或山坡林边，有时附生它树。分布于我国云南、贵州、广西、广东、海南、福建、江西；尼泊尔、不丹、印度东北部、缅甸、泰国、越南、马来西亚、印度尼西亚亦有。

药用部位： 根、果实（花序托）

采收加工： 根：全年采挖，洗净，切片，晒干或鲜用。果实：夏、秋季采收，晒干。

性味功效： 苦，寒。祛风除湿，强筋壮骨，祛风消肿，活血祛瘀，理气止痛。

主治： 根：血尿，尿潴留，风湿性关节痛，肾结石。果实：便秘。

用法用量： 根：水煎服，10~30g，或泡酒服。果实：研粉，冲服。

附方

1. **便秘：** 本品果实适量研粉，冲服。
2. **风湿性关节痛：** 本品根适量、猪脚 1 只，加少许白酒，加水炖服。
3. **肾结石：** 本品适量、胡椒 7 粒，水煎服，每日 3 次。

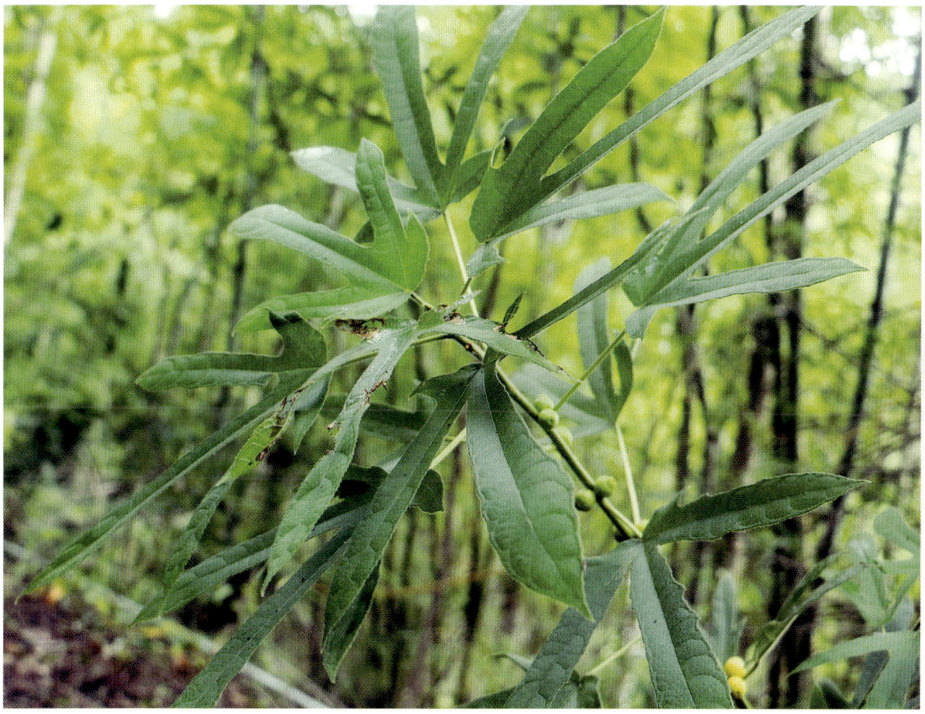

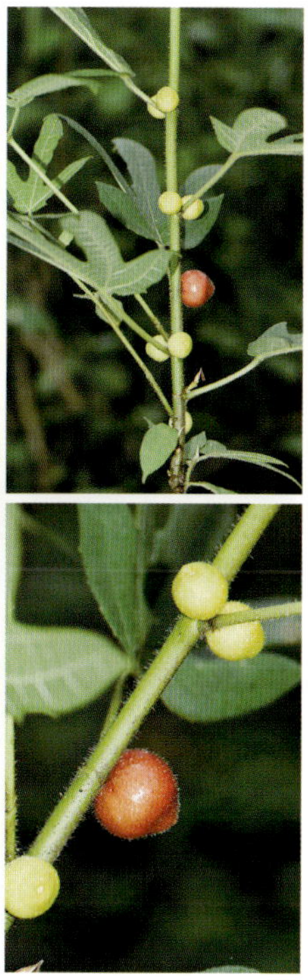

135 五瓣桑寄生

桑寄生科 离瓣寄生 *Helixanthera parasitica* Loureiro

佤名： kaox nyiax [kʰa̠uʔ ȵ̊iaʔ]（栲捏）

别名： 桑寄生、桂花寄生、榕树寄生

植物形态： 灌木。叶对生，纸质或薄革质，卵形至卵状披针形，顶端急尖至渐尖，基部阔楔形至近圆形。总状花序；花红色、淡红色或淡黄色，被暗褐色或灰色乳头状毛，花托椭圆状，花瓣上半部披针形，反折；花柱柱状，柱头头状。果椭圆状，红色，被乳头状毛。花期 1—7 月，果期 5—8 月。

生境分布： 生于海拔20~1500（~1800）m的沿海平原或山地常绿阔叶林中，寄生于锥属、柯属、樟属、榕属植物及荷树、油桐、苦楝等多种植物上。分布于我国福建、广东、广西、贵州、西藏、海南、云南；国外分布于柬埔寨、印度东北部、印度尼西亚、老挝、马来西亚、缅甸、尼泊尔、菲律宾、泰国、越南。

药用部位： 带叶茎枝

采收加工： 全年均可采收，切片，晒干。

性味功效： 苦、甘，平。祛风湿，止咳，止痢。

主治： 痢疾，腰痛，虚劳，肺痨，咳嗽。

用法用量： 内服：水煎服。外用：嫩枝叶适量，捣敷。

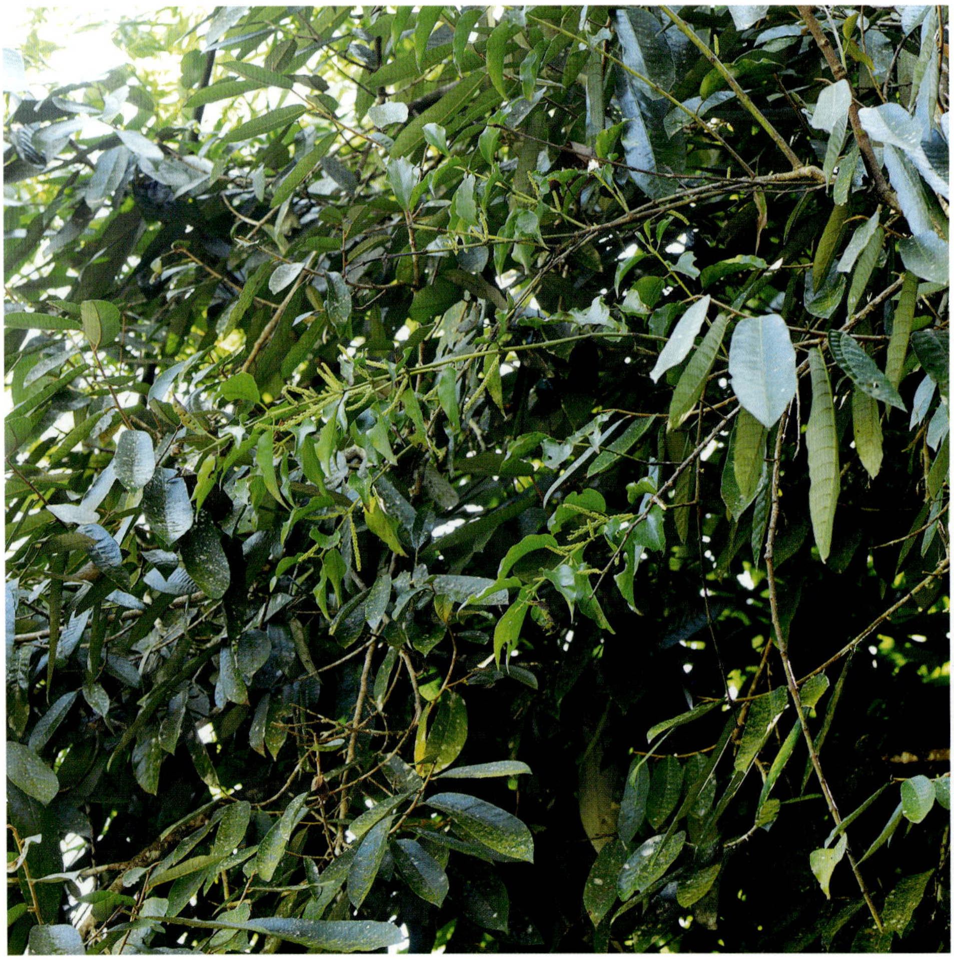

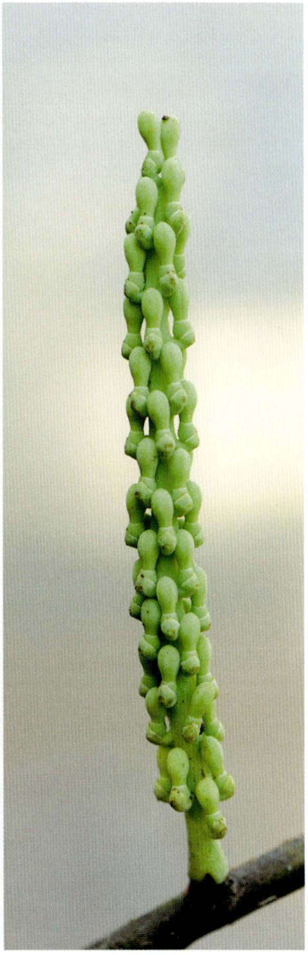

136 车前草 [1]

车前科 车前 *Plantago asiatica* Linnaeus

佤名： daex ndouig si nīag [tauɯʔ doik si niak]（德兑西娘）

别名： 蛤蟆草、小车前、牛舌草

植物形态： 多年生草本，多须根。基生叶呈卵形或宽卵形，长4~12cm，宽3~5cm，先端圆钝，基部宽楔形，渐狭至叶柄，边全缘或波状或有疏钝齿至弯缺；叶柄长4~16cm。花葶数个，直立，长18~40cm；穗状花序狭长，占花葶的1/3~1/2，圆柱形，花绿白色；花萼筒具短柄，萼片倒卵状椭圆形至椭圆形，长约2mm，有较宽的龙骨状突起，边缘膜质；花冠裂片披针形，长约1mm；雄蕊伸出花冠外，花丝纤细。蒴果椭圆状锥形，近基部处周裂，每果实有种子5~6粒，稀11粒，种子黑褐色至黑色。花期4—8月，果期6—9月。

生境分布： 生于海拔900~2800m的山坡草地、路边、沟边或灌丛下。分布于我国大部分地区；俄罗斯、日本、印度尼西亚亦有。

药用部位： 全草

采收加工： 全年可采收，洗净，晒干或鲜用。

性味功效： 甘、淡，凉。消炎，利尿，化石，通淋。

主治： 尿路感染，肾炎，结石，肠炎，痢疾，感冒发热，头痛，脓耳。

用法用量： 内服：水煎服，8~30g，鲜品30~60g，或捣汁服。外用：水煎洗、捣敷、绞汁涂。

附方

1. **脓耳：** 本品鲜品捣汁滴耳，并加少许苦参粉，沸水冲服。
2. **泌尿系统结石：** 本品鲜品适量捣烂汁半小碗兑适量蜂蜜服用，或本品20g、海金沙15g、心形藤根15g，水煎服，每日3次。
3. **痢疾：** 本品30g、大仙茅根10g、酸浆草30g，水煎服，每日3次。

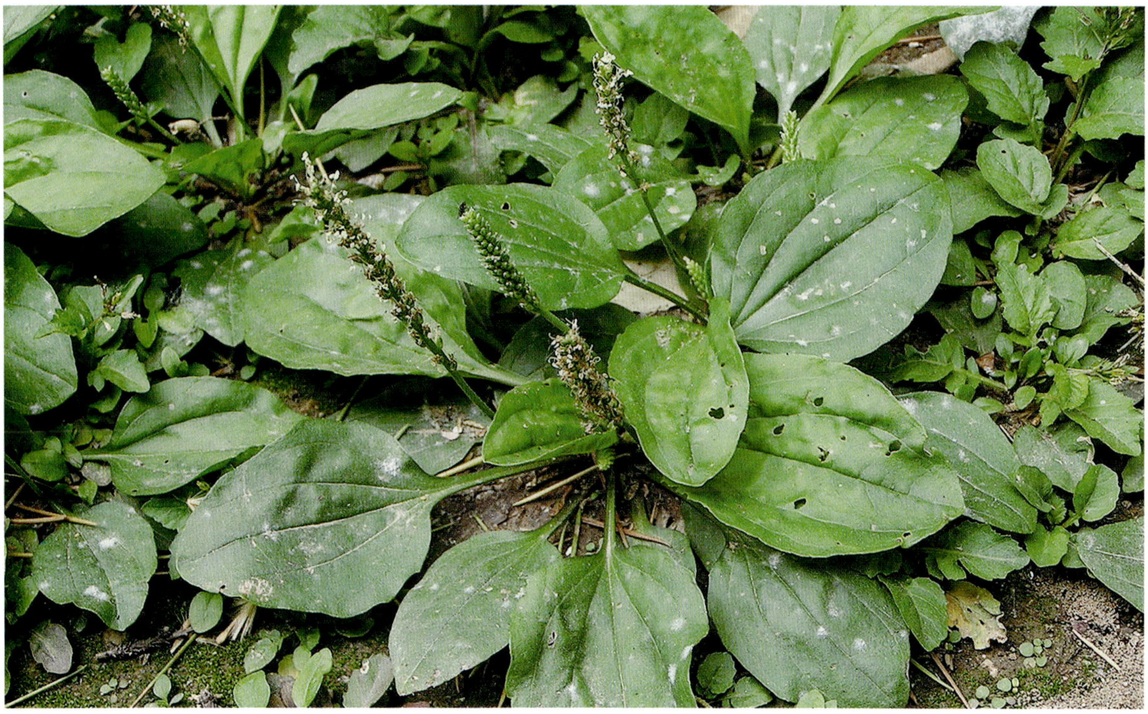

137 车前草[2]

车前科 平车前 *Plantago depressa* Willdenow

佤名： daex ndouig si nīag haeg [taɯʔ doik si niak hauk]（德兑西娘横）

别名： 小车前、牛舌草

植物形态： 多年生草本，具圆柱状直根。叶基生，直立或平铺，呈椭圆形、椭圆状披针形或卵状披针形，长 4~12cm，宽 1~4cm，先端钝或短渐尖，基部楔形，渐狭成叶柄；纵脉 5~7 条；叶柄长 1.5~4cm，基部有宽叶鞘及叶鞘残余。花葶少数，弧曲，长 4~17cm；穗状花序长 4~10cm，顶端花密集，下部花较疏；花萼裂片椭圆形，长约 2mm，龙骨突起十分突出；花冠裂片椭圆形或卵形，顶端有浅齿；雄蕊稍超出花冠。蒴果圆锥形，长约 3mm，种子 4~5 粒，无棱，黑棕色。花期 5—7 月，果期 7—9 月。

生境分布： 生于海拔 750~2900m 的山坡草地或灌丛中。分布于全国各地；俄罗斯、蒙古、日本、印度亦有。

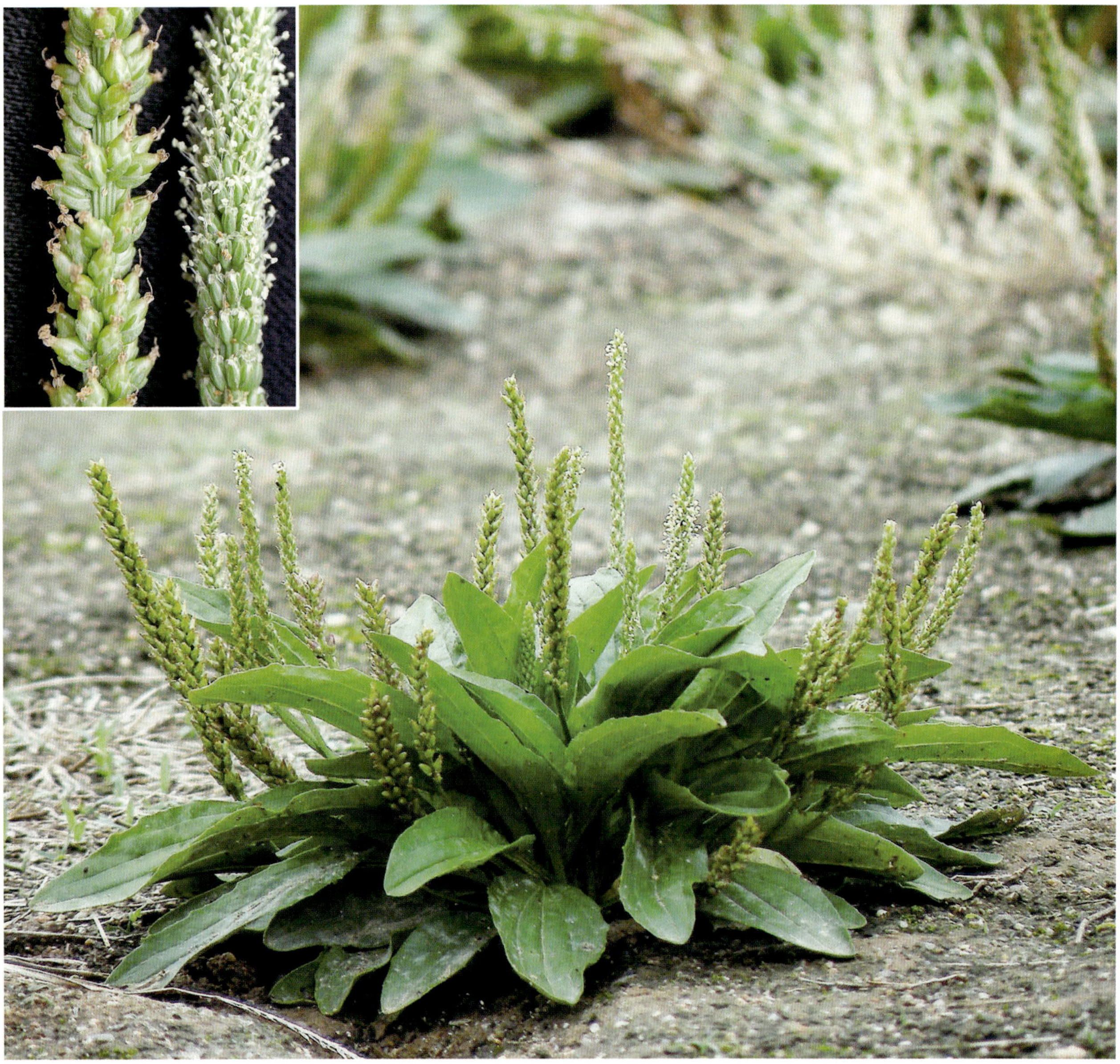

138 车前草 [3]

车前科 疏花车前 *Plantago asiatica* subsp. *erosa* (Wallich) Z. Yu Li

佤名： daex ndouig si nīag lūng [taɯʔ doik si niak luŋ]（德兑西娘拢）

别名： 蛤蟆叶、小车钱、滇车前

植物形态： 多年生草本。叶自根茎丛射出，纸质，干后易脆，椭圆形或卵状椭圆形，长 3~10cm，宽 1.8~5.2cm，边全缘或有不明显的钝齿；叶脉常 3~5 条，弧形；叶柄长 2~8cm。花葶少数，长 15~30cm，四棱形；穗状花序长 5~10cm，花排列较稀疏（尤其下部）；花萼裂片宽卵形，长约 2mm，先端较宽，龙骨状突起十分明显，直达萼片顶端，边缘膜质；花冠裂片宽三角形，长约 2.5mm，向外反卷；雄蕊 4 枚，与花冠裂片互生，伸出花冠筒外，花丝丝状，长约 6mm。蒴果纺锤形，长约 5mm。种子常 10~15 粒，稀为 7 粒，黄褐色至黑色。花期 5—7 月，果期 8—9 月。

生境分布： 生于海拔 600~3000m 的山坡草地、路边湿润处、灌丛下。分布于全国各地；斯里兰卡、尼泊尔、孟加拉国、印度亦有。

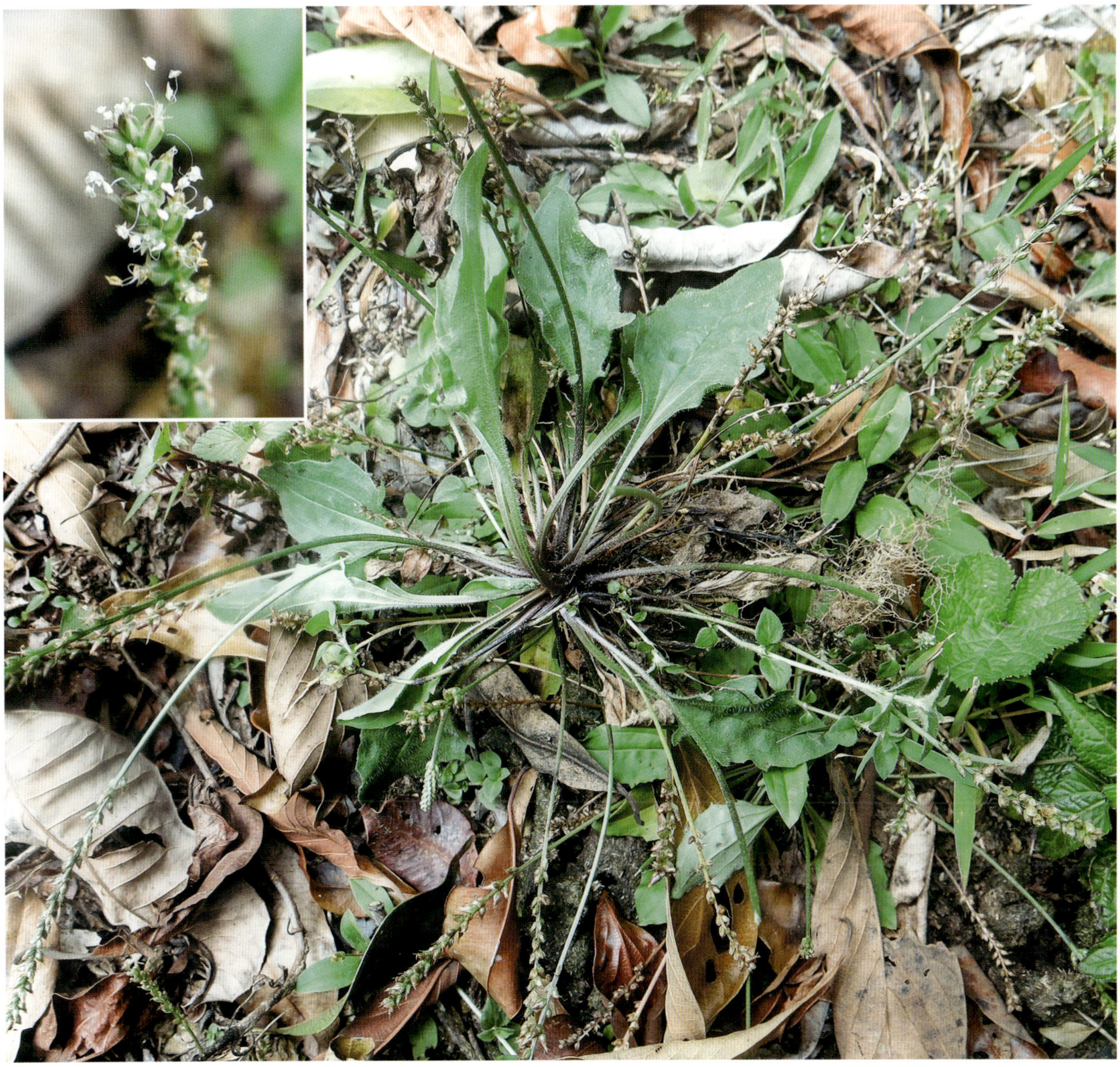

139 水冬瓜树

桦木科 尼泊尔桤木 *Alnus nepalensis* D. Don

佤名： kaox nāo [kʰa̰uʔ nau]（栲脑）

别名： 冬瓜树、旱冬瓜

植物形态： 高大乔木；小树树皮光滑绿色，老树树皮黑色粗糙纵裂。叶纸质，卵形，椭圆形，长 10~16cm，顶端渐尖或骤尖，稀钝圆，基部宽楔形，稀近圆形，边缘具疏齿或全缘，叶面翠绿，光滑无毛，背面灰绿，密生腺点，幼时疏被棕色柔毛，沿中脉较密，或多或少宿存，脉腋间具黄色髯毛，侧脉 12~16 对；叶柄粗壮，长 1.5~2.5cm。雄花序多数组成圆锥花序，下垂。果序长圆形，长约 2cm，直径约 8mm，序梗短，长 2~3cm，由多数组成顶生，直立圆锥状大果序；果苞木质，宿存。小坚果，长圆形，长约 2mm，翅膜质，宽为果的 1/2，稀与果等宽。

生境分布： 生于海拔 500~3600m 的湿润坡地或沟谷台地林中，有时组成纯林。分布于云南、西藏、四川、贵州；尼泊尔、不丹、印度亦有。花期 5—6 月，果期 7—9 月。

药用部位： 树皮

采收加工： 全年可采收，将老化皮层刮去，切片，晒干。

性味功效： 苦、涩，平。清热解毒，消炎，利尿，接骨，止泻。

主治： 黄疸型肝炎，骨折，腹泻，痢疾。

用法用量： 内服：水煎服，10~30g。外用：鲜品捣烂外敷患处。

附方

1. **腹泻：** 本品树皮 15g、金花果 15g、土茯苓 15g，水煎服，每日 3 次。
2. **黄疸型肝炎：** 本品树皮 100g、黄牛肉 300g，鲜皮刮掉外层，切片，牛肉切小块煮烂食肉喝汤，每日 1 剂，分 3 次服用。
3. **膀胱炎：** 本品根 30g、羊耳菊根 30g、响铃草 10g，水煎服，每日 3 次。

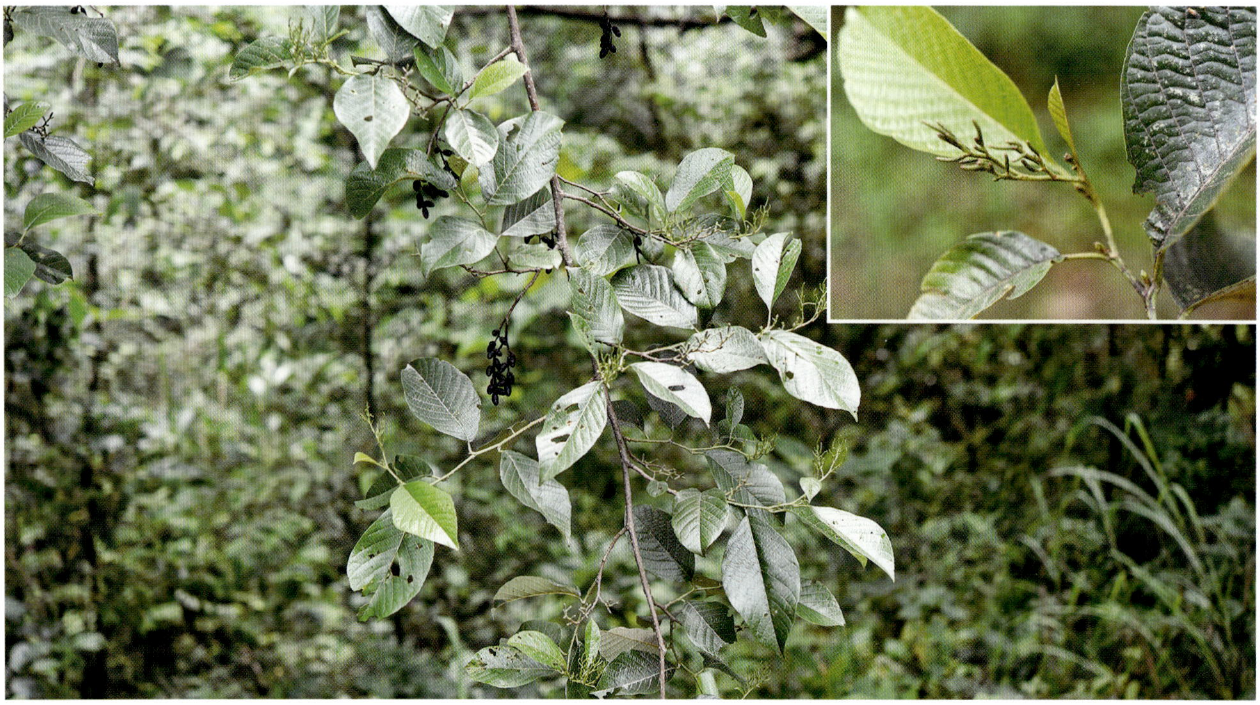

140 水苋菜

千屈菜科 圆叶节节菜 *Rotala rotundifolia* (Buchanan-Hamilton ex Roxburgh) Koehne

佤名： daex rīb raoh [tauɯʔ rip rauh]（德日娆）

别名： 水豆瓣、灯心草、红秆草

植物形态： 一年生草本，下部伏地，生根，常成丛；茎无毛，常带紫色。叶对生，无柄或具短柄，圆形，稀倒卵状椭圆形，边缘不为软骨质，长 4~11mm，宽 3~10mm，基部钝或有时近心形，两面均无毛，侧脉 4~7 对。花极小，两性，长 1.5~2.5mm，单生于苞腋内，排成顶生、稠密的穗状花序，此花序 1~3 个，稀 5~10 个，长 1~7cm；苞片革质，阔卵形或近心状卵形，约与花等长；小苞片 2 枚，膜质，披针形或钻形，长约为苞片的一半；花萼阔钟形，膜质，半透明，长 1~2mm，顶端具 4 齿，三角形，稍尖；花瓣 4 片，倒卵形，淡紫色，长 1.5~2mm，明显地长于萼。蒴果椭圆形。花、果期 12 月至翌年 6 月。

生境分布： 生于海拔 800~2500m 的稻田或湿地。分布于我国江南各地；斯里兰卡、印度、缅甸、泰国、老挝、越南至日本亦有。

药用部位： 全草

采收加工： 夏、秋季采收，洗净，晒干或鲜用。

性味功效： 甘、淡，凉。清热解毒，散瘀止痛。

主治： 黄疸型肝炎，尿路感染，月经不调，痈疮肿毒，毒蛇咬伤，肌肉缺损，用力过度，劳伤疼痛。

用法用量： 内服：水煎服，干品 1.5~3g，或鲜品 3~6g，或研粉服，或泡酒服。外用：取鲜品捣碎敷患部。

附方

1. **黄疸型肝炎，尿路感染，月经不调：** 本品 1.5~3g，或鲜品 3~6g，水煎服；外用鲜品适量，捣碎敷患处。
2. **毒蛇咬伤：** 本品鲜品适量，洗净，捣烂外敷患处。
3. **用力过度，劳伤疼痛：** 本品适量，研末开水冲服或泡酒，早晚各 1 小杯。

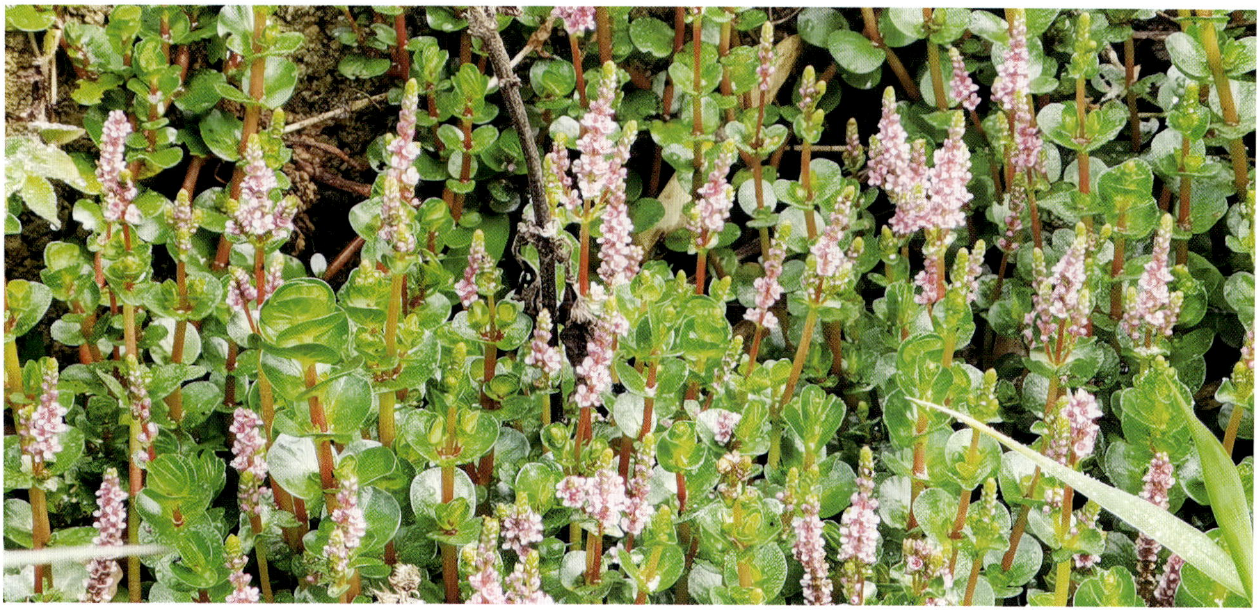

141 水茄

茄科 水茄 *Solanum torvum* Swartz

佤名： gad soung dīng [kạt sọŋ tiŋ]（该耸顶）

别名： 大苦果、山颠茄、刺茄

植物形态： 有刺灌木；小枝、叶背面、叶柄及花序梗均被稍不等长 5~9 根分枝的尘土色星状毛。小枝疏具基部宽扁的皮刺，皮刺淡黄色，长 2.5~10mm，宽 2~10mm，尖端略弯曲；叶单生或双生，卵形至椭圆形，长 6~12（~19）cm，宽 4~9（~13）cm，边缘深裂或波状，裂片常 5~7 枚。伞房花序腋外生，2~3 歧，毛被厚，总花梗长 1~1.5cm，花梗长 5~10mm，被腺毛及星状毛；花白色，萼杯状，长约 4mm；花冠辐状，直径约 1.5cm，筒部隐于萼内，长约 1.5mm，冠檐长约 1.5cm，裂片长 0.8~1mm。浆果黄色，圆球形，直径 1~1.5cm。花、果期全年。

生境分布： 生于海拔 200~1650m 的热带地方的路旁、荒地、灌木丛中、沟谷及村庄附近等潮湿地方。分布于我国云南、广东、广西、台湾；印度、缅甸、泰国，南至菲律宾、马来西亚，以及热带美洲亦有。

药用部位： 根

采收加工： 全年可采收，洗净，切片，晒干或鲜用。

性味功效： 辛，微凉。有小毒。散瘀，消肿，止痛。

主治： 跌打瘀痛，腰肌劳损，胃痛，牙痛。

用法用量： 内服：水煎服，10~15g，或鲜品水煎服。外用：捣烂调白酒外敷患处。

附方

1. **食欲不振：** 本品鲜果适量用油煎后当菜食用。
2. **龋齿：** 本品根部适量水煎服，也可药汁反复漱口。
3. **跌打损伤：** 本品嫩枝及果叶捣烂调白酒外敷患处。

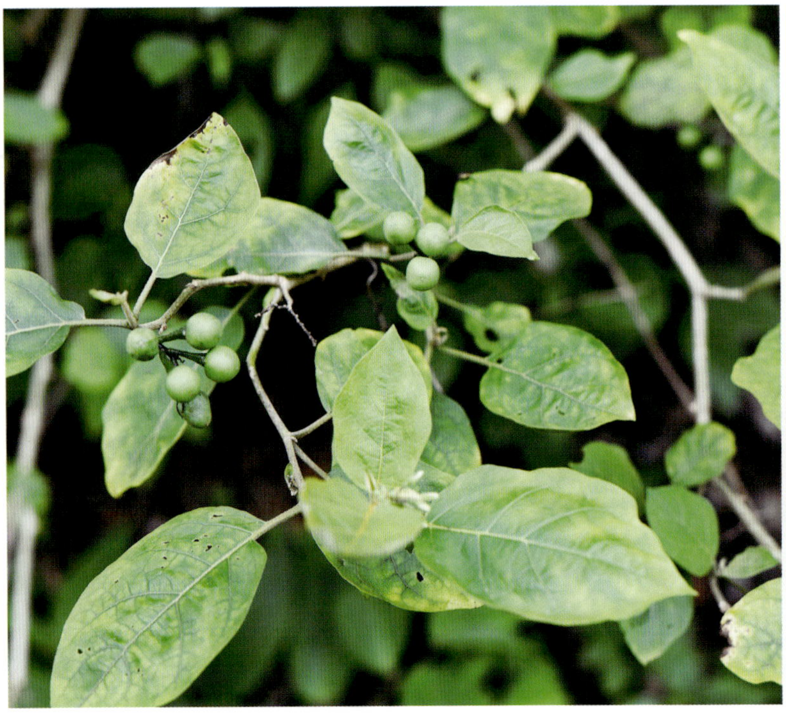

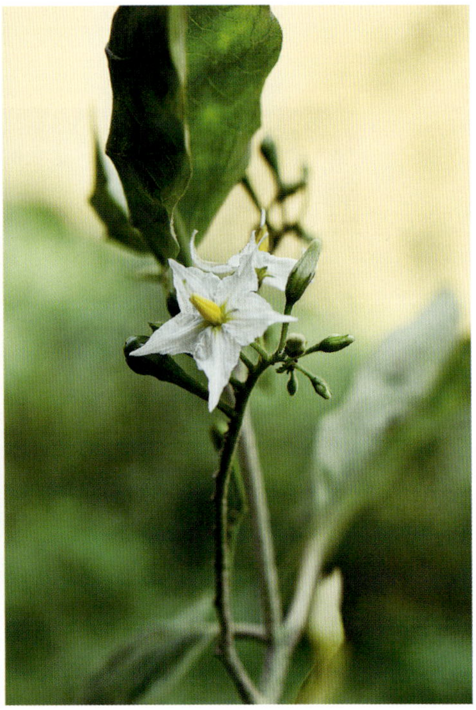

142 水菖蒲

菖蒲科　菖蒲 *Acorus calamus* Linnaeus

佤名： si prēx [si p^hrɤʔ]（斯不惹）

别名： 白菖蒲、山菖蒲

植物形态： 多年生草本。根茎横走，稍扁，直径 5~10mm，外皮黄褐色，芳香。叶基生，基部两侧膜质叶鞘宽 4~5mm，向上渐狭，至叶长 1/3 处渐行消失，脱落。叶片剑状线形，长可达 90~100（~150）cm，中部宽 1~2（~3）cm，基部宽，对折抱茎，中部以上渐狭，草质，绿色；中肋在二面明显隆起，侧脉 3~5 对，纤弱，平行，大都伸延至叶尖。花序柄三棱形，长（15~）40~50cm；叶状佛焰苞剑状线形，长 30~40cm，肉穗花序斜向上或稍直立，狭锥状圆柱形，长 4.5~6.5（~8）cm，直径 6~12mm。花黄绿色，花被片长约 2.5mm。浆果长圆形，红色。花期（2—）6—9 月。

生境分布： 常见于海拔 600~2650m 的水边或沼泽湿地，或栽培。分布于全国各地；也见于南北两半球的亚热带，温带。

药用部位： 根茎

采收加工： 全年可采收，晒干或鲜用。

性味功效： 苦、辛，温。通窍利湿，健脾化痰，助消化，止痛。

主治： 神经性头痛，痰涎壅闭，慢性气管炎，痢疾，肠炎，食欲不振，消化不良疼痛，脘腹胀痛，皮肤瘙痒，癫痫抽搐。

用法用量： 内服：水煎服，15~20g。外用：取药汁外洗患处。

附方

1. **胃胀，胃痛：** 本品 15g、马蹄香 10g、木香 8g、金线吊葫芦 5g、胡椒 7 粒，水煎服。
2. **关节扭伤：** 本品鲜品适量配七叶莲叶、小铜锤，捣烂外敷患处。
3. **癫痫：** 本品 20g、鸡屎藤 15g、首乌 10g、松树花 5g，水煎服，每日 3 次。

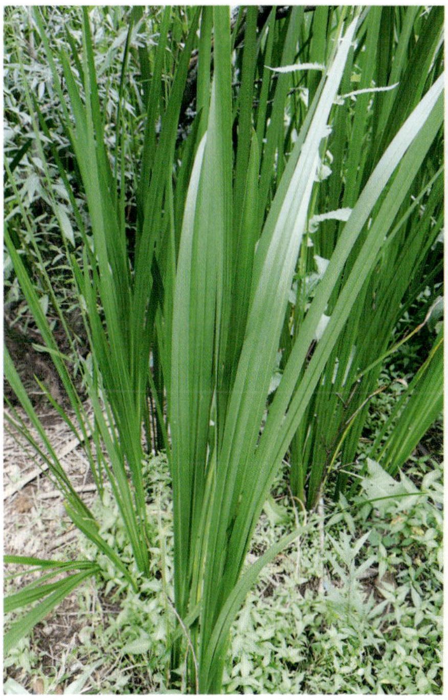

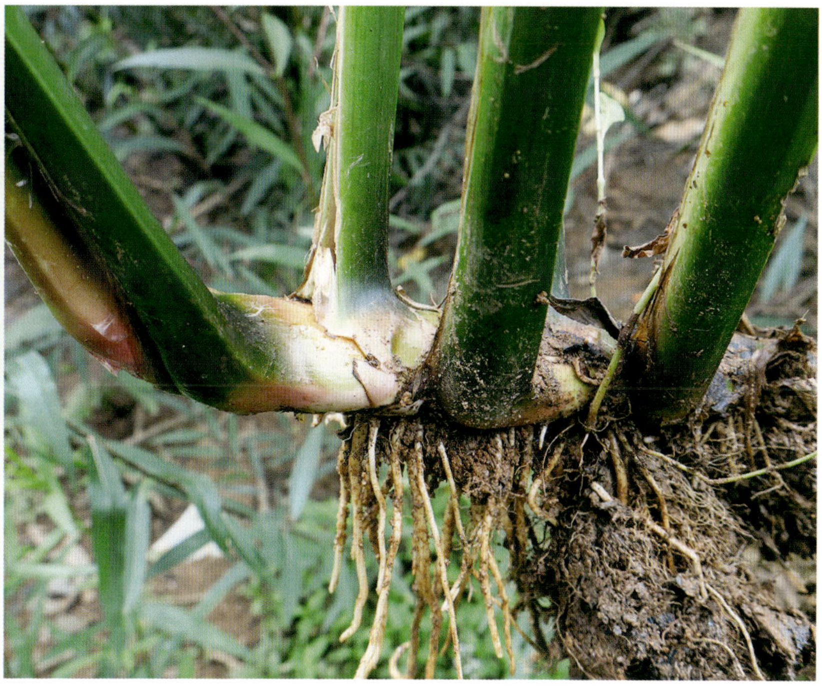

143 水麻

荨麻科 水麻 *Debregeasia orientalis* C. J. Chen

佤名： kaox si vuaid [kʰa̱uʔ si vu̱ait]（栲西吻）

别名： 水麻柳、水苏麻

植物形态： 灌木。叶片纸质，长圆状披针形或线状披针形，长 5~18cm，宽 1~2.5cm，上面疏生短糙毛，常有不规则的泡状隆起，下面密被白色、灰白色或蓝灰色毡毛，侧脉 3~5 对。雌雄异株；花序生于去年生枝条和老枝叶腋，长 1~1.5cm，常二回二歧分枝或二叉分枝；总梗短或无。雄花：花被片（3~）4（~5）片，长 1.5~2mm；雄蕊 4 枚；退化雌蕊倒卵圆形，长约 0.5mm。雌花：花被壶形，长约 0.7mm。果序球形，直径 3~7mm；瘦果的果皮和宿存花被肉质，鲜时橙黄色。花期 3—4 月，果期 5—7 月。

生境分布： 生于海拔 300~3600m 的溪谷阴湿处。分布于我国云南、贵州、四川、甘肃、陕西、湖北、湖南、广西、台湾；日本亦有。

药用部位： 根、叶

采收加工： 夏、秋季采收。

性味功效： 微苦，平。消积，解毒。

主治： 麻疹不透，风湿性关节炎，咯血，跌打损伤，毒疮。

用法用量： 内服：水煎服。外用：水煎外洗，或捣烂外包患处。

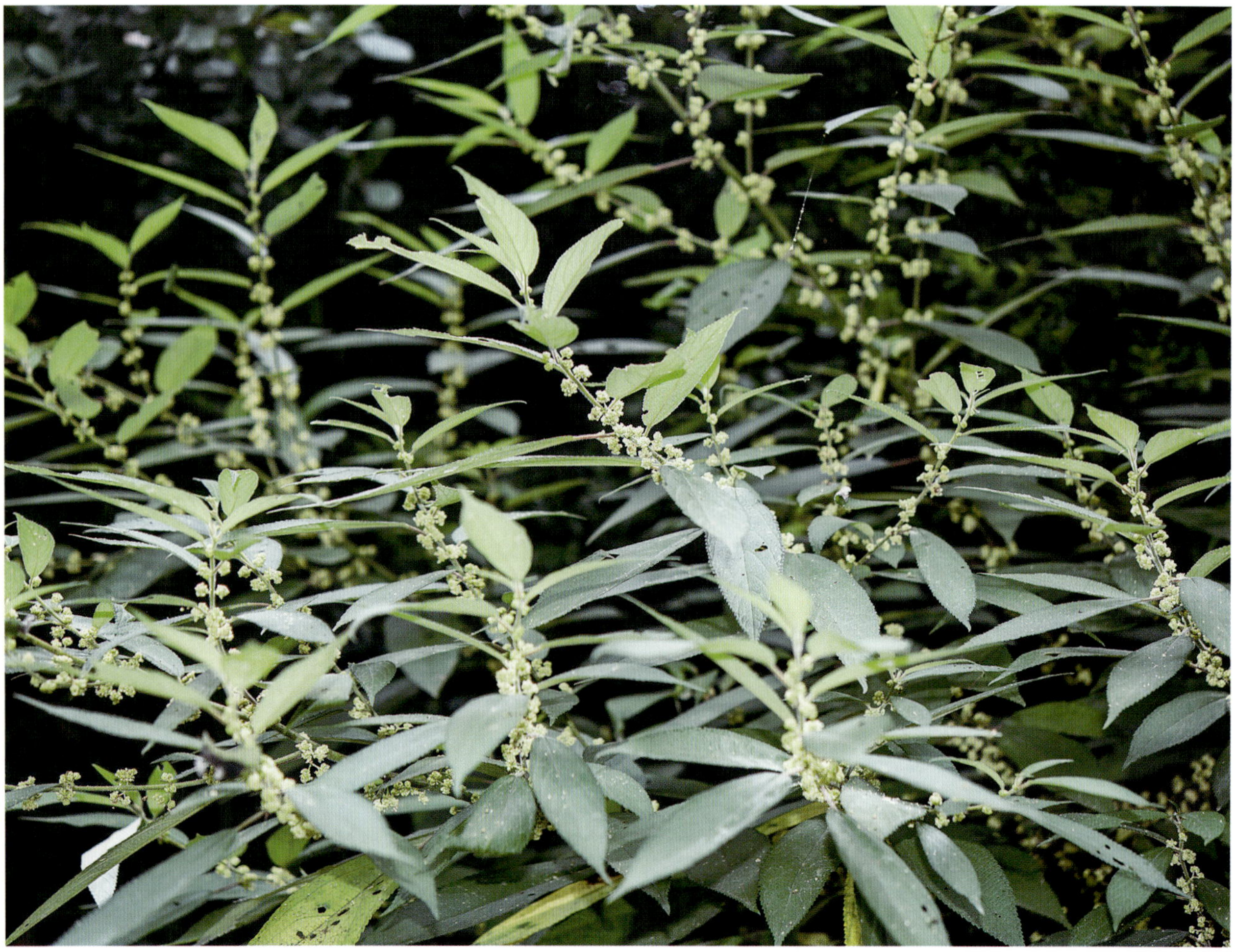

144 水葫芦

雨久花科 凤眼蓝 *Eichhornia crassipes* (Martius) Solms

佤名： daex boug [taɯʔ pok]（德甭）

别名： 凤眼莲、水浮莲

植物形态： 浮水草本，高 30~60cm。须根发达，长达 30cm。茎极短，具长匍匐枝，与母株分离后长成新植物。叶在基部丛生，一般 5~10 片；叶片圆形，宽卵形或宽菱形，长 4.5~14.5cm，宽 5~14cm；叶柄长短不等，叶柄基部有鞘状苞片，长 8~11cm；花葶从叶柄基部的鞘状苞片腋内伸出，长 34~46cm，多棱；穗状花序长 17~20cm，通常具 9~12 朵花。蒴果卵形。花期 7—10 月，果期 8—11 月。

生境分布： 生于海拔 200~1500m 的水塘、沟渠、稻田中。产于我国长江、黄河流域及华南各地。

药用部位： 全草

采收加工： 春、夏季采收，洗净，晒干或鲜用。

性味功效： 淡，凉。清热解毒，利尿，消肿。

主治： 中暑烦渴，胃炎水肿，小便不利，疮疖，疝气。

用法用量： 内服：水煎服。外用：水煎外洗或外搽。

附方

1. 疝气：本品适量，水煎服，经糖为引。
2. 疮疖：本品适量，水煎外洗或外擦。

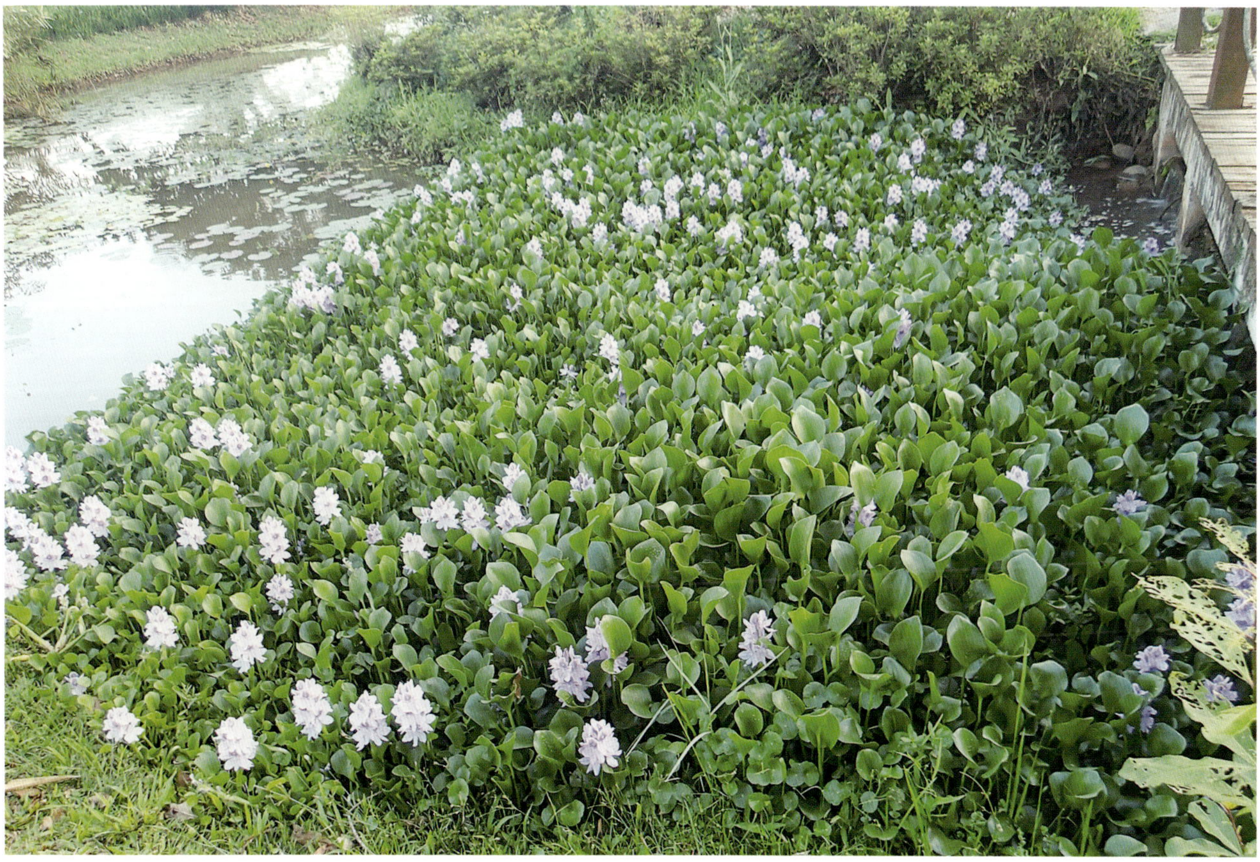

145 水蜈蚣

莎草科 短叶水蜈蚣 *Kyllinga brevifolia* Rottboll

佤名： rīb njāong si ngāix siah [rip ʥauŋ si ŋaiʔ si̠ah]（日种西改下）

别名： 白顶草、蜈蚣草

植物形态： 根状茎长而匍匐，外被膜质、褐色的鳞片，具多数节。秆成列地散生，细弱，扁三棱形，平滑，基部不膨大，具 2 个无叶片的鞘；上面具 2~3 枚叶。叶短于或稍长于秆，宽 2~4mm，平张。苞片叶状，常 3 枚，平展，后期常向下折；穗状花序单个，极少 2 或 3 个，球形或卵球形，长 5~11mm，宽 4.5~10mm，具极多数密生的小穗；小穗长圆状披针形或披针形，很扁，长约 3mm，具 1 朵两性花；鳞片卵状椭圆形，长 2.8~3mm，膜质，苍白色，具锈色斑点，中间龙骨状突起，绿色。小坚果倒卵状长圆形，扁双凸状，长约为鳞片的 1/2。花、果期 5—9 月。

生境分布： 生于海拔 1500~3000m 的山坡荒地，路旁田边草丛中、溪边。分布于我国西南、华南、华中和华东各省；印度、缅甸、越南、马来西亚、印度尼西亚、菲律宾、日本、澳大利亚、非洲和美洲的热带与亚热带地区亦有。

药用部位： 全草

采收加工： 全年可采收，洗净，晒干。

性味功效： 辛、微苦、甘，平。疏风解表，清热利湿，活血解毒，发汗，止咳，止疟。

主治： 感冒发热头痛，急性支气管炎，百日咳，疟疾，黄疸，痢疾，乳糜尿，疮疡肿毒，皮肤瘙痒，毒蛇咬伤，风湿性关节炎，跌打损伤。

用法用量： 内服：水煎服，干品 15~30g，鲜品 30~60g，或捣汁、浸酒。外用：捣敷。

附方

伤风感冒： 本品、野把子、生姜适量，加红糖水煎服。

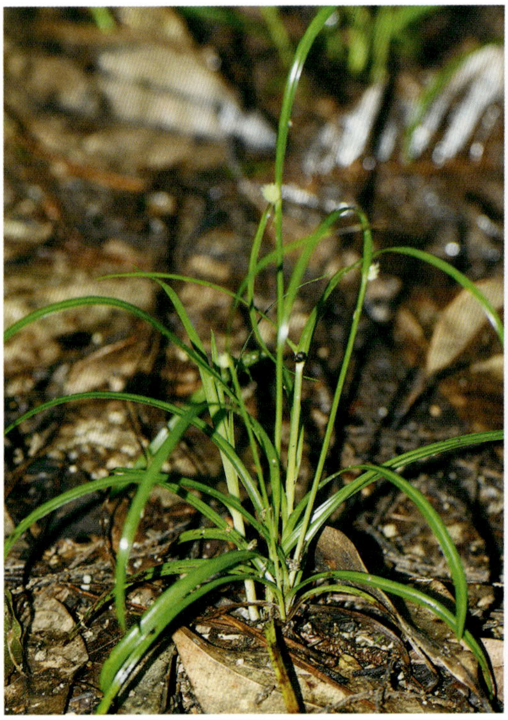

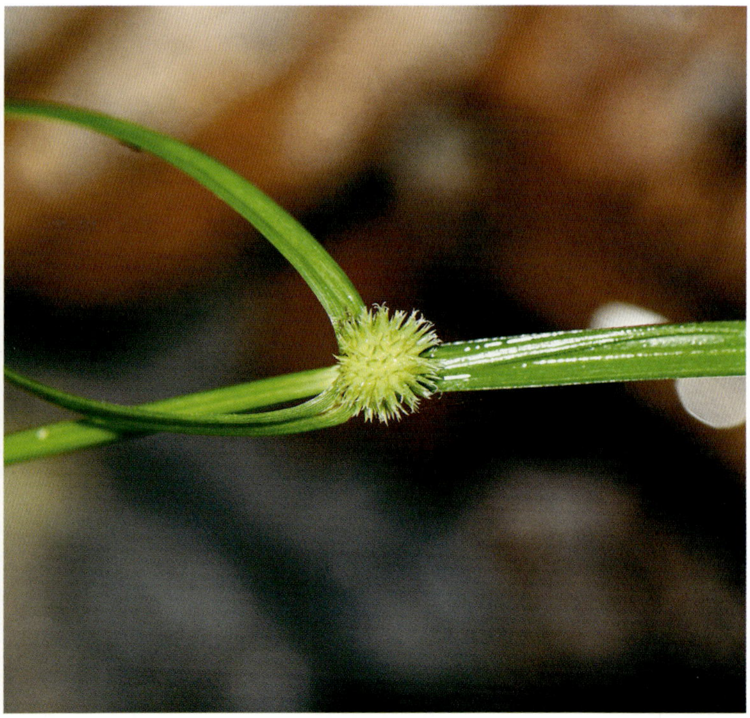

146 见血青

兰科 见血青 *Liparis nervosa* (Thunberg) Lindley

佤名： vōng rang [vɔŋ raŋ]（翁然）

别名： 显脉羊耳蒜、红花羊耳蒜、虎头蕉

植物形态： 地生草本。茎（或假鳞茎）圆柱状，肥厚，肉质，有数节，长 2~16cm，直径 5~7（~10）mm，常包藏于叶鞘之内，上部有时裸露。叶（2~）3~5 枚，卵形至卵状椭圆形，膜质或草质，长 5~16cm，宽 2~9cm，先端近渐尖，全缘，基部收狭并下延成鞘柄状，无关节；鞘状柄长 2~5cm，大部分抱茎。花葶发自茎顶端，长 8~25cm；总状花序常具数朵至 10 余朵花；花序轴有时具很狭的翅；花紫色；唇瓣长约 6mm。蒴果倒卵状长圆形或狭椭圆形，长约 1.5cm。花期 2—7 月，果期 10 月。

生境分布： 生于海拔 500~2100m 的林下、溪谷旁、草丛中或岩石上。分布于我国云南、西藏、贵州、四川、广西、广东、湖南、江西、浙江、福建、台湾；全世界热带和亚热带地区均有分布。

药用部位： 茎

采收加工： 全年可采收，洗净，切片，晒干或鲜用。

性味功效： 苦、涩，凉。凉血止血，清热解毒。

主治： 急性胃痛，慢性结肠炎，肺结核。

用法用量： 内服：水煎服。

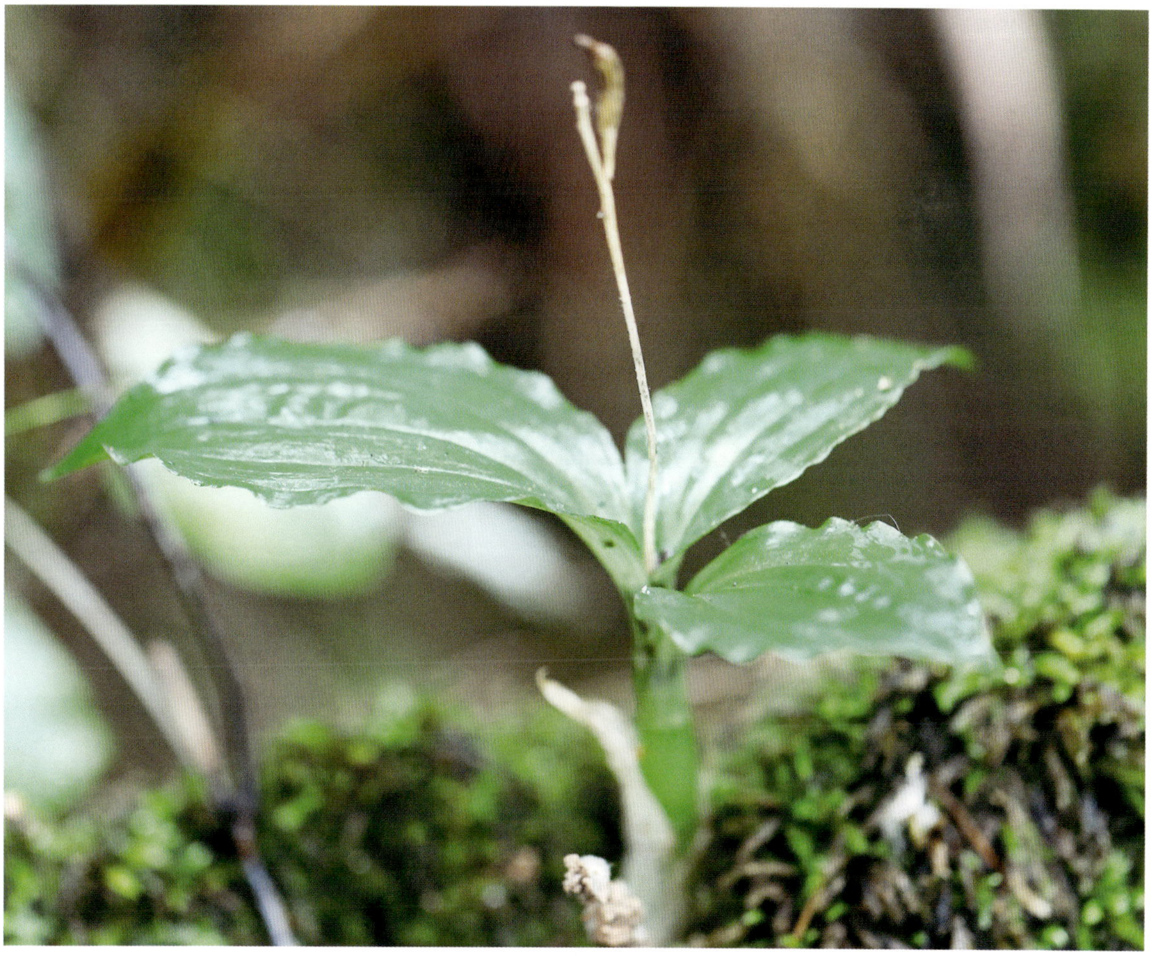

147 牛头草

虎耳草科 西南鬼灯檠 *Rodgersia sambucifolia* Hemsley

佤名： si raoh rang [si ra̱uh ra̱ng]（西娆然）

植物形态： 多年生草本。根状茎肥厚，粗达2cm，密具鳞片状的叶残基。茎直立，粗壮，不分枝，紫红色。基生叶奇数羽状复叶，叶片长13~20cm，具3~4对小叶；小叶对生，叶片狭倒卵形、长圆状倒披针形或狭椭圆形，长7~17cm，宽3~8cm，网脉明显；小叶柄近无；茎生叶少数。圆锥花序顶生，长达35cm，直径达18cm，花序梗被短柔毛。花萼粉红色或白色，5~7裂，花瓣无；雄蕊10~14枚，比萼短或近等长，花丝钻形，白色；子房半下位，2枚心皮，下部合生。蒴果熟时紫红色，长5~7mm，2枚宿存花柱极叉开，先端反曲。花、果期5—10月。

生境分布： 生于海拔2200~3500m的林下、灌木丛间或草地。分布于我国云南、四川、贵州。

药用部位： 根茎

采收加工： 秋、冬季采挖，洗净，切片，晒干或研粉。

性味功效： 苦、微涩，凉。收敛止痛，活血调经，祛风除湿。

主治： 跌打损伤，骨折，月经不调，劳伤咳嗽，胃出血，刀伤出血，痢疾，腹泻，四季感冒，阴囊湿疹，尿血，淋漓涩痛，风湿性关节炎，肠炎。

用法用量： 内服：水煎服，15~30g，或浸酒。外用：研末撒或调敷。

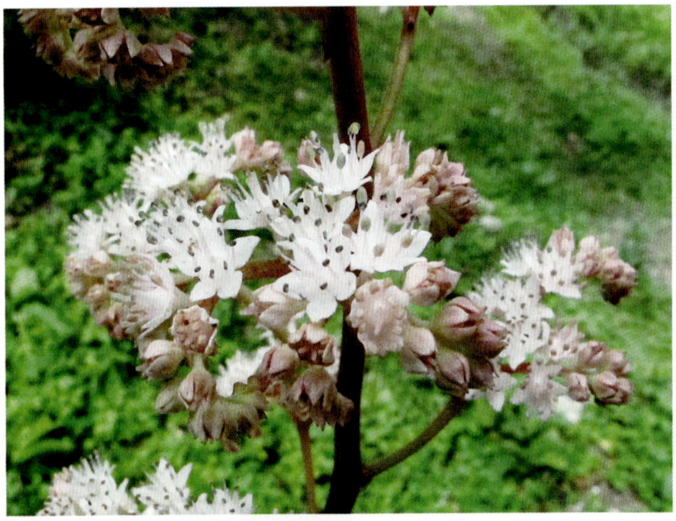

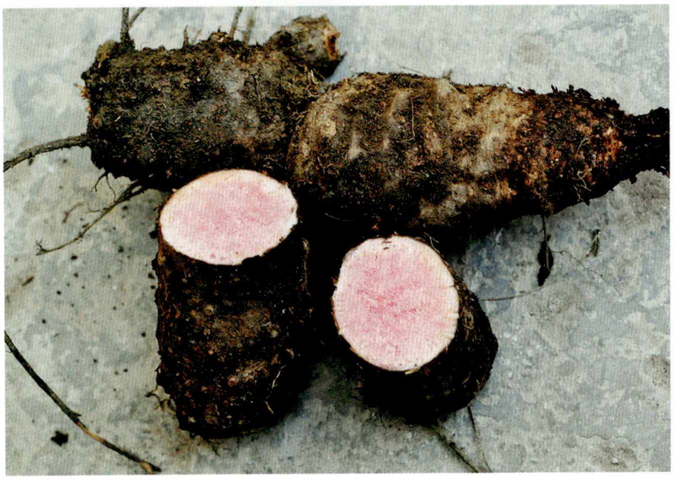

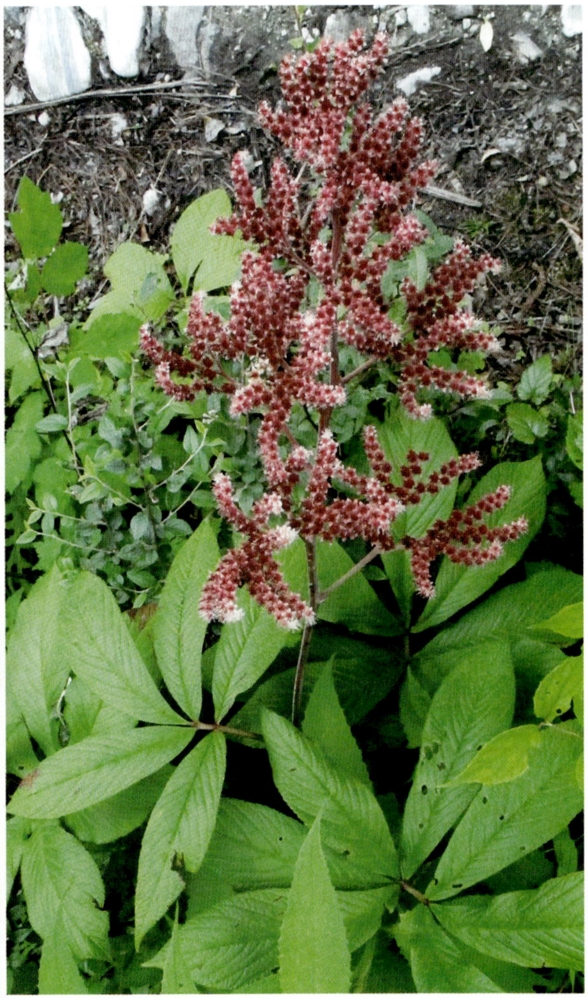

148 牛尾巴蒿

唇形科 牛尾草 *Isodon ternifolius* (D. Don) Kudo

佤名： rīb si ndāh mōi [rip si dah moi]（日西答莫）

别名： 马鹿尾、虫牙药、三叶扫把

植物形态： 多年生粗壮草本或半灌木、灌木。茎直立，具分枝，六角形，密被绒毛状长柔毛。叶对生及3~4枚轮生，狭披针形、披针形、狭椭圆形、稀卵长圆形，长2~12cm，宽0.7~5cm，坚纸质至近革质，上面具皱纹，被疏柔毛至短长柔毛，下面网脉隆起，密被灰白色或污黄色绒毛；叶柄极短，长2~3mm，极少长至1cm。由聚伞花序组成的穗状圆锥花序极密集，顶生及腋生，在分枝及主茎端又组成顶生的复圆锥花序，长9~35cm；聚伞花序小，密集，多花，具极短的总梗；花萼密被灰白色或污黄色长柔毛，果时增大；花冠小，白色至浅紫色，上唇有紫斑；雄蕊从不伸出。小坚果。花期9月至翌年2月，果期12月至翌年5月。

生境分布： 生于海拔140~2200m的空旷山坡或疏林下。分布于我国云南、贵州、广东、广西；尼泊尔、不丹、印度、孟加拉国、缅甸、泰国、老挝、越南亦有。

药用部位： 根、枝叶

采收加工： 全年可采收。

性味功效： 苦，凉。清热解毒，消炎止痛。

主治： 胃痛，感冒，咽喉炎，急性胃炎，膀胱炎，黄疸型肝炎，伤口出血。

用法用量： 内服：水煎服，根15~20g。外用：嫩枝叶捣烂后调入白酒少许拌匀外敷。

附方

1. **黄疸型肝炎：** 本品根15g，红糖适量，水煎服，每日2次。
2. **外伤出血：** 本品嫩枝叶20g、马鹿草15g，捣烂后调入白酒少许拌匀外敷。
3. **伤口出血：** 本品50g、马鹿草30g，鲜品，洗净，切细，捣烂，加酒拌匀，敷在伤口上，每日换药1次。

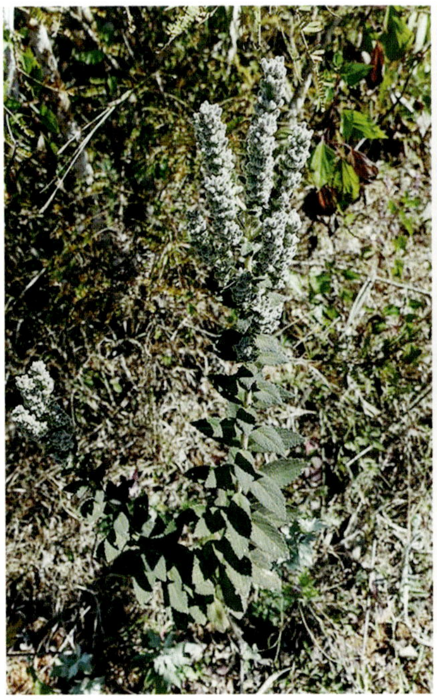
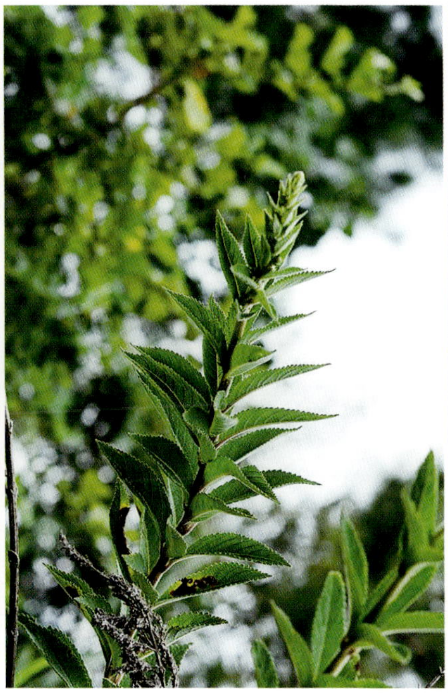
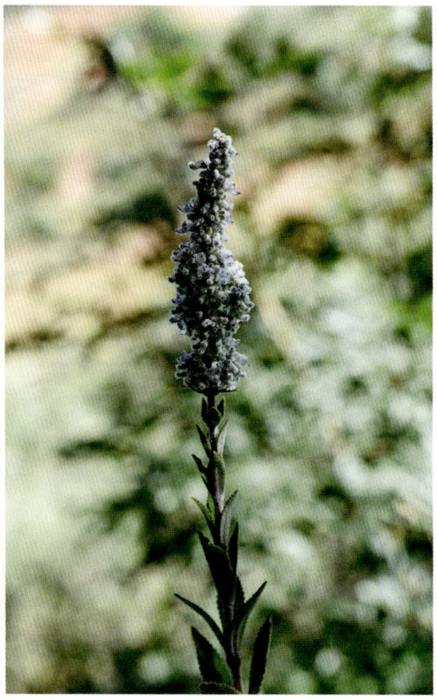

149 牛筋草

禾本科 牛筋草 *Eleusine indica* (Linnaeus) Gaertner

佤名： rīb rēi grag [rip re kra̤k]（日热尷）

别名： 蟋蟀草

植物形态： 一年生草本，高 15~90cm。须根细而密。秆丛生，直立或基部膝曲。叶片条形，扁平或卷折，长达 15cm，宽 3~5mm，疏生疣状柔毛，中脉显著凸起，叶鞘压扁，有脊，边缘近膜质，先端稀具丝状毛；叶舌长约 1mm。穗状花序纤细，淡绿色，长 3~10cm，宽 3~5mm，2~5 个花序（少为 2 个）呈指状排列于茎顶，有时其中之一单生于其他花序之下，小穗有花 3~6 朵。种子卵形，有波状皱纹。花、果期 6—10 月。

生境分布： 生于荒芜之地、道路旁。产于我国南北各地。

药用部位： 全草

采收加工： 夏、秋两季采收，洗净、晒干。

性味功效： 甘、淡，平。清热解毒，祛风，利尿，祛痰，活血补气。

主治： 腹泻，高烧不退，呕吐，心慌，黄疸型肝炎，风湿。

用法用量： 内服：水煎服，10~15g。外用：鲜品捣烂外敷。

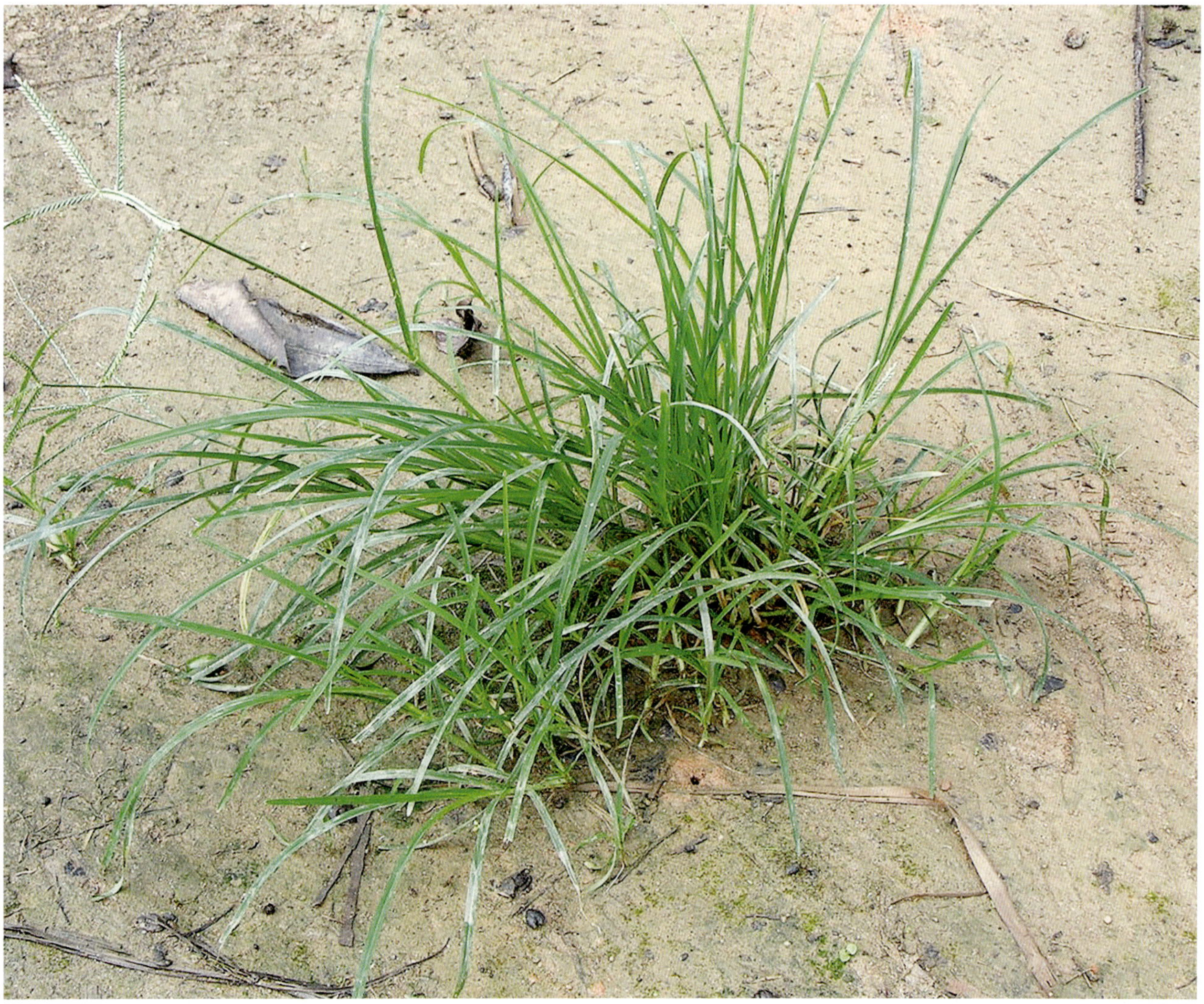

150 牛蒡

菊科 牛蒡 *Arctium lappa* Linnaeus

佤名： njīu dao [ʥiu ta̱u]（玖到）

别名： 大力子、恶实

植物形态： 二年生草本。主根圆柱形，肉质，长达 20cm 或更长。茎直立，粗壮。基生叶数枚，叶片宽卵状心形，长达 30cm，宽达 25cm，基部心形，表面绿色，背面灰白色或灰绿色，叶柄长达 30cm，基部扩大成宽鞘；茎生叶与基生叶同形，但向上叶片渐小，基部浅心形至截形，叶柄渐短。头状花序于茎、枝顶排成疏伞房状或总状伞房状花序；总苞宽钟形或近球形，直径 2.5~3.5cm；总苞片多层，长 1.5~2cm，上端钻状长渐尖，先端钩状内弯，背面无毛。小花全部两性，结实，花冠紫红色或淡紫色，管状。瘦果长倒卵形，长 5~7mm；冠毛糙毛状。花、果期 6—9 月。

生境分布： 海拔 1800~3200m 的林下、林缘、灌丛中、山坡、溪边、路边或荒地常有栽培。分布于全国各地；亚洲、欧洲和美洲很多地区亦有。

药用部位： 果实

采收加工： 成熟时采收，阴干。

性味功效： 辛、苦，寒。疏风散热，宣肺透疹，散结解毒。

主治： 风热感冒，头痛，咽喉肿痛，流行性腮腺炎，疹出不透，痈疖疮疡。

用法用量： 内服：水煎服，果实 3~9g，根 9~15g，或入散剂。外用：煎汤含漱，或鲜根捣敷。

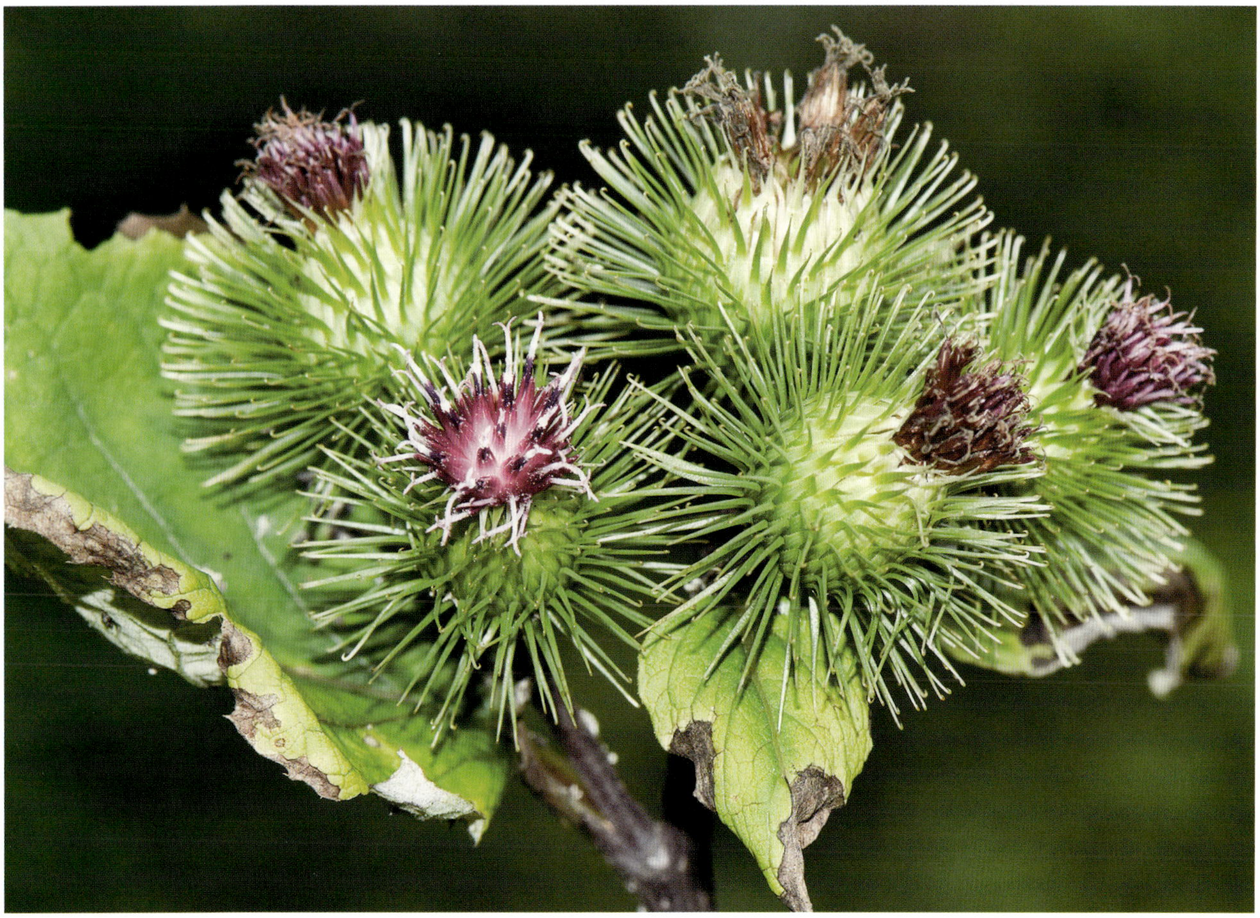

151 毛木通

毛茛科 滇南铁线莲 *Clematis fulvicoma* Rehder & E. H. Wilson

佤名： npum deix haeg [bʰu̱m te̱ʔ ha̱uk]（崩跌横）

植物形态： 木质藤本。茎圆柱形，幼时微被绒毛，后脱落至近无毛。单叶对生；叶片亚革质，卵圆形，心形或宽卵状披针形，顶端渐尖，基部宽楔形、圆形或亚心形，全缘，两面均微凸起，光滑无毛。圆锥状聚伞花序或总状聚伞花序。瘦果菱状椭圆形或卵圆形，棕褐色，上部边缘增厚，近于无毛。花期 10—12 月，果期翌年 1—2 月。

生境分布： 常生于海拔 1000~1500m 的溪边、林下及灌丛中，攀援于其他树上。分布于我国云南西部及南部；在老挝也有分布。

药用部位： 全株

采收加工： 全年可采收，晒干或鲜用。

性味功效： 涩，平。清热解毒，祛风除湿，消炎利水。

主治： 风湿性关节炎，风湿病，骨折。

用法用量： 内服：水煎服，20g。外用：鲜品捣烂外敷患处。

附方

1. **风湿病：** 本品 20g、丁香花根 20g、小红跌打 20g、大仙茅 10g，水煎服，酒为引，每日 1 剂，每日 3 次，九日为一个疗程。
2. **骨折：** 本品 20g、大木通 15g、金丝木通 20g、胡椒 3~5 粒，以上各味药鲜品，切片，胡椒捣烂水煎内服，每日 1 剂，分 3 次服。同时取以上 3 种药的叶捣烂，加少许酒生熟各半包敷患处，两日换药 1 次。

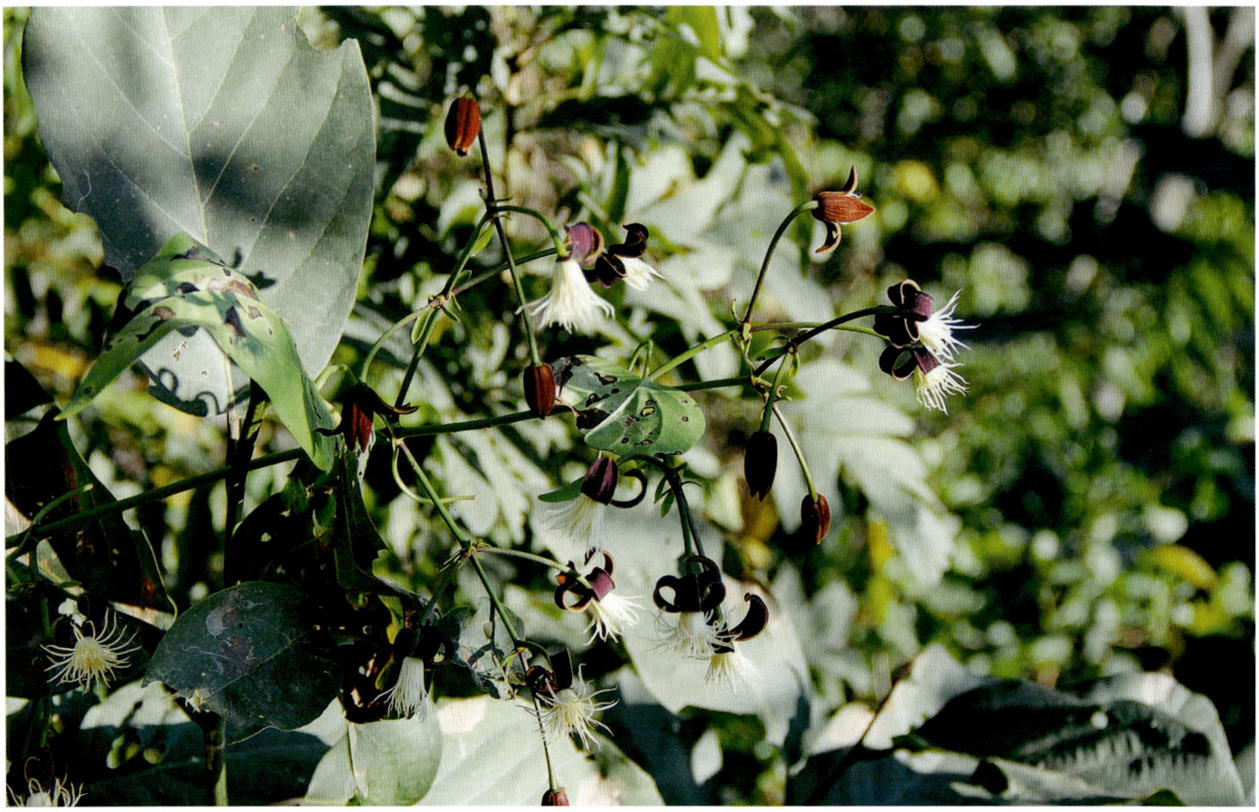

152 毛杨梅

杨梅科 毛杨梅 *Myrica esculenta* Buchanan-Hamilton ex D. Don

佤名： kaox si jāeng noung [kʰa̱uʔ si tɕauŋ no̱ŋ]（栲西种浓）

别名： 野杨梅、大树杨梅

植物形态： 常绿乔木。小枝和芽密被毡毛，皮孔密而明显。叶片革质，楔状倒卵形至披针状倒卵形或长椭圆状倒卵形，长 5~18cm，宽 1.5~4cm，背面具极稀疏的金黄色树脂质腺体，侧脉每边 8~11 条。雌雄异株；雄花序为多数穗状花序组成的圆锥花序，常生于叶腋，直立或顶端稍俯垂，长 6~8cm，花序轴密被短柔毛及极稀疏的金黄色树脂质腺体；分枝（即小穗状花序）基部具卵形苞片，花药红色；雌花序亦为腋生，直立，长 2~3.5cm，分枝极短，每枝仅有 1~4 朵花，因而整个花序仍似穗状；子房具 2 枚细长的鲜红色花柱。核果椭圆形，成熟时红色，外面具乳头状突起，长 1~2cm，外果皮肉质，多汁液及树脂；核椭圆形，长 8~15mm。花期 9—10 月，果期翌年 3—4 月。

生境分布： 生于海拔 1000~2500m 的杂木林内或干燥的山坡上。分布于我国云南、四川、贵州、广西、广东；中南半岛、马来西亚、印度、缅甸、尼泊尔、不丹等亦有。

药用部位： 根、树皮、果实

采收加工： 根、树皮：全年可采收，去粗皮切片，晒干。果：夏季成熟时采，鲜用、干用或盐浸。

性味功效： 根和树皮：苦，温。散瘀，止血，止痛。果实：酸、甘，平。生津止渴。

主治： 根和树皮：跌打损伤，骨折，腰肌劳损，痢疾，胃痛，胃、十二指肠溃疡，泄泻，崩漏，牙痛，湿疹，秃头疮，慢性溃疡；外用：创伤出血，烫烧伤。果：口干，食欲不振。

用法用量： 内服：水煎服，10~30g。外用：根皮研粉撒敷或配石油调敷患处。

附方

杨梅疮： 本品树皮 30g、攀枝花树皮 30g、伞草根 25g、楂子果树皮 25g，取上药鲜品洗净，混合捣烂成泥状，外敷患处，每日换敷 1 次。

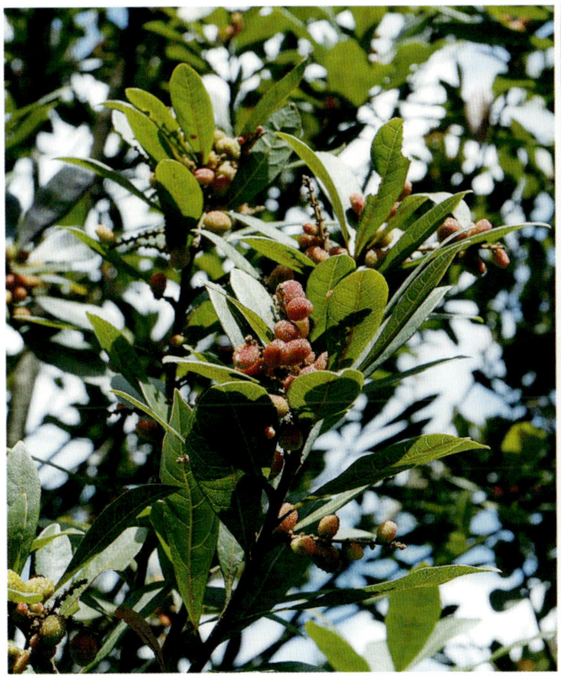
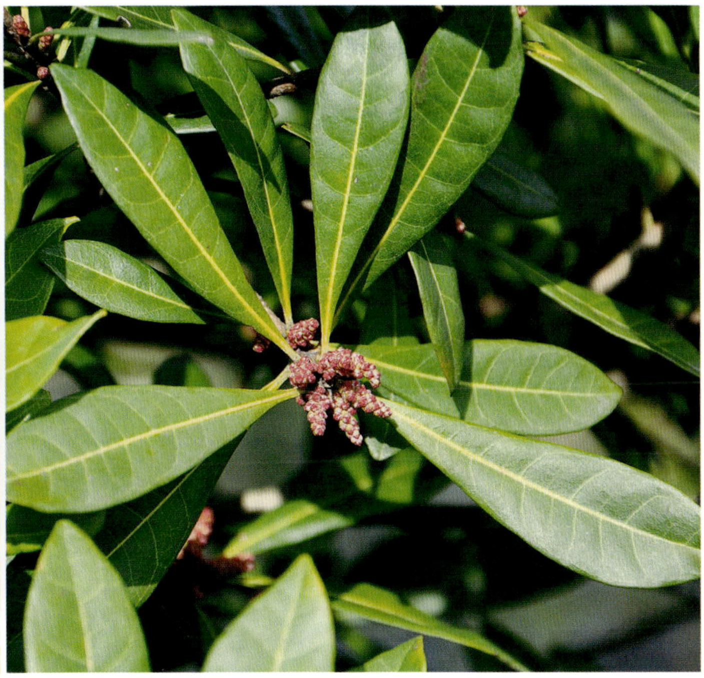

153 毛罗勒

唇形科 疏柔毛罗勒 *Ocimum basilicum* var. *pilosum* (Willdenow) Bentham

佤名： njāong mgrēem kaox [dʑauŋ grum kʰa̰uʔ]（种梗栲）

别名： 假苏、姜芥、香草

植物形态： 茎多分枝。叶小，长圆形；叶柄及轮伞花序被极多的疏柔毛。总状花序延长。花期 7—9 月，果期 9—12 月。

生境分布： 我国华北至江南各地常有栽培。

药用部位： 全草、种子

采收加工： 全年均采收，晒干。

性味功效： 辛，温。疏风解表，解毒消肿。

主治： 小儿麻疹不出，发热咳嗽，沙眼，红眼病，眼睛胬肉。

用法用量： 内服：水煎服。外用：捣敷，或烧存性研末调敷，亦可水煎外洗或含漱。

附方

沙眼，红眼病，眼睛胬肉： 本品适量，水煎外洗眼睛。

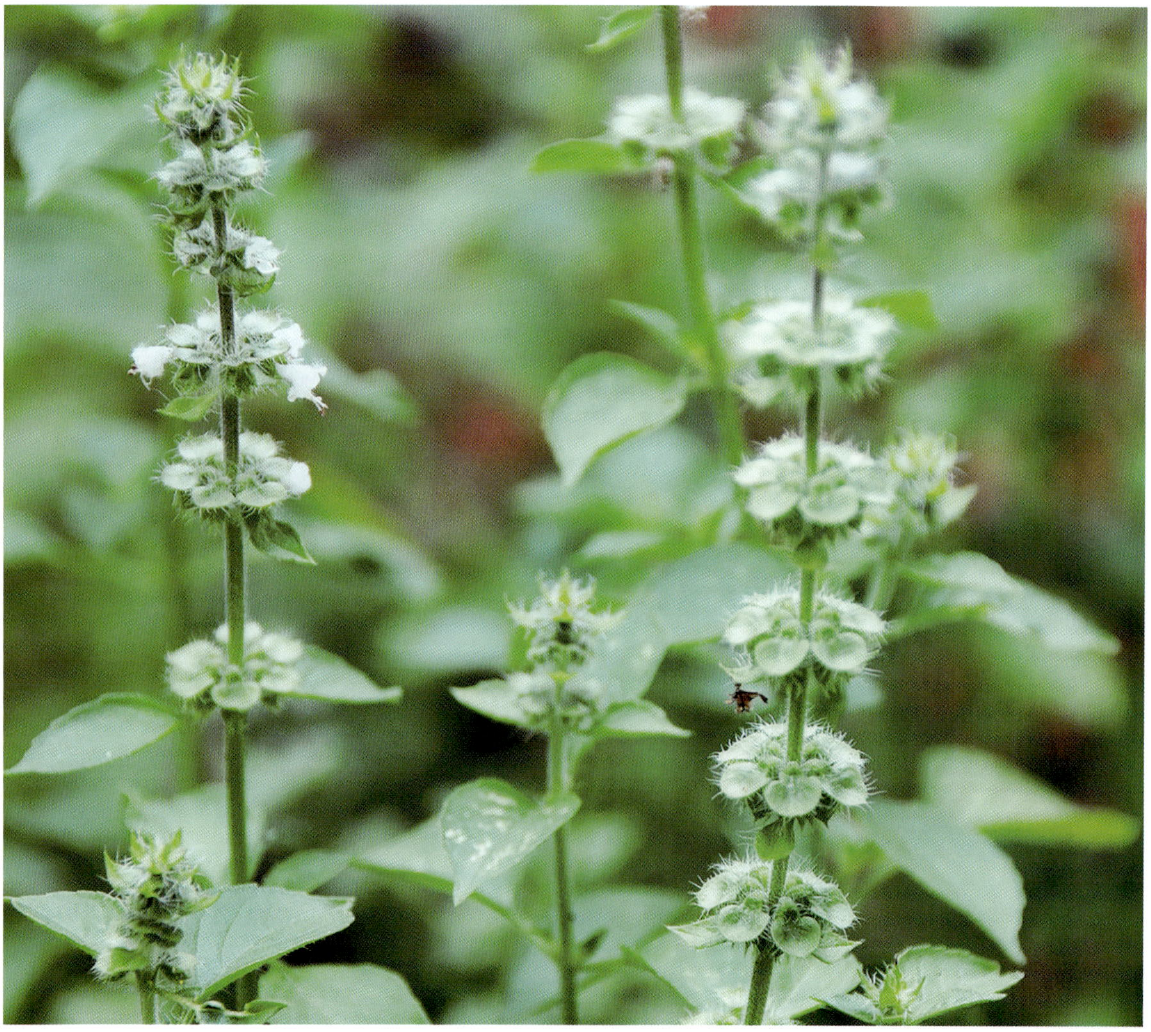

154 长叶水麻

荨麻科 长叶水麻 *Debregeasia longifolia* (N. L. Burman) Weddell

佤名： kaox si vōud dīng [kʰa̠uʔ si vot tiŋ]（栲西翁顶）

别名： 麻柳叶、麻叶树、荨麻树

植物形态： 灌木或小乔木。小枝密生伸展的褐色或灰褐色粗毛。叶片纸质，倒卵状长圆形至长圆状披针形或披针形，长 9~20cm，宽 2~5cm，上面被糙毛，有时有泡状隆起，下面被灰色、灰白色或蓝灰色毡毛，侧脉 5~8 对。雌雄异株，稀同株；花序生于当年生枝和老枝叶腋，长 1~2cm，具短总梗，2~4 回二歧分枝，稀二叉分枝，分枝顶端有 1 个球状团伞花序，序轴被伸展的短毛。雄花：花被片 4 枚，长 1.5~2mm；雄蕊 4 枚；退化雌蕊倒卵圆形。雌花：花被倒卵状筒形，下部紧缩呈柄状，长约 0.8mm，顶端有 4 齿。果序球形，直径 3~4mm；瘦果葫芦状，长 1~1.5mm；宿存花被与果几乎合生，肉质，鲜时橙红色。花期 7—9 月，果期 9 月至翌年 2 月。

生境分布： 生于海拔 800~2100m 的河谷、溪边或林缘潮湿地。分布于我国云南、广西、贵州、四川、湖北；印度、尼泊尔、不丹、斯里兰卡、中南半岛各国和印度尼西亚亦有。

药用部位： 根、叶、果

采收加工： 根：秋季采挖，洗净泥土，切片，晒干。叶：全年可采收，晒干或鲜用。

性味功效： 辛、苦，凉。祛风止咳，清热利湿。

主治： 伤风感冒，膀胱炎，肺结核，肺燥，咳嗽。

用法用量： 内服：水煎服，15~20g。外用：鲜品捣敷。

附方

1. **伤风感冒，膀胱炎，肺结核，肺燥，咳嗽：** 本品单方 15~20g，水煎服。
2. **小儿体弱感冒：** 本品根 15~20g、果 10g，水煎服。
3. **肺结核：** 本品果 15g、竹叶兰 15g、小白及 10g、大树理肺散 10g，水煎服。

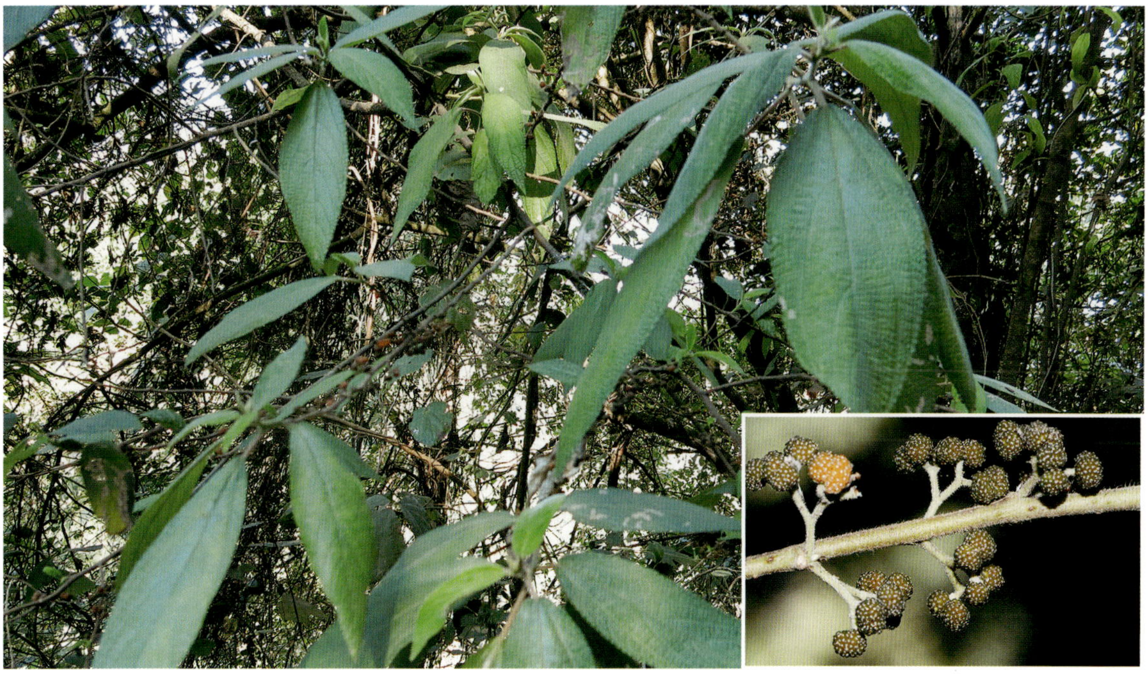

155 长松萝

松萝科 长松萝 *Dolichousnea longissima* (Ach.) Articus

佤名： mgāi kaox [gai k^ha̱uʔ]（盖栲）

别名： 女萝、松上寄生、松落

植物形态： 地衣体丝状悬垂，柔软，长 15~20（~70）cm；基部附着器未见，次生附着器常见；主枝直径 2mm，有明显倾斜的环裂；分枝为二叉式分枝，稀疏生有与次生分枝垂直的刺状小分枝；表面淡灰绿色至淡黄绿色，无光泽，无粉芽及裂芽；髓层具致密的中轴，有弹性；子囊盘少见，侧生，圆盘状，全缘，盘缘具缘毛；盘面棕褐色；子囊内含 8 个孢子，孢子无色，椭圆形，1 室，直径（6~10）μm×（5~7）μm。皮层：K-；髓层 K-，P-。

生境分布： 生于高山区松树或其他树上。分布于我国云南、广东、西藏及东北、陕西、安徽、浙江等地。

药用部位： 地衣体

采收加工： 全年可采收，去杂质，晒干。

性味功效： 苦、凉，平。有小毒。清热解毒，舒筋活血，消肿止痛，止咳化痰。

主治： 心悸，跌打损伤，风湿性关节炎痛，高热抽风，心慌胸闷，偏瘫，咳嗽，咯血，外伤出血，疮疖肿毒，创伤感染，化脓性疮疖，毒蛇咬伤，淋巴结结核，乳腺炎，肺结核，咳嗽痰多。

用法用量： 内服：水煎服，10~30g。外用：水煎熏洗或研末撒敷。

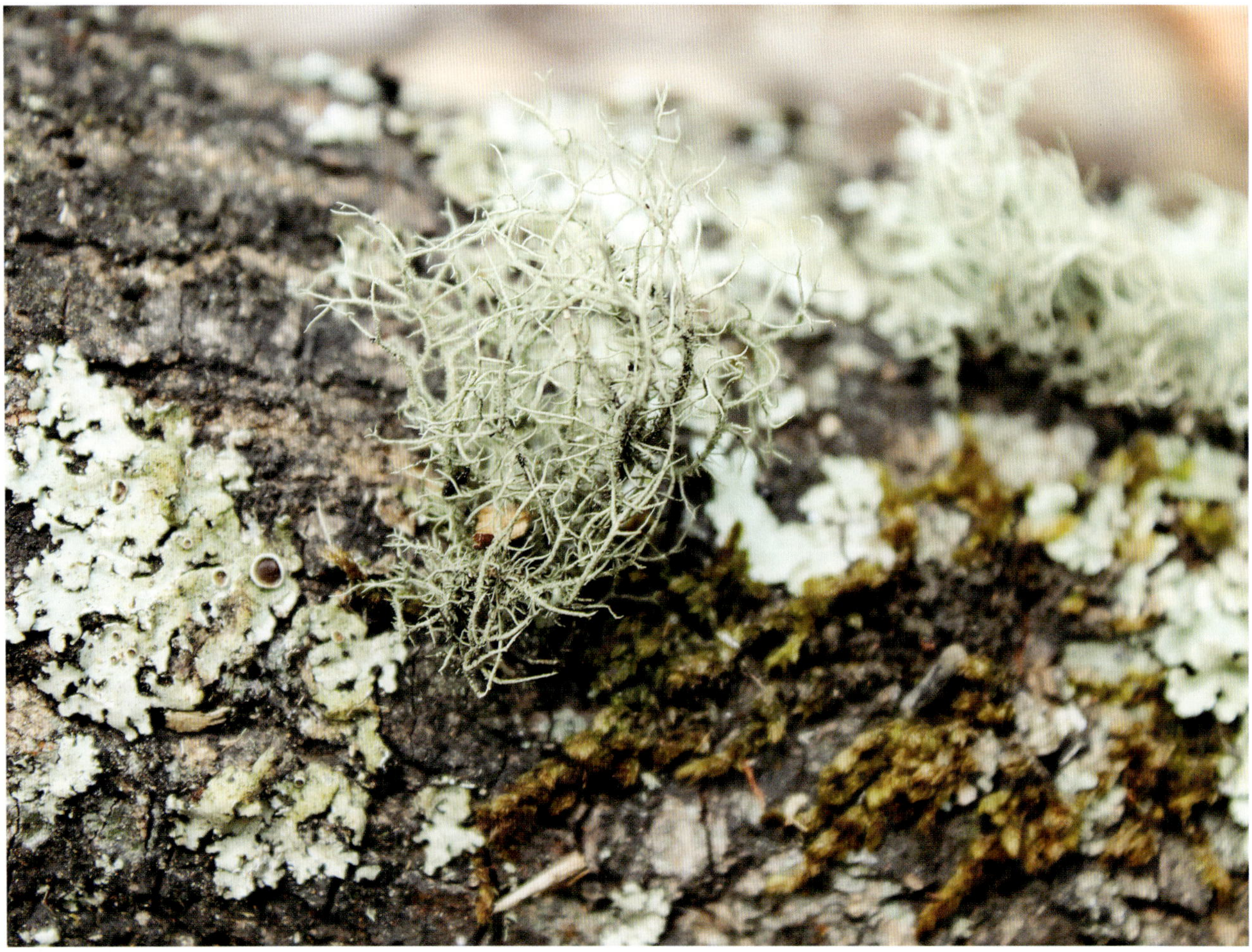

156 长柄地不容

防己科 长柄地不容 *Stephania longipes* H. S. Lo

佤名： hnu roug [nʰu̯ ro̯k]（努揉）

别名： 地老瓜、黄精

植物形态： 草质，落叶藤本，全株无毛；枝、叶含红色液汁。叶纸质，三角状近圆形，长9~15cm，宽8~14cm，边缘常有角状或波状粗齿；掌状脉10~11条；叶柄常为叶片长度的2倍或更长。复伞形聚伞花序腋生，雄花序稍肉质，总梗长3~4cm，伞梗5~7条，长1~1.5cm，干时极扁，带状，透明；雄花：萼片6~8枚，楔形；花瓣3~4枚；雌花序总梗长4~11cm，伞梗10~12条，长8~15mm，小聚伞花序梗长约3mm；雌花：萼片1枚；花瓣2枚。果序有明显的伞梗，稍疏散；核果倒卵形，内果皮长5~6mm，背部有4行刺状凸起，每行15~16颗，胎座迹穿孔。花期6月。

生境分布： 生于海拔1500~1700m的灌丛中或石缝中。分布于我国云南。

药用部位： 块根

采收加工： 秋季采收，晒干或鲜用。

性味功效： 苦，寒。止痛。

主治： 胃痛，腹痛，关节疼痛。

用法用量： 内服：水煎服。

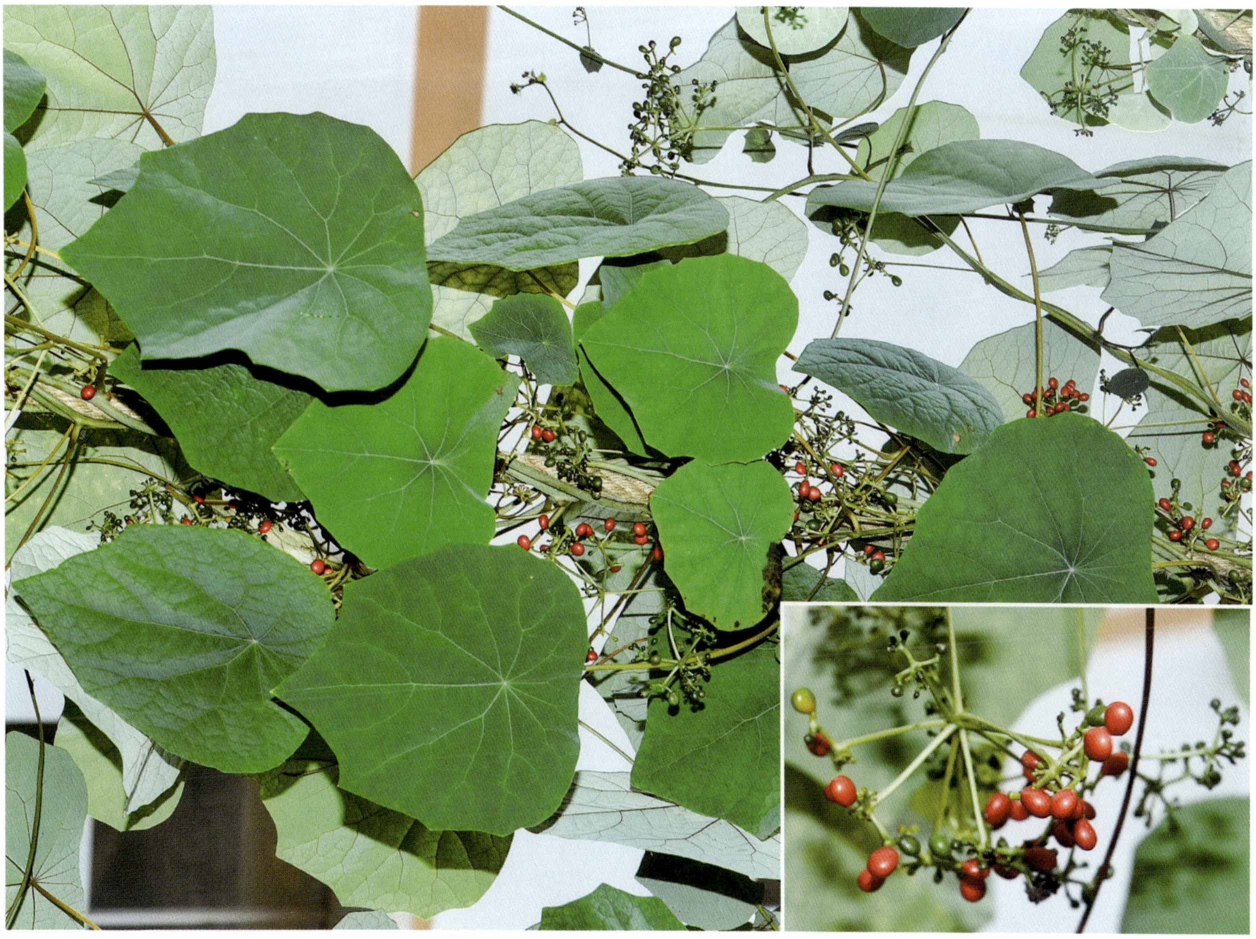

157 长蕊斑种草

紫草科 长蕊斑种草 *Antiotrema dunnianum* (Diels) Handel-Mazzetti

佤名： rīb ndag soux [rip dak sọʔ]（日达狩）

别名： 黑元参、白紫草

植物形态： 多年生草本。根黄色，根皮紫红色，圆柱形。茎 1~2 枝，黄绿色，高 8~30（~60）cm，密被茸毛。基生叶莲座状，叶片狭椭圆形或匙形，长 3~17（~26）cm，宽 1~5（~9）cm，先端钝，基部渐狭成柄，全缘，两面被较密集的茸毛，茸毛常具 1 个圆形、周围有辐射状细缘毛的基座；茎生叶数枚，较基生叶小和狭，无柄，其他同基生叶。多花排列成圆锥花序，花序长 2~8（~25）cm，密被茸毛，无苞片。花冠蓝色，有时白色或淡紫色，长 6~8mm，花冠管漏斗状圆筒形，中部具 5 个长圆形的附属物，与花冠裂片对生；雄蕊 5 枚，伸出花冠之外。小坚果 4 粒，淡黄色，肾形，背面密生小疣点。花期 5—6 月，果期 7—8 月。

生境分布： 生于海拔 1800~2700m 的山坡、草地、路边、松栎林内或灌丛下。分布于我国云南、广西、贵州、四川。

药用部位： 根、全草

采收加工： 秋季采挖根，洗净，鲜用或切片，晒干。

性味功效： 苦、微甘，凉。清热养阴，利湿，散瘀消肿，清肺化痰。

主治： 劳虚发热，肝炎，痢疾，疟疾，淋证，疝气，虚咳，淋巴结肿大，痈肿疮毒，走马牙疳，跌打损伤。

用法用量： 内服：水煎服，干品 9~15g，鲜品 30~60g。外用：捣敷。

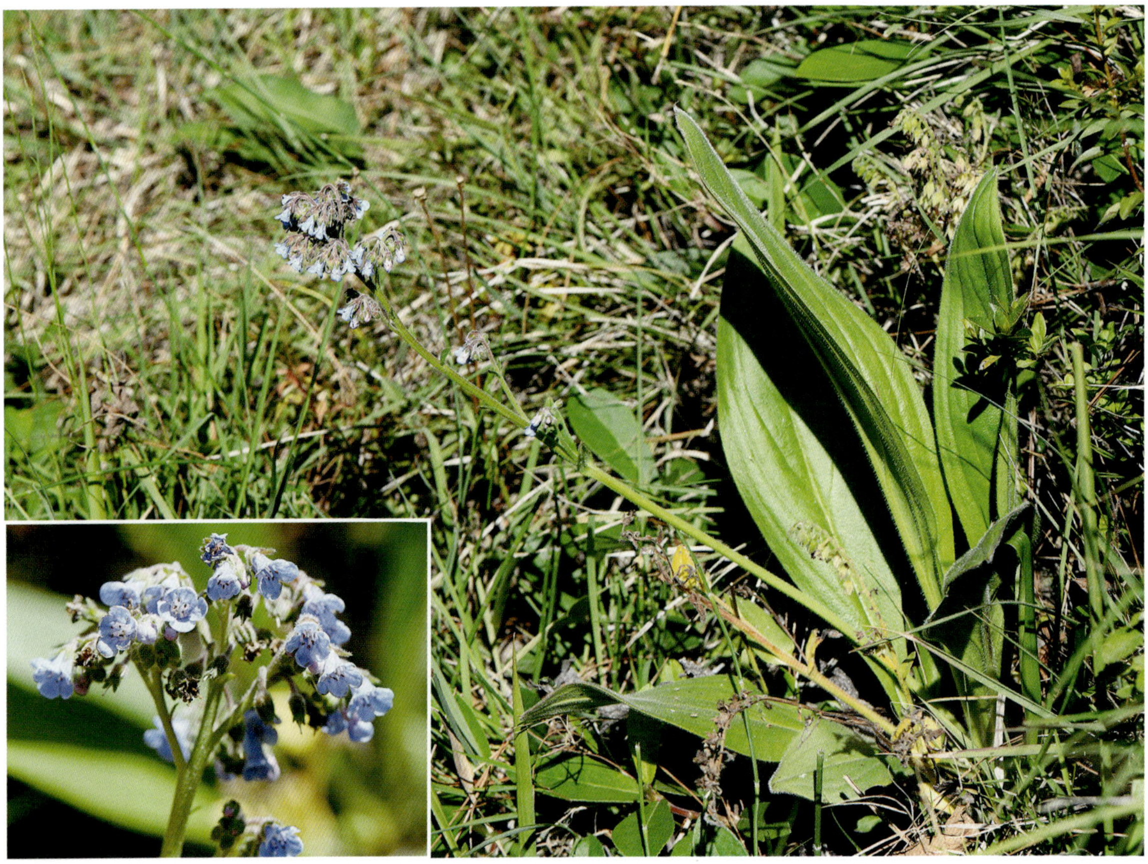

158 化桃树

桦木科 亮叶桦 *Betula luminifera* H. Winkler

佤名： kaox hroux [k^{h}a̱uʔ r^{h}o̱ʔ]（栲揉）

别名： 桦桃树、光皮桦、狗啃木

植物形态： 高大乔木；树皮坚实，光滑。叶长圆形、宽长圆形或狭椭圆形，有时呈卵形，长6~10cm，宽2.5~6cm，顶端渐尖或骤尖，边缘具不规则的刺毛状锯齿，叶背面密生树脂腺点，沿脉密被长柔毛，脉腋间有时被髯毛；叶柄长1~2cm，密被短柔毛及腺点。雄花序2~5枚呈总状，生于小枝顶或单生于小枝上部叶腋；总梗极短，无序梗。果序圆柱状，常单生于短枝顶，稀2枚对生于短枝的叶腋，长5~9cm，直径5~8（~10）mm；序梗长约1.5cm，密被短柔毛，常具树脂腺体；果苞长2~3mm；小坚果，倒卵形，长约2mm，果翅膜质，宽为果的1~2倍。花期3月下旬至4月上旬，果期5月至6月上旬。

生境分布： 生于海拔500~2500m的阳坡杂木林中。分布于我国云南、贵州、四川、陕西、甘肃、湖南、湖北、江西、浙江、广东、广西、安徽等地。

药用部位： 树皮

采收加工： 夏、秋季剥取，晒干或鲜用。

性味功效： 甘、辛，温。温中散寒，祛风除湿，解毒。

主治： 感冒，胃脘疼痛，风湿骨痛，消化不良，腹泻。

用法用量： 内服：水煎服，15~30g。外用：捣敷。

附方

胃病： 本品树皮50g，水煎服，每日3次，3日为一疗程。

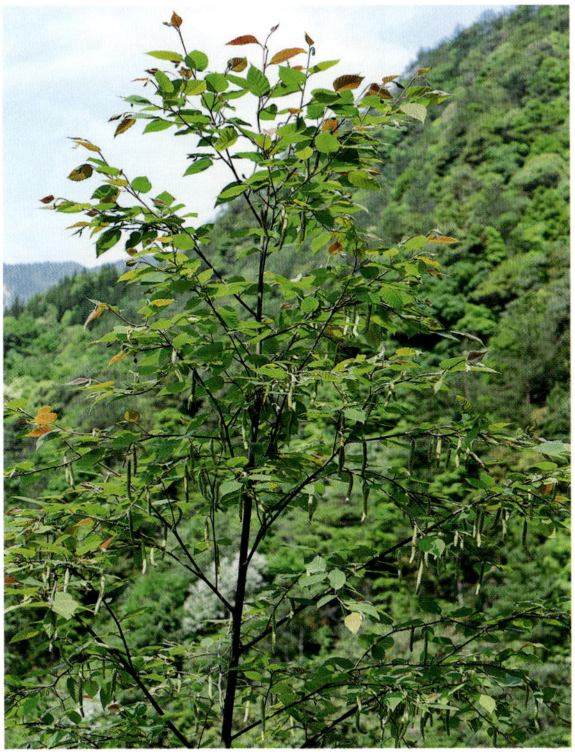

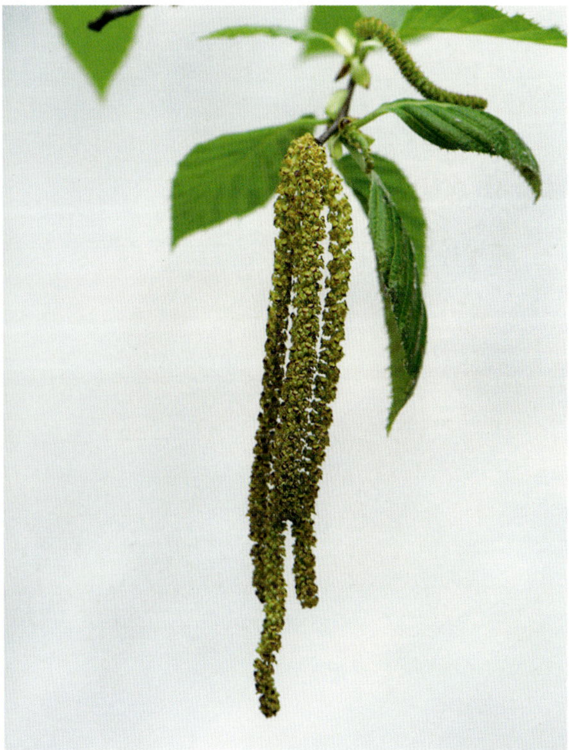

159 月季花

蔷薇科 月季花 *Rosa chinensis* Jacquin

佤名： dāi bi gad siah [tai pi̱ ka̱t si̱ah]（呆必该下）

别名： 月月花、月月红、玫瑰

植物形态： 直立灌木。小枝粗壮，圆柱形，具短粗的钩状皮刺或无刺，近无毛。小叶 3~5（~7）枚，连叶柄长 5~11cm，小叶片宽卵形至卵状长圆形，长 2.5~6cm，宽 1~3cm，两面近无毛；托叶大部分贴生于叶柄，仅顶端离生部分成耳状，边缘常具腺毛。花几朵集生，稀单生，直径 4~5cm；花梗长 2.5~6cm，近无毛或具腺毛；萼片卵形，先端尾状渐尖，有时呈叶状，边缘常具羽状裂片，稀全缘；花瓣重瓣至半重瓣，红色、粉红色至白色。果卵球形或梨形，长 1~2cm，红色，萼片脱落。花期 4—9 月，果期 6-11 月。

生境分布： 原产我国贵州、湖北和四川；各地普遍栽培。

药用部位： 花、根

采收加工： 全年可采收，花阴干，根切片，晒干或鲜用。净制，取原材料，除去杂质。炮制，取净制材料晾干，或微火烘烤即可。

性味功效： 甘，温。花：活血调经。根：祛瘀生新。

主治： 花：闭经，痛经，月经不调，腰痛，痈疖肿毒，淋巴结结核。根：跌打损伤，红崩，遗精。根外用：疔疮肿毒。

用法用量： 内服：水煎服，5~10g，或研末内服。外用：捣敷。

附方

月经不调，白带过多： 本品、益母草、当归各 5~10g，水煎服。

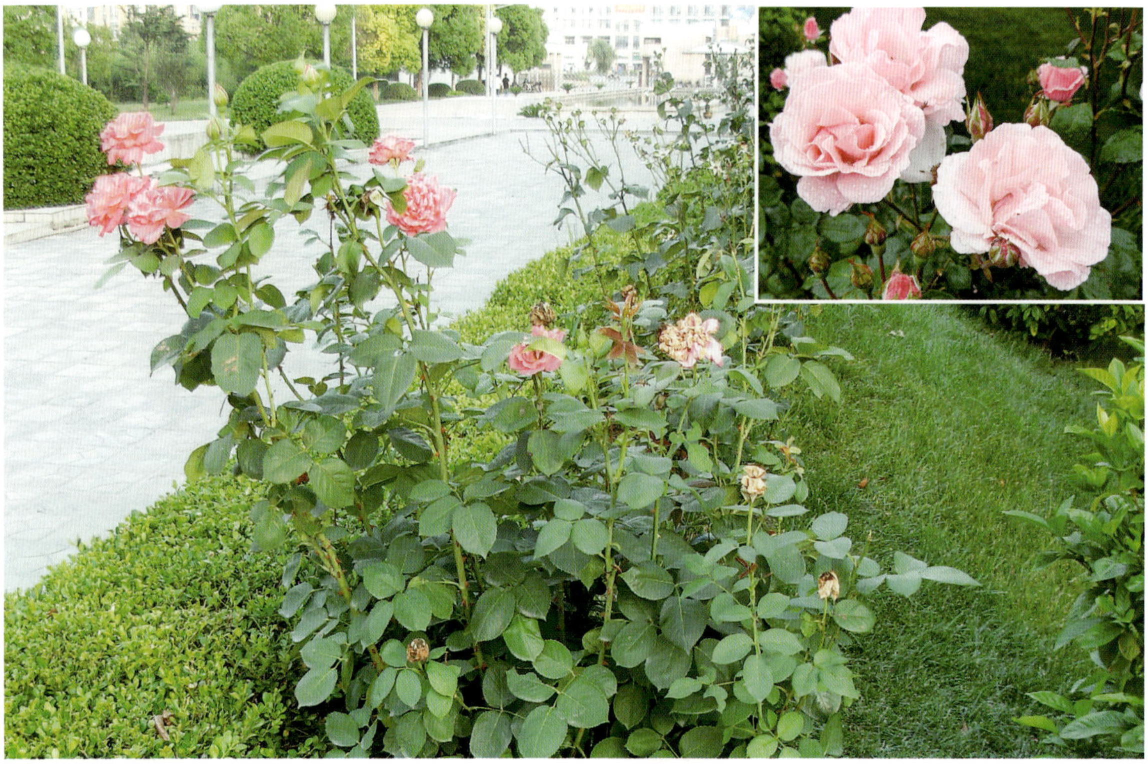

160 凤仙花

凤仙花科 凤仙花 *Impatiens balsamina* Linnaeus

佤名： dāi njāong kraox [tai ʥauŋ k^hra̠uʔ]（呆种靠）

别名： 金凤花、指甲花、急性子

植物形态： 一年生草本。茎肉质，直立，粗壮。叶互生，披针形，长4~12cm，宽1~3cm，先端长渐尖，基部渐狭、边缘具锐锯齿，侧脉5~9对；叶柄长1~3cm，两侧有数个腺体。花梗短，单生或数个簇生叶腋，密生短柔毛；花大，粉红色、红色、紫色、白色或杂色；侧生萼片2枚，宽卵形，被短柔毛；旗瓣圆形，先端凹，有小短尖头，背面中肋呈龙骨状凸起；翼瓣宽大，有短柄，2裂，基裂片近圆形，上裂片宽斧形，先端2浅裂；唇瓣舟形，被疏短柔毛，基部突然变狭延长成细而内弯的距；花丝短，花药钝。蒴果纺锤形，密生茸毛。种子多数，球形，黑色。花期7—10月。

生境分布： 全国南北各地区均有栽培。现广植世界各地温带及亚热带地区。

药用部位： 全草

采收加工： 夏、秋季采收。

性味功效： 微苦，温。有小毒。活血化瘀，消炎止痛。

主治： 跌打损伤，疮痈，无名肿毒，风湿关节痛。

用法用量： 内服：煎水内服。外敷：鲜品捣烂敷患处。

附方

1. **疮痈：** 本品鲜品适量捣烂外包患处。
2. **闭经：** 本品 20g、胡椒 3~5 粒，白酒少许为引，水煎服，每日 3 次。
3. **扁桃腺发炎：** 本品鲜品 30~50g，切碎，配红糖煎水内服，每日服 3 次。轻者 2~3 服，重者 5~6 服可愈。

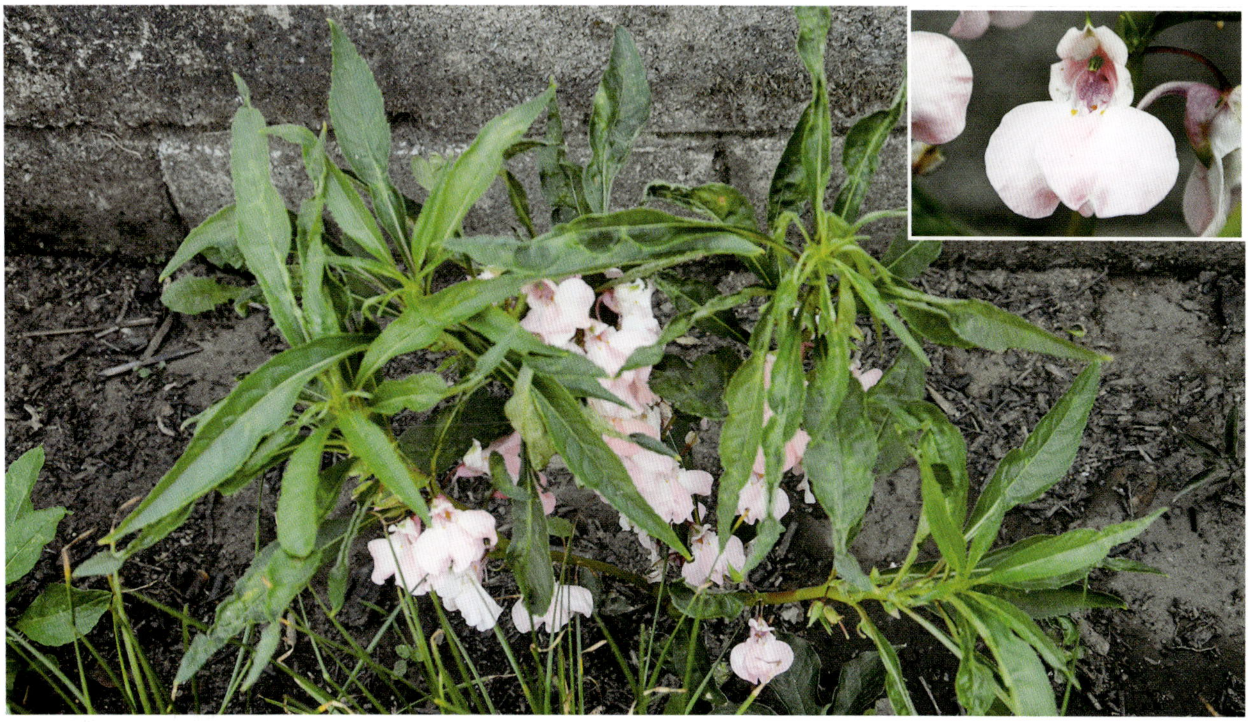

161 凤梨

凤梨科 凤梨 *Ananas comosus* (Linnaeus) Merrill

佤名： mag jeing [ma̱k tɕe̱ŋ]（麻京）

别名： 打箩锤、菠萝

植物形态： 茎短。叶剑形，莲座状排列，长 40~90cm，宽 4~7cm，先端渐尖，全缘或有锐齿，叶面绿色，叶背粉绿色，边缘和顶端常带褐红色。球果状穗状花序长 5~8cm，果时增大；苞片三角状卵形至长椭圆状卵形，基部绿色，上半部淡红色；萼片宽卵形，肉质，顶部带红色，长约 1cm；花瓣长椭圆形，急尖，长约 2cm，上部紫红色，下部白色。聚花果肉质，长 15cm 以上。花期夏季至冬季。

生境分布： 原产热带美洲；我国云南南部的热带地区普遍栽培。

药用部位： 果实、叶、根

采收加工： 果实：成熟后采收，鲜品随用随采。叶和根：全年可采收，切片，晒干。

性味功效： 微甜，凉。清火解毒，止咳化痰。

主治： 高热惊厥，心胸胀闷，咳嗽痰多，咳喘，痢疾，跌打损伤。

用法用量： 内服：水煎服，根 9~15g；鲜果压汁服。外用：鲜叶捣烂擦或敷。

附方

接骨： 本品鲜叶捣烂外包。

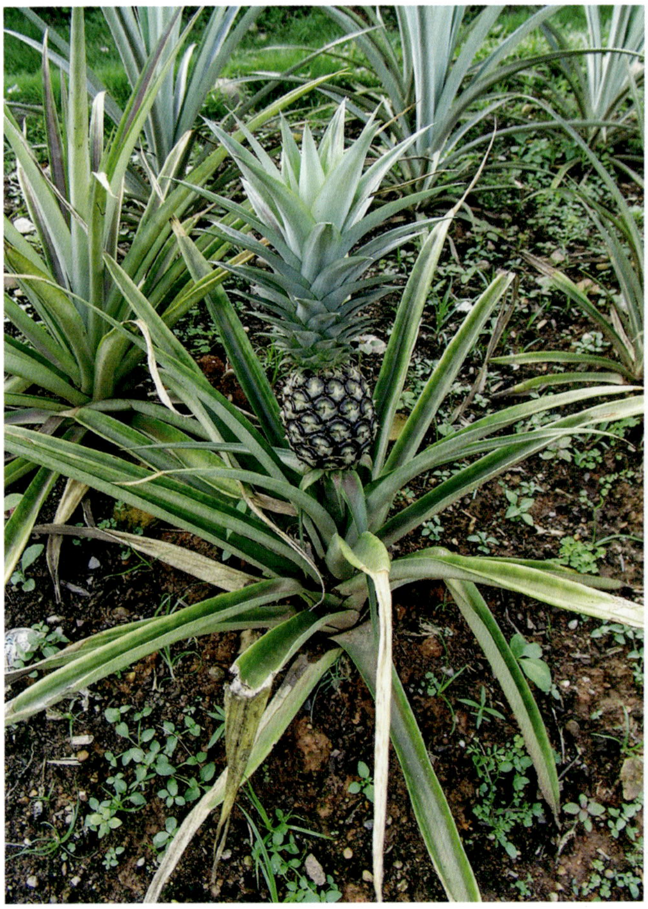

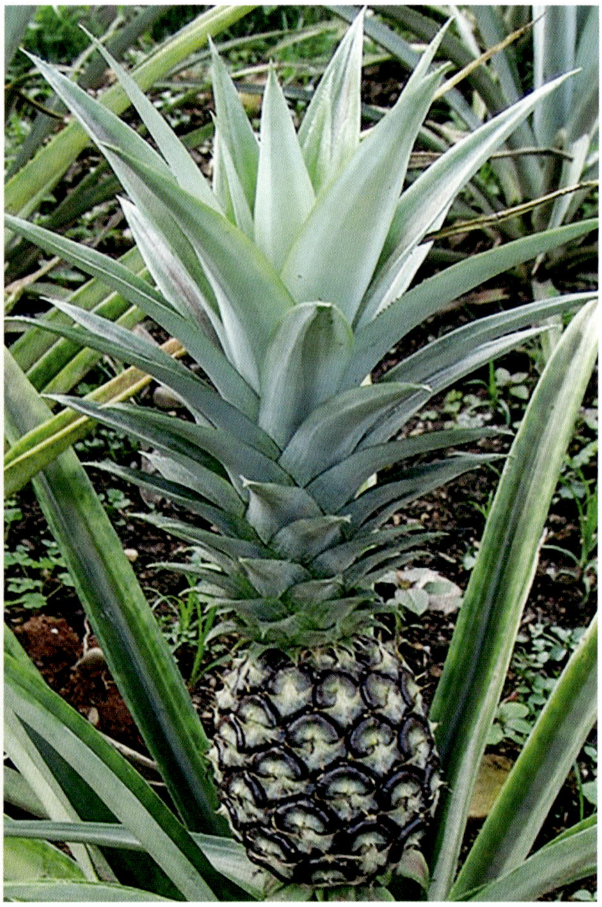

162 文竹

百合科 文竹 *Asparagus setaceus* (Kunth) Jessop

佤名： guax hmoug [kṳaʔ mʰo̱k]（刮谋）

别名： 蓬莱竹

植物形态： 攀援植物，高可达几米。根稍肉质，细长。茎的分枝极多，分枝近平滑。叶状枝通常每 10~13 枚成簇，刚毛状，略具三棱，长 4~5mm；鳞片状叶基部稍具刺状距或距不明显。花通常每 1~3（~4）朵腋生，白色，有短梗；花被片长约 7mm。浆果直径 6~7mm，熟时紫黑色，有 1~3 颗种子。花期 6 月。

生境分布： 原产非洲南部，我国各地常见栽培。

药用部位： 块根

采收加工： 秋季采挖，洗净，晒干。

性味功效： 甘、微苦，平。活血解毒，润肺止咳，利尿通淋。

主治： 肺热咳血，肺结核咳嗽，支气管炎。

用法用量： 内服：水煎服。

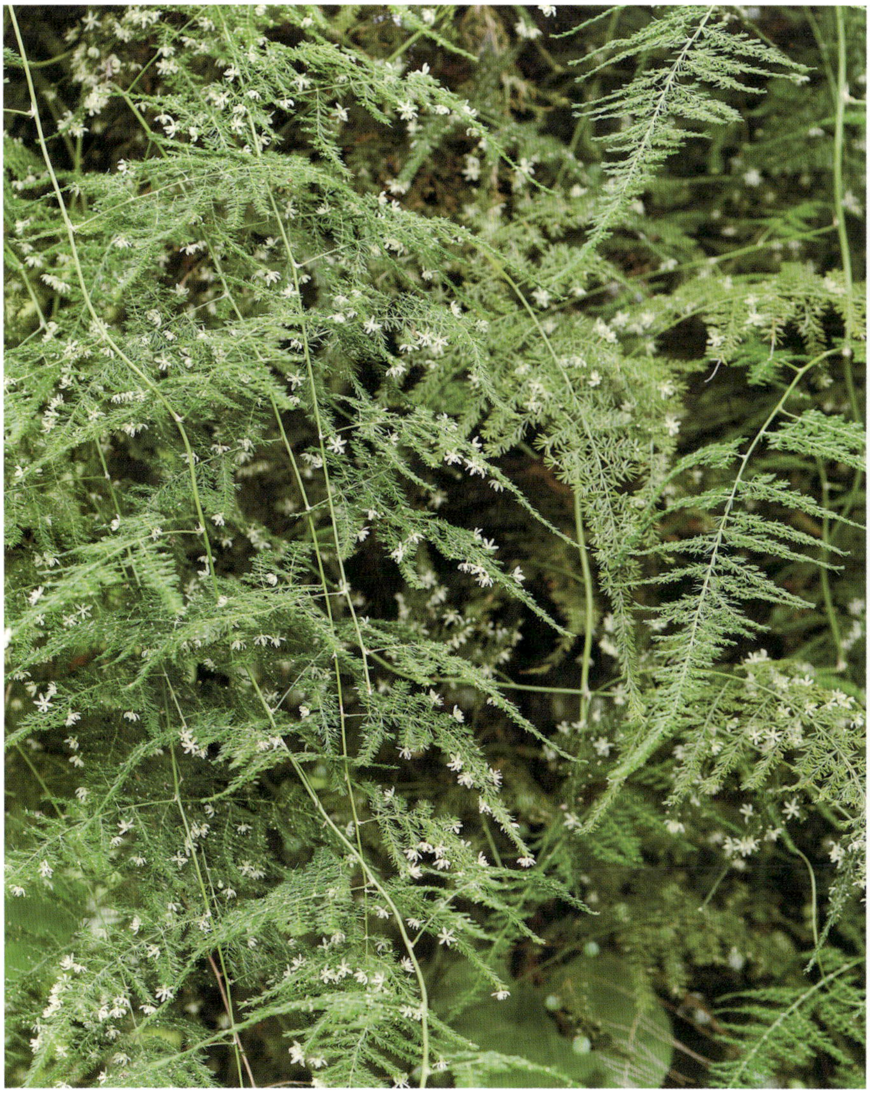

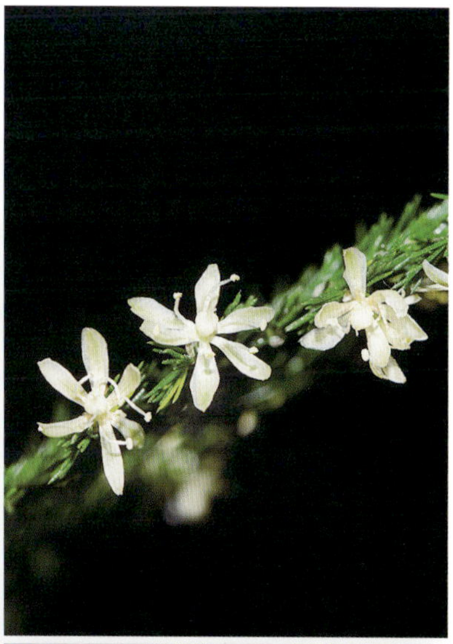

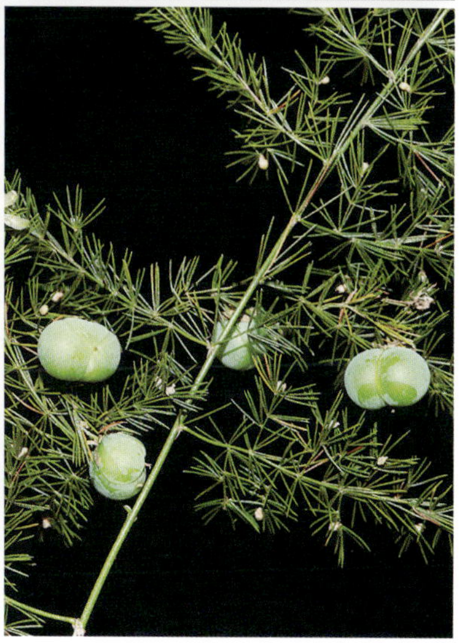

163 火把花

唇形科 藤状火把花 *Colquhounia seguinii* Vaniot

佤名： dāi rāo ngū [tau rau ŋu]（呆荛唔）

别名： 苦梅叶、藤状炮仗花

植物形态： 灌木。枝条圆柱形，密被微柔毛，具花。叶一般甚小，卵状长圆形，草质。轮伞花序由具短梗的 1~3 朵花聚伞花序组成，常多数在小枝上形成小头状花序。花冠红、紫、暗橙色至黄色，外被细柔毛及腺点，冠檐二唇形。小坚果三棱状卵圆形，顶端具翅，翅长约为小坚果本身的 2 倍。花期 11—12 月，果期翌年 1—2 月。

生境分布： 生于海拔 240~2700m 的灌丛中。分布于我国广西、贵州、湖北、四川、云南；国外分布于缅甸。

药用部位： 根

采收加工： 全年可采收，晒干。

性味功效： 除风止痒。

主治： 皮肤过敏。

用法用量： 外用：水煎外洗。

附方

皮肤过敏： 本品、扁柏、五加叶、金竹叶、扫把叶、松针各适量，水煎外洗。

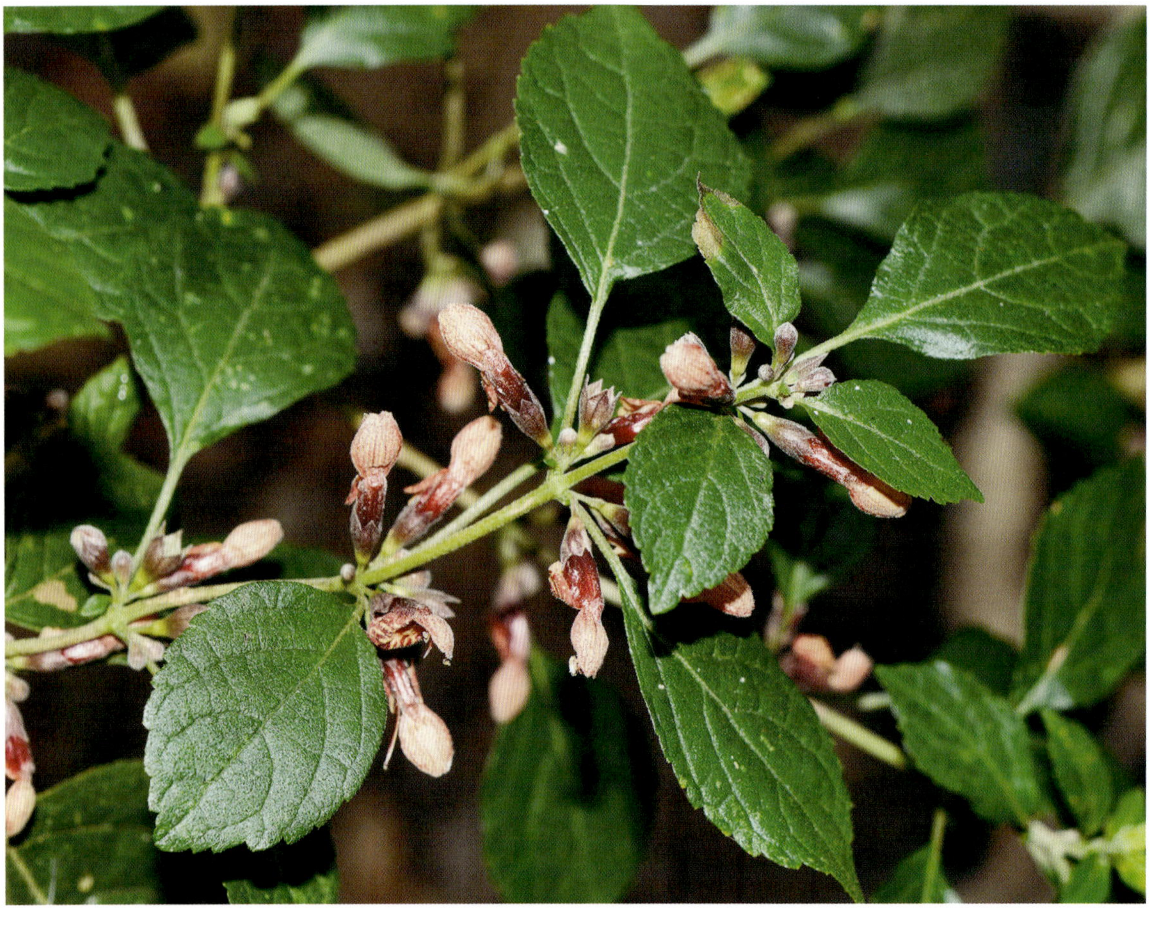

164 火桐

梧桐科 火桐 *Firmiana colorata* (Roxburgh) R. Brown

佤名： kaox blag dōng [ka̲uʔ pla̲k tɔŋ]（栲板多）

别名： 彩色梧桐、火筒

植物形态： 落叶乔木，高达15m。嫩枝干时灰黑色，略被灰白色短柔毛。叶的基部深心形，顶端钝；聚伞花序作圆锥花序式排列，密被橙红色星状短柔毛；萼漏斗状，基部近楔形，长2cm。蓇葖果有柄，膜质，无毛，在成熟前甚早就开裂成叶状，舌形，成熟时红色或带紫红色，每蓇葖有种子2~4粒。花期3—4月。

生境分布： 产于我国云南西双版纳。生于海拔720~950m的山坡上。印度、斯里兰卡、缅甸、越南、泰国也有分布。

药用部位： 根

采收加工： 全年可采收，洗净，切片，晒干。

性味功效： 清热利尿，止渴，消炎。

主治： 肾炎，尿路感染。

用法用量： 内服：水煎服，25g。

附方

肾炎，膀胱炎： 本品25g、野芦谷根20g、龙胆草5g，水煎服，每日3次。

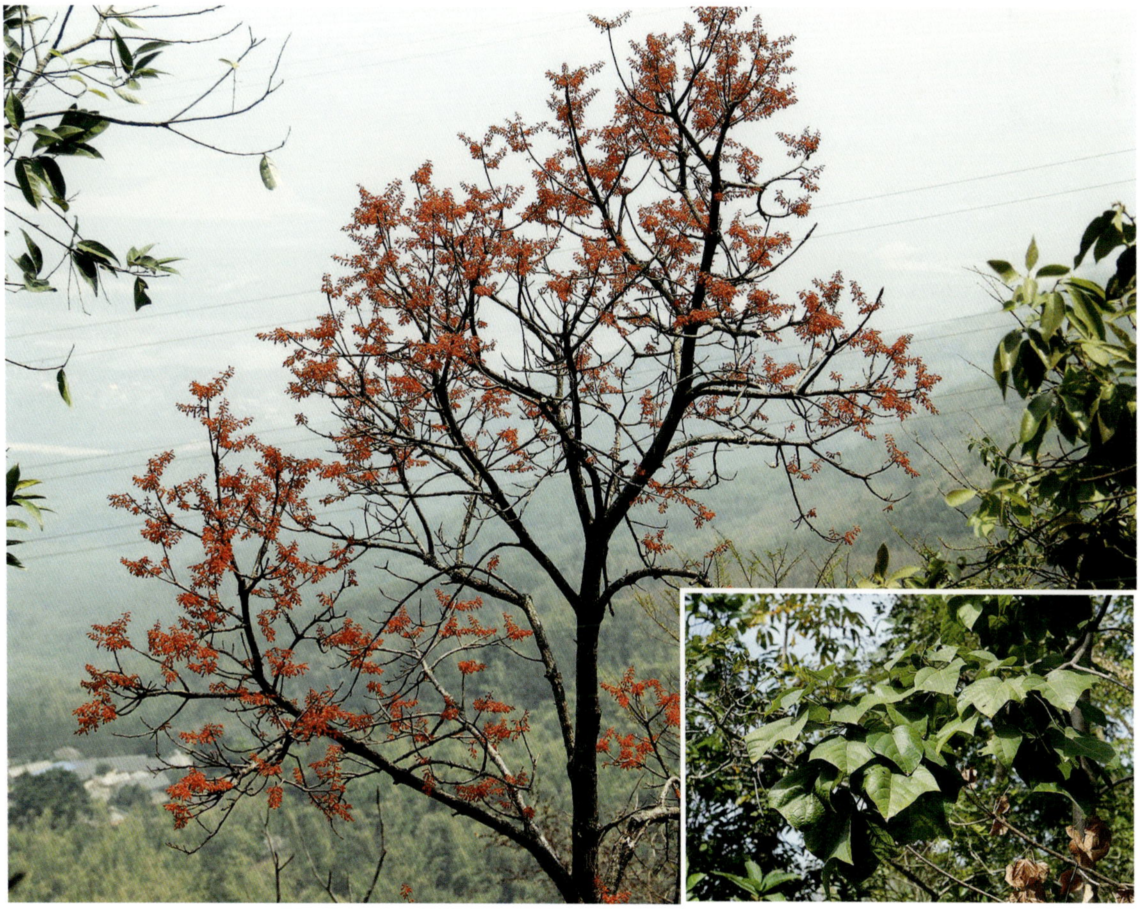

165 火蓟

菊科 蓟 *Cirsium japonicum* Candolle

佤名： gad hyia dīng [ka̠t ʑʰi̠a tiŋ]（该亚顶）

别名： 鸡刺根、大蓟

植物形态： 多年生草本。根数条簇生，萝卜状或棒状。茎直立，先端密被灰白色的绒毛和多细胞的长节毛。基生叶数枚，叶片轮廓卵形、狭倒卵形或狭椭圆形，长 8~20cm，宽 2.5~8cm，羽状深裂或全裂，侧裂片 6~12 对；茎生叶同基生叶，自下向上渐小，半抱茎，全部叶两面绿色。头状花序常直立，少数生于茎先端且花序极短，不呈明显的花序式排列，极稀单生；总苞钟形，径约 3cm；总苞片约 6 层，覆瓦状排列，全部总苞片背面有微糙毛并沿中脉有黏质腺。花冠红色、紫红色或紫色，管状，长约 2.1cm。瘦果楔状倒披针形；冠毛浅褐色，长羽毛状。花、果期 4—11 月。

生境分布： 生于海拔 1450~2250m 的山坡草地、路边、田边及溪边。我国东北、华北、华东、华中、华南和西南地区广泛分布；日本、朝鲜亦有。

药用部位： 根

采收加工： 秋季采收，洗净，晒干。

性味功效： 苦，凉。凉血，止血，散瘀消肿。

主治： 鼻衄，便血，外伤出血，跌打瘀肿，肺结核，高血压。

用法用量： 内服：水煎服。外用：鲜品捣烂外包患处。

附方

1. **烧伤，烫伤：** 本品鲜品配藤三七、打不死捣烂外敷患处。
2. **跌打损伤：** 本品鲜品配续断、接骨丹、过江龙等药捣烂外包患处。
3. **肺结核：** 本品鲜品洗净，每日 120g，加清水 400mL，文火煎至 200mL，分 2 次服用，治疗 72 日。

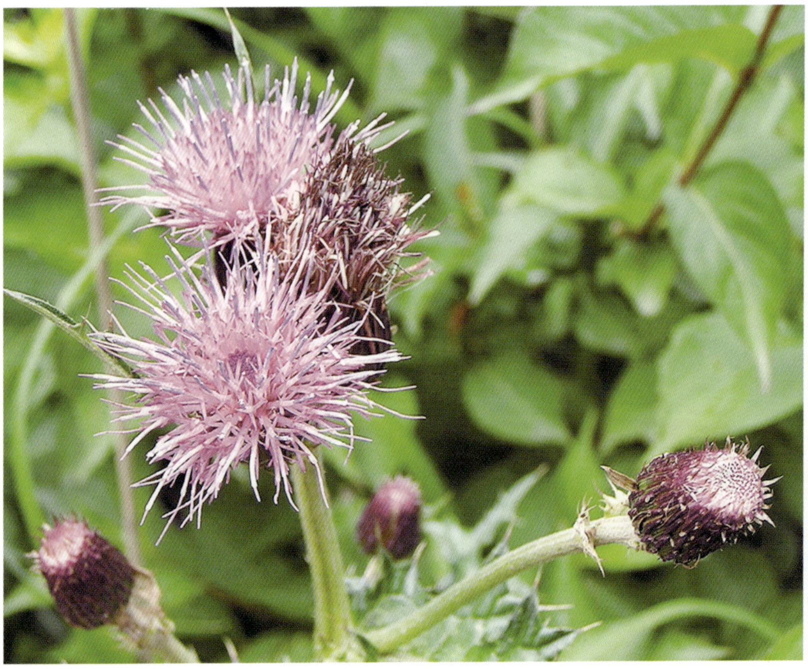

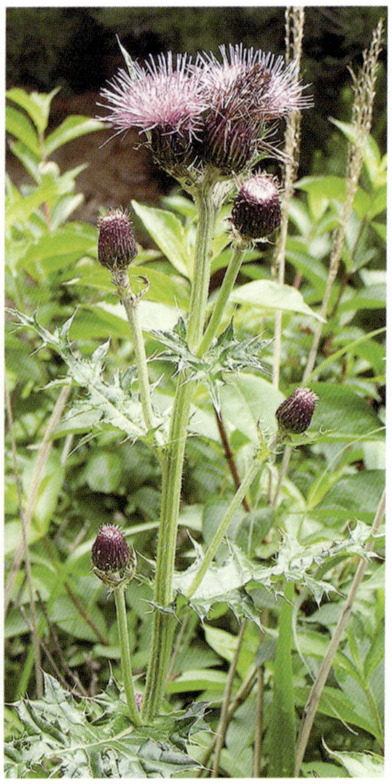

166 巴豆藤

豆科 巴豆藤 *Craspedolobium unijugum* (Gagnepain) Z. Wei & Pedley

佤名： maox si bao siah [mau̠ʔ si pau̠ si̠ah]（毛西暴下）

别名： 贯藤、铁藤

植物形态： 攀援灌木。茎密生褐色皮孔。羽状三出复叶，长 12~18cm；叶柄长 4~7cm；小叶倒阔卵形至宽椭圆形，长 5~9cm，宽 3~6cm，先端钝圆或短尖，基部阔楔形至钝圆，顶生小叶较大或近等大，具长小叶柄，侧生小叶两侧不等大，歪斜，侧脉 5~7 对。总状花序着生枝端叶腋，长 15~25cm，常多枝聚集生成大型的复合花序，节上簇生 3~5 朵花；花长约 1cm；花梗短；花萼钟状，与花梗、苞片均被黄色细绢毛，萼齿卵状三角形，短于萼筒；花冠红色，花瓣近等长。荚果线形，长 6~9cm，宽 1.2cm，密被褐色细绢毛，有种子 3~5 粒。果期 10 月。

生境分布： 生于海拔 2000m 以下的土壤湿润的常绿阔叶林、疏林下和灌丛中。分布于云南、贵州、四川、广西；缅甸、泰国、越南亦有。

药用部位： 根、茎皮

采收加工： 全年均可采挖，洗净，切片，晒干或鲜用。

性味功效： 涩、微苦，温。活血散瘀，祛风除湿。

主治： 风湿关节痛，痢疾，内脏出血。

用法用量： 内服：水煎服，干品 6~9g，或泡酒内服。

附方

1. **风湿关节疼痛，痢疾，内脏出血：** 本品干品 6~9g，水煎服或配方水泡服。
2. **胃肠炎，痢疾：** 本品 20g、玉米 10g、红高粱 10g，本品鲜品切片，及玉米（炒糊）加水煎煮服用，每日 1 剂，每日 3 次。
3. **痢疾，急性上吐下泻：** 本品茎皮 20g（鲜品），切片，玉米 10g（炒糊），红高粱 10g（炒糊），加水煎煮，每日 1 剂分 3 次服。

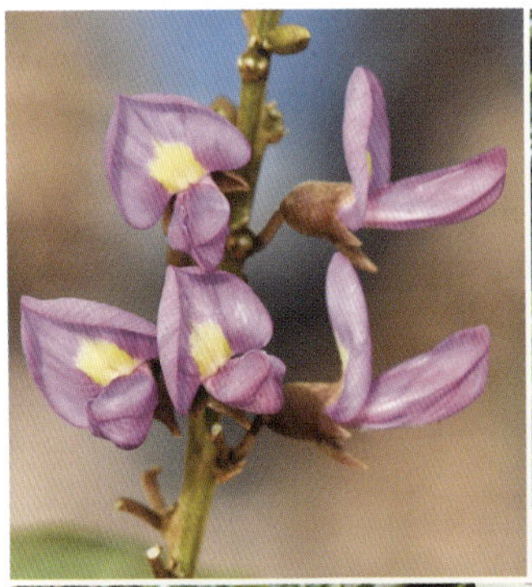

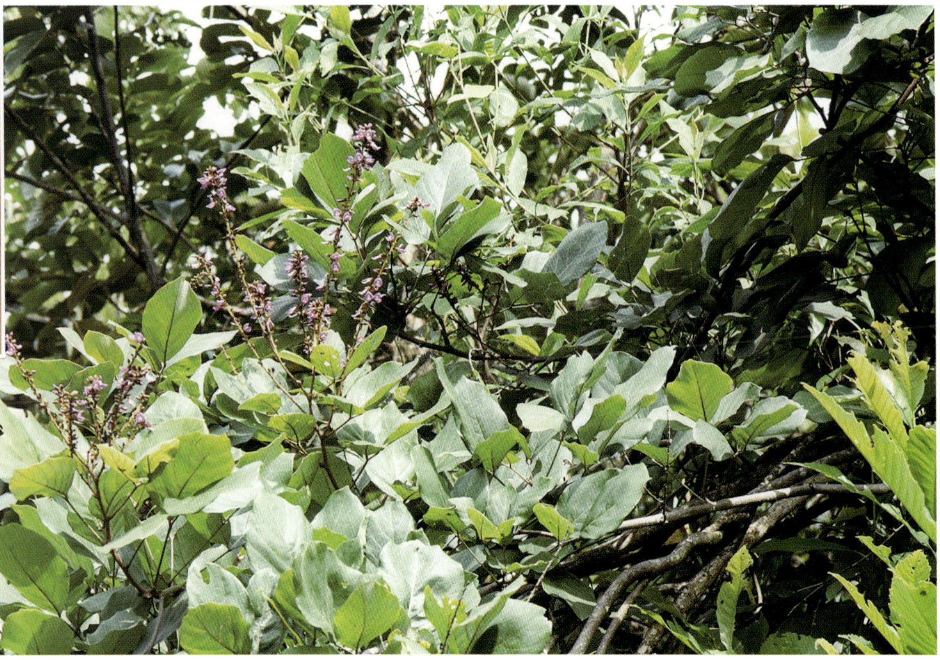

167 双参

川续断科 大花双参 *Triplostegia grandiflora* Gagnepain

佤名： bang brēg brom [paŋ prɤk prɔm]（搬白博）

别名： 对对参、青羊参、萝卜参

植物形态： 细弱直立草本，高 20~50cm；根茎纤维状，具 2~4 节；主根 2 根并列生长，红棕色，长 3~4cm。茎微四棱形，被白色长柔毛和糙毛，杂有腺毛。叶倒卵状披针形，长 3~8cm，先端钝，基部渐窄，两面被长柔毛，边缘羽状浅裂至深裂，顶端裂片较大，两侧裂片较小，2~3 对；近无柄，花较大，具长柄 2~3mm；花萼长约 2mm，具 5 齿，被硬毛；花冠白色带紫色，漏斗状，长 1~1.2cm，外被白色柔毛，5 裂，裂片先端钝；雄蕊 4 枚，着生花冠管上部，略伸出花冠之外；花药黄色；花柱短于雄蕊。瘦果长 5~6mm，为副萼所包围。花、果期 7—10 月。

生境分布： 生于海拔 1800~3800m 的山谷林下、草坡。分布于我国云南。

药用部位： 根

采收加工： 秋季采收，洗净，晒干。

性味功效： 甘、微苦，平。健脾益肾，活血调经，止崩，解毒，温补。

主治： 肾虚腰痛，贫血，阳痿，崩漏。

用法用量： 内服：水煎服，20~30g。

附方

1. 不孕症：本品 20g、小红参 10g、胡椒 7 粒，水煎服，每日 3 次。
2. 补虚：本品 30g，炖猪脚或小嫩鸡食用。
3. 肺结核咳嗽：本品 10g、灯台树 10g、聂良各 10g，水煎服，每日 3 次。

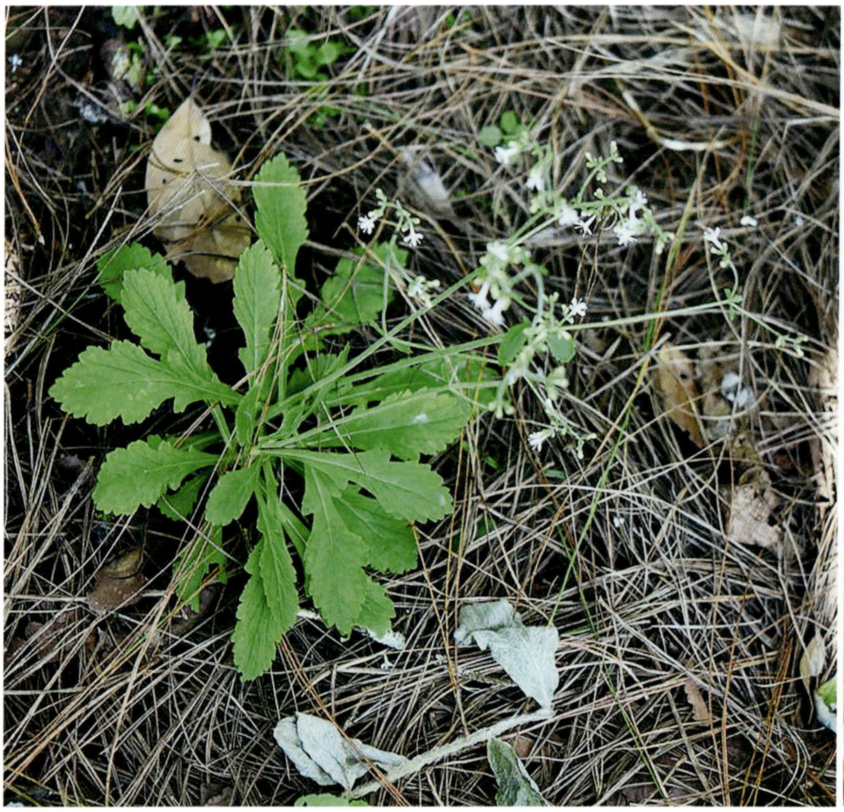

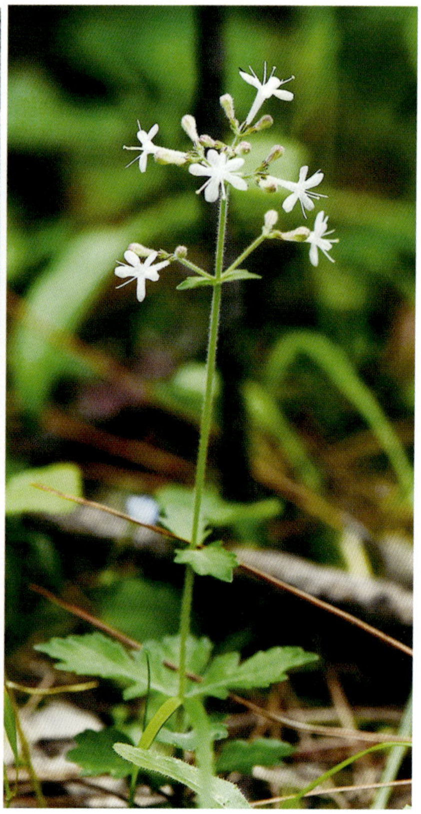

168 玉米

禾本科　玉蜀黍 *Zea mays* Linnaeus

佤名： si vōng [si vɔŋ]（西翁）

别名： 包谷、包米、蜀黍须

植物形态： 一年生高大草本。秆高 1~4m，粗 1~4cm，常不分枝，光滑无毛，基部各节常有支柱根。叶舌膜质，长 1~1.5mm；叶片线状披针形，长 30~80cm，宽 3~10cm，两面无毛或有瘤基毛或疏长柔毛。雄圆锥花序顶生，长 15~40cm，分枝长达 30cm；雄小穗孪生，1 枚有柄，1 枚无柄或有短柄；小穗长达 12mm，含 2 朵小花；雌小穗孪生，仅含 1 朵小花，成多行紧密排列于粗壮而木质化的轴上；雌蕊具有极长而纤细的花柱，远远伸出于鞘苞之外。颖果近球形，成熟后突出于颖片及稃片之外，有白、黄、红、紫、蓝等色。花、果期秋季。

生境分布： 原产中美，我国各地均有栽培；全世界热带和温带地区广泛种植。

药用部位： 根、叶、须

采收加工： 成熟时采收，切碎，晒干。

性味功效： 甘，平。消炎，利尿，平肝利胆，降血压。

主治： 淋沥砂石，鼻衄，砂淋，吐血，肾炎，水肿，痢疾，高血压、糖尿病。

用法用量： 内服：水煎服，或开水冲泡代茶饮。

附方

1. **糖尿病：** 本品须、老茶树根各适量，泡开水长期服用可降血糖。
2. **水肿：** 本品根 30g、野绿谷根 15g，水煎服，每日 3 次。
3. **鼻衄：** 本品根和白茅根各适量，水煎服，每日 3 次。

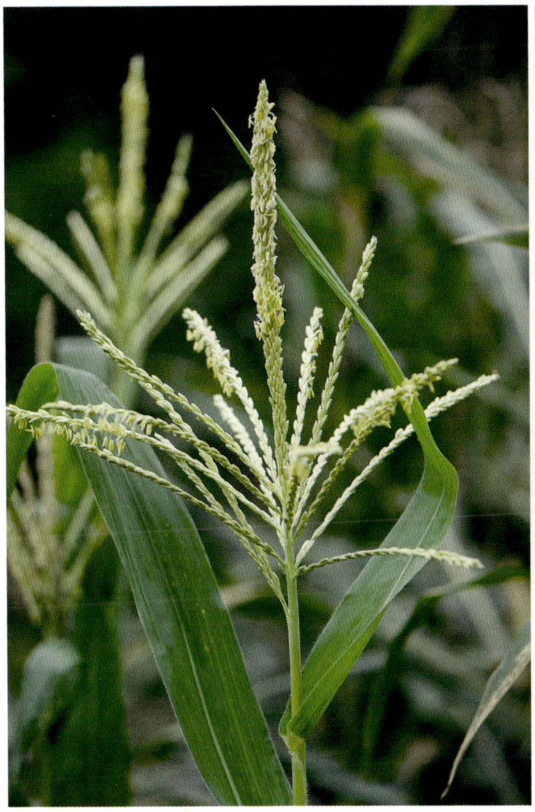

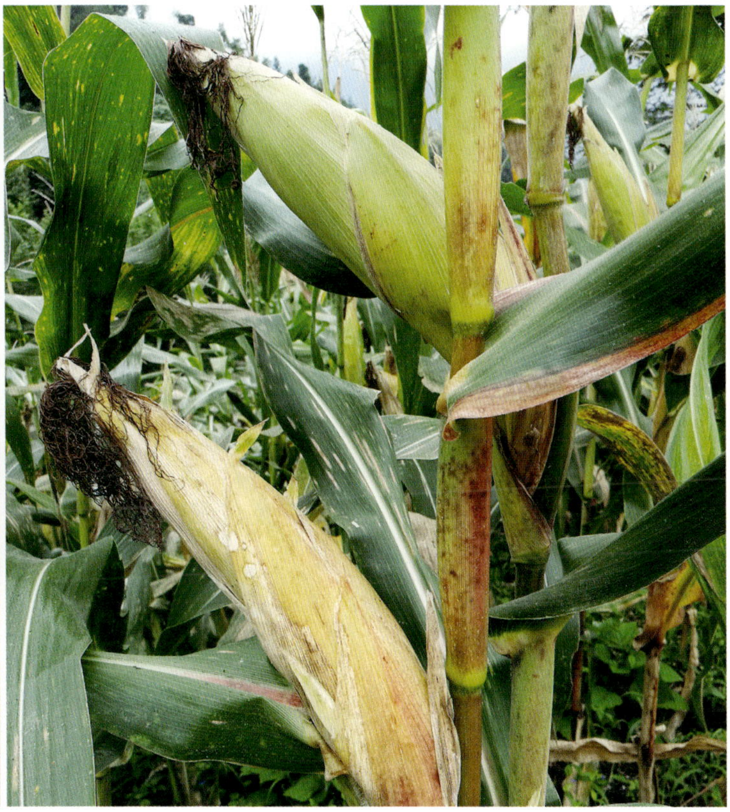

169 玉簪

百合科 玉簪 *Hosta plantaginea* (Lamarck) Ascherson

佤名： mon [mɔ̰n]（蒙）

别名： 叶耳草、白玉簪

植物形态： 根状茎粗达 1.5cm，长 3~5cm，常弯生，满布肉质须根。叶多数基生，叶片心状卵形，长 15~25cm，宽 9~17cm，侧脉 8~9 对，弧形；叶柄长 12~18cm，宽槽状。花葶高出于叶丛，长 45~60cm；花常 20 朵以上，白色，香；花被管长 6~10cm，长漏斗形，下部粗 4~5mm，向上渐扩大，口部宽 2.5cm，裂片 6 枚，长椭圆形，长 3~6cm。蒴果下垂，三棱状圆柱形，长约 6.5cm；种子多数，边缘有翅。花、果期 8—10 月。

生境分布： 生于海拔 2200m 以下的林下、草坡或岩石边。分布于我国四川、湖北、湖南、江苏、安徽、浙江、福建、广东、云南等地。各地常见栽培，公园尤多，可供观赏。

药用部位： 根

采收加工： 秋后挖采，洗净，晒干或鲜用。

性味功效： 涩、苦，寒，小毒。消炎止血。

主治： 牙龈出血。

用法用量： 内服：嚼含少许。

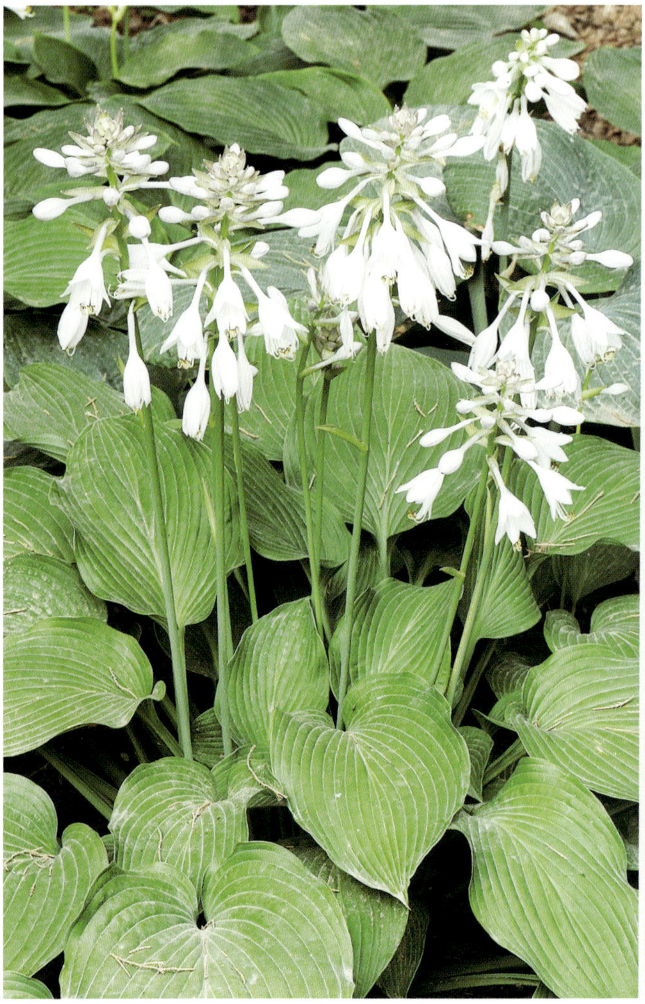

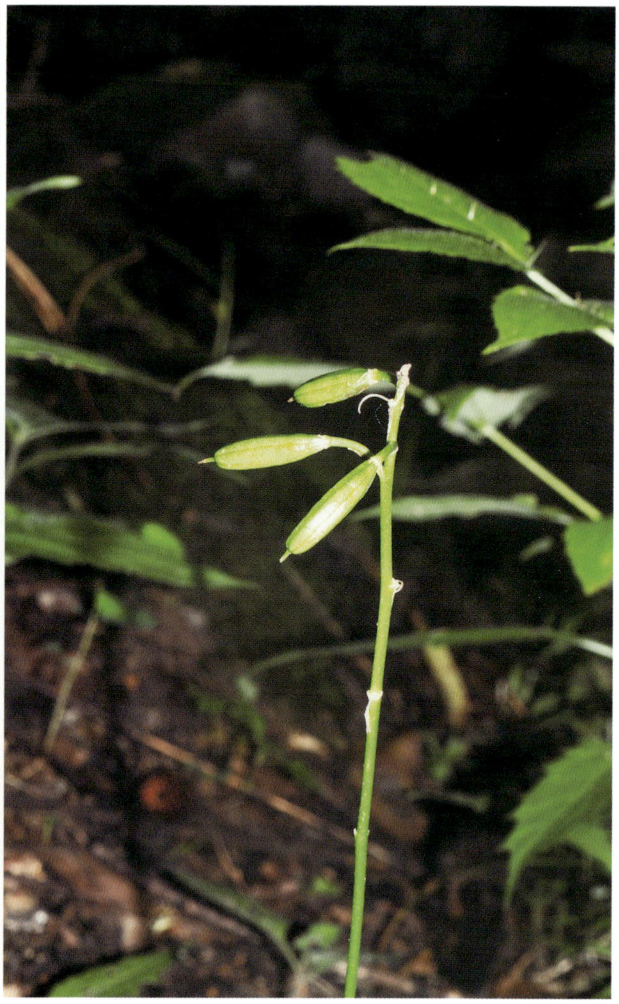

170 甘葛藤

豆科　食用葛 *Pueraria edulis* Pampanini

佤名： maox hrix [ma̱uʔ rʰi̱ʔ]（毛日）

别名： 粉葛

植物形态： 藤本。具块根，茎被稀疏的棕色长硬毛。托叶背着，箭头形；三出羽状复叶；顶生小叶片卵形，长 9~15cm，宽 6~10cm，3 裂，侧生的斜宽卵形，稍小，多少 2 裂；小叶柄及总叶柄均密被长硬毛。总状花序腋生，长达 30cm，不分枝或具 1 个分枝；花 3 朵生于花序轴的每节上；苞片卵形，长 4~6mm；小苞片每花 2 枚，长 2~3mm；花梗纤细，长达 7mm。花紫色或粉红；花萼钟状，萼管长 3~5mm，萼裂片 4 枚，长 4~7mm；旗瓣近圆形，长 14~18mm，翼瓣长约 16mm。荚果带形，长 5.5~13cm，宽约 10mm，被极稀疏的黄色长硬毛，缝线增粗，被稍密的毛。花期 9 月，果期 10 月。

生境分布： 生于海拔 1800~2500m 的山沟林中。分布于我国云南、广西、四川。

药用部位： 根

采收加工： 秋后至第二年春末采收，刮去外皮，纵切后晒干或微火烘干。

性味功效： 甘、辛，凉。解表退热，生津止渴，透疹，升阳止泻。

主治： 肾盂肾炎，感冒，发热，消渴，颈椎病，腰椎病，风湿病。

用法用量： 内服：水煎服，9~15g。

附方

1. **颈椎病，腰椎病，风湿病：** 本品 5g，红花、土茯苓、石斛各 3g，水煎服。
2. **感冒：** 本品、香茅草、生姜、菊花各适量，水煎服。

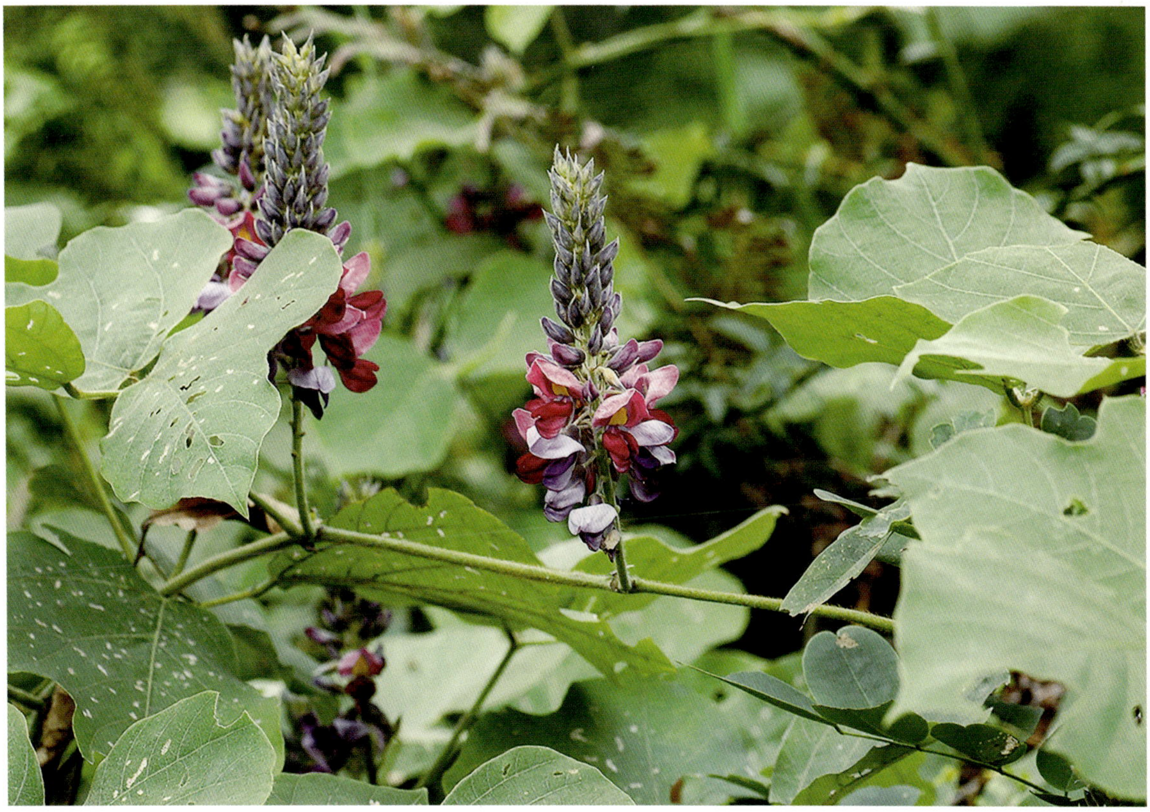

171 甘蔗

禾本科 甘蔗 *Saccharum officinarum* Linnaeus

佤名： mgong meix [gɔŋ mɛʔ]（公梅）

别名： 紫叶蔗、黑蔗、糖蔗

植物形态： 大型强壮禾草。秆高约 3m，在花序以下具有灰白色平贴丝状毛。叶鞘均长于节间，无毛，但鞘口内外及附近边缘均有毛；叶舌膜质，长约 2mm；叶片宽 4~6cm，长达 120cm，上部者常退化，两面无毛。圆锥花序大型，长 30~60cm，主轴密被灰白色或白色丝状毛，分枝近轮生；穗轴节间长 7~8mm，疏生丝状长纤毛；无柄小穗披针形，长 4~4.5mm，基盘毛白色，长 8~10mm；有柄小穗与无柄者相似，小穗柄长 3~4mm，无毛，先端稍膨大。花、果期秋天。

生境分布： 在我国江西、湖南、福建、广东、广西、四川、云南有种植，在纬度偏北、海拔较高的地方生长。

药用部位： 全株、芽眼、茎秆

采收加工： 秋后采收，砍取地上部分，削去上部梢叶，捆扎，置阴暗不通风处保持水分，鲜品随用随采。

性味功效： 甘，微寒。调补气血，止咳化痰，下气，和中，助脾气，利大小肠，止渴，解酒。

主治： 本品全株和芽眼：体弱多病，口干舌燥，咳嗽，哮喘，心慌胸闷，全身乏力，咽喉肿痛，皮肤瘙痒，癫痫，皮肤红疹。茎秆：热病津伤，心烦口渴，反胃呕吐，肺燥咳嗽，大便燥结，解酒。

用法用量： 内服：水煎服，15~30g，或鲜汁。

附方

1. **断乳：** 本品叶内尖，绞汁口服，可退乳。
2. **消化不良：** 本品嫩尖 100g、茶叶 25g、大米 30g，红糖少许。将大米炒焦与上品混合加水煎服，每日 1 剂，每日 3 次。
3. **膀胱炎：** 本品芽眼 50g、扫把草苗 50g，以上药取鲜品，用刀削下甘蔗芽眼，与扫把草苗，配糯米酒 50g 混合煮透，去渣服汤，每日 1 剂，分 3 次服。

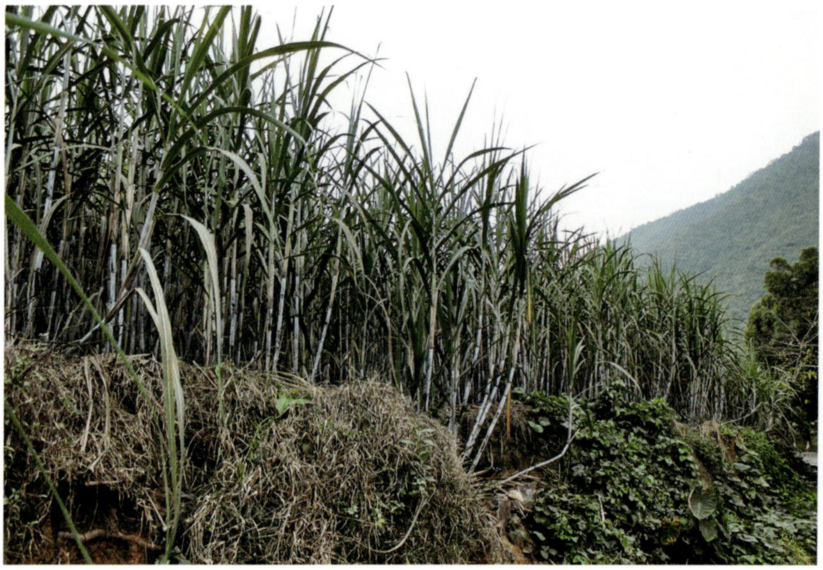
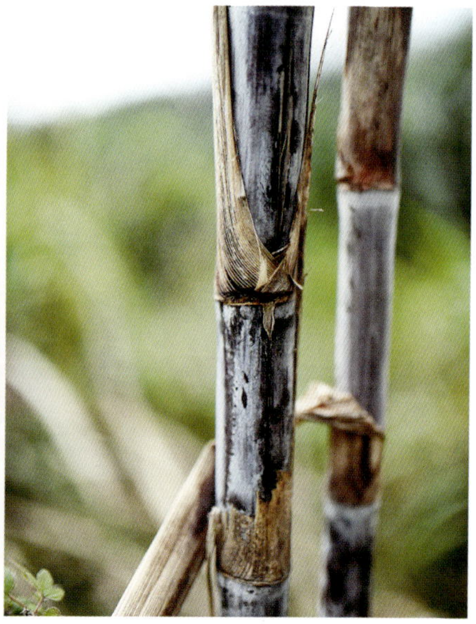

172 艾

菊科 艾 *Artemisia argyi* H. Leveille & Vaniot

佤名： si nbīa [si̠ bia]（西别）

别名： 艾蒿、遏草、冰台

植物形态： 多年生草本或略成半灌木状，植株有浓烈香气。叶上面被灰白色短柔毛，并有白色腺点与小凹点，背面密被灰白色蛛丝状密绒毛；基生叶具长柄；茎下部叶近圆形或宽卵形，羽状深裂，每侧具裂片 2~3 枚；中部叶卵形、三角状卵形或近菱形，一（至二）回羽状深裂至半裂，每侧裂片 2~3 枚，基部常无假托叶或具极小的假托叶；上部叶与苞片叶羽状半裂、浅裂或 3 深裂或 3 浅裂或不分裂。头状花序椭圆形，直径 2.5~3（~3.5）mm，在分枝上排成小型穗状花序或复穗状花序，并常再组成狭窄、尖塔形的圆锥花序；总苞片背面密被灰白色蛛丝状绵毛。花、果期 7—10 月。

生境分布： 生于中、低海拔地区山坡、路旁、林缘及草地。除我国西北干旱及高寒地区外几乎遍及全国；蒙古、朝鲜及俄罗斯东部亦有。

药用部位： 根

采收加工： 全年可采收，晒干或鲜用。

性味功效： 苦、辛，凉。清热解毒，消炎止痛。

主治： 急性尿道炎，膀胱炎，心腹灼痛，扁桃体炎。

用法用量： 内服：水煎服，15~20g。

附方

1. **痢疾：** 本品嫩尖适量兑温开水嚼服，每日 2 次。
2. **风湿骨痛：** 本品鲜品适量用火烘温后，外敷患处。
3. **皮肤瘙痒：** 本品鲜品水煎后，调入少许食盐，外洗患处。

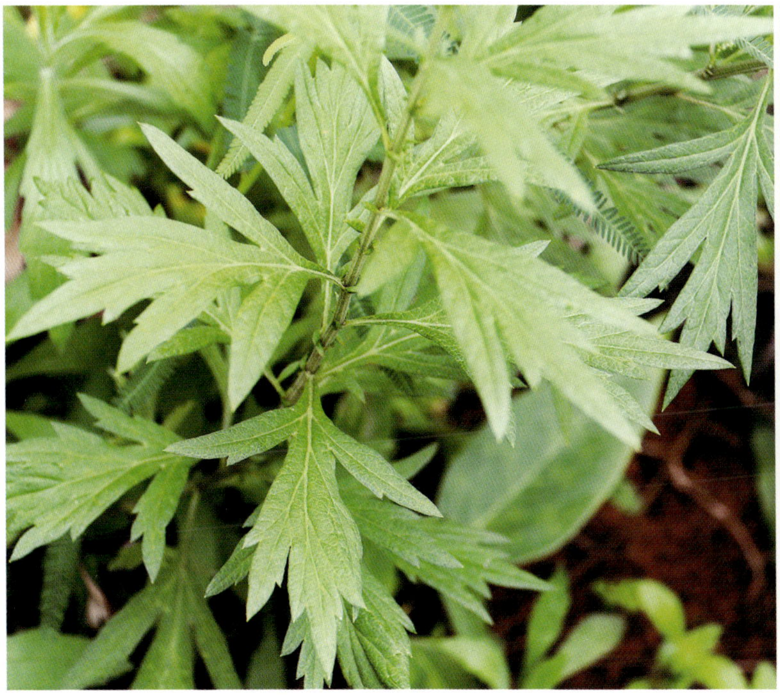

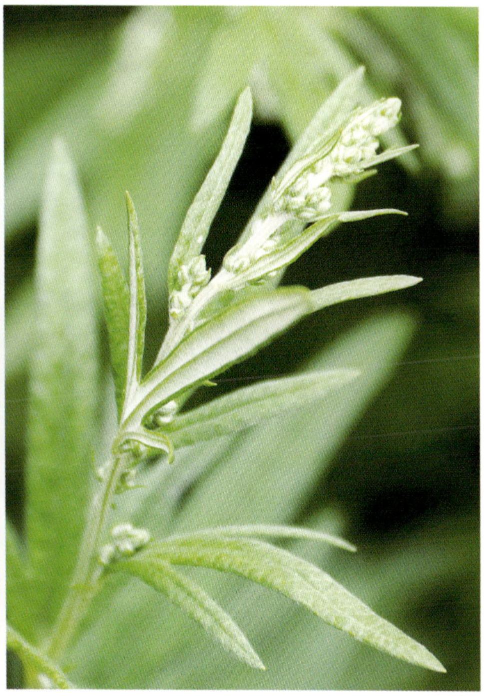

173 古树茶

山茶科 茶 *Camellia sinensis* (Linnaeus) Kuntze

佤名： kaox qax [kʰa̱uʔ tɕʰa̱ʔ]（栲茶）

别名： 山茶、老苦茶、古茶树

植物形态： 灌木或小乔木。叶革质，椭圆形、长圆状椭圆形或长圆形，长 5~9cm，宽 2~3.5cm，边缘具细锯齿，侧脉 7~9 对。花单生和 2~3 朵簇生叶腋，白色，径 2.5~3.5cm；花梗长 6~10mm，向上增粗，无毛；小苞片 2 枚，生于花梗中部，卵形，长约 2mm，早落；萼片 5 枚，不等大，阔卵形，长 3~5mm，外面无毛，里面被细绢毛；花瓣 7~8 枚，阔倒卵形或近圆形，长 1.5~2cm，宽 1.2~2cm，基部略连合；雄蕊多数，外轮花丝基部合生；子房球形，密被白色绒毛，3 室，花柱长约 1cm，先端 3 裂。蒴果扁 3 球形或双球形，褐色，宽 2~3cm。花期 10 月至翌年 2 月，果期至翌年 10 月。

生境分布： 生于海拔（130~）1300~2100m的阔叶林下或灌丛中。我国长江以南各地均有自然分布，并广为栽培；日本、中南半岛北部、印度等地亦有。

药用部位： 根

采收加工： 全年可采收。

性味功效： 苦，平。强心利尿，抗菌消炎，收敛止泻，降压。

主治： 高血压，肝炎，心脏病水肿，烫伤。

用法用量： 内服：水煎服，15~20g。外用：烫伤外擦患处。

附方

1. **高血压，高血糖：** 本品 15g、玉米须 6g，水煎服代茶饮。
2. **解毒：** 本品老叶适量，猪油 1 勺，煎煮后内服，起到催吐作用。
3. **烫伤：** 本品陈茶煮好后，加入生荞面 30g 调匀，外擦患处。

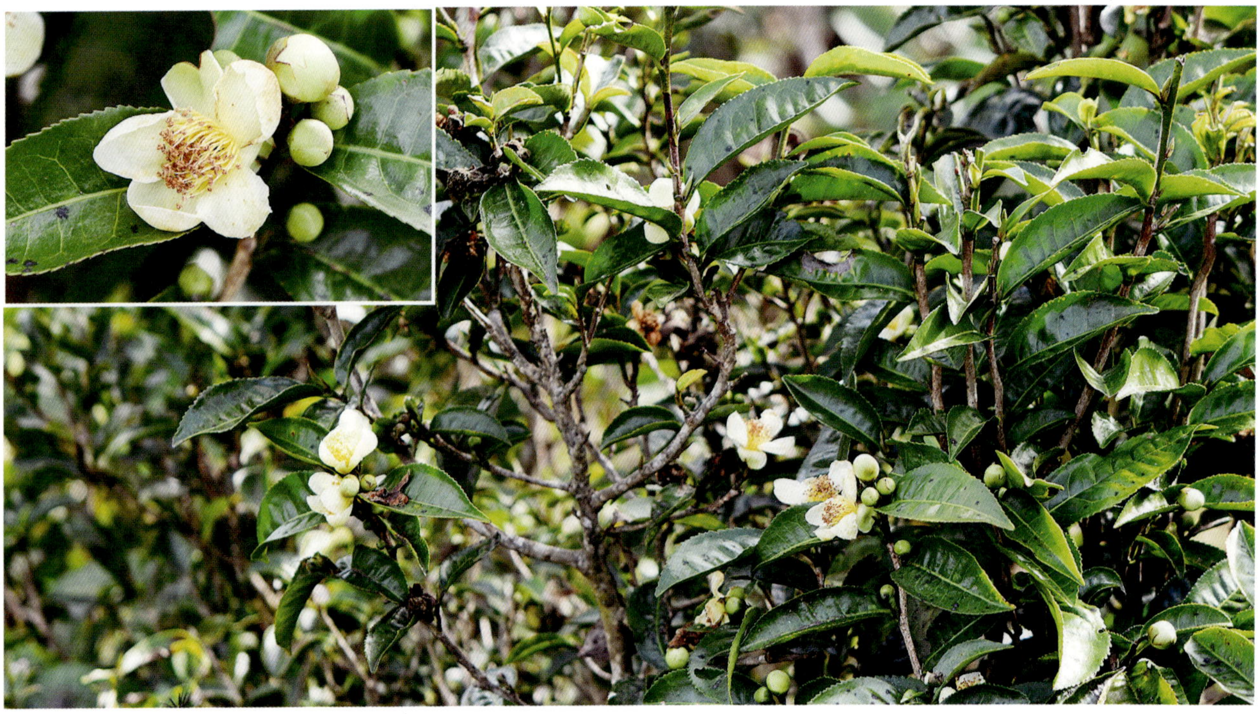

174 节节高

百合科 滇黄精 *Polygonatum kingianum* Collett & Hemsley

佤名： si gra [si kra̱]（士嘎）

别名： 黄精、仙人板、大黄精

植物形态： 根状茎肥厚，连珠状，块状或近圆柱状，直径1~7cm。植株高大，茎高1~3m，顶端常作攀援状。叶3~6（~10）枚轮生，条形、条状披针形或披针形，长6~25cm，宽3~30mm，先端拳卷，叶柄短或近无柄。花序轮生叶腋，具2~3朵花，少4~6朵花，总花梗长1~2cm，下垂，花梗长0.5~1.5cm；花被紫红色、绿色、黄绿色或黄白色，圆筒状，全长16~25mm，直径7~10mm，花被裂片长3~7mm。浆果紫红色或黑紫色，球形，直径0.7~1.8cm，具5~10粒种子。花期3—5月，果期9—10月。

生境分布： 生于海拔 620~3650m 的常绿阔叶林下、竹林下、林缘、山坡阴湿处、水沟边或岩石上。分布于我国云南、四川、贵州；缅甸、越南亦有。

药用部位： 根茎

采收加工： 春、秋两季采收，置于水中煮沸后，取出晒干或随采随用。

性味功效： 甘，平。补中益气，润肺，强筋骨。

主治： 虚损寒热，肺痨咯血，病后体虚食少，风湿疼痛。

用法用量： 内服：水煎服或炖肉服用。

附方

1. **补虚：** 本品适量，炖小母鸡服用。
2. **肺结核：** 本品 15g、大百部 15g、小白及 10 及，水煎服，每日 2 次。
3. **贫血：** 本品 10g、土党参 10g、五味子根 5g、鸡根 10g、鸡血藤 10g，水煎服，每日 2 次。

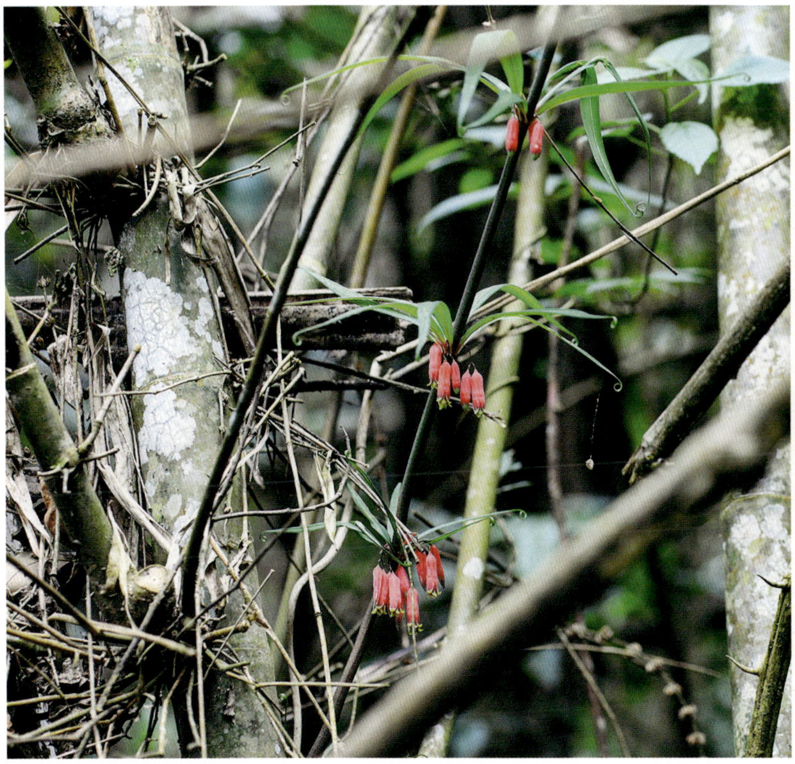

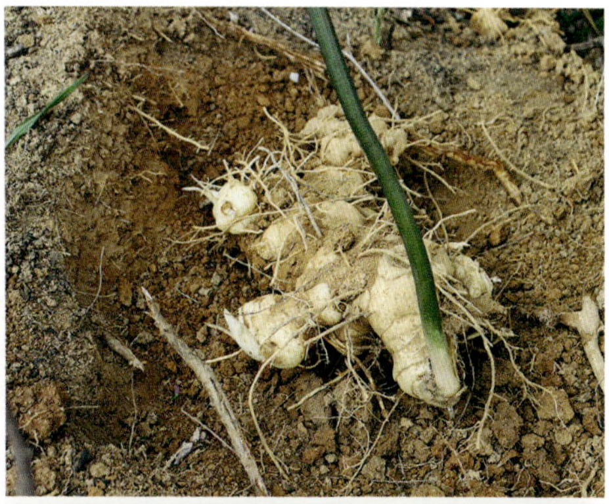

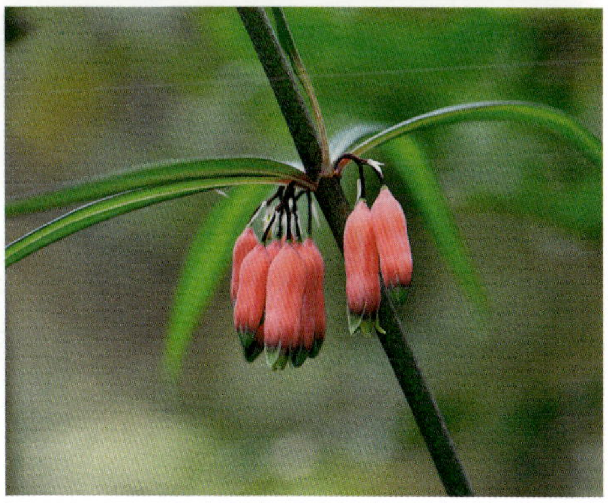

175 石韦

水龙骨科 石韦 *Pyrrosia lingua* (Thunberg) Farwell

佤名： guax rang [kṳaʔ raŋ̤]（刮然）

别名： 石皮、肺经草、大金刀

植物形态： 植株通常高 10~30cm。根状茎密被披针形，淡棕色，边缘有睫毛状的鳞片。叶远生，近二型。不育叶片近长圆形全缘，干后革质，光滑无毛，下面淡棕色或砖红色，被星状毛；能育叶约长过不育叶 1/3，而较狭 1/3~2/3。孢子囊群近椭圆形，在侧脉间整齐成多行排列，布满整个叶片下面，或聚生于叶片的大上半部，初时为星状毛覆盖而呈淡棕色，成熟后孢子囊开裂外露而呈砖红色。

生境分布： 生于海拔 100~1800m，附生于低海拔林下树干上，或稍干的岩石上。产于我国长江以南各省地，北至甘肃（文县）、西到西藏（墨脱）、东至台湾；印度（阿萨姆）、越南、朝鲜和日本也有。

药用部位： 全草

采收加工： 全年均可采收，洗净，晒干或鲜用。

性味功效： 甘，凉。利尿通淋，清热。

主治： 肺热咳嗽，支气管炎，咽喉炎，肾炎性水肿，膀胱炎，尿路感染。

用法用量： 内服：水煎服，20~100g。

附方

1. **肾炎性水肿，膀胱炎：** 本品 50~100g，水煎服，每日 3 次。
2. **肺热咳嗽，支气管炎：** 本品 20g，配白花蛇舌草适量，水煎服，每日 3 次。
3. **尿路感染：** 本品 30g、蒲公英 60g，水煎服，每日 3 次。

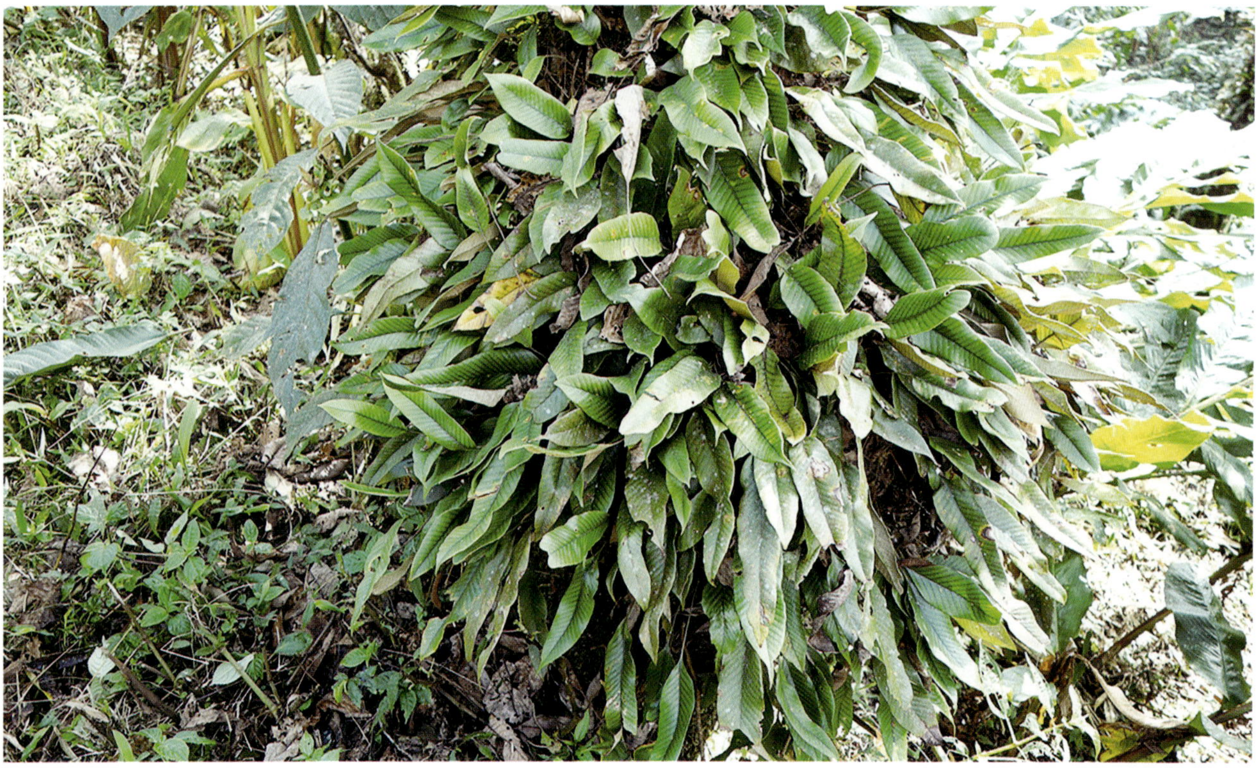

176 石生繁缕

石竹科 箐姑草 *Stellaria vestita* Kurz

佤名： hnu si ang gax [nʰu si ʔa̠ŋ ka̠ʔ]（努西安嘎）

别名： 抽筋菜、抽筋草、地精草

植物形态： 多年生草本。茎圆筒形，匍匐，光亮。叶片卵形、卵状椭圆形、狭卵形或稀宽卵形，长1~4.5cm，宽0.5~2.5cm，两面被星状绒毛，嫩叶毛密集且厚；上部叶无柄，最下部叶具短柄。二歧聚伞花序顶生和腋生；花序梗细，长2~6cm，被星状绒毛；花梗长1~3cm，被星状绒毛；花瓣白色，有时具绿色条纹，比萼片短，2深裂至基部，裂片条形；雄蕊10枚，与花瓣近等长或稍长。蒴果狭卵形或长圆形，与花萼近等长，6浅裂，具多数种子。花期4—6月，果期6—8月。

生境分布： 生于海拔100~3200m的林下、灌丛下、山坡、草地、田边、路旁。我国除东北以外大多地区都有分布；喜马拉雅地区、印度、中南半岛、马来西亚地区亦有。

药用部位： 全草

采收加工： 夏末、秋季采收，洗净，晒干或鲜用。

性味功效： 微苦，凉。清热利湿，活血化瘀，利水消肿。

主治： 脑梗，小儿惊风，风湿骨痛。

用法用量： 内服：水煎服，30g。外用：外敷。

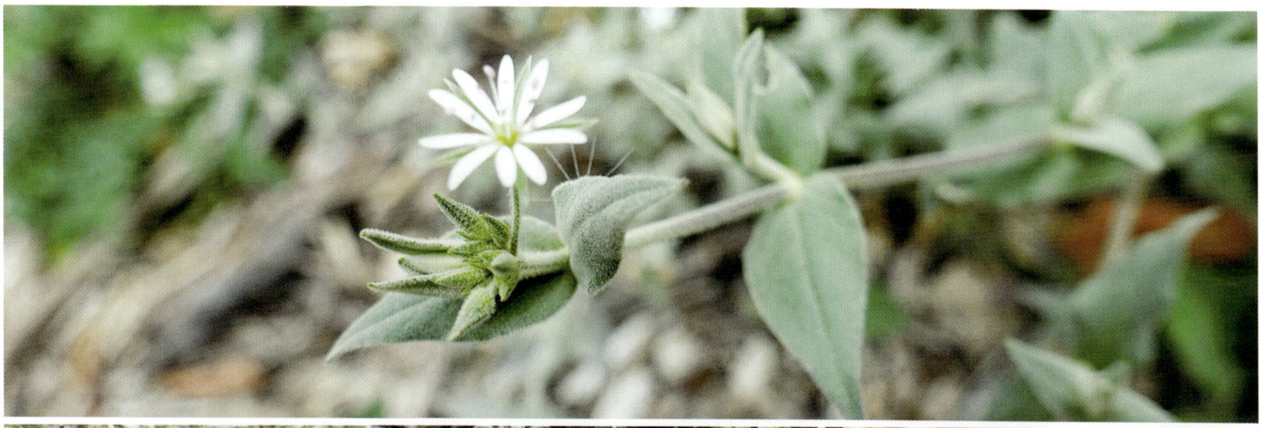

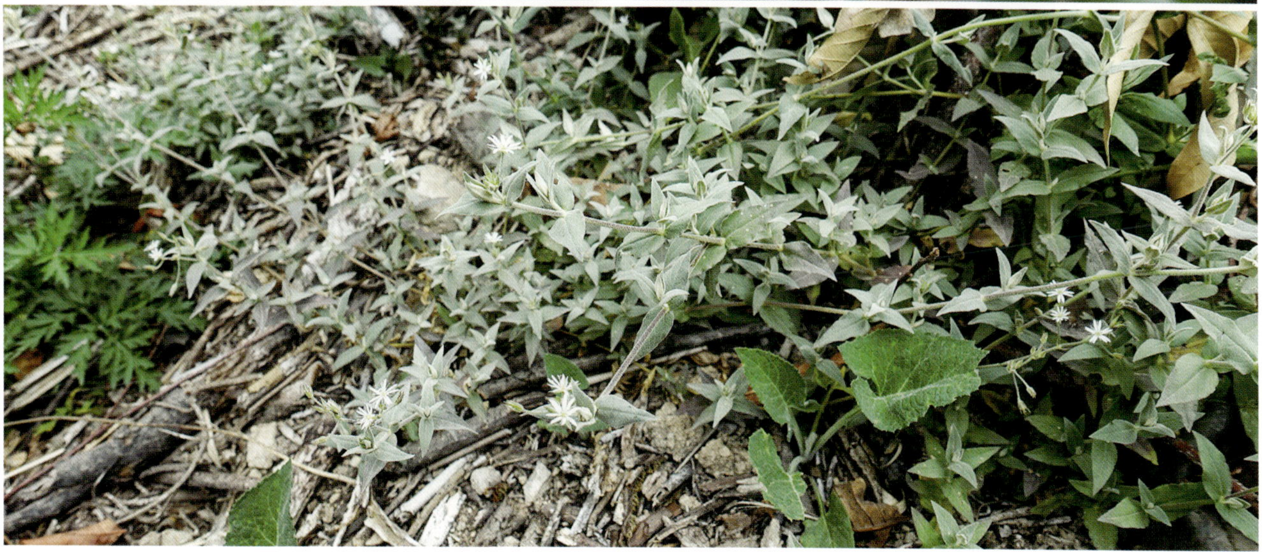

177 石菖蒲

菖蒲科 金钱蒲 *Acorus gramineus* Solander ex Aiton

佤名： si braig rang [si pr̲aik ra̲ŋ]（斯不惹然）

别名： 山菖蒲、石蜈蚣、金菖蒲

植物形态： 多年生草本，高 20~30cm，根茎较短，长 5~10cm，芳香，外皮淡黄色，根肉质，多数，长可达 15cm，须根密集。根茎上部多分枝，呈丛生状。分枝基部常具宿存叶基。叶柄对折，两侧棕色膜质叶鞘下部宽 2~3mm，上延至叶片中部以下，渐狭，脱落。叶片较厚，线形，干时灰绿或褐色，长 20~30cm，极狭，宽不足 6mm，先端长渐尖，无中肋，平行脉多数。花序柄长 2.5~9（~15）cm。叶状佛焰苞短，长仅 3~9（~14）cm，为肉穗花序长的 1~2 倍，有时更短于肉穗花序，狭窄，宽 1~2mm。肉穗花序黄绿色，圆柱形，长 3~9.5cm，粗约 3.5mm。果序增粗，可达 1cm，果黄绿色。花期 5—6 月，果期 7—8 月。

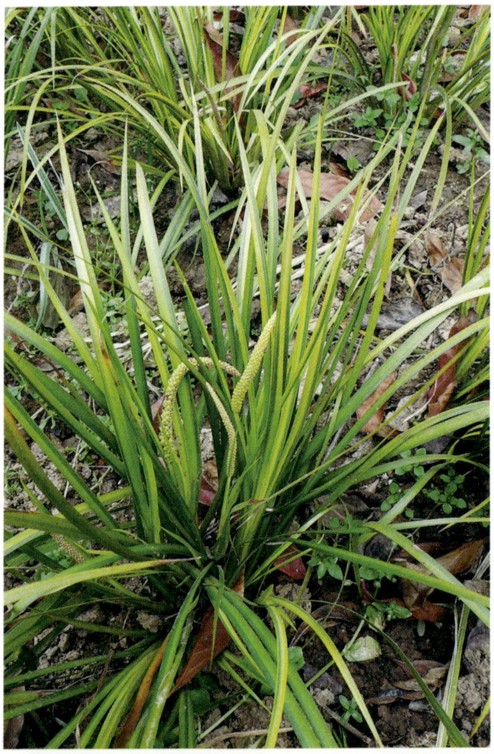

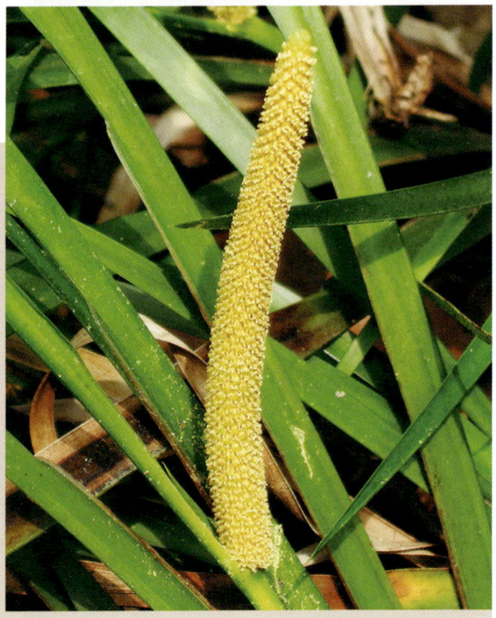

生境分布： 生于海拔 1800m 以下的水旁湿地及石上，常栽培。分布于我国陕西、甘肃、西藏、云南及江南地区。

药用部位： 根状茎

采收加工： 早春或冬末采挖，剪去叶及须根，晒干或鲜用。

性味功效： 辛，温。开窍，益智，豁痰，宽胸，祛湿，解毒。

主治： 神志不清，精神分裂症，健忘，多梦，耳聋，胸腹胀闷及胃脘疼痛，痈疖。

用法用量： 内服：水煎服，5~10g。外用：鲜品捣烂外敷。

附方

1. **神志不清，健忘，多梦，耳聋，胸腹胀闷及胃脘疼痛：** 本品 5~10g，水煎服。
2. **胃痛，胃溃疡，十二指肠溃疡：** 土茯苓 15g、紫金龙 8g、本品 10g、金线吊葫芦 8g、七叶一枝花 8g、岩参 10g、罗锅底 10g、木香 10g、丁香 10g、胡椒 3~5 粒、砂仁 5g、土木香 10g，水煎服。
3. **腹部胀满，胃寒疼痛：** 本品 10g、水菖蒲 15g、芦子 5g、荜茇 5g，干品烫火灰炮制，生熟各半，研粉温开水送服，每日 3 次。

178 石榴

千屈菜科 石榴 *Punica granatum* Linnaeus

佤名： kaox mag jāng [kʰa̱uʔ ma̱k tɕaŋ]（栲玛占）

别名： 石榴木、安石榴、花石榴

植物形态： 落叶灌木或乔木。叶对生或近簇生，纸质，长圆形或倒卵形，长 2~9cm，宽 1~2cm，先端钝或微凹或短尖，基部稍钝，叶面亮绿色，背面淡绿色，无毛。花两性，1 至数朵生于小枝顶端或叶腋，具短梗；花萼钟形，红色或淡黄色，质厚，长 2~3cm，顶端 5~7 裂，裂片外展，长 8~13mm；花瓣与花萼裂片同数，互生，生于花萼筒内，倒卵形，红色、黄色或白色，长 15~3cm，宽 1~2cm，先端圆形；雄蕊多数；子房下位。浆果近球形，直径 6~12cm，果皮厚，顶端具宿存花萼。种子多数，乳白色或红色，外种皮肉质，可食，内种皮骨质。花期 3—7 月。

生境分布： 原产巴尔干半岛至伊朗及其邻近地区，我国南北都有栽培；喜马拉雅也产，世界温带至热带地区均有栽培。

药用部位： 嫩枝叶、果实皮

采收加工： 嫩尖：全年可采，鲜用。果实皮：秋季采收。

性味功效： 甘、酸涩，温。消炎止痛，止咳，止痒。

主治： 跌打损伤，咳嗽，产后保健，皮肤病。

用法用量： 外用：煮水外擦或外洗。

附方

1. **皮肤病，产后保健：** 本品嫩枝叶、血满草、金竹叶、木贼、芸香草、大荨麻、侧柏叶、桃树叶、九里光、七叶莲、松针、盐肤木等药水煎熏蒸后再用药液泡澡。
2. **烧伤：** 本品果实皮适量，洗净，加清水 500mL，文火煎至 250mL，过滤后置瓶中，用时涂患处。
3. **牛皮癣：** 本品果实皮适量，烧炭，研末，加麻油，调成糊状，涂于患处。

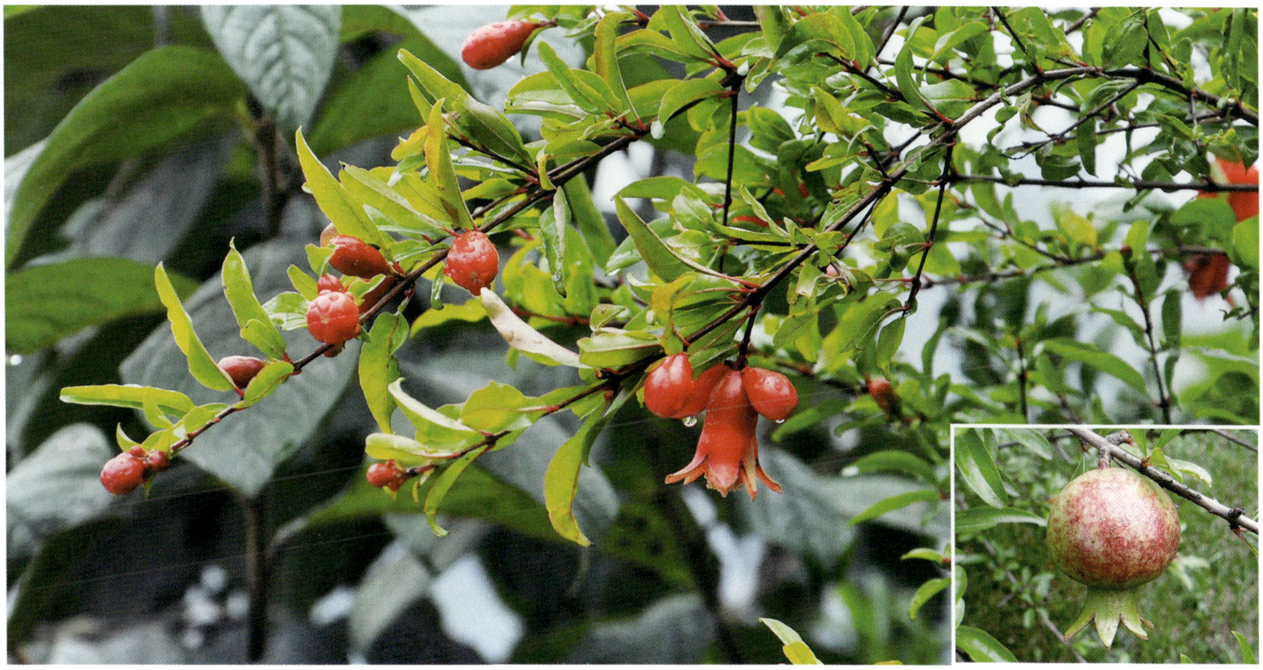

179 龙血树

百合科 柬埔寨龙血树 *Dracaena cambodiana* Pierre ex Gagnepain

佤名： kaox hnam si yōng [k^{h}a̱uʔ n^{h}a̱m si ʐɔŋ]（栲南昔勇）

别名： 山铁树、小花龙血树、海南龙血树

植物形态： 乔木状，高在3~4m以上。茎多分枝，树皮带灰褐色，幼枝有密环状叶痕，叶聚生于茎、枝顶端，几乎互相套叠，剑形，薄革质，长达70cm，宽1.5~3cm，向基部略变窄而后扩大，抱茎，无柄。圆锥花序长在30cm以上；花序轴具毛；花每3~7朵簇生，绿白色或淡黄色；花梗长5~7mm，关节位于上部1/3处；花被片长6~7mm，下部1/5~1/4合生成短筒；花丝扁平，宽约0.5mm，无红棕色疣点；花药长约1.2mm；花柱稍短于子房。浆果直径约1cm。花期7月。

生境分布： 生于林中或干燥砂壤土上。分布于我国云南、海南；越南、柬埔寨亦有。

药用部位： 树干

采收加工： 全年可采收。

性味功效： 涩、微苦，温。消炎止痛，活血化瘀。

主治： 跌打损伤，肠胃炎，胃溃疡，产后出血过多体虚。

用法用量： 内服：水煎服，10~15g。外用：兑白酒少量外擦患处。

附方

1. **贫血：** 本品20g、小红参20g、大红参3g、鸡血藤20g，红糖适量为引，水煎服，每日3次。
2. **跌打损伤：** 本品适量泡酒后外擦患处。

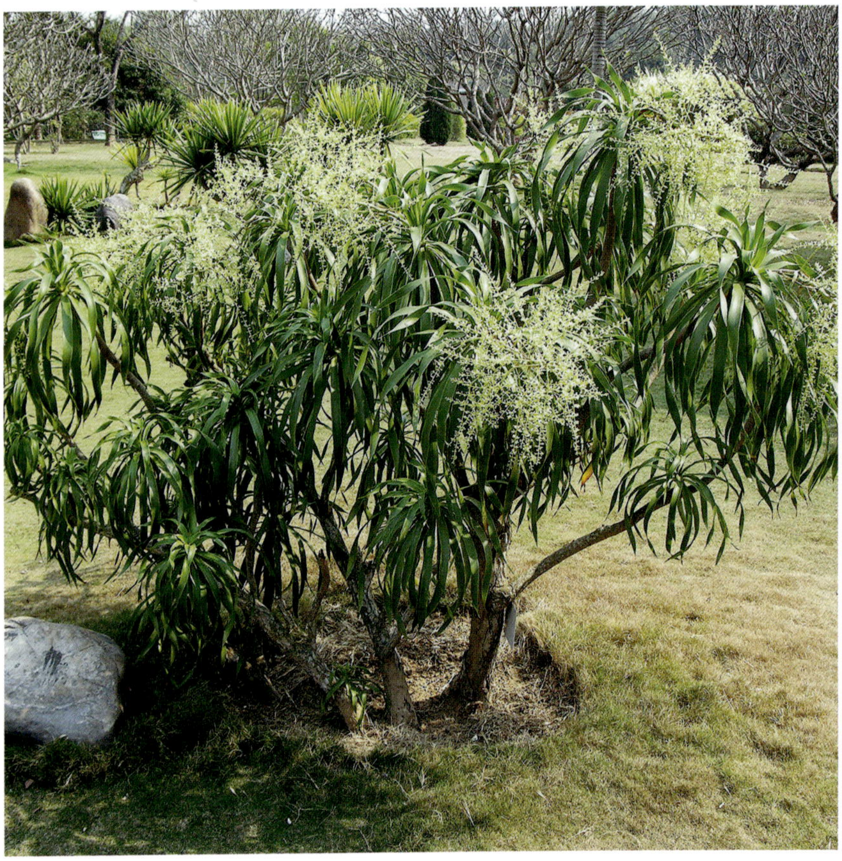
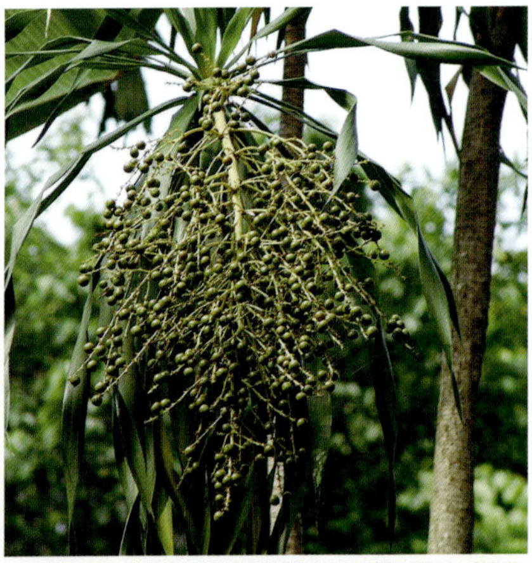
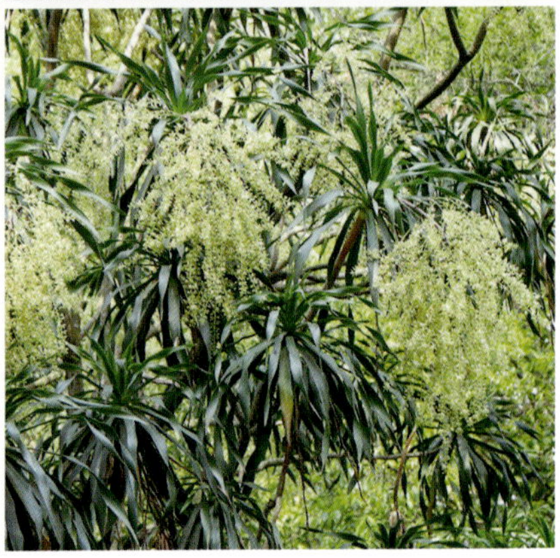

180 龙胆草

龙胆科 滇龙胆草 *Gentiana rigescens* Franchet

佤名： rīb mgin si yōng [rip gin si zɔŋ]（日吉昔勇）

别名： 小兰花、坚龙胆、蓝花根

植物形态： 多年生草本。须根肉质。主茎粗壮，枝多数，丛生，直立，木质化，近圆柱形，中空。无莲座状基生叶丛；茎生叶多对，下部2~4对小鳞片形，中上部叶卵状长圆形、倒卵形或卵形，长1~4cm，宽0.7~2cm，先端钝，基部楔形，叶脉1~3条。花多数簇生枝顶；花萼锥形，长10~12mm，萼管膜质，裂片2枚大3枚小；花冠漏斗形或钟形，蓝紫色，冠檐具多数深蓝色或绿色斑点，长2.5~3cm，裂片宽三角形，长约5mm，先端具尾尖，全缘或边缘下部有细齿，褶偏斜，三角形。蒴果内藏，椭圆形，长10~12mm，先端尖或钝，柄长15mm。花、果期8—12月。

生境分布： 生于海拔1000~2800m的山坡草地、林下、灌丛中。分布于我国云南、四川、贵州、湖南、广西。

药用部位： 根

采收加工： 秋、冬季采挖，洗净，晒干。

性味功效： 苦，寒。清热解毒，消肿止痛。

主治： 急性黄疸型肝炎，扁桃体炎，咽喉炎，乳腺炎。

用法用量： 内服：水煎服，15~20g。

附方

1. **咽喉肿痛：** 本品适量泡水代茶饮。
2. **乳腺炎：** 本品15g、鱼子兰10g、拔毒散10g、穿山甲壳5g，水煎服，每日3次。穿山甲壳炒黄后研成粉末，兑药液内服。
3. **带下：** 本品15g、白花蛇舌草10g、车前草10g，水煎服，每日3次。

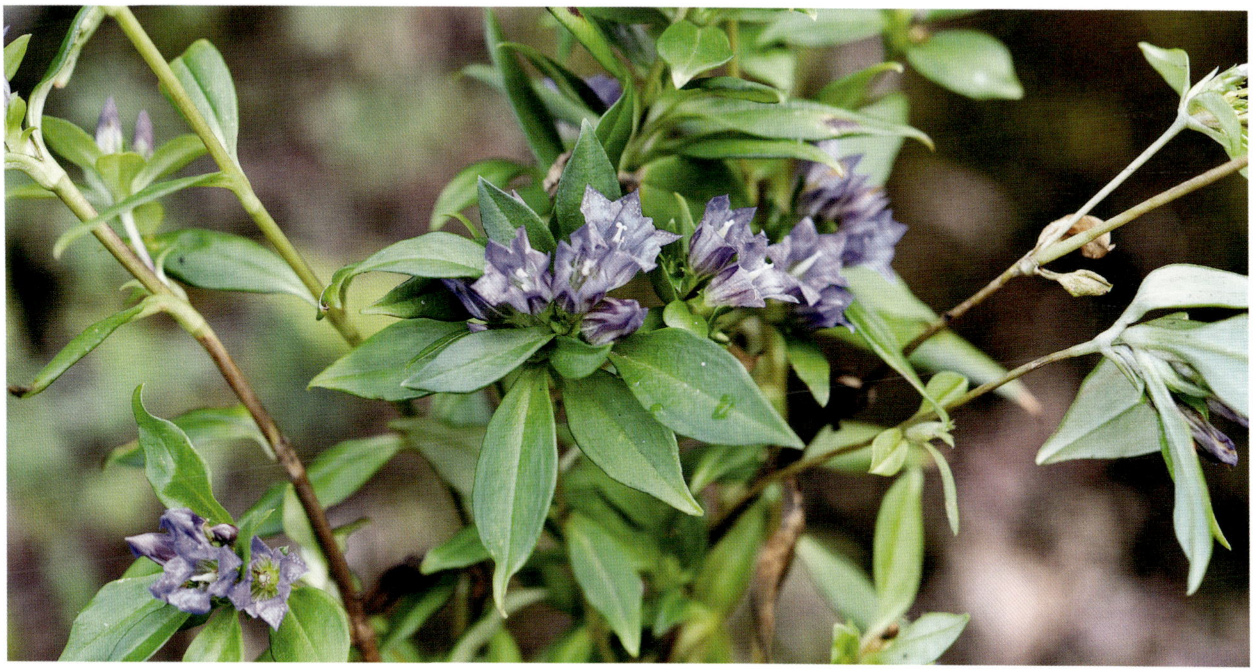

181 龙葵

茄科 龙葵 *Solanum nigrum* Linnaeus

侗名： daex kaox [ta̠ɯʔ k^{h}a̠uʔ]（德栲）

别名： 天茄子

植物形态： 一年生直立草本。叶卵形，长 2.5~10cm，宽 1.5~5.5cm，先端短尖，基部圆形至阔楔形下延成叶柄，全缘或每边具不规则的粗齿或微波状，光滑或两面均被稀疏短柔毛；叶柄长 1~2cm。伞形花序腋外生，由 3~6（~10）朵花组成，总花梗长 1~2.5cm，花梗长约 5mm，近无毛或具短柔毛，萼小，浅杯状，直径 1.5~2mm；花冠白色，筒部隐于萼内，长不及 1mm，冠檐长约 2.5mm，5 深裂，裂片卵圆形，长约 2mm；雄蕊 5 枚。浆果球形，直径约 8mm，成熟时黑色。花期 5—8 月，果期 7—11 月。

生境分布： 生于海拔 450~3400m 的田边，荒地及村庄附近。几乎分布于全国；广泛分布于欧、亚、美洲的温带至热带地区。

药用部位： 全草

采收加工： 全年可采收，晒干或鲜用。

性味功效： 苦，寒。有小毒。清热解毒，利水消肿。

主治： 泌尿系统感染，肾炎，尿路结石，疮痈，无名肿毒。

用法用量： 内服：水煎服，15~20g。外用：鲜品捣烂外敷患处。

附方

1. **咽痛：** 本品嫩叶，水煎服，每日 3 次。
2. **泌尿系结石：** 本品根 20g、海金沙 15g、野绿谷根 10g，水煎服，每日 3 次。
3. **痢疾：** 本品 20g，水煎服，每日 3 次。

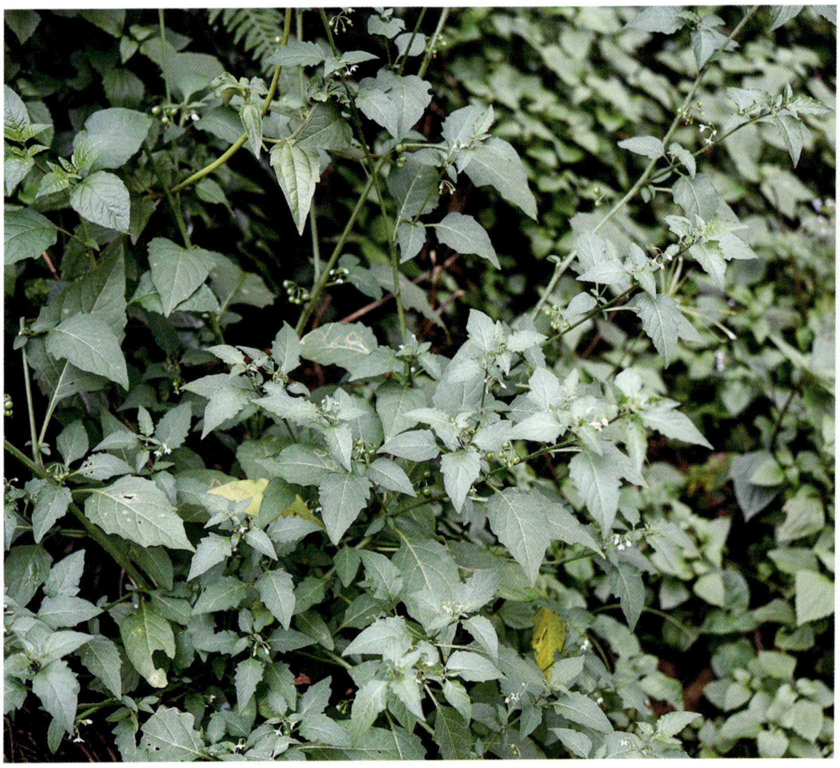

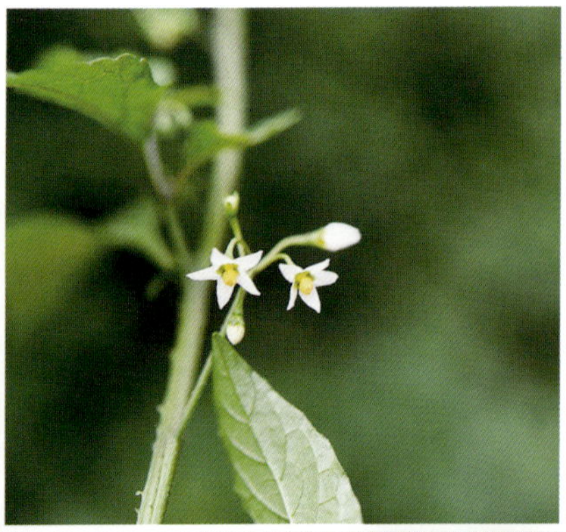

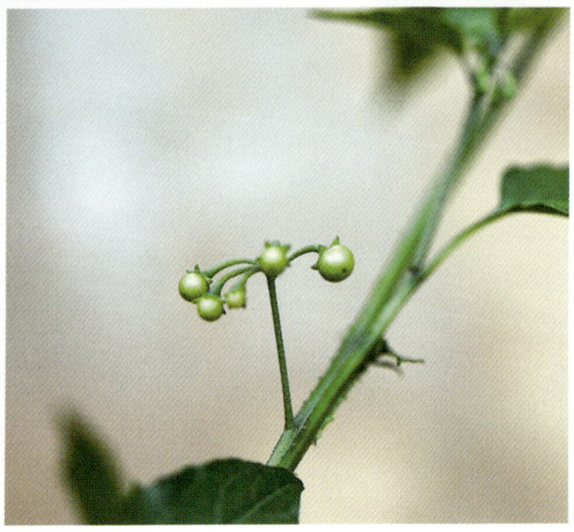

182 平滑钩藤

茜草科 平滑钩藤 *Uncaria laevigata* Wallich ex G. Don

佤名： hnu hngim glang siah [nʰu̠ ŋʰi̠m kla̠ŋ si̠ah]（努英革兰下）

别名： 双钩藤、光钩藤

植物形态： 藤本。嫩枝微被短柔毛。叶对生，近革质，椭圆形或长圆形，长 10~12cm，宽 4~6cm，先端短尖或渐尖，基部钝圆或楔形，两面均无毛，侧脉 4~7 对；托叶狭三角形，2 深裂。头状花序不计花冠直径 5~10mm，单生于叶腋，总花梗具一节，或成单聚伞状排列，总花梗长 8cm，有 3 个节；花无梗；花冠管长 7~10mm，外面无毛，花冠裂片 5 枚，长圆形，外面无毛；花柱伸出，柱头长棒状。果序直径 2.5~3cm；小蒴果纺锤形，长 6~8mm，被短柔毛。花、果期 5—11 月。

生境分布： 生于海拔 500~1540m 的山谷溪边林中。分布于我国云南、广西；越南、老挝、泰国、缅甸、孟加拉国、印度亦有。

药用部位： 藤、叶

采收加工： 全年可采收，洗净切碎，晒干。

性味功效： 苦、微涩，凉。祛风除湿，止痛。

主治： 尿路感染引起的腰痛，偏头痛，跌打损伤，风湿骨痛，颈椎痛。

用法用量： 内服：水煎服，或泡酒服。外用：水煎外用。

附方

1. **偏头痛：** 本品、天麻、三七、川芎各适量，水煎服。
2. **跌打损伤，风湿骨痛，颈椎病：** 本品配大血藤、鸡血藤、红花、野三七各适量，水煎服，或泡酒服。
3. **风湿疾病：** 本品叶可作熏蒸药，药浴，配臭牡丹、三丫苦、寄生草类、血满草、冰片叶、紫苏叶、臭灵丹、香茅草、四方蒿各适量，水煎外用。

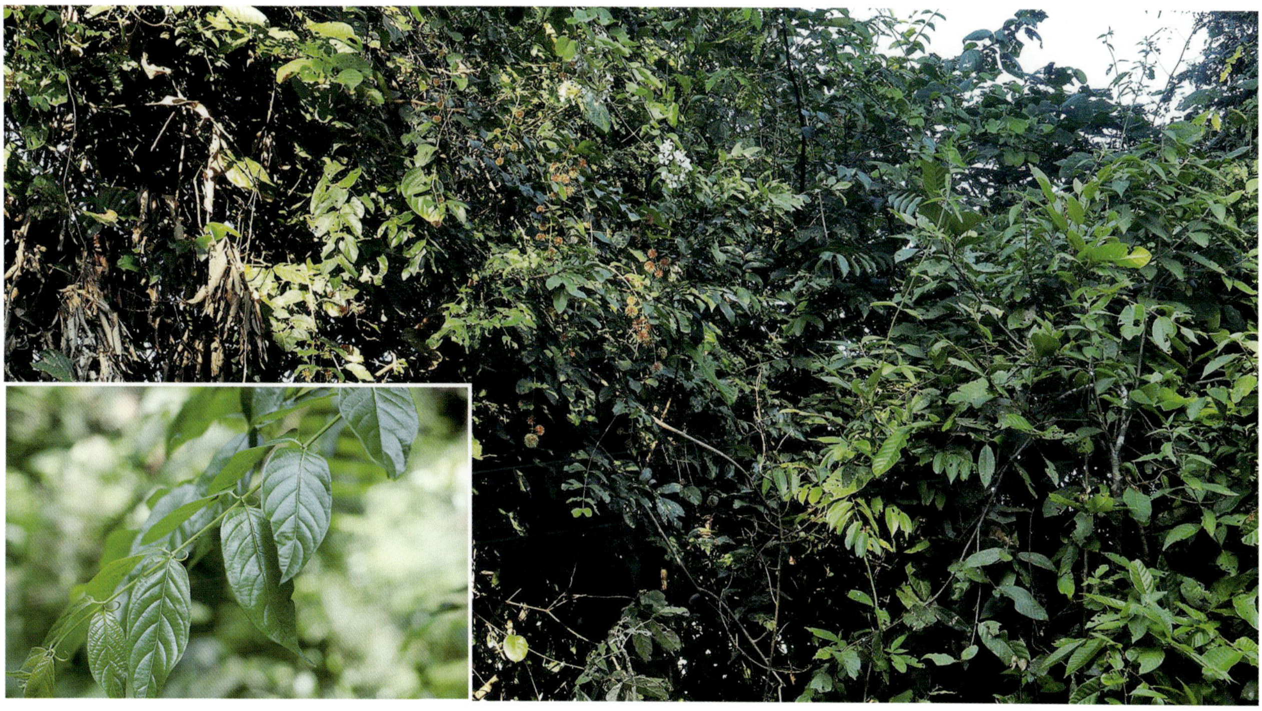

183 东方泽泻

泽泻科 东方泽泻 *Alisma orientale* (Samuelsson) Juzepczuk

侗名： daex pag hnam siah [taɯʔ p^{h}ak n^{h}am siah]（德爬南下）

别名： 泽泻、水车前、水慈姑

植物形态： 多年生水生或沼生草本。块茎直径 1~2cm，或较大。叶多数；挺水叶宽披针形、椭圆形，长 3.5~11.5cm，宽 1.3~6.8cm，先端渐尖，基部近圆形或浅心形，叶脉 5~7 条。花葶高 35~90cm。花序长 20~70cm，具 3~9 轮分枝，每轮分枝 3~9 枚；花两性，直径约 6mm；外轮花被片卵形，长 2~2.5mm，内轮花被片近圆形，比外轮大，白色、淡红色，稀黄绿色，边缘波状；心皮排列不整齐，花柱长约 0.5mm，直立，柱头长约为花柱的 1/5；花托在果期呈凹凸，高约 0.4mm。瘦果椭圆形，长 1.5~2mm，背部具 1~2 条浅沟。花、果期 5—9.

生境分布： 生于海拔 2500m 以下的湖泊、水塘、沟渠、沼泽中。分布于全国大部分地区；俄罗斯、蒙古、日本亦有。

药用部位： 根茎

采收加工： 冬季茎叶开始枯萎时采挖，洗净，晒干除去须根及粗皮。

性味功效： 甘，寒。清热，渗湿，利水。

主治： 产后泄泻，痢疾，肾虚早泄。

用法用量： 内服：水煎服，20g。

附方

1. **产后泄泻，痢疾：** 本品 20g、杭白芍 50g、当归 40g、山药 75g、川厚朴 10g、黄芪 25g、车前子 15g、红花 12g、茯苓 15g、山楂片 10g、甘草 5g、生姜片 3 片、大枣 5 枚，水煎服。
2. **高血脂：** 本品 30g，加入清水 300mL，煎至 100mL，每日服 1 次。
3. **肾炎性水肿：** 本品适量，配杜仲煎服。

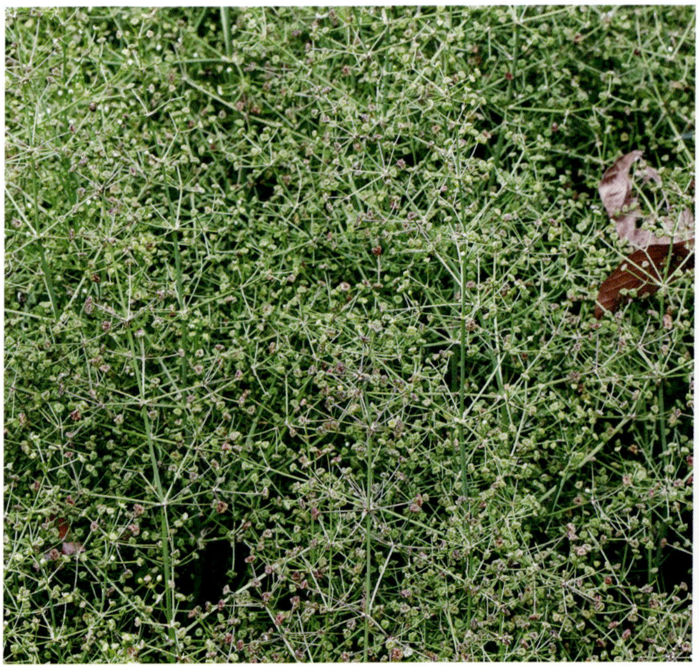
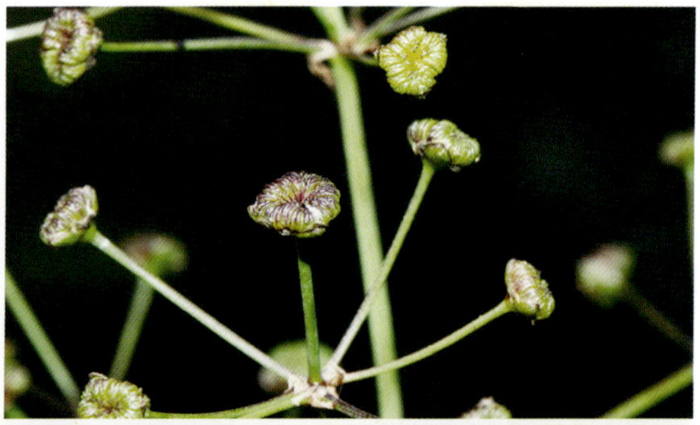
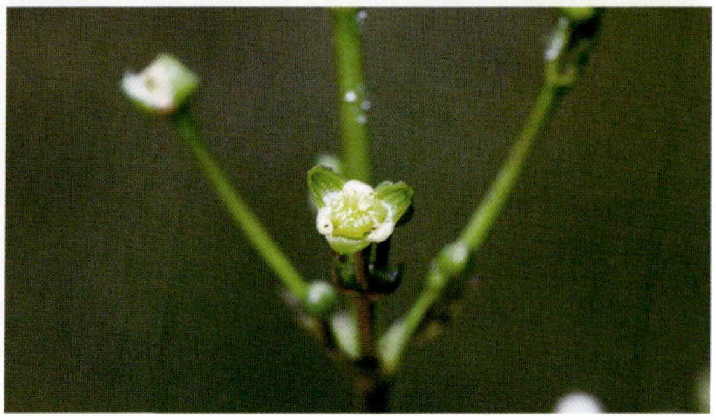

184 叶下果

大戟科 叶下珠 *Phyllanthus urinaria* Linnaeus

佤名： guax si mīe [ku̠aʔ si mɛ]（刮昔灭）

别名： 珍珠草、叶后珠

植物形态： 一年生草本。高 10~60cm。茎常直立，基部多分枝；枝具翅状纵棱。叶片纸质，因叶柄扭转而呈羽状排列，长圆形或倒卵形，长 4~10mm，宽 2~5mm，先端圆、钝或急尖而有小尖头；侧脉每边 4~5 条，明显；叶柄极短。花雌雄同株，直径约 4mm；雄花：2~4 朵簇生于叶腋，常仅上面 1 朵开花；萼片 6 枚，倒卵形；雄蕊 3 枚，花丝合生成柱状；花盘腺体 6 个，分离，与萼片互生；雌花：单生于小枝中下部的叶腋内；萼片 6 枚，卵状披针形；花盘圆盘状，边全缘；子房卵状，有鳞片状凸起，花柱分离，顶端 2 裂。蒴果圆球状，直径 1~2mm，红色，表面具小凸刺。花期 4—6 月，果期 7—11 月。

生境分布： 生于海拔 300~1100m 的湿润山坡草地、路旁或林缘。分布于我国云南、西南、华南、华中、华东、河北、山西、陕西；印度、斯里兰卡、中南半岛、日本、马来西亚、印度尼西亚至南美亦有。

药用部位： 全草

采收加工： 夏、秋季采收，洗净，切段，晒干。

性味功效： 甘、微苦，凉。清热解毒，消炎利尿。

主治： 急性肾炎，膀胱炎，尿路结石，肠炎，痢疾，黄疸型肝炎，结膜炎，毒蛇咬伤。

用法用量： 内服：水煎服，15~20g。外用：鲜品捣烂外敷患处。

附方

1. **肝炎：** 本品鲜品 20~30g，煎水代茶饮。
2. **肾炎，膀胱炎：** 本品 20g、过路黄 15g、野绿谷根 15g、车前草 10g，水煎服，每日 3 次。
3. **毒蛇咬伤：** 本品适量，捣烂外敷患处。

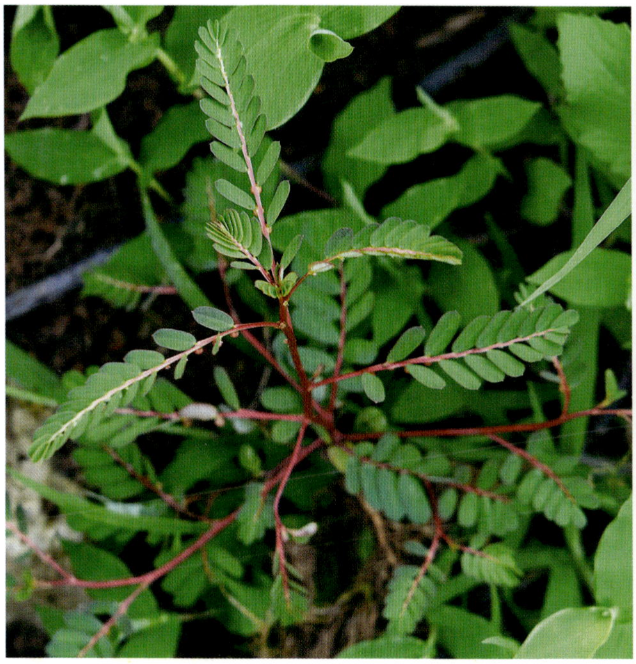

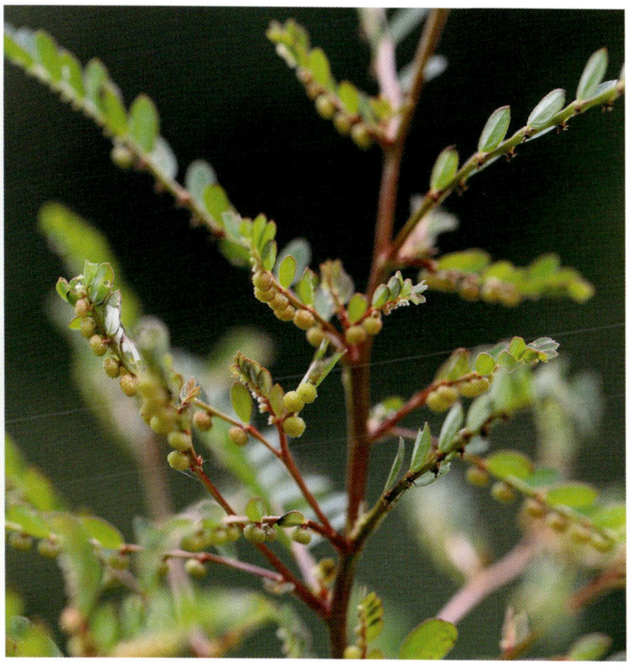

185 叶上花

青荚叶科 青荚叶 *Helwingia japonica* (Thunberg) F. Dietrich

佤名： dāi dang douh [tai taŋ toh]（呆胆豆）

别名： 小通草、大叶上珠、大叶通草

植物形态： 落叶灌木。幼枝叶痕显著。叶纸质，卵形、卵圆形，稀椭圆形，边缘具刺状细锯齿；中脉及侧脉在上面微凹陷，下面微突出；托叶线状分裂。花3~5朵，花瓣镊合状排列；雄花4~12枚，呈伞形或密伞花序；子房卵圆形或球形，柱头3~5裂。浆果。花期4—5月；果期8—9月。

生境分布： 生于海拔 3300m 以下的林中，喜阴湿及肥沃的土壤。广布于我国黄河流域以南各地；日本、缅甸北部、印度北部也有分布。

药用部位： 全株、叶

采收加工： 全年可采，鲜用或晒干。

性味功效： 苦、辛，平。清热解毒，止痒，止泻。

用法用量： 内服：水煎服。外用：水煎外洗。

附方

1. **疟疾：** 本品鲜叶和酸笋各适量，捣烂外包头部，早、晚各 1 次。
2. **湿疹：** 本品叶 3 分、三颗针 5 分、罗锅底 4 分、半截藤 3 分、藤三七叶 5 分、寄生草 3 分、花椒叶 3 分，水煎外洗。

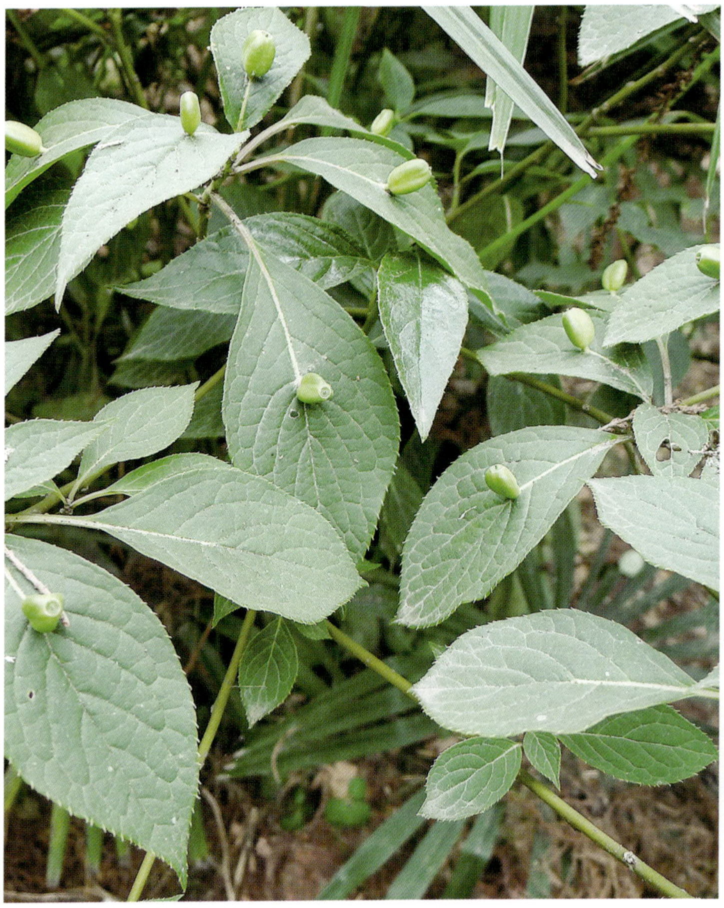

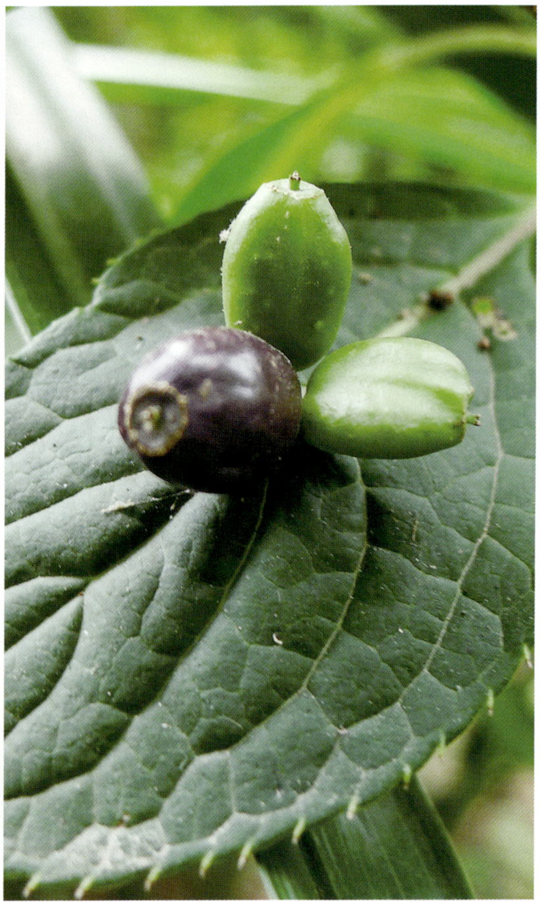

186 叶天天花

茜草科 红毛玉叶金花 *Mussaenda hossei* Craib

佤名： dāi bung bīang [tai puŋ piaŋ]（呆崩扁）

别名： 期里、红叶玉叶金花、南玉叶金花

植物形态： 亚灌木。嫩枝密被白色短柔毛。叶对生，厚纸质，倒披针形或长圆状倒披针形，长 3~10cm，宽 1.5~3.5cm，基部钝或近心形，背面密被绢质短柔毛，侧脉 8~10 对；叶柄长 5mm；托叶披针形，长 5~7mm，2 浅裂。聚伞花序顶生，总花梗分枝，有绒毛；花萼裂片 5 枚，花叶长 3~5.5cm，宽 4cm，白色；花冠橙黄色，冠管长 2.2~2.6cm。浆果长圆状椭圆形，长 1.8cm，宽 8mm，有宿存的萼裂片。花期 11 月至翌年 3 月。

生境分布： 生于海拔 600~1700m 的林中。分布于我国云南；越南、老挝、泰国、缅甸亦有。

药用部位： 根

采收加工： 全年可采收，切片，晒干。

性味功效： 苦、甘，平。清热解毒，凉血止血。

主治： 感冒，喉炎，疟疾。

用法用量： 内服：水煎服，15~25g。外用：水煎外洗。

附方

感冒： 本品 15~25g 水煎服，或泡澡用。

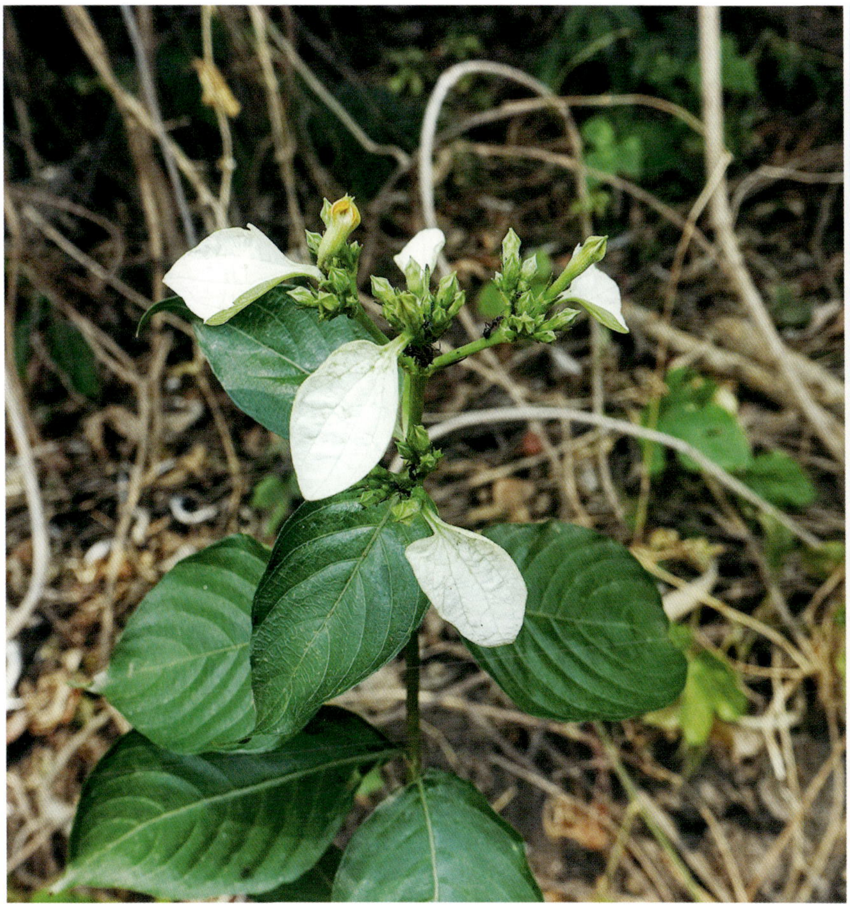

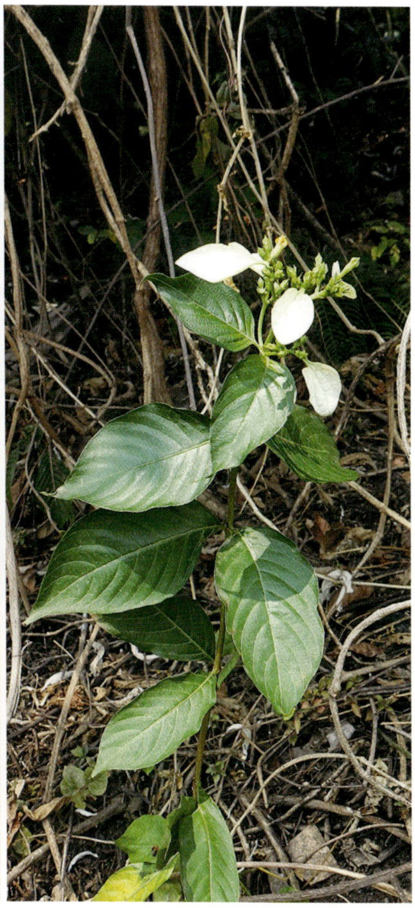

187 田基黄

藤黄科 地耳草 *Hypericum japonicum* Thunberg

佤名： si ndah saex ngai [si dah saɯʔ ŋai]（司达舌改）

别名： 八金刚草、斑鸡窝

植物形态： 一年生或多年生草本。叶无柄，叶片常卵形或卵状三角形至长圆形或椭圆形，长 0.2~1.8cm，宽 0.1~1cm，边缘全缘，坚纸质，无边缘生的腺点，全面散布透明腺点。花序具 1~30 朵花，两岐状或多少呈单岐状。花直径 4~8mm，多少平展；花梗长 2~5mm。萼片狭长圆形或披针形至椭圆形，长 2~5.5mm，全缘，无边缘生的腺点，全面散生透明腺点或腺条纹，果时直伸。花瓣白色、淡黄至橙黄色，椭圆形或长圆形，长 2~5mm，宽 0.8~1.8mm，无腺点，宿存。雄蕊 5~30 枚，不成束，宿存。蒴果短圆柱形至圆球形，长 2.5~6mm，宽 1.3~2.8mm，无腺条纹。花期 3—8 月，果期 6—10 月。

生境分布： 生于海拔 2800m 以下的田边、沟边、草地以及撂荒地上。分布于我国云南、辽宁、山东、江苏、安徽、浙江、江西、福建、台湾、湖北、湖南、广东、广西、四川、贵州；日本、朝鲜、尼泊尔、印度、斯里兰卡、缅甸至印度尼西亚、澳大利亚、新西兰以及美国的夏威夷亦有。

药用部位： 全草

采收加工： 春、夏季采收，洗净，晒干。

性味功效： 甘、微苦，凉。清热利湿，解毒消肿，消炎止痛。

主治： 肝炎，早期肝硬化，阑尾炎，扁桃体炎，口腔溃疡，痈疖肿毒，带状疱疹，毒蛇咬伤，跌打损伤，婴儿口腔炎及口腔溃烂。

用法用量： 内服：水煎服，15~20g。

附方

1. **肝炎：** 本品 15g、马蹄金 15g、青叶胆 10g、奶浆草 10g，水煎服，每日 3 次。
2. **尿道炎：** 本品 15g、海金沙藤 15g、车前草 15g，水煎服，每日 3 次。
3. **婴儿口腔炎及口腔溃烂：** 本品鲜品适量泡开水频服。

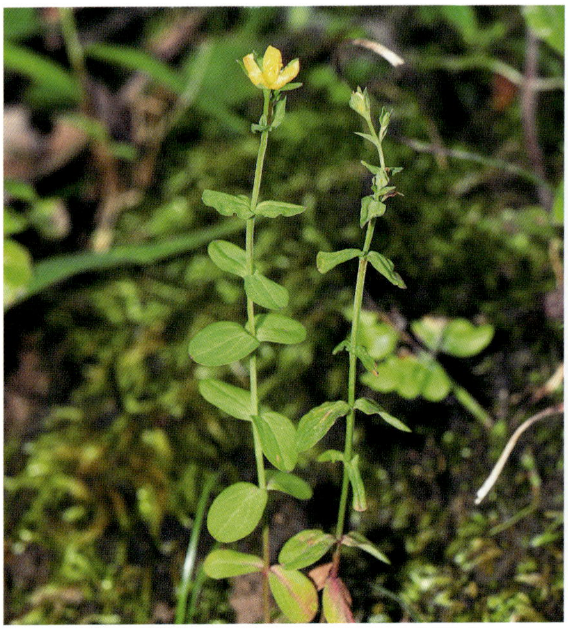

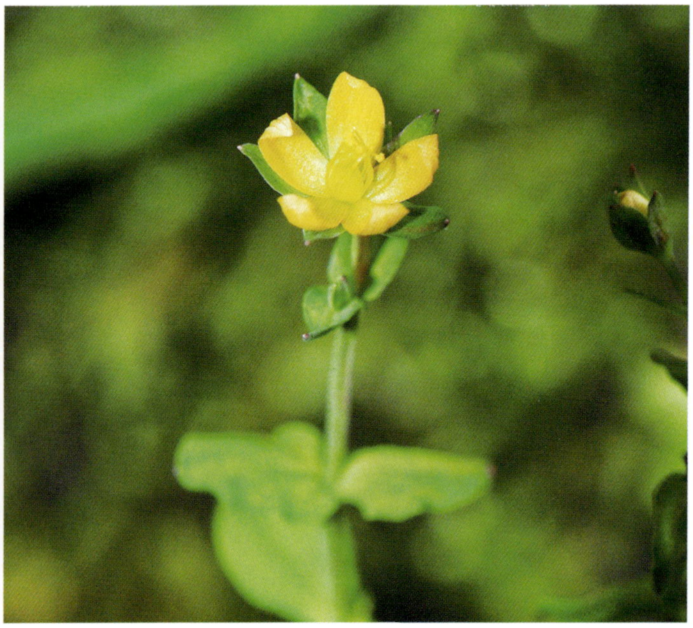

188 生姜

姜科 姜 *Zingiber officinale* Roscoe

佤名： si mging [si̱ gi̱ŋ]（士埂）

别名： 西根、西井

植物形态： 直立草本；根茎肥厚，分枝多，具芳香与辛辣味。叶片披针形或狭披针形，长15~30cm，宽2~2.5cm，深绿色，两面无毛；无叶柄；叶舌长2~5mm。穗状花序椭圆形，长4~5cm，从根茎基部抽出1~2枚；花序梗直立，长达25cm，具淡绿色鳞片；苞片卵形，长约2.5cm，淡绿色；花萼管长约1cm；花冠管长2~2.5cm，黄绿色，裂片等长，背裂片披针形，长约1.8cm；唇瓣中裂片倒卵形，长约1.2cm，具紫色条纹与黄色斑点，先端全缘，侧生退化雄蕊狭卵形，长约6mm，宽4mm，与中裂片同色；雄蕊淡黄色，等长于唇瓣。花期秋季。

生境分布： 全国各地均有栽培；亚热带地区常见栽培。

药用部位： 根茎

采收加工： 秋、冬季采挖，洗净，切片，晒干或鲜用。

性味功效： 辛、辣，热。温中散寒，回阳通脉，燥湿消痰。

主治： 风寒感冒，心腹冷痛，呕吐，痰饮，腹部胀痛。

用法用量： 内服：水煎服，干品 9~15g，鲜品 15~30g。

附方

1. **感冒：** 本品鲜品适量，配少量葱白，红糖为引，水煎服，每日 2 次。
2. **胃痛：** 本品 10g、砂仁 10g、胡椒 3~5 粒，诸药干品研粉温水冲服，每日 3 次。
3. **头痛：** 本品浸泡在热水中 15 分钟后，擦洗前额及太阳穴。

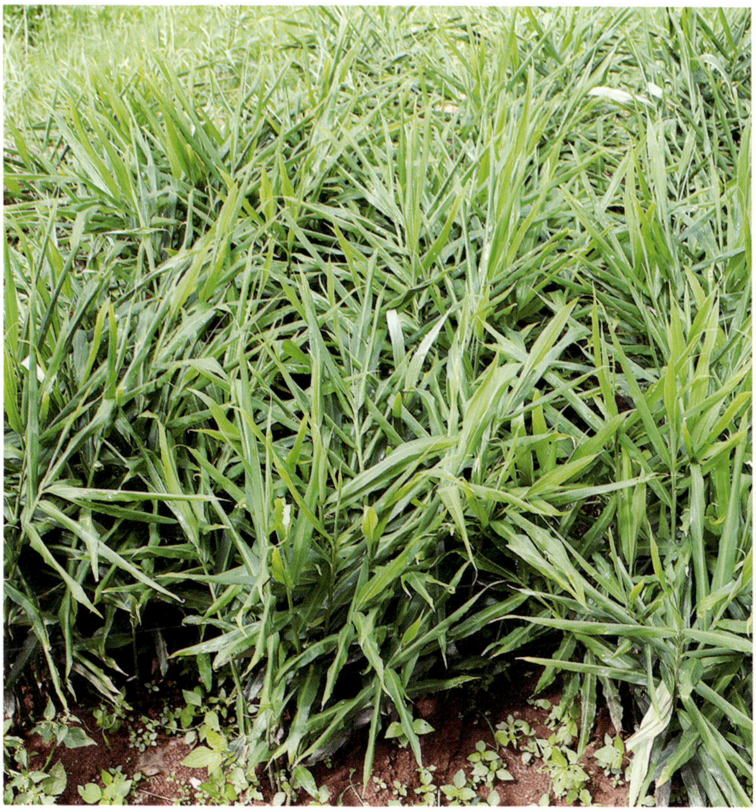

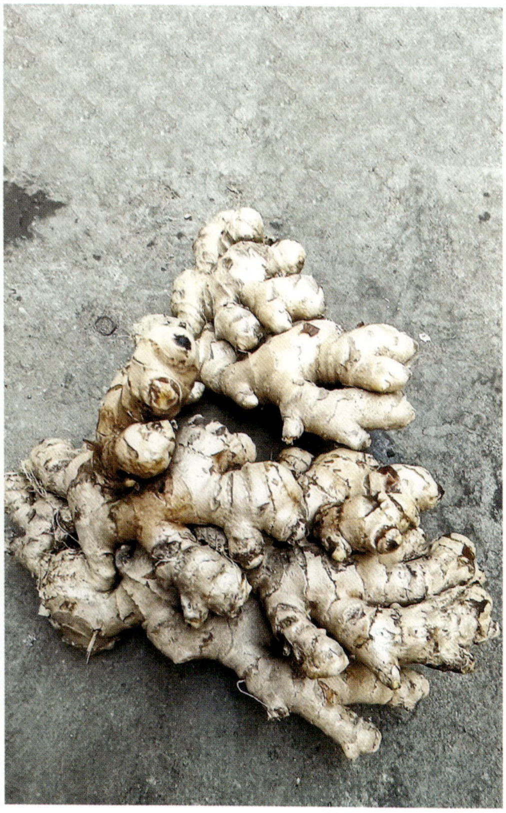

189 仙人掌

仙人掌科 仙人掌 *Opuntia dillenii* (Ker Gawler) Haworth

佤名： gen ia [kɤ̰n ʔi̠a]（耕呀）

别名： 龙舌、观音刺、观音掌

植物形态： 丛生肉质灌木。上部分枝宽倒卵形、倒卵状椭圆形或近圆形。叶钻形，绿色，早落。花辐状；萼状花被片宽倒卵形至狭倒卵形；花丝淡黄色。浆果倒卵球形，表面平滑无毛，紫红色。花期 6—10 月。

生境分布： 原产墨西哥东海岸、美国南部及东南部沿海地区、西印度群岛、百慕大群岛和南美洲北部，我国南方沿海地区常见栽培。

药用部位： 根、茎

采收加工： 全年可采收。

性味功效： 苦，寒，无毒。清热解毒，解气活血。

主治： 急性乳腺炎，急性牙髓炎，牙周炎，手癣，流行性腮腺炎，胃炎，十二指肠溃疡。

用法用量： 内服：水煎服。外用：水煎外洗或外敷。

附方

1. **急性乳腺炎：** 本品鲜品适量，洗净，捣烂，敷于乳房红肿的部位，加盖纱布。每日换药数次，至肿胀消退为止。
2. **急性牙髓炎，牙周炎：** 本品适量，洗净，捣烂呈稀糊状，加入冰片适量，均匀地涂在纸上，贴敷于炎症部位。每日换 1 次。
3. **流行性腮腺炎：** 本品适量，洗净后捣成糊状，加 95% 乙醇 50mL 调匀，敷于患处，一日 2 次。

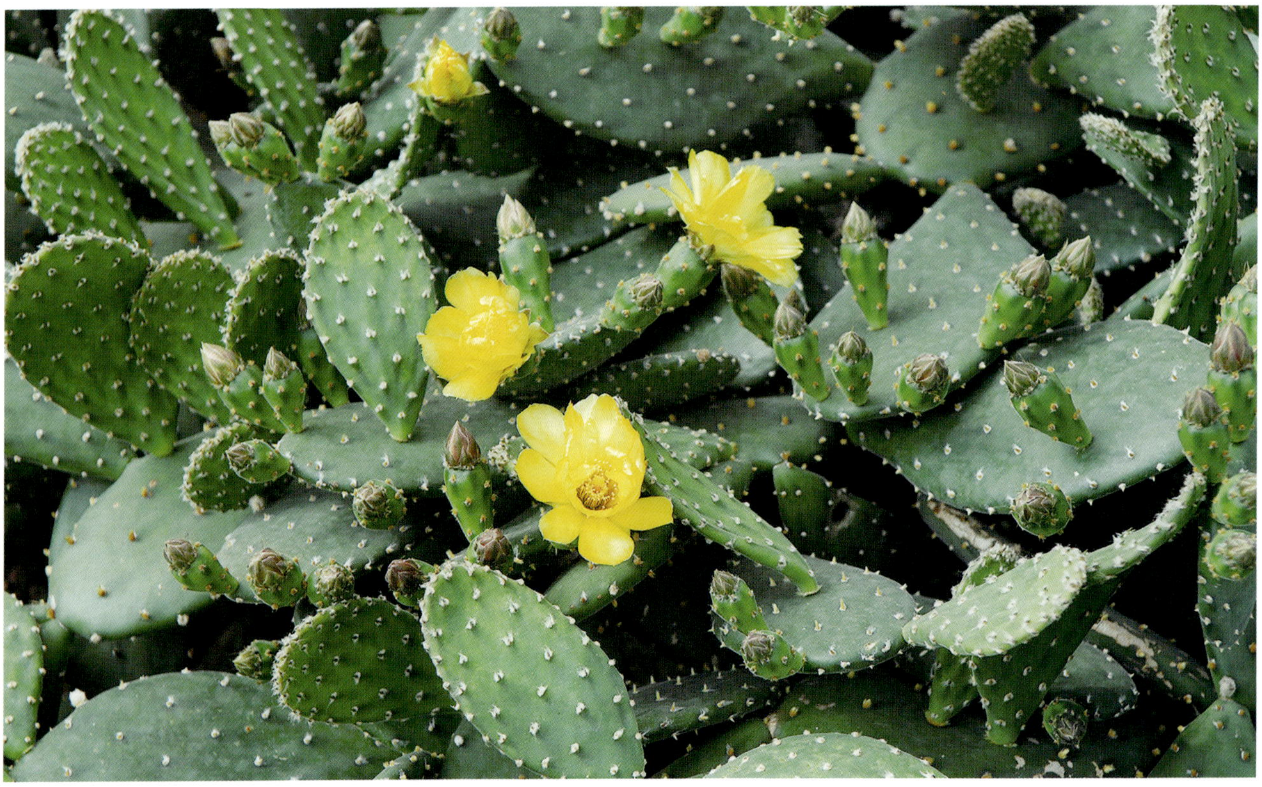

190 仙茅

石蒜科 仙茅 *Curculigo orchioides* Gaertner

佤名： nbug sua siah [bu̱k su̱a si̱ah]（布刷下）

别名： 仙茅参、野猫草

植物形态： 多年生常绿草本，根状茎粗厚，伸长，直生。叶常 4~5 枚丛生，叶片线形、线状披针形或披针形，大小变化甚大，长 10~45（~90）cm，宽 5~25mm，顶端长渐尖，基部渐狭成短柄或近无柄。花茎生叶腋，长 6~7cm；总状花序多少呈伞房状，花 4~6 朵；苞片披针形，长 2.5~5cm，具缘毛，花黄色，花被裂片 6 枚，长圆形，长 8~12mm，外轮的背面常散生长绒毛。浆果近纺锤形，长 1.2~1.5cm，粗约 6mm，具长喙，果皮薄。花、果期 4—9 月。

生境分布： 生于海拔 1650m 以下的林中、草地或荒坡上。分布于我国云南、贵州、四川、广西、广东、湖南、江西、浙江、台湾、福建；东南亚各国至日本亦有。

药用部位： 根状茎

采收加工： 夏、秋季采挖，洗净，晒干或鲜用。

性味功效： 辛，温。有小毒。补肾壮阳，祛寒除湿。

主治： 肾虚，阳痿，慢性肾炎，风湿性关节炎，心腹冷痛。

用法用量： 内服：水煎服，15~20g。外用：鲜品捣烂外敷患处。

附方

1. **肾虚，阳痿：** 本品根 100g、胡椒 7 粒，白酒 1~2kg 浸泡 1 月后即可服用，每次 30~50mL，每日 1 次。
2. **肾炎：** 本品根 100g、小红参 100g、含羞草根 100g，均鲜品，洗净，切碎，混合，开水煎煮，每日 1 剂，分 3 次服，10~15 天为一疗程。1~2 疗程可显效。
3. **急性肾炎：** 本品根 50g、车前草 50g、白牛胆根 50g、竹节草全草 100g，均鲜品，洗净，切碎，混合，开水煎煮，每日 1 剂，分 3 次服。佤族民间常用方，对急性肾炎，一般 3~5 服可显效。

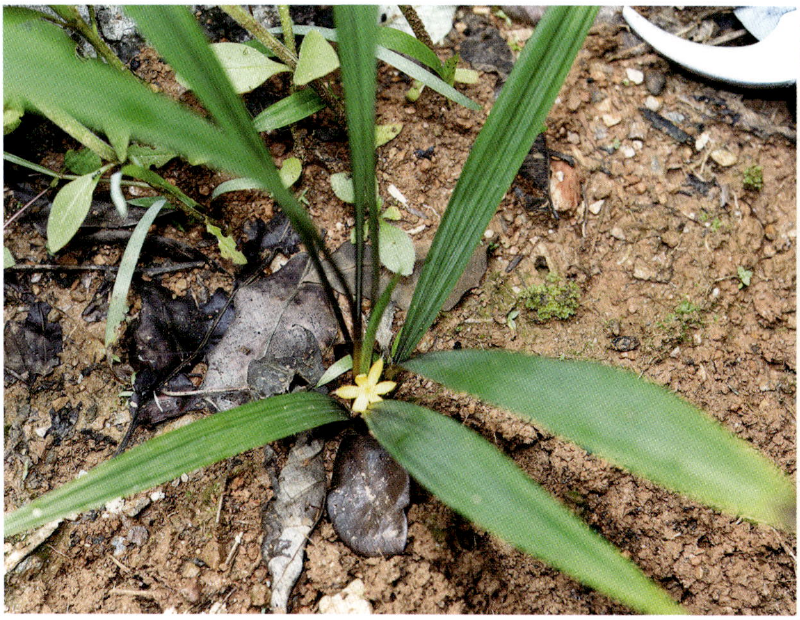
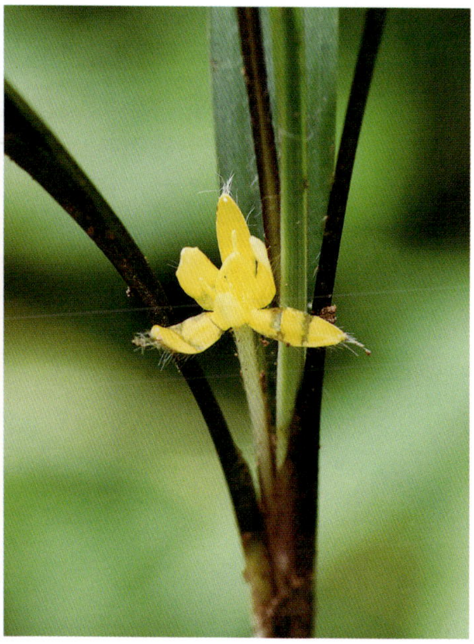

191 仙鹤草

蔷薇科 龙芽草 *Agrimonia pilosa* Ledebour

佤名： brang brēg diex [pra̱ŋ prɤ̱k tɛ̱ʔ]（搬白跌）

别名： 路边黄、金顶龙芽、老鹳嘴

植物形态： 多年生草本。根多呈块茎状，根茎短，基部常有1至数枚地下芽。叶为间断奇数羽状复叶，常有小叶3~4对，稀2对，向上减少为3片小叶，叶柄被疏柔毛或短柔毛；小叶片无柄或有短柄，倒卵形、倒卵状椭圆形或倒卵状披针形，长1.5~5cm，宽1~2.5cm，被毛；托叶草质。花序穗状总状顶生，花序轴被柔毛；花直径6~9mm；花瓣黄色。果实倒卵状圆锥形，外面有10条肋，被疏柔毛，顶端有数层钩刺，幼时直立，成熟时靠合，连钩刺长7~8mm，最宽处直径3~4mm。花、果期5—12月

生境分布： 生于海拔1000~4000m的草地、灌丛、林缘及疏林下。分布于我国各地；欧洲中部以东地区和亚洲大部分地区亦有。

药用部位： 全草

采收加工： 秋季采收，洗净，晒干。

性味功效： 苦、涩，微温。收敛止血，消炎。

主治： 胃肠出血，咯血，尿血，子宫出血，眩晕症。

用法用量： 内服：水煎服，15~30g。

附方

1. **胃出血：** 本品30g，水煎服，每日3次。
2. **腹泻：** 本品15g、三颗针10g、一包针10g，水煎服，每日3次。
3. **肺结核咯血：** 本品鲜品捣烂后加温水一杯，搅拌汁加适量红糖调服，每日3次。

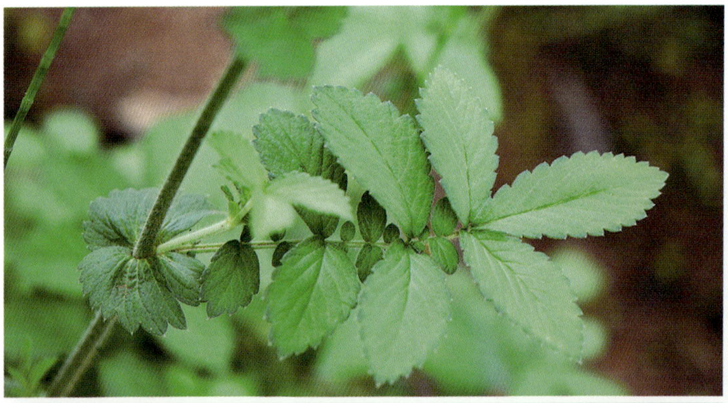

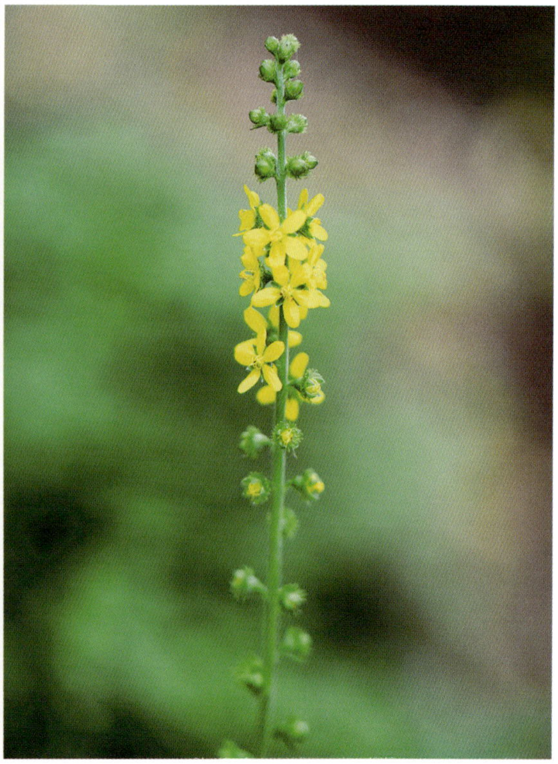

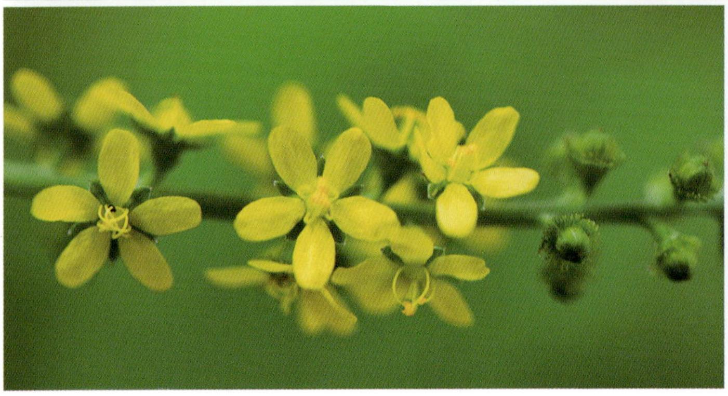

192 白云花

伞形科 鹤庆独活 *Heracleum rapula* Franchet

佤名： dāi nbi mgōng [tai bi̠ gɔŋ]（呆必公）

别名： 土全归、毛爪参、滇独活

植物形态： 多年生草本。茎下部叶片长 30cm，宽 25cm，三出式羽状分裂，裂片具柄，宽卵形，长 8~10cm，宽约 8cm，上面疏生细刚毛，下面淡绿色，沿叶脉被较密的细刚毛，基部心形，边缘具不显著的细锯齿，5 浅裂，裂片三角形；茎上部叶逐渐简化，具短柄或无柄，仅具叶鞘。复伞形花序顶生和侧生；伞辐 20~25 个；小总苞片 4~6 枚，线形，短于花柄；花柄约 20 根，长 4~9mm，粗糙；萼齿细小，不显著；花瓣长倒卵形，顶端短尖，内曲；花柱基扁圆锥形；子房疏生短毛。果实倒卵状圆形，长 6~7mm，宽 5~6mm，无毛，棱槽内油管 1 根，其长度为果体长度的 3/4，合生面油管 2 根，带棒状。果期 10 月。

生境分布： 生于海拔 2000~2200m 的山坡、沟边或稻田边。分布于我国云南等地。

药用部位： 根

采收加工： 秋、冬季采挖，洗净，晒干。

性味功效： 苦、辛，温。祛风除湿，活络止痛，止咳平喘。

主治： 风寒感冒，风湿痛，腰痛，带下，跌打损伤，胃痛，慢性支气管炎，哮喘，妇科疾病。

用法用量： 内服：水煎服，15~30g。

附方

风寒咳嗽，风湿痛，腰痛，带下，跌打损伤： 本品根 15~30g，水煎服。

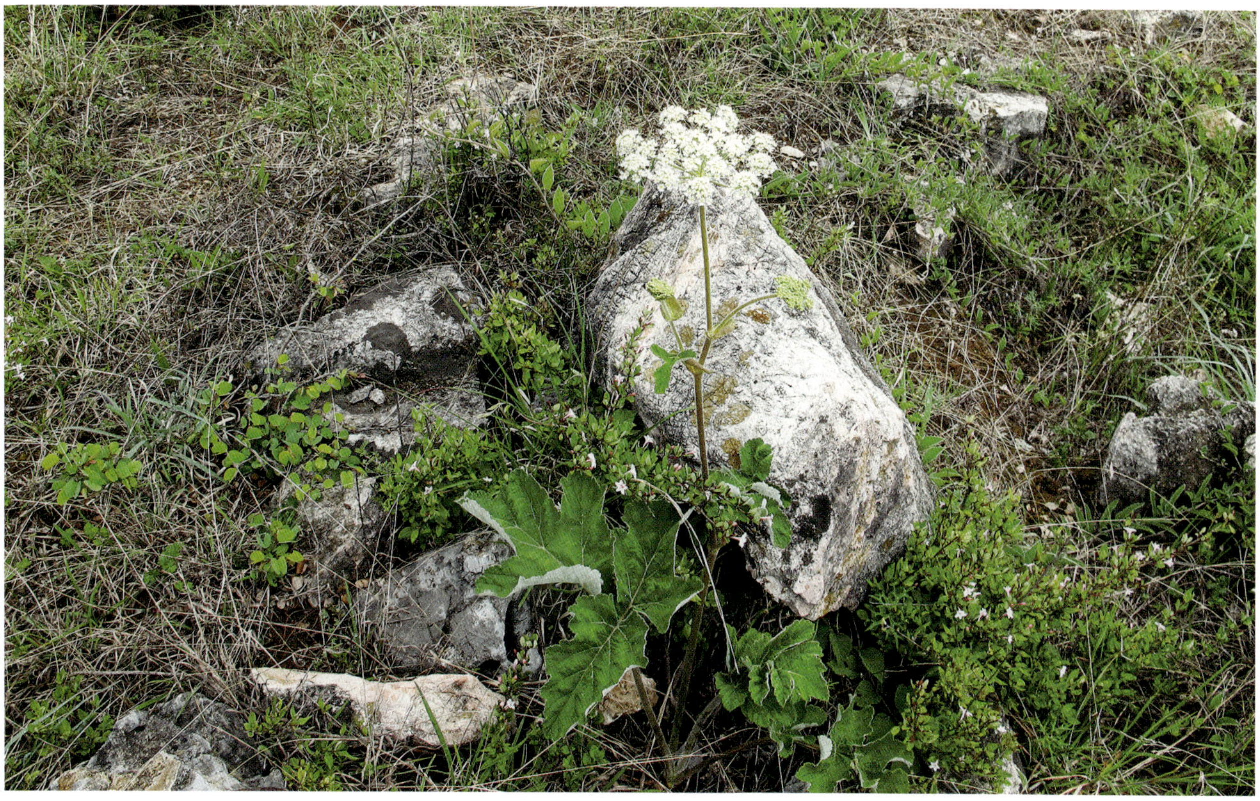

193 白牛胆

菊科 羊耳菊 *Duhaldea cappa* (Buchanan-Hamilton ex D. Don) Pruski & Anderberg

佤名： kaox si grōng dōud [kʰa̱uʔ si krɔŋ tot]（栲斯国躲）

别名： 大火草、毛老虎、山白芷

植物形态： 亚灌木。茎枝密被淡黄褐色或污白色的茸毛，密生叶。茎下部叶在花期凋落，并留下被白色或污白色绵毛的腋芽，中部叶斜展，叶片长圆形、狭长圆形或长圆状披针形，长10~16cm，宽3~6cm，背面被白色或灰白色厚茸毛，叶柄密被淡黄褐色或污白色的茸毛，网脉明显，上部叶渐小，近无柄或无柄。头状花序径5~8mm，多数于茎、枝顶端排列成聚伞圆锥状花序；总苞近钟形；总苞片约5层，背面被污白色或淡黄褐色茸毛。外围雌花和中央两性花，花冠均黄色。瘦果圆柱形，被白色绢毛；冠毛1层，污白色，与花冠近等长，糙毛状。花期6—10月，果期8—12月。

生境分布： 生于海拔（180~）800~2800m的林下、林缘、灌丛下、草地、荒地或路边。分布于我国云南、浙江、江西、福建、湖南、广东、海南、广西、四川、贵州；越南、泰国、缅甸、印度、马来西亚亦有。

药用部位： 根

采收加工： 全年可采收，洗净，晒干。

性味功效： 苦、微辛，平。祛风除湿，消炎利尿。

主治： 痢疾，泄泻，尿路感染，膀胱炎，牙痛，口角溃疡。

用法用量： 内服：水煎服，15~20g。

附方

1. **膀胱炎：** 本品根30g、心形藤根30g、茅草根10g，水煎服，每日3次。
2. **痢疾：** 本品根30g、三颗针10g，开水煎服，每日3次。
3. **肝硬化腹水：** 本品根30g、龙胆草10g、车前草10g，红糖少量为引，水煎服，每日3次。

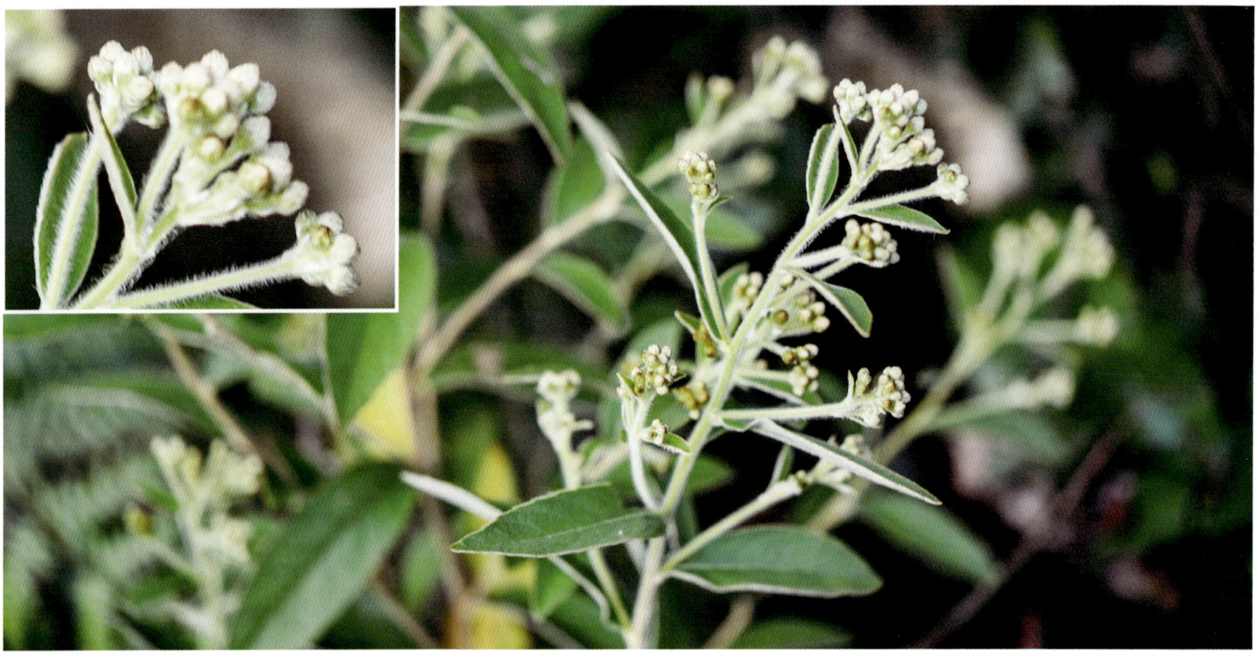

194 白毛蛇

骨碎补科 杯盖阴石蕨 *Davallia griffithiana* Hooker

佤名： guax glong [kṳaʔ klɔ̤ŋ]（刮过落）

别名： 草石蚕、圆盖阴石蕨

植物形态： 根状茎长而横走，较粗，密被蓬松的鳞片；鳞片线状披针形，顶端长渐尖，以红棕色的圆形基部盾状着生，黄棕色或棕色，老时渐变为浅灰褐色。叶远生，相距 1~3cm，长 30~40cm；柄长 10~15cm，浅棕色，光滑；叶片三角状卵形，长 16~25cm，宽 14~18cm，先端渐尖，基部为三回羽状，中部为二回羽状，向顶部为一回羽状，末回小羽片深羽裂；羽片 10~15 对，基部一对最大，长 9~11cm，宽 4~8cm，长三角形；一回小羽片 8~10 对；二回小羽片 5~7 对；叶脉不明显；叶革质。孢子囊群着生于裂片上侧小脉顶端；囊群盖宽杯形，棕色，有光泽。

生境分布： 生于海拔 950~1400m 的常绿阔叶林下树干上或岩石上。分布于我国云南、台湾；印度北部亦有。

药用部位： 根状茎

采收加工： 全年可采收，晒干或鲜用。

性味功效： 微苦、甘，凉。祛风除湿，消炎止痛。

主治： 牙根肿痛，风湿性关节炎，跌打损伤，骨折，便秘。

用法用量： 内服：水煎服，15~25g，鲜品 25~50g。外用：鲜品捣烂敷患部。

附方

1. **牙根肿痛，风湿性关节炎，跌打损伤，骨折便秘：** 本品干品 9~15g，或鲜品 15~30g，水煎服；外用鲜品适量捣烂敷患部。
2. **跌打扭伤，风湿关节痛：** 本品配护耳草、紫金龙适量捣烂外包。

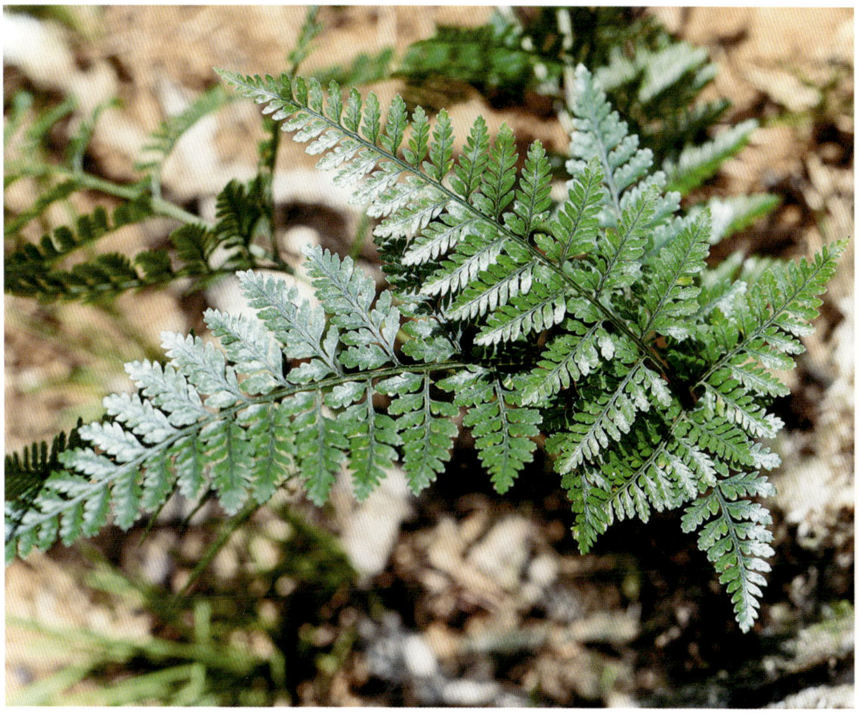

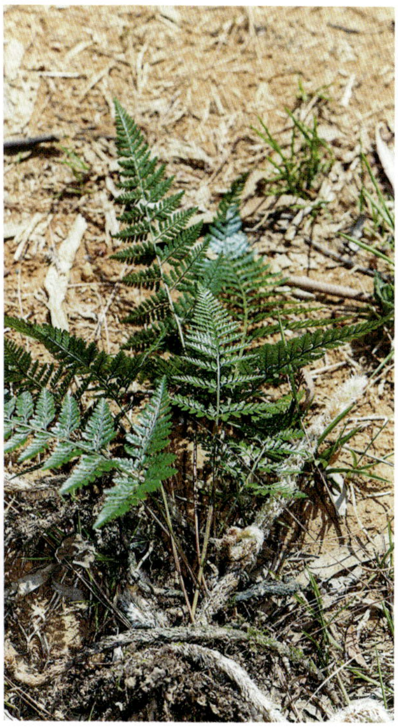

195 白头翁

菊科 兔耳一支箭 *Gerbera piloselloides* (Linnaeus) Cass.

佤名：rīb ndag soux siah [rip da̱k soʔ si̱ah]（日达狩下）

别名：毛大丁草、白微、小一支箭

植物形态：多年生被毛草本。叶基生，莲座状，叶片干时上面变黑色，纸质，倒卵形、倒卵状长圆形或长圆形，长 6~16cm，宽 2.5~5.5cm，顶端圆，全缘，下面密被白色粗丝状绵毛。花葶 1~7 枚，长 15~30（~45）cm，顶端棒状增粗，无苞叶，或罕具一枚钻形苞叶，密被毛。头状花序单生于花葶顶端，花期直径 2.5~4cm；总苞片 2 层。外围雌花 2 层，外层花冠舌状，长 16~18mm，舌片上面白色，下面微红色；内层雌花花冠管状二唇形，长 10~12mm；中央两性花多数，花冠长约 12mm，冠檐扩大成二唇形。瘦果纺锤形，具长于果体的喙；冠毛橙红色或淡褐色，宿存。花期 2—5 月及 8—12 月。

生境分布：生于海拔 900~2400m 的疏林、草地、荒坡等。分布于我国云南、西藏、四川、重庆、贵州、广西、海南、香港、广东、湖南、湖北、江西、江苏、浙江、福建等地；从南非、马达加斯加、苏丹南部、埃塞俄比亚、索马里等广大非洲地区市，向东至也门、喜马拉雅山脉沿线地区、印度东北部、缅甸、泰国、中南半岛以及印度尼西亚的巴厘岛亦有。

药用部位：全草、根、根茎

采收加工：夏、秋季采挖，去杂质，洗净，晒干。

性味功效：苦，凉。清热解毒，止咳化痰，活血散瘀，发汗，利水湿，止带，止痢。

主治：感冒，发热，咽喉炎，咳嗽多痰，哮喘，痢疾，肠胃炎，小儿疳积，产后腹痛，恶露不尽，带下阴痒，荨麻疹，跌打损伤，毒蛇咬伤，肺结核，腮腺炎等。

用法用量：内服：水煎服，10~15g，鲜品 30~60g。外用：捣敷。

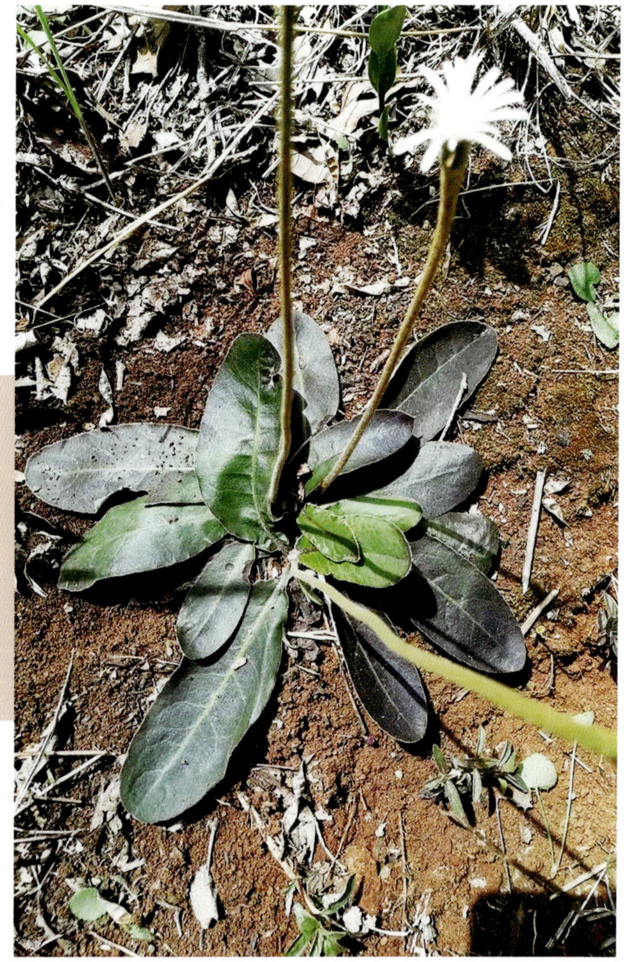

附方

1. **肺结核：**本品、天冬、小白及、十大功劳各适量，水煎服，每日 3 次。
2. **腮腺炎：**本品鲜品 20g，煎沸后，打入 3 个鸡蛋，勿搅动，煎熟后吃蛋喝汤。
3. **神经性皮炎，跌打损伤，毒蛇咬伤：**本品鲜品捣烂敷患处。

196 白花丹

白花丹科 白花丹 *Plumbago zeylanica* Linnaeus

佤名： ai tox bīd [ʔa̠i t̠ʰʔ pit]（埃陀苾）

别名： 金不换、假茉莉、岩陀扁

植物形态： 攀援状亚灌木，高0.5~2m。全株除萼有腺体外，余均无毛。枝圆柱形，有纵棱。叶纸质，长圆状卵形至卵形，长5.5~10cm，宽3~5.5cm，边缘常微波状，先端短尖或渐尖，基部渐狭成短柄；叶柄基部扩大，耳形抱茎。穗状花序顶生，常分枝，具多数花，花序轴具瘤状腺体；萼管绿色，5棱，全部具有柄腺体；花冠白色或略带蓝色，花冠管长约2cm，檐部裂片椭圆形。蒴果膜质，盖裂。花期10月至翌年3月，果期12月至翌年4月。

生境分布： 生于海拔150~1600m的村寨附近、破烂砖瓦堆或垃圾堆积的地方，也见于路旁灌丛和杂木林中，或栽培于庭园。分布于我国云南、广西、广东、福建、台湾；越南、老挝、柬埔寨等东南亚国家以及印度热带地区分布广泛。

药用部位： 根、全草

采收加工： 全年可采收，洗净，晒干或鲜用。

性味功效： 辛、苦、涩，温。有毒。舒筋活血，散瘀消肿，祛风，解毒。

主治： 花、根：风湿病。根、全草：骨折，跌打损伤，风湿性关节炎，肿毒恶疮。

用法用量： 内服：水煎服，根15~25g。外用：嫩茎叶捣烂敷患处或水煎外洗。

附方

1. **跌打损伤：** 小麻药30g、小接骨丹50g、小黄散叶50g、蓖麻叶25g、本品25g、酢浆草30g、红蒿树叶30g、苞谷酒少许。均为鲜品，切细，捣烂，加酒，拌匀，在文火上加热，放入布袋里，压扁包敷患处，每日换药1次。
2. **骨折：** 大树跌打皮50g、类梧桐40g、鱼子兰40g、泽兰30g、桐子树皮40g、本品20g、大力丸皮30g。上药均为鲜品，捣碎拌匀，火上加热，生熟各半，加白酒少许，包敷患处，每两日1次。
3. **风湿气虚：** 本品花、根（1 ∶ 1）泡酒，每日3次，每次10mL。

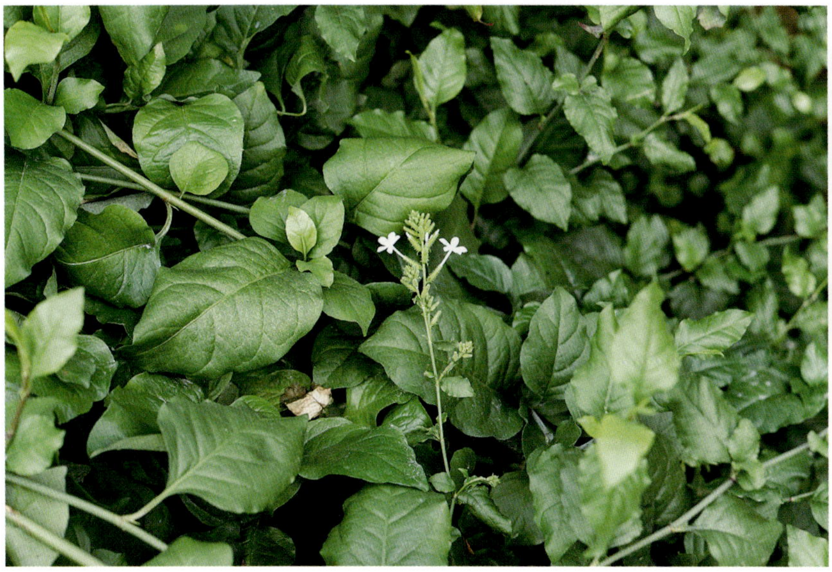

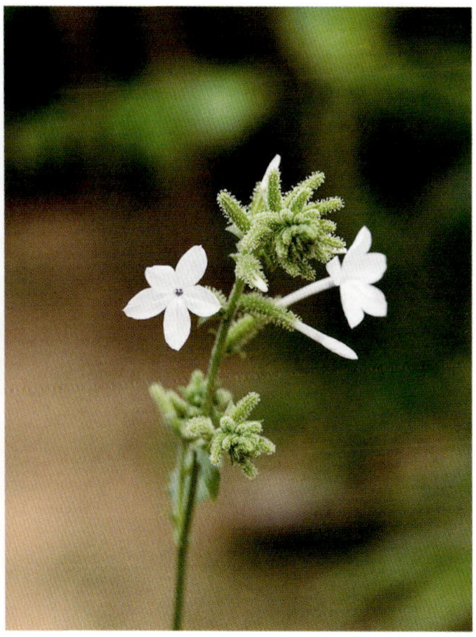

197 白花树

豆科 洋紫荆 *Bauhinia variegata* Linnaeus

佤名： kaox mgīex [kʰa̱uʔ gɛʔ]（栲给热）

别名： 老白花、白花羊蹄甲

植物形态： 落叶乔木，幼枝被灰色短柔毛。叶近革质，广卵形至近圆形，长7~9cm，宽9~11cm，先端2裂至叶长的1/3，裂片先端钝圆，基部浅心形至截形，背面稍被灰色短柔毛，基出脉9~13条。花序总状或伞房状，花少，总花梗短而粗；花萼佛焰苞状，一侧深裂，长2~3cm，先端全缘，被短柔毛；花大，花瓣淡红色或紫红色，倒卵形或倒卵状披针形，有黄绿色或暗紫色斑纹，长4~5cm，具瓣柄；能育雄蕊5枚，花丝纤细，长约4cm，无毛，退化雄蕊1~5枚，丝状，较短。荚果带状，长15~20cm，宽1.5~2cm，扁平，无毛，黑褐色，先端有喙。花期全年，3月最盛。

生境分布： 生于海拔150~1500m的疏林或林缘。分布于我国云南、广东、广西、福建、台湾等地；印度、孟加拉国、不丹及中南半岛至印度尼西亚亦有。

药用部位： 树皮

采收加工： 全年可采收。

性味功效： 苦、涩，平。收敛健胃，消炎解毒。

主治： 痢疾，消化不良，急性肠胃炎。

用法用量： 内服：水煎服，50g；或入丸。外用：研粉调擦或干撒。

附方

1. **痢疾：** 本品树皮50g、锥栗树皮50g、碎米果树根50g、红包谷30g，红糖适量。鲜品或干品均可，洗净，红苞谷炒糊，开水煎内服，每日3次。
2. **消化不良，急性肠胃炎：** 本品树皮50g，水煎服。
3. **外伤出血：** 本品适量，研粉调擦或干撒。

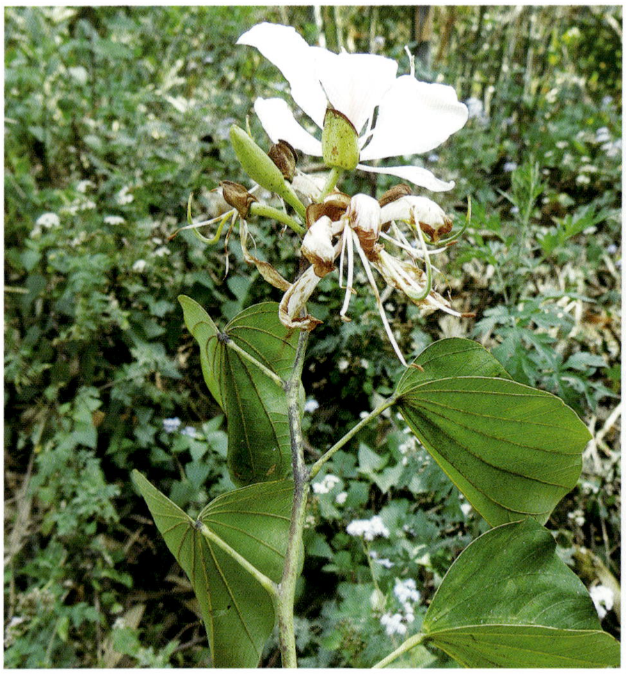
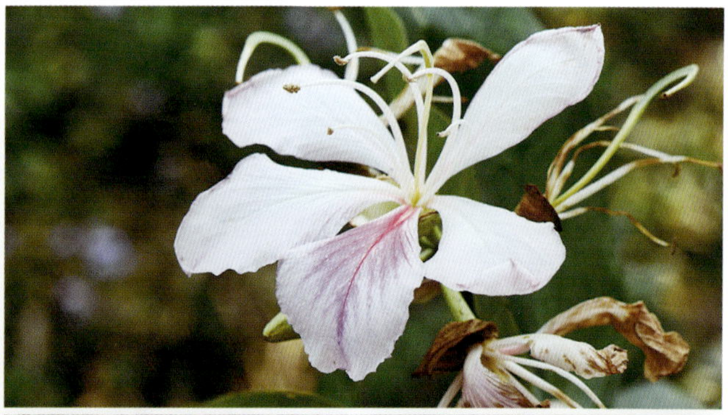
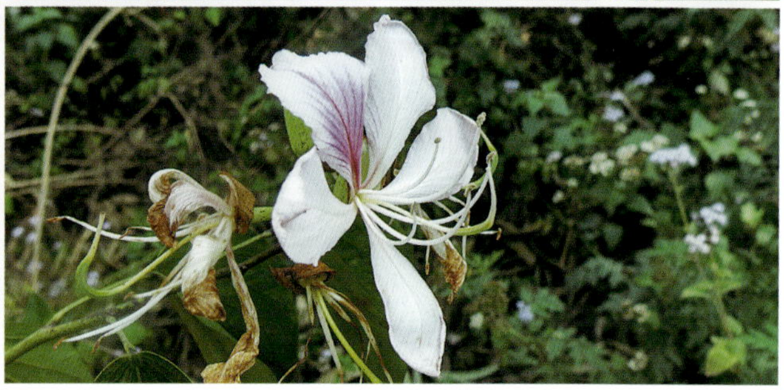

198 白花曼陀罗

茄科 洋金花 *Datura metel* Linnaeus

佤名： dāi bi [tai pi̠]（呆必）

别名： 胡茄子

植物形态： 一年生直立草木而呈半灌木状，高 0.5~1.5m，全体近无毛；茎基部稍木质化。叶卵形或广卵形，顶端渐尖，基部不对称圆形、截形或楔形，边缘有不规则的短齿或浅裂，或者全缘呈波状。花单生于枝杈间或叶腋，花萼筒状，花冠长漏斗状，长 14~20cm，筒中部之下较细，向上扩大呈喇叭状，裂片顶端有小尖头，白色、黄色或浅紫色，单瓣，在栽培类型中有 2 重瓣或 3 重瓣。蒴果近球状或扁球状，疏生粗短刺，直径约 3cm，不规则 4 瓣裂；种子淡褐色。花、果期 3—12 月。

生境分布： 生于向阳的山坡草地、住宅旁。产于我国台湾、福建、广东、广西、云南、贵州等地，江苏、浙江等地有栽培。

药用部位： 根、叶

采收加工： 全年可采。

性味功效： 辛、苦，温。有大毒。麻醉，镇痛，发汗，清热，平喘止咳。

主治： 疟疾，骨折。

用法用量： 内服：水煎服。外用：鲜品捣烂外包患处。

附方

1. **发汗，清热：** 本品 10g、四块瓦 15g、地朝阳 6g，胡椒 3~5 粒为引，水煎服，每日 3 次。
2. **疟疾：** 本品 10g、四块瓦 10g、三台红花 15g、鸡根 12g，水煎服，每日 3 次。
3. **骨折：** 本品 20g、断肠草 15g、蓖麻叶 15g、薄荷 10g、生姜 10g、盐水适量。上药鲜品洗净捣泥，外包患处。（注：本方仅限外用）

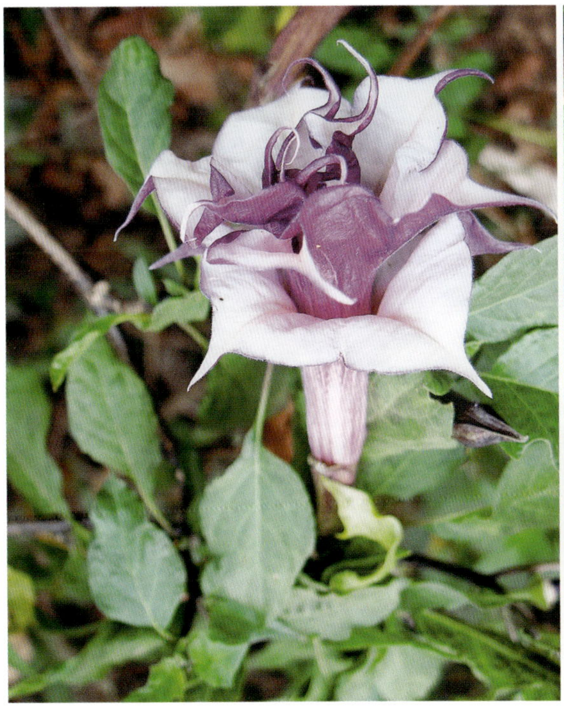

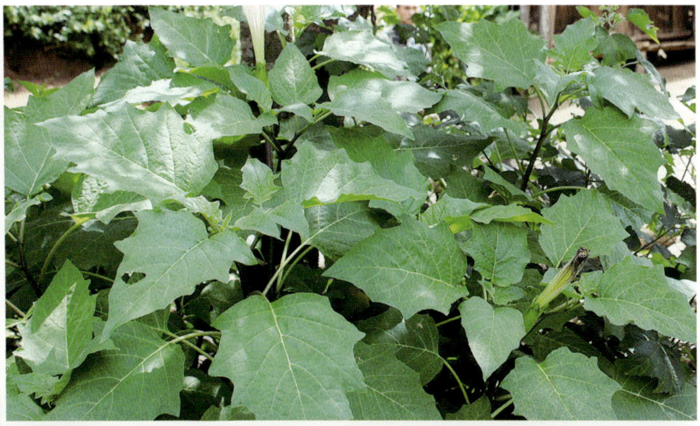

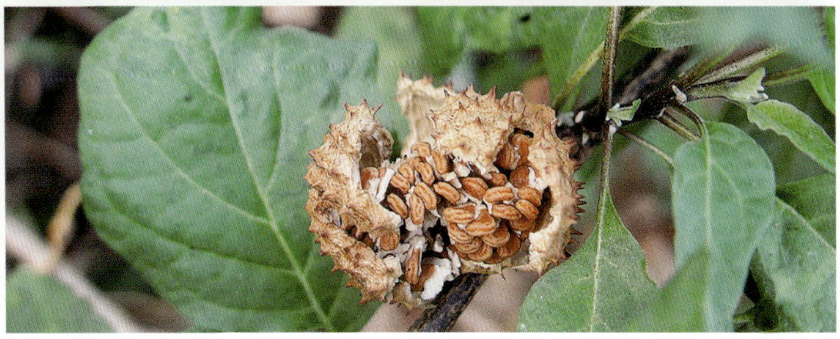

199 白花蛇舌草

茜草科 白花蛇舌草 *Hedyotis diffusa* Willdenow

佤名： rīb ndag si uing [rip da̠k si ʔui̠ŋ]（日达昔吻）

别名： 二叶律、定经草、尖刀草

植物形态： 一年生披散纤细无毛草本。叶对生，膜质，无柄，线形，长1~3cm，宽1~3mm，先端短尖，边缘干后常背卷，叶面光滑，背面有时粗糙，中脉在叶面下陷，在叶背面凸起，侧脉不明显；托叶长1~2mm，基部合生，顶部芒尖。花4朵，单生或双生于叶腋，无花梗或具短而粗的花梗，花梗长2~5mm，稀长达10mm；花冠白色，管状，长3.5~4mm，冠管长1.5~2mm。蒴果膜质，扁球形，直径2~2.5mm，宿存萼裂片长1.5~2mm，成熟时顶部室背开裂。花期夏秋季。

生境分布： 生于海拔 950~1550m 的草坡、溪边、田边或旷野潮湿地。分布于我国云南、广西、海南、香港、广东、湖南、江西、安徽、福建、台湾；越南、老挝、泰国、柬埔寨、尼泊尔、印度、斯里兰卡、马来西亚、印度尼西亚、菲律宾、日本亦有。

药用部位： 全草

采收加工： 夏、秋季采收，洗净，晒干或鲜用。

性味功效： 苦、甘，寒。清热解毒，利尿消肿，活血止血。

主治： 恶性肿瘤，口腔炎，扁桃体炎，毒蛇咬伤。

用法用量： 内服：水煎服，干品 10~30g，或鲜品 50~100g。外用：鲜品捣烂外敷患处。

附方

1. **咽喉炎，肿瘤：** 本品 10g、臭灵丹 15g，水煎服，每日 3 次。
2. **肾结石：** 本品 20g、过路黄 20g，水煎代茶频饮。
3. **毒蛇咬伤：** 本品 30g，水煎频服，另用鲜品配盐酸木叶捣烂外敷患处。

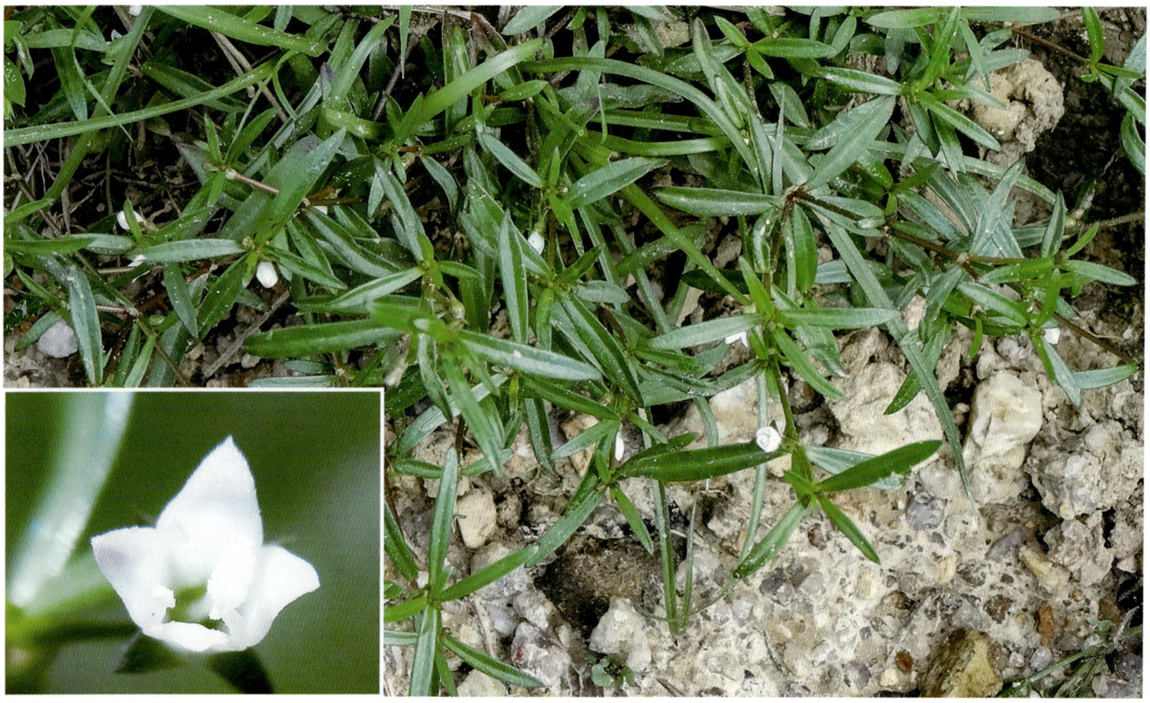

200 白枪杆

木犀科 白枪杆 *Fraxinus malacophylla* Hemsley

佤名： kaox dāi du dīng [kʰa̱uʔ tai tu̱ tiŋ]（栲呆堵顶）

别名： 根根药、对节木、狗骨头树

植物形态： 乔木。幼枝压扁，密被锈色绒毛，老枝褐色，近圆柱形，皮孔明显。复叶长6~20cm，叶轴密被锈色绒毛；小叶5~11枚，革质，长圆形、长圆状披针形、披针形或倒披针形，长4~12cm，宽2~3.5cm，两面被锈色软绒毛。聚伞状圆锥花序顶生及腋生，长8~13cm，花序轴及花梗均密被锈色绒毛；花冠白色，无毛，裂片4枚，长圆形，长约3mm，宽1.2mm，顶端狭尖，边缘内弯；雄蕊2枚。翅果匙形，长3~4cm，与宿存萼均被柔毛。花期6月，果期9—10月。

生境分布： 生于海拔 500~1960m 的石灰岩山地杂木林。分布于我国云南、广西。

药用部位： 全株、根

采收加工： 秋、冬季采，洗净，切片，晒干。

性味功效： 苦、涩，寒。清热，利尿，通便。

主治： 尿道感染，小便不利，疟疾，绦虫病。

用法用量： 内服：水煎服。

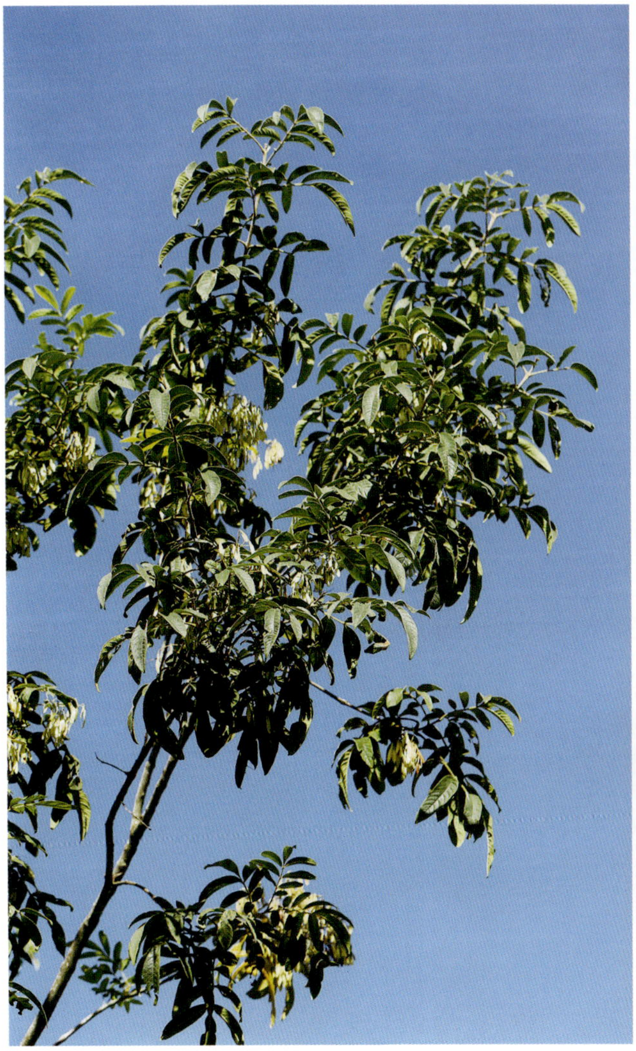

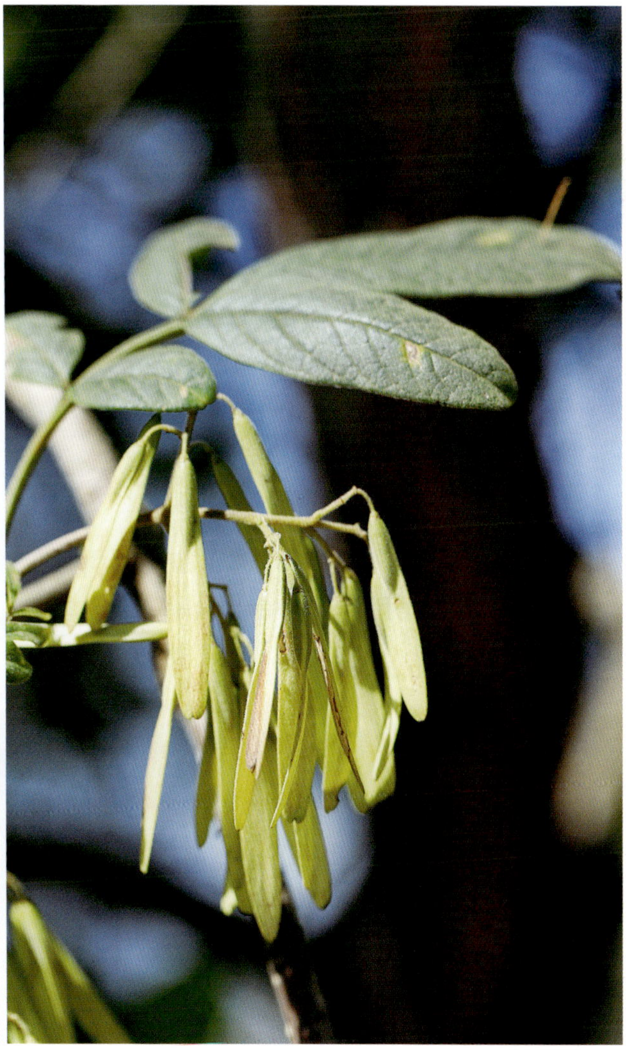

201 白虎草

芸香科 臭节草 *Boenninghausenia albiflora* (Hooker) Reichenbach ex Meisner

佤名： hlax jeid hoi [lʰa̱ʔ tɕe̱t ho̱i]（辣杰怀）

别名： 石椒草、松风草、臭草

植物形态： 多年生宿根草本。全株揉之有强烈气味，基部常木质；嫩枝髓部发达，常中空。2~3回羽状复叶，小叶薄纸质，倒卵形、菱形或椭圆形，顶端圆，有时微凹，基部钝，长1.5~2cm，宽5~18mm，表面绿色，背面淡绿色，有透明腺点。聚伞花序顶生，花枝基部通常有小叶；花白色至淡红色；萼片4枚，中部以下合生，顶端略圆或钝，长圆形，顶端圆，长5~6mm，宽2~3mm，薄膜质，有腺点；雄蕊8枚，长短相间；子房具柄，花柱细长。果成熟时子房柄长4~8mm；种子肾形，黑色，长约1mm，表面有瘤状凸起。花、果期7—11月。

生境分布： 生于海拔1500~3000m的山坡林下或林缘。我国长江以南各地，包括台湾、西藏均有；印度至喜马拉雅山脉沿线地区、日本、泰国、印度尼西亚、菲律宾亦有。

药用部位： 全草

采收加工： 夏季采收，切段阴干。

性味功效： 苦、辛，寒。消炎解毒，祛风除湿，镇静。

主治： 气管炎，头痛，感冒发热，疟疾，风湿病，跌打损伤，上呼吸道感染，痈肿疮毒，大叶性肺炎，睾丸炎，睾丸鞘膜积液，肾炎。

用法用量： 内服：水煎服，15~20g，或酒泡服。

附方

1. **感冒：** 本品15g、冰片叶6g、通光藤10g、木贼5g，水煎服，每日3次。
2. **乳腺炎：** 本品15g、甲珠10g、金花果10g、半截藤15g，水煎服，每日3次。
3. **风疹，皮肤瘙痒：** 本品15g、九里光10g、杠板归10g、木贼15g，水煎服，每日3次。

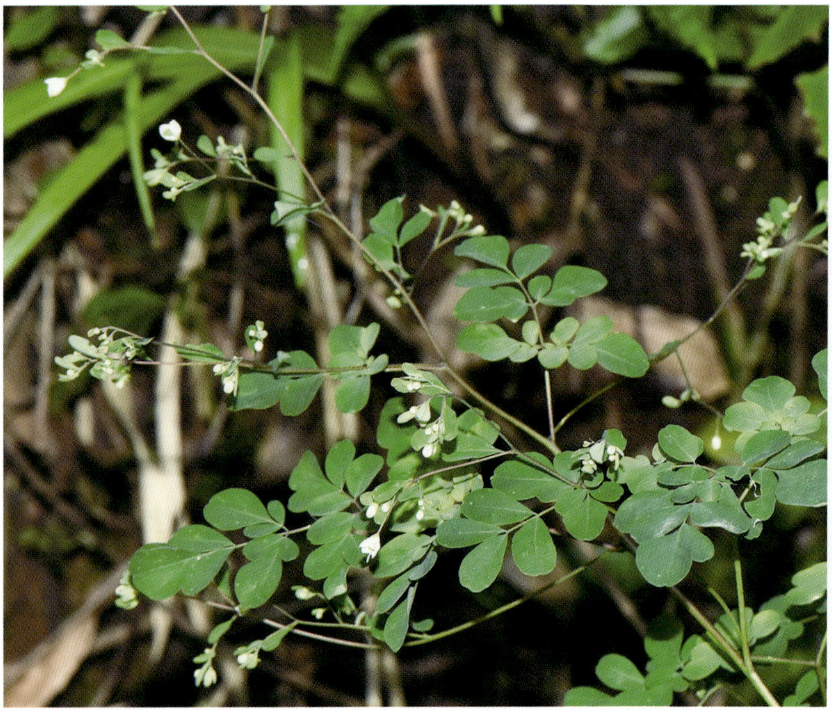

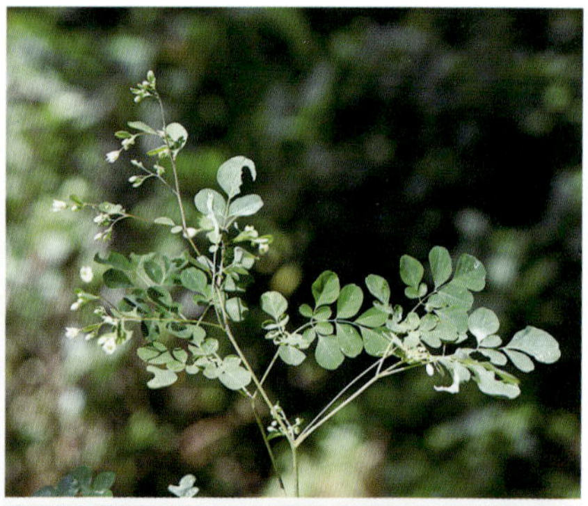

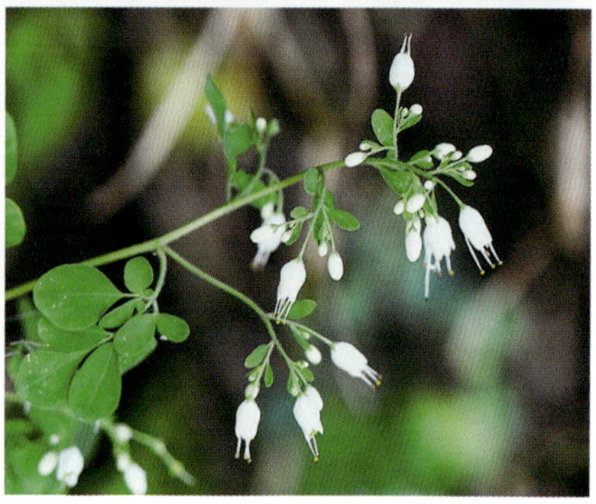

202 白参菌

裂褶菌科 裂褶菌 *Schizophyllum commune* Fr.

佤名： dih gōui [tih koi]（地贵）

别名： 天花菌、白参

植物形态： 子实体较小，簇生或群生，形似菊花，菌盖扇形或肾形，直径 1~5cm，人工栽培的鲜品单朵重达 50~100g。菌肉薄，质韧，白色至灰白色或褐肉色。具有多数裂瓣，边缘常呈掌形纵裂内卷，表面长有绒毛；基部狭窄，菌褶从基部辐射状生长，菌柄短或无。

生境分布： 野生于阔叶树及针叶树的枯枝倒木上，广泛分布于世界各地，我国各地均有分布。

药用部位： 子实体

采收加工： 全年可采收，除去杂质，晒干或鲜用。

性味功效： 甘，平。滋补强身，清肝明目。

主治： 神经衰弱，头晕耳鸣，虚汗，妇女白带过多。

用法用量： 内服：水煎服、泡水炒食或蒸食。

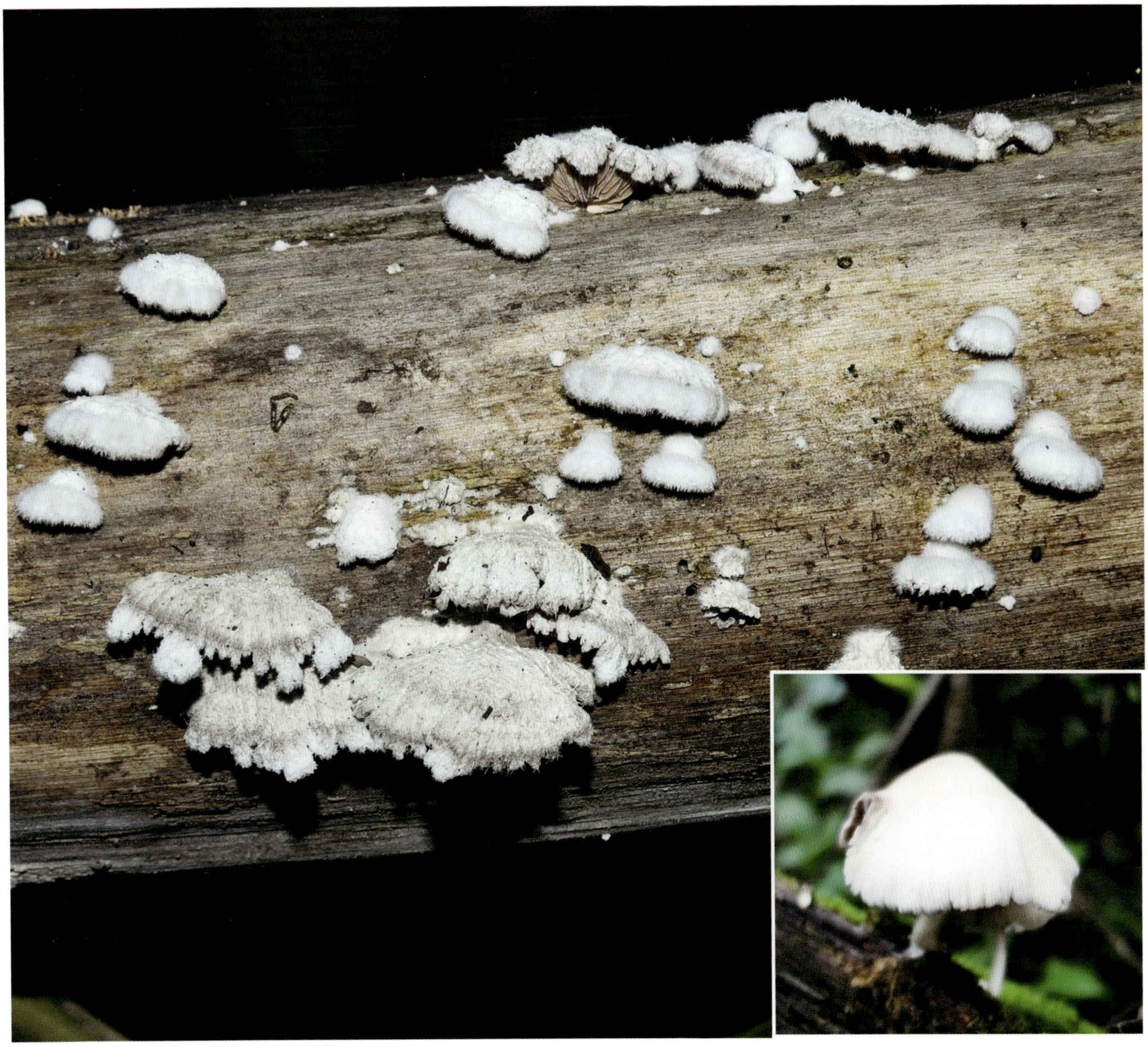

203 白绒草

唇形科 白绒草 *Leucas mollissima* Wallich ex Bentham

佤名： rīb bū siah [rip pu siạh]（日补下）

别名： 北风草、银针七

植物形态： 直立草本。茎钝四棱形，被贴生绒毛状长柔毛。叶纸质，卵圆形，长 1.5~4cm，宽 1~2.3cm；先端急尖，基部宽楔形至心形，两面均密被柔毛状绒毛。轮伞花序具少花，球状，径 1.5~2cm，苞片线形，长 2~3mm。花萼管状，外密被柔毛，脉 10 条，脉上具长柔毛，萼口平截，齿 10 个，长三角形，极短小，近于等大，在果时直伸；花冠白、淡黄至粉红色，长约 1.3cm，冠管长约 0.7cm。小坚果黑褐色。花期 5—10 月，果期 10—11 月。

生境分布： 生于海拔（400~）750~2000（~2500）m 的阳性灌丛、路旁、草坡以及溪边湿地。分布于我国云南、贵州、广西；尼泊尔、印度、斯里兰卡、缅甸、泰国、越南至马来西亚、菲律宾、小巽他群岛至摩鹿加群岛、伊里安岛亦有。

药用部位： 全草

采收加工： 全年可采收，洗净，切片，晒干或鲜用。

性味功效： 微苦，平。疏风解表，清肺止咳，活血止痛。

主治： 乳汁稀少，乳腺炎，闭经。

用法用量： 内服：水煎服，15~30g，必要时可用至 60g。外用：鲜品捣烂外敷。

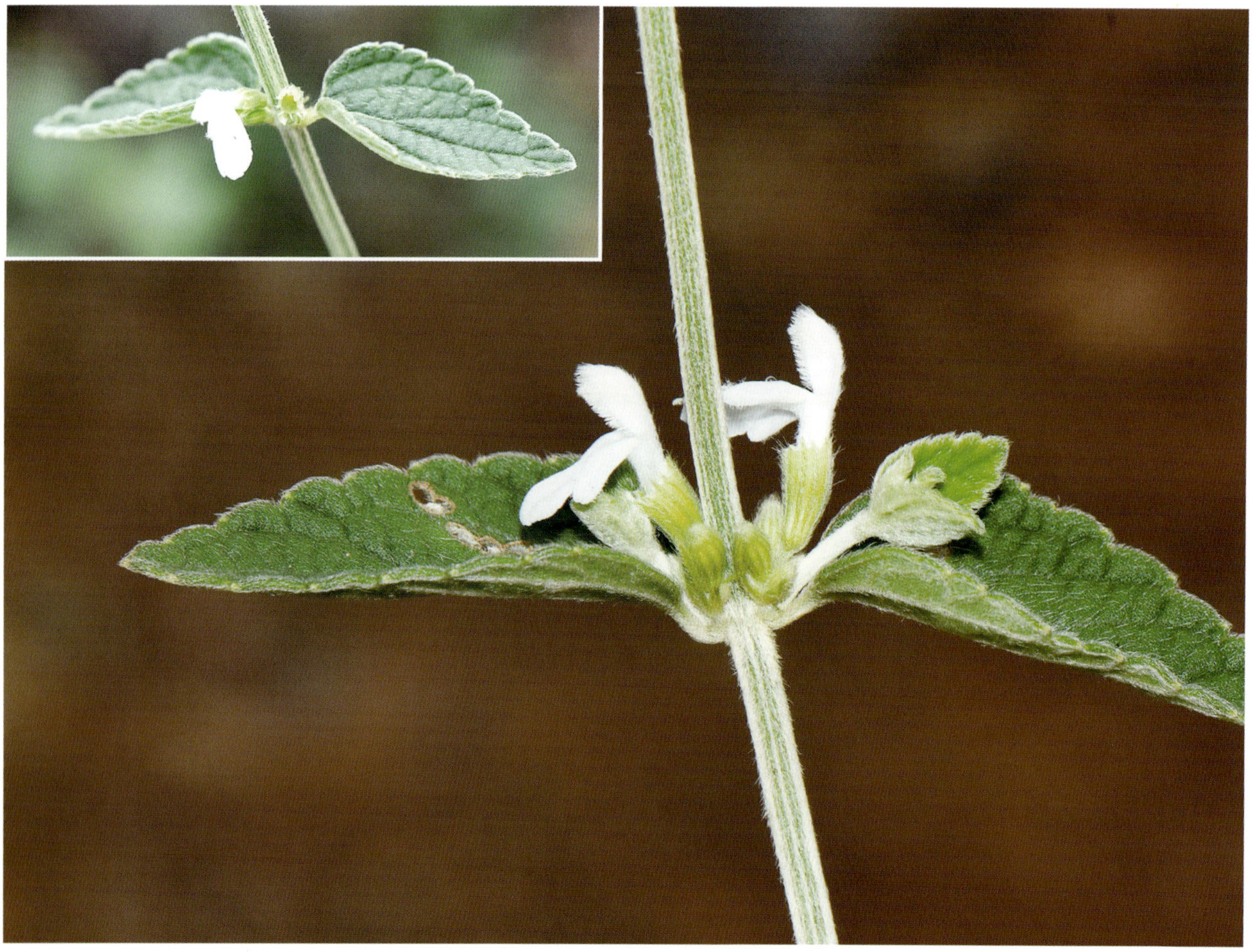

204 白粉藤

葡萄科 掌叶白粉藤 *Cissus triloba* (Loureiro) Merrill

佤名： rīb lang lai [rip laŋ lai]（日狼来）

别名： 假葡萄、山鸡蛋、粪虫草

植物形态： 草质藤本。小枝常被白粉，节部干时易脆断。卷须不分枝，相隔2节间断与叶对生。叶异形，不裂叶叶片卵圆形，长7~7.5cm，宽5~5.5cm，基部心形；分裂叶者为3~5深裂，阔卵形，基部深心形，裂片披针形；基出脉3~5条；叶柄长2.5~8cm，无毛。花序顶生或与叶对生，复二歧聚伞花序；花序梗长3~5.5cm，无毛；花蕾椭圆形或近球形，高2~3mm，顶端圆形；萼碟形，边缘呈波状浅裂，无毛；花瓣4枚，卵圆形或卵椭圆形，高1.7~2.7mm，无毛；雄蕊4枚；花盘明显，4浅裂；子房下部与花盘合生，花柱钻形，柱头微扩大。果实近球形，直径0.5~0.6cm，种子有1颗。花期6—10月，果期8—11月。

生境分布： 生于海拔 900~1400m 的山坡或溪边林中。分布于我国云南；越南亦有。

药用部位： 根、藤茎

采收加工： 秋、冬季采挖，洗净，晒干。

性味功效： 甘、苦，凉。清热解毒，散结，行血，催奶。

主治： 肾炎，淋巴结结核，痈疽疮疡，跌打损伤，毒虫咬伤，扭伤骨折，风湿骨痛，坐骨神经痛，久咳，催乳。

用法用量： 内服：水煎服，10~15g。外用：鲜品捣烂外敷患处。

附方

1. **肾炎：** 本品 15g、木通 5g、龙胆草 15g，水煎服，每日 3 次。
2. **催奶：** 本品藤茎捣烂汁，调粳米煮粥服。
3. **久咳：** 本品 10g、百合 10g，冰糖适量，水煎服，每日 3 次。

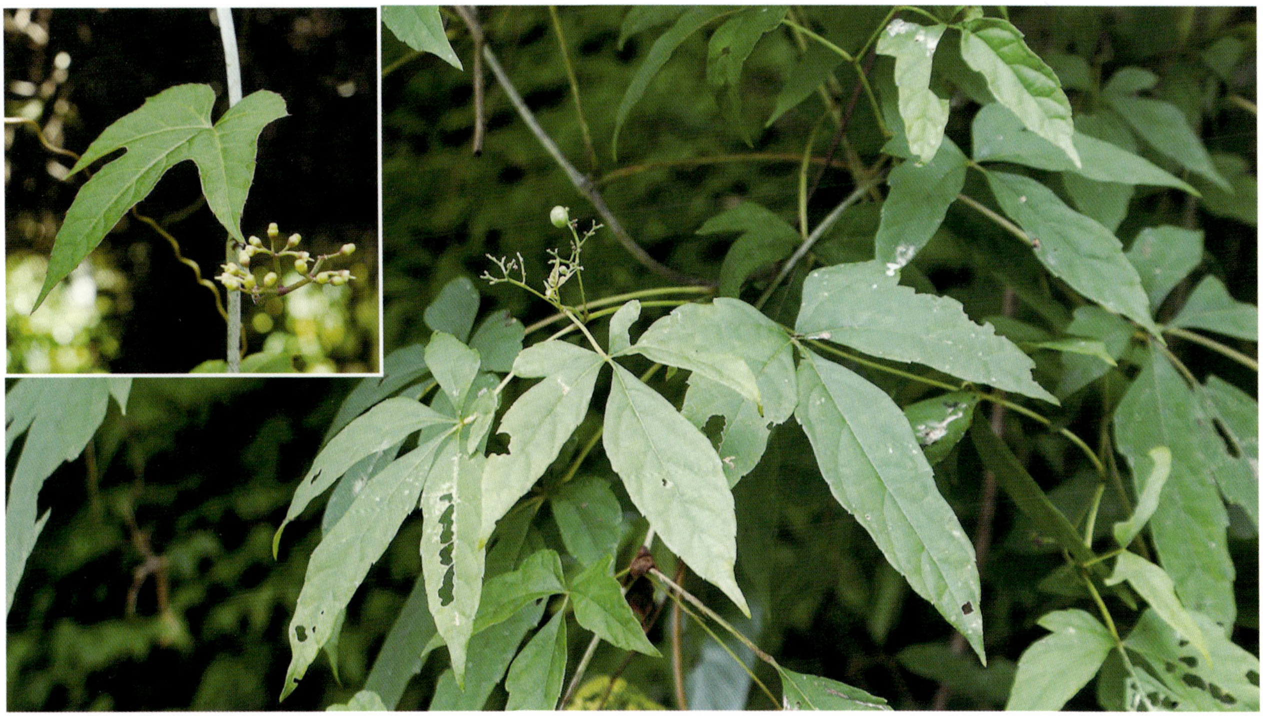

205 白绿叶

胡颓子科 绿叶胡颓子 *Elaeagnus viridis* Servettaz

佤名：kaox njāong lod dīag [kʰa̱uʔ ʥauŋ lo̱t tiak]（栲种落叠）

别名：大羊奶果、羊奶果、天青地白

植物形态：常绿直立灌木，具长刺。幼枝密被锈色和淡黄褐色鳞片，老枝鳞片脱落后呈灰色或灰黑色。叶片薄革质，阔椭圆形，长2.5~7cm，宽1.5~3cm，表面幼时被褐色鳞片，鳞片脱落后呈深绿色，背面密被银白色并疏被褐色鳞片，侧脉6~7对。花淡黄白色，下垂，密被银白色和散生少数褐色鳞片，1~4朵花簇生于叶腋短小枝上，呈短总状花序；花梗锈色，长5~8(~10)mm；萼筒长4.5~5mm；雄蕊的花丝极短。果梗长达10mm。花期10—11月。

生境分布：生于海拔500~1200m的向阳沙质土壤的灌丛中。分布于我国湖北、陕西、云南等地。

药用部位：根、叶

采收加工：全年可采收，洗净，晒干。

性味功效：酸，平。利尿排石，行气止痛。

主治：肾结石，肩周炎。

用法用量：内服：水煎服，10~15g。

附方

1. **肾结石：**本品10g、海金沙8g、毛石韦12g、黑胡椒2g、狗响铃10g、笔管草8g、土茯苓15g、半截藤10g、车前草8g，水煎服，每日3次。
2. **肩周炎：**本品12g、七叶一枝花8g、小白及8g、松树尖8g、车前子10g，水煎服。

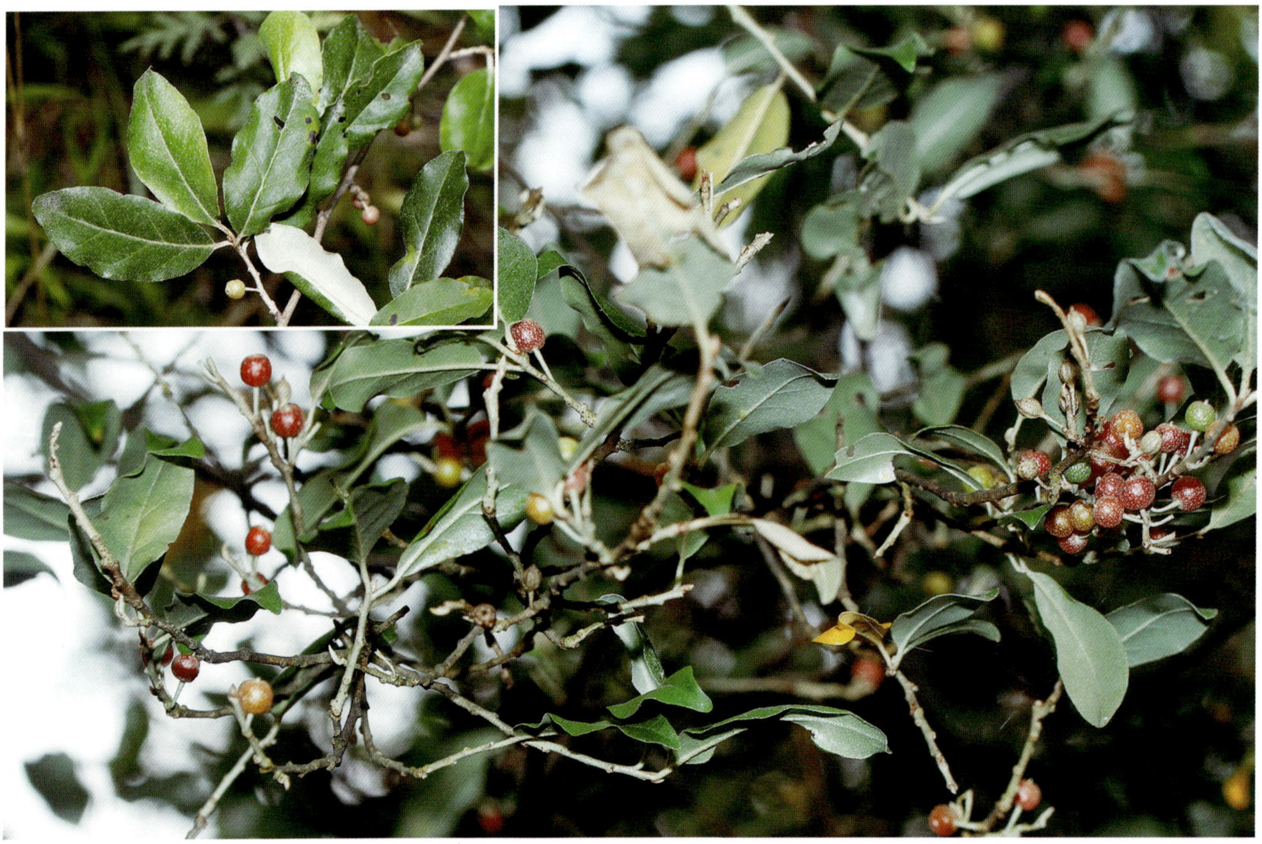

206 瓜子金

远志科 瓜子金 *Polygala japonica* Houttuyn

侗名： nyiex liang gēed [ȵɛʔ liaŋ kut]（聂良各）

别名： 小远志、产后草、地丁草

植物形态： 多年生草本，高 15~20cm。茎直立或斜生。叶厚纸质至近革质，卵形至卵状披针形，长 1~2.3（~3）cm，宽 0.5~0.9cm，两面近无毛或被短柔毛，全缘；侧脉每边 3~5 条。总状花序与叶对生，或腋外生，最上一个花序低于茎顶；花小，长约 7mm，花梗细，长约 7mm，被短柔毛，具早落披针形小苞片；萼片 5 枚，宿存，外面 3 枚小，里面 2 枚大，花瓣状，长约 6.5mm，宽约 3mm；花瓣 3 枚，白色至紫色（多数），基部合生，侧生花瓣长圆形，长 6mm，基部内侧被短柔毛，龙骨瓣舟状，顶端背部具条裂鸡冠状附属物。蒴果圆形，绿色，直径约 6mm，短于内萼片，具阔翅。花期 4—5 月，果期 5—8 月。

生境分布： 生于海拔 800~2100m 的山坡或田埂上。分布于我国西北、华北、华中、华东和西南地区；印度、菲律宾和日本亦有。

药用部位： 根

采收加工： 秋、冬季采收，洗净，晒干。

性味功效： 苦、甘，寒。清热解毒，化痰止咳，安神，壮阳。

主治： 急性扁桃体炎，小儿惊风，咽喉肿痛，阳痿。

用法用量： 内服：水煎服，5~10g。

附方

1. **咳嗽：** 本品 10g、双参 10g、灯台树 10g，水煎服，每日 3 次。
2. **咽炎：** 本品 10g、土牛膝 15g，水煎服，每日 3 次。
3. **阳痿：** 本品配小红参泡酒服用。

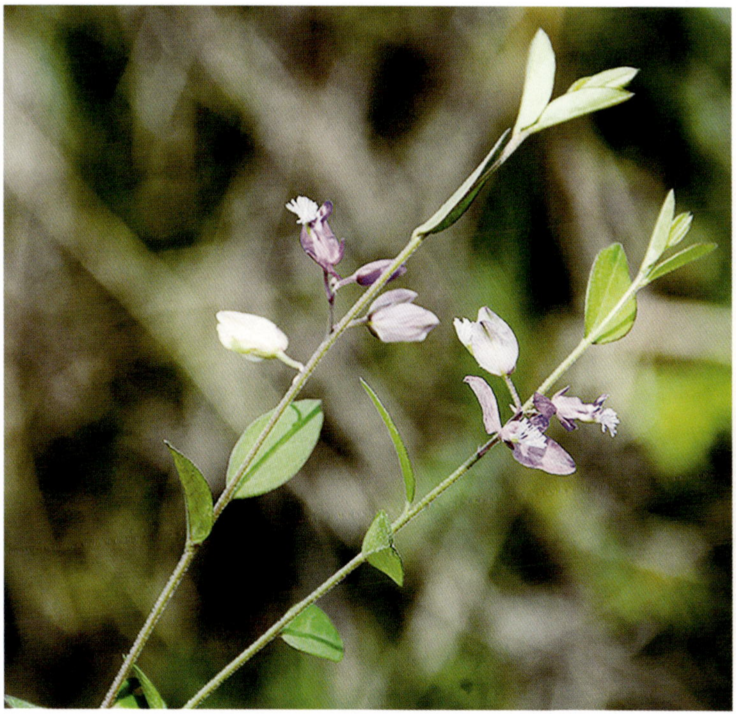

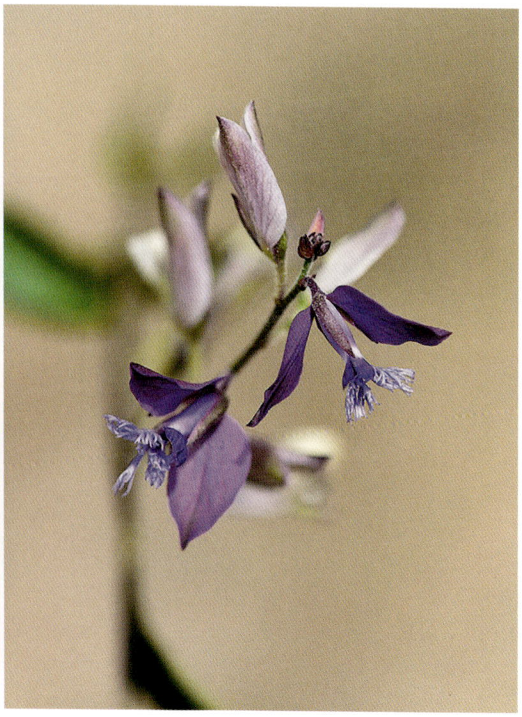

207 冬瓜

葫芦科 冬瓜 *Benincasa hispida* (Thunberg) Cogniaux

佤名： nbi laing [bi̠ lai̠ŋ]（比莱）

别名： 广瓜、白瓜、大瓠子

植物形态： 一年生草质藤本。茎粗壮，多分枝，密被黄褐色长柔毛。单叶互生，叶片纸质，稍软，肾状近圆形，长10~30cm，宽约等于长，5~7浅裂，有时达中裂，基部深心形，两面被毛，掌状脉5~7条；叶柄粗壮，密被长柔毛状硬毛；卷须纤细，2~3歧。花单性，雌雄同株，单生于叶腋；雄花花冠黄色，辐状，裂片倒卵形，长3~6cm，宽2~4cm；雄蕊3枚，离生，药室线形，3回折曲；雌花子房卵形或长圆柱形，长2~4cm，密被黄褐色长柔毛。果实肉质，长圆形或近球形，长25~60cm，直径10~25cm，幼时密被长柔毛状硬毛，老时被白霜，具种子多数。花、果期夏季

生境分布： 我国各地有栽培；亚洲其他热带、亚热带地区、澳大利亚东部及马达加斯加亦有。

药用部位： 种子、果皮

采收加工： 夏末秋初，果实成熟时采摘。

性味功效： 甘、淡，凉。利水，消痰，清热，解毒。

主治： 种子：水肿，咳嗽，暑热烦闷，消渴，泻痢，痈肿，疮漏，酒毒。果皮：痰热咳嗽，消渴，烦闷，肺痈，肠溃疡。

用法用量： 内服：水煎服，10~20g；煨熟或捣汁。外用：捣敷或水煎外洗。

附方

1. **痢疾：** 本品皮 10g、翻白叶 10g，草血竭 10g，子弹树根 15g，橄榄树皮 15g，白头翁 15g、大黄连 10g、三颗针（小黄连）10g，水煎服。
2. **肺结核病：** 本品皮 50g、翻白叶根 10g、茴香根 50g、刺通树皮 30g、炮仗果根 50g、蜂蜜 50g。均为鲜品，洗净，切片，水煎服，每日一剂，每日 3 次。
3. **预防中暑：** 本品适量，加入清水煎服。
4. **损伤腰痛：** 本品适量，煅烧成炭后，研为粉末，黄酒送服。

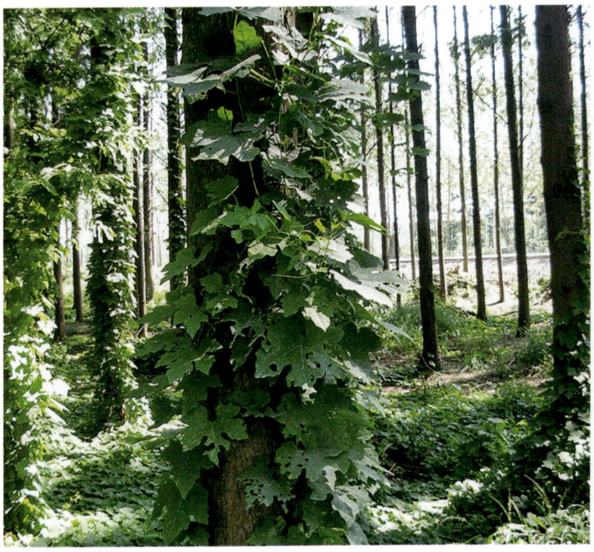
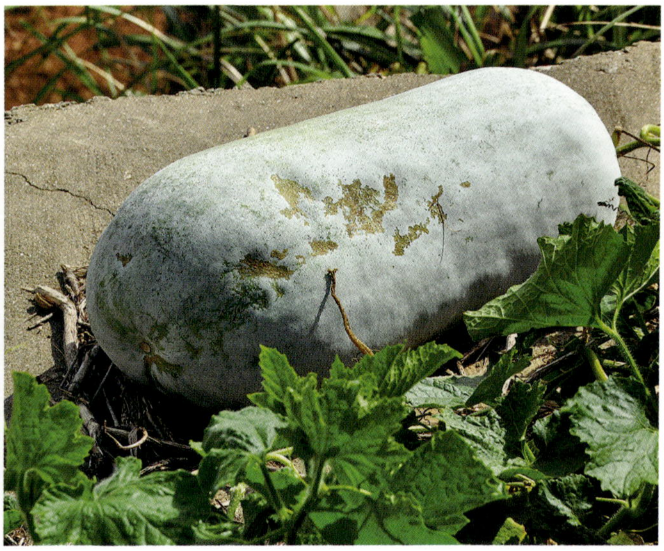

208 兰姜

姜科 莪术 *Curcuma phaeocaulis* Valeton

佤名： mgreix dīng [grḛʔ tiŋ]（给惹顶）

别名： 黑心姜

植物形态： 多年生草本。根茎具樟脑般香味，淡黄色或白色。叶中部常有紫斑，无毛。穗状花序；花冠管裂片长圆形，黄色；侧生退化雄蕊比唇瓣小；唇瓣黄色，近倒卵形，顶端微缺；花药长约 4mm，药隔基部具叉开的距；子房无毛。花期：4—6 月。

生境分布： 栽培或野生于林荫下。产于我国台湾、福建、江西、广东、广西、四川、云南等地；印度至马来西亚亦有分布。

药用部位： 块根

采收加工： 全年可采收，晒干或鲜用。

性味功效： 苦、辛，温。祛风除湿，开胸暖胃，解毒。

主治： 风湿痹痛，脘腹胀满，跌打损伤，毒蛇咬伤，烫烧伤。

用法用量： 内服：水煎服，9~15g。外用：鲜品捣敷。

附方

1. **小面积烫烧伤：** 本品捣烂敷患处，一般持续用药 2~4 剂，即可显效。
2. **跌打损伤：** 本品 20g、虎杖 30g、姜黄 20g、龙爪叶 50g，舂细包于患处，3 日换一次药，18 日一个疗程。
3. **预防产后病：** 本品、香茅草、黄姜、黄精、水菖蒲各适量，水煎服。

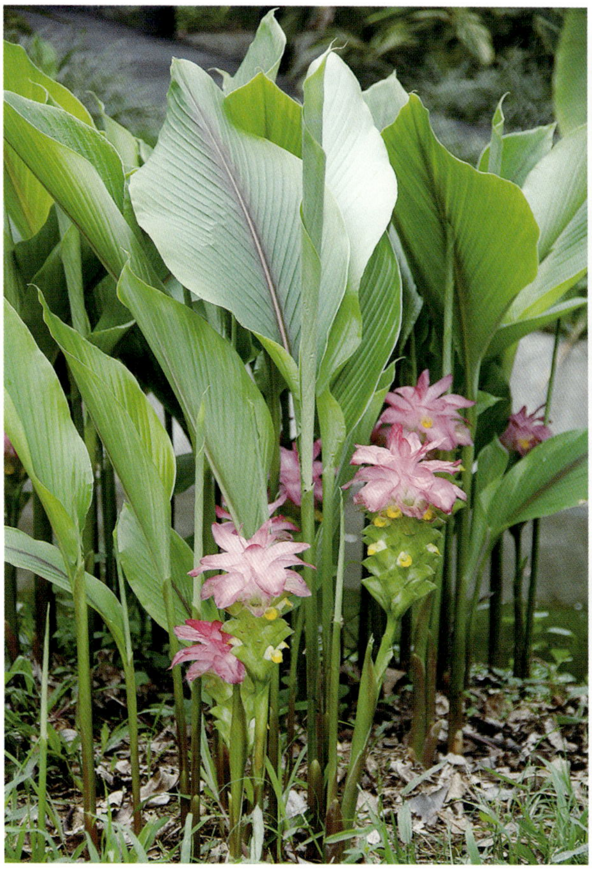

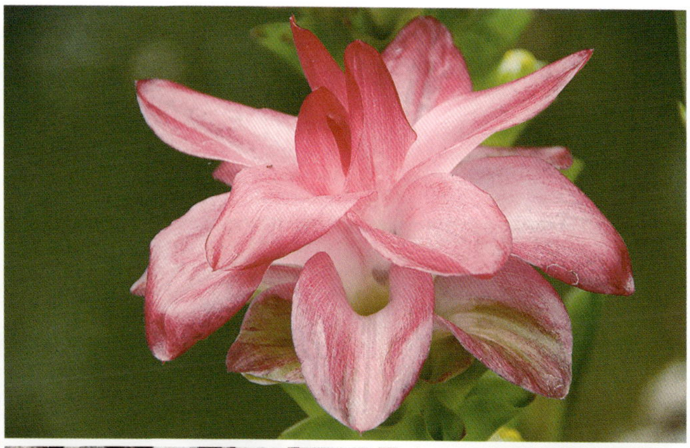

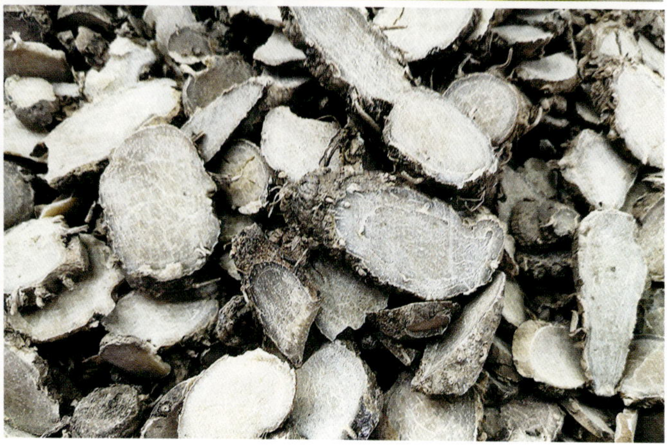

209 半月形铁线蕨

凤尾蕨科 半月形铁线蕨 *Adiantum philippense* Linnaeus

佤名： guax haeg līg [kua̱ʔ ha̱ɯk lik]（刮横哩）

别名： 黑龙丝、猪鬃草

植物形态： 常绿植物。根状茎短而直立，被栗棕色披针形鳞片；叶簇生。叶柄长 8~20cm，栗棕色有光泽，基部生有与根状茎上相同的鳞片，基部以上光滑。叶片长 12~28cm，宽 4~8cm，长圆状披针形，先端圆钝，一回奇数羽状。羽片 8~14 对，互生，有细长柄可达 2cm 长，中部以下各对羽片大小近似相等，长 2.5~4cm，宽 1~2.5cm，对开式的半月形或半圆肾形，少为斜扇形；上部羽片与下部羽片同形而略变小；顶生羽片扇形，略大于其下的侧生羽片。叶草质，两面无毛；叶轴先端有时延长成鞭状，有芽苞，能着地生根发育成新植株。孢子囊群每羽片 2~5 枚；假囊群盖线形或长圆形，全缘，宿存。孢子周壁有明显的细颗粒状纹饰。

生境分布： 生于海拔 150~1750m 的林下疏荫处土壁、石隙及阴湿溪沟边的酸性土上。分布于我国云南、四川、贵州、广西、广东、海南、台湾；亚洲其他热带及亚热带的越南、缅甸、泰国、印度、马来西亚、印度尼西亚、菲律宾，热带非洲及大洋洲亦有。

药用部位： 全草

采收加工： 全年可采收，晒干或鲜用。

性味功效： 淡，平。清肺止咳，利水通淋，消痈下乳。

主治： 乳汁不通，乳腺炎，膀胱炎。

用法用量： 内服：水煎服。

附方

1. **利尿，利湿通淋：** 本品、车前草、响铃草、酸浆草，水煎服。
2. **肾结石：** 本品、响铃草、车前草、半截藤、岩参、鬼针草、马鞭草各适量，水煎服，胡椒作引，服半月有效。

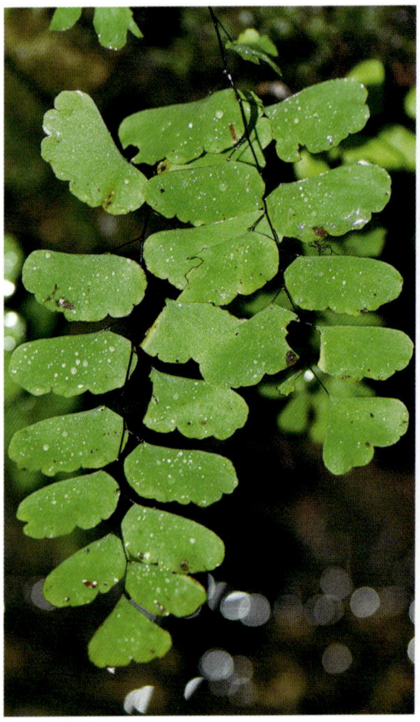

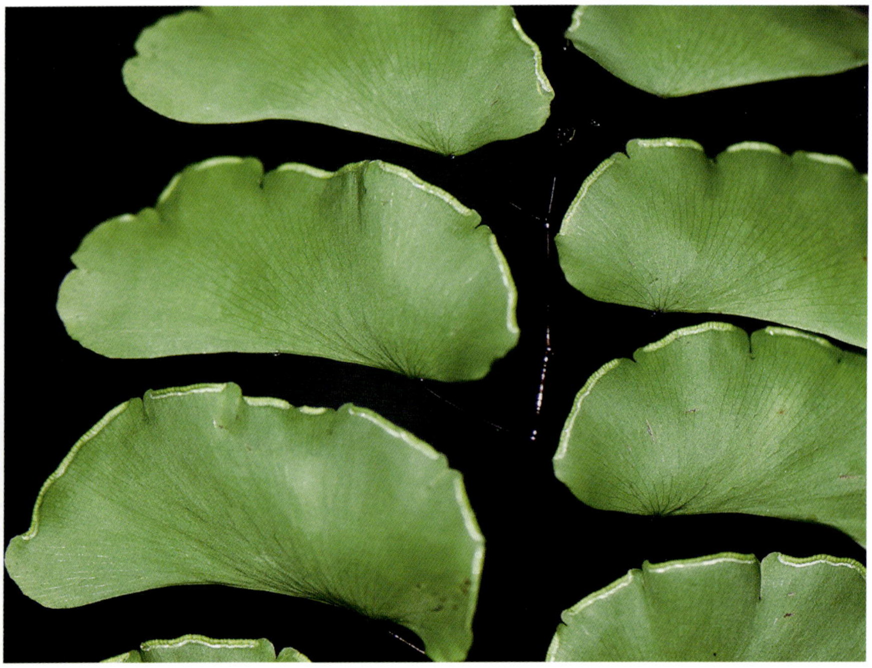

210 半架牛寄生

萝藦科 古钩藤 *Cryptolepis buchananii* Schultes

佤名： hyon līg [$ʑ^h$ɔn lik]（约哩）

别名： 白马连鞍、牛角藤

植物形态： 木质藤本。有乳汁；茎皮红褐色，有斑点。叶纸质，长圆形或椭圆形，长10~18cm，宽4.5~7.5cm，顶端圆形，有小尖头，基部阔楔形，叶背苍白色，两面无毛；侧脉每边约30条，近水平升出。聚伞花序腋生，比叶短；花蕾顶端尾状渐尖，旋转，长约1cm；萼片阔卵形，长1.5mm，花萼内面基部有10个腺体；花冠黄白色，花冠筒比花冠裂片短，花冠裂片披针形，长7mm；副花冠裂片卵圆形，着生于花冠筒喉部之下；花粉器匙形，基部的黏盘长圆形，四合花粉藏在载粉器内。蓇葖果双生，叉开成一直线，长圆状，长6.5~8cm，直径1~2cm，无毛。花期3—8月，果期6—12月。

生境分布： 生于海拔500~1500m的山地疏林中或山谷密林中，常攀援树上。分布于我国云南、贵州、广西、广东；印度、缅甸、斯里兰卡和越南亦有。

药用部位： 全株

采收加工： 全年均可采挖，洗净，干燥。

性味功效： 苦，淡寒。有毒。清火解毒，活血消肿，舒筋活络，镇痛。

主治： 泌尿系统感染，淋巴结结核，疔疮，脓疱疮。

用法用量： 内服：水煎服，3~5g。外用：捣敷。

附方

泌尿系统感染，淋巴结结核，疔疮，脓疱疮： 本品全株5~15g，水煎服，外用炒熟捣细外敷。

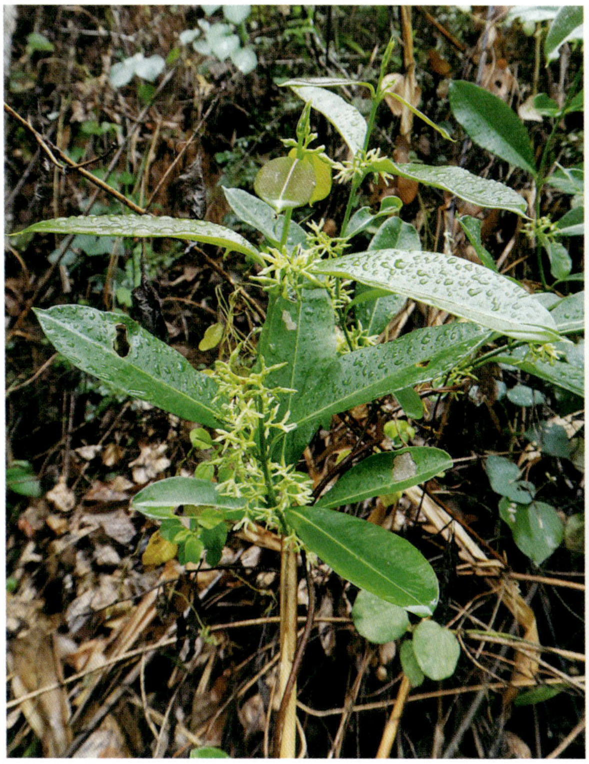

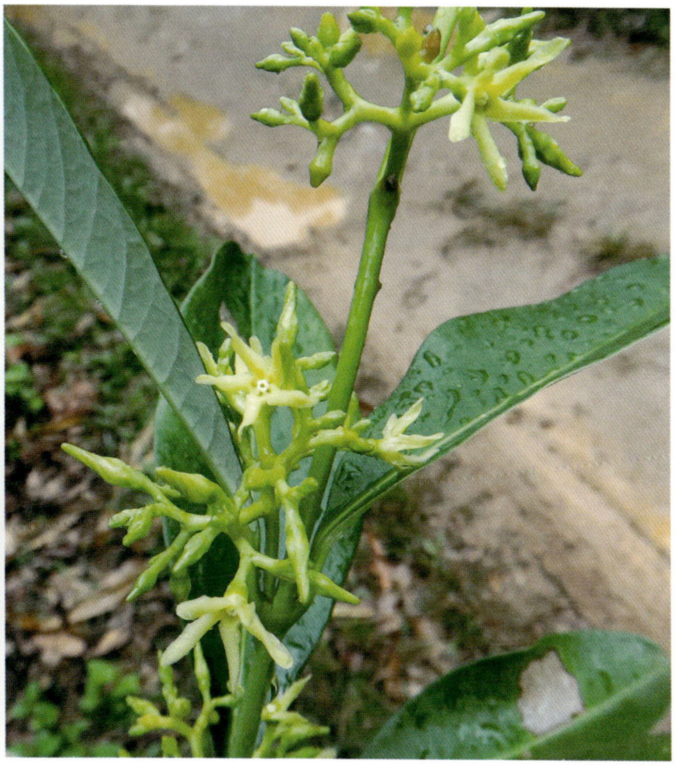

211 半截藤

西番莲科 镰叶西番莲 *Passiflora wilsonii* Hemsley

佤名： hnu mgon bad [nʰu̱ gɔn pa̱t]（努公把）

别名： 锅铲叶、半截观音、半截叶

植物形态： 木质藤本。叶纸质，长（4~）6~11cm，宽（3.5~）6~13cm，顶端截形，三尖头状，或微微地 2~3 裂，基部阔圆形至近心形，无毛，叶背上部有多达 4 个的腺体，中肋凸出成 1~3mm 的小尖凸，裂片长达 1.5cm；叶柄在基部以上 1/5~1/3 处具有 2 个腺体。花序近无柄，在卷须两侧对生，有花 2~20 朵；花白色，径 2~2.5（~3）cm，果时雌雄蕊柄长 7~11mm，膨大；副花冠裂片 1 轮，丝状，长 3~6mm；内花冠褶状，长 2mm；花盘高 2~3mm；雌雄蕊柄长 6~10mm；雄蕊 5 枚，花丝分离；子房椭圆形，无柄，长 2~3mm；花柱 3 枚，分离。果近球形，径 2.5~3cm，无毛，初被白粉，熟时紫黑色。果期 7 月。

生境分布： 生于海拔 1300~2500m 的灌木丛中。分布于我国云南；缅甸、泰国、老挝和越南亦有。

药用部位： 全草

采收加工： 夏、秋季采收，洗净，晒干。

性味功效： 微苦，温。舒经活血，燥湿杀虫。

主治： 肝炎，痢疾，风湿性关节炎，无名中毒，跌打骨折，蛔虫病。

用法用量： 内服：水煎服，15~20g。外用：鲜品捣烂外敷患处。

附方

1. **肝炎：** 本品研粉过筛，另猪肝适量置水中煮熟，切片后沾药粉食用，每日 1 次。
2. **肝硬化腹水：** 本品 20g、青叶胆 10g、羊耳菊根 20g、响铃草 15g、土党参 10g，水煎服，每日 3 次。
3. **胆囊炎：** 本品 20g、青叶胆 15g、过路黄 10g、车前草 10g，水煎服，每日 2 次。

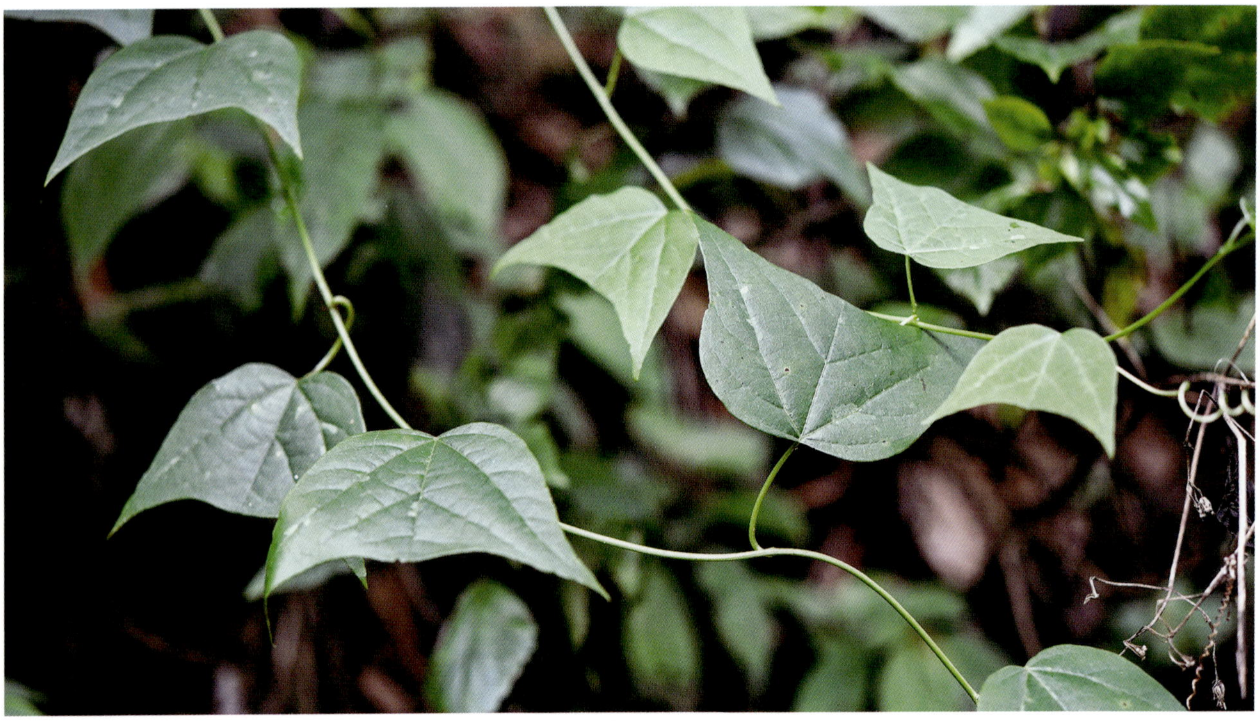

212 必然

伞形科 面瓜七 *Tetrataenium mianguaqi* Ze H. Wang & L. Chen

佤名： nbi rang [bi̠ ra̠ŋ]（比然）

植物形态： 多年生草本。根圆柱形，粗壮，分枝，黄白色至棕褐色。茎纤细，中下部以上分枝。基生叶具长柄，基部延伸成叶鞘；叶片盾形，近圆形，直径约 15cm，明显 5 浅裂，顶裂片常进一步 3 浅裂，两面（尤其叶脉）疏生硬毛，边缘具不规则锯齿；茎生叶似基生叶，向上逐渐缩小，从 5 浅裂至 3 浅裂，叶柄盾形逐渐至非盾形。伞形花序被密糙毛，宽 4.8~10.4cm；伞辐 10~16；小苞片 2~5，线状披针形，不等长，5~9mm，宿存；小伞形花序具 7~25 朵花；花瓣白色，伞形花序的外围花明显放射状；花柱基厚；子房椭圆形，被糙毛。幼果长圆形或椭圆形，微被糙毛，背部扁平，背棱线状，侧棱宽翅状。

生境分布： 生于海拔 1500~2300m 的山坡草丛中。分布于云南。

药用部位： 根

采收加工： 秋季采挖，洗净，晒干。

性味功效： 辛、甘、微麻，温。祛风除湿，止痛，利尿。

主治： 痛经，月经不调，风寒头痛，风湿麻木，跌打损伤。

用法用量： 内服：水煎服，10~15g。

附方

1. **风湿骨痛：** 本品 15g、鸡血藤 15g、松叶防风 15g、五味藤 10g，生姜三片为引，水煎服，每日 3 次。
2. **跌打损伤：** 本品 30g、七叶莲 30g、龙血树 15g、鸡血藤 20g、续断 30g，泡白酒 1500mL，10 天后口服 20~30mL，每日 1 次。
3. **体虚消瘦：** 本品 10g、土党参 10g、小红参 10g、茴香根 10g、大蓟 10g，将以上诸药捣烂后，加肉炖服。

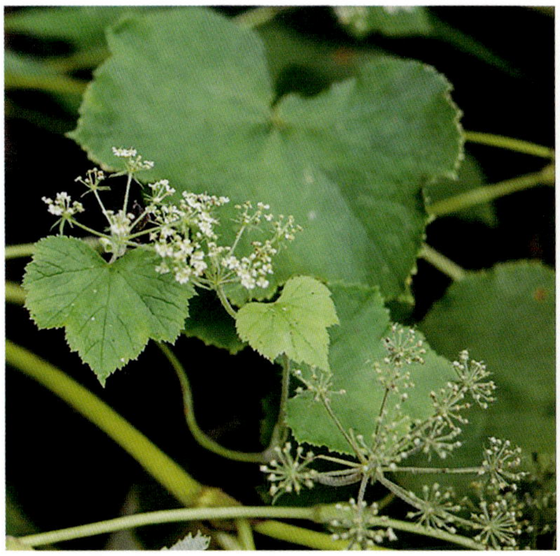
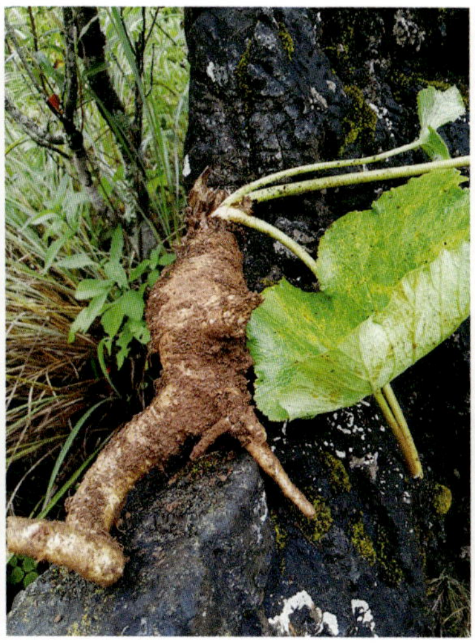
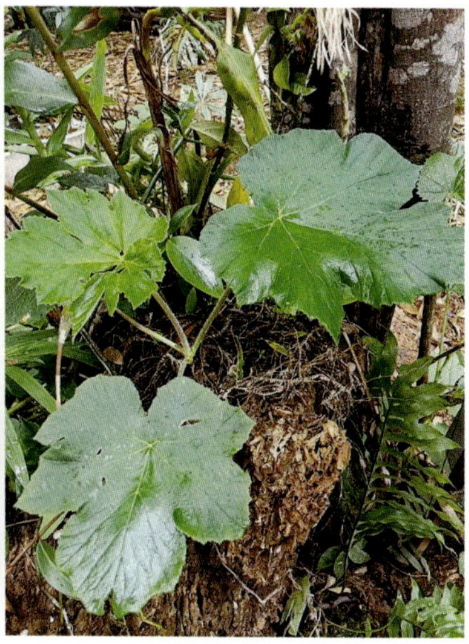

213 奶浆草

菊科 苣荬菜 *Sonchus wightianus* Candolle

佤名： rīb gāng gōui [rip kaŋ koi]（日杠乖）

别名： 苦菜、苦苣菜、兔子草

植物形态： 多年生草本。茎直立，茎枝分枝被头状具柄腺毛。基生叶数枚，叶片倒披针形或长椭圆形，长 6~24cm，宽 1.5~6cm，羽状深裂至浅裂，顶裂片稍大，长卵形、椭圆形或长卵状椭圆形，侧裂片 2~5 对，两面无毛，叶柄长或短，具翅，基部扩大成鞘；茎下部叶同基生叶，向上叶渐小，上部叶无柄，基部圆耳状扩大，抱茎。头状花序于茎、枝顶排列成伞房状花序；花序梗被头状具柄腺毛；总苞钟形，径约 1cm；总苞片约 3 层，全部总苞片背面沿中脉有 1 行头状具柄腺毛。小花多数，黄色。瘦果长椭圆形，稍压扁，每面有 5 条细肋；冠毛白色，多数，柔软，相互纠缠。花、果期 1—9 月

生境分布： 生于海拔 300~2300m 的山坡草地、林间草地、潮湿地或近水旁、村边或河边砾石滩。我国除东北、华北、华东外广布；世界各地都有。

药用部位： 全草

采收加工： 夏、秋季采收，洗净，晒干或鲜用。

性味功效： 苦，凉。清热解毒。

主治： 口腔炎，火牙痛，鼻衄，乳腺炎，疮毒，胆囊炎，脓疮，肝炎，胆囊炎。

用法用量： 内服：水煎服。外用：鲜叶捣烂外敷患处。

附方

1. **胆囊炎：** 本品、刀壳树、盐肤木各适量，水煎服。
2. **脓疮：** 本品鲜叶捣烂，外包患处。
3. **肝炎：** 本品 10g、龙胆草 15g、半截藤 15g、虎杖 10g，水煎服，每日 3 次。

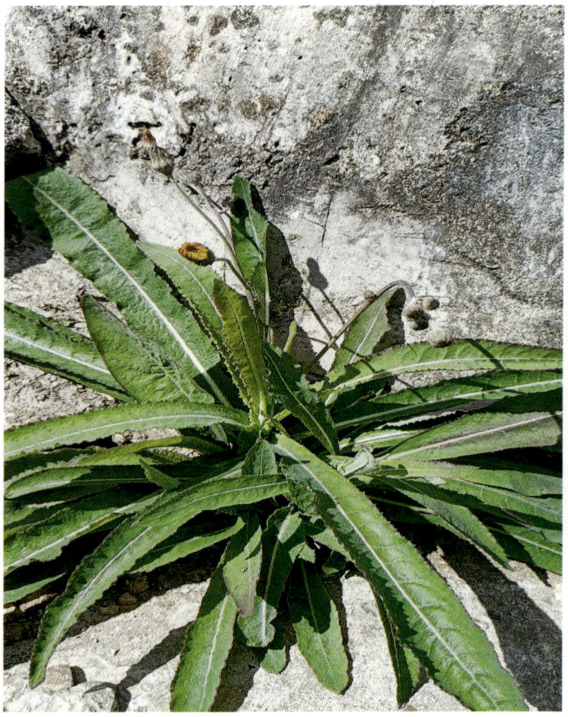

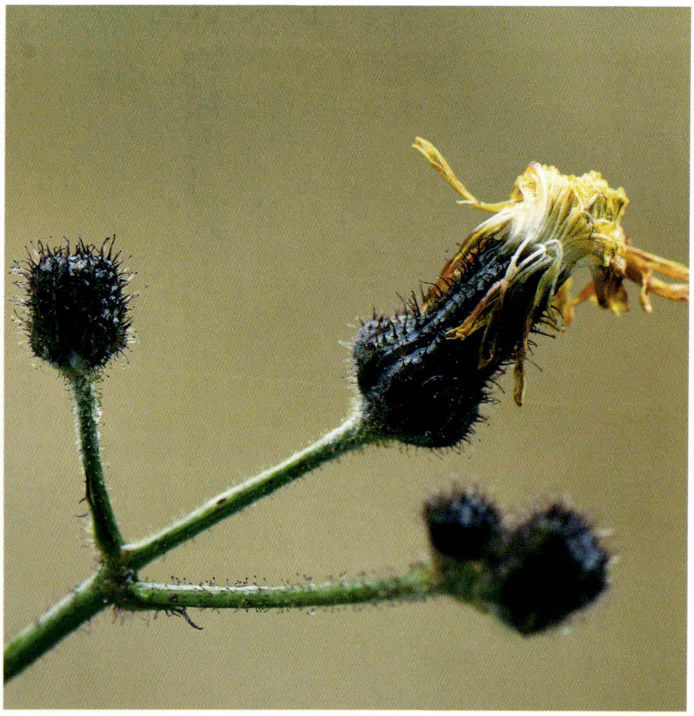

214 皮哨子果

无患子科 无患子 *Sapindus saponaria* Linnaeus

侗名： kaox si glu(105□211□) [kʰa̱uʔ si klṳ]（栲西噜）

别名： 皮皂子、洗手果、肥皂树

植物形态： 落叶大乔木，高可达 20 余米，树皮灰褐色或黑褐色；嫩枝绿色，无毛。叶连柄长 25~45cm 或更长，叶轴稍扁，上面两侧有直槽，无毛或被微柔毛；小叶 5~8 对，通常近对生，叶片薄纸质，长椭圆状披针形或稍呈镰形，长 7~15cm 或更长，宽 2~5cm，顶端短尖或短渐尖，基部楔形，稍不对称，腹面有光泽，两面无毛或背面被微柔毛；侧脉纤细而密，15~17 对，近平行；小叶柄长约 5mm。花序顶生，圆锥形；花小，辐射对称，花梗常很短；萼片卵形或长圆状卵形，大的长约 2mm，外面基部被疏柔毛；花瓣 5 枚，披针形，有长爪，长约 2.5mm，外面基部被长柔毛或近无毛，鳞片 2 个，小耳状；花盘碟状，无毛；雄蕊 8 枚，伸出，花丝长约 3.5mm，中部以下密被长柔毛；子房无毛。果的发育分果爿近球形，直径 2~2.5cm，橙黄色，干时变黑。花期春季，果期夏秋。

生境分布： 我国产于东部、南部至西南部。各地寺庙、庭园和村边常见栽培。日本、朝鲜、中南半岛和印度等地也常栽培。

药用部位： 根、树皮

采收加工： 秋季采挖，洗净，切片，晒干。

性味功效： 甘、辛，温。清热解毒，消肿，止咳化痰。

主治： 风湿性关节炎，气管炎，肺炎，肝炎，蛔虫病。

用法用量： 内服：水煎服，15~25g。

附方

蛔虫病： 本品树皮 30g、九股牛 30g，鲜品，洗净切段，配红糖适量水煎，每日 1 剂分 3 次服。使用本方时儿童减半，一般 1~3 次可痊愈。

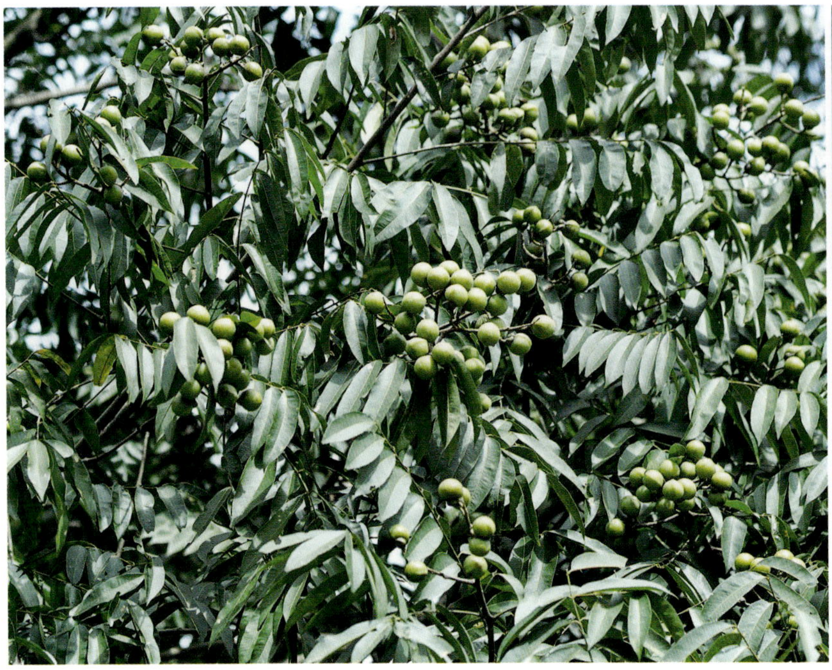

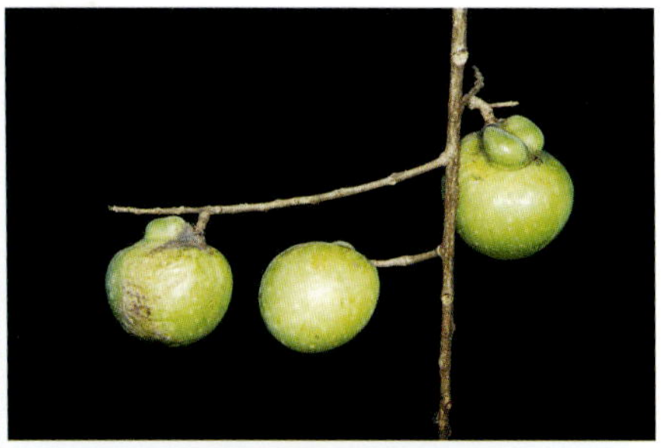

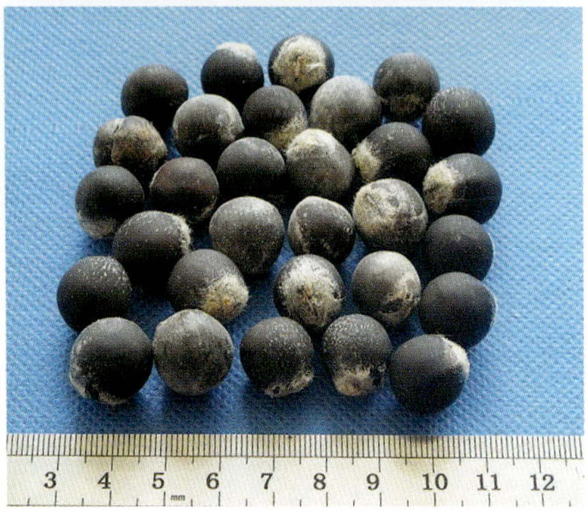

215 丝瓜

葫芦科 丝瓜 *Luffa aegyptiaca* Miller

佤名： blix pag dōg [pli̠ʔ pʰa̠k tɔk]（布利帕朵）

别名： 胜瓜、菜瓜

植物形态： 一年生攀援藤本。茎、枝粗糙，有棱沟，被微柔毛。卷须稍粗壮，被短柔毛。叶片三角形。雌雄同株。雄花：花冠黄色，辐状，里面基部密被黄白色长柔毛。雌花：单生。果实圆柱状，表面平滑，通常有深色纵条纹，未熟时肉质，成熟后干燥。种子多数，黑色，卵形，扁，平滑，边缘狭翼状。花、果期夏、秋季。

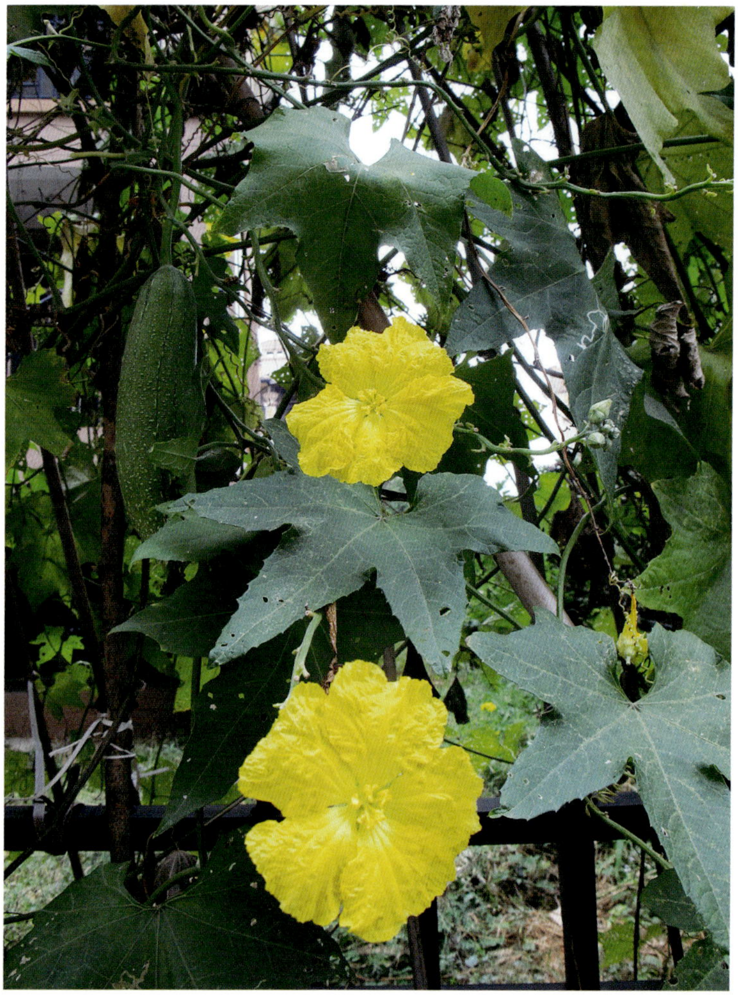

生境分布： 我国南、北各地普遍栽培。也广泛栽培于世界温带、热带地区。

药用部位： 丝瓜络、叶、藤

采收加工： 丝瓜络：秋、冬季采收，晒干或鲜用。叶、藤：全年可采收。

性味功效： 甘，凉。清热，化痰，凉血，解毒，通乳。

主治： 丝瓜络：乳汁不通。叶：外伤出血，脚癣，脚气。藤：胆囊炎，胆结石。根：慢性鼻炎。

用法用量： 内服：水煎服，或炖肉服。外用：水煎外洗。外用：研粉外敷。

附方

1. **乳汁不通：** 取本品丝瓜络适量，炖煮肉汤。既可通乳，也可催奶。
2. **小外伤出血：** 取本品叶适量，洗净，晒干，研成细粉，外敷伤口。
3. **慢性鼻炎：** 取本品根鲜品 30g，炖瘦肉，每天 1 剂，连服 5 天。

216 吉祥草

百合科 吉祥草 *Reineckea carnea* (Andrews) Kunth

佤名： hlax hmom [l^{h}a̱ʔ m^{h}ɔ̱m]（辣梦）

别名： 玉带草、多崩龙

植物形态： 匍匐根状茎圆柱形，绿白色，多节，节上有膜质鳞叶 1 枚。叶 3~8 片簇生根状茎末端，线形至披针形，长 10~38cm，宽 0.3~3.5cm，先端渐尖，基部渐狭成柄状，对折。穗状花序长 2~7cm，轴紫色、花密，10~20 朵。花芳香，粉红色；花被管长约 4mm，径约 2mm；裂片 6 枚，长圆形，白色，近肉质，背面带紫色，长约 7mm，向外反卷。浆果紫红色，球形，径 0.5~1.0cm，种子每室 2 粒，有时 1 粒不育，卵形，种皮海绵状，白色。花、果期 7—11 月

生境分布： 生于海拔 1000~3200m 的密林下、灌丛中或草地。分布于我国秦岭以南各地，但不到南部热带地域（如海南、台湾）；日本亦有。

药用部位： 全草

采收加工： 全年可采挖，洗净，晒干。

性味功效： 甘，凉。润肺止咳，祛风，接骨。

主治： 肺结核，慢性支气管炎，风湿关节炎，肺痨咯血，哮喘，血淋，骨折，红崩，热淋，跌打损伤，膀胱炎，胃痛，月经不调，百日咳，目翳，疳积，黄疸，肾炎。

用法用量： 内服：水煎服，10~15g。外用：捣烂外包敷患处。

附方

1. **咳嗽：** 本品 15g、天冬 10g、百合 10g，水煎服。
2. **骨折：** 本品鲜品配骨碎补、过江龙、小铜锤、大接骨等药捣烂外包敷患处。

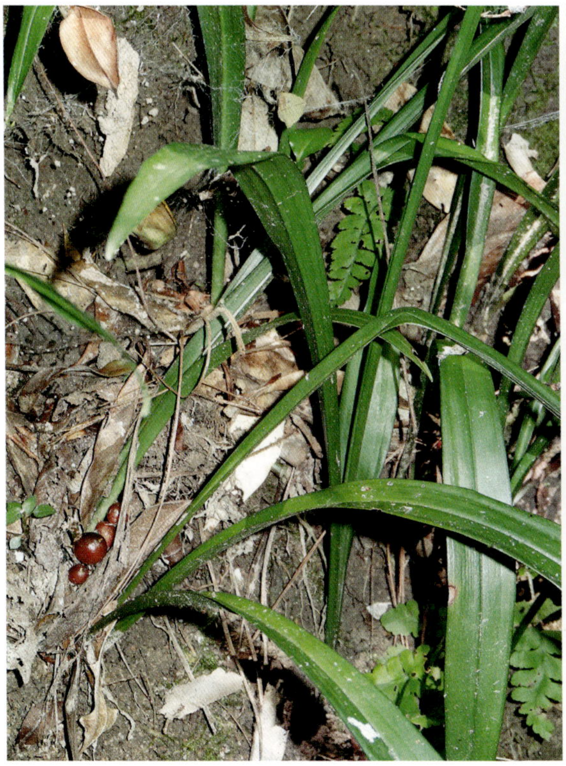

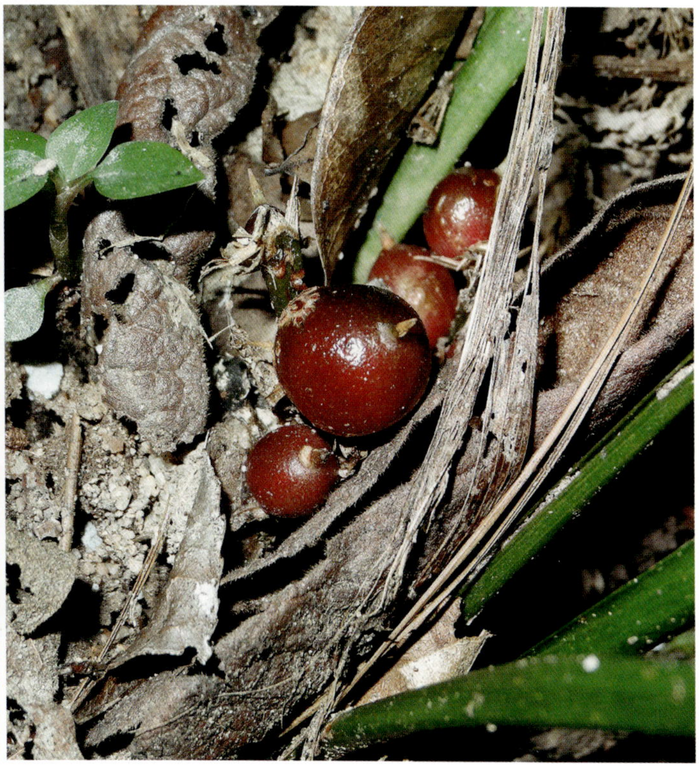

217 老母猪挂面

荨麻科 八棱麻 *Boehmeria siamensis* Craib

佤名： kaox mgan deix [kʰa̱uʔ ga̱n te̱ʔ]（栲甘跌）

别名： 八楞麻

植物形态： 灌木。叶对生；叶片坚纸质，卵圆形至宽卵圆形，长 4~15cm，宽 4~10cm，边缘在基部以上有细锯齿，下面淡黄绿色，仅沿脉上有短柔毛其余无毛，基出脉 3 条，侧脉 3~4 对。雌雄异株；团伞花序多花，互相邻接，排列成穗状花序，穗状花序开花时长 2~7cm，果时延伸达 15cm，2~4 条腋生。雄花开花时直径约 2.5mm：花被片 4 枚，卵形，先端锐尖，外面密生白色柔毛；雄蕊 4 枚；退化雌蕊梨形。雌花：果时花被长椭圆形，背腹略扁，长约 2mm，外面密生白色小刚毛，顶端有 2 个小齿；柱头长约 1.5mm，一侧有柔毛。瘦果卵圆形，不连翅长 0.75mm，上下两端具狭翅，光滑。花期 3 月。

生境分布： 生于海拔 1000~1900m 的山坡疏林下、灌丛中或路旁等处。分布于我国云南、广西、贵州；越南、老挝、泰国亦有。

药用部位： 全草

采收加工： 全年可采收，切碎，晒干或鲜用。

性味功效： 淡，平。清热解毒，镇静祛风。

主治： 腹痛，泄泻，荨麻疹，皮肤瘙痒，湿疹，痘疮。

用法用量： 内服：水煎服，30~50g。外用：水煎外洗或熏蒸。

附方

荨麻疹： 本品、杠板归、盐肤木、藿香、冰片叶各适量，水煎外洗或熏蒸。

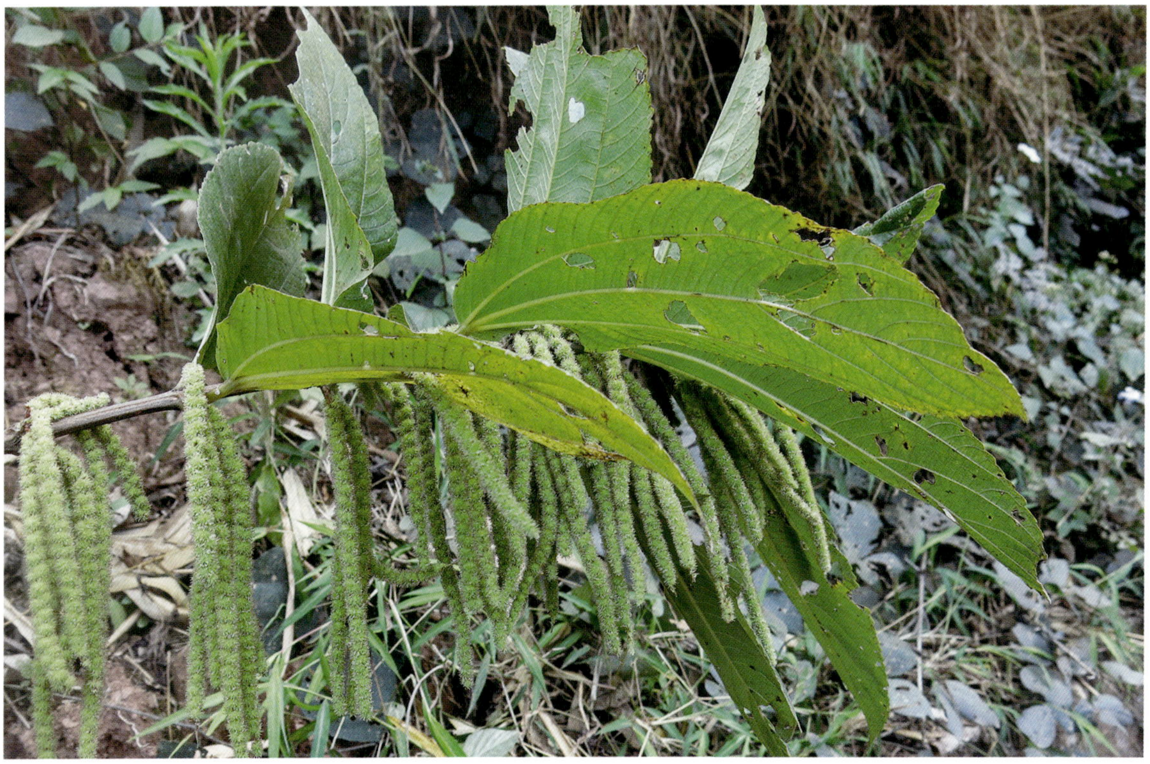

218 老妈妈拐棍

闭鞘姜科 闭鞘姜 *Costus speciosus* (J. Konig) Smith

佤名： si mging jag [si giŋ tɕak]（土埂占）

别名： 水蕉花、老象耳朵草、接骨丹

植物形态： 直立草本；基部近木质，顶部常分枝而旋卷。叶片长圆形或披针形，长15~20cm，宽6~10cm，先端渐尖或尾状渐尖，基部近圆形，叶背密被绢毛。穗状花序顶生，椭圆形或卵形，长5~15cm；苞片卵形，长约2cm，红色，革质；小苞片折叠，卵形，长1.5~2.5cm，淡红色；花萼革质，长1.8~2.5cm，密被绢毛，红色；花冠管长约1cm，裂片近等长，白色，背裂片长约5cm，唇瓣喇叭形，纯白色，长6~9cm，直径5 ~7cm，边缘呈裂齿与皱波状；发育雄蕊花瓶状，长4.5~5cm，宽1.2~1.6cm，白色。蒴果稍木质，长约1.3cm，鲜红色。花期7—9月，果期9—11月。

生境分布： 生于海拔 300~1400m 的山坡林下、沟边与荒坡等地。分布于我国云南、广东、广西、江西、湖南等；热带亚洲广布。

药用部位： 根茎

采收加工： 全年可采收，洗净，切片，晒干。

性味功效： 酸，寒。清热解毒，消炎利尿。

主治： 急性肠胃炎，肾炎性水肿，膀胱炎。

用法用量： 内服：水煎服，15~20g。外用：挤汁滴药。

附方

1. **关节红肿发炎：** 本品鲜品捣烂调白醋外敷患处。
2. **肾炎，膀胱炎：** 本品 15g、白花蛇舌草 15g，水煎服，每日 3 次。
3. **中耳炎化脓：** 本品和茴香叶鲜品各适量，洗净，捣细揉汁滴入耳中，每日 2~3 次，每次 2~3 滴。

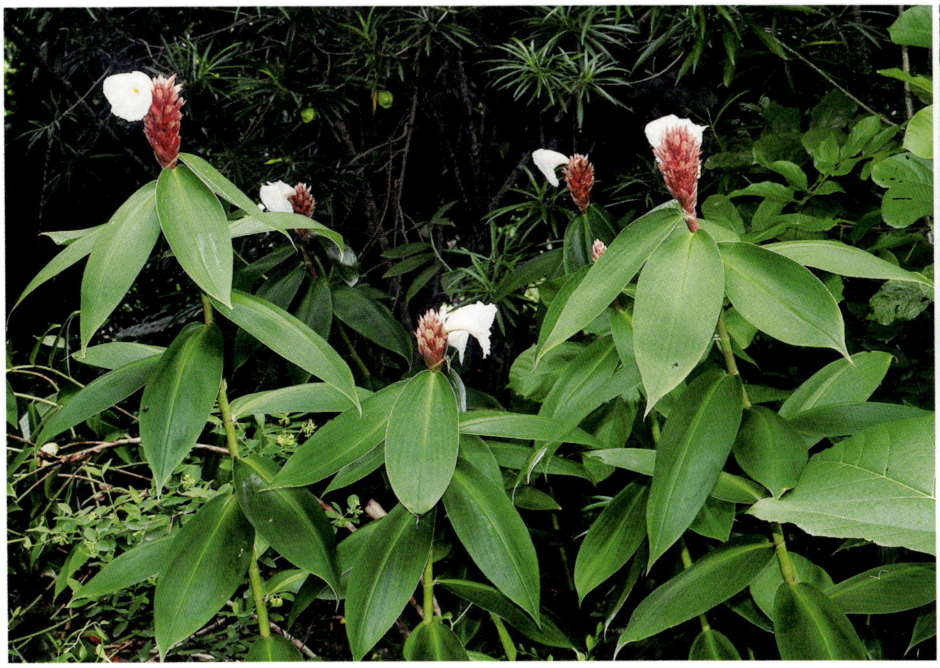
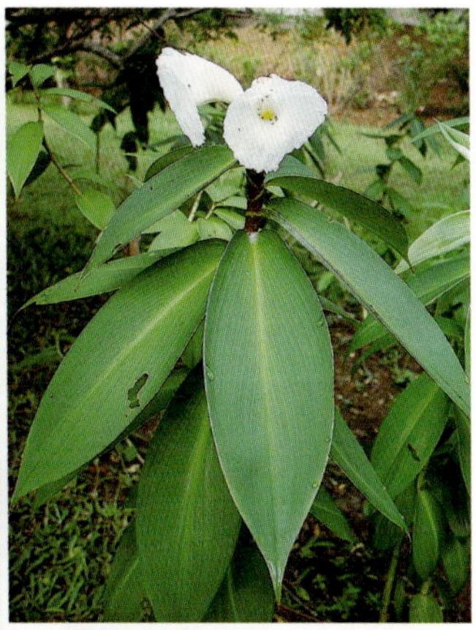
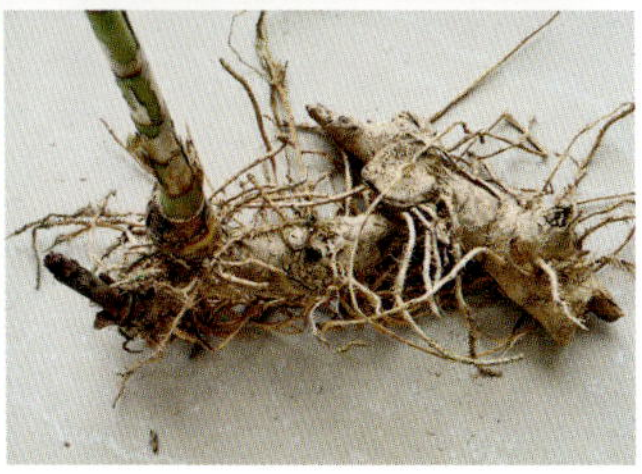

219 老鸦糊

马鞭草科 老鸦糊 *Callicarpa giraldii* Hesse ex Rehder

佤名： kaox si oui bai yong [kʰa̱uʔ si ʔo̱i pa̱i ʐo̱ŋ]（栲司喂拜咏）

别名： 小紫珠、小米团花、万年青

植物形态： 灌木；小枝圆柱形，灰黄色，幼枝常带紫色，疏或密被灰黄色星状绒毛。叶纸质，椭圆形，长8~14cm，宽3.5~7.5cm，先端渐尖，基部阔楔形或钝圆，边缘具细牙齿或粗牙齿，叶背无毛或疏被灰黄色星状毛，密生黄色腺点，侧脉8~10对；叶柄长1~1.5cm，稀达2cm，疏被灰黄色星状毛。聚伞花序宽2~3cm，多花，密集，被灰黄色星状绒毛；花序柄短，长约5mm；花冠紫色，微被毛，具黄色腺点，长约4mm；花丝伸出花冠之外。果径2~3mm，无毛，成熟时紫色。花期5—7月，果期7—11月。

生境分布： 生于海拔 1300~3400m 的疏林和灌丛中。分布于我国甘肃、陕西、河南至江南各省。

药用部位： 全株

采收加工： 5—10 月采收，晒干或鲜用。

性味功效： 苦、辛，凉。祛风除湿，散瘀，解毒。

主治： 各种内外出血。

用法用量： 内服：水煎服，2.5~5g，或研末。外用：捣敷或煎水熏洗。

附方

1. **外伤出血：** 本品叶、果实，晒干研粉外敷，或鲜叶捣烂外敷伤处。
2. **月经不调：** 本品树皮 15g、小红蒜 20g、小红参 15g、芦子兰 40g，水煎服，酒为引，每日 3 次，6 日为一个疗程。

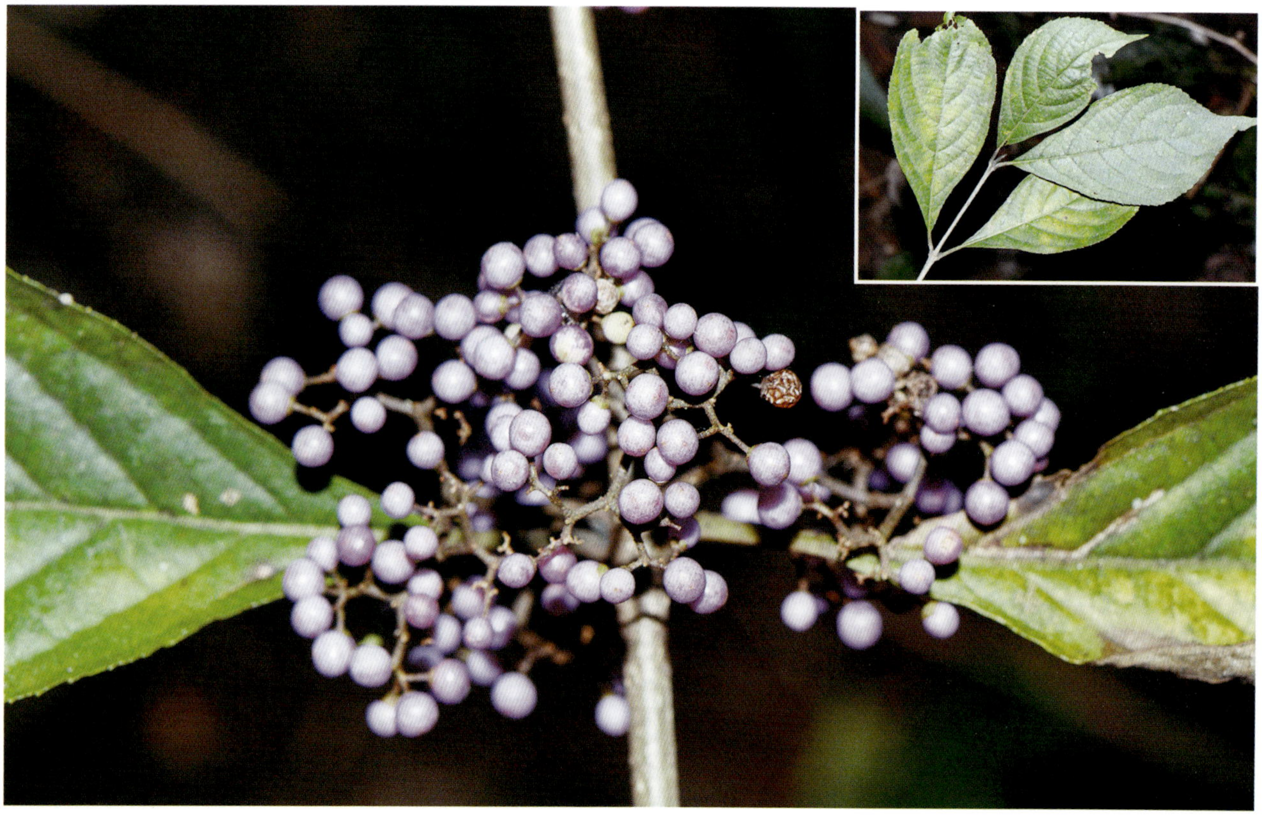

220 老鼠黄瓜

葫芦科 茅瓜 *Solena heterophylla* Loureiro

佤名： hnu gei bloung [n^{h}u̠ ke̠ plo̠ŋ]（努给不拢）

别名： 天花粉

植物形态： 攀援草本；块根纺锤形。茎、枝细弱，无毛。单叶互生，叶片薄革质，形状变异极大，卵形、长圆形、卵状三角形或戟形等，不分裂或 3~5 浅裂至深裂，基部心形；卷须单一，纤细。花单性，雌雄异株；雄花：伞房状花序腋生，总花梗长 2~5mm，顶端有 10~20 朵花；花梗纤细，长 2~8mm；花冠黄色；雄蕊 3 枚，药室弧状弯曲；雌花：单生于叶腋，花梗长 5~10mm；子房卵形，柱头 3 枚。果实长圆形或近球形，长 2~6cm，径 2~5cm，成熟时红褐色，近平滑。花期 5—8 月，果期 8—11 月。

生境分布： 生于海拔 600~2600m 的林下或灌丛中。分布于我国云南、台湾、福建、江西、广东、广西、贵州、四川、西藏；越南、印度、印度尼西亚亦有。

药用部位： 块根、叶

采收加工： 秋季采收。

性味功效： 苦，凉。清热解毒，消炎止痛，凉血止血。

主治： 咽喉肿痛，膀胱炎，淋巴结结核，皮肤湿疹，疟疾，胃病，尿路感染。

用法用量： 内服：水煎服，10~20g。外用：鲜品捣烂外包患处。

附方

1. **疮痈，痔疮：** 本品鲜根、叶捣烂外包患处。
2. **咽喉肿痛：** 本品根 15g、南板蓝根 10g、冰片叶 5g，水煎服，每日 3 次。
3. **伤寒：** 本品新鲜根适量，切片，水煎服，每日 1 剂分 3 次服，5 剂为一疗程。

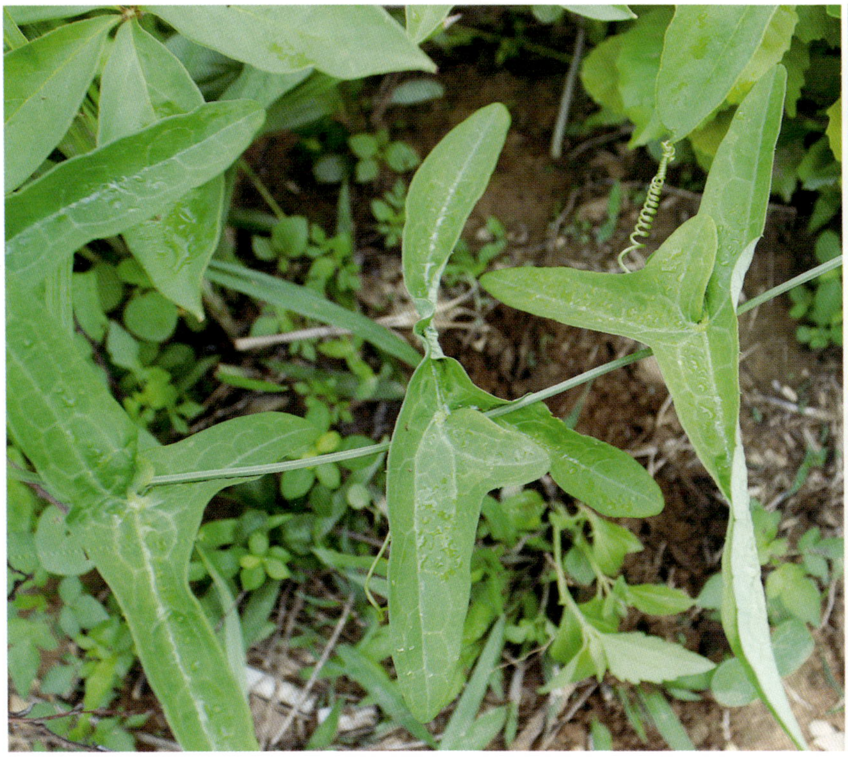
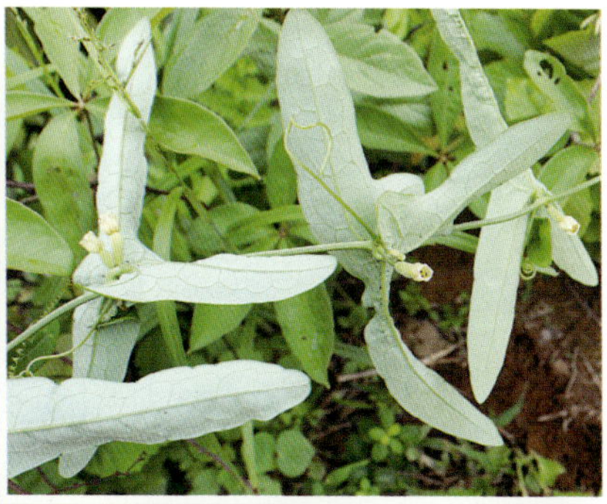
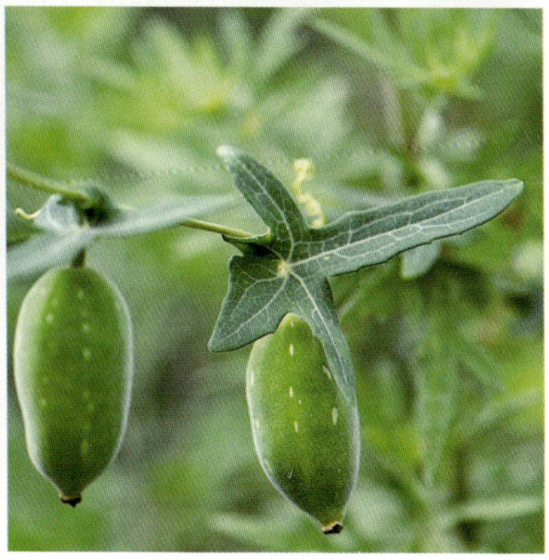

221 地石榴

桔梗科 铜锤玉带草 *Lobelia nummularia* Lamarck

佤名： blix du deid ia [pli̱ʔ tṳ te̱t ʔi̱a]（布利堵点呀）

别名： 铜锤草

植物形态： 匍匐草本，节上生根。叶成 2 列生，卵圆形，或近圆形、肾状圆形，有时偏斜，长 6~23mm，宽 5~20mm，基部近圆形至心形，边缘具锐尖三角形齿；叶柄长 1~5mm。花梗较叶短或长，长 0.5~3cm，直立；萼裂片线状披针形，长 2~5mm，两边具 1~3 个齿，基部直立，以后平展；花冠长 7~10mm，淡紫色或玫瑰红色，或带绿色，或黄白色，喉部黄色及在下唇 3 裂片基部有紫斑，上面裂片直立。浆果椭圆形，紫色至深紫蓝色，长约 1cm。热带地区整年可开花结果。

生境分布： 生于海拔 500~2300m 的湿草地，溪沟边，田边地脚草地。分布于我国长江以南各省及西藏、台湾等地；印度、马来西亚、越南、老挝、泰国、缅甸及澳大利亚、南美洲亦有。

药用部位： 全草

采收加工： 夏季采收，洗净，晒干或鲜用。

性味功效： 甘、苦，寒。活血散瘀，通经活络。

主治： 风湿疼痛，跌打瘀血，肿痛，无名肿毒，口腔溃疡。

用法用量： 内服：水煎服，15~20g。外用：鲜品捣烂外敷患处。

附方

1. **肝脓肿：** 本品 20g，水煎服，每日 3 次。
2. **疮痈疥肿：** 本品 20g、拔毒散 15g，水煎服，每日 3 次。
3. **痢疾：** 本品 20g，水煎服，每日 3 次。

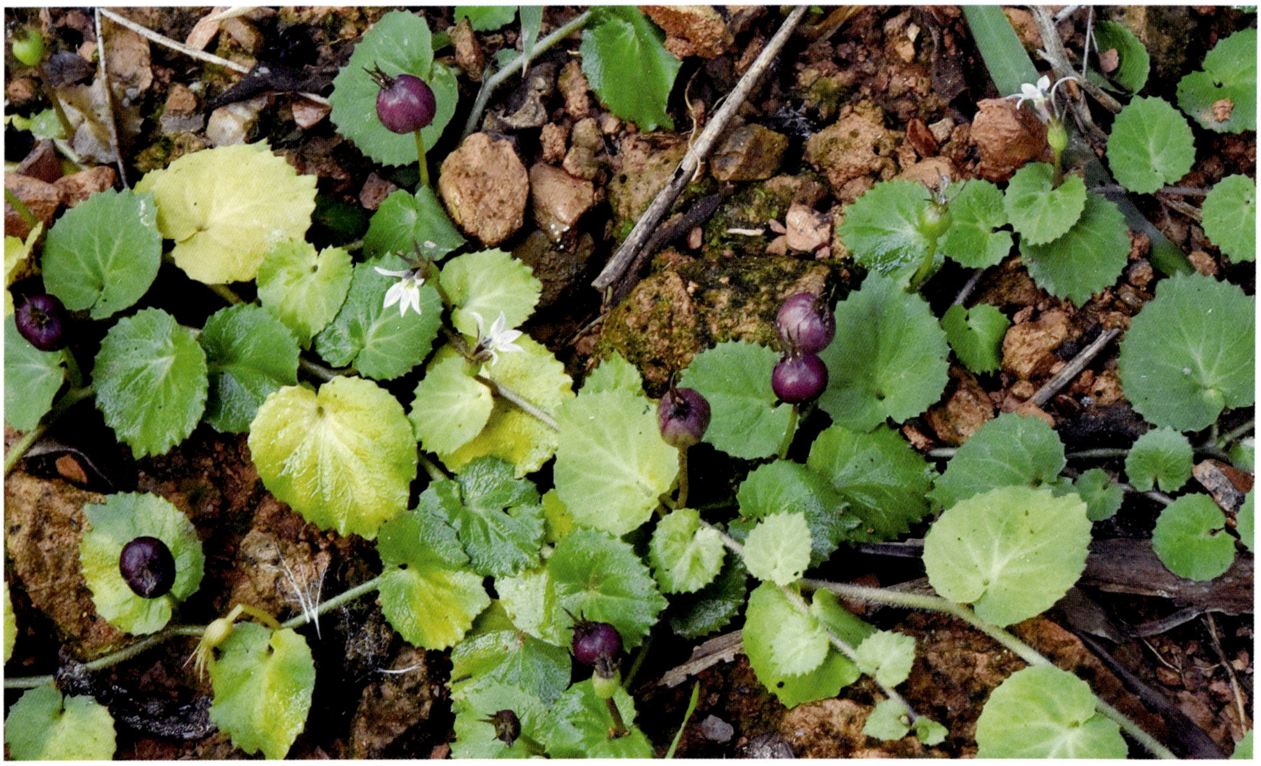

222 地板藤

桑科 地果 *Ficus tikoua* Bureau

佤名： hnu ruih diex [n^{h}u̠ ru̠ih tɛʔ]（努蕊跌）

别名： 母猪地瓜、地瓜藤、地石榴

植物形态： 匍匐木质藤本，茎上生细长不定根。叶坚纸质，倒卵状椭圆形，长2~8cm，宽1.5~4cm，先端急尖，基部圆形至浅心形，边缘具疏浅圆锯齿，叶面深绿色，疏生短刺毛，背面浅绿色，沿脉有细毛，侧脉每边3~4（~7）条；叶柄长1~2cm；托叶披针形，长约5mm，被毛。榕果成对或成簇生于匍匐茎上，常埋于土中，球形至圆卵形，直径1~2cm，基部收缢成柄，成熟时红色，表面散生圆形瘤点，顶生苞片微呈脐状，基生苞片3枚，很小。花雌雄异株，雄花和瘿花生于同一榕果内；雌花生于另一植株榕果内。花期5—6月，果期7月。

生境分布： 生于海拔 500~2650m 的山坡或岩石缝中。分布于我国云南、西藏、四川、贵州、广西、湖南、湖北、陕西；印度、老挝、越南亦有。

药用部位： 藤茎、全株

采收加工： 全年可采收。

性味功效： 苦，寒。清热解毒，活血化瘀，消炎利湿。

主治： 消化不良，急性肠胃炎，痢疾，尿路感染，膀胱炎，肾炎，阴道炎，扁桃体炎，咽喉炎，感冒，风湿性关节炎，肾炎性水肿，跌打损伤，尿道炎。

用法用量： 内服：水煎服，15~20g。外用：捣敷。

附方

1. **风湿骨痛：** 本品配七叶莲、鸡血藤、小红参、必然（面瓜七）等药，浸泡于白酒 15 天，口服 30~50mL，每日 1 次。
2. **跌打损伤：** 本品鲜品配小铜锤和过江龙各适量，捣烂外敷患处。
3. **胃肠炎，痢疾，尿路感染：** 本品鲜品 50~75g，或干品 25~50g，水煎服。

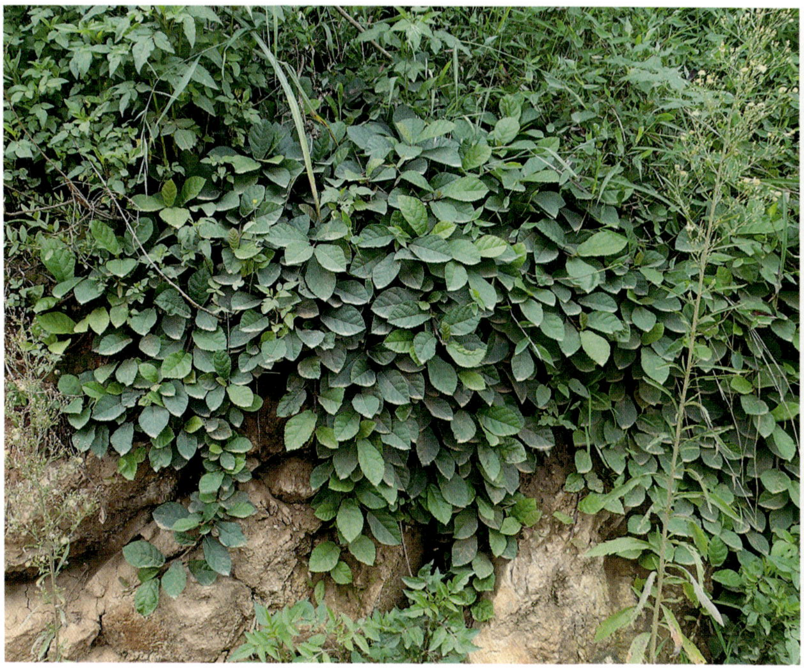

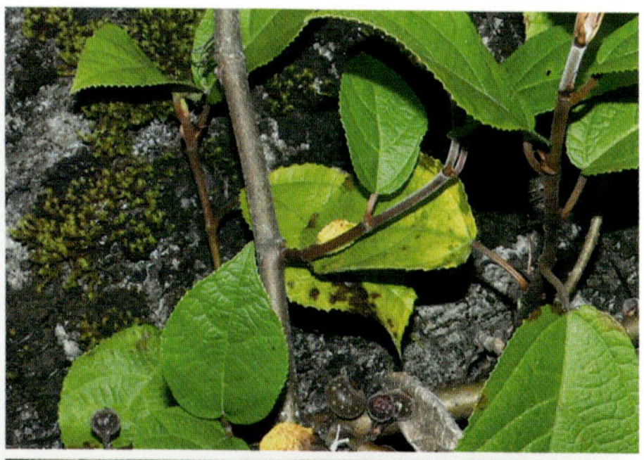

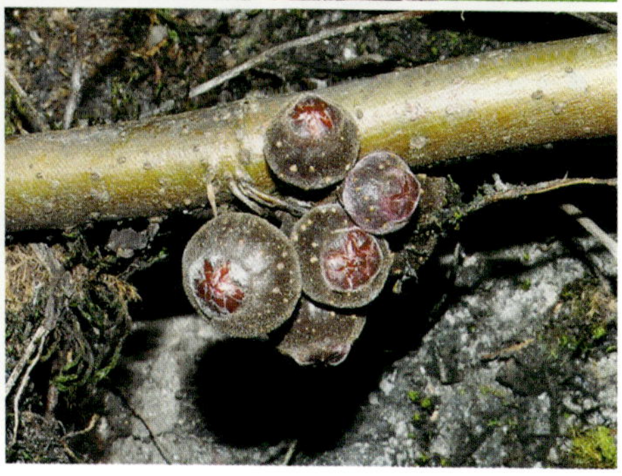

223 地胆头

菊科 地胆草 *Elephantopus scaber* Linnaeus

佤名： rīb ndib mai diex [rip di̤p ma̤i tɛʔ]（日敌买跌）

别名： 小理肺散、理肺散

植物形态： 多年生草本。基生叶数枚，近莲座状，叶片倒披针形、狭倒披针形或长圆状倒披针形，极稀倒卵形，长（3~）6~20cm，宽（1~）2~4.5cm，先端钝，基部楔形，背面淡绿色，密被较短的糙毛和腺点；茎生叶少数，疏离，远较小。头状花序多数密集成复头状花序，复头状花序单生于茎和分枝顶端，基部具 3 枚叶状苞片，苞片长 0.8~1.5cm；总苞狭，直径 1.5~2mm；总苞片约 8 枚，长 9~10mm。小花约 4 朵，花冠管状，长 7~9mm，红色、淡红色、紫红色、紫色或深紫色。瘦果狭长圆形，长 3~4mm，具 6~10 条纵肋；冠毛 5~6 条，刚毛状，污白色。花期 7—11 月。

生境分布： 生于海拔 480~1750m 的林下、林缘、灌丛下、山坡草地、村边或路旁。分布于我国云南、浙江、江西、福建、台湾、湖南、广东、广西、贵州；亚洲、美洲和非洲的热带地区广泛分布。

药用部位： 全草

采收加工： 夏、秋季采收，洗净，晒干。

性味功效： 微苦，凉。清热利水，消肿解毒。

主治： 感冒，咳嗽，病毒性肝炎，肾炎，尿道炎，消化不良，湿疹，跌打损伤。

用法用量： 内服：水煎服，15~30g。外用：鲜品捣烂外敷患处。

附方

1. **感冒，咳嗽：** 本品 20g、灯台树 15g、通光藤 10g，水煎服，每日 2 次。
2. **肝炎：** 本品 20g、龙胆草 15g、车前草 10g、鸡根 15g，水煎服，每日 3 次。
3. **保肝养肺：** 本品煮猪心肺，调入草果、盐等作料，煮熟后食用。

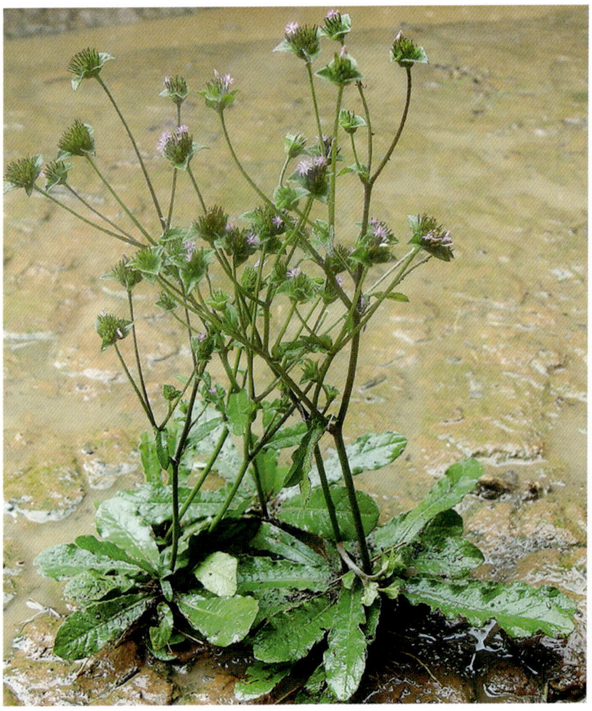

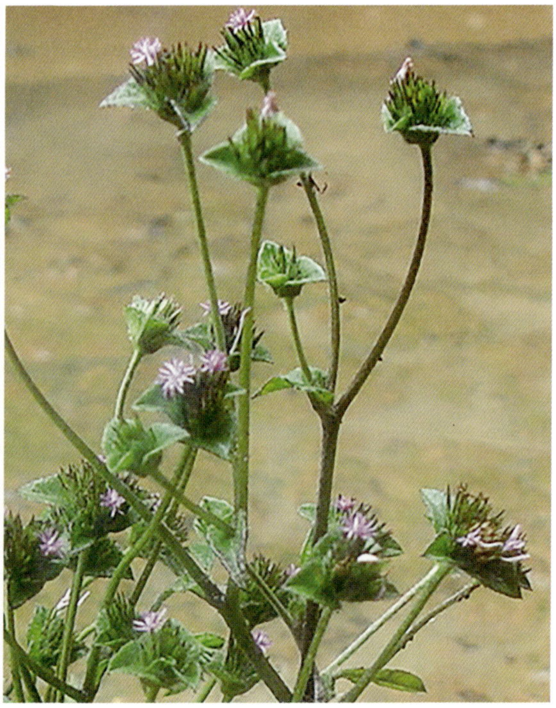

224 地桃花

锦葵科 地桃花 *Urena lobata* Linnaeus

佤名： rīb man jōud dīng [rip ma̱n tɕot tiŋ]（日买角顶）

别名： 土口芪

植物形态： 直立亚灌木状草本。叶下部的近圆形，长 4~5cm，宽 5~6cm，先端常浅 3 裂，基部圆形至近心形；中部叶卵形，长 5~7cm，宽 3~6.5cm；上部叶长圆形至披针形，长 4~7cm，宽 1.5~3cm；叶上面被柔毛，下面被灰白色星状绒毛。花腋生，单生或稍丛生，淡红色，直径 15mm；花梗长 3mm，被绵毛；小苞片 5 枚，长 6mm，基部 1/3 处合生；花萼杯状，裂片 5 枚，较小苞片略短。两者均被星状柔毛；花瓣 5 枚，倒卵形，长 15mm，外面被星状柔毛；雄蕊柱长 15mm，无毛；花柱枝 10 根，微被长硬毛。果扁球形，直径 1cm，分果爿被星状短柔毛和锚状刺。花期 7—10 月。

生境分布： 生于海拔 220~2500m 的干热空旷地、荒坡或疏林下。分布于我国云南、四川、贵州、广东、广西、湖南、湖北、江西、安徽、江苏、浙江、福建、台湾等地；越南、柬埔寨、老挝、泰国、缅甸、印度和日本等国亦有。

药用部位： 全草、根、叶

采收加工： 全年可采收，切段，晒干或鲜用。

性味功效： 甘、辛，平。清热解毒，消炎止痛，祛风利湿，益气补虚。

主治： 肠炎，痢疾，消化不良，风湿疼痛，感冒，风湿骨痛，跌打损伤，痈疮，风湿痹痛。

用法用量： 内服：水煎服，根、全草 30~50g。叶外用，鲜品捣烂外敷患处。

附方

1. **乳腺炎：** 本品鲜叶、白酒适量，捣烂外敷患处；另用根 30~50g，水煎服。
2. **跌打损伤：** 本品鲜品适量捣烂外敷患处。
3. **痔疮便血：** 本品 15g、三七 12g、苦楝皮 10g，水煎服，每日 3 次。

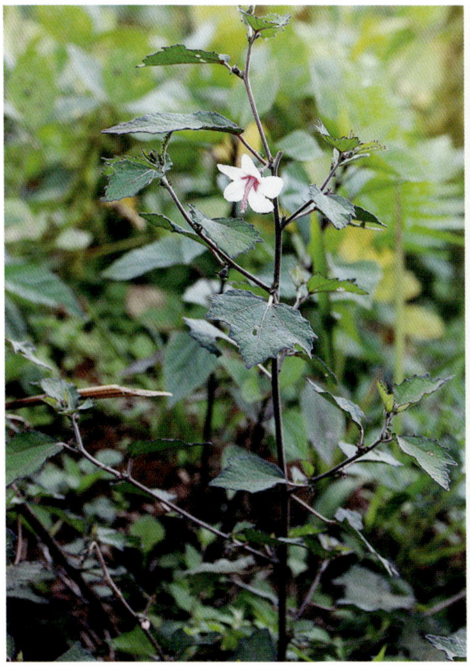

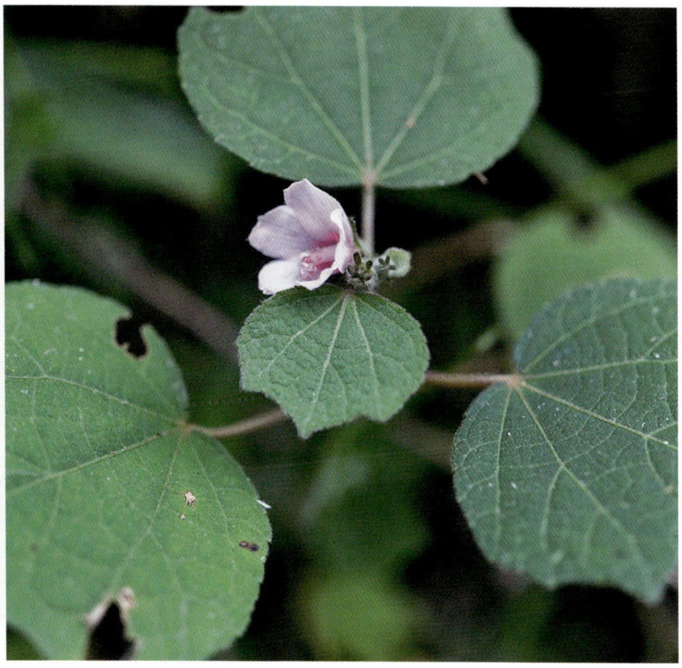

225 地朝阳

菊科 短葶飞蓬 *Erigeron breviscapus* (Vaniot) Handel-Mazzetti

佤名： dāi qag si ngaix [tai tɕʰak si ŋaiʔ]（呆江西改）

别名： 灯盏花、灯盏细辛

植物形态： 多年生草本。根状茎木质，粗厚或扭成块状，斜升或横走，分枝或不分枝，具纤维状根，颈部常被残叶的基部。茎数个或单生。叶主要集中于基部，头状花序，外围的雌花舌状，3层，长10~12mm，宽0.8~1mm，中央的两性花管状，黄色，长3.5~4mm，管部长约1.5mm，瘦果狭长圆形，长1.5mm，扁压，背面常具1肋，被密短毛。花期3—10月。

生境分布： 生于海拔1200~3500m的中山、亚高山开阔山坡、草地、林缘。产于我国湖南、广西、贵州、四川、云南、西藏等。

药用部位：

采收加工： 夏、秋季采挖，除去杂质，晒干。

性味功效： 辛、苦，温。散热解表，祛风除湿，活络止痛。

主治： 肺结核，感冒发烧。

用法用量： 内服：水煎服，6~15g。

附方

1. **肺结核：** 本品6g、理肺散10g、陈皮6g、重楼15g、肉桂10g，水煎，加入蜂蜜内服，每日3次。
2. **感冒发烧：** 本品6g、四块瓦15g、白花曼陀罗6g、胡椒3~5粒，水煎服，每日3次。
3. **退热：** 本品、四块瓦、狗茄子根各适量，黑胡椒为引，水煎服。

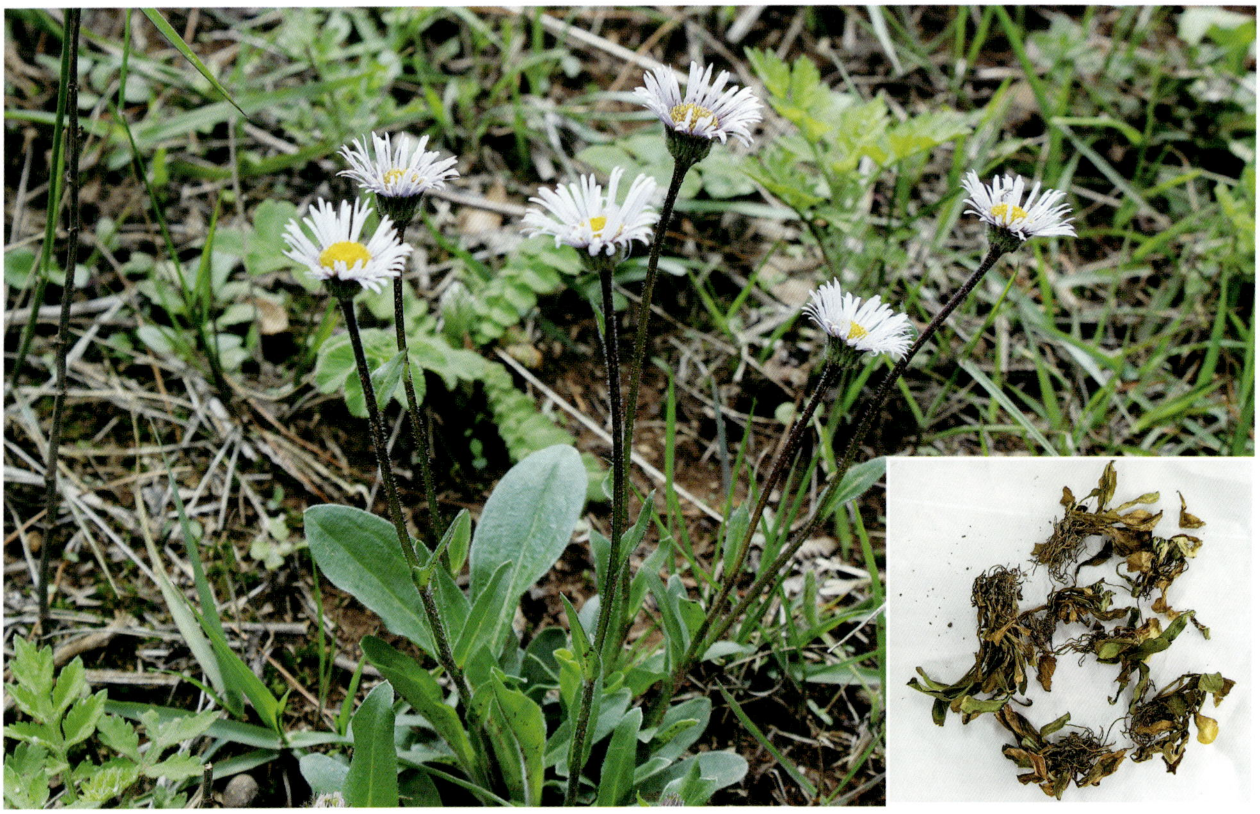

226 芋头

天南星科 芋 *Colocasia esculenta* (Linnaeus) Schott

佤名： graox raoh [kra̱uʔ ra̱uh]（革娆）

别名： 毛芋、芋头、水芋

植物形态： 草本。块茎通常卵形，常生多数小球茎。叶 2~3 枚，叶片卵状。花序柄常单生，佛焰苞淡黄色至绿白色。肉穗花序短于佛焰苞，雌花序长圆锥状，雄花序圆柱形。花期2—4月（云南）。

生境分布： 原产我国和印度、马来半岛等地热带地方。我国南北长期以来进行栽培；埃及、菲律宾、印度尼西亚爪哇等热带地区也盛行栽种。

药用部位： 块茎、叶柄、叶、花

采收加工： 块茎：8—9 月采挖，洗净，晒干；叶柄、叶：7—8 月采收；花：2—4 月花盛开时采收。

性味功效： 芋头：甘、辛，平；叶：辛，凉；花：麻，平，有毒；块茎：宽肠胃，破宿血，祛死肌，消炎散结。芋梗：泻痢，消肿；叶：止泻，敛汗，消肿毒；花：止痛，止血。

主治： 块茎：血热烦渴，头上软疮，肿毒，牛皮癣，烧烫伤等。叶：痢疾，蛇虫咬伤。花：胃痛，吐血，痔疮，小儿脱肛。

用法用量： 内服：水煎服。外用：水煎外洗或外擦。

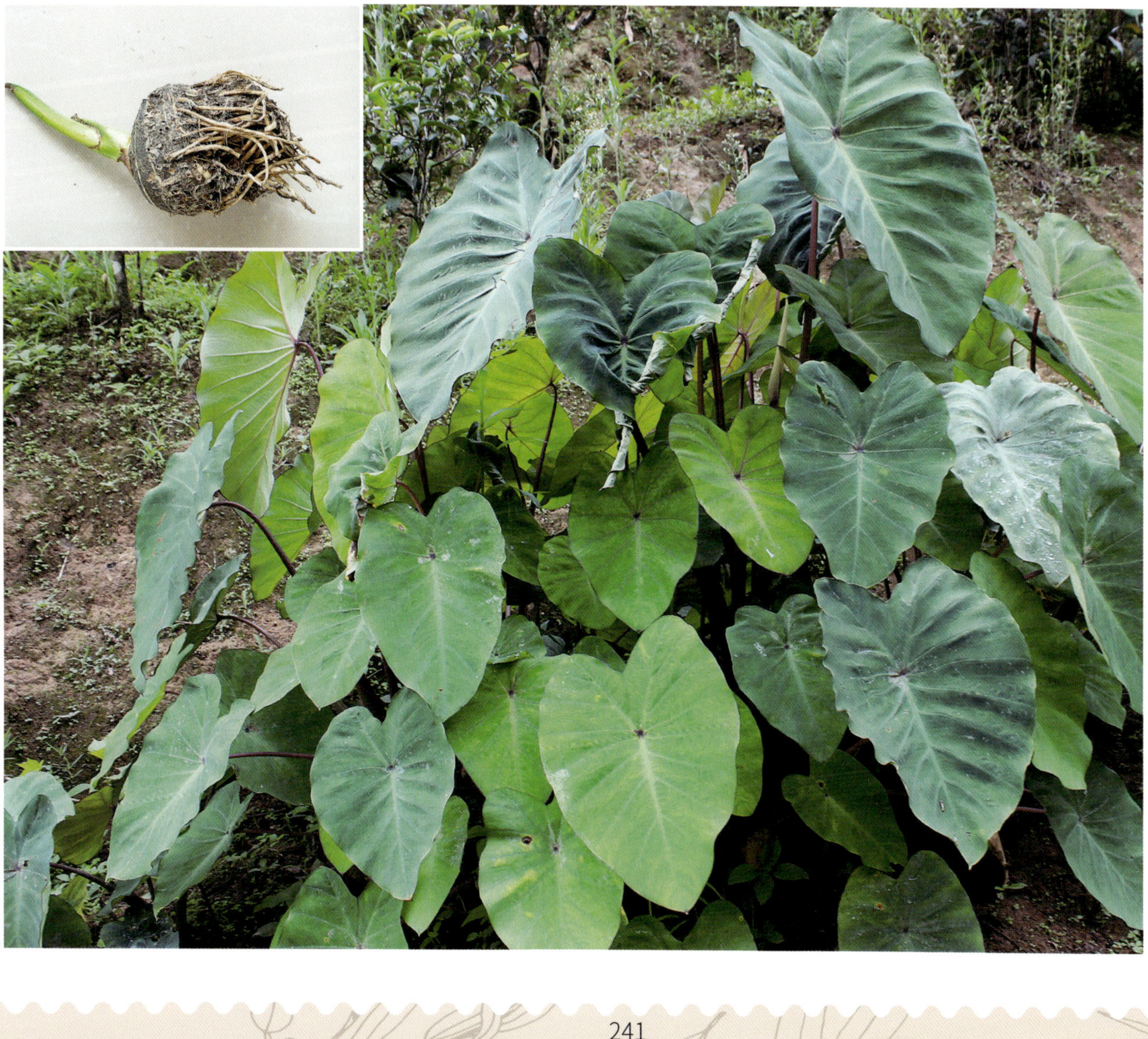

227 亚罗椿

棟科 浆果楝 *Cipadessa baccifera* (Roth) Miquel

佤名： kaox mī si vua [kʰau̠ʔ mi si vu̠a]（栲米西哇）

别名： 灰毛浆果楝、亚洛轻

植物形态： 灌木。叶互生，有小叶4~6对；小叶对生，膜质，长卵形、长椭圆形至披针形。圆锥花序，有短的分枝，无毛；花具短梗；花瓣白色或淡黄色，膜质，长椭圆形；子房5室，无毛。核果熟后紫红色，有棱。花期4—6月，果期12月至翌年2月。

生境分布： 生于海拔500~1600m的常绿阔叶林，铁刀木林、疏林、灌丛中。分布于我国云南；印度、斯里兰卡、泰国、越南至印度尼西亚（爪哇）、帝汶岛及菲律宾亦有。

药用部位： 根、叶

采收加工： 根：全年均可采挖，切片，晒干或鲜用。叶：夏、秋季采收，阴干或鲜用。

性味功效： 苦，凉。清热解毒，行气通便，截症。

主治： 黄疸型肝炎，尿路感染，月经不调，疮痈肿毒，感冒发热，疟疾，便秘，风湿关节痛，皮肤瘙痒，烧烫伤，鹅口疮。

用法用量： 内服：水煎服，干品15~25g，鲜品25~50g。外用：鲜叶水煎外洗患部。

附方

1. **尿道炎，小便赤黄难解：** 本品10g、山扁竹（山菅兰）20g、铜钱草30g、矮陀陀（云南萝芙木）15g、胡椒3粒。均为鲜品，洗净，切片，水煎服，每日1剂，每日3次。
2. **大便秘结：** 本品根适量，泡水服，红糖引。
3. **小儿皮炎，皮肤瘙痒：** 本品鲜叶、桃叶各适量。捣烂后调水洗，每次12~18g。

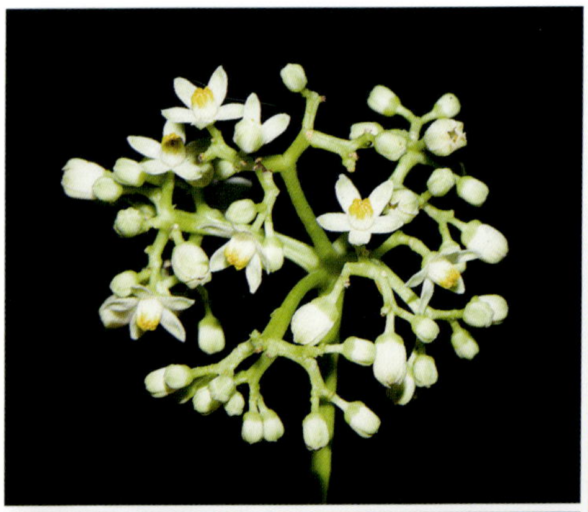
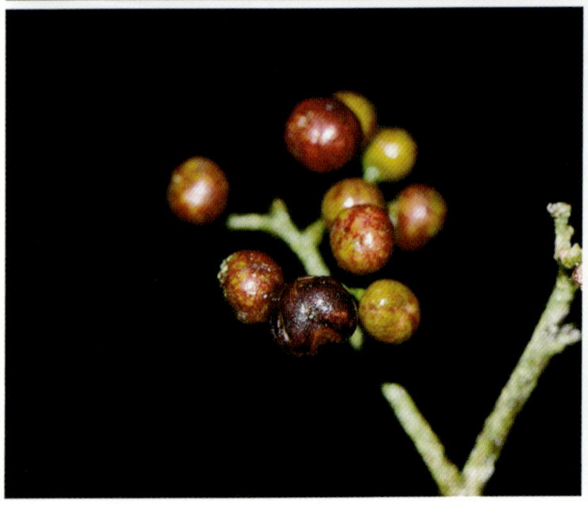
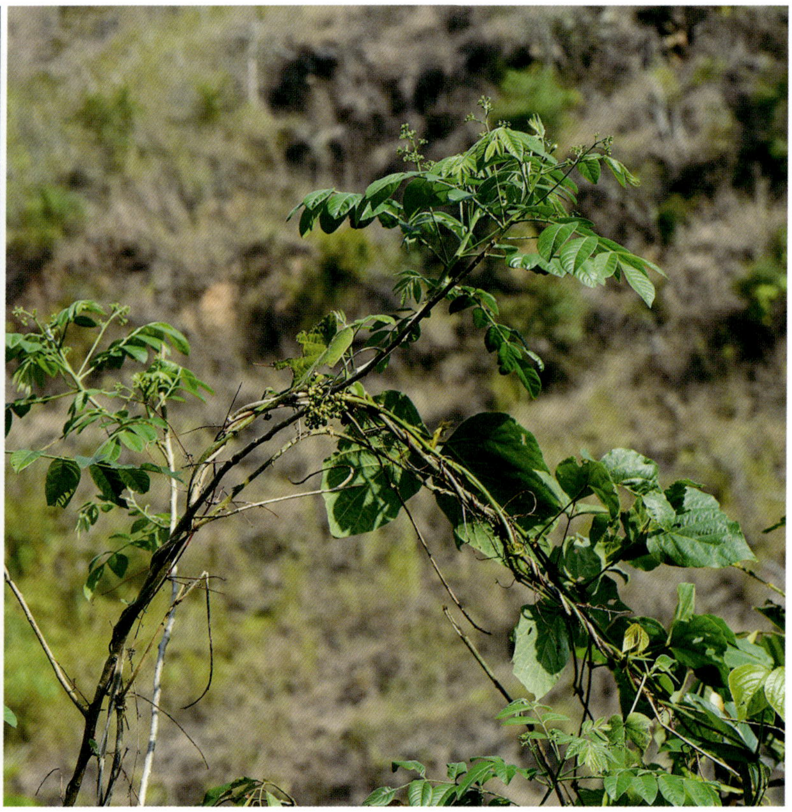

228 过江龙

天南星科 爬树龙 *Rhaphidophora decursiva* (Roxburgh) Schott

佤名： mgah si yōng [gah si zɔŋ]（嘎昔勇）

别名： 过山龙、麒麟尾

植物形态： 附生藤本。茎粗壮。幼茎上叶片圆形，长 16cm，宽 13cm，全缘；成熟茎上叶片轮廓卵状长圆形，卵形，发亮，长 60~70cm，宽 40~50cm，有时更长大。花序腋生，序柄粗壮，绿色，长 10~20cm。佛焰苞肉质，二面黄色，卵状长圆形，长 17~20cm，宽 10~12cm，蕾时席卷，花时展开成舟状。肉穗花序无柄，灰绿色，圆柱形，长 15~16cm，粗 2~3cm，先端钝圆，基部斜形；花两性。果序粗棒状，长 15~20cm，粗 5~5.5cm；浆果锥状楔形，上面绿白色，下面白色透明或黄色，长 1.8cm，顶部宽 5cm，中央渐狭为高约 1mm 的宿存花柱。果皮厚，内含丰富的无色黏液。花期 5—8 月，果翌年夏秋季成熟。

生境分布： 常见于海拔 1090~1800m 的沟谷雨林或常绿阔叶林中，攀援于大树树干上。分布于我国云南、西藏、贵州、广西、广东、福建、台湾；孟加拉国、印度、斯里兰卡、缅甸、老挝、越南至印度尼西亚亦有。

药用部位： 藤茎、茎、根

采收加工： 全年可采收，切片，晒干。

性味功效： 苦，寒。活血散淤，祛风除湿，消肿止痛。

主治： 跌打损伤，风湿关节痛，骨折，跌打损伤，周身疼痛，小儿百日咳，咽喉肿痛，蛇咬伤，痈疮疖肿。

用法用量： 内服：水煎服，15~20g。外用：鲜品捣烂外敷患处。

附方

1. **骨折：** 本品鲜品配奶浆草、橄榄、鸭嘴花、松树尖、九里光等捣烂外包患处。
2. **跌打损伤：** 本品鲜品配七叶连、大接骨丹、骨碎补、杜仲叶等捣烂外敷患处。
3. **关节扭伤：** 本品鲜品切碎用火炒热后外包患处。

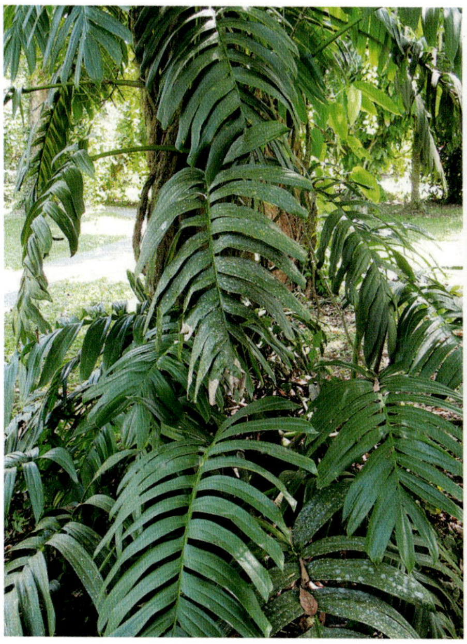

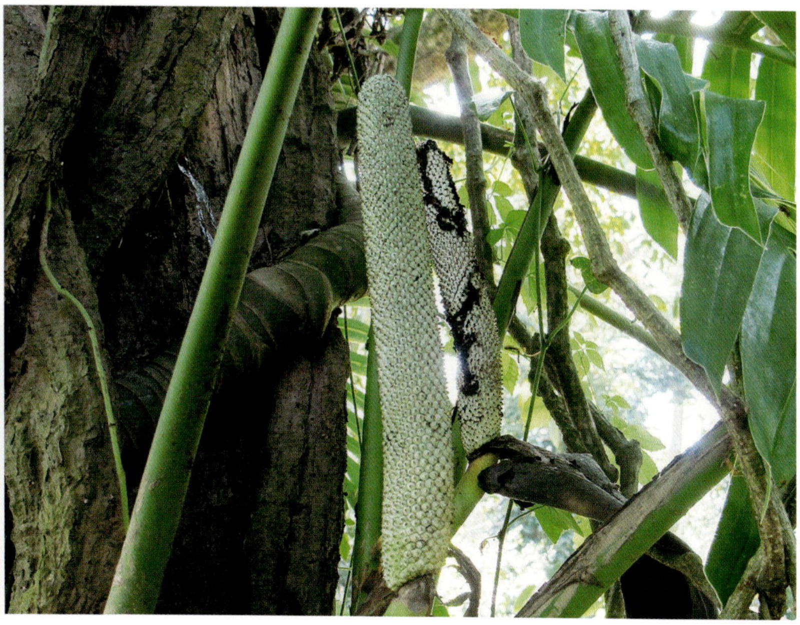

229 过路黄

报春花科 过路黄 *Lysimachia christinae* Hance

佤名： daex pag len dīng [taɯʔ pʰa̱k lɤ̱n tiŋ]（德爬冷顶）

别名： 大叶金钱草、金钱草

植物形态： 茎匍地延生，长 20~60cm，基部有时节上生根。叶对生，卵形、圆卵形，稀圆肾形，长 1~6cm，宽 0.9~4.5cm，顶端钝圆或锐尖，基部截形至浅心形，两面密布褐色至黑色腺条，透光尤明显；叶柄长 0.5~2.5cm。花单生叶腋；花梗长 1~3.5cm；花萼长 5~8mm，分裂近基部，有黑色腺条；花冠黄色，长 6~15mm，基部合生部分长 2~4mm，裂片长椭圆形，顶端钝，密具黑色腺条；雄蕊长 6~8mm，花丝下部合生成高 4~5mm 的筒。蒴果球形，直径 4~5mm。花期 5—7 月，果期 7—10 月。

生境分布： 生于海拔（850~）1300~2500m 的山箐边、杂木林下、松林边或草地，通常见于湿润、背阴处。分布于我国云南、陕西、江苏、安徽、浙江、江西、福建、河南、湖北、湖南、广东、广西、四川、贵州。

药用部位： 全草

采收加工： 夏、秋季采收，晒干。

性味功效： 苦、酸，凉。利水通淋，除湿退黄，解毒消肿，活血化瘀，排石。

主治： 肾结石，输尿管结石，黄疸型肝炎，胆结石，毒蛇咬伤。

用法用量： 内服：水煎服，20~30g。

附方

1. **膀胱炎：** 本品 20g、海金沙根 20g，水煎服，每日 3 次。
2. **肾结石：** 本品 20g、响铃草 15g、车前草 15g，水煎频服。
3. **黄疸：** 本品 30g、奶浆草 10g，水煎服，每日 3 次。

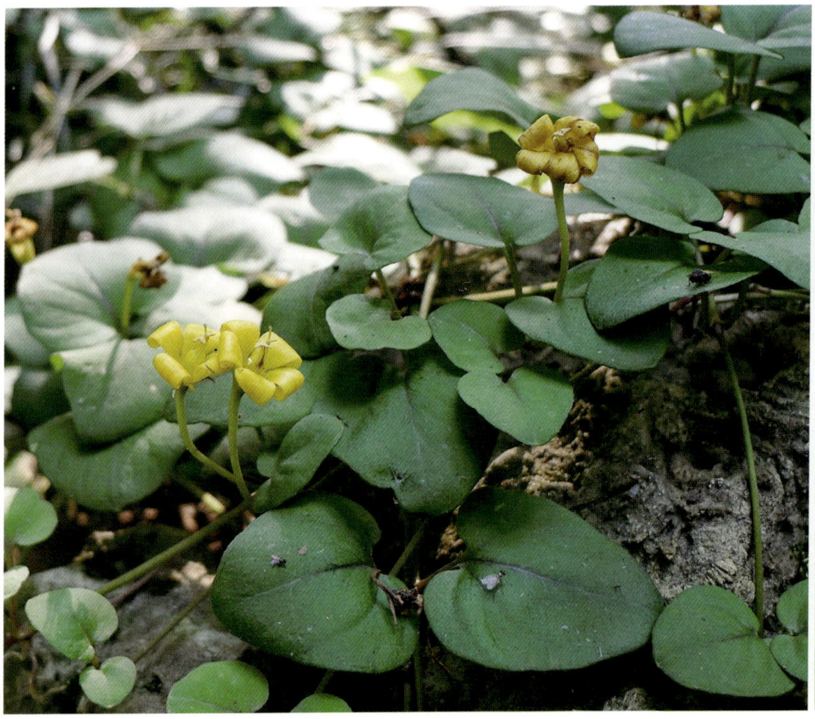

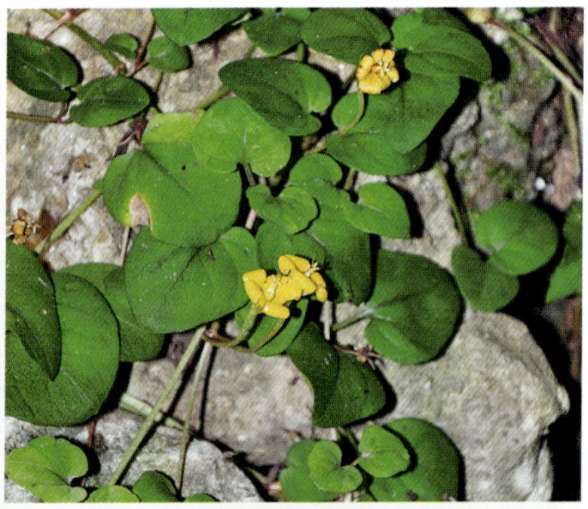

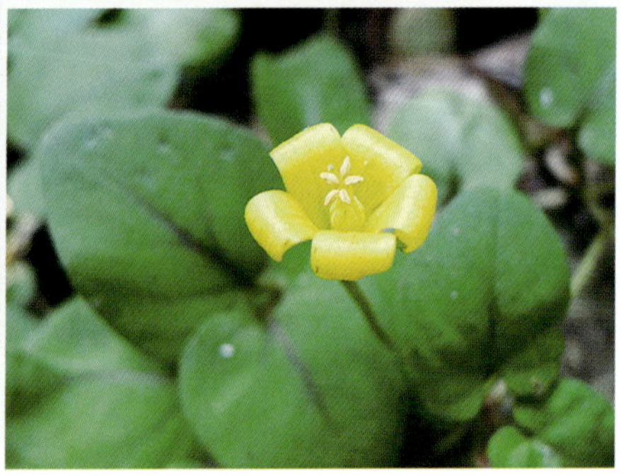

230 西瓜

葫芦科 西瓜 *Citrullus lanatus* (Thunberg) Matsumura & Nakai

佤名： blix dang dao [pliʔ ta̠ŋ ta̠u]（布利蛋倒）

别名： 寒瓜、天生白虎汤

植物形态： 一年生蔓生藤本。茎、枝具纵棱槽，密被白色或淡黄褐色的长柔毛。叶互生，叶片纸质，轮廓三角状卵形，长 8~20cm，宽 5~15cm，常 3 深裂，裂片有羽状或二回羽状浅裂或深裂，末回裂片边缘波状或具疏齿，基部心形，掌状脉；卷须较粗壮，2 歧。花单性，雌雄同株，均单生于叶腋；雄花：花冠淡黄色，被长柔毛，5 裂，裂片卵状长圆形，长 10~15mm，先端钝；雄蕊 3 枚，近离生，花丝短，花药 1 枚 1 室，2 枚 2 室，药室折曲；雌花：子房倒卵形或卵形，密被长柔毛。果实球形或椭圆形，肉质多汁，果皮光滑，绿色，有时具斑纹。花、果期夏季。

生境分布： 我国各地栽培。其原种可能产自非洲，久已广泛栽培于世界热带至温带。

药用部位： 藤茎、种子

采收加工： 藤茎：全年可采收。种子：夏季成熟后采收，晒干。

性味功效： 甘，凉。消炎，退热。

主治： 藤茎：萎缩性鼻炎。种子：高热不语。

用法用量： 内服：水煎服，皮、籽 15~30g；或籽研粉，5~10g。外用：茎叶捣烂敷。

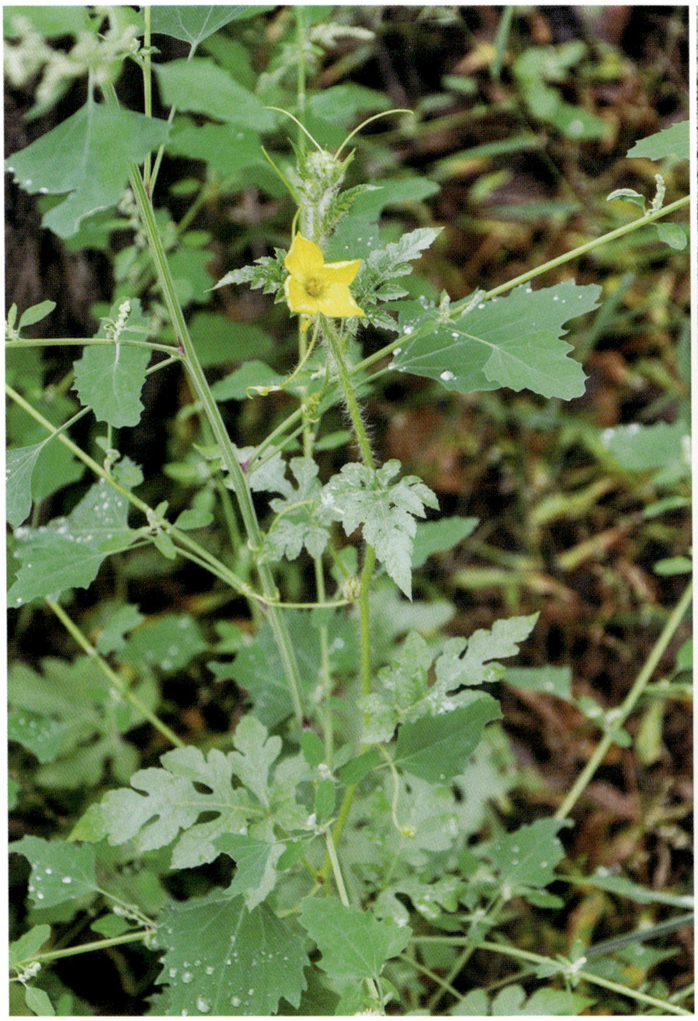

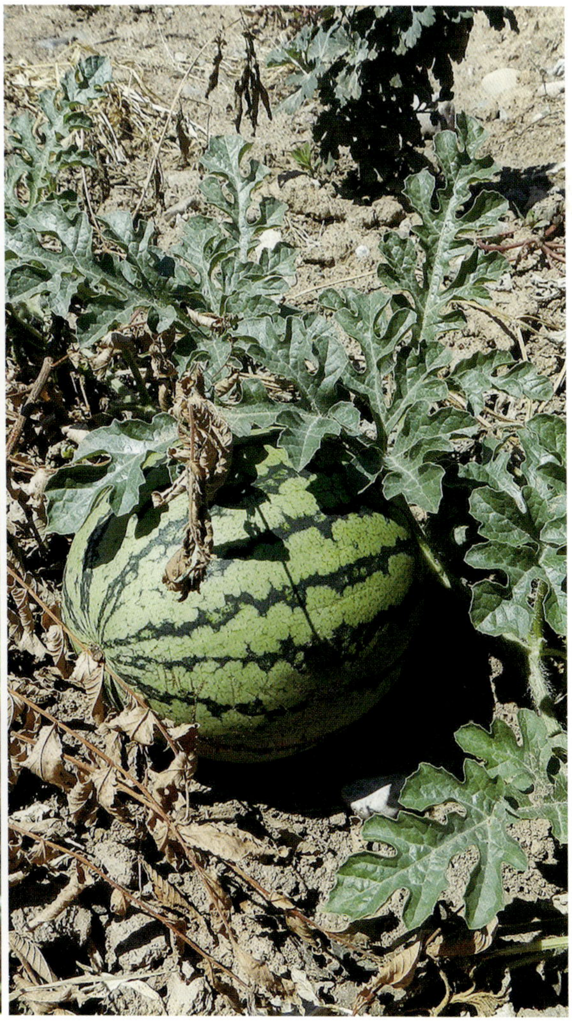

231 西伯利亚远志

远志科　西伯利亚远志 *Polygala sibirica* Linnaeus

佤名： nyiex liang gēed siah [n̥ɛ̱ʔ lia̱ŋ kɯt s̱iah]（聂良各下）

别名： 万年青、地丁、蓝花地丁

植物形态： 多年生草本，高 10~30cm。茎多分枝，被短柔毛。叶纸质至近革质，下部叶小，卵形，长约 6mm，宽约 4mm；上部叶大，披针形或椭圆状披针形，长 1~2cm，宽 3~6mm，被短柔毛，全缘。总状花序腋外生或假顶生，常高出茎顶，具少数花，被短柔毛；花长 6~10mm，具小苞片 3 枚；萼片 5 枚，宿存，外面 3 枚小，里面 2 枚大，长约 7mm，花瓣状；花瓣 3 枚，蓝紫色，侧生花瓣倒卵形，长 5~6mm，2/5 以下与龙骨瓣合生，先端圆形，微凹，基部里面具短柔毛，龙骨瓣较侧生花瓣长，背面被柔毛，顶端背部具流苏状鸡冠状附属物。蒴果近倒心形，直径约 5mm，具狭翅。花期 4—7，果期 5—8 月。

生境分布： 生于海拔 1100~2800m 的山坡草地。分布于我国东北、华北、西北、华中、华南、西南；俄罗斯、蒙古亦有。

药用部位： 全草

采收加工： 春、秋季采挖，洗净，晒干。

性味功效： 苦、辛，温。舒筋活络，祛风止痛，祛痰止咳，拔毒生肌。

主治： 神经衰弱，咳嗽。

用法用量： 内服：水煎服，5~15g，或泡酒服。

附方

神经衰弱： 本品 15g、鸡蛋 1 个，水煎服。

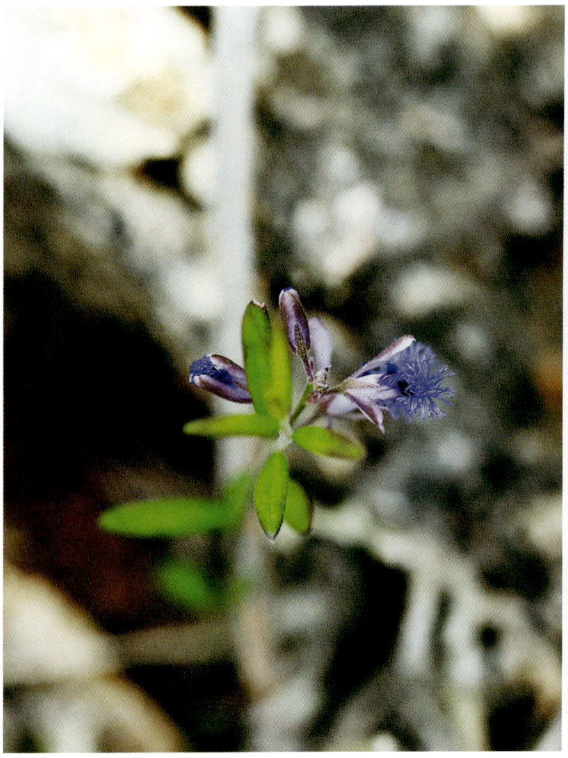
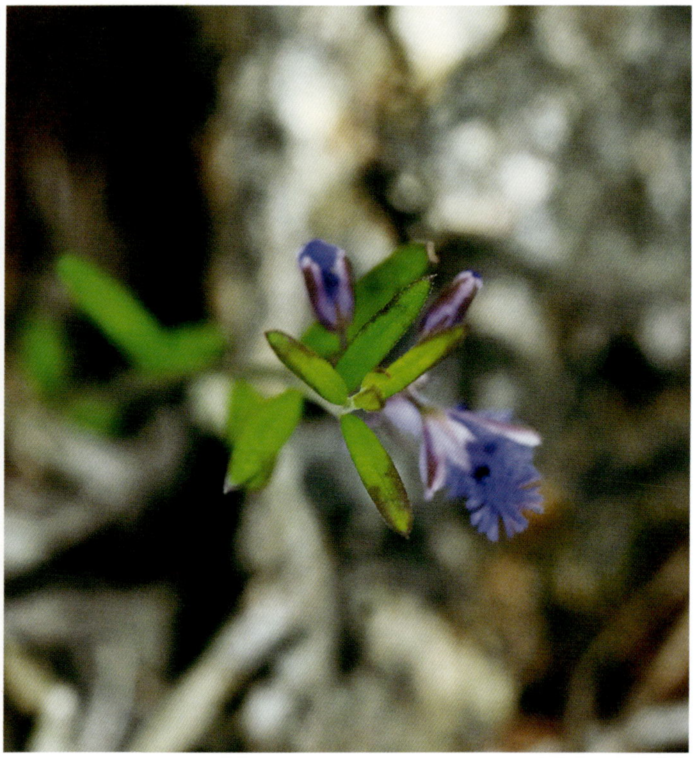

232 百合

百合科 百合 *Lilium brownii* var. *viridulum* Baker

佤名： dāi vīh [tai vih]（呆喂）

别名： 山百合、香水百合、天香百合

植物形态： 鳞茎近球形，白色、黄白色，直径 5~6cm。鳞瓣数十枚，卵状披针形，长 3cm，宽 5~8mm，肉质。叶散生，椭圆形、披针形、狭线形，长 7~14cm，宽 0.6~3.5cm，具 5~7 脉，全缘。花单生或 2~3 朵排成顶生的伞形花序；花大，芳香，喇叭形，多少下垂，白色、乳白色，偶有外轮外面染红色的，无其他颜色的斑点；花被片 6 枚，长 17~19cm，下部筒状，上部外翻展开。蒴果上举，褐色，圆柱形，具 6 棱，长 3~8cm。种子极多数，淡褐色，扁平，周围具翅。

生境分布： 生于海拔（100~）700~2500m 的草坡、常绿阔叶林内，石灰岩山灌丛。分布于我国云南、青海、甘肃、陕西、河南、四川、贵州、广西、广东、湖南、湖北、江西、安徽、浙江、福建。

药用部位： 鳞茎

采收加工： 冬季或春季采挖鳞茎，洗净，晒干。

性味功效： 淡、甘，凉。润肺止咳，清热安神。

主治： 支气管炎咳嗽，肺热咳嗽，肺结核咳嗽。

用法用量： 内服：水煎服，15~25g。

附方

1. **支气管炎，肺结核：** 本品 9~15g，水煎服。
2. **肺结核咳血：** 本品 50g、翻白叶根 50g、猪鬃草根 50g、灯台树皮 30g，以上均为鲜品，洗净，切段，水煎服，每日 1 剂，蜂蜜调服，每日 3 次。
3. **肺结核：** 本品配叶子兰、百部、白虎草、骨碎补、鸡肚子根各适量，水煎服。

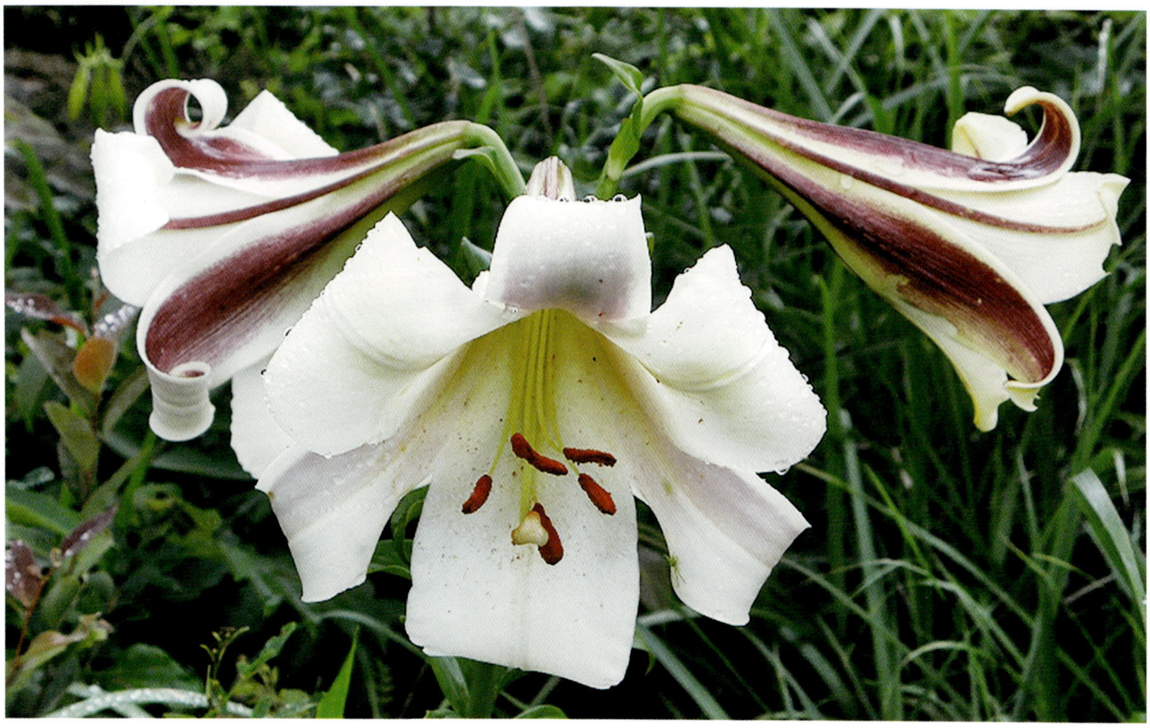

233 灰叶堇菜

堇菜科 灰叶堇菜 *Viola delavayi* Franchet

佤名： daex bae hla [ta̱ɯʔ ba̱ɯ lʰa̱]（德北辣）

别名： 土细辛

植物形态： 多年生草本。根状茎粗壮，具多数暗褐色纤维状根。地上茎直立，细弱，常不分枝，下部无叶，基生叶常1枚或缺，叶片厚纸质，卵形，长3~4cm，宽约3cm，先端渐尖，基部心形，叶柄长7cm；茎生叶叶片较小，大小变异较大；叶柄长0.5~1cm。托叶全缘或有疏粗齿。花黄色，生叶腋；花梗长1.5~3cm，较叶片长；上方花瓣倒卵形，长约1.2cm，侧方花瓣长0.9~1cm，下方花瓣长8~9mm，基部有紫色条纹，距极短，长0.5~1mm，末端钝圆。蒴果卵球形或近长圆形，长3~4mm，与宿存萼片近等长或稍短。花期6—8月，果期7—8月。

生境分布： 生于海拔 1800~2800（~3000）m 的山坡草地、林缘、溪谷湿地。分布于我国云南、四川、贵州。

药用部位： 全草

采收加工： 全年可采收，晒干。

性味功效： 甘、微辛，温。祛风除湿，健脾消食，散瘀生肌，活血止痛。

主治： 风湿性关节炎，跌打劳伤，小儿腹痛，口腔炎。

用法用量： 内服：水煎服，10~15g。外用：研末调敷。

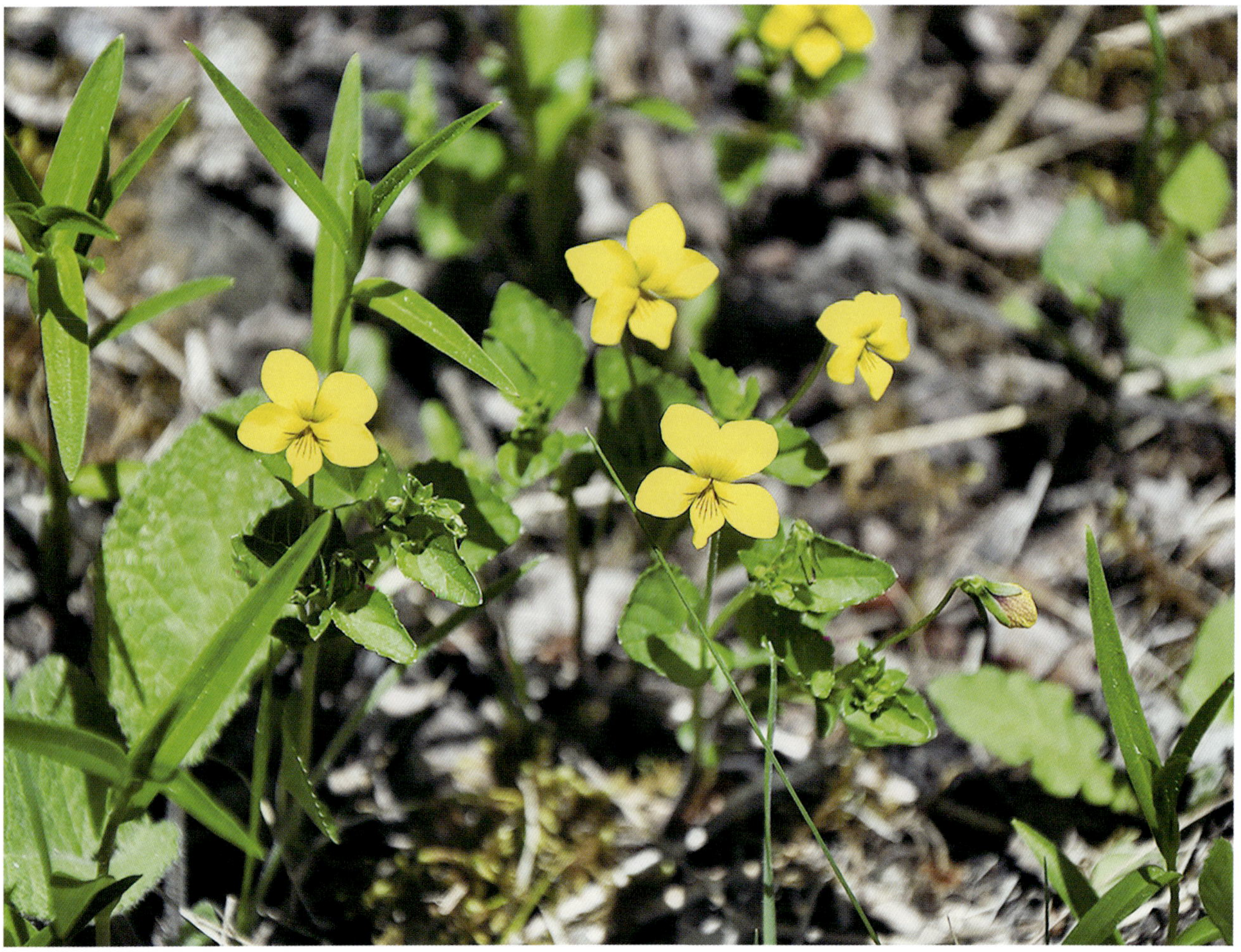

234 尖叶榕

桑科 尖叶榕 *Ficus henryi* Warburg ex Diels

佤名： kaox si bōum siah [kʰa̠uʔ si pom si̠ah]（栲西柏下）

别名： 山枇杷、软枣、山枇杷榕

植物形态： 小乔木。叶倒卵状长圆形至长圆状披针形，长 7~16cm，宽 2~5cm，先端渐尖或尾尖，基部楔形，叶面深绿色，背面淡绿色，两面被点状钟乳体，粗糙，全缘或于中部以上有疏锯齿，侧脉每边 5~7 条；叶柄长 1~1.5（~2）cm。榕果单生叶腋，球形至椭圆状卵形，直径 1~2cm，总梗长 5~6mm，顶生苞片脐状凸起，基生苞片 3 枚，三角状卵形；雄花生内壁近口部；瘿花散生内壁；雌花生于雌株榕果内壁。榕果成熟时橙红色，表面粗糙。瘦果卵圆形，光滑，背面有龙骨。花期 5—6 月，果期 7—9 月。

生境分布： 生于海拔900~1500（~2000）m的沟谷疏林中或溪沟潮湿处。分布于我国云南、西藏、甘肃、四川、贵州、广西、湖北、湖南；越南亦有。

药用部位： 根

采收加工： 全年可采收，切段，晒干。

性味功效： 甘、微苦，凉。祛风除湿，止痛。

主治： 感冒，头痛，风湿病。

用法用量： 内服：水煎服，15~20g。

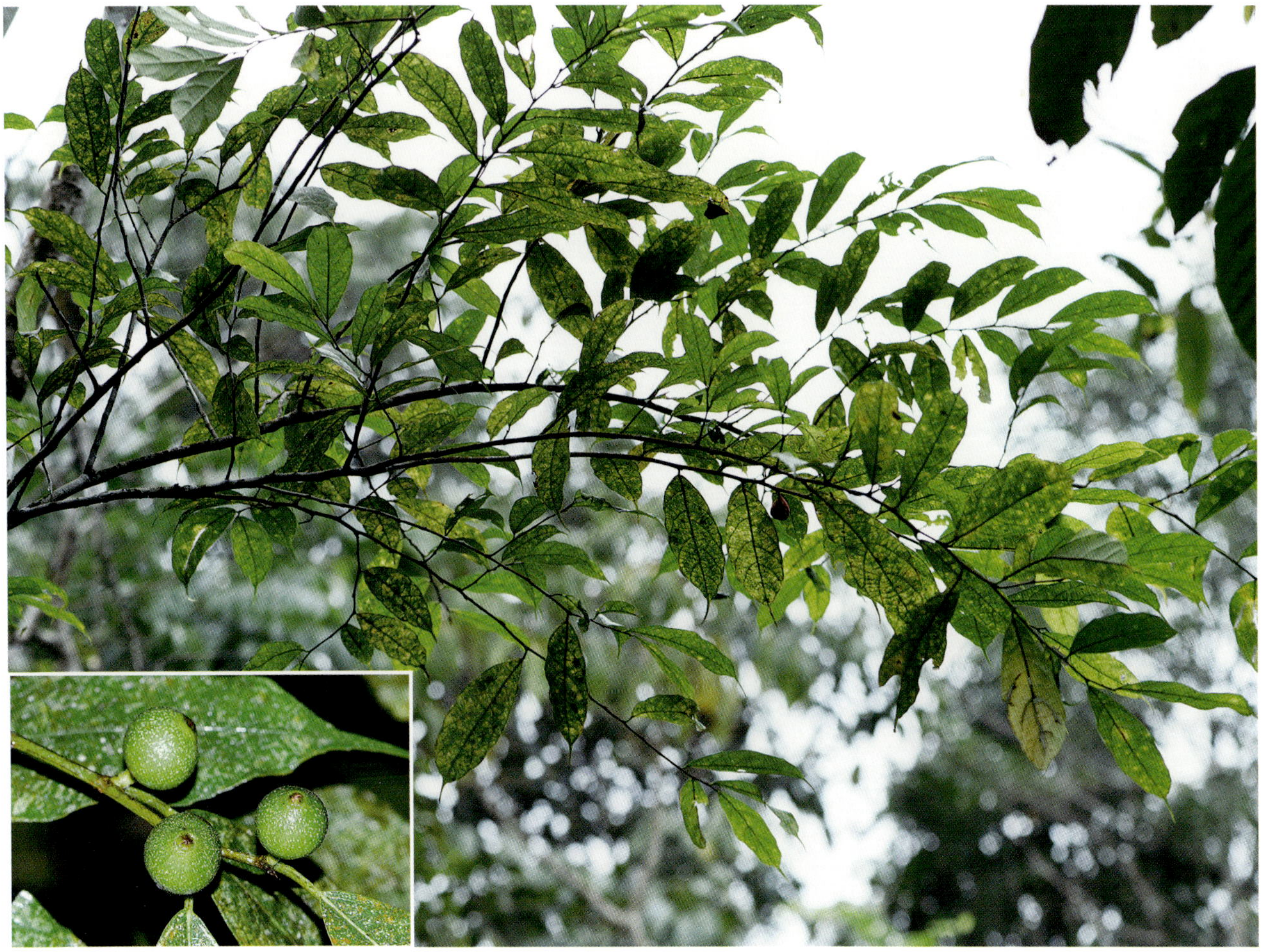

235 虫窝树

桃金娘科 乌墨 *Syzygium cumini* (Linnaeus) Skeels

佤名： kaox nyiiex gōng [kau̠ʔ ɲiɛ̠ʔ kɔŋ]（栲捏蚣）

别名： 羊屎果、山蒲桃

植物形态： 乔木。小枝圆柱形或稍压扁。叶片革质，宽椭圆形至长圆状椭圆形，长5~12cm，宽3~7cm，上面深绿色，光亮，下面色稍淡，暗灰，两面多细小腺点，侧脉多数，密集，脉间相距1~2mm，在距边缘1~2mm处汇合成边脉；叶柄长1.5~2cm，圆锥花序常生于落叶的腋内，偶有顶生，长8~11cm，多花；花梗短；花白色，芳香，常3~5朵生于花序小枝顶端；花蕾倒卵形，长约5mm；萼管倒锥形，长约5mm，顶端平截或不明显的4齿裂；花瓣4枚，分离，近圆形，直径约2.5mm；雄蕊多数，长4~5mm；花柱与雄蕊等长。果实卵圆形或壶形，长1~2cm，宽0.5~1cm。花期2—3月。

生境分布： 生于海拔（190~）500~1800m 的山坡次生林内。分布于我国云南、广东、广西、海南、福建、台湾；中南半岛、喜马拉雅山区诸国（尼泊尔等）、印度、印度尼西亚、澳大利亚亦有。

药用部位： 树皮、虫瘿

采收加工： 树皮：全年可采收，用刀削取树皮，晒干。虫瘿：直接取虫瘿外用。

性味功效： 涩，温。收敛止泻，止血。

主治： 红、白痢疾。

用法用量： 内服：水煎服，25~50g。外用：晒干外用。

附方

小儿流涎： 本品虫瘿部分制成饰品戴在脖子上，可改善小儿流涎。

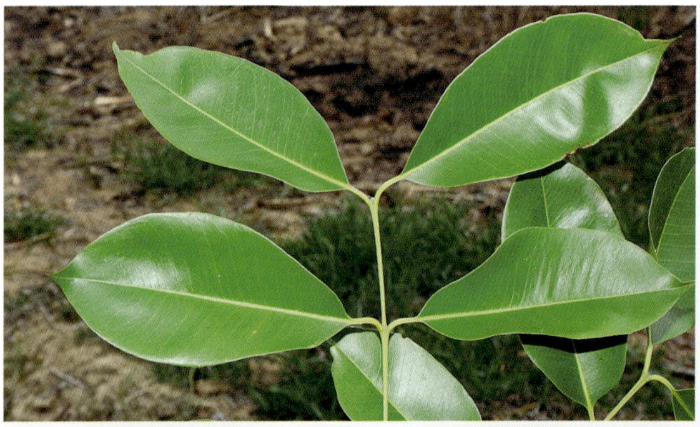
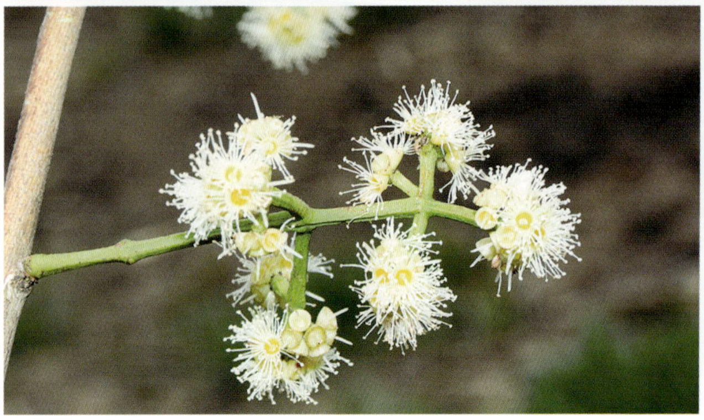
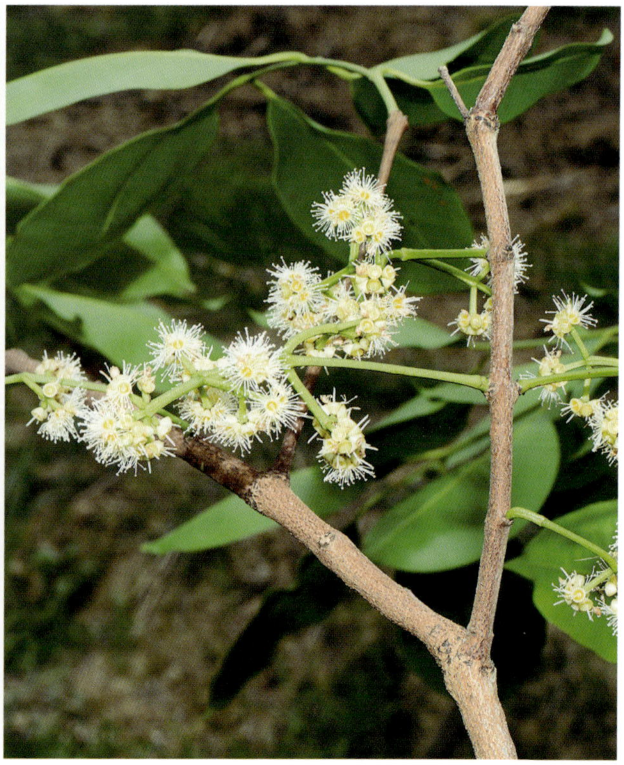

236 回心草

真藓科 暖地大叶藓 *Rhodobryum giganteum* Paris

佤名： mgāi diex [gai tɛʔ]（盖跌）

别名： 提心吊胆

植物形态： 植物体疏松丛集，暗绿至鲜绿色，高5~10cm。茎匍匐；分枝直立，红色，下部叶较小，呈鳞片状贴生；枝端叶大，多数丛集展开成玫瑰花状，长倒卵形，基部小，叶边下部全缘，内卷，叶缘上部具明显的分化边，具双列锐齿；中肋达顶部，无背厚壁层；叶上部细胞六角形至菱形，基部细胞长方形。雄苞集生于枝顶。孢子体顶生，数个丛出。蒴柄细长，弯曲。孢蒴成圆柱形，下垂。蒴盖拱圆盘状，具短尖喙。

生境分布： 生于林下草丛，湿润腐殖质或阴湿岩面薄土上。分布于我国大部分地区；日本、夏威夷群岛、马达加斯加、南非亦有。

药用部位： 全草

采收加工： 春、夏季采收。

性味功效： 辛、苦，平。镇静安神，清心明目。

主治： 心脏病，神经衰弱，阳痿，肺结核，肺炎。

用法用量： 内服：水煎服，10~15g。

附方

1. **心脏病：** 本品15g、小红参10g、神砂5g、猪心1个，水煎熟后服用汤和猪心。
2. **阳痿：** 本品50g、仙茅20g、聂良各50g、小红参20g、胡椒7粒，泡白酒2500mL，1个月后即可服用，每次50mL。
3. **失眠，健忘：** 本品10g、山药15g、猪蹄2个，炖服。

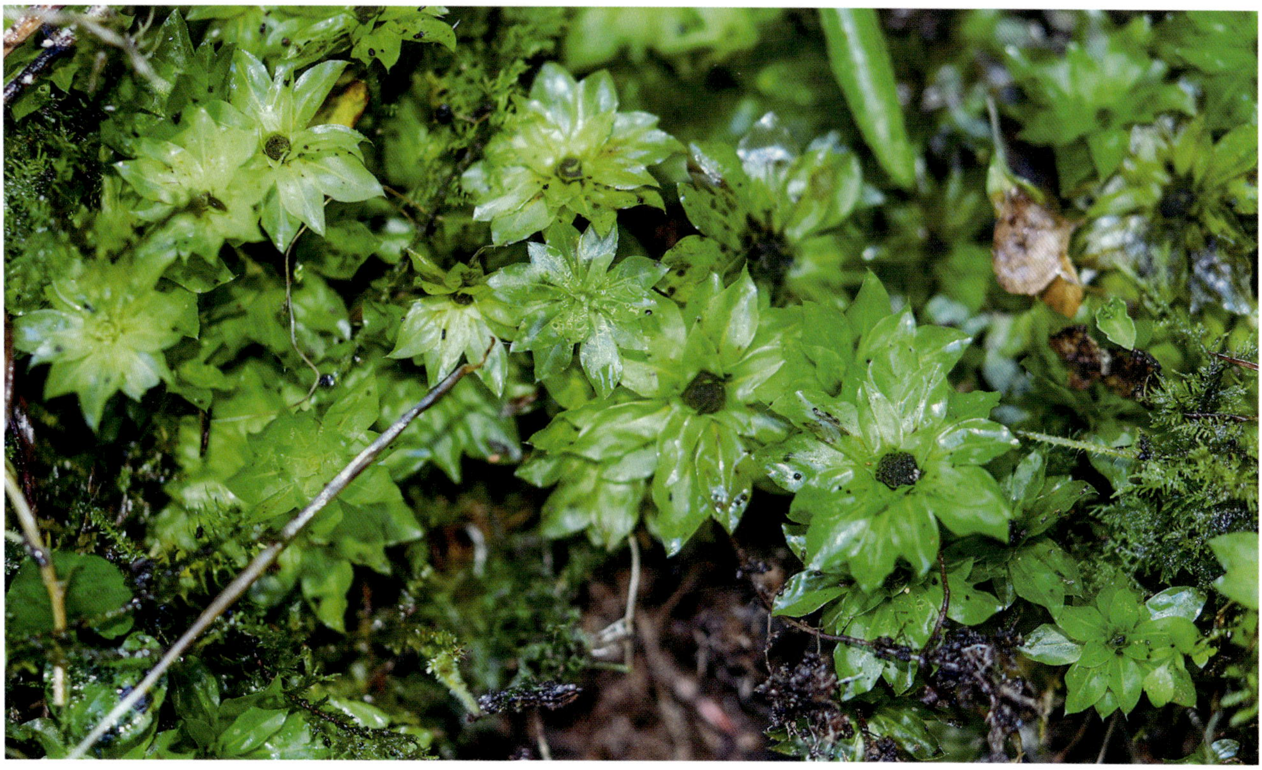

237 回回蒜

毛茛科 禺毛茛 *Ranunculus cantoniensis* DC.

佤名： daex grei mgōng [tauɯʔ kre̱ gɔŋ]（德个惹公）

别名： 鹿蹄草、小回回蒜、假芹菜

植物形态： 多年生草本。茎被开展糙毛，分枝。基生叶数枚，为三出复叶；叶片宽卵形，长 3~10cm，宽 4~12cm，小叶有柄，中央小叶菱状卵形或宽卵形，基部宽楔形，3 裂，边缘有小牙齿，侧生小叶斜宽卵形，不等 2 深裂或 2 全裂，两面疏被糙伏毛；叶柄长 5~15cm。茎生叶渐变小。顶生复单歧聚伞花序伞房状，有 4~10 朵花；苞片叶状；花直径 0.9~1.3cm；花梗长 1~4cm；萼片 5 枚，反折，狭卵形，长 3~4mm，背面被糙毛；花瓣 5 枚，狭倒卵形，长 4~7mm，顶端圆形；雄蕊多数，花药长圆形。聚合果近球形，直径 7~9mm；瘦果扁，斜倒卵形，长 2.5~3mm，无毛，有狭边缘，宿存花柱长约 1mm，直或顶端稍弯曲。花、果期 4—7 月。

生境分布： 生于海拔 500~2500m 的湿草地或溪边。分布于我国云南、广西、广东、湖南、贵州、四川、陕西、河南、湖北、江西、福建、台湾、浙江、江苏、安徽；不丹、朝鲜、日本亦有。

药用部位： 全草

采收加工： 春末夏初采收，洗净，晒干。

性味功效： 苦、辣，微温。有小毒。除湿解毒。

主治： 肝硬化，肝腹水。

用法用量： 内服：水煎服。

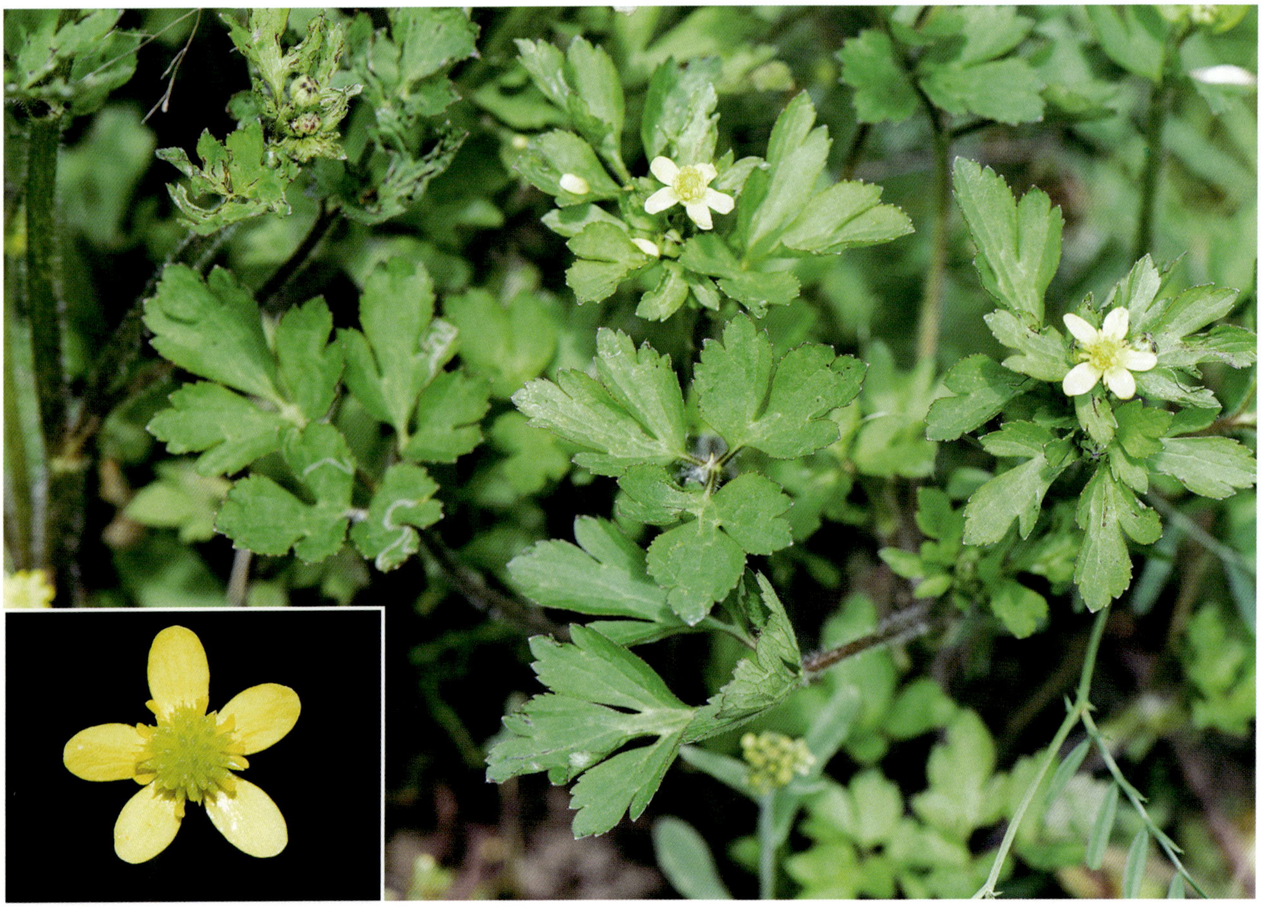

238 网脉唐松草

毛茛科 网脉唐松草 *Thalictrum reticulatum* Franchet

佤名： nyīex mgōux si ndīang siah [ȵɛʔ goʔ si diaŋ s̱iah]（聂沟西点下）

别名： 白虎草、草黄连、马尾黄连

植物形态： 植株全部无毛。基生叶为三回三出复叶；小叶纸质或薄革质，宽倒卵形、宽菱形或宽卵形，长 0.5~1.8cm，宽 0.5~2cm，基部浅心形或圆形，3 浅裂，边缘全缘或有少数圆齿，脉在背面隆起，脉网明显；叶柄长 5.5~7.5cm，基部有狭鞘。茎生叶 2~3 片，较小，具较短柄。复单歧聚伞花序顶生，伞房状；花梗长 3~7mm；萼片 4 枚，白色，早落，宽倒卵形，长约 3mm；雄蕊多数，长 3~4mm，花丝上部倒披针形，比花药宽或近等宽，下部丝形，花药长圆形，长 0.7~1mm，顶端钝；心皮 4~13 枚。瘦果无柄，稍两侧扁，狭椭圆球形，长 2~2.7mm，每侧有 3 条纵肋，近无花柱，宿存柱头小。花期 6 月。

生境分布： 生于海拔 1800~2700m 的山坡草地、灌丛中或松栎林中。分布于我国云南、四川西南。

药用部位： 根

采收加工： 全年可采收，晒干或鲜用。

性味功效： 清热，消炎，止泻。

主治： 感冒，肾盂肾炎，急性胃炎，肠炎，痢疾，黄疸，目赤肿痛。

用法用量： 内服：水煎服。

附方

感冒，气管炎，肺炎： 本品单用，或配天冬、麦冬、百合、小白及各适量，水煎服。

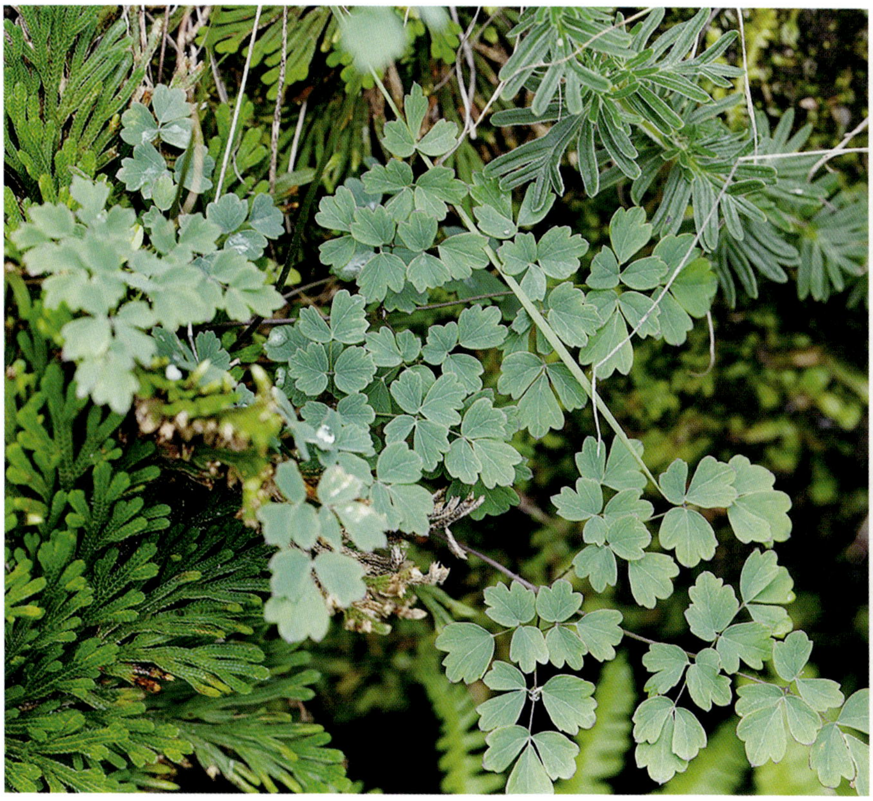

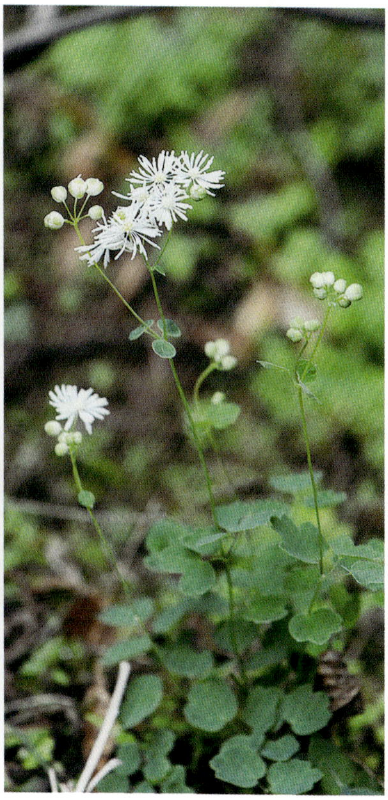

239 肉桂

樟科 肉桂 *Cinnamomum cassia* (Linnaeus) D. Don

佤名： njāi hung [ʥai huŋ]（栽哄）

别名： 辣皮、桂皮、玉桂

植物形态： 中等大乔木。树皮灰褐色。一年生枝条圆柱形，叶互生或近对生，长椭圆形至近披针形，先端稍急尖，基部急尖，内疏被黄色短绒毛，中脉在上面明显凹陷，下面凸起。圆锥花序腋生或近顶生，分枝末端为 3 朵花的聚伞花序，总梗长约为花序长之半，与各级序轴被黄色绒毛。花白色，花被内外两面密被黄褐色短绒毛，花被筒倒锥形，花丝被柔毛，花丝扁平，药室 4 室，退化雄蕊 3 枚，位于最内轮。子房卵球形，无毛，花柱纤细，与子房等长，柱头小，不明显。果椭圆形，无毛；果托浅杯状，边缘截平或略具齿裂。花期 6—8 月，果期 10—12 月。

生境分布： 产于我国广东、广西、福建、台湾、云南等热带及亚热带地区。国外分布于印度、老挝、越南至印度尼西亚。

药用部位： 树皮

采收加工： 多于秋季剥取，阴干。

性味功效： 辛、甘，大热。补元阳，暖脾胃，除积冷，通血脉。

主治： 胃寒胃疼，胃炎，阳痿，宫寒不孕，腰膝酸软，肾虚。

用法用量： 内服：水煎、碾粉、炖肉、泡酒均可。

附方

1. **胃炎：** 本品 10g、藤茶 10g、大百解 6g、苦楝皮 6g、陈皮 10g，水煎服，每日 3 次。
2. **胃寒胃疼，阳痿，宫寒不孕：** 本品适量水煎内服，或碾粉水吞，也可炖鸡常吃。
3. **腰膝酸软，肾虚：** 本品适量泡酒服。

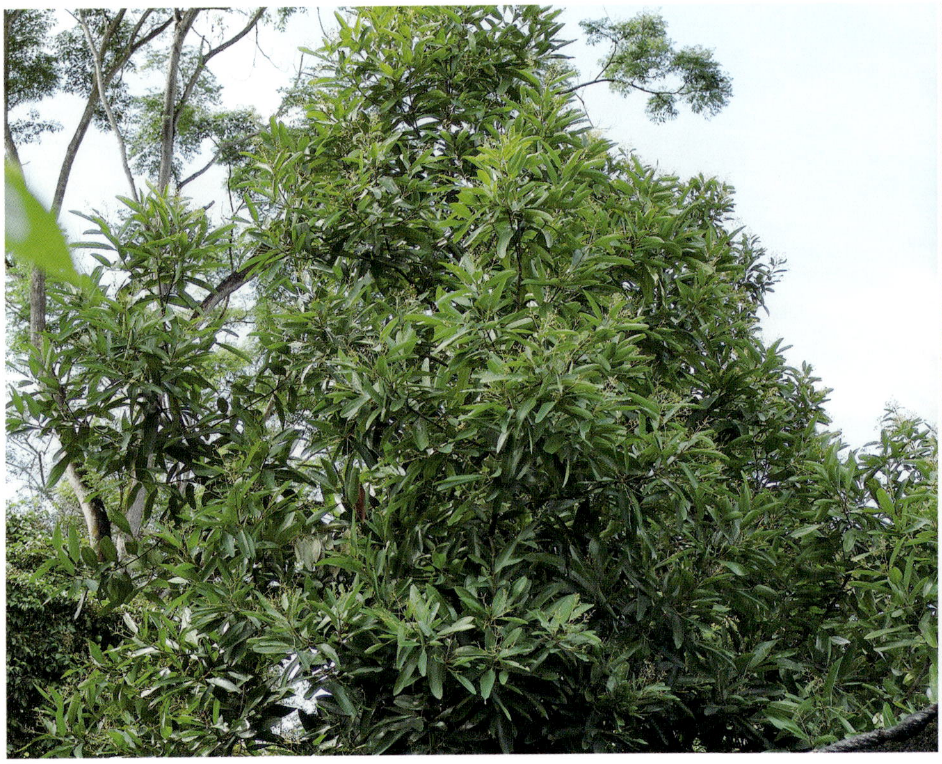

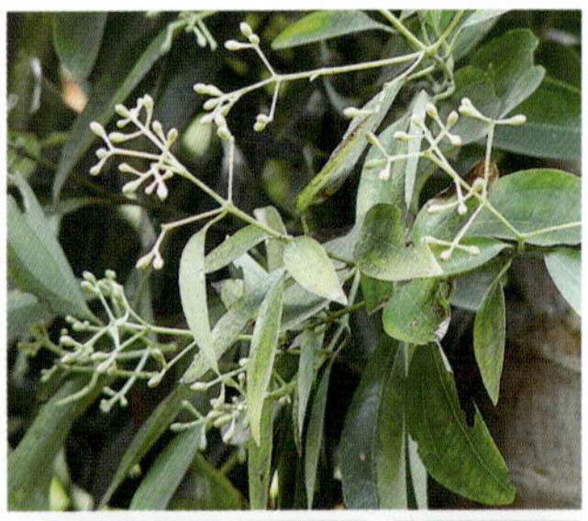

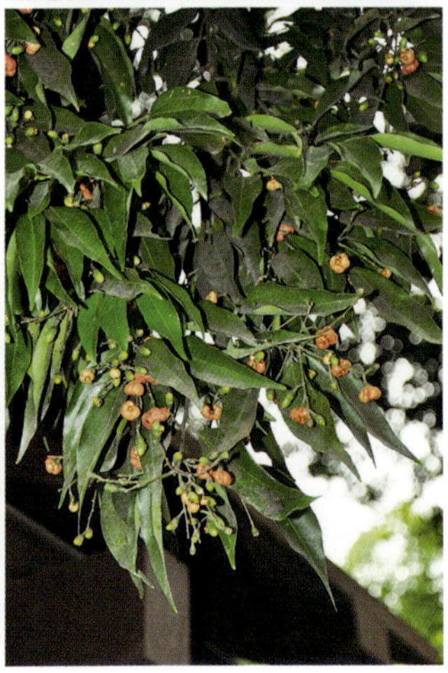

240 舌岩白菜

虎耳草科 舌岩白菜 *Bergenia pacumbis* (Buchanan-Hamilton ex D. Don) C. Y. Wu & J. T. Pan

佤名： daex glaox rang [ta̱ɯʔ kla̱uʔ ra̱ŋ]（德搞然）

别名： 岩七、虎耳朵草

植物形态： 多年生草本，高约 17cm。根状茎粗壮，被鳞片和残存托叶鞘。叶均基生；叶片革质，圆形、阔卵形至阔倒卵形，长 7~15cm，宽 6.6~13.2cm，先端钝圆，具硬睫毛，基部稍心形，两面无毛。花葶无毛。聚伞花序圆锥状，长约 7.5cm；花梗长约 5mm，与花序分枝均疏生近无柄之腺毛；萼片在花期开展，革质，阔卵形，长 3~3.3mm；花瓣白色或粉红色，近圆形，长约 8.5mm，先端钝圆，基部变狭成长约 2mm 之爪，多脉；子房卵球形，长约 4mm，花柱 2 枚，长约 4mm，柱头盾状。花期 6—8 月。

生境分布： 生于海拔 2300~2380m 的林下、石隙。分布于我国云南；印度、不丹、尼泊尔、巴基斯坦、克什米尔地区及阿富汗亦有。

药用部位： 根茎

采收加工： 春、秋季采，晒干切片。

性味功效： 甘、涩，平。止血，止痛。

主治： 产后体虚，肺结核咯血，红、白痢疾，胃出血，月经不调，崩漏，中耳炎，鼻炎。

用法用量： 内服：水煎服，5~15g。外用：捣烂用鸡蛋清调敷患处。

附方

1. **胃腹胀痛，恶心反酸：** 本品 30g、岩参 30g、鱼子兰 25g、金线吊葫芦 20g，鲜品，洗净，切片，晒干，研粉瓶装。每日 2 次，每次 2g，温开水送服。
2. **中耳炎，鼻炎：** 本品挤汁滴入耳内或鼻腔，早、晚各 1 次。

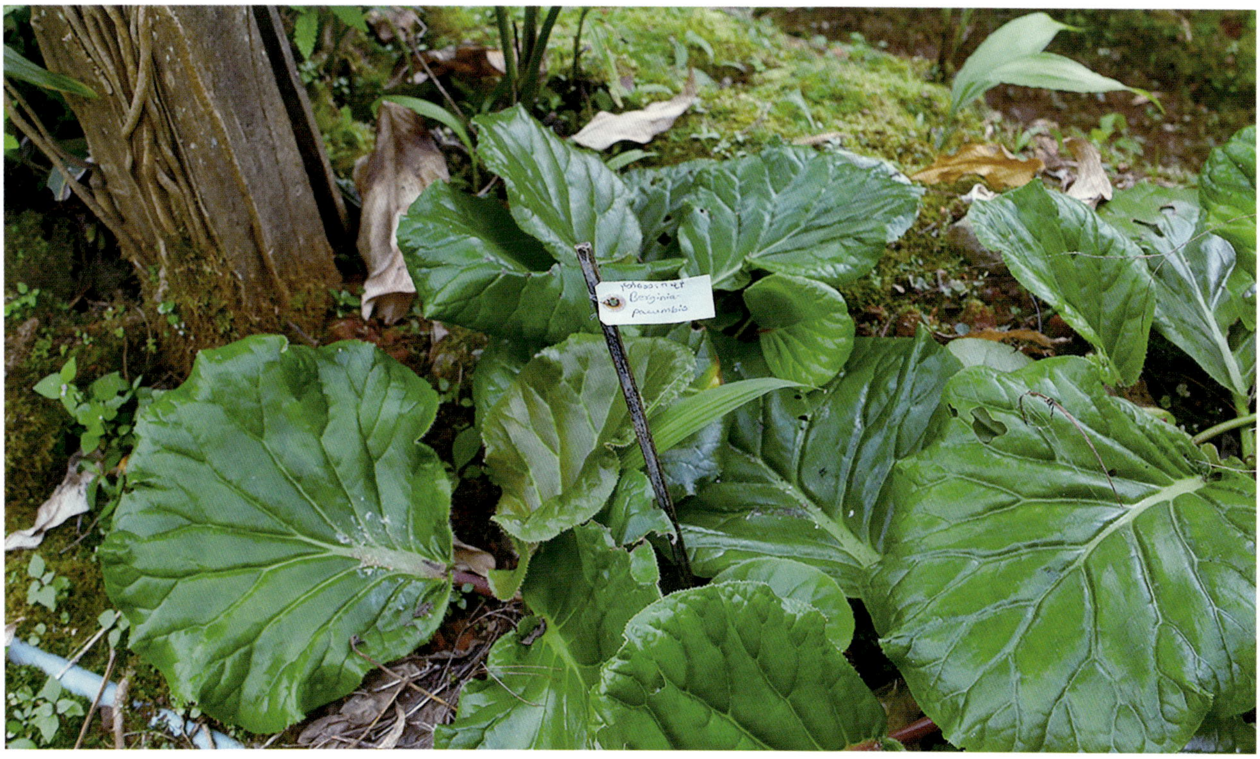

241 伤寒草

菊科 夜香牛 *Vernonia cinerea* (Linnaeus) Lessing

佤名： rīb si gaex [rip si gauʔ]（日西格）

别名： 消山虎、斑鸠菊、寄色萼

植物形态： 一年生或稀多年生草本。茎直立，常上部分枝。叶互生，叶片卵形、菱形、披针形或狭长圆形，长1.5~7cm，宽0.5~2.8cm，先端圆、钝或急尖，基部楔形下延，背面被灰黄色短柔毛，沿脉尤密，两面均具腺点，侧脉3~5对。头状花序多数，直径6~8mm，具20~25朵花，在茎和分枝先端排列成疏伞房状圆锥花序；花序梗长0.5~2cm，常具钻形的小苞片，密被短柔毛；总苞钟状，直径6~8mm；总苞片3~4层，绿色或有时带紫色，线形至条状披针形，背面均被白色短柔毛和具腺点，具1条脉。花冠管状，淡紫色、淡紫红色、紫色或淡红色，长5~6mm。瘦果圆柱形，密生白色短柔毛和具腺点；冠毛白色。花期全年。

生境分布： 生于海拔（300~）900~1800（~2700）m 的山坡灌丛、草坡、荒地、沟边、田边和路旁。分布于我国云南、浙江、江西、福建、台湾、广东、海南、广西、湖北、湖南、四川、贵州、西藏；印度至中南半岛、印尼、日本和非洲亦有。

药用部位： 全草

采收加工： 夏、秋、冬季采收，洗净，鲜用或切细，晒干。

性味功效： 苦、微甘，凉。疏风散热，凉血解毒。

主治： 感冒发热，咳嗽，神经衰弱。

用法用量： 内服：水煎服，鲜品 50~100g，干品 25~50g。外用：鲜品捣烂敷患处。

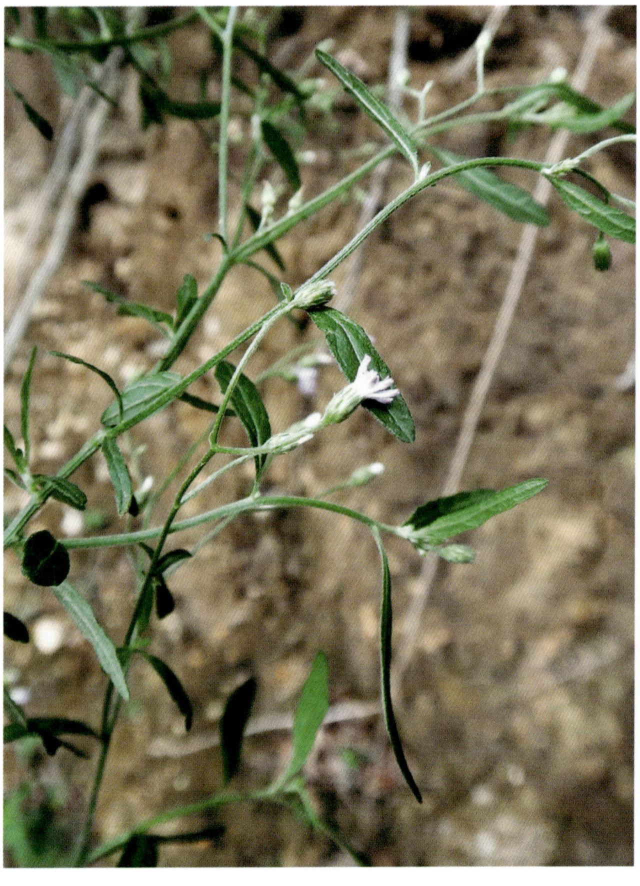
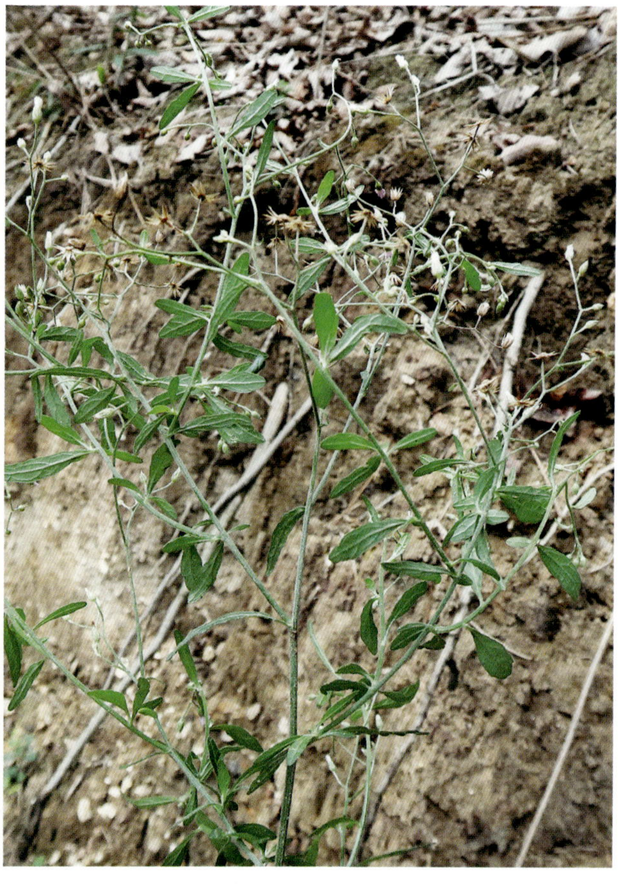

242 华东木蓝

豆科 华东木蓝 *Indigofera fortunei* Craib

佤名： dēx dē dīag [tɤʔ tɤ tiak]（得嘚叠）

别名： 和琼木蓝、山豆根、野蚕豆

植物形态： 灌木，高达1m。羽状复叶长10~15（~20）cm；叶柄长1.5~4cm；小叶3~7对，对生，间有互生，卵形、阔卵形、卵状椭圆形或卵状披针形，长1.5~2.5（~4.5）cm，宽0.8~2.8cm，先端钝圆或急尖，微凹，有长约2mm的小尖头，基部圆形或阔楔形，幼时在下面中脉及边缘疏被丁字毛，后脱落。总状花序长8~18cm；总花梗长达3cm，常短于叶柄；花冠紫红色或粉红色，旗瓣倒阔卵形，长（8.5~）10~11.5mm，先端微凹，外面密生短柔毛，翼瓣长9~11mm，龙骨瓣长可达11.5mm。荚果褐色，线状圆柱形，长3~4（~5）cm，无毛。内果皮具斑点。花期4—5月，果期5—9月。

生境分布： 生于海拔200~800m的山坡疏林或灌丛中。分布于我国安徽、江苏、浙江、湖北、云南等地。

药用部位： 根

采收加工： 春、秋季采收，洗净切碎，晒干。

性味功效： 苦，寒。调经活血，通经止痛，清热解毒。

主治： 月经不调，闭经，风湿病。

用法用量： 内服：水煎服，15~25g。外用：鲜叶捣敷。

附方

月经不调，闭经： 本品25g、胡椒5粒，水煎服。

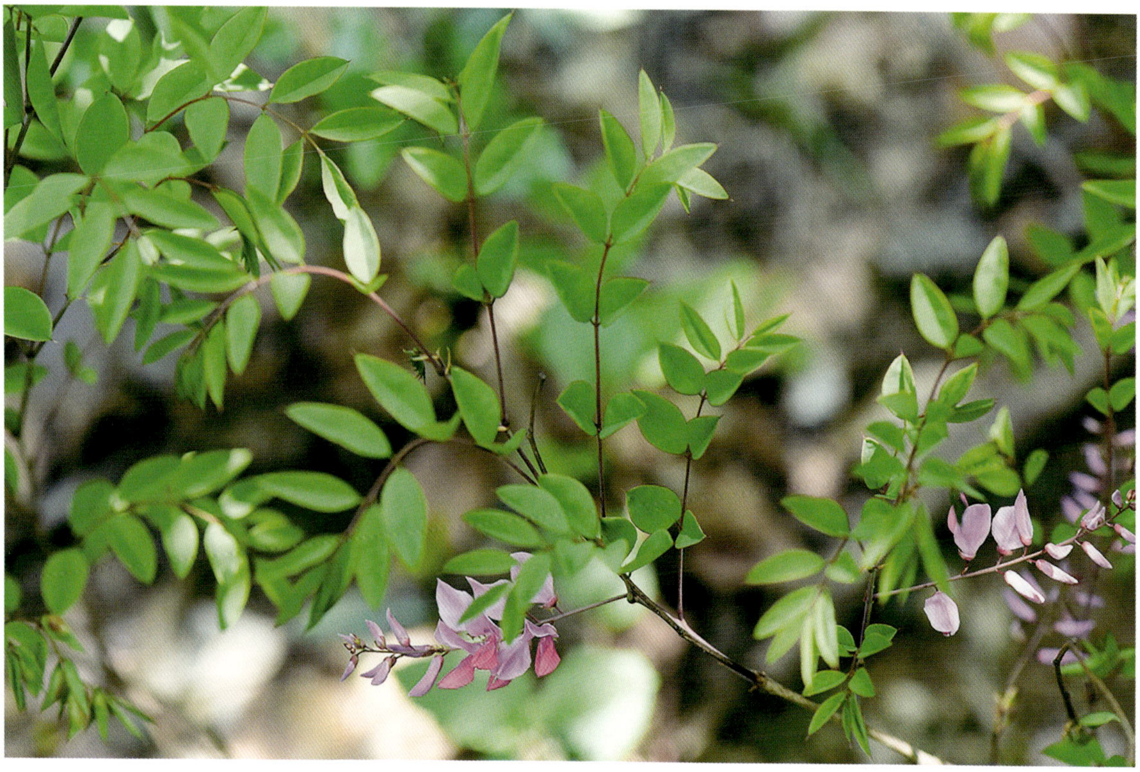

243 血满草

五福花科 血满草 *Sambucus adnata* Wallich ex Candolle

佤名： hlax rāi hnam siah [l^{h}a̠ʔ rai n^{h}a̠m si̠ah]（辣惹南下）

别名： 大风叶草、红山花、西风草

植物形态： 直立草本；根状茎横走，折断后流出红色汁液。奇数羽状复叶，对生；小叶（3~）5~9枚，最上一对小叶片基部常相互合生，有时还和顶生小叶相连，小叶片披针形，长5~15cm，宽2~4（~5）cm，叶轴上常有杯形腺体。圆锥花序顶生，伞房形，开展，直径7~12cm，全部为两性花，不具杯状腺体的不孕花；花小，花冠白色或淡黄色，辐状，冠筒长约1mm，裂片卵形，长约2mm，先端锐尖，反曲；雄蕊5枚，开展。果近球形，直径3~4mm，红色，具宿存萼片。花期5—7月，果期9—11月。

生境分布： 生于海拔1600~3200（~4000）m的林下、沟边或山坡草丛中。分布于我国云南、贵州、四川、陕西、甘肃、青海、西藏；印度、尼泊尔亦有。

药用部位： 全草

采收加工： 秋、冬季采挖，洗净，晒干。

性味功效： 涩、辛，温。活血散瘀，强筋骨，除风湿。

主治： 骨伤，扭伤，妇女产后中风，风湿性关节炎。

用法用量： 内服：水煎服，15~20g。外用：捣烂兑白酒少量敷患处，或煮水泡澡。

附方

1. **骨折，扭伤：** 本品鲜品配叶子兰、灯台树叶各适量，捣烂外敷患处。
2. **产后保健：** 本品鲜品配九里光、桃树叶、侧柏叶、金竹叶、石榴叶、荨麻各适量，水煎泡澡。
3. **风湿性偏头痛：** 本品100g、蓖麻叶50g、狗核桃草50g、八角枫30g、藤三七根50g、酢浆草30g、五叶草30g，均为鲜品，洗净，切细，混匀，捣成泥状，加入包谷酒，文火上加热，放入布袋里压扁，每日3次敷在患部。此方为佤族民间常用方，为外用药，也可内服。

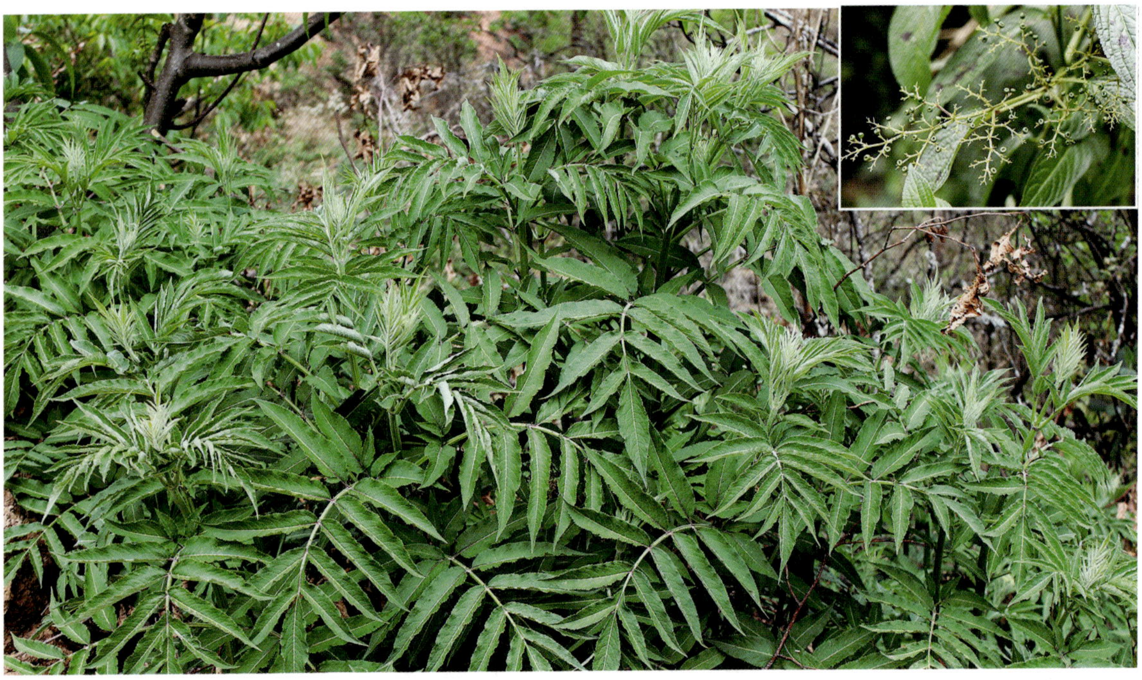

244 向日葵

菊科 向日葵 *Helianthus annuus* Linnaeus

佤名： kaox mē ngīex [kʰa̱uʔ mɤ ŋɛʔ]（栲么改）

别名： 葵花、朝阳花、太阳花

植物形态： 一年生高大草本。茎直立，粗壮。叶互生，叶片心状卵形或宽卵形，长10~30cm或更长，宽7~24cm或更宽，两面被短糙毛，有3条基出脉。头状花序单个顶生，径15~35cm或稀更大，下倾；花序梗长，粗壮，被白色具节长硬毛和短糙毛；总苞盘状；总苞片多层，绿色；花序托平或微凸。舌状花1层，多数，舌片黄色或金黄色，卵状长圆形、长圆形、狭椭圆形或狭长圆形，不结实；管状花极多数，花冠黄色、褐色或带紫色，雄蕊5枚，花药暗紫色，连合成筒状。瘦果倒卵形、长倒卵形或倒卵状长圆形；冠毛2枚，膜片状，早落。花期7—9月，果期8—9月。

生境分布： 原产北美洲，我国各地均有栽培；全球各地广泛栽培。

药用部位： 花、茎秆、根

采收加工： 花：花期采收。茎秆：全年可采收。根：冬季采收。

性味功效： 甘，温。止痛。

主治： 痛经，子宫出血，带下。

用法用量： 内服：水煎服，或烧后磨粉服。

附方

1. **痛经：** 本品花50g、何首乌30g、益母草20g、盾翅藤20g，红糖适量。每日1剂，每日3次，每次600mL，9日为一个疗程。
2. **带下：** 本品茎（去外皮用心）50g、栗子10个，水煎服。
3. **子宫出血：** 本品根洗净晒干，烧后磨成粉，温水送服，每次5g，每日3次。

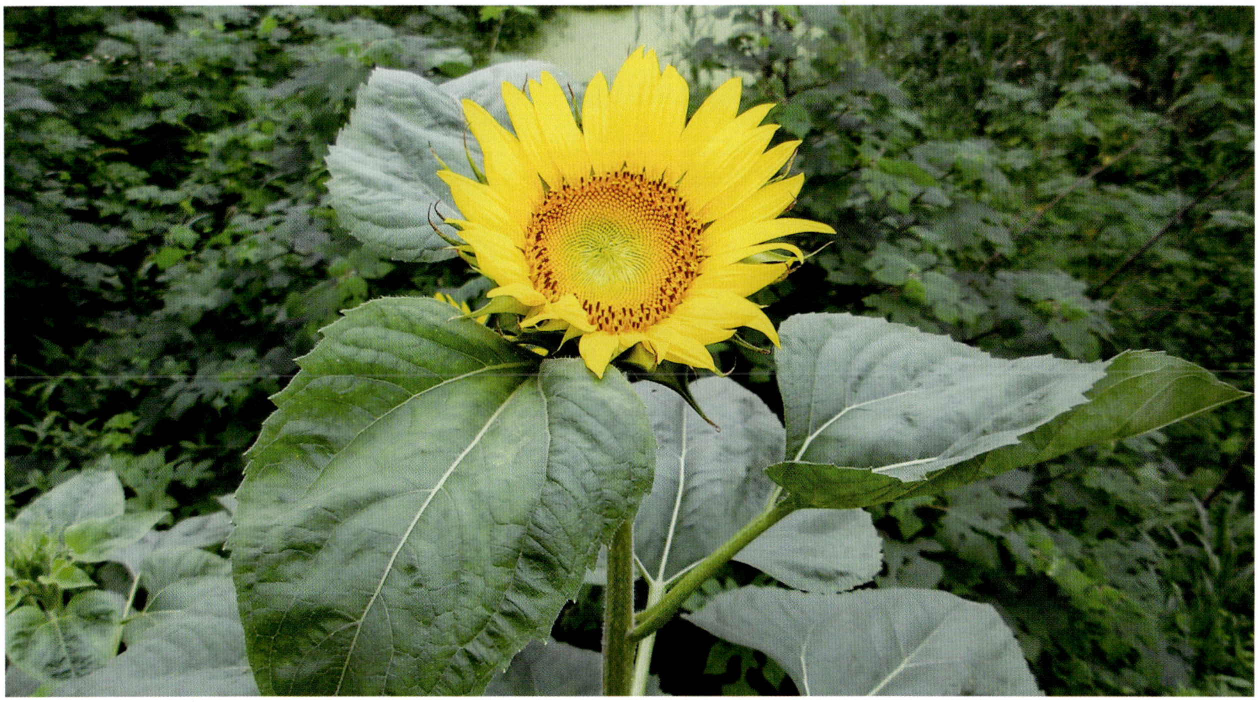

245 合包藤

旋花科 东京银背藤 *Argyreia pierreana* Bois

佤名： hnu deix dīng [n^{h}u̠ te̠ʔ tiŋ]（努跌顶）

别名： 白花银背藤

植物形态： 木质藤本。叶卵形，或长卵圆形，长 10~20cm，宽 8~12cm，先端锐尖，基部大多近圆形至三角形，稀略呈心形，上面无毛，下面被白色柔软的绒毛；侧脉 10~15 对；花序为密集的头状花序，宽 5~6cm，具总梗，长 2~5cm；苞片形如总苞状，大，卵形，长 35mm，宽 20~28mm，外面被黄色短柔毛，内面红色，内面苞片很小；萼片 5 枚，卵形，钝，玫红色，外面被白色短柔毛，外萼片长 15~17mm，内萼片长 8mm；花冠漏斗状，紫红色或淡红色，长 5~6cm，冠檐宽 3~4cm，外面被白色长柔毛；雄蕊及花柱内藏。浆果球形，红色，直径 8~10mm，为增大的萼片包围。

生境分布： 生于海拔（300~）600~1400m 的路边灌丛中。分布于我国云南、广西；越南及老挝亦有。

药用部位： 根、叶、藤

采收加工： 全年可采收，切片，晒干。

性味功效： 涩，温。收敛止咳。

主治： 肾炎水肿，肺热咳嗽，子宫下垂，气管炎咳嗽。

用法用量： 内服：水煎服，干品 25~50g。外用：叶水煎外洗患部。

附方

高血压： 本品 15g，水煎服代茶饮。

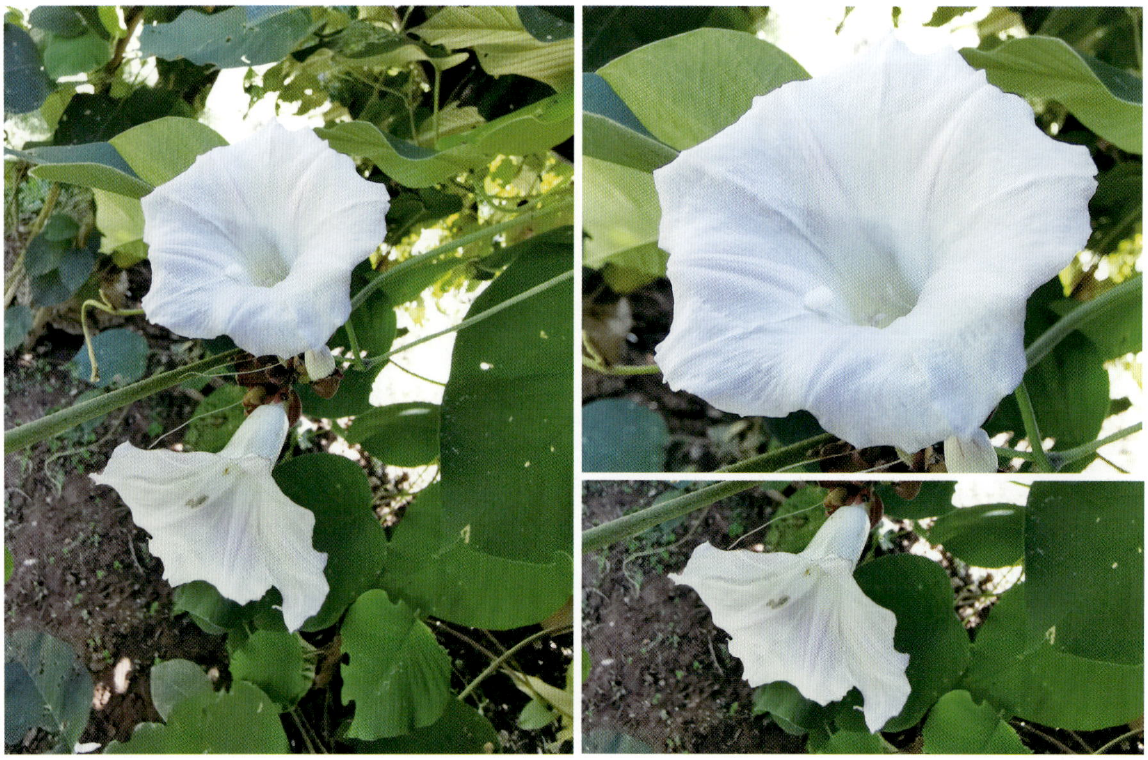

246 伞房花耳草

茜草科 伞房花耳草 *Hedyotis corymbosa* (Linnaeus) Lamarck

佤名： njāong je rom siah [ʥauŋ tɕɤ̱ rɔ̱m si̱ah]（种栽柔下）

别名： 蛇舌草、水线草

植物形态： 一年生柔弱披散草本。叶对生，近无柄，膜质，线形或线状披针形，长1~2.5cm，宽1~3mm，两面稍粗糙或在叶面的中脉上有极疏的短柔毛，中脉在叶面下陷，在背面平坦或微凸；托叶膜质，鞘状，长1~1.5mm，顶部有数条短刺。花序腋生，伞房花序式排列，有花2~5朵，稀单花，总花梗纤细如丝，长5~10mm；花冠白色或淡红色，管状，长2.2~2.5mm。蒴果膜质，球形，直径1.5~1.8mm，有不明显的纵棱数条，顶部平，宿存萼裂片长1~1.2mm，成熟时顶部室背开裂。花、果期几全年。

生境分布： 生于海拔850~2000m的旷野、田间、溪边、林下的草地上。分布于我国云南、四川、贵州、广西、海南、广东、香港、江西、福建、浙江、台湾；越南、柬埔寨、尼泊尔、印度、斯里兰卡、马来西亚、印度尼西亚、菲律宾等亚洲热带地区、非洲和美洲亦有。

药用部位： 全草

采收加工： 夏季采收，晒干或鲜用。

性味功效： 甘、淡，凉。清热解毒，利尿消肿，活血止痛。

主治： 尿路感染，咽炎，腮腺炎，扁桃体炎，急性肝炎，肾炎，毒蛇咬伤，骨折瘀肿。

用法用量： 内服：水煎服，9~15g。

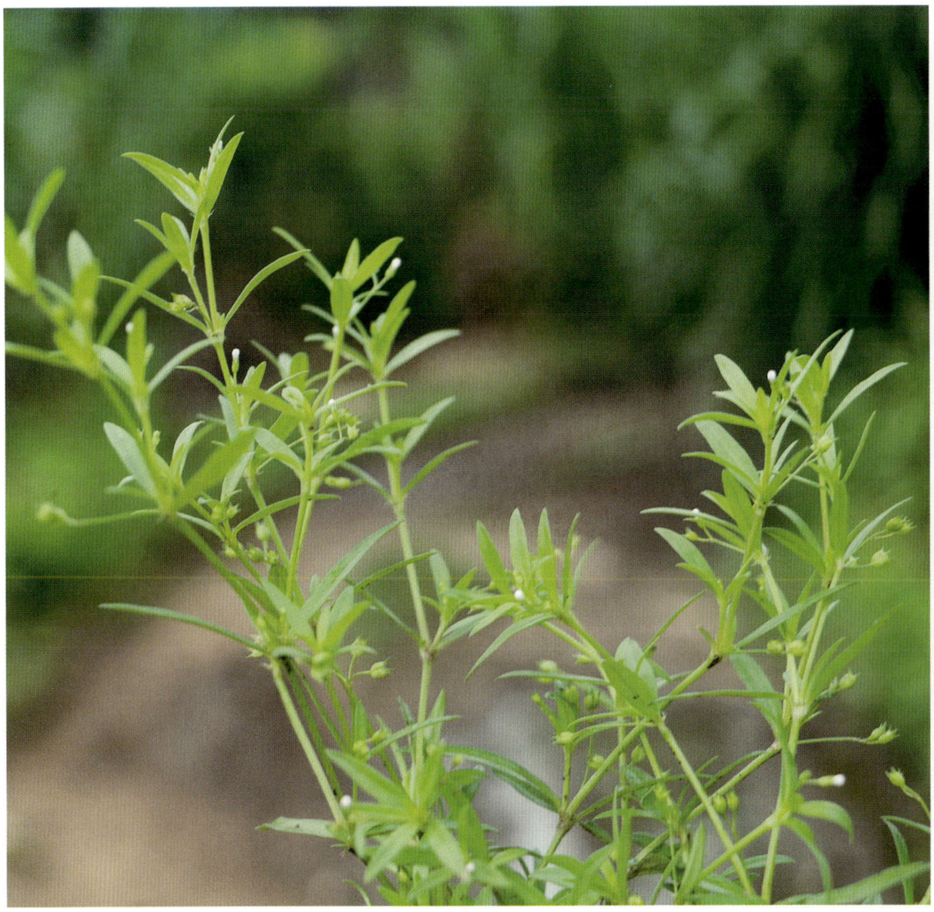
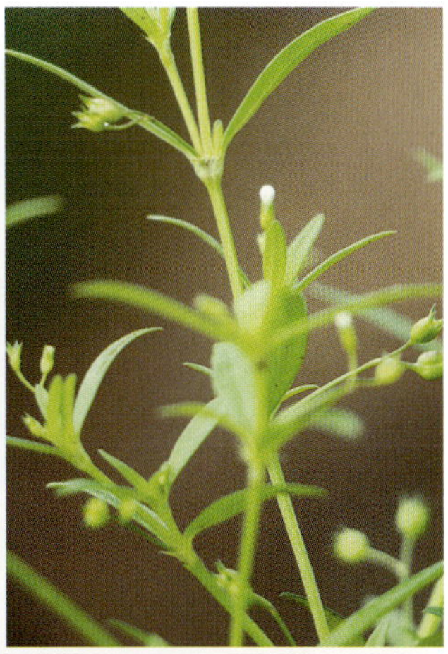
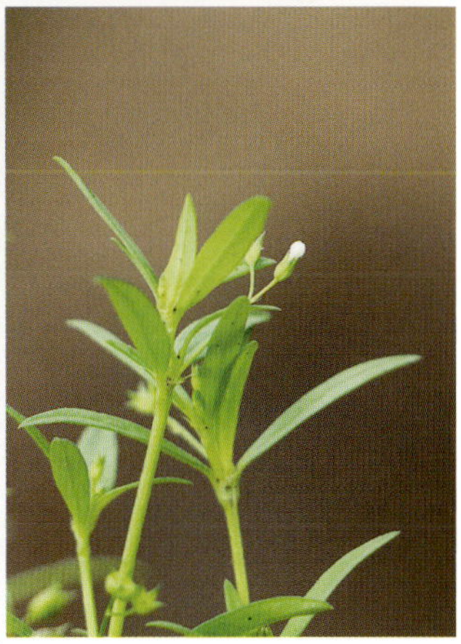

247 冰片叶

菊科 艾纳香 *Blumea balsamifera* (Linnaeus) Candolle

佤名： hla si ndah du [l^{h}a̠ si da̠h tu̠]（辣司达堵）

别名： 真金草、冰片艾、大艾叶

植物形态： 多年生草本或亚灌木。茎直立，粗壮，有纵棱，密被黄褐色柔毛。茎下部叶宽椭圆形、椭圆形或椭圆状披针形，长20~25cm，宽6~10cm，基部楔形，稍下延，表面密被黄褐色短柔毛，背面密被淡褐色或黄白色绢状长柔毛；叶柄长2~3.5cm，密被黄褐色短柔毛，两侧具2~4对披针状线形的叶质附属物，中部叶渐小，上部叶披针形，具短柄或无柄，柄两侧各具1~2对线形附属物，嫩叶背面被灰白色绢毛状绵毛。头状花序径6~9mm，多数于茎、枝顶排成具叶的大圆锥状花序；总苞钟形；总苞片5~6层；花冠黄色；瘦果圆柱状；冠毛糙毛状。花期几乎全年。

生境分布： 生于海拔1200m以下的旱地、灌木丛、草地、山坡、河岸。产于我国福建、广东、广西、贵州、海南、台湾、云南；国外分布于不丹、柬埔寨、印度、印度尼西亚、老挝、马来西亚、缅甸、尼泊尔、巴基斯坦、菲律宾、泰国、越南。

药用部位： 全草

采收加工： 夏、秋季采收，洗净，晒干。

性味功效： 苦、辛，凉。祛风宣窍，调经活血，散瘀消肿。

主治： 感冒，风湿痛，跌打瘀肿，产后风痛，痛经，腹痛，腹泻。

用法用量： 内服：鲜品开水泡服。外用：鲜品用火烘热后敷患处。

附方

1. **感冒咽痛：** 本品适量，一半鲜用、一半放入火灰烫热后，二者开水泡服。
2. **风湿疼痛：** 本品鲜品适量，水煎外洗痛处。
3. **脚癣，脚气病：** 本品配芸香草、细蒿子，均用鲜品煎煮后用药液泡脚。

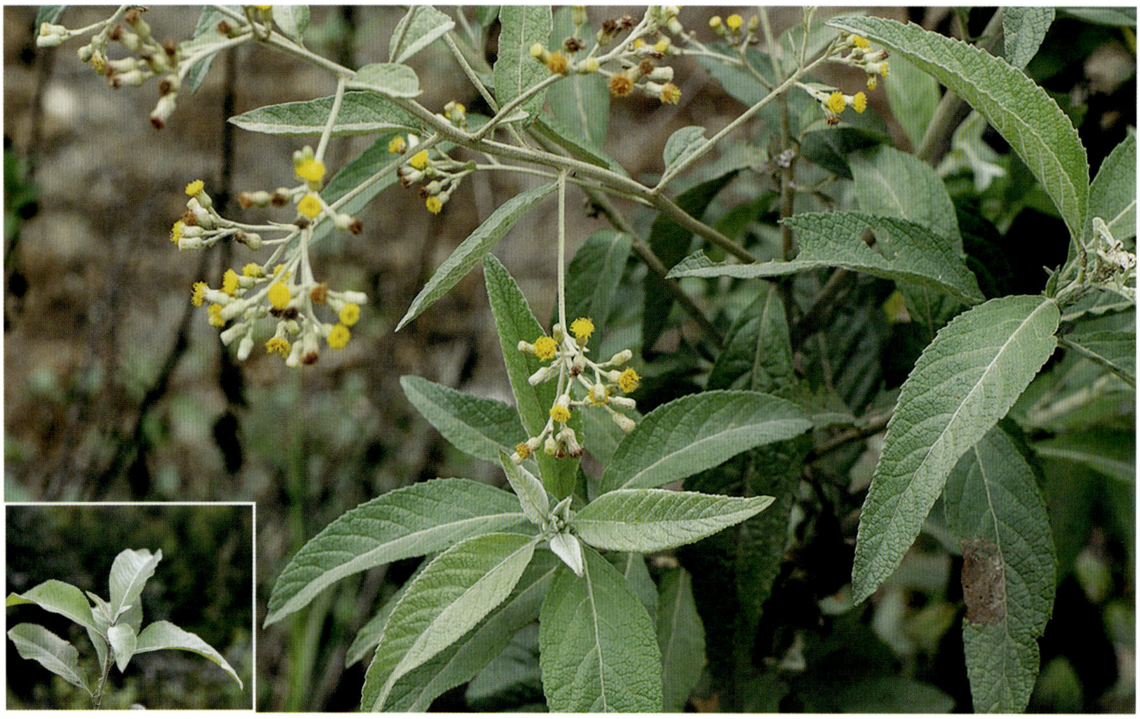

248 冰糖草

玄参科 野甘草 *Scoparia dulcis* Linnaeus

佤名： daex kaox mglong [ta̱ɯʔ kʰa̱uʔ glɔ̱ŋ]（德栲过落）

别名： 四时菜

植物形态： 直立草本或半灌木状。茎多分枝，枝有棱角及狭翅，无毛。叶对生或轮生，叶片菱状卵形至菱状披针形，长可达 35mm，宽可达 15mm，枝上部叶较小而多，先端钝，基部长渐狭，全缘而成短柄，两面无毛。花单朵或更多成对生于叶腋，花梗细，长 5~10mm，无毛；无小苞片；萼分生，齿 4 个，卵状长圆形，长约 2mm，先端有钝头，具睫毛；花冠小，白色，直径约 4mm，有极短的管，喉部生有密毛，瓣片 4 枚，上方 1 枚稍较大，钝头，而缘有啮痕状细齿，长 2~3mm；雄蕊 4 枚。蒴果卵圆形至球形，直径 2~3mm。

生境分布： 生于海拔 1220~1700m 的荒地、路旁及山坡灌丛中，分布于我国云南、广东、广西、福建；原产美洲热带，现已广布于全球热带地区。

药用部位： 全草

采收加工： 夏季采收，洗净，晒干或鲜用。

性味功效： 甘，凉。清热解毒，消炎，疏风止痒。

主治： 黄疸型肝炎，感冒发热，肺热咳嗽，肠炎，小便不利。外用：痱子，皮肤湿疹。

用法用量： 内服：水煎服，干品 25~50g。外用：鲜品捣烂取汁外涂患部。

附方

急性黄疸型肝炎： 本品 50g、葫芦茶 50g、竹节黄 60g，均为鲜品，也可用干品，洗净切段，水煎服，每日 1 剂，分 3 次服。此方为佤族民间常用方，有清热解毒、去黄消炎的功效。

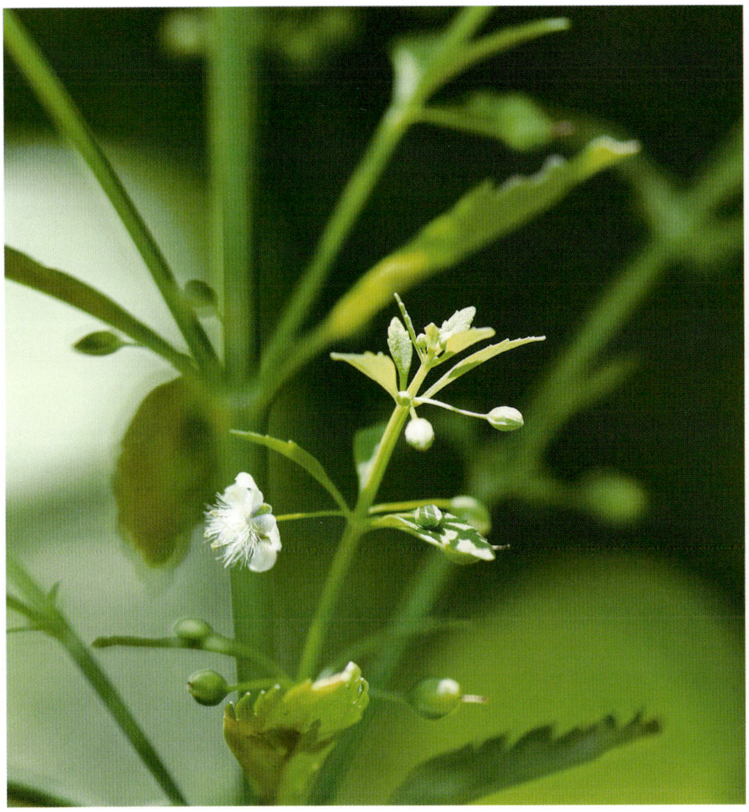

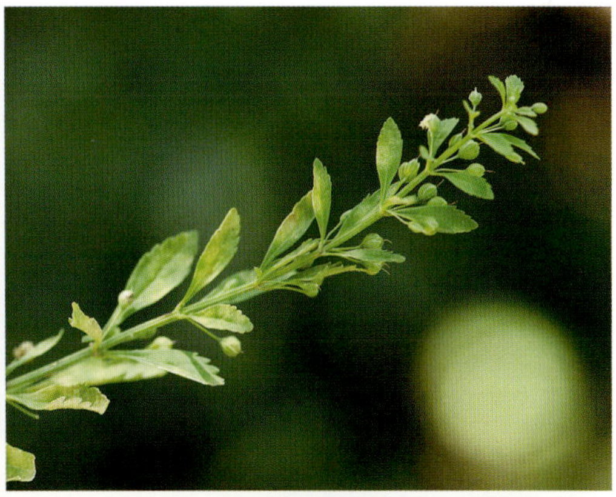

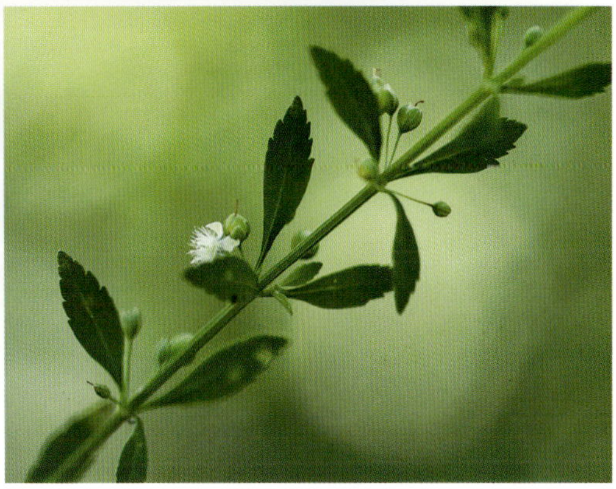

249 羊奶果

胡颓子科　长叶胡颓子　*Elaeagnus bockii* Diels

佤名： kaox njāong lōd [kʰa̱uʔ ʥauŋ lt]（栲种落）

别名： 羊奶奶、牛虱子果

植物形态： 常绿灌木，有枝刺。幼枝被棕褐色鳞片，老枝鳞片脱落后变深栗色。叶片薄革质，椭圆状长圆形，长 4~9cm，宽 1~3.5cm，表面幼时被褐色鳞片，背面密被银白色鳞片和散生少数褐色鳞片，侧脉 5~7 对。花白色，密被银白色鳞片，3~7 朵生于叶腋短枝上，排成短小的散房状，每花基部具小苞片 1 枚；花梗长 3~5mm，浅棕色；萼筒长 5~9mm，裂片卵状三角形，长约 3mm，内面疏被白色星状毛；雄蕊的花丝极短，几乎不可辨。花柱长达花萼裂片的 2/3，被星状毛。果实短长圆形，长 9~10mm，直径 4~5mm；果梗长 4~6mm。花期 10—11 月，果期翌年 4 月。

生境分布： 生于海拔 1950~2800m 的荒坡灌丛中。分布于我国陕西、甘肃、湖北、四川、重庆、贵州、广西、云南等地。

药用部位： 根、叶、果实

采收加工： 夏、秋季采挖，晒干或鲜用。

性味功效： 苦、微酸，平。止咳平喘，活血止痛。

主治： 咳嗽痰多，慢性支气管炎，黄疸型肝炎，牙痛。

用法用量： 内服：水煎服，10~15g。

附方

1. **肝炎，肝硬化腹水：** 本品 15g、半截藤 15g、龙胆草 10g、响铃草 10g、车前草 10g，水煎服，每日 3 次。
2. **咳嗽：** 本品鲜叶适量水煎服，每日 3 次。
3. **肾结石：** 本品 15g、海金沙叶 10g、石韦 10g、响铃草 10g、车前草 10g，水煎服，每日 3 次。

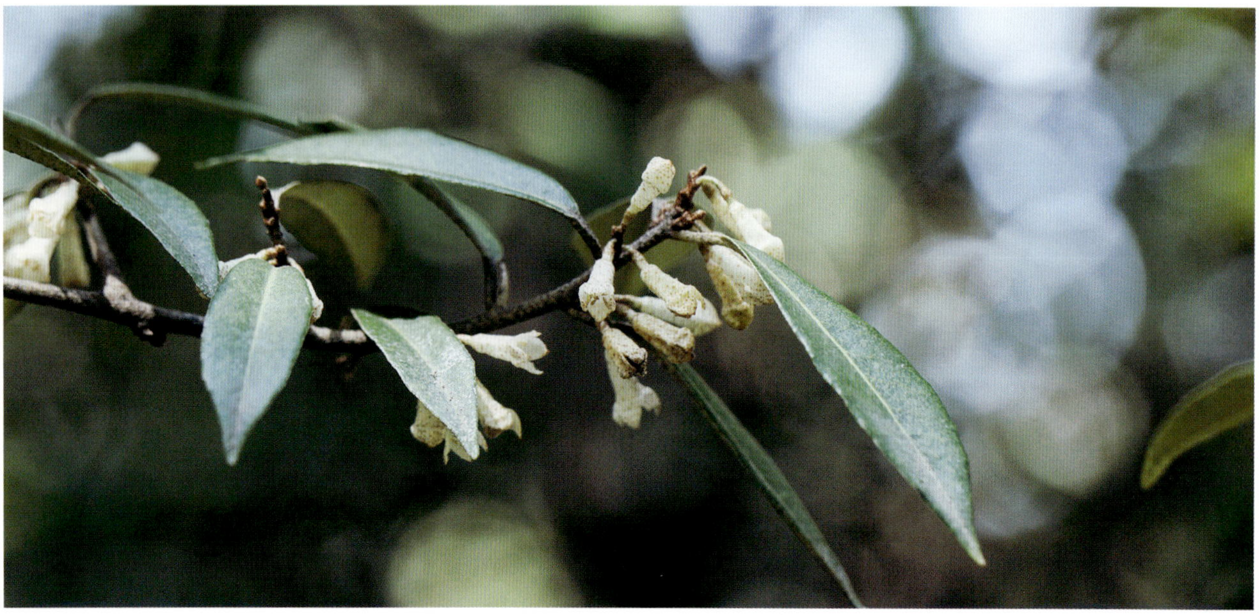

250 羊蹄暗消

西番莲科 月叶西番莲 *Passiflora altebilobata* Hemsley

佤名： hnu mgib beix [n̥u gip peʔ]（努吉背）

别名： 藤子暗消、苦胆七、燕子尾

植物形态： 草质藤本，茎不具棱角，幼枝被稀疏白色平展柔毛，茎及叶缘、叶脉尤其花渐无毛。叶纸质，长3.5~6cm，宽2.5~4.5cm，顶端深2裂，基部圆形或近锐尖，微盾状着生，叶背近顶端具4个小腺点；中肋延长成1~2mm长的尖突；叶柄从基部向上1/3~1/2处，具有2个腺体。花序近无柄，有花2~6朵；花白色，径7~10mm；花瓣5枚，长3~6mm；副花冠裂片2轮，丝状，外轮长约5mm，内轮长约1mm；内花冠褶状，高1~1.5mm；雌雄蕊柄长2.5~3mm；雄蕊5枚；子房卵状椭圆形，无柄，花柱3枚，分离，向上弯。果近球形，直径1~1.5cm，光滑，具白色脉纹。花期4—5月。

生境分布： 生于海拔 600~1500m 的山谷、水旁及疏林中。分布于我国云南。

药用部位： 根、鲜叶

采收加工： 全年均采收，晒干。

性味功效： 全草：清热解毒。根：健胃消食，止痛止泻，祛风除湿。

主治： 根：肝炎，消化不良，胃痛腹胀，腹泻，腹痛，跌打损伤，风湿骨痛，小儿脱肛，肠胃病，妇科疾病。

用法用量： 内服：水煎服。外用：水煎外洗。

附方

1. **肝炎，肝硬化：** 本品兑红糖（寒症），或兑冰糖（热症），水煎服。
2. **妇科，风湿病：** 本品可作熏蒸药、洗澡药，水煎外洗。

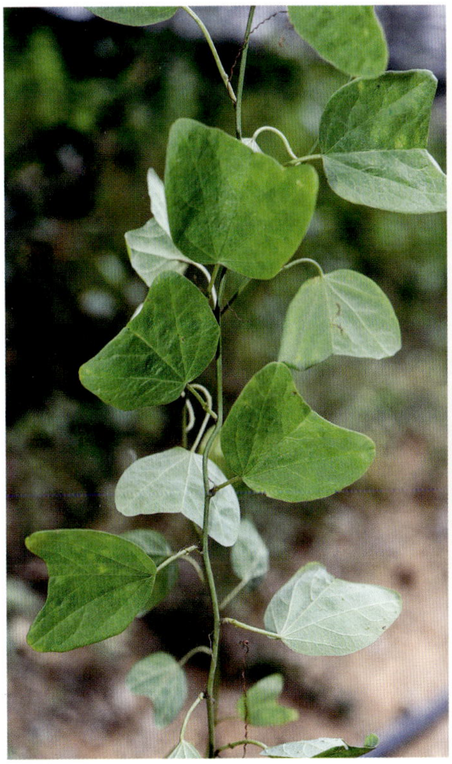
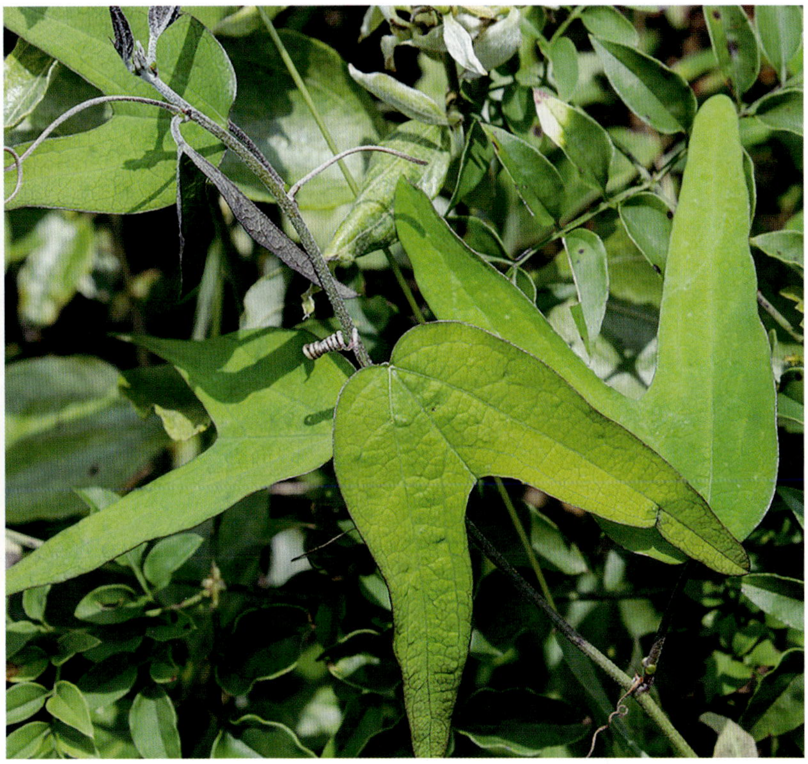

251 米口袋

豆科 云南高山豆 *Tibetia yunnanensis* (Franchet) H. P. Tsui

佤名： lox voun siah [lɔ̠ʔ vo̠n si̠ah]（罗翁下）

别名： 棉芪、云南米口袋、滇高山豆

植物形态： 多年生草本。根纺锤状。茎高 10~15cm，基部多分枝，枝纤细，节间明显，每节合生之托叶与叶对生。叶长约 3cm；托叶除顶端外全部合生，长约 6mm；小叶 3~7 枚，常近圆形，长 5~10mm，顶端截形至深缺，被平伏疏柔毛。伞形花序，具花 1~2 朵；总花梗长 5~10cm，被稀疏长柔毛；花梗长 2~3mm；花萼钟状，长 4~5mm；旗瓣倒心形，长约 10mm，宽 8~9mm，顶端微缺，翼瓣长 9mm，最宽处宽 3.5mm，龙骨瓣长 4mm，宽 1.5mm；子房被毛。荚果圆筒形，长约 12mm，被疏柔毛；种子肾形，光滑。花期 6—7 月，果期 9 月。

生境分布： 生于海拔 2000~4200m 的山坡、草地、路边、林下、灌丛中。分布于我国云南、西藏、四川。

药用部位： 根

采收加工： 秋、冬季采收，洗净，晒干。

性味功效： 微涩，甘淡，平。强筋壮骨，活血止血。

主治： 体虚，脱肛，痢疾，鼻衄，骨折等。

用法用量： 内服：水煎服，15~20g。

附方

1. **月经不调：** 本品 20g、王不留行 15g、胡椒 5 粒，水煎服，每日 3 次。
2. **体虚：** 本品 30g、鸡根 30g，炖肉食用。

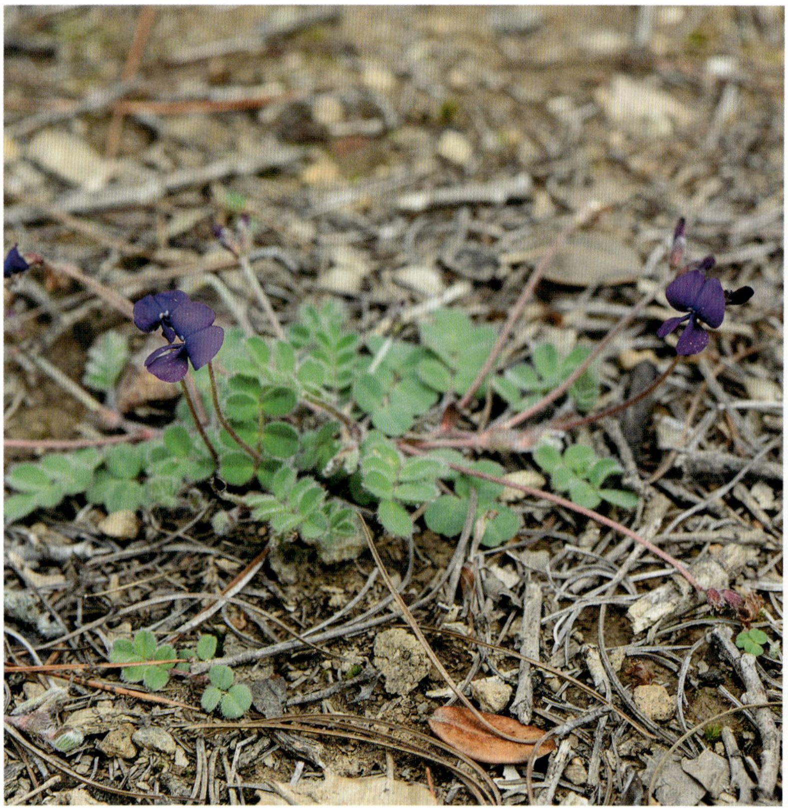
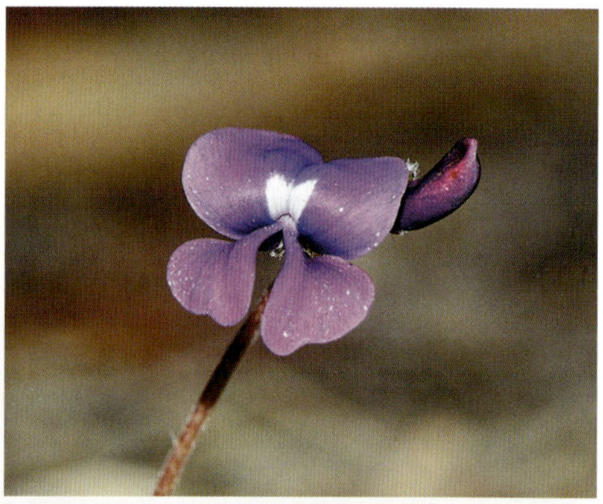
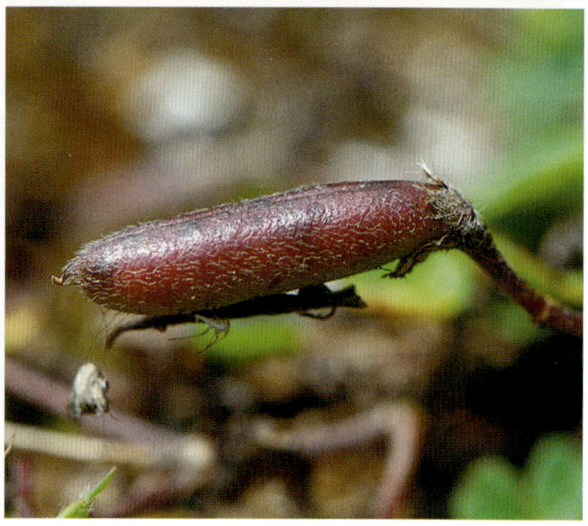

252 米饭花

杜鹃花科 珍珠花 *Lyonia ovalifolia* (Wallich) Drude

佤名： si ang soux [si ʔaŋ so̱ʔ]（西安狩）

别名： 小米柴、南烛、乌饭草

植物形态： 落叶小乔木或为灌木。叶坚纸质，椭圆形或卵形，长 5~10（~13）cm，宽 2.7~6（~8）cm，全缘，边缘略反卷，上面绿色，有光泽，无毛，背面无毛或脉上多少有柔毛，侧脉 6~8 对；叶柄粗壮，长 4~10mm。总状花序腋生，长 4~10cm，下部常有数片小叶，每花序上有花 15~25 朵，花梗长 3~4mm，下弯，疏被柔毛；萼片 5 枚，披针状三角形，长 2~3mm，疏被柔毛；花冠椭圆形，长 7~10mm，白色，有香气，外面被微柔毛，5 浅裂；雄蕊 10 枚，花丝纤细，具白色柔毛，顶端有 2 距，花药顶孔开裂。 蒴果球形，直径 4~5mm，5 室，室背开裂，缝线加厚。花期 5—6 月，果期 7—9 月。

生境分布： 生于山坡疏林灌丛中。分布于我国云南、台湾、广西、四川、贵州、西藏；尼泊尔、印度、不丹以及中南半岛亦有。

药用部位： 枝叶、果实

采收加工： 枝叶：全年可采收，切片，晒干。果实：秋季成熟后采。

性味功效： 辛，温。有毒。活血止痛，祛风解毒。

主治： 跌打损伤，骨折，癣疮，疥疮。

用法用量： 外用：煎水搽或捣敷。

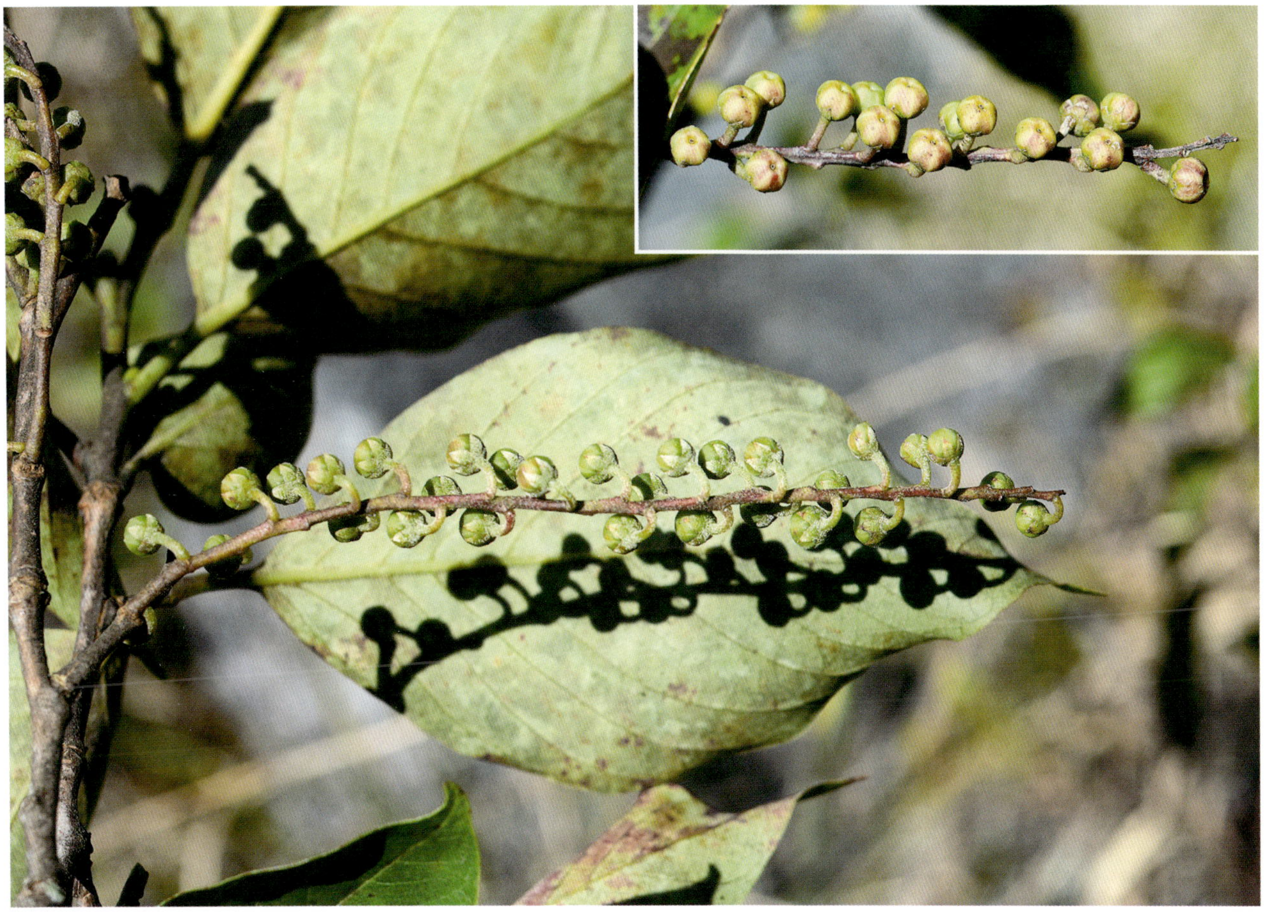

253 灯心草

灯心草科 灯心草 *Juncus effusus* Linnaeus

佤名： si mgrod [si grɔ̰t]（西裹）

别名： 秧草、灯芯草

植物形态： 多年生丛生草本。株高 40~100cm。茎直立，具纵条纹，质软，内部充满乳白色的髓。低出叶鞘状，红褐色或黑褐色，长达 15cm；叶片退化为刺芒状。花序聚伞状，假侧生，其下苞片似茎之延伸，长达 20cm。花灰黄色，长 2~2.5mm；花被片 6 枚，窄披针形，外轮略长，端尖，边缘膜质；雄蕊 3 枚，长为花被片的 2/3，花药略短于花丝；雌蕊具短花柱，柱头三叉状。蒴果卵圆形，与花被片近等长，顶端钝尖，具 3 个完整的隔膜。花期 4—7 月，果期 6—9 月。

生境分布： 生于海拔 1200~3400m 的沼泽地。分布于我国云南、吉林、辽宁、陕西、山西、湖北、湖南、江西、广西、广东、四川、贵州、西藏。

药用部位： 全草

采收加工： 秋季采收，切段，晒干。

性味功效： 甘、淡，凉。调经止血。

主治： 月经不调。

用法用量： 内服：水煎服，干品 1~3g，鲜品 15~30g，或入丸散。

附方

1. **月经不调：** 本品全草 20g、三棱草 25g、火通树根 20g、胡椒 3 粒，均为鲜品，洗净，切段，水煎内服，每日 1 剂分 3 次服用。对月经过多，每月服 3~4 次疗效较好。
2. **水肿病：** 扁豆适量，炒黄，研成粉末，每日三餐前，用灯心草煎汤送服。成人每次 9g，小孩用 3g。

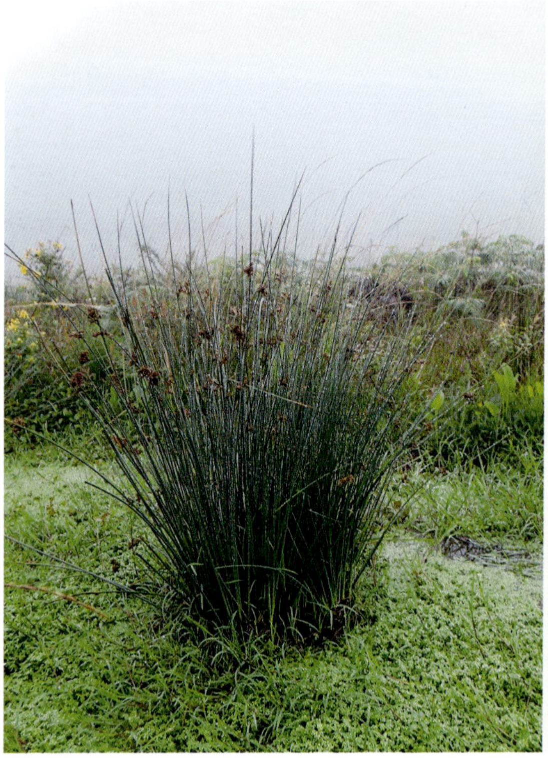
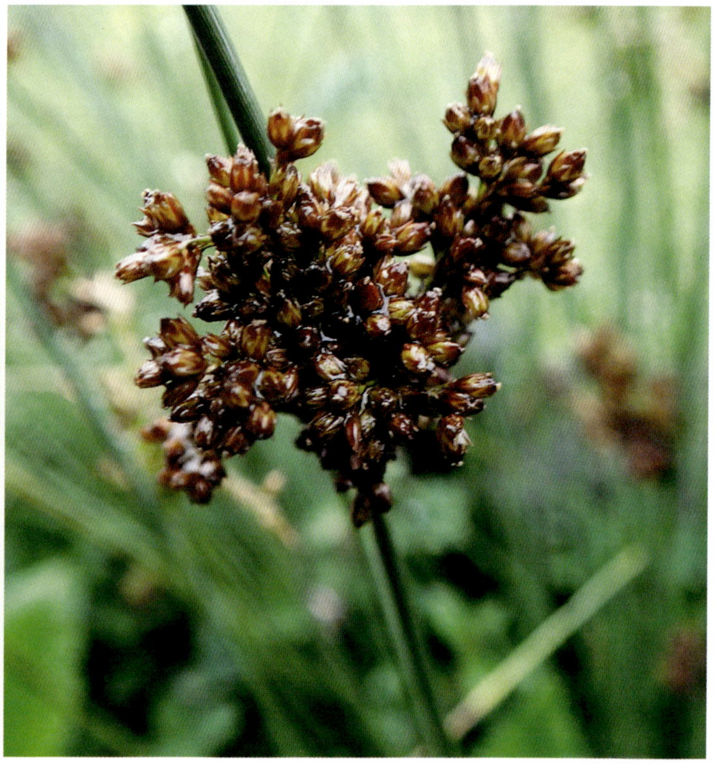

254 异叶榕

桑科 异叶榕 *Ficus heteromorpha* Hemsley

佤名： si bom gēed [si̠ po̠m kɯt]（西柏各）

别名： 异叶天仙果、斑鸠果、肺痈草

植物形态： 落叶灌木或小乔木。叶形变异甚大，倒卵状椭圆形、琴形至长椭圆状披针形，长10~18cm，宽2~7cm，先端渐尖或急尖，基部圆形或浅心形，叶面粗糙，背面有点状钟乳体，全缘或微波状，基侧脉较短，侧脉每边6~15条，红色；叶柄长1.5~6cm，红色；托叶披针形，长约1cm，红色，膜质，无毛。榕果成对腋生，或生于落叶短枝叶腋，无总梗，榕果体球形或为圆锥状球形，光滑，直径6~10mm，顶生苞片脐状突起，基生苞片3枚，卵形，成熟榕果紫黑色；雄花和瘿花生于雄株榕果内壁；雌花生于雌株榕果中。瘦果光滑。花期4—5月，果期5—7月。

生境分布： 常见于海拔1300m以下山谷坡地林中。我国长江流域中下游及华南地区常见，北达河南、陕西、甘肃。

药用部位： 根

采收加工： 全年可采收，切段，晒干。

性味功效： 甘，微苦，凉。祛风除湿，调经止痛。

主治： 闭经，风湿痛，跌打损伤，感冒，催乳。

用法用量： 内服：水煎服。

附方

催乳： 本品煮猪脚或母鸡肉，食肉喝汤，可催乳。

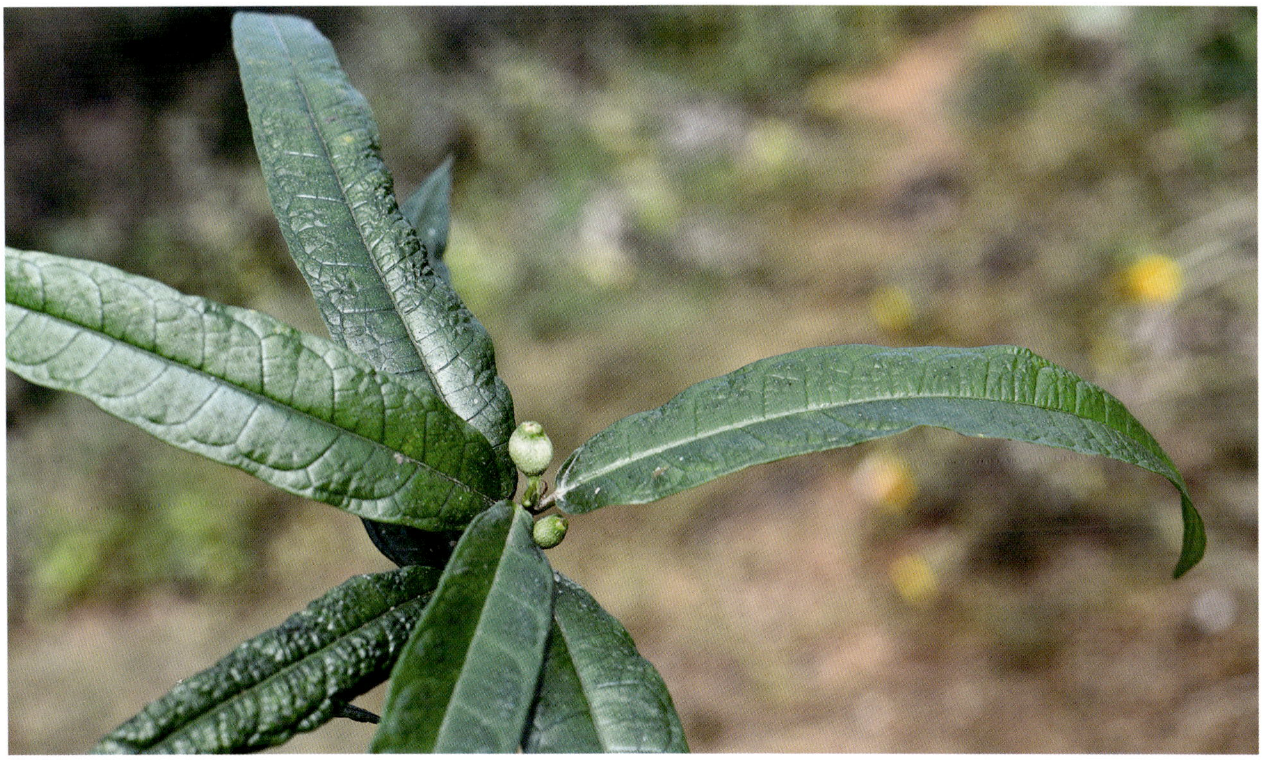

255 阴地蕨

瓶尔小草科 阴地蕨 *Botrychium ternatum* (Thunberg) Swartz

佤名： guax rom [kuaʔ rɔm]（刮荣）

别名： 一朵云、独蕨蕨、肺心草

植物形态： 植株高 7~35cm。总柄 1~3cm。不育叶柄 2~5cm；叶片宽三角形，3~10cm×4~13cm，3 回羽裂至 3 回羽状，厚草质，干后皱缩；末回羽片或裂片卵形至狭椭圆形，边缘具不规则的细锐齿。孢子叶远高于不育叶；柄长达 24cm，自总柄生出。

生境分布： 生于海拔 800~2500m 的林下、灌丛下、溪边、山坡及草丛中。分布于我国云南、四川、重庆、湖北、湖南、广西、广东、台湾、福建、浙江、江西、安徽、江苏、河南、辽宁、陕西、山东；印度、尼泊尔、越南、日本、朝鲜亦有。

药用部位： 全草

采收加工： 冬季或春季采收，连根挖取，洗净，晒干。

性味功效： 甘、苦，微寒。有毒。清热解毒，平肝熄风，止咳，止血。

主治： 癫痫，气虚乏力，产后宫缩无力，出血，肺虚咯血，虫蛇咬伤。

用法用量： 内服：水煎服，15~30g。外用：鲜品捣烂敷患处。

附方

1. **癫痫：** 本品 15g，树葱、夜明砂、龙骨各 10g，水煎服。
2. **肺虚型哮喘：** 本品 30g、猪心肺 1 具，加佐料适量，煮熟，喝汤食肉，每日 1 剂，2 次分服，5 剂为 1 疗程。
3. **蛇咬伤：** 本品鲜品适量，捣烂如泥，外敷患处。

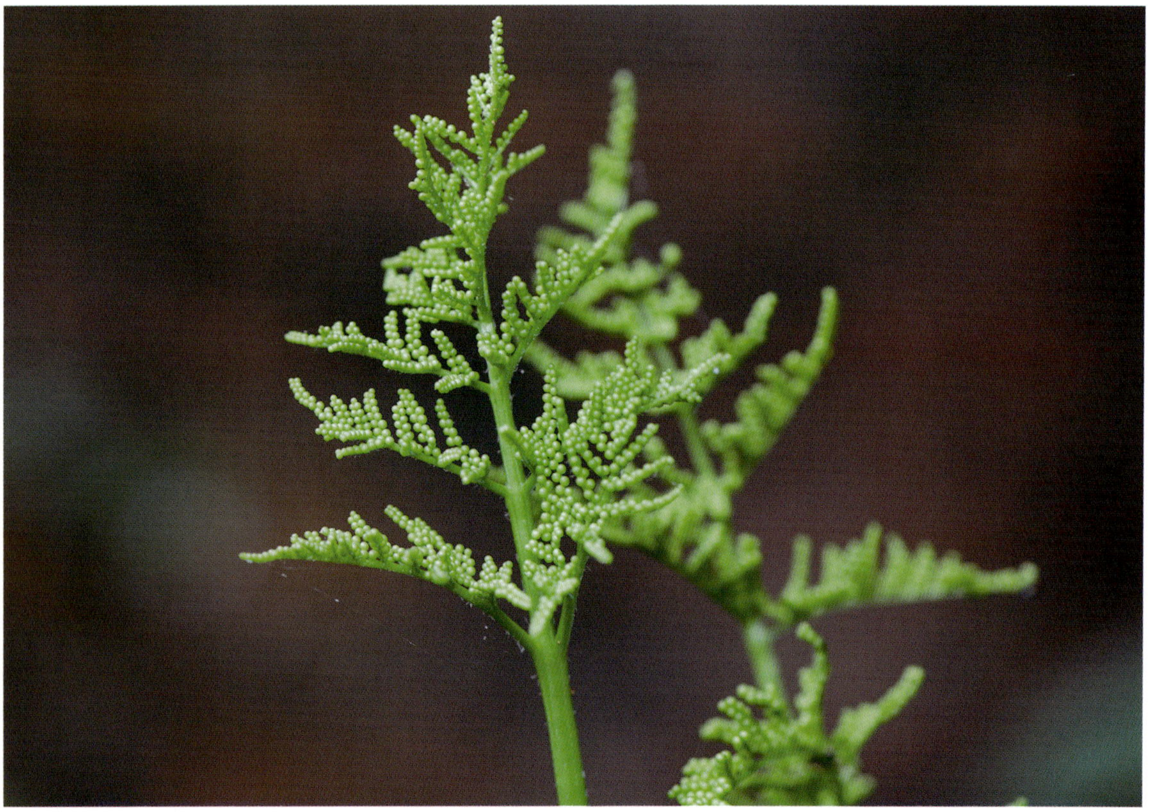

256 红大戟

茜草科 红大戟 *Knoxia roxburghii* (Sprengel) M. A. Rau

侗名： nyēix bēix rang [n̥eʔ peʔ raŋ]（聂背然）

别名： 将军草

植物形态： 直立草本，全株被毛，有肥大肉质、纺锤形紫色的根。叶近无柄，披针形或长圆状披针形，长 7~10cm，宽 3~5cm，先端渐尖或稍钝，基部渐狭，侧脉 5~7 对；托叶短鞘形，长 8~10mm，基部阔，先端具披针形的裂片。聚伞花序密集成半球形，单个或 3~5 个再组成聚伞花序式，有 3~12cm 长的总花梗；萼管近无毛，长 1mm，花萼裂片 4 枚，三角形，长 0.5mm；花冠紫红色或白色，高漏斗状，冠管长 3mm，花冠裂片长 5mm。蒴果细小，近球形。花期春、夏季。

生境分布： 生于海拔1100~1600m的山地或丘陵的灌丛或草坡。分布于我国云南、贵州、广西、广东、海南、福建；越南、柬埔寨亦有。

药用部位： 块根

采收加工： 全年可采收，除去杂质，洗净润透，切厚片，干燥。

性味功效： 苦，寒。有小毒。清热解毒，利水通便，消肿散结。

主治： 水肿，咳喘，痈疮肿毒。

用法用量： 内服：水煎服，1.5~3g，研末 0.3~1g，或入丸散，或泡酒。外用：捣敷，或水煎外洗。

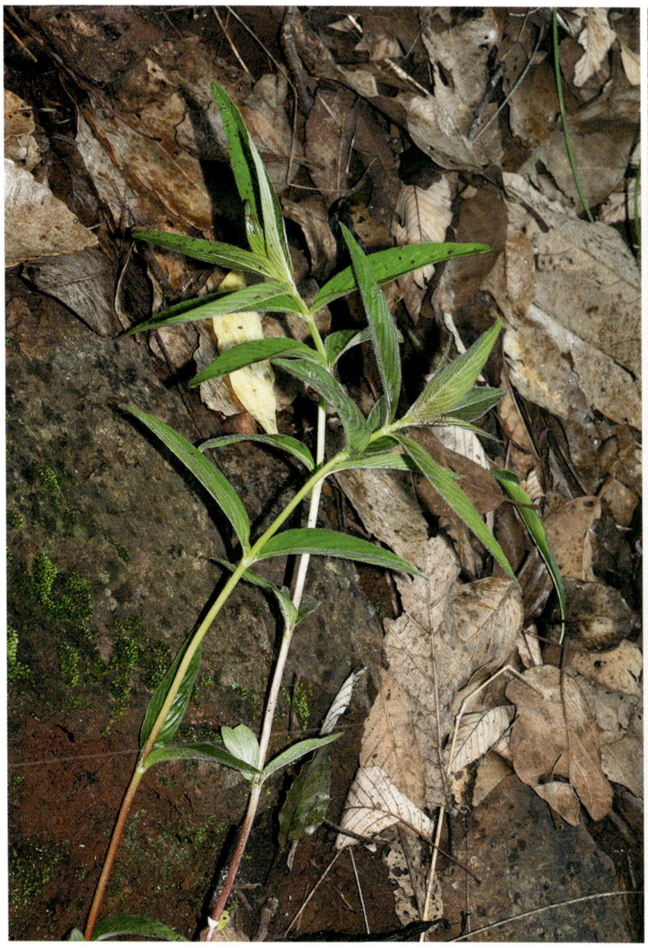
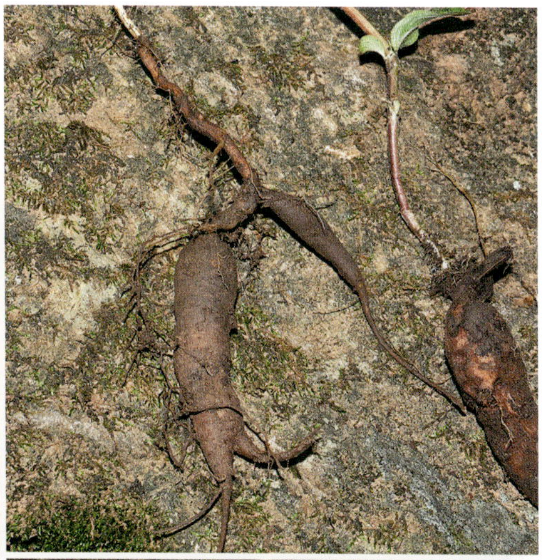
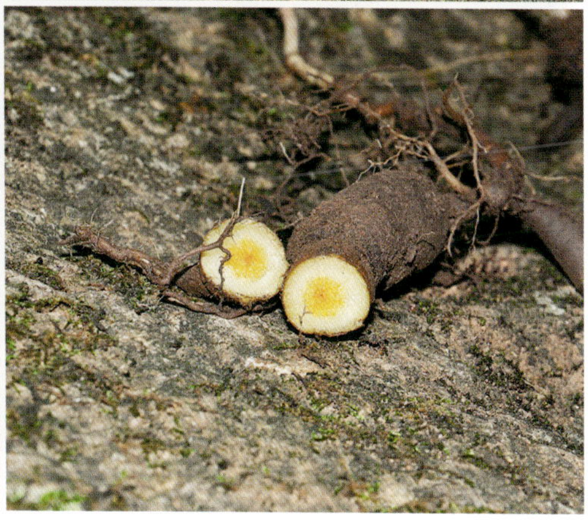

257 红毛树

山茶科 红木荷 *Schima wallichii* (Candolle) Korthals

佤名： kaox graex dīng [kʰa̱uʔ kra̱ɯʔ tiŋ]（栲个惹顶）

别名： 西南木荷

植物形态： 乔木；顶芽密被白色绒毛。叶革质，阔椭圆形至椭圆形，长8~17.5cm，宽4~7.5cm，全缘，背面干后淡绿色至黄褐色，疏生平伏柔毛或变无毛，沿中脉被开展柔毛。花生于小枝上部叶腋，单生或2~3朵簇生叶腋，白色，芳香，径3.5~4cm；花梗长1~1.5cm，疏被灰黄色柔毛，常具白色皮孔；小苞片2枚，早落；花瓣阔倒卵形，长1.5~2cm，宽1~1.5cm；雄蕊长8~10mm；子房圆球形，中下部被灰黄色绒毛，上部无毛，5室。蒴果圆球形，径约2cm，褐色，具白色突起的小皮孔，成熟后5瓣裂，每室有2颗种子。花期7—8月。

生境分布： 生于海拔（300~）800~1800（~2700）m的常绿阔叶林或混交林中。分布于我国云南、贵州、广西；东喜马拉雅山脉地区及缅甸、泰国、老挝、越南亦有。

药用部位： 茎内皮、内皮部、叶液、嫩叶、皮、根

采收加工： 全年可采收，晒干或鲜用。

性味功效： 涩，平，小毒。消炎，止泻。

主治： 茎内皮、叶液：烧伤，烫伤。叶、皮和根：产后体虚多病，水火烫伤。

用法用量： 内服：水煎服，3~10g。外用：水煎外洗。

附方

1. **痢疾：** 本品嫩叶尖适量，水煎服，每日2~3次。
2. **消化不良，腹泻，菌痢：** 本品嫩尖50g、酸浆草50g、番石榴嫩尖50g，红糖适量，水煎服，每日1剂分3次服。

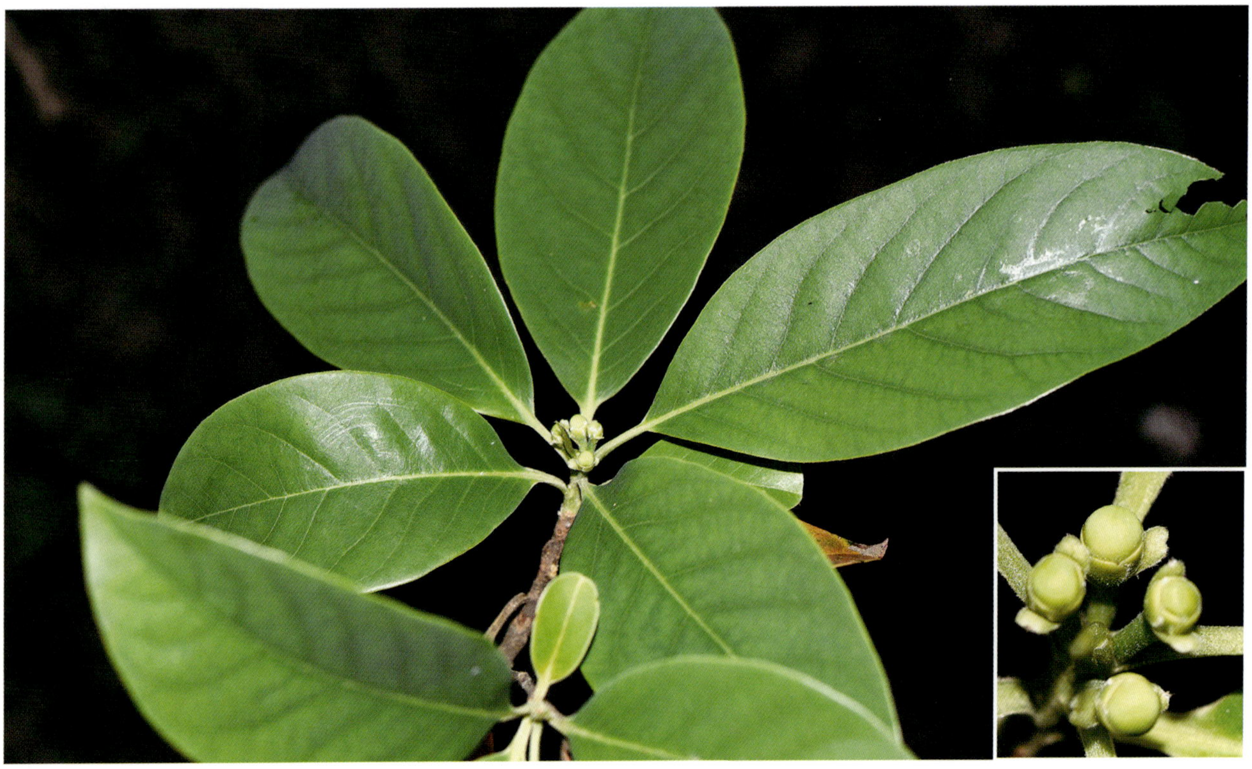

258 红叶苋

苋科 血苋 *Iresine herbstii* Hooker ex Lindley

侗名： hnīah raoh [n^{h}iah rauh]（娘娆）

别名： 红洋苋、红靛、红木耳

植物形态： 多年生草本；茎带红色，分枝，幼时被毛，后除节外几无毛，具细棱纹。叶纸质、阔卵形至圆形或卵状披针形，红色或绿色，直径 2~6cm，先端凹缺或 2 浅裂、基部近平截或楔形，全缘，两面具平贴的短柔毛，紫红色，具有 5~6 对弧形脉或黄色叶脉；叶柄长 2~3cm，被贴生短毛或近无毛。雌雄异株，花组成顶生及腋生的圆锥花序，幼时被黄色微柔毛；苞片及小苞片卵形，长约 1mm；花十分微小，长约 1mm，几乎无梗；雌花花被片矩圆形，长约 1mm，淡黄色，基部被淡黄色短柔毛；不育雄蕊微小。子房球形，稍压扁。胞果，种子 1 粒。花、果期 9 月至翌年 3 月（海南岛）。

生境分布： 原产巴西，我国云南、江苏、广东、海南、广西等地有栽培或逸为野生。

药用部位： 全草

采收加工： 全年可采收，洗净，晒干或鲜用。

性味功效： 微苦，凉。清热解毒，调经止痛，凉血止血。

主治： 痛经，月经不调，血崩，吐血，衄血，便血，尿血，麻疹，细菌性痢疾，肠炎，水火烫伤。

用法用量： 内服：水煎服，10~15g。外用：捣敷。

附方

1. **痛经，月经不调：** 本品适量水煎 30 分钟，兑入少许红糖服用，早、晚各 1 次。
2. **水火烫伤：** 本品揉烂外敷患处。

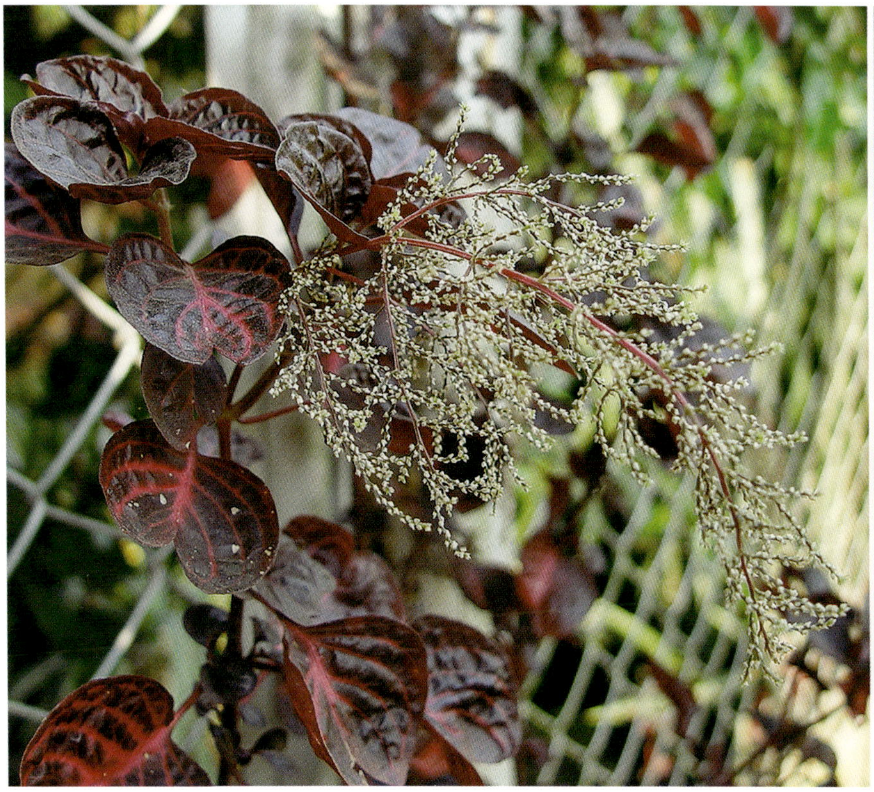
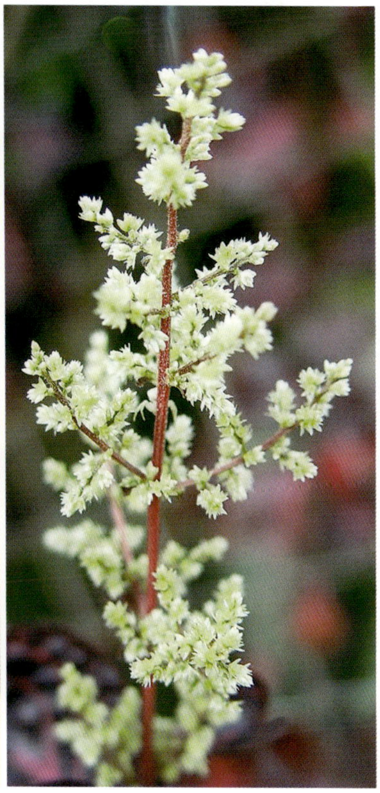

259 红叶紫珠

马鞭草科 红紫珠 *Callicarpa rubella* Lindley

佤名： kaox lai ling dīng [kʰa̠uʔ la̠i li̠ŋ tiŋ]（栲来林顶）

别名： 小红米果、珍珠枫、对节树

植物形态： 灌木；小枝被黄褐色星状绒毛或腺毛，具黄色腺点。叶形变化较大，倒卵形、倒卵状椭圆形至长圆形，长 10~14（~20）cm，宽 4~8cm，先端长尾状渐尖，基部心形，有时偏斜，边缘具细锯齿或不整齐粗齿，叶背疏被灰色星状毛或短柔毛及腺毛，具黄色腺点；叶柄极短，长 1~3mm。聚伞花序宽 2~4cm，被星状绒毛或腺毛或具节柔毛；花序柄粗壮，长 1.5~3cm；苞片细小；花萼被星状毛或腺毛，具黄色腺点，长约 1.5mm，萼齿不明显；花冠紫色，被微柔毛，长约 3mm。果圆球形，直径约 2mm，成熟时紫红色。花期 5—7 月，果期 7—11 月。

生境分布： 生于海拔 800~1900m 的疏林或灌丛中。分布于我国云南、四川、贵州、广西、广东、福建、台湾、湖南、江西；印度、泰国、越南、马来群岛亦有。

药用部位： 根、叶、嫩枝、全株

采收加工： 叶及嫩枝：春、夏、秋季采摘，多鲜用，或晒干、研末。根：全年可采收，切片，晒干。全株：夏、秋割取地上部分，切段，晒干。

性味功效： 微苦、辣，凉。退热，消肿截疟。

主治： 衄血，咯血，鼻出血，便血，胃肠出血，月经过多，崩漏，产后腹痛，外伤出血，跌打损伤，骨折，上呼吸道感染，扁桃体炎，肺炎，支气管炎，小儿麻疹，荨麻疹；外用：外伤出血，烧伤，黄水疮，毒蛇咬伤，荨麻疹。

用法用量： 内服：水煎服，10~30g。外用：水煎外洗或外擦。

附方

衄血，咯血，鼻出血，便血，胃肠出血，月经过多，崩漏，产后腹痛，外伤出血： 本品单方水煎服。

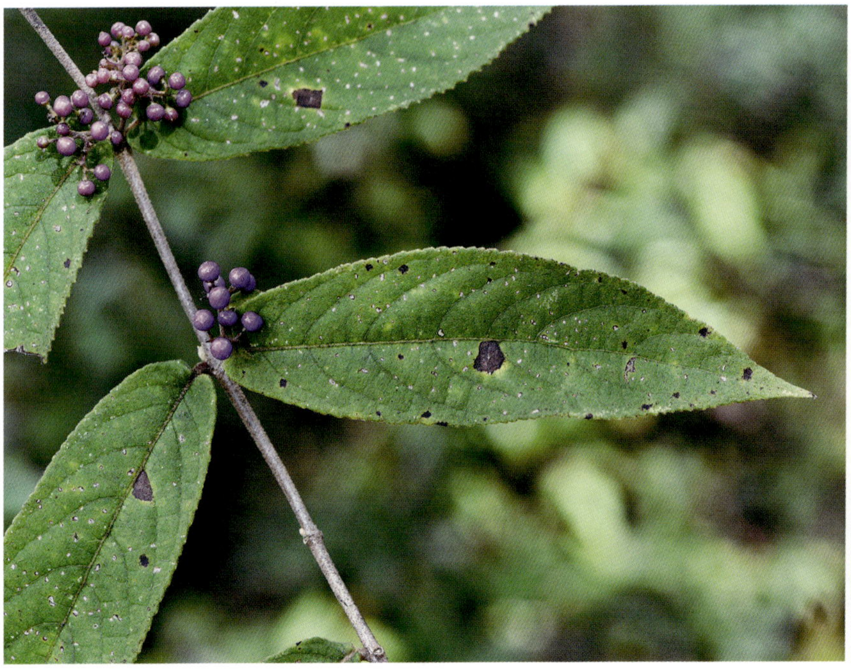

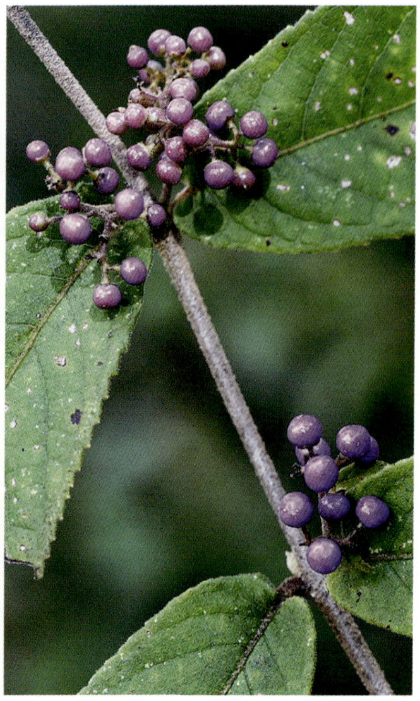

260 红白解

萝藦科 须药藤 *Stelmacrypton khasianum* (Kurz) Baillon

佤名： hnu njee lēed [n[h]u̠ dʑɯ̠ lɯt]（努者乐）

别名： 生藤、羊角藤

植物形态： 本质藤本，有乳汁；嫩枝有短柔毛；茎和根有香气。叶近革质，椭圆形或长椭圆形，长 7~17cm，宽 2.5~8cm，顶端渐尖，基部楔形，两面无毛，叶鲜时绿色，干后淡棕红色；侧脉每边约 7 条；叶柄长 5mm。花小，黄绿色，4~5 朵排列成具短梗的腋生聚伞花序；花序梗长 5mm；花梗长 2mm；萼片宽卵形，无毛，花萼内面基部有 5 个腺体。蓇葖果叉生成直线，长 5~9cm，直径 2cm，无毛，成熟时开裂。

生境分布： 生于海拔 1000~1600m 的山地或山谷阔叶林中或山地路旁灌木丛中。分布于我国云南、贵州、广西；印度亦有。

药用部位： 根、藤茎

采收加工： 全年可采收，洗净，晒干。

性味功效： 甘、辛，温。解表温经，祛风通络。

主治： 流行性感冒，气管炎，胃寒痛，风湿腰腿痛。

用法用量： 内服：水煎服，15~25g，或泡酒内服。

附方

气管炎，咳嗽，哮喘： 本品 30g、白虎草 20g、灯台树皮 5g、小响铃 30g，水煎服，每日 3 次，3 日为一疗程。

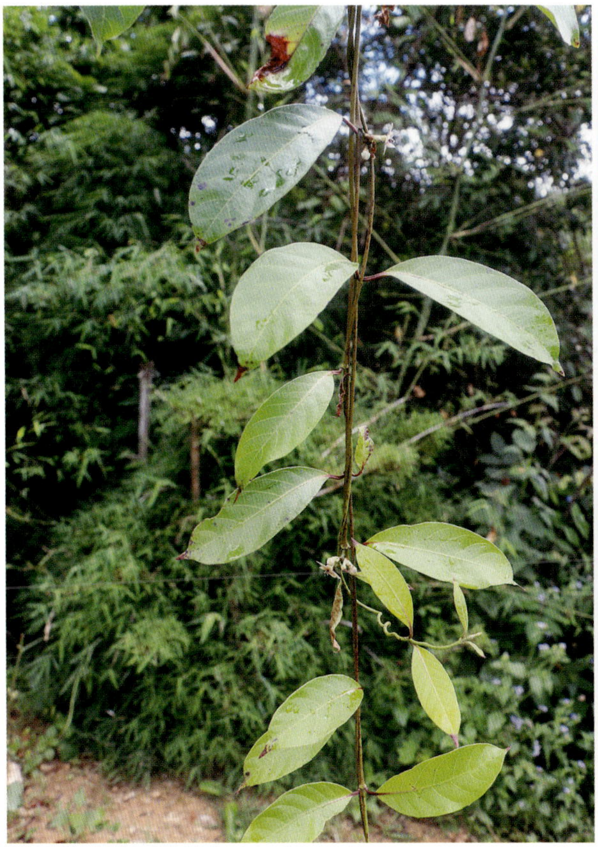

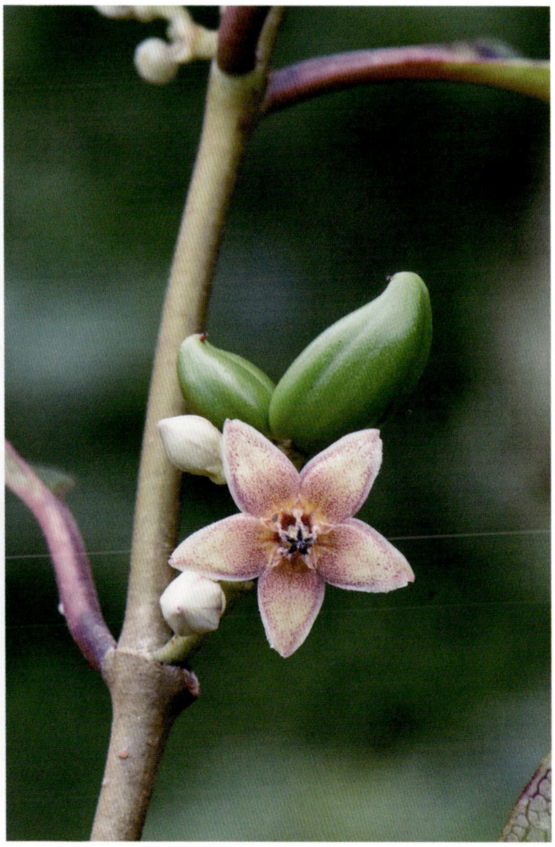

261 红芋

天南星科 岩芋 *Remusatia vivipara* (Roxburgh) Schott

佤名： graox raoh rang [kra̱uʔ ra̱uh ra̱ŋ]（革娆然）

别名： 红岩芋、红半夏、野木芋

植物形态： 宿根草本。块茎较大、扁球形、紫红色，茎部密生长可达 10cm 以上的须根及红黄色至紫红色芽条，芽条长 30~40cm，直立或上升（但在栽培条件下则埋藏于土壤中），于鳞叶腋生多数鳞芽，芽鳞刺状，先端勾曲。叶片薄革质，阔心状卵形，长 30~40cm，宽 20~25cm。佛焰苞管部外面浅绿色，内面苍白色，狭长圆形，长 4~4.5cm；檐部下部 1/4 为黄色，上部紫红色，梯形，反折，长 8~9cm，上部 1/3 等宽，具 3~5mm 长的凸尖。肉穗花序长一般不超过佛焰苞管：雌花序长不过 2cm，绿色；不育雄花序长 1.7cm，全长或仅两端具不育雄花。花期 4—9 月。

生境分布： 生于海拔 750~1900m 的沟谷疏林内湿润处或附生树上、石上。分布于我国云南；斯里兰卡、尼泊尔、印度、缅甸、泰国、越南、印度尼西亚、帝汶岛、喀麦隆亦有。

药用部位： 块茎、全株

采收加工： 秋、冬季采收，切片，晒干或鲜用。

性味功效： 麻，温。有大毒。消炎消肿，麻醉止痛。

主治： 急性乳腺炎，跌打瘀肿，痈疮疖肿。

用法用量： 外敷：干品或鲜品捣碎包敷患处。

附方

急性乳腺炎： 本品鲜品全株适量，除去须根，洗净捣成泥状包敷患处，每日换药 2 次。本品有大毒不可内服。

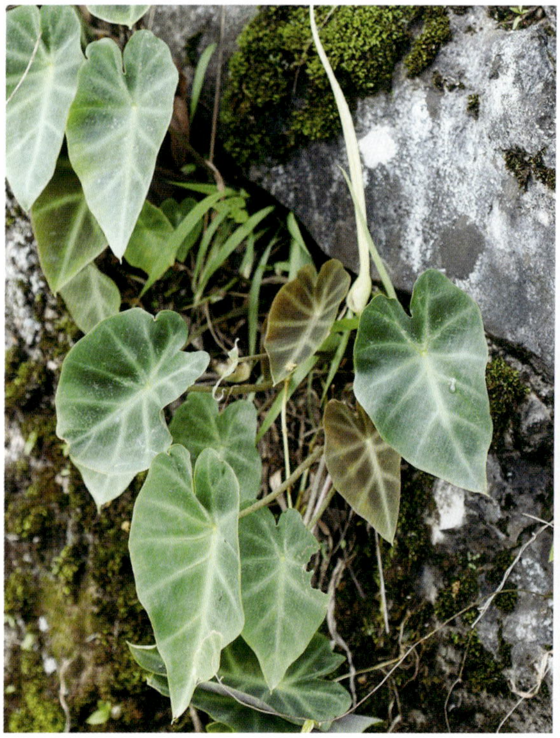

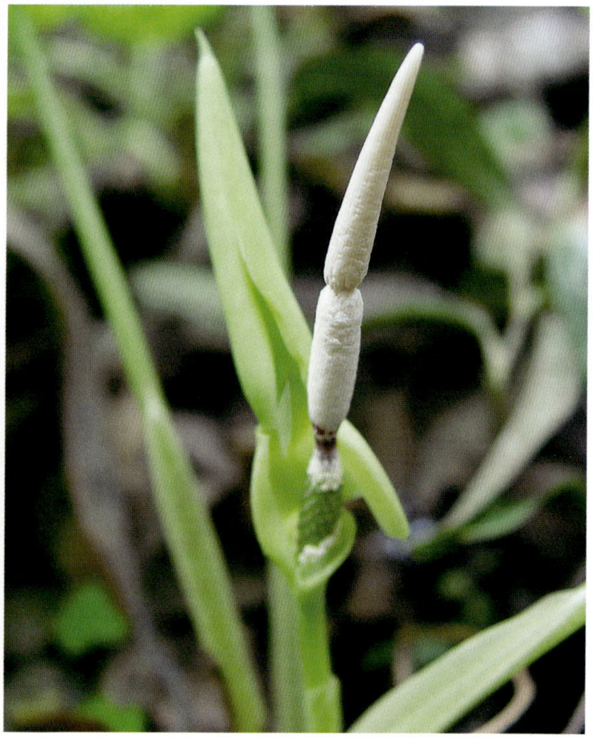

262 红花寄生

桑寄生科 红花寄生 *Scurrula parasitica* Linnaeus

佤名： kaox nyiax raoh dāi [kʰa̱uʔ n̥iaʔ ra̱uh tai]（栲捏娆呆）

别名： 桑寄生、柠檬寄生、柏寄生

植物形态： 灌木。叶对生或近对生，厚纸质，卵形至长卵形，顶端钝，基部阔楔形。总状花序，各部分均被褐色毛，花红色，密集；苞片三角形，花托陀螺状，副萼环状，全缘；花冠花蕾时管状，开花时顶部裂片披针形，反折；花柱线状，柱头头状。果梨形，红黄色。花、果期10月至翌年1月。

生境分布： 海拔20~1000（~2800）m的沿海平原或山地常绿阔叶林中。寄生于柚树、橘树、柠檬、黄皮、桃树、梨树或山茶科、大戟科、夹竹桃科、榆科、无患子科植物上，稀寄生于云南油杉、干香柏上。产于我国福建、广东、广西、贵州、海南、湖南、江西、四川、台湾、西藏东南部、云南。国外分布于孟加拉国、不丹、印度东北部、印度尼西亚、马来西亚、缅甸、尼泊尔、菲律宾、泰国、越南。

药用部位： 带叶茎枝

采收加工： 全年均可采收，切片，晒干。

性味功效： 苦、甘，平。补肝肾，祛风湿，强筋骨，养血，安胎，降血压。

主治： 风湿痹痛，腰酸膝软，下肢麻木，胎动不安。

用法用量： 内服：水煎服。外用：嫩枝叶适量，捣敷。

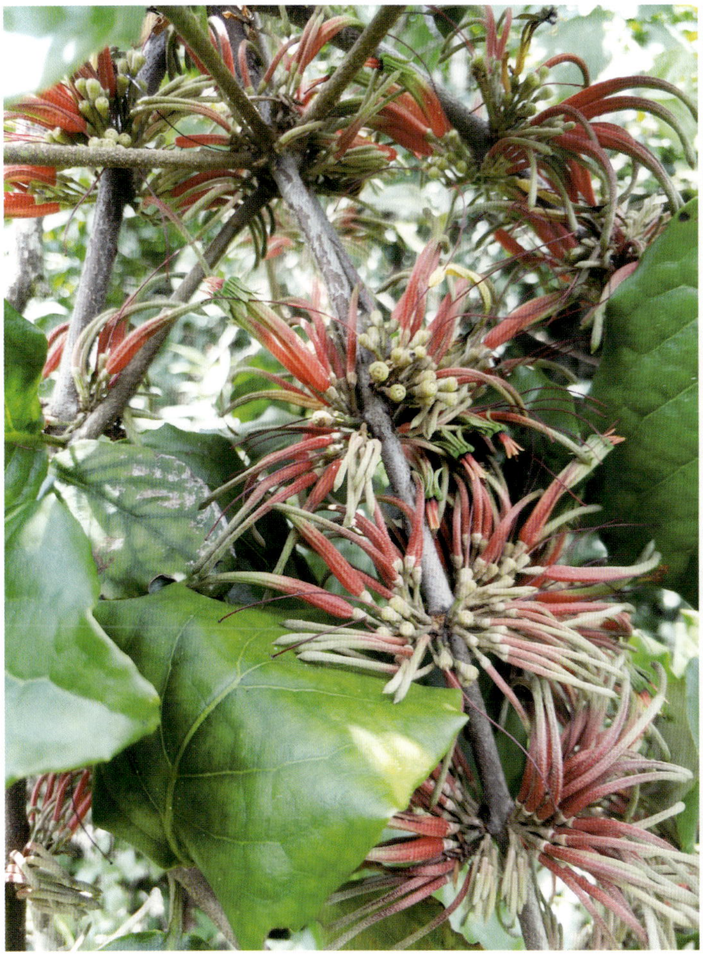

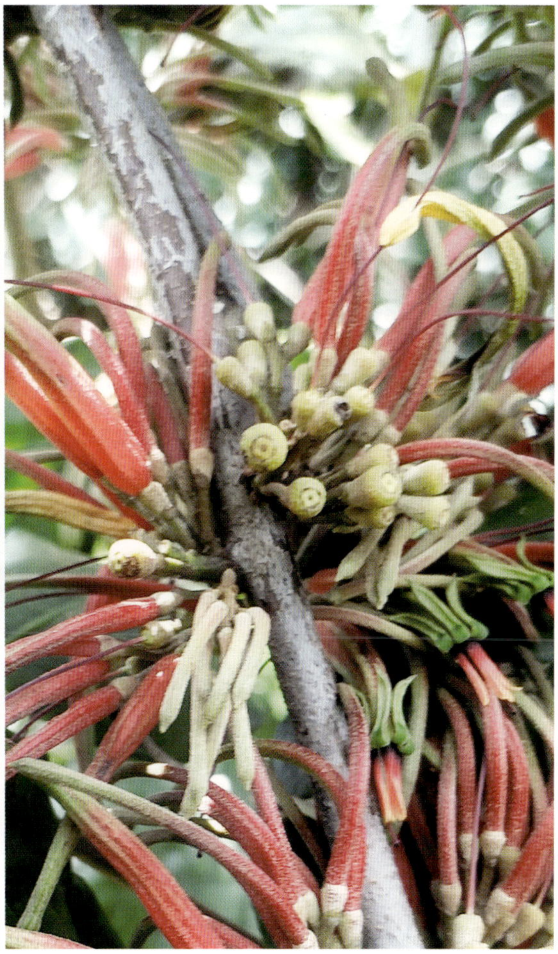

263 红豆杉

红豆杉科 红豆杉 *Taxus wallichiana* var. *chinensis* (Pilger) Florin

佤名： kaox mgīx si yīex raoh [k^ha̱uʔ giʔ si ʑɛ̱ʔ ra̱uh]（栲吉西爷娆）

别名： 红豆树、扁柏、卷柏

植物形态： 乔木，高达 30m，胸径达 60~100cm；树皮灰褐色、红褐色或暗褐色；冬芽黄褐色、淡褐色或红褐色，有光泽，芽鳞三角状卵形，背部无脊或有纵脊。叶排列成两列，条形，微弯或较直，上面深绿色，有光泽，下面淡黄绿色，有两条气孔带。雄球花淡黄色，雄蕊 8~14 枚，花药 4~8 粒。种子生于杯状红色肉质的假种皮中，常呈卵圆形，上部渐窄，稀倒卵状，微扁或圆，上部常具二钝棱脊，先端有凸起的短钝尖头，种脐近圆形或宽椭圆形。

生境分布： 常生于海拔 1000~1200m 以上的高山上部。产于我国甘肃、陕西、四川、云南、贵州、湖北、湖南、广西、安徽，野生或栽培。

药用部位： 树皮、种子

采收加工： 树皮：全年可采收。种子：秋季果实成熟期采收。

性味功效： 淡，平。降血压、血糖。

主治： 高血压。

用法用量： 内服：水煎服或泡酒服。

附方

高血压： 本品 20~40g，泡酒内服。

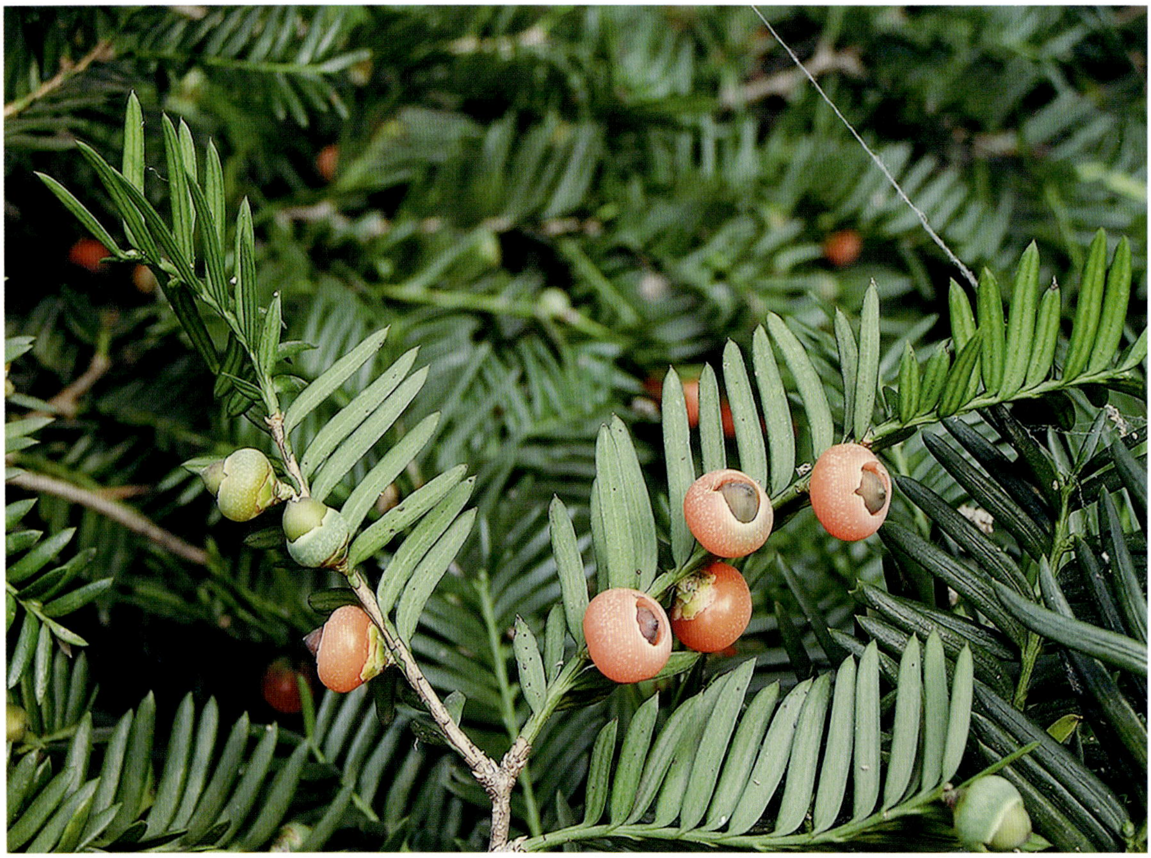

264 红泡刺藤

蔷薇科 红藨刺藤 *Rubus niveus* Thunberg

佤名： gon sai mōi lūng [k̲n sa̲i mo̲i luŋ]（果塞莫拢）

别名： 功下珠根、白刺、白绒悬钩子

植物形态： 灌木。枝常紫红色，被白粉霜，疏生钩状皮刺。羽状复叶常具小叶 7~9 枚，稀为 5 枚或 11 枚；小叶片椭圆形，卵状椭圆形或菱状椭圆形，顶生小叶片卵形或椭圆形，长 2.5~6（~8）cm，宽 1~3（~4）cm，背面被灰白色绒毛；叶柄长 1.5~4cm；托叶线状披针形，长 5~8mm，具柔毛。伞房花序或短圆锥状花序顶生或腋生，长 4~6cm；花序轴和花梗被绒毛状柔毛；花直径达 1cm，花瓣红色。果实从深红色转为黑色，半球形，直径 8~12mm，密被灰白色绒毛。花期 5—7 月，果期 7—9 月。

生境分布： 生于海拔1000~2000m的山坡，疏、密林中，灌丛或山谷河滩及溪流旁。分布于我国云南、西藏、四川、贵州、广西至陕西和甘肃；不丹、尼泊尔、印度、阿富汗、斯里兰卡、缅甸、泰国、老挝、越南、马来西亚、印度尼西亚、菲律宾亦有。

药用部位： 根

采收加工： 全年可采收，挖根，洗净，切片，晒干。

性味功效： 清热解毒，消炎，止泻，调经。

主治： 急、慢性肾炎，附件炎，疝气，痢疾，胃痛，遗精，盗汗，泄泻，水泄，月经不调，痛经，崩漏，带下，风火牙痛，糖尿病。

用法用量： 内服：水煎服。

附方

糖尿病： 本品单方水煎服。

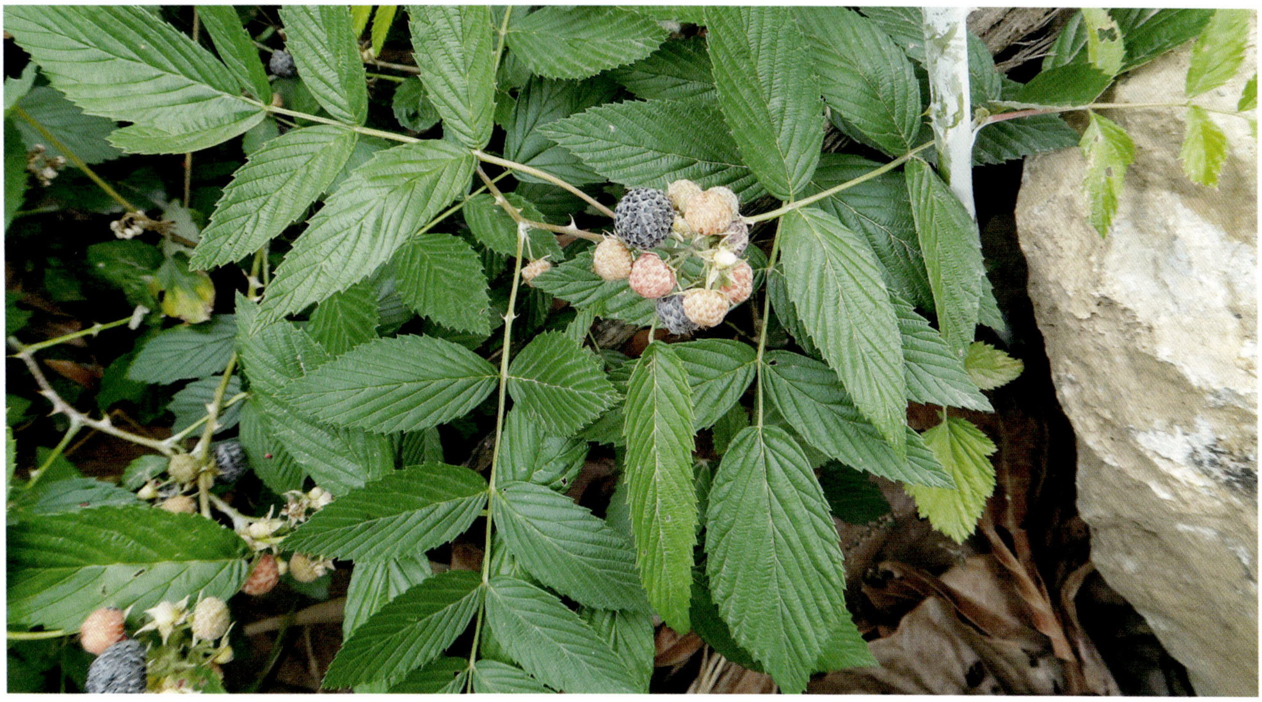

265 红将军

桔梗科 大理山梗菜 *Lobelia taliensis* Diels

佤名： ngeix bēix raoh [ŋe̱ʔ peʔ ra̱uh]（聂背娆）

别名： 红雪柳、大红将军

植物形态： 直立草本，茎单一，无毛，高 30~120cm。基生叶匙形，茎下部的倒卵状长圆形至披针形或椭圆形，长 3~7cm，宽 1~3cm，钝或锐尖，边缘具腺细齿，草质，叶柄具不定的狭边缘，向上渐次无柄。总状花序稀疏，近单面向，下面的具苞叶，上面的苞叶较花短，花柄长约 4mm；花萼裂片近线形，锐尖，具细齿，被微柔毛或无毛，长 9~12mm；花冠淡紫色，或玫瑰色，无毛，长 25~30mm，2 个侧裂片狭线形，长 15mm，中间唇瓣裂片长 8mm。花、果期 8—10 月。

生境分布： 生于海拔 1780~2600~（3000）m 的水沟边，路边灌丛中。分布于我国云南、湖南；缅甸亦有。

药用部位： 根

采收加工： 夏、秋采挖，洗净烫灰泡制后，切片，晒干或鲜用。

性味功效： 辛，凉。有小毒。清热解毒，消炎止痛。

主治： 感冒，肠胃炎，疮毒红肿，蛇、蜂咬伤。

用法用量： 内服：水煎服，干品 15~25g，鲜品 25~40g，每日 1 剂。外用：捣烂外敷。

附方

拔毒去腐，耕牛皮肤溃烂生蛆： 本品鲜品捣烂外敷。

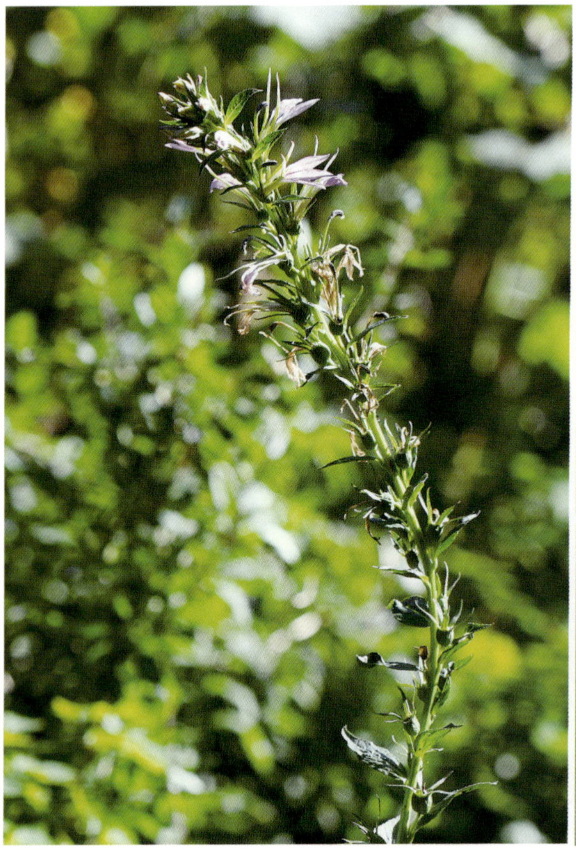

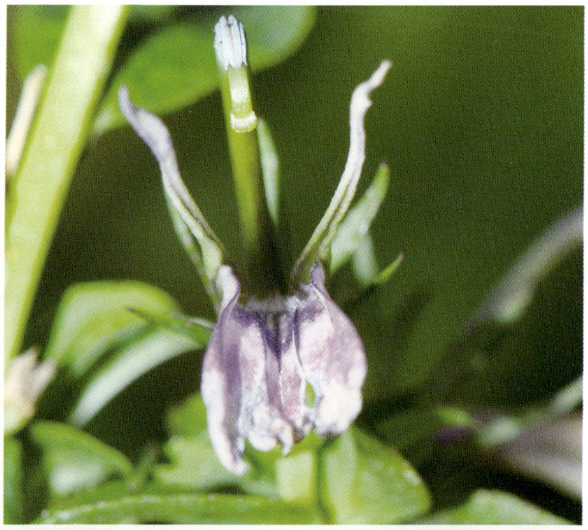

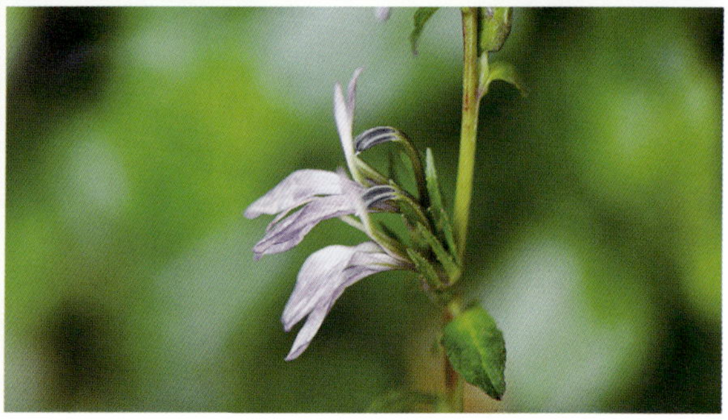

266 红孩儿

秋海棠科 裂叶秋海棠 *Begonia palmata* D. Don

佤名： mguah rang dīng [gụah rạŋ tiŋ]（刮然顶）

别名： 虎斑海棠、红八角莲、红天葵

植物形态： 多年生直立草本。具伸长的根状茎，茎直立。叶斜卵形或偏圆形，两侧不等，长12~20cm，宽10~16cm，先端渐尖至长渐尖，基部微心形至心形，掌状3~7浅裂或深裂；掌状脉5~7条。花玫瑰色、白色至粉红色，组成2~3回二歧聚伞花序。雄花：花被片4枚，外面2枚宽卵形至宽椭圆形，长1.5~1.7cm，内面2枚宽椭圆形，长约8mm；雄蕊多数。雌花：花被片4~5枚，外面的宽卵形，长8~10mm；子房倒卵状长圆形，长6~7mm，被褐色毛，2室，每室胎座裂片2枚。蒴果下垂，果倒卵形，长约1.5cm，近无毛，具不等3翅，大翅长圆形或斜三角形，长1.1~2cm，有明显脉纹，无毛，其余2翅窄。花期7—8月，果期9—11月。

生境分布： 生于海拔1300~2100m的常绿阔叶林下或沟边灌丛下。分布于我国云南、西藏；印度、尼泊尔、不丹、孟加拉国、缅甸、越南亦有。

药用部位： 全草

采收加工： 全年可采收。

性味功效： 酸，平。祛风活血，利水，解毒。

主治： 毒蛇咬伤，跌打损伤，急性肾炎水肿。

用法用量： 内服：水煎服，10~15g。外用：鲜品捣烂外敷患处。

附方

1. **毒蛇咬伤：** 本品配盐肤木叶，捣烂外敷患处。
2. **风湿关节炎：** 本品15g、瓜子金10g、臭牡丹10g，水煎服，每日3次。

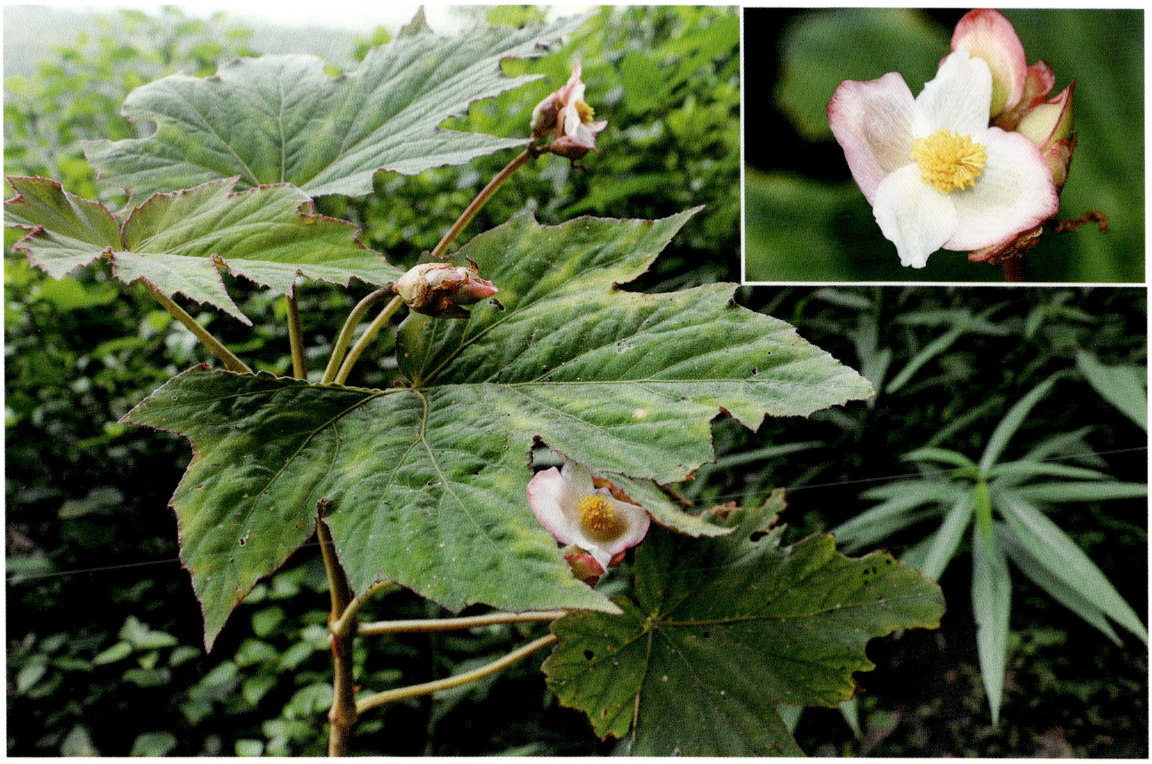

267 红萝卜

伞形科 胡萝卜 *Daucus carota* var. *sativa* Hoffmann

佤名： brang brēg si ngī [praŋ prɤk si ŋi]（搬白西尼）

别名： 赛人参、红芦菔、黄萝卜

植物形态： 二年生草本，高 15~120cm。茎单生，全体有白色粗硬毛。根肉质，长圆锥形，粗肥，呈红色或黄色。

生境分布： 全国各地广泛栽培。

药用部位： 根

采收加工： 全年可采，鲜用。

性味功效： 甘，平。健脾消食，清热解毒。

主治： 带下病。

用法用量： 内服：水煎服、炖食或炒食。

附方

白带过多： 本品 10g、松树尖 8g、小红参 12g、三七 10g、猪肝 10g、猪眼睛 3 个，用上方炖鸡蛋，睡前服，每日 1 次。

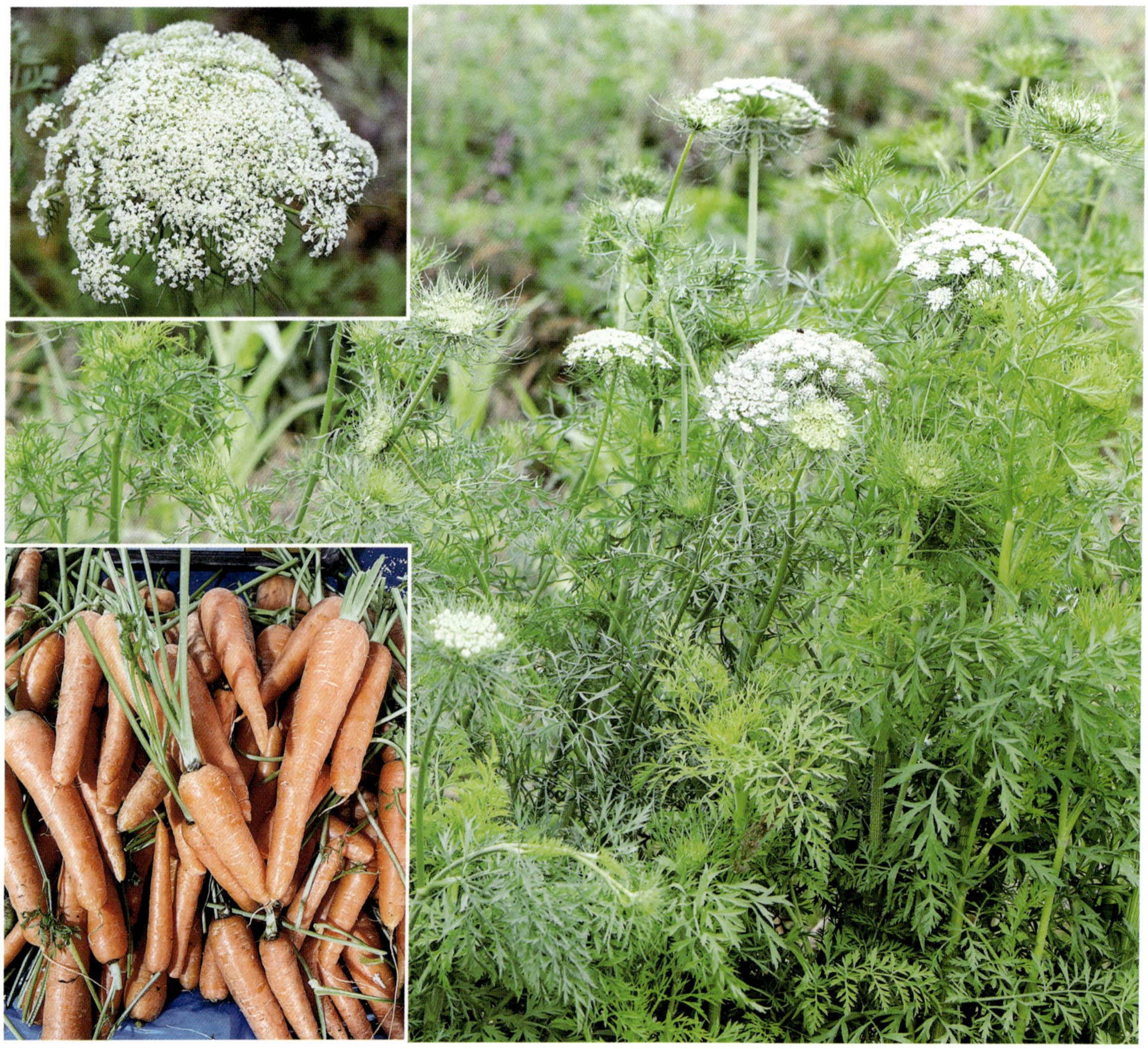

268 红脸大汉

菊科 下田菊 *Adenostemma lavenia* (Linnaeus) Kuntze

佤名： hla ex [l^{h}a̠ ʔɤ̠ʔ]（辣尔）

别名： 白龙须、风气草

植物形态： 多年生草本。叶对生，叶片卵形、宽卵形、三角状卵形或椭圆状披针形，长3~17cm，宽2~12cm，先端急尖或钝，基部心形、圆形、平截而下延或楔形，表面绿色，疏被短糙毛，背面淡绿色，沿脉被平展的短柔毛，具离基3出脉。头状花序径6~8mm，有45~50朵小花，在茎和分枝先端排列成伞房状或伞房圆锥状花序；总苞半球形；总苞片2层，近等长。花冠常白色，稀黄色、红色或紫红色。瘦果长三角状圆柱形，长3.5~4.5mm，疏具小瘤状凸起，成熟时近黑色；冠毛3~5枚，棒状，长约1mm，顶端有亮棕黄色的黏质物，基部连合成环。花、果期8—10月。

生境分布： 生于海拔380~3000m的林下、林缘、灌丛中、山坡草地或沟边、路旁。我国华东、华南、华中和西南广泛分布；斯里兰卡、印度、澳大利亚、菲律宾、中南半岛、日本、朝鲜亦有。

药用部位： 全草

采收加工： 夏秋季采收，洗净，切碎，晒干或鲜用。

性味功效： 苦，寒。清热利湿，解毒消肿。

主治： 黄疸型肝炎，支气管炎，咽喉炎，扁桃体炎，疮疡，毒蛇咬伤。

用法用量： 内服：水煎服，干品30~50g，鲜品45~60g。外用：鲜品捣烂敷患部。

附方

1. **黄疸型肝炎，支气管炎，咽喉炎，扁桃体炎：** 本品干品30~50g，鲜品45~60g，水煎服。
2. **疮疡，毒蛇咬伤：** 下田菊鲜品适量，捣烂敷患部。

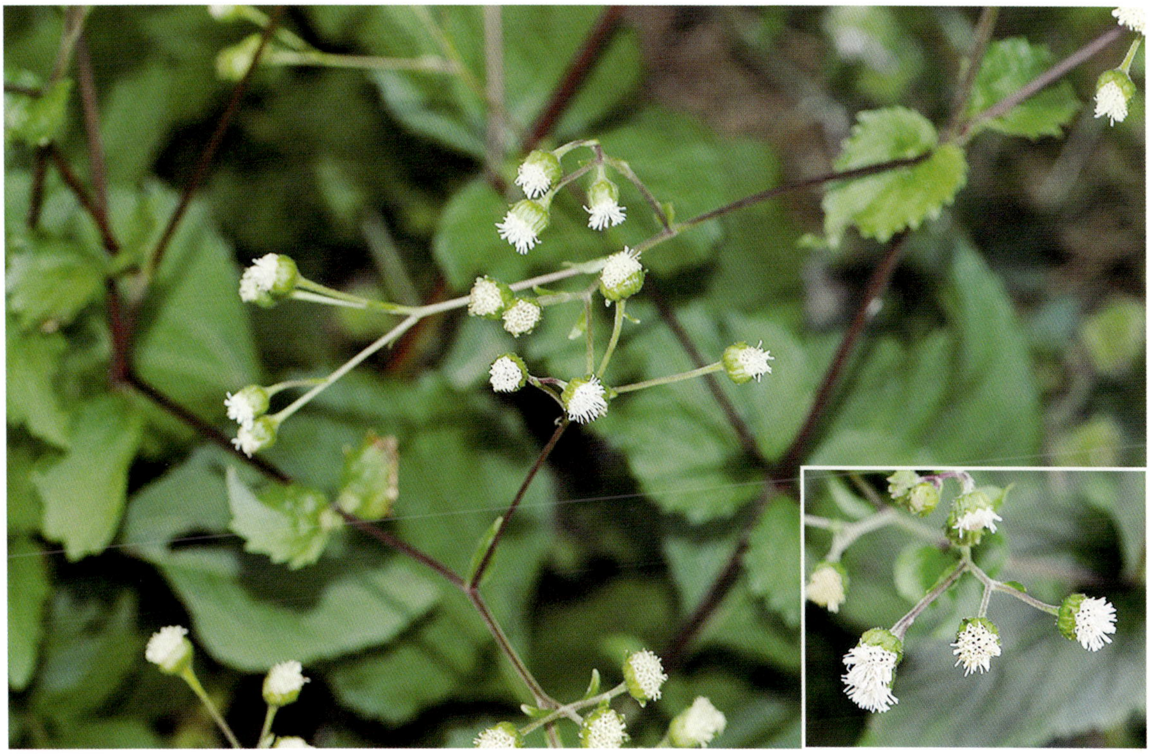

269 红椿

楝科 红椿 *Toona ciliata* M. Roemer

佤名： kaox si ndex [kʰa̱uʔ si dɤ̱ʔ]（栲西得）

别名： 香椿树皮、椿芽树

植物形态： 高大落叶或近常绿乔木。小枝干时红色，疏具皮孔。叶长30~40cm，叶柄长6~10cm；小叶6~12对，长11~12cm，宽3.5~4cm，对生或近对生，披针形，卵状或长圆状披针形，急渐尖，全缘，基部上侧稍长，两边渐狭或上侧圆形，表面无毛，背面仅脉腋具束毛，余无毛；侧脉纤细，约18对。圆锥花序与叶近等长，分枝松散，下部的分枝长可达12cm。花白色，有蜜香。子房5室，每室有胚珠8~10枚；蒴果椭圆状长圆形，长2~2.5cm，干时褐色，无皮孔；种子两端具翅，长15mm，翅呈长圆状卵形，通常上翅比下翅长。花期4—6月，果期10—12月。

生境分布： 生于海拔 560~1550m 的沟谷林内或河旁村边。分布于我国云南、广西、广东；自喜马拉雅山脉西北坡、印度东部、孟加拉国经缅甸、泰国和我国华南至马来半岛、伊里安岛及大洋洲东部均有分布。

药用部位： 树皮、根皮

采收加工： 全年可采收。树皮：可从树上剥下，晒干或鲜用。根皮：需先将树根挖出，刮去外面黑皮，以木锤轻捶之，使皮部与木质部分离，再进行剥取，并宜仰面晒干，以免发霉发黑，亦可鲜用。

性味功效： 苦、涩，微寒。清热燥湿，收涩，杀虫。

主治： 久泻，久痢，肠风便血，崩漏，带下，遗精，白浊，疳积，蛔虫病，疮癣。

用法用量： 内服：水煎服，6~15g，或入丸散。外用：水煎外洗，或熬膏涂，或研末调敷。

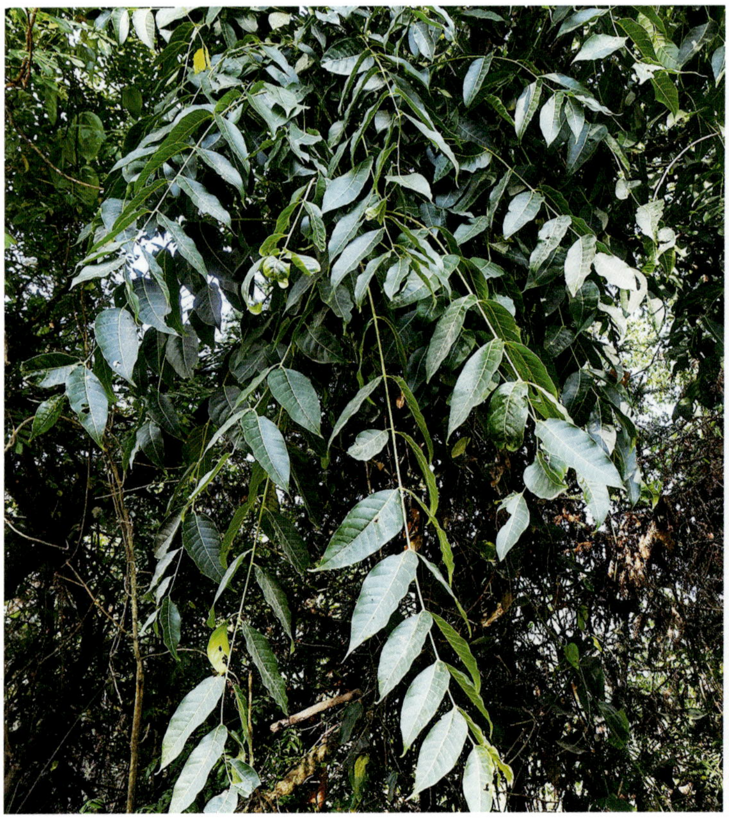

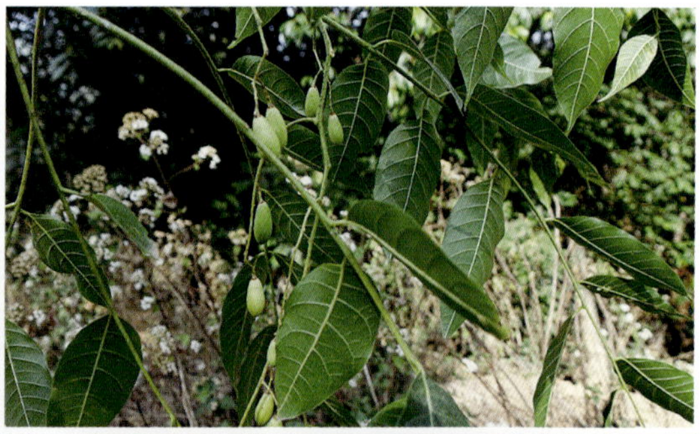

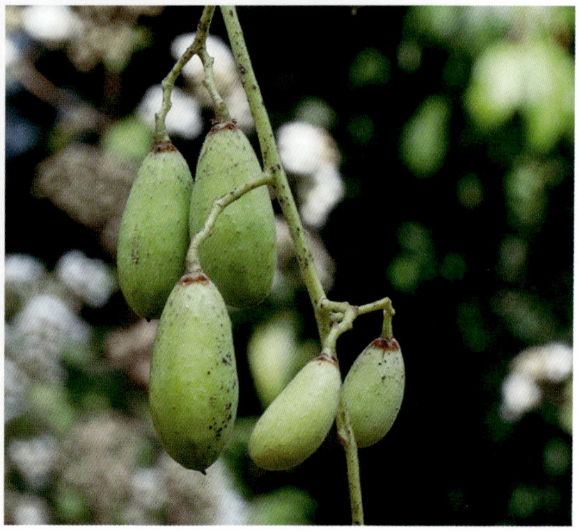

270 红薯

旋花科 番薯 *Ipomoea batatas* (Linnaeus) Lamarck

佤名： hōun oi [hon ʔɔ̰i]（哄歪）

别名： 甜薯、地瓜

植物形态： 一年生草本。叶片形状、颜色常因品种不同而异，也有时在同一植株上具有不同叶形，通常为宽卵形。聚伞花序腋生；花冠粉红色、白色、淡紫色或紫色，钟状或漏斗状。蒴果卵形或扁圆形，无毛。红薯是异花授粉，自花授粉常不结实，所以有时只见开花不见结果。

生境分布： 番薯原产南美洲及大、小安的列斯群岛，现已广泛栽培于全世界的热带、亚热带地区。

药用部位： 块茎

采收加工： 秋、冬季采收。

性味功效： 甘，平。益气，健脾，通便。

主治： 慢性细菌性痢疾，湿疹，带状疱疹，便秘。

用法用量： 内服：蒸熟直接食用。外用：捣烂，挤汁，外敷患处。

附方

1. **慢性细菌性痢疾：** 本品适量，洗净后蒸熟，蘸蜂蜜食用，每日 2~3 次，以稍饱为度，疗程不限。
2. **湿疹：** 取本品适量，捣烂，挤汁，渗入纱布敷于患处。每日敷 1~2 次。
3. **带状疱疹：** 本品鲜品适量，冰糖少许，捣烂为泥状，敷于患处。一般用药 7 日见效。

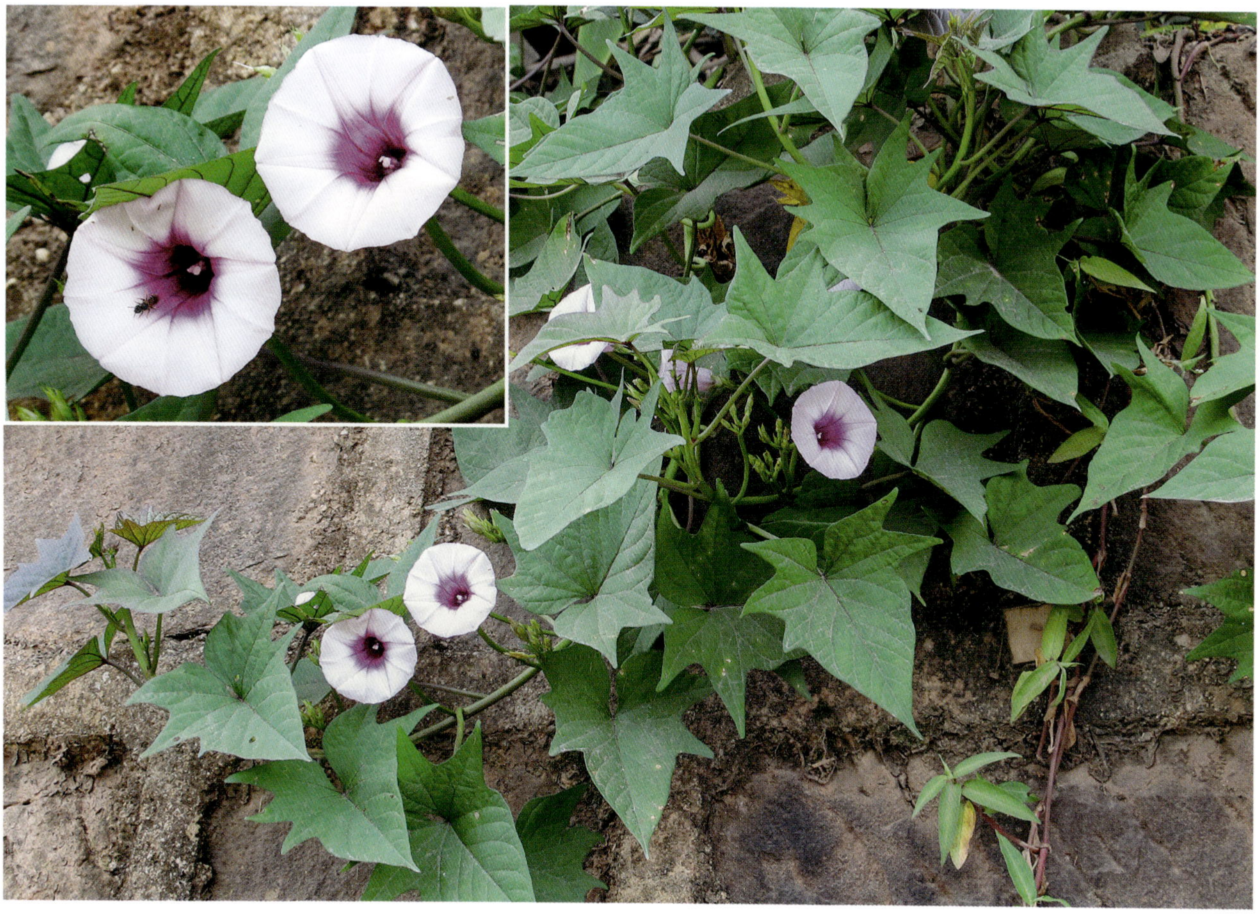

271 远志

远志科 华南远志 *Polygala chinensis* Linnaeus

佤名： rīb dom sim [rip tə̱m si̱m]（日东醒）

别名： 腻虫药、疳积草、金不换

植物形态： 一年生直立草本。枝被卷曲短柔毛。叶纸质，倒卵形、椭圆形至披针形，长2.6~10cm，宽1~1.5cm，全缘，疏被短柔毛。总状花序腋上生，稀腋生，比叶短，长约1cm，花少，密集；花小，具披针形苞片2枚，苞片于花前或花时脱落；萼片5枚，绿色，宿存，外面3枚小，里面2枚大，镰刀形，长约4.5mm；花瓣3枚，淡黄色，白色带淡红，基部合生，侧生花瓣较龙骨瓣短，基部内侧各具1束白色柔毛，龙骨瓣长约4mm，顶端背部具2束条裂的鸡冠状附属物。蒴果圆形，直径约2mm，顶端微凹，具狭翅，具缘毛。花期4—10月，果期5—11月。

生境分布： 生于海拔 500~1000（~1500）m 的草地、灌丛中。分布于我国云南、福建、广东、广西等地区；越南、印度、菲律宾亦有。

药用部位： 全草

采收加工： 全年可采收。

性味功效： 辛、甘，平。清热解毒，利尿。

主治： 感冒，咳嗽，扁桃体炎，膀胱炎，肾炎。

用法用量： 内服：水煎服，15~25g。

附方

1. **膀胱炎，肾炎：** 本品 15~25g、合掌草 25g、素珠果根 25g，水煎服。
2. **健忘症：** 本品配菖蒲，水煎服。每日空腹服 1 杯。

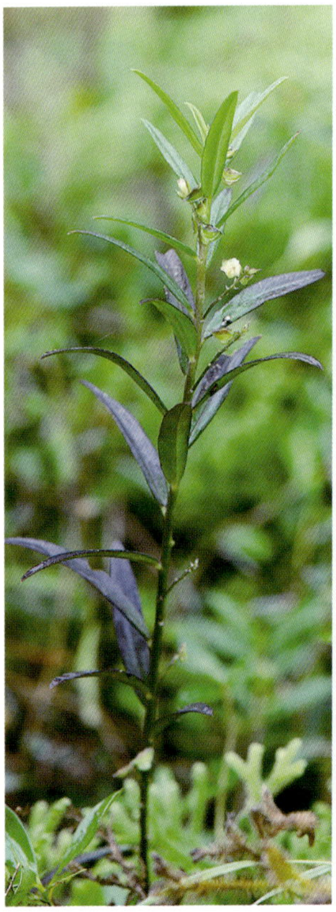
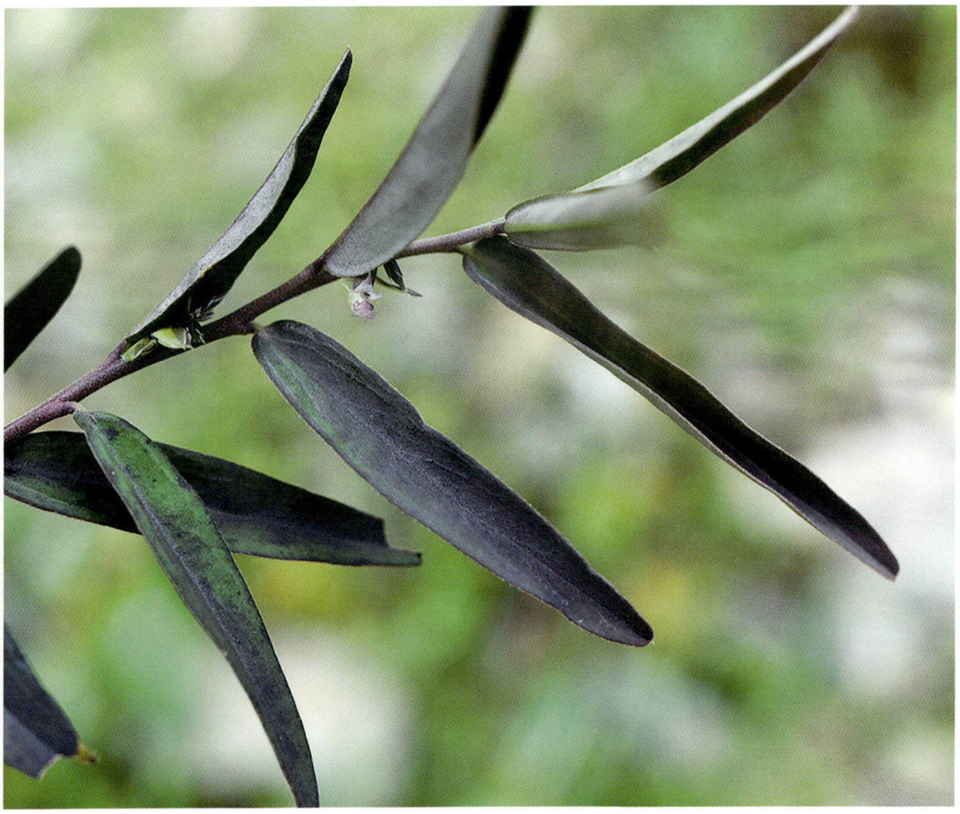

272 扶芳藤

卫矛科 扶芳藤 *Euonymus fortunei* (Turczaninow) Handel-Mazzetti

佤名： kaox loi npong [kʰa̱uʔ l̠i bʰ̠ng]（栲类波）

别名： 藤杜仲、滂藤、岩青杠

植物形态： 常绿亚灌木，斜依上升或附于其他植物体上或岩石上，时而呈矮小灌木状，时而呈藤状而长达数米，体态变化极大。枝与小枝圆柱状，有时呈棱状，常暗绿色，干时灰色。叶片通常卵形至椭圆形，多变异，长 2~5.5cm，宽 2~3.5cm，先端钝或尖，少有平头状，基部常平截，有时则半圆形，边缘具波状纹至小圆锯齿，侧脉 4~6 对，常不明显；叶柄长 2~9mm，有时甚至无叶柄。花序梗常一回分枝，具数花；花梗短于 5mm；花 4 数；萼片半圆形；花瓣近圆形，直径约 5mm，绿色或淡白色。蒴果红褐色，直径 5~6mm；种子具鲜红色假种皮。花期 6 月，果期 10 月。

生境分布： 生于海拔 150~3400m 的高山地林地及灌丛。除极个别省区外，几乎遍布全国。东亚、南亚亦有，并栽培于世界各大洲。

药用部位： 根皮

采收加工： 全年可采收，切段，晒干。

性味功效： 苦、甘、微辛，微温。舒筋活络，益肾壮腰，止血消瘀。

主治： 风湿病，骨折。

用法用量： 内服：水煎服，15~30g，或浸酒。外用：研粉调敷，或捣敷，或煎水熏洗。

附方

风湿关节疼痛： 本品 15g、歪叶子兰根 12g、麻疙瘩根 15g、芦子藤 15g、定心藤 12g，水煎服，每日 3 次。

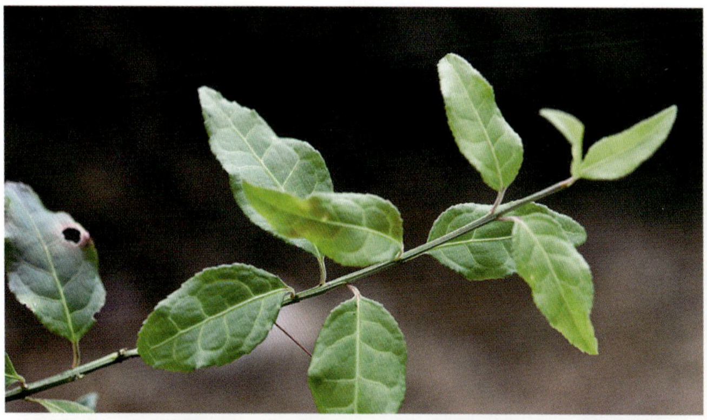

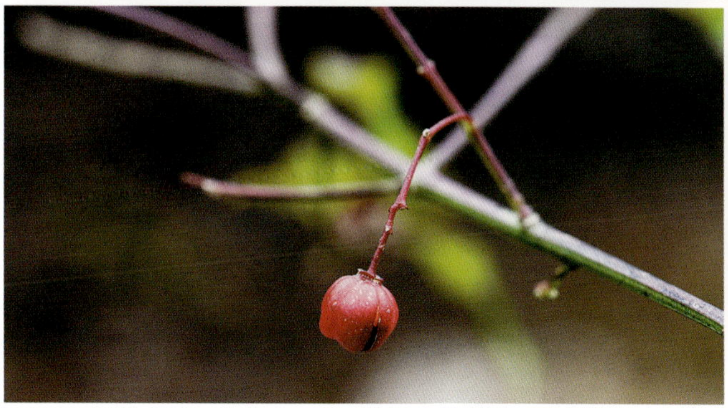

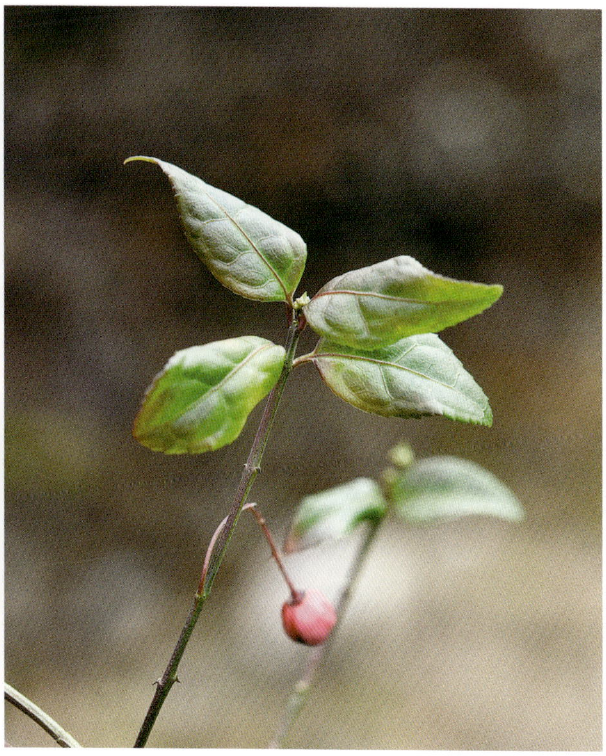

273 走游草

葡萄科 无毛崖爬藤 *Tetrastigma obtectum* var. *glabrum* (H. Leveille) Gagnepain

佤名： hnu seid blang [nʰu̠ se̠t pla̠ŋ]（努显不兰）

别名： 爬山虎、九节莲、五爪金龙

植物形态： 草质藤本。叶为掌状小叶，小叶菱状椭圆形或椭圆披针形；托叶褐色，膜质，卵圆形，常宿存。花序顶生或假顶生于短枝上，多数花集生成单伞形；花瓣长椭圆形。果实球形；种子椭圆形。花期 3—5 月，果期 7—11 月。

生境分布： 生于海拔 1900~2400m 的山坡或沟谷林下或崖石上。分布于我国云南、江西、福建、台湾、广东、广西、四川、贵州。

药用部位： 根、藤

采收加工： 全年可采收，晒干或鲜用。

性味功效： 祛风除湿，止血止痛。

主治： 风湿麻木，痛经，崩漏，跌打损伤。

用法用量： 内服：水煎服。外用：水煎外洗或捣烂外包患处。

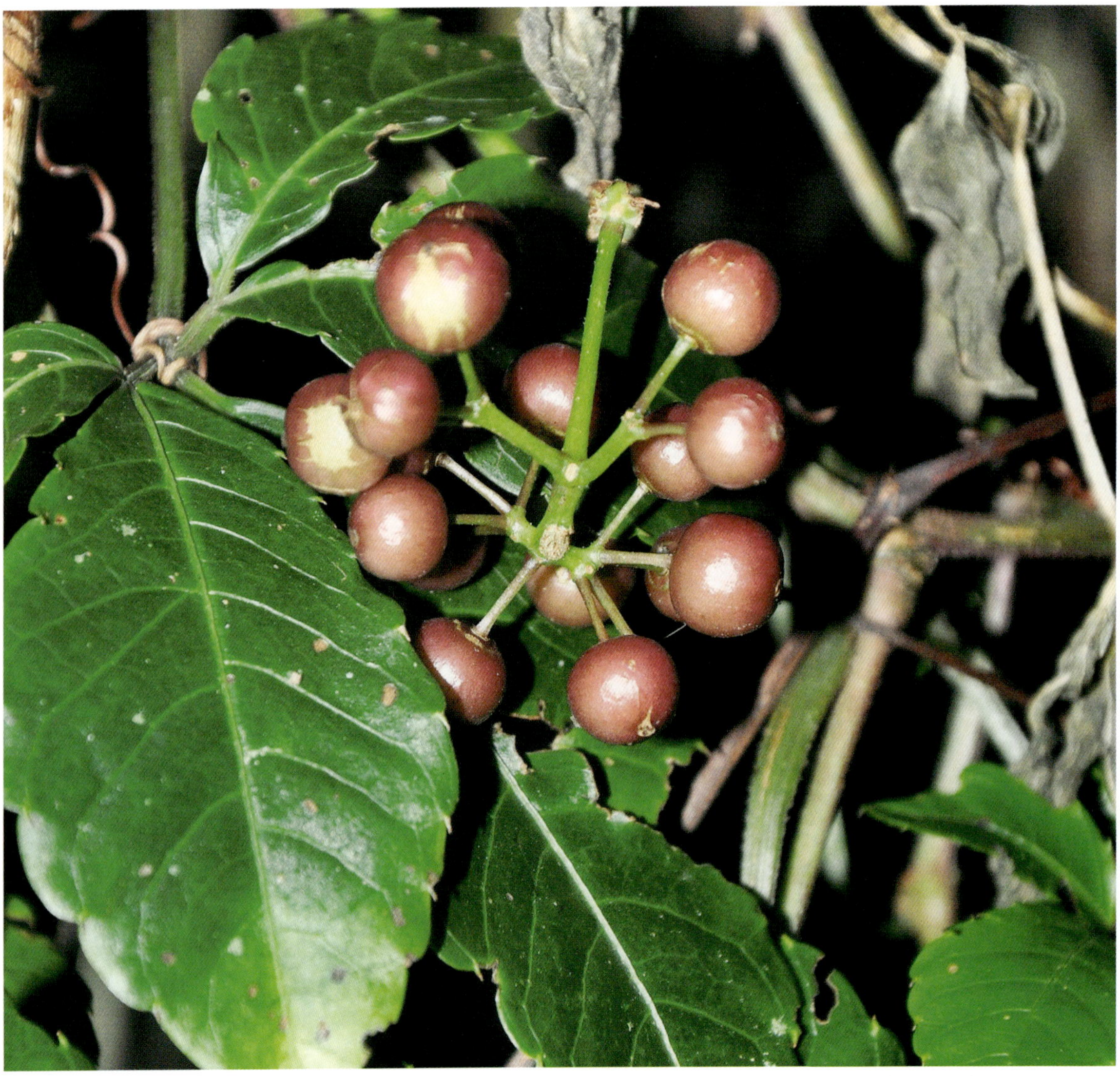

274 赤爮

葫芦科 赤爮 *Thladiantha dubia* Bunge

佤名： gōng kiou dīng [kɔŋ k^{h}i̠o tiŋ]（公扣顶）

别名： 气包、赤包、山屎瓜

植物形态： 攀援草质藤本，全株被黄白色的长柔毛状硬毛；根块状。叶片宽卵状心形，长5~8cm，宽4~9cm，边缘浅波状，有大小不等的细齿，基部心形，两面粗糙。卷须纤细，单一。雌雄异株；雄花单生或聚生于短枝的上端呈假总状花序，有时花2~3朵生于总梗上，花梗细长，长1.5~3.5cm；花冠黄色，裂片长2~2.5cm；雄蕊5枚；退化子房半球形。雌花单生，花梗细，长1~2cm；子房长圆形，长0.5~0.8cm，外面密被淡黄色长柔毛。果实卵状长圆形，长4~5cm，径2.8cm，顶端有残留的柱基，表面橙黄色或红棕色，有光泽，被柔毛，具10条明显的纵纹。花期6—8月，果期8—10月。

生境分布： 常生于海拔300~1800m的山坡、河谷及林缘湿处。分布于我国东北、华北、西南等地区；朝鲜、日本和欧洲有栽培。

药用部位： 藤茎

采收加工： 全年可采收，晒干或鲜用。

性味功效： 酸、苦，平。理气止痛，行气消胀。

主治： 胃痛，消化不良，腹胀，肠炎。

用法用量： 内服：水煎服，10g。

附方

胃痛，腹胀： 本品10g、紫金龙5g、芦子10g，水煎服。

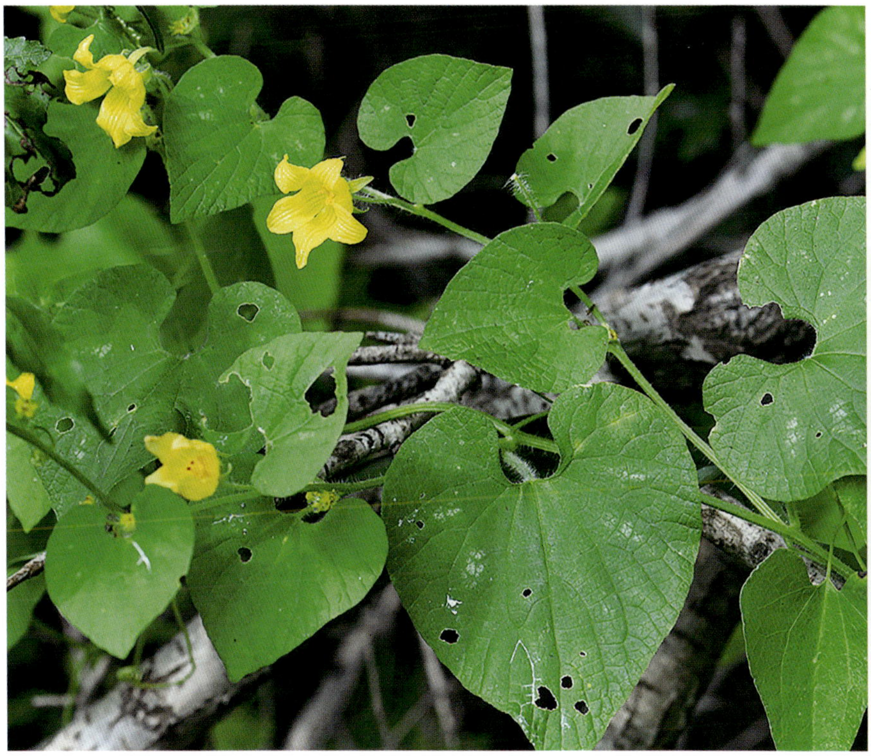

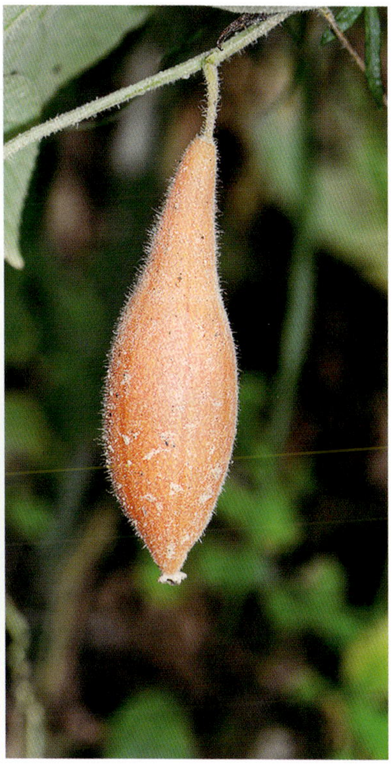

275 护耳草

萝藦科 护耳草 *Hoya fungii* Merrill

佤名： hlax gōn loun [l^{h}a̱ʔ kɔn lo̱n]（辣公轮）

别名： 大奶汁藤、打不死

植物形态： 附生攀援灌木，有乳汁，除花序外，全株无毛。叶卵圆形至椭圆状长圆形，长8~19cm，宽4.5~8.5cm，顶端急尖至短渐尖，基部圆形；侧脉每边约7条，明显。聚伞花序伞状，腋生；总花梗长达5cm；花梗长达3.5cm，被微毛；花冠白色，辐状，外面无毛，内面被褐色鳞秕状物，裂片呈五角星状展开，直径1.5cm，裂片近三角形，顶端钝，长5mm，宽4mm；副花冠呈五角星状展开，亮黄色，裂片长3.5mm，外角和内角均急尖；花粉块直立。蓇葖果线状长圆形，长13cm，直径8mm，无毛。花期4—5月，果期秋季。

生境分布： 生于山地林中，附生于树上。分布于我国云南。

药用部位： 全草

采收加工： 全年均可采收，晒干。

性味功效： 祛风除湿，接骨，止血。

主治： 跌打扭伤，风湿关节痛，滑节，散血，外伤出血。

用法用量： 内服：水煎服。外用：水煎外洗，或捣烂外包患处。

附方

跌打扭伤，风湿关节痛： 本品配白毛蛇、紫金龙适量，捣烂外包。

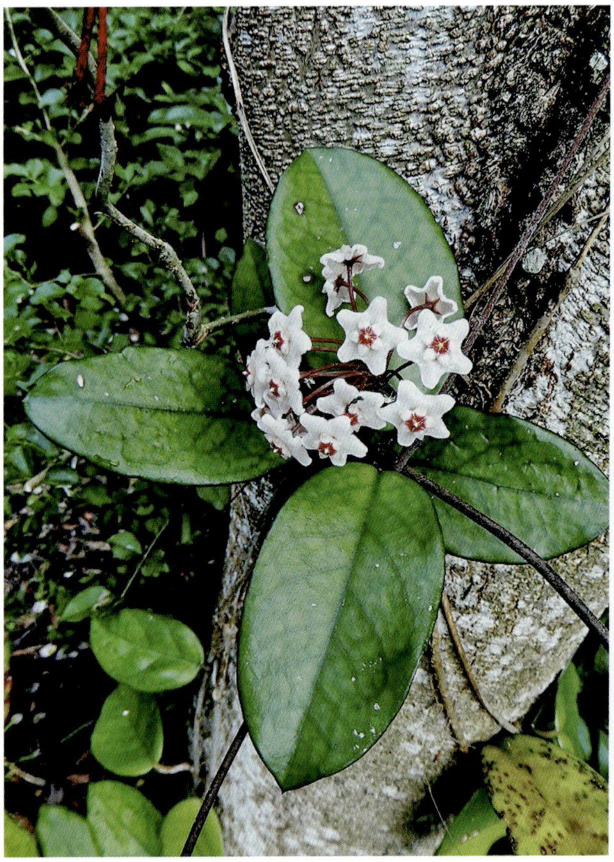

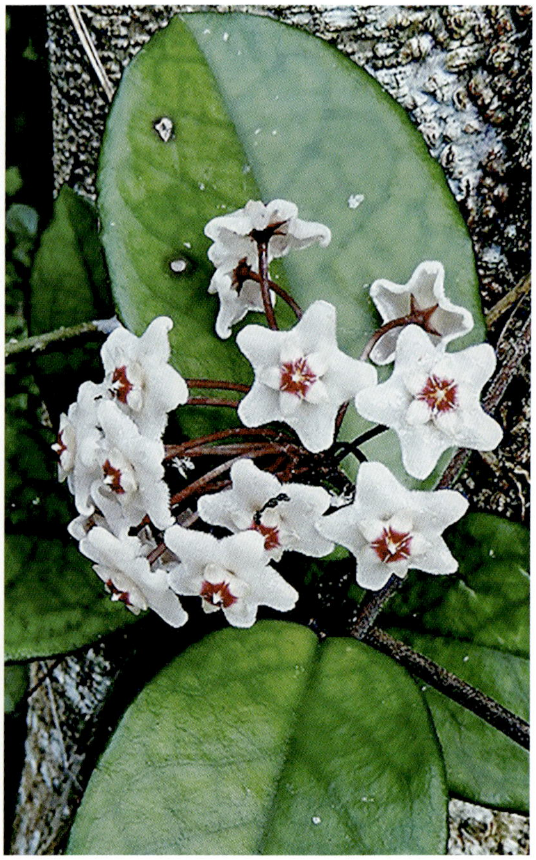

276 芫荽

伞形科 芫荽 *Coriandrum sativum* Linnaeus

佤名： daex mgī hung [tauʔ gi huŋ]（德吉嗡）

别名： 胡荽、香菜、香荽

植物形态： 一年生或二年生草本。根纺锤形，细长。茎圆柱形，多分枝，有纵条纹。根生叶有柄，柄长2~8cm；叶片1回或2回羽状全裂，羽片广卵形或扇形，长1~2cm，宽1~1.5cm，边缘有钝锯齿，缺刻或深裂；上部的茎生叶3回至多回羽状分裂，末回裂片线形，长5~10mm，宽0.5~1mm，顶端钝，全缘。花序梗长2~8cm；伞辐3~7个，长1~2.5cm；小总苞片2~5枚，线形，全缘；小伞形花序有孕花3~9朵，花白色或淡紫红色，萼齿大小不等；花瓣顶端有内凹的小舌片，辐射瓣长2~3.5mm，宽1~2mm，全缘，有3~5条脉。花、果期4—11月。

生境分布： 原产地中海沿岸，我国大部分地区均有栽种。

药用部位： 全草、果实

采收加工： 全草：春夏可采收，切段，晒干。果实：夏季采收，去杂质，晒干。

性味功效： 辛，温。开胃消食，增进食欲。

主治： 全草：小儿夜啼。果实：月经过多。

用法用量： 内服：水煎服。外用：水煎外洗。

附方

1. **小儿夜啼，小儿麻疹不透，湿疹，水痘（食疗方）：** 本品和香茹适量，水煎服。
2. **胆（肠）道蛔虫：** 本品适量浓煎饮服。
3. **麻疹：** 鲜品适量，水煎外洗患处皮肤，早、晚各一次。

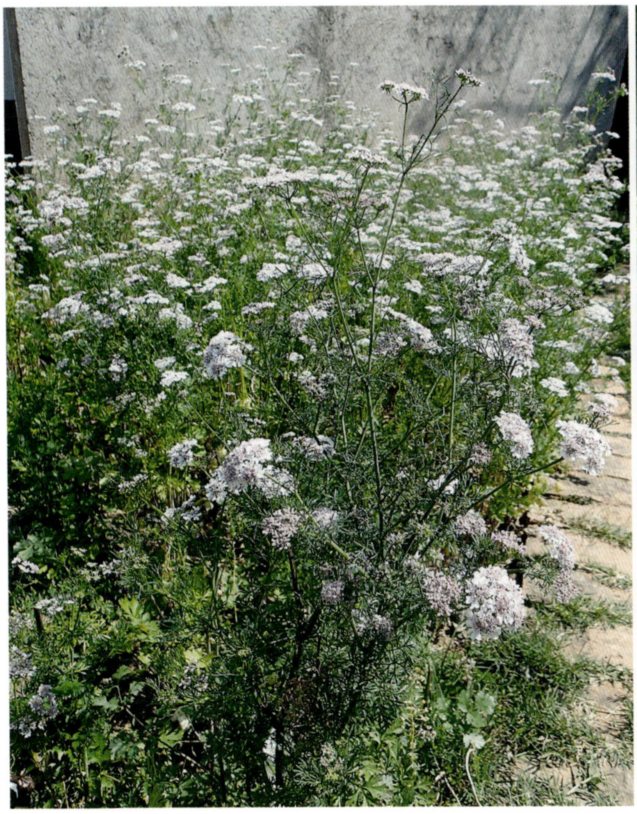

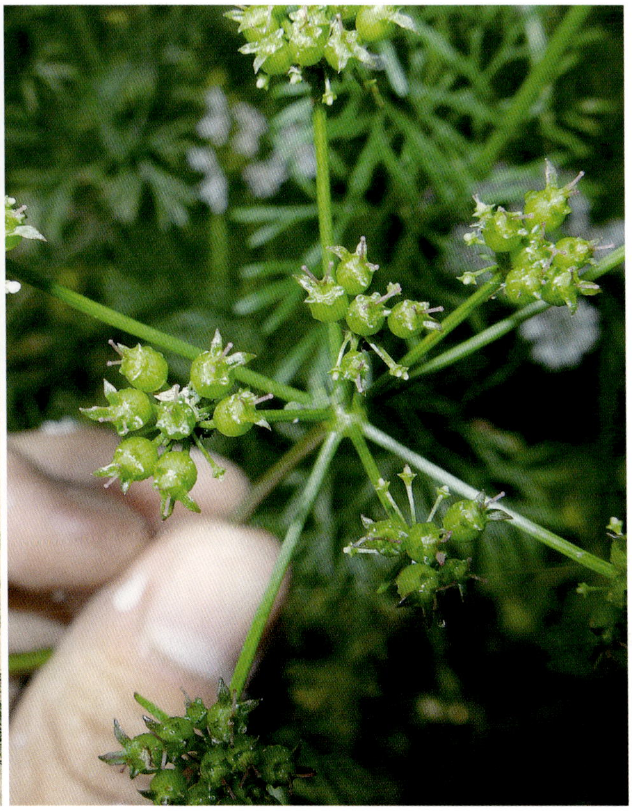

277 芸香草

禾本科 香茅 *Cymbopogon citratus* (Candolle) Stapf

佤名： rīb npong [rip bʰɔŋ]（日波）

别名： 香茅草、柠檬草、大风草

植物形态： 多年生草本，簇生成大丛。秆粗壮，直立，高达2m，节上具蜡质。叶鞘圆形，近革质，无毛；叶舌短，质厚；叶片扁平，线形，长40~100cm，宽4~18mm。圆锥花序长圆形，疏散，长30~60cm，多回复出，一级分枝具5~10节，二级和三级分枝具2~3节而单纯，分枝下倾或弯曲；总状花序孪生，不等长，长15~20mm，具4~6节；小佛焰苞淡红色，长约2mm，线形；总花梗长6~10mm；无柄小穗无芒；有柄小穗中性或雄性，线形或钻状，与无柄小穗几乎等长。

生境分布： 我国云南、贵州等地有栽培；世界热带与亚热带地区广泛栽培。

药用部位： 全草

采收加工： 全年采收，随用随采。

性味功效： 辛，温。疏风解表，祛瘀通络。

主治： 感冒咳嗽，风湿痹症，全身疼痛。

用法用量： 内服：水煎服。外用：取药汁泡澡。

附方

1. **流感：** 本品10g、野把子10g、臭灵丹6g，水煎服，每日3次。
2. **头痛：** 本品15g，水煎服，每日3次。
3. **气管炎：** 本品10g、苏叶10g、刀壳树皮15g，水煎服，每日3次。

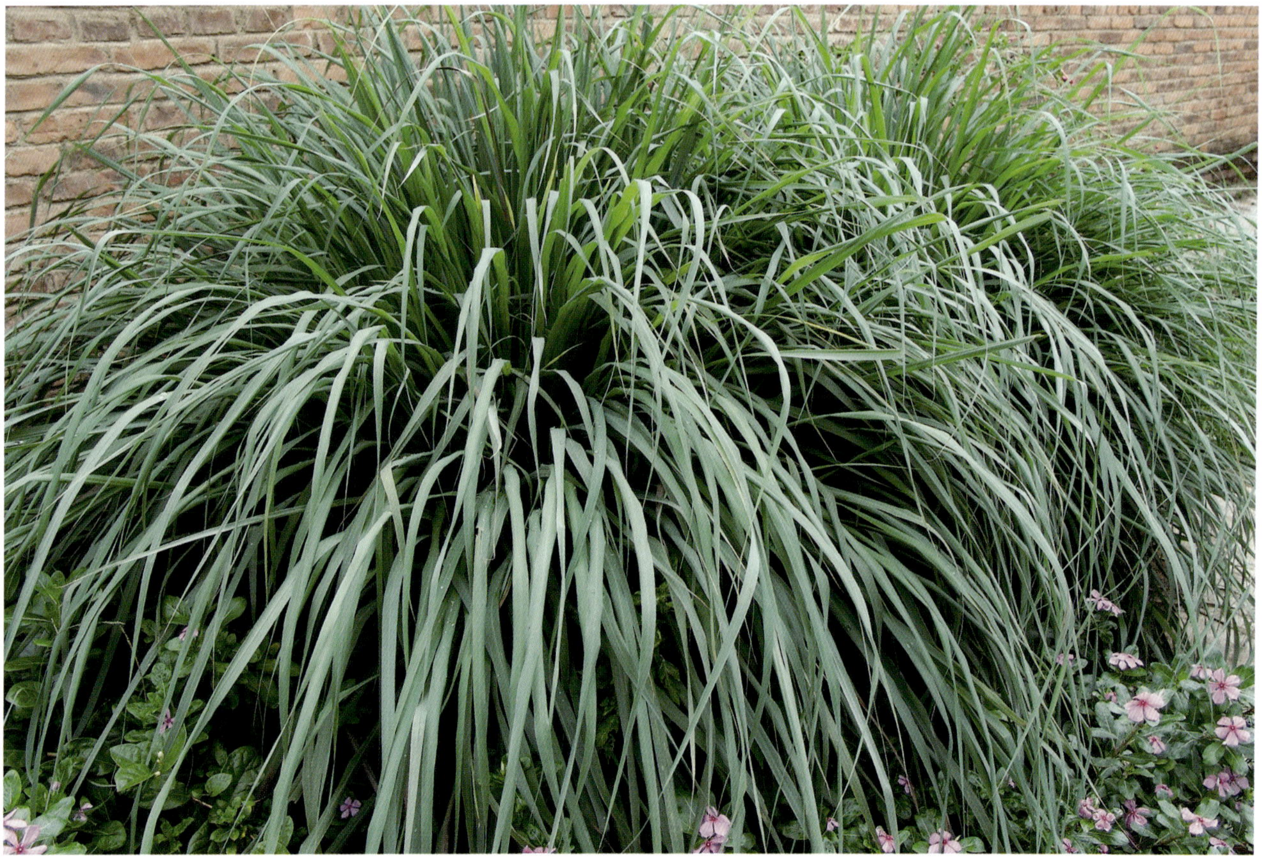

278 花生

豆科 落花生 *Arachis hypogaea* Linnaeus

侗名： jēem deix [tɕu̱m te̱ʔ]（金跌）

别名： 长生果、番豆、地豆

植物形态： 一年生草本。根部有丰富的根瘤；茎直立或匍匐。叶常具小叶2对；托叶长2~4cm；叶柄基部抱茎，长5~10cm；小叶片纸质，卵状长圆形至倒卵形，长2~4cm，宽0.2~2cm，先端钝圆形，有时微凹，具小刺尖头，基部近圆形，全缘，两面被毛，侧脉每边约10条；小叶柄长2~5mm，被黄棕色长毛。花冠黄色或金黄色，旗瓣直径1.7cm，开展，先端凹入，翼瓣与龙骨瓣分离，翼瓣长圆形或斜卵形，细长，龙骨瓣长卵圆形，内弯，先端渐狭成喙状，较翼瓣短；花柱延伸于萼管咽部之外。荚果长2~5cm，宽1~1.3cm，膨胀，荚厚，种子横径0.5~1cm。花、果期6—8月。

生境分布： 我国各地均有栽培。现世界各地广泛栽培。

药用部位： 枝叶、种子、花生衣

采收加工： 种子：秋末挖取果实，剥去果壳，取种子晒干。枝叶：全年可采收。

性味功效： 甘，平。润肺，和胃，止血，散瘀，消肿。

主治： 种子：腹部冷痛，水泻，肺痨，燥咳，反胃，脚气，乳汁少。花生衣：各种出血症（血友病，原发性及继发性血小板减少性紫癜，肝病出血症，术后出血，术内出血，内出血）。枝叶：外用于跌打损伤，痈疮。

用法用量： 内服：直接食用、水煎服、沸开水冲服。

附方

1. **高血压：** 本品（干）花生米适量，白酒浸泡1周以上，时间越久越好，每晚临睡前服用，每次2~4粒，7日为一疗程。
2. **失眠：** 生鲜花生米30g，用沸开水冲泡，于每晚睡前1小时服完。

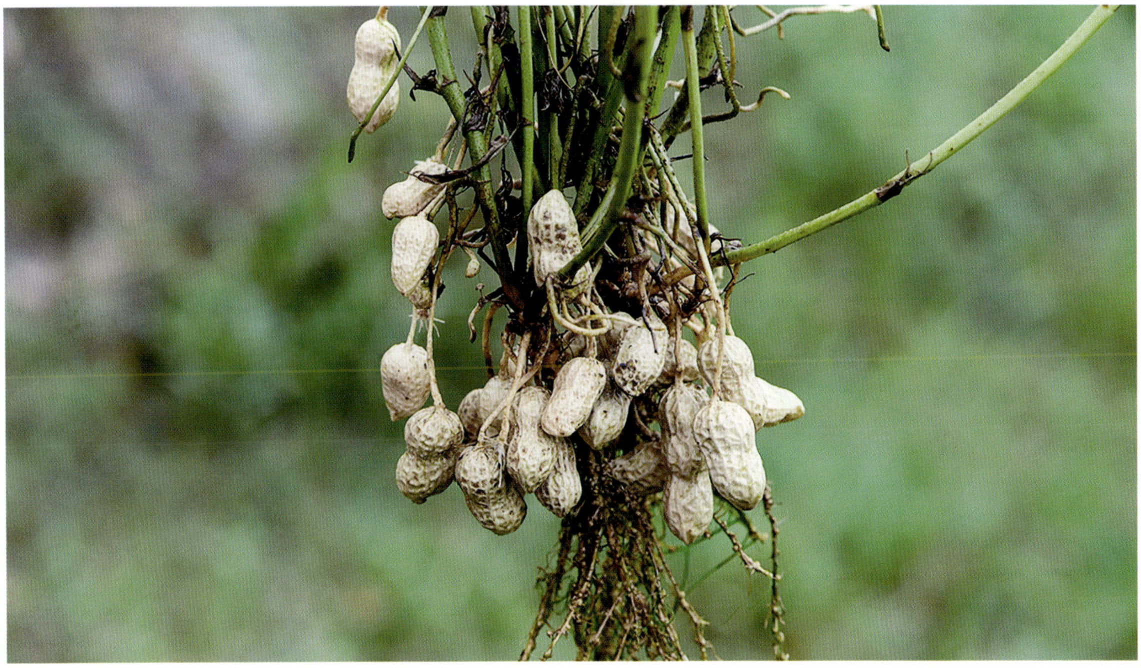

279 花皮树

桦木科 西桦 *Betula alnoides* Buchanan-Hamilton ex D. Don

佤名： kaox rōu oux [kʰa̱uʔ ro ʔo̱ʔ]（栲揉欧）

别名： 桦桃树、西南桦木、蒙自桦木

植物形态： 高大乔木；树皮红棕色，横向剥裂；枝条常具树脂腺体，被白色小皮孔。叶厚纸质，长卵形或卵状披针形，长 8~12cm，宽 3~5cm，顶端渐尖至尾状渐尖，叶面无毛，背面沿脉疏被长柔毛，脉腋间具髯毛，其余无毛，密生腺点，侧脉 10~13 对；叶柄长 1.5~3cm，密被软毛及腺点。果序呈圆柱形，3~5 枚排列成总状，长 7~10cm，直径 4~5mm，总梗长 5~10mm，序梗长 3~10mm，总梗和序梗均密被黄色柔毛；果苞小，长约 3mm，上部具 3 枚裂片；小坚果，倒卵形，长 1.5~2mm，果翅膜质，大部分露于果苞之外，其宽为果的 2 倍。花期冬季，果期春季。

生境分布： 生于海拔 500~2100m 的山坡杂木林中。分布于我国云南、海南、广西；越南、尼泊尔亦有。

药用部位： 树皮

采收加工： 全年可采收，晒干或鲜用。

性味功效： 甘、辛、涩，温中散寒，祛风除湿，收敛止泻。

主治： 感冒，胃脘疼痛，风湿骨痛，消化不良，腹泻。

用法用量： 内服：水煎服，100g，或生嚼咽汁。

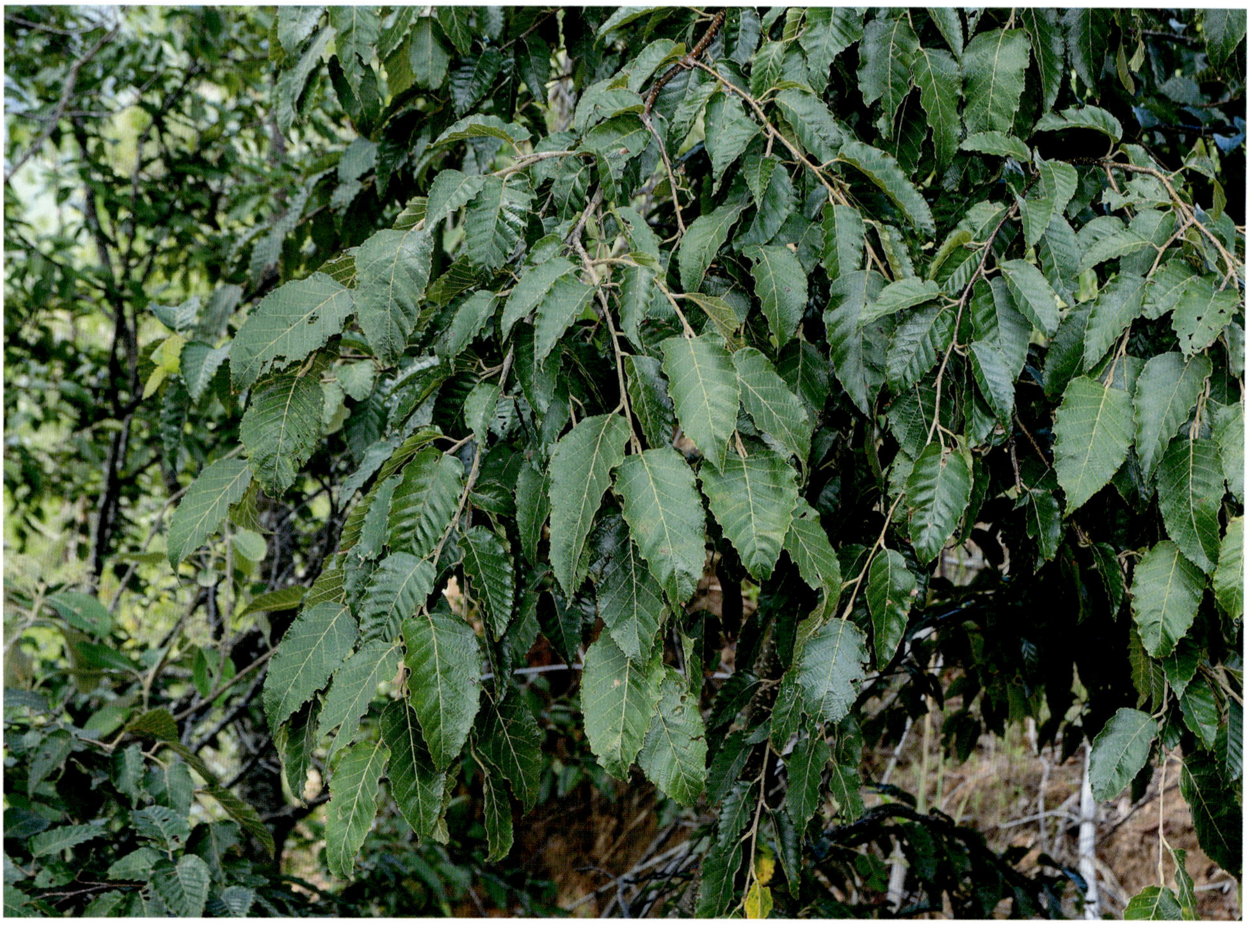

280 花斑叶

葡萄科 青紫葛 *Cissus javana* Candolle

佤名： hla ja nbo [l^{h}a̠ tɕa̠ bɔ̠]（辣扎崩）

别名： 粪虫草、抽筋散、粪虫叶

植物形态： 草质藤本。小枝近 4 棱形，有纵棱纹。卷须 2 叉分枝，相隔 2 节间断与叶对生。叶戟形或卵状戟形，长 6~15cm，宽 4~10cm，基部心形，两面均无毛，干时两面显著不同色；基出脉 5 条；叶柄长 2~4.5cm。花序顶生或与叶对生，二级分枝 4~5 枝集生成伞形；花序梗长 0.6~4cm，被稀疏短柔毛；花蕾椭圆形，高 2.5~3mm，顶端圆形；萼碟形，边缘全缘或波状浅裂，无毛；花瓣 4 枚，椭圆形，高约 2.5mm，无毛；雄蕊 4 枚；花盘明显，4 裂；子房下部与花盘合生，花柱钻形，柱头略微扩大。果实倒卵椭圆形，长约 0.6cm，有种子 1 颗。花期 6—10 月，果期 11-12 月。

生境分布： 生于海拔 600~2000m 的山坡热带至南亚热带林中、草丛或灌丛中。分布于我国云南；尼泊尔、印度、缅甸、越南、泰国、马来西亚亦有。

药用部位： 全草、根

采收加工： 全年可采收，切片，晒干。

性味功效： 辛、麻，温。疏风解表，消肿散瘀，接骨续筋。

主治： 高热谵语，荨麻疹，湿疹，过敏性皮炎，骨折筋伤，跌打扭伤，风湿麻木。

用法用量： 内服：水煎服，5~30g，或泡酒内服。外用：捣烂敷患处或外洗。

附方

止痒，杀虫： 全草水煎泡脚。

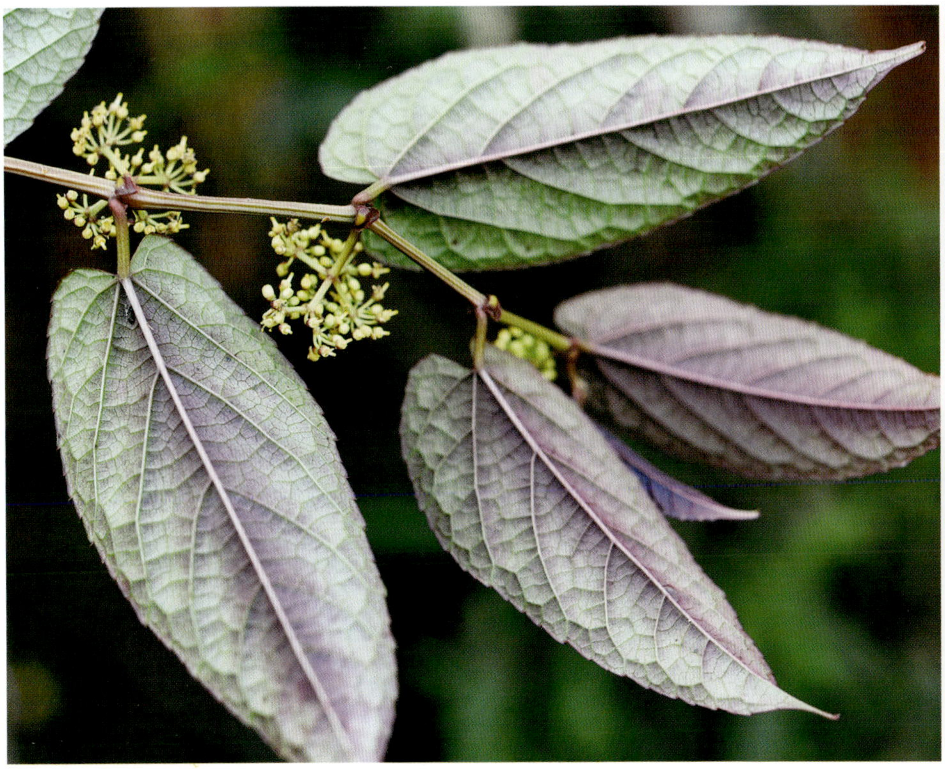
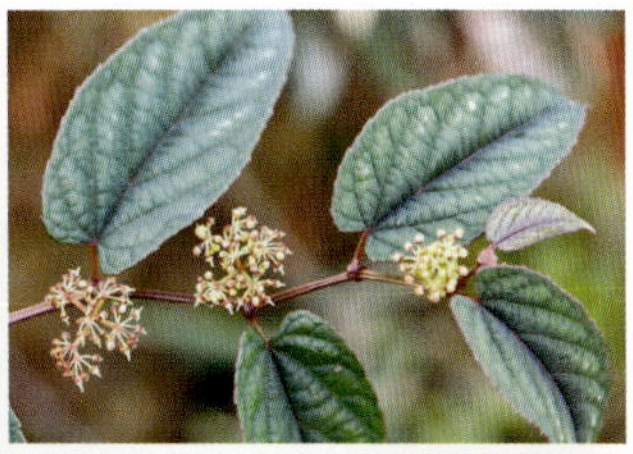
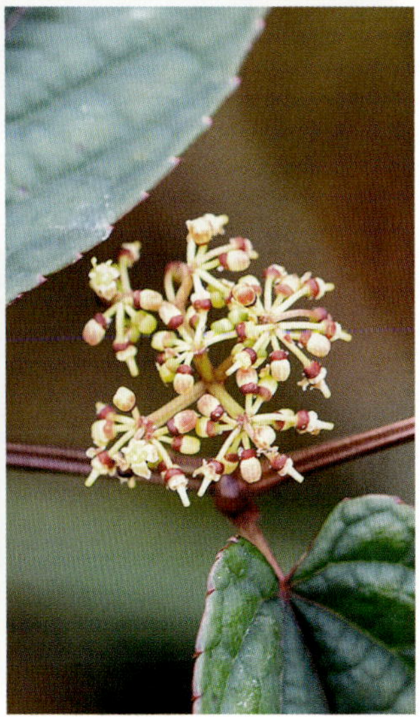

281 花椒

芸香科 花椒 *Zanthoxylum bungeanum* Maximowicz

佤名： si mgēib [si gep]（西吉）

别名： 香椒、大花椒、川椒

植物形态： 灌木或小乔木；老茎干上常有粗壮的皮刺。奇数羽状复叶，叶轴腹面具有不明显的叶翼，背面常着生小皮刺；小叶5~9片，有时为3片或11片，对生，几乎无柄，卵形或卵状长圆形至广卵圆形，长1.5~7cm，宽8~30mm，顶端圆或为短渐尖，基部圆形或钝，稍不对称，叶缘具钝锯齿或有时为疏圆锯齿，齿缝处着生大而透明的腺点，叶背中脉常有斜生软皮刺，其基部两侧通常密生长的曲柔毛，其余无毛。聚伞圆锥花序顶生于侧枝上或腋生，花序长2~6cm，花枝开展；雌花花序较大，长2~6cm，心皮4~6个，常3~4个。果红色至紫红色，密生粗大而凸出的腺点。花期4—5月，果期8—9月或10月。

生境分布： 生于海拔 1200~3600m 的河边、山坡、灌丛林中及房前屋后，常见林中栽培。分布于我国秦岭以南为中心。

药用部位： 果皮、根

采收加工： 果皮：秋季采收成熟果实，去除杂质晒干。根：全年可采收，切片，晒干。

性味功效： 辛、麻，热。温中止痛，杀虫止痒。

主治： 果皮：积食停饮，心腹冷痛，呕吐，吐逆腹泻，风寒湿痹，蛔虫病，疮疖，血吸虫病，退乳。根：抽风，火牙疼痛，牙龈发炎肿痛。

用法用量： 内服：研粉吞服。

附方

1. **火牙疼痛，牙龈发炎肿痛：** 鲜品根 15g，洗净，切片，水煎服，每日 1 剂，分 3 次服。
2. **退乳：** 本品果（生）14~16 粒，研粉温开水吞服，每日 3 次，于产后开始服用，连服 3~4 日。
3. **血吸虫病：** 本品适量研成粉，用温开水吞服。成人每日 5g，分 3 次服。

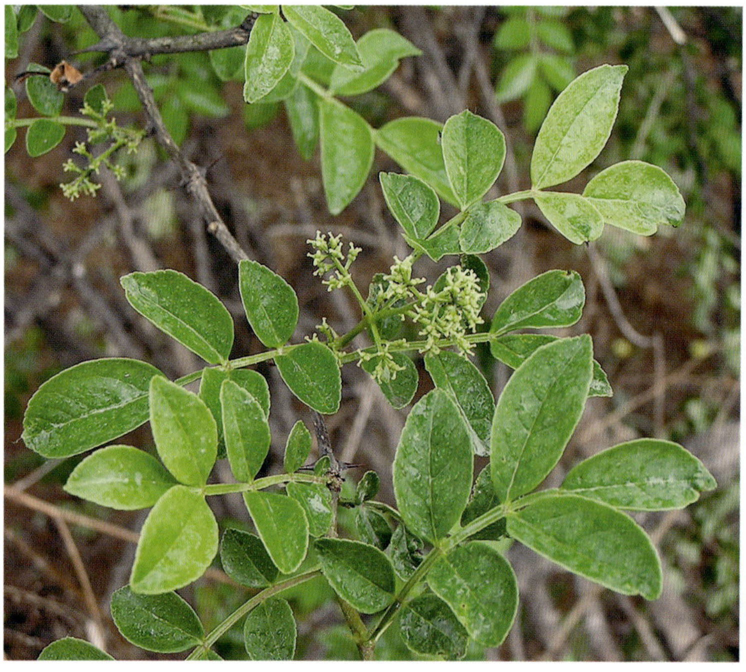

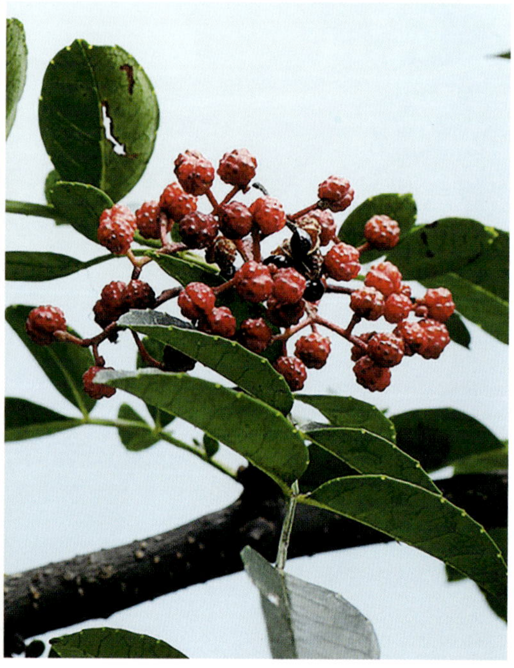

282 苍耳

菊科 苍耳 *Xanthium strumarium* Linnaeus

佤名： mag me bīng [mạk mɤ̱ piŋ]（麻么并）

别名： 苍子、菜耳、猪耳

植物形态： 一年生草本。茎直立，粗壮。叶片三角状卵形、三角形或心形，长4~15cm，宽5~17cm，先端急尖或钝，基部浅心形或截形，两面密被白色短伏毛和具淡黄色的腺点，有3条基出脉。雄头状花序球形，有多数雄花；总苞片常1层；花序托圆柱形；雄花冠长3~4mm，外面疏具黄色腺点；雌蕊退化，近线形。雌头状花序卵圆形，具2朵小花；总苞片2层，外层披针形，内层较大，椭圆形，连合成一苞囊，苞囊卵圆形或椭圆形，先端具2个等长的尖喙，在果期变坚硬，外面疏被白色短柔毛和黄色腺点，并具多数钩状刺，有时光滑；小花无花冠。瘦果倒卵形，包藏于苞囊中。花期7—8月，果期9—10月。

生境分布： 生于海拔（140~）1000~2800（~3800）m 的林下、灌丛中、山坡草地、荒地、田边、溪边或路旁。我国东北、华北、华东、华南、西南及西北各地区广泛分布。

药用部位： 全草、果实

采收加工： 全草：夏秋季采收。果实：秋冬季采收，晒干。

性味功效： 果：甘，温。根：微苦，平。有小毒。祛风散寒，通窍活络，化滞止痛。

主治： 风寒感冒，鼻炎，耳鸣，耳聋，高血压，头晕，外伤出血等。

用法用量： 内服：水煎服，15~20g。外用：取鲜品捣烂敷患处。

附方

1. **感冒：** 本品全草 15g、苏叶 10g、松叶防风 10g，水煎服，每日 3 次。
2. **荨麻疹，皮肤瘙痒：** 本品鲜草 500g，加清水 1200mL，水煎外洗患处。
3. **慢性鼻炎：** 本品果实 15~20 粒，煎熟，放入煎熟的香油中煎至黑色状为止，再用纱布过滤出药汁，待药汁放凉，取 1~2 滴滴入鼻腔，早、晚各一次。

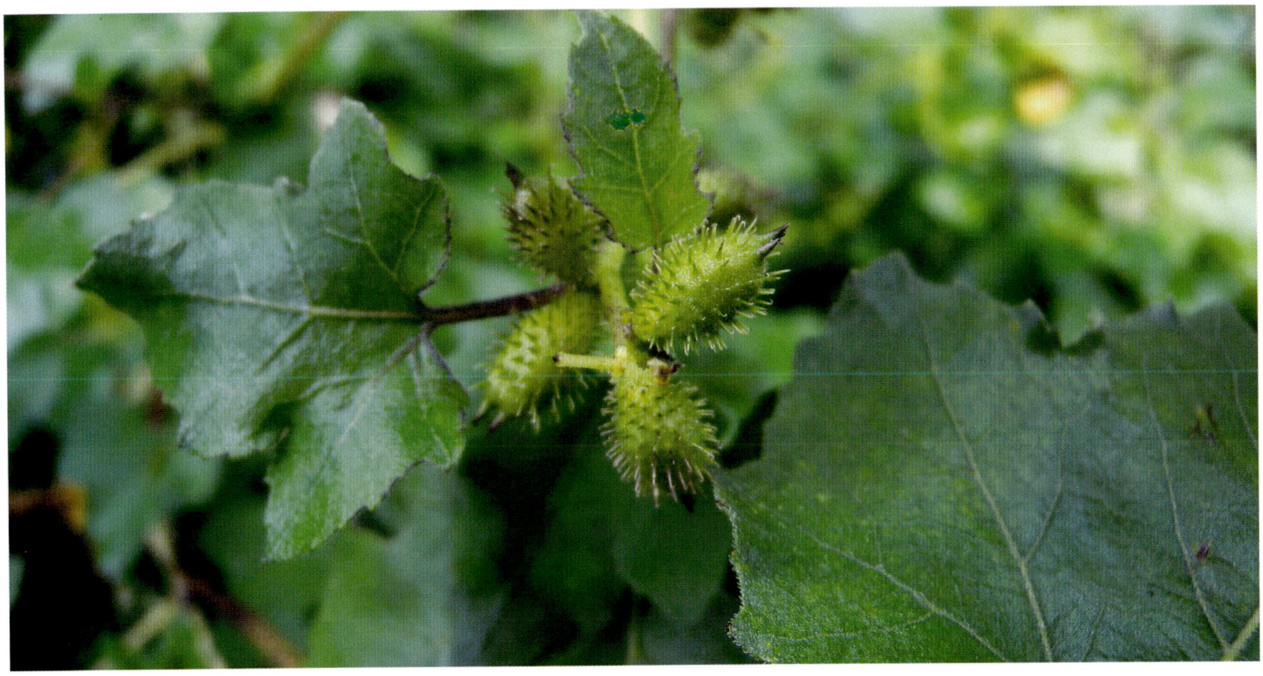

283 苎麻

荨麻科 苎麻 *Boehmeria nivea* (Linnaeus) Gaudichaud-Beaupre

佤名： mgan [gan]（甘）

别名： 白麻、园麻

植物形态： 半灌木。高 1~2m；小枝密被开展长硬毛和近开展贴伏的短毛。叶互生；叶片纸质，宽卵形或近圆形，长 5~16cm，宽 3~14cm，边缘在基部以上有齿尖向上的粗牙齿，下面除叶脉外均密被紧压交织的雪白色毡毛，基出脉 3 条，侧脉 3~4 对。雌雄常同株，团伞花序排列成腋生无叶的圆锥花序，整个花序长 4~5cm，略下垂，常雌花序位于上部的叶腋间；花被宽椭圆形或倒卵形，长 1~1.5mm。雌花：花被长约 1mm，长圆形，密被短柔毛，顶端有 2 个小齿。花期 8—10 月。

生境分布： 生于海拔 1400~2700m 的田边、村边及山坡上。我国秦岭以南亚热带地区广为栽培，也有野生；中南半岛等地亦有。

药用部位： 根

采收加工： 全年均可采挖，洗净，切段，晒干或鲜用。

性味功效： 甘，寒。清热解毒，安胎，止血，消炎利尿。

主治： 胎动不安，子宫脱出，疖肿，骨折，风湿骨痛。

用法用量： 内服：水煎服，15~20g。外用：捣敷。

附方

1. **不孕症：** 本品 20g、小红参 10g、山稗子根 10g、胡椒 7 粒，水煎服，每日 2 次。
2. **跌打损伤：** 本品配过江龙、小铜锤、七叶连、树萝卜等药，均用鲜品，捣烂外敷患处。
3. **皮肤红肿，关节痛：** 本品鲜用适量配大麻药适量、花椒 7 粒等药，捣烂外包患处。

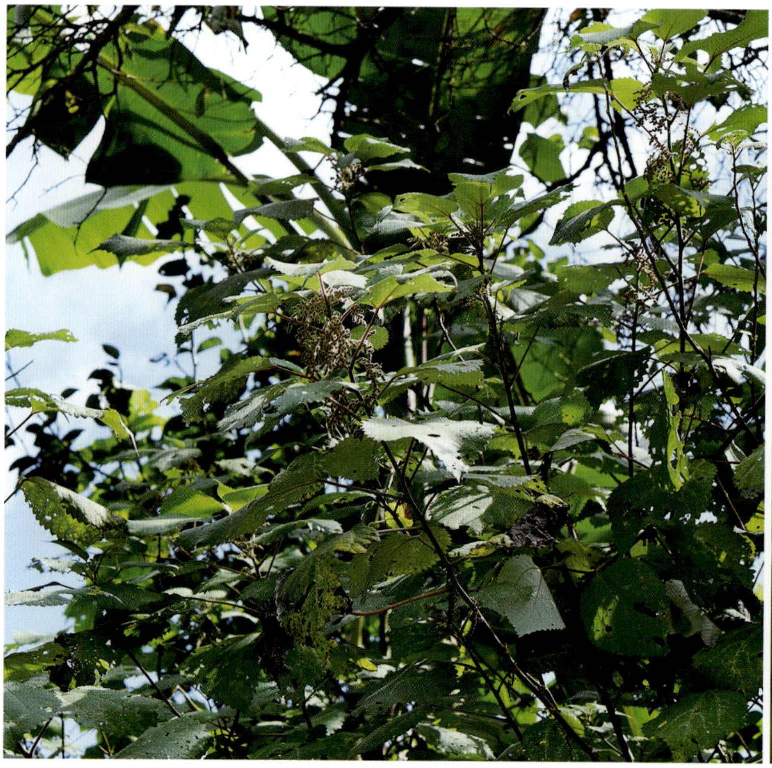
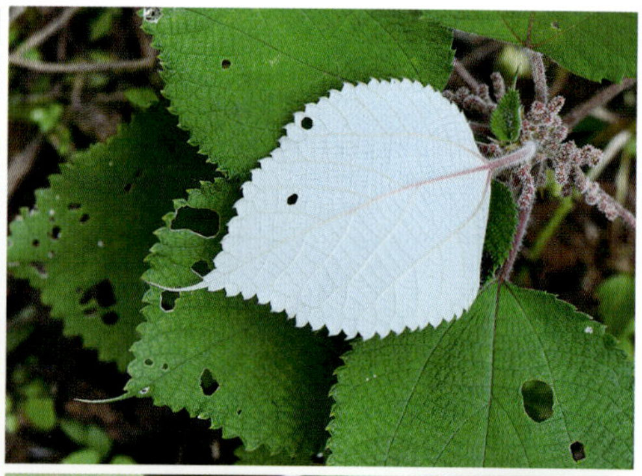
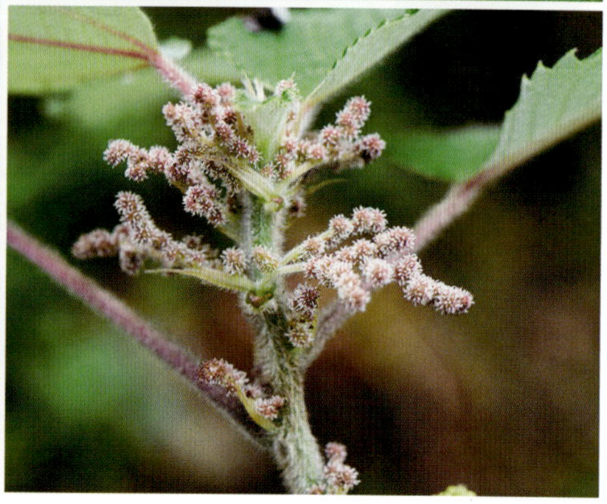

284 芦子

胡椒科 蒌叶 *Piper betle* Linnaeus

佤名： daex doi līg [tauɯʔ təi lik]（德堆哩）

别名： 芦子根、蒌子、大荜拨

植物形态： 缠绕藤本，茎具节，节上生有不定根。叶纸质、具细腺点，卵形至卵状长圆形或椭圆形，长6~20cm，宽5~15cm，顶端渐尖，基部心形或钝圆，叶面无毛，仅在叶背沿脉上有柔毛，叶脉7条，近基出，网脉明显；叶具梗，长2~5cm，被疏柔毛。花单性，雌雄异株，组成与叶对生的穗状花序。雄花序长2~5cm，花序轴被短柔毛；苞片圆形，直径约1.5mm，盾状着生；雄蕊2枚，花药肾形，2裂。雌花序长3~5cm，直径约10mm，花序轴被绒毛；柱头4~5个，披针形，长约0.6mm，被毛。浆果球形，顶尖，有绒毛，果穗后期变红色。花期5—7月。

生境分布： 生于海拔600~900m的常绿阔叶林中，附生，野生或栽培。分布我国台湾、经东南部至西南部各地区；印度、斯里兰卡、越南、马来西亚、印度尼西亚、菲律宾及马达加斯加亦有。

药用部位： 根、茎、叶

采收加工： 全年可采收，鲜品或洗净，切片，晒干。

性味功效： 辛辣、微甘，温。祛风散寒，行气化痰，消肿止痒。

主治： 风寒咳嗽，胃寒痛，支气管哮喘，风湿骨痛。煎水外洗：湿疹，脚癣。

用法用量： 内服：水煎服，15~20g。外用：鲜品捣烂取汁浸泡或外敷患处。

附方

1. **食欲不振：** 本品鲜叶切碎拌少量食盐、辣椒等作料，下饭食用。
2. **胃寒痛：** 本品15g、山胡椒5g、七叶一枝花5g，生姜适量为引，水煎服，每日2次。
3. **风寒咳嗽：** 本品鲜叶7片、陈皮10g、香橼皮10g，水煎服，每日3次。

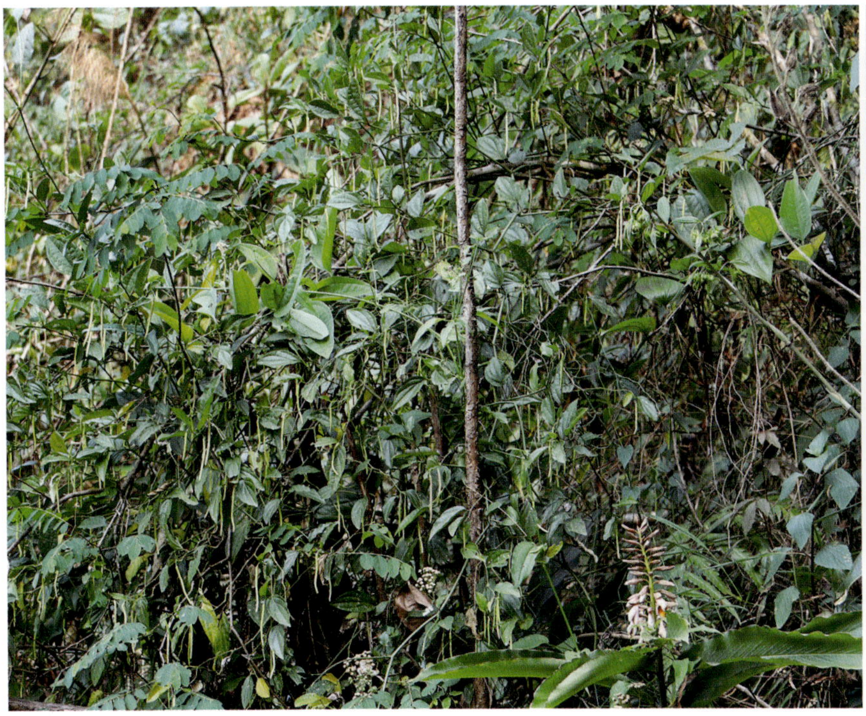

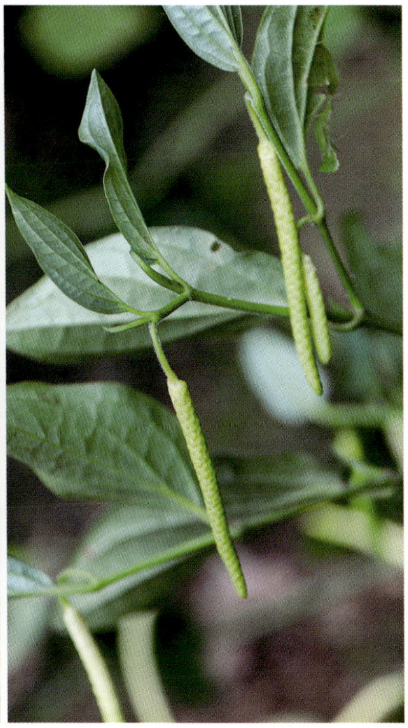

285 芦子兰

胡椒科 苎叶蒟 *Piper boehmeriifolium* (Miquel) C. de Candolle

佤名： gaeng si lod dīng [kaɯŋ si lɔt tiŋ]（埂西落顶）

别名： 歪叶子兰、顶花胡椒、大麻疙瘩

植物形态： 直立亚灌木。茎中空，具粗孔纹，小枝近空心、具纵棱和疣状凸起，光滑无毛。叶厚纸质、具腺点，斜长圆形或长圆状披针形，长14~18cm，宽3.5~8cm，先端渐尖至长渐尖，基部偏斜，耳状；叶面无毛，叶背沿脉上或脉的基部被疏柔毛，叶脉7条，近叶基发出。花单性，雌雄异株，组成与叶对生的穗状花序。雄花序长约16cm；总花梗长约3cm；苞片圆形，盾状，直径约1.2mm，无毛；雄蕊2枚，花药肾形，2裂，花丝极短。雌花序长约12cm，花序轴被疏毛；苞片小，直径约1.2mm。浆果近球形，离生，直径约3mm，密集。花期4—6月。

生境分布： 生于海拔 600~1100m 的山谷密林潮湿处，林中附生。分布于我国云南、广西；印度东部、缅甸、泰国、越南北部及马来西亚亦有。

药用部位： 全草、根

采收加工： 秋冬季采收，洗净切碎，晒干或鲜用。

性味功效： 辛、辣，温。舒筋活络，温经利湿，行气止痛。

主治： 风湿骨痛，胃痛，月经不调，跌打损伤，痛经，风寒感冒，咽喉疼痛，牙龈肿痛，解酒。

用法用量： 内服：水煎服，干品 25~40g，鲜品 50~100g，或泡酒内服，或直接嚼服。外用：捣碎敷患部。

附方

1. **咽喉疼痛，牙龈肿痛，解酒：** 本品根 5g，直接嚼食；或配大黄连、小黄连、大百解、大理肺散各适量，水煎服。
2. **肺结核，支气管炎，气管炎：** 本品根、竹叶兰、大理肺散、白花蛇舌草各 7~10g，水煎服。
3. **骨折：** 本品、五加皮、刺桐树皮、小铜锤等鲜品各 10~20g，童子尿作药引，捣烂外敷。

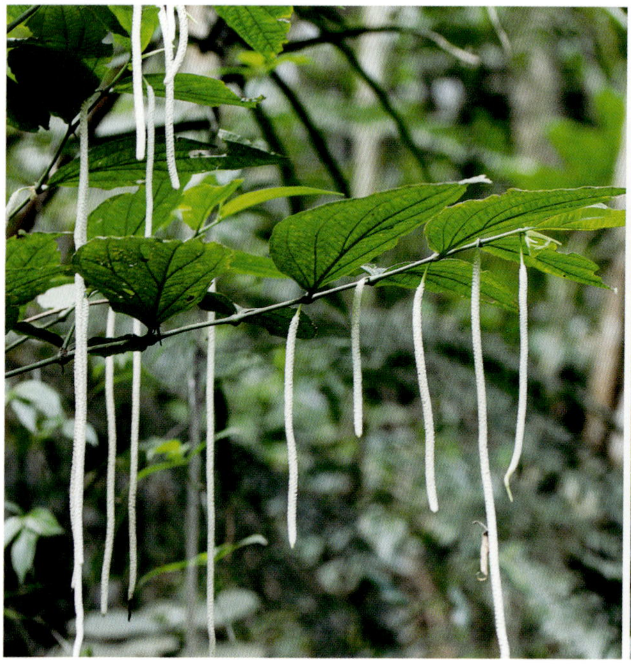

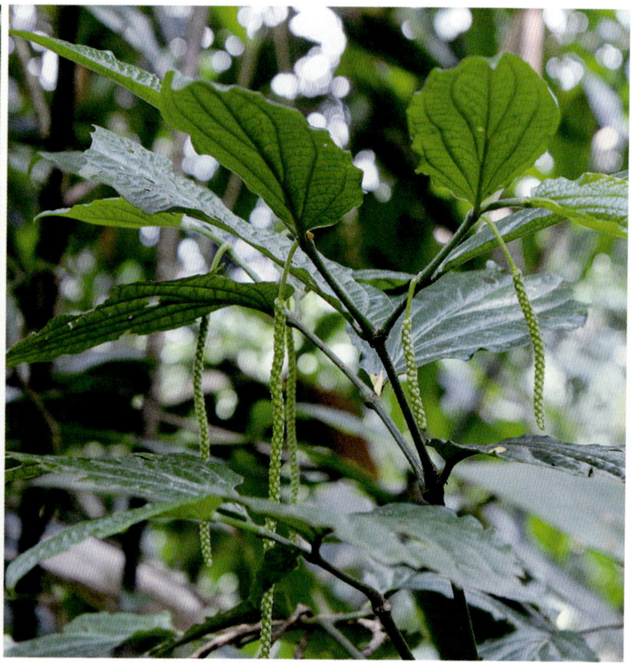

286 芦竹

禾本科 芦竹 *Arundo donax* Linnaeus

佤名： bīiem dīng [piem tiŋ]（砭顶）

别名： 狄芦竹、巴巴竹、水竹

植物形态： 多年生草本，具粗壮而多节的木质根茎。秆丛生，直立而粗大，高2~5m，径粗1~2cm。叶鞘包茎略紧，长于节间；叶舌干膜质，长0.8~1.3mm；叶颈及叶耳均较明显；叶片呈两行排列，线状披针形，长30~70cm，宽0.5~5cm。圆锥花序大型；分枝簇生或近轮生；主轴常不外露；小穗狭披针形，长8~12mm，含2~4朵小花；小穗轴节间长约1mm，光滑无毛；颖近等长，与小穗等长，具3~5条脉；第一外稃与小穗等长，背部中部以下密生与稃体近等长的白色长柔毛；基盘长约0.5mm，中上部两侧有长约1mm的白色柔毛。颖果褐紫色，近长圆形。花、果期9—12月。

生境分布： 生于海拔 2300m 以下的河岸、沟边、沼泽边缘。分布于我国长江以南各地区；亚洲热带与亚热带及地中海地区亦有。

药用部位： 竹根、竹笋、竹沥、竹皮

采收加工： 根：夏季拔取全株，砍取根茎，洗净，剔除须根，切片或整条晒干。笋：春季采收，洗净，鲜用。竹沥：取鲜芦竹竿，截成 30~50cm 长，两端去节，劈开，架起，中部用火烤之，两端即有汁液流出，以器盛之。竹皮：全年可采，刮去外层竹皮成末。

性味功效： 根：苦、甘，寒。竹笋、竹沥：苦，寒。竹皮：微苦、凉。竹根：清热泻火，生津除烦，利尿。竹笋：清热泻火。竹沥：清热镇惊。竹皮：破瘀，解毒，利尿。

主治： 竹根：热病烦渴，虚痨骨蒸，吐血，热淋，小便不利，风火牙痛。竹笋：肺热吐血，骨蒸潮热，头晕，热淋，聘耳，牙痛，肝炎。竹沥：小儿高热惊风。竹皮：毒蛇咬伤。

用法用量： 内服：水煎服，50~100g。外用：研末外敷伤口。

附方

1. **小儿咳嗽，发热，高烧，疟疾：** 本品、臭牡丹、冰片叶、黄果果皮、扫把叶各1把，配生姜、红糖，水煎服。
2. **毒蛇咬伤：** 本品竹末适量温开水吞服，并将竹末敷于伤口。

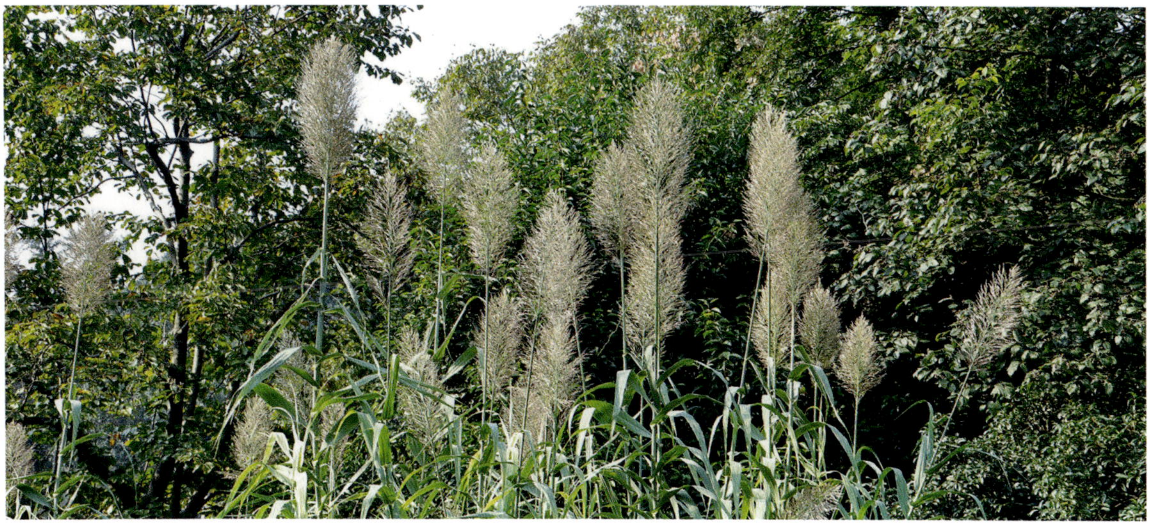

287 芦苇

禾本科 芦苇 *Phragmites australis* (Cavanilles) Trinius ex Steudel

佤名： bīiem glong [piɛm klɔ̱ŋ]（砭过落）

别名： 芦根、芦

植物形态： 多年生高大禾草，根状茎十分发达。秆直立，高1~3(~8)m，直径1~4cm，具20多节，节下被腊粉。叶鞘下部者短于其上部者，长于其节间；叶舌边缘密生一圈长约1mm的短纤毛，两侧缘毛长3~5mm，叶片披针状线形。圆锥花序大型，长20~40cm，宽约10cm，小穗长约12mm，含4朵花；颖具3条脉，第一颖长4mm；第二颖长约7mm；第一不孕外稃雄性，长约12mm，第二外稃长11mm，具3条脉，顶端长渐尖，基盘延长，成熟后易自关节上脱落；内稃长约3mm，两脊粗糙；雄蕊3枚，花药长1.5~2mm，黄色；颖果长约1.5mm。花、果期7—11月。

生境分布： 生于江河湖泽、池塘沟渠沿岸、低湿地。本品为全球广泛分布的多型种。产全国各地。

药用部位： 根

采收加工： 全年可采，洗净晒干。

性味功效： 甘，寒。清肺胃热，生津止咳，止呕除烦。

主治： 痛风。

用法用量： 内服：水煎服，10~30g。

附方

痛风： 本品10g、臭藤10g、通光藤10g、大木通10g、小木通10g、大血藤10g、山茅草根10g、青骨藤10g，水煎服，每日3次。

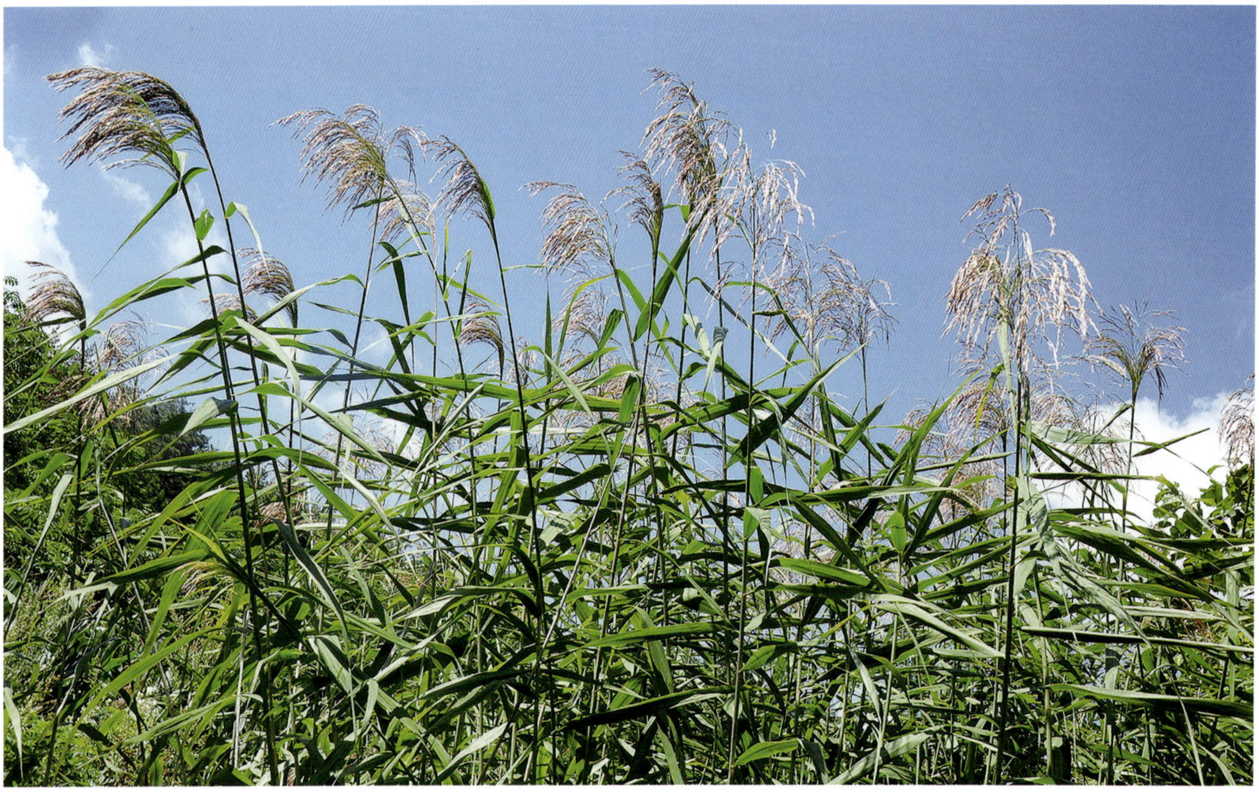

288 芦荟

百合科 芦荟 *Aloe vera* (Linnaeus) N. L. Burman

佤名：gaeng rom [kaɯŋ rom]（耕柔）

别名：斑纹芦荟、库拉索芦荟、斑叶芦荟

植物形态：肉质草本。茎较短。叶近簇生或稍二列（幼小植株），肥厚多汁，条状披针形，粉绿色，长15~35（~50）cm，基部宽4~5cm，顶端有几个小齿，边缘疏生刺状小齿。花葶高60~90cm，不分枝或有时稍分枝；总状花序具几十朵花；苞片白色，宽披针形，先端锐尖；花点垂，稀疏排列，淡黄色而有红斑；花被长约2.5cm，裂片先端稍外弯；雄蕊与花被近等长或略长，花柱明显伸出花被外。花、果期7—9月。

生境分布：我国南方各地区和温室常见栽培，也有由栽培逸为野生的。

药用部位：叶

采收加工：全年可采，用鲜品。

性味功效：苦，凉。泻热通便，凉肝，杀虫疗疳。

主治：水火烫伤，毒虫咬伤，腹部痉挛性疼痛，鸡眼，拔牙出血不止，便秘。

用法用量：内服：鲜汁 3~5 滴，温水送服。外用：捣汁涂擦。

附方

1. **烫伤：**本品15g、紫茉莉30g，均取鲜品，捣烂，外敷患处。
2. **鸡眼：**本品适量置于人尿中，浸泡 1~2 小时，取出清水漂洗后外敷患处。
3. **便秘：**本品适量，干燥后研细末，用温水送服。

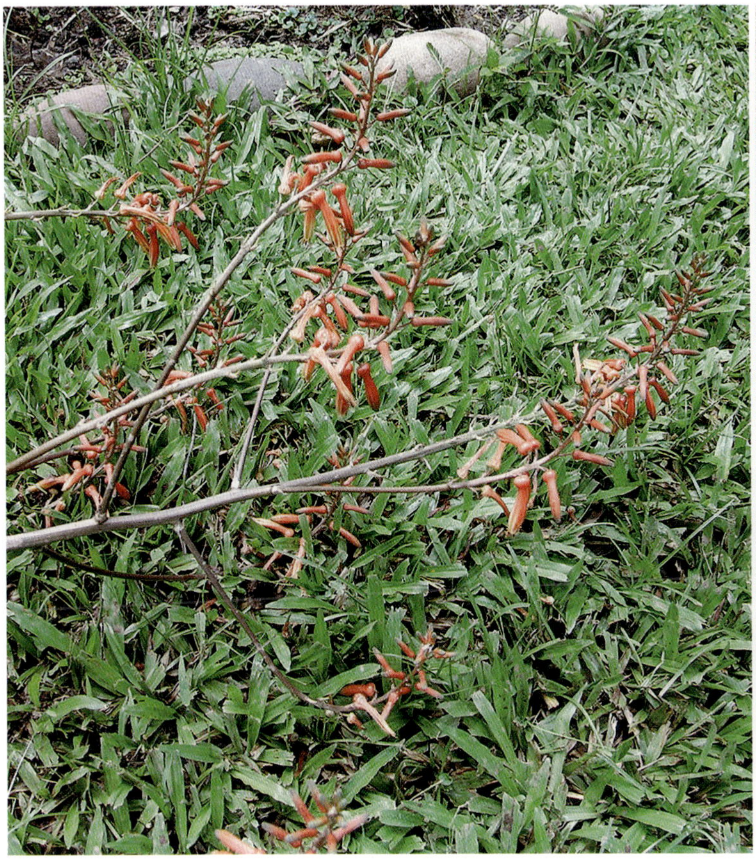

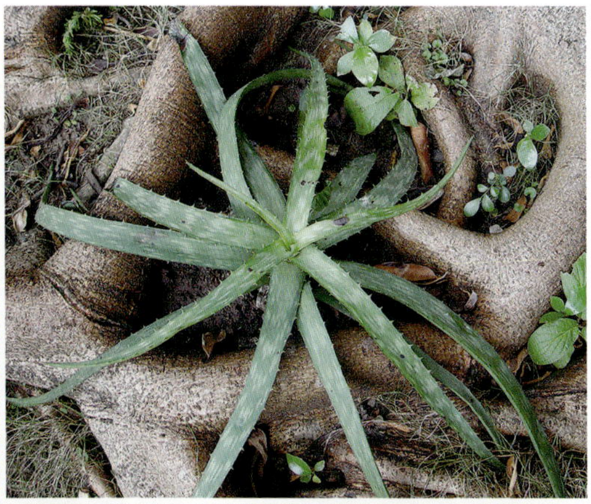

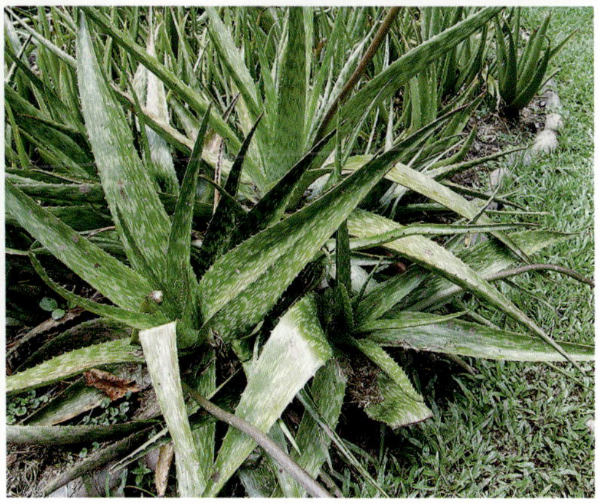

289 芭蕉

芭蕉科 芭蕉 *Musa basjoo* Siebold & Zuccarini

佤名： muah [mu̱ah]（母瓦）

别名： 牙蕉、板焦、大芭蕉头

植物形态： 植株高约4m。叶片长2~3m，宽25~30cm，基部圆形或不对称，先端钝，上面鲜绿色，有光泽，中肋明显粗大，但侧脉细弱平行，叶柄粗壮，长达30cm。花序顶生，下垂，苞片红褐色或紫色；合生花被片具5（3+2）齿裂，离生花被片几乎与合生花被片等长。浆果三棱状长圆形，肉质，内具多粒种子。

生境分布： 原产琉球群岛，我国台湾可能有野生，秦岭、淮河以南可以露地栽培，多栽培于庭园及农舍附近。

药用部位： 根

采收加工： 全年可采收，现用现采，洗净鲜用。

性味功效： 淡，凉。清热解毒，利尿消肿，凉血，止痛。

主治： 感冒咳嗽，头痛，痢疾，中毒。

用法用量： 内服：水煎服。外用：鲜品捣烂外敷患处。

附方

1. **农药中毒：** 本品鲜品绞汁，拌入少量老墙土，内服。
2. **疮痈，烫伤：** 本品根部适量捣烂，外敷患处。
3. **痢疾：** 本品鲜品适量，绞汁配方内服。

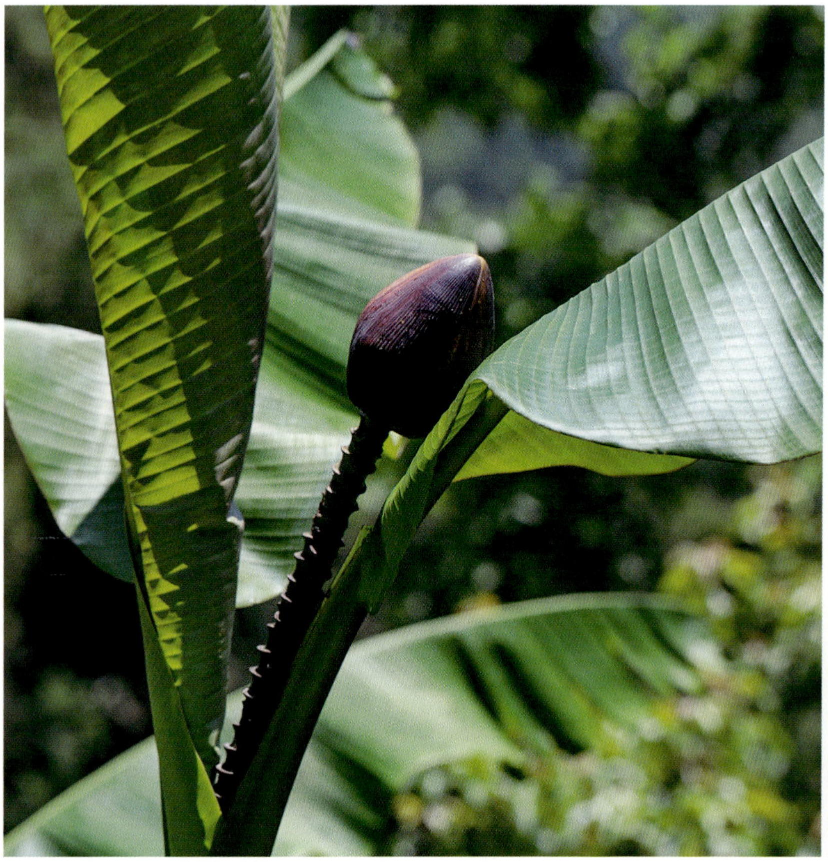

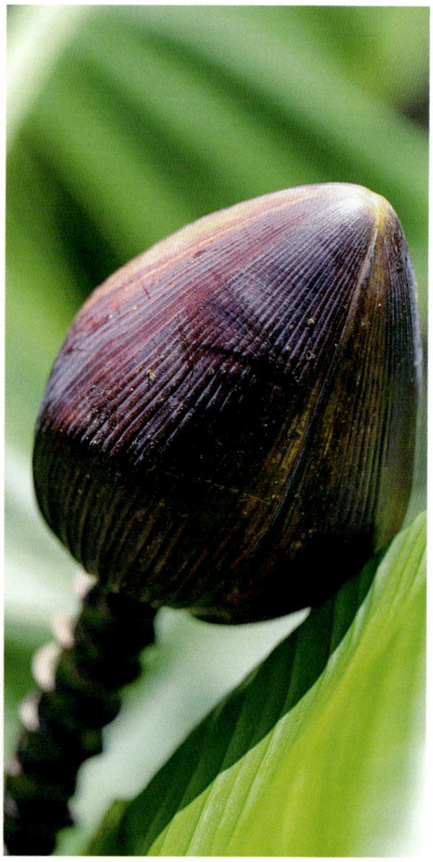

290 芭蕉芋

美人蕉科 蕉芋 *Canna indica* 'Edulis'

佤名： graox hox [kra̱uʔ hɔ̱ʔ]（革饶伙）

别名： 香珠、姜芋

植物形态： 根茎发达，多分枝，块状；茎粗壮，高可达3m。叶片长圆形或卵状长圆形，长30~60cm，宽10~20cm，叶面绿色，边缘或背面紫色；叶柄短；叶鞘边缘紫色。总状花序单生或分叉，少花，被蜡质粉霜，基部有阔鞘；花单生或2朵聚生，小苞片卵形，长8mm，淡紫色；萼片披针形，长约1.5cm，淡绿而染紫；花冠管杏黄色，长约1.5cm，花冠裂片杏黄而顶端染紫，披针形，长约4cm，直立；外轮退化雄蕊2~3枚，倒披针形，长约5.5cm，宽约1cm，红色，基部杏黄，直立，其中1枚微凹；唇瓣披针形，长4.5cm，卷曲，顶端2裂，上部红色，基部杏黄；发育雄蕊披针形，长4.2cm，杏黄而染红，花药室长9mm；子房圆球形，直径6mm，绿色，密被小疣状突起。花柱狭带形，长6cm（其中基部约有1cm长与退化雄蕊管连合），杏黄色。花期为9—10月。

生境分布： 我国南部及西南部有栽培。原产西印度群岛和南美洲。

药用部位： 根、茎

采收加工： 秋季采收，洗净，切片，晒干。

性味功效： 甘，平。消炎，消肿，健脾胃。

主治： 胃胀腹痛，消化不良。

用法用量： 内服：水煎服。

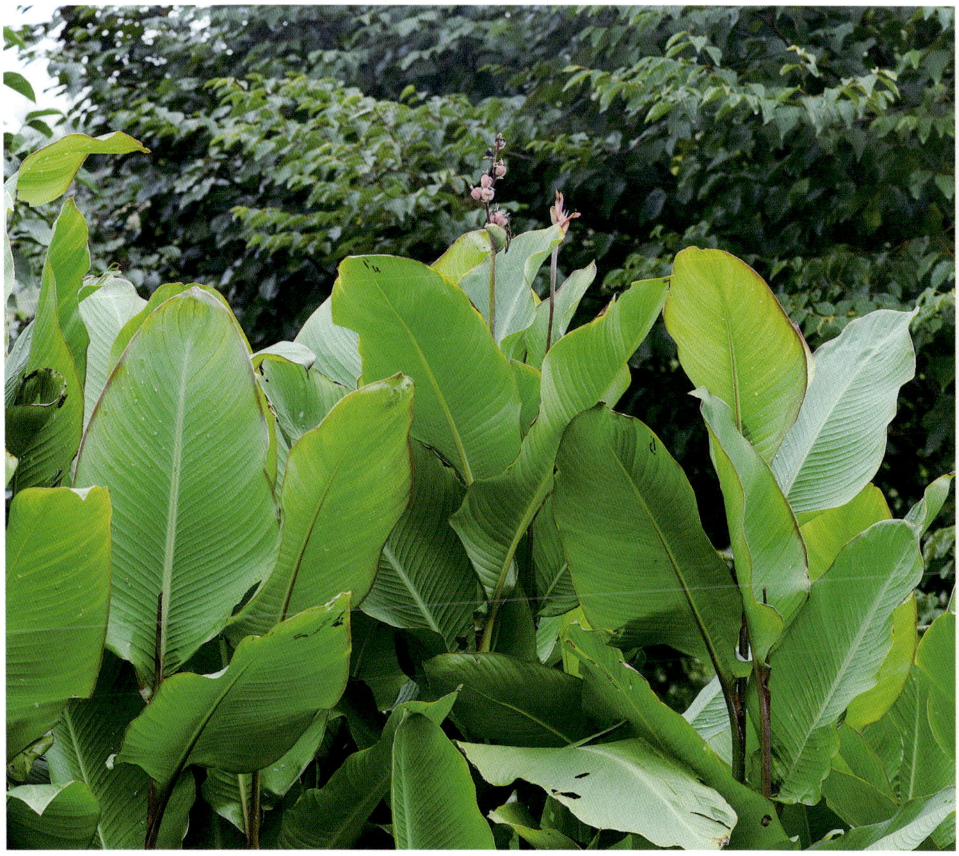

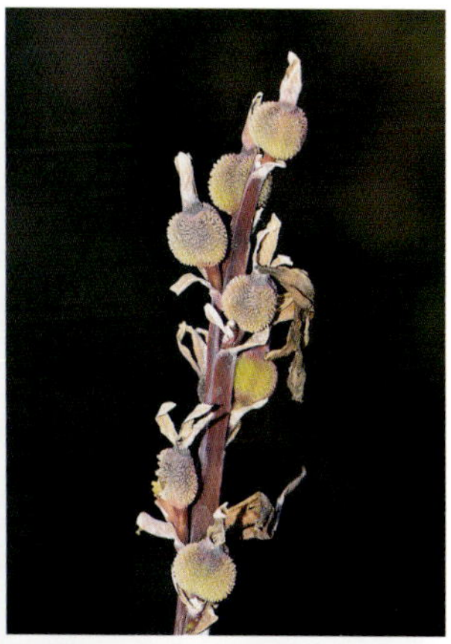

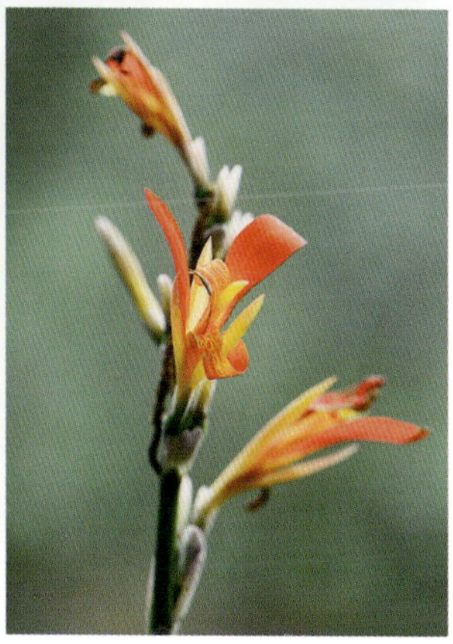

291 苏木

豆科 苏木 *Caesalpinia sappan* Linnaeus

佤名： kaox gad rax raoh [kʰa̱uʔ ka̱t ra̱ʔ ra̱uh]（栲该惹娆）

别名： 苏方、苏方木、苏枋

植物形态： 常绿小乔木。二回羽状复叶。圆锥花序顶生或腋生，长约与叶相等；苞片大，披针形，早落；花瓣黄色，阔倒卵形，最上面一片基部带粉红色，具柄；子房被灰色绒毛。荚果木质，稍压扁，近长圆形至长圆状倒卵形。种子3~4颗，长圆形，稍扁，浅褐色。花期5—10月；果期7月至翌年3月。

生境分布： 我国云南金沙江河谷和红河河谷野生分布，云南、贵州、四川、广西、广东、福建、台湾有栽培。

药用部位： 心材、叶

采收加工： 全年可采，除去外皮及边材，取心材晒干。鲜叶随用随采。

性味功效： 微甜，平。通血散瘀，消肿止痛，强身健体。

主治： 腰痛，风湿性关节炎，内伤瘀血，跌打损伤，风湿瘀肿，血滞经闭，产后腹痛。

用法用量： 内服：水煎服，或泡酒服。外用：泡酒外敷，或捣烂外敷患处。

附方

1. **腰痛：** 本品 15g、红花 20g、当归 20g、钩藤 15g、甘草 10g、肉桂 10g，上述鲜品洗净，捣烂外敷患处。
2. **跌打损伤，风湿瘀肿：** 本品、红花、乳香同用，泡酒外搽患处，或水煎服。
3. **血滞经闭，产后腹痛：** 本品、当归、血藤、三七、益母草各适量，水煎服。

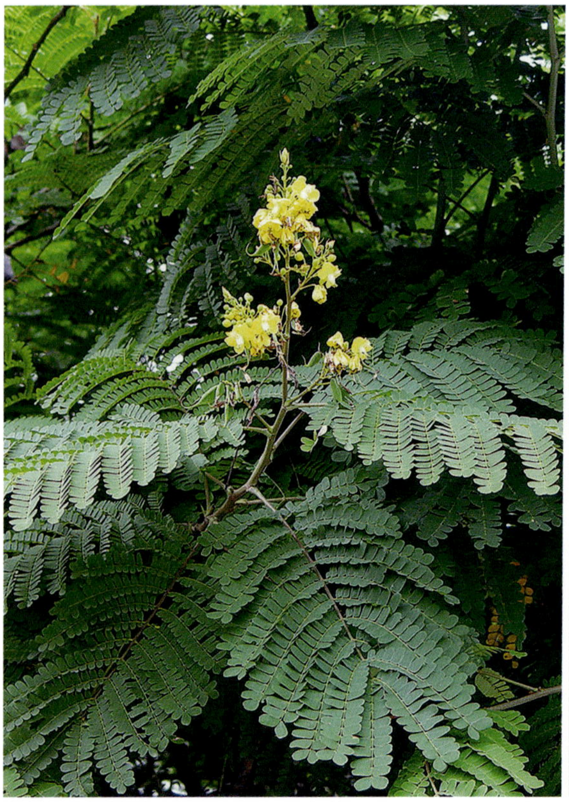

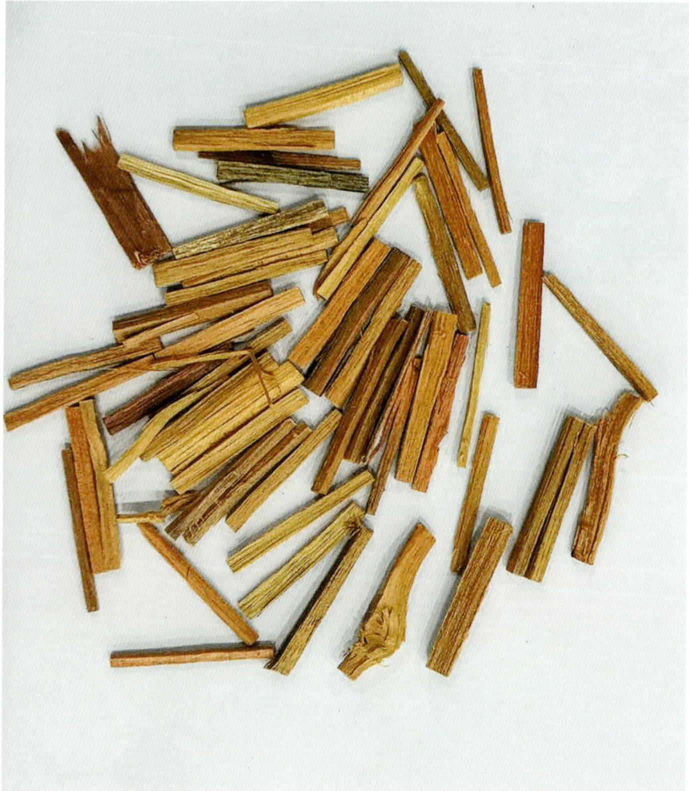

292 杜仲

杜仲科 杜仲 *Eucommia ulmoides* Oliver

佤名： hlōux kaox yang yid [lʰoʔ kʰa̱uʔ ʑa̱ŋ ʑi̱t]（喽栲洋薏）

别名： 银丝杜仲、树杜仲

植物形态： 落叶乔木；树皮灰褐色，内含树胶，折断拉开有多数细丝。老枝有明显的皮孔。叶椭圆形、卵形或长圆形，薄革质，长 6~15cm，宽 3.5~6.5cm，基部圆形或宽楔形，先端渐尖，叶面暗绿色，老叶略有皱纹，侧脉 6~9 对，与网脉在叶面下陷；叶柄长 1~2cm。花生于当年枝基部。雄花无花被，苞片倒卵状匙形，长 6~8mm，早落，雄蕊长约 1cm，无毛，花丝长约 1mm，药隔突出。雌花单生，苞片倒卵形，花梗长 8mm，子房无毛，1 室，扁而长，先端 2 裂。翅果扁平，长椭圆形，长 3~3.5cm，宽 1~1.3cm，先端 2 裂，基部楔形，周围具薄翅。早春开花，秋后果实成熟。

生境分布： 生于海拔 300~1900m 的低山、谷地或低坡的疏林中。分布于我国四川、贵州、湖南、浙江、湖北、河南、甘肃、陕西等省，现各地已广泛栽培。

药用部位： 树皮、叶

采收加工： 4—6 月剥取，刮去粗皮，堆置“发汗”至内皮成紫褐色，晒干。

性味功效： 甘，温。补肝肾，强筋骨，安胎。

主治： 慢性肾病，高血压，风湿骨痛，阳痿，骨折。

用法用量： 内服：水煎服，10~20g，或泡酒。外用：打粉敷在伤口上。

附方

1. **阳痿：** 本品树皮 15g、鸡根 50g，鲜品，猪腰子一对，白酒少量，加水炖服。
2. **骨折：** 本品叶、接骨单、骨碎补、过江龙、七叶莲等药捣烂外敷患处。
3. **风湿腰痛：** 本品 15g、骨碎补 30g、七叶莲 15g、小红参 10g、三条筋 20g，兑白酒 1000~1500mL，半月后服用，口服 30~50mL，每日 1 次。

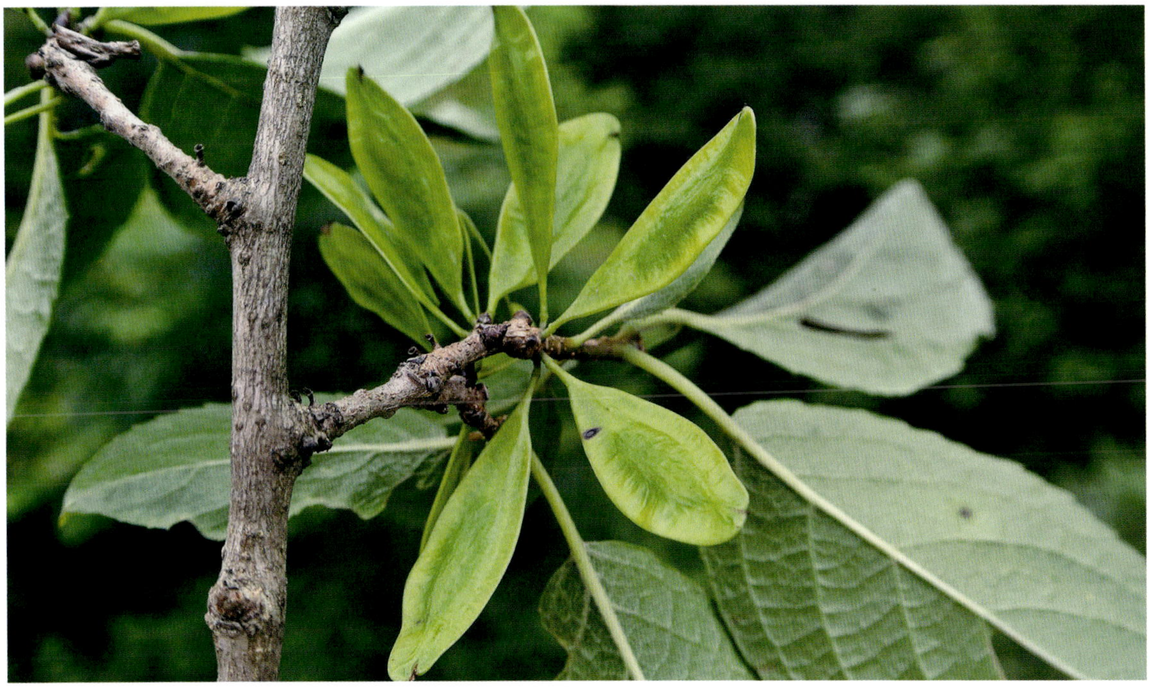

293 杜鹃花

杜鹃花科 杜鹃 *Rhododendron simsii* Planchon

佤名： dāi blie ia [tai plɛ̱ ʔi̱a]（呆憋呀）

别名： 红踯躅、山石榴、映山红

植物形态： 半常绿或落叶灌木。全株不被鳞片。分枝多，幼枝密被亮褐色扁平糙伏毛。叶片密集于枝条上部，椭圆形、卵形、长卵状披针形，长2~6cm，宽1~2.5cm，边缘贴生向上的褐色扁平刚毛，两面疏生褐色、平伏的细长刚毛。花序顶生，有花（2~）3~5（~6）朵；花萼5深裂，裂片长3~7mm，外面密被亮褐色扁平糙伏毛；花冠鲜红色、栗红色、紫色或深紫色，上方1~3裂片内面有深红色斑点，宽漏斗状，长3~5cm，花冠筒部比裂片略长，裂片宽卵形，展开，花冠外洁净；雄蕊10枚，近与花冠等长，花丝下部被微毛。蒴果卵形，长1~1.2cm，5室，外面密被棕色毛。花期4—5月，果期6—8月。

生境分布： 生于海拔（700~）1000~2600m的山坡灌木丛、混交林或次生林内。分布于我国云南、台湾、福建、江西、江苏、浙江、广东、广西、湖南、湖北、四川、贵州、陕西、河南等地；泰国、越南、马来西亚常见栽培。

药用部位： 花、果实

采收加工： 4—5月花盛开时采收，晒干。

性味功效： 酸、甘苦，温。调经，祛风湿。

主治： 月经不调，闭经，跌打损伤，风湿痛，吐血，衄血。

用法用量： 内服：水煎服。

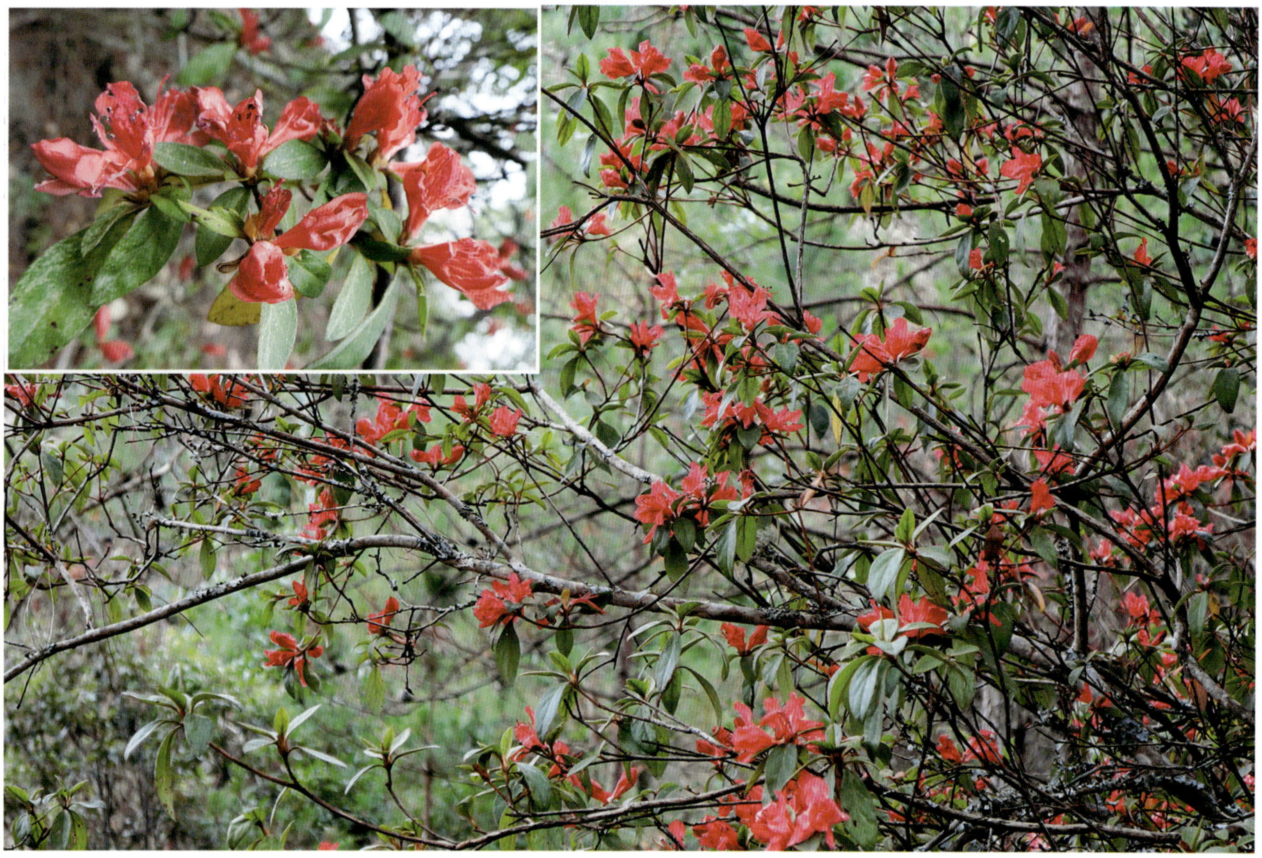

294 杠板归

蓼科 杠板归 *Polygonum perfoliatum* Linnaeus

佤名： gad leing siah [kat leŋ siah]（该累下）

别名： 犁头刺、蛇牙草、蛇不过

植物形态： 一年生攀援草本。茎多分枝，具纵棱，沿棱具稀疏的倒生皮刺。叶片薄纸质，三角形，先端钝或微尖，基部截形或微心形，长 3~7cm，上面无毛，下面沿叶脉疏生皮刺；叶柄与叶片近等长，具倒生皮刺，盾状着生于叶片的近基部；托叶鞘草质，圆形或近圆形，叶状，绿色，直径 1.5~3cm。总状花序呈短穗状，长 1~3cm，不分枝，顶生或腋生；苞片卵圆形，每苞片内具花 2~4 朵；花被长约 3mm，5 深裂，裂片白色或淡红色，果期增大，呈肉质，深蓝色；雄蕊 8 枚，略短于花被；花柱 3 个，中下部合生。瘦果球形，黑色，有光泽，直径 3~4mm，包于宿存花被内。花期 6—8 月，果期 7—10 月。

生境分布： 生于海拔 500~2100m 的草坡、山谷密林、林缘、山坡路边、河滩或山谷灌丛等处。在中国广布；朝鲜、日本、印度尼西亚、菲律宾、印度及俄罗斯亦有。

药用部位： 全株

采收加工： 夏秋季采收，切段，晒干。

性味功效： 酸，凉。清热解毒，利尿消肿。

主治： 毒蛇咬伤，消炎，急性扁桃体炎，肾炎水肿，气管炎，咳嗽，百日咳，痈疮肿毒。

用法用量： 内服：水煎服，15~20g。外用：取药汁外洗患处。

附方

1. **肾炎：** 本品 15g、石韦 10g、白花蛇舌草 15g、野绿谷根 15g，水煎服，每日 3 次。
2. **皮肤过敏：** 本品 15g、木贼 15g、九里光 15g，水煎服，每日 3 次。本方可用来煎汤外洗。
3. **扁桃体炎：** 本品 20g、鬼针草 15g，水煎服，每日 3 次。

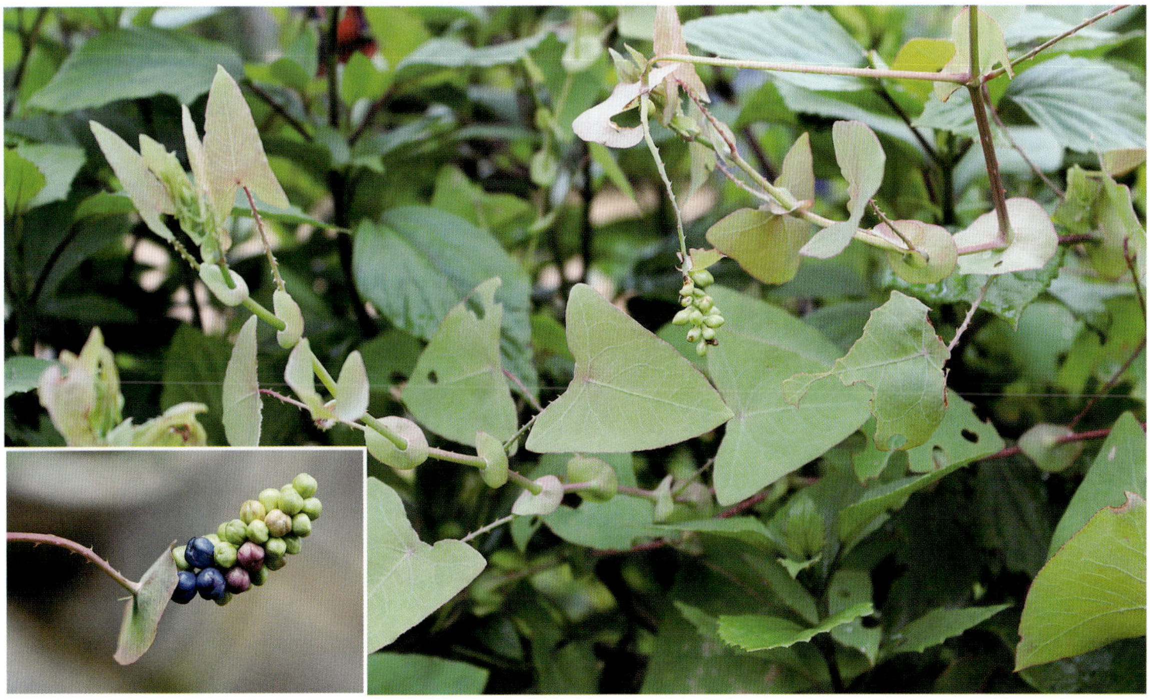

295 杏叶防风

伞形科 杏叶茴芹 *Pimpinella candolleana* Wight & Arnott

佤名： gaing kee dīag [kaiŋ kʰɯ tiak]（埂克叠）

别名： 马蹄防风、兔耳防风、犁头尖

植物形态： 多年生草本。根长圆锥形，长约10cm，分叉少。基生叶4~8片，叶片卵状心形或心形，长2~7cm，宽2~5cm，不分裂，稀三出分裂，顶端锐尖，边缘有细圆锯齿，两面均疏生柔毛；茎生叶少，中、下部叶有短柄，叶片不分裂或三出分裂；茎上部叶小，仅具叶鞘，叶片三裂或1~2回羽状分裂，裂片披针形。复伞形花序顶生或侧生，花序梗长4~10cm，被柔毛；总苞片1~5枚，线形，与花柄近等长；花柄10~20根，不等长，被柔毛；花瓣白色，倒心形，顶端凹陷，有内折的小舌片。果实卵球形，基部心形，棱槽内油管2~3根，合生面油管2~4根。花、果期6—10月。

生境分布： 生于海拔1300~3500m的沟边、路旁或林下。分布于我国云南、贵州、四川、广西；印度半岛亦有。

药用部位： 根

采收加工： 秋冬季采挖，洗净，晒干。

性味功效： 辛，温。祛风解表，行气止痛。

主治： 风寒感冒，胃寒气痛，胸腹胀痛，风湿骨痛。

用法用量： 内服：水煎服，10~15g。

附方

1. **感冒：** 本品15g、白虎草10g、紫苏10g、生姜3片，水煎服，每日3次。
2. **头痛：** 本品15g、岩川芎10g、柴胡10g，水煎服，每日3次。
3. **风湿骨痛：** 本品15g、续断15g、五味藤10g、桑枝10g，水煎服，每日3次。

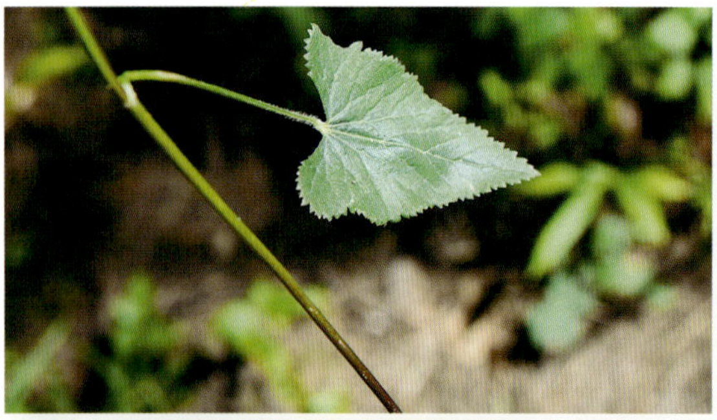

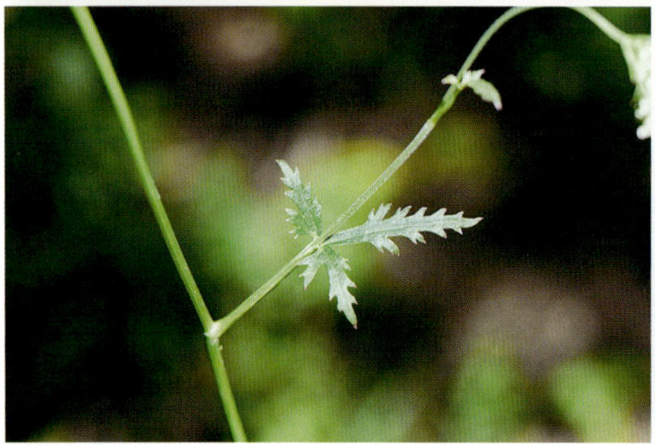

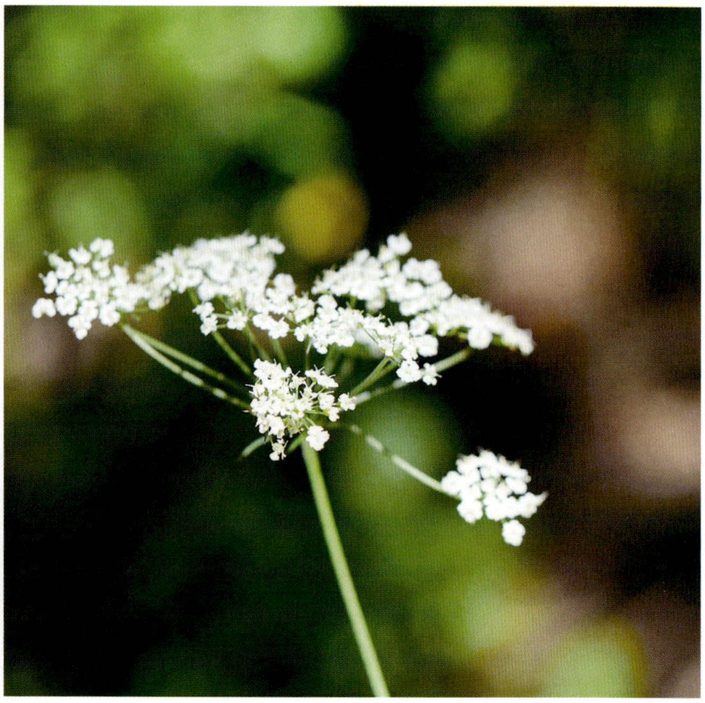

296 杉寄生

桑寄生科 鞘花 *Macrosolen cochinchinensis* (Loureiro) Tieghem

佤名： kaox si dieh [kʰa̠uʔ si te̠h]（栲西蝶）

别名： 桑寄生、枫木寄生、龙眼寄生

植物形态： 灌木。叶革质，阔椭圆形至披针形，有时卵形，顶端急尖或渐尖，基部楔形或阔楔形。总状花序；苞片阔卵形，小苞片三角形，基部彼此合生，花托椭圆状；副萼环状；花冠橙色，冠管膨胀，具 6 棱，裂片披针形，反折；花柱线状，柱头头状。果近球形，橙色。花期 2—6 月，果期 5—8 月。

生境分布： 生于海拔 20~1600m 的平原或山地常绿阔叶林中。寄生于壳斗科、山茶科、桑科植物或枫香、油桐、杉树等多种植物上。产于我国西藏（墨脱）、云南、四川、贵州、广西、广东、福建；国外尼泊尔、印度东北部、孟加拉国和亚洲东南部各国均有分布。

药用部位： 带叶茎枝

采收加工： 全年均可采收，切片，晒干。

性味功效： 苦、甘，平。祛风除湿，清热止咳，补肝肾。

主治： 痧症，痢疾，咯血，风湿筋骨痛。

用法用量： 内服：水煎服。外用：嫩枝叶适量，捣敷。

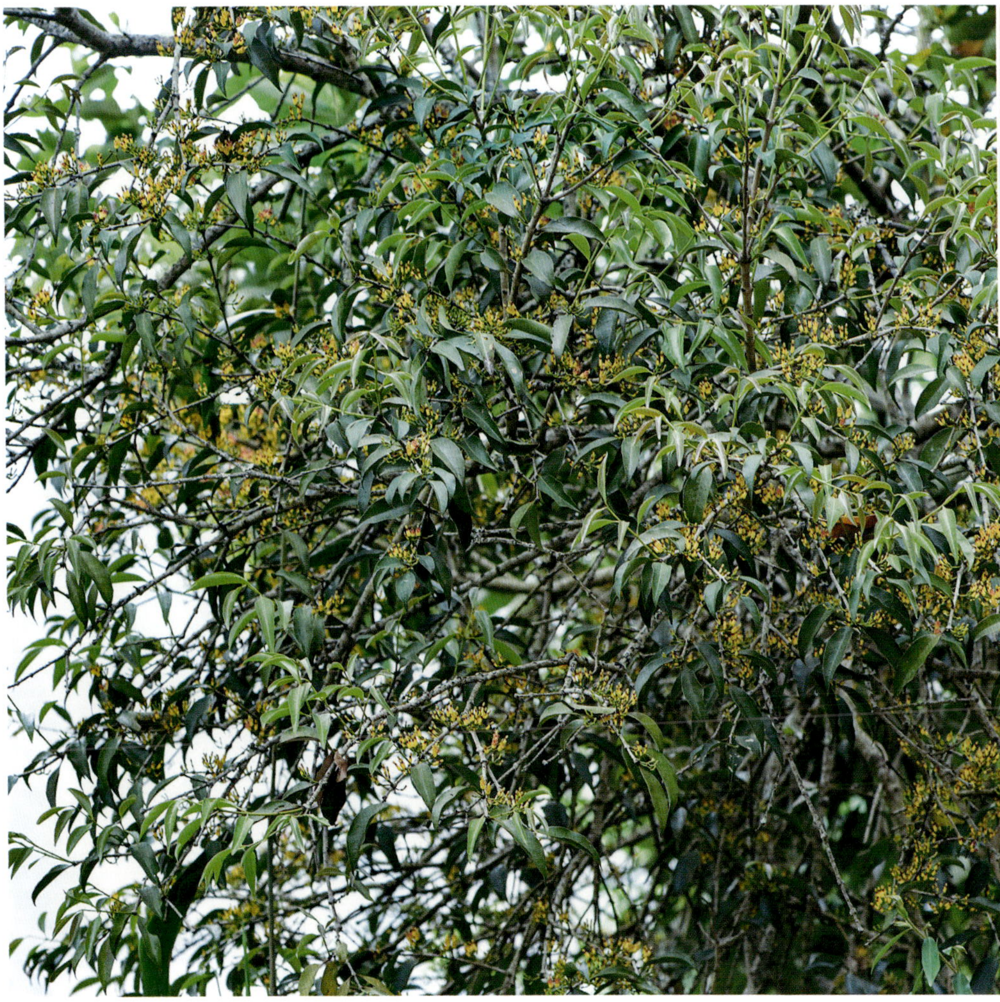

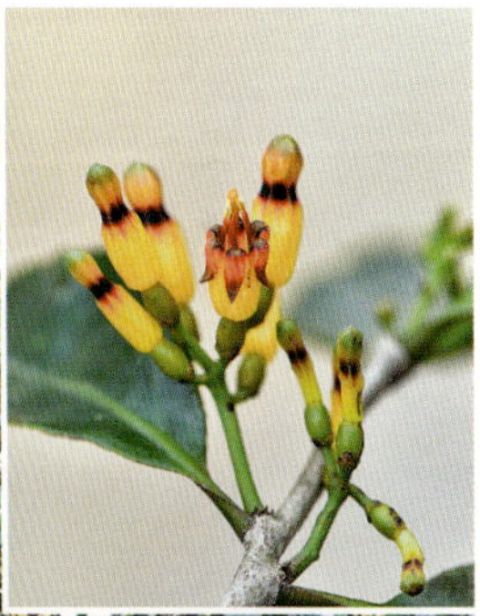

297 杧果

漆树科 杧果 *Mangifera indica* Linnaeus

佤名： blix mag moung [pli̯ʔ ma̱k mo̱ŋ]（布利芒梦）

别名： 马蒙、莽果、麻蒙果

植物形态： 常绿乔木。单叶互生，常聚生枝顶，薄革质，叶的形状和大小变化较大，常为长圆状披针形或长圆形，长12~30cm，宽3.5~6.5cm，先端渐尖、长渐尖或急尖，两面无毛，叶面略具光泽，侧脉20~25对。圆锥花序顶生，长20~35cm，尖塔形，多花密集，被黄色微柔毛；花小，杂性，黄色或淡黄色；花瓣5枚，长圆形或长圆状披针形，长3.5~4mm，宽约1.5mm，无毛，里面中下部具3~5条棕褐色突起的脉纹，开花时外卷；花盘膨大，肉质，5裂，在雄花中明显；雄蕊常仅1个发育。核果大，卵圆形或长圆形或近肾形，外果皮成熟时黄色，中果皮肉质，肥厚，成熟时黄色，味甜，果核纤维质，坚硬。花期3—4月，果期5—7月。

生境分布： 生于海拔200~1350m的林中，或栽培。分布于我国云南、广西、广东、福建、台湾；中南半岛、印度和马来西亚现已广为栽培。

药用部位： 茎皮、叶

采收加工： 全年可采收，洗净，切片，晒干或鲜用。

性味功效： 甘、酸、涩，凉。

主治： 淋巴结核，跌打损伤，风湿骨痛。

用法用量： 内服：水煎服。外用：叶水煎外洗或熏蒸。

附方

风湿骨痛： 本品叶、松针、血满草、九里光、大血藤等各适量，水煎作洗澡药或熏蒸药。

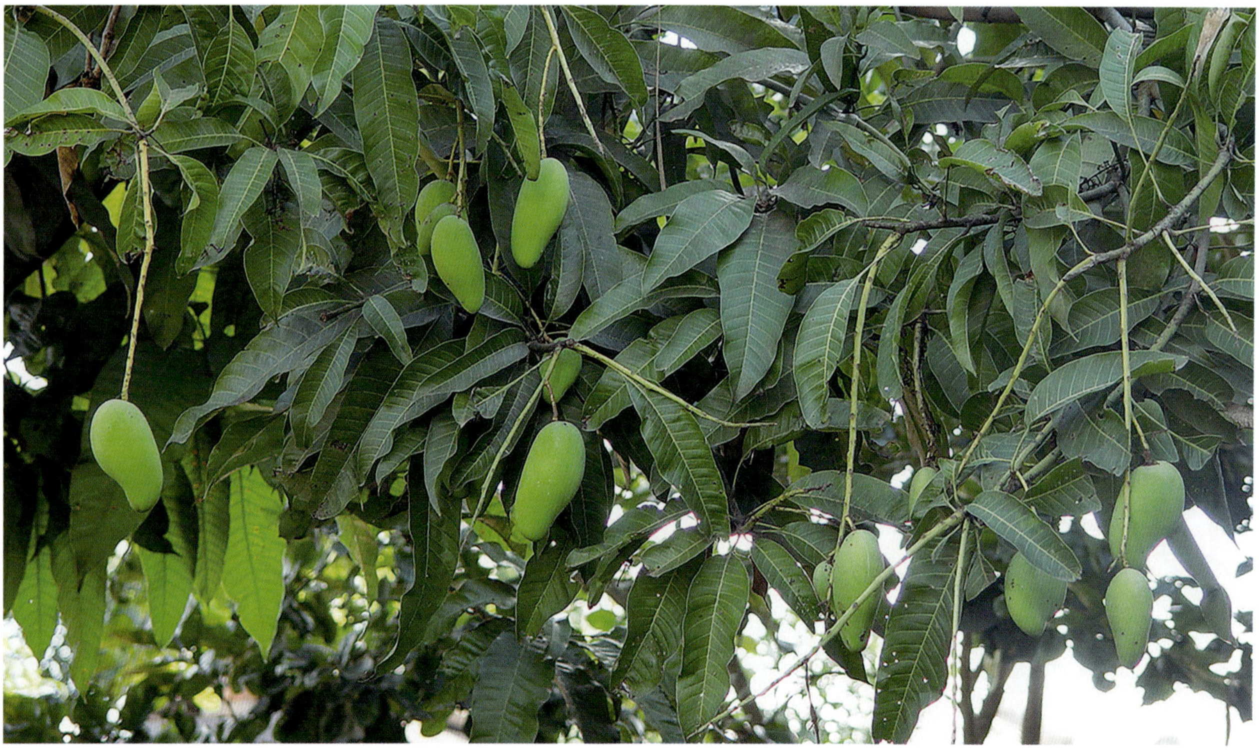

298 豆豉草

败酱科　长序缬草　*Valeriana hardwickii* Wallich

佤名： gad heeig siah [ka̠t hu̠ik si̠ah]（该嘿下）

别名： 通经草、疳积药、小蜘蛛香

植物形态： 多年生草本。根状茎近念珠状。茎直立，圆柱形，中空、具纵棱槽。基生叶羽状全裂或浅裂，稀不分裂而为心形叶，长 3.5~7cm，宽 1.5~3cm，顶端长渐尖，基部近圆形，边缘具齿或全缘，具细长的柄；茎生叶与基生叶相似。圆锥状聚伞花序顶生或腋生。花小，白色，花冠长 1.5~2.5mm，漏斗状，花冠裂片 5 枚，卵形，常为花冠长度的 1/2；雄蕊 3 枚，插生于花冠管上，与花冠等长或伸出。果序极度延展，长达 70cm。瘦果宽卵形至卵形，长 2~3mm。花期 6—8 月，果期 7—10 月。

生境分布： 生于海拔 1000~3500m 的溪边、沟旁、林缘、草坡。分布于我国云南、广西、广东、江西、湖南、湖北、四川、贵州、西藏；不丹、尼泊尔、印度、缅甸、巴基斯坦、印度尼西亚、苏门答腊、爪哇亦有。

药用部位： 全株

采收加工： 夏秋季采收，洗净，晒干。

性味功效： 辛、甘，平。活血调经，祛风利湿，健脾消积。

主治： 月经不调，闭经，小儿疳积，消化不良。

用法用量： 内服：水煎服，10~15g，或浸酒。外用：水煎外洗。

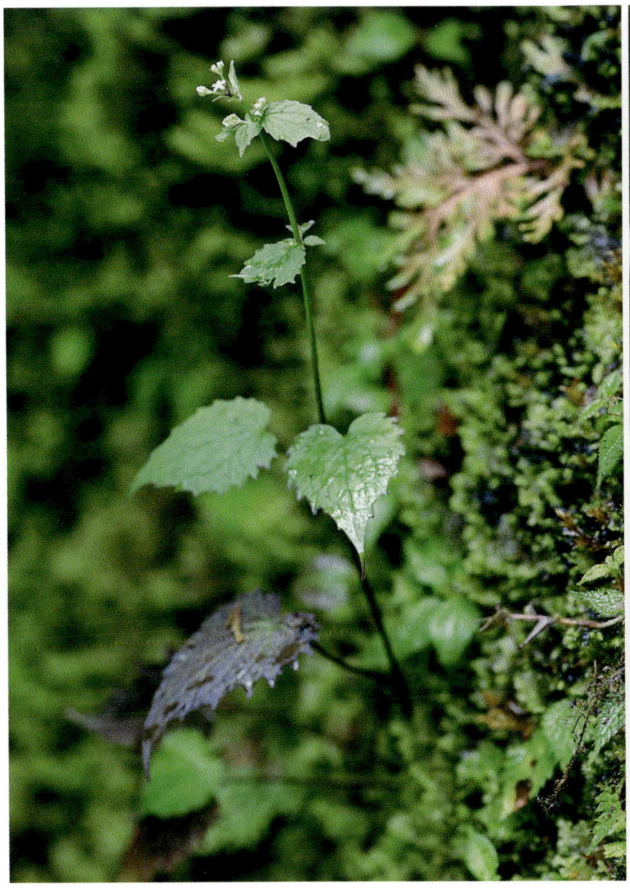
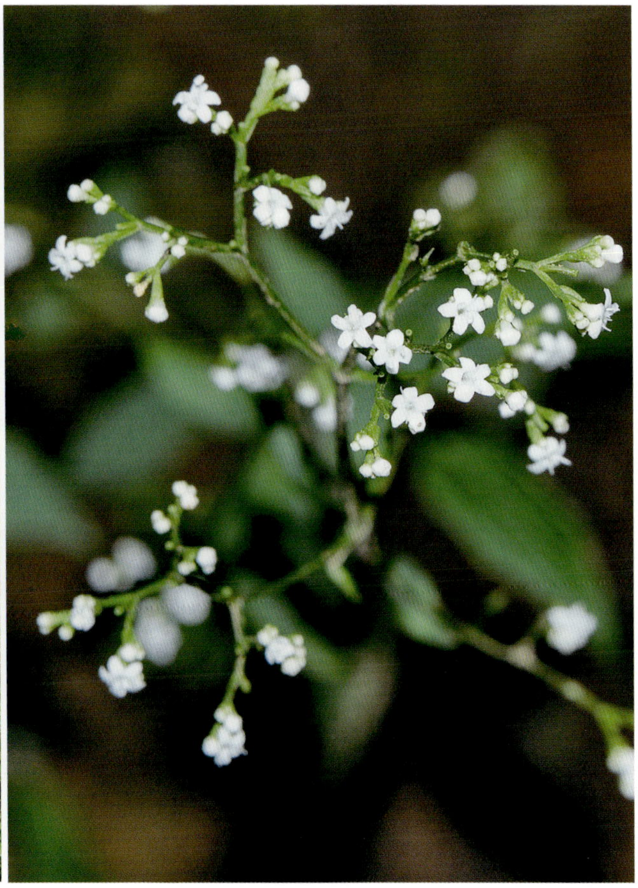

299 豆腐渣果

山龙眼科 深绿山龙眼 *Helicia nilagirica* Beddome

佤名： kaox si nbou [kʰa̠uʔ si bo̠]（栲西柏）

别名： 山葫芦、母猪果

植物形态： 乔木。叶革质，倒卵状长圆形、椭圆形、卵状椭圆形至长圆状披针形，长（5~）10~17（~23）cm，宽（2.8~）4.5~9cm，基部楔形或下延，两面无毛，全缘或具粗牙齿状锯齿，侧脉5~8对，在两面均明显；叶柄长（0.5~）1.5~3.5cm。总状花序生于枝上或落叶腋部，长12~16cm；花梗多双生，长（1.5~）2~3mm；花浅黄色或白色，长1.2~1.9cm，腺盘4裂，基部贴生成环。果稍扁球形，长2.5~3.5cm，直径达4.2cm，无毛，果皮木质，厚约4mm。花期5—8月，果期11月至翌年7月。

生境分布： 常生于海拔 1100~2100m 的山坡阳处或疏林中。分布于我国云南；印度亦有。

药用部位： 根、叶

采收加工： 全年可采收。根切片，晒干，叶切细，晒干。

性味功效： 涩，凉。收敛，解毒。

主治： 肠炎，腹泻，食物中毒。

用法用量： 内服：水煎服，50~100g。

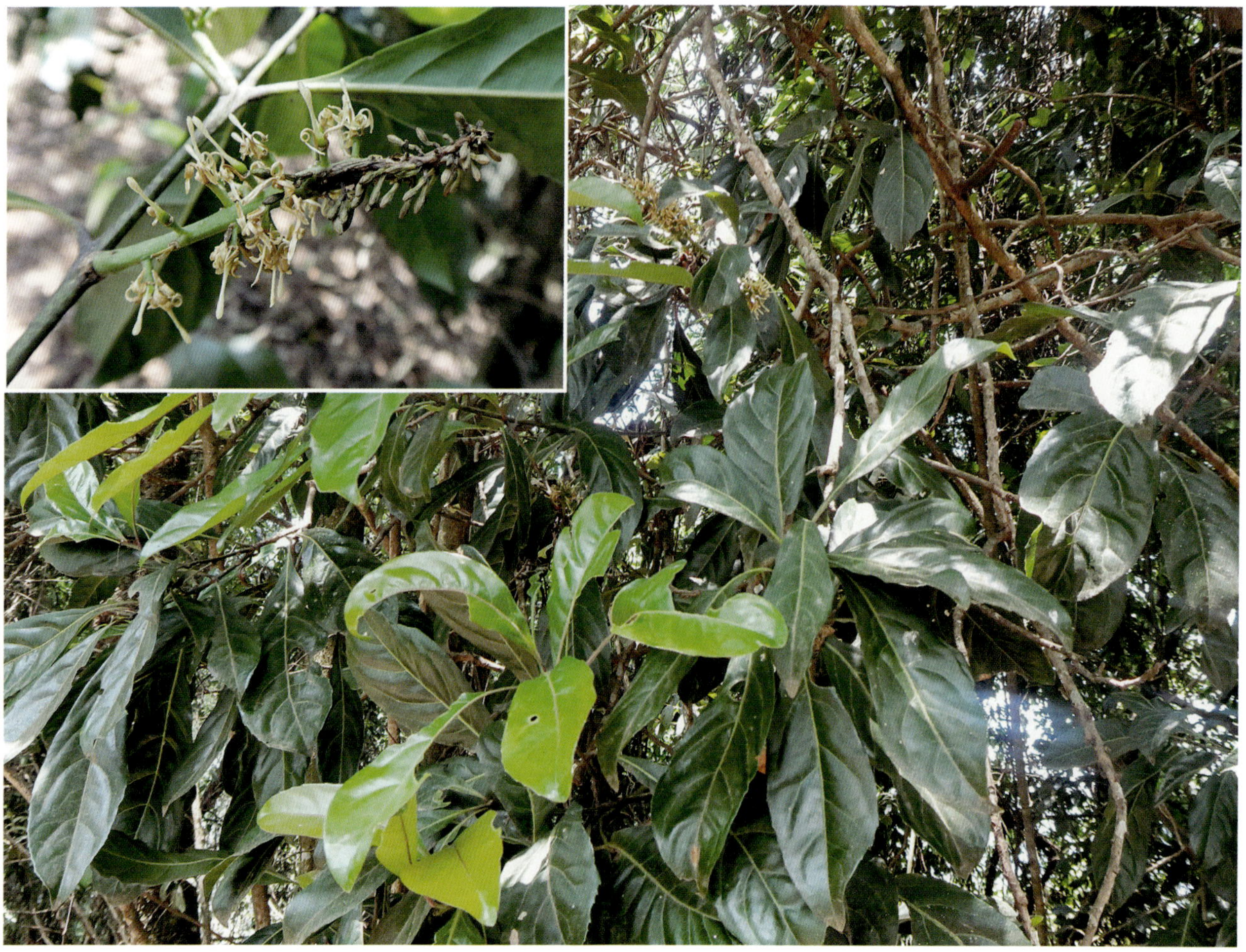

300 豆薯

豆科 豆薯 *Pachyrhizus erosus* (Linnaeus) Urban

佤名： blix hri [pli̱ʔ rʰi̱]（布利蕊）

别名： 地瓜、凉薯、地萝卜

植物形态： 粗壮、缠绕、草质藤本。根块状，大，纺锤形或扁球形，一般直径在 20~30cm，肉质。三出羽状复叶；小叶片菱形或卵形，长 4~18cm，宽 4~20cm，中部以上不规则浅裂，侧生小叶的两侧极不等，仅下面被微毛。总状花序长 15~30cm，每节有花 3~5 朵；萼长 9~11mm，被紧贴的长硬毛；花冠浅紫色或淡红色，旗瓣近圆形，长 15~21mm，中央近基部处有一黄绿色斑块和 2 枚胼胝状附属物，瓣柄以上有 2 枚半圆形、直立的耳，翼瓣镰刀形，基部具线形、向下的长耳，龙骨瓣近镰刀形，与旗瓣近等长。荚果带形，长 7.5~13cm，宽 10~15mm，扁平，被细长糙伏毛。花期 8 月，果期 11 月。

生境分布： 原产热带美洲，我国云南、四川、贵州、广西、广东、海南、福建、台湾、湖南、湖北有栽培；现广泛栽培于热带地区。

药用部位： 种子、块根

采收加工： 种子：成熟时采摘，晒干。块根：秋季采挖，洗净，多鲜用。

性味功效： 微甜，热。种子有毒。止咳平喘，清火解毒，杀虫。

主治：

用法用量： 内服：水煎服，根 20~30g。外用：种子捣烂敷。

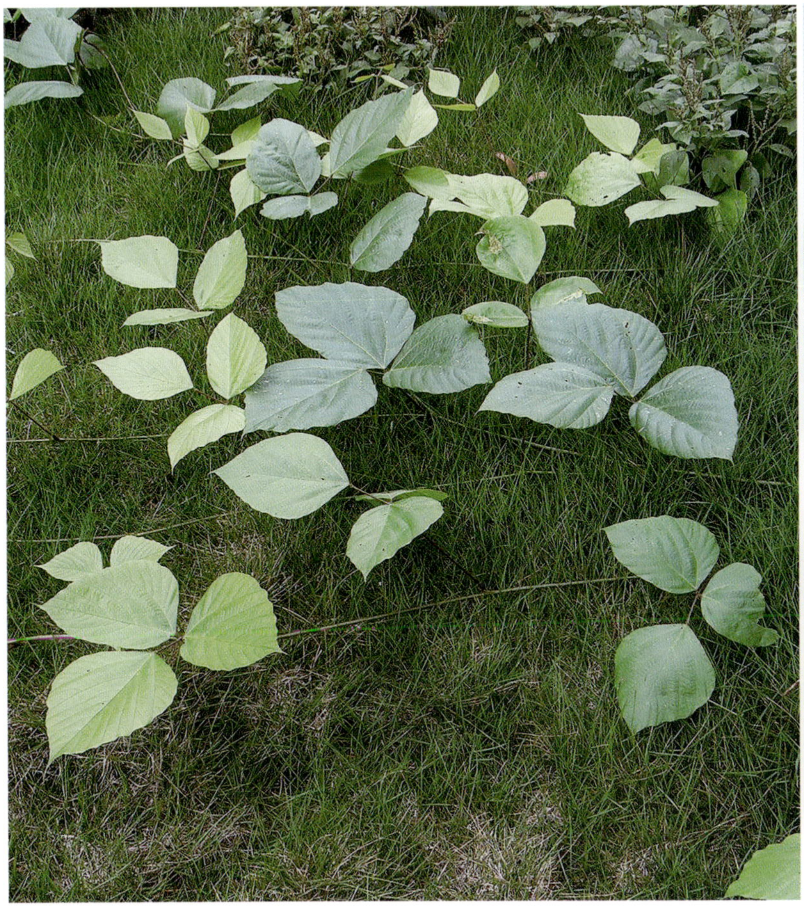

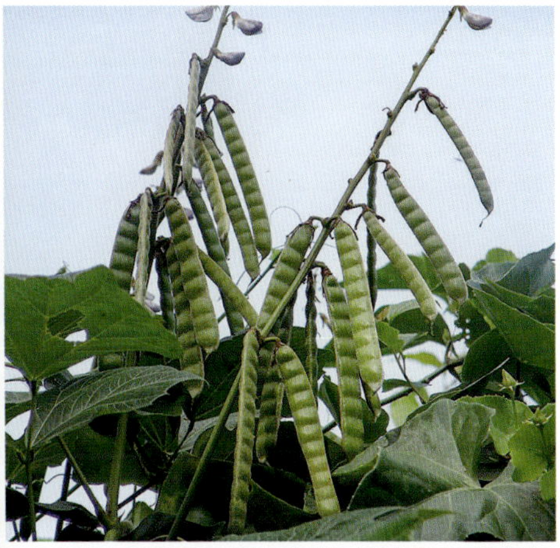

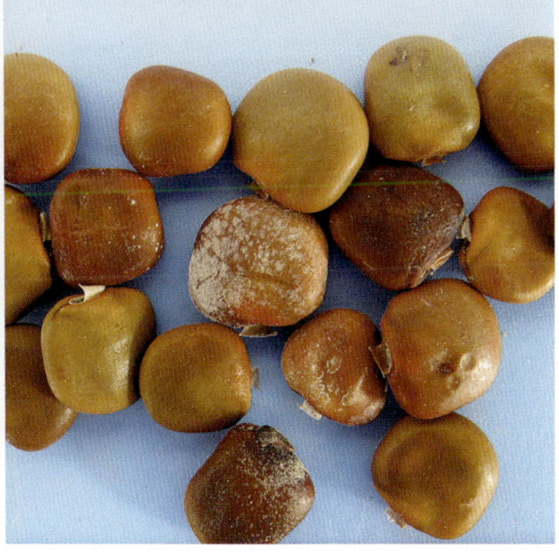

301 豆瓣绿

胡椒科　豆瓣绿　*Peperomia tetraphylla* (G. Forster) Hooker & Arnott

佤名： rīb rang [rip raŋ]（日然）

别名： 豆瓣菜、豆瓣如意

植物形态： 肉质、丛生草本。茎匍匐，多分枝。叶密集，穗状花序单生。浆果近卵形，长近1mm，顶端尖。花期2—4月及9—12月。

生境分布： 生于潮湿的石上或枯树上。产于我国台湾、福建、广东、广西、贵州、云南、四川及甘肃南部和西藏南部。

药用部位： 全草

采收加工： 全年可采，鲜用或晒干。

性味功效： 微苦，温。祛风除湿，止咳祛痰，活血止痛。

主治： 跌打损伤，肺结核，哮喘，支气管炎。

用法用量： 内服：水煎服。

附方

哮喘：本品适量，水煎服。

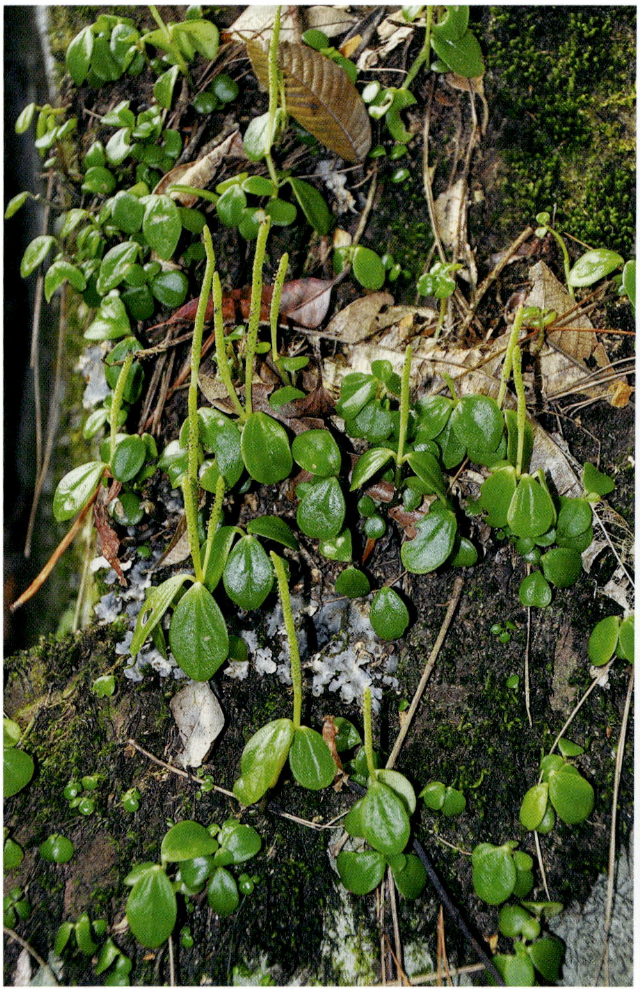

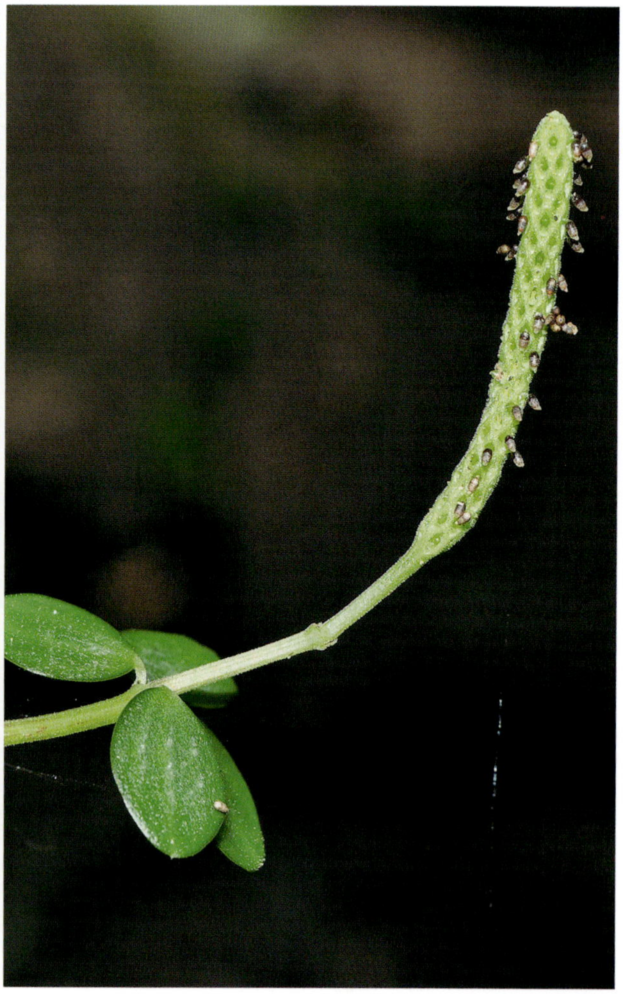

302 两型豆

豆科 两型豆 *Amphicarpaea edgeworthii* Bentham

佤名： iien dīag [ʔi̱ɛn tiak]（盐叠）

别名： 大麻药、野毛扁豆、山巴豆

植物形态： 一年生缠绕草本。茎被淡褐色柔毛。叶具羽状 3 小叶；顶生小叶菱状卵形或扁卵形，长 2.5~5.5cm，宽 2~5cm，两面常被贴伏的柔毛。花二型：生在茎上部的为正常花，排成腋生的短总状花序，有花 2~7 朵，各部被淡褐色长柔毛；苞片近膜质，卵形至椭圆形，长 3~5mm，具线纹多条，腋内通常具花 1 朵。花冠淡紫色或白色。荚果二型；生于茎上部的完全花结的荚果为长圆形或倒卵状长圆形，长 2~3.5cm，宽约 6mm，扁平，微弯，被淡褐色柔毛，以背、腹缝线上的毛较密；种子 2~3 粒，肾状圆形，黑褐色，种脐小；由闭锁花伸入地下结的荚果呈椭圆形或近球形，不开裂，内含 1 粒种子。花、果期 8—11 月。

生境分布： 生于海拔 300~1800m 的山坡路旁及旷野草地上。产于我国东北、华北至陕、甘及江南各地；俄罗斯、朝鲜、日本、越南、印度亦有分布。

药用部位： 根

采收加工： 全年可采收，除去杂质，切片，晒干。

性味功效： 麻，凉。清热利咽。

主治： 咽喉疼痛，牙齿肿痛。

用法用量： 内服：水煎服。

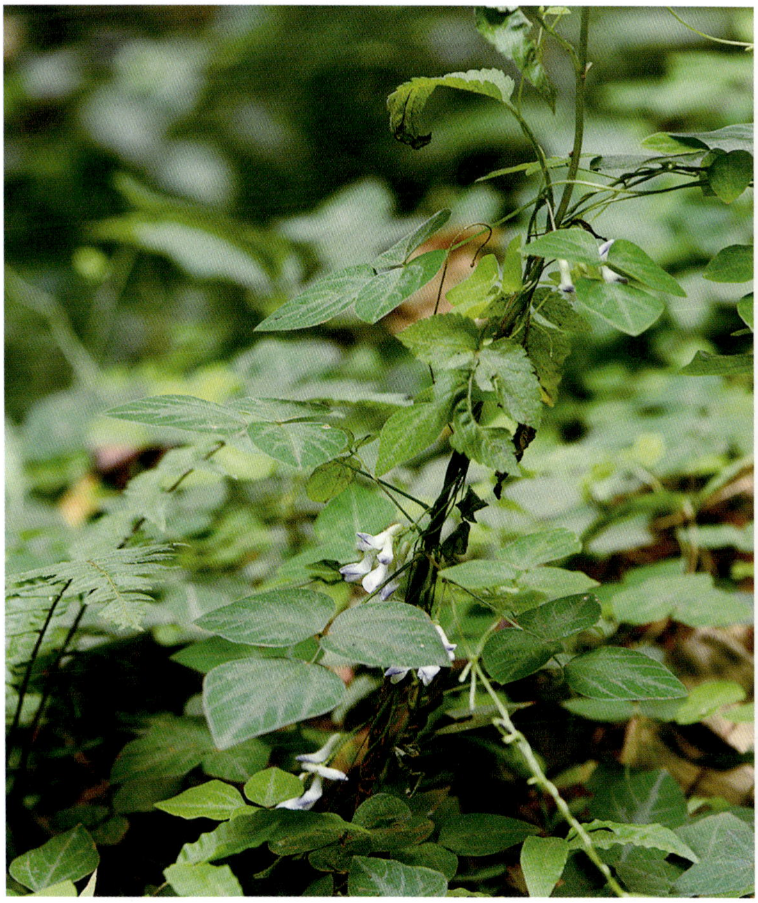

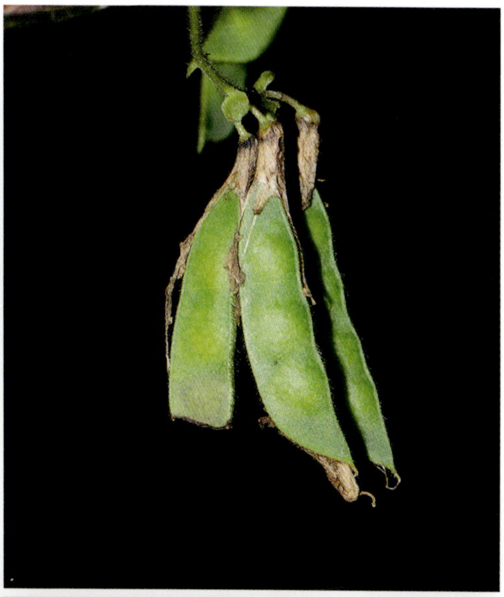

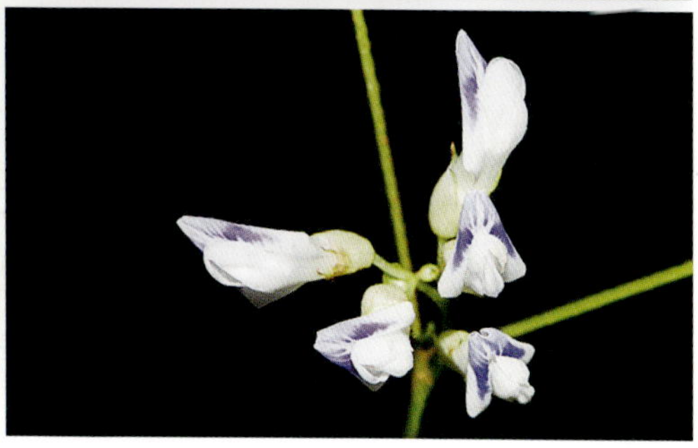

303 旱莲草

菊科 鳢肠 *Eclipta prostrata* (Linnaeus) Linnaeus

佤名： rīb le mēg [rip lɤ̱ mɤk]（日乐么）

别名： 黑头草、水向葵

植物形态： 一年生草本。叶对生，叶片披针形或线状披针形，长1~11cm，宽0.2~2.2cm，两面密被白色糙伏毛；叶柄近无或极短。头状花序小，径6~8mm，常1~3个顶生或腋生；花序梗长2~4cm；总苞浅钟形；总苞片6~8枚，排列成2层，长5~8mm。雌花花冠舌状，长2~3mm，白色，舌片条状；两性花花冠管状，长约1.5mm，白色。瘦果约2.8×1.5mm，边缘具棱。雌花的瘦果倒卵状三棱形，具3条纵肋，横切面为三角形，两性花的瘦果倒卵状扁棱形，具2条纵肋，横切面为菱形。花期6—9月。

生境分布： 生于海拔 250~1500（~2200）m 的疏林缘、灌丛中、山坡草地、水边、路旁、田边或荒地。分布于我国各地；世界热带和亚热带地区广泛分布。

药用部位： 全草

采收加工： 夏、秋季采收，晒干或鲜用切段用。

性味功效： 甘、酸，寒。滋补肝肾，凉血止血，清热解毒。

主治： 疮疖，黄水疮。

用法用量： 内服：水煎服，15~30g，或压汁内服，5~10mL。外用：鲜品捣烂，炒热取汁擦。

附方

1. **疮疖，黄水疮：** 本品全草适量，捣烂外敷。
2. **月经过多：** 本品 0.5g、益母草 10g、艾叶 0.3g、侧柏炭 0.3g，水煎服，每日 1 剂。

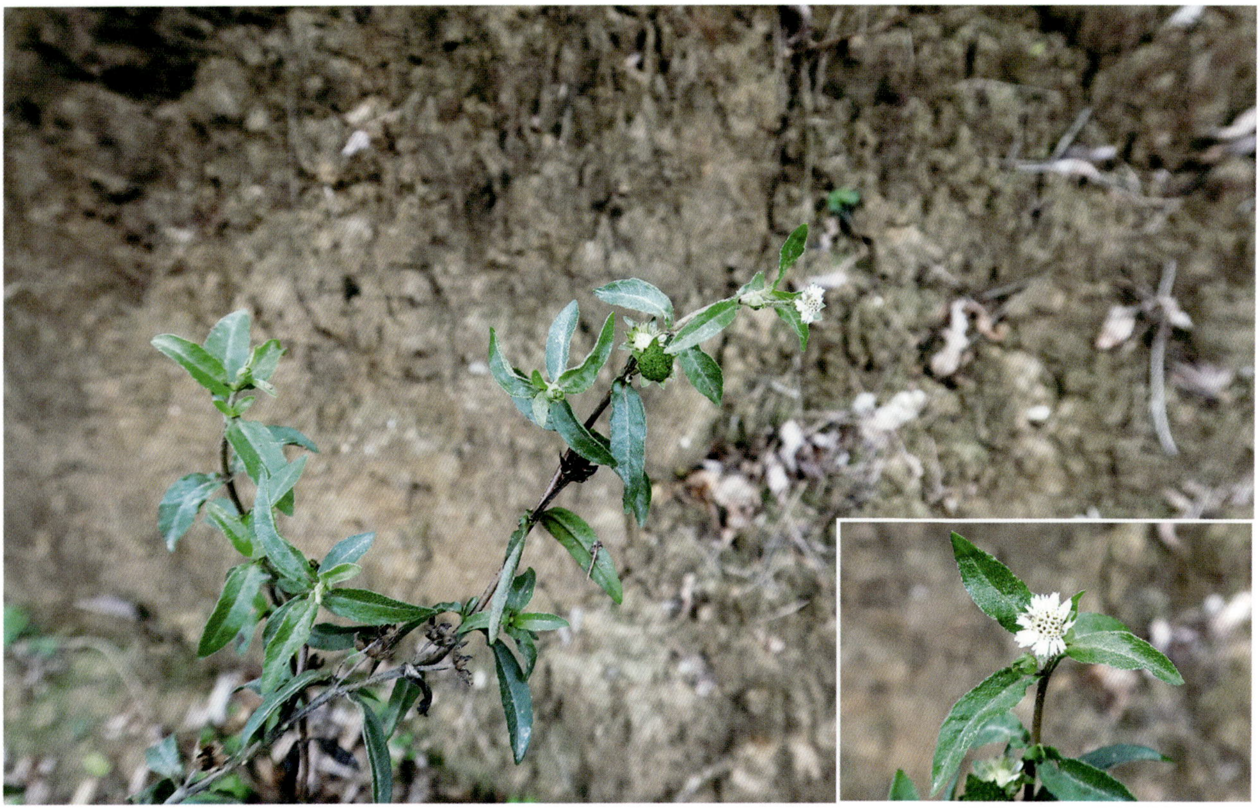

304 旱烟

茄科 黄花烟草 *Nicotiana rustica* Linnaeus

佤名： sub mag ke [sup mak kʰɤ]（撒玛克）

别名： 兰烟、兰花烟、草烟

植物形态： 一年生至多年生草本，高 0.5~1m，全株被腺毛。叶大而厚，卵形或长圆形，长达 30cm 以上，先端钝，基部心形或近心形，边全缘或浅波状，具长柄。总状花序顶生，花淡黄绿色，长约 2.5cm，花冠筒管状钟形，喉部略缢缩，稍被柔毛，长约为萼长的 3 倍，顶端 5 浅圆裂，萼长约 1.3cm，裂片卵形、蒴果卵形至近球形，较宿萼长。种子多数，极小，圆形或长圆形，直径约 0.5mm。花期 7—8 月。

生境分布： 原产南美洲，我国云南有栽培。

药用部位： 叶、全草

采收加工： 秋季采收，洗净，晒干或鲜用。

性味功效： 苦，平。有毒。杀虫，祛风通络，清热解毒。

主治： 叶：疔疮肿毒，牛皮癣，皮炎，头癣，秃疮，毒蛇咬伤，刀伤，皮肤瘙痒，疟疾。全草：农药杀虫剂。

用法用量： 内服：水煎服，5~10g。外用：捣烂外擦患处。

附方

1. **刀伤出血：** 本品、辣子草、蓖麻叶各适量，上药均用鲜品，洗净，切细，捣成泥状，加清酒少许，每日用温开水冲洗后换药 1 次。
2. **牛皮癣：** 本品鲜叶 100g，洗净，捣烂，滤药汁外擦患处，每日 3 次。
3. **水蛭寄生鼻腔：** 本品叶适量，装入烟斗或用纸把烟叶包裹，点燃后吸，吸一口之后紧闭嘴巴，不让烟雾从嘴中吐出，让烟雾完全从鼻孔缓缓冒出，如此反复，直至水蛭自行脱出鼻为止。

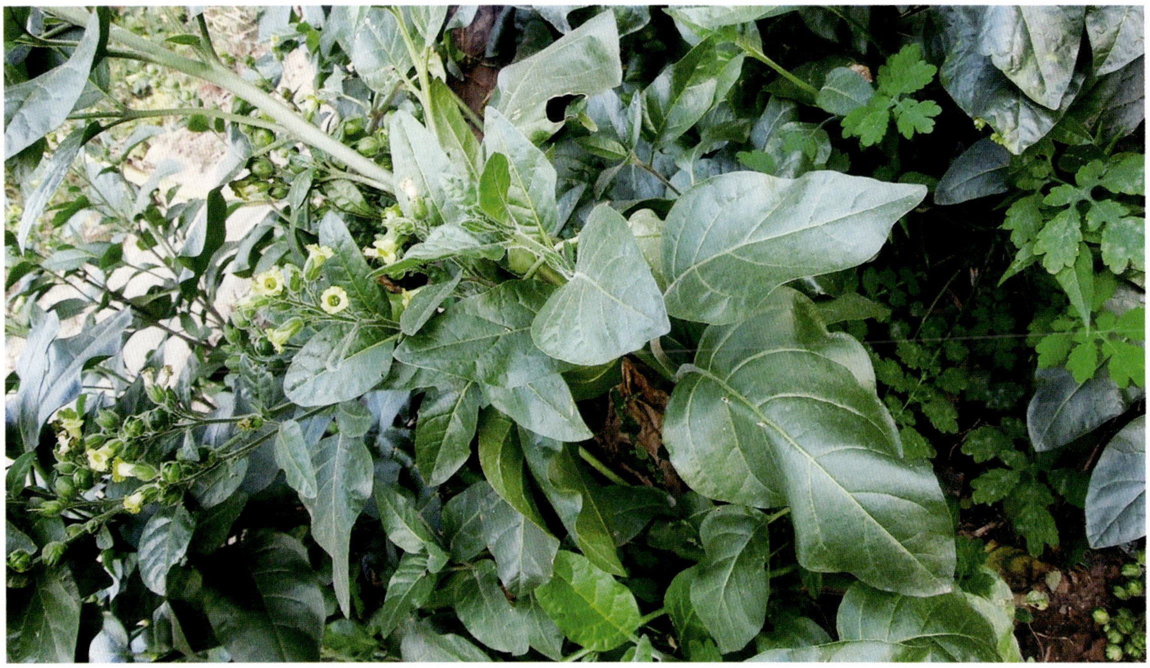

305 吴茱萸

芸香科 吴茱萸 *Tetradium ruticarpum* (A. Jussieu) T. G. Hartley

侗名：kaox si mgieb noung [k^{h}a̱uʔ si ge̱p no̱ŋ]（栲西吉浓）

别名：吴萸、如意子

植物形态：小乔木或灌木。枝幼时被毛，其后脱落，具圆形而细小的皮孔及纵皱纹。奇数羽状复叶，连叶柄长20~45cm；小叶5~9片，对生或有时互生；小叶片椭圆形至卵形，纸质，长6~15cm，宽3~7cm，全缘，表面深绿色，脉上密被柔毛，背面青色，密被长柔毛，尤其在脉上更明显，腺点大，小叶柄长2~5mm。聚伞圆锥花序，顶生，花轴粗壮，密被淡黄褐色柔毛；花5基数，黄白色；花瓣长圆形，长4~6mm，端尖或微钝，基部截平而厚，内面被白色长柔毛，外面中肋被疏毛；雄蕊5枚，子房心皮1~4枚，稀5枚。每分果爿有种子1粒；种子卵珠形，黑色，有光泽。花期5—6月，果期8—9月。

生境分布：生于海拔（120~）950~2900m的山坡疏林、旷地，阳处；常见村旁栽培。分布于我国云南、四川、贵州、湖北、湖南、江西、安徽、浙江、江苏、广东、广西、陕西、福建、台湾；尼泊尔、不丹、印度、缅甸亦有，日本有栽培。

药用部位：未成熟果实、叶

采收加工：未成熟果实：8—11月，果实尚未开裂时，剪下果枝，除去枝叶果梗等杂质，晒干或低温干燥。叶：全年可采收，晒干。

性味功效：辛、苦，热。有小毒。温中散寒，疏肝止痛，降逆止呕。

主治：肠胃炎，胃脘痛，呃逆吞酸，呕吐腹泻，痢疾，消化不良，急腹症，婴儿腹痛，小儿发热，感冒，头痛，寒湿脚气，疝痛，痛经，风湿骨痛，毒蛇咬伤，蛲虫病，无名肿毒。外用：原发性高血压，湿疹，口疮。

用法用量：内服：水煎服，1.5~4.5g。外用：研末调敷或水煎外洗。

附方

胃病：本品、砂仁、草果、木香各适量，水煎服。

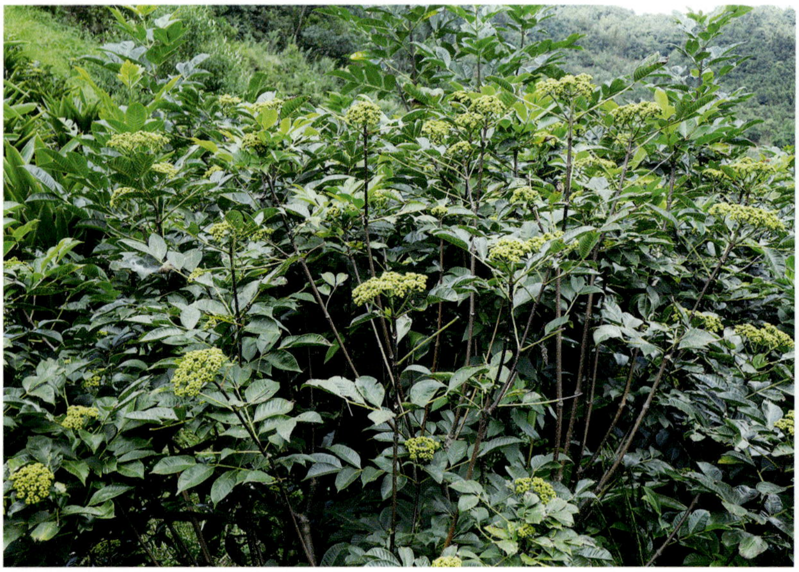

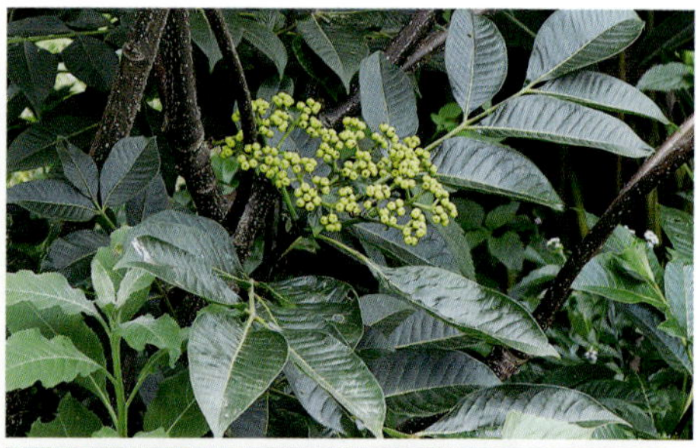

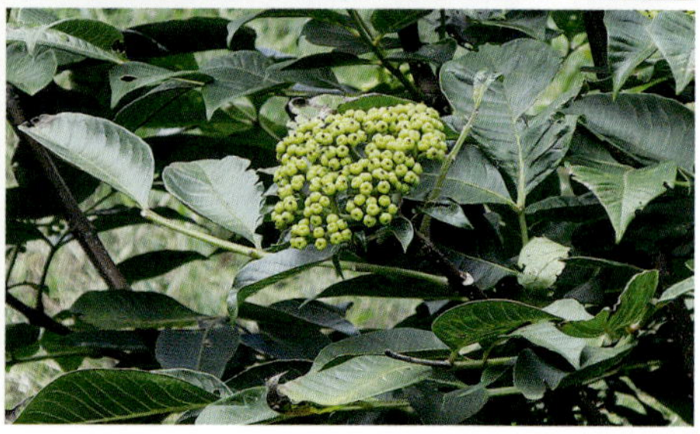

306 吹风散

五味子科 异形南五味子 *Kadsura heteroclita* (Roxburgh) Craib

佤名： mgōung kiou yīex [go̱ŋ kʰi̱o ʑɛʔ]（公扣叶）

别名： 冷饭团、地血香、通血香

植物形态： 常绿木质大藤本，无毛；小枝有明显深入的纵条纹，具椭圆形点状皮孔，老茎木栓层厚，块状纵裂。叶卵状椭圆形至阔椭圆形，长 6~15cm，宽 3~7cm，先端渐尖或急尖，基部阔楔形或近圆钝，全缘或上半部边缘有疏离的小锯齿，侧脉每边 7~11 条。花单生于叶腋，雌雄异株，花被片白色或浅黄色，11~15 片，外轮和内轮的较小，中轮的最大 1 片，椭圆形至倒卵形，长 8~16mm，宽 5~12mm；雌蕊群近球形，直径 6~8mm，具雌蕊 30~55 枚。聚合果近球形，直径 2.5~4cm；成熟心皮倒卵形，长 10~22mm。花期 5—8 月，果期 8—12 月。

生境分布： 生于海拔 400~900m 的山谷、溪边或密林中。分布于我国云南、湖北、广东、海南、广西、贵州；孟加拉国、越南、老挝、缅甸、泰国、印度、斯里兰卡、苏门答腊岛等地亦有。

药用部位： 藤茎、根

采收加工： 全年可采收。

性味功效： 辛，微温。有香气。祛风除湿，理气止痛。

主治： 根、藤：跌打损伤，神经衰弱，胃肠炎，筋骨痛。

用法用量： 内服：水煎服，15~20g，或泡酒服。

附方

1. **跌打损伤：** 本品适量，泡白酒 5~10 天后内服，每次 20mL，每日 1 次。
2. **胃痛：** 本品 15g、金线吊葫芦 5g、七叶一枝花 6g，水煎服，每日 2 次。
3. **骨质增生：** 本品 30g、大树跌打 20g、桂花秧 20g、虎杖 20g、青树秧 10g、石柑子 10g、龙爪树叶 10g、岩笋 10g、金不换 10g，捣烂包于患处，3 日换一次药，6 日为一个疗程。

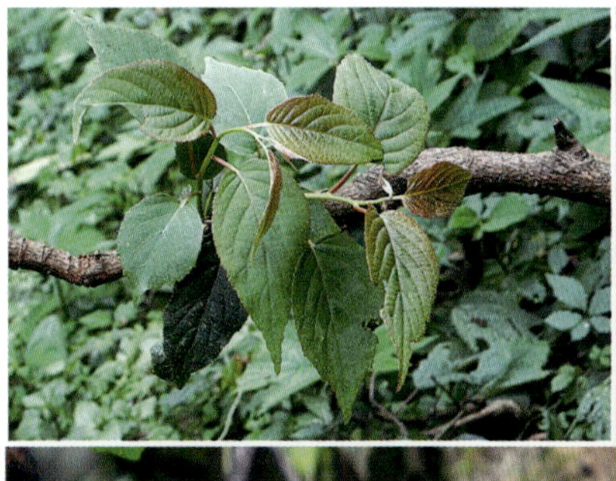

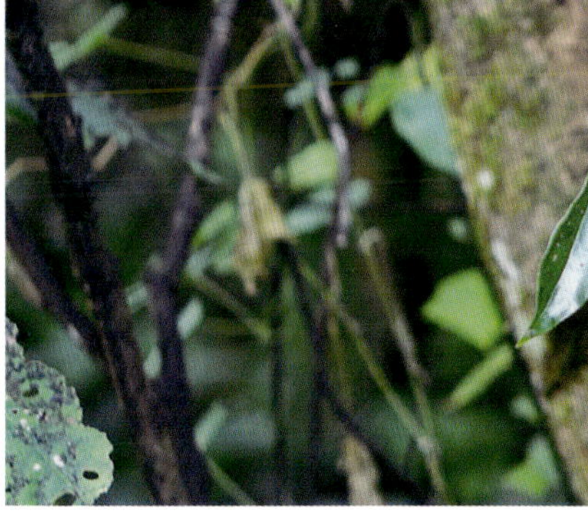

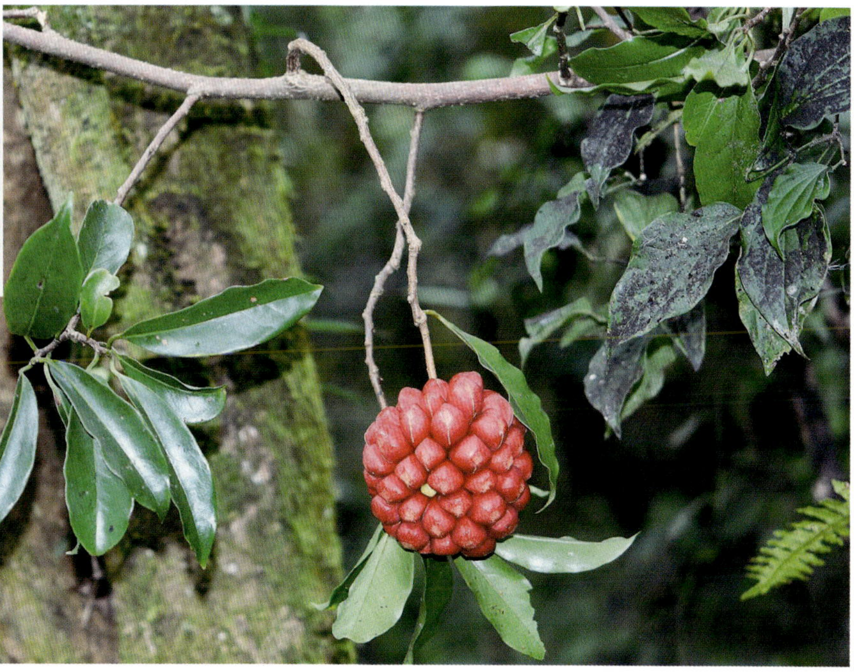

307 何首乌

蓼科 何首乌 *Fallopia multiflora* (Thunberg) Haraldson

佤名： hnu gōui ia [nʰu̠ koi ʔi̠a]（努乖呀）

别名： 首乌、生药乌、夜交藤

植物形态： 多年生草本。块根肥厚，长椭圆形，黑褐色。茎缠绕，长2~4m，多分枝，具纵棱，无毛，微粗糙，下部木质化。叶卵形或长卵形，长3~7cm，宽2~5cm，顶端渐尖，基部心形或近心形，两面粗糙，边缘全缘；叶柄长1.5~3cm；托叶鞘膜质，偏斜，无毛，长3~5mm。花序圆锥状，顶生或腋生，长10~20cm，分枝开展，具细纵棱，沿棱密被小突起；苞片三角状卵形，具小突起，顶端尖，每苞内具2~4花；花梗细弱，长2~3mm，下部具关节，果时延长；花被5深裂，白色或淡绿色，花被片椭圆形，大小不相等，外面3片较大背部具翅，果时增大，花被果时外形近圆形，直径6~7mm；雄蕊8枚，花丝下部较宽；花柱3个，极短，柱头头状。瘦果卵形，具3条棱，长2.5~3mm，黑褐色，有光泽，包于宿存花被内。花期8—9月，果期9—10月。

生境分布： 生于海拔200~3000m的山谷灌丛、山坡林下或沟边石隙。产我国陕西南部、甘肃南部、华东、华中、华南、四川、云南及贵州；日本亦有。

药用部位： 块根

采收加工： 全年均可采收，洗净，切片，晒干。

性味功效： 苦、甘、涩，温。润肠通便，消痈肿，补血补肾。

主治： 高血脂病，便秘，贫血体弱，头晕眼花，腰膝酸软，桡神经损伤，少年白发。

用法用量： 内服：水煎服，10~30g。

附方

1. **少年白发：** 本品500g、黑黄豆1500g，分3次煮烂吃。
2. **贫血体弱，头晕眼花，腰膝酸软：** 本品10~15g，水煎服。
3. **高血脂，桡神经挫伤：** 本品30g，水煎服，早、晚各服1次，1个月为一个疗程。

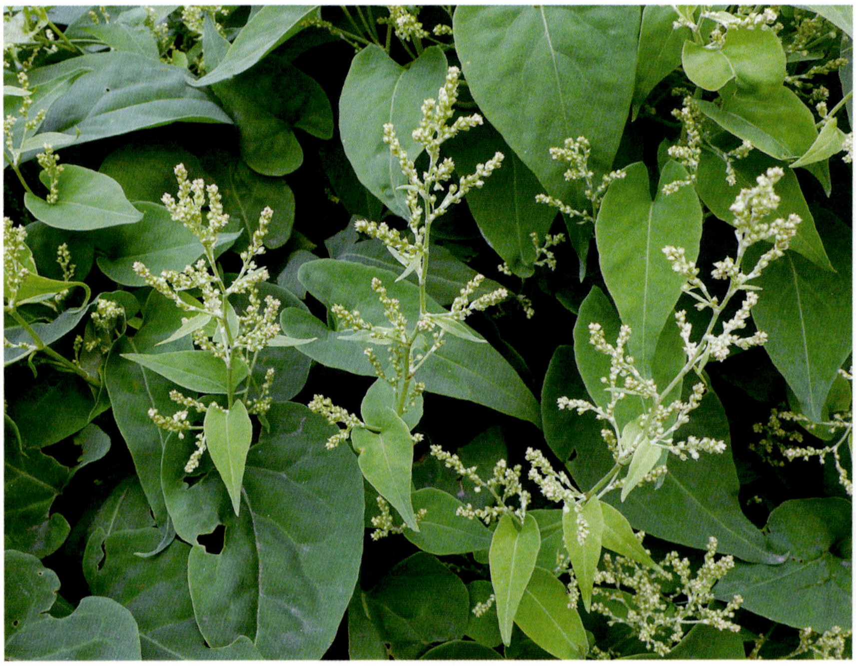

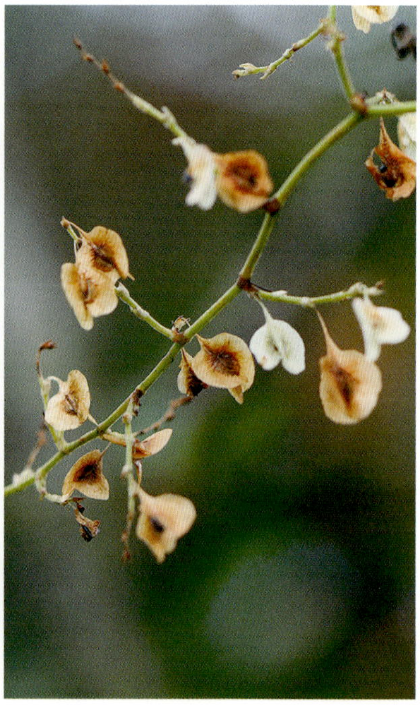

308 伸筋草

石松科 石松 *Lycopodium japonicum* Thunberg in Murray

佤名： mgāi hmoug [gai mʰoŋ]（盖谋）

别名： 翠云草、寸金草、过山龙

植物形态： 多年生植物。匍匐茎地上生，细长横走，侧枝直立，高可达40cm，多回二叉分枝，稀疏，叶螺旋状排列，密集，上斜，披针形或线状披针形，草质，孢子囊穗集生于总柄，总柄上苞片螺旋状稀疏着生，薄草质，形如叶片；孢子囊穗不等位着生，直立，圆柱形，孢子叶阔卵形，先端急尖，具芒状长尖头，边缘膜质，啮蚀状，纸质；孢子囊生于孢子叶腋，略外露，圆肾形，黄色。

生境分布： 生于海拔 1200~3000m 的疏林下及林缘或灌丛草坡。除我国东北三省、内蒙古、青海、山西、山东、香港等地，全国其余各地及台湾均有分布；日本、菲律宾、印度尼西亚、马来西亚、中南半岛、不丹、尼泊尔及印度亦有。

药用部位： 全草、孢子

采收加工： 全草：全年可采收，洗净切碎，晒干或鲜用。孢子：秋季采收，收后晒干。

性味功效： 甘，温。祛风活血，镇痛强壮，利尿通经，清肝利胆，除湿消肿，舒筋活络。

主治： 风寒湿痹，四肢软弱，腰腿痛，皮肤麻痛，跌打损伤，外伤出血，骨折，肝炎，胆石症，眼翳，结膜炎，眼睛红肿疼痛，神经衰弱，水肿。

用法用量： 内服：水煎服，3~12g，或泡酒服用。外用：捣敷。

附方

1. **风寒湿痹，四肢软弱，腰腿痛，皮肤麻痛，跌打损伤，外伤出血，骨折：** 本品、红花、鸡血藤、半截藤、续断各适量，水煎服，或泡酒服，也可取鲜品捣烂后外敷。
2. **风湿性腰痛：** 本品、透龙骨、艾叶各适量，煎水 5000mL，洗患处，每日 2 次。
3. **肾炎，脓尿，四肢水肿：** 本品、小远志、木通、通光藤、石韦、酸浆草、野蚕豆、薏仁树根、野连翘、车前草、茅草根、龙葵全株、准夜关门各适量，水煎服，3 日一剂，每日 3 次。

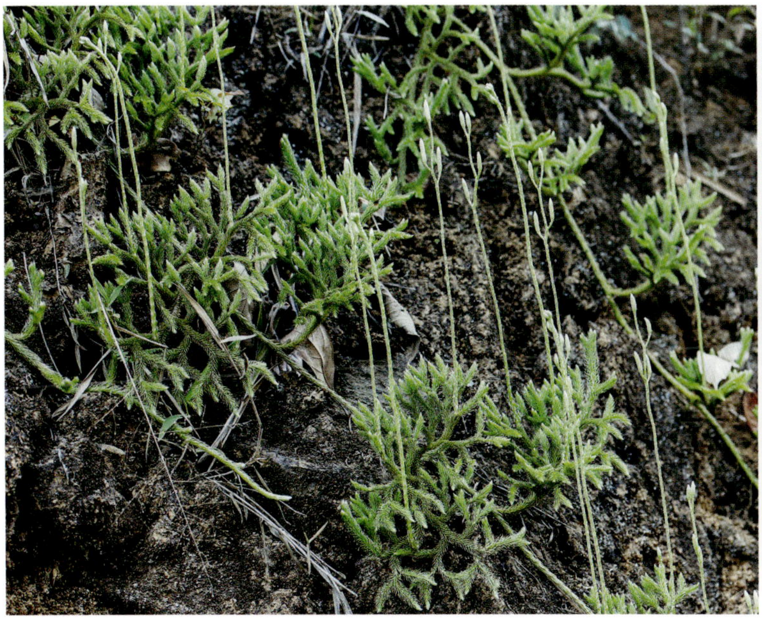

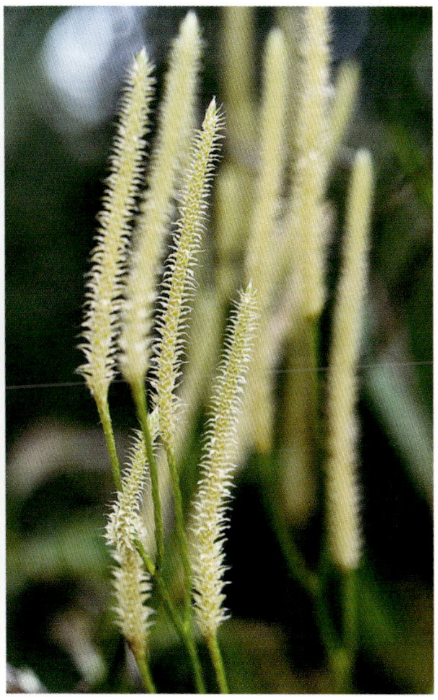

309 佛手

芸香科 佛手 *Citrus medica* var. *sarcodactylis*(Noot.) Swingle

佤名： blix si vīd daix [pli̱ʔ si vi̱t taiʔ]（布利士喂歹）

别名： 香橼、枸橼、枸橼子

植物形态： 不规则分枝的灌木或小乔木。叶为单叶（杂交种偶有关节），无翼叶；总状花序有花达 12 朵，有时兼有腋生单花；花两性，有单性花趋向，则雌蕊退化；果皮淡黄色，粗糙，横切面果皮的厚度约为果厚度的一半。若果皮甚薄，则果顶部有封闭型的附生心皮群，难剥离，内皮白色或略淡黄色，棉质，松软，瓢囊 10~15 瓣，果肉无色，近于透明或淡乳黄色，爽脆，味酸或略甜，有香气，果顶部分裂成手指状肉条。通常无种子。花期 4—5 月，果期 10—11 月。

生境分布： 产于我国台湾、福建、广东、广西、云南等。多栽种。

药用部位： 果实

采收加工： 秋、冬季采收，鲜用或切片晒干。

性味功效： 辛、苦，温。止咳化痰，疏肝理气，和中止痛。

主治： 咳嗽，痰多气喘，胸闷气喘。

用法用量： 内服：水煎服，5~10g。

附方

1. **咳嗽：** 本品 6~9g，加清水 200mL 煎为 100mL，每日服 1 次，连服 5~7 日。
2. **痰多气喘，胸闷气喘：** 本品 5~10g，水煎服，每日 1 次，连服 3~5 日。

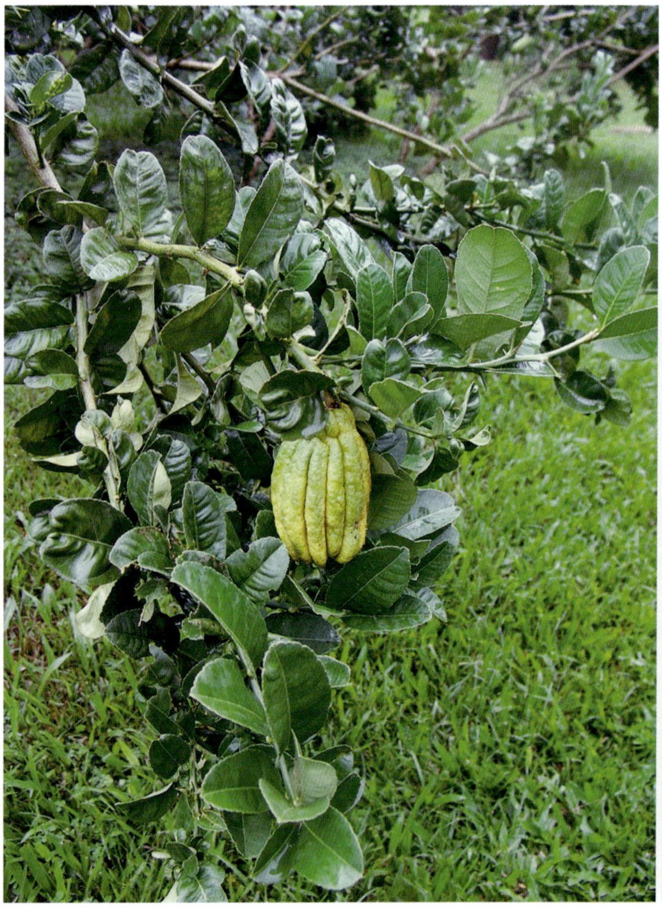

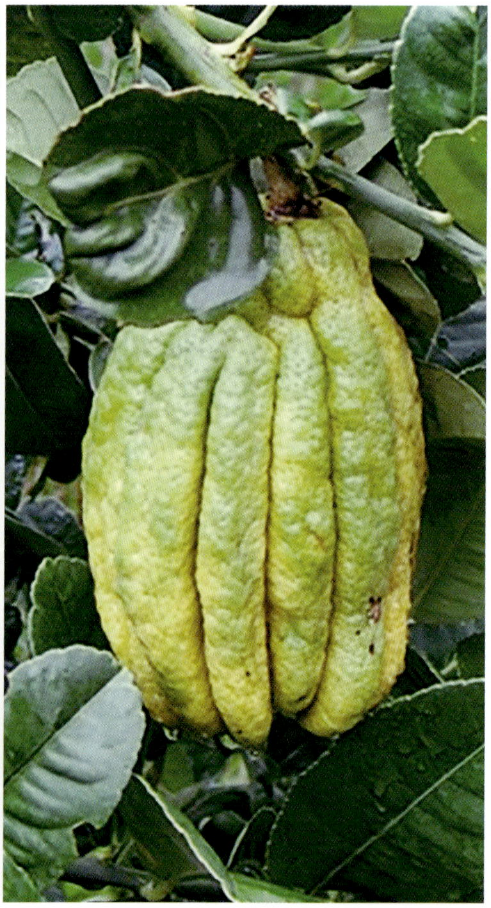

310 余甘子

大戟科 余甘子 *Phyllanthus emblica* Linnaeus

佤名： blix si mēi [pli̱ʔ si me̱]（布利西灭）

别名： 滇橄榄、橄榄树

植物形态： 乔木。叶片纸质，2 列，线状长圆形，长 8~20mm，宽 2~6mm，先端截平或钝圆，有锐尖头或微凹，基部圆形或浅心形而稍偏斜；侧脉每边 4~7 条。数朵雄花和 1 朵雌花或全为雄花聚生于苞腋，组成聚伞花序；雄花：萼片 6 枚，膜质，黄色，长倒卵形或匙形；雄蕊 3 枚，花丝合生成 0.3~0.7mm 的柱；花盘腺体 6 个，近三角形；雌花：萼片 6 枚，纸质，边缘膜质，长圆形或匙形；花盘杯状，包裹子房达一半以上；子房卵圆形，长约 1.5mm，3 室，花柱 3 枚，基部合生，顶端 2 裂，裂片顶端再 2 裂。蒴果呈核果状，圆球形，直径 1~1.3cm，外果皮肉质，绿白色或淡黄白色，内果皮硬壳质。花期 4—6 月，果期 7—9 月。

生境分布： 生于海拔160~2100m的山地疏林、灌丛、荒地或山沟向阳处。分布于我国云南、四川、贵州、广西、广东、海南、江西、福建、台湾等地；印度、斯里兰卡、中南半岛、印度尼西亚、马来西亚和菲律宾等亦有，南美有栽培。

药用部位： 树皮、果、根

采收加工： 树皮：全年可采收。果实：秋、冬季采收，晒干或鲜用。

性味功效： 甘、酸、涩，凉。止泻，消食健胃，生津止咳。

主治： 高血压，消化不良腹泻，腹痛，喉痛，口干。

用法用量： 内服：水煎服，根、树皮 10~15g；果实直接食用，量不限。

附方

1. **腹泻：** 本品根皮 15g，水煎服。
2. **咳嗽：** 本品鲜果 50g，水煎代茶饮。
3. **痢疾：** 本品树皮 15g、十大功劳 10g，水煎服，每日 3 次。

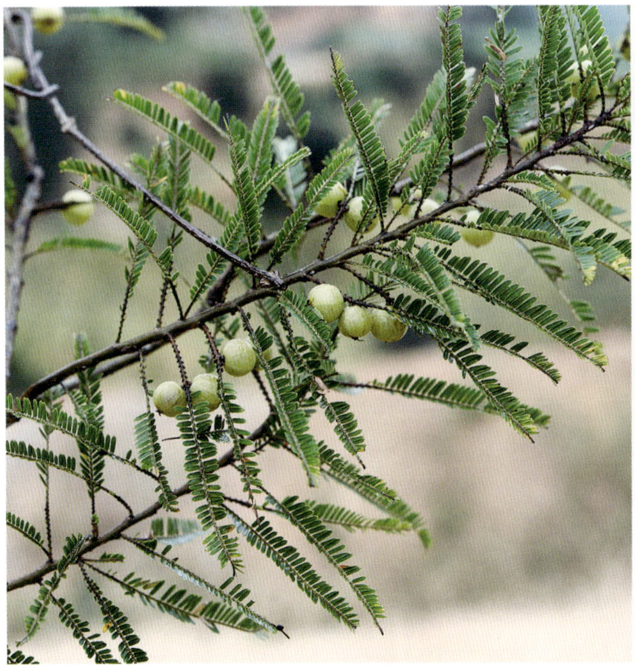

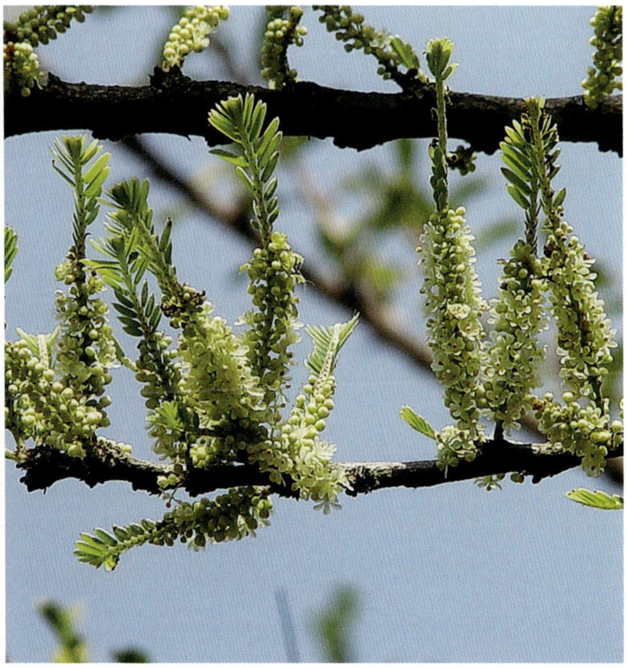

311 含羞草

豆科 含羞草 *Mimosa pudica* Linnaeus

佤名： rīb gāig [rip ka̱ik]（日楷）

别名： 怕羞草、害羞草、怕丑草

植物形态： 亚灌木状草本。茎散生下弯的钩刺及倒生刺毛。羽片和小叶很敏感，触之即下垂而小叶则向上合；羽片常2对，指状排列于总叶柄之顶端，长3~8cm，小叶10~20对，线状长圆形，长8~13mm，宽1.5~2.5mm，先端急尖，边缘具刚毛。头状花序圆球形，直径1~1.5cm，具长总花梗，单生或2~3个生于叶腋；花小，粉红色，多数；花冠钟状，裂片4；雄蕊4枚，花丝粉红色，伸出花外。荚果长圆形，长1~2cm，宽约5mm，扁平，略弯曲，荚缘波状，具刺毛，成熟时荚节脱落，荚缘宿存。花期3—10月，果期5—11月。

生境分布： 生于海拔100~800m的河边、山坡、路边、田边。原产热带美洲，我国云南、西藏、广西、广东、海南、福建、台湾等地有逸生或栽培；全球热带地区均有分布。

药用部位： 全草

采收加工： 夏、秋采收，洗净，切段，晒干或鲜用。

性味功效： 甘、微涩，凉。有小毒。清热利尿，化痰止咳，安神止痛。

主治： 子宫脱垂，肾炎水肿，精神病。

用法用量： 内服：水煎服，根5~10g，煎汤或浸酒服；全草1.5~3g，煎汤或炖肉服。外用：捣敷或煎水熏洗。

附方

1. **子宫脱垂：** 本品全草15g、穿山甲胎羔15g、乌龟头10g、阿胶10g、砂仁5g，炖鸡肉食。
2. **精神病：** 本品全草配白芍药、赤芍药、黄连、朱砂少许，冲细内服。
3. **肾炎水肿：** 本品根、仙茅草根、爬树毛龙藤各50g，干品或鲜品均可，洗净，水煎服，每日3次。

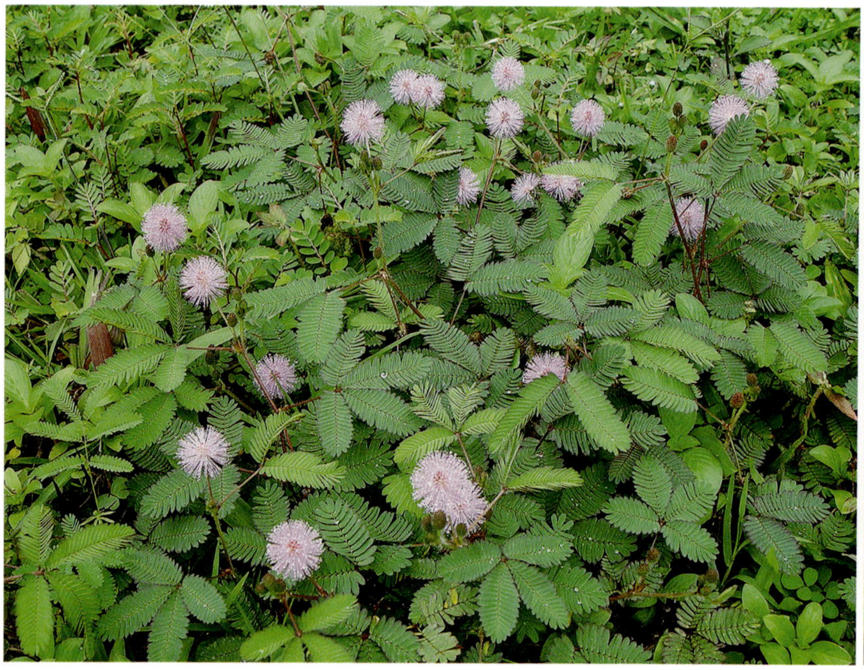
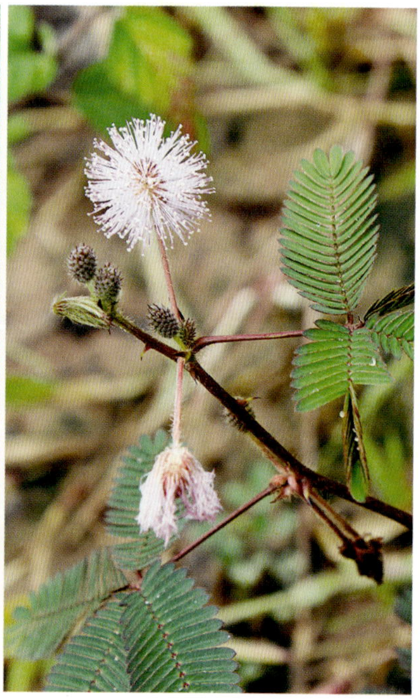

312 条裂鸢尾兰

兰科 条裂鸢尾兰 *Oberonia jenkinsiana* Griffith ex Lindley

佤名： bog bram [pɔ̱k pra̱m]（菠板）

别名： 东坡鸢尾兰、条纹鸢尾兰

植物形态： 茎一般长 1~2cm。叶 4~6 枚，二列互生，两侧压扁，肥厚，线状披针形，略镰曲，长 3~15cm，宽 3~7mm，先端渐尖或钝，基部逐渐收狭，下部内侧具宽阔的干膜质边缘，脉略可见，基部无关节。花葶从茎顶端叶间抽出，下部多少与叶的内缘合生，近圆柱形，长 5~13cm，近无翅，下部有多枚不育苞片；总状花序长 3~11cm，密生百余朵小花；花黄色；唇瓣 3 裂，长约 0.7mm。蒴果近椭圆形，长 1.5~2mm，宽约 1mm。花、果期 9—10 月。

生境分布： 附生于海拔 1100~2700m 的林中树上。分布于我国云南；印度、缅甸、泰国亦有。

药用部位： 全草

采收加工： 全年均采收，晒干。

性味功效： 祛风除湿，接骨。

主治： 风湿病，跌打损伤，骨折。

用法用量： 内服：水煎服。外用：水煎外洗，或捣烂外包患处。

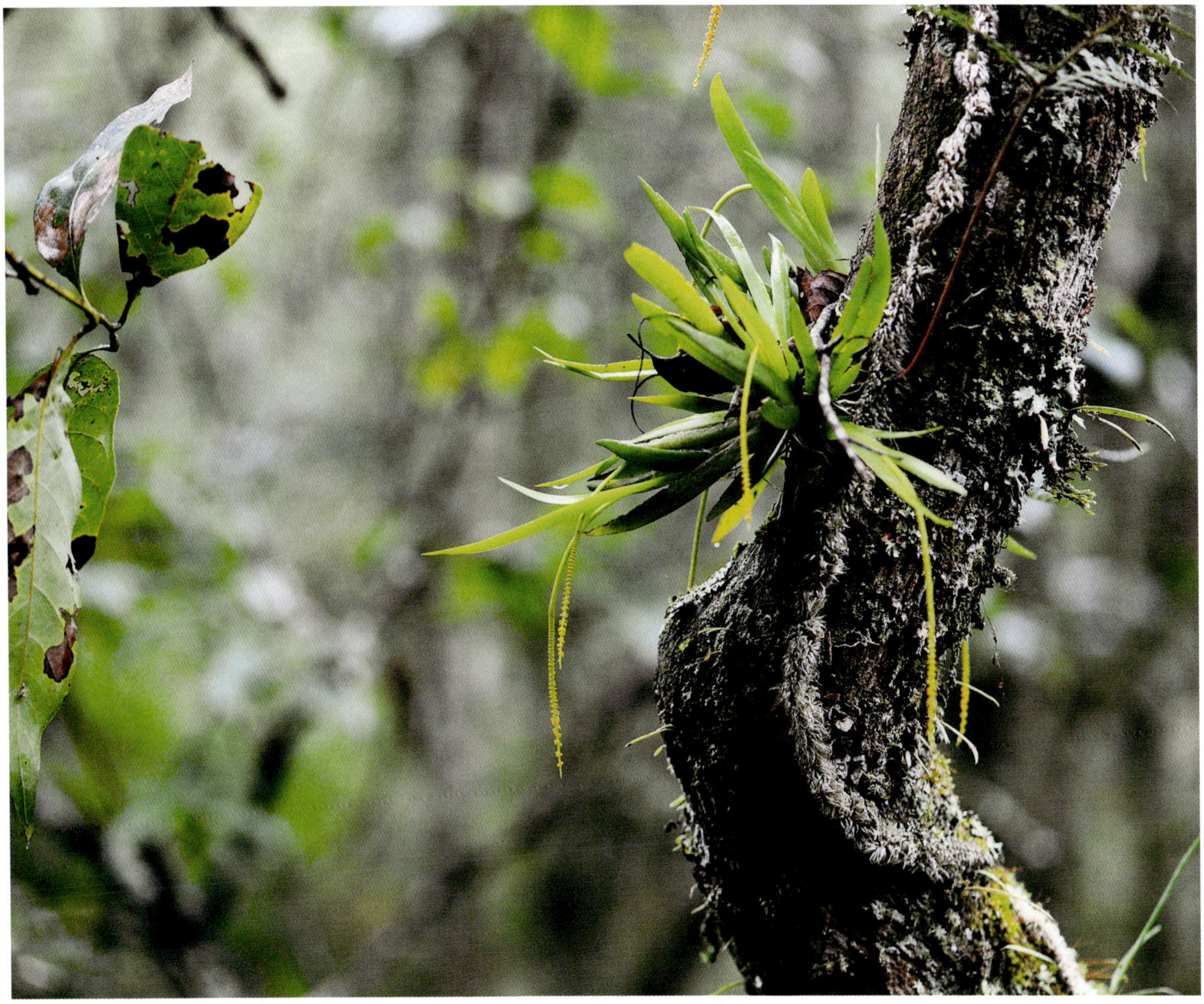

313 卵叶寄生

桑寄生科 卵叶梨果寄生 *Scurrula chingii* (W. C. Cheng) H. S. Kiu

佤名： kaox si dīex liah [kʰa̱uʔ si tɛʔ li̱ah]（栲西跌列）

别名： 桑寄生、澜沧江寄生、木波萝寄生

植物形态： 灌木。叶对生或近对生，革质，卵形、卵圆形或长卵形，顶端圆钝，基部圆形。总状花序；花红褐色或黄褐色，苞片卵形，花托陀螺状，副萼环状；花冠花蕾时管状，下半部稍膨胀，顶部卵球形，开花时顶部裂片近匙形；花柱线状，柱头近头状。果梨形，黄色，果皮被星状毛。花期9月至翌年4月。

生境分布： 生于海拔90~1100m的低山或山地常绿阔叶林中。寄生于油茶、木油桐、木菠萝、白饭树、普洱茶等植物上。产于我国云南；越南也有分布。

药用部位： 带叶茎枝

采收加工： 全年均可采收，切片，晒干。

性味功效： 苦、甘，平。补肝肾，祛风湿，强筋骨，养血，安胎，降血压。

主治： 风湿痛，痢疾，小儿睾丸炎。

用法用量： 内服：水煎服。外用：嫩枝叶适量，捣敷。

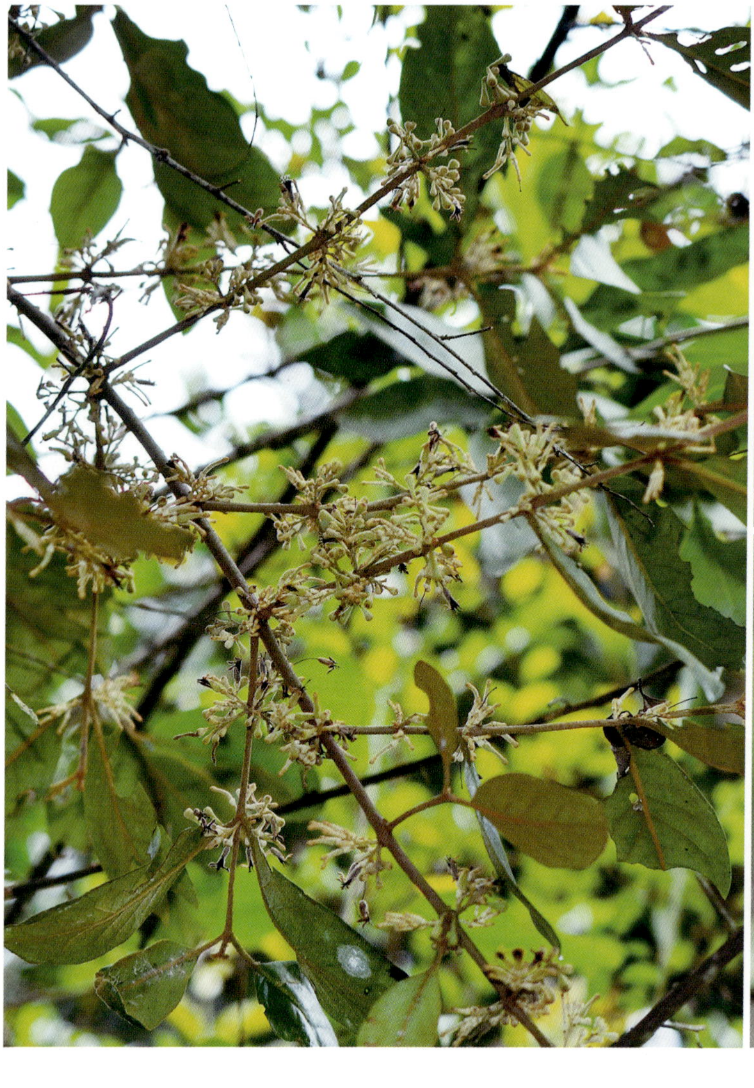
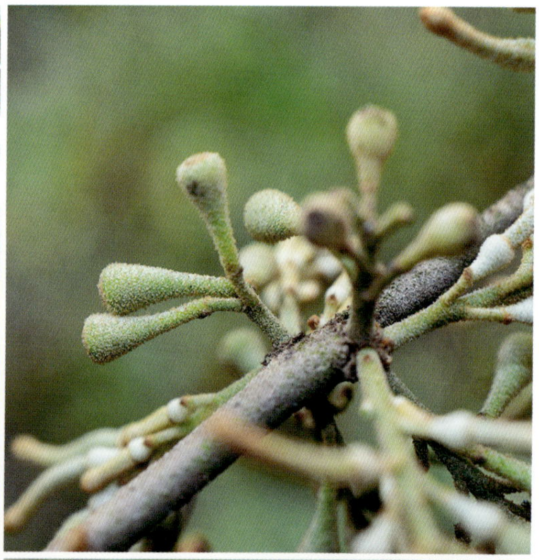
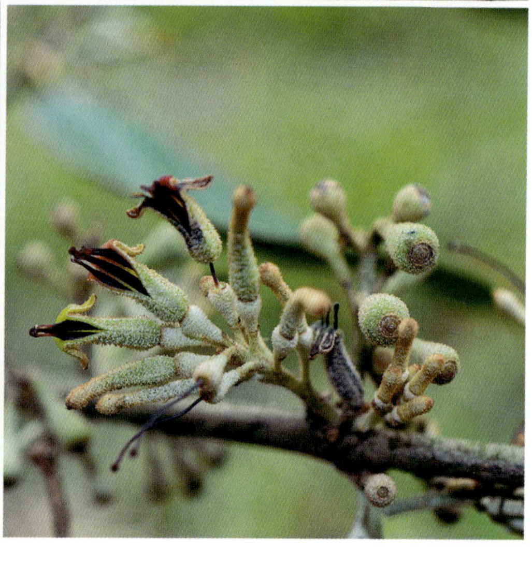

314 卵叶蜘蛛抱蛋

百合科 卵叶蜘蛛抱蛋 *Aspidistra typica* Baillon

佤名： hlax dom grēeih [lʰaʔ to̱m grɯih]（辣咚给）

别名： 棕包叶、棕巴叶

植物形态： 根状茎近圆柱形，具节和鳞片。叶3~4枚簇生。叶片卵状披针形、卵形，先端骤狭渐尖，基部近圆形而多少下延，长25~26cm，宽11~12cm，边缘软骨质有极疏的齿凸，侧脉9~10对；叶柄长17~18cm。总花梗常成簇抽出，平卧或弯曲。花被坛状，直径10~18mm，外面有紫色细点，内面深紫色，6浅裂；裂片卵形，不向外弯；雄蕊6枚，生于花被筒基部，低于柱头，几乎无花丝；花柱粗短，柱头大，圆形，呈盾状膨大，直径9~15mm，边缘具6个微缺。花期9月。

生境分布： 生于海拔 80~500m 的林下、沟边。分布于我国云南、广西；越南亦有。

药用部位： 根

采收加工： 全年可采收，洗净，切片，晒干或鲜用。

性味功效： 苦、辛，微温。活血散瘀，接骨止痛，拔毒拔脓。

主治： 肺结核，支气管炎，小儿高烧，跌打风湿。

用法用量： 内服：水煎服，或泡酒服。外用：磨粉或捣烂包敷患处。

附方

1. **拔毒拔脓：** 本品磨粉或捣烂，兑松树油、竹鼠油、蛇油，或兑红糖，外包患处。
2. **风湿病：** 本品、鸡血藤、红藤、双钩藤各适量，水煎服，或泡酒服。

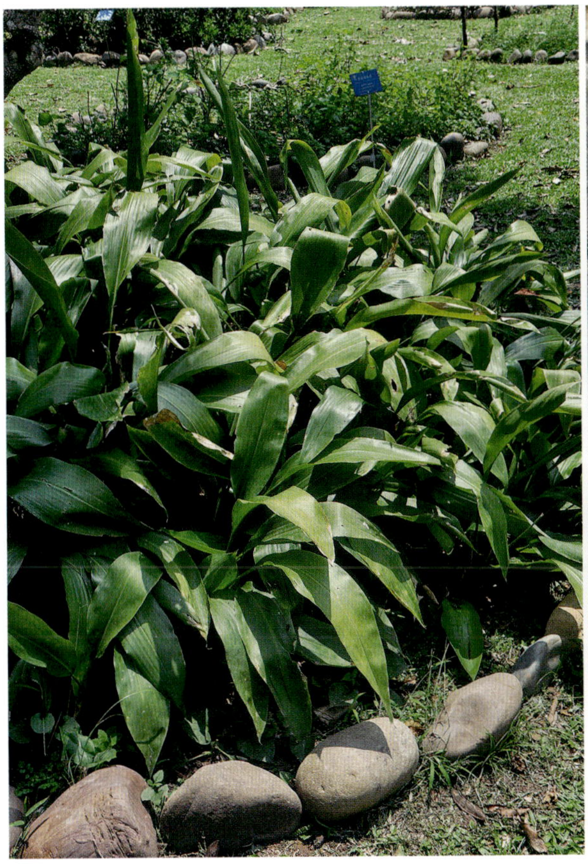

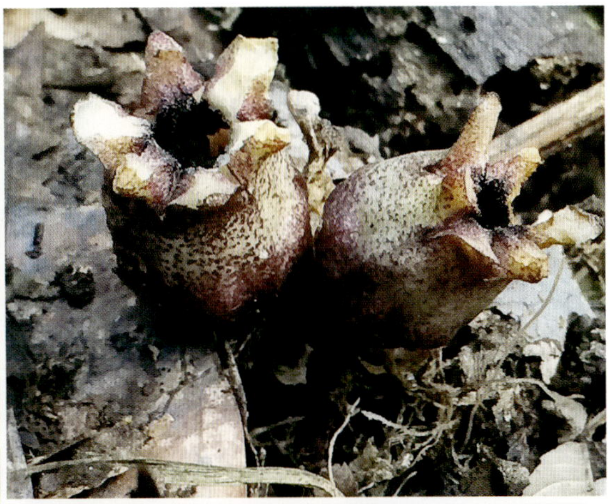

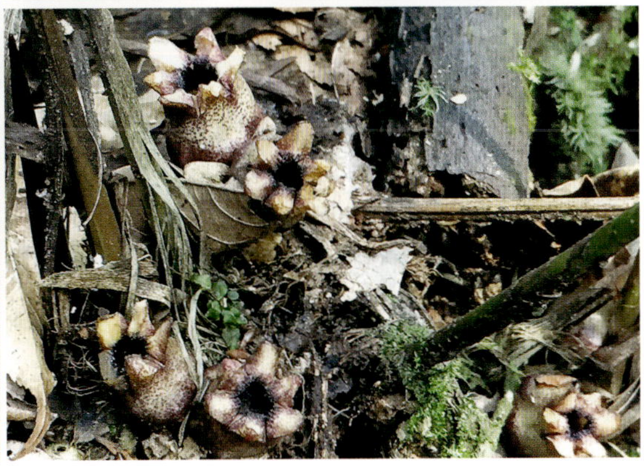

315 迎春花

木犀科 迎春花 *Jasminum nudiflorum* Lindley

佤名： dāi rēib vō [tai rep vɔ]（呆惹我）

别名： 金梅花、阳春柳

植物形态： 落叶灌木。枝条直立并弯曲，幼枝四棱形，无毛。叶对生，三出复叶，小叶片卵形至椭圆状卵形，先端锐尖，基部楔形，两面无毛；叶柄长约 1cm；顶生小叶长 1.1~3.1cm，宽 0.3~1cm，几乎无柄；侧生小叶长 0.6~2cm，宽 0.3~0.6cm，无柄。花单生于去年生枝条的叶腋，先叶开放；花梗长约 2mm；苞片 2~4 枚，绿色，狭卵形，长 2~4mm，宽 1.5~2mm；花萼钟状，绿色，萼管长 2mm，裂片 5~6 枚，条形或椭圆状披针形，长 3~4mm，宽 1~2mm；花冠黄色，直径可达 2.5cm，管长 1~1.5cm，裂片常 6 枚，长度略为花冠管长度的 1/2。花期 6 月。

生境分布： 生于海拔 1500~2700m 的山坡灌丛或石缝中。分布于我国云南、山东、河南、山西、陕西、甘肃、西藏、四川、贵州。

药用部位： 根、皮

采收加工： 秋、冬季采收，晒干。

性味功效： 苦、涩，平。清热，止咳，利尿。

主治： 小儿高烧，支气管炎，高血压，头昏头痛。

用法用量： 内服：水煎服，15~20g。外用：外洗。

附方

1. **高血压，头昏头痛：** 本品 5 朵，茶叶少量，当茶饮。
2. **小儿高热：** 本品根、皮 10~15g，水煎服。
3. **支气管炎：** 本品和独蕨各适量，冰糖为引，水煎服。

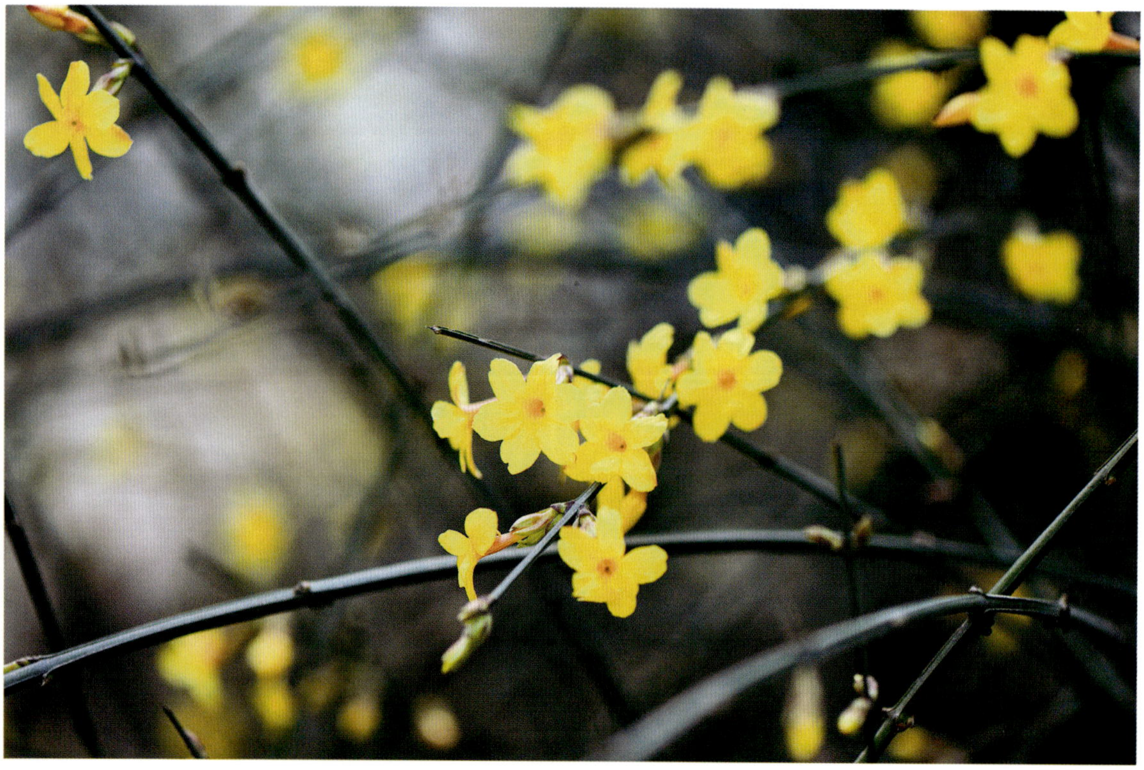

316 辛夷

木兰科 紫玉兰 *Yulania liliiflora* (Desrousseaux) D. L. Fu

佤名： kaox yiu [kʰa̱uʔ zi̱u]（栲优）

别名： 木笔花、望春花、玉兰花

植物形态： 落叶灌木，常丛生。叶片椭圆状倒卵形或倒卵形，长 8~18cm，宽 3~10cm，先端急尖或渐尖，基部渐狭沿叶柄下延至托叶痕，侧脉每边 8~10 条；叶柄长 8~20mm，托叶痕约为叶柄长之半。花蕾卵圆形，被淡黄色绢毛；花叶同时开放，瓶形，直立于粗壮、被毛的花梗上，稍有香气；花被片 9~12 枚，外轮 3 片萼片状，紫绿色，长 2~3.5cm，常早落，内两轮肉质，外面紫红色，内面带白色，花瓣状，长 8~10cm；雄蕊紫红色；雌蕊群长约 1.5cm，淡紫色。聚合果深紫褐色，变褐色，圆柱形，长 7~10cm；成熟蓇葖近圆球形，顶端具短喙。花期 3—4 月，果期 8—9 月。

生境分布： 生于海拔 300~1600m 的山坡林缘，或栽培。分布于我国云南、福建、湖北、四川。

药用部位： 花蕾

采收加工： 冬末春初花未开放时采摘，剪去枝梗，阴干。

性味功效： 辛，温。祛风散寒，宣通鼻窍。

主治： 头痛，过敏性鼻炎，鼻窦炎，支气管炎，咳嗽。

用法用量： 内服：水煎服，3~10g。

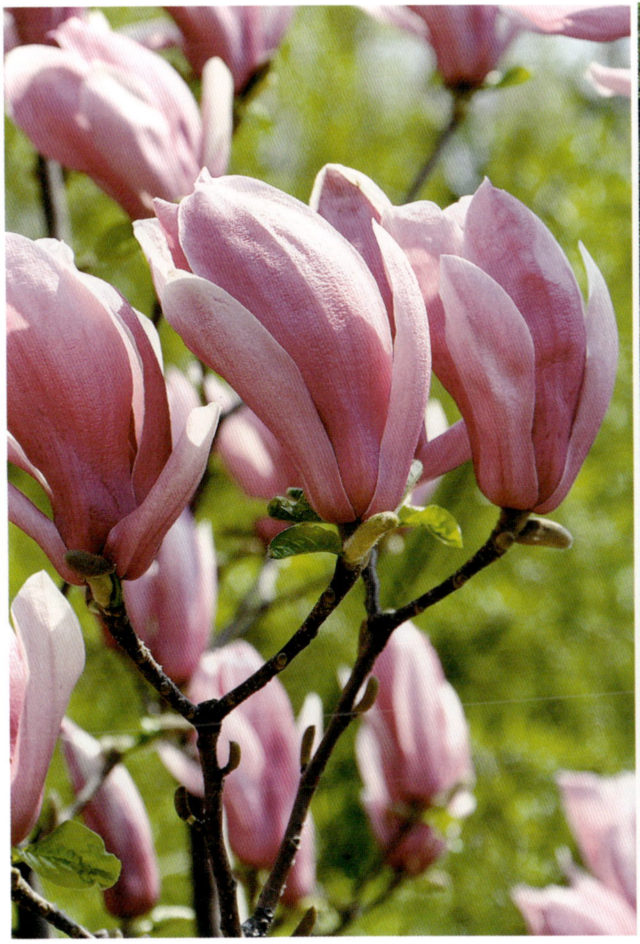

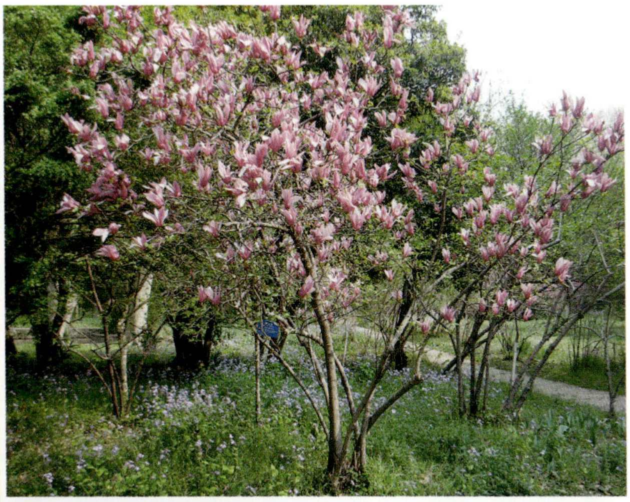

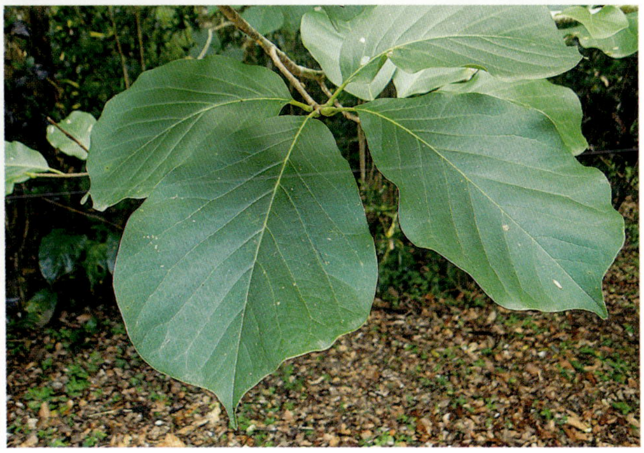

317 灵芝

多孔菌科 赤芝 *Ganoderma lucidum* (Leyss.ex Fr.) Karst.

佤名： dih gōh ngōung [t̪ih kɔh ŋoŋ]（地锅公）

别名： 灵芝草、仙草

植物形态： 一年生，有柄，木栓质。菌盖肾形、半圆形或近圆形，12cm×20cm，有的可达到40cm，厚达2cm，表面黄褐色或红褐色，有时趋向边缘渐变为淡黄褐色，有同心环沟和环带并有皱褶，有似漆样光泽；边缘锐或稍钝，往往稍向内卷；菌肉呈淡白色或木材色，接近菌管处呈淡褐色或近褐色，管口接近圆形，菌柄近圆柱形，侧生或偏生，罕近中生，与菌盖同色或呈紫褐色，有光泽。皮壳构造呈拟子实层型，淡褐色，组成菌丝棍棒状。

生境分布： 生于栎、壳斗科等多种阔叶树和松科松属等木桩旁或根际地上。我国各地均有分布，多生长于热带、亚热带和温带地区。

药用部位： 全草

采收加工： 夏、秋两季采收，洗净，晒干。

性味功效： 甘，平。安神定志，保肝，解毒，抗衰老，抗肿瘤，止咳。

主治： 慢性支气管炎，神经衰弱，高血脂，高血压，顽固性哮喘。

用法用量： 内服：用酒浸泡服用，或研粉服用。

附方

1. **慢性支气管炎：** 本品适量研为粉末，每日服3次。每次5~6g，1个月为一个疗程。
2. **神经衰弱，高血脂，高血压：** 本品250g，加入白酒500mL，浸泡30日后，每日1~2次，每次10~20mL。
3. **顽固性哮喘：** 本品适量，水煎服，每日服3次，15日即可见效。

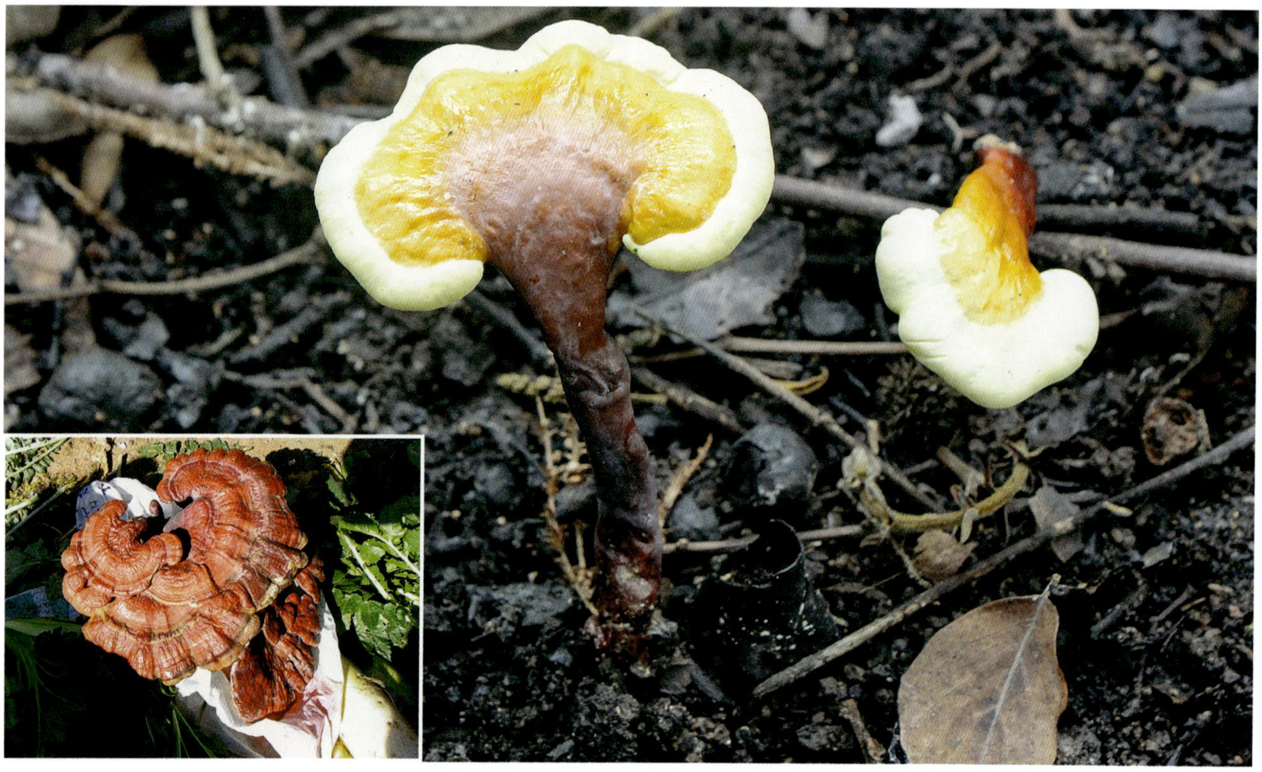

318 附生灯盏

五加科 鹅掌柴 *Schefflera heptaphylla* (Linnaeus) Frodin

佤名： kaox bīa [kʰa̱uʔ pia]（栲别）

别名： 鸭脚木

植物形态： 乔木或灌木。叶有小叶5~9片；小叶革质或纸质，椭圆形、卵状椭圆形或长圆状椭圆形，长7~17cm，宽3~10cm，先端急尖至短渐尖，基部楔形至近圆形，全缘，幼时两面被星状短柔毛，后渐脱落至几乎无毛，侧脉7~10条；小叶柄不等长，长1~4cm。伞形花序聚生成大圆锥花序顶生，长20~35cm，初密被星状短柔毛，后渐脱落稀疏，侧枝成总状花序排列；伞形花序有多花；花小，白色，直径4~5mm；花瓣5片，长2~3mm，无毛；子房5~8室，花柱合生成极短的柱头。果圆球形，直径4~5mm，花盘突起，萼边缘宿存，花柱极短，长不足1mm，柱头头状。花期10—11月，果期12月至翌年1月。

生境分布： 生于海拔 210~1250m 的森林中。分布于我国云南、浙江、福建、台湾、广东、广西等地；也分布至中南半岛、日本。

药用部位： 根、皮

采收加工： 全年均可挖根，剥皮切片，晒干。

性味功效： 苦、涩，凉。清热消肿，祛风除湿，活血散瘀。

主治： 咽喉肿痛，风湿性关节炎，骨折，跌打肿痛。

用法用量： 内服：水煎服，10~20g。外用：捣细兑酒外包患处。

附方

1. **喉咙肿痛，风湿性关节炎，骨折：** 本品 6~12g，水煎服，配方捣细兑酒包患处。
2. **跌打肿痛：** 本品、三叶鬼针草、紫茎泽兰鲜品各适量，捣烂包敷。
3. **风湿骨痛：** 本品皮 100g、三对节 150g、大千年健 100g、草澄茄 20g。浸酒，每日服 2 次，每次 10~20mL。

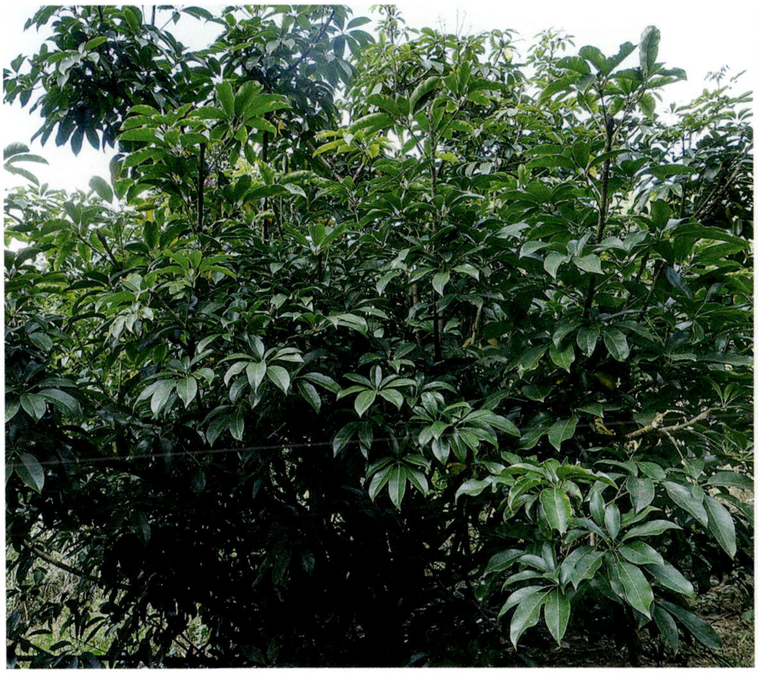
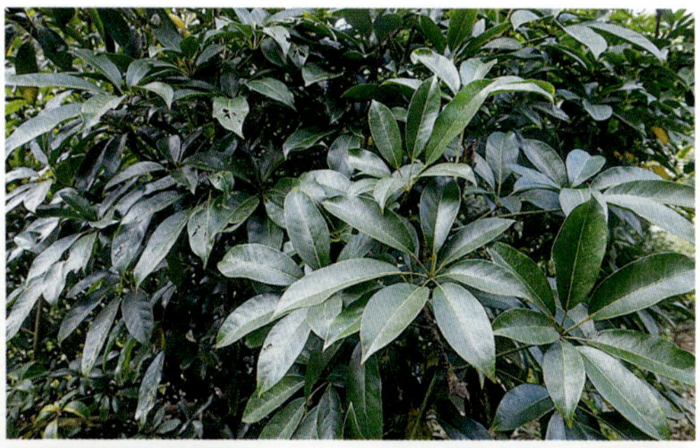
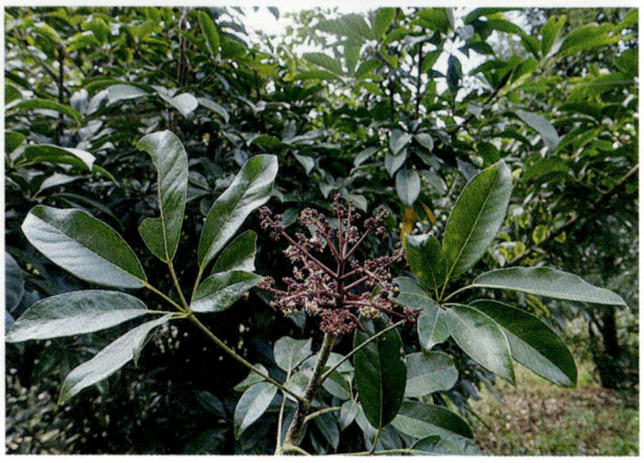

319 鸡口舌

茜草科 纤花耳草 *Hedyotis tenelliflora* Blume

佤名： rīb ndag ia [rip dak ʔia]（日达呀）

别名： 小凉茶、虾子草

植物形态： 柔弱、披散、多分枝草本。小枝无毛。叶对生，无柄，薄革质，线形或线状披针形，长2~5cm，宽2~4mm，先端短尖或渐尖，基部楔形，微下延，边缘干后反卷，叶面被圆形透明的小鳞片，叶背面光滑，中脉在叶面下陷，在叶背面凸起，侧脉不明显；托叶长3~6mm，基部合生，稍被毛，顶部分裂，裂片刚毛状；花无梗，2~3朵簇生于叶腋内；花冠白色，漏斗状，长3~3.5mm，冠管长约2mm，花冠裂片4枚，长圆形，长1~1.5mm。蒴果卵形或近球形，长2~2.5mm，直径1.5~2mm，宿存萼裂片长约1mm，成熟时顶部开裂。花期夏季。

生境分布： 生于海拔980~2200m的草坡、路旁、溪边。分布于我国云南、四川、贵州、广西、广东、香港、海南、湖南、江西、浙江、福建、台湾；越南、老挝、泰国、印度、马来西亚、菲律宾、日本亦有。

药用部位： 全草

采收加工： 夏、秋季采收，洗净，晒干或鲜用。

性味功效： 苦、辛，凉。清热解毒，消肿止痛。

主治： 中暑，胃肠热痛，膀胱炎，阑尾炎，痢疾，跌打肿痛，毒蛇咬伤。

用法用量： 内服：水煎服，鲜品50~150g，干品50~100g。外用：鲜品捣碎包敷患处。

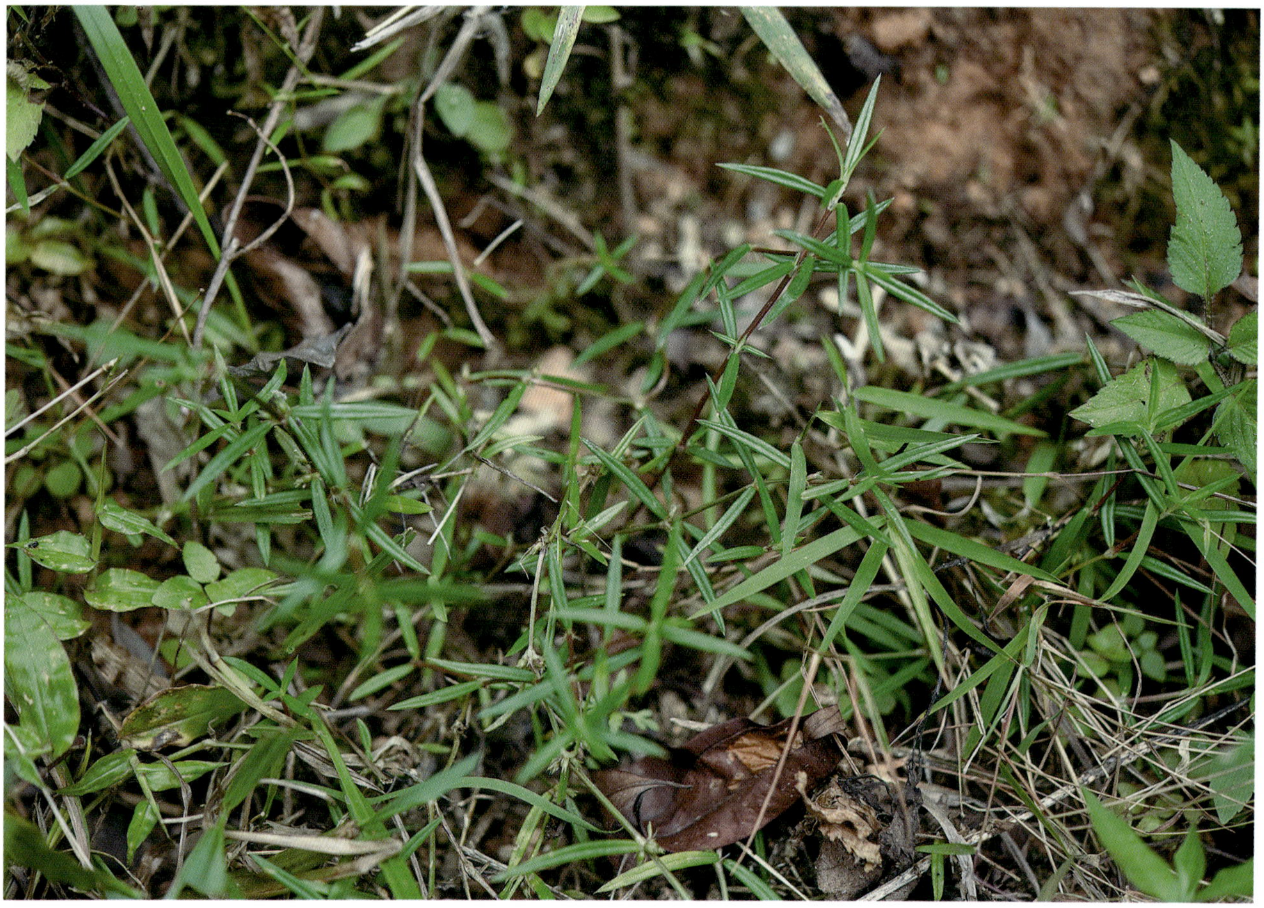

320 鸡爪菜

山柑科 树头菜 *Crateva unilocularis* Buchanan-Hamilton

佤名： daex de dag [ta̱ɯʔ tɤ̱ ta̱k]（德得胆）

别名： 鹅脚木、鱼木树菜

植物形态： 乔木，花期时树上有叶。叶柄顶端有腺体；小叶薄革质，侧生小叶基部不对称，长（5~）7~18cm，宽（2.5~）3~8cm。总状或伞房状花序着生在下部有数叶全长约10~18cm的小枝顶端，生花的部位与生叶的部位略有重叠，序轴长3~7cm，有花10~40朵，花后序轴无显著增长，常有花梗脱落后留下的明显疤痕；花梗长3~7cm；花瓣白色或黄色，爪长（4~）7~10mm，瓣片长10~30mm，宽5~25mm；雄蕊多数；雌蕊柄长3.5~7cm；在雄花中雌蕊不育且近无柄。果球形，直径2.5~4cm，表面粗糙，有圆形灰色小斑点；果时花梗、花托与雌蕊柄均木质化增粗。花期3—7月，果期7—8月。

生境分布： 常生于平地或海拔 1500m 以下的湿润地区，村边道旁常有栽培。分布于我国云南、广西、广东；尼泊尔、印度、缅甸、老挝、越南、柬埔寨亦有。

药用部位： 根皮、茎皮

采收加工： 全年可采收，切片，晒干。

性味功效： 苦，寒。清热解毒，舒筋活络。

主治： 痢疾，腹泻，肝炎，疟疾，蛇咬伤。

用法用量： 内服：水煎服，10~20g。外用：鲜品捣烂外敷患处。

附方

1. 肝炎：本品树皮 30g、刀壳树皮 30g、马蹄草 15g，红糖少量为引，水煎服，每日 3 次。
2. 跌打损伤：本品树皮配续断、灯台树、双钩藤、七叶莲适量，均用鲜品捣烂外包患处。
3. 痢疾：本品嫩叶适量，嚼服。

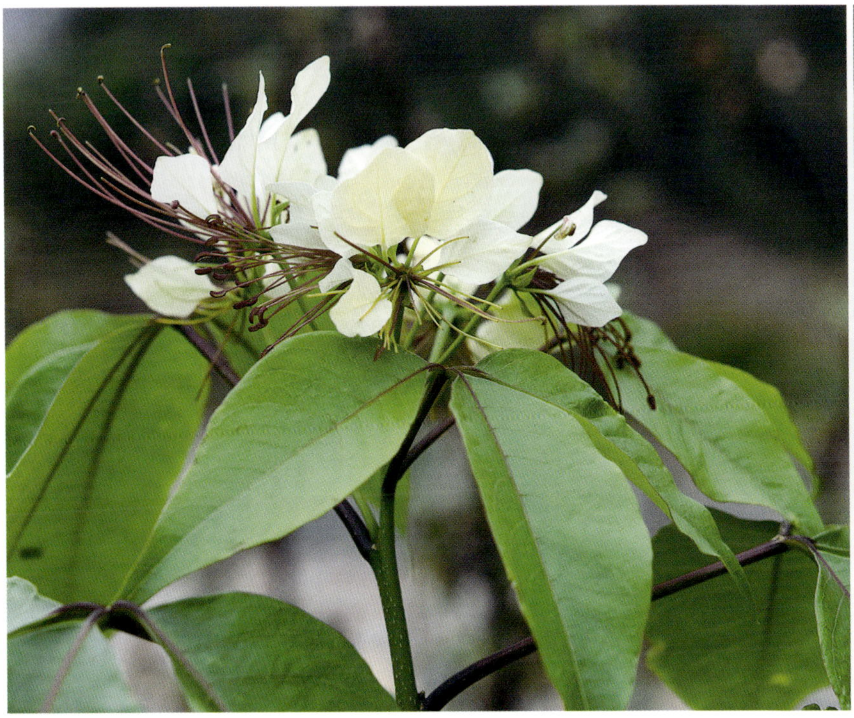

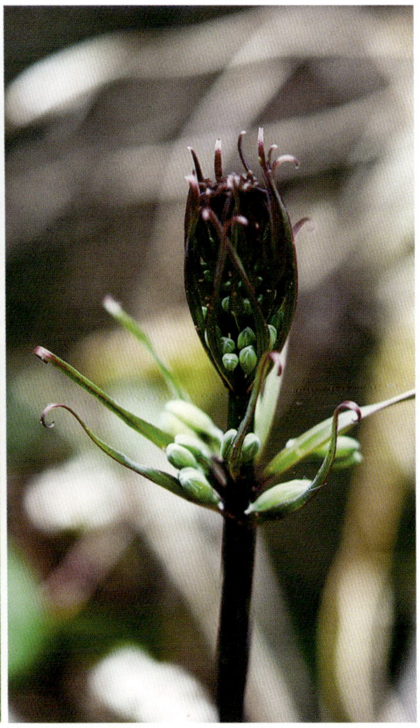

321 鸡屎藤

茜草科 鸡矢藤 *Paederia foetida* Linnaeus

佤名： nbum [bu̱m]（泵）

别名： 臭屁藤、臭藤

植物形态： 藤本。叶对生，纸质或近革质，卵形、卵状长圆形或披针形，长 5~15cm，宽 1~6cm，两面无毛或近无毛，侧脉 4~6 对；托叶长 3~5mm。圆锥花序式的聚伞花序腋生和顶生，扩展，分枝对生，末次分枝上着生的花常呈蝎尾状；花有或无短梗；花冠浅紫色，冠管长 7~10mm，外面被粉末状柔毛，内面被绒毛，花冠裂片 5 枚。果球形，成熟时近黄色，有光泽，平滑，直径 5~7mm，顶冠以宿存的萼裂片和花盘；小坚果无翅，浅黑色。花期 5—6 月。

生境分布： 生于海拔 400~3700m 的山地、丘陵、旷野、河边、村边的林中或灌丛。分布于我国云南、四川、贵州、广西、广东、香港、海南、湖南、湖北、河南、江西、福建、台湾、浙江、江苏、安徽、山东、山西、陕西、甘肃等地区；越南、老挝、柬埔寨、泰国、缅甸、尼泊尔、印度、马来西亚、印度尼西亚、菲律宾、朝鲜、日本亦有。

药用部位： 根、藤

采收加工： 秋季采收，晒干。

性味功效： 根：辛、涩，温。藤：微甘、涩，平。清肝热，助消化，祛风除湿，止咳化痰，补血。

主治： 贫血，头晕，风湿痛，跌打损伤，慢性肠炎，白血病。

用法用量： 内服：水煎服，15~30g。

附方

1. **神经衰弱：** 本品 15g、首乌藤 15g、小红参 10g，水煎服，每日 3 次。
2. **白血病：** 本品、姜黄、水菖蒲、白虎草、马蹄草各 15~30g，水煎服，日服 3 次，饭后温服。
3. **胃痛：** 本品 30g、七叶莲 15g、五味子 10g，水煎服，每日 3 次。

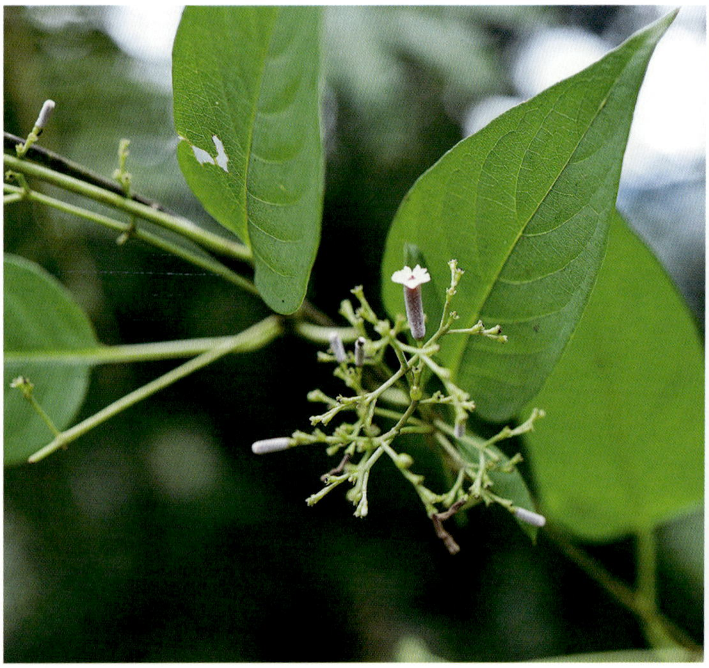
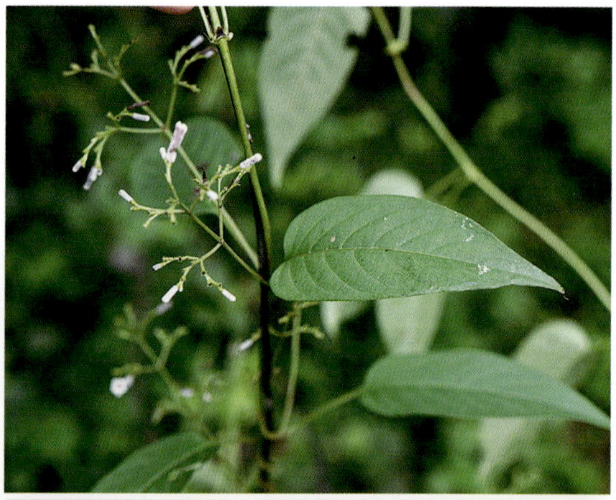
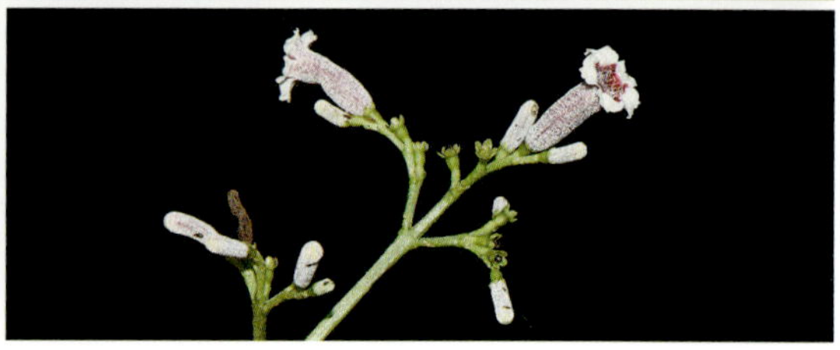

322 鸡血藤

豆科 密花豆 *Spatholobus suberectus* Dunn

佤名： hnu maox si baong [nʰu̠ mau̠ʔ si̠ pau̠ŋ]（努毛西苞）

别名： 大血藤、紫梗藤、三叶鸡血藤

植物形态： 灌木状攀缘藤本。三出羽状复叶；叶柄长 4~8cm；顶生小叶两侧对称，宽椭圆形、宽倒卵形，长 9~20cm，宽 5~15cm，先端骤缩为短尾状；侧生小叶两侧不对称；顶生小叶柄长约 2cm。花排成巨大的圆锥花序，花序腋生或顶生，可延伸至 50cm，花序轴、花梗被黄褐色短柔毛；花萼短小，筒状，长 3~4mm；花瓣肉质，白色；旗瓣扁圆形，长 4~5mm，翼瓣斜楔状长圆形，长 3~4mm，龙骨瓣倒卵形，长 2~3mm；雄蕊内藏。荚果近镰形，长 8~11cm，宽 2~3cm，密被棕色短绒毛，基部具长 4~7mm 的果颈。花期 6 月，果期 11—12 月。

生境分布： 生于海拔 600~2100m 的常绿阔叶林中、山地疏林、密林沟谷或灌丛中。分布于我国云南、广西、广东、福建。

药用部位： 茎

采收加工： 全年可采收，切片，晒干。

性味功效： 苦、甘，温。补血行经，活血通络。

主治： 月经不调，闭经，贫血，腰腿酸痛，四肢麻木。

用法用量： 内服：水煎服，15~20g，或泡酒服用。

附方

1. **风湿骨痛：** 本品 15g、七叶莲 10g、必然（面瓜七）15g、三条筋 10g、过江龙 10g，水煎服，每日 3 次。
2. **贫血：** 本品 20g、小红参 15g、大红参 15g，水煎服，每日 3 次。
3. **闭经：** 本品 20g、山红稗根 15g、胡椒 3~5 粒，水煎服，每日 3 次。

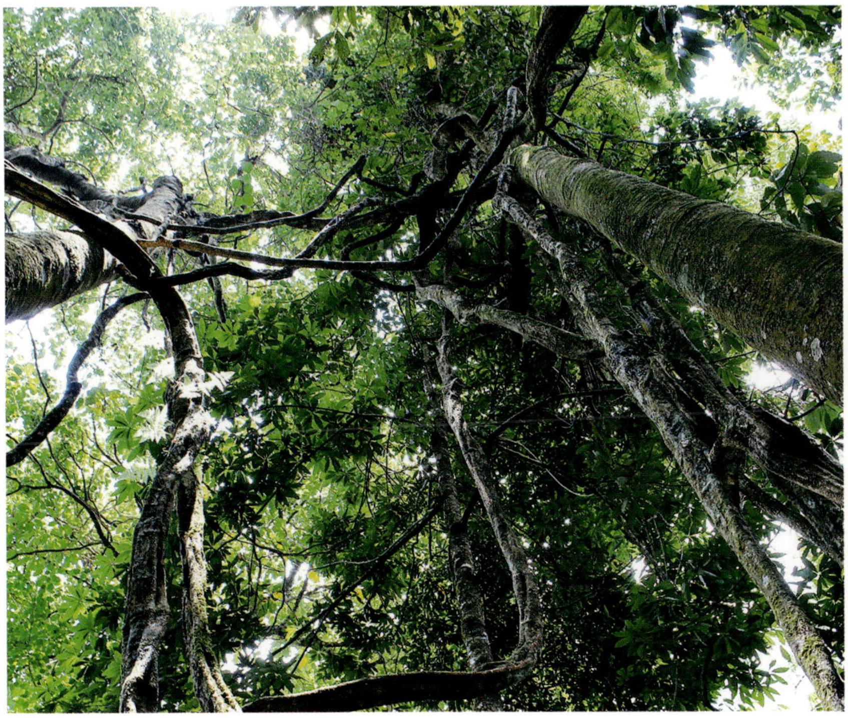

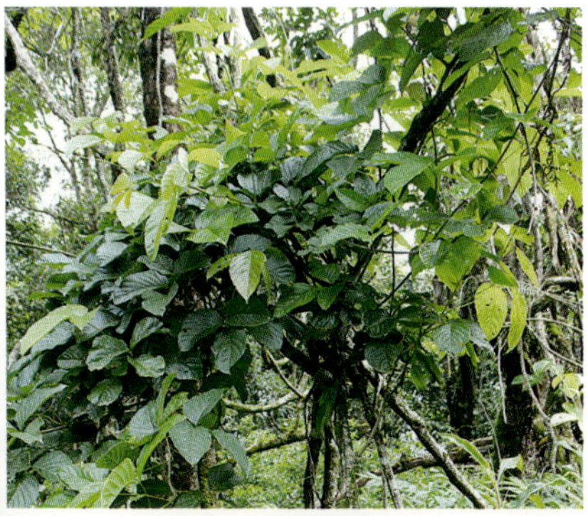

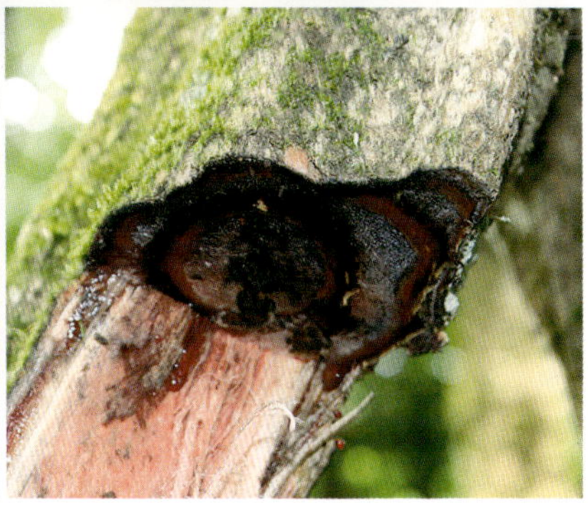

323 鸡肝散

唇形科 四方蒿 *Elsholtzia blanda* (Bentham) Bentham

佤名： si mgeib brāix [si gep braiʔ]（士吉不惹）

别名： 铁扫把、野苏、荆芥

植物形态： 直立草本。茎、枝四棱形，具槽，密被短柔毛。叶椭圆形至椭圆状披针形。穗状花序顶生或腋生，近偏向一侧，由具短梗、7~10 花的多数轮伞花序所组成；花萼圆柱形，外被平伏毛，萼齿 5 枚，披针形；花冠白色，外面被平伏毛，内面近无毛，冠檐二唇形。小坚果长圆形，黄褐色，光滑。花期 6—10 月，果期 10—12 月。

生境分布： 生于海拔 800~2500m 的林中空旷处、沟边或路旁。产于我国云南、广西西部及贵州东南部。

药用部位： 全草

采收加工： 全年可采收，切段，晒干。

性味功效： 辛、微苦，凉。清热消炎，发汗解表，利湿，止痒，止痛。

主治： 水肿，感冒，泄泻，痢疾，牙痛，目赤红肿，小儿疳积，腋臭，烧伤，湿疹，脚癣。

用法用量： 内服：水煎服，10~40g。外用：鲜品捣烂外敷，或水煎外洗。

附方

1. **感冒：** 本品、白虎草、冰片叶、马蹄香各 10~20g，水煎服，每日 3 次，饭后温服。
2. **发烧：** 本品、白虎草、通光藤各 10~15g，水煎服，每日 3 次，饭后温服。
3. **腹水：** 本品、野绿谷、伸筋草、白虎草、半截藤、灵芝、龙胆草、马蹄草、南板蓝根各 20~40g，水煎服，每日 3 次，饭后温服。

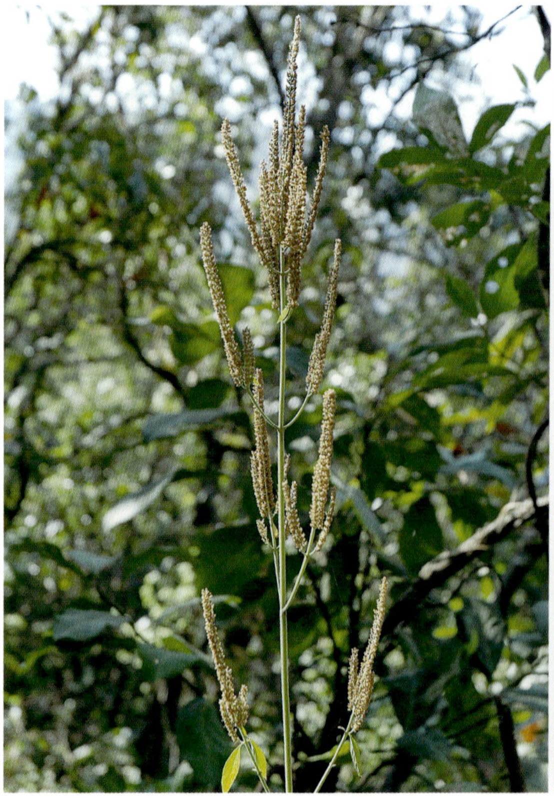

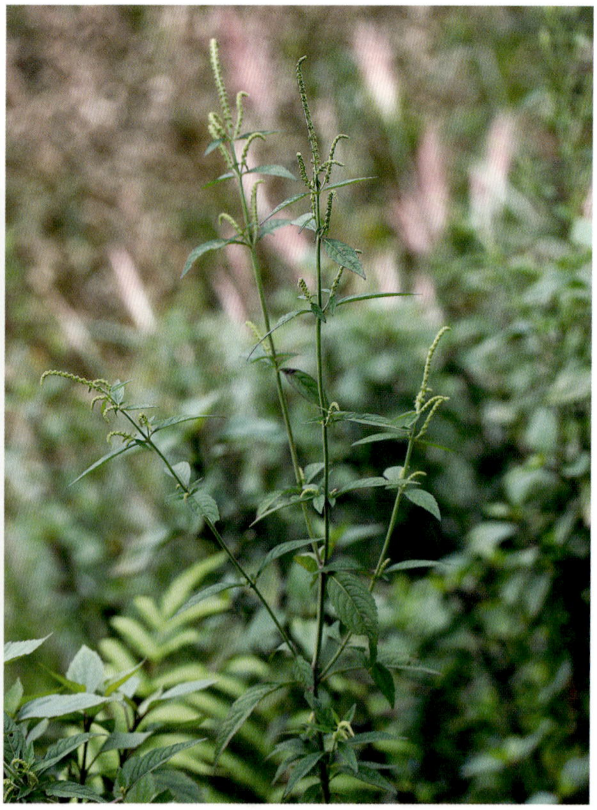

324 鸡根

远志科 荷包山桂花 *Polygala arillata* Buchanan-Hamilton ex D. Don

佤名： kaox seid sim [kʰauʔ se̱t si̱m]（栲显醒）

别名： 黄花远志、鸡肚子根

植物形态： 灌木或小乔木。叶纸质，椭圆形、长圆状椭圆形至长圆状披针形，长 6.5~14cm，宽 2~2.5cm，全缘，具缘毛，幼时两面均疏被短柔毛，侧脉每边 5~6 条。总状花序与叶对生，下垂，密被短柔毛，常长 7~10cm，果时延长达 25~30cm。花长 13~20mm；萼片 5 枚，具缘毛，花后脱落，外面 3 枚小，里面 2 枚大，花瓣状，红紫色，长 15~18mm；花瓣 3 枚，肥厚，黄色，侧生花瓣长 11~15mm，较龙骨瓣短，龙骨瓣盔形，具丰富的条裂鸡冠状附属物，长 3mm。蒴果阔肾形至略心形，浆果状，宽 13mm，长约 10mm，熟时紫红色。花期 5—6 月，果期 6—11 月。

生境分布： 生于海拔（700~）1000~2800（~3000）m 的石山林下。分布于我国西南各地、陕西、湖北、江西、安徽、福建、广东等省；尼泊尔、印度、缅甸、越南亦有。

药用部位： 根、根皮

采收加工： 全年可采收，洗净，晒干。

性味功效： 甘、微苦，平。补脾益肾，滋阴降火。

主治： 根：子宫脱垂，月经不调引起的腰痛，风湿性心脏病。根皮：劳倦乏力，肾虚多尿，阳痿，月经不调，白带，风湿性关节痛，妇科炎症。

用法用量： 内服：水煎服，干品 10~30g，鲜品 50~100g。

附方

1. **产后补虚：** 本品鲜品 50~100g、小母鸡 1 只，水煎熟后食用。
2. **心脏病：** 本品 10g、回心草 5g、冰糖 10g、大枣 7 枚，水煎服，每日 2 次。
3. **有气无力，面无血色，瘦弱，各种妇科炎症：** 本品根皮磨成粉，兑草果粉、砂仁粉、胡椒粉、鸡根粉各适量拌匀，放入瓶中，用时温开水吞服。

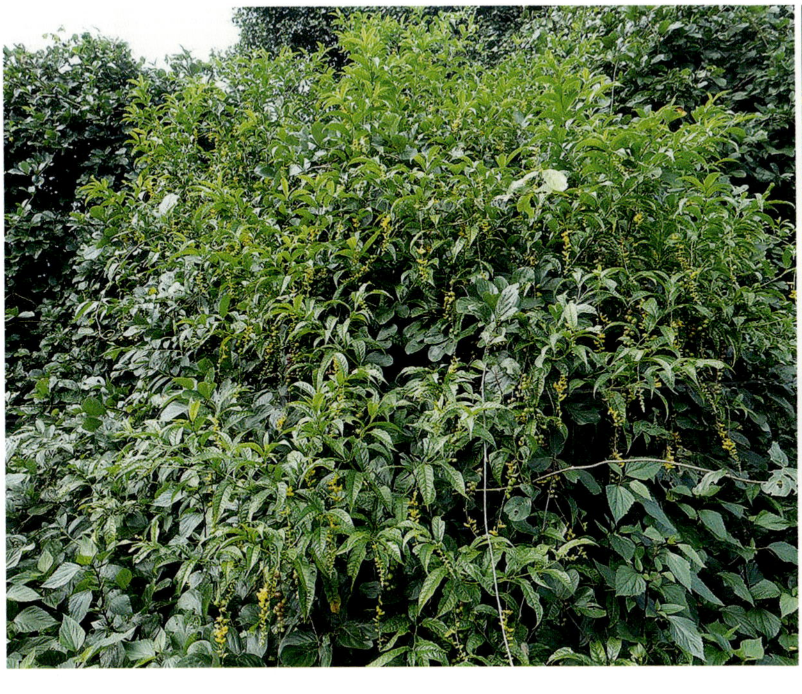

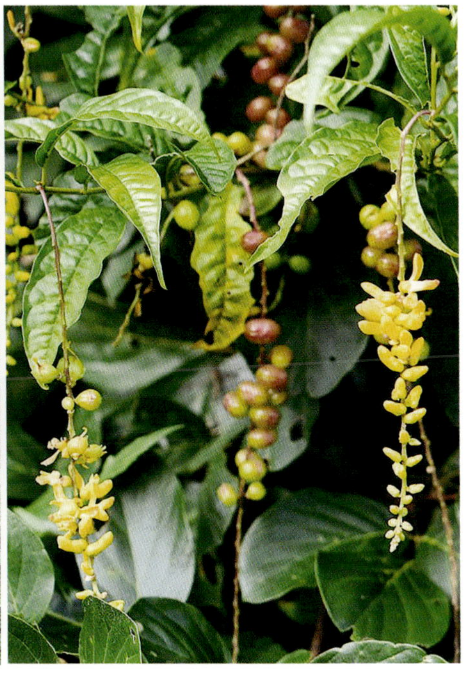

325 鸡脚刺

小檗科 豪猪刺 *Berberis julianae* C. K. Schneider

佤名： kaox ntu hnu [kʰa̠uʔ dʰṳ nʰṳ]（栲土努）

别名： 三颗针、刺刺溜、刺黄柏

植物形态： 常绿灌木。茎刺粗壮，三分叉，与枝同色，长 1~4cm。叶革质，椭圆形，披针形或倒披针形，长 3~10cm，宽 1~3cm，先端渐尖，基部楔形，两面网脉不显，不被白粉，叶缘平展，每边具 10~20 刺齿。花 10~25 朵簇生；花梗长 8~15mm；花黄色；小苞片卵形，长约 2.5mm，宽约 1.5mm，先端急尖；萼片 2 轮，外萼片卵形，长约 5mm，先端急尖，内萼片长圆状椭圆形，长约 7mm，先端圆钝；花瓣长圆状椭圆形，长约 6mm，宽约 3mm，先端缺裂，基部缢缩呈爪状，具 2 枚长圆形腺体；胚珠单生。浆果长圆形，蓝黑色，长 7~8mm，直径 3.5~4mm，顶端具明显宿存花柱，被白粉。花期 3 月，果期 5—11 月。

生境分布： 生于海拔 1100~2100m 的山坡、沟边、林中、林缘、灌丛中或竹林中。产于我国云南、湖北、四川、贵州、湖南、广西等地。

药用部位： 根、茎

采收加工： 全年可采收，切片，晒干。

性味功效： 苦，寒。清热燥湿，泻火解毒。

主治： 肠炎，痢疾，肺炎，乳腺炎，黄疸型肝炎，感冒。

用法用量： 内服：水煎服，10~20g。

附方

1. **感冒咳嗽：** 本品 15g、灯台树 10g，水煎服，每日 2 次。
2. **痢疾：** 本品 20g、草血竭 10g、枪枝葛根 10g，水煎服，每日 2 次。
3. **黄疸型肝炎：** 本品 15g、青叶胆 15g、过路黄 10g、奶浆草 5g，水煎服，每日 2 次。

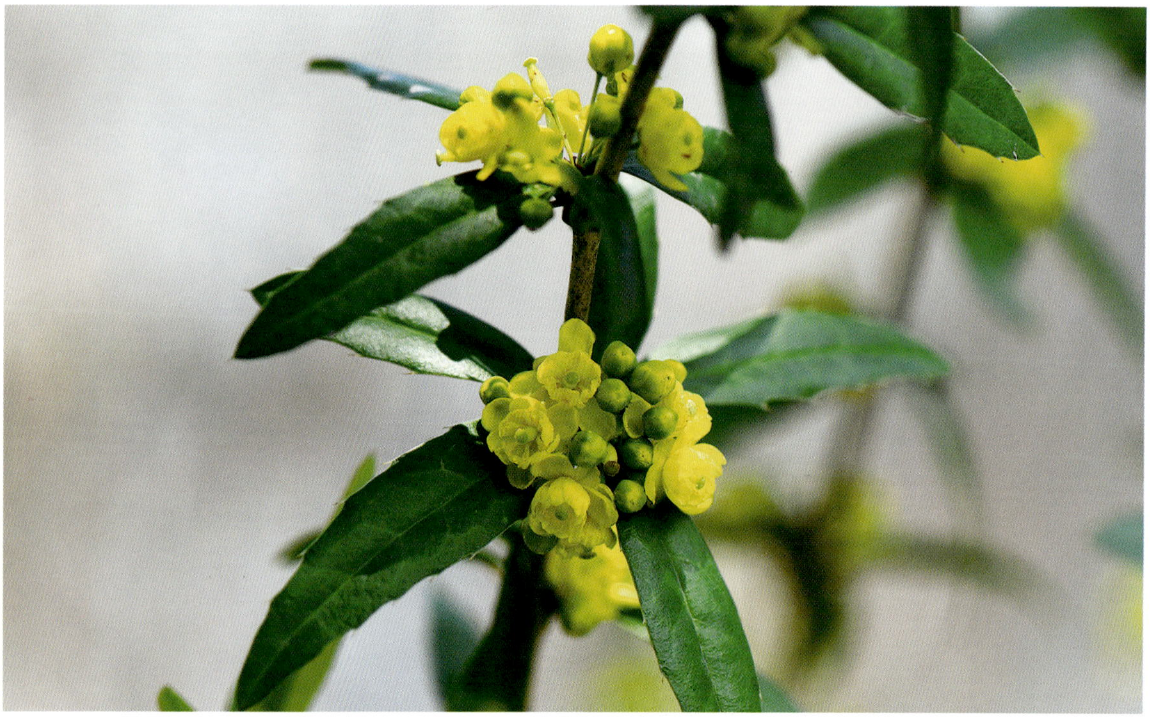

326 鸡脚参

唇形科 鸡脚参 *Orthosiphon wulfenioides* (Diels) Handel-Mazzetti

佤名： rīb njāong ia [rip ȡauŋ ʔi̠a]（日种呀）

别名： 普渡、化积药、化虫消

植物形态： 多年生草本，具粗大的木质根。茎常丛生，高 10~30cm，直立，自基部分枝，被长柔毛及短腺毛。叶基生或 1~2 对茎生，卵形，倒卵形或舌状，长 4~9（~13）cm，宽 2~5（~6.5）cm，先端钝或圆，基部渐狭成楔形下延，叶面绿色，近无毛或被疏柔毛及黑色腺点，背面稍淡，沿脉上被疏柔毛。轮伞花序 6 朵花，排列成间断的总状花序；苞片小，卵圆形，长 4~5mm；萼紫红色，宽管状，长 7~8mm，外面疏被长柔毛；花冠浅红色至紫色，长约 1.8cm，外面被疏短柔毛，花冠管直，长约 1.4cm，上唇长约 6mm，下唇长约 6mm；雄蕊比花冠短。小坚果圆球形，浅褐色。花期 3—10 月，果期 6—11 月。

生境分布： 生于海拔 1200~2900m 的松林下或草坡上。分布于我国云南、四川、贵州。

药用部位： 根

采收加工： 全年可采收，洗净，晒干或鲜用。

性味功效： 甘、微涩，平。有小毒。健脾化积，祛风除湿，清肺润燥，接骨生肌。

主治： 腹痛，腹胀，消化不良，小儿黄瘦，厌食，口干咽燥，倦怠乏力，消化不良性腹泻，胃痛，脉管炎，肾炎，膀胱炎，尿路结石，食积，蛔虫病，肺虚久咳，草乌中毒。外用：骨折，风湿痛，跌打损伤。

用法用量： 内服：水煎服，6~15g。外用：鲜品捣敷。

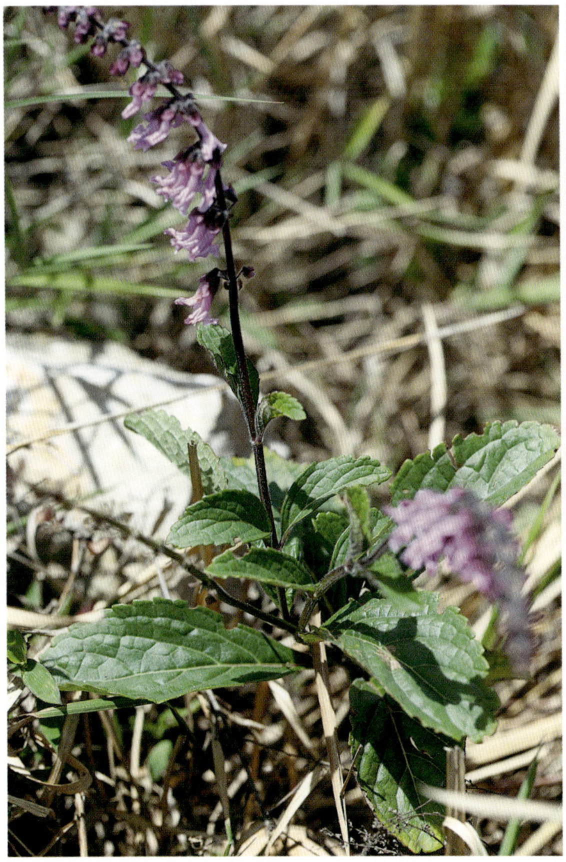

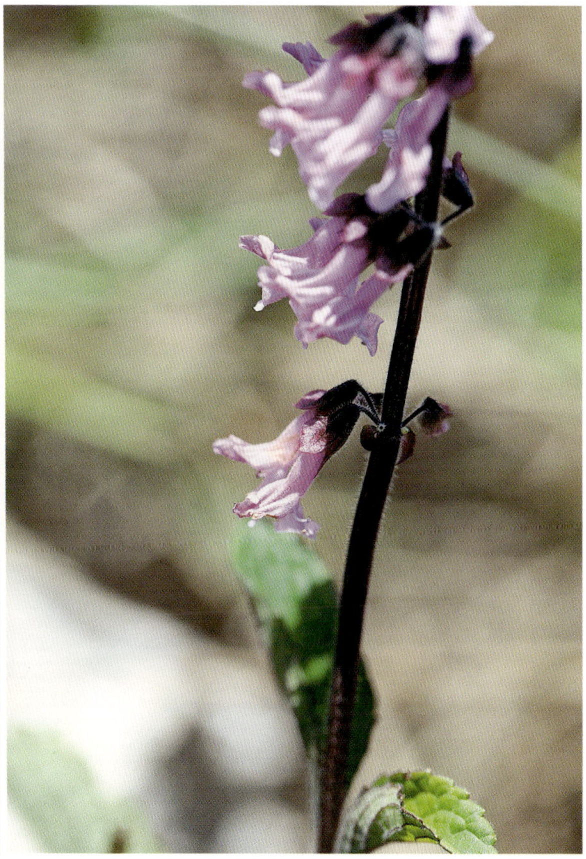

327 鸡蛋七

五加科 姜状三七 *Panax zingiberensis* C. Y. Wu & K. M. Feng

佤名： sāng qix dīag [saŋ tɕʰi̠ʔ ti̠ak]（三七叠）

别名： 香刺、野三七、土三七

植物形态： 多年生草本。主根呈姜块状，肉质；根状茎匍匐生长，节间短而增厚。掌状复叶 3~7 枚轮生于茎顶；小叶 3~5 枚，膜质，椭圆形至长椭圆形或倒卵状长椭圆形，先端渐尖至长渐尖，基部楔形，边缘具锯齿或微重锯齿；中间叶片较大，长 10~18cm，宽 3.5~6cm，两侧小叶片较小，长 6~11.5cm，宽 3~4cm。伞形花序单生于茎顶；花梗长 24~26cm；花小，绿色，多数；花瓣 5 片，三角状长卵形，长 1.5mm，无毛；雄蕊 5 枚；子房 2 室；花柱 2 个，中部以下合生，果时向外弯曲。果梗长 1~1.8cm；果扁球状肾形，成熟时红色，具种子 2 粒。花期 7—8 月，果期 8—10 月。

生境分布： 生于亚热带常绿阔叶林下，或栽培。分布于我国云南。

药用部位： 根茎、全草

采收加工： 挖取后去泥土洗净，晒干。

性味功效： 甘、微苦，温。补血，止血，散瘀，消肿。

主治： 根茎：虚劳咳嗽，跌打损伤，各种内外伤出血。全草：止痛。腹痛、胃癌。

用法用量： 内服：水煎服，25~50g，或研末，15~25g，汤送服。外用：磨汁涂、研末撒或调敷患部。

附方

1. **胃痛：** 本品配金线吊葫芦、岩参、肉桂各 10g，水煎服。
2. **胃癌：** 本品 6g，配金线吊葫芦、岩参、肉桂、重楼、穿山甲鳞片各 10~20g。
3. **产后补血补虚：** 本品炖小黑母鸡，产后常食。

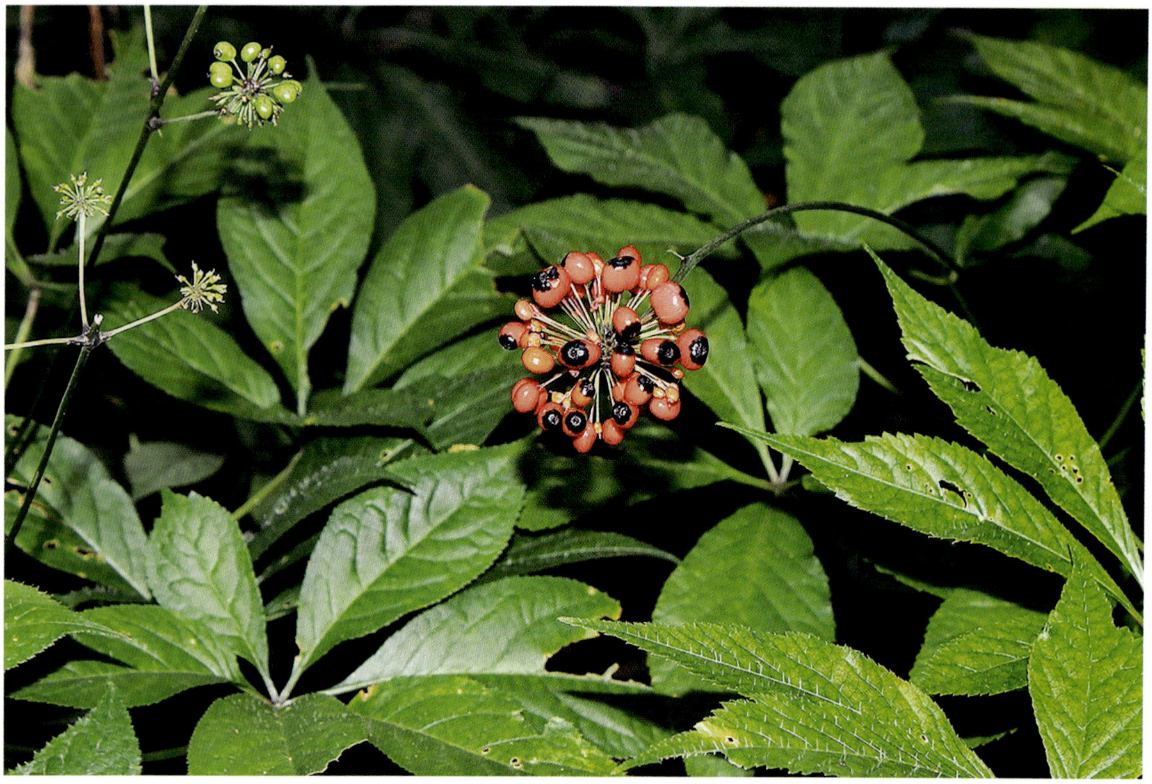

328 鸡蛋花

夹竹桃科 钝叶鸡蛋花 *Plumeria obtusa* Linnaeus

佤名： kaox dāi dom ia [kʰa̠uʔ tai to̠m ʔi̠a]（栲呆咚呀）

别名： 马鹿角、蛋黄花

植物形态： 落叶乔木；株高可达 4~5m。叶纸质，披针形或椭圆形，叶端钝圆，多聚生于枝顶。聚伞花序顶生，花冠外面乳白色，中心黄色，直径约 4cm，花具芳香。蓇葖果 15cm×1.5cm。花期 3—9 月，果期 6—12 月。

生境分布： 广东、广西、海南、云南南部有栽培；原产加勒比群岛。

药用部位： 花、树皮

采收加工： 花夏、秋季采收，树皮全年可采收，晒干。

性味功效： 甘，微寒。清热利湿，止痢，润肺止咳。

主治： 肺炎，肝炎，痢疾，感冒发热。

用法用量： 内服：水煎服，15~30g。

附方

1. **痢疾：** 本品树皮 20g，水煎服，每日 3 次。
2. **咳嗽：** 本品花 15g，冰糖少量为引，水煎服，每日 3 次。
3. **肺结核：** 本品茎枝切片，适量煮猪蹄食用。

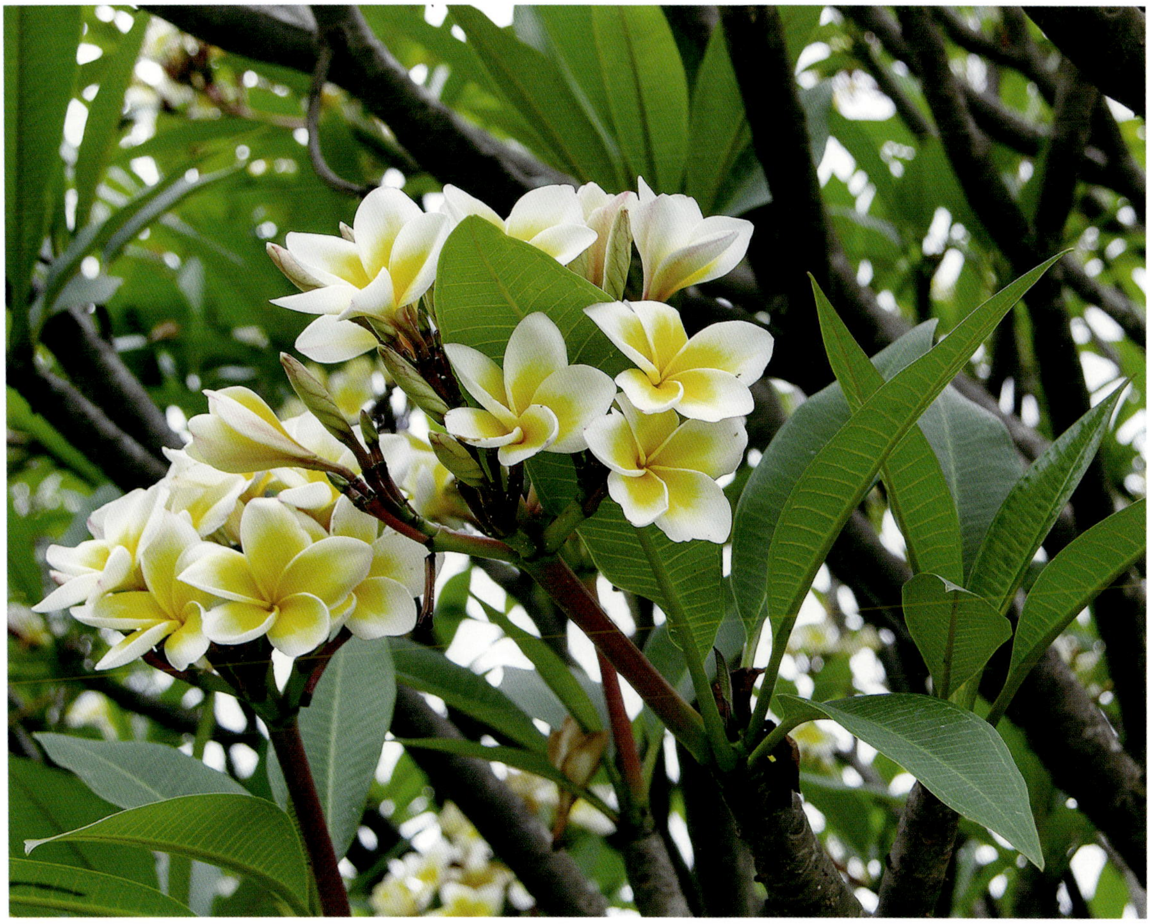

329 鸡嗉子

山茱萸科 头状四照花 *Cornus capitata* Wallich

佤名： kaox blix ha noung [k^{h}a̠u̠ʔ pli̠ʔ ha̠ no̠ŋ̠]（栲布利哈浓）

别名： 鸡嗉子果、鸡嗉子叶、山荔枝

植物形态： 常绿乔木，稀灌木；幼枝有短柔毛。冬芽圆锥形，被毛。叶对生，薄革质或革质，被短柔毛；叶柄圆柱形，被短柔毛。头状花序，总苞片倒卵形或阔倒卵形；花萼管状，裂片齿形，外侧被毛，内侧有短柔毛；花瓣长圆形，下面被短柔毛；花盘环状；子房下位，花柱圆柱形，被丝状毛。果序扁球形。花期 5—6 月，果期 9—10 月。

生境分布： 生于海拔 1000~3200m 的常绿植物和混交林。分布于我国贵州、四川、西藏、云南。国外分布于不丹、印度、缅甸、尼泊尔。

药用部位： 叶、树皮

采收加工： 全年可采收。

性味功效： 苦、涩，平。清热解毒，消积杀虫。

主治： 食积气胀，小儿疳积。

用法用量： 内服：水煎服。

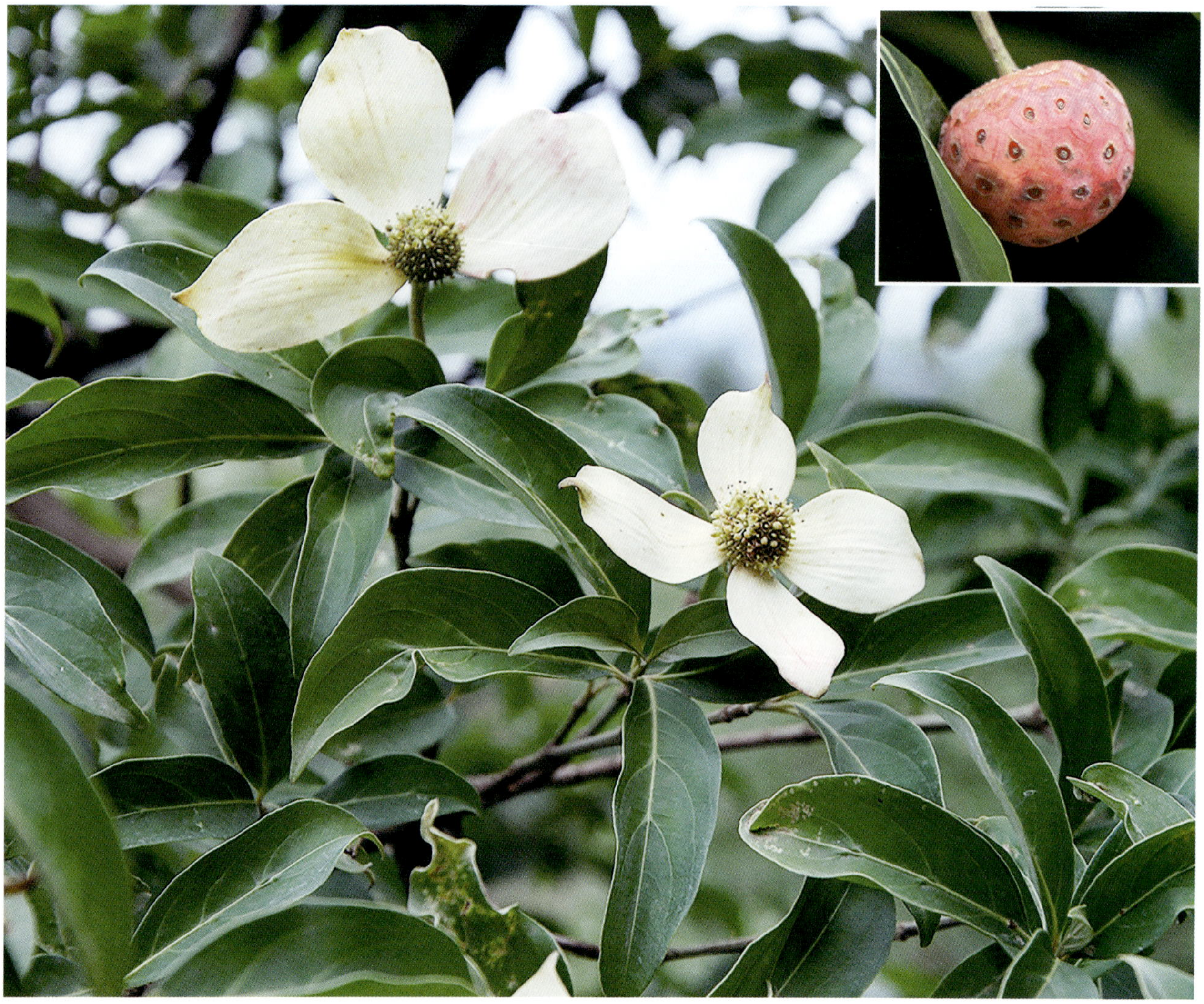

330 鸡嗉子果

桑科 鸡嗉子榕 *Ficus semicordata* Buchanan-Hamilton ex Smith

佤名： kaox ruih [kʰau̱ʔ ru̱ih]（栲蕊）

别名： 山枇杷果、鸡嗉果

植物形态： 小乔木。幼枝密被黄褐色硬毛，叶椭圆形至长圆状披针形，长 18~28cm，宽 9~11cm，纸质，先端渐尖，基部偏心形，一侧耳状，边缘有细锯齿或全缘，叶面粗糙，脉上被硬毛，背面密生短硬毛和黄褐色小瘤体，侧脉每边 10~14 条，耳叶一侧 3~4 条；叶柄长 5~10cm，粗壮，密被硬毛；托叶披针形，长 2~3.5cm，膜质，近无毛，红色。榕果或生于无叶小枝叶腋，果枝下垂至根部或穿入土中，球形，直径 1~1.5cm，被短硬毛，榕果有侧生苞片，顶生苞片脐状，基生苞片 3 枚，被毛，总梗长 5~10mm，被硬毛，成熟时紫红色。花期 5—10 月。

生境分布： 生于海拔 600~1600（~2800）m 的公路两旁或林缘。分布于我国云南、西藏、广西、贵州；马来西亚、越南、泰国、缅甸、不丹、尼泊尔、印度亦有。

药用部位： 叶、乳汁

采收加工： 夏、秋季采收晒干或随采随用。

性味功效： 微涩。叶：消炎止痛，利尿，止咳。乳汁：收敛，止痒。

主治： 叶：眼角膜炎，异物创伤发炎，咳嗽。乳汁：皮肤皲裂。

用法用量： 内服：水煎服，10~15g。外用：水煎后取药液冲洗患处，或取乳汁外擦患处。

附方

1. **利尿，止咳：** 本品单方适量，水煎服。
2. **皮肤皲裂：** 本品乳汁外擦。
3. **眼角膜炎，异物创伤发炎：** 本品水煎后取药液冲洗患处。

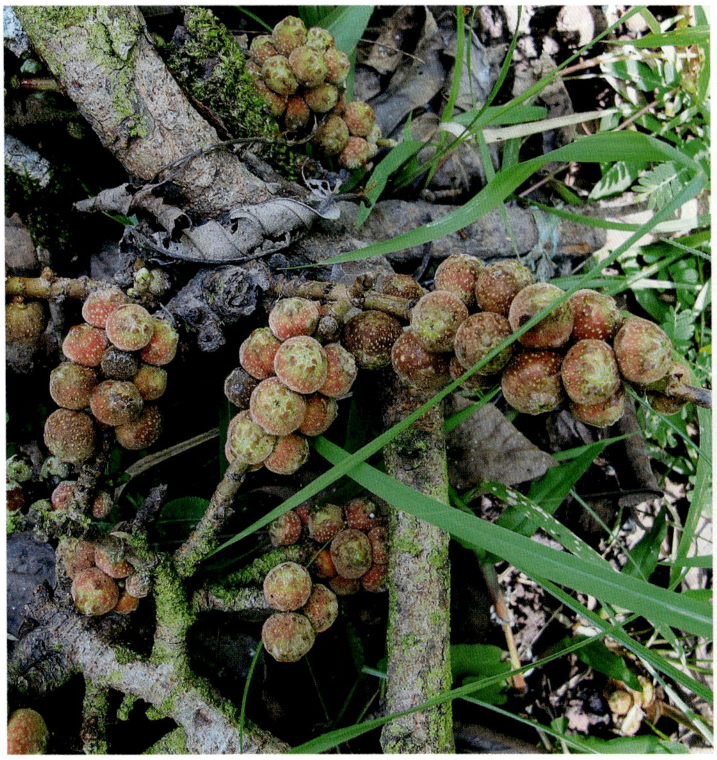

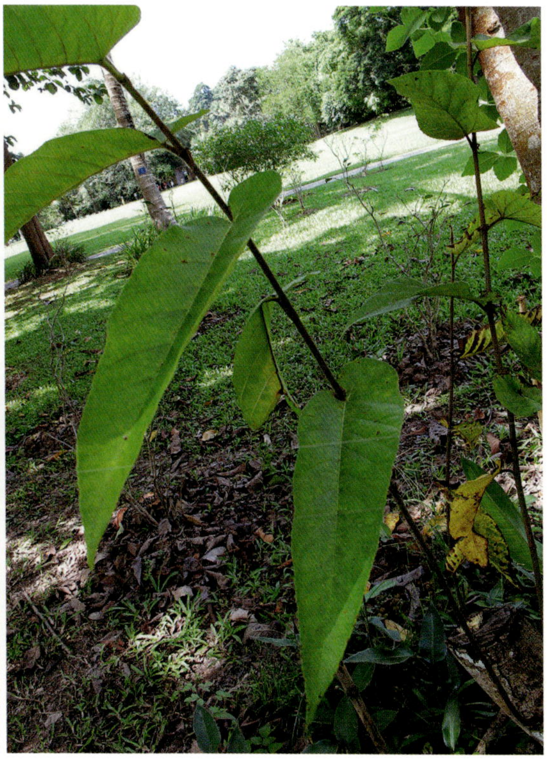

331 青叶胆

龙胆科 椭圆叶花锚 *Halenia elliptica* D. Don

佤名： rīb rouing bouih [rip roi̱ŋ po̱ih]（日润背）

别名： 走药胆、肝炎草、青鱼胆

植物形态： 一年生草本。茎直立，四棱形，上部分枝。叶对生，卵形至椭圆形，长1.5~6cm，宽0.8~3cm；叶柄近无或抱茎，叶脉5条，弧形，于叶面凹入，背面突出。聚伞花序顶生及腋生；花蓝色，直径约1.5cm，具梗，梗长0.5~3cm；花萼4深裂，裂片卵状椭圆形，顶端渐尖，具小尖头；花冠4深裂，裂片椭圆形，长5~6mm，宽4~5mm，顶端具尖头，基部具一平展的距，距长5~6mm；雄蕊4枚，内藏着生于花冠管基部，花丝长3~5mm；子房卵形，长约5mm，花柱极短，柱头2裂。蒴果宽卵形，直径3~4mm，上部渐狭。花、果期7—9月。

生境分布： 生于海拔1800~3300m的山坡林下、草地及灌丛中。分布于我国云南、西藏、四川、贵州、青海、新疆、陕西、甘肃、山西、内蒙古、辽宁、湖南、湖北；尼泊尔、不丹、印度、俄罗斯亦有。

药用部位： 全草

采收加工： 秋季采收，切段，晒干。

性味功效： 苦，寒。清肝明目，燥湿祛虫。

主治： 湿热型肝炎，胆囊炎，虚火牙痛，急性胃炎，蛔虫病，发热性疾病。

用法用量： 内服：水煎服，10~20g。

附方

1. **黄疸型肝炎：** 本品20g、龙胆草15g、半截藤10g、车前草10g，水煎服，每日3次。
2. **胆囊炎：** 本品20g、田基黄10g、奶浆草10g。
3. **蛔虫病：** 本品20g、苦楝子15g、槟榔10g，水煎服，每日3次。

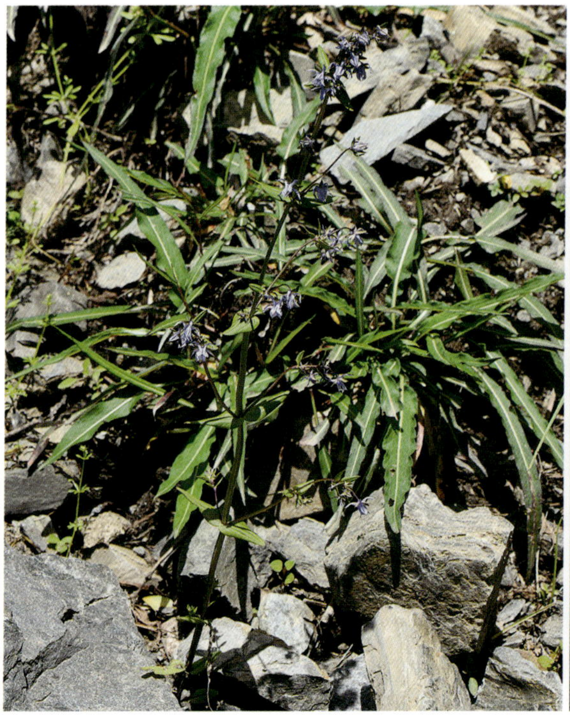

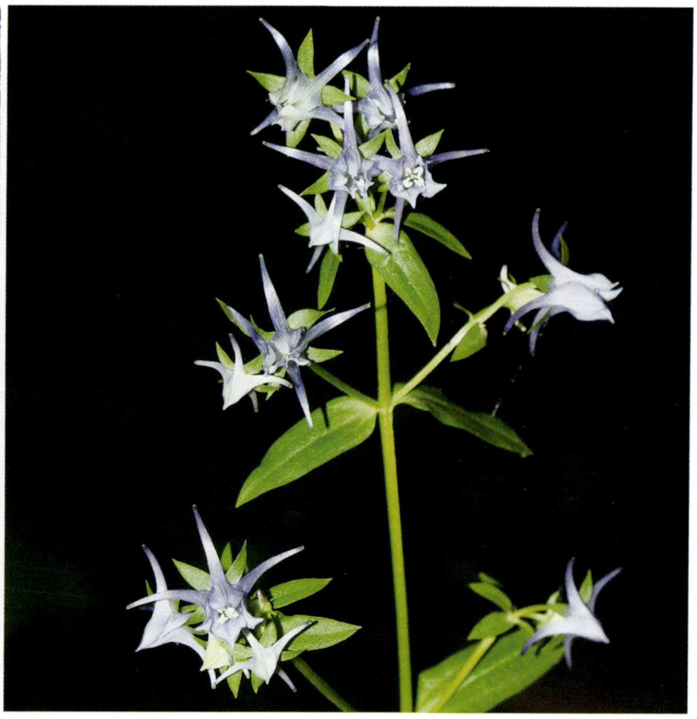

332 青骨藤

石竹科 粘萼蝇子草 *Silene viscidula* Franchet

佤名： rīb si ang gax [rip si ʔaŋ kaʔ]（日西安嘎）

别名： 细蝇子草、瓦草、滇白前

植物形态： 多年生草本，全株被短柔毛。根簇生，黑褐色。茎俯仰，上部被腺毛。叶片椭圆形。二歧聚伞花序大型，密被腺柔毛和黏液；苞片卵状披针形；花萼钟形，密被腺柔毛，纵脉紫色；花瓣淡红色；副花冠片长椭圆状，全缘或具齿。蒴果卵形；种子圆肾形，黑褐色，脊宽平。花期7—8月，果期9—10月。

生境分布： 生于海拔(1200~) 1450~3200m的灌丛草地。产于我国四川、云南、贵州、西藏（东南）。

药用部位： 根、藤茎

采收加工： 全年可采收，切段，晒干。

性味功效： 苦、辛，凉。有小毒。镇痛，祛风除湿，止痒。

主治： 皮肤瘙痒，风湿，跌打损伤，刀伤，吐泻。

用法用量： 内服：水煎服，15~30g，或泡酒服。外用：水煎外洗。

附方

1. **皮肤瘙痒：** 本品、通光藤、大木通、小木通、续断根各15~30g，水煎服，日服3次，饭后温服。
2. **风湿：** 本品、鸡血藤、续断、通光藤、五味藤各150~300g，泡酒内服。
3. **风湿骨痛：** 本品藤茎、三叶鸡血藤、刺五加、大木通、小木通、通光藤、盐肤木各15~30g，水煎服。

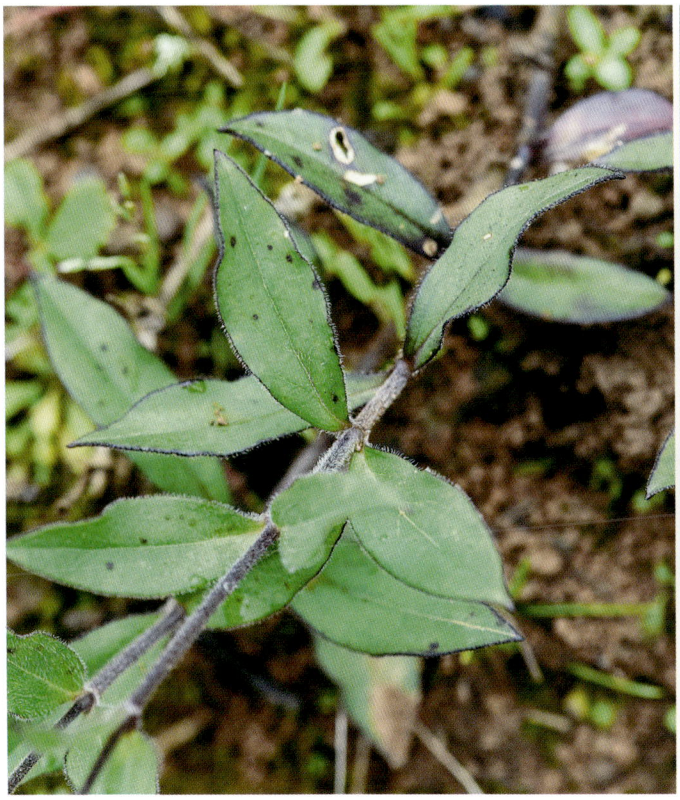

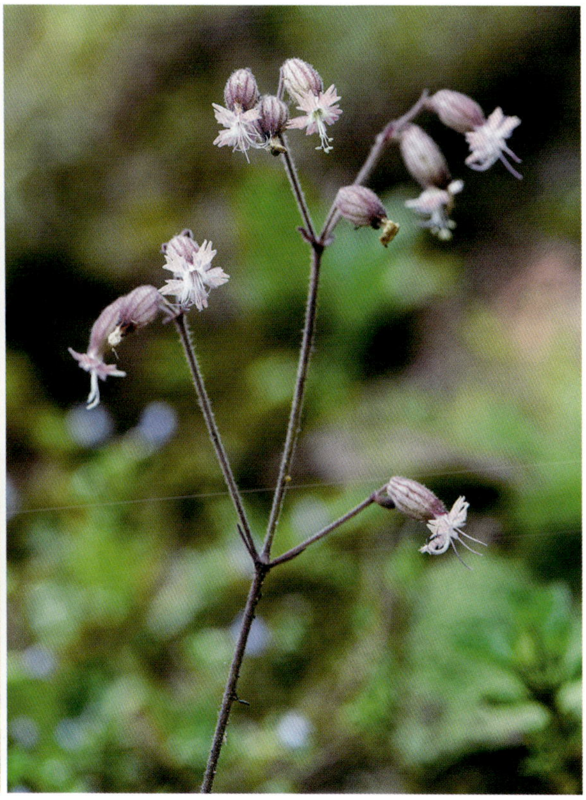

333 青菜

十字花科 青菜 *Brassica rapa* var. *chinensis* (Linnaeus) Kitamura

佤名： daex glaox lūng [ta̠ɯʔ kla̠uʔ luŋ]（德搞拢）

别名： 小白菜、塔菜、塌菜

植物形态： 一年或二年生草本，无毛，带粉霜。根粗，坚硬，常成纺锤状。茎直立，有分枝，基生叶倒卵形或宽倒卵形，长 20~30cm，坚实，深绿色，有光泽，基部渐狭成一宽柄，中脉白色，宽达 1.5cm；下部茎生叶和基生叶相似，基部渐狭成叶柄；上部茎生叶倒卵形或椭圆形，长 3~7cm，宽 1~3.5cm，基部抱茎，宽展，两侧有垂耳，全缘，微带粉霜。总状花序顶生，成圆锥状；花长约 1cm，授粉后长达 1.5cm；花瓣浅黄色，长 5mm，先端钝圆，有脉纹，具宽爪。长角果线形，长 2~6cm，宽 3~4mm，无毛，喙长 8~12mm。花期 4 月，果期 5—6 月。

生境分布： 原产亚洲，我国南北各地均有栽培，尤以长江流域栽培最广。

药用部位： 种子、根

采收加工： 种子：成熟时采，阴干。根：全年可采收。

性味功效： 甘，凉。清热解烦，通利肠胃。

主治： 痰喘，酒醉不醒，感冒，肾炎，高血压。

用法用量： 内服：水煎服。

附方

1. **感冒：** 本品种子、多依果、小米辣、盐各适量，舂细服用。
2. **肾炎：** 本品根、金银花、冬瓜皮、茜草、大小蓟各 1g，水煎服。
3. **高血压：** 本品根 20g、野芹菜 15g、三丫苦 20g、大叶钩藤 15g、刺五加 20g，水煎服，每日 3 次。

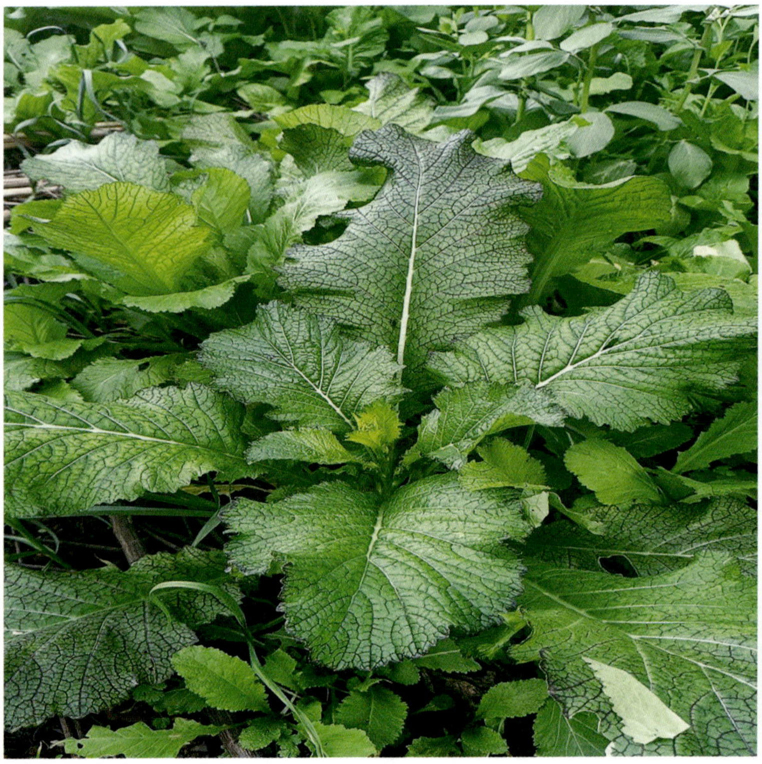

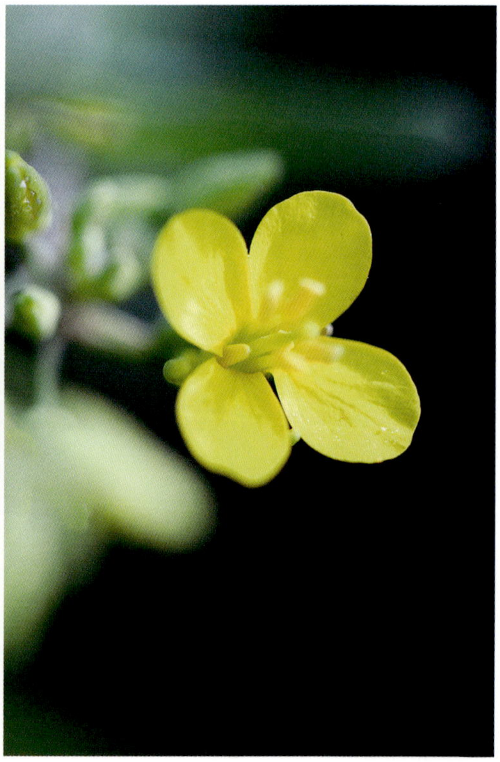

334 拔毒散

锦葵科 拔毒散 *Sida szechuensis* Matsuda

佤名： rīb man jōud siah [rip ma̱n tɕot si̱ah]（日买角下）

别名： 小黄药、小克麻

植物形态： 直立亚灌木。叶下部生的宽菱形或扇形，长 2.5~5cm，宽近似，先端短尖或浑圆，基部楔形，边缘具 2 齿，叶上部生的长圆形或长圆状椭圆形，长 2~3cm，两端钝或浑圆，上面疏被星状毛或糙伏毛或几无毛，下面密被灰色星状毡毛。花单生或簇生于枝端，花梗长 1cm，密被星状毡毛，中部以上有节；花萼杯形，长 7mm，疏被星状柔毛，萼裂三角形；花冠黄色，直径约 1~1.5cm，花瓣倒卵形，长 8mm；雄蕊柱长 5mm，被长硬毛。蒴果近球形，直径约 6mm，分果爿 8~9 个，疏被星状柔毛，具短芒；种子长 2mm，黑褐色，平滑，种脐被白色疏柔毛。花期 6—11 月。

生境分布： 生于海拔 300~2700m 的山坡、路旁、灌丛或疏林下。分布于我国云南、四川、贵州、广西。

药用部位： 根、茎、全株

采收加工： 全年可采收，晒干或鲜用。

性味功效： 苦，寒。消炎，拔毒生肌，清热解毒。

主治： 根、茎：疮毒痈肿，拔脓，菌痢。全株：夜盲症。

用法用量： 内服：水煎服，干品 10~15g。外用：鲜品捣碎外敷患处。

附方

1. **疮疡疖肿：** 本品鲜品捣烂外敷患处。
2. **乳腺炎：** 本品 15g、罗翁 15g、蒲公英 10g，水煎服，每日 3 次，亦可用鲜品捣烂外敷患处。
3. **浓窝疮：** 本品适量，攀枝花树皮适量，鲜品，用刀刮皮呈泥状，外敷疮口痛处。每日换敷 1 次。

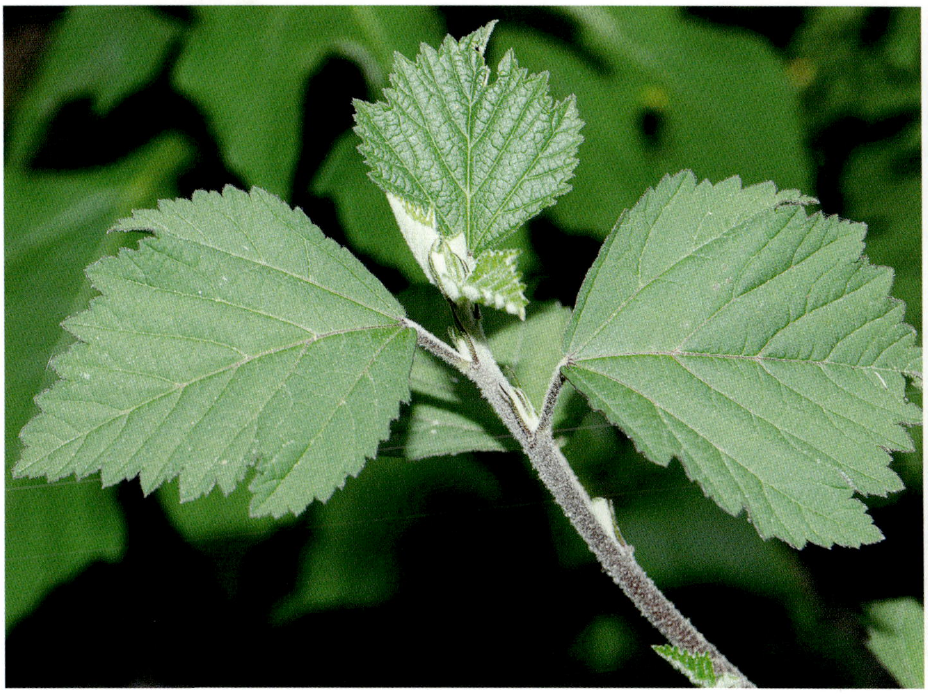

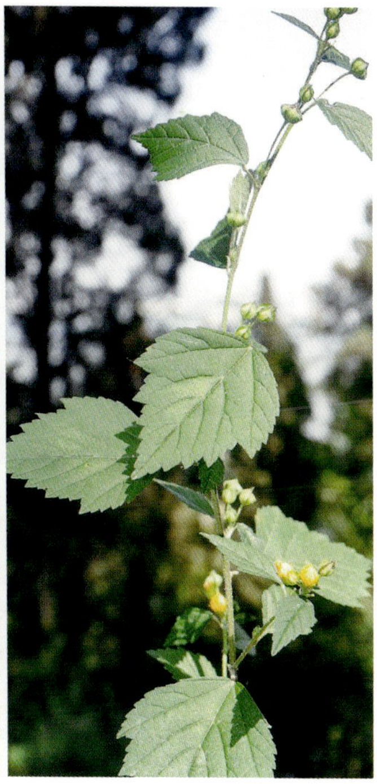

335 拉攀木尖

紫金牛科 密花树 *Myrsine seguinii* H. Leveille

佤名： kaox rang rēix [kʰa̱uʔ ra̱ŋ reʔ]（栲然惹）

别名： 狗骨头、大明橘、铁仔

植物形态： 大灌木或小乔木。叶革质，长圆状倒披针形至倒披针形，长7~17cm，宽1.3~6cm，顶端急尖或钝，基部楔形，全缘，两面无毛，侧脉不明显，多数。伞形花序或花簇生，着生于具覆瓦状排列苞片的短枝上，短枝腋生或生于无叶老枝叶痕上，有花3~10朵；花瓣白色或淡绿色，有时为紫红色，基部连合达全长的1/4，花时反卷，长（2~）3~4mm，卵形或椭圆形，顶端急尖或钝，具腺点，外面无毛，里面和边缘密被乳头状突起，中部以下无上述突起。果球形或近卵形，直径4~5mm，灰淡绿色或紫黑色，有时具纵行线条纹或纵肋，冠以宿存花柱基部，果梗有时增长达7mm。花期4—5月，果期10—12月。

生境分布： 生于海拔 650~2400m 的混交林中或苔藓林中，亦出现于林缘、路旁等的灌木丛中。我国从西南各地、华东至台湾均有；日本、缅甸、越南亦有。

药用部位： 根、叶

采收加工： 夏、秋季采收，洗净，晒干或鲜用。

性味功效： 淡，寒。清热利湿，凉血解毒。

主治： 根：膀胱结石。叶：外伤。

用法用量： 内服：水煎服，30~60g。外用：鲜品捣敷，或水煎外洗。

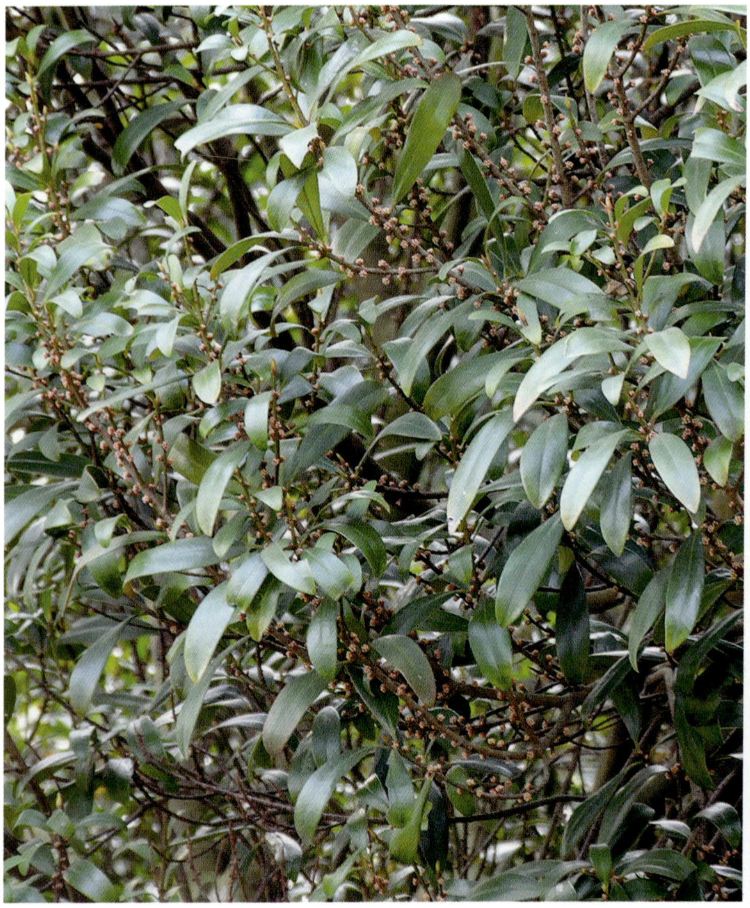

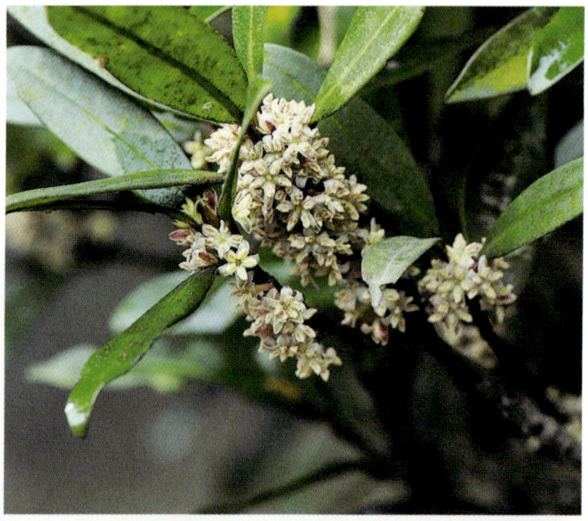

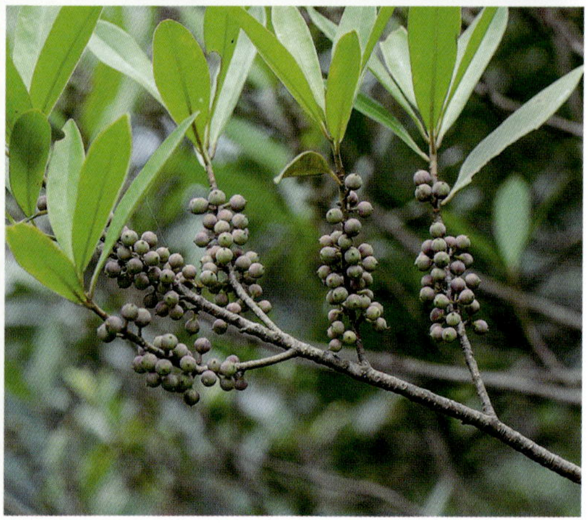

336 苦天茄

茄科 喀西茄 *Solanum aculeatissimum* Jacquin

佤名： blix gad si vāi [pl̠iʔ ka̠t si vai]（布利该西歪）

别名： 苦颠茄、黄角刺、刺天茄

植物形态： 直立草本至亚灌木，茎、枝、叶及花柄多混生黄白色具节的长柔毛、短柔毛、腺毛及淡黄色基部宽扁的皮刺，刺长2~15mm，宽1~5mm，基部暗黄色。叶阔卵形，长6~15cm，宽约与长相等，基部戟形，边缘5~7深裂；背面除被有与叶面相似的毛被外还被有稀疏分散的星状毛；侧脉上着生长5~15mm基部宽扁的皮刺。蝎尾状花序腋外生，短而少花，单生或具2~4朵花；萼钟形，直径约1cm；花冠筒隐于萼内，长约1.5mm，冠檐白色，裂片长约14mm。浆果球形，直径2~2.5cm，初时绿白色具绿色花纹，成熟后淡黄色。花期3—8月，果期11—12月。

生境分布： 生于海拔1300~2300m的沟边、路旁、灌丛、荒地、草坡或疏林中。分布于我国云南、广西；印度亦有。

药用部位： 根、叶、果实

采收加工： 秋季采收，晒干或鲜用。

性味功效： 微苦，寒。有小毒。消炎解毒，镇静止痛。

主治： 感冒，小儿惊风，麻风，疮毒出头，风湿病，跌打疼痛，神经性头痛，胃痛，牙痛，乳腺炎，腮腺炎，外伤炎症，犬、虫咬伤，痈疮肿毒。

用法用量： 内服：水煎服。外用：鲜叶捣烂敷患部，或水煎外洗。

附方

牙痛，火牙： 本品根配红糖，水煎服。如果是虫牙，用本品果实晒干舂粉，把碗内擦上炼过的鸡油，盖在烧红的火炭上，然后把本品粉末撒在火炭上，熏虫牙，虫子即可引出，一次可治好（佤药古方）。

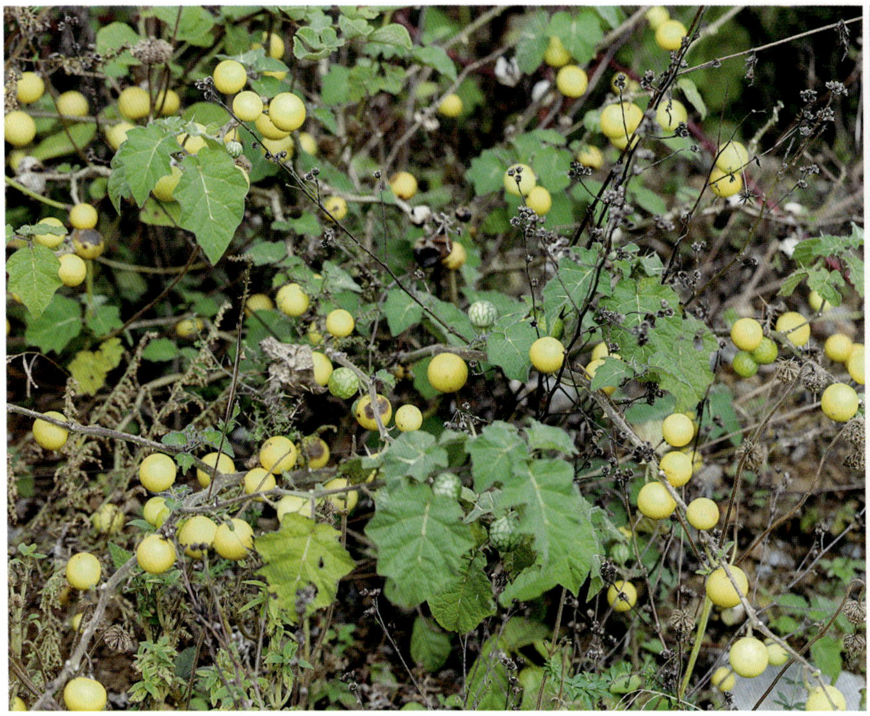

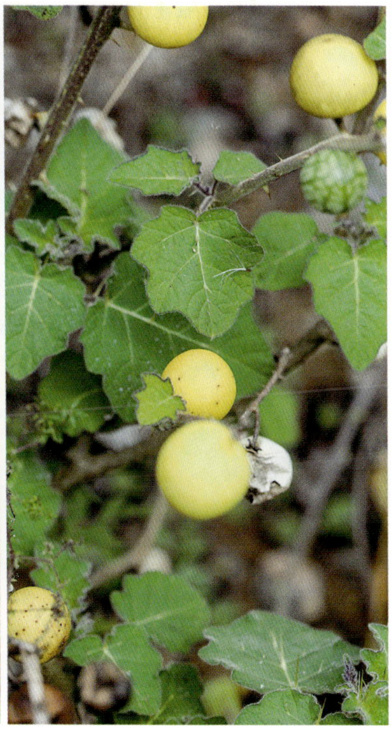

337 苦瓜

葫芦科 苦瓜 *Momordica charantia* Linnaeus

佤名： gei soung [ke̠ soŋ]（给耸）

别名： 癞瓜、凉瓜

植物形态： 一年生柔弱攀援草本。单叶互生，叶片膜质，轮廓卵状肾形或近圆形，长、宽均为3.5~12cm，5~7深裂，裂片卵状长圆形，基部稍缢缩，基部心形，具掌状脉5~7条；叶柄长4~6cm；卷须纤细，单一，不分歧。花单性，雌雄同株；雄花：单生于叶腋；花梗纤细，长3~7cm；花萼筒短漏斗状，5裂，裂片长4~6mm；花冠黄色，5裂，裂片倒卵形，长1.5~2cm，先端钝；雄蕊3枚，药室2回折曲；雌花：单生，花梗长10~12cm；子房纺锤形，密生瘤状突起。果实纺锤形或圆柱形，长10~20cm，多瘤皱，成熟后橙黄色，并由顶端3瓣裂。花、果期5—10月。

生境分布： 我国南北各地均已普遍栽培。广泛栽培于世界热带和亚热带地区。

药用部位： 果实、花、叶

采收加工： 夏季采收，分别处理，晒干。

性味功效： 苦，凉。清热解毒。

主治： 果实：烦渴，眼赤疼痛，痈肿丹毒，恶疮。花：胃气痛，眼痛。叶：丹火毒气，恶疮结毒，杨梅疮，大疔疮。

用法用量： 内服：水煎服。外用：捣烂，外敷患处。

附方

1. **糖尿病，高血压：** 本品鲜品凉拌食用。
2. **疖疮脓肿：** 本品鲜苦瓜适量，捣烂，外敷患处。

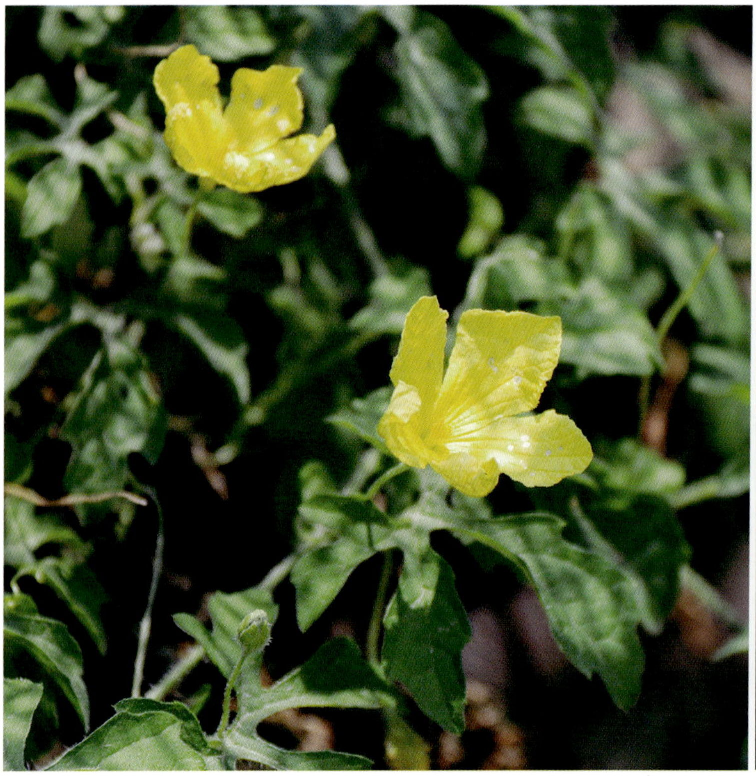

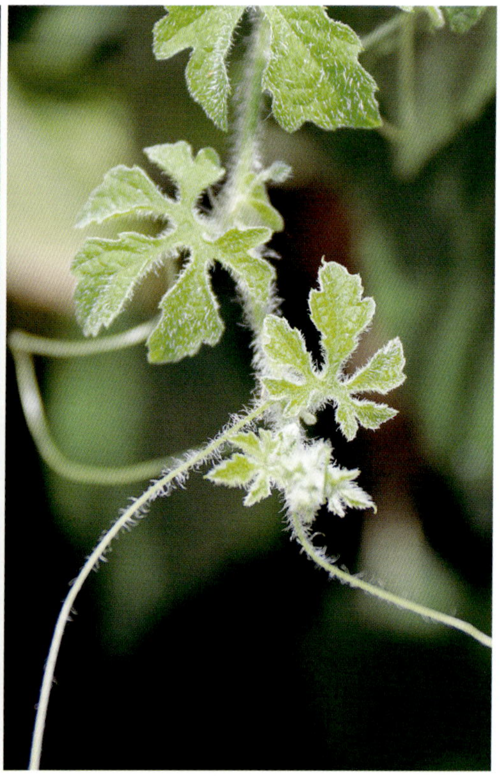

338 苦玄参

玄参科 苦玄参 *Picria felterrae* Loureiro

佤名： rīb mgin gax [rip gin kaʔ]（日吉嘎）

别名： 鱼胆草、落地小金钱、四环素草

植物形态： 草本，基部匍匐或倾卧；枝杈分枝，被短糙毛，节常膨大。叶对生；叶片卵形，有时几乎为圆形，长达 5.5cm，宽达 3cm，先端急尖，基部常多少不等，延下于柄，边缘有圆钝锯齿，两面被糙毛，侧脉约 4~5 对。花序总状排列，有花 4~8 朵，总花梗与花梗均细弱，花梗长可达 1cm；萼片 4 枚，分生，外方之 2 片长圆状卵形，在果时长达 14mm，宽达 10mm，基部心脏形，有明显的网脉；花冠白色或红褐色，长约 12mm，管长约 6.5mm，中部稍稍细缩，上唇直立，基部很宽，长约 4.5mm，下唇宽阔，长约 6.5mm，3 裂，中裂片向前突出。蒴果卵形，长 5~6mm，室间 2 裂，包于宿存的萼片内。

生境分布： 生于海拔 295~1100m 的沙地、江边、沟谷潮湿疏林中。分布于我国云南、广东、广西、贵州；越南、老挝、泰国、缅甸、印度、印度尼西亚、马来西亚和菲律宾亦有。

药用部位： 全草

采收加工： 全年可采收，晒干。

性味功效： 甘，寒。清热解毒，消肿止痛。

主治： 咽喉肿痛，消化不良。

用法用量： 内服：水煎服，15g。

附方

咽喉炎，牙痛： 本品 15g，泡水当茶饮。

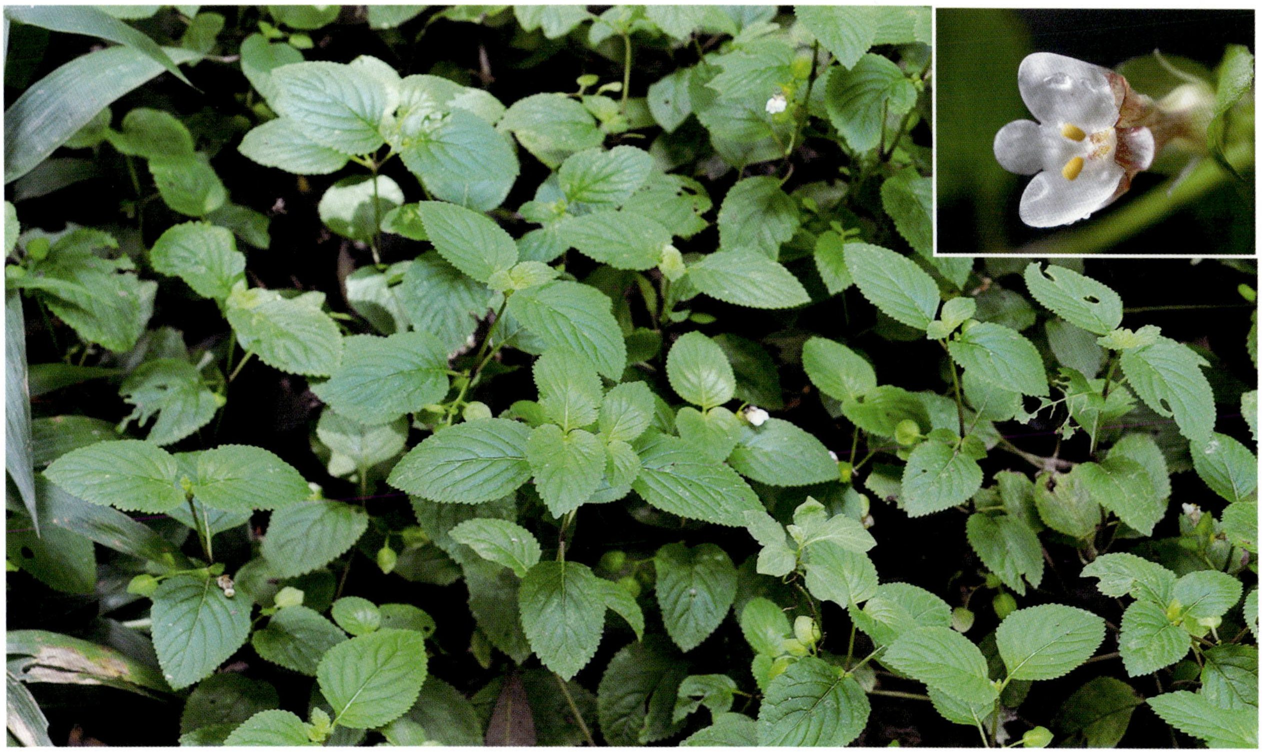

339 苦凉菜

茄科 旋花茄 *Solanum spirale* Roxburgh

侗名： daex kaox soung siah [tau̯ʔ kʰau̯ʔ soŋ si̯ah]（德栲耸下）

别名： 旋柄茄、理肺散、倒提壶

植物形态： 直立灌木，植株光滑无毛。叶大，椭圆形，长9~20cm，宽4~8cm，先端锐尖或渐尖，基部楔形下延成叶柄，两面均无毛，间或沿叶脉被极稀疏的短小疏柔毛，边全缘或微波状，中脉粗壮，侧脉明显，每边5~8条；叶柄长2~3cm。聚伞花序幼时旋卷如蝎尾状，对叶生或腋外生，总花梗长3~12mm，花梗细长，达2cm，开展或弯曲；萼杯状，直径约3mm，5浅裂；花冠白色，花冠筒长约1mm，隐于萼内，冠檐长6~7mm，5深裂，裂片长圆形，长5~6mm；雄蕊5枚。浆果球形，橘黄色，直径7~8mm，外果皮光亮。花期夏、秋季，果期冬、春季。

生境分布： 生于海拔500~1900m的溪边灌丛中或林下，稀生于荒地。分布于我国云南、广西、湖南；印度、孟加拉国、缅甸、越南亦有。

药用部位： 根

采收加工： 夏、秋季采收，切段，晒干或鲜用。

性味功效： 苦，寒。清热解毒，消炎利湿。

主治： 感冒发热，咽喉痛，腹痛，膀胱炎，跌打损伤。

用法用量： 内服：水煎服，干品25~75g，鲜品50~75g。外用：鲜品捣烂敷患部。

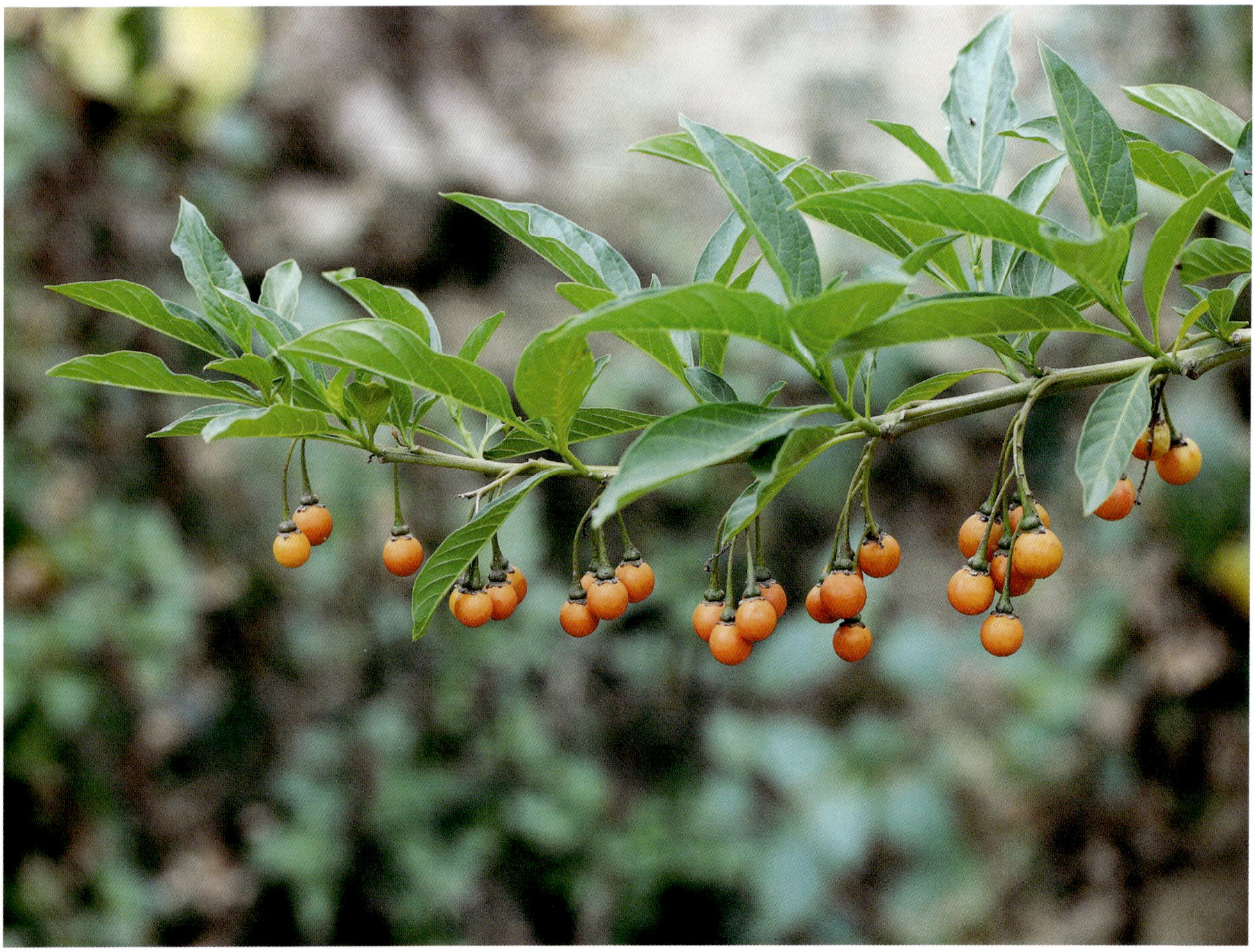

340 苦楝果

买麻藤科 买麻藤 *Gnetum montanum* Markgraf

佤名： ndim dīng [di̠m tiŋ]（钉顶）

别名： 倪藤、冷饭团

植物形态： 大藤本；小枝圆或扁圆，光滑。叶形及大小多变，常呈长圆形，稀呈长圆状披针形或椭圆形，革质或近革质，长 10~25cm，宽 4~11cm，先端具短钝尖头，基部圆或宽楔形，侧脉 8~13 对。雄球花序 1~2 回三出分枝，排列疏松，组成腋生或顶生的圆锥花序，雄球花穗圆柱形，长 2~3cm，径 2.5~3mm，具 13~17 轮环状总苞，每轮环状总苞内有雄花 25~45 朵；雌球花序侧生老枝上，单生或数序丛生，有 3~4 对分枝，雌球花穗长 2~3cm，径约 4mm，每轮环状总苞内有雌花 5~8 朵；雌球花穗成熟时长约 10cm。种子较小，长圆状卵圆形或长圆形，长 1.5~2cm，径 1~1.2cm，具短柄，熟时黄褐色或红褐色。花期 6—7 月，种子 8—10 月成熟。

生境分布： 生于海拔 500~2200m 的森林、灌丛中及沟谷潮湿处缠绕于树上，喜阴湿环境。分布于我国云南、广西、广东、海南等地；印度、缅甸、泰国、老挝及越南亦有。

药用部位： 藤

采收加工： 全年可采收，切片，晒干。

性味功效： 苦，温。通气健胃，舒筋活络，祛风除湿。

主治： 消化不良，胃痛，跌打损伤，风湿性关节炎，腰腿痛。

用法用量： 内服：水煎服，6~9g。

附方

风湿关节炎： 本品、鸡血藤、扁担藤、松寄生，各 20~30g，水煎服。

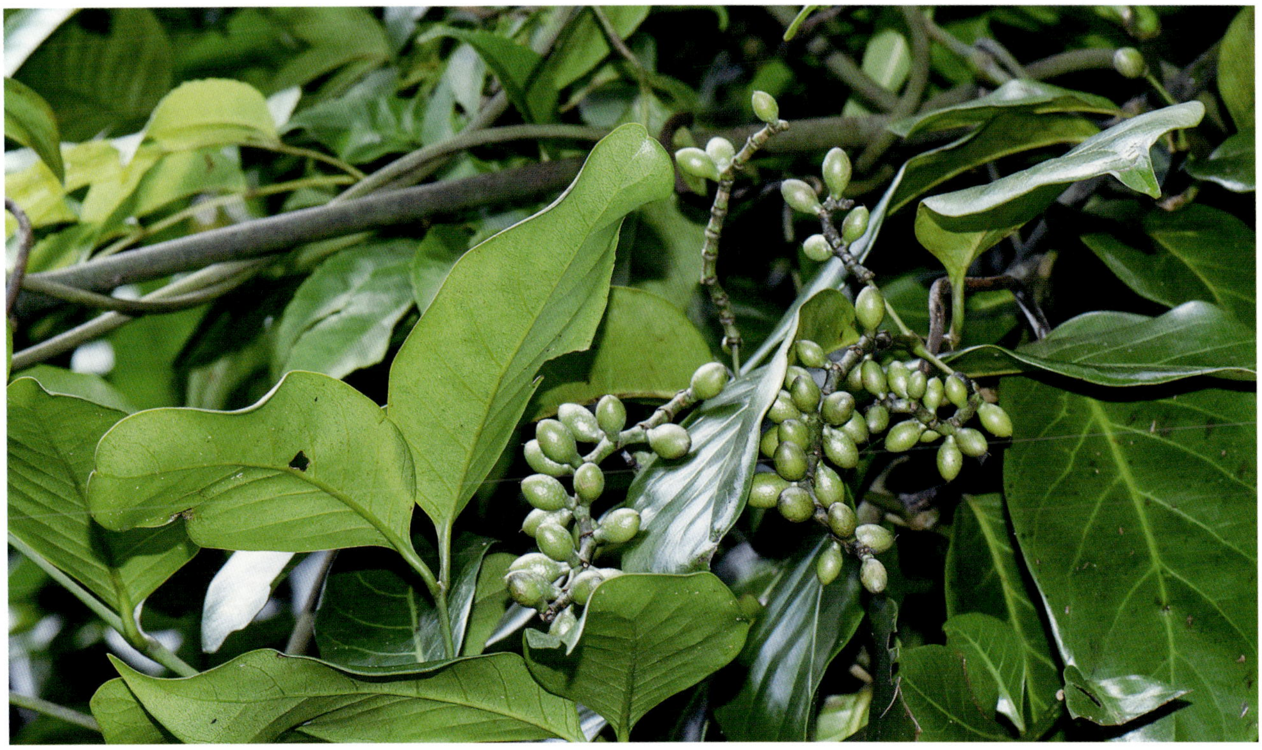

341 茄子

茄科 茄 *Solanum melongena* Linnaeus

佤名： mag ke [mak kʰɤ]（玛克）

别名： 矮瓜、茄子、紫茄

植物形态： 分枝草本至亚灌木，小枝、叶柄及花梗均被平贴或具柄的星状绒毛，小枝多为紫色。叶卵形至长圆状卵形，长 8~18cm，宽 5~11cm，边缘浅波状或深波状圆裂，叶面疏被短而平贴的星状绒毛，背面密被长而平贴的星状绒毛。能孕花单生，不孕花花序蝎尾状与能孕花并出；萼近钟形，直径约 2.5cm 或稍大，外面密被与花梗相似的星状绒毛及小皮刺；花冠筒长约 2mm，冠檐长约 2cm，裂片三角形，长约 1cm。浆果紫色。

生境分布： 我国各地均有栽培。

药用部位： 果实、根

采收加工： 果实：秋、冬季果实熟时采收。根：秋季采挖，除去泥土，洗净，晒干。

性味功效： 甘，凉。清火解毒，消肿止痛，祛风止咳，收敛止血。

主治： 果实：汗斑。根：水肿，久咳，尿血，便血。

用法用量： 果实：外用，烘热敷或涂擦。根：水煎服。

附方

1. **汗斑：** 方一：本品茄子 1 个、硫磺粉 10g，将茄子划开成两半，沾硫黄粉涂抹患处，搽药前将患处洗净再搽，3~5 日一次，老茄子为佳。方二：本品鲜茄子 1 个、芒硝 3g，用刀在茄子上切一个口，涂上芒硝粉涂搽患部。
2. **疟疾：** 老茄子根、老辣子根、老草烟根各适量，水煎服。

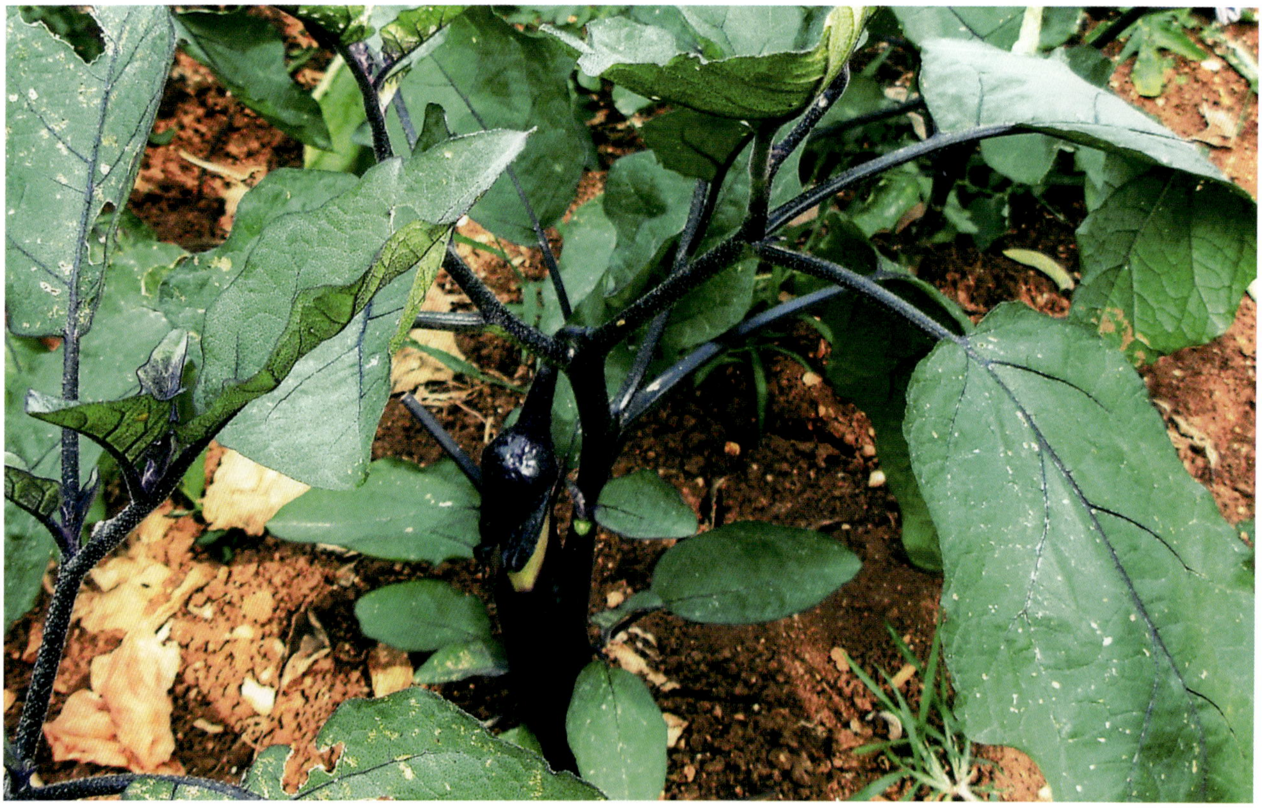

342 茅膏菜

茅膏菜科 茅膏菜 *Drosera peltata* Smith ex Willdenow

佤名： līa rōui [lia roi]（俩蕊）

别名： 新月茅膏菜、光萼茅膏菜、毛毡苔

植物形态： 多年生陆生草本。球茎直径 0.5~1cm，茎直立，高 5~25cm，黄绿色，无毛，基部有丛生的膜质鳞片；叶互生，半月形或半圆形，黄绿色，宽 2.5~4mm，两侧尾状伸长，边缘具长腺毛，腺毛常呈红色，先端头状，叶面有较短的头状腺毛；叶柄盾状着生，纤细，长 5~8mm。蝎尾状聚伞花序生茎、枝之顶，长 1~3cm，无毛，具 3~9 花，花梗纤细无毛，长 3~5mm；苞片线形，边缘具腺毛；花瓣白色，倒卵形至倒卵状披针形，长 3~5mm；雄蕊 5 枚，分离。蒴果长约 2mm，室背开裂。花、果期 6—9 月。

生境分布： 生于海拔1200~3300m的云南松林下、山坡灌丛、竹灌丛内和干山坡、草地。分布于我国长江流域和珠江流域各地区以及台湾、西藏；印度、东喜马拉雅、老挝、柬埔寨、越南、马来半岛、印度尼西亚、日本、澳大利亚至塔斯马尼亚岛亦有。

药用部位： 全株。

采收加工： 夏季采收，晒干。

性味功效： 辛，温。通便。

主治： 便秘。

用法用量： 内服：水煎服。

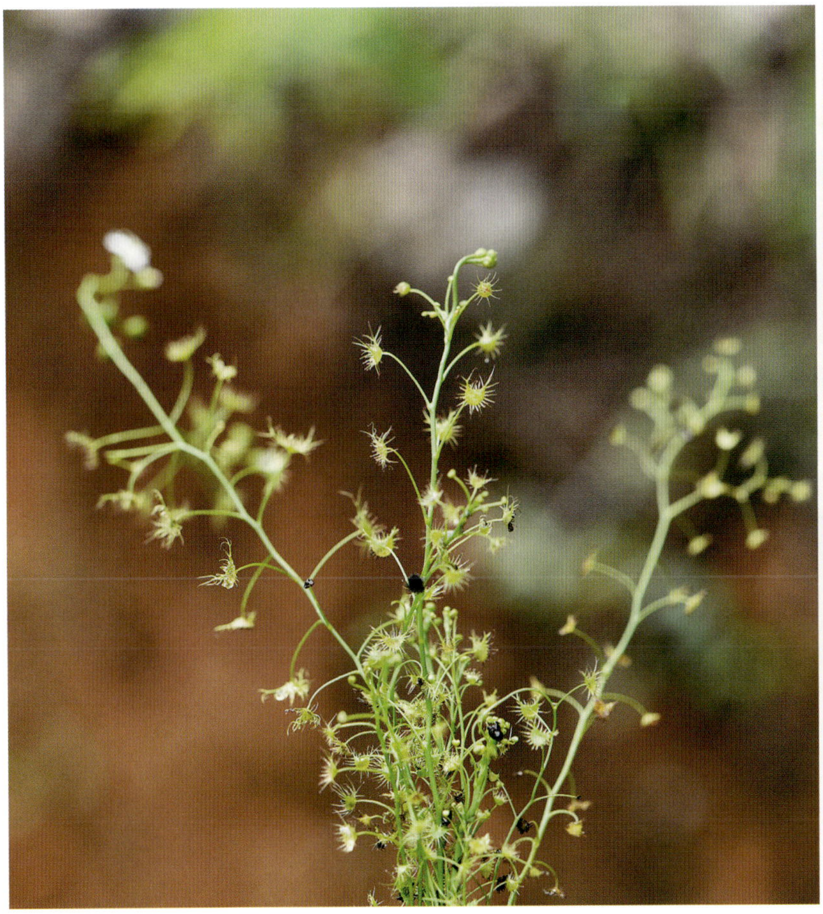

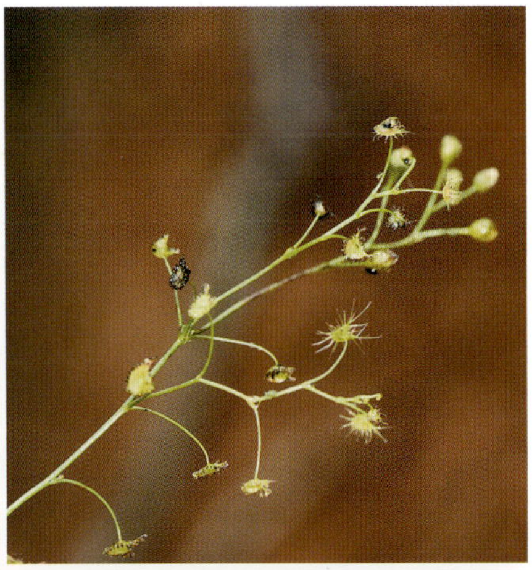

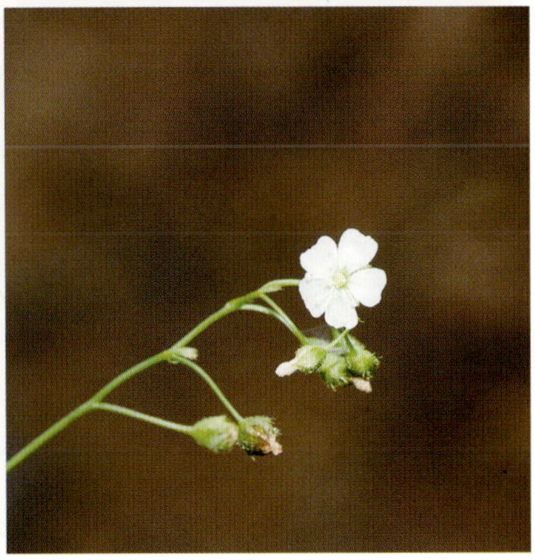

343 枇杷

蔷薇科 枇杷 *Eriobotrya japonica* (Thunberg) Lindley

佤名： reeih hox [ruih hɔʔ]（蕊伙）

别名： 卢橘

植物形态： 常绿乔木。小枝粗壮，密被锈色或灰棕色绒毛。叶片革质，披针形、倒披针形、倒卵形或椭圆状长圆形，长 10~30cm，宽 3~9cm，基部楔形或渐狭成叶柄，上面光亮，多皱，下面密生灰棕色绒毛，侧脉 11~21 对；叶柄短或几无柄。圆锥花序顶生，长 10~19cm，具多花；总花梗和花梗密生锈色绒毛；花直径 12~20mm；花瓣白色，长圆形或卵形，长 5~9mm，被锈色绒毛；雄蕊 20 枚。果实球形或长圆形，直径 2~5cm，褐色，光亮，种皮纸质。花期 10—12 月，果期 5—6 月。

生境分布： 广泛栽培于我国云南、甘肃、陕西、河南、江苏、安徽、浙江、江西、湖北、湖南、四川、贵州、广西、广东、福建、台湾；日本、印度、越南、缅甸、泰国、印度尼西亚也有栽培。

药用部位： 叶、果实

采收加工： 叶：全年可采收，刷去叶面小毛，切丝生用或蜜炙。果实：每年 5、6 月份采收，鲜用。

性味功效： 苦，微寒。化痰止咳，降逆止呕。

主治： 支气管炎，肺热咳嗽，胃热呕吐。

用法用量： 内服：水煎服，15~20g。

附方

1. **肺热咳嗽，慢性气管炎：** 本品叶适量水煎后调入少量蜂蜜服用。
2. **气管炎：** 本品 30g、臭灵丹 20g、夹骨木根 30g、绞股蓝 20g，水煎服，药水凉至 35℃左右，加本地蜂蜜适量，每日 3 次，6 日一个疗程。

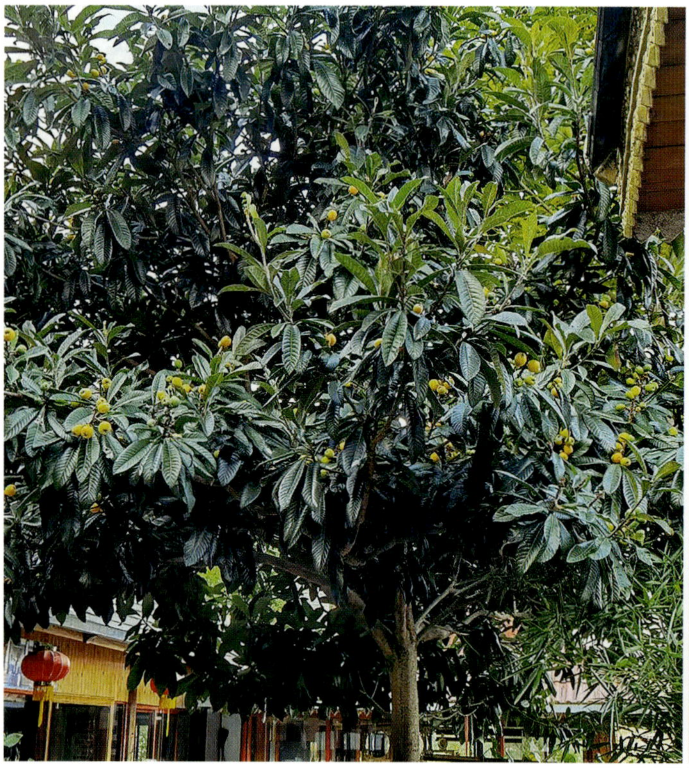

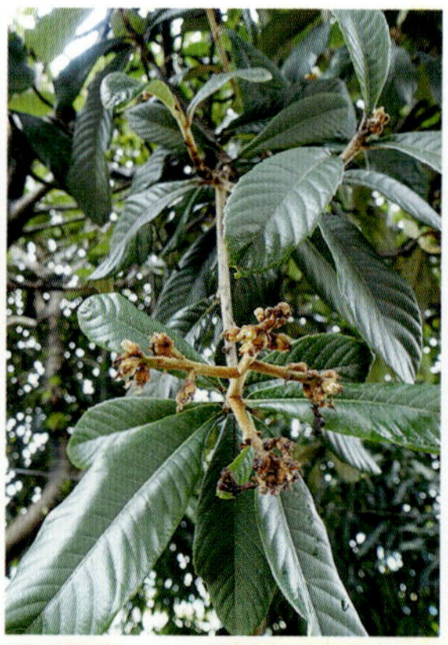

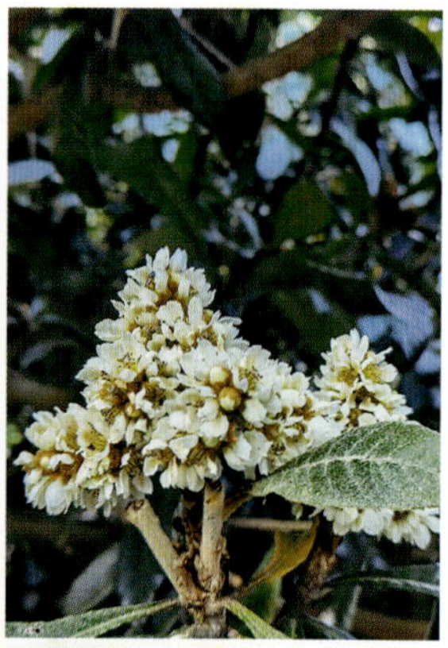

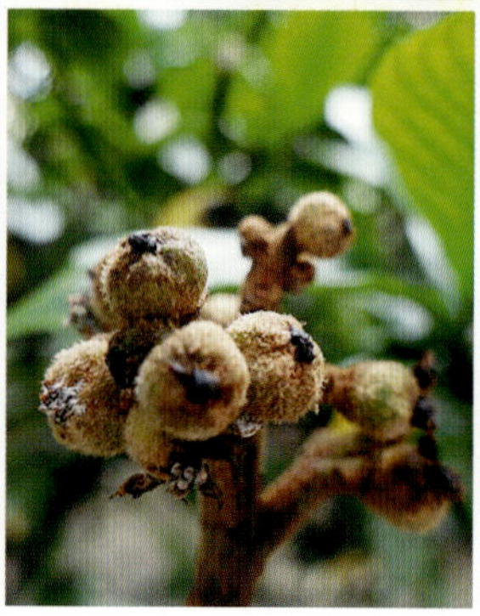

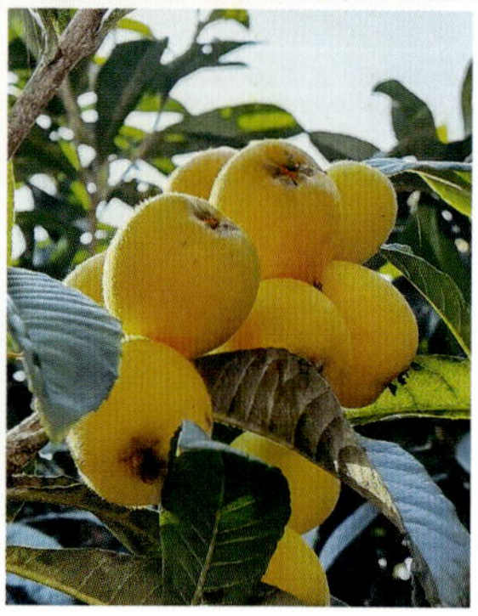

344 松叶防风

伞形科 松叶西风芹 *Seseli yunnanense* Franchet

佤名： daex gī lā gōng [ta̱ɯʔ ki la kɔŋ]（德吉拉公）

别名： 云防风

植物形态： 直根圆柱形。茎单一或数茎簇生，光滑无毛。基生叶多数；叶片 2~4 回三出式全裂，轮廓阔卵形近扇形，长 3.5~12cm，宽 4~11cm，具一回羽片 3~5 枚，羽片分裂处呈关节状，末回裂片狭线形，长 0.7~6.5cm，宽 0.5~3mm。茎生叶少数，向上渐简化至无柄，仅有叶鞘，叶片 1~3 裂。复伞形花序多 2 歧式分枝，总苞片无或仅有 1 片；伞辐 6~10，不等长，长 0.3~2（~4）cm；小总苞片 8~10 枚；小伞形花序有花 15~20 朵，花瓣近圆形，小舌片很大，内曲，其长度超过花瓣的一半，浅黄色，有 3~5 条红褐色脉纹。分生果卵形，果棱钝，光滑无毛，每棱槽内油管 1~2 根，合生面油管 2~4 根。花期 8—9 月，果期 9—10 月。

生境分布： 生于海拔 1425~3100m 的山坡草地。分布于我国云南、四川、贵州。

药用部位： 根

采收加工： 春、秋季采收。

性味功效： 辛，温，甘。发汗解表，祛风除湿。

主治： 风寒感冒，头痛，偏头痛，风寒湿痹。

用法用量： 内服：水煎服，10~15g。

附方

1. **感冒头痛：** 本品 15g、岩川芎 15g、柴胡 10g，水煎服，每日 3 次。
2. **风湿骨痛：** 本品 15g、松寄生 15g、七叶莲 10g、土牛膝 10g，水煎服，每日 3 次。

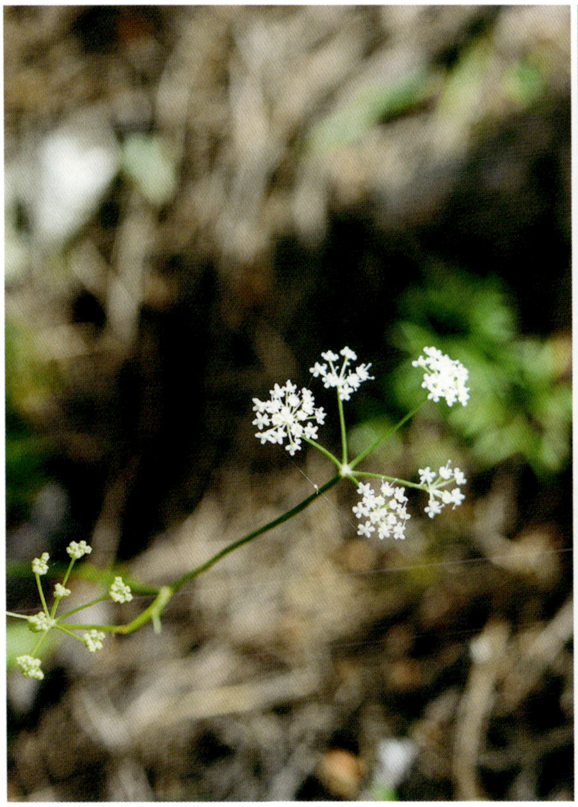

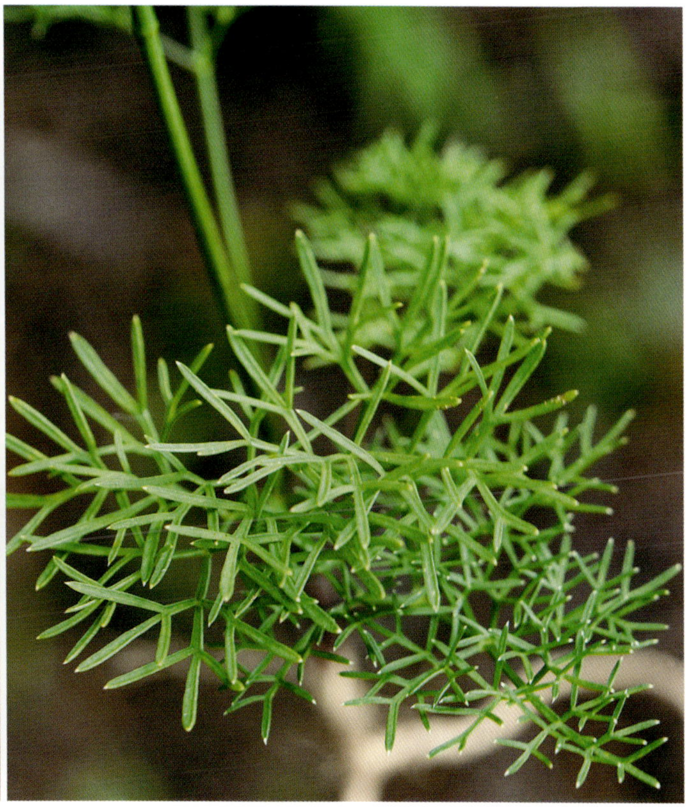

345 松树

松科 思茅松 *Pinus kesiya* Royle ex Gordon

佤名： kaox mgīx [kʰa̱uʔ giʔ]（栲吉）

别名： 松毛树、卡西亚松

植物形态： 高大乔木；树皮褐色，裂成龟甲状薄块片脱落；一年生枝淡褐色或淡褐黄色，有光泽；二到三年生枝上叶之基部的苞片逐渐脱落。针叶 3 针一束，细长柔软，长 10~22cm，直径 0.7~1mm；横切面三角形，树脂道 3~6 个，边生；叶鞘宿存。球果卵圆形，基部稍偏斜，长 5~6cm，直径约 3.5cm，单生或 2 个聚生于小枝侧面，宿存树上常数年不落，具短梗；鳞盾斜方形，稍肥厚隆起，或显著隆起呈圆锥形，横脊显著，间或有纵脊；鳞脐小，椭圆形，稍凸起，顶端常有向后紧贴的短刺；种子椭圆形，黑褐色，长 5~6mm，连翅长 1.7~2.1cm。

生境分布： 生于海拔 400m 左右的干热河谷至西部海拔 2000m 上下的暖温带半湿润地区。分布于我国云南；越南中部、北部及老挝等国亦有。

药用部位： 茎尖、树皮、叶、花粉及树脂

采收加工： 花粉春天采收，其他药用部位全年可采收。

性味功效： 辛、苦，温。润肺止咳，消炎止痛，通经活络，散瘀止痛，清热解毒。

主治： 花粉：肺结核咳嗽。尖、皮、叶：跌打损伤，骨折，关节炎，湿热腹泻，膀胱炎，神经衰弱，烧伤。

用法用量： 内服：水煎服，10~30g。外用：外敷。

附方

1. **肺结核咳嗽：** 本品花粉 2.5~5g，配方内服。
2. **神经衰弱：** 本品鲜叶 100g，水煎服，每日服 1 剂，每日 3 次。
3. **烧伤：** 本品（老松树皮）烧炭，研细粉，筛后加香油，调成糊状敷患处。

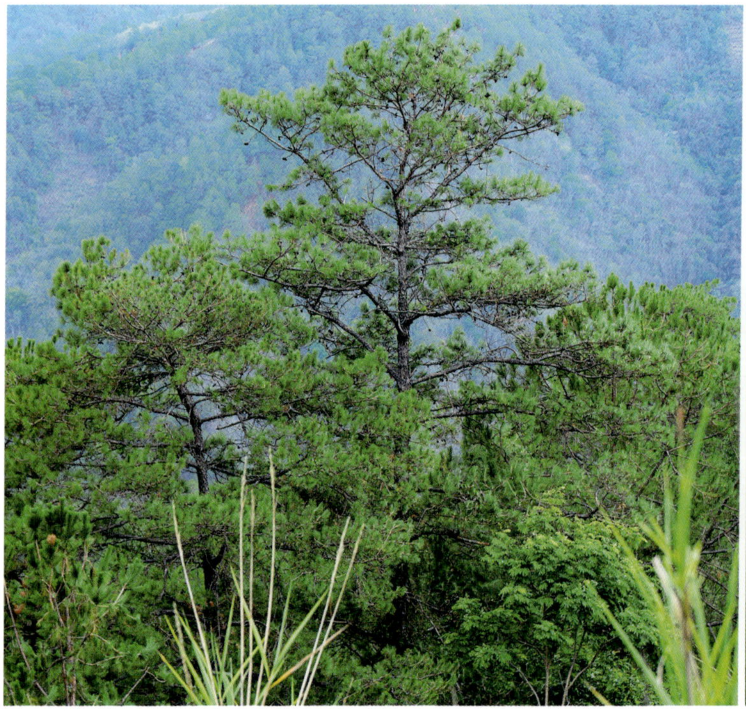
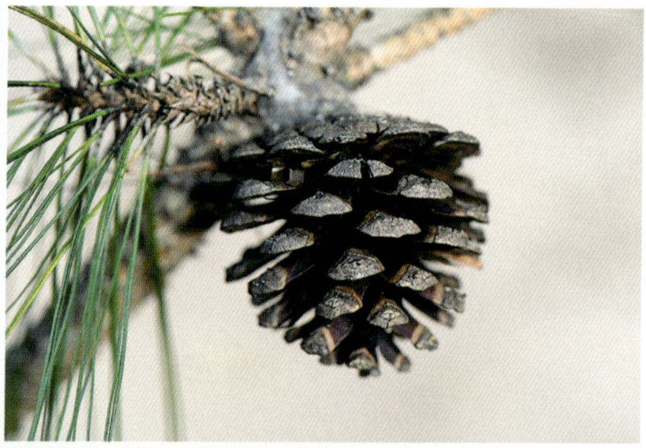
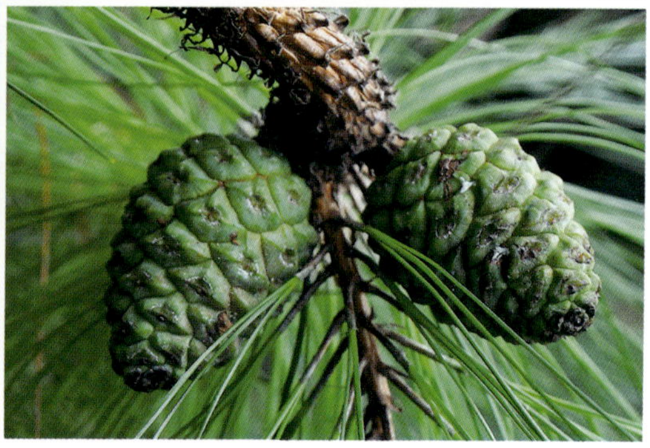

346 松萝

松萝科 环裂长松萝 *Dolichousnea diffracta* (Vain.) Articus

佤名： mgāi kaox [gai kʰau̠ʔ]（盖栲）

别名： 环裂松萝

植物形态： 地衣体丝状悬垂，柔软，长 20~100cm（或更长），以基部附着器固着于基物上，附着器明显膨大；主枝直径 1~2mm，有环裂；次生分枝为等长二叉式分枝，并密生与次生分枝垂直的刺状小分枝；衣体表面灰白色至淡黄绿色，无光泽，无粉芽和裂芽；髓层具致密的中轴，有弹性；子囊盘少见，侧生，圆盘状，全缘，盘缘具长短不一的缘毛；盘面棕褐色，被粉霜。

生境分布： 悬垂于针叶或阔叶林树冠上，偶见岩石上生。分布于我国云南、内蒙古、吉林、黑龙江、四川、西藏、陕西、甘肃、台湾；北半球亦有。

药用部位： 地衣体

采收加工： 全年可采收，去杂质，晒干。

性味功效： 甘、淡，凉。有小毒。清热解毒，舒筋活血，消肿止痛，拔毒生肌，止咳化痰，收敛止泻，健胃疏肝。

主治： 心悸，跌打损伤，风湿关节痛，高热抽风，心慌，偏瘫，咳嗽，咯血，外伤出血，疮疖肿毒，创伤感染，化脓性疮疖，毒蛇咬伤，淋巴结核，乳腺炎，肺结核，咳嗽痰多。

用法用量： 内服：水煎服，10~20g，或研粉入丸。外用：鲜品捣敷，或研粉为丸酒调搽。

附方

心悸： 本品 10g、云南荨麻根 15~30g，水煎服。

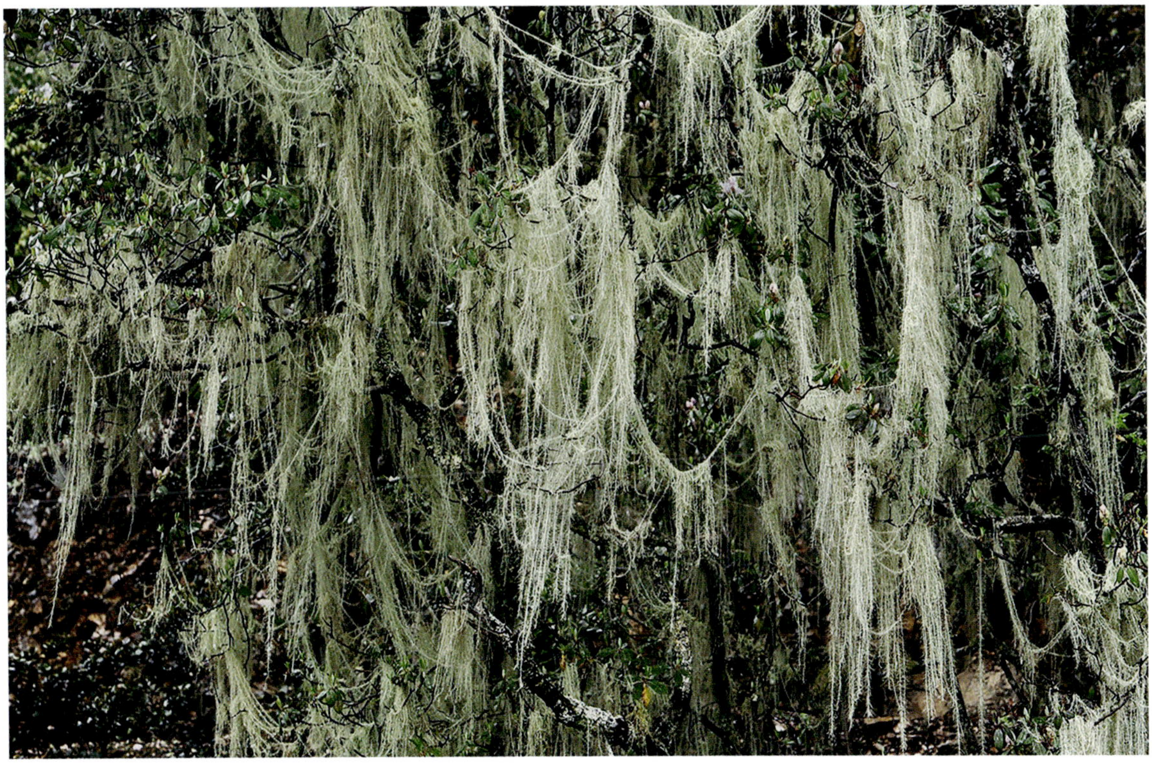

347 构皮树

桑科 构树 *Broussonetia papyrifera* (Linnaeus) L'Heritier ex Ventenat

侗名： kaox daex yod [kʰa̱uʔ ta̱ɯʔ ʐo̱t]（栲德约）

别名： 构、毛桃、楮

植物形态： 高大乔木。叶螺旋状排列，广卵形至椭圆状卵形，长 6~18cm，宽 5~9cm，先端渐尖，基部心形或宽楔形，两侧常不对称，不分裂或 3~5 裂，幼树之叶常有明显分裂，叶面甚粗糙；叶柄圆柱形，长 2.5~8cm，密生糙毛；托叶披针形，长约 1cm，脱落。花雌雄异株，雄花序圆柱状，下垂，长 6~8cm；花被 4 深裂；雄花 4 朵；雌花序球形头状；花被管状，顶部与花被紧贴。聚花果直径 1.5~3cm，成熟时橙红色，肉质；小核果扁球形，具柄，龙骨双层，表面有小瘤体，外果皮骨质。花期 4—5 月，果期 6—7 月。

生境分布： 生于荒坡、路边。分布于我国长江和珠江流域各地；越南、印度、日本亦有。

药用部位： 幼枝乳汁

采收加工： 全年可采收，多用鲜品。

性味功效： 涩，冷。除风止痒。

主治： 牛皮癣，神经性皮炎。

用法用量： 外敷：鲜品涂擦患处。

附方

皮癣： 本品鲜叶嫩尖，用其流出浆汁外擦患处，每日数次。

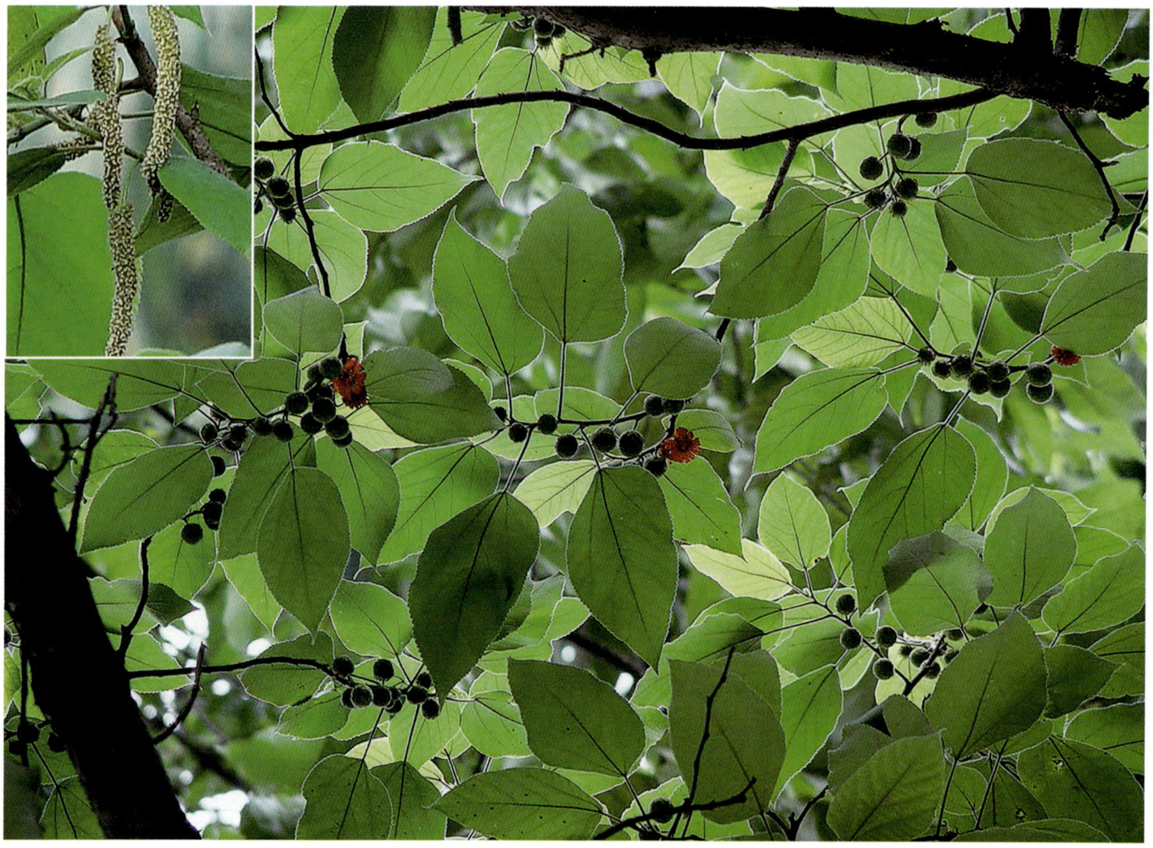

348 刺天茄

茄科 刺天茄 *Solanum violaceum* Ortega

佤名： gad soung siah [kat soŋ sia]（该耸下）

别名： 苦果、苦子果、纽扣果

植物形态： 有刺灌木，小枝、叶背面、叶柄及花序均密被8~11分枝长短不相等的具柄星状绒毛。小枝密被星状绒毛及基部宽扁的淡黄色钩刺，钩刺长4~7mm，基部宽1.5~7mm，先端弯曲。叶卵形，长5~7（~11）cm，宽2.5~5.2（~8.5）cm，边缘5~7深裂或成波状浅圆裂。蝎尾状花序腋外生，长3.5~6.5cm，总花梗长2~8mm，花柄长1.5~2mm，密被星状绒毛及钻形皮刺；花蓝紫色，直径约2cm，花冠辐状，筒部长约1.5mm，隐于萼内，冠檐约13mm，深5裂，裂片长约8mm。浆果球形，光亮，成熟时橙红色，直径约1cm。

生境分布： 生于海拔180~1700（~2800）m的林下、路边或田边荒地，在干燥灌木丛中有时成片生长。分布于我国云南、四川、贵州、广东、广西、福建、台湾；广泛分布在印度、缅甸、中南半岛南至马来半岛、东至菲律宾。花、果期全年。

药用部位： 根、果实

采收加工： 秋季采收，晒干。

性味功效： 苦、甘，寒。健胃，利尿，排结石，消炎消肿。

主治： 尿路结石，无名肿痛，胃痛，风湿跌打肿痛，神经性头痛，牙痛，乳腺炎，腮腺炎。

用法用量： 内服：水煎服，10~15g。外用：鲜品捣烂外敷患处。

附方

1. **食欲不振：** 以果实作为菜肴食用。
2. **牙痛：** 本品根20g，水煎服，每日2次。
3. **泌尿系结石：** 本品15g、龙葵15g、响铃草15g，水煎服，每日3次。

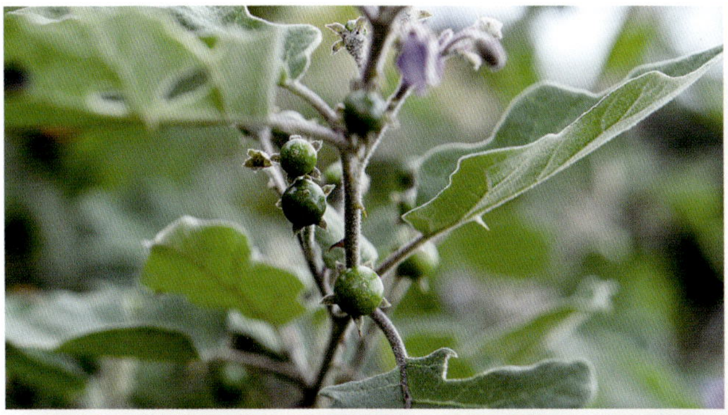

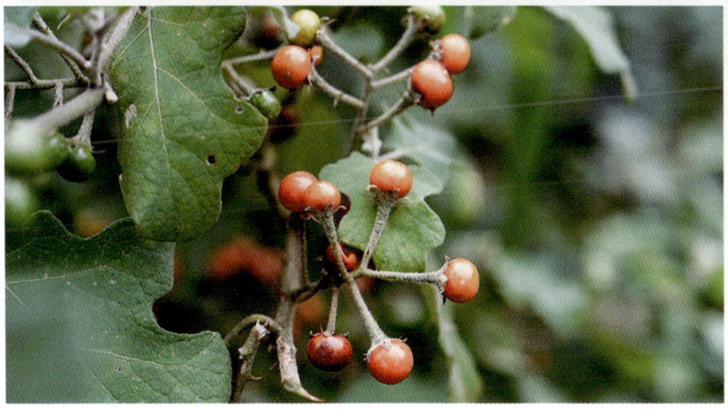

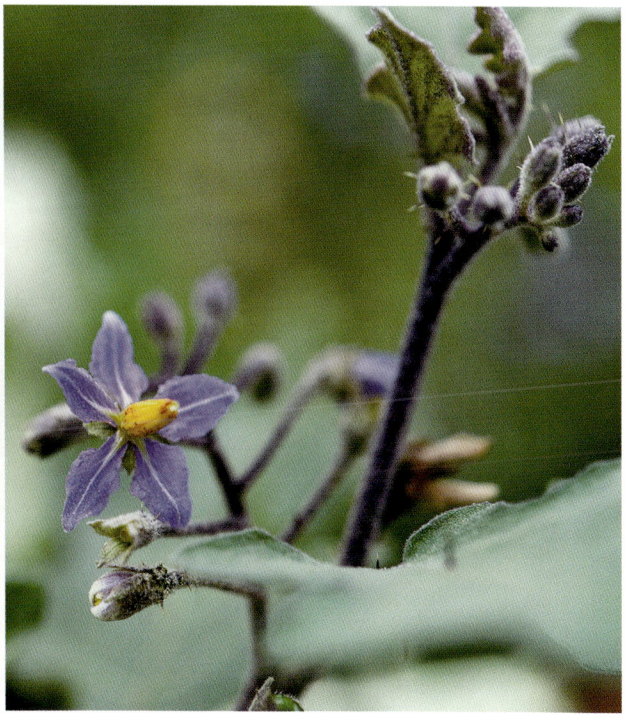

349 刺五加

五加科 白簕 *Eleutherococcus trifoliatus* (Linnaeus) S. Y. Hu

侗名： daex rouing [ta̱ɯʔ ro̱iŋ]（德坚）

别名： 五加皮、茨五加

植物形态： 攀援状灌木；枝上疏生扁平而先端下弯基部扩大的皮刺。指状复叶有小叶3片，稀4~5片；叶柄长2~6cm，散生刺稀无刺；小叶纸质，椭圆状卵形或倒卵形至长椭圆形，长4~8cm，宽2.5~4.5cm，先端短尖至渐尖，基部楔形，无毛或上面脉上疏生刚毛，侧脉5~7对。伞形花序3~10个或更多组成复伞形花序或总状至圆锥状，稀单一，生于枝顶；总花梗长2~7cm；花黄绿色；小花梗长1~2cm，纤细；花萼稍5齿；花瓣5片，三角状卵形，长约2mm；雄蕊5枚；子房2室，花柱2个，合生至中部。果扁球形，成熟时黑色，直径约5mm，花柱宿存，先端外弯。花期8—11月，果期9—12月。

生境分布： 生于海拔700~3200m的林中、林缘或灌丛中。分布于我国云南、西藏、四川、贵州、广西、广东、湖南、湖北、浙江、江西、福建、台湾等地；喜马拉雅山脉东部地区、日本、越南、菲律宾亦有。

药用部位： 茎、根

采收加工： 全年可采收，切片，晒干。

性味功效： 辛，温。祛风除湿，止痛。

主治： 风湿性关节炎，跌打损伤，慢性腰腿痛，脚气病，水肿。

用法用量： 内服：水煎服，20~30g，或泡酒饮用。外用：捣敷。

附方

1. **蛇咬伤：** 本品嫩枝配七叶一枝花适量，两药捣烂外敷患处。
2. **风湿骨痛：** 本品根20g、桑枝15g、土牛膝15g、七叶莲15g，水煎服，每日3次。
3. **开胃提振食欲：** 本品嫩尖凉拌，或作为撒撇的作料食用。

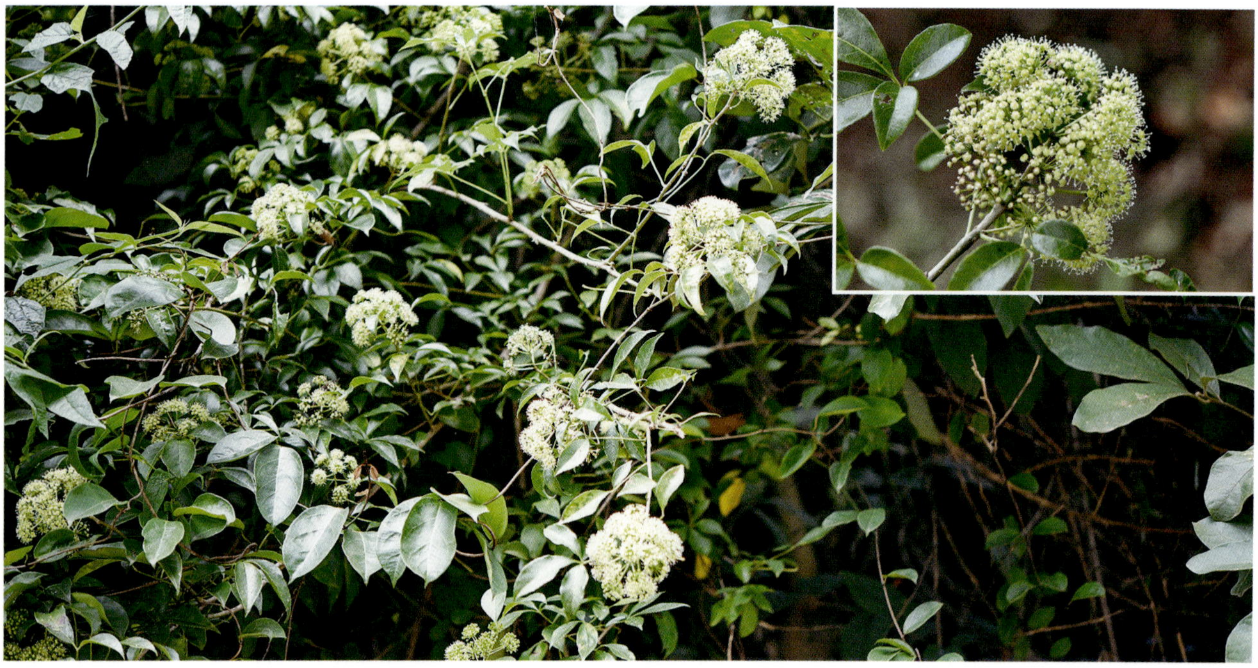

350 刺芫荽

伞形科 刺芹 *Eryngium foetidum* Linnaeus

侗名： daex gī gad [taɯʔ ki kat]（德吉该）

别名： 大芫荽、侗芫荽

植物形态： 二年生或多年生草本。主根纺锤形。茎直立，上部有3~5歧聚伞形分枝。基生叶革质，披针形或倒披针形，长5~25cm，宽1.2~4cm，顶端钝，基部渐窄，边缘有骨质尖锐锯齿，两面无毛，羽状网脉；茎生叶着生在每1叉状分枝的基部，对生，无柄，边缘有深锯齿，齿呈刺状。头状花序生于茎的分叉处及上部枝条的短枝上，呈圆柱形，长0.5~1.2cm，宽3~5mm，无花序梗；总苞片叶状，披针形，边缘有1~3个刺状锯齿；小总苞片阔线形至披针形，边缘透明膜质；萼齿卵状披针形至卵状三角形；花瓣与萼齿近等长，倒披针形至倒卵形，顶端内折。果实长1.1~1.3mm，表面有瘤状突起，果棱不明显。花、果期4—12月。

生境分布： 生于海拔100~1540m的丘陵、山地林下、路旁或沟边等湿润处。分布于我国云南、广东、海南、广西、贵州等地；南美东部、中美、安的列斯群岛以至亚洲（至尼泊尔）的热带地区亦有。

药用部位： 全草

采收加工： 全年可采收，洗净，阴干或鲜用。

性味功效： 辛、温，微苦。理气止痛，温中和胃。

主治： 感冒头痛，消化不良，肠炎腹泻。

用法用量： 内服：水煎服，5~10g。外用：鲜品捣烂外敷患处。

附方

1. **感冒：** 本品鲜品20g、生姜少许，水煎服，每日3次。
2. **蛇咬伤：** 本品鲜品捣烂外敷患处。
3. **胃寒痛：** 本品10g、草果1个、生姜少许，水煎服。

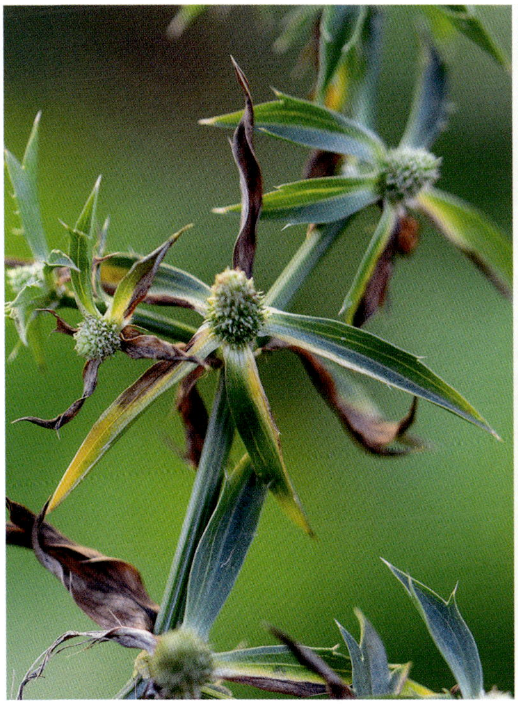

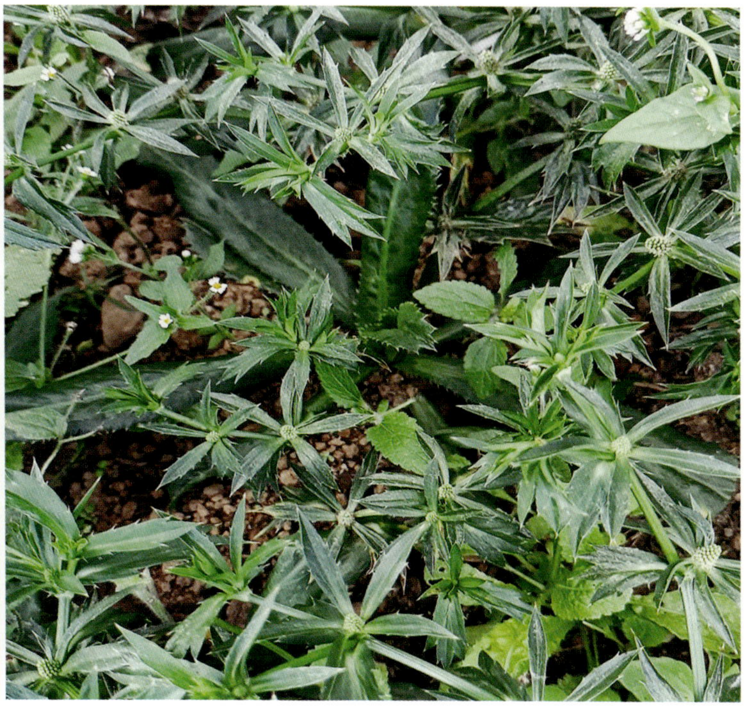

351 刺花椒

芸香科 刺花椒 *Zanthoxylum acanthopodium* Candolle

侗名： si mgēib sim [si gep sim]（西吉醒）

别名： 野花椒、岩椒

植物形态： 小乔木或灌木，皮刺明显，近于水平伸出，长可达1.5cm，基部增宽而扁。奇数羽状复叶，小叶2~5对，常2~3对，叶轴具翼，无毛，无柄；小叶对生，纸质，披针形，长3~8cm，宽1~2.5cm，顶端短渐尖，基部狭长，边缘具细圆锯齿，侧脉15~18对，两面无毛。聚伞花序腋生，长1~2.5cm，花小而密集或团伞状；雌花序更短，不被毛或微被短微柔毛。花单性，花被裂片5~8枚，裂片狭线形，长1~1.5mm，被微柔毛；心皮2~3枚，成熟心皮红色或紫红色，表面有凸出的腺点。果柄短，果聚生成簇；种子圆珠形，直径2.5~3mm，黑色，有光泽。花期4—5月，果期9—10月。

生境分布： 生于海拔 1000~2500m 的林缘山坡灌丛中。分布于我国云南、四川、贵州；印度、孟加拉国、不丹、尼泊尔、缅甸、泰国、马来西亚等地亦有。

药用部位： 根、叶、树皮

采收加工： 全年均采收，晒干。

性味功效： 辛、麻，温。祛风除湿，止痛。

主治： 根、叶：跌打损伤，手脚冰冷，滑胎。孕妇忌服。树皮：营养不良，肾炎，孕妇水肿。

用法用量： 内服：树皮：水煎服；根：浸酒内服。叶：捣烂外敷。

附方

1. 手脚冰冷：本品果实或叶子水煎泡脚。
2. 风湿跌打：本品根单方水煎服。
3. 滑胎：本品根单方煮食。

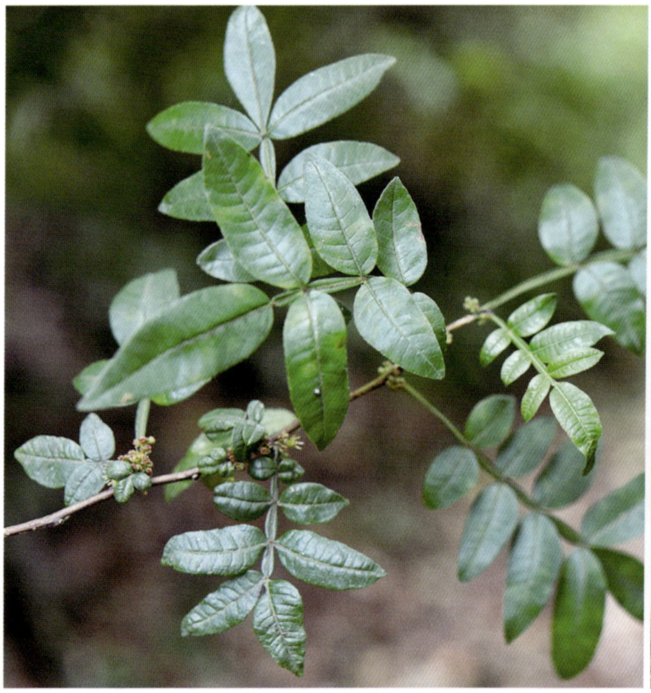
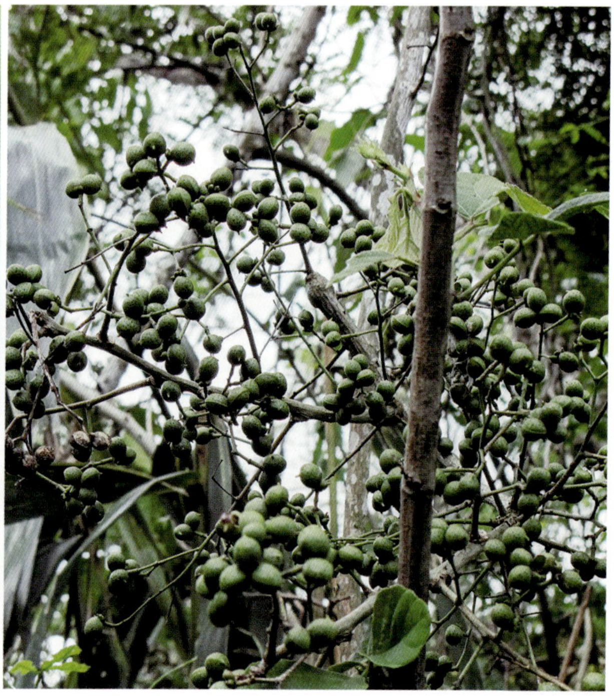

352 刺针草

菊科 婆婆针 *Bidens bipinnata* Linnaeus

佤名： nyeix njoud [n̥e̱ʔ ʥo̱t]（聂拽）

别名： 鬼针草、叉婆子、刺儿鬼

植物形态： 一年生草本。叶对生，叶片轮廓卵形、宽卵形或长卵形，长 5~16cm，宽 3~17cm，二回羽状分裂，第一回全裂片 2~4 对，第二回深裂片 1~3 对，小裂片长三角形或披针形，具 2~4 深缺刻，全部裂片先端渐尖，两面疏被白色短柔毛。头状花序少数，于茎和分枝先端排列成疏伞房状花序或稀单生，直径 6~10mm；总苞近杯状；总苞片 2 层，外层 6~8 枚，条形，长 4~5mm，内层椭圆形，长 4~6mm。中性花舌状，舌片黄色，长 4~5mm，全缘或具 2~3 齿；两性花花冠管状，黄色，长 4~5mm，冠檐 5 裂。瘦果条形，长 8~15mm，黑色，先端具 3~4 枚芒刺。花期 8—10 月。

生境分布： 生于海拔（660~）1000~3000m 的林下、灌丛中、草地、村边、路旁或荒地。分布于我国东北、华北、华中、华南、西南地区和陕西、甘肃；亚洲、美洲、欧洲及非洲东部广布。

药用部位： 全草

采收加工： 夏季开花时采收，切段，晒干。

性味功效： 苦，平。清热解毒，祛风活血。

主治： 呼吸道感染，咽喉肿痛，感冒，急性阑尾炎，黄疸型肝炎，胃肠炎，痢疾，风湿性关节炎，疟疾。外用：疔疮，蛇伤，跌打肿痛。

用法用量： 内服：水煎服，2.5~10g。外用：鲜品捣烂敷患处。

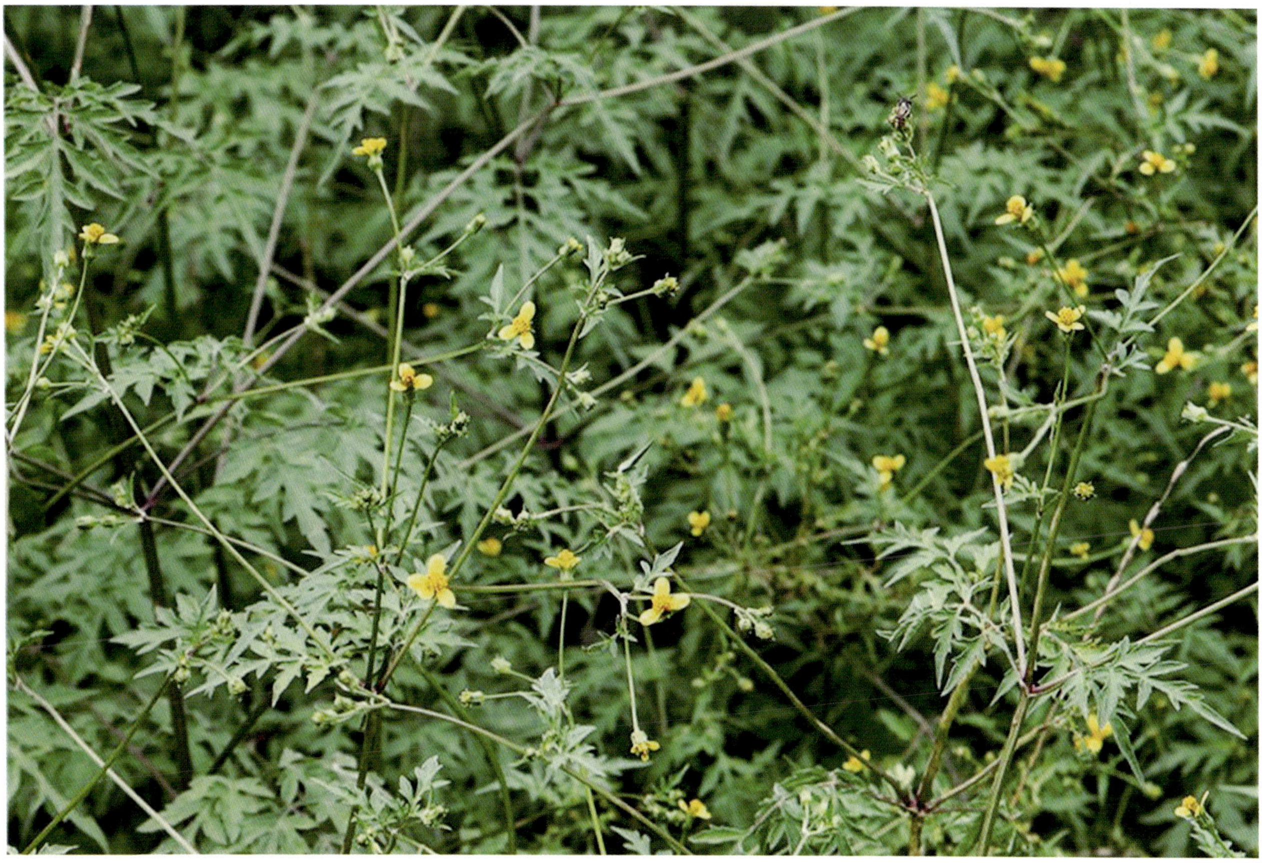

353 刺桐树

豆科 鹦哥花 *Erythrina arborescens* Roxburgh

佤名： kaox gad raoh [$\mathrm{k^h}$a̱uʔ ka̱t ra̱uh]（栲该揉）

别名： 乔木刺桐、刺桐、刺木桐

植物形态： 乔木，树干和枝条具皮刺。叶柄比小叶长，平滑，不具皮刺或有少量皮刺；顶生小叶近肾形，侧生小叶斜宽心形，长 10~20cm，宽 8~19cm，全缘，两面无毛。总状花序腋生，花密集于总花梗上部；花大，长达 4cm，具花梗，下垂；花萼陀螺形，截平或具不等的 2 裂；花冠红色，旗瓣近卵形，舟状，长约 3.2cm，翼瓣最短，长仅为旗瓣的 1/4，龙骨瓣菱形，长仅及雄蕊的一半，与翼瓣均无爪；花丝比旗瓣稍短，在近基部联合成一体；雄蕊 10 枚，5 长 5 短；子房具长柄。荚果梭状，弯曲，长 12~19cm，宽约 3cm 或更宽，有明显的喙或果梗。花期 7—9 月，果期 8 月至翌年 2 月。

生境分布： 生于海拔 1200~2600m 的山沟中或草坡上。分布于我国云南、西藏、四川、贵州、海南；缅甸、尼泊尔、印度亦有。

药用部位： 树皮

采收加工： 全年可采收，剥去皮刺，切片，晒干或鲜用。

性味功效： 苦，平。有小毒。通经活血，祛风湿。

主治： 腰腿疼痛，风湿骨痛，肢体麻木。

用法用量： 内服：水煎服，15~20g，或 50~100g 泡白酒内服。外用：捣敷。

附方

1. **风湿腰腿痛：** 本品 50g、小红参 15g、七叶莲 30g、白酒 1500~2500mL，浸泡半月后可服用，每次 30~50mL，每日 1 次。
2. **跌打损伤：** 本品茎皮、鲜叶适量，配鱼子兰、树蒸、接骨丹等药，均用鲜品捣烂外包患处。
3. **跌打损伤：** 本品内皮适量，用火烘后外包患处。

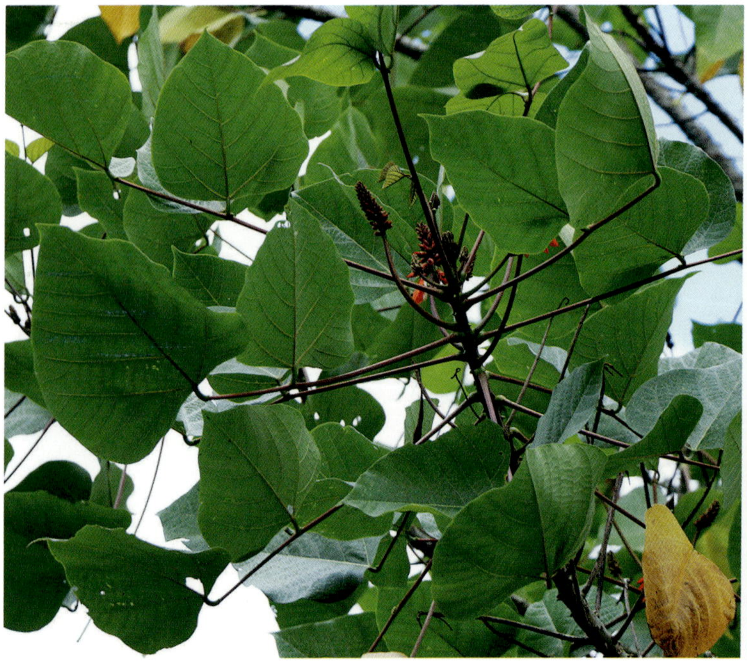
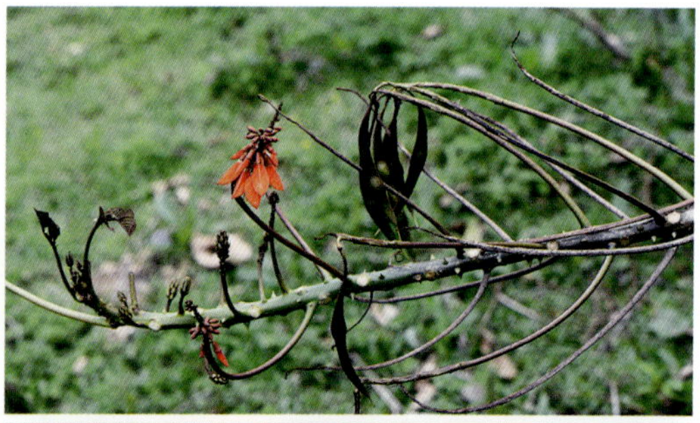
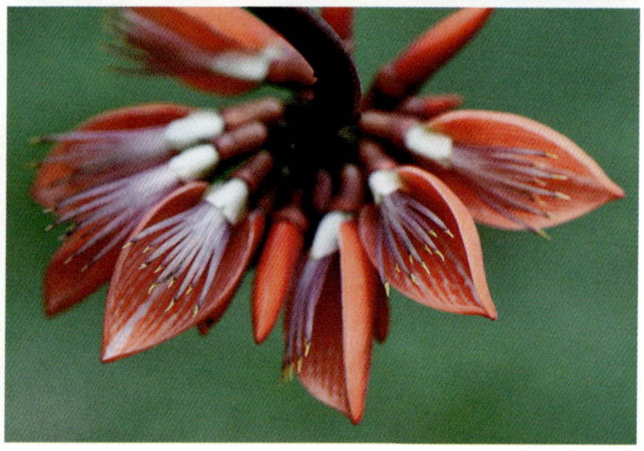

354 刺通草

五加科 刺通草 *Trevesia palmata* (Roxburgh ex Lindley) Visiani

佤名： kaox daex nbao [kʰa̠uʔ ta̠ɯʔ ba̠u]（栲得苞）

别名： 通草、苦果

植物形态： 常绿小乔木；枝淡黄棕色，幼时密被棕色绒毛，疏生短刺。叶大，直径 30（~60）~45（~90）cm，掌状 5~9 深裂；叶片长椭圆形至披针形，又具小裂片，常在基部有扇形的弯缺裂片，两面或仅在下面散生棕黄色星状鳞片毛。花序为伞形花序组成的圆锥花序，长 30~45cm，被铁锈色绒毛；伞形花序有花多数，直径 4~5cm；花褐色，萼被铁锈色绒毛，长约 4mm，边缘具稍明显的 10 齿；花瓣 7~12 片，长 5mm，常合生成一帽状体，密被铁锈色绒毛；子房下位，7~12 室，花盘肉质，花柱合生为短柱状。果近球形，直径 1~1.2cm，无毛，棱不明显；花柱宿存，内具 7~12 粒种子。花期 10 月，果期次年 5—7 月。

生境分布： 生于海拔 200~1500m 的密林或混交林内。分布于我国云南南部、贵州、广西；印度、缅甸、尼泊尔、柬埔寨、越南及老挝亦有。

药用部位： 根、叶、果实、茎髓

采收加工： 根、叶、茎髓：全年可采收，晒干；嫩果：果期采收。

性味功效： 根、叶：甘。果实：微苦，凉。清热解毒，利尿，续筋接骨。

主治： 跌打损伤，骨折，泌尿系感染。

用法用量： 内服：水煎服。外用：捣烂外敷患处。

附方

1. **跌打损伤，骨折：** 本品鲜叶、根各适量，配骨碎补、接骨丹、七叶莲、小铜锤等药鲜品，捣烂外敷患处。
2. **泌尿系感染：** 本品茎髓 15g、车前草 10g、白花蛇舌草 10g，水煎服，每日 3 次。
3. **小便赤黄：** 本品嫩果水煎后取出，捣烂当蔬菜食用。

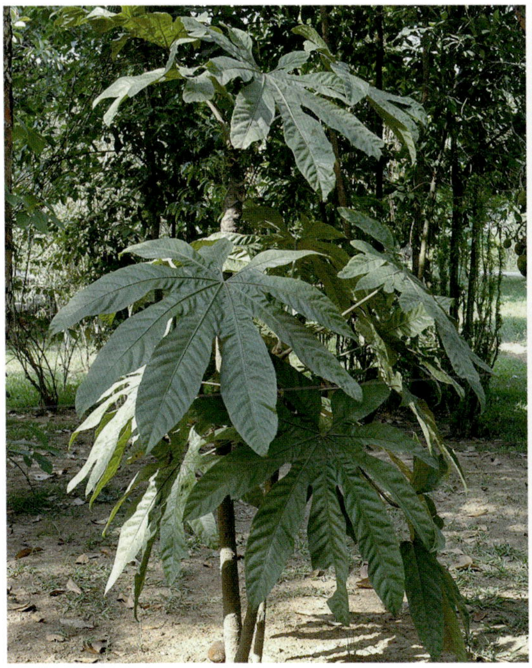
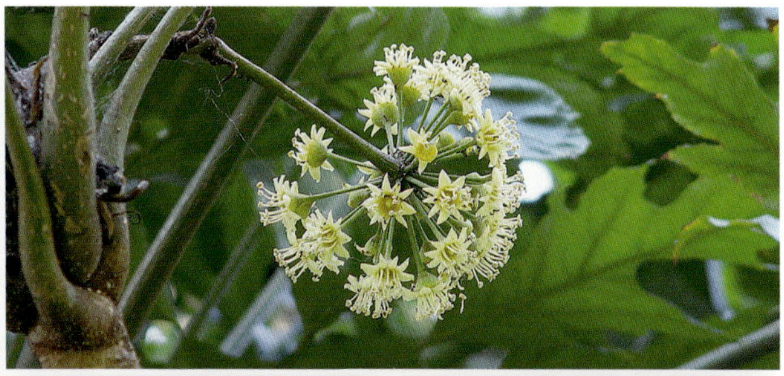
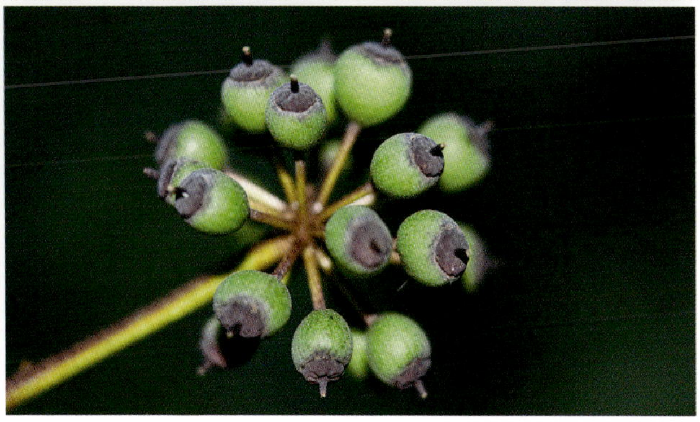

355 刺菜

天南星科 刺芋 *Lasia spinosa* (Linnaeus) Thwaites

佤名： graox gad [kra̱uʔ ka̱t]（革饶该）

别名： 金茨姑、刺过江

植物形态： 多年生有刺常绿草本。茎灰白色，圆柱形，粗达4cm，横走，多少具皮刺。叶柄长于叶片，长20~50cm；叶片形状多变；幼株上的戟形，长6~10cm，宽9~10cm，至成年植株过渡为鸟足、羽状深裂，长、宽均20~60cm，表面绿色，背面淡绿且脉上疏生皮刺；侧裂片2~3枚，线状长圆形，或长圆状披针形，最下部的裂片再3裂。花序柄长20~25cm，佛焰苞长15~30cm，管部长3~5cm；檐部长25cm，上部螺状旋转。肉穗花序圆柱形，钝，长2~3（~4）cm，黄绿色。果序长6~8cm，粗3~3.5cm。浆果倒卵圆状四角形，长1cm，先端通常密生小疣状凸起。花期9月，果翌年2月成熟。

生境分布： 生于海拔 650~1530m 的田边、沟边、箐沟、阴湿草丛或竹丛中。分布于我国云南、广东、广西、台湾；孟加拉国、缅甸、泰国、中南半岛、马来半岛至印度尼西亚亦有。

药用部位： 根茎

采收加工： 夏、秋季采收，洗净，切片，晒干或鲜用。

性味功效： 辛，平。消炎止痛，清热解毒。

主治： 小便黄赤，慢性胃炎，肾炎性水肿，皮肤瘙痒，毒蛇咬伤，骨折伤筋。

用法用量： 内服：水煎服，25~100g。外用：鲜品捣烂敷患部。

附方

小便黄赤，慢性胃炎，肾炎水肿，皮肤瘙痒，毒蛇咬伤，骨折扭伤： 本品干品 15~60g，水煎服，外用鲜品适量，配方捣烂敷患部。

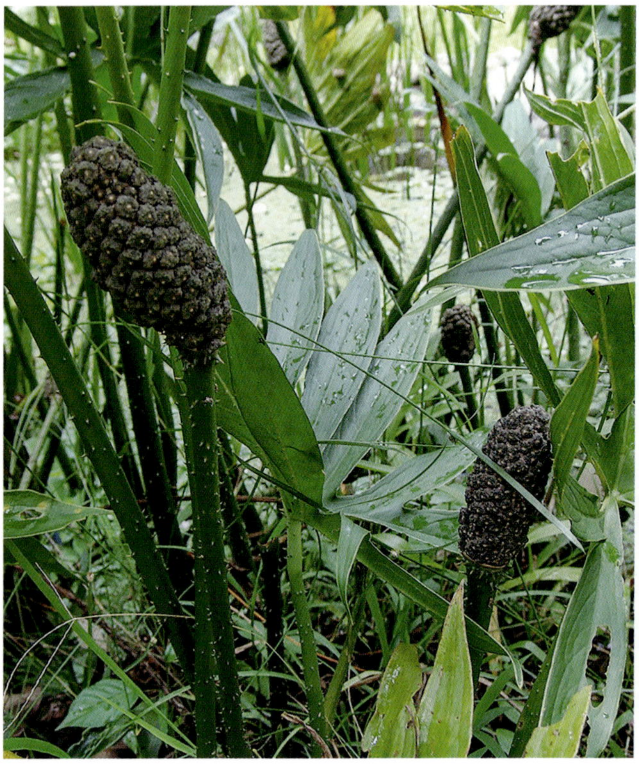

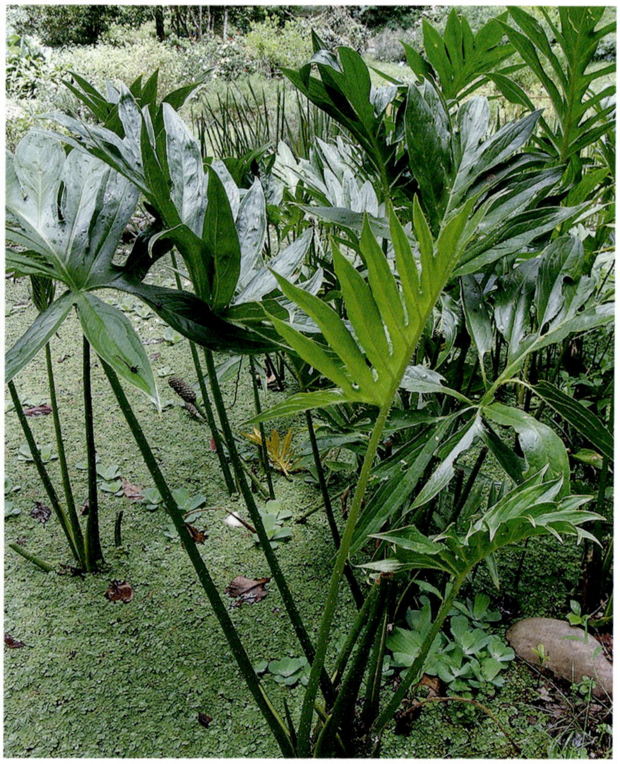

356 郁金

姜科 郁金 *Curcuma aromatica* Salisbury

佤名： mgreix siah [gre̠ʔ siah]（革惹下）

别名： 莪术、姜黄、黑心姜

植物形态： 多年生草本。根端膨大呈纺锤状。叶面无毛，叶背被短柔毛。穗状花序，长圆形，白色而染淡红；花葶被疏柔毛；花冠管漏斗形，喉部被毛，裂片长圆形，白色而带粉红，后方的一片较大，顶端具小尖头，被毛；侧生退化雄蕊淡黄色，倒卵状长圆形；唇瓣黄色，倒卵形，顶微 2 裂；子房被长柔毛。花期：4—6 月。

生境分布： 栽培或野生于林下。产我国东南部至西南部各地；东南亚各地亦有分布。

药用部位： 块根

采收加工： 冬、春季采挖，摘取块根，除去须根，洗净泥土，入沸水中煮或蒸至透心，取出，晒干。

性味功效： 辛、苦，寒。行气止血，凉血祛瘀。

主治： 疥疮未溃，风热感冒。

用法用量： 内服：水煎服。

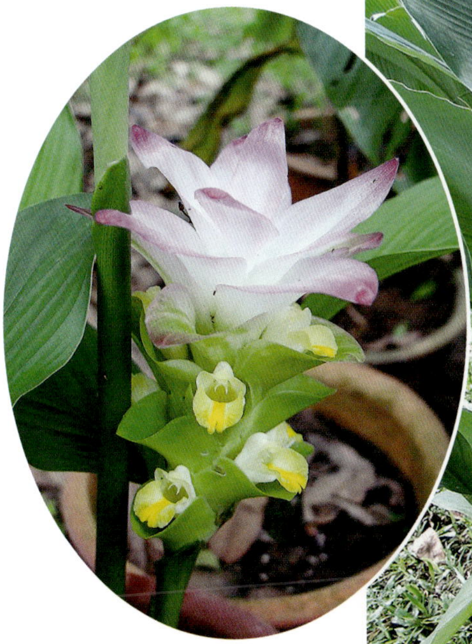

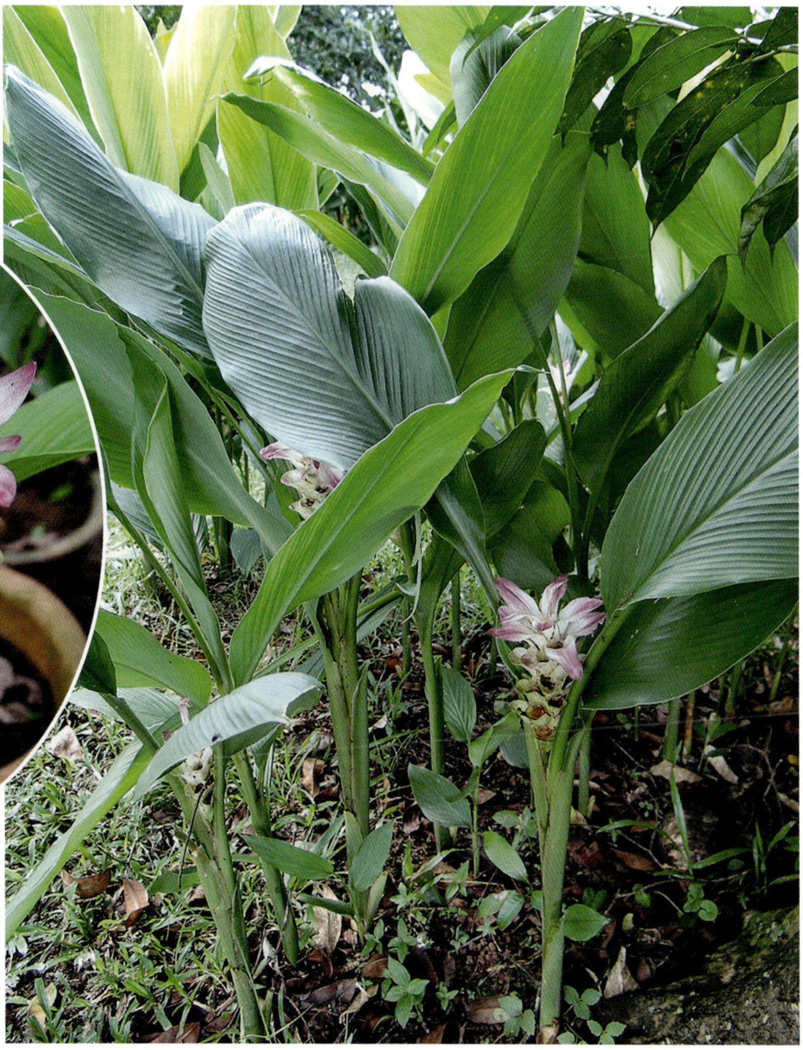

357 齿叶吊石苣苔

苦苣苔科 齿叶吊石苣苔 *Lysionotus serratus* D. Don

佤名： daex ngia bīng [ṯaɯʔ n̰ia piŋ]（德娘丙）

别名： 苏叶草

植物形态： 半灌木，各部均无毛；茎长，略粗壮，节稍膨大，分枝，具红斑。叶对生，或有时3叶轮生；叶片纸质或近草质，长圆形、椭圆形、狭椭圆形至倒披针形，长5~17cm，宽2~6cm，侧脉每侧5~7条。聚伞花序腋生或近顶生，具3~9花；苞片卵形或宽卵形，宽达8mm，全缘，脱落；花萼长约0.7cm，无毛，5裂至基部；花冠淡紫色，喉部具黄斑，长3.5~4cm，筒状漏斗形，外部被微柔毛，檐部二唇形；能育雄蕊2枚，内藏。蒴果线形，纤细，长达11cm；种子纺锤形，长约1mm，褐色，两端的毛长约1mm。花期7—9月，果期8月至翌年1月。

生境分布： 生于海拔（770~）900~1700（~2500）m 的山地林中树上或石上、溪边或高山草地。分布于我国云南、西藏、广西、贵州；尼泊尔、不丹、印度、缅甸、泰国及越南亦有。

药用部位： 全草

采收加工： 夏、秋季采收，洗净，晒干或鲜用。

性味功效： 苦、辛，平。清热解毒，舒筋活络，消肿止痛。

主治： 跌打损伤，骨折，风湿性关节炎，风热感冒。

用法用量： 内服：水煎服，15~30g，或泡酒。外用：捣敷。

附方

1. **跌打劳伤，骨折，风湿性关节炎：** 本品 20g，树葱 15g，续断 25g，水煎服。
2. **跌打劳伤：** 本品、鸡脚七、藤子鱼子兰、白葡萄树根、藤仲、苳叶鱼子兰、隔夜找娘各 50g，鲜品共捣烂外包患处。

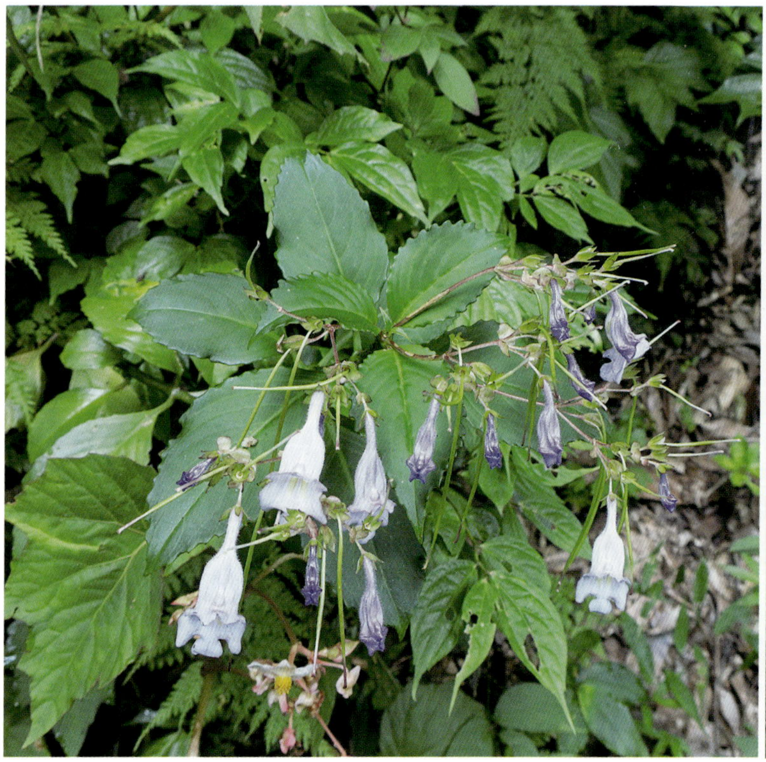

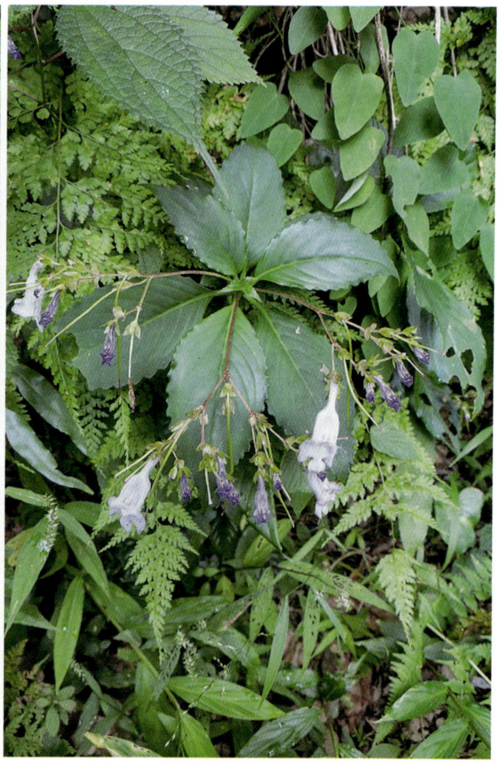

358 虎杖

蓼科 虎杖 *Reynoutria japonica* Houttuyn

佤名： rīb ai toh raoh [rip ʔa̱i tʰɔ̱h ra̱uh]（日艾脱娆）

别名： 酸汤杆

植物形态： 多年生草本。根状茎粗壮，横走。茎直立，粗壮，空心，具明显的纵棱，散生红色或紫红斑点。叶片近革质，宽卵形或卵状椭圆形，先端渐尖，基部宽楔形、截形或近圆形，长 5~12cm，宽 4~9cm，边缘全缘，两面无毛；叶柄长 1~2cm；托叶鞘膜质，偏斜，长 3~5mm，褐色，具纵脉，无毛，先端截形，无缘毛，常破裂，早落。花单性，雌雄异株，花序圆锥状，长 3~8cm，腋生；苞片漏斗状，每苞内具 2~4 花；花被 5 深裂，淡绿色，雄花花被裂片具绿色中脉，无翅，雄蕊 8 枚，比花被长；雌花花被裂片外面 3 片背部具翅，果期增大，翅扩展下延，花柱 3 个。瘦果卵形，具 3 棱，长 4~5mm，黑褐色，有光泽，包于宿存花被内。花期 8—9，果期 9—10 月。

生境分布： 生于海拔 340~1500m 的山谷、溪边、路旁。分布于我国云南、陕西、甘肃、华东、华中、华南、四川、贵州；朝鲜、日本亦有。

药用部位： 根、根茎

采收加工： 全年可采收，除去须根，切片，晒干或鲜用。

性味功效： 微苦，凉。清热解毒，消炎止痛，活血镇痛，祛瘀生肌，调经益气，调理气血。

主治： 扁桃体炎，喉头炎，跌打损伤，骨折，风湿骨痛，痈疮肿毒，尿路感染。

用法用量： 内服：水煎服，15~20g。外用：鲜品捣烂敷患处。

附方

1. **肝炎：** 本品 15g、地胆头 10g、南板蓝根 15g、白花蛇舌草 10g，水煎服，每日 3 次。
2. **扁桃体炎：** 本品 10g、南板蓝根 10g、灯台树 10g，水煎服，每日 3 次。
3. **带状疱疹：** 本品研末，加浓茶水调成糊状，外擦患处。

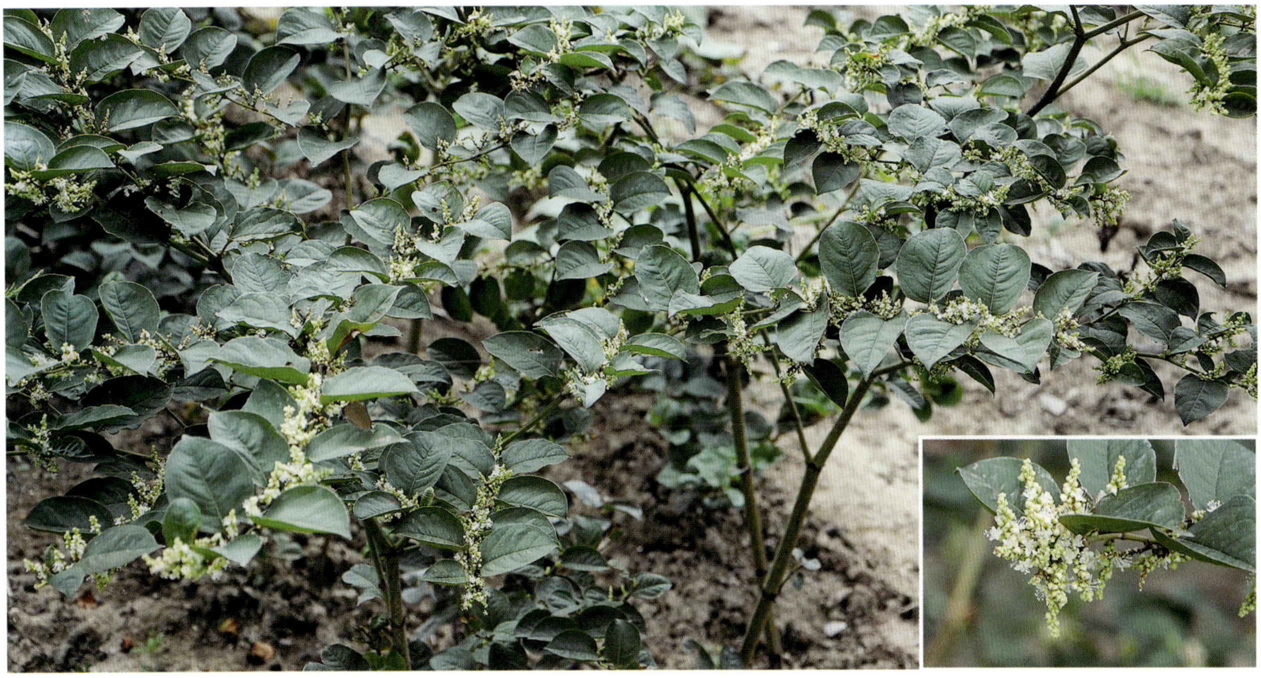

359 虎掌草

毛茛科 草玉梅 *Anemone rivularis* Buchanan-Hamilton ex de Candolle

佤名： rīb njāong si vāi [rip ʥauŋ si vai]（日种西歪）

别名： 五朵云、白花舌头草、大狗脚迹

植物形态： 根状茎粗壮。基生叶 3~5 片；叶片肾状五角形，长 2.5~7.5cm，宽 4.5~14cm，基部心形，3 全裂，中央全裂片宽菱形或菱状卵形，3 深裂，侧全裂片斜扇形，不等 2 深裂，两面有糙伏毛；叶柄长 5~20cm。花葶高 15~120cm；聚伞花序长 10~30cm，（1~）2~3 回分枝；苞片 3~4 枚，有鞘状柄，叶片宽菱形，长 3.2~9cm，3 深裂；花梗长 2~12cm；萼片 5~8（~10）枚，白色，椭圆形或椭圆状倒卵形，长 0.6~1.4cm，宽 0.3~1cm，背面有短柔毛，顶端密被髯毛；雄蕊比萼片短 2 倍；心皮 30~60 个，无毛，花柱钩状弯曲。瘦果狭卵球形，长 7~8mm，无毛，具钩状宿存花柱。花期 5—8 月。

生境分布： 生于海拔 1800~3100m 的草坡、沟边或疏林中。分布于我国云南、西藏、青海、甘肃、四川、湖北、贵州、广西；不丹、尼泊尔、印度、斯里兰卡亦有。

药用部位： 根

采收加工： 秋、冬季采收，洗净，晒干。

性味功效： 苦、辛，寒。有小毒。清热解毒，止痛消肿。

主治： 急、慢性肝炎，牙痛，胃痛，疟疾，咽喉炎，胆囊炎，膀胱炎，腮腺炎，风湿性关节炎。

用法用量： 内服：水煎服，10~15g。

附方

1. **黄疸型肝炎：** 本品 20g、羊耳菊 30g、野绿谷根 15g、白花蛇舌草 10g，水煎服，每日 3 次。
2. **感冒：** 本品 15g、白虎草 15g、鬼针草 10g、野扫把叶 10g，水煎服，每日 3 次。
3. **疟疾：** 本品 20g、南板蓝根 10g、臭灵丹 6g，水煎服，每日 3 次。

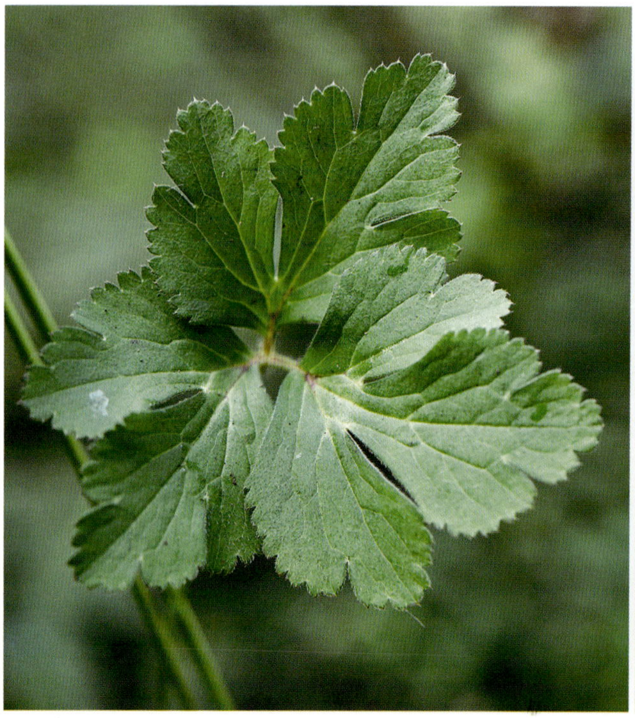

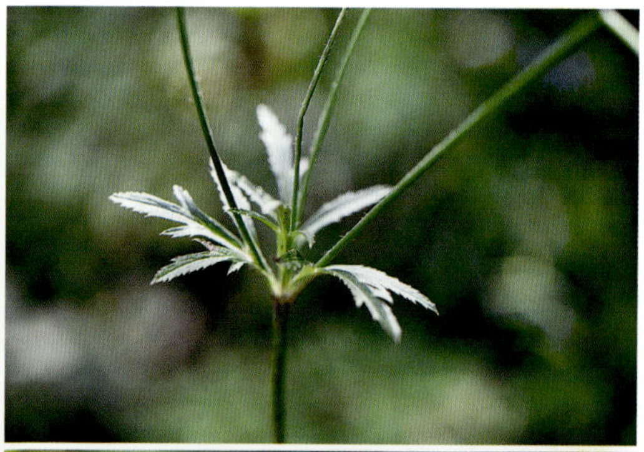

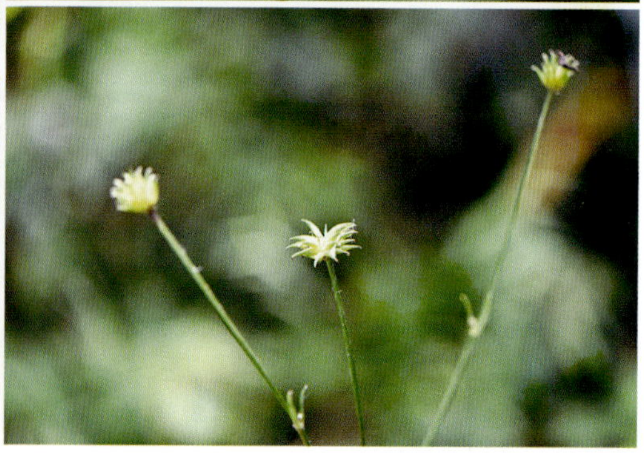

360 肾茶

唇形科 肾茶 *Orthosiphon aristatus* (Blume) Miquel

佤名： rīb haeg nqeeih miao [rip ha̰uɯk ʥʰw̰ih miau]（日横嘴喵）

别名： 猫须草

植物形态： 多年生草本。茎四棱形。叶上面橄榄绿色，下面灰绿色，两面均被短柔毛及散布凹陷腺点。轮伞花序6朵花，在主茎及侧枝顶端组成总状花序；花萼卵珠形，外面被微柔毛及凸起的锈色腺点，二唇形；花冠浅紫或白色，外面被微柔毛，在上唇上疏布锈色腺点，内面在冠筒下部疏被微柔毛，冠筒狭管状。小坚果卵形，深褐色，具皱纹。花、果期5—11月。

生境分布： 常生于海拔上达1050m的林下潮湿处，有时也见于无荫平地上，更多为栽培。分布于我国广东、海南、广西南部、云南南部、台湾及福建。自印度、缅甸、泰国，经印度尼西亚、菲律宾至澳大利亚及邻近岛屿也有分布。

药用部位： 全株

采收加工： 全年可采，鲜用或切碎晒干。

性味功效： 甘、微苦，凉。清热祛湿，排石利尿。

主治： 尿路感染，尿急尿痛，肾结石，痛风。

用法用量： 内服：水煎服，或开水冲饮。

附方

1. **肾结石：** 本品30g、盾翅藤20g、海金沙30g、藤茶20g，水煎服。
2. **痛风：** 本品30g、大叶仙茅15g、山大黄15g、血满草15g、大树甘草15g、扫把叶15g、通光藤10g，水煎服，代茶频饮，3日为一疗程。

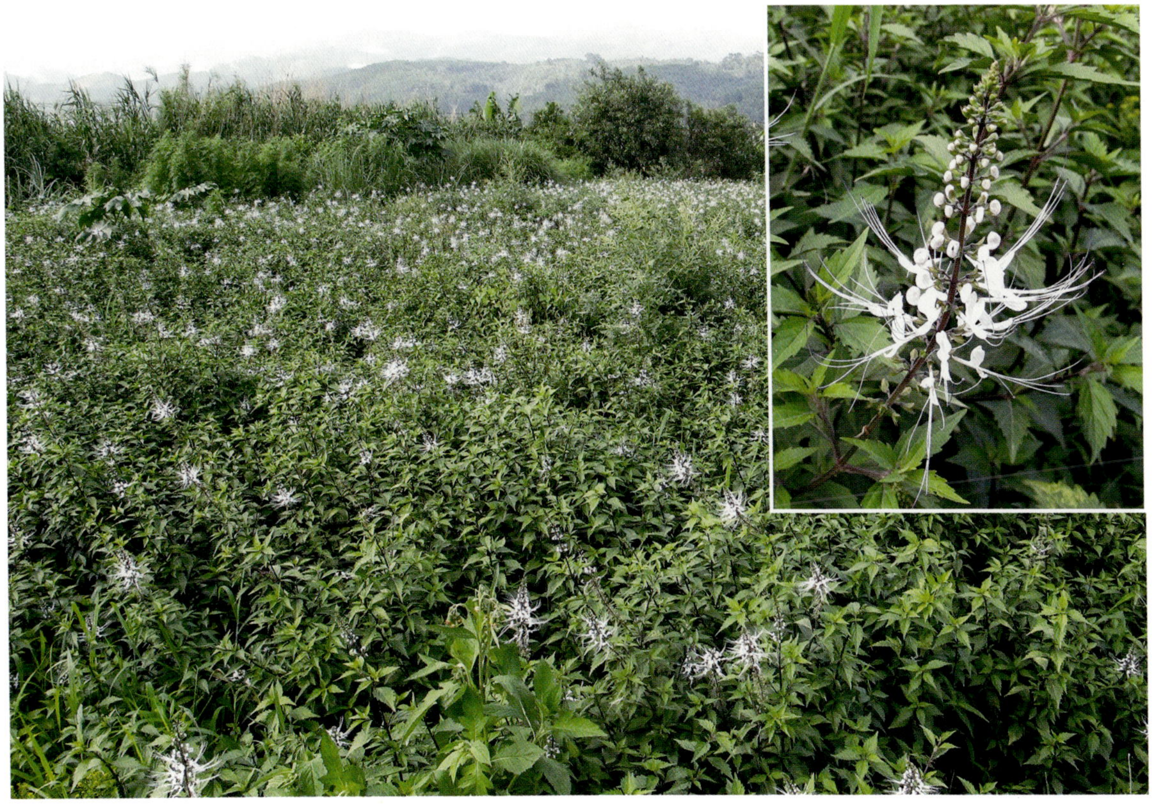

361 肾蕨

肾蕨科 肾蕨 *Nephrolepis cordifolia* (Linnaeus) C. Presl

佤名： guax bang [kṳaʔ pa̱ŋ]（刮板）

别名： 圆羊齿、蜈蚣草、篦子草

植物形态： 根状茎直立，被蓬松的淡棕色长钻形鳞片，下部有粗铁丝状的匍匐茎向四方横展，匍匐茎棕褐色，疏被鳞片；匍匐茎上生有近圆形的块茎，直径1~1.5cm。叶簇生，长35~80cm；柄长5~12cm，棕色，密被淡棕色线形鳞片；叶片线状披针形或狭披针形，长30~70cm，宽4~5cm，一回羽状，羽片45~120对，互生，常密集而呈覆瓦状排列，中部的一般长2~2.5cm，宽0.6~0.8cm；叶坚草质或草质，光滑。孢子囊群生于每组侧脉的上侧小脉顶端，位于从叶边至主脉的1/3处，并成1行位于主脉两侧，肾形，少有为圆肾形或近圆形；囊群盖肾形，褐棕色。

生境分布： 生于海拔 600~1900m 的季雨林或常绿阔叶林下岩石上或灌丛中。分布于我国云南、贵州、西藏、广西、广东、海南、湖南、浙江、福建和台湾；广布于全世界热带及亚热带地区。

药用部位： 块茎

采收加工： 全年可采收，洗净，晒干或鲜用。

性味功效： 甘、淡，微涩，凉。清热利湿，宁肺止咳，软坚消积。

主治： 感冒发热，淋巴结结核，肠炎，肺结核，气管炎，咳嗽，咯血，消化不良，尿路感染，睾丸炎，精神分裂症，腹痛，蜈蚣咬伤，水烫伤，小儿疳积。

用法用量： 内服：水煎服，2.5~5g。外用：鲜块茎或全草捣烂敷患处。

附方

本品可作熏蒸药方，水煎外洗。

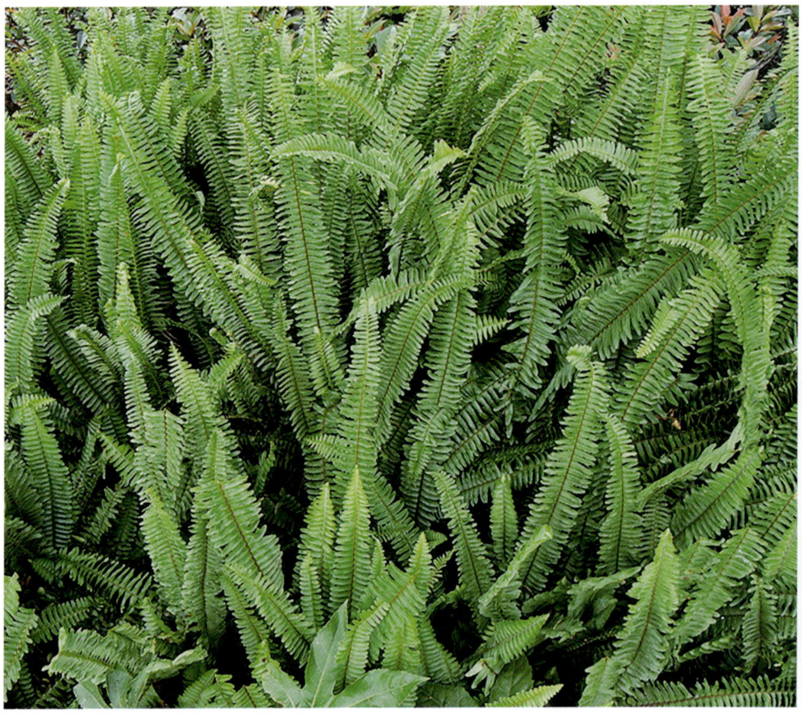

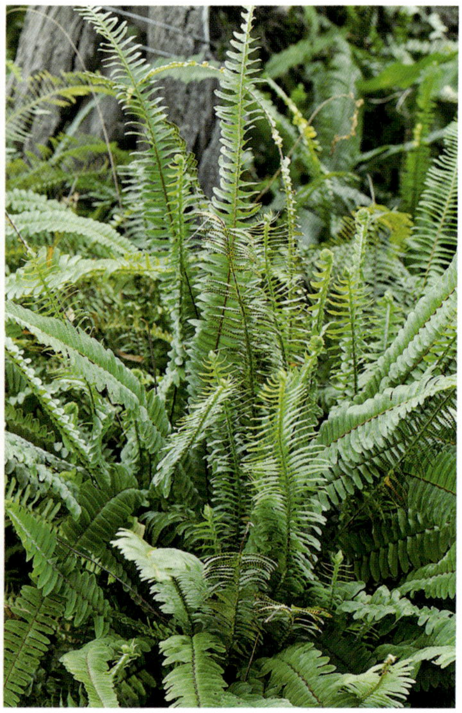

362 果上叶

兰科 伞花石豆兰 *Bulbophyllum shweliense* W. W. Smith

佤名： si brōuig rang [si proik raŋ]（士不润然）

别名： 鸡大腿、大果上叶

植物形态： 多年生草本。根状茎纤细，粗约 1mm，分枝，幼时被膜质筒状鞘。根丛生于生有假鳞茎的节上。假鳞茎直立，近圆柱形或狭椭圆状长圆柱形。叶革质，长圆形。花葶 12 个，从假鳞茎基部发出，花葶常高出假鳞茎之上，长 3cm 以上，直立，纤细，等于或稍高出于叶外。总状花序缩短呈伞状，具 4~10 朵花，花较小，萼片长 7.5~8mm；侧萼片基部完全贴生在蕊柱足上；花瓣卵状披针形，长 3~3.5mm，先端短急尖；蕊柱足长 2mm，其分离部分长 0.8~1mm。花期 6 月。

生境分布： 生于海拔 1760~2100m 的山地林中树干上。产于我国广东北部（乳源）、云南南部至西北部（西双版纳至怒江流域一带）；泰国亦有。

药用部位： 全草

采收加工： 全年可采收，除去须根，晒干。

性味功效： 甘、辛，寒。清热润燥，化痰止咳。

主治： 肺热咳嗽，烦渴，咯血，咽炎。

用法用量： 内服：水煎服。外用：外敷。

附方

接骨续筋： 本品、接骨丹、五加皮根、七叶莲、铁线草、过江龙、三七、血藤各适量切碎捣烂，与煮熟的紫米和去内脏的黑鸡一起剁细，再洒上接骨药水，包患处上夹板，绑紧，7 天换药一次，5~7 服可愈。

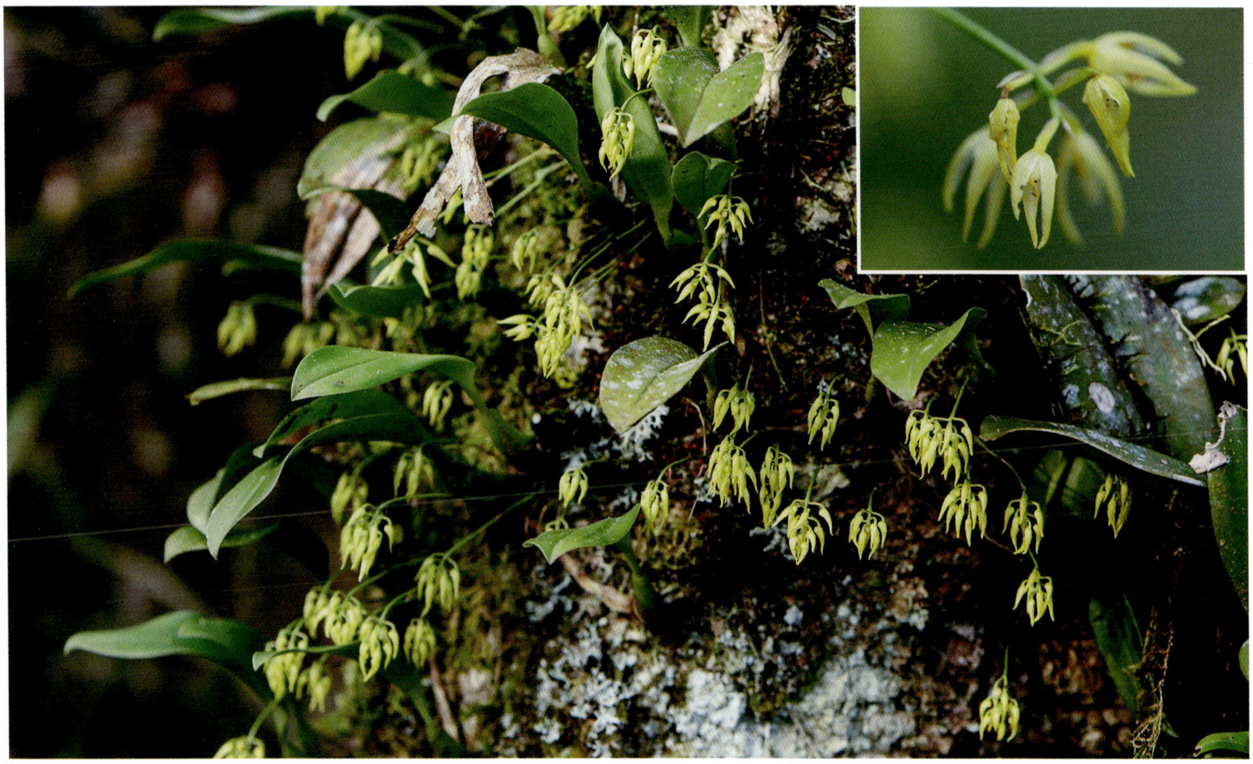

363 昆明山海棠

卫矛科 雷公藤 *Tripterygium wilfordii* J. D. Hooker

佤名： hnu ndōu rang [n^{h}u̠ do ra̠ŋ]（努朵然）

别名： 紫金皮

植物形态： 藤本灌木，小枝棕红色，被密毛及细密皮孔。叶椭圆形、倒卵椭圆形、长方椭圆形或卵形，长 4~7.5cm，宽 3~4cm，先端急尖或短渐尖，基部阔楔形或圆形，边缘有细锯齿，侧脉 4~7 对；叶柄长 5~8mm，密被锈色毛。圆锥聚伞花序较窄小，长 5~7cm，宽 3~4cm，通常有 3~5 分枝，花序、分枝及小花梗均被锈色毛，花序梗长 1~2cm，小花梗细长达 4mm；花白色，直径 4~5mm；萼片先端急尖；花瓣长方卵形，边缘微蚀；花盘略 5 裂；子房具 3 棱。翅果长圆状，长 1~1.5cm，直径 1~1.2cm，中央果体较大，约占全长的 1/2~2/3。花期 6—7 月，果期 7—8 月。

生境分布： 生于山地林内阴湿处。分布于我国台湾、福建、江苏、浙江、安徽、湖北、湖南、广西、云南等地；朝鲜、日本亦有。

药用部位： 根、根皮、全草

采收加工： 根：秋、冬季采挖，除去泥土，晒干。根皮：将秋季挖到的根洗净，剥皮，切段，晒干。

性味功效： 苦、涩，温。有大毒。根：祛风除湿，舒筋活络，清热解毒。根皮：接筋续骨，祛瘀通络。

主治： 根：风湿性关节炎，类风湿关节炎，跌打劳伤，骨结核，睾丸及附睾结核等。根皮：风湿性关节炎，跌打损伤，骨折，半身不遂，疝气痛，痛经，月经过多，产后腹痛，出血不止，急性传染性肝炎，慢性肾炎，红斑狼疮，癌肿，跌打骨折，骨髓炎，骨结核，附睾结核，银屑病，神经性皮炎。

用法用量： 内服：水煎服，6~15g，或泡酒服。外用：鲜品捣敷，或研末敷，或水煎涂患处。

附方

跌打损伤： 本品鲜品适量捣敷包患处，或水煎外洗。

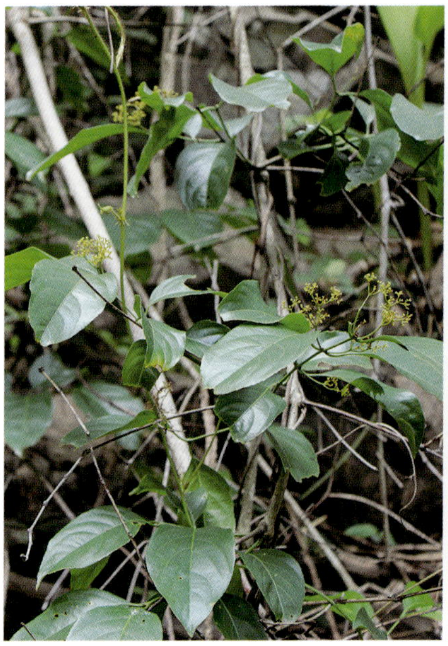
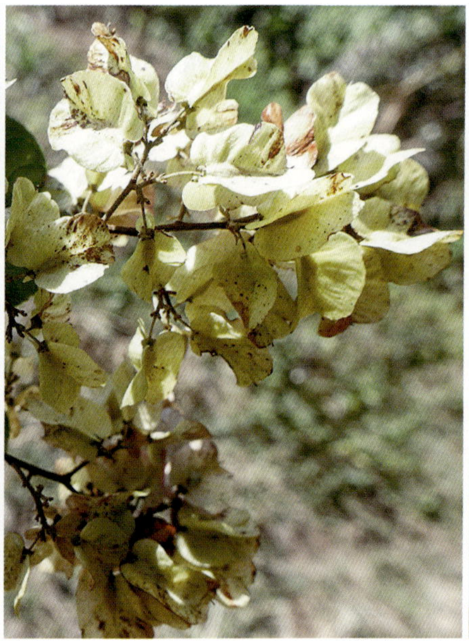
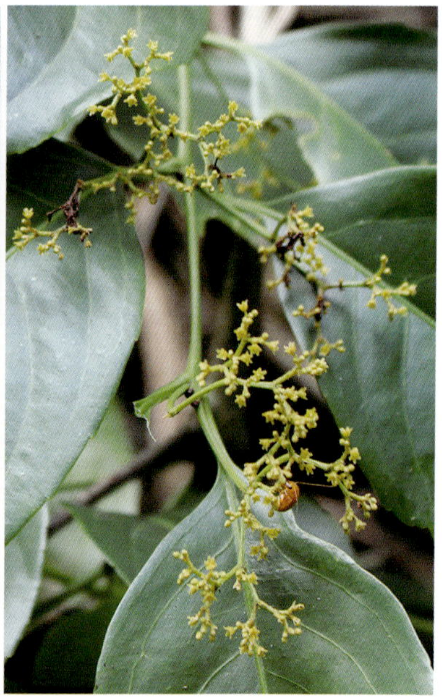

364 固公果

蔷薇科 香水月季 *Rosa odorata* (Andrews) Sweet

佤名： dāi bi bāing [tai pi paiŋ]（呆必白）

别名： 打破碗、白蔷薇、金樱子

植物形态： 常绿或半常绿攀缘灌木。有长匍匐枝，枝粗壮，无毛，有散生而粗钩状皮刺。小叶5~9枚，连叶柄长5~10cm；小叶片革质，椭圆形、卵形或长圆状卵形，长2~7cm，宽1.5~3cm，两面无毛；托叶大部贴生于叶柄，无毛，边缘或仅在基部具腺，总叶柄和小叶柄具稀疏小皮刺和腺毛。花单生或2~3朵，直径5~8cm；花梗长2~3cm，无毛或有腺毛；萼片全缘，稀有少数羽状裂片，披针形，先端长渐尖，外面无毛，内面密被长柔毛；花为单瓣，乳白色，直径8~10cm。果实呈压扁的球形，稀梨形，外面无毛，果梗短。花期6—9月，果期6—11月。

生境分布： 生于海拔 800~2600m 的山坡林缘或灌丛中。分布于我国云南。

药用部位： 果实、根

采收加工： 果实：成熟时可采收，晒干。根：全年可采收，挖根，洗净，切片，晒干。

性味功效： 涩，凉。清热止痢，调和气血，消炎杀菌。

主治： 果实：遗精，遗尿，带下，脾虚泄泻。根：痢疾，疝气，不孕症，喘咳，腹泻。

用法用量： 内服：水煎服，6~15g。外用：捣烂敷。

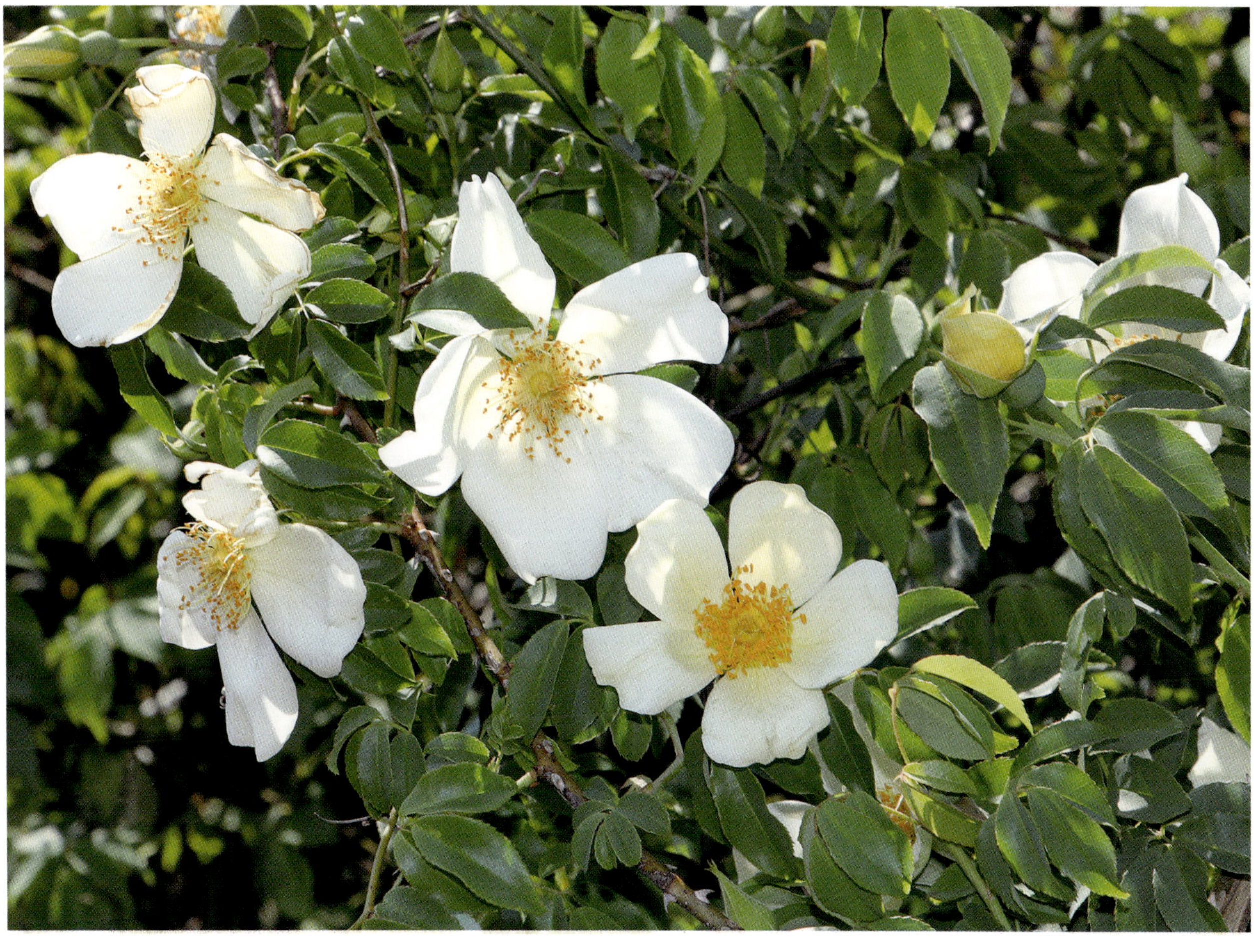

365 岩七

百合科 开口箭 *Rohdea chinensis* (Baker) N.Tanaka

佤名： si vōng rang [si̱ vɔŋ ra̱ŋ]（西翁然）

别名： 心不甘、石风丹

植物形态： 根状茎伸长，地下部分直立或匍匐，长达 30cm，地上部分直立，高达 30cm，绿色；叶密集，基部套叠，椭圆形至线状长圆形，渐尖，基部略狭，长 16~30cm，宽 4~6.5cm，边缘稍波状起伏，无齿。叶柄不明显。花序直立，总花梗半圆柱形，长 2~3cm，淡绿色；花序具 10 余朵花，长 3~4cm，粗 1.5~2cm，顶部无苞片簇；花绿色、橙黄色；苞片 2 枚，大的在下方，全缘，淡绿白色，远长于花；花杯状，直径 1.2cm。果长圆球形，黄红色，长 1.5cm，粗 1.2cm，卵圆形。花期 4—6 月，果期 9—11 月。

生境分布： 生于海拔 1100~2600m 的竹林、混交林、山谷疏林中。分布于我国云南、四川、广西、广东、湖南、湖北、江西、福建、台湾、浙江、安徽、河南、陕西。

药用部位： 根茎

采收加工： 夏、秋季采收。

性味功效： 苦、涩，凉。清热解毒，散瘀除湿，活血止痛。

主治： 流感，扁桃体炎，肠胃炎，风湿骨痛，跌打损伤。

用法用量： 内服：水煎服，10~15g。外用：捣敷。

附方

1. **胃痛：** 本品 50g、岩参 50g、叶子兰 50g、金线吊葫芦 15g，以上诸药干品研粉，每次取 3~5g 兑温开水服，每日 2 次。
2. **骨折：** 本品鲜品配散血丹、血满草、大接骨丹、钩藤等药适量，捣烂拌白酒少许，炒热外包患处。
3. **感冒：** 本品干品 50g 加蜂蜜混匀后蒸食，患者服药 3~5 服可痊愈。

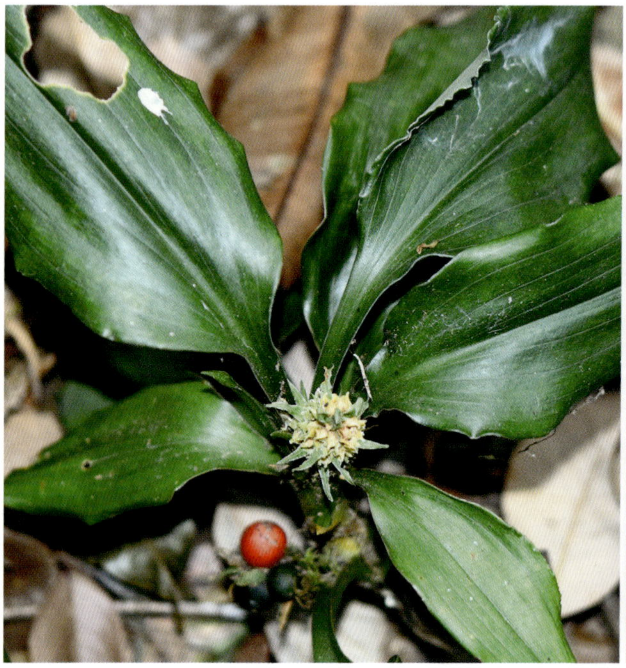

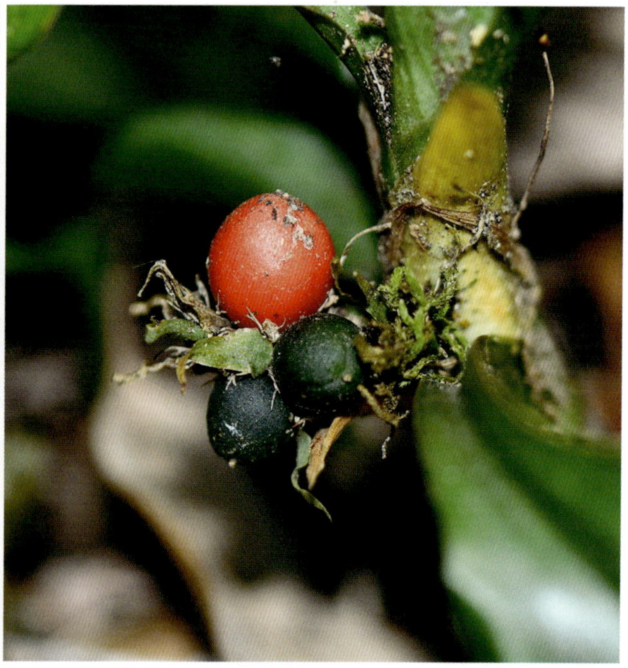

366 岩川芎

伞形科 蕨叶藁本 *Ligusticum pteridophyllum* Franchet

佤名： hla si oui rang [l^{h}a̱ si ʔo̱i ra̱ŋ]（辣司喂然）

别名： 野川芎、野当归、土当归

植物形态： 根颈粗壮，根茎细长。基生叶具长柄；叶片轮廓为阔卵形至阔三角状卵形，长10~20cm，宽9~18cm，2~3回羽状分裂或全裂，1回羽片5~7对，末回裂片倒卵形、卵形至狭卵形，长0.8~2cm，宽0.8~1.5cm；茎上部叶渐简化。复伞形花序顶生和侧生，直径5~7cm；总苞片5~10枚，线形或线状披针形，长不及伞辐的一半，伞辐8~20个，近等长，长2~3cm；小总苞片6~10枚，线形，长约5mm；萼齿不发育；花瓣倒卵形，长约1mm，白色；花柱基圆垫状，花柱后期下曲。分生果椭圆形，背腹扁压，长约5mm，宽约3mm，背棱显著突起，侧棱扩展成翅状；每棱槽内油管3根，合生面油管6根。花期8—9月，果期10月。

生境分布： 生于海拔2400~3300m的林下、草坡及水沟边。分布于我国云南、西藏、四川、甘肃。

药用部位： 全草

采收加工： 秋、冬季采收。

性味功效： 辛，温。散寒止痛。

主治： 风寒感冒，头痛，偏头痛，胃寒痛，肌肉关节痛。

用法用量： 内服：水煎服，10~15g。外用：捣烂外敷。

附方

1. **头痛：** 本品15g、松叶防风15g、柴胡15g，水煎服，每日3次。
2. **寒性胃痛：** 本品15g、七叶一枝花10g、金线吊葫芦5g、草果籽7粒、生姜3片，水煎服，每日2次。
3. **跌打损伤，风湿关节痛：** 本品鲜品适量，捣烂外敷患处。

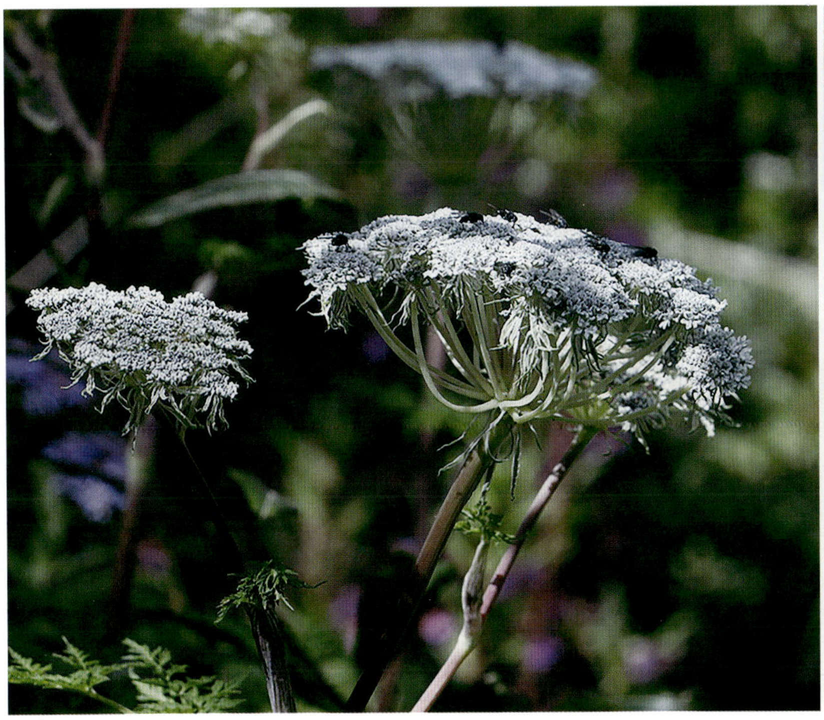
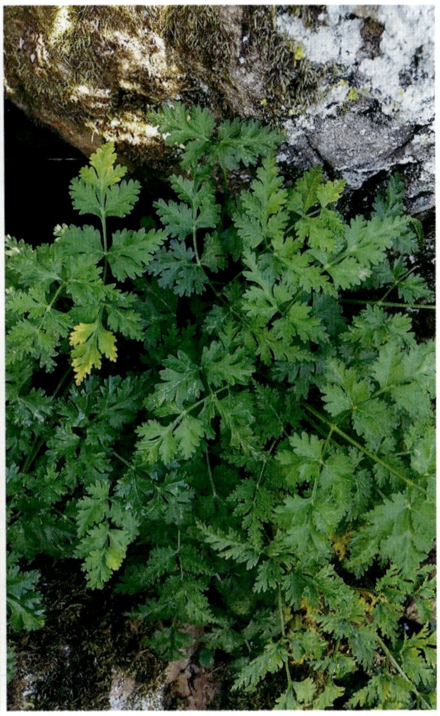

367 岩白菜

虎耳草科 岩白菜 *Bergenia purpurascens* (J. D. Hooker & Thomson) Engler

佤名： daex glaox rang [ta̱ɯʔ kla̱uʔ ra̱ŋ]（德搞老然）

别名： 岩壁菜、月被兜

植物形态： 多年生草本，高 10~50cm。根茎粗壮，长达 20cm，粗达 3cm，密盖覆瓦状排列的基生叶鞘。叶全部基生，数枚，叶片倒卵形、长圆状倒卵形、狭倒卵形或椭圆形，长 5~16（~25）cm，宽 3~10（~17）cm，先端圆或钝，基部楔形，表面亮绿色，背面淡绿色，两面常带紫红色，无毛。花葶单一，多花排列成总状圆锥花序；花序梗和花梗密被褐色有柄长腺毛。花常下垂，有时偏向一侧；花萼紫红色，长 0.8~1.5cm，外面被褐色有柄长腺毛；花瓣 5 片，淡红色、粉红色、紫红色或暗紫红色，长 1.2~2（~2.5）cm。蒴果长卵形，长 1.2~1.5cm。花、果期 5—10 月。

生境分布： 生于海拔 3000~4500m 的林下、灌丛下、草地或石隙。分布于我国云南、四川、西藏；尼泊尔、不丹、印度、缅甸亦有。

药用部位： 全株、根茎

采收加工： 夏、秋季采收。

性味功效： 甘、涩，平。清热解毒，祛痰止咳，健胃止泻。

主治： 产后体虚，久病体虚，痢疾，肠炎，慢性支气管炎，哮喘。

用法用量： 内服：水煎服，10~15g。

附方

1. 咳嗽：本品 30g，白酒少许为引，水煎服，每日 3 次。
2. 肺结核：本品 15g、天冬 15g、灯台树 10g，炖猪心肺服。

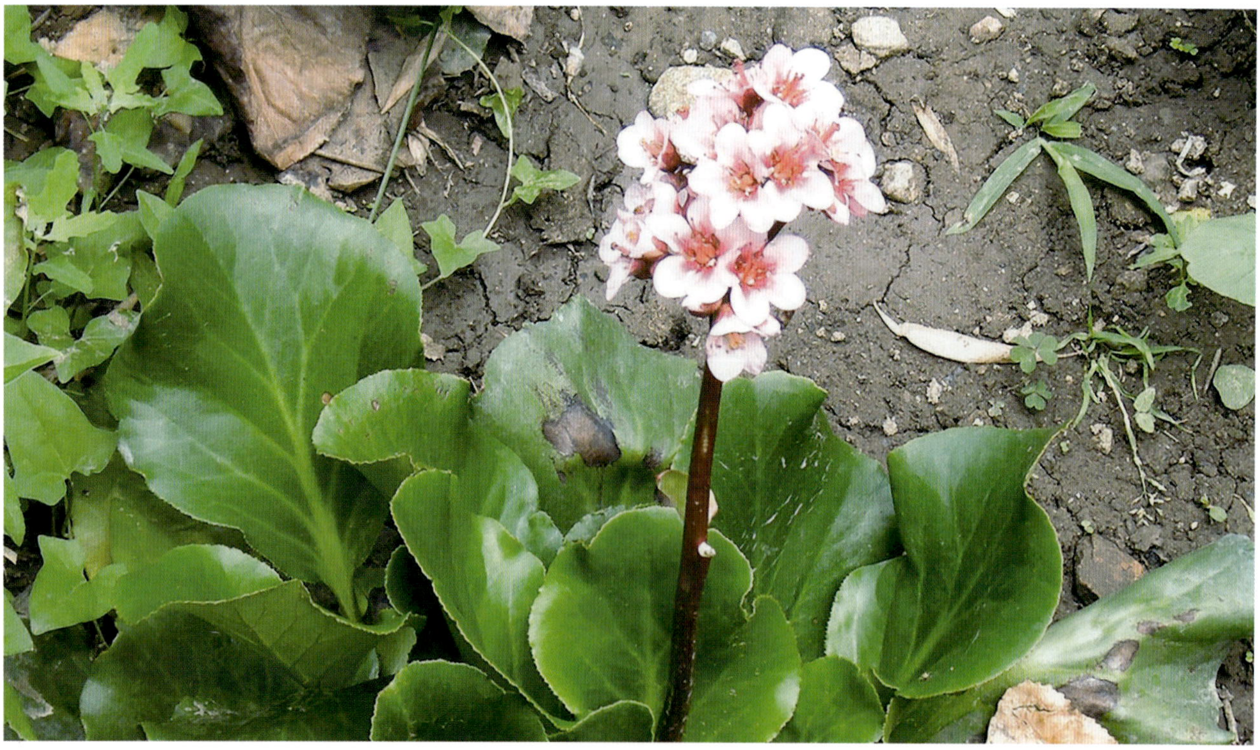

368 岩芋

天南星科 象头花 *Arisaema franchetianum* Engler

佤名： mgah ia [ga̱h ʔi̱a]（嘎呀）

别名： 母猪半夏、山半夏

植物形态： 多年生宿根草本。雌雄异株。块茎扁球形，肉红色（故称红半夏）。叶柄长20~50cm，肉红色，有黄色斑点。幼株叶片轮廓卵状箭形，全缘。成年植株叶片3全裂；中裂片卵形，宽椭圆形或近倒卵形，长7~23cm，宽6~22cm；侧裂片偏斜，比中裂片小，均全缘，侧脉5~10对，集合脉距边缘3~6mm。花序柄短于叶柄，花期直立，果期下弯180°。佛焰苞污紫色、深紫色，具白色或绿白色宽条纹；管部长4~6cm；檐部下弯成盔状，长4.5~11cm，有线形尾尖。肉穗花序单性：雄花序紫色，长圆锥形，长1.5~4cm，附属器绿紫色，圆锥状伸长。雌花序圆柱形，长1.2~3.8cm。浆果绿色。花期5—7月，果9—10月成熟。

生境分布： 生于海拔960~3000m的林下，灌丛，草坡。分布于我国云南、四川、贵州、广西；缅甸亦有。

药用部位： 块茎

采收加工： 秋季采挖，洗净，切片，晒干或随采随用。

性味功效： 麻、辣，热。有大毒。散瘀，消肿止痛。

主治： 乳腺炎，无名肿毒，淋巴结结核，毒蛇咬伤。

用法用量： 外用：捣细调成糊状，外敷患处。

附方

脓疮： 本品适量捣细调成糊状，外敷患处。

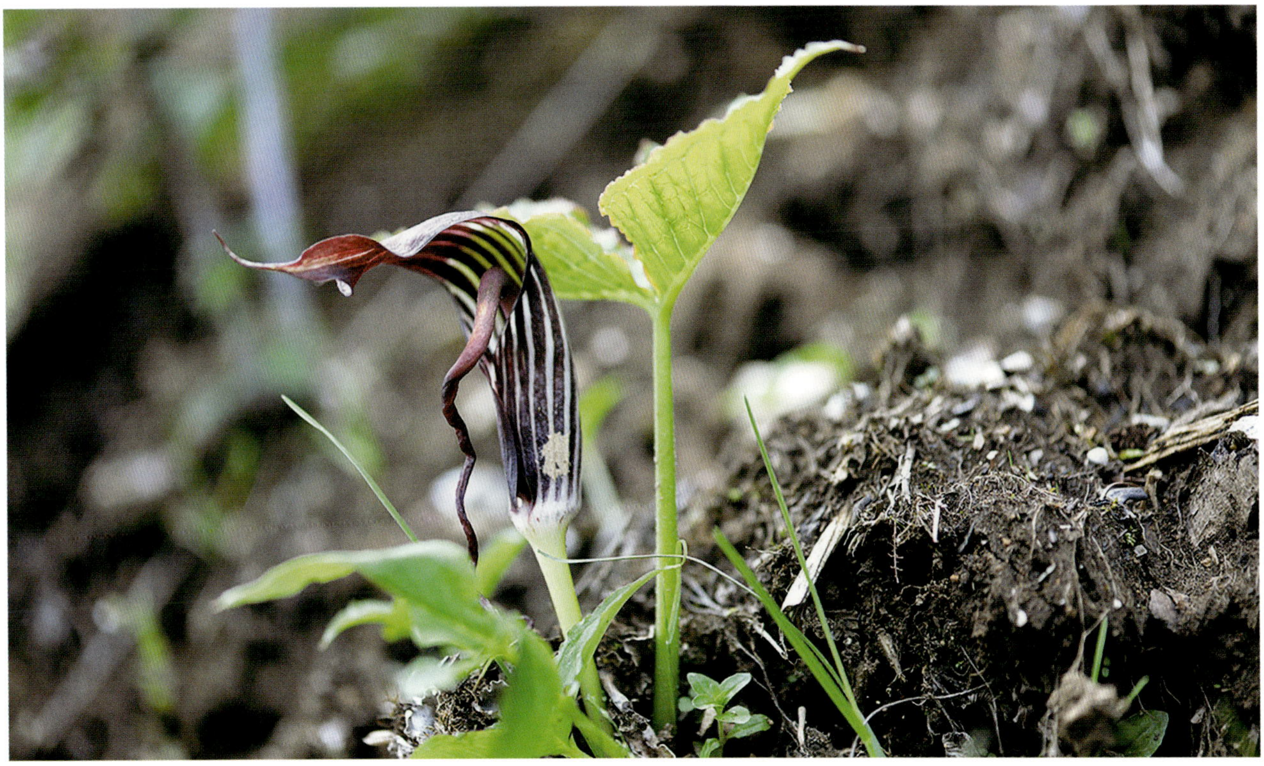

369 岩参

胡椒科 岩椒 *Piper pubicatulum* C. de Candolle

佤名： si mgan rang [si gan raŋ]（丝干然）

别名： 岩生

植物形态： 亚灌木或攀援藤本，小枝具有细纵棱纹及疣状腺体。叶纸质，密被腺点及微柔毛，尤其在叶背更明显，阔椭圆形或歪阔卵形，长13~16.5cm，宽5~8cm，先端渐尖或短渐尖，基部耳状偏斜，一侧近圆形，另一侧变狭或否，叶脉6~7条，稀9条，网状脉明显；叶柄长5~10mm。花单性，雌雄异株，聚集成与叶对生的穗状花序。雌花序于果期长达4.2cm，粗约1cm，近于圆锥状；总花梗长1.5cm，果期净秃、无毛；苞片圆形，盾状着生，直径约1mm，边缘不整齐，背面无毛；子房离生，柱头不显。浆果圆球形，直径不及2mm，顶端乳突状。

生境分布： 生于海拔800~1100m的沟谷密林及混交疏林，攀附于石壁、树干上。分布于我国云南；越南北部亦有。

药用部位： 藤茎

采收加工： 全年可采收，切片，晒干或鲜用。

性味功效： 辛、麻，温。健胃行气，消炎止痛。

主治： 急、慢性胃炎，胃溃疡，肠炎，痢疾，风湿骨痛。

用法用量： 内服：水煎服，15~20g。

附方

1. **胃痛：** 本品15g、鱼子兰10g、青木香5g，水煎服，每日3次。
2. **胃溃疡：** 本品15g、七叶一枝花10g、木香10g、草果1个、豪猪肚10g，诸药研粉，3~5g，温开水吞服，每日2次。
3. **吐酸水，胃腹胀痛：** 本品30g、岩七25g、鱼子兰25g、金线吊葫芦20g，鲜品，洗净，切片，晒干，研粉装瓶。每日服2次，每次2g温开水送服。15天为一疗程，忌酒、酸、冷、辣食物。

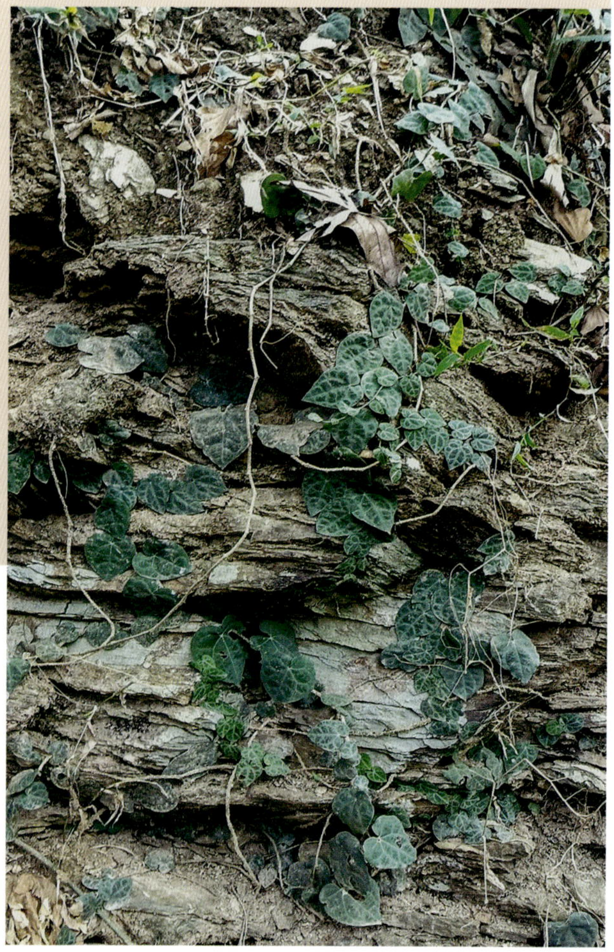

370 岩姜

姜科 喙花姜 *Rhynchanthus beesianus* W. W. Smith

佤名： si mging rang [si ɡiŋ ra̱ŋ]（土埂然）

别名： 滇高良姜、喙姜花

植物形态： 直立草本；具肉质增厚的根茎。叶片 3~6 片，椭圆状长圆形，长 8~20cm，宽 2~6.5cm，先端尾状渐尖，基部圆形或锐尖，两面无毛；叶柄极短；叶舌长约 2mm；叶鞘具紫红色斑点。穗状花序长 10~15cm，具 8~14 朵花；苞片披针形，长 4~5cm，鲜红色；小苞片管状，长约 1cm，鲜红色；花萼长约 3cm，鲜红色；花冠管长约 2.8cm，红色，上部稍扩大，裂片卵状渐尖，直立，上部淡黄色，基部淡红色，背裂片长约 3cm，侧裂片长约 2.5cm；无唇瓣与侧生退化雄蕊；花丝舟状，黄色，长约 4.5cm，先端喙状，凸出于花冠之外。蒴果近球形。花期 7 月。

生境分布： 生于海拔 1200~1900m 的疏林、灌丛与草地，稀附生于树上。分布于我国云南；缅甸亦有。

药用部位： 根茎

采收加工： 秋季采挖，洗净，切片，晒干。

性味功效： 辛，热。温中散寒，祛风除湿，止痛。

主治： 胃肠寒痛，风湿疼痛，感冒。

用法用量： 内服：水煎服，10~15g。

附方

1. **胃寒痛，胃病：** 本品 15g、山胡椒 5g、岩七 20g、生藤 20g，水煎服，每日 3 次，9 日为一疗程。
2. **心慌胸闷，食少乏力：** 本品 10g、香樟树 15g、岩七 10g，鲜品或干品均可，洗净，切片，每日 1 剂，水煎分 3 次服。
3. 佤族民间上山或外出时常佩带该药，用来预防疟瘴、感冒、霍乱。

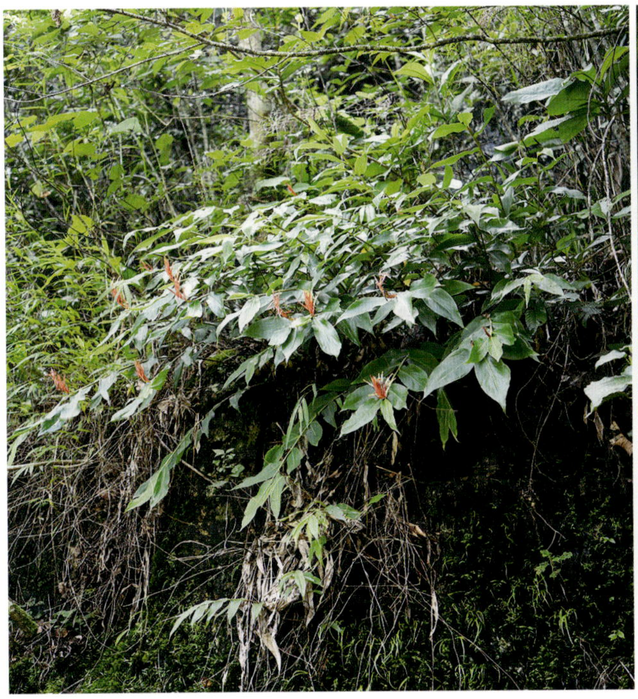

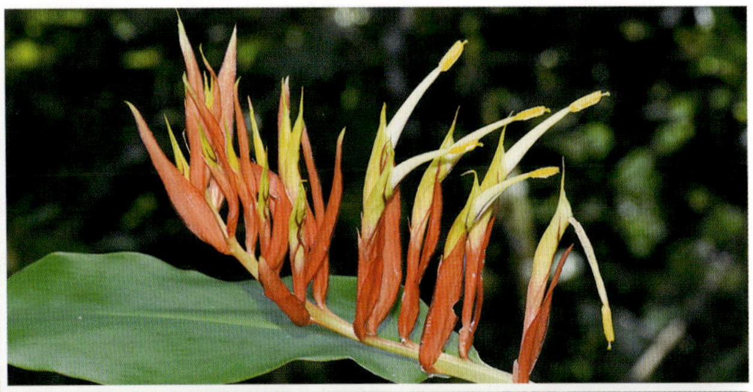

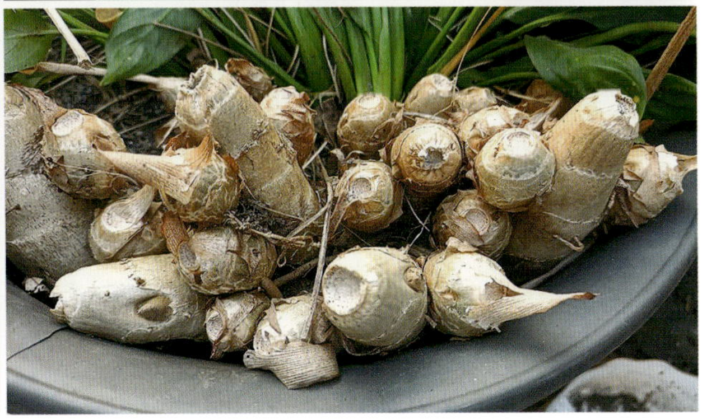

371 岩笋

兰科 笋兰 *Thunia alba* (Lindley) H. G. Reichenbach

佤名： oux rang [ʔo̰ʔ ra̰ŋ]（欧然）

别名： 通兰、水草

植物形态： 地生或附生草本，高 30~55cm，地下具粗短根状茎及大量纤维根。茎直立，较粗壮，圆柱形，常具 10 余枚互生叶，基部有数枚抱茎鞘，初时全部包藏于叶鞘内，秋季叶脱落后仅留筒状鞘，貌似多节竹笋。叶薄纸质，狭椭圆形或狭椭圆状披针形，长 10~20cm，宽 2.5~5cm，先端长渐尖或渐尖，基部具筒状鞘并抱茎，有关节，花后叶片凋落仅留下筒状鞘；筒状鞘长 2~4cm，后期变为干膜质。总状花序长 4~10cm，具 2~7 朵花；花大，白色，唇瓣黄色而有橙色或栗色斑和条纹，仅边缘白色；唇瓣几乎不裂，长 4~5cm，唇盘上部有 5~6 枚褶片，褶片不规则裂成短流苏。蒴果椭圆形，长约 4cm，宽约 2cm。花期 6 月，果期不详。

生境分布： 附生于海拔 1300~2280m 的林下石上或树杈上。分布于我国云南、西藏、四川；广布于尼泊尔、印度、缅甸、泰国、越南、马来西亚和印度尼西亚。

药用部位： 全草

采收加工： 全年可采收，多为鲜用，亦可开水烫后晒干。

性味功效： 甘，平。活血，祛瘀，接骨，止咳平喘。

主治： 骨折，跌打损伤，风湿病，枪伤，刀伤，肺炎，气管炎。

用法用量： 内服：水煎服，15~25g。外用：鲜品捣烂敷患部，或用干粉加水或酒调敷患处。

附方

1. **跌打损伤：** 本品成熟种子用温开水吞服。
2. **骨折，跌打损伤：** 本品鲜品适量配方捣烂敷患处，或用干粉加水或酒调敷患处。
3. **肺炎，气管炎：** 本品 5 g，水煎服，每日 1 次。

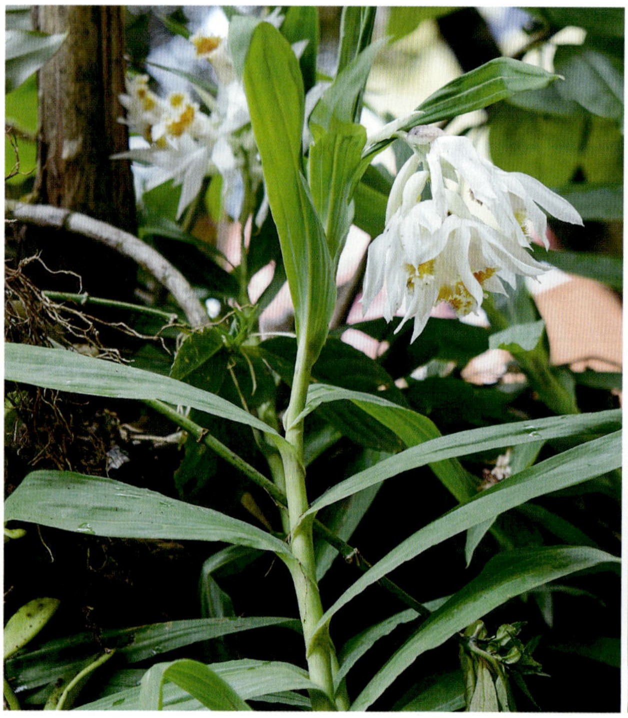

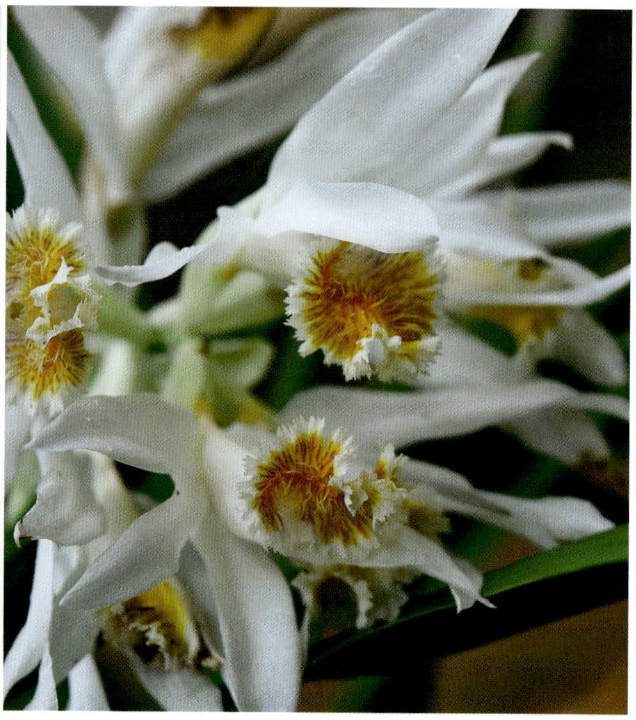

372 岩葱

兰科 棒叶鸢尾兰 *Oberonia cavaleriei* Finet

侗名： daex mou rang [taɯʔ mo̱ ra̱ŋ]（德某然）

别名： 鼠尾莪白兰、石葱

植物形态： 植株常倒悬，具短茎。叶近基生，4~5 枚，近圆柱形或扁圆柱形，但基部多少两侧压扁并互相套叠，肉质，常稍弯曲，长 4~14cm，粗 3~5mm，先端渐尖，基部一侧有白色透明的干膜质边缘，脉不明显，基部具关节。花葶从叶丛中抽出，长 6~9cm，圆柱形，无翅，在花序下方具多枚不育苞片；总状花序下垂，圆柱形，长 4~6cm，直径 3~3.5mm，具密集的小花；花白色或绿白色，仅唇瓣与蕊柱常略带浅黄褐色；唇瓣近长圆形，长 1~1.3mm，不明显 3 裂。蒴果近椭圆形，长约 4mm，宽 2.5~3mm。花、果期 8—10 月。

生境分布： 附生于海拔 1200~1500m 的林中或灌丛中的树木枝条上。分布于我国云南、贵州、广西；尼泊尔、印度、缅甸、泰国亦有。

药用部位： 全草

采收加工： 全年可采收，鲜用或洗净，晒干。

性味功效： 辛、微苦，温。消炎，利尿。

主治： 骨折，外伤出血，白淋，解毒。

用法用量： 内服：水煎服，10~15g。外用：鲜品捣碎外敷患处。

附方

1. **解毒：** 本品适量水煎服，用于药物中毒的治疗。
2. **精神病：** 本品 10g、黄草 5g、板蓝根 6g、茅草 6g、树芭蕉 8g、小铜锤 6g，水煎服，每日 3 次。
3. **跌打损伤：** 本品配隔夜找娘、伸筋草、叶子兰、续断、骨碎补等药用鲜品捣烂敷患处。

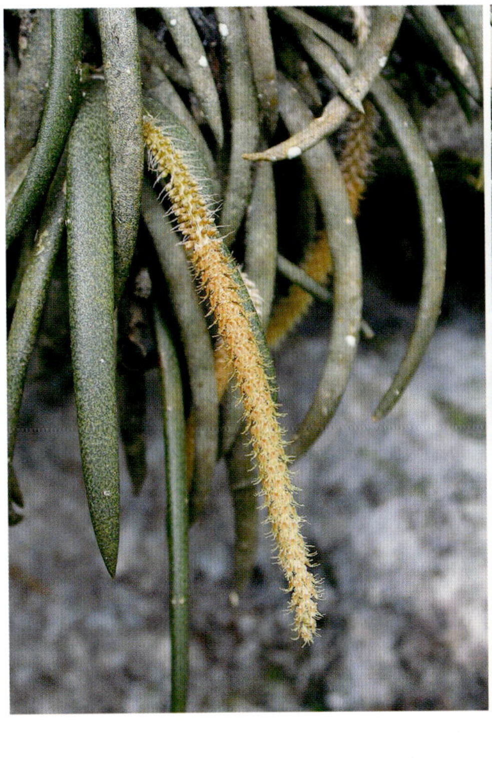
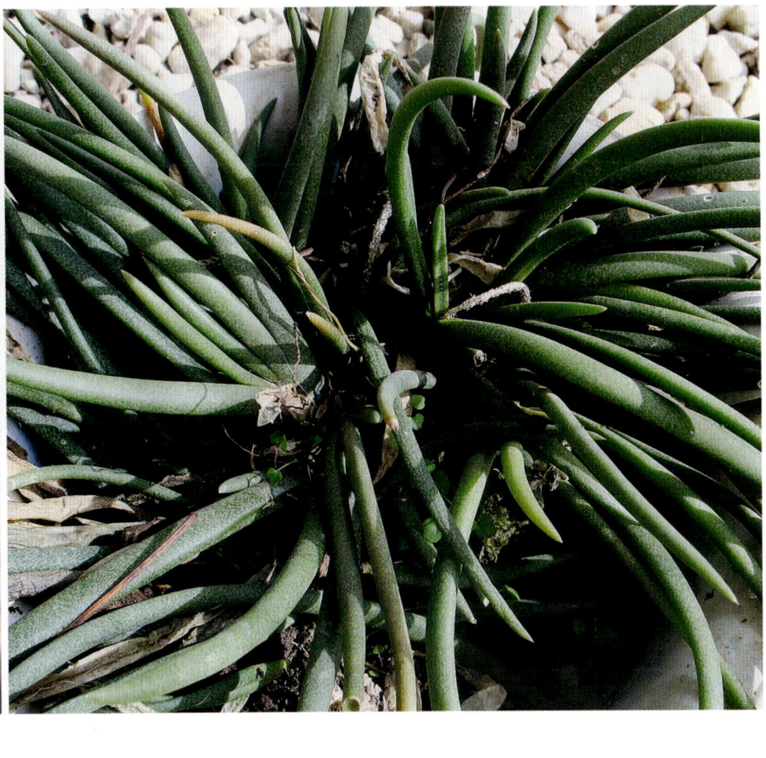

373 罗勒

唇形科 罗勒 *Ocimum basilicum* Linnaeus

佤名： hla mgī kaox [lʰa̱ gi kʰa̱uʔ]（辣吉栲）

别名： 假苏、芳香草

植物形态： 一年生草本，具圆锥形主根及须根。茎直立，多分枝，钝四棱形，小枝具沟槽及短柔毛。叶卵形至卵状长圆形，长2~5cm，宽0.8~2.5cm，基部楔形，下延成狭翅，边缘具不规则的疏锯齿，两面近无毛，仅在背面具腺点。总状花序顶生，长10~20cm，被倒向短柔毛，由许多具6朵花的轮伞花序组成，轮伞花序较疏离；苞片细小，倒披针形；花萼钟形，长约4mm，上面中间1枚宽大，长2mm，宽3mm，圆形，内凹，具短尖头，果时萼增大达8mm；花冠淡紫色或上唇白色，下唇紫红色，长约6mm；雄蕊4枚，稍外露。小坚果卵珠形，黑褐色。花期7—9月，果期9—12月。

生境分布： 全国各地广泛栽培，在南部常变野生；东半球热带广布。

药用部位： 全草

采收加工： 夏、秋季采收，除去细根和杂质，切段，晒干。

性味功效： 辛，温。发汗解表，芳香化湿，解毒透疹，散瘀止痛。

主治： 小儿麻疹不透，发热咳嗽，疟疾。

用法用量： 内服：水煎服，6~10g，或捣汁服。外用：捣敷或烧存性研末调敷，或水煎外洗。

附方

疟疾： 本品配小米辣适量，舂细，用温开水兑服。

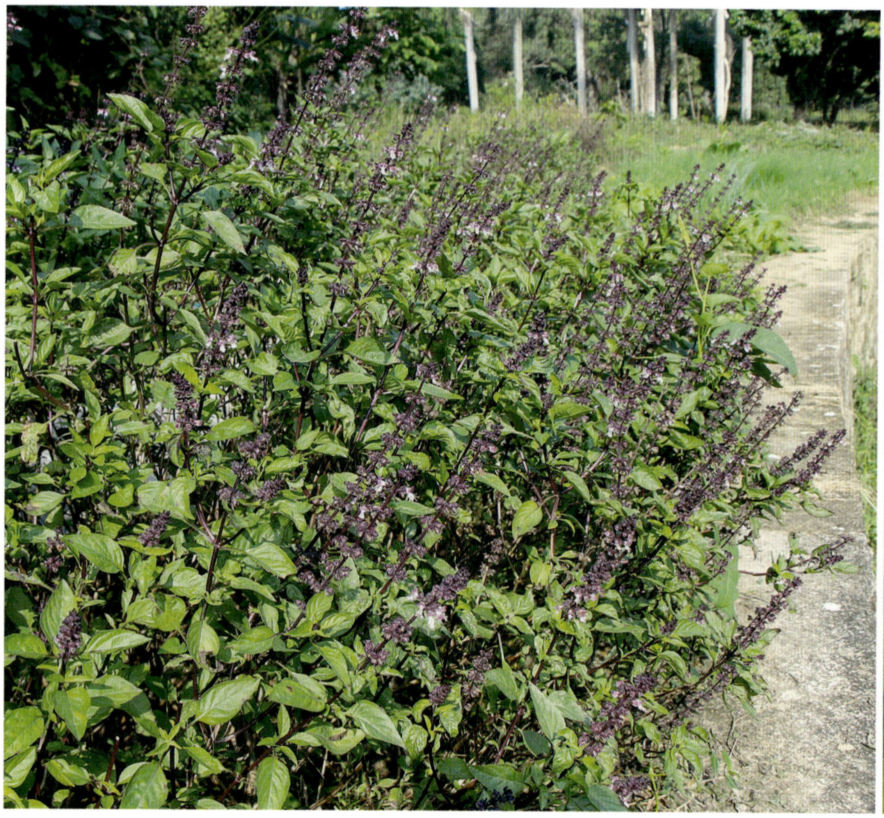

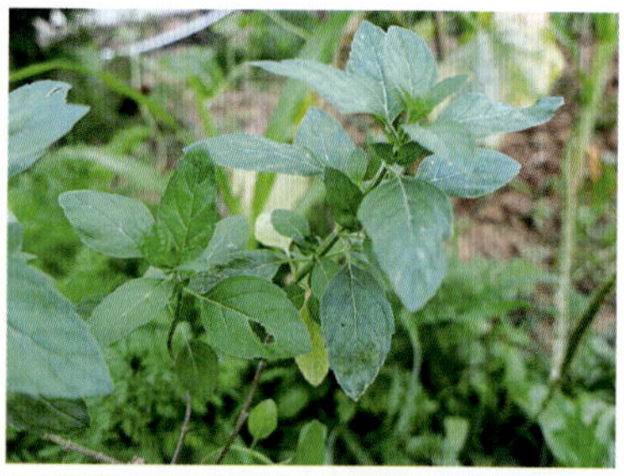

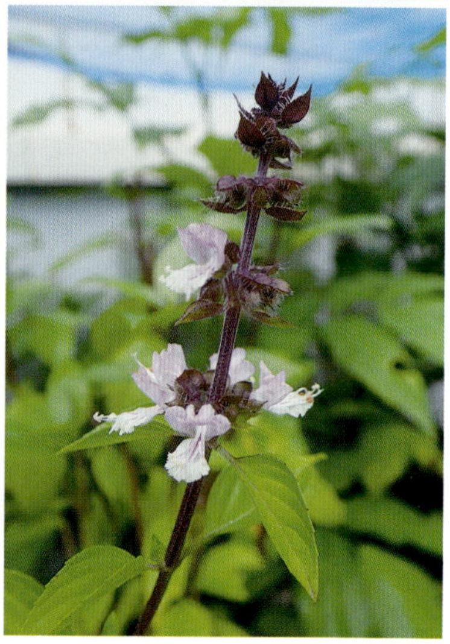

374 罗锅底

葫芦科 罗锅底 *Hemsleya macrosperma* C. Y. Wu

佤名： houn yi ke [ho̱n ʑi̱ kʰɤ̱]（哄伊可）

别名： 金龟莲、小蛇莲

植物形态： 多年生攀援草本。块茎膨大，扁卵圆形；茎和小枝细弱；卷须纤细，先端2歧。趾状复叶由5~7枚小叶组成，长4~5cm；小叶片长圆状披针形至倒卵状披针形，先端渐尖，基部渐狭；中央小叶片长4~9cm，宽1.6~3cm；两侧小叶片渐小。花雌雄异株；雄花：聚伞总状花序，花序梗线形，不曲折，长1.5~8cm；花萼裂片5枚，向后反折；花冠棕红色，盘状，径0.8~1cm，基部两侧具深紫色斑；雌花：稀疏总状花序，长0.5~5cm；花冠常圆盘状稀陀螺状，子房椭圆形或近球形。果实卵圆形或宽卵形，直径3.5~4cm，上有10条纵纹，密生细瘤突。花期7—9月，果期9—11月。

生境分布： 生于海拔 1800~3200m 的疏林下或灌丛中。分布于我国云南、四川。

药用部位： 块根

采收加工： 秋末地上部分枯萎后或早春萌芽前采收，洗净，切块，晒干。

性味功效： 苦，寒。清热解毒，利湿消肿，止痛止血。

主治： 胃痛，胃溃疡，十二指肠溃疡。

用法用量： 内服：水煎服，10g，或磨粉吞服。

附方

胃痛，胃溃疡，十二指肠溃疡： 本品 10g、土茯苓 15g、紫金龙 8g、石菖蒲 10g、金线吊葫芦 8g、七叶一枝花 8g、岩参 10g、木香 10g、丁香 10g、胡椒 3~5 粒、砂仁 5g、土木香 10g，将上述药物干品研粉，温开水冲服，每次 10g，每日 3 次。

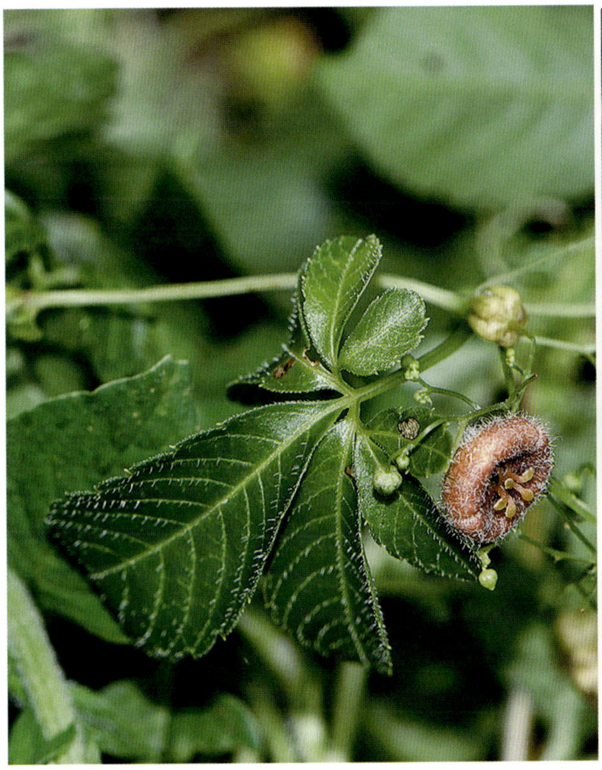

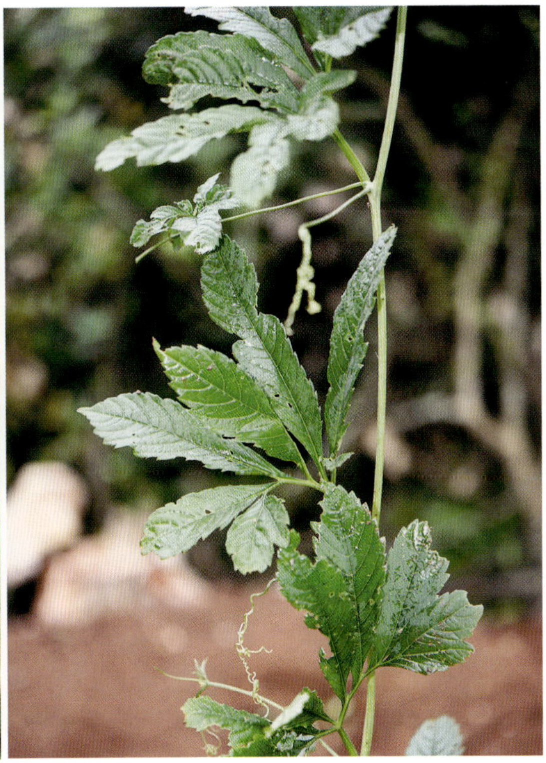

375 使君子

使君子科 使君子 *Quisqualis indica* Linnaeus

佤名： daex hlei hya ga [ta̱ɯʔ lʰe̱ ʑʰa̱ ka̱]（德累亚嘎）

别名： 留球子、君子仁、栽秧老

植物形态： 攀援状灌木。叶膜质，对生或近对生，卵形或椭圆形，长 5~11cm，宽 2.5~5.5cm，先端短渐尖，基部钝圆，背面有时疏被棕色柔毛，侧脉 7~8 对；叶柄长 5~8mm。花集生枝顶而成一伞房花序式的穗状花序；萼管纤细，长 5~9cm，被黄色柔毛，萼齿三角形；花瓣 5 片，长 1.8~2.4cm，宽 4~10mm，先端钝圆。初为白色，后转淡红色；雄蕊 10 枚，不凸出冠外，高低倒二轮排列。子房下位；胚珠 3 颗。果卵形，短尖，长 2.7~4cm，直径 1.2~2.3cm，无毛。具明显的锐棱角 5 条，成熟时外果皮脆薄，呈青黑色或栗色。花期 3—11 月，果期 6—11 月。

生境分布： 生于河岸、林缘及次生疏林中，野生或栽培。分布于我国四川、云南、贵州、湖南、广东、广西、江西、台湾、福建等地；印度、缅甸至菲律宾亦有。

药用部位： 果仁（种子）、根

采收加工： 果仁：秋季果实绿色变暗棕色时采收，晒干。根：全年可采，晒干或鲜用。

性味功效： 甘，温。有毒。驱虫，健脾益胃。

主治： 果仁：蛔虫病。根：痢疾。

用法用量： 内服：根水煎服；果仁炒黄嚼服。

附方

1. **驱蛔虫：** 本品果实烧去果皮，空腹嚼服使君子仁，儿童 1~2 粒，成人 8~10 粒。
2. **驱蛔虫：** 本品果实、南瓜子、苦楝皮各 50g，碾粉，每长一岁服 1g，最多服 20g。
3. **痢疾：** 本品根适量，水煎服。

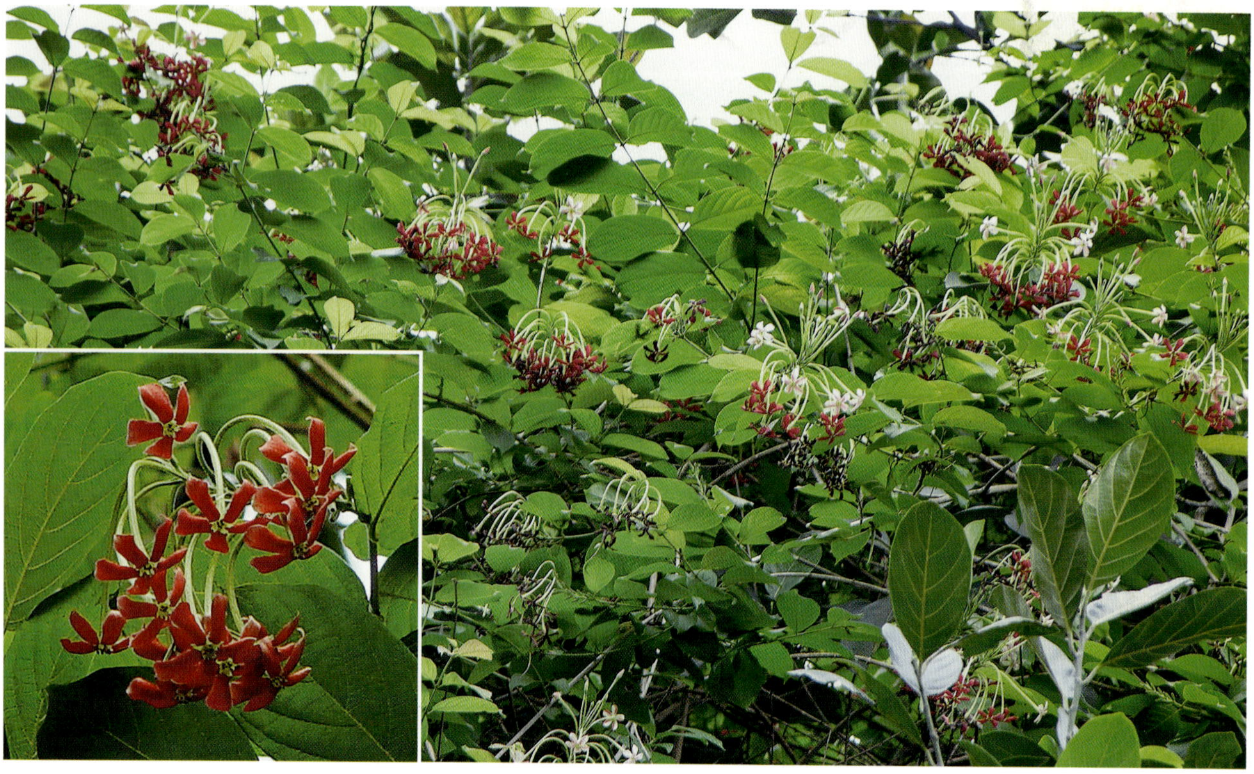

376 侧柏

柏科 侧柏 *Platycladus orientalis* (Linnaeus) Franco

佤名： kaox mgīx brāix [k^{h}a̱uʔ giʔ pra̱iʔ]（栲吉不赖）

别名： 黄柏、香柏、扁桧

植物形态： 乔木。高达 20 余米，胸径 1m；树皮薄，幼树树冠卵状尖塔形，老树树冠则为广圆形。叶鳞形，先端微钝，小枝中央的叶的露出部分呈倒卵状菱形或斜方形，两侧的叶船形。雄球花黄色，卵圆形；雌球花近球形，蓝绿色，被白粉。球果近卵圆形，成熟前近肉质，蓝绿色，被白粉，成熟后木质，开裂，红褐色。花期 3—4 月，球果 10 月成熟。

生境分布： 生于海拔 250~3300m 处。产于我国内蒙古、吉林、辽宁、河北、山西、山东、江苏、浙江、福建、安徽、江西、河南、陕西、甘肃、四川、云南、贵州、湖北、湖南、广东、广西等，西藏等地有栽培。

药用部位： 嫩枝及叶

采收加工： 全年均可采收。

性味功效： 苦、涩，微寒。凉血止血，祛痰止咳，生发乌发。

主治： 腮腺炎，百日咳，烧伤。

用法用量： 内服：水煎服，30g。外用：新鲜枝叶，捣烂外敷。

附方

1. **腮腺炎：** 本品鲜叶适量，洗净捣烂，加鸡蛋清和匀，敷患处，每日换 7~8 次。
2. **百日咳：** 本品鲜枝叶 30g，加清水 300mL 煎至 100mL，再加蜂蜜 20mL，每日服 3 次。
3. **烧伤：** 本品鲜叶适量，洗净，捣烂如泥，加少许 75% 乙醇调成糊状。

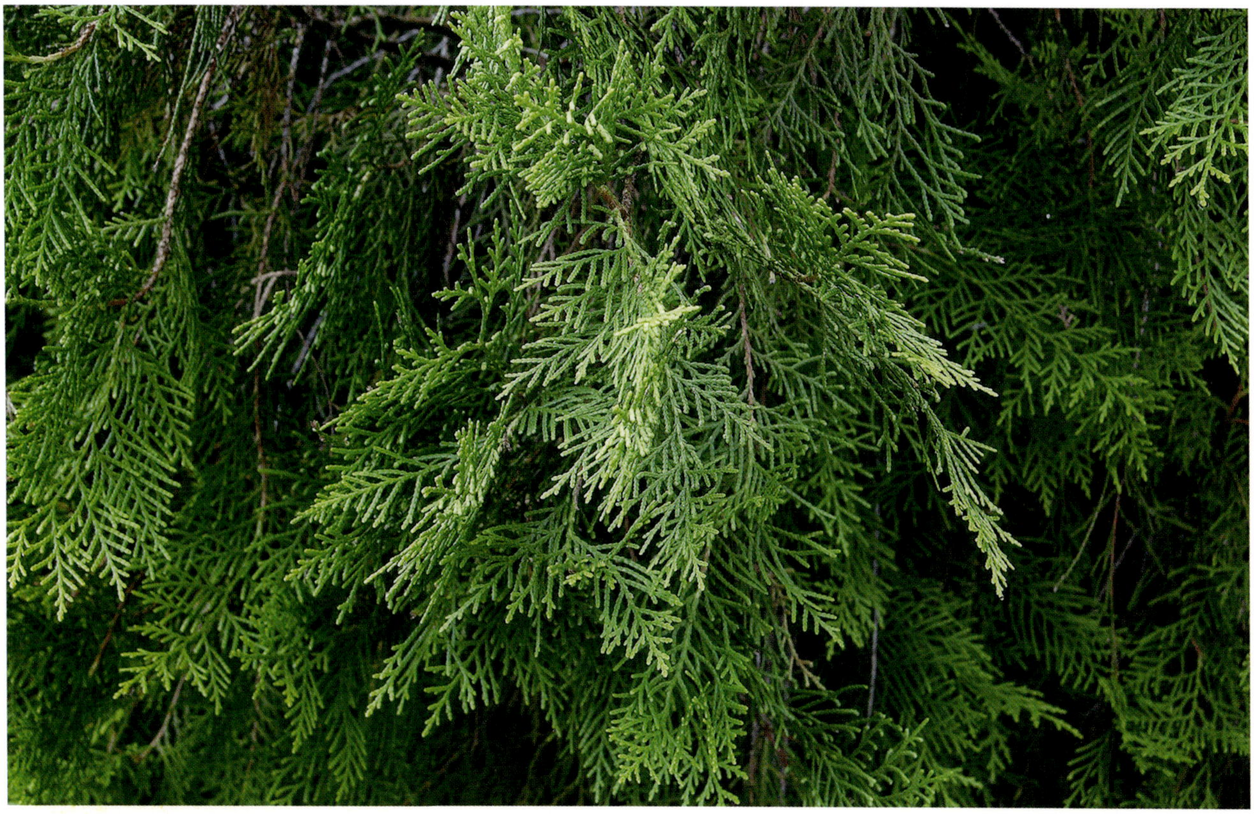

377 爬地龙

石松科 垂穗石松 *Lycopodium cernuum* Linnaeus

佤名： mgāi hmoug siah [gai m^{h}ok si̱ah]（盖谋下）

别名： 铺地蜈蚣、伸筋草、灯笼草

植物形态： 直立枝系高可达 2.2m，侧枝平伸或略向上斜展，基部的侧枝常伸长，先端着地生根，形成新的直立枝系或渐成为新的植株。不育叶钻形，纸质，长达 5mm，宽约 0.4mm，先端略内弯，基部长下延，叶脉不明显，两侧大多全缘，仅孢子叶穗之下的少数叶边缘有稀疏的细齿状缘毛，茎上毛较多时叶基部外侧也常有少数同样的柔毛。孢子叶穗长达 1cm，直径达 3mm，偶见上部二叉状。孢子叶三角状卵形，长达 2mm，宽达 0.8mm，薄纸质，边缘近膜质并分裂成不整齐的长尖齿，先端略急缩短渐尖，盾状着生点以下的基部梯形，截形的底边啮蚀状。

生境分布： 生于海拔 100~2200m 的酸性土地带的阔叶林疏林中及林缘、灌丛中、湿润沟边及路旁土壁上，偶见生于田边地埂上。分布于我国云南、西藏、四川、重庆、贵州、广西、广东、海南、香港、福建、台湾、浙江、江西、湖南等地；广布于亚洲、非洲、大洋洲及美洲热带、亚热带，向北可达日本北海道。

药用部位： 全草

采收加工： 秋季采收，洗净，晒干。

性味功效： 淡、甘，凉。清肝利胆，舒筋活血，通经活络。

主治： 急性肝炎，结石，风湿骨痛，小儿高热，月经不调。

用法用量： 内服：水煎服，50~100g，或泡酒内服。

附方

1. **肾结石：** 本品全草 100g、竹节草全草 50g、车前草 50g、绣球花全草 50g，均鲜品，洗净，切段，混匀，开水煎煮，每日 1 剂，分 3 次服，10 天为 1 疗程。
2. **尿道结石：** 本品 50g、金钱草 50g、竹节草 50g、香椿树皮 50g，均为鲜品，洗净，切段，水煎，每日 1 剂，分 3 次服。一般使用 5~7 服可显效。
3. **风湿四肢麻木：** 本品全草 50g、无根藤 30g、花椒寄生 50g、刺桐树皮 30g、桑寄生 50g、松寄生 30g、茅草根 50g、滇紫草根 100g、伞草 30g。以上鲜品，洗净，切碎，混匀，泡 500mL 白酒半月后取服，每日 3 次，每次服 25~30mL。

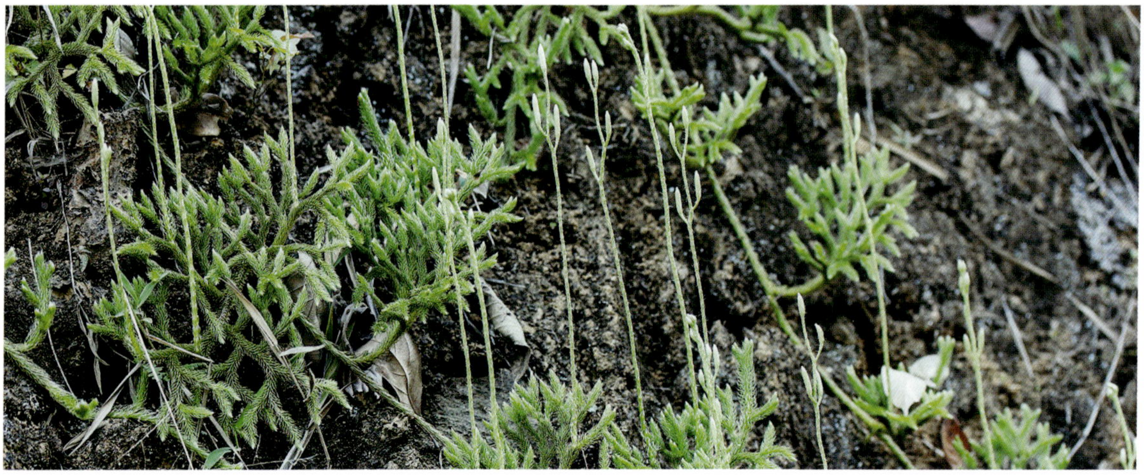

378 金毛七

虎耳草科 多花落新妇 *Astilbe rivularis* var. *myriantha* (Diels) J. T. Pan

佤名： mgan rang [gan raŋ]（甘然）

别名： 小牛胃花、铁杆升麻、多花红升麻

植物形态： 此变种小叶片通常卵形、阔卵形至阔椭圆形，无花瓣或有时具 1~2（~5）枚退化花瓣。花、果期 6—10 月。

生境分布： 生于海拔 1100~2500m 的林下、灌丛及沟谷阴处。分布于我国陕西、甘肃、河南、湖北、四川、贵州、云南等省。

药用部位： 根茎、根

采收加工： 春、秋季采挖根茎，去须根，切片，晒干。

性味功效： 辛、微涩，平。祛风除湿，消炎止泻。

主治： 风湿性心脏病，外伤出血，风湿，疝气，肺结核，肝炎，红白痢疾。

用法用量： 内服：水煎服。外用：水煎外洗，或捣烂外包患处。

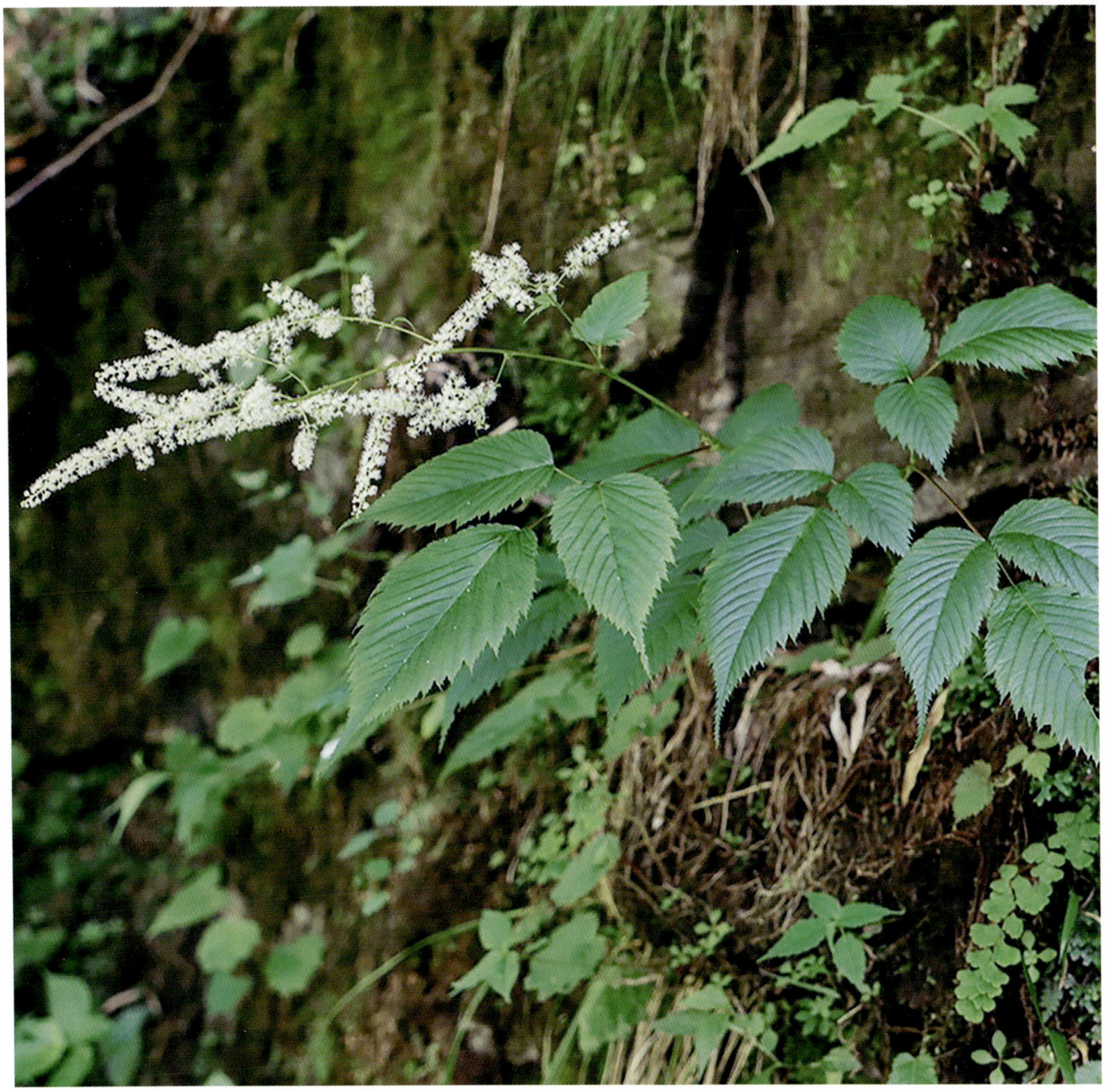

379 金毛狗

金毛狗蕨科 金毛狗蕨 *Cibotium barometz* (Linnaeus) J. Smith

佤名： guax haeg soux [kṳaʔ hauk soʔ]（刮横狩）

别名： 金毛狗脊、金狗脊黄毛、狗脊

植物形态： 根状茎粗壮，直径 4~10cm，横卧，密生金黄色长柔毛，先端生出一丛大叶。叶柄长 80~150cm。叶片卵状三角形或卵状长圆形，长可达 2m 以上，宽 80~200cm，二回羽状至末回羽片羽状深裂几乎达羽轴。羽片 10~18 对，一回羽状互生，有柄，卵状长圆形。末回羽片羽状深裂，20~30 对，互生，线状披针形。裂片线形，略向上弯呈镰刀状，20~30 对。叶革质。孢子囊群在每一能育裂片上 1~5 对，生于裂片下部边缘的小脉顶端；囊群盖两瓣状，成熟时张开如蚌壳。

生境分布： 生于海拔 150~1800m 的次生常绿阔叶林下及林缘。分布于我国长江以南大部分省区及台湾；越南、印度、泰国、缅甸、马来西亚、印度尼西亚、日本亦有。

药用部位： 根茎

采收加工： 秋季采收，除去泥沙细根，洗净，切片，晒干。

性味功效： 苦、甘，温。消炎，止痛，除风湿。

主治： 腰背酸痛，风湿骨痛。

用法用量： 内服：水煎服，15~20g。外用：根部细毛包患处。

附方

1. **外伤出血：** 本品根部细毛包患处。
2. **风湿骨痛：** 本品根 20g、七叶莲 15g、土牛膝 15g、小红参 10g，水煎服，每日 3 次。
3. **胃溃疡：** 本品配金线吊葫芦、马尾黄连、紫金龙、橄榄皮、苦丁菜、七叶一枝花、木香、丁香、三丫苦、砂仁、龙胆草、菝葜各适量，水煎服。

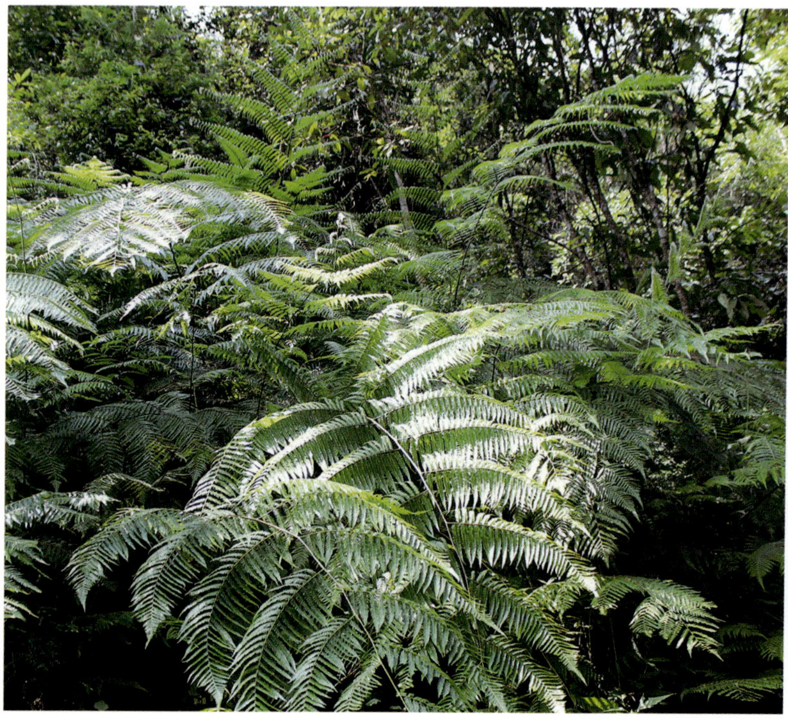

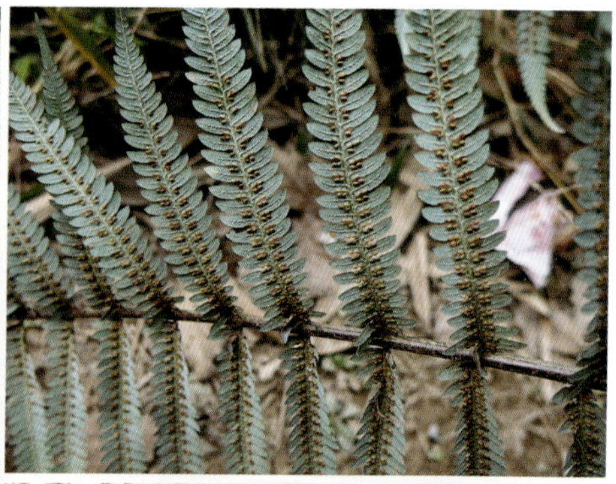

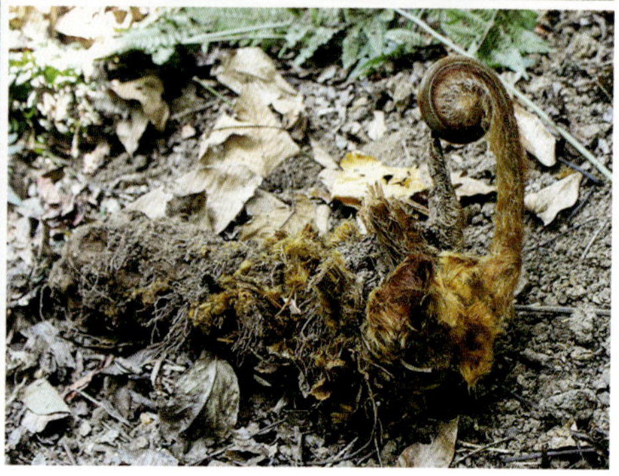

380 金瓜核

萝藦科 滴锡眼树莲 *Dischidia tonkinensis* Costantin

佤名： hnu hlax bū [n^hu̲ l^ha̲ʔ pu]（努辣补）

别名： 乳汁藤、眼树莲

植物形态： 肉质附生藤本，有乳汁，全株无毛，节上生根。叶卵圆状椭圆形，长 1.8~2cm，宽 1.5cm，顶端钝，稀具短尖头，基部楔形或圆形；侧脉明显，每边约 4 条。聚伞花序腋生；花序梗短；花小，长 3.5mm，直径 2mm；萼片卵圆形，无毛；花冠白色，坛状，喉部加厚，无毛或近无毛，冠片卵状三角形，长 1mm，宽 0.5mm，中部加厚，镊合状排列；副花冠裂片锚状，顶端 2 裂而展开向下弯，中间无乳头状凸起；花药卵状三角形；花粉块长圆形，直立，花粉块柄顶端膨大；子房无毛，柱头基部五角形，顶端具小尖头。蓇葖果线状圆筒形，长 5~5.5cm，直径 2mm，无毛；种子长圆形，长 3mm，顶端种毛长 2cm。花期 3—5 月，果期 7—12 月。

生境分布： 生于海拔 800~1180m 的山地杂木林中。分布于我国云南、贵州、广西。

药用部位： 全株

采收加工： 全年均采收，晒干。

性味功效： 甘、微酸，寒。接骨，益气、补肾壮阳。

主治： 跌打损伤，骨折，男性性功能低下。

用法用量： 内服：水煎服或泡酒服。外用：鲜品捣烂外包。

附方

1. **接骨：** 本品、过江龙、隔夜找娘，以上鲜品各适量，捣烂外包患处。
2. **男性性功能低下：** 本品、小红参、黑胡椒全草，各 10~20g，泡酒内服。

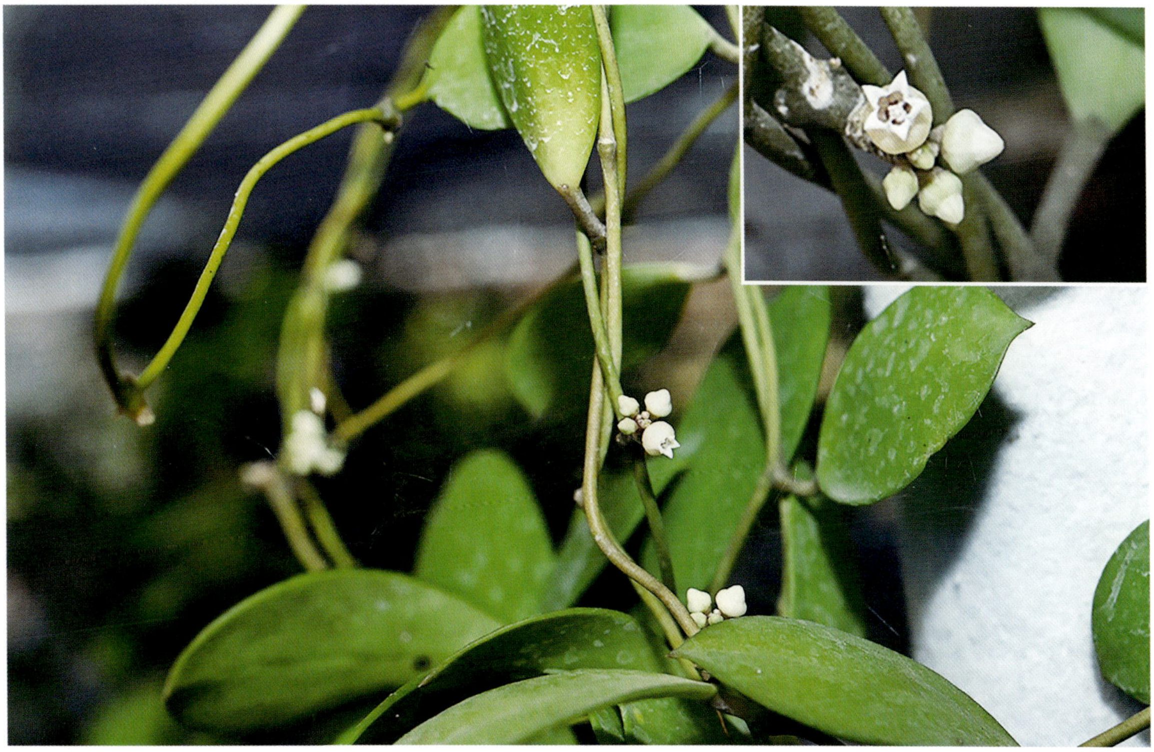

381 金丝木通

毛茛科 菝葜叶铁线莲 *Clematis smilacifolia* Wallich

佤名： hnu līh siah [nʰu̠ lih si̠ah]（努哩下）

别名： 紫木通、眼蛇药、喉痞散

植物形态： 木质藤本。叶为单叶；叶片革质，卵形或三角状卵形，长 8~16.5cm，宽 6.5~11cm，顶端微钝或微尖，基部心形或浅心形，常稍盾状，边缘全缘，两面无毛，基出脉 5~7 条；叶柄长 3.5~6cm。花序圆锥状，腋生，有稀疏的花；花序梗长 1~11cm；苞片小，线形；花梗长 4~7cm；萼片 4~5 枚，常反卷，蓝紫色，狭长圆形，长 16~18mm，宽 5~7mm，外面被锈色短绒毛，内面无毛；雄蕊无毛。瘦果狭卵形，长约 6mm，被短柔毛，羽毛状宿存花柱长 5~8cm。花期 11—12 月，果期 12 月至翌年 1 月。

生境分布： 生于海拔 980~2300m 的山谷灌丛中或林中。分布于我国云南、广西、贵州、广东、海南；尼泊尔、印度、泰国、越南、印度尼西亚、菲律宾亦有。

药用部位： 全株

采收加工： 全年可采收，切碎，晒干或鲜用。

性味功效： 苦、辛，微温。消炎利尿，舒筋活络。

主治： 尿路感染，膀胱炎，尿道炎，风湿性关节炎，腰腿痛，肾炎水肿。

用法用量： 内服：水煎服，干品 15~25g，鲜品 50~75g，或泡酒服。外用：捣敷。

附方

骨折： 本品 20g、大木通 15g、毛木通 20g，以上药均鲜品，切片；胡椒 3~5 粒捣烂，与以上三药一起烂水煎服，每日 1 剂，分 3 次服。使用本方的同时，以上三种药的叶各适量捣烂，加少许白酒，生、熟各半包敷患处。每 2 日换药一次。

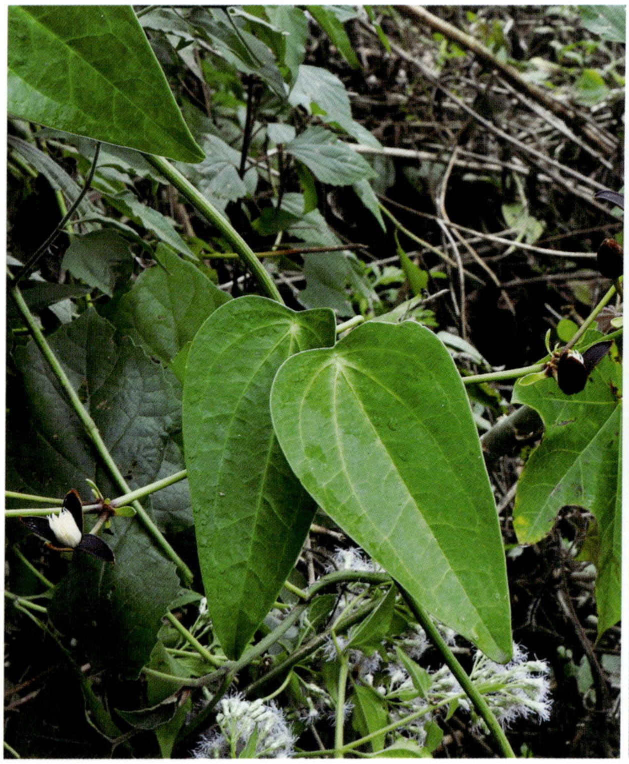

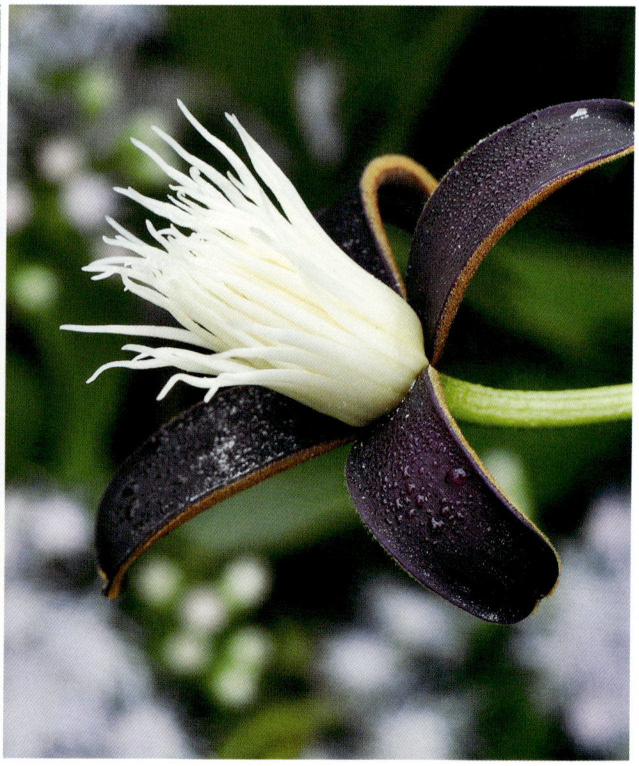

382 金丝梅

藤黄科 金丝梅 *Hypericum patulum* Thunberg

佤名： njim deix rang siah [dʑim teʔ raŋ siah]（金跌然下）

别名： 土连翘

植物形态： 灌木。茎幼时具 4 纵线棱或 4 棱形，很快具 2 纵线棱。叶柄长 0.5~2mm；叶片披针形或长圆状披针形至卵形或长圆状卵形，长 1.5~6cm，宽 0.5~3cm。花序具 1~15 花，自茎顶端第 1~2 节生出，伞房状；花梗长 2~4（~7）mm。花直径 2.5~4cm；花蕾宽卵珠形，先端钝形。萼片离生，在花蕾结果时直立，宽卵形或宽椭圆形或近圆形至长圆状椭圆形或倒卵状匙形，长 5~10mm，宽 3.5~7mm，先端钝形至圆形或微凹。花瓣金黄色，无红晕，多少内弯，长圆状倒卵形至宽倒卵形，长 1.2~1.8cm，宽 1~1.4cm。雄蕊 5 束，最长者长约为花瓣的 2/5~1/2。子房多少呈宽卵珠形，长 5~6mm；花柱长 4~5.5mm。蒴果宽卵珠形，长 0.9~1.1cm，宽 0.8~1cm。花期 6—7 月，果期 8—10 月。

生境分布： 生于海拔（300~）450~2400m的的山坡或山谷的疏林下、路旁或灌木丛中。分布于我国陕西、江苏、安徽、浙江、江西、福建、台湾、湖北、湖南、广西、四川、贵州、云南等地；日本、南部非洲有归化，其他各国常有栽培。

药用部位： 根

采收加工： 秋、冬季采挖。

性味功效： 苦，寒。清热解毒，消肿散结。

主治： 感冒，眼疾。

用法用量： 内服：水煎服，20~30g。

附方

1. **感冒：** 本品、金银花、菊花、香茅草各适量，水煎服。
2. **眼痛：** 本品和木贼各 10~30g，水煎服，日服 3 次，饭后温服。

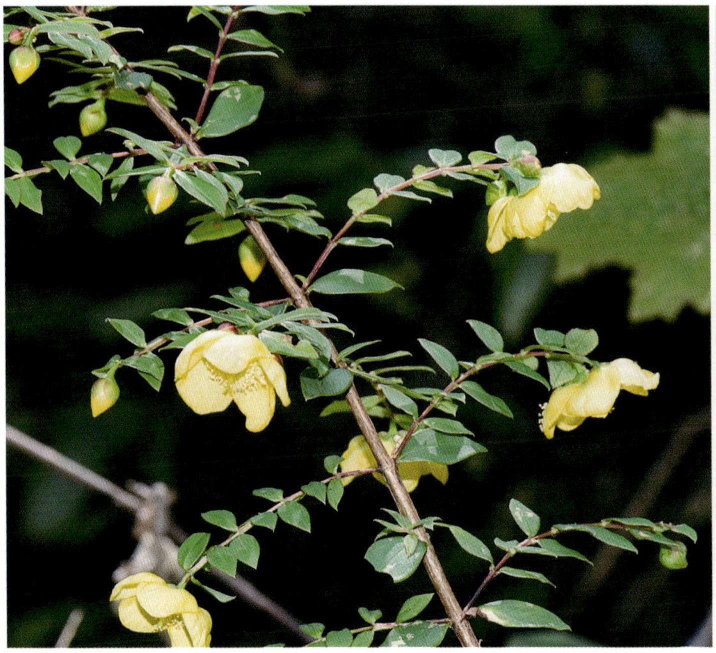

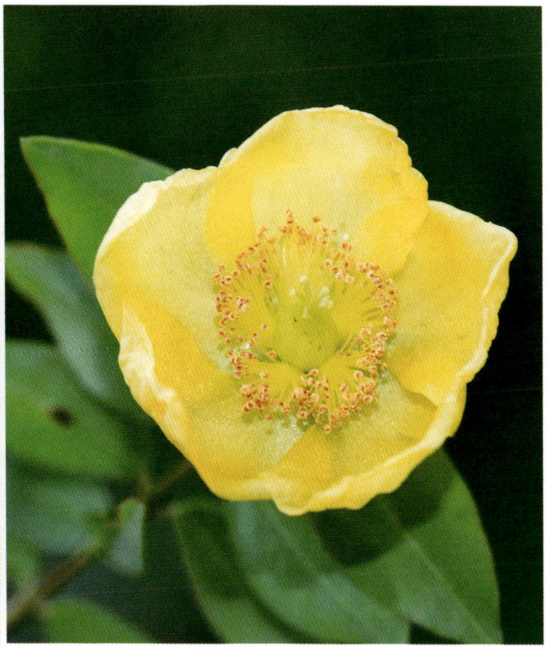

383 金刚散

葡萄科 三裂蛇葡萄 *Ampelopsis delavayana* Planchon ex Franchet

佤名： seid sim glong [set sim klɔŋ]（显醒过落）

别名： 五爪金、五金爪

植物形态： 木质藤本。卷须 2~3 叉分枝，相隔 2 节间断与叶对生。叶为 3 片小叶，中央小叶披针形或椭圆披针形，长 5~13cm，宽 2~4cm，侧生小叶卵椭圆形或卵披针形，长 4.5~11.5cm，宽 2~4cm，基部不对称，侧脉 5~7 对；叶柄长 3~10cm。多歧聚伞花序与叶对生，花序梗长 2~4cm，被短柔毛；花蕾卵形，高 1.5~2.5mm，顶端圆形；萼碟形，边缘呈波状浅裂，无毛；花瓣 5 片，卵椭圆形，高 1.3~2.3mm，外面无毛，雄蕊 5 枚，花盘明显，5 浅裂；子房下部与花盘合生，花柱明显，柱头不明显扩大。果实近球形，直径 0.8cm，有种子 2~3 粒。花期 5—8 月，果期 7—11 月。

生境分布： 生于海拔 300~2200m 的山谷林中或山坡灌丛或林中。分布于我国云南、福建、广东、广西、海南、四川、贵州。

药用部位： 根

采收加工： 秋、冬季采，晒干。鲜用全年可采收。

性味功效： 辛、涩，温。止血，止痛，防腐，消炎，拔脓生肌。

主治： 外伤出血，风湿性关节炎，骨折，腰腿痛。

用法用量： 内服：水煎服。外用：水煎外洗，或捣烂外包患处。

附方

风湿病： 本品 30g、黑皮跌打 20g、血满草 20g，水煎服，白酒少许为引，每日 1 剂，每日 3 次，9 日为一个疗程。

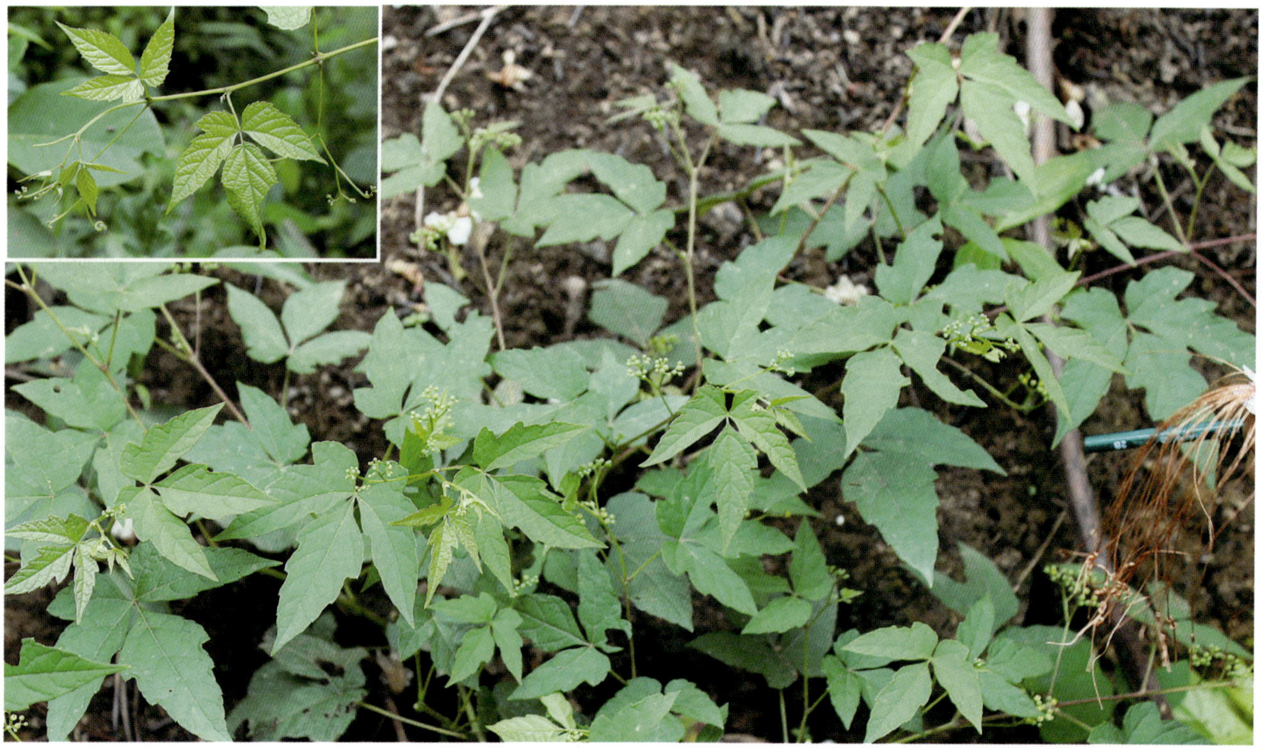

384 金刚藤

百合科 抱茎菝葜 *Smilax ocreata* A. de Candolle

佤名： hnu rang reix dīng [nʰu̱ ra̱ŋ re̱ʔ tiŋ]（努然惹顶）

别名： 红土茯苓、卵叶菝葜、九牛力

植物形态： 攀援灌木。茎常疏生刺，密生粒状瘤突。叶片革质，卵形或椭圆形，长 9~20cm，宽 4.5~15cm，基部楔形至浅心形，主脉 3 条；叶柄长 2~3.5cm，基部两侧具耳状的鞘，长约为叶柄的 1/3~1/2，宽 5~20mm，作穿茎状抱茎，有卷须，脱落点位于近中部。圆锥花序长 4~10cm，由 2~7 个伞形花序组成，每伞形花序有花 10~30 朵；花序托膨大，近球形；花黄绿色，稍带淡红色。浆果球形，直径约 8mm，成熟时暗红色，被粉霜。花期 3—6 月，果期 7—10 月。

生境分布： 生于海拔1200~2000m的林内或灌丛中。分布于我国云南、广东、广西、四川、贵州；越南、缅甸、尼泊尔、不丹、印度亦有。

药用部位： 嫩茎

采收加工： 随用随采。

性味功效： 苦、微酸，凉。安神催眠。

主治： 神经衰弱。

用法用量： 内服：水煎服。

附方

神经衰弱： 本品嫩茎适量水煎服，或取嫩茎开水煎熟后取出放少许食盐当蔬菜用。

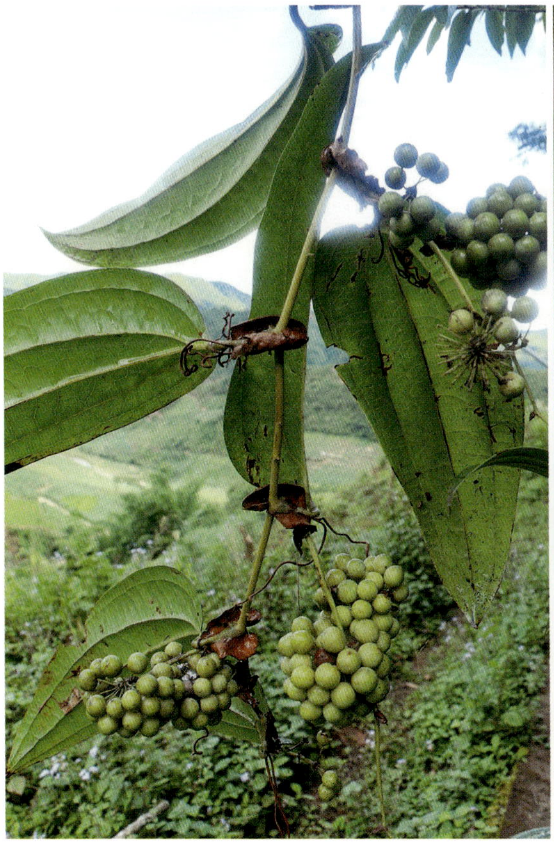

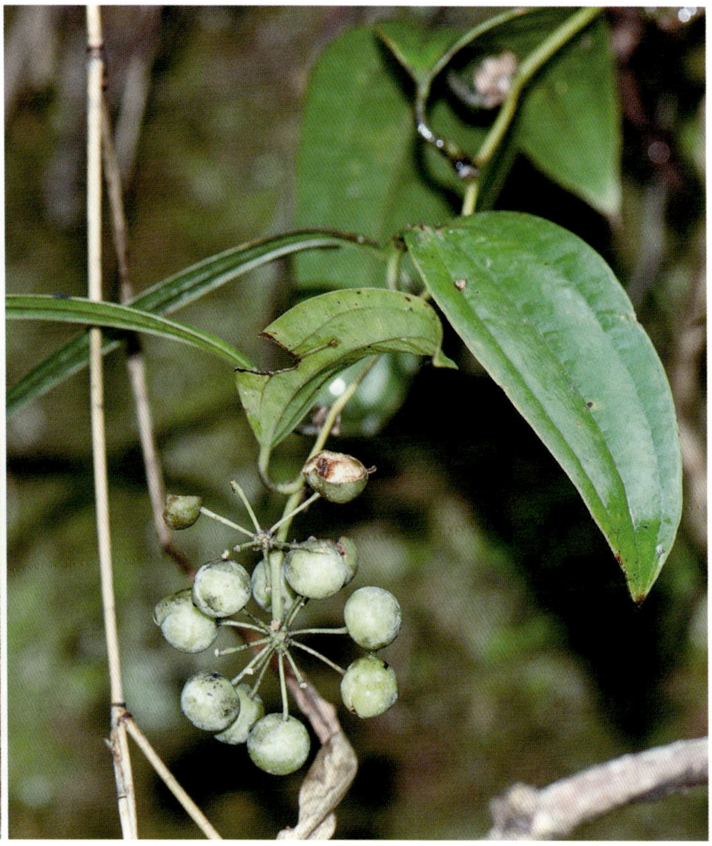

385 金刚纂

大戟科 火殃勒 *Euphorbia antiquorum* Linnaeus

佤名： gen ndag soux [kɤ̠n da̠k so̠ʔ]（耕达狩）

别名： 霸王鞭、金钢钻

植物形态： 肉质灌木状小乔木，具丰富乳汁。茎高 3~5（~8）m，直径 5~10cm，上部多分枝，分枝三纵棱状，偶有四棱状，棱有脊 3 条，高达 1~2cm，具明显的三角状齿。叶互生于齿尖，常稀疏地生于嫩枝顶部，叶片倒卵形，先端圆，基部渐狭，全缘，两面无毛，叶脉不明显，肉质；叶柄极短，托叶刺状，宿存。花序单生于叶腋；总苞阔钟状；腺体 5 个；雄花多数；雌花伸出总苞之外；子房柄基部具 3 枚退化的花被片。蒴果三棱状扁球形，长 3.5~4mm，直径 4~5mm。花、果期全年。

生境分布： 原产热带亚洲，我国南、北方均有栽培。

药用部位： 茎、叶

采收加工： 全年采收，现用现采。

性味功效： 苦，寒。有毒。消肿，拔毒，止泻。

主治： 急性肠胃炎，疟疾，跌打损伤，疥癣。

用法用量： 内服：水煎服，用火灰炮制后的鲜品 20~30g。外用：鲜品捣烂外敷患处。

附方

1. **甲沟炎，无名肿痛：** 本品叶 1 片、蚯蚓 5 条、辣椒 5g、铁落 20g、拔毒散嫩尖 5g，以上用芭蕉叶包裹放入火灰中加热后包患处 1 小时，每日 3 次。
2. **祛风解毒：** 本品茎髓煮猪脚食用。
3. **火虫，牙虫，摆子病：** 本品（去外皮用心）煮红糖内服。

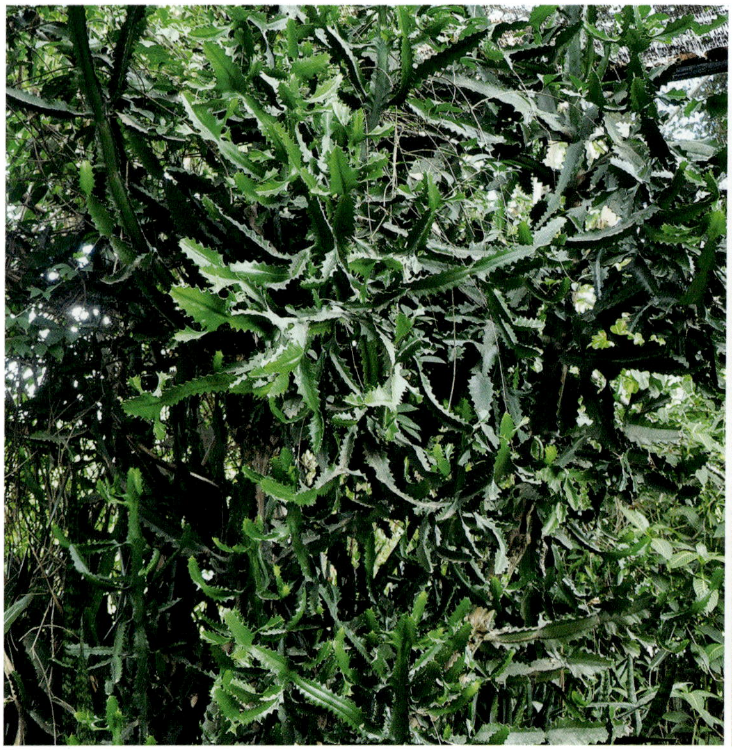

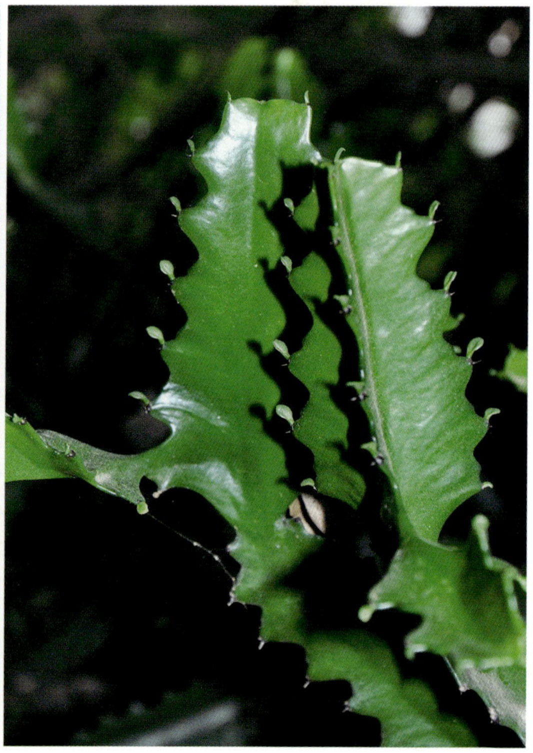

386 金竹

禾本科 美竹 *Phyllostachys mannii* Gamble

佤名： krōm [kʰrɔm]（扩）

别名： 小金竹、黄古竹、黄苦竹

植物形态： 一年生草本。叶对生；叶片一至二回羽状复叶，顶生小叶卵形、长卵形或卵状披针形，长3~7cm，宽1.5~3cm，基部宽楔形并下延，侧生小叶1~2对，或者为3对小叶。头状花序单生于茎和分枝先端或排列成疏伞房状花序，径7~10mm，外围具1层中性花，中央为两性花，或无中性花而全部为两性花；总苞近钟形；总苞片1层，8~10枚，条形，长4~6mm。中性花舌状，3~5朵，舌片黄色，椭圆形，长4~5mm，先端具3齿；两性花花冠管状，长4~5mm，冠缘先端5裂。瘦果条形，长10~13mm，成熟时黑色，顶端具3~4枚芒刺。笋期5月上旬。

生境分布： 生于海拔 500~1300m 的山坡、灌丛中或路边。分布于我国华北、华东、华南、华中和西南；朝鲜、日本、东南亚诸国及大洋洲、非洲亦有。

药用部位： 竿、叶

采收加工： 全年可采收，随用随采。

性味功效： 甘、淡，寒。清热除烦，生津，利尿，止痒。

主治： 热病烦躁，心慌心悸，烦躁，失眠，皮肤过敏、瘙痒。

用法用量： 内服：水煎服。外用：水煎外洗。

附方

1. **心慌心悸，烦躁，失眠：** 本品竿 7 节、老鼠屎 7 粒、碎金少许，水煎服。
2. **肝炎：** 本品 5g、龙胆草 15g、鬼针草 15g，水煎服，每日 3 次。
3. **皮肤瘙痒：** 本品鲜叶适量，配适量九里光、血满草、木贼、揉白叶等煎汤外洗患处。

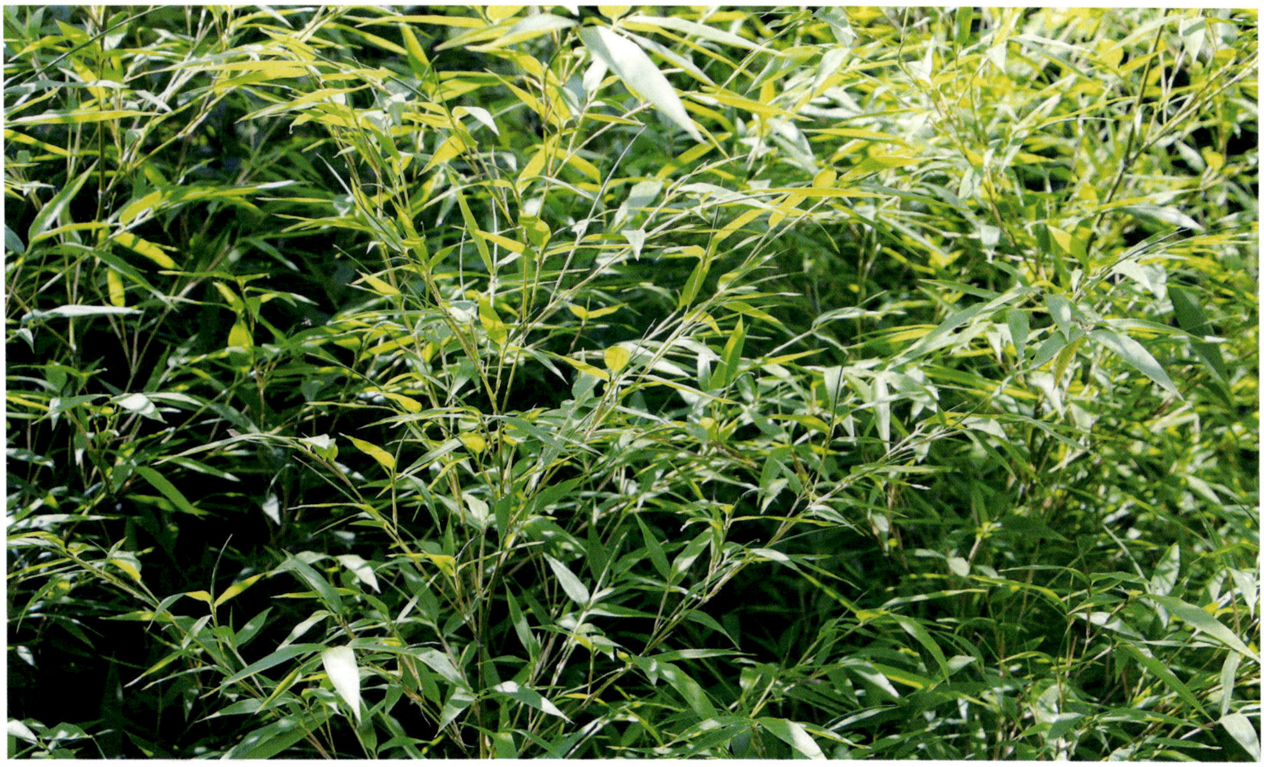

387 金鸡脚假瘤蕨

水龙骨科 金鸡脚假瘤蕨 *Selliguea hastata* (Thunberg) Fraser-Jenkins

佤名： guax njāong ia [kṵaʔ dʑa̰uŋ ʔḭa]（刮种呀）

植物形态： 土生植物。根状茎长而横走，密被鳞片；鳞片披针形，长约 5mm，棕色，顶端长渐尖，边缘全缘或偶有疏齿。叶远生；叶柄光滑无毛。叶片为单叶，形态变化极大，单叶不分裂，或戟状二至三分裂；单叶不分裂叶的形态变化亦极大，从卵圆形至长条形，长 2~20cm，宽 1~2cm；分裂的叶片其形态也极其多样，常见的是戟状二至三分裂，常都是中间裂片较长和较宽。叶片（或裂片）的边缘具缺刻和加厚的软骨质边，通直或呈波状。叶纸质或草质，背面常灰白色，两面光滑无毛。孢子囊群大，圆形，在叶片中脉或裂片中脉两侧各一行，着生于中脉与叶缘之间；孢子表面具刺状凸起。

生境分布： 生于林缘土坎上。分布于我国云南、西藏、四川、贵州、广西、广东、湖南、湖北、江西、福建、浙江、江苏、安徽、山东、辽宁，河南、陕西、甘肃、台湾等；日本、朝鲜和俄罗斯远东地区等亦有。

药用部位： 根茎

采收加工： 秋季采挖，洗净，切片，晒干。

性味功效： 甘、微苦、微辛，凉。清热解毒，消炎止痛。

主治： 便秘。

用法用量： 内服：水煎服。

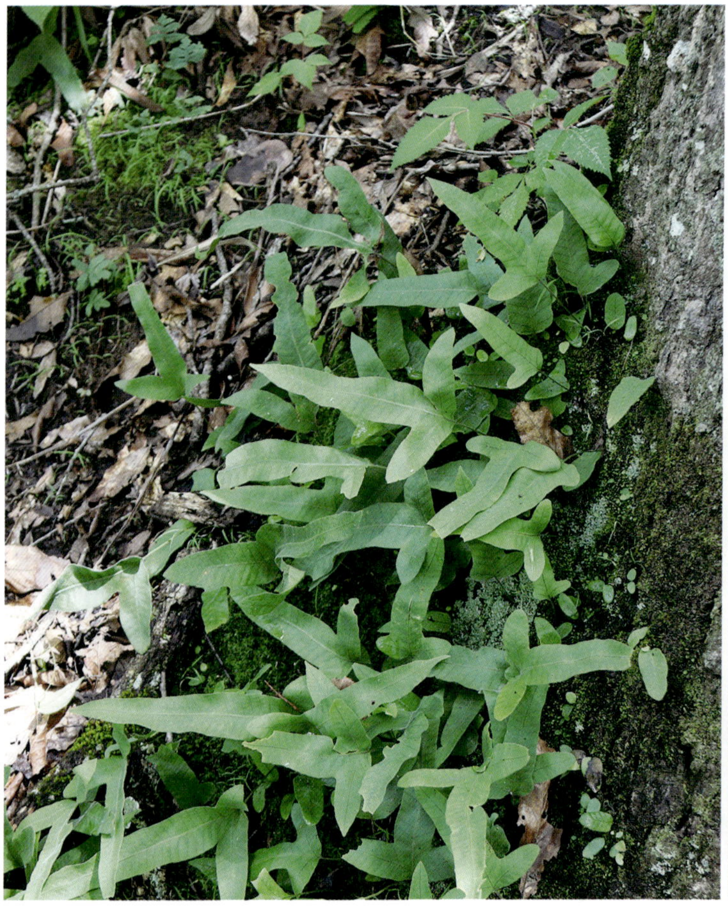
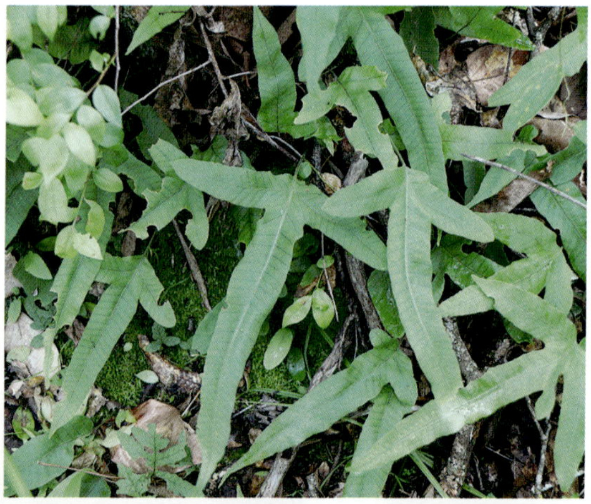
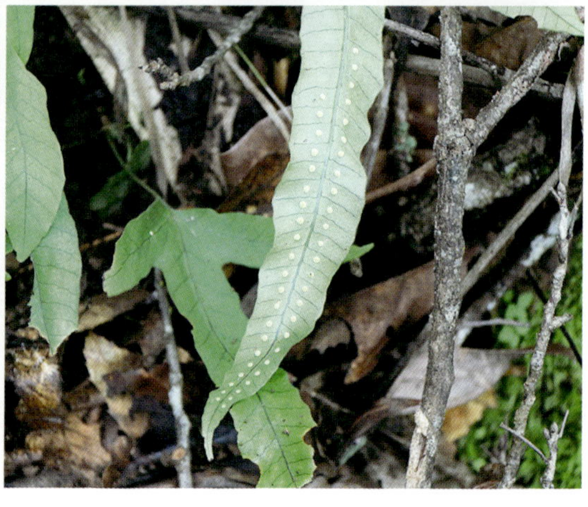

388 金线吊乌龟

防己科 金线吊乌龟 *Stephania cephalantha* Hayata

佤名： maox ndoung lux [ma̠uʔ do̠ŋ lṳʔ]（毛东路）

别名： 毛东路、山乌龟

植物形态： 草质、落叶、无毛藤本；块根团块状或近圆锥状，褐色，生有许多凸起的皮孔；小枝紫红色，纤细。叶纸质，三角状扁圆形至近圆形，长常 2~6cm，宽 2.5~6.5cm；掌状脉 7~9 条。雌雄花序同形，均为头状花序，具盘状花托，雄花序总梗丝状，常于腋生、具小型叶的小枝上作总状花序式排列，雌花序总梗粗壮，单个腋生；雄花：萼片 6 枚，较少 8 枚（或偶有 4 枚），匙形或近楔形；花瓣 3 片或 4~6 片，近圆形或阔倒卵形；雌花：萼片 1 枚，偶 2~3（~5）枚；花瓣 2~4 片，肉质。核果阔倒卵圆形，长约 6.5mm，成熟时红色；果核背部二侧各有 10~12 条小横肋状雕纹，胎座迹常不穿孔。花期 4—5 月，果期 6—7 月。

生境分布： 生于村边、旷野、林缘以及石灰岩地区的石缝或石砾中。分布于我国西北至陕西汉中地区，东至浙江、江苏和台湾，西南至四川东部和东南部、贵州东部和南部，南至广西和广东。

药用部位： 块根

采收加工： 全年可采收，以秋季采收为佳，洗净，切片，晒干；或煮 2 小时，去皮晒干，研粉。

性味功效： 苦，寒。有小毒。清热解毒，利湿截疟，理气止痛。

主治： 胃痛，腹痛，急性肠胃炎，破伤风，便秘。

用法用量： 内服：水煎服，8~15g。外用：捣烂外包患处。

附方

1. **便秘：** 本品 15g、马蹄蕨 20g、小黄散 20g、大黄散 10g、五除叶皮 40g，均为鲜品，洗净，切片，水煎服，每日 1 剂，每日 3 次。
2. **破伤风：** 本品 8g、白花蛇舌草 5g、南木香 10g、紫金龙 8g、七叶一枝花 8g、车前草 10g，水煎服。
3. **胃炎：** 本品配水菖蒲、马蹄香、木香各适量，水煎服。

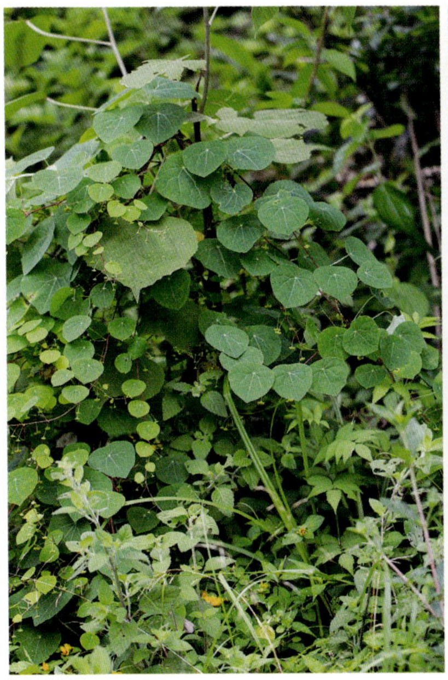

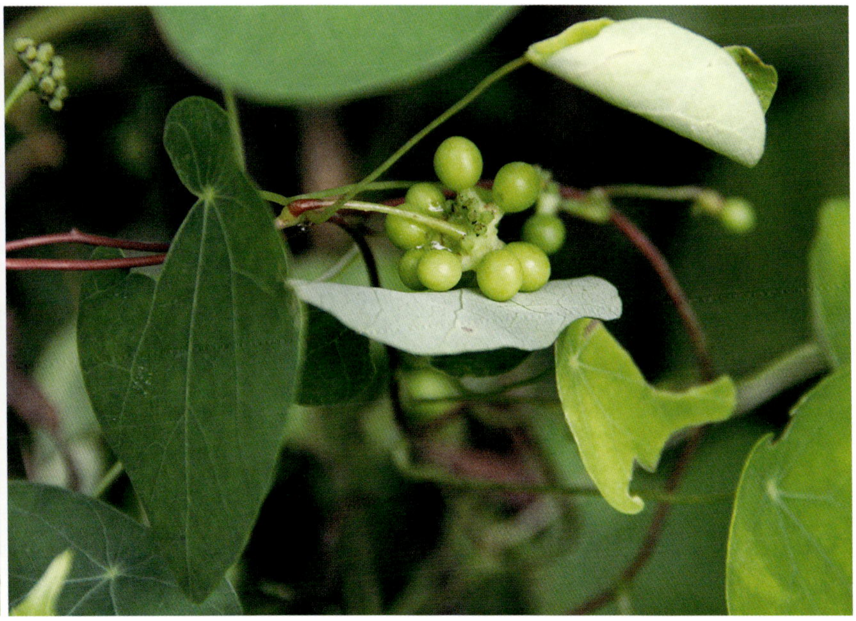

389 金线吊葫芦

防己科 青牛胆 *Tinospora sagittata* (Oliver) Gagnepain

佤名： rīb mgib dam [rip gip tam]（日吉党）

别名： 山茨菇、小百解、中华青牛胆

植物形态： 草质藤本，具连珠状块根，黄色；枝纤细。叶纸质至薄革质，披针状箭形或有时披针状戟形，长7~15（~20）cm，宽2.4~5cm；掌状脉5条。聚伞花序或分枝成疏花的圆锥状花序，长2~10cm，有时可至15cm或更长，总梗、分枝和花梗均丝状；雄花：花瓣6片，肉质，常有爪，瓣片近圆形或阔倒卵形，很少近菱形，基部边缘常反折，长1.4~2mm；雄蕊6枚，与花瓣近等长或稍长；雌花：萼片与雄花相似；花瓣楔形，长0.4mm左右；退化雄蕊6枚，常棒状或其中3个稍阔而扁；心皮3枚，近无毛。核果红色，近球形；果核近半球形，宽6~8mm。花期4月，果期秋季。

生境分布： 常散生于林下、林缘、竹林及草地上。分布于我国云南、湖北、陕西、四川、西藏、贵州、湖南、江西、福建、广东、广西、海南；越南亦有。

药用部位： 块根、叶

采收加工： 秋末采挖，洗净，晒干。

性味功效： 苦，寒。清热解毒，消炎止痛。

主治： 叶：眼赤痛。块根：胃、十二指肠溃疡，慢性胃炎，胃下垂，咽喉炎。

用法用量： 内服：水煎服，5~10g，或研粉吞服。外用：水煎外洗。

附方

1. **胃痛：** 本品 20g、七叶一枝花 30g、草果 10g、干姜 15g、叶子兰 20g，干品研粉，3~5g 温开水吞服，每日 2 次。
2. **接触性皮炎：** 本品鲜品配盐肤木叶，水煎外洗，每日 2 次。
3. **痢疾：** 本品根研粉，3~5g，温开水吞服，每日 2 次。

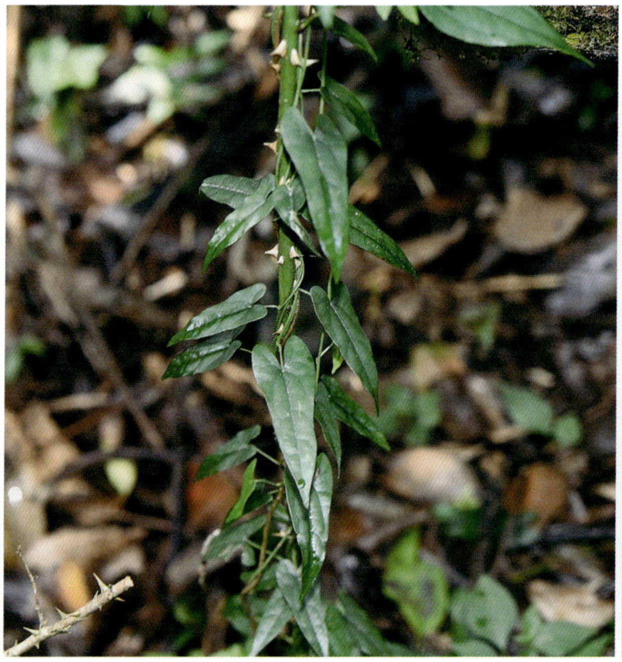

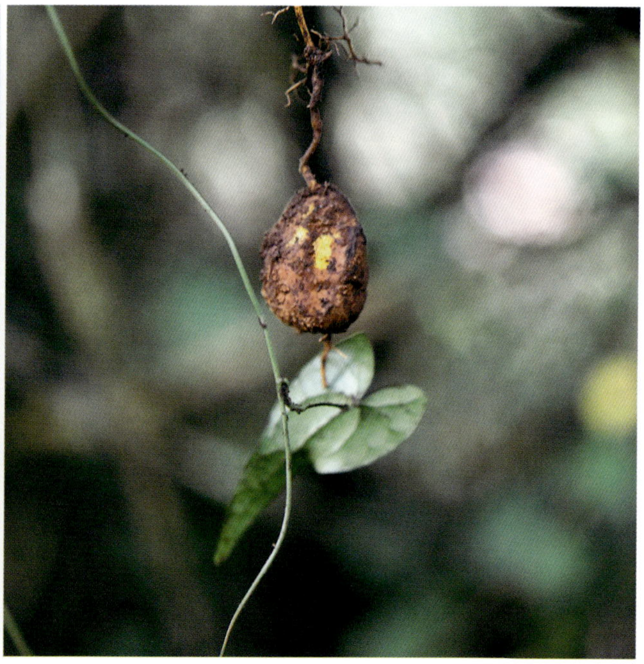

390 金线莲

兰科 金线兰 *Anoectochilus roxburghii* (Wallich) Lindley

佤名： hla rīang kri [l^{h}a̱ riaŋ k^{h}ri̱]（辣染给）

别名： 金线草、金丝草

植物形态： 植株高 8~18cm。根状茎匍匐，伸长，肉质，具节，节上生根。茎直立，肉质，圆柱形，具 2~4 枚叶。叶片卵圆形或卵形，上面暗紫色或黑紫色，具金红色带有绢丝光泽的美丽网脉，背面淡紫红色。总状花序具 2~6 朵花，长 3~5cm；花白色或淡红色，不倒置（唇瓣位于上方）；萼片背面被柔毛，中萼片卵形，凹陷呈舟状；花瓣质地薄，近镰刀状。花期 8—11 月。

生境分布： 生于海拔 50~1600m 的常绿阔叶林下或沟谷阴湿处。分布于云南、浙江、江西、福建、湖南、广东、海南、广西、四川、西藏东南部（墨脱）；日本、泰国、老挝、越南、印度（阿萨姆至西姆拉）、不丹至尼泊尔、孟加拉国。

药用部位： 全株

采收加工： 全年可采，晒干。

性味功效： 甘，平。止痛，消肿，泻火，凉血，保肝解酒。

主治： 胃癌，疟疾，伤寒，结石。

用法用量： 内服：水煎服，或炖肉服。

附方

1. **结石：** 本品、狗响铃、棕树根、车前草、羊奶果树枝、海金沙各 1 把，水煎服。
2. **保肝抗癌，生津养颜：** 本品鲜品 50g、干品 20g、鸡肉 500g，草果 3 个和砂仁 7 粒捣碎，盐 3g。先将鸡肉煮至五成熟，放入金线莲，继续煮至鸡肉透炬烂，再放入捣碎的草果和砂仁，3~5 分钟后起锅，喝汤食肉。

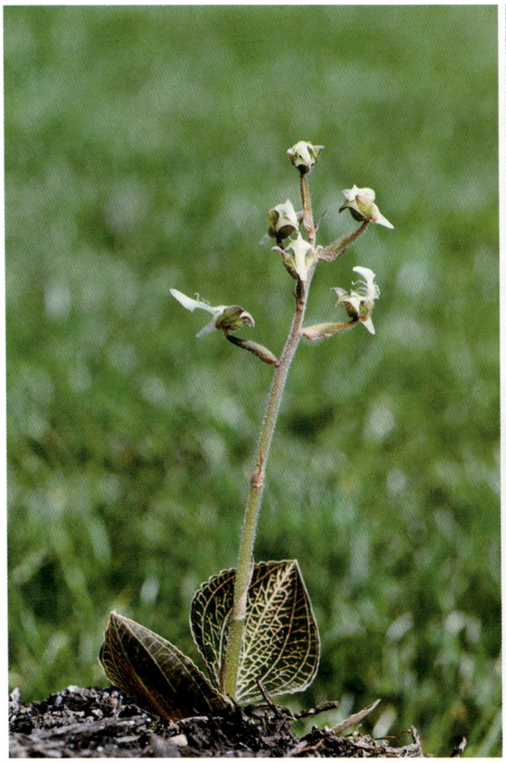
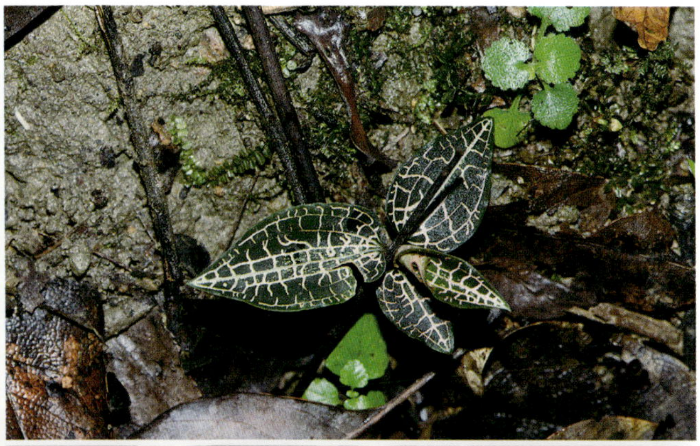
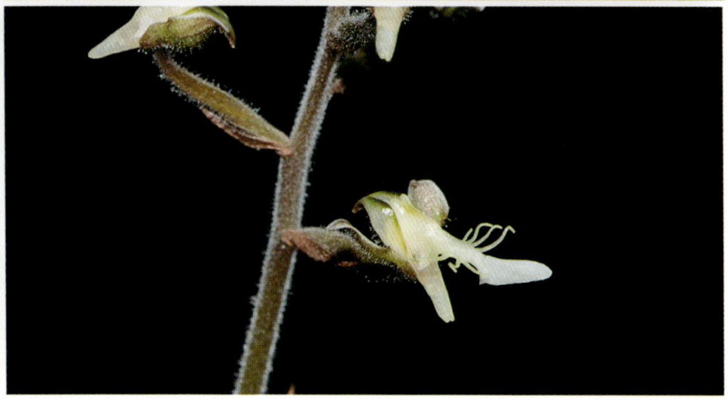

391 金盏银盘

菊科 金盏银盘 *Bidens biternata* (Loureiro) Merrill & Sherff

佤名： daex jag nyiag [taɯʔ tɕak n̥iak]（德占娘）

别名： 鬼刺针、鬼针草、金盘银盏

植物形态： 一年生草本。叶对生；叶片一至二回羽状复叶，顶生小叶卵形、长卵形或卵状披针形，长 3~7cm，宽 1.5~3cm，基部宽楔形并下延，侧生小叶 1~2 对，或者为 3 小叶。头状花序单生于茎和分枝先端或排列成疏伞房状花序，径 7~10mm，外围具 1 层中性花，中央为两性花，或无中性花而全部为两性花；总苞近钟形；总苞片 1 层，8~10 枚，条形，长 4~6mm。中性花舌状，3~5 朵，舌片黄色，椭圆形，长 4~5mm，先端具 3 齿；两性花花冠管状，长 4~5mm，冠檐先端 5 裂。瘦果条形，长 10~13mm，成熟时黑色，顶端具 3~4 枚芒刺。花期 9—11 月。

生境分布： 生于海拔 500~1300m 的山坡、灌丛中或路边。分布于我国华北、华东、华南、华中和西南。朝鲜、日本、东南亚诸国及大洋洲、非洲亦有。

药用部位： 全草

采收加工： 夏、秋季采收，晒干。

性味功效： 甘、微苦，凉。清热解毒，凉血止血。

主治： 呼吸道感染，咽喉肿痛，感冒，急性阑尾炎，黄疸型肝炎，胃肠炎，痢疾，风湿性关节炎，疟疾。外用：疔疮，蛇伤，跌打肿痛。

用法用量： 内服：水煎服，10~30g，或浸酒饮。外用：捣敷，或水煎外洗。

附方

急性咽喉炎： 本品鲜品捣烂绞汁 5~10g，加蜂蜜或食盐少许调服。

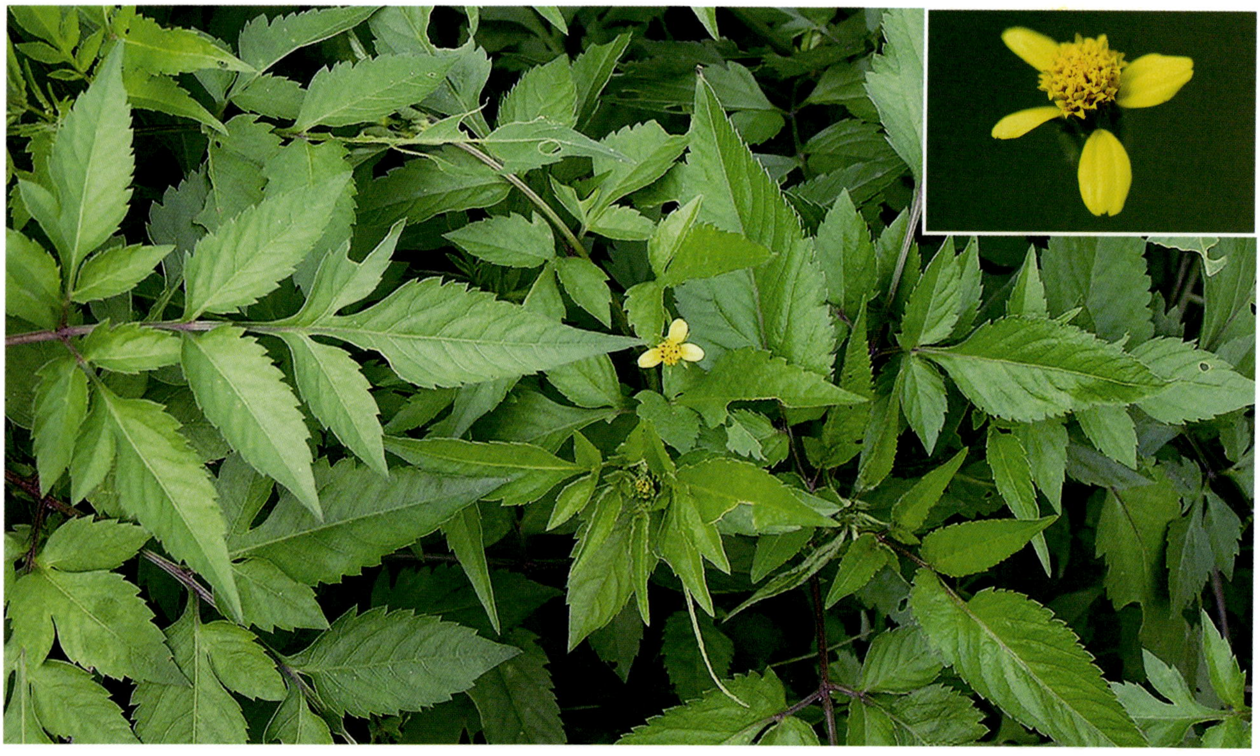

392 金银花

忍冬科 忍冬 *Lonicera japonica* Thunberg

佤名： hnu dāi npong siah [nʰu̱ tai bʰɔ̱ŋ si̱ah]（努呆波下）

别名： 老翁须、鸳鸯藤、金银藤

植物形态： 半常绿木质藤本，多分枝；茎皮作条状剥落，枝中空；幼枝密被黄褐色开展糙毛和腺毛。叶片纸质，卵形至长圆状卵形，稀倒卵形或卵状披针形，长3~8cm，宽1.5~4cm，基部圆形至近心形，边缘全缘且具缘毛。花双生，着生在小枝上部叶腋的总花梗与叶柄等长或稍短，但着生在小枝下部者有时则长达2~4cm，密被短柔毛和腺毛；苞片叶状，长达2~3cm；相邻2枚萼筒分离；花冠先白色，有时基部向阳面略带红色，后转黄色，长3~4cm，外面有柔毛和腺毛，二唇形；雄蕊5枚，与花柱均伸出花冠。果离生，球形，直径6~7mm，熟时蓝黑色。花期4—6月，果期10—11月。

生境分布： 常见于海拔1000m以下的村旁或庭园，野生或栽培。分布于我国南部各地。

药用部位： 花蕾、花、根

采收加工： 花蕾：春、夏季花未开放时采收，晾干。花：花开放时可采收，晾干。根：全年可采收，晒干。

性味功效： 甘，寒。清热解毒。

主治： 花蕾：风热感冒，高热，上呼吸道感染，扁桃体炎，急性乳腺炎，急性结膜炎，急性阑尾炎，痢疾，痈疖脓肿，丹毒。花：喉炎，尿道炎，肺炎。根：体弱，气血不足，跌打内伤瘀血，无名肿痛，风湿痛。

用法用量： 内服：水煎服。外用：捣敷。

附方

1. **跌打内伤瘀血，无名肿痛，风湿痛：** 本品根50g、野荞菜50g、蓖麻叶30g、炮仗果根30g、夜蝴蝶花根30g、血满草根50g、桃树寄生30g，均为鲜品，洗净，切细，捣烂成泥状，加酒拌匀，文火上加热装入布袋里压扁包敷患处，每日换药1次。
2. **流行性感冒：** 本品、车前草、努嘎（佤名）各适量，水煎服，每日3次。

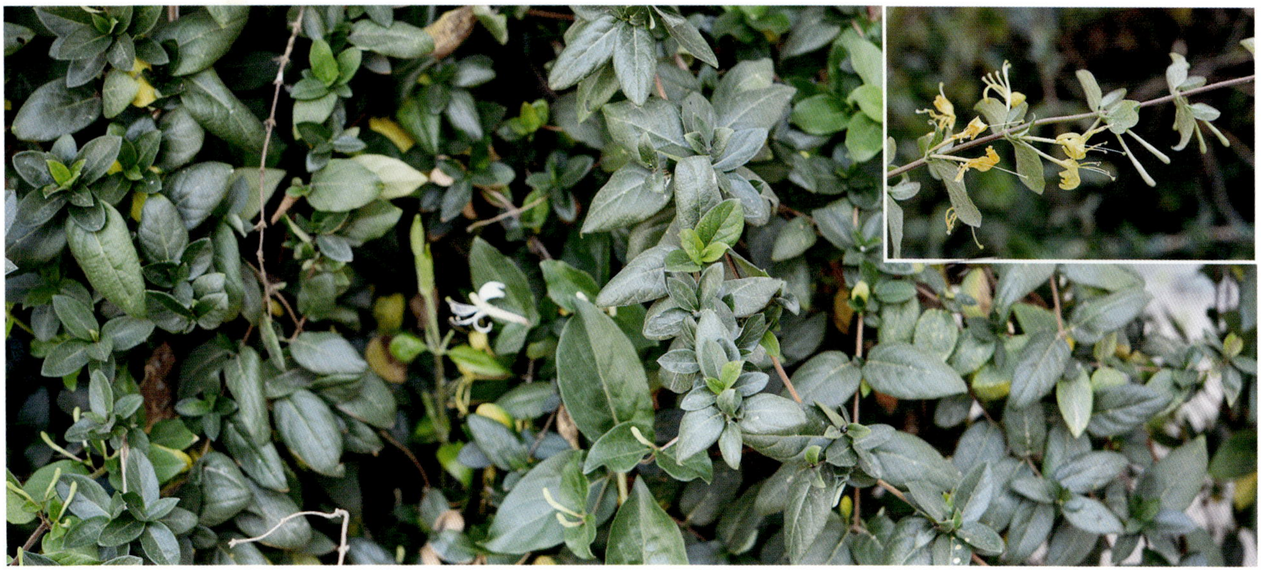

393 鱼子兰

金栗兰科 鱼子兰 *Chloranthus erectus* (Buchanan-Hamilton) Verdcourt

佤名：gaing si lod dīng [kaiŋ si lɔt tiŋ]（埂西落顶）

别名：珍珠兰、节节茶、金粟兰

植物形态：亚灌木。高达2m；茎圆柱形。叶对生，无毛，纸质，椭圆形，倒披针形或倒卵形，倒卵状披针形，长11~22cm，宽4~8cm，顶端渐尖，基部楔形；边缘具腺顶锯齿；叶脉两面明显；叶柄长5~10mm。穗状花序形成顶生常具2~3个或更多分枝的圆锥花序，总花梗长达9cm；花无柄，疏离地排列在序轴上，相距约5mm；苞片宽卵圆形；雄蕊3枚，药隔合生，卵圆形，不等大的3齿裂，顶全缘，中间花药2室，侧生1室；子房卵圆形，果实成熟时白色。花期4—6月，果期7—9月。

生境分布：生于海拔 350~2400m 的疏林或密林下，或山坡，溪边。分布于云南、四川、广西等地；喜马拉雅山脉南坡，东到我国西部和中南半岛，南到马来西亚，印度尼西亚亦有。

药用部位：全株

采收加工：全年可采收，切段，晒干或鲜用。

性味功效：苦、辛，温。有小毒。祛风除湿，行血止痛，消炎散肿。

主治：骨折，跌打损伤，风湿疼痛，感冒，月经不调，肺炎，阑尾炎，急性肠胃炎。

用法用量：内服：水煎服，15~20g。外用：鲜品捣烂外敷患处。

附方

1. **肺结核：**本品 15g、百部 15g、地胆头 10g，水煎服，每日 3 次。
2. **风湿性关节炎：**本品 15g、苏木 10g、七叶莲 10g、岩川芎 10g，水煎服，每日 3 次。
3. **胃炎：**本品 10g、水菖蒲 10g、七叶一枝花 5g，水煎服，每日 3 次。

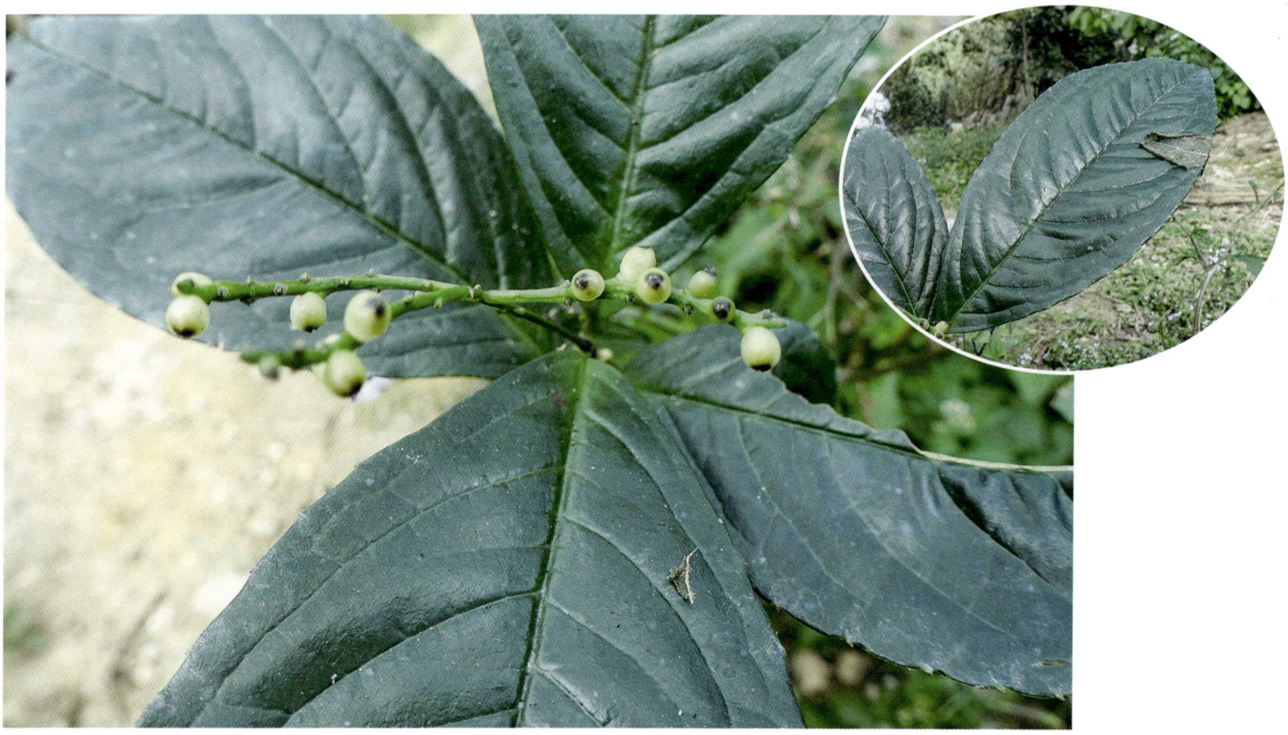

394 鱼眼草

菊科 鱼眼草 *Dichrocephala integrifolia* (Linnaeus f.) Kuntze

佤名： rīb ngai gax dīng [rip ŋai ka̠ʔ tiŋ]（日改嘎顶）

别名： 胡椒草、山胡椒菊、茯苓菜

植物形态： 一年生草本。茎直立或铺散。叶片椭圆形、狭椭圆形或卵形，长 2~10cm，宽 1.5~5cm，大头羽状分裂，顶裂片宽大，卵形或宽卵形，侧生裂片 1~2 对，远较小，近对生；叶柄长 1~3cm，具极狭的翅，被白色具节毛。头状花序近球形，径 3~5mm，多数于茎和枝顶排列成伞房状或伞房圆锥状花序；总苞片 1~2 层，近等长，长约 1mm。雌花多层，白色、白绿色或黄绿色；两性花较少，黄色或黄绿色。瘦果长倒卵形，具 4 肋，淡绿色；冠毛无。花、果期全年。

生境分布： 生于海拔（200~）600~3880m 的林下、林缘、灌丛下、草坡、路边、田边、水沟边或荒地。分布于我国云南、浙江、福建、台湾、湖北、湖南、广东、广西、陕西、四川、贵州、西藏；亚洲与非洲的热带和亚热带地区广泛分布。

药用部位： 全草

采收加工： 全年均可采收，晒干。

性味功效： 苦、辛，平。清热利湿，祛风明目，凉血解毒，退热止咳。

主治： 尿路感染，口腔溃疡，子宫炎，疔疮，皮肤感染，婴儿白喉。

用法用量： 内服：水煎服。外用：外搽。

附方

婴儿白喉： 本品鲜品适量，舂烂，挤出药汁涂抹咽喉部。

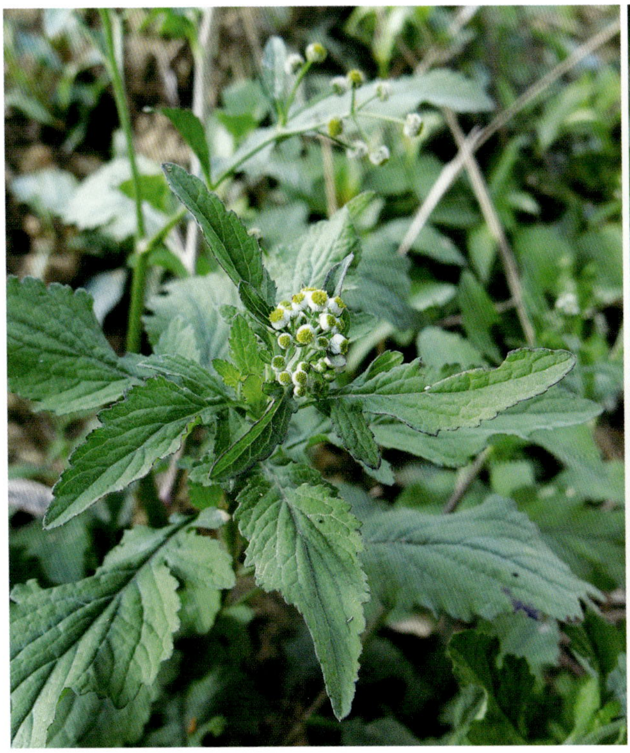
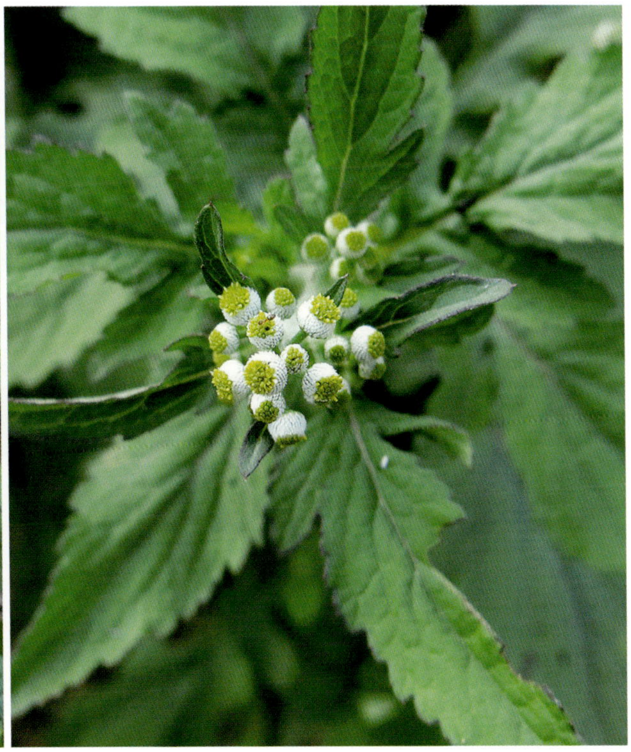

395 鱼腥草

三白草科 蕺菜 *Houttuynia cordata* Thunberg

侗名： daex si oui hngaig [ta̱ɯʔ si ʔo̱i ŋʰa̱ik]（德司喂改）

别名： 狗屁菜、折耳根、臭菜

植物形态： 多年生草本，有腥臭味。茎直立，下部匍匐状，具根状茎；根状茎白色，节上轮生须根。叶片纸质，心形、卵状心形或宽卵状心形，长 4~10cm 或略长，宽 2.5~6cm 或略宽，顶端短渐尖，基部心形，全缘，具腺点，背面常呈紫红色，掌状脉 5~7 条；托叶膜质，长 1~2cm，中部或 2/3 以下与叶柄合生，基部抱茎。花小，花序长约 2cm，直径约 6mm；总苞片长圆形或倒卵形，其有 1~2 片略大，长 1~1.5cm，白色，花瓣状；雄蕊长于子房。果长 2~3mm，具宿存花柱，顶端开裂。花期 4—7 月。

生境分布： 生于海拔 150~2500m 的林缘水沟边、湿润的路边、村旁沟边、田埂沟边等潮湿的肥土上。我国中部以南，北达陕西、甘肃，西至西藏，东达台湾，南至沿海各省地均有；亚洲东部及东南部广泛分布。

药用部位： 全草

采收加工： 全年均可采挖，洗净，晒干或鲜用。

性味功效： 辛，寒。清热解毒，消炎，利尿。

主治： 尿痛，尿涩，尿道感染，肺热咳嗽，乳腺炎，流行性腮腺炎。

用法用量： 内服：水煎服，100~150g，炖肉服。外用：捣敷。

附方

1. **鼻窦炎：** 本品鲜品适量绞汁滴鼻，每日 2 次。
2. **感冒，咽喉肿痛：** 本品 15g、三丫苦 10g，水煎服，每日 3 次。
3. **乳腺炎：** 本品鲜品适量捣烂外敷患处。

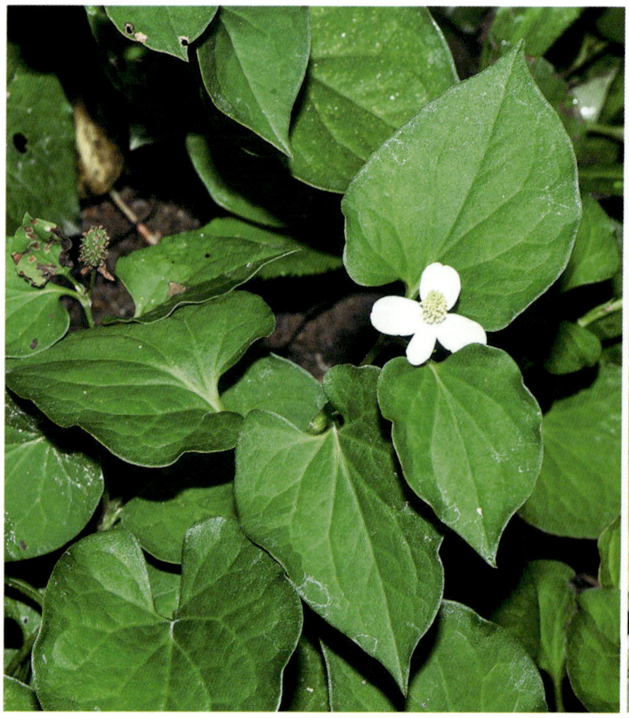

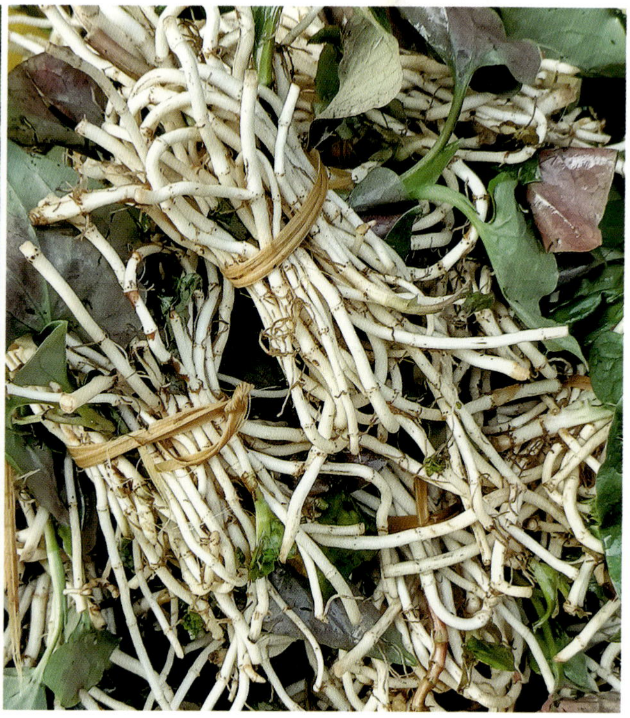

396 狗尾巴参

百合科 距花万寿竹 *Disporum calcaratum* D. Don

佤名： si ndah saex hnao [si da̱h sa̱ɯʔ n^{h}a̱u]（司达舌脑）

别名： 倒地散、玉竹参、玉竹

植物形态： 根状茎横走，曲折，节密，粗达 1cm，满布肉质根。茎高 30~100cm，下部无叶而具多数膜质鞘，从中部分枝。叶膜质或纸质，卵形、椭圆形或长圆形，长 1~10cm，宽 1.5~7cm，先端急尖或骤狭渐尖，基部圆形或浅心形；叶柄长 0~5mm。伞形花序具 6~10 余朵花，生分枝下部和顶部与叶对生的短枝的顶部而貌似腋生。花紫色，钟状，连距长 2~3cm，花被片先端渐尖，基部具长 4~5mm 的距。浆果成熟时红色，内有种子 3 粒。花期 6—7 月，果期 8—11 月。

生境分布： 生于海拔 500~2000m 的河谷季雨林、常绿阔叶林、次生阔叶林、竹林、灌丛及荒地中，在石灰岩地区亦较常见。分布于我国云南；印度、缅甸、越南、泰国亦有。

药用部位： 根茎

采收加工： 秋季采收，洗净泥土，晒干。

性味功效： 甘，平。养阴润肺，生津益气。

主治： 小儿肺炎，肺热咳嗽，腰膝酸软，盗汗。

用法用量： 内服：水煎服，20~25g。

附方

1. **肺炎，肺结核，久咳肺虚：** 本品、通光藤、大树理肺散各 10g，水煎服。
2. **产后感染：** 本品 20g、七叶一枝花 10g、野三七 10g，水煎服，每日 3 次。

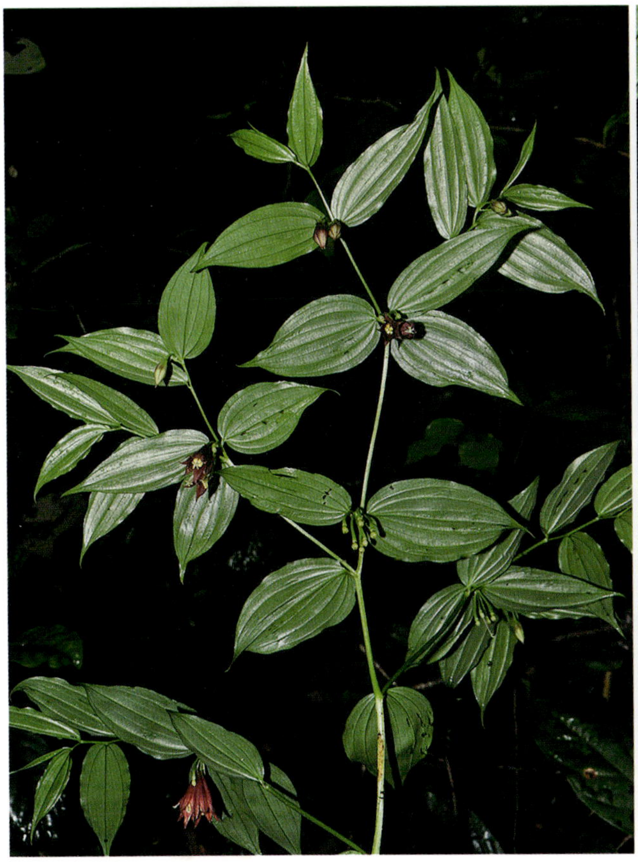

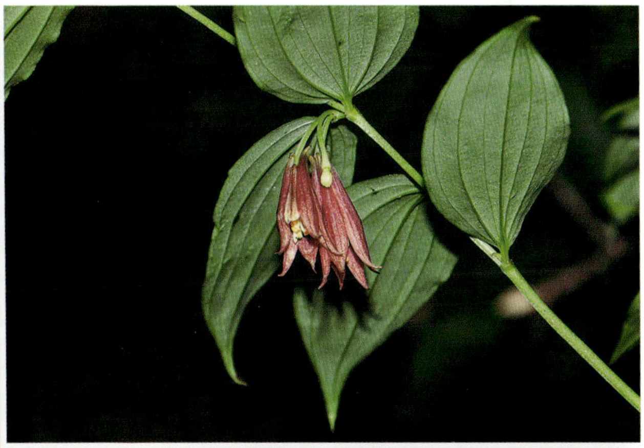

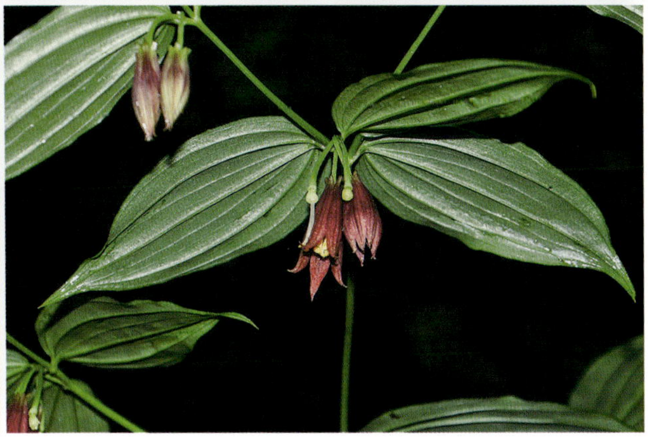

397 狗尾巴树

大戟科 粗糠柴 *Mallotus philippensis* (Lamarck) Muller Argoviensis

佤名： kaox dāi dag [kʰa̠uʔ tai ta̠k]（栲代档）

别名： 非岛桐、香桂树

植物形态： 小乔木或灌木；小枝、嫩叶和花序均密被黄褐色星状微柔毛。叶常互生，纸质至薄革质，卵状披针形、长圆形或卵形，长5~19cm，宽3~10cm，先端渐尖，基部楔形、阔楔形或圆形，边近全缘，上面无毛，下面被灰黄色星状微柔毛，散生红色颗粒状腺体；基出脉3条，侧脉4~6对；近基部有褐色斑状腺体2~4枚；叶柄长2~5（~9）cm，被星状微柔毛。花雌雄异株，花序总状，顶生或腋生，单个或数个簇生。蒴果扁球形，直径8~10mm，具2~3（~4）个分果爿，密被红色颗粒状腺体和粉末状毛。花期3—5月，果期6—8月。

生境分布： 生于海拔200~2000m的山地林中或林缘。分布于我国云南、贵州、广西、广东、海南、江西、湖南、湖北、安徽、福建、江苏、浙江、台湾；亚洲南部和东南部、大洋洲热带地区亦有。

药用部位： 根、树皮

采收加工： 全年可采收，砍片晒干或鲜用。

性味功效： 微苦、微涩，凉。止痢，消炎止痛。

主治： 急慢性痢疾，咽喉肿痛。

用法用量： 内服：水煎服，干品15~25g，鲜品25~50g。

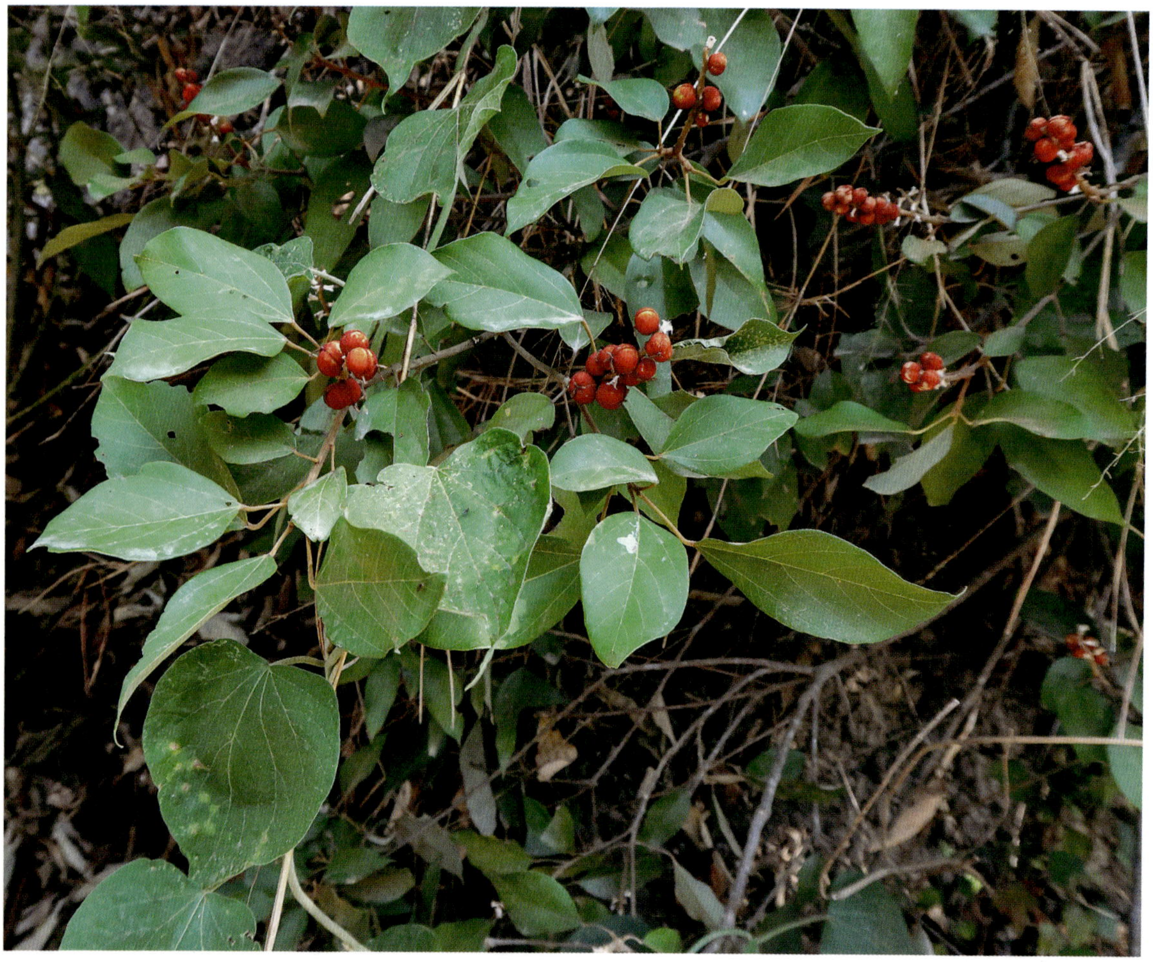

398 狗闹花

马钱科 钩吻 *Gelsemium elegans* (Gardner & Champion) Bentham

佤名： hyon dīng [ʑʰɔn tiŋ]（约顶）

别名： 断肠草、胡蔓藤、朝阳草

植物形态： 木质藤本。小枝光滑无毛。叶对生，膜质，卵形至卵状披针形，长 7~12cm，宽 2~2.5cm，顶端渐尖至长尾尖，基部圆形或阔楔形，侧脉 5~6 对。花密集，组成顶生或上部腋生的聚伞花序；花柄纤细，长 5~8mm，被毛；萼裂片卵状披针形，长 2.5~3.5mm，边缘具睫毛；花冠黄色，长 11~19mm；裂片卵状长圆形，长 5~9mm，顶端急尖、圆形或尾状；雄蕊 5 枚，着生花管中部，内藏或略伸出，花药长圆形，内向，纵裂，长 2mm。蒴果椭圆形，长 10~14mm，直径 5mm，稍膨胀，果皮膜质，有 20~40 颗种子。花期 5—11 月，果期 7 月至翌年 3 月。

生境分布： 生于海拔 650~1700m 的路边灌丛中。分布于我国云南、广东、广西、江西、福建；印度、印尼、泰国、老挝、越南亦有。

药用部位： 根、叶、全草

采收加工： 根、叶：全年可采收；全草：夏、秋季采收，晒干或鲜用。

性味功效： 苦、辛，温。有大毒。攻毒拔毒，散瘀止痛，杀虫止痒。

主治： 湿疹，体癣，脚癣，跌打损伤，骨折，疔疮，风湿痛。

用法用量： 外用：鲜品捣敷，或水煎外洗患处。

附方

1. **牛皮癣、马鹿癣等皮肤病：** 本品鲜叶 40g，捣细，与灯油果油 50mL，菜籽油 50mL，调匀涂搽患部，每日 2~3 次。用药期间忌食黄牛肉、水牛肉。
2. **跌打损伤，扭伤，风湿病，关节炎：** 本品根及藤泡酒，外用。
3. **疮痈肿毒：** 本品叶捣烂外包患处。

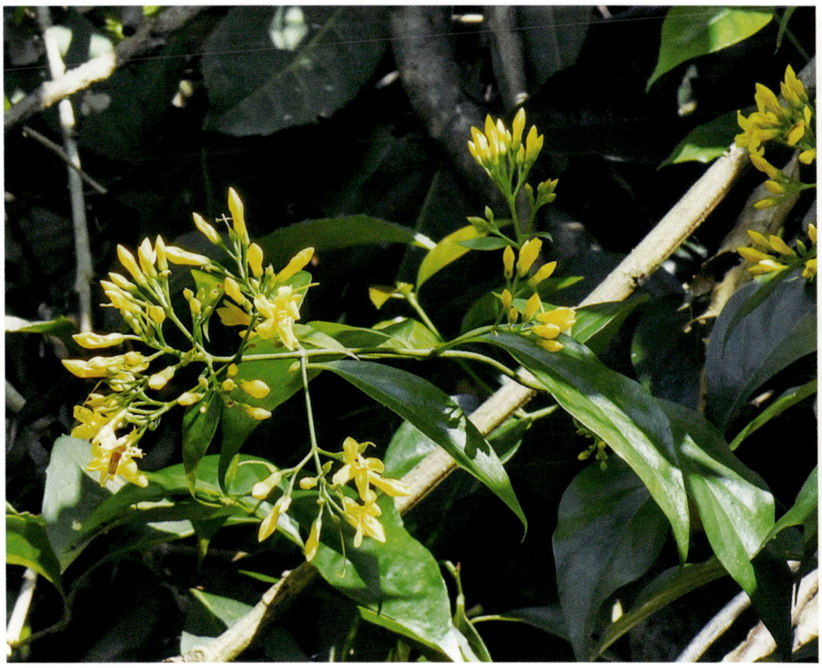
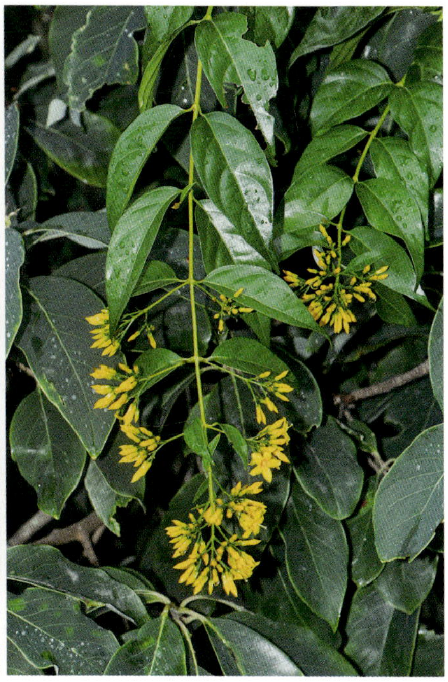

399 狗骨头树

茜草科 玉叶金花 *Mussaenda pubescens* W. T. Aiton

佤名： kaox būng bīang glong [kʰa̱uʔ puŋ piaŋ klɔ̱ŋ]（栲崩扁过落）

别名： 白纸扇、白蝴蝶、白叶子

植物形态： 攀援灌木。嫩枝被贴伏短柔毛。叶对生或轮生，膜质或薄纸质，卵状长圆形或卵状披针形，长 5~8cm，宽 2~2.5cm，先端渐尖，基部楔形，背面密被短柔毛；托叶三角形，长 5~7mm，2 深裂，裂片钻形。聚伞花序顶生，密花；萼裂片线形，常比萼管长 2 倍以上；花叶阔椭圆形，长 2.5~5cm，宽 2~3.5cm，两面被柔毛；花冠黄色，冠管长约 2cm。浆果近球形，长 8~10mm，直径 6~7.5mm，疏被柔毛，顶部有环状疤痕，干时黑色。花期 4—7 月，果期 6—12 月。

生境分布： 生于海拔 1200~1500m 的沟谷或旷野灌丛。分布于我国云南、贵州、广西、广东、香港、海南、湖南、江西、福建、浙江、台湾等地。

药用部位： 根

采收加工： 全年可采收，洗净，切片，晒干。

性味功效： 微涩、辛、甘，平。止泻，消炎，止痛。

主治： 白痢，痢疾，消化不良，腹泻。

用法用量： 内服：水煎服，干品 15~25g，鲜品 100g。外用：捣敷。

附方

1. **白痢，消化不良腹泻：** 本品 9~15g，水煎服。
2. **劳伤腰痛：** 本品 100g、爬树龙 50g、野棉花根 50g、白花丹 30g、盐肤木根 30g、蓖麻叶 30g、包谷酒适量，以上药均为鲜品，切细，捣烂成泥状加入适量白酒拌匀，文火上加热，放入布袋里，压扁包敷患处。每日换药 2 次。

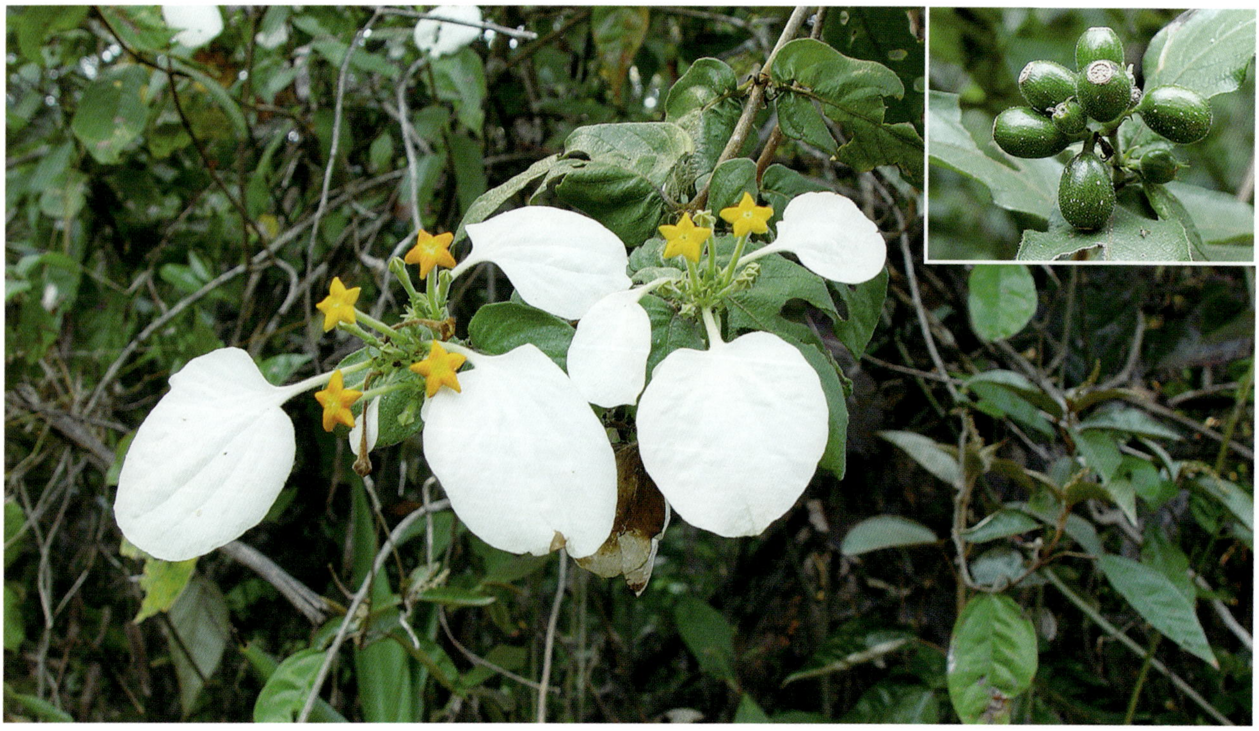

400 狗脊蕨

乌毛蕨科 狗脊 *Woodwardia japonica* (Linnaeus f.) Smith

佤名： guax dīng [kṳaʔ tiŋ]（刮顶）

别名： 金毛狗、凤尾草、贯众

植物形态： 根状茎粗壮，横卧，密被红棕色膜质全缘略有光泽的披针形大鳞片；叶近生。叶柄禾秆色或略呈浅棕色，叶柄基部常常宿存于根状茎上。叶片长50~80（~110）cm，宽20~50cm，长卵形至卵状披针形或长三角状披针形，先端急缩羽裂渐尖，二回羽裂。侧生羽片（4~）7~16对，线状披针形，先端长渐尖，羽状半裂至深裂。裂片互生或近对生，可达20对左右，下部几对羽片的基部下侧裂片缩小成圆耳形。叶脉明显，在羽片中肋及裂片主脉两侧各有1行狭长网眼，其外侧尚有若干不整齐的多角形网眼。叶近革质，两面无毛或下面疏生短柔毛。孢子囊群短线形，着生于裂片主脉两侧的狭长网眼上；囊群盖宿存。

生境分布： 生于海拔1100~2200m的亚热带和暖温带酸性土山地。长江流域以南各地及台湾广布；朝鲜、日本亦有。

药用部位： 根茎

采收加工： 春、秋季采挖，削去叶柄、须根，除尽泥土，晒干。

性味功效： 微苦，凉。清热解毒，散瘀，止血，止咳。

主治： 流行性感冒，流行性乙脑，痢疾，虫疾，疮疡；外用：外伤出血。

用法用量： 内服：水煎服，10~20g。外用：捣烂，包敷患处；或泡酒外用，或水煎外洗。

附方

1. **外伤出血，止血：** 本品适量捣烂，包敷患处。
2. **风湿病：** 本品、生姜、野姜、七叶莲、续断各适量，泡酒外用或煎水作熏蒸治疗。
3. **肾虚：** 本品根200g，切片，晒干，泡入1500mL白酒，半月后取服。

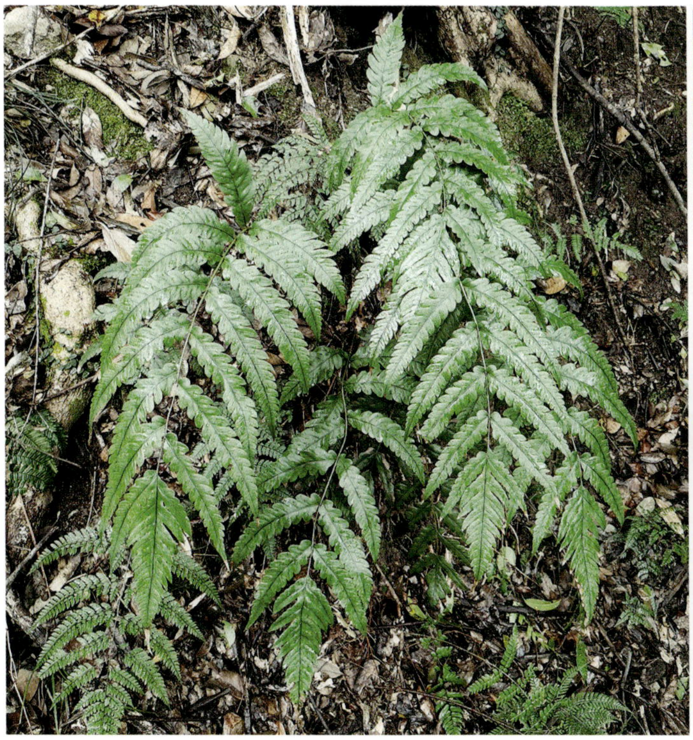

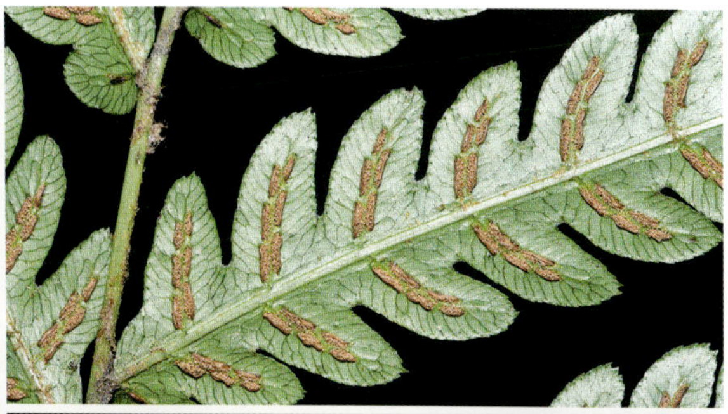

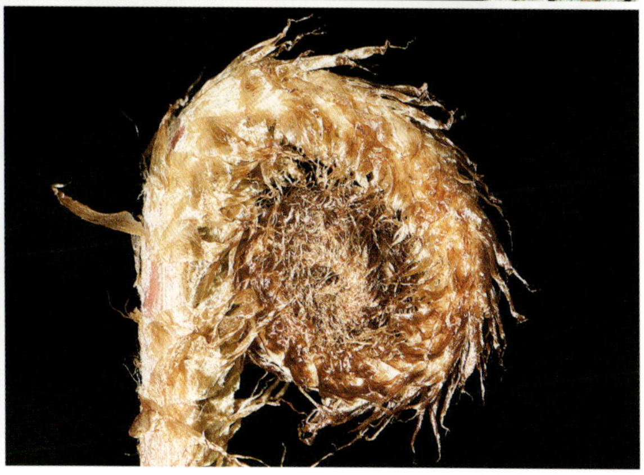

401 疟疾药

虎耳草科 常山 *Dichroa febrifuga* Loureiro

佤名： nyīah lūng [ȵiah luŋ]（娘拢）

别名： 黄常山、鸡骨常山、摆子药

植物形态： 灌木。主根木质化，断面黄色。小枝圆柱形或微四棱形，无毛或疏被短柔毛，常呈紫红色。叶形状及大小变化较大，常椭圆形或倒卵状长圆形、披针形，长 8~25cm，宽 4~8cm，先端渐尖，基部楔形，侧脉每边 8~10 条；叶柄长 1.5~5cm。伞房状圆锥花序，顶生，有时生于上部叶腋，花序轴及花梗均被黄色短柔毛，花蓝色或白色。浆果球形，直径 3~7mm，顶端有宿存萼齿及花柱。花期 2—4 月，果期 5—8 月。

生境分布： 生于海拔 1000~1800m 的常绿阔叶林内。分布于我国云南、陕西、甘肃、江苏、安徽、浙江、江西、福建、台湾、湖北、广东、广西、贵州、四川；印度、越南、缅甸、马来西亚、菲律宾及日本琉球群岛亦有。

药用部位： 根、叶

采收加工： 秋季采挖，除去茎苗及须根，洗净，晒干或鲜用。

性味功效： 辛、苦，寒。有毒。除痰，截疟。

主治： 疟疾，瘰疬。

用法用量： 内服：水煎服，50~100g，或制成丸温开水送服。

附方

咽喉疼痛： 本品鲜叶泡开水代茶频服。

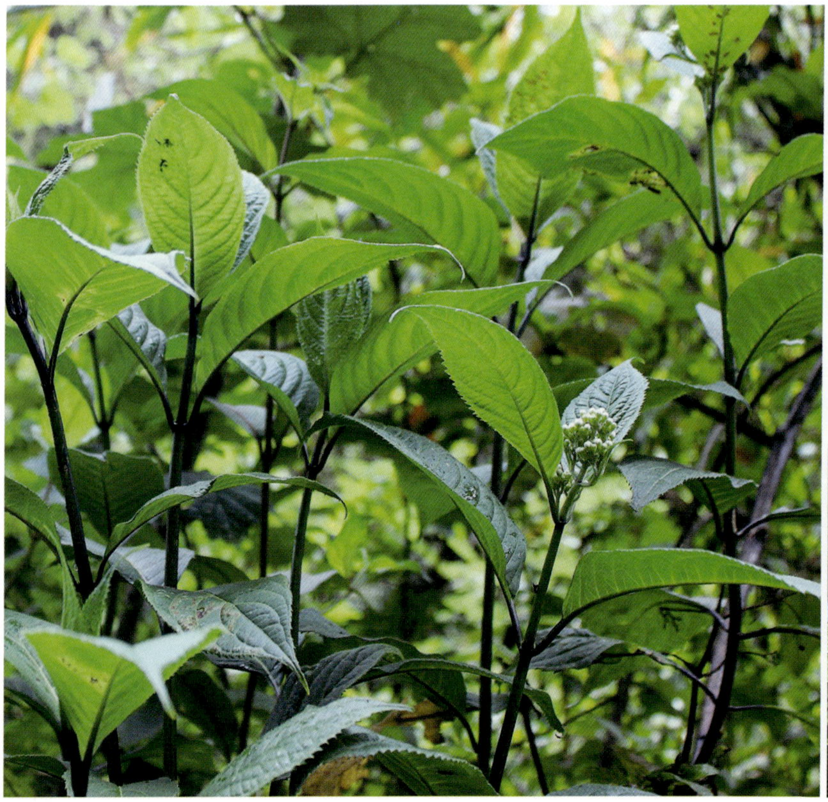

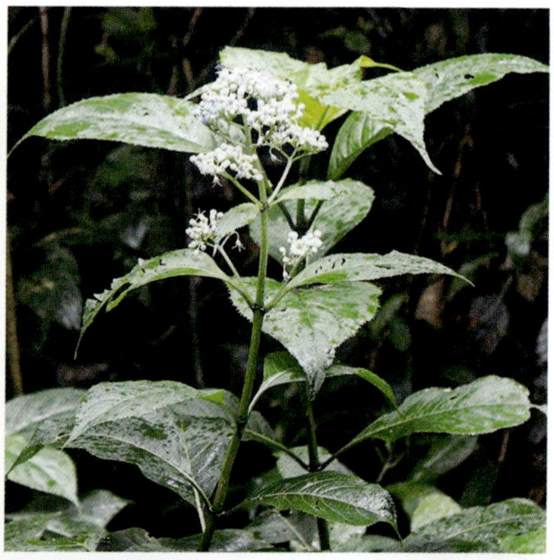

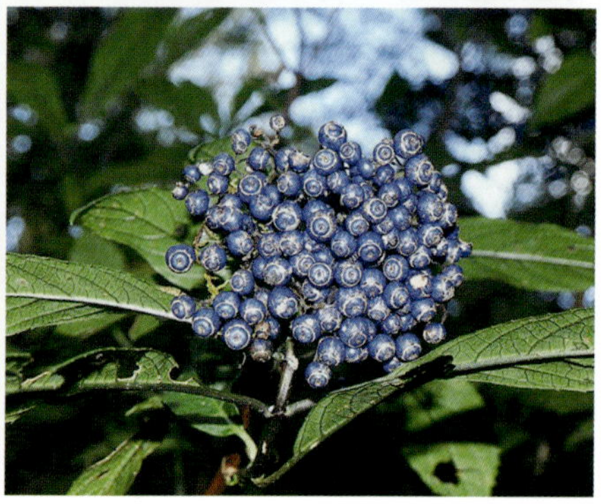

402 闹鱼藤

豆科 厚果崖豆藤 *Millettia pachycarpa* Bentham

佤名： hnu leix [n^{h}u̠ le̠ʔ]（努烈）

别名： 冲天子、苦檀子

植物形态： 大型木质藤本。幼年时直立如小乔木状，嫩枝褐色，密被黄色绒毛，老枝黑色，光滑，散布褐色皮孔。羽状复叶长25~50cm；小叶6~8对，长圆状椭圆形至长圆状披针形，长10~18cm，宽3.5~4.5cm，先端锐尖，基部楔形或圆钝，侧脉12~15对。总状圆锥花序，2~6枝生于新枝下部，长15~30cm，密被褐色绒毛，花2~5朵着生节上；花冠淡紫色，长2.1~2.3cm。荚果深褐黄色，肿胀，长圆形，单粒种子时卵形，长5~23cm，宽约4cm，厚约3cm，秃净，密布浅黄色疣状斑点，果瓣木质，甚厚，迟裂，有种子1~5粒；种子黑褐色，肾形或挤压成棋子形。花期4—6月，果期6—11月。

生境分布： 生于海拔 2000m 以下的山坡常绿阔叶林或杂木林及灌丛中。分布于我国云南、西藏、贵州、四川、广西、广东、湖南、江西、浙江、福建、台湾；缅甸、泰国、越南、老挝、孟加拉国、印度、尼泊尔、不丹亦有。

药用部位： 根、叶、种子

采收加工： 根全年可采挖，叶、种子夏、秋季采收，晒干或鲜用。

性味功效： 苦、辛，凉。有大毒。根：散瘀消肿。种子：止痛。

主治： 急性肠胃炎，痧症腹痛，跌打损伤，骨折。

用法用量： 外用：水煎外洗，或捣烂敷患部。

附方 本品鲜叶加配方，水煎作熏蒸治疗或泡脚，可舒筋通络，散瘀消肿。

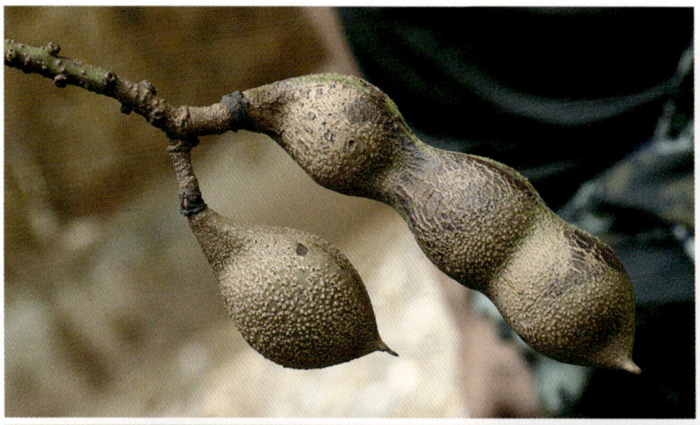

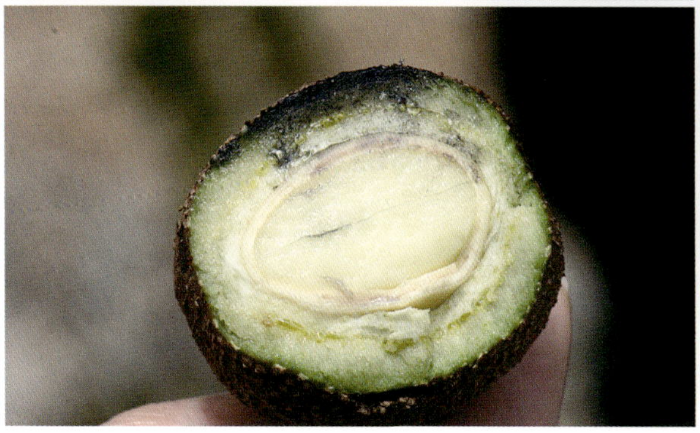

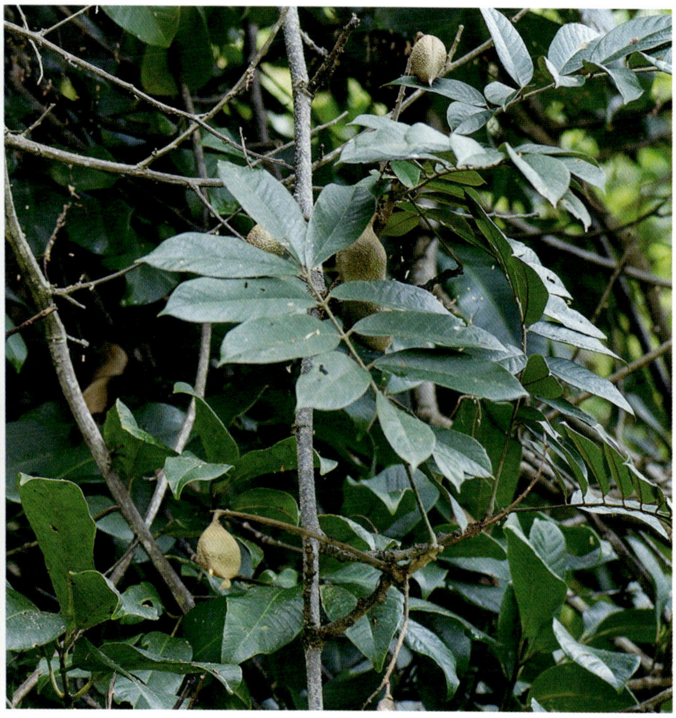

403 波罗蜜

桑科 波罗蜜 *Artocarpus heterophyllus* Lamarck

佤名： blix mag hnun [pli̠ʔ ma̠k n^{h}u̠n]（布利芒奴）

别名： 牛肚子果、树菠萝

植物形态： 常绿乔木，高 8~15m。全株有乳汁。叶互生，厚革质；椭圆形至倒卵形，长 7~15cm，先端钝而短尖，基部楔形，全缘，幼枝上的叶有时 3 裂，两面无毛，上面有光泽，下面略粗糙；叶柄长 1~2.5cm；托叶佛焰苞状，早落。花单性，雌雄同株；雄花序顶生或腋生，圆柱形，长 5~8cm，直径 2.5cm，花被 2 裂，裂片钝，雄蕊 1 枚；雌花序圆柱形或长圆形，生于树干上或主枝上的球形花托内。聚花果成熟时长 25~60cm，大者重达 20kg，外皮有稍作六角形的瘤状突起。花期 2—3 月，果期 6—10 月。

生境分布： 在我国广东、海南、广西、云南有栽培；尼泊尔、印度、不丹、马来西亚也有栽培。

药用部位： 嫩叶尖、果实

采收加工： 嫩叶尖：全年可采，现采现用。果实：果期采收。

性味功效： 甘、涩，温。催乳，消肿止痛。

主治： 产妇缺乳或乳汁不通，黄疸型肝炎。

用法用量： 内服：水煎服或炖肉食。

附方

1. **催乳：** 本品嫩叶尖（新鲜带浆），或配枇杷叶、小茴香的嫩根，炖鸡肉或猪脚食用。
2. **黄疸型肝炎：** 本品果实 100g、猪肝 50g、猪胆 25g、食盐少许。均取鲜品，洗净，切片，混合剁成肉泥蒸食，每日食 1 次。

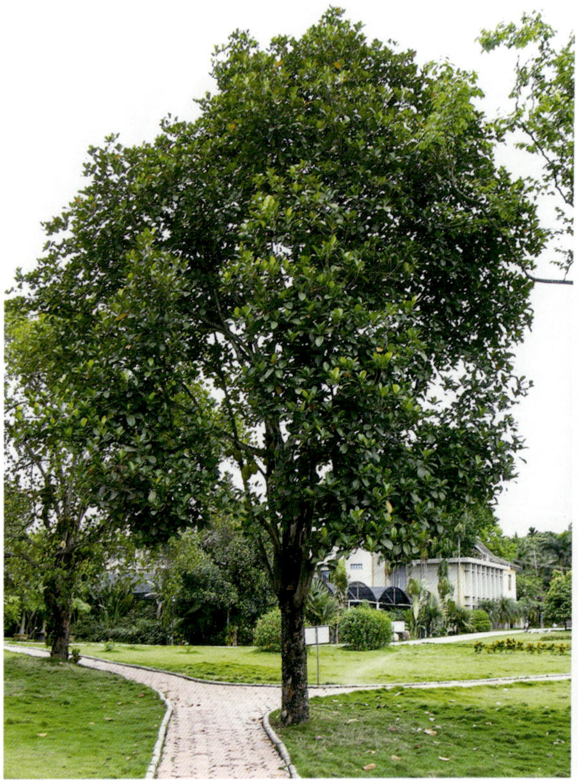

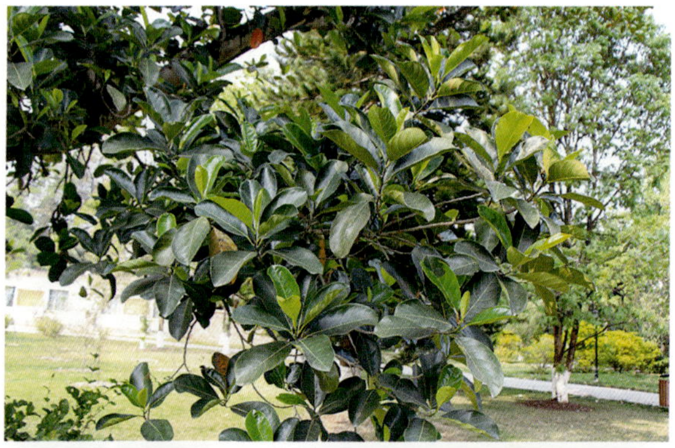

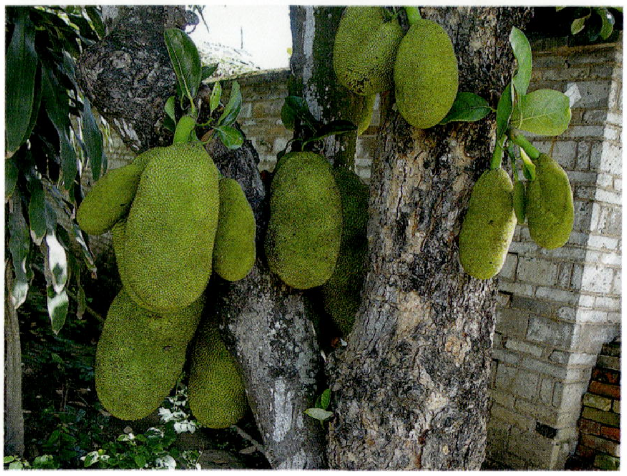

404 泽兰

菊科 白头婆 *Eupatorium japonicum* Thunberg

佤名： rīb kaox siah [rip kʰau? siah]（日栲下）

别名： 山兰、土升麻

植物形态： 多年生草本。叶对生，叶片椭圆形、长椭圆形、卵状椭圆形或披针形，长 3~12cm，宽 1.5~4（~6）cm，两面被具节毛及有黄色腺点，沿脉毛常较密，羽状脉，侧脉约 7 对，叶柄密被毛。头状花序直径 5~6mm，有 5 朵小花，多数在茎枝先端排列成密伞房状花序，有时为大型复伞房状花序；总苞钟形；总苞片 3 层，长 5~6mm，全部总苞片先端钝，绿色或带紫红色。小花花冠白色、粉红色或淡紫色，长约 5mm，外面具黄色腺点。瘦果椭圆状圆柱形，长 3~3.5mm，具 5 棱，有多数黄色腺点；冠毛白色，长约 5mm。花、果期 6—11 月。

生境分布： 生于海拔（500~）800~2000（~3200）m 的林下、灌丛中、山坡草地或路边、溪旁。我国东北、华北、华东、华南、华中及西南均有分布；朝鲜、日本亦有。

药用部位： 全草

采收加工： 夏、秋采收，洗净，晒干或鲜用。

性味功效： 苦、辛，温。散瘀消肿，止痛。

主治： 跌打损伤，骨折，腰腹疼痛，上腹胀满，寒湿腰痛，痛经、闭经、月经不调。

用法用量： 内服：水煎服，干品 15~25g。外用：鲜品捣敷或用火烘热抹患部。

附方

1. **骨折：** 本品 30g、大树跌打皮 50g、类梧桐 40g、鱼子兰 40g、桐子树皮 40g、白花丹 20g、大力丸皮 30g。上药均为鲜品，捣碎拌匀火上加热，生熟各半，加白酒少许，包敷患处，每 2 日换 1 次。
2. **痛经，闭经：** 本品 10g、茜草 15g、韭菜根 15g、棕树根 15g、虾子花 15g、大苦藤 20g，水煎服，酒为引，每日 1 剂，每日 3 次，3 日为 1 个疗程。
3. **月经不调：** 本品 15g、鸡血藤 30g、红牡丹根 25g、益母草 15g、棕树根 15g，水煎服，红糖适量，每日 1 剂，每日 3 次，9 日为一疗程。

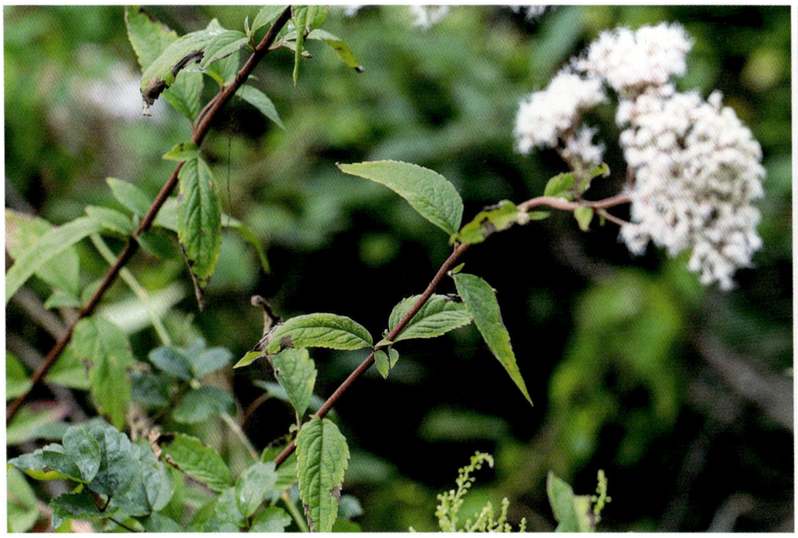

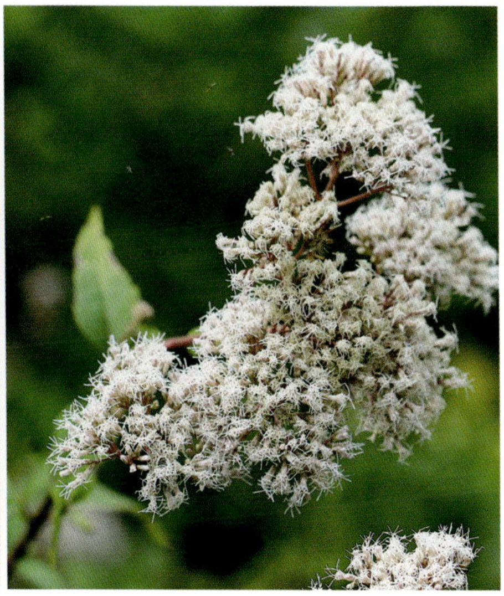

405 泽泻

泽泻科 泽泻 *Alisma plantago-aquatica* Linnaeus

佤名： daex pag hnam siah [ta̱ɯʔ pʰa̱k nʰa̱m si̱ah]（德爬南下）

别名： 大花瓣泽泻、如意菜、水慈姑

植物形态： 多年生水生或沼生草本。块茎直径 1~3.5cm，或更大。叶常多数；沉水叶条形或披针形；挺水叶宽披针形、椭圆形至卵形，长 2~11cm，宽 1.3~7cm，基部宽楔形、浅心形，叶脉常 5 条。花葶高 78~100cm；花序长 15~50cm，具 3~8 轮分枝，每轮分枝 3~9 枚。花两性；外轮花被片广卵形，长 2.5~3.5mm，内轮花被片近圆形，远大于外轮，边缘具不规则粗齿，白色、粉红色或浅紫色；心皮 17~23 枚，排列整齐，花柱直立，长 7~15mm，长于心皮，柱头短，约为花柱的 1/9~1/5；花托平凸，高约 0.3mm，近圆形。瘦果椭圆形，或近矩圆形，长约 2.5mm，背部具 1~2 条不明显浅沟。花、果期 5—10 月。

生境分布： 生于湖泊、河湾、溪流、水塘的浅水带，沼泽、沟渠及低洼湿地亦有生长。分布于我国黑龙江、吉林、辽宁、内蒙古、河北、山西、陕西、新疆、云南等地；俄罗斯、日本、欧洲、北美洲、大洋洲等亦有。

药用部位： 块茎

采收加工： 冬季茎叶开始枯萎时采挖，洗净，干燥，除去须根及粗皮。

性味功效： 甘，寒。利小便，清湿热。

主治： 湿热，小便不利，水肿胀满，泻痢，痰饮眩晕，热淋涩痛，高脂血症。

用法用量： 内服 水煎服，6~9g，或入丸散。

附方

1. **感冒，腹泻，水肿，利尿利湿：** 本品、车前草、响铃草、猪鬃草，水煎服。
2. **肾虚早泄：** 本品配熟地、山药、山茱萸、云苓、丹皮、枸杞、覆盆子、菟丝子、五味子、芦巴子、淫羊藿各适量，煎水服。

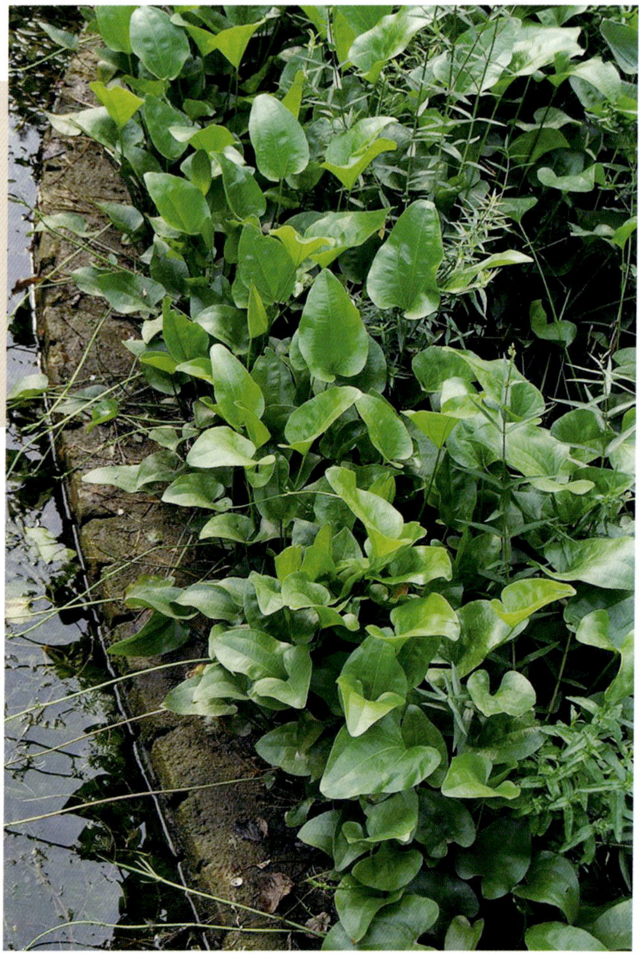

406 定心藤

茶茱萸科 定心藤 *Mappianthus iodoides* Handel-Mazzetti

佤名： blix gad lai [pli̠ʔ ka̠t la̠i]（布利该来）

别名： 甜果藤、黄九牛、黄马胎

植物形态： 藤本。幼枝深褐色，被黄褐色糙伏毛，具棱。叶长椭圆形至长圆形，稀披针形，干时表面榄绿色，近无毛，背面赭黄色至紫红色。雄花：芳香；花芽淡绿色；花萼杯状；花冠黄色；雄蕊 5 枚；雌蕊不发育，子房圆锥形。雌花：花瓣 5 片，外面密被黄褐色糙伏毛；子房近球形。核果椭圆形，由淡绿、黄绿转橙黄至橙红色。花期 4—8 月，雌花较晚，果期 6—12 月。

生境分布： 生于海拔 800~1800m 的疏林、灌丛及沟谷林内。产于我国湖南、福建、广东、广西、贵州、云南南部及东南部至越南老街。

药用部位： 藤茎

采收加工： 全年可采，洗净，切片，晒干。

性味功效： 微苦、涩，平。祛风活络，消肿，解毒。

主治： 腰痛，肾炎。

用法用量： 内服：水煎服，10~20g。

附方

1. **腰痛：** 本品 12g、藤杜仲 12g、钩藤 15g、通气香 10g、歪叶子兰 12g、寄生草 10g、大力丸 12g，水煎服，每日 3 次。
2. **肾炎：** 本品 20g、肾茶 30g、无柄果钩藤茎 30g，水煎服，酒为引，每日 1 剂，每日 3 次，6 日为 1 个疗程。

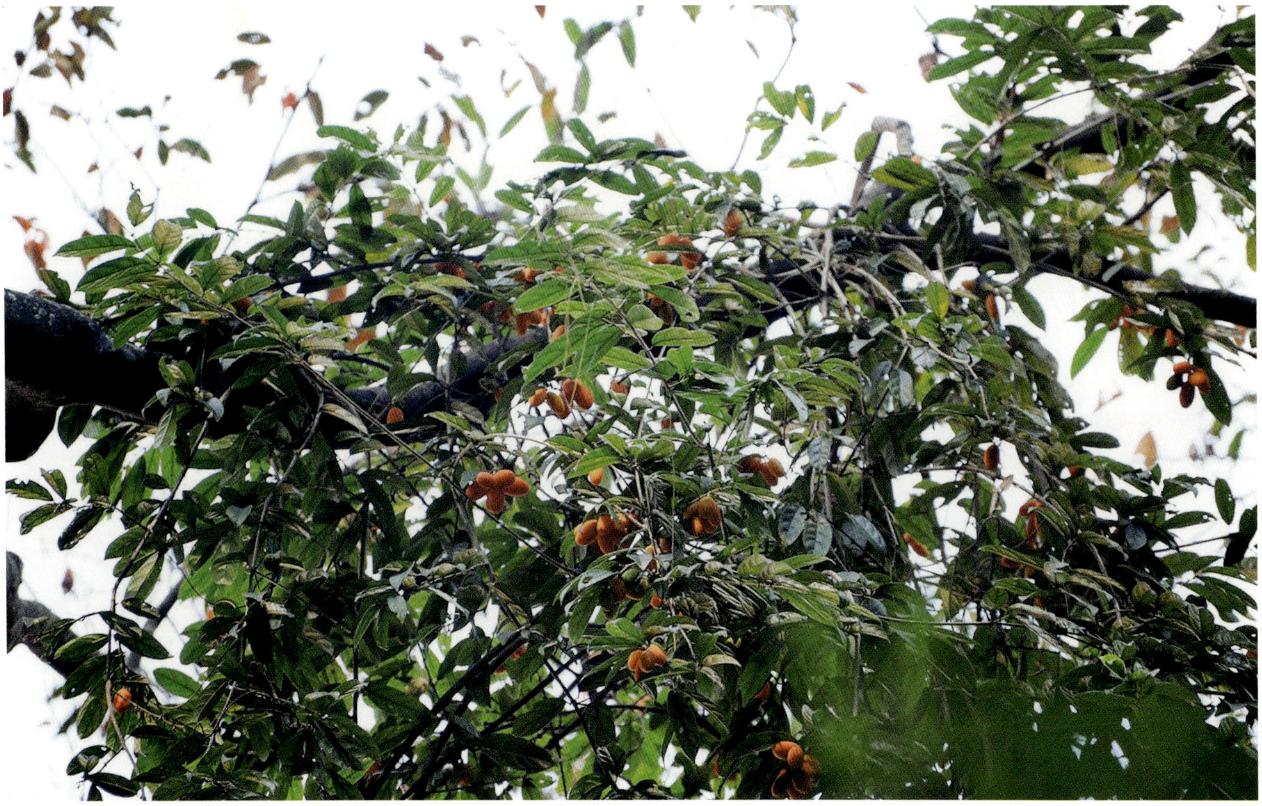

407 线叶水芹

伞形科 线叶水芹 *Oenanthe linearis* Wallich ex de Candolle

佤名： daex grei ia [ta̠ɯʔ kre̠ ʔi̠a]（德个惹呀）

别名： 野芫荽、水芹菜

植物形态： 多年生草本。叶片轮廓卵状三角形至三角形，长 3~7cm，1~2 回羽状分裂；基生叶和茎下部叶末回裂片椭圆形至椭圆状披针形，长 1~1.5cm，宽约 5mm；茎中、上部叶末回裂片线形，长 1.2~6cm，宽 1.5~3.5mm，全缘或 1~3 裂，近无柄。复伞形花序顶生和侧生，直径 2~4cm，花序梗长 3~10cm，较粗；总苞常无；伞辐 6~9 个，开展，长 1.2~2cm；小总苞片 6~8 枚，长约 2.5mm，小伞形花序有花约 20 朵；花瓣白色，长 1~1.5mm。果实卵圆形，长 2~2.5mm，宽约 1.5mm，侧棱木栓质，圆钝而隆起，比中、背棱宽 3 倍多，两分生果心皮紧贴，不易分离。花、果期 5—10 月。

生境分布： 生于海拔 1300~3250m 的山坡林下或溪边。分布于我国云南、西藏、四川、贵州、台湾；印度、尼泊尔、越南、老挝等亦有。

药用部位： 全株

采收加工： 夏、秋季采收，洗净，晒干或鲜用。

性味功效： 甘，凉。清热，消肿，镇静，降压，利水。

主治： 头目眩晕，水肿，高血压。

用法用量： 内服：水煎服。

附方

1. **降压，利尿：** 本品适量，水煎服，或做凉拌菜食用。
2. **高血压：** 本品 20~40g，配三丫苦、大叶钩藤、青菜根、刺五加全草，上药均取鲜品，水煎服。

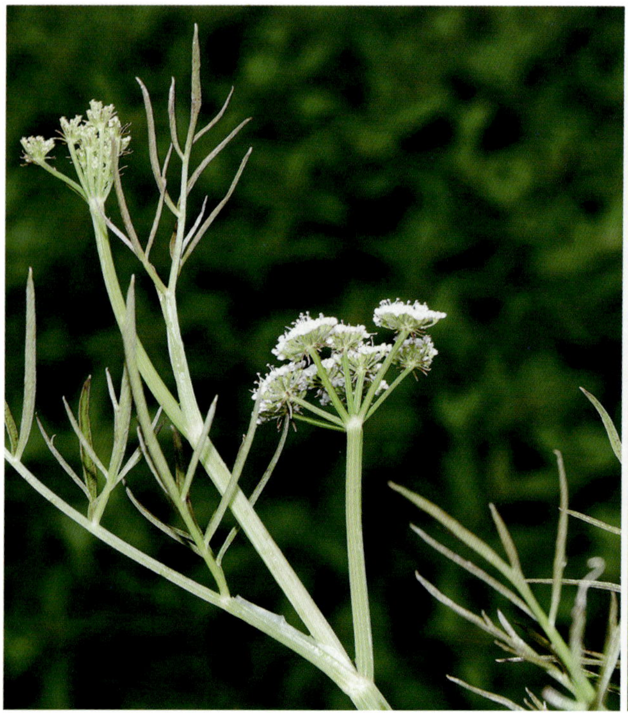
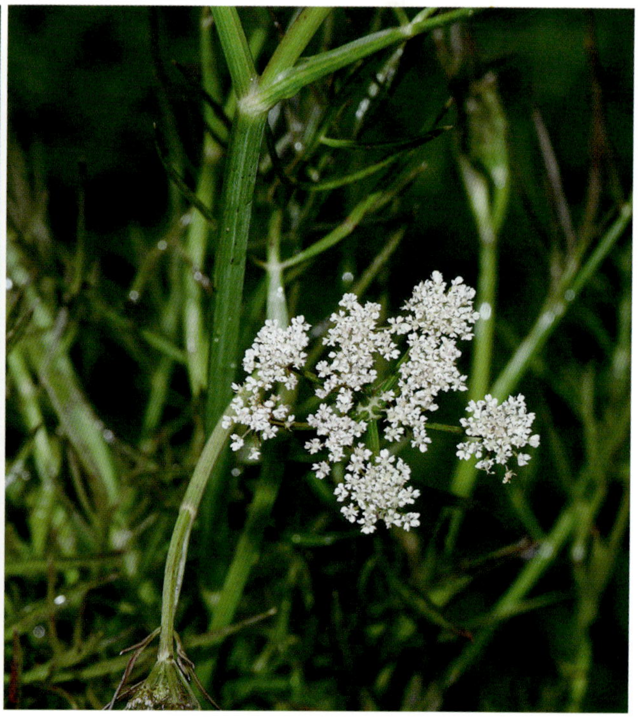

408 细茎石斛

兰科 细茎石斛 *Dendrobium moniliforme* (Linnaeus) Swartz

佤名： krim kri siah [kʰri̱m kʰri̱ si̱ah]（坎吉下）

别名： 台湾石斛、清水山石斛、铜皮石斛

植物形态： 茎直立，细圆柱形，常长 10~30cm，粗 3~5mm，具多节，节间长 2~4cm，干后金黄色或黄色带深灰色。叶数枚，二列，常互生于茎的中部以上，披针形或长圆形，长 3~7cm，宽 4~10mm，先端钝并且稍不等侧 2 裂，基部下延为抱茎的鞘；总状花序 2 个至数个，生于茎中部以上具叶和落了叶的老茎上，常具 1~3 朵花；花黄绿色、白色或白色带淡紫红色，芳香；唇瓣白色、淡黄绿色或绿白色，带淡褐色或紫红色至浅黄色斑块，3 裂。蒴果椭圆形，长 1.3~1.5cm，粗 5~7mm。花期 3—5 月。

生境分布： 生于海拔 590~3000m 的山地阔叶林中树干上或山谷岩壁上。分布于我国云南、西藏、甘肃、陕西、四川、贵州、广西、广东、湖南、河南、浙江、安徽、江西、福建；印度、朝鲜半岛、日本亦有。

药用部位： 茎

采收加工： 全年可采收，野生品以春末夏初和秋季采收为好，去泥沙洗净，晒干或烘干。栽培品栽后 3 年秋、冬季采收。

性味功效： 甘、淡，微寒。滋阴养胃，清热生津，明目强腰。

主治： 热病伤津，口干燥渴，病后虚热，阴伤目暗，胃阴不足，胃痛干呕，肺燥干咳，虚热不退，腰膝酸软，消化不良，胃溃疡，咽痛，痔疮。

用法用量： 内服：水煎服，6~15g，鲜品加倍，或入丸散，或熬膏。

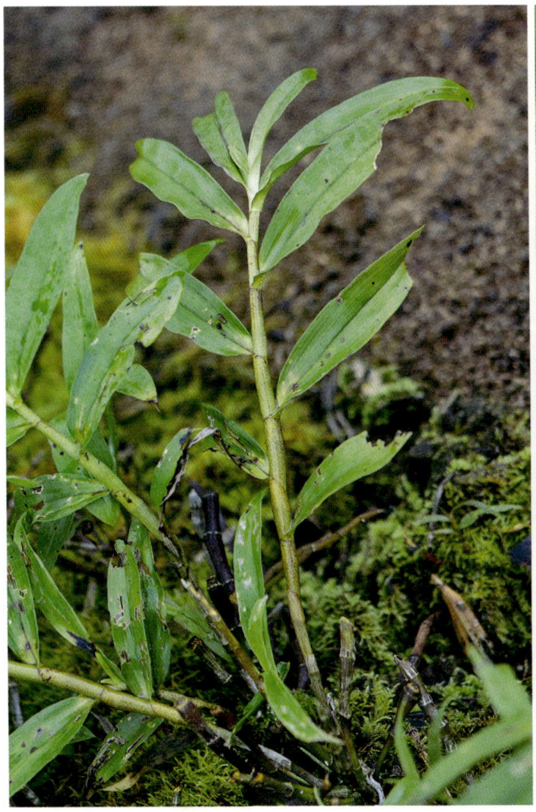

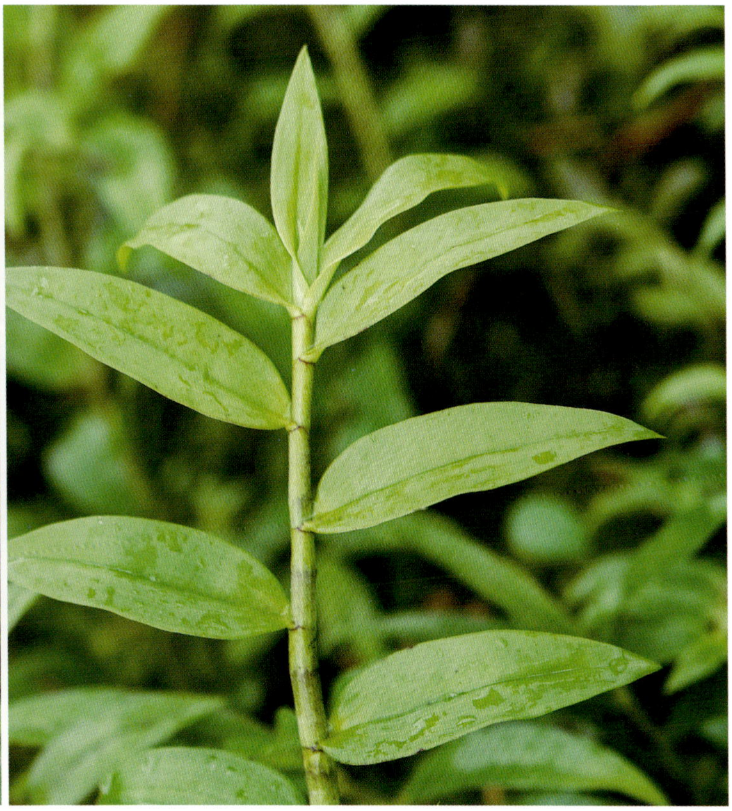

409 贯众

鳞毛蕨科 贯众 *Cyrtomium fortunei* J. Smith

佤名： guax vi siah [kua̱ʔ vi̱ si̱ah]（刮喂下）

别名： 宽羽贯众、多羽贯众

植物形态： 根状茎直立，顶端及残留叶柄基部密被黑色、阔卵形鳞片。叶簇生，一型。叶柄长5~15cm，禾秆色，基部密被鳞片，向上鳞片较稀疏，且色亦较淡。叶片卵形或卵状披针形，一回羽状，长20~40cm，宽8~12cm，叶片顶端的羽片菱形，与侧生羽片不同形。侧生羽片10~15对，镰刀形，长3~5cm，宽1~2cm。叶轴禾秆色，疏被狭披针形、淡棕色鳞片。羽片的主脉明显，侧脉不明显。叶质地厚纸质，两面无毛，但背面疏淡被棕色、毛状小鳞片。孢子囊群星状分布于羽片背面；囊群盖小，圆形，以中央一点盾状着生，边缘有小齿。

生境分布： 生于海拔1500~2200m的常绿阔叶林林下。分布于我国云南、四川、贵州、广西、广东、湖南、湖北、河南、河北、山东、甘肃、陕西、山西、江西、浙江、江苏、安徽、福建、台湾；越南、泰国、日本、朝鲜亦有。

药用部位： 根状茎

采收加工： 全年可采收，晒干。

性味功效： 苦，微寒。有小毒。清热平肝，解毒杀虫，止血。

主治： 流行性感冒，痢疾，高血压，脑膜炎。

用法用量： 内服：水煎服，15~20g。

附方

1. **流感：** 本品15g、白虎草10g、苏叶10g、扫把叶10g，生姜少许为引，水煎服，每日3次。
2. **睾丸炎：** 本品50g，水煎后分次当茶频饮。

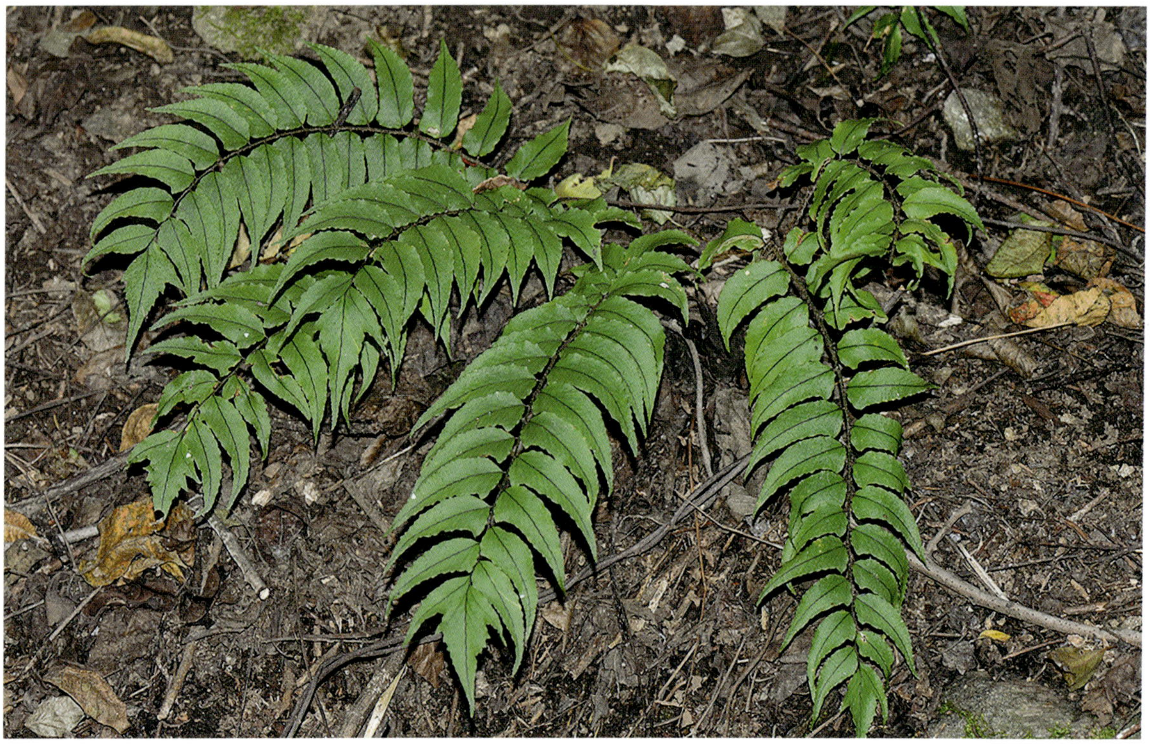

410 茜草

茜草科 茜草 *Rubia cordifolia* Linnaeus

佤名： rīb bīd dīng [rip pit tiŋ]（日苾顶）

别名： 大红参、小血藤

植物形态： 草质攀援藤木，长常 1.5~3.5m。根状茎和其节上的须根均红色；茎数条至多条，从根状茎的节上发出，细长，方柱形，有 4 条棱，棱上生倒生皮刺，中部以上多分枝。叶常 4 片轮生，纸质，披针形或长圆状披针形，长 0.7~3.5cm，顶端渐尖，有时钝尖，基部心形，两面粗糙，脉上有微小皮刺；基出脉 3 条，极少外侧有 1 对很小的基出脉。叶柄长常 1~2.5cm，有倒生皮刺。聚伞花序腋生和顶生，多回分枝，有花 10 余朵至数十朵，花序和分枝均细瘦，有微小皮刺；花冠淡黄色，干时淡褐色，盛开时花冠檐部直径 3~3.5mm，花冠裂片近卵形，微伸展，长约 1.5mm。果球形，直径常 4~5mm，成熟时橘黄色。花期 8—9 月，果期 10—11 月。

生境分布： 常生于疏林、林缘、灌丛或草地上。分布于我国东北、华北、西北和四川、西藏、云南等地；朝鲜、日本和俄罗斯远东地区亦有。

药用部位： 根

采收加工： 春、秋季采挖，洗净，晒干。

性味功效： 苦，寒。活血止血，活血祛瘀。

主治： 衄血，便血，崩漏，月经不调，风湿关节痛，跌打损伤，肠炎，神经性皮炎。

用法用量： 内服：水煎服，15~20g。

附方

1. **贫血：** 本品 15g、小红参 10g、鸡血藤 10g，红糖少量为引，水煎服，每日 2 次。
2. **产后补虚：** 本品适量，小嫩鸡 1 只，煮熟后食用。
3. **不孕症：** 本品 15g、苎麻 15g、胡椒 7 粒，水煎服，每日 3 次。

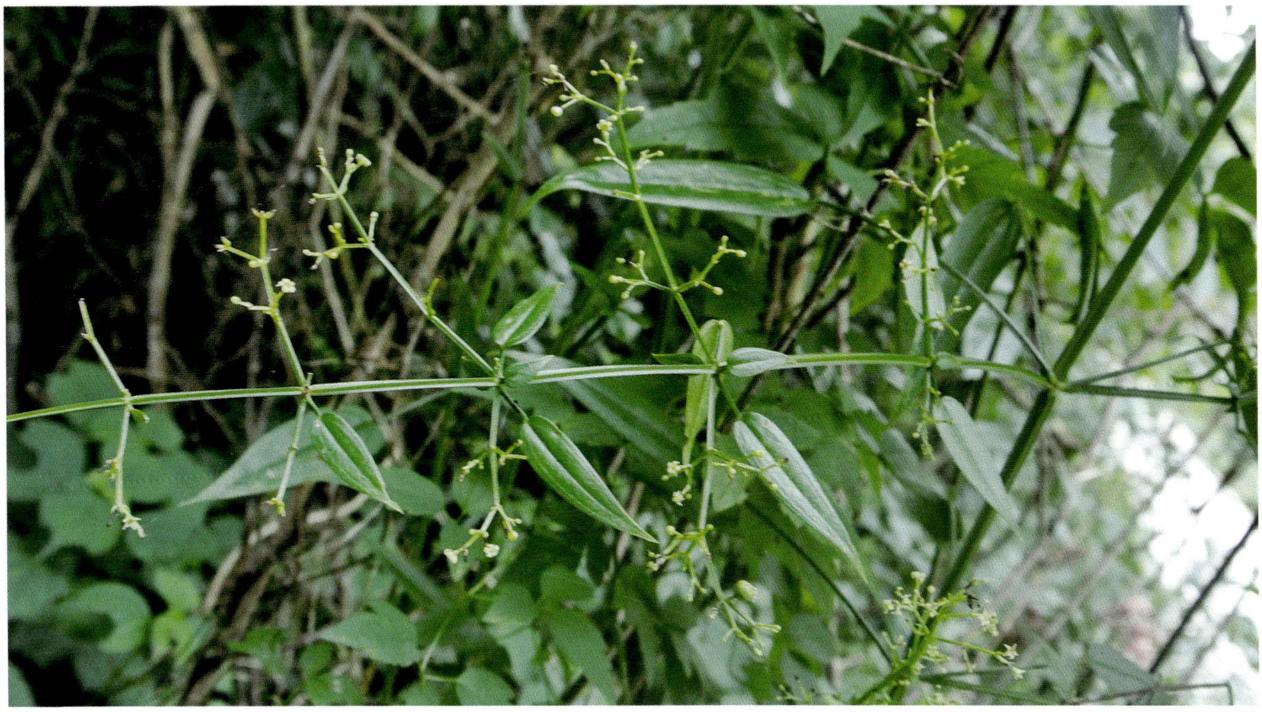

411 荜拔

胡椒科 荜拔 *Piper longum* Linnaeus

佤名： doi ia [tɔ̱i ʔi̱a]（兑呀）

别名： 鼠尾

植物形态： 多年生草质藤本。根茎直立，多分枝。茎下部匍匐，枝横卧，质柔软，有棱角和槽，幼时密被短柔毛。单叶互生，下部的叶片卵状心形，具较长的柄，上部的叶片窄矩圆状心形，柄较短，密被柔毛，顶叶无柄，基部抱茎，先端渐尖，全缘，上面近光滑，下面脉上被短柔毛，掌状叶脉，通常5~7条。花小，穗状花序，腋生，花单性异株，无花被；雄穗总花梗长2~3.5cm，被短柔毛，穗长约5.5cm，直径约3mm，苞片1枚，近圆形，雄蕊2枚，花丝粗而短；雌穗总花梗长约1.5cm，密被柔毛，穗长约1.5cm，花梗短，苞片圆形，子房倒卵形，无花柱，柱头3个。浆果卵形，先端尖，部分陷入花序轴与之结合。花期春季，果期7—10月。

生境分布： 原产于我国云南。广西、广东、福建有栽培。

药用部位： 未成熟果穗

采收加工： 秋季采收，晒干。

性味功效： 麻、辣，气香，热。祛风除湿，活血止痛，通利水血。

主治： 心慌，心绞痛，小腹坠胀疼痛。

用法用量： 内服：水煎服或入丸服。

附方

心绞痛： 本品、良姜、细辛、冰片各24g，共碾细末，炼蜜为丸，每次服1丸，每日服2次。

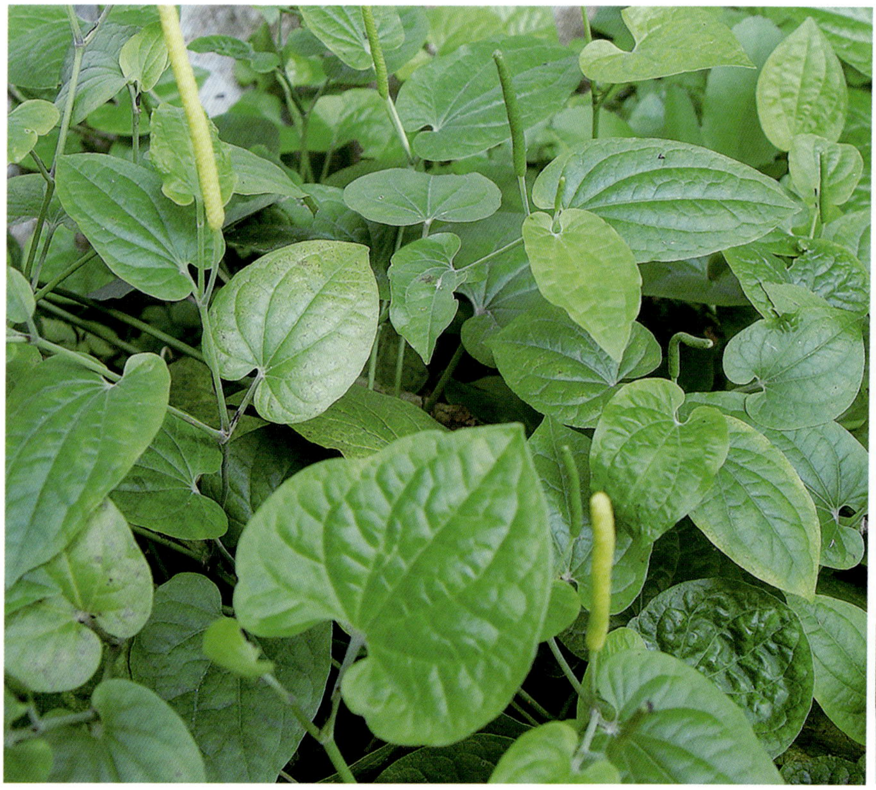

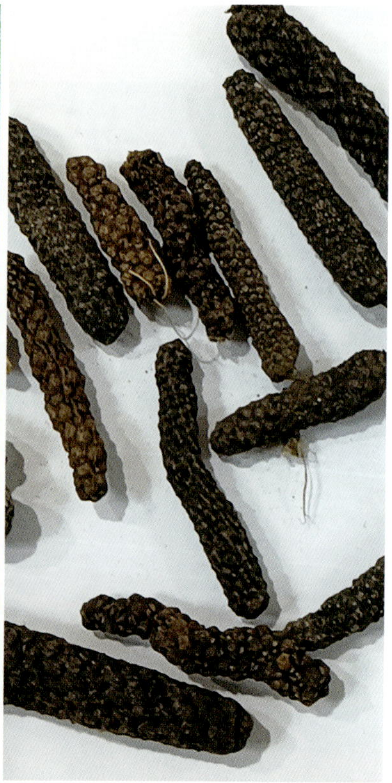

412 草乌

毛茛科 瓜叶乌头 *Aconitum hemsleyanum* E. Pritzel

佤名： gōng sang si [kɔŋ saŋ si]（公杉喜）

别名： 小黑牛、铁花、乌药

植物形态： 多年生草本。块根圆锥形。茎缠绕，无毛，常带紫色，稀疏地生叶，分枝。茎中部的叶片五角形或卵状五角形，基部心形，三深裂至距基部，中央深裂片梯状菱形或卵状菱形，短渐尖，不明显三浅裂，浅裂片具少数小裂片或卵形粗牙齿。总状花序生茎或分枝顶端，有 2~6（~12）朵花。蓇葖直。8—10 月开花。

生境分布： 生于海拔 1700~2200m 的山地林中或灌丛中。分布于我国云南、四川、湖北、湖南、江西、浙江、安徽、陕西、河南。

药用部位： 块根

采收加工： 秋、冬季采收。

性味功效： 辛，热，有毒。祛风除湿，散寒止痛，散结消肿。

主治： 疔毒恶肿，遍身生疮，头痛，水泻寒症，腰膝冷痛，破伤风，湿滞足肿，风湿病，关节痛。

用法用量： 一般外用：泡酒外擦，或捣烂，或熬成膏，外包患处。也可泡酒内服。

附方

1. **头痛：** 本品、川乌碾细末，作成丸剂，每日服 2 次。
2. **疔毒恶肿：** 本品切片，加醋适量熬成膏，粘贴患处。
3. **遍身生疮：** 本品、盐各 50g，化水浸泡一晚，炒干为末，猪腰子 1 具去膜炖熟，竹刀切捣，以上混匀做成绿豆大小的丸，每日服 30 丸。

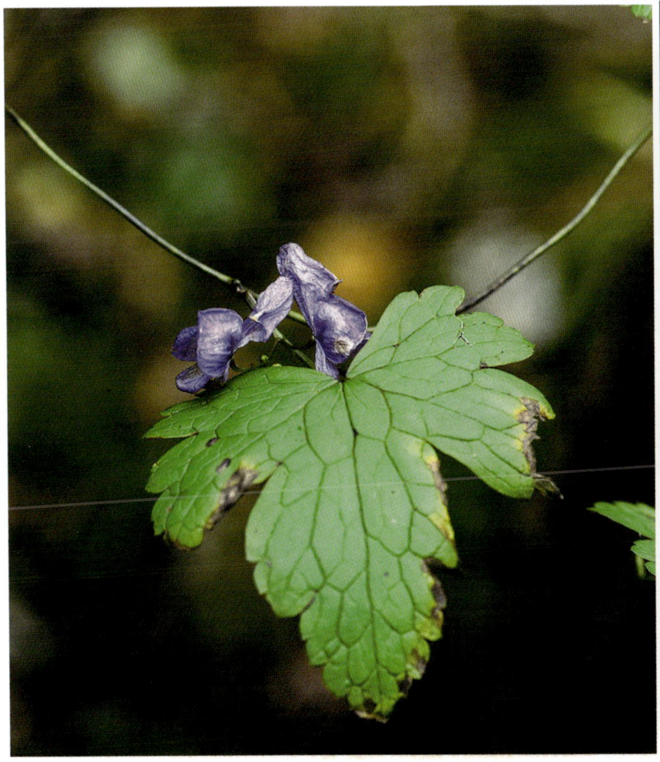

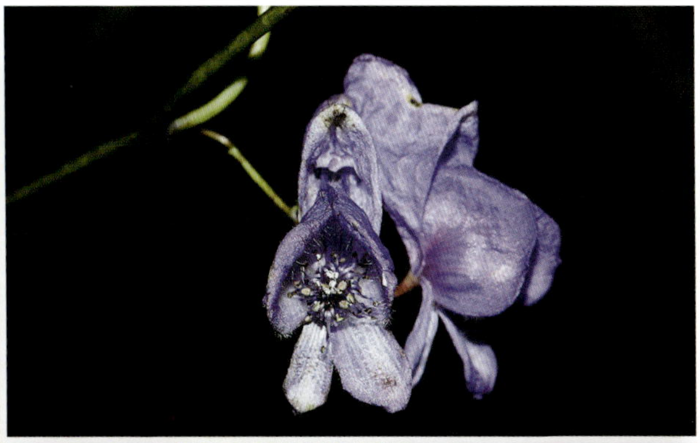

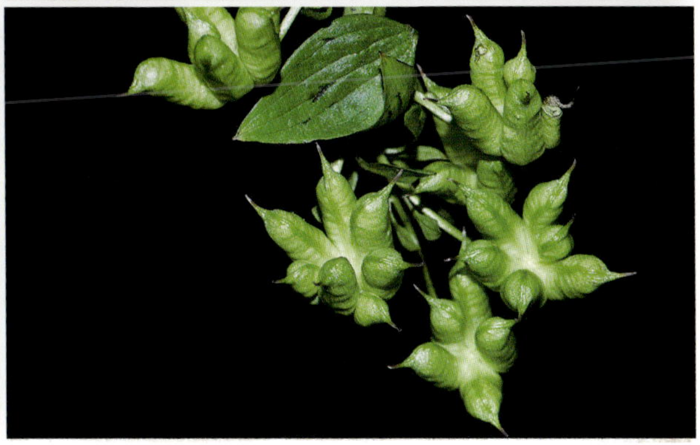

413 草血竭

蓼科 草血竭 *Polygonum paleaceum* Wallich ex J. D. Hooker

侗名： glāng hnam [klaŋ n^{h}a̱m]（革兰南）

别名： 老腰弓、老幺公、土血竭

植物形态： 多年生草本。根状茎肥厚，弯曲，直径2~3cm，黑褐色。茎直立，不分枝。基生叶叶片革质，狭长圆形或披针形，长6~18cm，宽2~3cm，边缘全缘，两面无毛；叶柄长5~15cm；茎生叶披针形，较小，具短柄，最上部的叶为线形；托叶鞘膜质，筒状，下部绿色，上部褐色，开裂，无缘毛。总状花序呈穗状，长4~6cm，直径0.8~1.2cm，紧密；苞片膜质，卵状披针形；花梗细弱，长4~5mm，开展，比苞片长；花被长2~2.5mm，5深裂，裂片椭圆形，淡红色或白色；雄蕊8枚；花柱3个，柱头头状。瘦果卵形，具3条锐棱，有光泽，长约2.5mm，包于宿存花被内。花期7—8月，果期9—10月。

生境分布： 生于海拔1350~4200m的草坡、山谷、沟边、林中、林缘、林下等处。分布于我国云南、四川、贵州；印度东北部喀西山区、泰国北部亦有。

药用部位： 根、茎

采收加工： 秋季采收。

性味功效： 涩，温。收敛止血，生肌止痛。

主治： 胃痛，胃溃疡，外伤出血，腹泻，久痢不止，月经过多，眼翳，消化不良，口腔炎，脱肛，黄疸。

用法用量： 内服：水煎服，5~10g。

附方

1. **痢疾：** 本品10g、翻白叶10g、枪枝葛根10g、大功劳10g，水煎服，每日3次。
2. **胃溃疡：** 本品10g、金线吊葫芦5g、七叶一枝花5g、仙鹤草6g，水煎服，每日3次。

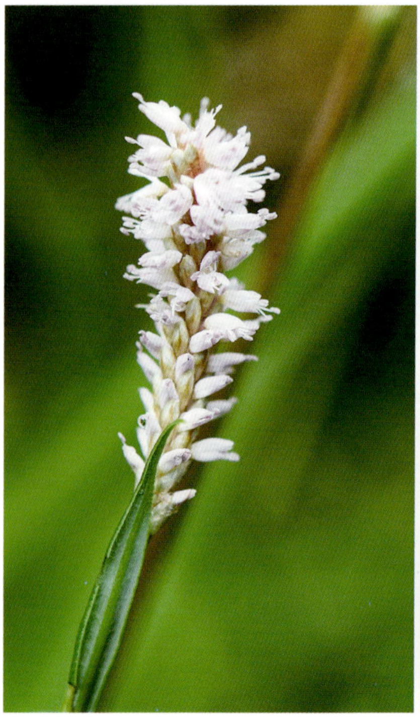 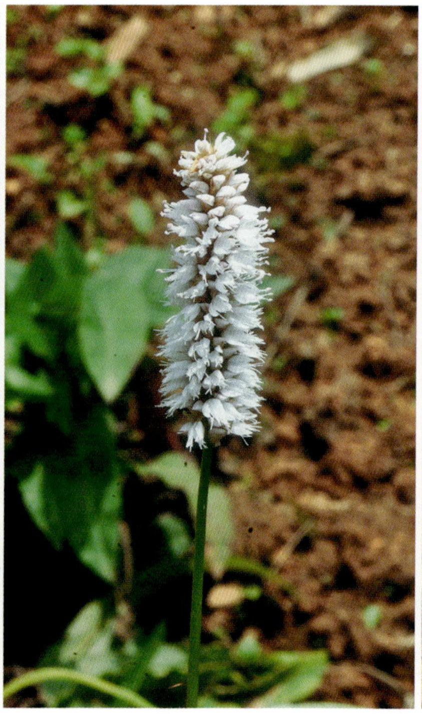 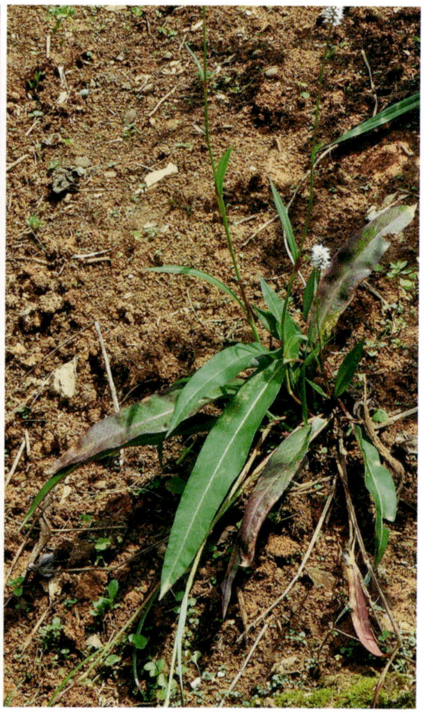

414 草决明

豆科 决明 *Senna tora* (Linnaeus) Roxburgh

佤名： ian loum [ʔi̱an lo̱m]（盐裸）

别名： 决明子、假花生、假绿豆

植物形态： 草本或亚灌木；几乎无毛，有腐败气味。叶长4~8cm，叶轴上每对小叶间有长2mm的线状腺体，小叶2~3对，膜质，倒卵形或倒卵状长圆形，先端一对小叶最大，依次渐小，长1.3~6cm，宽0.8~3cm，先端圆，有小尖头，基部楔形，偏斜，两面被毛。总状花序腋生，短，常2花聚生，总花梗短，长6~10mm；花瓣黄色，不等大，下方2片稍长，倒卵形或椭圆形，先端钝圆，长约15mm，宽7mm，具短瓣柄，其余的长约12mm，宽约6mm；能育雄蕊6~7枚，近等长，退化雄蕊3~4枚。荚果线状圆柱形，近四棱，长10~15cm，直径0.5cm，有疏毛。种子菱柱形，棕色，光亮。花、果期8—11月。

生境分布： 生于海拔 250~2200m 的山坡草地、灌丛、河边沙地。我国长江以南各地均有分布。原产美洲热带地区，现广布于热带、亚热带地区。

药用部位： 种子

采收加工： 秋季果实成熟后采收，取种子晒干。

性味功效： 苦、甘，凉。清肝明目，利水，通便。

主治： 风热赤眼，青盲，肝炎，习惯性便秘。

用法用量： 内服：水煎服，15~20g。

附方

1. 便秘：本品 15g，水煎服，每日 3 次。
2. 瘀眼：本品 15g、九里光 10g、木贼 15g、车前草 10g，水煎服，每日 3 次。

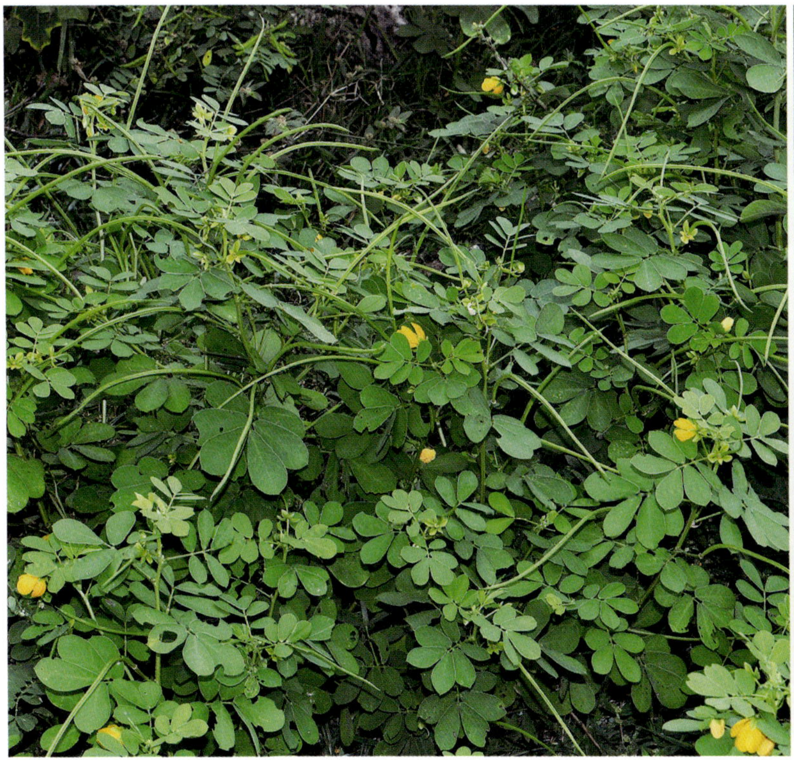

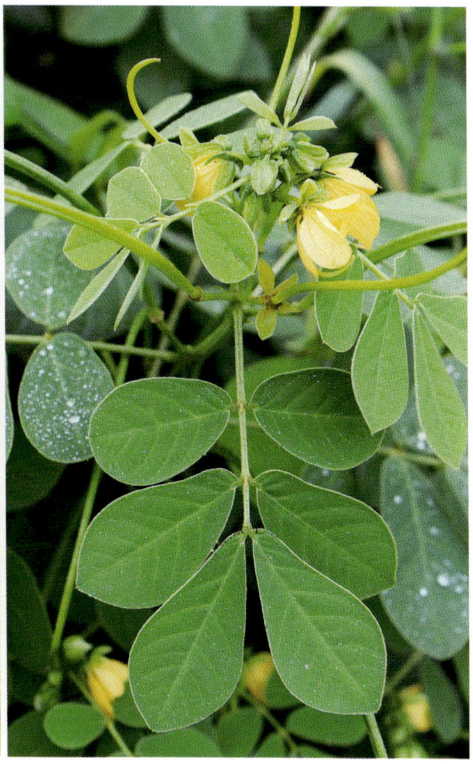

415 草果

姜科 草果 *Amomum tsaoko* Crevost & Lemarie

佤名： blix si ko [pli̱ʔ si k^{h}ɔ̱]（布利丝括）

别名： 红草果、草果仁、草果子

植物形态： 直立草本；基部具无叶片的红色叶鞘。叶片椭圆形或长圆形，长40~70cm，宽10~20cm，两面无毛；叶无柄或具短柄；叶舌长8~12mm。穗状花序近头状，长4.5~7cm，宽5~5.5cm，从根茎基部抽出1~2枚，花序梗长2~5cm，花序轴明显延长；苞片卵形或椭圆形，长4~6cm，红色，干后褐色；花冠管长约2.6cm，除先端淡黄色，基部微红色外，其余近白色；唇瓣长约3cm，杏黄色，中央两侧各具1条红色带；无侧生退化雄蕊。蒴果椭圆形，长3.5~4.5cm，宽2.2~2.6cm，深紫红色，干后褐色，具棱，先端冠以残留的花萼；种子具浓郁香味。花期4—6月，果期9—12月。

生境分布： 生于海拔 1300~1800m 的林下阴湿处，野生或栽培。分布于我国云南、广西、贵州。

药用部位： 果实

采收加工： 夏、秋季成熟时采收，晒干。

性味功效： 辛，温。燥湿温中，除痰截疟。

主治： 脘腹胀满冷痛，反胃呕吐，痰饮，消化不良，疟疾，妇女产后怕冷。

用法用量： 内服：水煎服，5~10g。

附方

1. **腹胀，腹痛：** 本品果实 1~2 个，置火炭中烧焦后开水泡服。
2. **胃痛：** 本品 10g、金线吊葫芦 15g、七叶一枝花 15g、豪猪肚 10g、黄姜 15g，干品研粉，3~5g 开水吞服，每日 2 次。
3. **疟疾：** 本品 3 个、三台红花 15g，水煎服，每日 3 次。

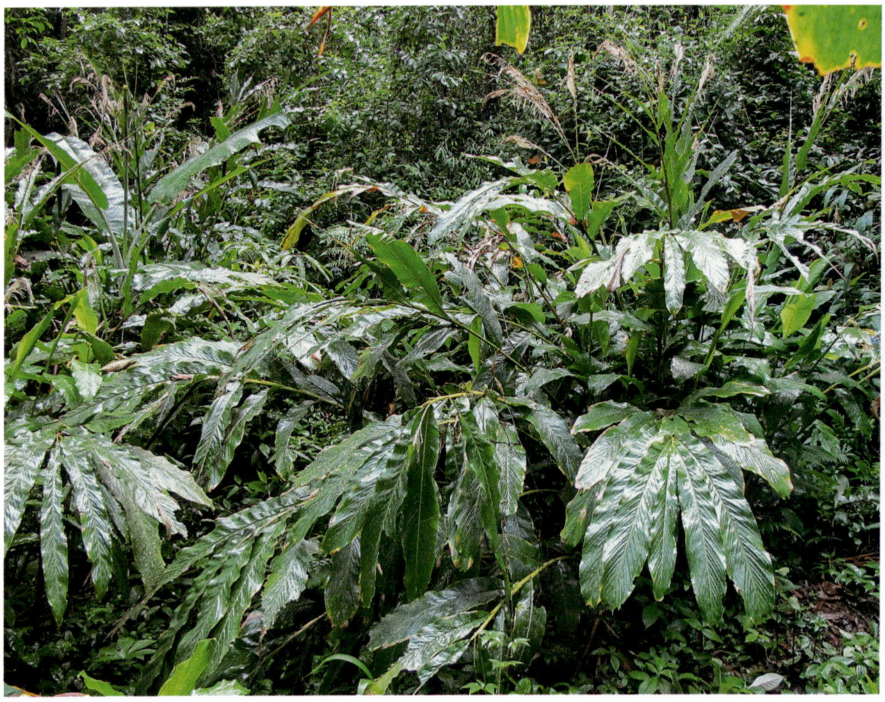

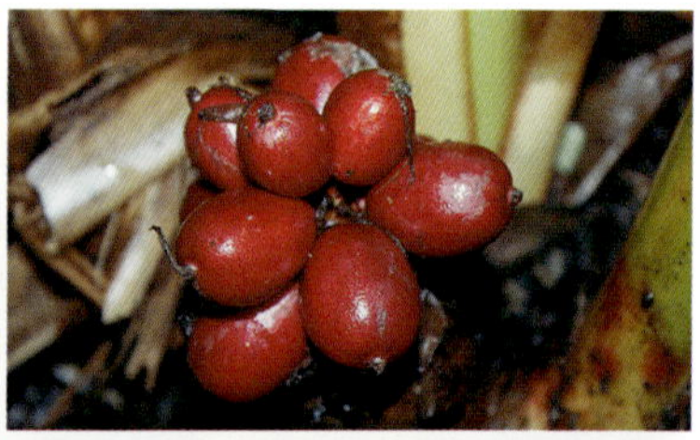

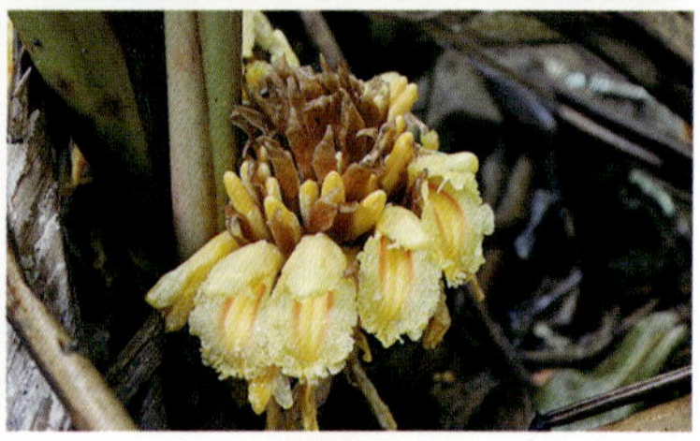

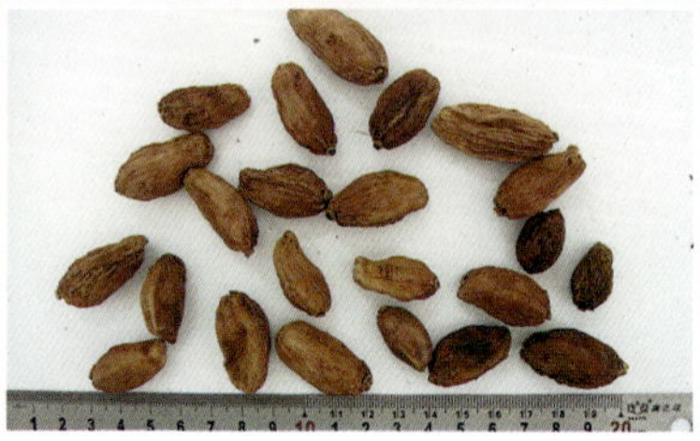

416 草珊瑚

金栗兰科 草珊瑚 *Sarcandra glabra* (Thunberg) Nakai

佤名： nyīah glong [n̥iah kl̠ɔŋ]（娘过落）

别名： 九节花、接骨连

植物形态： 常绿亚灌木，高达 1~2m，直立分枝，无毛。茎圆柱形。叶对生，革质，卵圆形，卵圆状椭圆形或卵状披针形，长 6~18cm，宽 2~7cm，顶端渐尖，基部楔形，边缘具粗锯齿，齿顶具腺质短尖；叶柄长达 1cm。穗状花序顶生，常 3 个丛生，中间 1 个常再分 2~3 枝；花无柄，雄蕊 1 枚，药隔棒状，肉质，顶端钝，在上部两侧各具 1 室花药；子房圆形，柱头无柄，厚盘状；核果球形，成熟时亮红色。花期 6 月，果期 8—10 月。

生境分布： 常绿阔叶林下常见。分布于我国长江以南各地和台湾；朝鲜、日本、菲律宾、马来半岛、越南、柬埔寨、印度、斯里兰卡亦有。

药用部位： 根

采收加工： 春、夏季采收，洗净，晒干。

性味功效： 苦、辛，平。清热解毒，止咳。

主治： 咳嗽。

用法用量： 内服：水煎服，9~30g。

附方

止咳： 本品 10g、通关散 10g、理肺散 15g、鸡蛋花树 10g，水煎服。

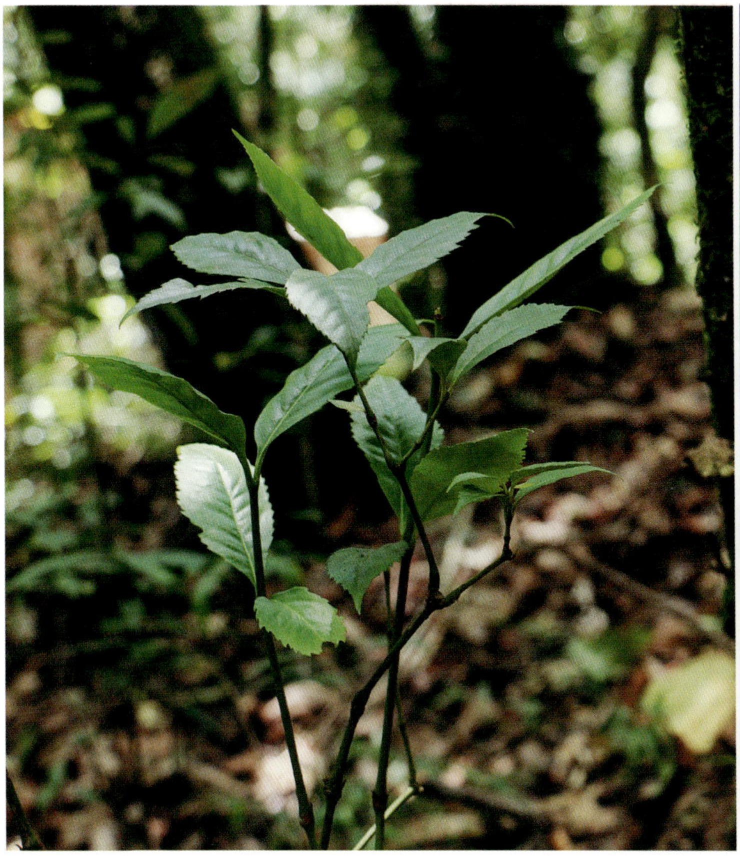

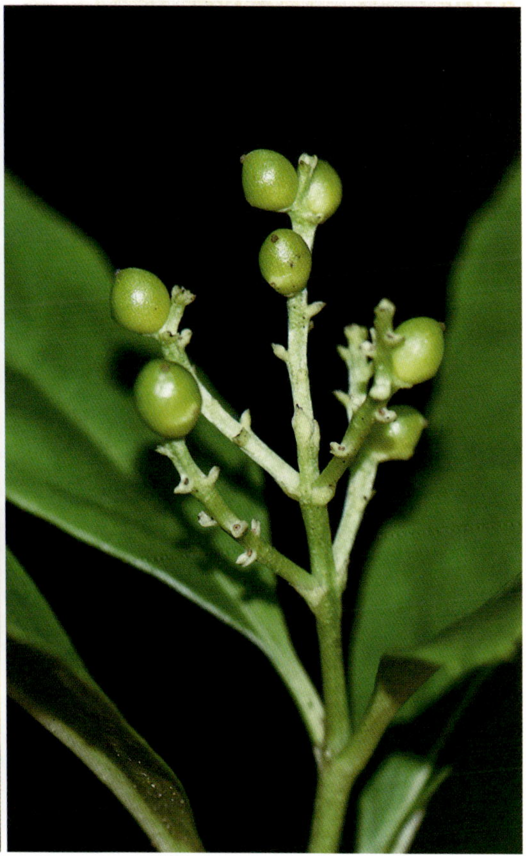

417 茴香

伞形科 茴香 *Foeniculum vulgare* (Linnaeus) Miller

佤名： daex gī lā [ta̱ɯʔ ki la]（德吉拉）

别名： 小茴、茴香子

植物形态： 草本，高 0.4~2m。茎直立，多分枝。较下部的茎生叶柄长 5~15cm，中部或上部的叶柄一部分或全部成鞘状，叶鞘边缘膜质；叶片轮廓呈阔三角形，长 4~30cm，宽 5~40cm，4~5 回羽状全裂；末回裂片呈线形，长 1~6cm，宽约 1mm。复伞形花序顶生或侧生，花序梗长 2~25cm；伞辐 6~29 个，不等长，长 1.5~10cm。小伞形花序有花 14~39 朵，花柄纤细，不等长；无萼齿；花瓣黄色，长约 1mm，中脉 1 条；花丝略长于花瓣；花药卵圆形，淡黄色；花柱短，向外叉开或贴伏在花柱基上。果实长 4~6mm，宽 1.5~2.2mm，主棱 5 条；胚乳腹面近平直或微凹。花期 5—6 月，果期 7—9 月。

生境分布： 原产地中海，我国大部分地区也有栽培，常可归化。

药用部位： 根

采收加工： 全年可采挖，晒干或鲜用。

性味功效： 辛，温。利气消肿，止咳平喘。

主治： 肺结核，乳汁少。

用法用量： 内服：水煎服，50g。

附方

1. **肺结核：** 本品根 50g、翻白叶根 30g、刺通树皮 30g、冬瓜皮 50g、炮仗果根 50g、蜂蜜 50g，均为鲜品，洗净，切片，水煎煮，每日 1 剂，分 3 次服。
2. **产后缺乳：** 本品根 50g、野白薯 60g、野党参 50g，上药鲜品洗净，切片，加水炖煮至熟烂食用。
3. **失眠：** 本品根 50g、鱼腥草 100g、通气香 50g、猪脑 1 个、食盐少许，均为鲜品，洗净，混匀，剁细蒸熟食用，每日 3 次。

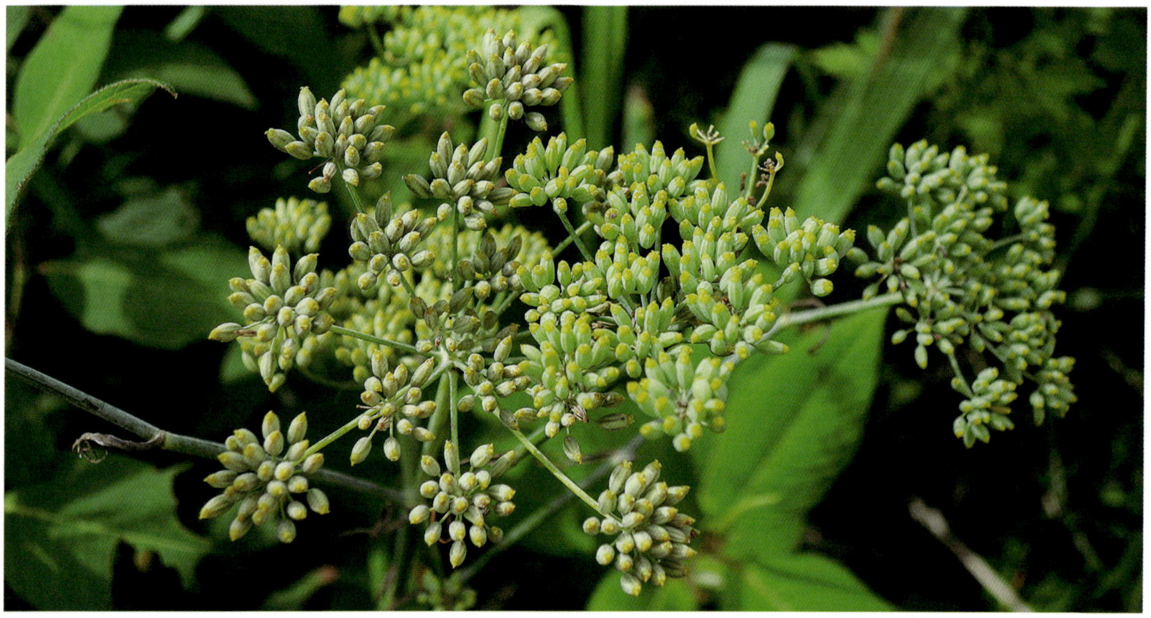

418 茯苓

多孔菌科 茯苓 *Wolfiporia extensa* (Peck) Ginns

佤名： dom kaox mgīx [tɔ̱m kʰa̱uʔ gi̱ʔ]（咚栲吉）

别名： 云苓

植物形态： 菌核球形、长圆形、卵圆形或不规则团块。表面有深褐色、多皱的皮壳。子实体平伏在菌核表面，厚3~8mm，白色，老熟干燥后变为淡褐色。管口多角形至不规则形，直径0.5~2mm，孔壁薄，边缘渐变成齿状。孢子无包膜、透明、近圆柱形，壁光滑。

生境分布： 生于砂质土壤、向阳山坡的松属植物的根际；有栽培。主产于我国云南、安徽、湖北、河南。

药用部位： 菌核

采收加工： 7月至次年3月，晒干。

性味功效： 甘、淡，平。利尿渗湿，健胃和中，宁心安神。

主治： 全身水肿，小便不利。心神不安，健忘心悸。咳嗽。

用法用量： 内服：水煎服，10~15g。

附方

1. **全身水肿，小便不利：** 本品10~15g，水煎服。
2. **心神不安，健忘心悸：** 本品适量，水煎服。
3. **咳嗽：** 本品适量研为细末，每次用温开水冲服6~10g，每日冲服3次。

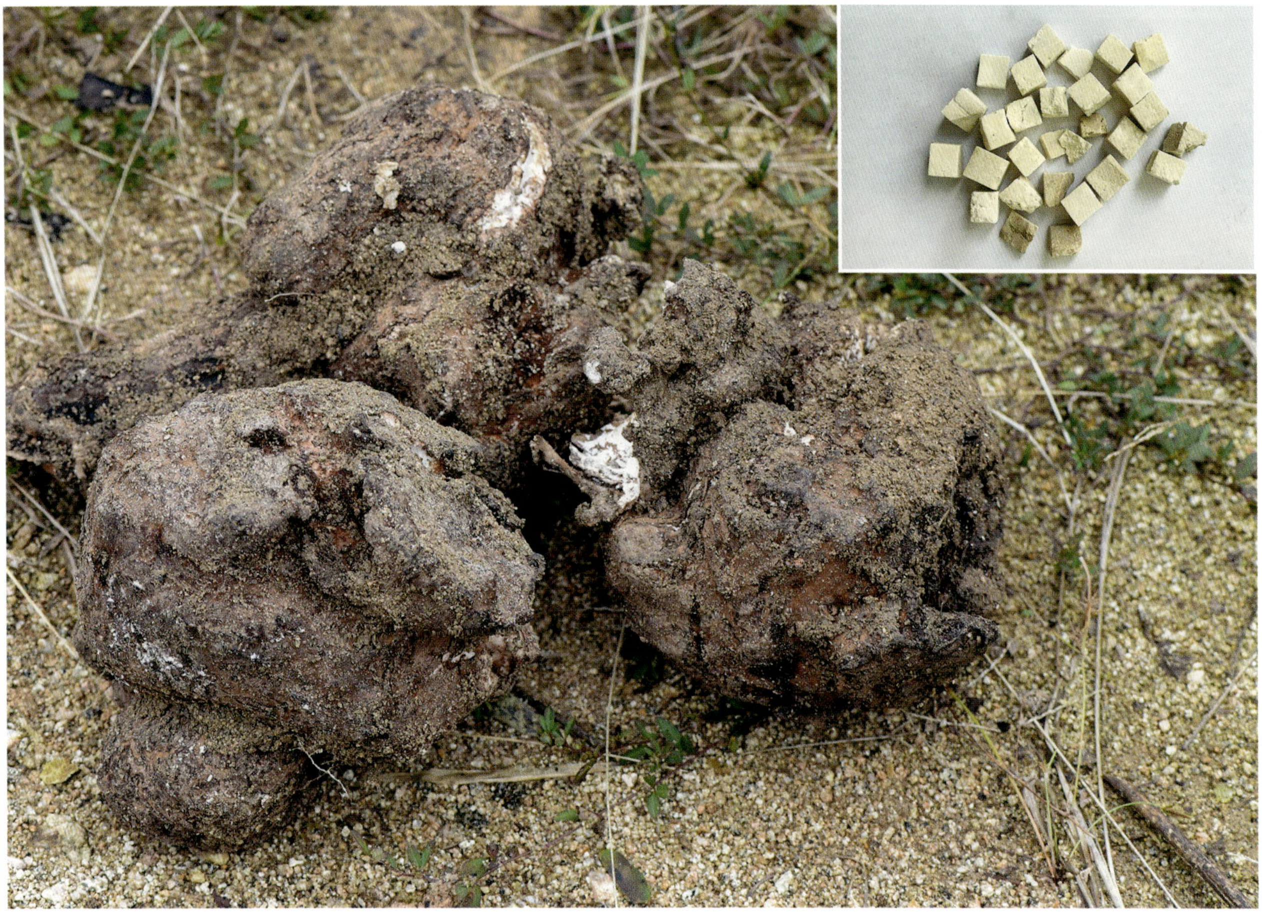

419 荨麻

荨麻科 大蝎子草 *Girardinia diversifolia* (Link) Friis

佤名： gad heeih dīng [kaṯ huṟih tiŋ]（该嘿顶）

别名： 蝎麻、蜇人草、大荨麻

植物形态： 多年生高大草本，茎下部常木质化；茎高达 2m，具 5 条棱，生刺毛和细糙毛或伸展的柔毛，多分枝。叶掌状 3~7 裂；托叶大，长（10~）15~30mm。花雌雄异株或同株，雌花序总状或近圆锥状，稀长穗状，在果时长 10~25cm，一般长过叶或稍短于叶。瘦果近心形，稍扁，长 2.5~3mm，熟时变棕黑色，表面有粗疣点。花期 9—10 月，果期 10—11 月。

生境分布： 生于山谷、溪旁、山地林边或疏林下。产于我国西藏、云南、贵州、四川、湖北。国外分布于中南半岛和马来半岛、尼泊尔、印度北部、印度尼西亚爪哇和埃及。

药用部位： 全草

采收加工： 全年可采收，洗净，晒干或鲜用。

性味功效： 苦、辛，温。祛风除湿，活血止痛，止痒，解毒。

主治： 风湿麻木，关节痛，劳伤疼痛，头痛，毒蛇咬伤，皮肤瘙痒。

用法用量： 内服：水煎服，或炖肉服。外用：水煎外洗。

附方

1. **头痛：** 本品根、乌骨鸡、胡椒 7 粒，煮熟服用。
2. **风疹引起的皮肤瘙痒：** 本品根适量，胡椒 3 粒，与鸡肉炖服。

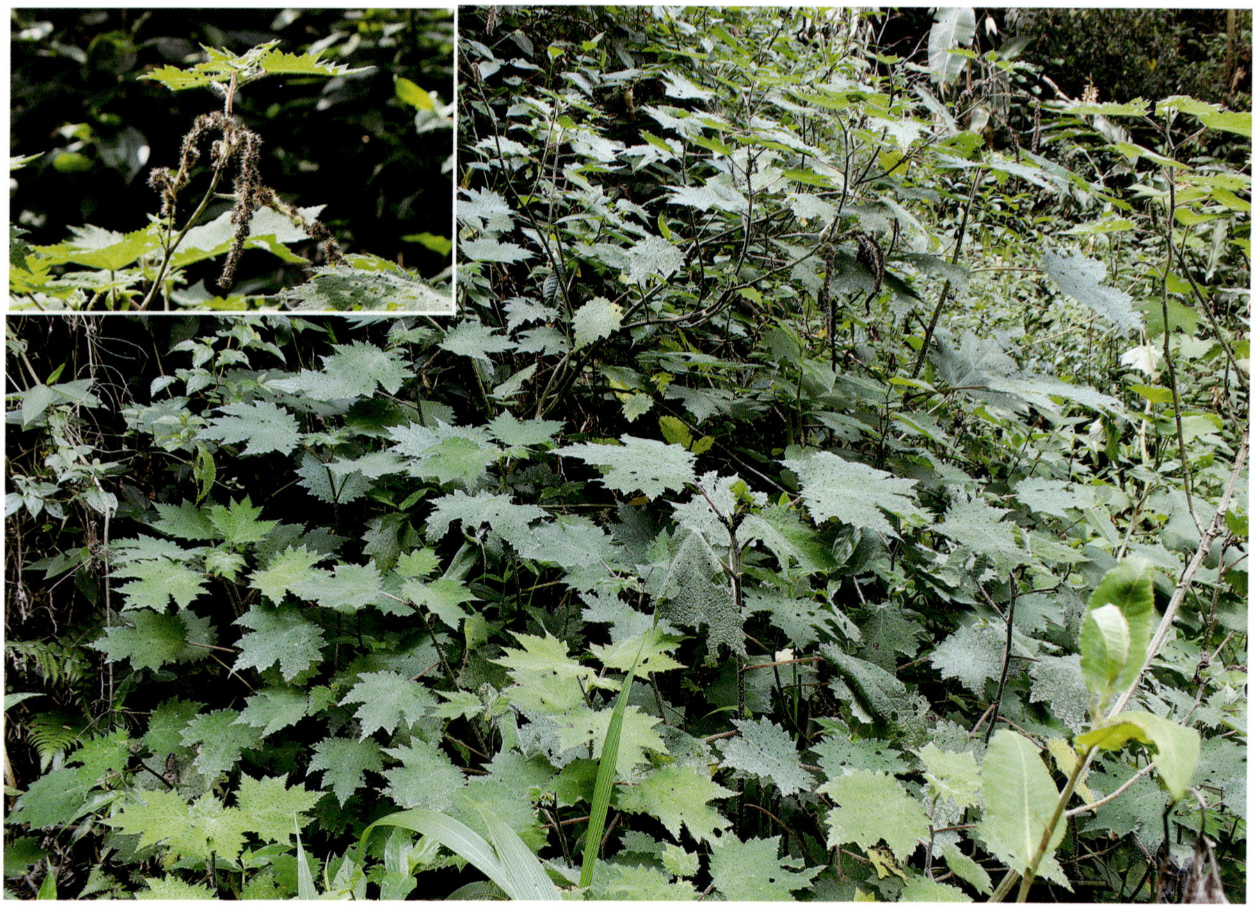

420 胡桃

胡桃科 胡桃 *Juglans regia* Linnaeus

佤名： mag mān [mak man]（玛满）

别名： 核桃、胡核桃、山核桃

植物形态： 乔木。树干矮，树冠广阔；小枝具光泽，被盾状着生的腺体，灰绿色。奇数羽状复叶，小叶椭圆状卵形至长椭圆形，顶端钝圆或急尖、短渐尖，基部歪斜。雄性葇荑花序下垂，苞片、小苞片及花被片均被腺毛；雌性穗状花序，总苞被极短腺毛，柱头浅绿色。果实近于球状；果核稍具皱曲。花期 5 月，果期 10 月。

生境分布： 生于海拔 1300~2600m 的山坡、沟旁、树旁、路边，多为人工栽培。分布于我国华北、西北、西南、华南、华中及华东各地；中亚、西亚、南亚和欧洲亦有。

药用部位： 鲜果浆汁、果肉、树皮

采收加工： 果肉：果期采收，晒干。鲜果浆汁：果期随采随用。树皮：全年可采收。

性味功效： 苦、涩，平。树皮、鲜果浆汁：杀虫止痒，消炎。果肉：便秘。

主治： 树皮、鲜果浆汁：皮肤瘙痒，癣类。果肉：便秘。

用法用量： 外用：鲜果皮舂烂滤汁外擦患处；或煎汤外洗。

附方

1. **癣类：** 本品鲜果皮，洗净，舂烂，滤浆汁外擦患处，每日数次，使用 5~10 天可显效。
2. **便秘：** 本品果肉，黑芝麻各适量，炒后研粉，每日 2 汤匙，可酌加蜂蜜或白糖，温开水送服。
3. **皮肤瘙痒：** 本品树皮 50g、刺桐树皮 50g，上药鲜品，煎汤外洗。

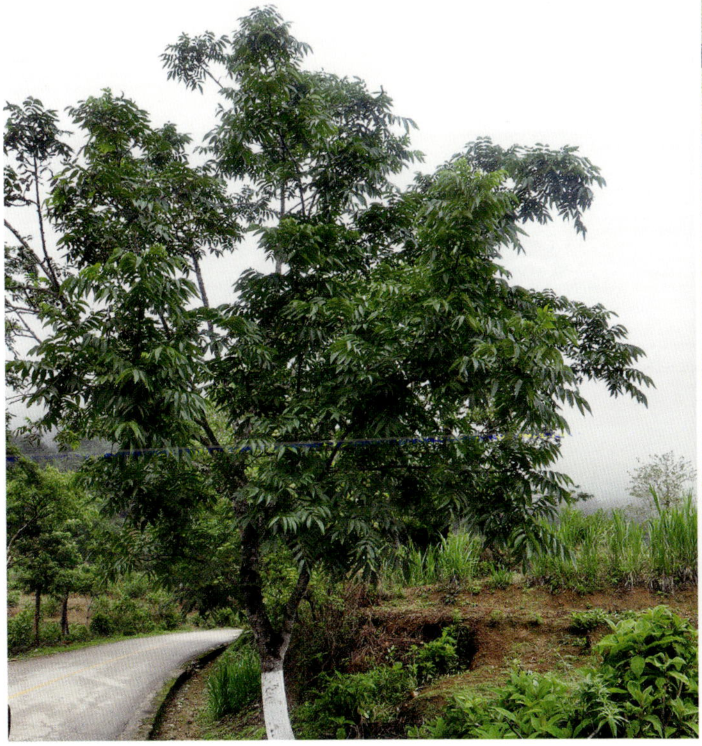

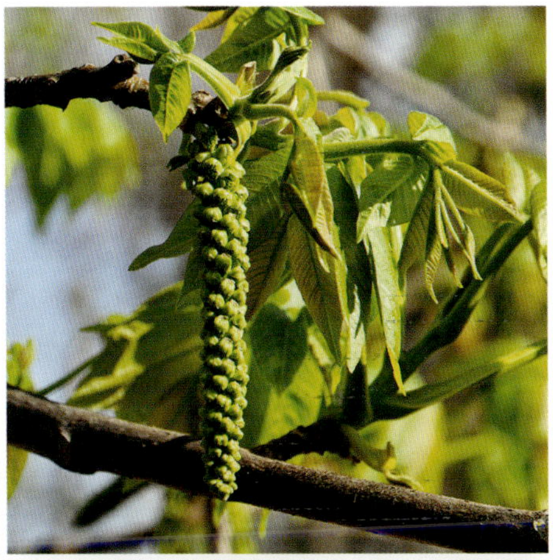

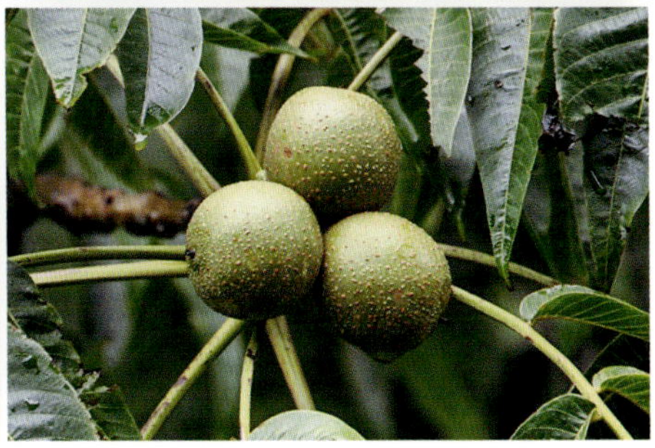

421 胡椒

胡椒科 胡椒 *Piper nigrum* Linnaeus

佤名： blix doi [pli̠ʔ tɔ̠i]（布利堆）

别名： 白胡椒、黑胡椒

植物形态： 藤本。茎具膨大的节，节上生不定根，全株无毛。叶互生；厚纸质至革质；卵形或卵状长圆形，长 8~12cm，宽 3~7.5cm，顶端短尖或突尖，基部偏斜，近圆形，基出脉 5 条，在叶背浮凸，网脉不明显；叶柄长 3~4cm，腹面有沟纹。穗状花序与上部叶片对生，长 10~14cm；花杂性；通常雌雄同株；总花梗与叶柄近等长，无毛；苞片匙形、长圆形，长 3~3.5mm，中部宽 1mm，顶端阔而圆，与花序轴分离，狭长处与花序轴合生，而边缘分离；雄蕊 2 枚，花药肾形，花丝粗而短；子房球形，柱头 3~4 个，稀 5 个。浆果球形，无柄，直径 3~4mm，成熟时红色。花期 6—10 月。

生境分布： 原产东南亚地区，我国台湾、福建、广东、海南、广西、云南南部广为栽培；现广植于热带。

药用部位： 果实

采收加工： 春季采收，去皮洗净，晒干。

性味功效： 辣、辛，温。祛寒，消炎，温胃，除湿，发汗。

主治： 流行性感冒，风寒。

用法用量： 内服：水煎服，7~10 粒。外用：外敷。

附方

1. **闭经：** 本品 3~5 粒、凤仙花 20g，白酒少许为引，水煎服，每日 3 次。
2. **感冒：** 本品 3~5 粒、三台红花鲜根 50g，切片，放入胡椒，煎水内服。每日 3 次，每次 100mL。对受寒引起的伤风感冒效果较好。
3. **气管炎：** 本品（白胡椒）7 粒，配木鳖子和桃仁，碾粉后用鸡蛋清包脚心 15h，静卧床上睡平，1 次可愈。

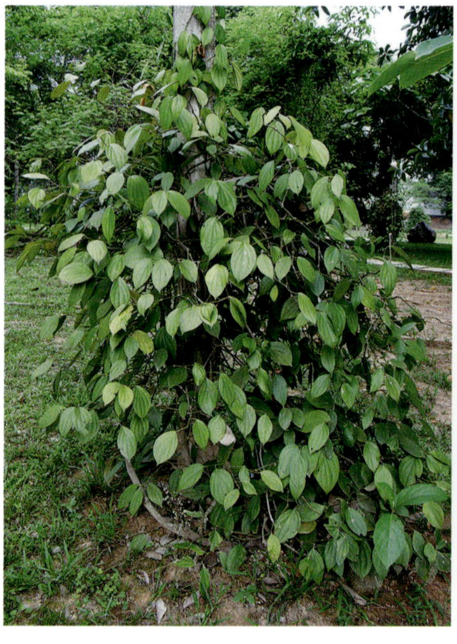

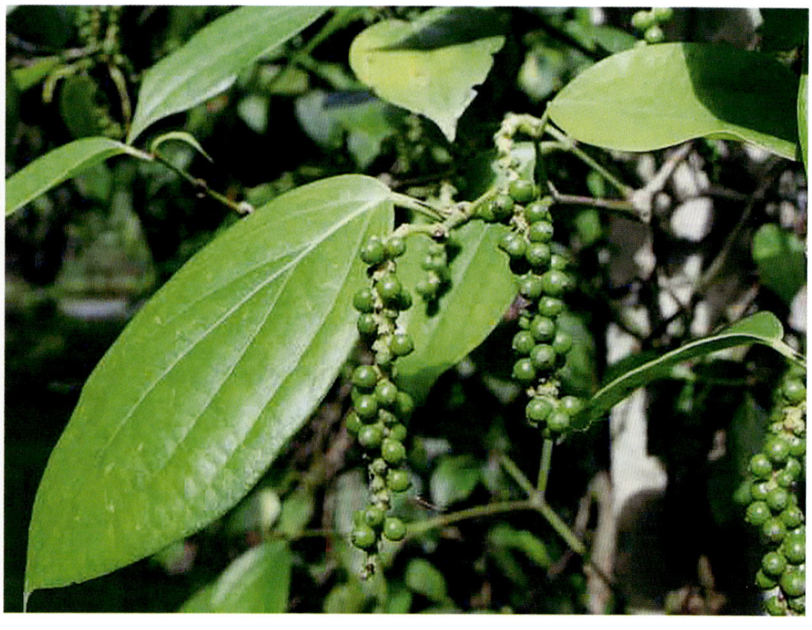

422 胡颓子

胡颓子科 胡颓子 *Elaeagnus pungens* Thunberg

佤名： kaox njāong lod [kʰa̱uʔ ʥauŋ lo̱t]（栲种落）

别名： 羊奶子、三月枣、卢都子

植物形态： 常绿直立灌木，具刺，幼枝密被锈色鳞片，老枝鳞片脱落，黑色，具光泽。叶片革质，椭圆形或阔椭圆形，稀长圆形，长 5~10cm，宽 1.8~5cm，表面幼时具银白色和少数褐色鳞片，成熟后脱落，具光泽，背面密被银白色和少数褐色鳞片，侧脉 7~9 对，表面显著凸起。花白色或淡白色，下垂，密被鳞片，1~3 朵花生于叶腋锈色短小枝上；花梗长 3~5mm；萼筒长 5~7mm；雄蕊的花丝极短。果实椭圆形，长 12~14mm，幼时被褐色鳞片，成熟时红色；果梗长 4~6mm。花期 9—12 月，果期翌年 4—6 月。

生境分布： 生于海拔 1900~3000m 的向阳山坡或路旁。分布于我国云南、江苏、浙江、福建、安徽、江西、湖北、湖南、贵州、广东、广西；日本亦有。

药用部位： 根、叶

采收加工： 全年可采收，晒干。

性味功效： 酸，微温。利尿排石。

主治： 肾结石。

用法用量： 内服：水煎服，10~15g。

附方

肾结石： 本品 10g、海金沙 8g、毛石韦 12g、黑胡椒 2g、狗响铃 10g、笔管草 8g、土茯苓 15g、半截藤 10g、车前草 8g，水煎服，每日 3 次。

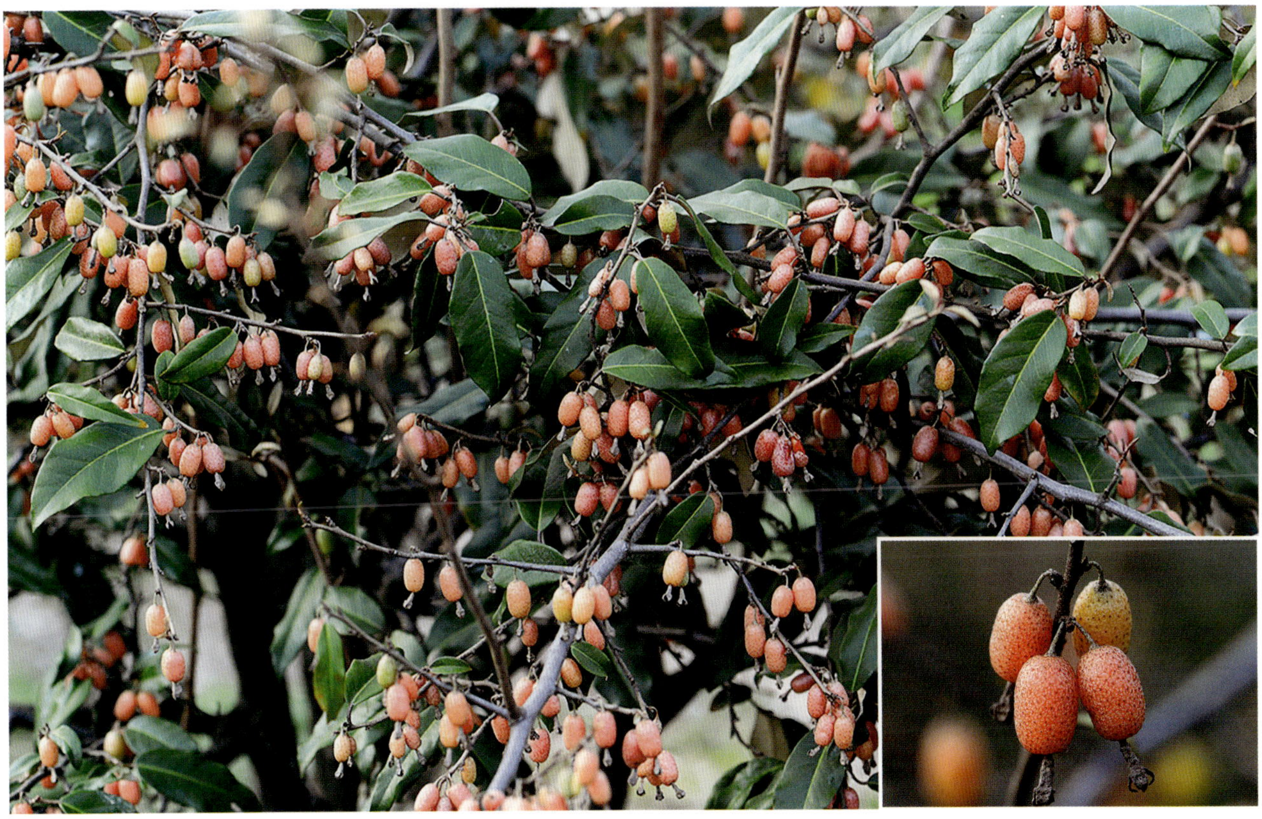

423 荔枝

无患子科 荔枝 *Litchi chinensis* Sonnerat

佤名： kaox blix ha [k^ha̠uʔ pli̠ʔ ha̠]（栲布利哈）

别名： 荔枝核、元红

植物形态： 常绿乔木。小枝圆柱状，褐红色，密生白色皮孔。小叶 2 对或 3 对，较少 4 对，薄革质或革质，披针形或卵状披针形。花序顶生，阔大，多分枝；萼被金黄色短绒毛。果卵圆形至近球形，成熟时通常暗红色至鲜红色；种子全部被肉质假种皮包裹。花期春季，果期夏季。

生境分布： 产于我国西南部，南部和东南部各地有栽培；亚洲东南部也有栽培，非洲、美洲和大洋洲都有引种记录。

药用部位： 成熟种子

采收加工： 每年 7—9 月果实成熟时采收，晒干。

性味功效： 甘、涩，温。理气止痛，祛寒散滞。

主治： 糖尿病，慢性胃炎，心腹胃脘隐痛。

用法用量： 内服：研为细末，黄酒或温水送服，5~10g。

附方

1. **糖尿病：** 本品核烘干后研为细末，一次 10g，每日 3 次，饭前 30 分钟温水送服。
2. **慢性胃炎：** 本品烘干后研为细末，每日 3 次，每次 6g，黄酒或温开水送服。
3. **心腹胃脘隐痛：** 本品和木香各等量，研为粉末拌匀，每日 3 次，每次 5g，以温开水调服。

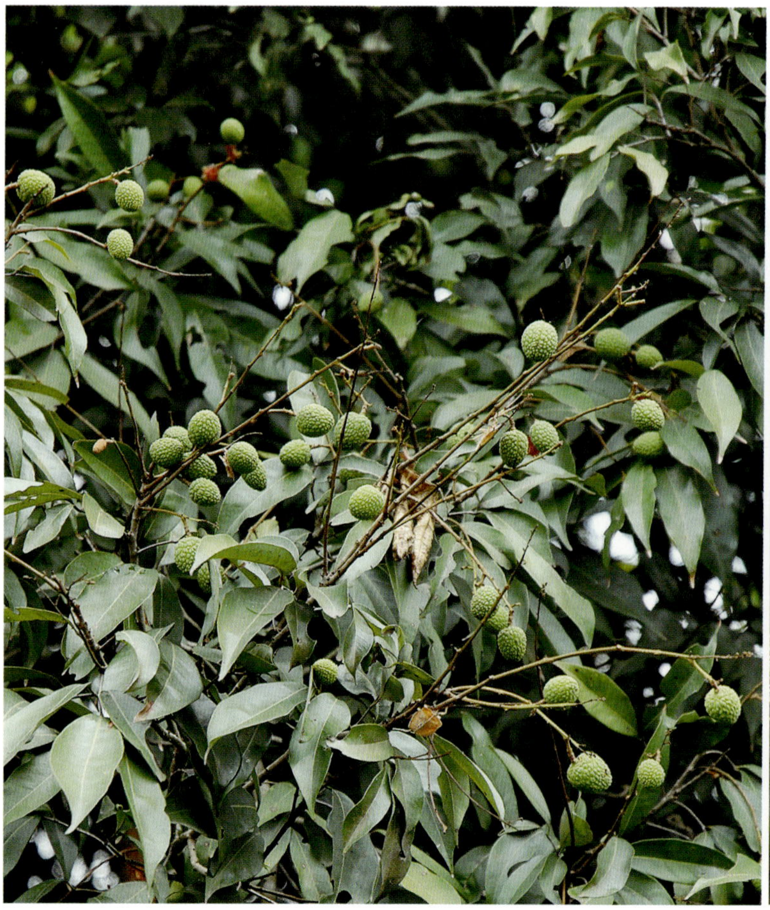

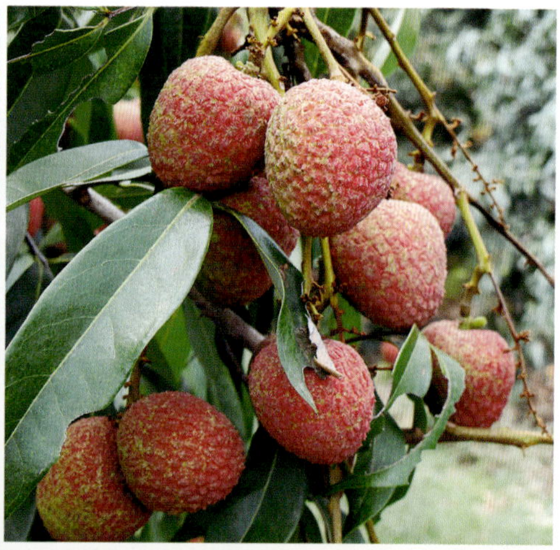

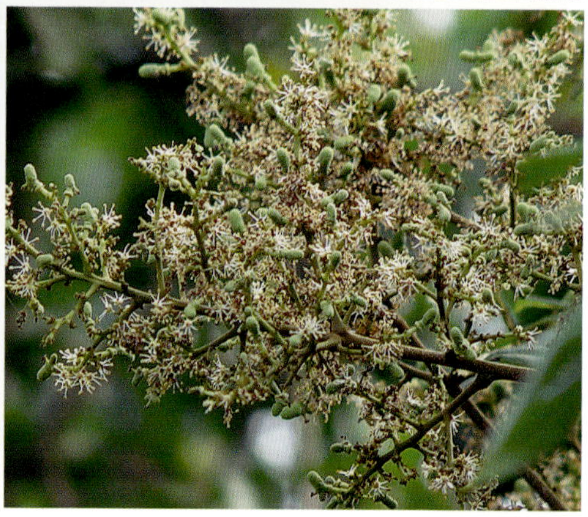

424 南木香

马兜铃科 西藏马兜铃 *Aristolochia griffithii* J. D. Hooker & Thomson ex Duchartre

佤名： houn līg ke [hon lik k^hɤ]（哄哩可）

别名： 云南马兜铃、小花马兜铃

植物形态： 粗大藤本，茎扭曲。嫩枝圆柱形，密被红棕色长柔毛。叶厚纸质至革质、阔心形或卵状心形，长 9~24cm，宽 6~25cm，边全缘，叶背密被褐色长柔毛；基出脉 7~9 条。花单生于叶腋，花梗长 10cm，下垂；花被管中部急遽弯曲，下部囊状，倒卵形，长达 8cm，直径约 3.5cm，弯曲处至檐部长约 2cm，直径约 1.5cm，外面被褐色柔毛，具纵脉，檐部盘状，近圆形，直径 5~7cm，内面暗紫色并有黄白色斑纹和明显的网脉，边缘浅 3 裂，近等大，喉部半圆形，直径约 1cm；花药长圆形，贴生于合蕊柱基部。蒴果长圆柱形，长 10~18cm，成熟时自顶端向下 6 瓣开裂。花期 3—5 月，果期 8—10 月。

生境分布： 生于海拔 1900~2800m 的密林、灌丛山坡。分布于我国云南、西藏；印度东北部、不丹、尼泊尔亦有。

药用部位： 根

采收加工： 全年可采收，晒干或鲜用。

性味功效： 苦，寒。舒经络，清热止痛。

主治： 胃炎，腹冷痛，胆绞痛，消化不良，胸腹痞满，肠胃不和，呃逆泛酸，腹痛泄泻，风湿骨痛，原发性高血压，跌打肿痛，疟疾，痧疹，蛇咬伤，中暑腹泻，伤暑低热无汗。

用法用量： 内服：水煎服，6~9g，浸酒或研末为散。

附方

1. **胃病：** 本品单方 0.2~0.3g，水煎服。
2. **肺结核：** 本品 8g、歪叶子兰 8g、白花蛇舌草 8g，水煎服，日服 3 次。
3. **淋巴结结核：** 本品 10g、白花蛇舌草 10g、歪叶子兰 8g、狗响铃 8g、三颗针 6g、管南香 8g，水煎服，日服 3 次。

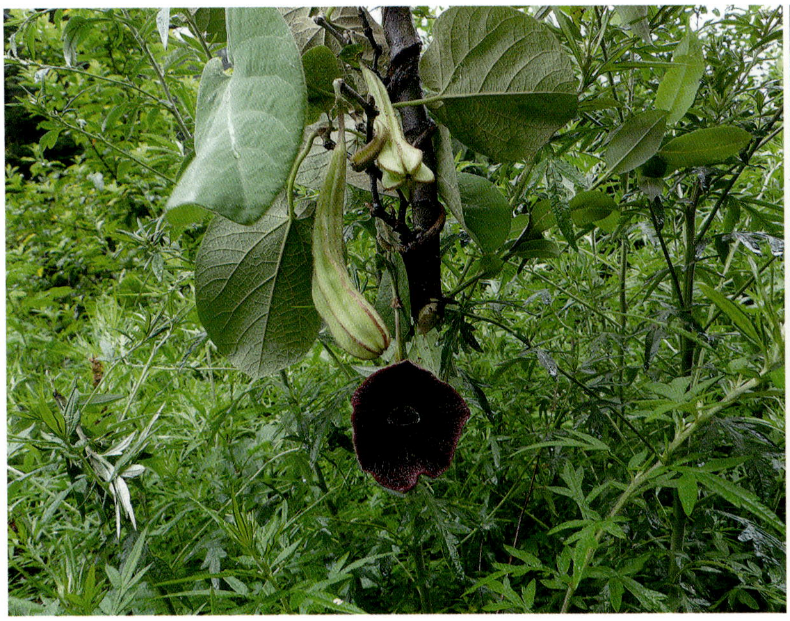

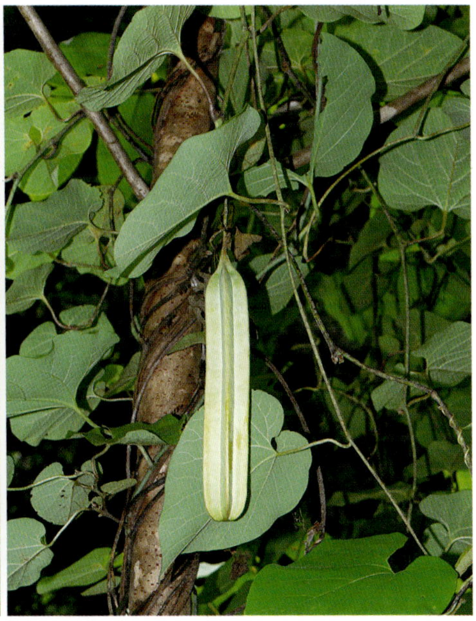

425 南瓜

葫芦科 南瓜 *Cucurbita moschata* Duchesne

佤名： nbi nūm [b̲i num]（比奴）

别名： 北瓜、番南瓜、饭瓜

植物形态： 一年生蔓生草本，常借助于卷须攀援。茎、枝粗壮，具纵棱槽，密被白色刚毛，节上常生根。叶片纸质，阔卵形或卵状圆形，长 12~15cm，宽 20~30cm，具 5 角或 5 浅裂，基部心形，叶面绿色，密被黄白色刚毛和茸毛，有时具白斑，背面淡绿色，毛被更显著，掌状脉 5 条；卷须 3~5 歧，被短刚毛和茸毛。花单性，雌雄同株；雄花：单生叶腋，花冠黄色，钟形，长 8cm，直径 6cm，5 中裂；雄蕊 3 枚，药室折曲；雌花：单生，花梗短；子房长圆形或偏球形，1 室，胚珠多数。瓠果形状多种多样，常因品种而异；果柄长 5~7cm。花、果期 4—11 月。

生境分布： 原产美洲南部，全国各地广泛栽培；世界各地普遍栽培。

药用部位： 果柄、果实、叶

采收加工： 8—10 月采收成熟果实，一般鲜用。

性味功效： 甘，温，平。解毒消肿，祛风除湿，驱虫，通乳，横行经络，分利小便。

主治： 咽喉肿痛，吞咽困难，毒蛇咬伤，疟疾，溃疡，耳根肿痛，牙痛，肠道寄生虫，中风偏瘫，半身不遂，肢体麻木疼痛，蛔虫，绦虫病。

用法用量： 内服：蒸煮或生捣汁。外用：鲜叶捣烂敷。

附方

1. **外伤出血：** 本品根 50g、鼻涕果树皮 50g、沙虱子 50 个、鱼子兰根 50g、蓖麻叶 30g、盐肤木根 30g、包谷酒少许。均为鲜品，洗净，切细，捣烂成泥状，加酒调匀，包敷伤口上，每日换药 1 次。
2. **眼异物撞伤：** 本品瓤 200g、热饭 250g，热饭捏成团在受伤的眼上连滚带捂，捂至 15 分钟后，再取本品瓤敷在受伤眼上 10 分钟。切勿敷的过长。
3. **驱蛔虫：** 本品、苦楝皮、使君子各 50g，碾粉，长一岁服 1g，最多服 20g。

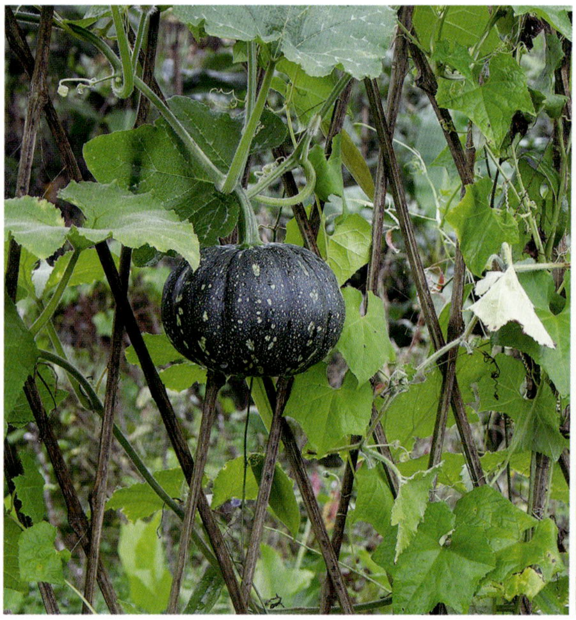

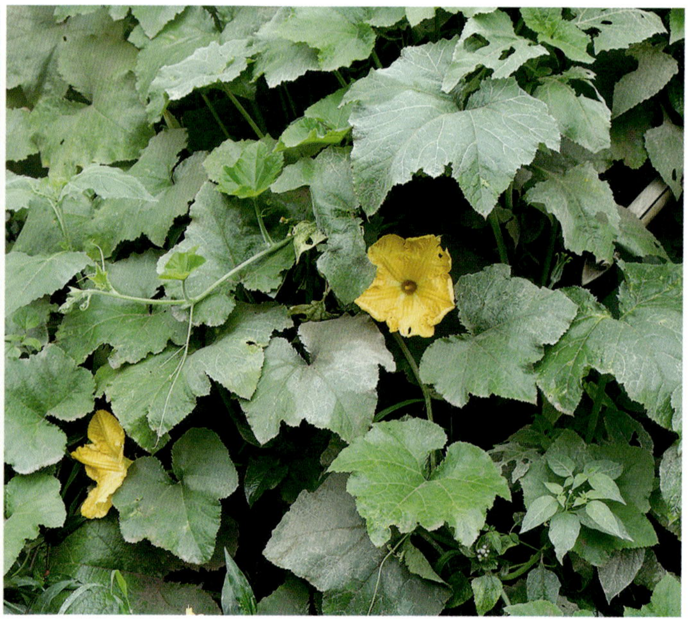

426 南板蓝

爵床科 板蓝 *Strobilanthes cusia* (Nees) Kuntze

佤名： hnyiah [ȵ̥ʰi̱ah]（嘎）

别名： 马蓝、靛叶

植物形态： 草本，多年生一次性结实。茎直立或基部外倾，稍木质化，高约 1m，通常成对分枝，幼嫩部分和花序均被锈色、鳞片状毛。叶柔软，纸质，椭圆形或卵形，长 10~20（~25）cm，宽 4~9cm，先端短渐尖，基部楔形，边缘有稍粗的锯齿，两面无毛，干时黑色，侧脉每边约 8 条，两面均凸起；叶柄长 1.5~2cm。穗状花序直立，长 10~30cm；苞片对生，长 1.5~2.5cm。蒴果长 2~2.2cm，无毛；种子卵形，长 3.5mm。花期 11 月。

生境分布： 常生于潮湿地方。分布于我国云南、广东、海南、香港、广西、贵州、四川、福建、台湾、浙江；孟加拉国、印度东北部、缅甸、喜马拉雅山脉沿线地区至中南半岛亦有。

药用部位： 根、叶

采收加工： 全年可采收，切段，晒干。

性味功效： 苦，寒。清热解毒，凉血利尿。

主治： 流脑，乙脑，流感，腮腺炎，扁桃体炎，口腔炎，痢疾，蛇咬伤。

用法用量： 内服：水煎服，15~20g。外用：捣敷。

附方

1. **感冒：** 本品 15g、鬼针草 15g、车前草 10g，水煎服，每日 3 次。
2. **发热：** 本品鲜叶适量炒热后外敷双足底涌泉穴，或鲜叶适量加入食盐少量捣烂外包右脚或左手心。
3. **肝炎：** 本品 20g、虎杖 15g、地胆头 10g、白花蛇舌草 10g，水煎服，每日 3 次。

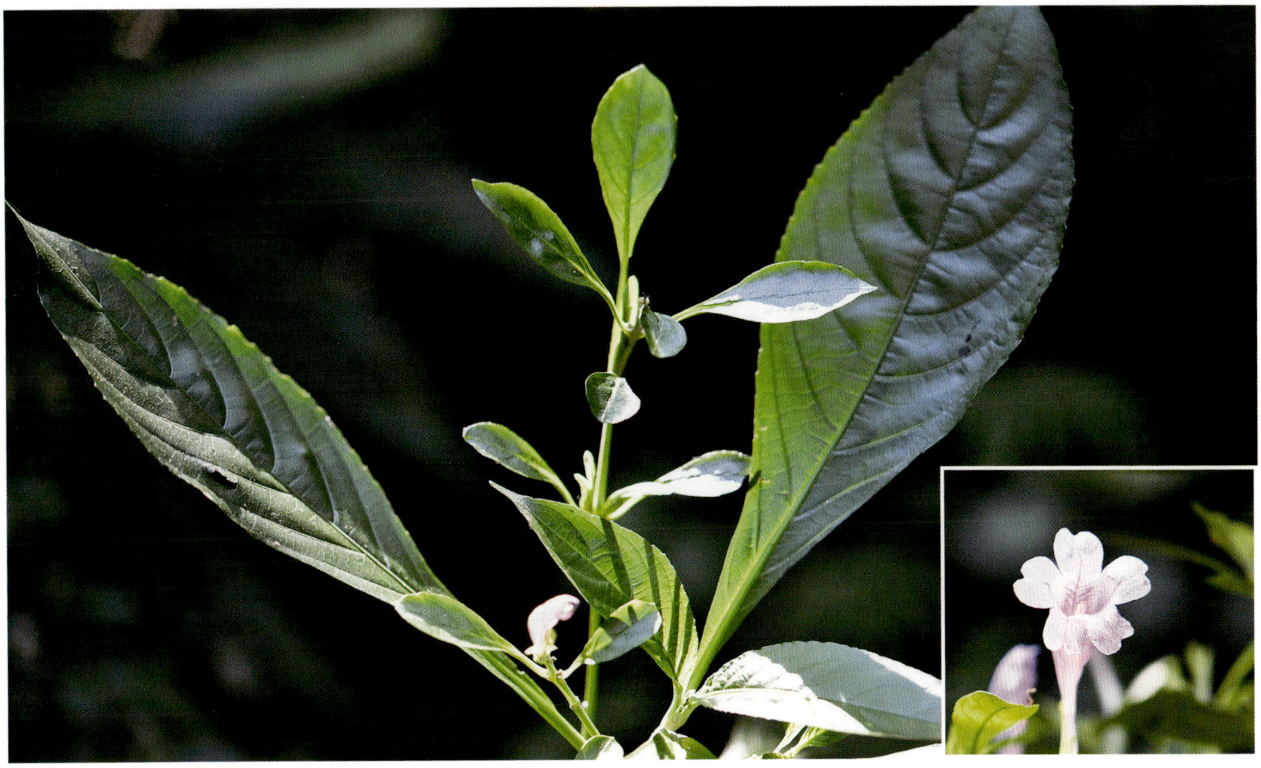

427 南烛

杜鹃花科 南烛 *Vaccinium bracteatum* Thunberg

侗名： kaox nbaix bāing [kʰa̱uʔ ba̱iʔ pa̱iŋ]（栲摆白）

别名： 乌饭树、乌饭叶

植物形态： 常绿灌木或小乔木。叶片薄革质，椭圆形、菱状椭圆形、披针状椭圆形至披针形，长4~9cm，宽2~4cm，叶面平坦有光泽，两面无毛，侧脉5~7对。总状花序顶生和腋生，长4~10cm，有多数花，序轴密被短柔毛或无毛；苞片披针形，长0.4~1.3cm，小苞片2枚，线形或卵形，长1~2mm；花梗短，长1~4mm；花冠白色，筒状，长约5mm，外面密被短柔毛或无毛，内面有疏柔毛，口部裂片短小，三角形，外反；雄蕊内藏，药室背部无距，药管长为药室的1.5~2倍。浆果直径5~6mm，熟时紫黑色，外面常被短毛或无毛。花期6—7月，果期8—10月。

生境分布： 生于海拔1100~1700（~2500）m的密林或灌丛中。分布于我国长江流域及其以南各地，南至台湾、广东、海南；朝鲜、日本南部、中南半岛诸国、马来半岛、印度尼西亚亦有。

药用部位： 叶、果实、根

采收加工： 全年可采收，晒干。

性味功效： 叶：酸、涩，平。益精气，强筋骨。果实：甘、酸，平。益肾固精，强筋健骨。根：甘、酸，温。散瘀，消肿，止痛。

主治： 跌打损伤，月经不调，小腹疼痛。

用法用量： 内服：水煎服，叶：6~9g，果实：6~9g，鲜根：9~15g。

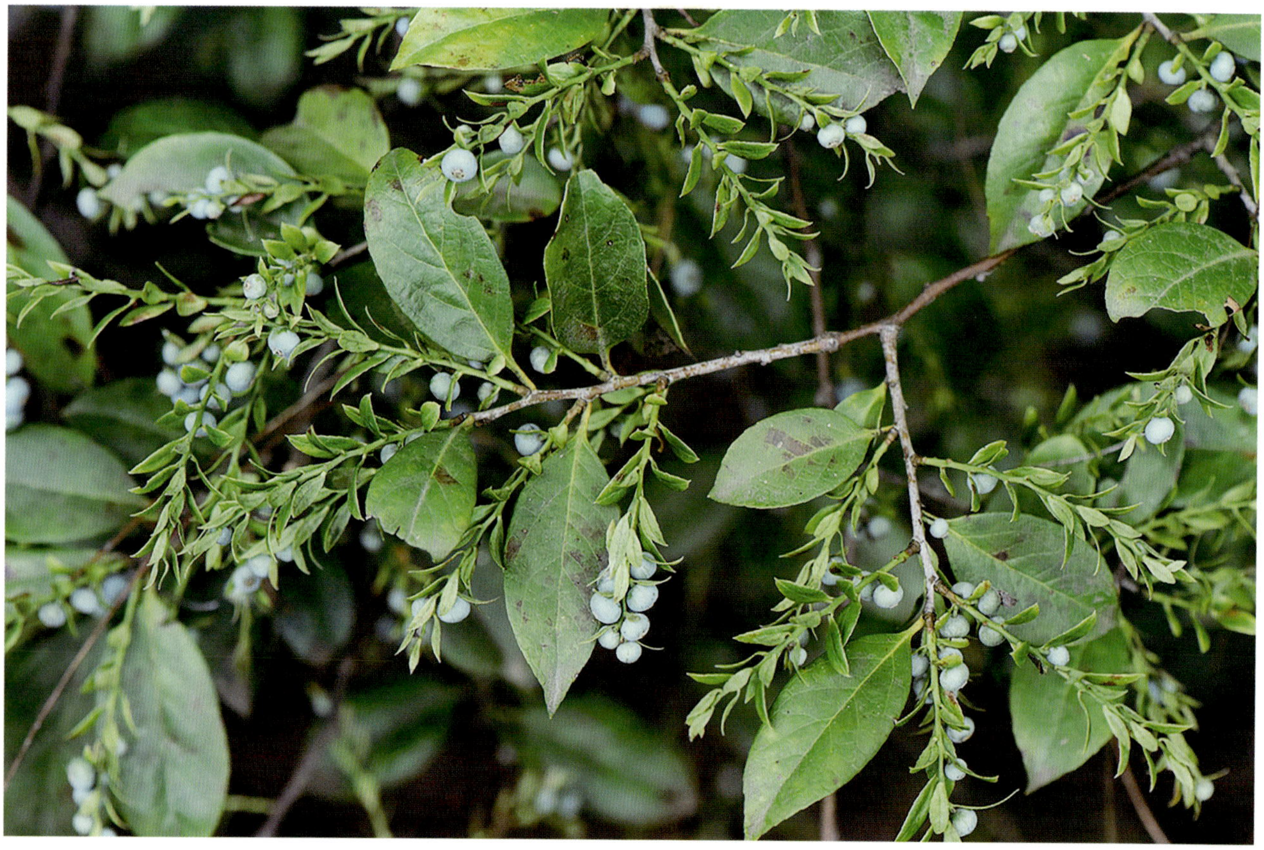

428 南酸枣

漆树科 南酸枣 *Choerospondias axillaris* (Roxburgh) B. L. Burtt & A. W. Hill

侗名： kaox hlaig [k^{h}a̱uʔ l^{h}a̱ik]（栲莱）

别名： 山枣、五眼睛果、鼻涕果

植物形态： 落叶乔木或大乔木。树皮片状剥落。叶互生，奇数羽状复叶，长 25~40cm，有小叶 3~6 对，叶柄纤细，基部略膨大；小叶对生，膜质至纸质，卵形或卵状披针形或卵状长圆形，长 4~12cm，宽 2~4.5cm，先端长渐尖，基部多少偏斜，侧脉 8~10 对。花杂性异株，紫红色；雄花和假两性花排列成腋生或顶生的聚伞圆锥花序，长 4~10cm；花瓣 5 片（稀 4 片），覆瓦状排列，长圆形，长 2.5~3mm，无毛，具暗褐色平行脉纹，开花时外卷；雄蕊 10 枚（稀 8 枚）与花瓣近等长；雌花较大，单生于上部叶腋。核果椭圆形或倒卵形，成熟时黄色，长 2.5~3cm，宽约 2cm，中果皮肉质浆状，内果皮骨质，顶端具 5 个小孔。花期 4 月，果期 8—10 月。

生境分布： 生于海拔（440~）600~2000m 的山坡、沟谷林中。分布于我国云南、贵州、广西、广东、福建、江西、湖南、湖北、浙江；印度、中南半岛、日本亦有。

药用部位： 树皮、果实

采收加工： 树皮：全年可采收。果实：9—11 月果熟时收，晒干或鲜用。

性味功效： 酸、甘，平。清热解毒，收敛止血，止痛，接骨。

主治： 水、火烫伤，骨折。

用法用量： 内服：水煎服，30~60g；鲜果 2~3 枚，嚼食；果核：煎汤，15~24g。外用：果核煅炭研末，调敷。

附方

接骨： 本品、大接骨、散血丹、三不怕、隔夜找娘等鲜品各适量，捣烂拌白酒炒热外包患处。

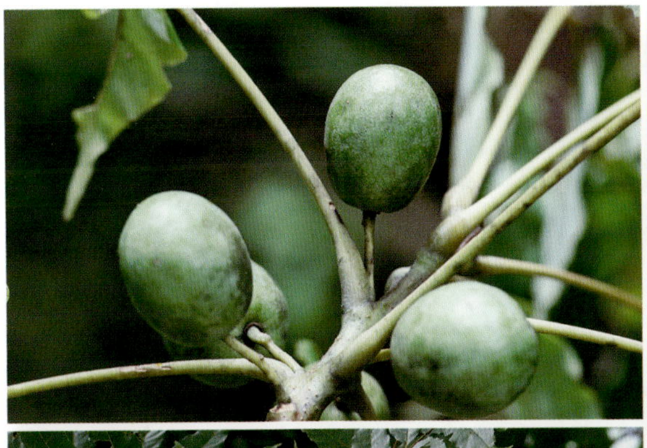
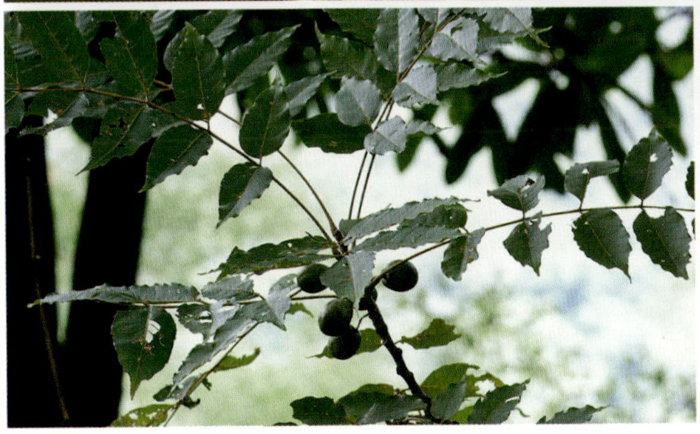
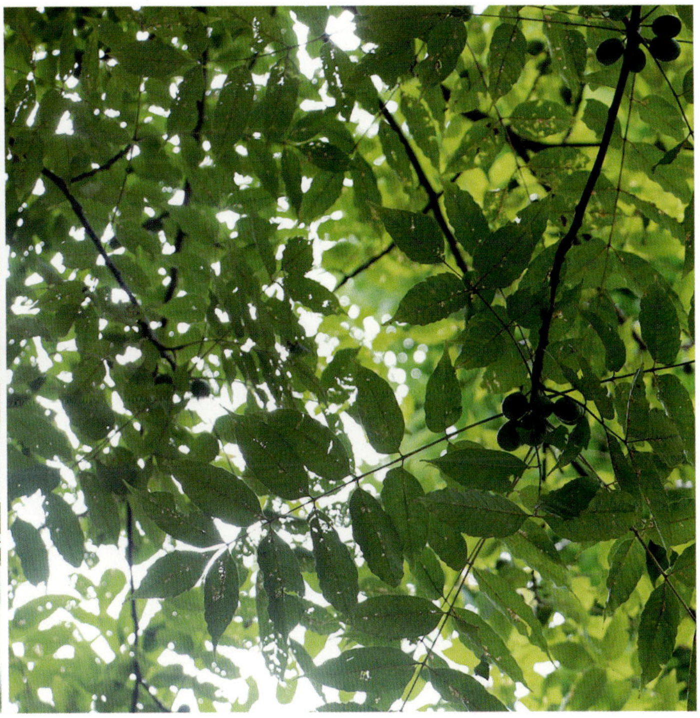

429 柘藤

桑科 柘藤 *Maclura fruticosa* (Roxburgh) Corner

佤名： kaox gad lōum [k^ha̱uʔ ka̱t lom]（栲该萝）

植物形态： 攀援状木质藤本。小枝无毛，灰白色，具皮孔；刺弯曲。叶互生，宽椭圆形，长8~14cm，宽3.5~6cm，膜质，全缘，先端急尖或为短尾状，基部圆形至宽楔形，表面深绿色，无毛，背面浅绿色，脉上疏全细毛，基生叶脉三出，延长至叶片1/3处，侧脉4~5对，在表面平，背面显著凸起，叶柄长1~1.2cm，无毛，花雌雄异株，雌雄花序均为具苞片的球形头状花序，成对腋生，雄花序直径1cm；雄花花被片4枚，肉质，顶部肥厚，内卷，雄蕊4枚，与花被片对生，花丝短，在花芽直立，退化雌蕊锥形；雌花序球形，花被片上部分离，下部合生，覆瓦状排列肉质，顶部厚，内卷，苞片着生于花被片上，内面有黄色腺体2个。聚花果近球形，直径2cm；成熟核果豌豆状，直径5~6cm，为宿存肉质花被包围，子叶相等，胚根向上。花期4—5月，果期7—8月。

生境分布： 生于海拔1000~1700m的季雨林中。产于我国云南（麻栗坡、西畴、西双版纳）；越南、缅甸、孟加拉国、印度东北部（喀西亚）也有。

药用部位： 根

采收加工： 全年可采收。

性味功效： 微苦，凉。祛风通络，清热除湿，解毒消肿。

主治： 肺热，肺结核。

用法用量： 内服：水煎服。

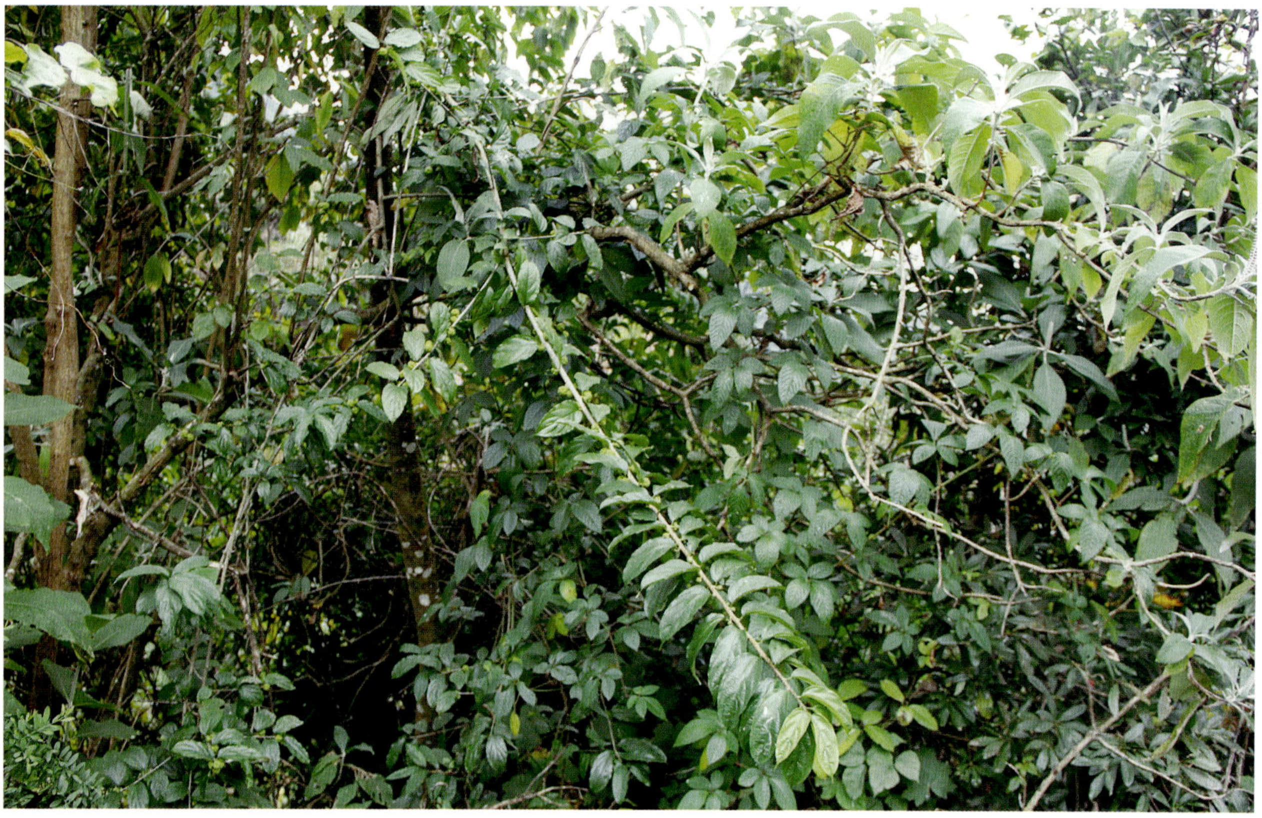

430 柳树

杨柳科 垂柳 *Salix babylonica* Linnaeus

佤名： kaox si glāi [k^{h}a̱uʔ si klai]（栲西个赖）

别名： 水柳、垂丝柳、清明柳

植物形态： 乔木，高达12~18m，树冠开展而疏散。树皮灰黑色，不规则开裂；枝细，下垂，淡褐色、淡黄褐色或带紫色，无毛。芽线形，先端急尖。叶狭披针形或线状披针形，先端长渐尖，基部楔形两面无毛或微有毛，上面绿色，下面色较淡，锯齿缘；托叶仅生在萌发枝上，斜披针形或卵圆形，边缘有齿牙。花序先叶开放，或与叶同时开放；雄花序有短梗，轴有毛；雄蕊2枚，花丝与苞片近等长或较长，基部多少有长毛，花药红黄色；苞片披针形，外面有毛；腺体2个；雌花序有梗，基部有3~4片小叶，轴有毛。蒴果绿黄褐色。花期3—4月，果期4—5月。

生境分布： 中国有广泛栽培。

药用部位： 叶、树皮

采收加工： 全年可采收。

性味功效： 苦，寒。无毒。清热解毒，透疹利尿。

主治： 叶：脚癣，高血压，肝炎，早期肝硬化，慢性气管炎。树皮：痢疾，腹泻。

用法用量： 叶：水煎服，25~50g。须根：泡酒服或炖肉服，15~30g。枝、根皮：水煎服，10~25g。外用：煎汁熏洗。外用研粉，香油调敷。

附方

结膜炎（风火赤眼）： 本品叶适量，煎汁熏洗，每日3次。

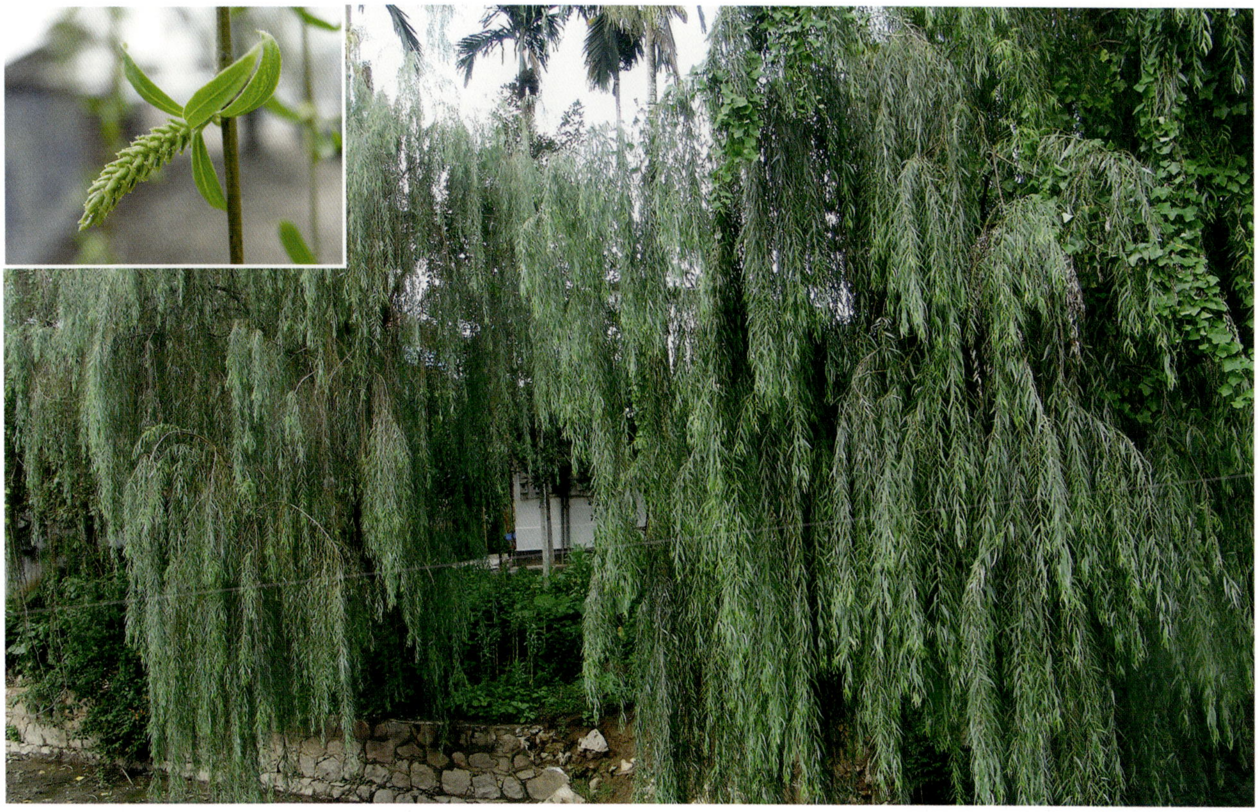

431 柱叶隔距兰

兰科 广东隔距兰 *Cleisostoma simondii* var. *guangdongense* Z. H. Tsi

佤名： dāi nab noung [tai nạp nọŋ]（呆那浓）

别名： 拉木奴

植物形态： 植株常上举。茎细圆柱形，长达50cm，粗约4mm，常分枝，具多数叶。叶二列互生，肉质，深绿色，细圆柱形，斜立，长7~11cm，粗约3mm，先端稍钝，基部具关节和抱茎的长鞘。花序侧生，比叶长，斜出，花序柄被3~4枚鞘；总状花序或圆锥花序具多数花；花梗和子房常粗壮；花近肉质，黄绿色带紫红色脉纹；萼片和花瓣稍反折，具3条脉；中萼片长圆形，先端圆形；侧萼片稍斜长圆形；花瓣相似于萼片而较小；唇瓣3裂；侧裂片直立，三角形，上部骤然收狭，先端急尖并且朝上弯曲；中裂片浅黄白色，厚肉质，卵状三角形，向前伸，先端急尖，基部中央具三角形隆起的突片；距近球形。花期9月。

生境分布： 常生于海拔500~600m的常绿阔叶林中树干上或林下岩石上。分布于我国福建、广东、香港、海南、云南。

药用部位： 全株

采收加工： 全年均采收，晒干。

性味功效： 祛风除湿，接骨。

主治： 跌打损伤，风湿病。

用法用量： 内服：水煎服。外用：水煎外洗，或捣烂外包患处。

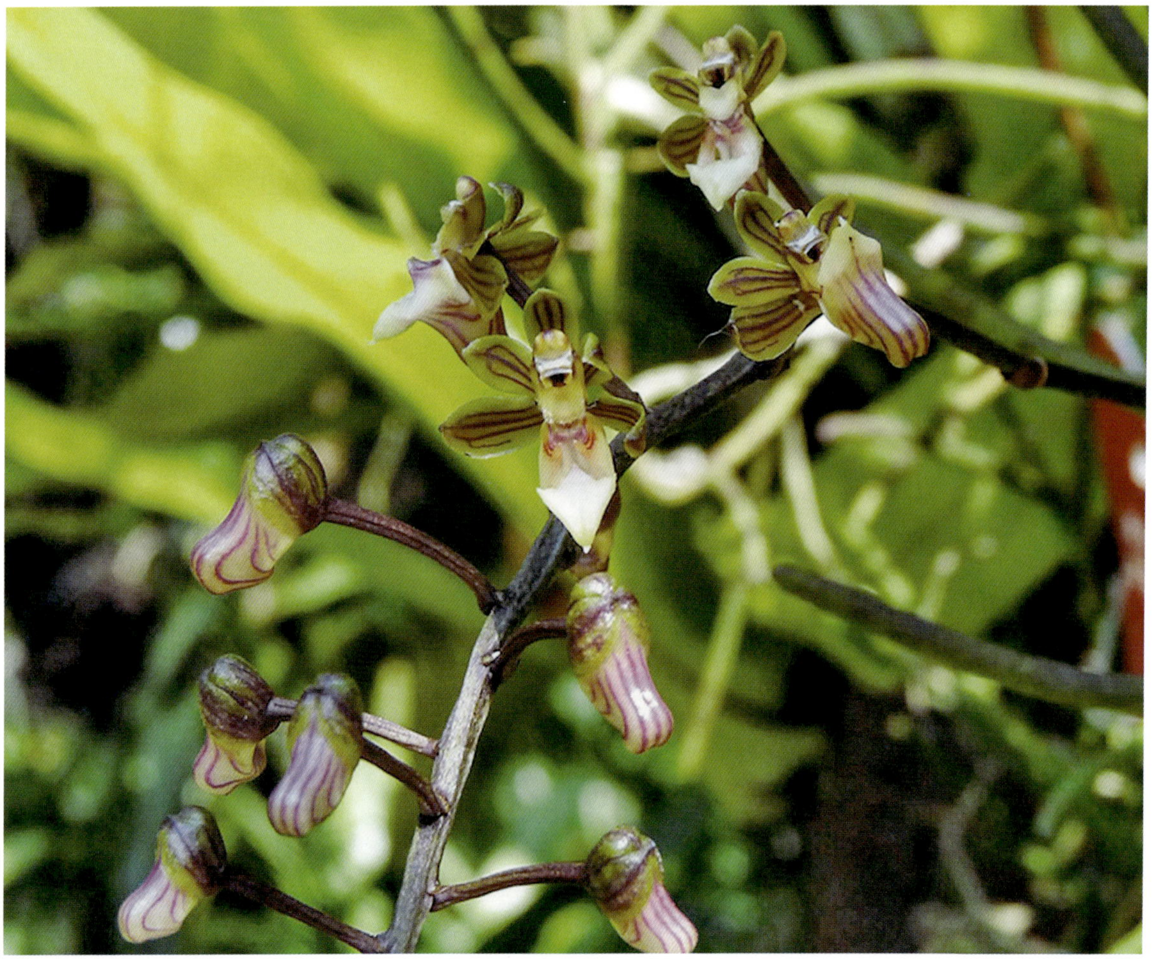

432 树头芭蕉

芭蕉科 象头蕉 *Ensete wilsonii* (Tutcher) Cheesman

佤名： vūng kaox [vuŋ k^hau?]（嗡栲）

别名： 大树头芭蕉、野芭蕉

植物形态： 植株高 6~12m，假茎淡黄色，带紫褐色斑块，无蜡粉。叶片长圆形，长 1.8~2.5m，宽 60~80cm，基部心形；叶柄长 40~60cm，有张开的窄翼。花序下垂；苞片外面紫黑色，被白粉，内面浅土黄色，每苞片内有花 2 列；花被片淡黄色，离生花被片倒卵状长圆形，合生花被片长为离生花被片的 2 倍或以上，先端 3 齿裂。浆果几乎圆柱形，长 10~13cm，直径 4.4cm，果身直，成熟时灰深绿色，果柄长 3.5~4.5cm，果内几乎全是种子。

生境分布： 生于海拔 2700m 以下的沟谷潮湿肥沃土中。分布于我国南岭以南各地；越南、老挝亦有。

药用部位： 全株

采收加工： 春、夏季采收，切碎，晒干或鲜用。

性味功效： 甘，凉。清热截疟。

主治： 疟疾。

用法用量： 内服：水煎服，2.5~5g。外用：水煎外洗。

附方

1. **疟疾，痢疾：** 本品、老母猪尿、田锈水（农田红色的水）、胡椒、草果各适量，加少量酒，水煎服。
2. **水肿病，膀胱炎：** 本品 100g、千里光 150g、洗碗叶 150g、熊胆草 100g，开水煎煮，药液洗全身，每日 1 次。
3. **心脏病，心肌病：** 本品，配回心草、朱砂各适量，水煎服。

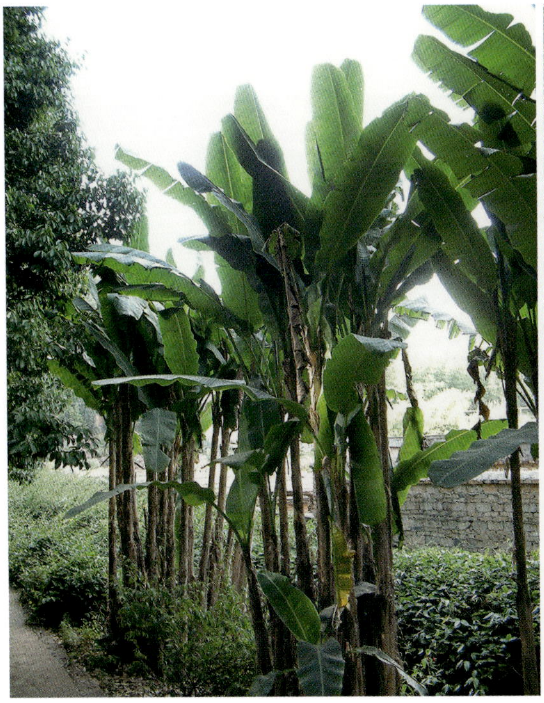
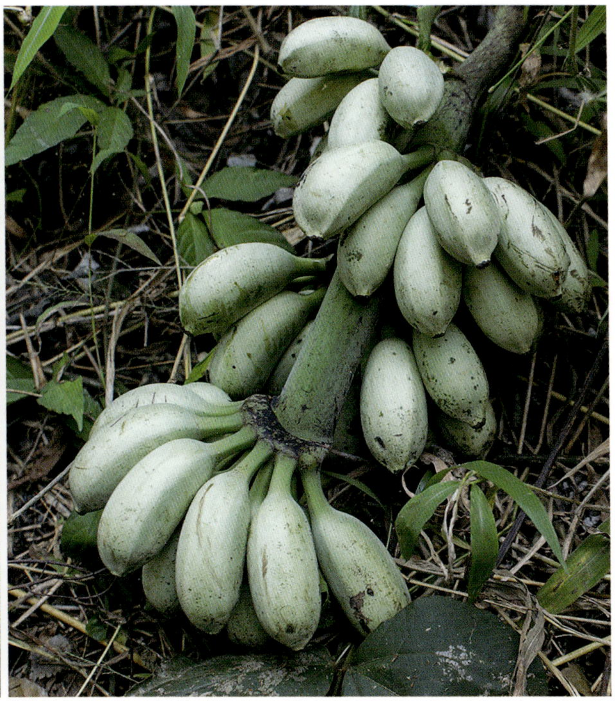

433 树仲

樟科 潺槁木姜子 *Litsea glutinosa* (Loureiro) C. B. Robinson

佤名： kaox hlax hnim [kʰa̠uʔ lʰa̠ nʰi̠m]（栲辣凝）

别名： 粘香树、豆腐渣

植物形态： 常绿小乔木或乔木。幼枝极密被污黄色绒毛。叶互生，倒卵形、倒卵状长圆形或椭圆状披针形，长 6.5~10（~26）cm，宽（3~）5~8.5（~11）cm，先端钝或圆，基部楔形、钝或近圆形，上面绿色，沿中脉密被灰黄色绒毛，下面密被灰黄色绒毛或近于无毛，幼时两面均密被毛，羽状脉，侧脉每边 8~12 条。伞形花序生于枝端叶腋，单生或多个组成伞房状圆锥花序；总梗或序轴长 1~6cm 或更长，密被灰黄色绒毛；每一伞形花序通常有花 12 朵，花梗密被灰黄色绒毛。果球形，直径约 7mm；果梗长 5~6mm，先端略增大；果托浅盘状。花期 5—6 月，果期 9—10 月。

生境分布： 生于海拔 500~1900m 的山地林缘、疏林或灌丛中。分布于我国云南、广东、广西、福建；越南、菲律宾、印度亦有。

药用部位： 树皮、叶

采收加工： 随用随采。

性味功效： 甘，芳香，温。散瘀，消肿，续筋接骨，止血。

主治： 骨折伤筋，跌打损伤，创伤出血。

用法用量： 外用：鲜树皮或叶捣碎外敷患部。

附方

1. **创伤出血：** 本品树皮 30g、小麻药 30g、重楼 30g、藤杜仲 40g，上药鲜品洗净，切细，舂碎包敷伤口处，2~3 日换药一次。
2. **骨折，骨裂：** 本品树皮 40g、接骨丹 40g、大力丸 30g、盐肤木根 30g、桐子树 40g、蚕豆七 30g、酢浆草 30g，上药均为鲜品，切细，捣碎，生熟各半加白酒少许拌匀包敷患部。2~3 日换药一次。

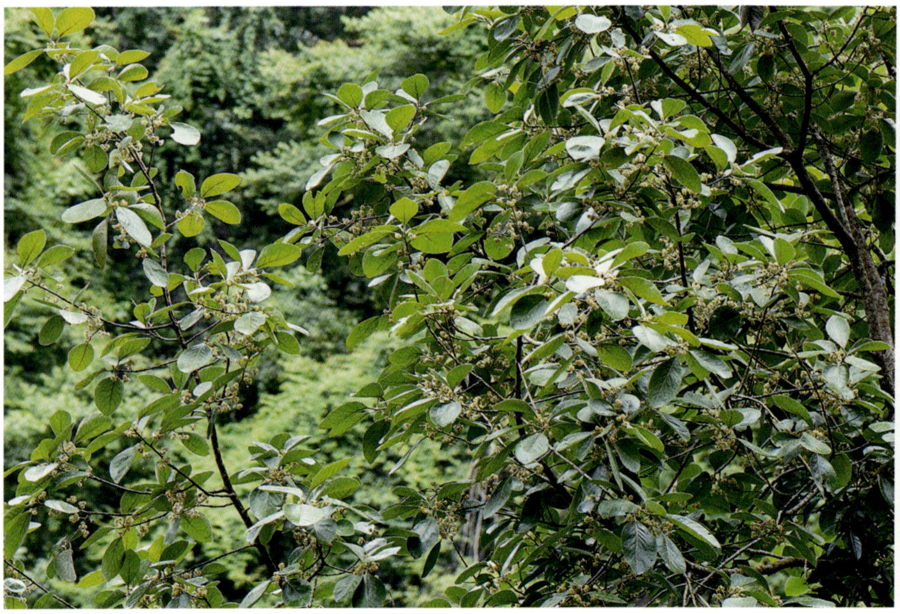
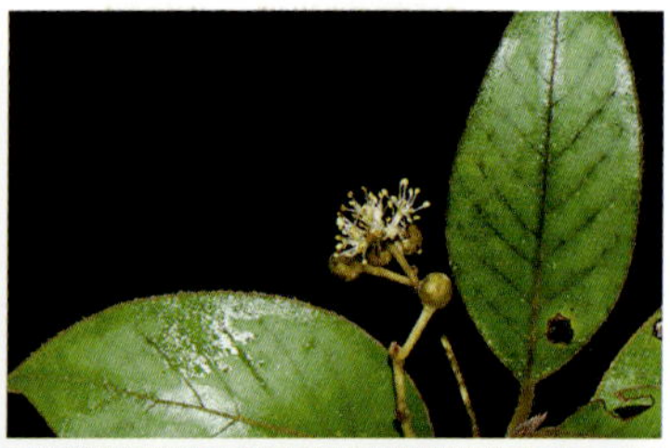
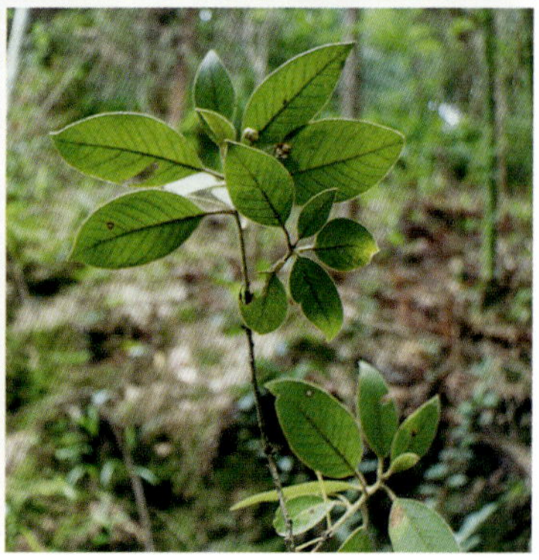

434 树茇瓜

兰科 硬叶兰 *Cymbidium mannii* H. G. Reichenbach

佤名： dāi noung siah [tai noŋ si̱ah]（呆浓下）

别名： 剑兰

植物形态： 附生植物。假鳞茎狭卵球形，长2.5~5cm，宽2~3cm，稍压扁，包藏于叶基之内。叶（4~）5~7枚，带形，厚革质，长22~80cm，宽1~1.8cm，先端为不等的2圆裂或2尖裂，有时微缺，基部的鞘有宽1~1.5mm的黑色膜质边缘。花葶从假鳞茎基部穿鞘而出，长17~28cm，下垂或下弯；总状花序常具10~20朵花；花略小，直径3~4cm；萼片与花瓣淡黄色至奶油黄色，中央有1条宽阔的栗褐色纵带，带宽达3~4mm，唇瓣白色至奶油黄色，有栗褐色斑；唇瓣3裂，基部多少囊状，唇盘上有2条纵褶片。蒴果近椭圆形，长3.5~5cm，宽2.5~3cm。花期3—4月。

生境分布： 附生于海拔 120~1600m 的林中或灌丛中的树上。分布于我国云南、贵州、广西、广东、海南；尼泊尔、不丹、印度、缅甸、越南、老挝、柬埔寨、泰国亦有。

药用部位： 全草

采收加工： 全年可采收，洗净，晒干。

性味功效： 甘、辛，平。润肺止咳，散瘀，调经。

主治： 支气管炎，肝热咳嗽，肺结核，咽喉炎，月经不调。

用法用量： 内服：水煎服。

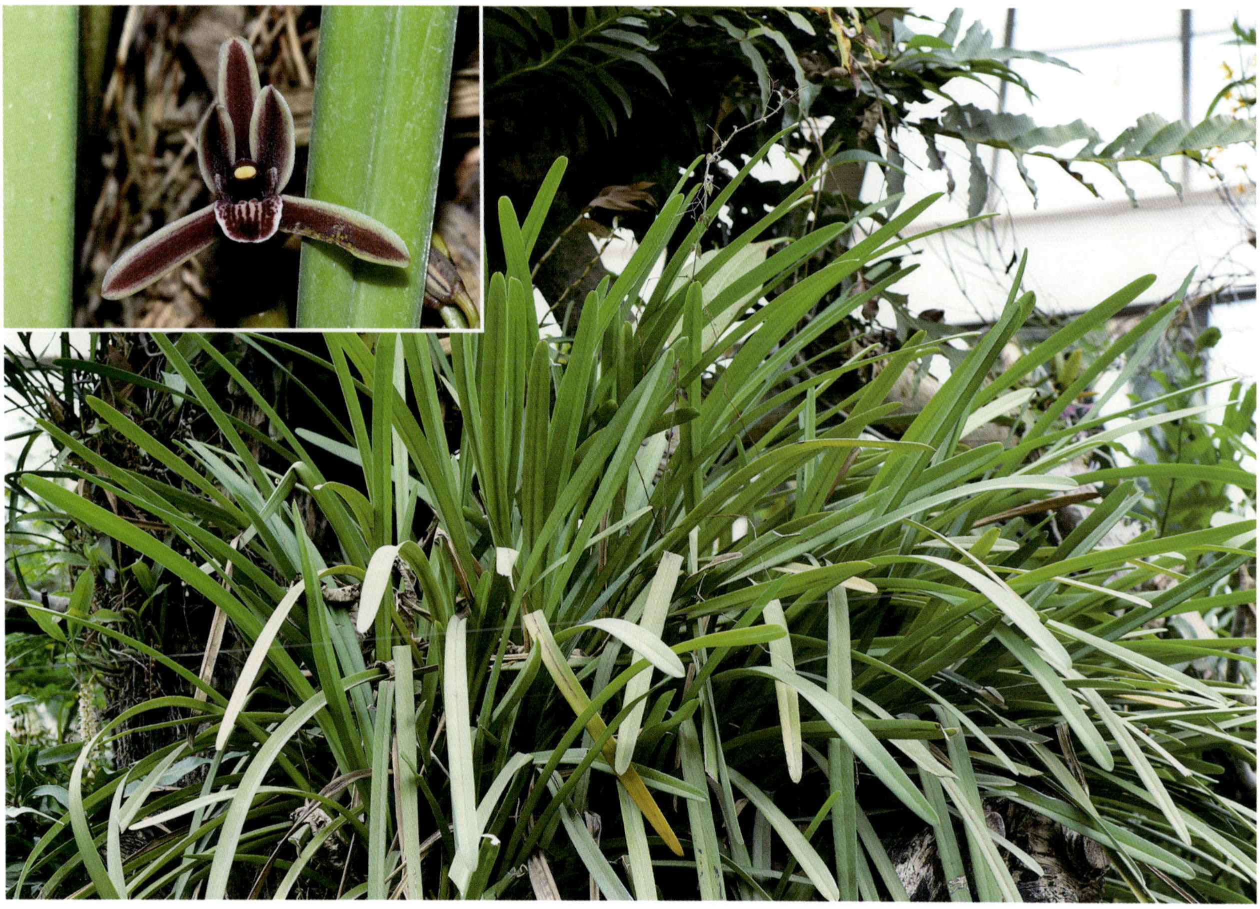

435 树葱

兰科 指叶拟毛兰 *Mycaranthes pannea* (Lindley) S. C. Chen & J. J. Wood

佤名： daex mōu kaox [taɯʔ mo kʰauʔ]（德某栲）

别名： 石葱

植物形态： 植株较小，全体被白色绒毛，毛被随即脱落；根状茎细长，匍匐，具鞘；假鳞茎相距 2~5cm。茎短，长 1~2cm，圆柱形，不膨大，粗 3~4mm，上部至顶端具 3~4 枚叶，下部为数枚鞘所包。叶肉质，圆柱形，两侧压扁，腹面具槽，长 4~20cm，粗约 3mm，先端钝，基部套叠，无明显叶柄，亦无明显叶脉，仅在槽的边缘残留有稀疏的白色绒毛。总状花序 1 个，顶生，长 3~5cm，具 1~4 朵花，被白色绒毛，基部具膜质鞘；花黄色或带红色；唇瓣长约 7mm，不裂，两面均被白色短绒毛。花期 4—5 月。

生境分布： 附生于海拔 1300~2200m 的林中或沟谷旁树干或树枝上。分布于我国云南、海南、广西、贵州、西藏；不丹、印度、缅甸、越南、老挝、柬埔寨、泰国、马来西亚、印度尼西亚亦有。

药用部位： 全草

采收加工： 全年采收，洗净，晒干或鲜用。

性味功效： 苦，凉。清热解毒，消肿止痛。

主治： 跌打损伤，骨折，痈疮疖肿，烫伤，食物及药物中毒。

用法用量： 内服：水煎服，15~20g。外用：捣烂外敷患处。

附方

1. **药物，蕈类中毒：** 本品 20g，水煎服，每日 3 次。
2. **烫伤：** 本品干品研粉，调香油外擦患处。
3. **跌打损伤：** 本品鲜品配刺桐树皮、飞龙掌血、过江龙，捣烂外敷患处。

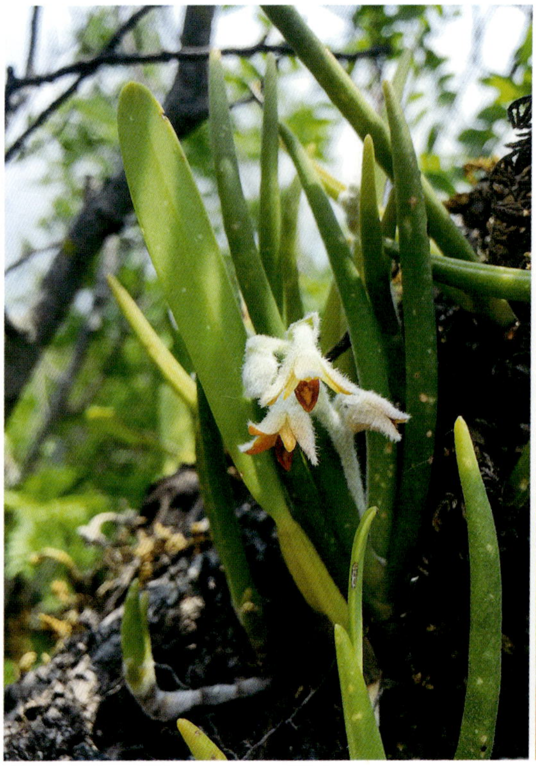

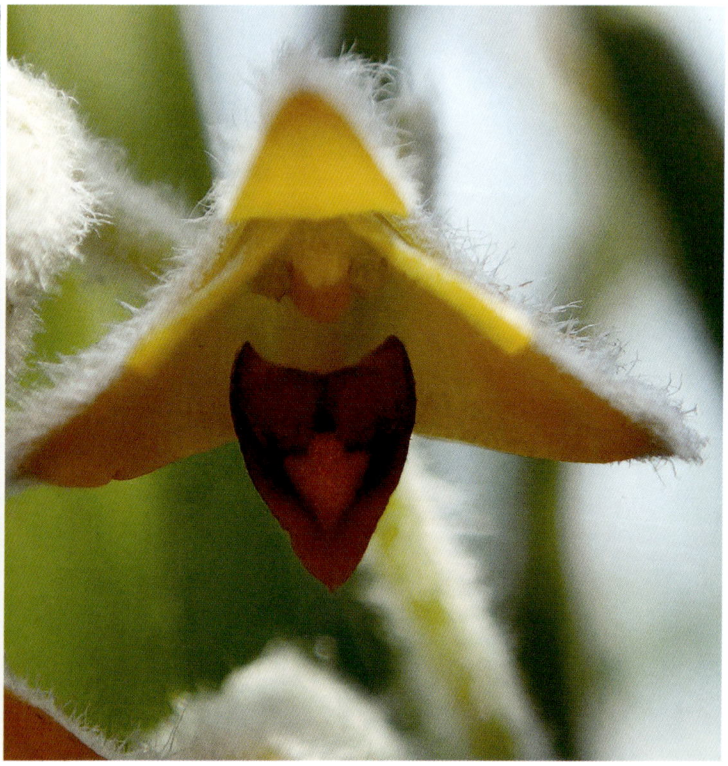

436 树薄荷

唇形科 丁香罗勒 *Ocimum gratissimum* Linnaeus

佤名： daex jāng krēem si ngī [ta̱ɯʔ tɕaŋ kʰrɯ̱m si ŋi]（德占梗西尼）

别名： 香草、大叶零陵香、丁香

植物形态： 直立灌木，分枝，全株具芳香味。茎四棱形，具槽，被长柔毛。叶卵形至长卵形，稀卵状椭圆形，长 4~13cm，宽 1.5~6.5cm，基部楔形下延，边缘具圆锯齿，两面密被平贴长柔毛及金黄色腺点。总状花序腋生或顶生，长 5~10cm，常组成复总状花序，具长柔毛，总状花序由具 6 朵花的轮伞花序组成；苞片卵状菱形，长 3~4mm，密被长柔毛及腺点；花黄白色；萼钟状，长 3.5mm，上面中间 1 齿倒卵圆形，长约 2mm，宽约 1.5mm，在果时增大长达 5mm；花冠长约 4mm，上、下唇外面均具腺点；雄蕊 4 枚，外露。小坚果近球形，褐色，多皱纹，有具腺的凹穴。花期 10 月，果期 11 月。

生境分布： 我国江苏、浙江、福建、台湾、广东、广西及云南栽培；热带非洲、马达加斯加、斯里兰卡亦有；西印度群岛见栽培。

药用部位： 全草、种子

采收加工： 秋季采收，阴干。

性味功效： 辛，温。祛风消肿，散瘀止痛，疏风解表。

主治： 胃肠胀气，消化不良，跌打瘀肿，风湿痹痛，湿疹皮炎。

用法用量： 内服：水煎服，10~15g。外用：外敷。

附方

1. **胃胀气：** 本品 15g、草果 1 个、生姜适量，水煎服，每日 3 次。
2. **风寒感冒：** 本品 10g、苏叶 10g、柴胡 10g，水煎服，每日 3 次。
3. **不明原因引起的眼痛：** 本品种子在夜晚睡前放入眼内，轻轻揉滚，第二天清晨种子带眼内杂物自然掉出眼外。

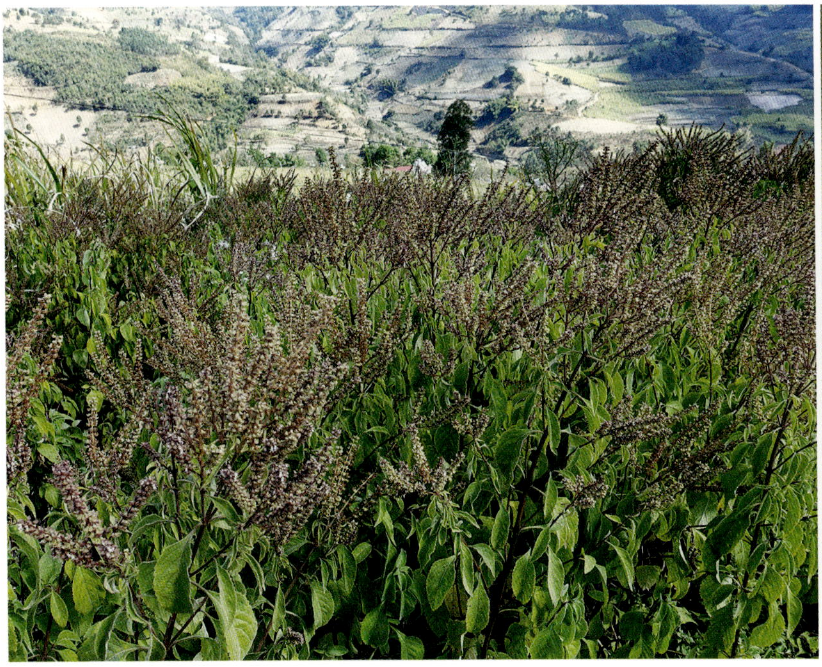

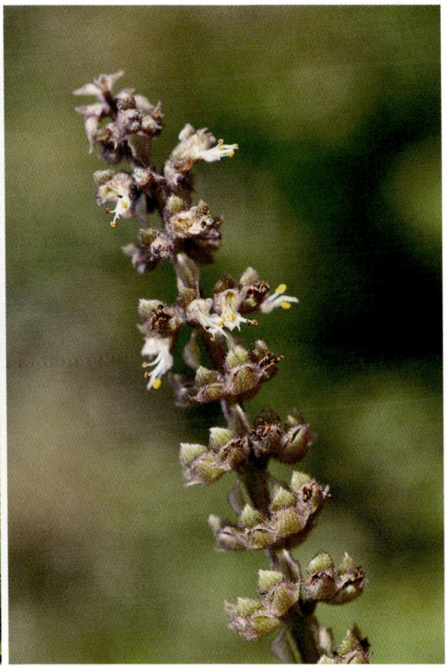

437 威灵仙

毛茛科 威灵仙 *Clematis chinensis* Osbeck

佤名： hnu ndim siah [nʰu̱ di̱m si̱ah]（努钉下）

别名： 铁脚威灵仙、青风藤、白钱草

植物形态： 木质藤本。干后变黑色。小叶片纸质，卵形至卵状披针形，或为线状披针形、卵圆形，顶端锐尖至渐尖，偶有微凹，基部圆形、宽楔形至浅心形，全缘，两面近无毛，或疏生短柔毛。常为圆锥状聚伞花序，多花，腋生或顶生。瘦果扁，卵形至宽椭圆形，有柔毛。花期 6—9 月，果期 8—11 月。

生境分布： 生于山坡、山谷灌丛中或沟边、路旁草丛中。分布于我国云南南部、贵州、四川、陕西南部、广西、广东、湖南、湖北、河南、福建、台湾、江西、浙江、江苏南部。

药用部位： 根、根茎

采收加工： 全年可采收。

性味功效： 辛、咸，温。祛风除湿，通络止痛。

主治： 风湿痹痛，肢体麻木，牙痛。

用法用量： 内服：水煎服。

附方

牙痛： 本品、车前草、两面针、鱼腥草、石膏、甘草、甘菊各适量，水煎服，半年不复发。

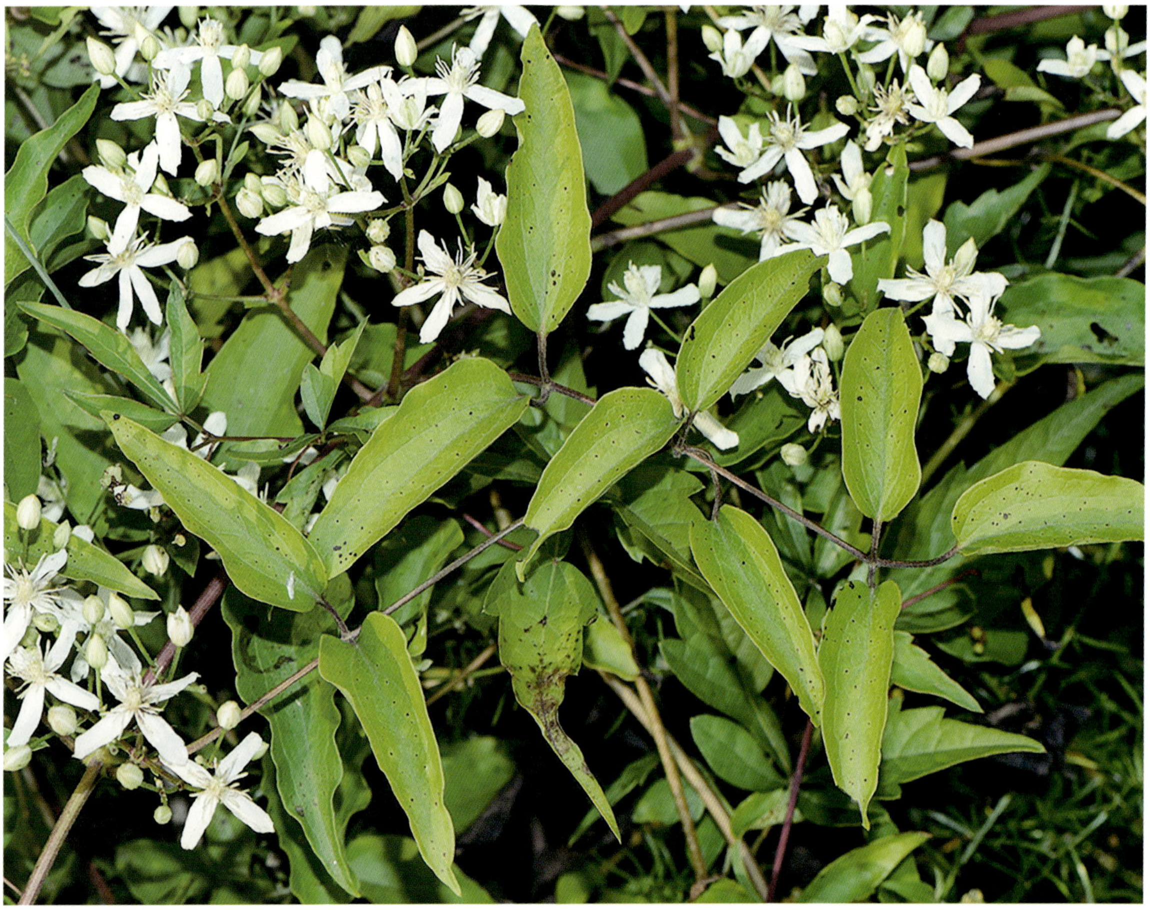

438 砂仁

姜科 砂仁 *Amomum villosum* Loureiro

佤名： blix sā reng [pl̠iʔ sa rɤ̠ŋ]（布利砂仁）

别名： 阳春砂、春砂仁

植物形态： 多年生草本，高1.5~3m，茎散生；根茎匍匐地面，节上被褐色膜质鳞片。叶片长披针形，宽7cm，顶端尾尖，基部近圆形，两面光滑无毛，无柄或近无柄；叶舌半圆形，长3~5mm；叶鞘上有略凹陷的方格状网纹。穗状花序椭圆形，苞片披针形，花萼管长1.7cm，花冠管长1.8cm；花丝长5~6mm，花药长约6mm；药隔附属体三裂，两侧耳状，子房被白色柔毛。蒴果椭圆形，成熟时紫红色，干后褐色，表面被不分裂或分裂的柔刺；种子多角形，有浓郁的香气，味苦凉。花期5—6月，果期8—9月。

生境分布： 栽培或野生于山地阴湿之处。产于我国福建、广东、广西、云南。

药用部位： 果实、根

采收加工： 果实：秋季果实成熟时采收。根：全年可采收。

性味功效： 辛，温。化湿醒脾，解气温中，安胎。

主治： 脾胃气滞，腹部胀满，妊娠呕吐，不思饮食，孕妇因跌打损伤而致胎动不安，腹痛难忍。

用法用量： 内服：水煎服，根 20~30g，果实 10~15g。

附方

1. **月经不调：** 本品、胡椒各少许，鸡根 15g，共研细末，炖新鲜肉食。
2. **各型肝炎：** 本品、胡椒、草果、兑鸡肚子果树皮，炖肉吃或水煎服。

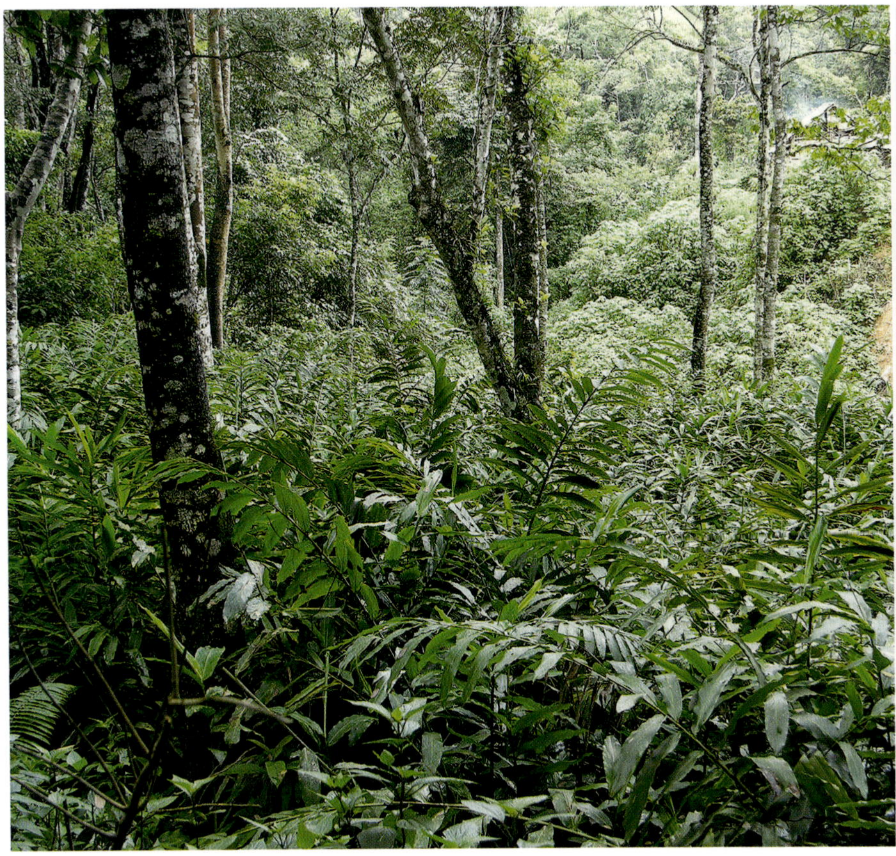

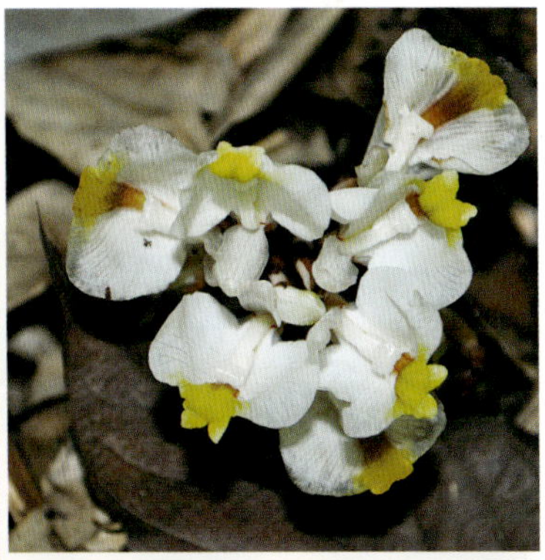

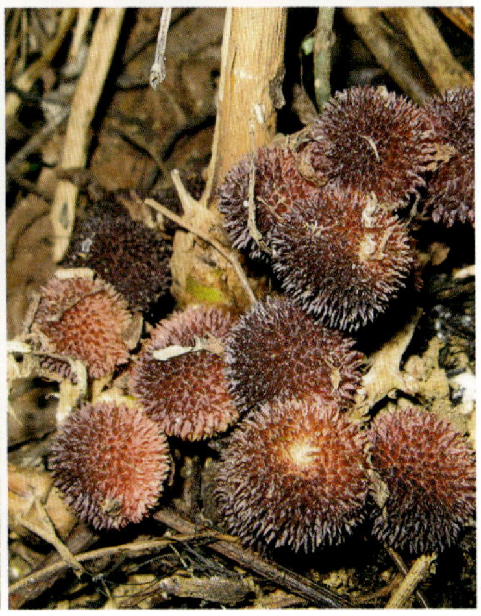

439 韭菜

百合科 韭 *Allium tuberosum* Rottler ex Sprengel

佤名： daex ga siah [tauɯʔ ka̱ si̱ah]（德嘎下）

别名： 扁菜

植物形态： 植株高 30~60cm，具斜行的根状茎。鳞茎簇生，近圆柱状，外皮黄褐色、暗褐色，破裂呈网状或近网状的纤维鞘。叶 4~6 枚，线形、扁平、实心，短于花葶，长 25~45cm，宽 1.5~8mm，边缘平滑。花葶圆柱状，常具 2 条纵棱，高 25~60cm；总苞单侧开裂，或 2~3 裂，宿存；伞形花序半球状或近球状，花多，较稀疏；花梗等长，比花被长，长 10~20cm；花白色，花被片中脉绿色或黄绿色，内轮的长圆形、卵状长圆形，长 4~7（~8）mm，外轮的常较窄，长圆状卵形至长圆披针形，长 4~7（~8）mm，花丝等长，长 3~5mm，短于花被，基部合生并与花被片贴生，内轮的稍宽；子房绿色，倒圆锥状球形，具 3 条圆棱，外壁具细的疣状凸起。花、果期 7—9 月。

生境分布： 原产亚洲东南部，我国及世界各地栽培。

药用部位： 全株

采收加工： 全年可采收，多为鲜用。

性味功效： 辛，温。补肾，温中，行气，散瘀血，消肿，接骨。

主治： 跌打损伤，骨折伤筋，痢疾，吐血，尿血，脱肛。

用法用量： 内服：水煎服。外用：捣细敷患部。

附方

1. **跌打损伤：** 本品、五加皮、刺桐树皮各适量，捣烂后炒热外敷于患处。
2. **痢疾，吐血，尿血：** 本品适量，单方或配方，水煎服。
3. **补肾，腰肌劳损：** 本品鲜品适量，洗净，切碎，加入少许食盐、辣椒等调料拌匀，经常食用。

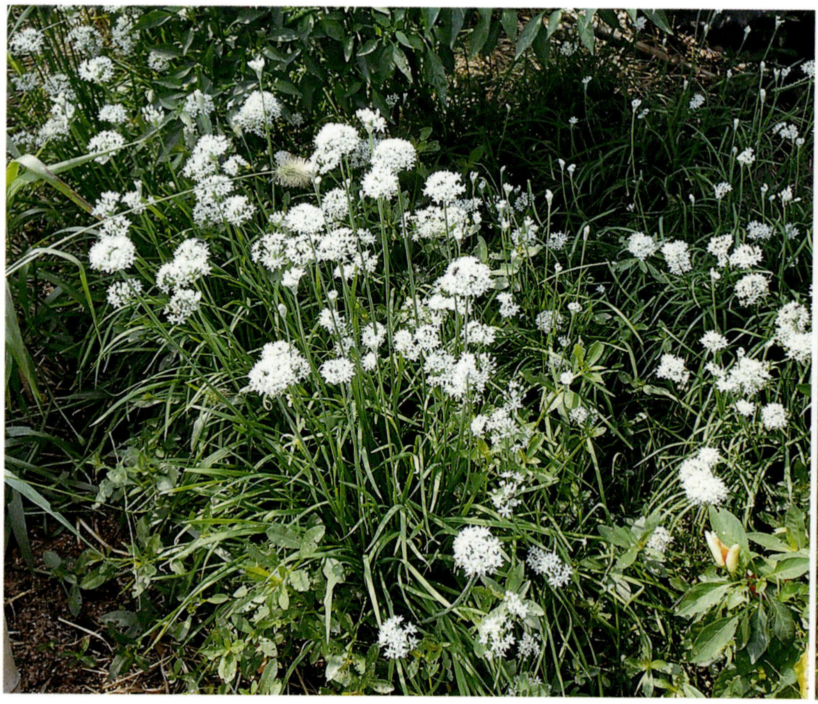

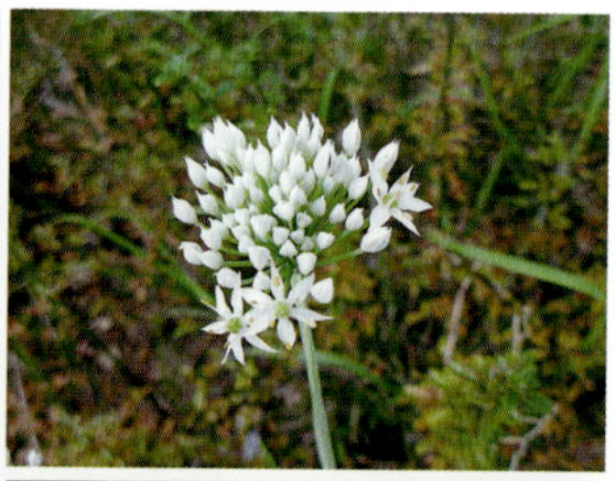

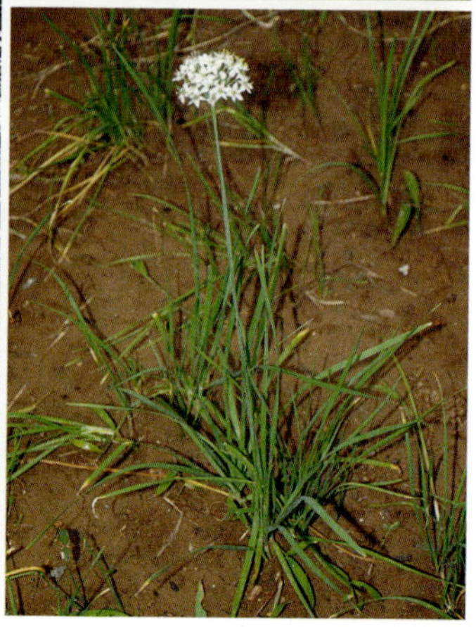

440 响铃草

豆科 响铃豆 *Crotalaria albida* Heyne ex Roth

佤名： rīb lang lo siah [rip laŋ lɔ̠ si̠ah]（日兰落下）

别名： 狗响铃、小响铃

植物形态： 半灌木状草本。直立或基部具极多纤细分枝而为丛生或匍匐状丛生，主根粗壮；茎枝、叶、叶柄、苞片、小苞片、花梗、花萼均被贴伏的丝光质短柔毛。单叶，叶片膜质，倒披针形或狭长圆形、椭圆形，长 0.8~5cm，宽 0.4~1.2cm，先端钝圆具小尖头，基部楔形，上面变无毛，下面毛被稍密；叶柄长 1~1.5mm。总状花序顶生和腋生，长 4~30cm，有花 6~25 朵；花萼长 5~8.5mm，二唇形，裂片长于萼筒 2 倍以上；花冠黄色，具橙红色脉纹或无，等长或略长于花萼。荚果圆柱形，长 7~14mm，直径 3~4mm，无毛，伸出萼外。花、果期 5—12 月。

生境分布： 生于海拔 300~2000m 干燥的荒坡草地及灌丛中。分布于我国云南、四川、贵州、广西、广东、福建、台湾、浙江、安徽、江西、湖南；缅甸、老挝、泰国、印度、斯里兰卡、孟加拉国、巴基斯坦、尼泊尔、印度尼西亚、马来群岛和菲律宾亦有。

药用部位： 全草

采收加工： 夏、秋季采收，洗净，晒干或鲜用。

性味功效： 甘、微苦，凉。清热敛肺，止咳化痰，定喘，利尿消肿。

主治： 肾炎，肾结石，尿道炎，膀胱炎，气管炎，支气管炎，肺炎，哮喘。

用法用量： 内服：水煎服，15~30g。

附方

1. **膀胱炎：** 本品 15g，水煎服，每日 3 次。
2. **肾炎：** 本品 15g、木贼 15g，水煎服，每日 3 次。
3. **肾结石：** 本品 15g、过路黄 10g、心形藤 10g、杜仲 10g、松寄生 10g，水煎服，每日 3~5 次。

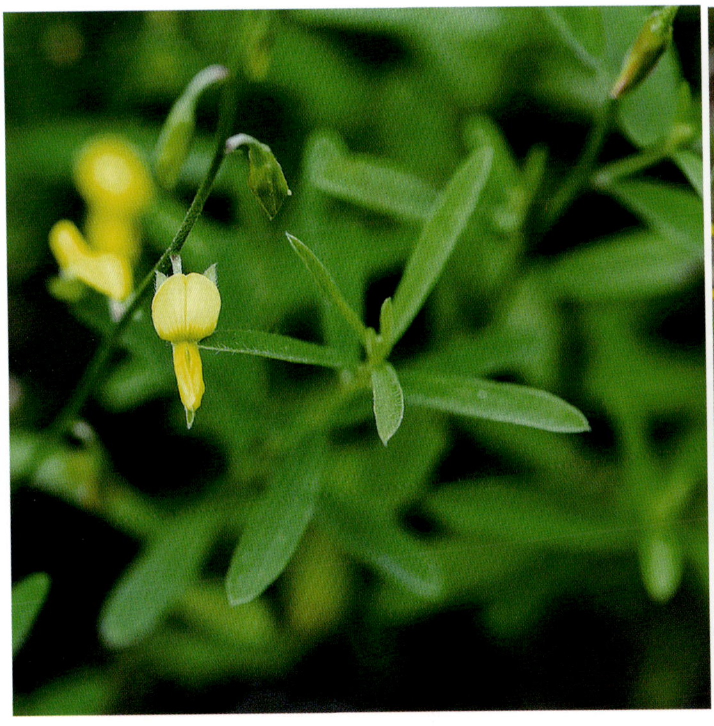

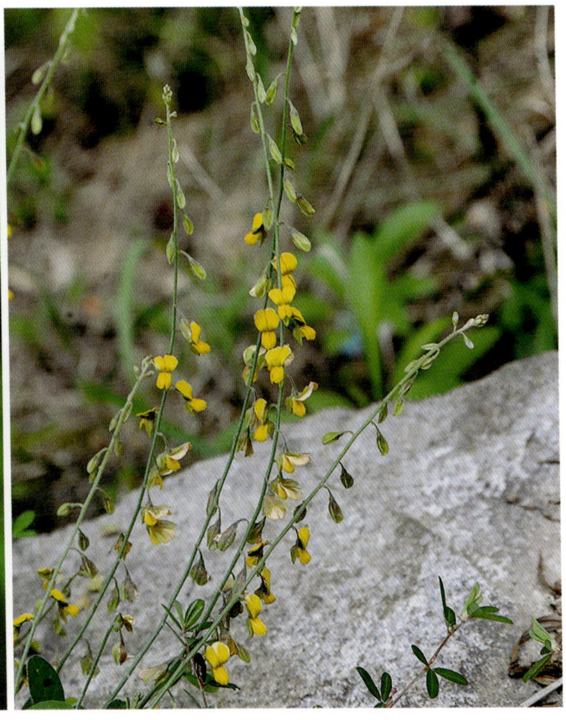

441 骨碎补

水龙骨科 槲蕨 *Drynaria roosii* Nakaike

佤名： guax haog kaox [kṳaʔ hạuk kʰạuʔ]（刮豪栲）

别名： 树蜈蚣、毛姜

植物形态： 植株匍匐生长，螺旋状攀援，根状茎肉质，较粗，直径 1~2cm，密被鳞片；鳞片长披针形，长 1~1.2cm，边缘有齿和睫毛，盾状着生，先端纤细。叶二型，基生不育叶卵圆形，长 5~8cm，宽 3~7cm，基部心形，浅裂达叶缘至主脉的 1/3，黄绿色或棕色，厚膜质；能育叶长 25~40cm，具叶柄长 4~10cm，具明显的狭翅；叶片纸质，长椭圆形，长 20~35cm，宽 12~20cm，深羽裂，向基部下延而呈波状，裂片 9~13 对，互生；叶脉两面均明显，具内藏小脉。孢子囊群圆形或椭圆形，生叶片背面沿裂片中肋两侧各排列成 2~4 行，无隔丝。

生境分布： 生于海拔 420~1500m 的常绿阔叶林树干上或岩石上。分布于我国云南、贵州、四川、西藏、广西、广东、海南、湖南、湖北、浙江、安徽、江苏、江西、福建、台湾；越南、缅甸、泰国、印度亦有。

药用部位： 根茎

采收加工： 全年可采收，去毛后晒干。

性味功效： 苦，温。补肾，壮骨，活血通络，祛风除湿。

主治： 跌打损伤，风湿性关节炎，骨折，肾虚。

用法用量： 内服：水煎服，15~20g，或兑酒服。外用：捣敷。

附方

1. **骨折：** 本品鲜品配小铜锤、鱼子兰、灯台树、接骨丹捣烂外包患处。
2. **风湿腰痛：** 本品 30g、七叶莲 15g、杜仲 15g、小红参 10g、三条筋 20g，兑白酒 1000~1500mL，半月后服用，口服 30~50mL，每日 1 次。
3. **肺结核：** 本品配叶子兰、百部、白虎草、百合、鸡肚子根各适量，水煎服。

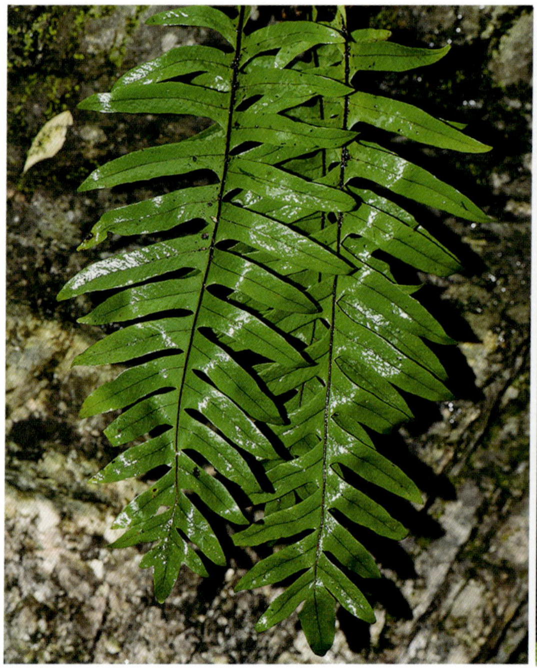

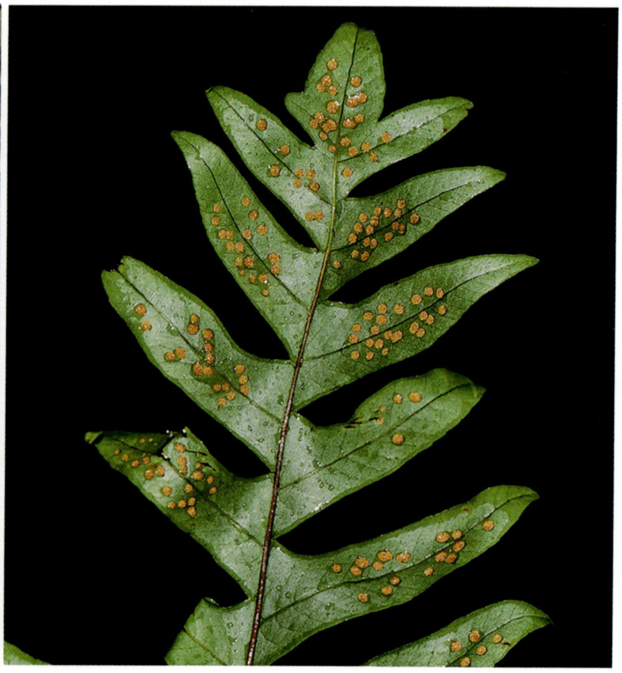

442 香心芋

天南星科 千年健 *Homalomena occulta* (Loureiro) Schott

佤名： graox glong [kra̱uʔ klɔ̱ŋ]（革饶过落）

别名： 高龙、香芋、团芋

植物形态： 多年生草本。根茎匍匐，肉质。叶柄长25~40cm，下部具宽3~5mm的鞘。叶片膜质至纸质，箭状心形至心形，长15~30cm，宽（8~）15~28cm，先端骤狭渐尖。花序柄1~3，生于鳞叶之腋，短于叶柄，长10~15cm。佛焰苞长圆形，长6.5cm，席卷成纺锤形，宽3~3.2cm，具长约1cm的喙。肉穗花序具短梗或否，长2.5cm；雌花序果时长1.5cm，粗1.2cm；雄花序长1cm，粗3~4mm。雌蕊长圆形，基部一侧有假雄蕊1枚，柱头盘状；子房3室，胚珠多数，全长着生于中轴胎座上。花期7—9月。

生境分布： 生于海拔80~1070m的山谷溪旁、密林下湿润处。分布于我国云南、广西；泰国、老挝、柬埔寨、越南亦有。

药用部位： 茎

采收加工： 秋、冬季采收，去掉须根和叶鞘，切片，晒干。

性味功效： 辛、微苦，温。强筋骨，活血止痛。

主治： 关节疼痛，四肢麻木，跌打瘀肿。

用法用量： 内服：水煎服，干品 6~9g。外用：鲜品捣烂包敷患部。

附方

关节疼痛，四肢麻木，跌打瘀肿： 本品 6~9g 煎水服，外用鲜品配方，捣烂包敷患部。

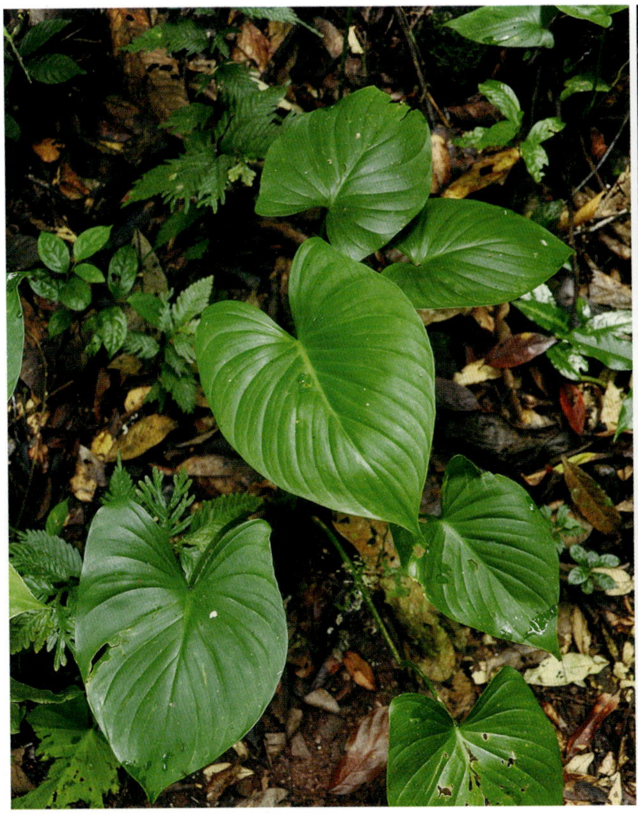

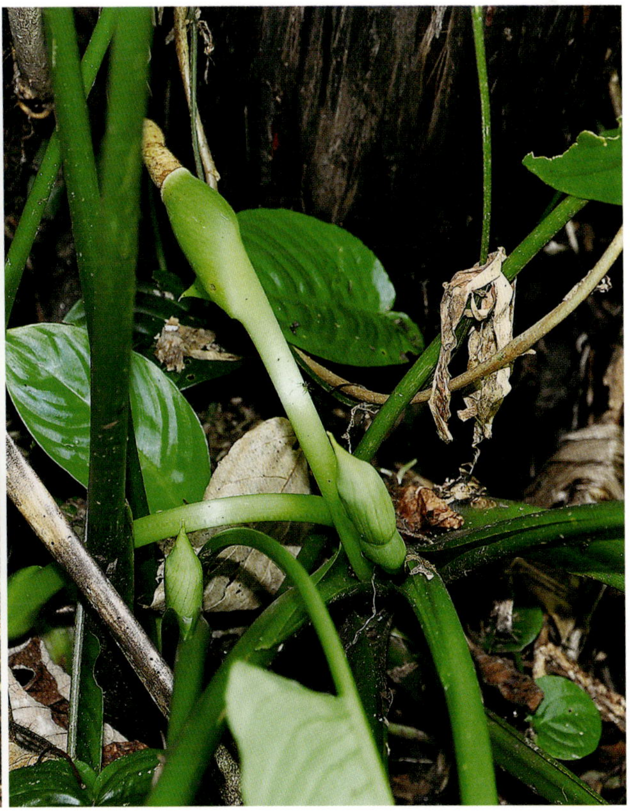

443 香香菜

唇形科 水香薷 *Elsholtzia kachinensis* Prain

佤名： daex pag len [ta̱ɯʔ pʰa̱k ly̱n]（德爬冷）

别名： 安南木、猪菜草、水薄荷

植物形态： 柔弱平铺草本，茎平卧，被柔毛，常在下部节上生不定根。叶卵形，长 1~3.5cm，宽 0.5~2cm，先端急尖或钝，基部宽楔形，边缘在基部以上具圆齿，叶面除中肋被微柔毛外余被分散疏柔毛，背面被极疏散的小疏柔毛及密布的腺点。穗状花序顶生，在开花时常作卵圆形，长 1.5~2.5cm，宽约 2cm，在果时延长成圆柱状，由具 4~6 朵花的轮伞花序组成，密集而偏向一侧；苞片阔卵形，膜质，先端具钻状突尖；花冠白色至淡紫色，长约 7mm，冠檐二唇形；雄蕊 4 枚，前对较长，外露。小坚果长圆形，栗子色，被微柔毛。花、果期 10—12 月。

生境分布： 生于海拔 1200~2800m 的河边、林下、路旁阴湿地、沟谷中或水中。分布于我国云南、四川、广西、广东、湖南、江西等地；缅甸亦有。

药用部位： 全草

采收加工： 夏、秋季采收，除去泥沙，晒干或鲜用。

性味功效： 辛、甘，温。祛风解表，清热解毒，止痒，消食健胃。

主治： 消化不良，腹胀，头痛，水痘。

用法用量： 内服：水煎服，15~30g，或煎鸡蛋食。

附方

1. **水痘：** 本品水煎内服，也可外洗。
2. **头痛：** 本品 20g，煎鸡蛋服。

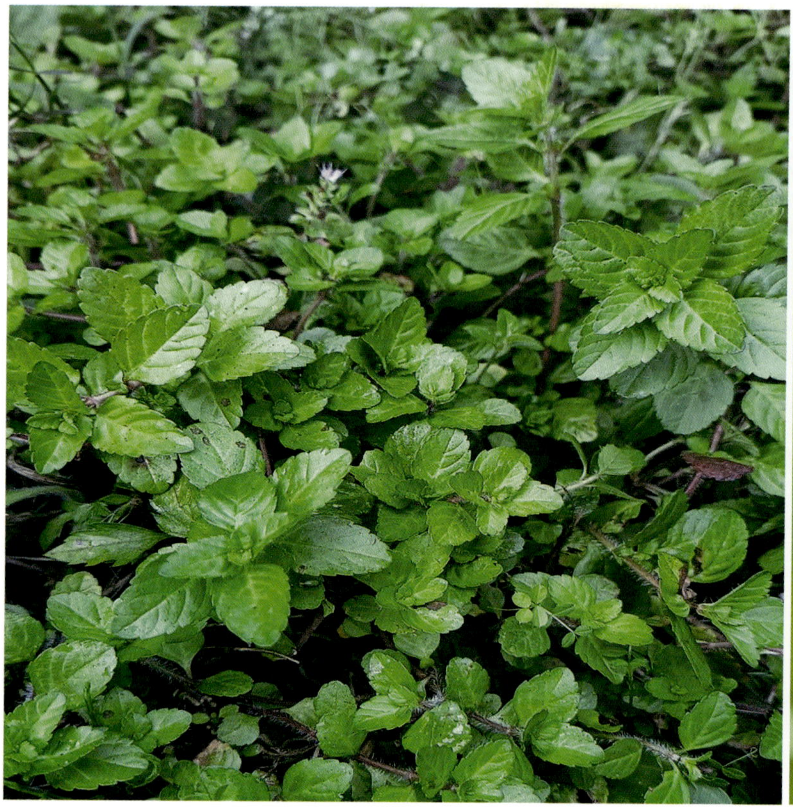
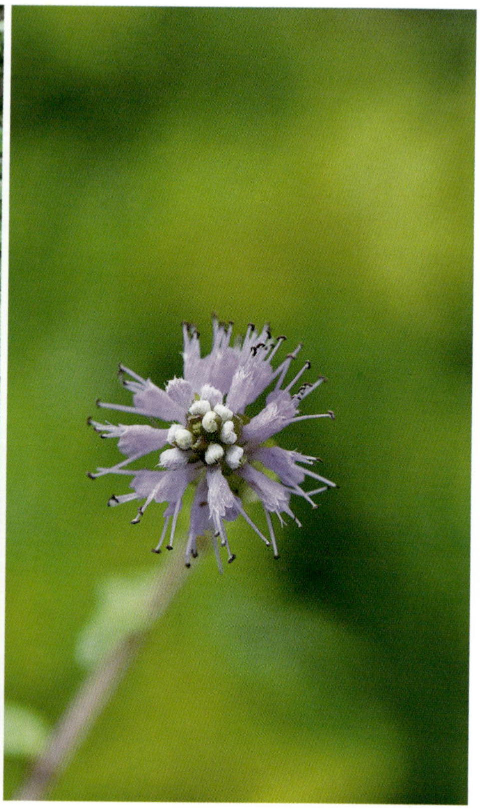

444 香蕉

芭蕉科 香蕉 *Musa nana* Loureiro

佤名： muah hrang sang [mu̱ah rʰa̱ŋ sa̱ŋ]（母让伞）

别名： 高脚香蕉、天宝蕉、矮脚香蕉

植物形态： 植株丛生，具匍匐茎，矮型的高在3.5m以下，一般不及2m，高型的高4~5m。基部粗壮，肉红色，上部细小，呈带灰绿的紫红色，黑斑大而显著，叶片狭长上举，叶背被有厚层的白粉。穗状花序下垂，花序轴密被褐色绒毛。花乳白色或略带浅紫色。果棱明显，果皮青绿色，并且生麻黑点，果肉松软，黄白色，味甜，无种子，香味特浓。

生境分布： 原产我国南部。我国台湾、福建南部、广东（英德以南）、广西南部以及云南南部均有栽培，其中尤以广东栽培最盛。

药用部位： 果实、花蕾

采收加工： 果实：夏秋季果实成熟时采收，鲜用；花蕾：全年可采收，除去杂质，鲜用。

性味功效： 甘，寒。止渴，清热，润肠，滑肠，解毒。

主治： 果实：便秘，皮肤干裂；花蕾：高血压，子宫脱垂。

用法用量： 内服：水煎服，果实直接食用。外用：果皮内皮涂患处。

附方

皮肤开裂： 本品成熟皮内皮涂患处。

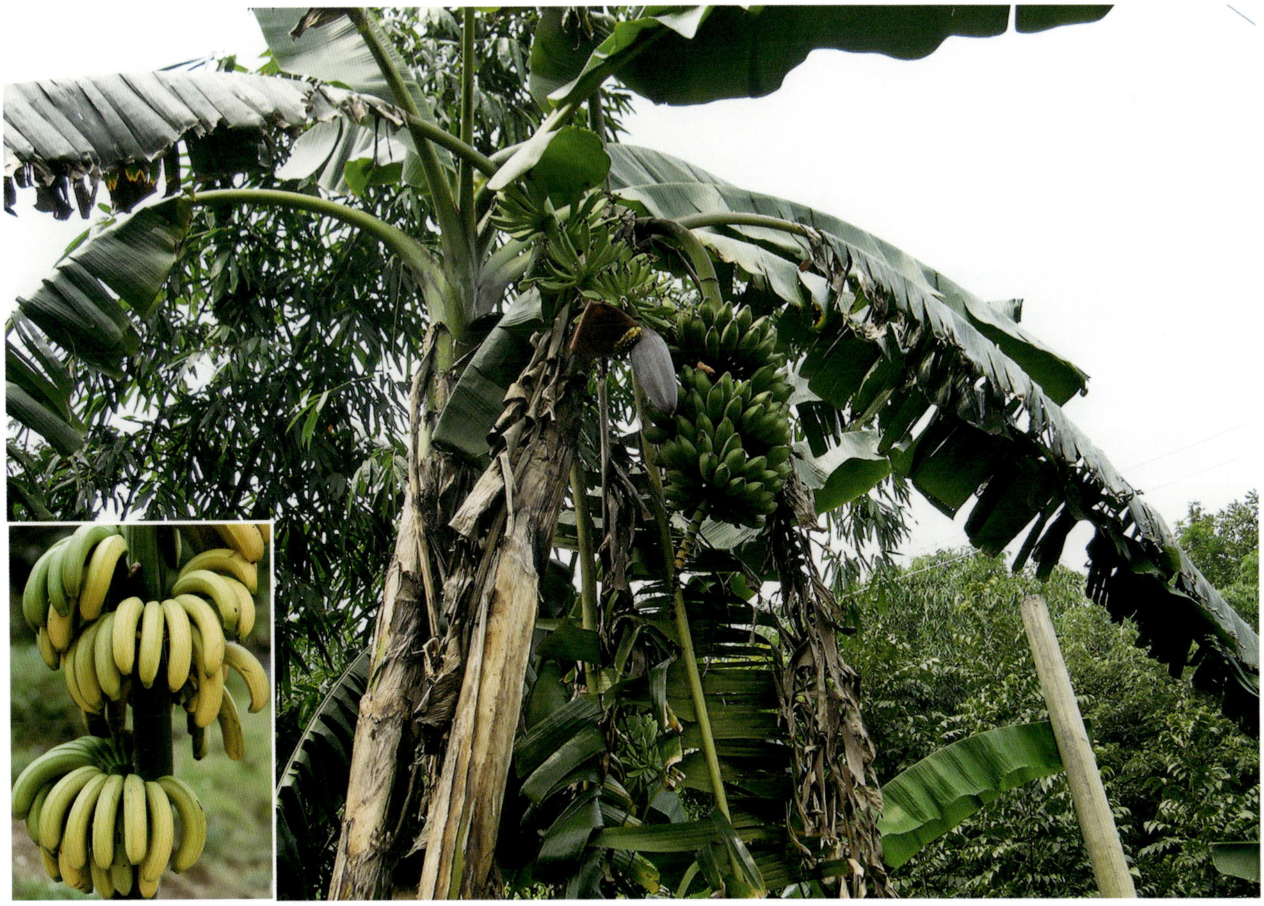

445 香橼

芸香科 香橼 *Citrus medica* Linnaeus

佤名： blix si vid [pl̠iʔ si vi̠t]（布利士喂）

别名： 枸橼、佛手柑、香圆

植物形态： 灌木或小乔木；嫩枝常暗紫红色，叶腋间有短而硬的刺。叶长圆形或椭圆形，长7~15cm，宽4~7.5cm，顶端圆或钝或微凹，基部圆或阔楔形，边缘具圆细齿，无翼叶，叶片与叶柄连接处无关节。花两性，常兼有退化雌蕊的雄花，数花排成短的总状花序，花蕾带淡紫色；花瓣长圆形或倒卵状长圆形，浅覆瓦状，长14~18mm，花瓣外面淡紫色；雄蕊30~40枚；子房10~13室。果椭圆形或卵形或纺锤形，肥大，长10~25cm，果皮甚厚，具芳香，表面淡黄色，常粗糙，内面白色；瓤囊甚细小，十分退化；汁胞青白色，汁少而呈淡黄色，味酸而带苦。花期4—5月，果期11—12月。

生境分布： 生于海拔670~1750m的山坡丛林中，常见栽培。分布于我国云南、台湾、福建、广东、广西、贵州、西藏；越南、老挝、缅甸、印度亦有。

药用部位： 果实（皮）、叶

采收加工： 果实：秋季采收，切片，晒干。叶：全年可采，现采现用。

性味功效： 辛、苦、酸，温。理气，止痛，化痰。

主治： 胃腹胀痛，消化不良，气逆呕吐，痰饮咳嗽，气管炎，感冒，咳嗽，发热发冷，不思饮食，精神不振。

用法用量： 内服：水煎服，10~25g，或果实（皮）切块蘸吃。

附方

1. **气管炎：** 本品果皮、通光藤、大树理肺散、小树理肺散、十大功劳、半截藤各1把，水煎服。
2. **支气管炎，肺炎，受凉引起的咳嗽：** 本品叶、黄果皮兑蜂蜜，水煎服。
3. **风寒咳嗽：** 本品果皮10g、陈皮10g、芦子鲜叶7片，水煎服，每日3次。

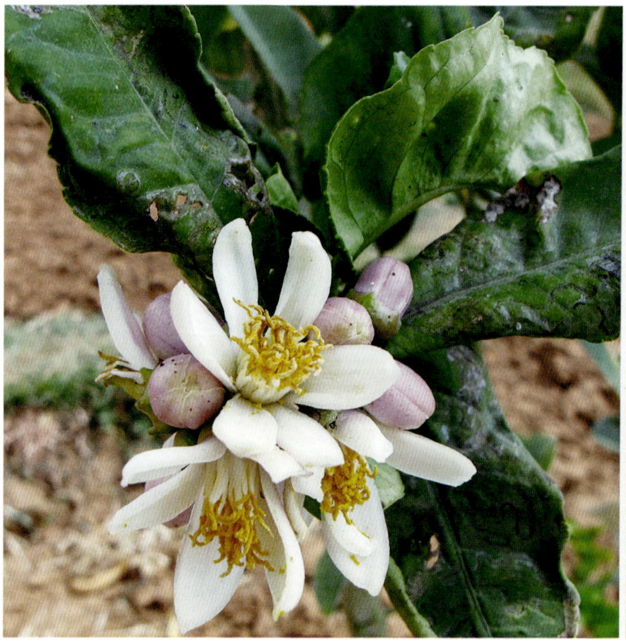

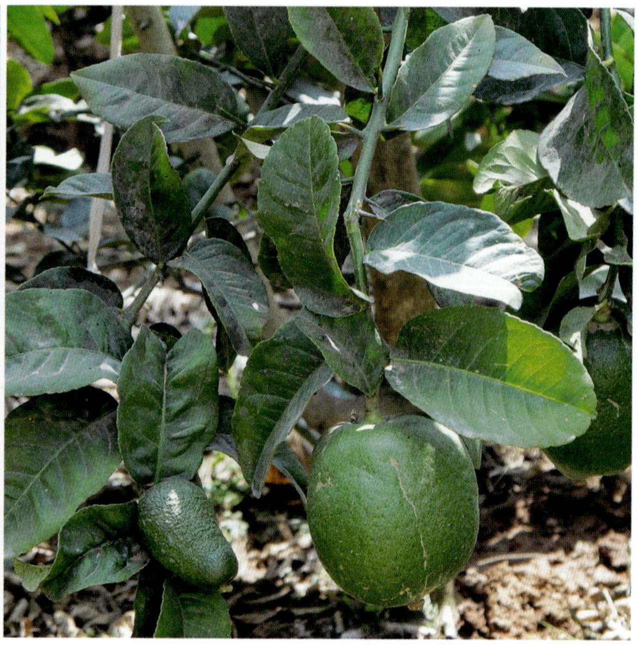

446 重瓣臭茉莉

马鞭草科 重瓣臭茉莉 *Clerodendrum chinense* (Osbeck) Mabberley

佤名： hlax loum dīng [lʰa̱ʔ lo̱m tiŋ]（辣轮顶）

别名： 臭茉莉、臭牡丹

植物形态： 灌木。小枝钝4棱形或近圆形，幼嫩部分被绒毛。叶宽卵形，长9~16cm，宽6.5~16cm，顶端渐尖，基部截形、宽楔形或浅心形，边缘疏生粗齿牙，叶面密被刚伏毛，背面密被柔毛，基部3出脉腋有数个盘状腺体，叶片揉之有臭气；叶柄长3~17cm，被短柔毛有时密似绒毛。聚伞花序密集成伞房状，顶生，花序梗被绒毛；苞片披针形，长1.8~2.5cm，被短柔毛并有少数疣状腺体。花萼钟状，长1.5~1.7cm，被疏短柔毛和少数疣状或盘状腺体，萼齿线状披针形，长0.7~1cm；花冠红色、淡红色或白色，有香气，花冠管短宽，不超过萼，花冠裂片重瓣，卵状圆形。花、果期5—11月。

生境分布： 生于海拔1000~1500m的山坡路边林中。分布于我国云南、广东、福建；中南半岛（老挝、泰国、柬埔寨）以至亚洲热带地区常见栽培或逸生。

药用部位： 根

采收加工： 全年均可采收，晒干。

性味功效： 苦、微甜，凉。消炎利尿。

主治： 尿道感染，结石，炎症。

用法用量： 内服：水煎服，15g。

附方

肝炎：本品、龙胆草、半截藤、土党参、桔梗各15g，水煎服。

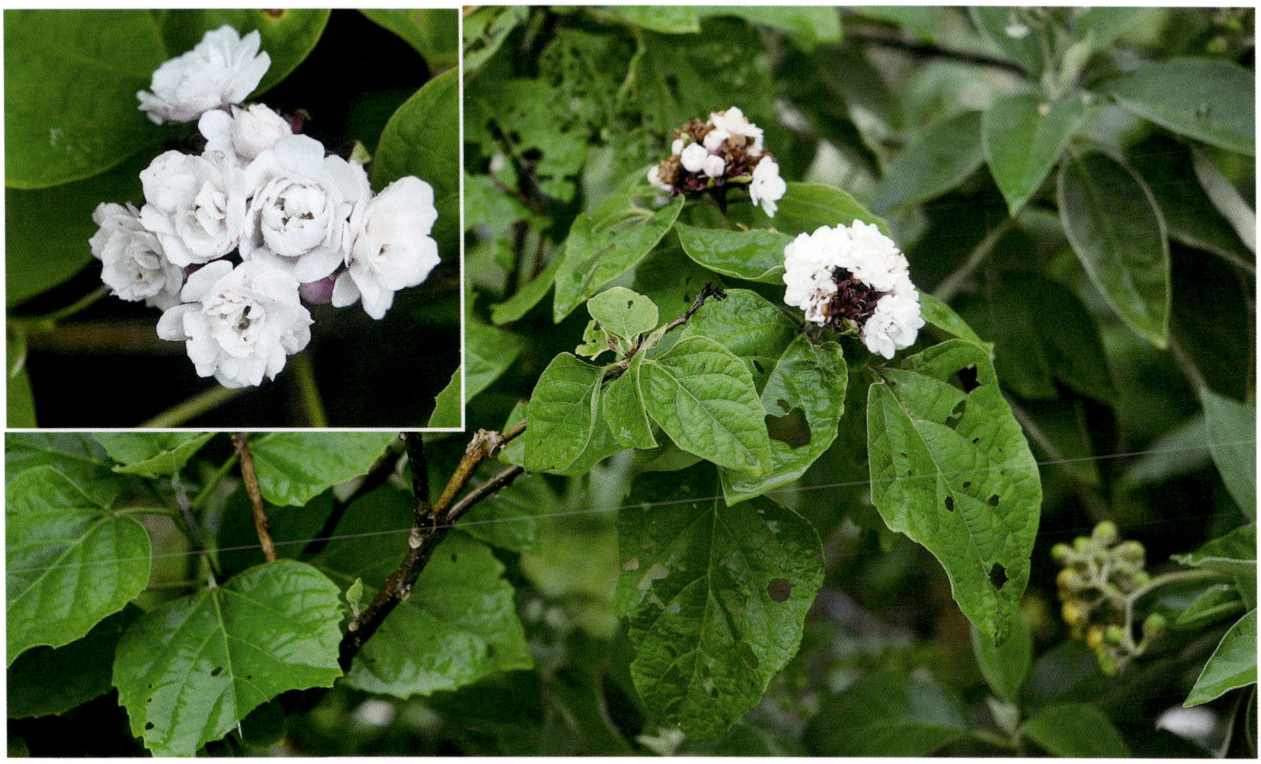

447 鬼针草

菊科 鬼针草 *Bidens pilosa* Linnaeus

佤名： nqoud [ʥʰo̤t]（拽）

别名： 月出鬼逃跑、娘夹、一包针

植物形态： 一年生草本。叶对生；叶片轮廓长三角形或三角形，三出复叶，小叶3枚，稀5枚或极稀7枚，顶生小叶宽卵形、长卵形或卵状长圆形，长3~7cm，宽2~4cm，具长0.5~2cm的小叶柄，侧生小叶椭圆形、宽椭圆形或宽卵形；上部和下部叶较小，3枚小叶或3深裂或不分裂。头状花序于茎和分枝先端排列成疏伞房状花序或稀单生，径8~10mm，全部为两性花；总苞钟形；总苞片2层，6~8枚，近等长，全部条状匙形，长3~5mm。两性花花冠管状，长4~5mm，黄色，冠檐5齿裂。瘦果条形，长6~13mm，顶端具3~4枚芒刺。花期全年。

生境分布： 生于海拔（350~）820~2800m 的山坡、草地、路边、沟旁和村边荒地。分布于我国大部地；广布于亚洲和美洲的热带、亚热带地区。

药用部位： 全草

采收加工： 全年均可采挖，洗净，切段，晒干。

性味功效： 甘，寒。清热解毒，活血散瘀。

主治： 流行性感冒，扁桃体炎，阑尾炎，毒蛇、毒虫咬伤。

用法用量： 内服：水煎服，15~20g。

附方

1. **流感：** 本品 15g、冰片叶 10g、葱、姜少许，水煎服，每日 2 次。
2. **肝炎：** 本品 15g、龙胆草 15g、金竹叶 5g，水煎服，每日 3 次。
3. **疟疾：** 本品 25g、臭灵丹 20g、马鞭草 25g，水煎服，每日 2 次。

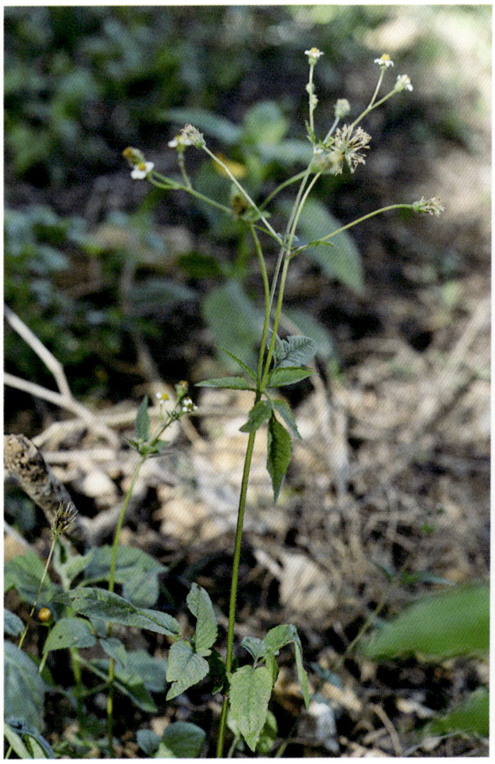

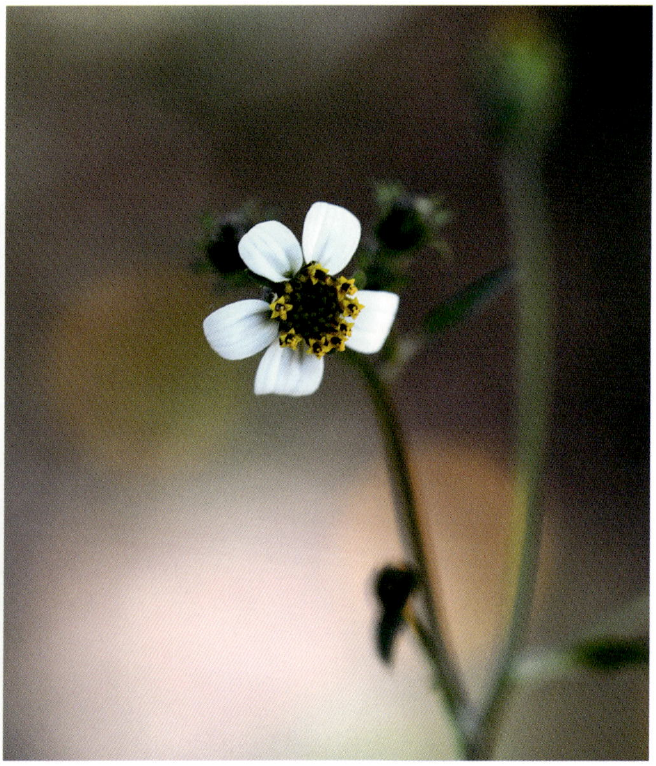

448 盾翅藤

金虎尾科 倒心盾翅藤 *Aspidopterys obcordata* Hemsley

佤名： si ndah si aoh ndaex vaig [si dah si ʔauh dauʔ vaik]（司达昔奥待歪）

别名： 心叶藤

植物形态： 攀援藤本。叶片革质，圆倒心形，长 6~11cm，宽 7~12cm，先端心形凹陷，具三角状短尖头，基部圆形，全缘，叶面深绿色，无毛，背面淡绿色，密被黄褐短绒毛，侧脉 10~11 对，背面密被淡黄褐色长硬毛。圆锥花序腋生，与叶等长或稍短，密被褐色短绒毛；花梗纤细，长 5~10mm；花瓣 5 片，白色，倒卵状长圆形，长约 5mm；雄蕊 10 枚；子房无毛。翅果圆形或几乎圆形，长 2~2.5cm，宽约 2cm，翅干膜质，淡白色，近透明，顶端微凹，基部圆形，背翅长约 12mm，宽 3~3.5mm，宿存花盘 3 裂，裂片长 1.5~2mm，锐尖。花期 2—3 月，果期 4—5 月。

生境分布： 生于海拔 450~1800m 的山坡混交林、疏林或灌丛中。分布于我国云南；缅甸、越南、泰国亦有。

药用部位： 藤茎、根

采收加工： 全年可采收。

性味功效： 涩，凉。消炎利尿，清热排石。

主治： 内热小便黄，尿路感染，膀胱炎，肾、膀胱结石，关节红肿疼痛，便秘。

用法用量： 内服：水煎服，15~20g。外用：捣烂外敷。

附方

1. **泌尿系结石：** 本品 15g、过路黄 15g、车前草 10g，水煎服，每日 3 次。
2. **关节红肿疼痛：** 本品鲜品捣烂外包患处。
3. **便秘：** 本品 50~100g，水煎服，每日 3 次。

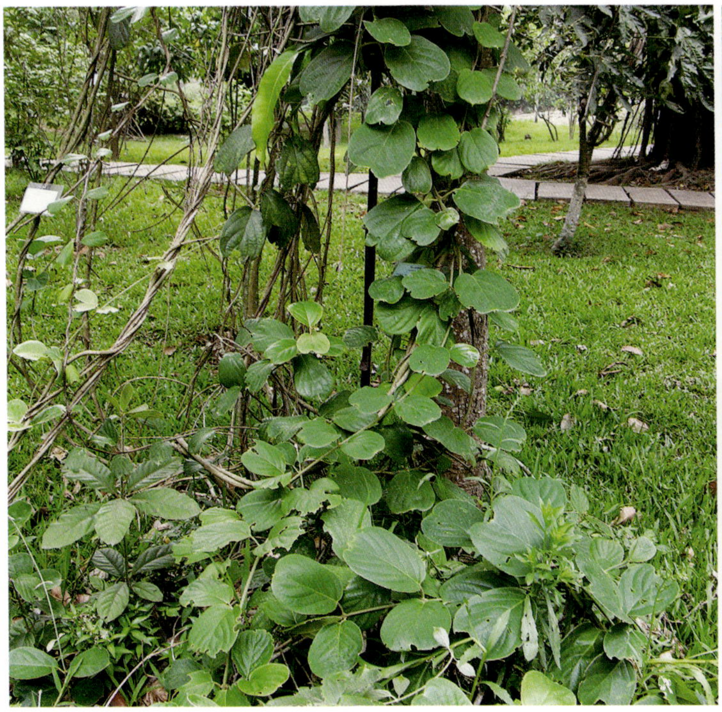

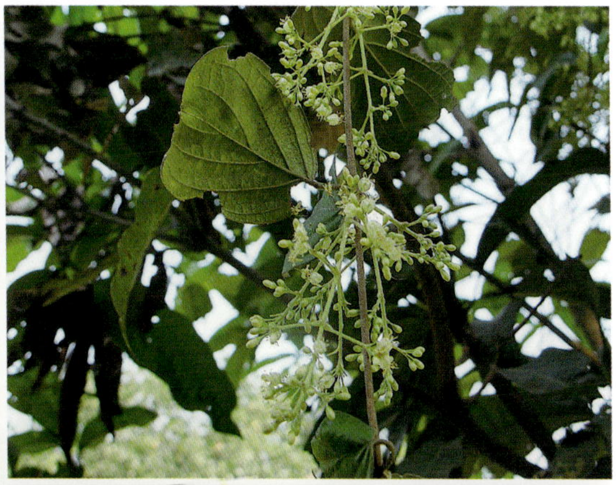

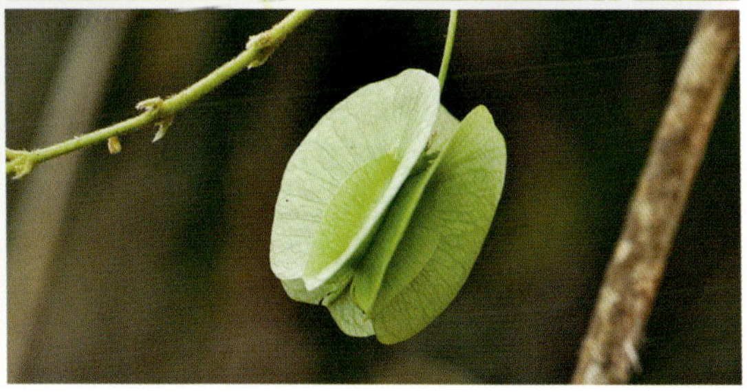

449 剑麻

石蒜科 剑麻 *Agave sisalana* Perrine ex Engelmann

佤名： gen sang [kɤ̰n sa̰ŋ]（耕伞）

别名： 凤尾兰、菠萝麻

植物形态： 多年生植物；茎粗短。叶呈莲座式排列，开花之前，一株剑麻常可产叶 200~250 枚，叶刚直，肉质，剑形，初被白霜，后渐脱落而呈深蓝绿色，多长 1~1.5m，最长可达 2m，中部最宽 10~15cm，先端有 1 硬尖刺。圆锥花序粗壮，高可达 6m；花黄绿色，有浓烈的气味；花被管长 1.5~2.5cm，花被裂片卵状披针形，长 1.2~2cm；雄蕊 6 枚，花丝黄色，长 6~8cm，花药长 2.5cm，丁字形着生；子房下位，长圆形，长约 3cm，3 室。蒴果长圆形，长约 6cm，宽 2~2.5cm。

生境分布： 原产墨西哥，我国华南及西南各地引种栽培。

药用部位： 叶

采收加工： 冬季采收，叶长 1m 以上、叶片数达 50 片左右时开割，洗净，晒干或鲜用。

性味功效： 微甘、辛、苦，凉。祛风通血，凉血止血，消肿止痛。

主治： 风湿热痹，骨质增生，肺痨咯血，衄血，便血，痢疾，痈疮肿毒，痔疮。

用法用量： 内服：水煎服，9~15g。外用：鲜品捣烂外敷。

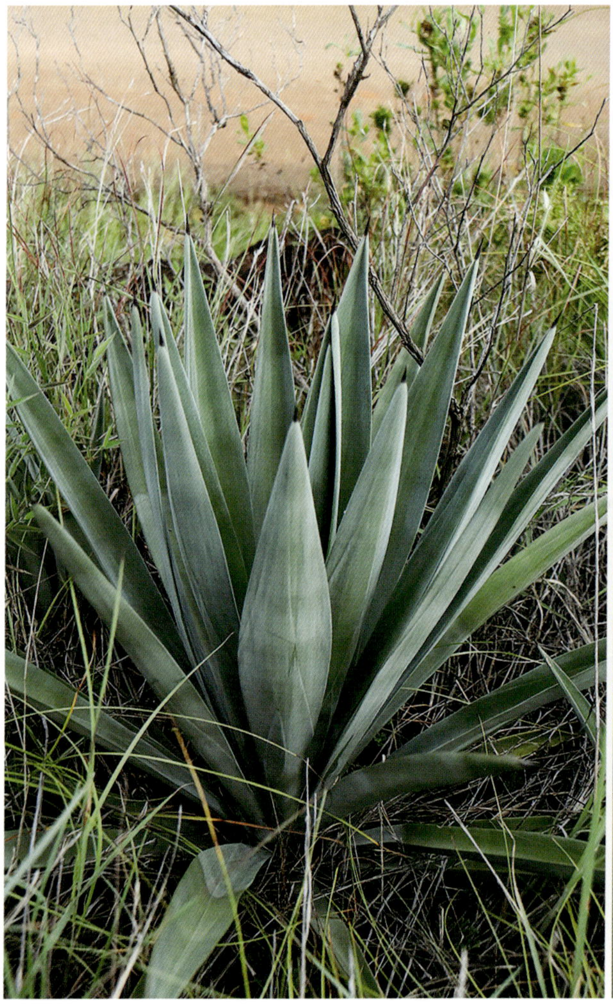

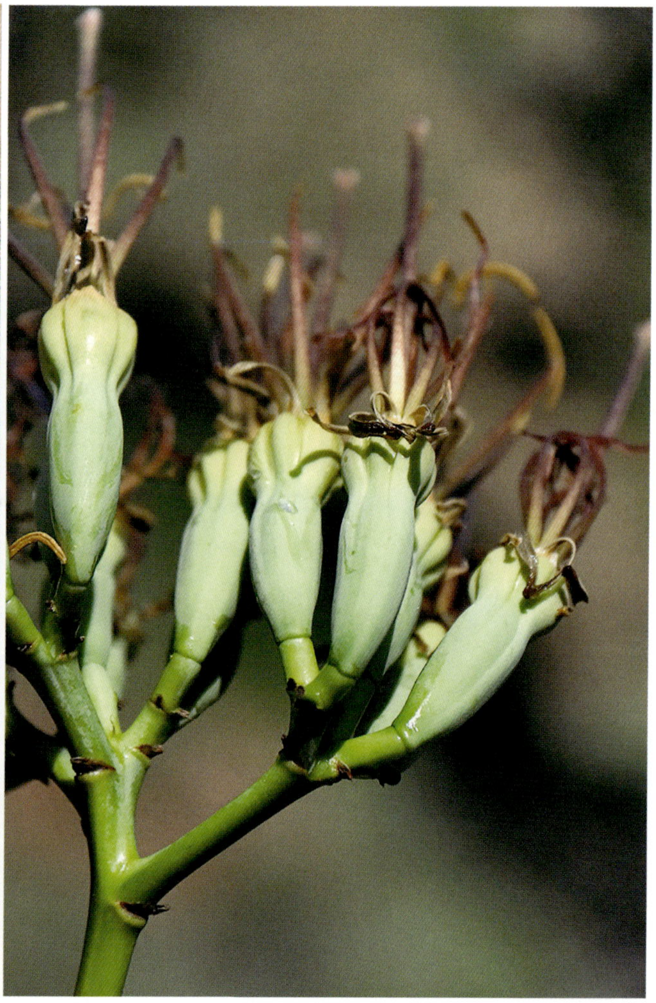

450 胜红蓟

菊科 藿香蓟 *Ageratum conyzoides* Linnaeus

佤名： rīb ra [rip ra̱]（日苒）

别名： 血封草、消炎药、野棉花

植物形态： 一年生草本。叶对生，稀上部叶互生，叶片卵形或椭圆形，长 3~8cm，宽 2~5cm，具长 2~3.5cm 的叶柄，上部和下部叶较小和叶柄较短，全部叶片先端急尖或钝，基部钝或宽楔形，边缘具圆锯齿，两面疏被白色具节短毛并常有黄色腺点，具 3 条基出脉。头状花序直径 5~6mm，有 70~80 花，常 4~18 个于茎枝先端排列成密伞房状花序；总苞钟形或半球形，直径 5~6mm；总苞片多数，2 层，长 3~4mm，先端急尖，边缘撕裂状，背面无毛。花冠常白色，有时淡红色、蓝紫色或紫色。瘦果黑褐色，具 5 条纵肋；冠毛 5~6 枚，膜片状。花、果期全年。

生境分布： 生于海拔 100~1800m 的林下、林缘、灌丛中、山坡草地、河边、路旁或田边荒地。原产中南美洲。我国云南、江西、福建、广东、广西、陕西、甘肃、四川、贵州、西藏等地，逸为野生或成为入侵种；现已为广布的杂草，在越南、老挝、柬埔寨、印度尼西亚、印度及非洲也常见。

药用部位： 全草

采收加工： 夏、秋季采收全草，晒干或鲜用。

性味功效： 苦，寒。清热解毒，利咽消肿，止血，止痛，排石。

主治： 风热感冒，咳嗽；嫩叶尖治痛经。

用法用量： 内服：水煎服，15~30g，鲜品加倍，或研末，或鲜品捣汁。外用：捣敷，或研末吹喉，或捣敷。

附方

1. **止血：** 本品鲜草捣烂外包患处。
2. **痛经：** 本品嫩叶尖嚼服，或开水冲服。

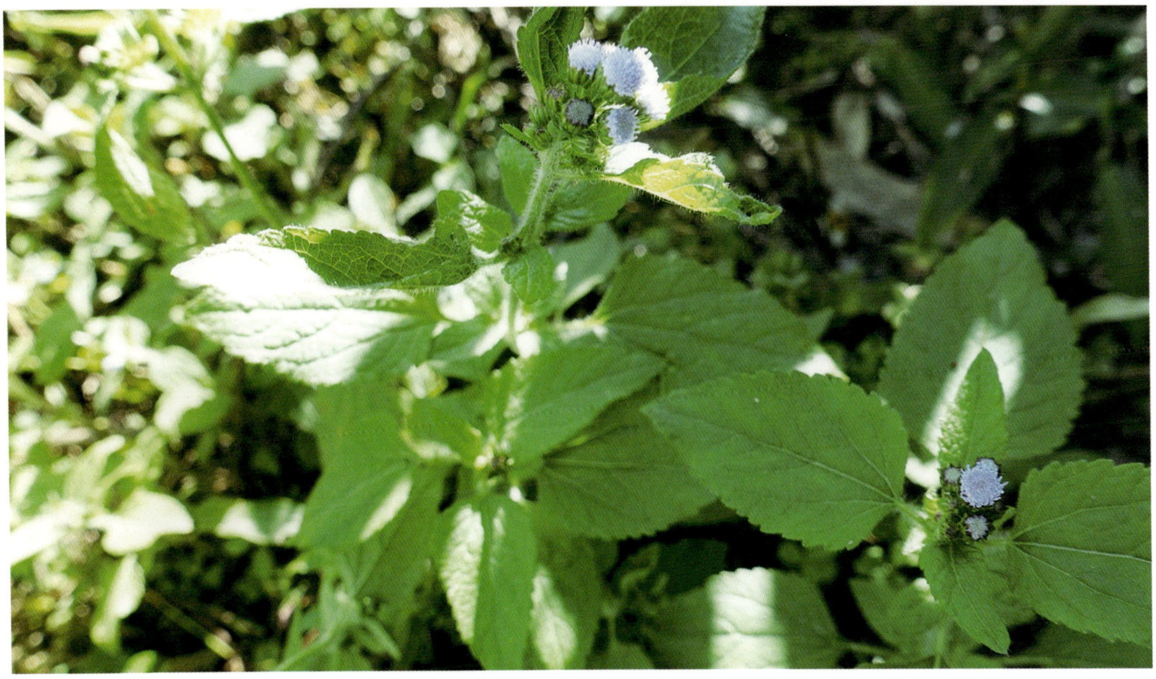

451 匍匐委陵菜

蔷薇科 匍匐委陵菜 *Potentilla reptans* Linnaeus

佤名： gon sai deix bāing [kɔ̰n sa̰i tḛʔ paiŋ]（果塞跌白）

别名： 甘遂、匍地翻白草、委陵菜

植物形态： 多年生匍匐草本。叶为三出掌状复叶，叶柄被疏柔毛或脱落几乎无毛，小叶有短柄或几乎无柄；小叶片倒卵形至倒卵圆形，顶端圆钝，基部楔形，边缘两个小叶浅裂至深裂，有时混生有不裂者，上面几乎无毛，小叶下面及叶柄伏生绢状柔毛，稀脱落被稀疏柔毛。单花自叶腋生或与叶对生，花梗长6~9cm，被疏柔毛；花直径1.5~2.2cm；萼片卵状披针形，顶端急尖，副萼片长椭圆形或椭圆披针形，顶端急尖或圆钝，与萼片近等长，外面被疏柔毛，果时显著增大；花瓣黄色，宽倒卵形，顶端显著下凹，比萼片稍长；花柱近顶生，基部细，柱头扩大。瘦果黄褐色，卵球形，外面被显著点纹。花、果期6—8月。

生境分布： 生于海拔 300~3500m 的山坡草地、渠旁、溪边灌丛中及林缘。分布于我国内蒙古、河北、山西、陕西、甘肃、河南、山东、江苏、浙江、四川、云南等地。

药用部位： 根、茎、全株

采收加工： 全年可采收，洗净，切片，晒干或鲜用。

性味功效： 苦，涩，寒。清热解毒，凉血止血，收敛止泻。

主治： 消化不良，消化道出血，鼻衄，痢疾，腹泻，蛇咬伤，咽峡炎，扁桃体炎。

用法用量： 内服：水煎服，10~15g。外用：鲜品或研粉外敷。

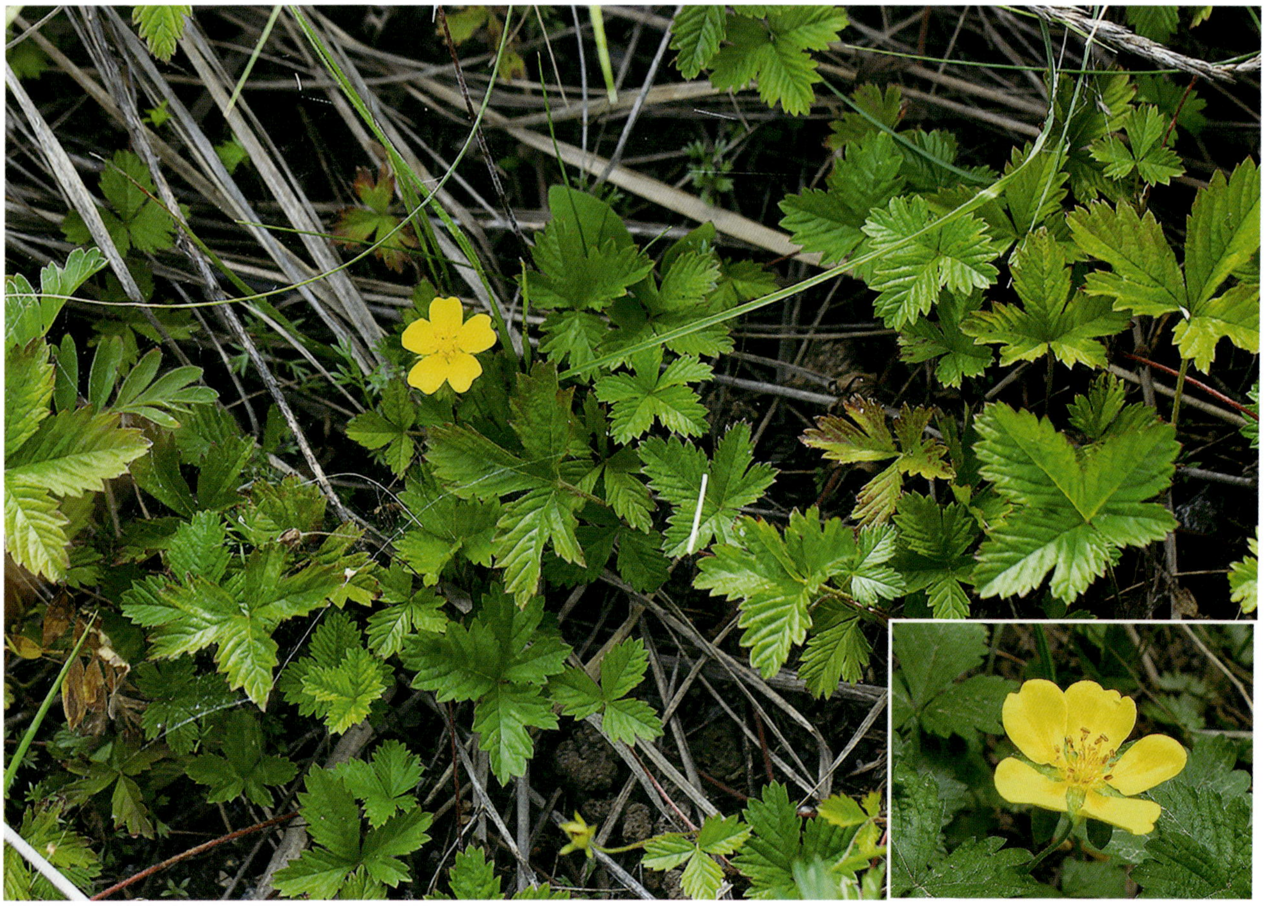

452 独角莲

兰科 毛唇芋兰 *Nervilia fordii* (Hance) Schlechter

佤名： mgah dux [ga̱h tu̱ʔ]（嘎独）

别名： 青天葵、半边伞、独脚天葵

植物形态： 块茎圆球形，直径 10~15mm。叶 1 枚，在花凋谢后长出，淡绿色，质地较薄，干后带黄色，心状卵形，长 5cm，宽约 6cm，先端急尖，基部心形，边缘波状，具约 20 条在叶两面隆起的粗脉，两面脉上和脉间均无毛。花葶高 15~30cm，下部具 3~6 枚筒状鞘；总状花序具 3~5 朵花；花半张开；萼片和花瓣淡绿色，具紫色脉，长 10~17mm；唇瓣白色，具紫色脉，长 8~13mm，凹陷，内面密生长柔毛，顶部的毛尤密集成丛，前部 3 裂。花期 5 月。

生境分布： 生于海拔 220~1000m 的山坡或沟谷林下阴湿处。分布于我国云南；泰国亦有。

药用部位： 全草

采收加工： 夏、秋季采收，洗净，晒干。

性味功效： 甘，凉。清热润肺，散瘀，解毒。

主治： 跌打损伤，阴虚肺燥，痰火咳嗽。

用法用量： 内服：水煎服，10~15g。外用：捣敷。

附方

1. **肺结核，咳嗽：** 本品 15g、野百合 10g、双参 10g、灯台树 10g，水煎服，每日 3 次。
2. **疮痈疖肿：** 本品适量捣烂外包患处。

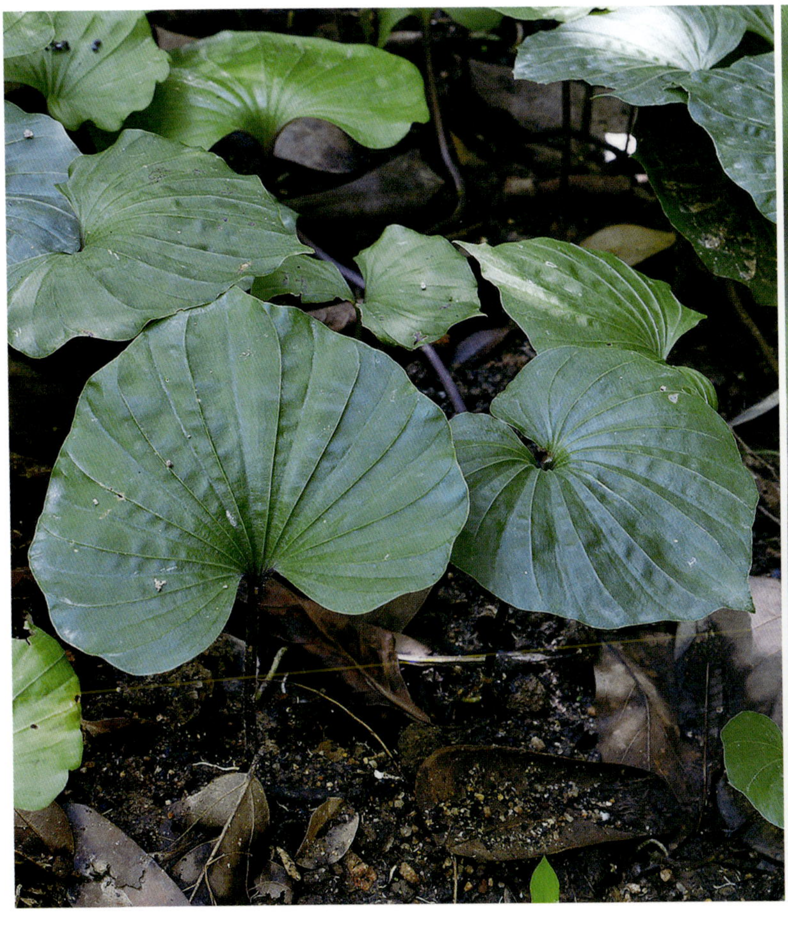

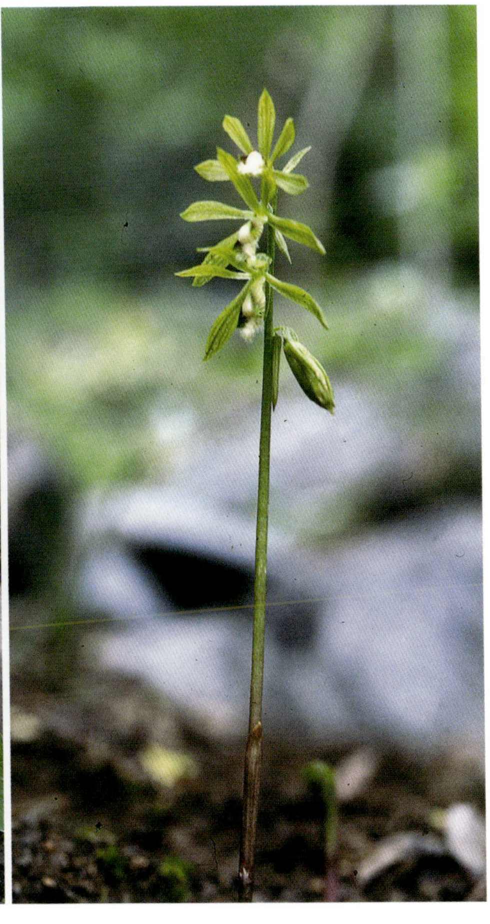

453 独蕨

瓶尔小草科 绒毛阴地蕨 *Botrychium lanuginosum* Wallich ex Hooker & Greville

佤名： guax dīx mgong [kua̱ʔ tiʔ go̱ŋ]（刮第公）

别名： 独蕨箕、蕨箕参

植物形态： 植株高 20~50cm，总柄 10~20cm。不育叶片三角形，（10~30）cm×（8~30）cm，4 回羽裂，草质；叶轴、羽轴上有白色长毛；末回羽片或裂片卵形，三角状卵形，或长圆形，先端具锐齿；能育叶自不育叶片的叶轴生出，具白色长毛。孢子淡黄色。

生境分布： 生于海拔 1500~2200m 的林下及林缘。分布于我国云南、四川、广西、湖南、西藏、台湾；南亚和东南亚亦有。

药用部位： 根

采收加工： 秋、冬季采挖，洗净，晒干。

性味功效： 微苦，平。滋补，清热解毒，平肝散结。

主治： 产后体虚，肝肾虚弱，疮毒，淋巴结肿。

用法用量： 内服：水煎服，15~30g。外用：鲜品捣烂敷患处。

附方

1. **产后虚补：** 本品鲜品适量，炖猪脚食用。
2. **神经衰弱：** 本品 15g、树葱 15g、何首乌 15g，水煎服，每日 2 次。
3. **肝脓肿：** 本品 10g、蒲公英 5g，水煎服，每日 3 次。

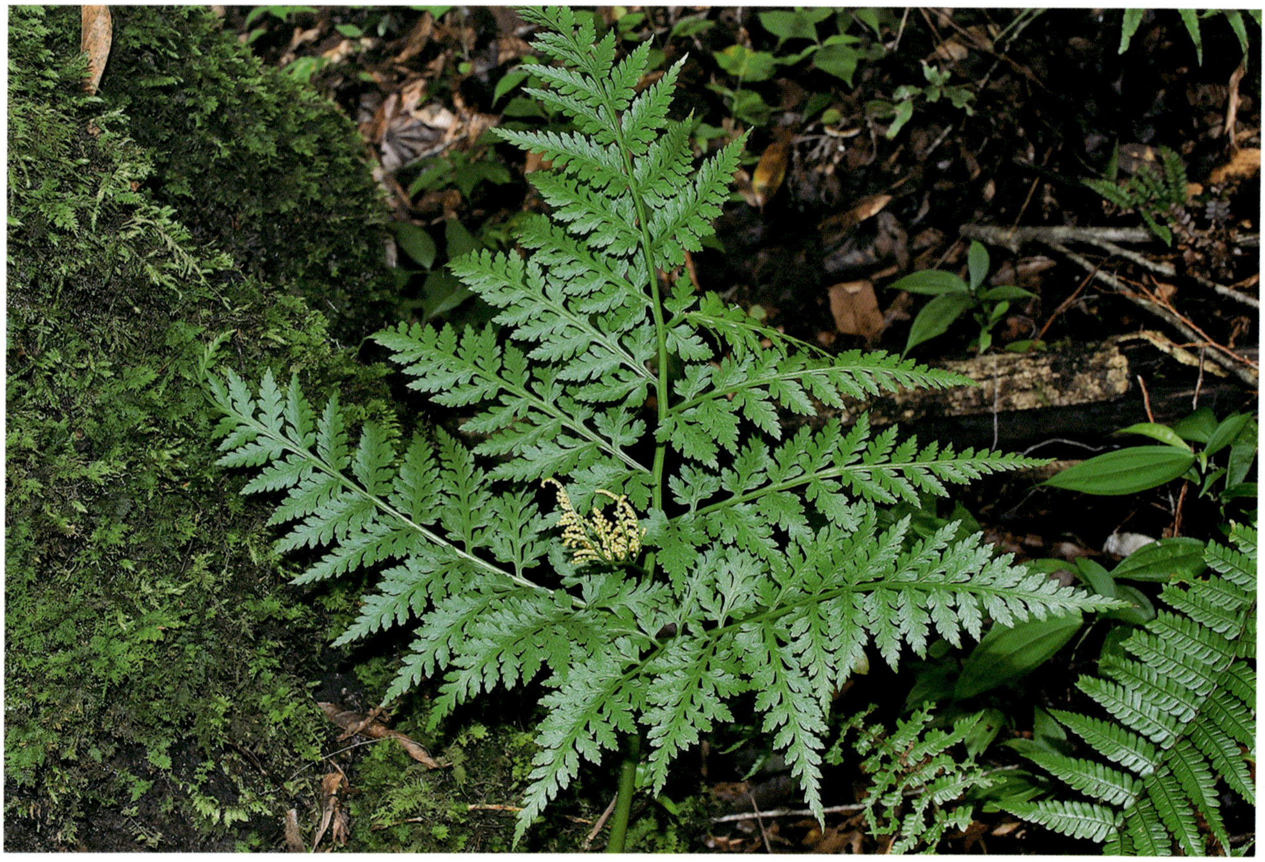

454 美人蕉

美人蕉科 美人蕉 *Canna indica* Linnaeus

佤名： si mgra gōun [si gra̲ kon]（西嘎固）

别名： 蕉芋、凤尾花、小芭蕉

植物形态： 株高1.5m，绿色。叶片卵状长圆形，长10~30cm，宽达10cm。总状花序，花疏，稍超出叶片之上；花红色，单生；苞片卵形，绿色，长约1.2cm；萼片3枚，披针形，长约1cm，绿色，有时红色；花冠管长不及1cm，花冠裂片披针形，长3~3.5cm，绿色或红色；外轮退化雄蕊2~3枚，鲜红色，其中2枚倒披针形，3.5~4cm，宽5~7mm，另1枚如存在特别小，长1.5cm，宽仅1mm，唇瓣披针形，长3cm，弯曲，发育雄蕊长2.5cm，药室长6mm；花柱扁平，长3cm，一半和发育雄蕊的花丝连合。蒴果长卵形，绿色，有软刺，长1.2~1.8cm。花期9—10月。

生境分布： 原产墨西哥，我国各地均有引种栽培。

药用部位： 根茎、种子

采收加工： 全年可采收，晒干或鲜用。秋季采收种子。

性味功效： 甘、淡，凉。清热利湿。

主治： 根茎：黄疸型肝炎，热咳。种子：产后虚症。

用法用量： 内服：水煎服，干品5~10g，鲜根10~20g。外用：鲜根捣烂敷患处。

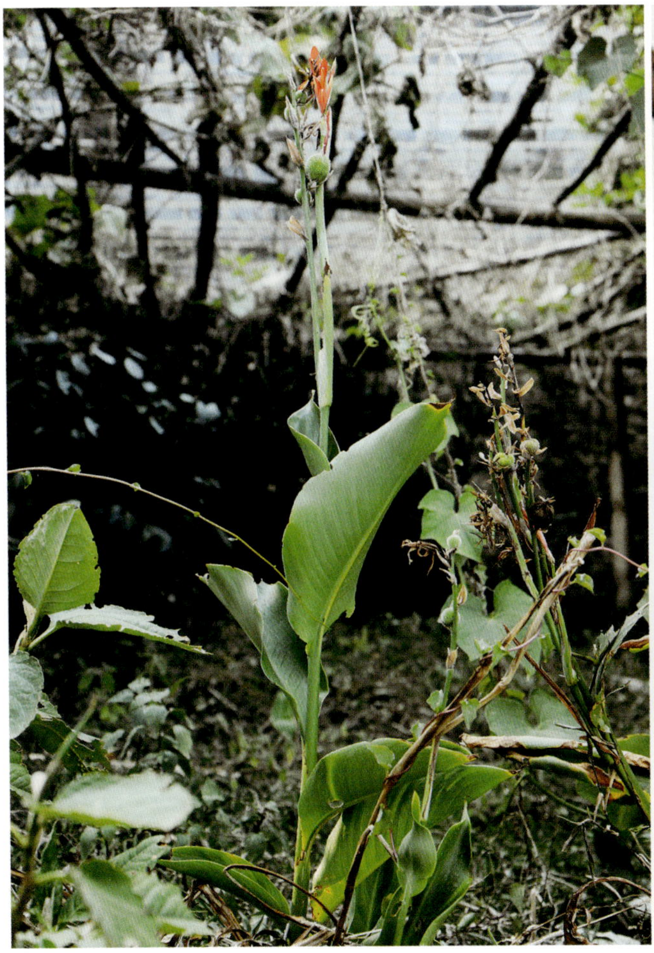

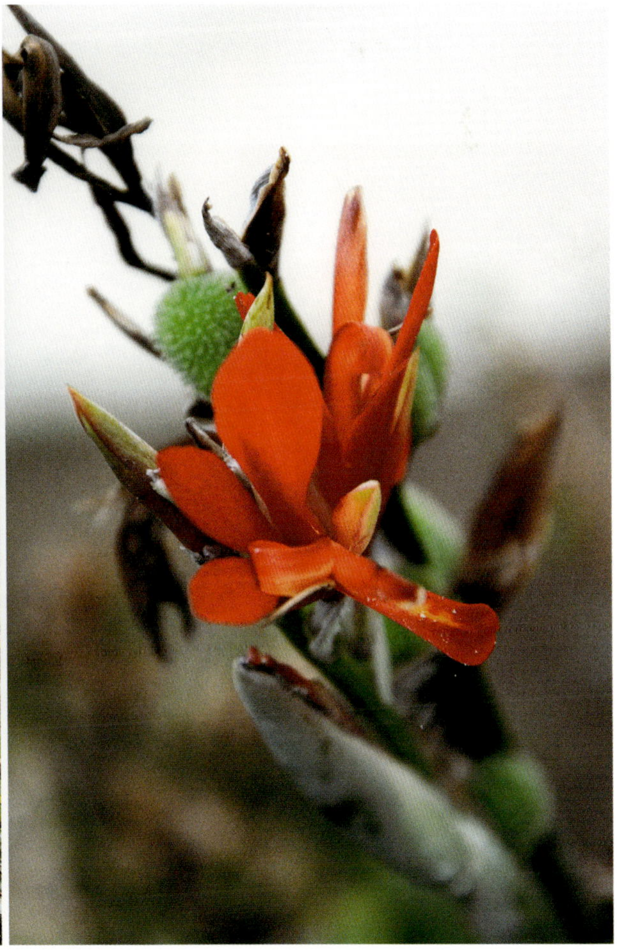

455 美登木

卫矛科 滇南美登木 *Maytenus austroyunnanensis* S. J. Pei & Y. H. Li

佤名： kaox bai saex bloi [kʰa̱uʔ pa̱i sa̱ɯʔ plɔ̱i]（栲拜舌不擂）

别名： 箐油果

植物形态： 灌木，高达3m。小枝常无刺，二年生以上枝常有刺，刺针状或稍粗壮。叶倒卵状椭圆形、椭圆形或长圆状椭圆形，先端骤尖或钝，有小短尖，基部窄缩或下延呈窄楔形，具锯齿，侧脉7~9对，小脉不明显。花白色，萼片宽卵形；花瓣长圆状卵形，花盘微5裂；雄蕊生于花盘外边。蒴果陀螺状，成熟时果皮增厚变硬；种子棕红色；假种皮白色，干后淡黄色，浅杯状或有2~3裂。

生境分布： 生于海拔 550~900m 的路边、江边灌丛中。产于我国云南。

药用部位： 叶

采收加工： 全年可采。

性味功效： 苦，凉。化瘀止痛，凉血解毒。

主治： 气管炎，肿瘤。

用法用量： 内服：水煎服，20~30g。

附方

1. **气管炎：** 本品叶 30g、鬼针草 30g、三台红花 10g，水煎服，每日 1 剂，每日 3 次，9 日为一疗程。
2. **肿瘤：** 本品 20g、大苦藤根 30g、白花蛇舌草 20g、蚕豆七 10g、重阳木叶 20g，水煎服，每日 1 剂，每日 3 次，9 日为一疗程。

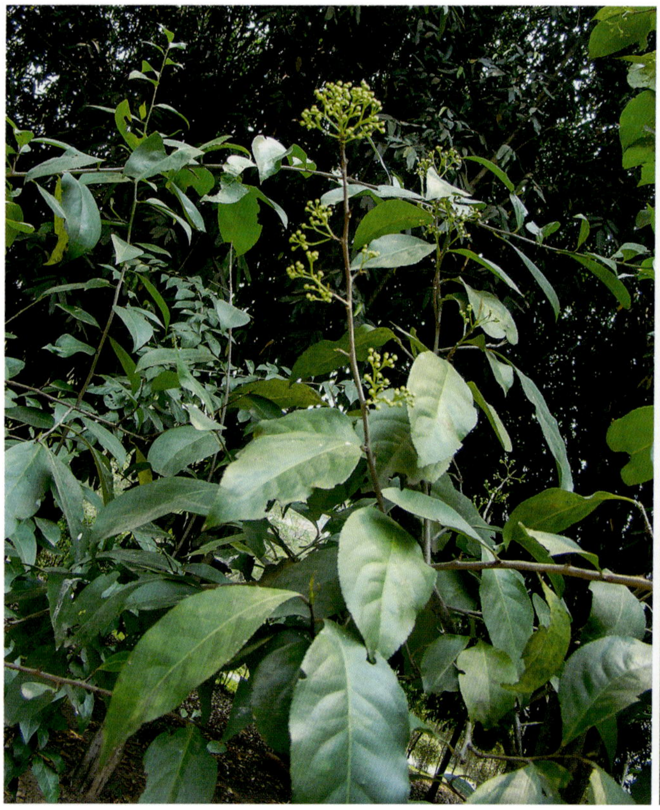

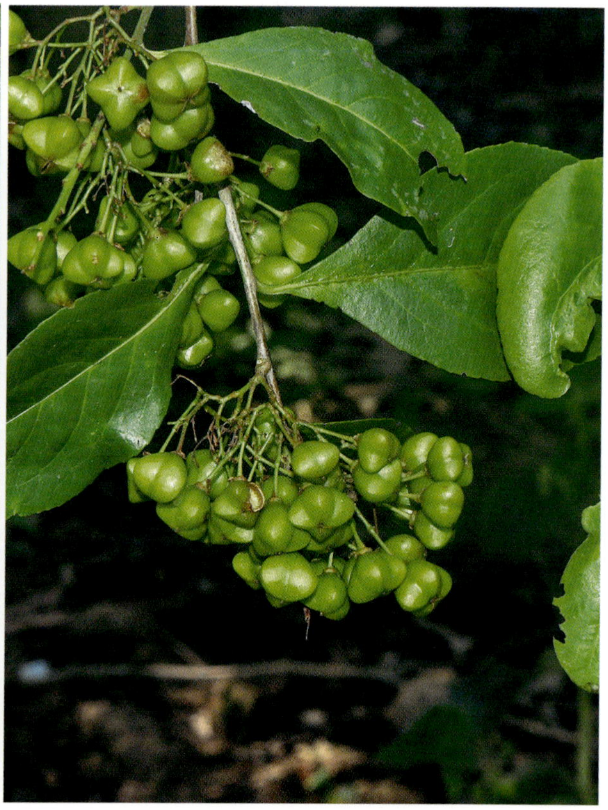

456 姜黄

姜科 姜黄 *Curcuma longa* Linnaeus

佤名： si mging si ngi [si ɡiŋ si ŋi]（士埂西尼）

别名： 黄姜

植物形态： 根茎橙黄色，极香。叶片绿色，两面均无毛。穗状花序；苞片卵形或长圆形，白色；花冠淡黄色，上部膨大，裂片三角形，后方的 1 片稍较大，具细尖头；侧生退化雄蕊比唇瓣短，与花丝及唇瓣的基部相连成管状；唇瓣倒卵形，淡黄色，中部深黄，花药无毛，药室基部具 2 个角状的距；子房被微毛。花期 8 月。

生境分布： 喜生于向阳的地方。分布于我国福建、台湾、广东、广西、四川、云南及贵州等地，有野生或栽培。

药用部位： 根茎

采收加工： 冬季茎叶枯萎时采挖，洗净，煮或蒸至透心，晒干，除去须根。

性味功效： 辛、苦，温。破血行气，通经止痛，祛风湿。

主治： 产后保健，风湿性关节炎。

用法用量： 内服：水煎服。外用：捣烂加热外敷。

附方

1. **风湿性关节炎：** 本品、臭灵丹、香茅草各适量，切细捣烂，放入锅中炒热，敷在患处，外包纱布。用量比较大时，用一片较大的紫蓖麻叶包好，放入热火灰中灼热，取出后敷在患处，外包纱布。
2. **产后保健：** 本品、黑姜、香草、藿香、九子不离母、水菖蒲各适量，水煎服。或本品鲜品与胡椒水煎服，服用 1 个月。
3. **痛经，肠胃痛：** 本品鲜品 15g 或干品 5g，切片，黑胡椒 2~3g。先放水煮姜黄，后放胡椒，接着小火煮 30 分钟，趁热饮用。

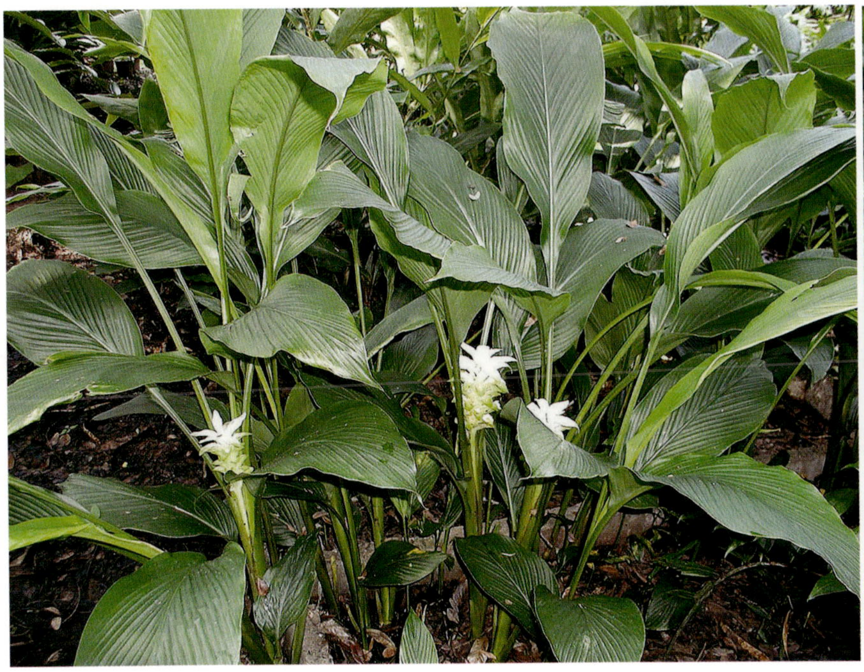
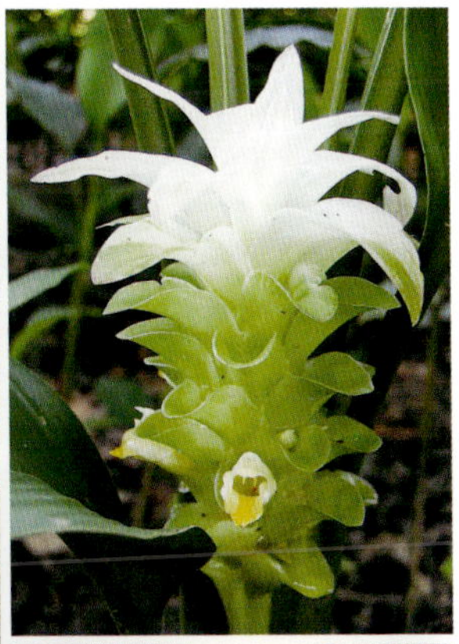
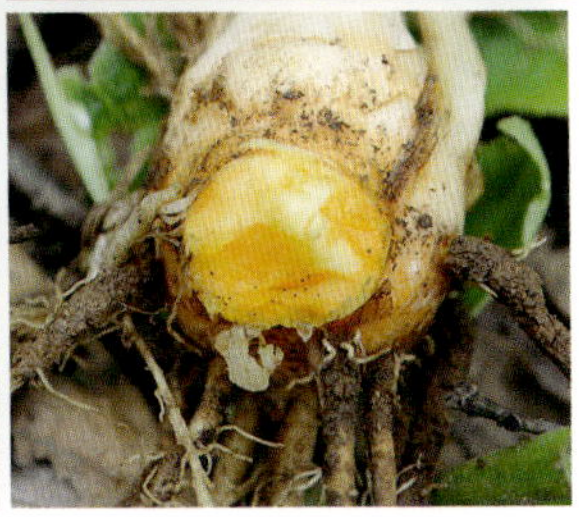

457 炮仗果

紫金牛科 白花酸藤果 *Embelia ribes* N. L. Burman

佤名： hnu loi [nʰu̠ lɔ̠i]（努类）

别名： 水林果、枪子果根、子弹数根

植物形态： 攀援灌木或藤本，幼枝无毛，老枝具皮孔。叶坚纸质，倒卵状椭圆形或长圆状椭圆形，长5~8（~10）cm，宽约3.5cm，顶端钝渐尖，基部楔形或圆形，全缘，两面无毛，背面有时被一层薄粉，腺点不明显。圆锥花序生于小枝顶端，长5~15cm，稀达30cm，花序枝最初斜出，以后呈辐射开展，与主轴垂直，被疏乳头状凸起或密被微柔毛；花5数，稀4数，具梗，梗长1.5mm以上；花瓣分离，淡绿色或白色，椭圆形或长圆形，长1.5~2mm，具褐色腺点。果球形或卵形，直径3~4mm，红色或深紫色，无毛，干时具皱纹或突起的小斑点或腺点，具长柄。花期1—7月，果期5—12月。

生境分布： 生于海拔1200~2000m或更低一些的地区。分布于我国云南、贵州、广东、广西、福建；东自印度尼西亚，东南亚至印度南部亦有。

药用部位： 根、叶

采收加工： 全年可采收。

性味功效： 酸、涩，平。祛瘀止痛，消炎，止泻。

主治： 痢疾，肠炎，消化不良，虫咬伤，骨折，跌打损伤。

用法用量： 内服：水煎服，15~20g。外用：鲜叶外敷患处。

附方

1. **腹泻：** 本品根20g，水煎服，每日3次。
2. **痢疾：** 本品15g、十大功劳10g、老腰公10g，水煎服，每日3次。
3. **胃炎：** 本品15g、七叶一枝花10g、仙鹤草10g，水煎服，每日3次。

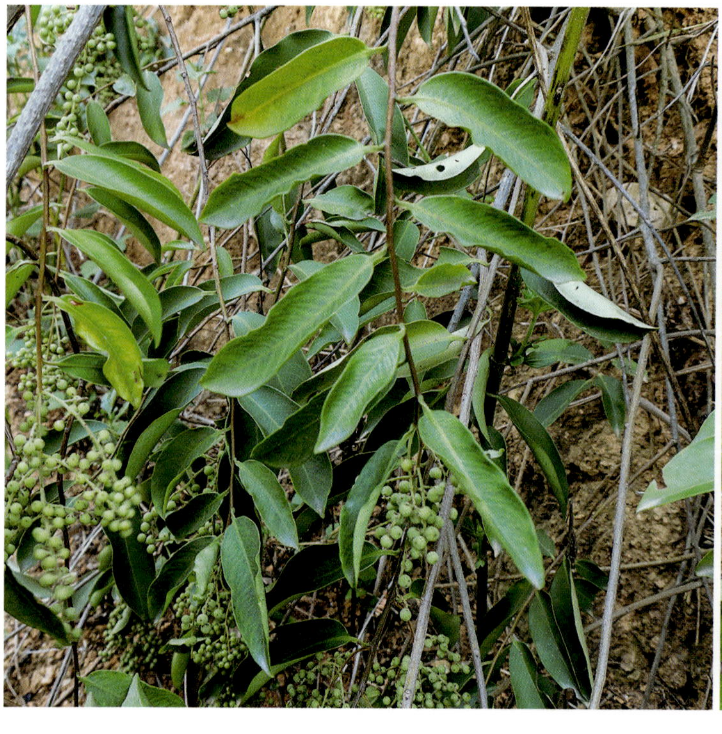

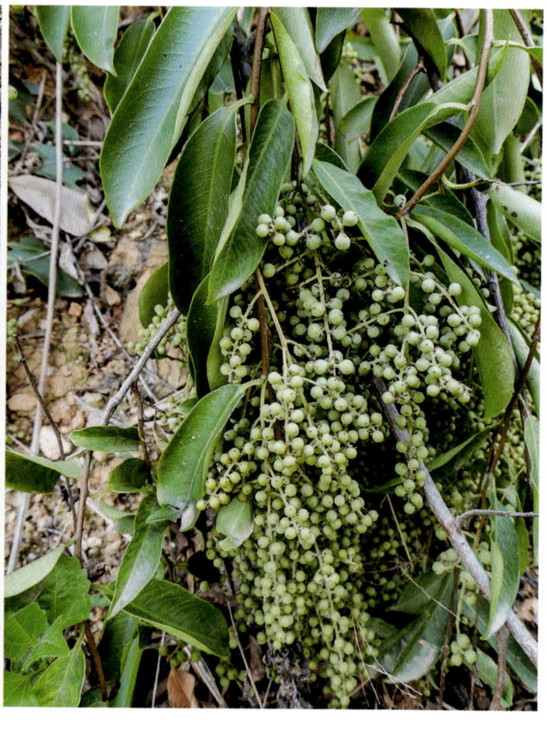

458 染饭花

马钱科 密蒙花 *Buddleja officinalis* Maximowicz

佤名： dāi eeb bīd [tai ʔɯp pit]（呆饿比）

别名： 黄饭花、米汤花

植物形态： 灌木。小枝、叶下面、叶柄和花序均被星状短绒毛。叶对生，叶片纸质，狭椭圆形、长卵形、卵状披针形或长圆状披针形。顶生聚伞圆锥花序；小苞片被短绒毛；花萼外面与花冠外面均被星状短绒毛和一些腺毛，花萼裂片三角形或宽三角形；花冠管内面被疏柔毛。蒴果椭圆状。花期 3—4 月，果期 5—8 月。

生境分布： 生海拔 200~2800m 的向阳山坡、河边、村旁的灌木丛中或林缘。产于我国山西、陕西、甘肃、江苏、安徽、福建、河南、湖北、湖南、广东、广西、四川、贵州、云南和西藏等地。

药用部位： 花、根、叶

采收加工： 根、叶：全年可采。花：花期采收，晒干或鲜用。

性味功效： 甘，微寒。清热养肝，明目退翳。

主治： 肝炎。

用法用量： 内服：水煎服，3~9g。

附方

肝炎： 本品 3~9g，水煎服，每日 3 次。

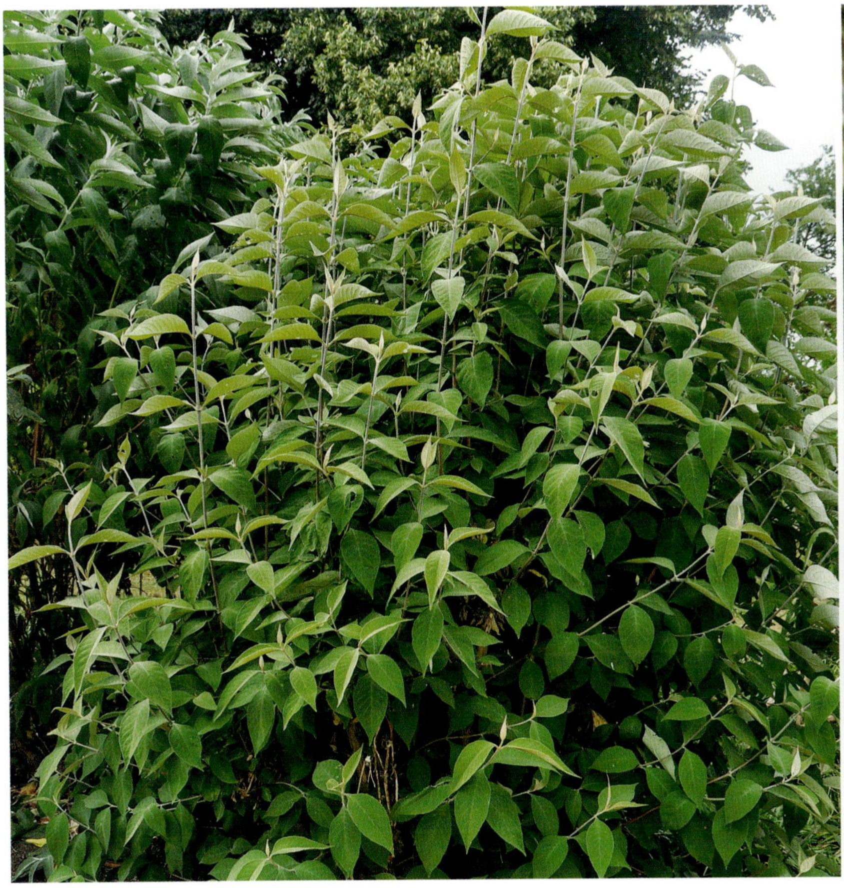

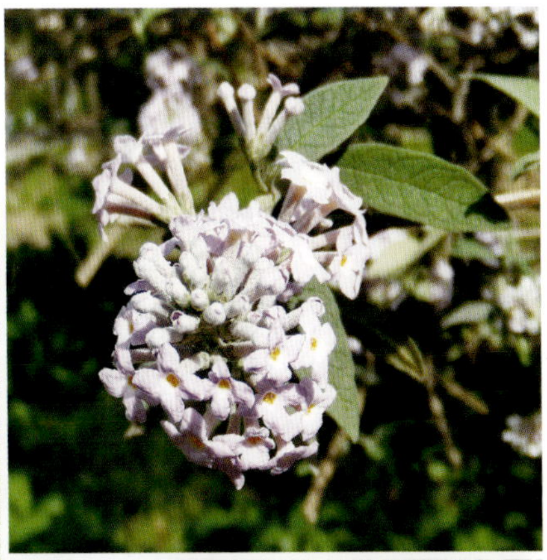

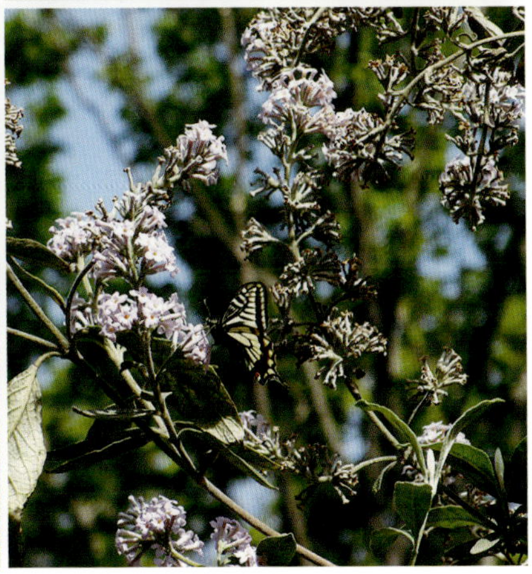

459 洋烟

罂粟科 罂粟 *Papaver somniferum* Linnaeus

佤名： pein [p^{h}e̱n]（偏）

别名： 大烟、罂粟壳

植物形态： 一年生草本。茎直立，不分枝，无毛，具白粉。叶互生，心形，长 7~25cm，边缘为不整齐的波状锯齿，两面无毛，具粉；上部叶抱茎，下部叶具短柄。花梗长可达 25cm，无毛或稀具极疏的刚毛；萼片 2 枚，阔卵形，绿色，边缘膜质；花瓣大，近圆形或近扇形，长 4~7cm，宽 3~11cm，边缘浅波状或各种分裂，白色、粉红色、红色至紫色；雄蕊多数，花丝线形，长 1~1.5cm，白色；子房球形，直径 1~2cm，无毛，柱头（5~）8~12（~18）个，辐射状。蒴果球形或长圆状椭圆形，长 4~7cm，直径 4~5cm，无毛；花盘平扁，边缘深裂，裂片具细圆齿。花、果期 3—11 月。

生境分布： 原产南欧，我国及印度、缅甸、老挝及泰国等地有栽培。

药用部位： 果汁、果壳

采收加工： 果实充分生长后用小刀划破流出乳白汁液，汁液干燥后收取即可。果实成熟后采收除去种子晒干。

性味功效： 酸、涩，寒。敛肺止咳，涩肠，止痛。

主治： 久咳，久泻，痢疾，自汗。

用法用量： 内服：4~10g（约米粒大），包于大蒜，用火烧至熟，开水吞服。

附方

久咳，自汗及久痢： 本品果壳 1g，单方或配方水煎内服。

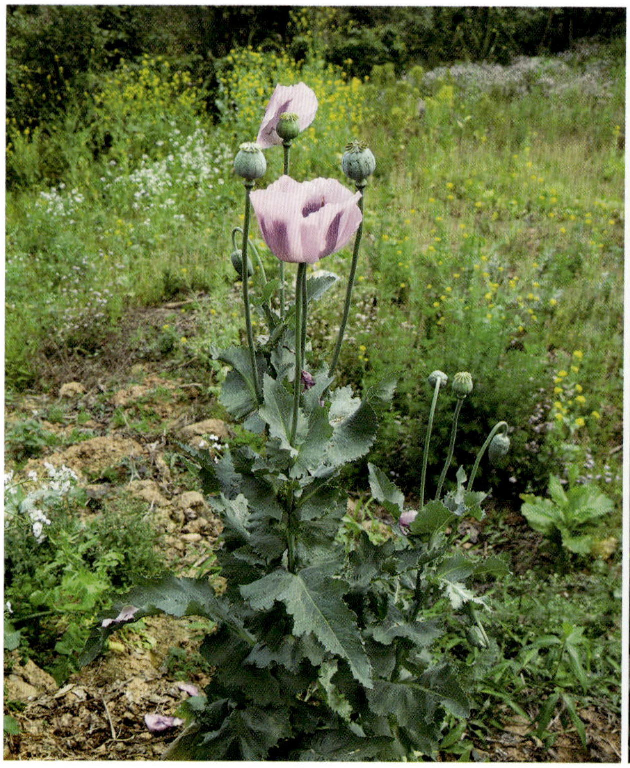

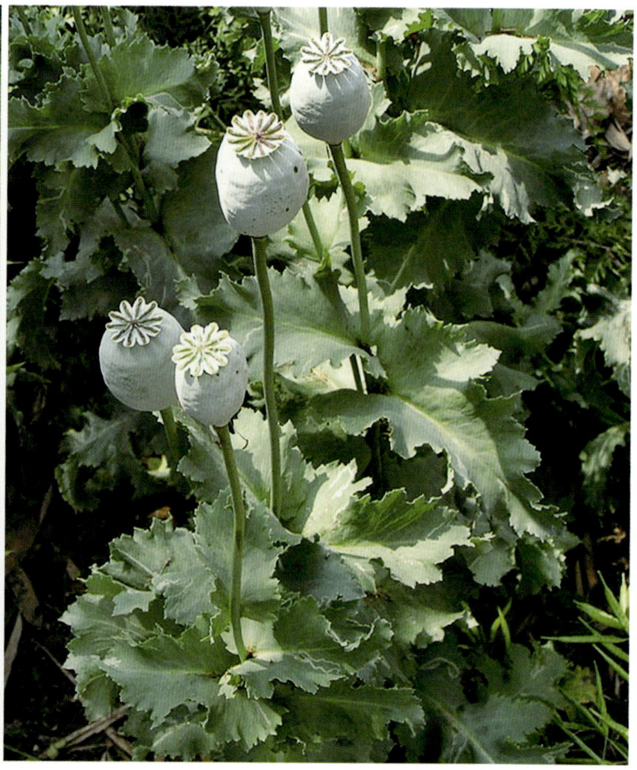

460 穿心莲

爵床科 穿心莲 *Andrographis paniculata* (N. L. Burman) Wallich ex Nees

佤名： rīb nkin soung [rip g^{h}i̠n so̠ŋ]（日吉耸）

别名： 一见喜、印度草、榄核莲

植物形态： 一年生草本。茎4棱，下部多分枝，节膨大。叶卵状矩圆形至矩圆状披针形。花序轴上叶较小，总状花序顶生和腋生，集成大型圆锥花序；花萼裂片三角状披针形，有腺毛和微毛；花冠白色而小，下唇带紫色斑纹，外有腺毛和短柔毛，2唇形，上唇微2裂，下唇3深裂，花冠筒与唇瓣等长；雄蕊2枚，花药2室，一室基部和花丝一侧有柔毛。蒴果扁，中有一沟，疏生腺毛；种子12粒，四方形，有皱纹。花、果期全年。

生境分布： 我国福建、广东、海南、广西、云南有栽培，江苏、陕西有引种。

药用部位： 全草

采收加工： 全年均可采收，洗净，切段，晒干。

性味功效： 苦，寒。清热解毒，清热燥湿。

主治： 流感，肺炎发热咳嗽，扁桃体炎，口腔炎，急性胃肠炎。

用法用量： 内服：水煎服，9~15g。

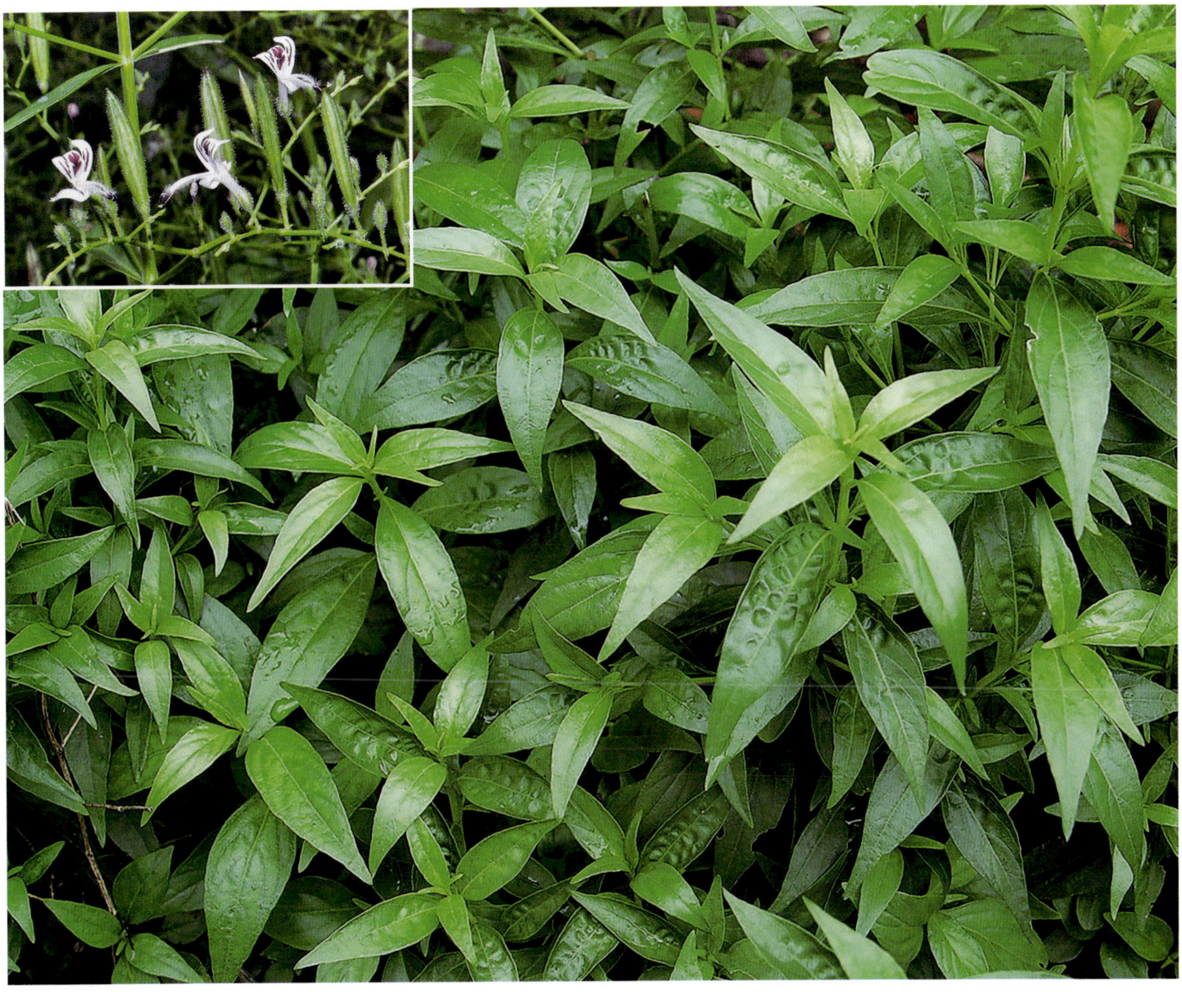

461 扁豆

豆科 扁豆 *Lablab purpureus* (Linnaeus) Sweet

佤名： blix dāi dēib bāing [pli̱ʔ tai tep paiŋ]（布利呆点白）

别名： 藤豆

植物形态： 多年生缠绕藤本。植物体几乎无毛。托叶基着，披针形；小叶宽三角状卵形，长6~10cm，宽约与长相等，侧生小叶两边不等大，偏斜，先端急尖或渐尖，基部近截平。总状花序直立，长15~25cm，花序轴粗壮，总花梗长8~14cm；花2朵至多朵簇生于节上；花冠白色或紫色，旗瓣圆形，基部两侧具2枚长而直立的小附属体，附属体下有2耳，翼瓣宽倒卵形，具截平的耳，龙骨瓣呈直角弯曲，基部渐狭成瓣柄；花柱比子房长，弯曲不逾90°。荚果长圆状菱形，长5~7cm，近顶端最阔，宽1.4~1.8cm，扁平。花期4—12月。

生境分布： 我国西南各地广泛栽培；全世界热带地区广泛栽培。

药用部位： 种子、根、花

采收加工： 秋、冬季采收成熟荚果，晒干，剥出种子晒干。

性味功效： 甘、淡，平。健脾化湿，消暑解毒。

主治： 种子：脾胃虚弱，食欲不振，食少便溏，呕吐泄泻，白带过多，胃胀痛，风湿骨痛，酒毒，河豚鱼毒，水肿。花：吐血，咯血，月经过多，腰腿痛，腹泻。叶：肠胃不适，呕吐。

用法用量： 内服：水煎服，9~15g；或磨汁服。

附方

1. **肾炎：** 本品种子50g，加清水250mL煎至100mL，每日1剂，7~10日为一个疗程。
2. **毒蛇咬伤：** 本品根适量，磨汁并加入白酒饮服，每日3次，亦可用清水磨汁内服。
3. **水肿：** 本品炒黄，研成粉末，每天饭前用灯芯草汤送服。

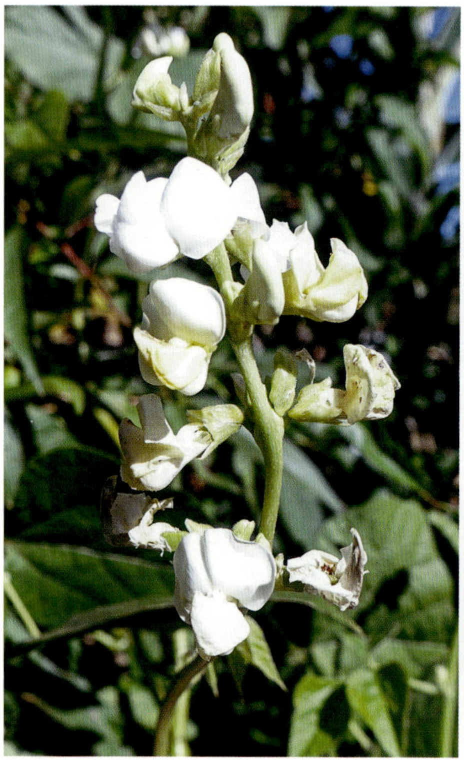

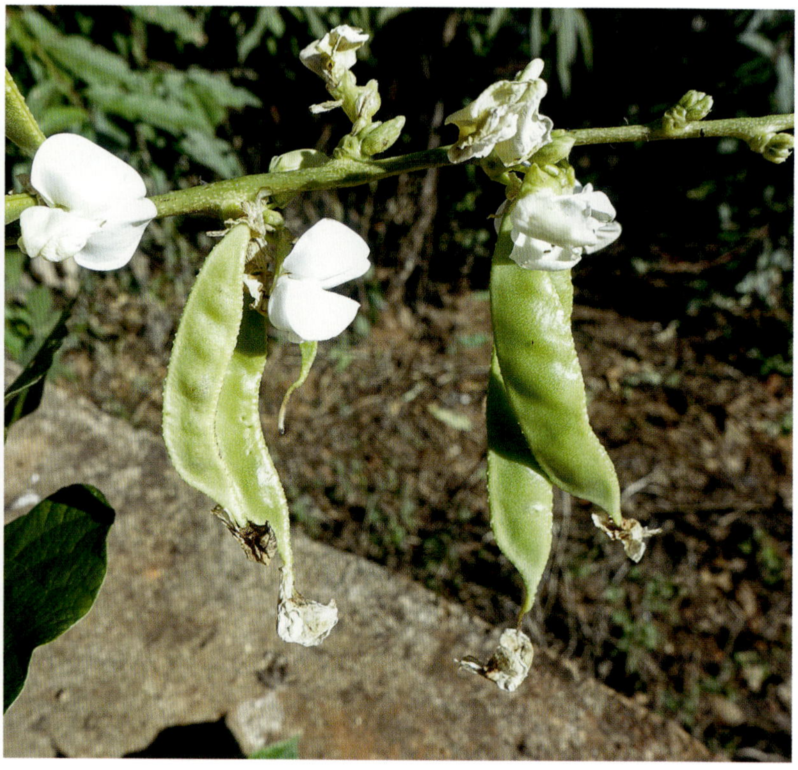

462 扁担藤

葡萄科 扁担藤 *Tetrastigma planicaule* (J. D. Hooker) Gagnepain

佤名： hnu kaox glom [nʰu̠ kʰa̠uʔ klɔ̠m]（努栲个落）

别名： 过江扁龙、腰带藤

植物形态： 木质大藤本，茎扁压。卷须不分枝，相隔 2 节间断与叶对生。叶为掌状 5 枚小叶，小叶为长圆披针形、披针形、卵披针形，长（6~）9~16cm，宽（2.5~）3~6（~7） cm，每侧边缘有 5~9 个锯齿，两面无毛；侧脉 5~6 对；叶柄长 3~11cm。花序腋生，长 15~17cm，比叶柄长 1~1.5 倍，二级和三级分枝 4~3，集生成伞形；花序梗长 3~4cm，无毛；花蕾卵圆形，高 2.5~3mm，顶端圆钝；萼浅碟形，齿不明显，外面上被乳突状毛；花瓣 4 片，卵状三角形，高 2~2.5mm，顶端呈风帽状，外面顶部疏被乳突状毛；雄蕊 4 枚；花盘明显，4 浅裂，花柱不明显，柱头 4 裂，裂片外折。果实近球形，直径 2~3cm，多肉质，有种子 1~2（~3）颗。花期 4—6 月，果期 8—12 月。

生境分布： 生于海拔 400~1550m 的山谷、热带亚热带林中或山坡岩石缝中。分布于我国云南、福建、广东、广西、贵州、西藏；老挝、越南、印度、斯里兰卡亦有。

药用部位： 全株

采收加工： 全年可采收，切片，晒干。

性味功效： 辛、涩，温。祛风除湿，舒筋活络。

主治： 风湿骨痛，腰肌劳损，跌打损伤，半身不遂。

用法用量： 内服：水煎服，15~30g。外用：捣敷。

附方

1. **风湿腰痛：** 本品 20g、野杜仲 10g、松寄生 10g、小红参 5g，水煎服，每日 3 次。
2. **半身不遂：** 本品 30g、地龙 10g、龙血树 5g，水煎服，每日 3 次。
3. **下肢溃疡：** 本品鲜叶捣烂外包患处。

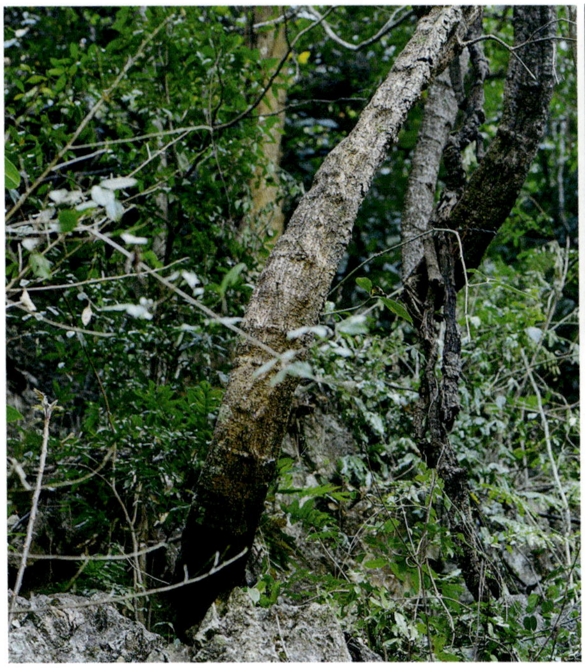
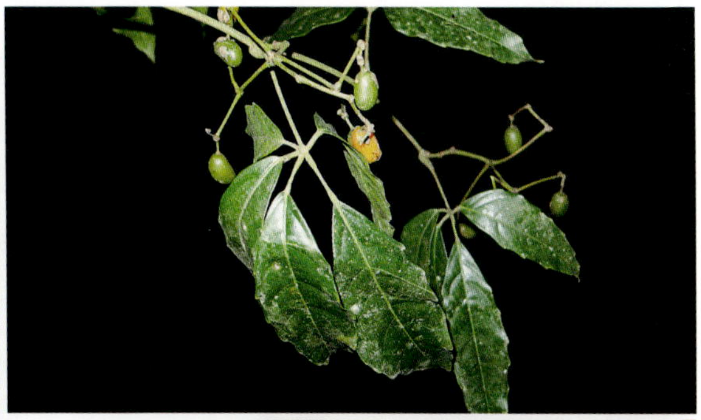
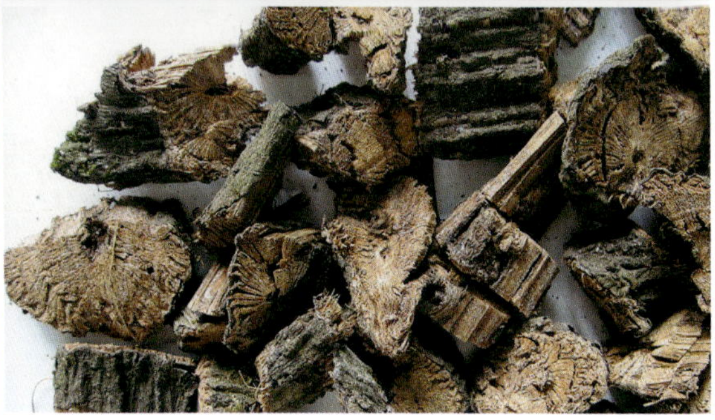

463 娃儿藤

萝藦科 娃儿藤 *Tylophora ovata* (Lindley) Hooker ex Steudel

佤名： hnu beeb siah [n^hu̠ pu̠p si̠ah]（努贝下）

别名： 七层楼、一见香、小尾伸根

植物形态： 攀援灌木；须根丛生；茎、叶柄、叶的两面、花序梗、花梗及花萼外面均被锈黄色柔毛。叶卵形，长2.5~6cm，宽2~5.5cm，顶端急尖，具小尖头，基部浅心形；侧脉每边约4条，明显。聚伞花序伞房状，腋生，常不规则2歧，着花多朵；花萼内面基部无腺体，萼片卵形，边缘被缘毛；花小，淡黄色或黄绿色，辐状，裂片长圆状披针形，两面被微毛；副花冠裂片卵形，背部肉质隆肿，顶端高达花药一半；花药顶端有圆形膜片，内弯向柱头；花粉块圆球状，平展；子房无毛，柱头五角形，平顶。蓇葖果双生，圆柱状披针形，长达7cm，直径达1.2cm，无毛。花期4—8月，果期8—12月。

生境分布： 生于海拔 1150m 的山地林中或山地灌木丛中。分布于我国云南、广西、广东、湖南、台湾；越南、老挝、缅甸、印度等地亦有。

药用部位： 根、茎叶

采收加工： 全年可采收，洗净切碎，晒干。

性味功效： 辛，温。消炎，止痛。

主治： 根：尿道炎。茎叶：腰痛。

用法用量： 内服：水煎服。

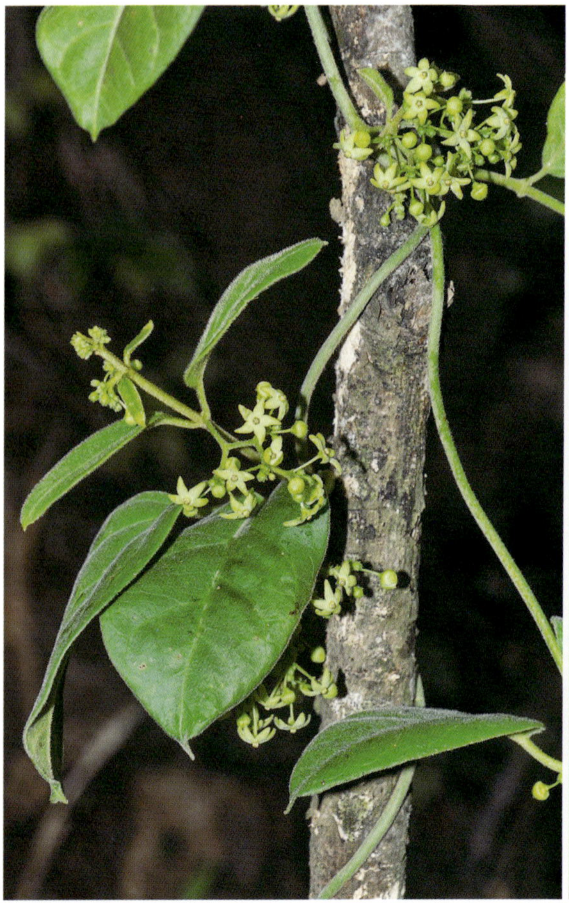

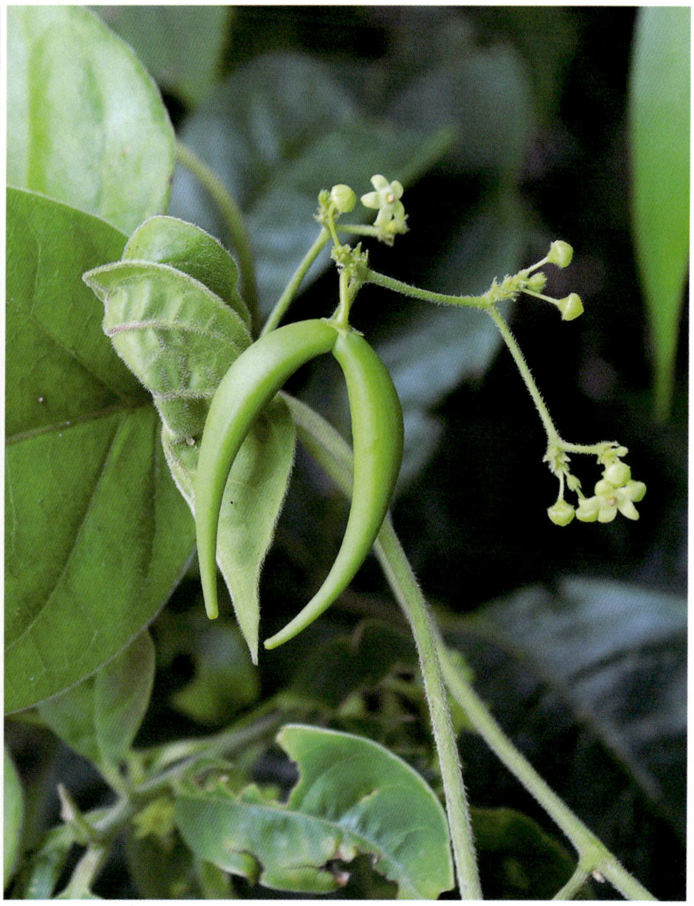

464 绒毛诃子

使君子科 微毛诃子 *Terminalia chebula* var. *tomentella* (Kurz) C. B. Clarke

佤名： mag lō [ma̱k l]（玛裸）

别名： 小诃子、银叶诃子

植物形态： 高大乔木。幼枝全被铜色伏长柔毛，老时在叶背脱落殆尽。叶互生或近对生，卵形或椭圆形至长椭圆形，长7~14cm，宽4.5~8.5cm，先端短尖，基部钝圆或楔形，偏斜，全缘或微波状，两面无毛，密被细瘤点，侧脉6~10对；叶柄粗壮，长1.8~2.3（~3）cm，距顶端1~5mm处有2~4个腺体。腋生或顶生穗状花序组成圆锥花序，长5.5~10cm；花全为两性，多数，细小，苞片长过于花；萼管杯状，长约3.5mm，裂齿5个，三角形，内面被黄棕色柔毛，萼外无毛；雄蕊10枚，高出萼外；子房圆柱状，被毛；花柱长而粗。核果卵形，两端微尖，长不足2.5cm，直径1.9~2.3cm，表面粗糙、无毛，常有纯棱5条。花期5—7月，果期8月。

生境分布： 生于海拔800~1100m的阳坡林缘。分布于我国云南；缅甸亦有。

药用部位： 果、树皮

采收加工： 树皮：全年可采收，挖根，洗净，切片，晒干。果实：成熟时可采收，晒干。

性味功效： 甘、涩，平。果：补气。树皮：清热利湿。

主治： 树皮：尿路感染。

用法用量： 内服：水煎服。

附方

补气：本品果和大枣各适量，水煎服。

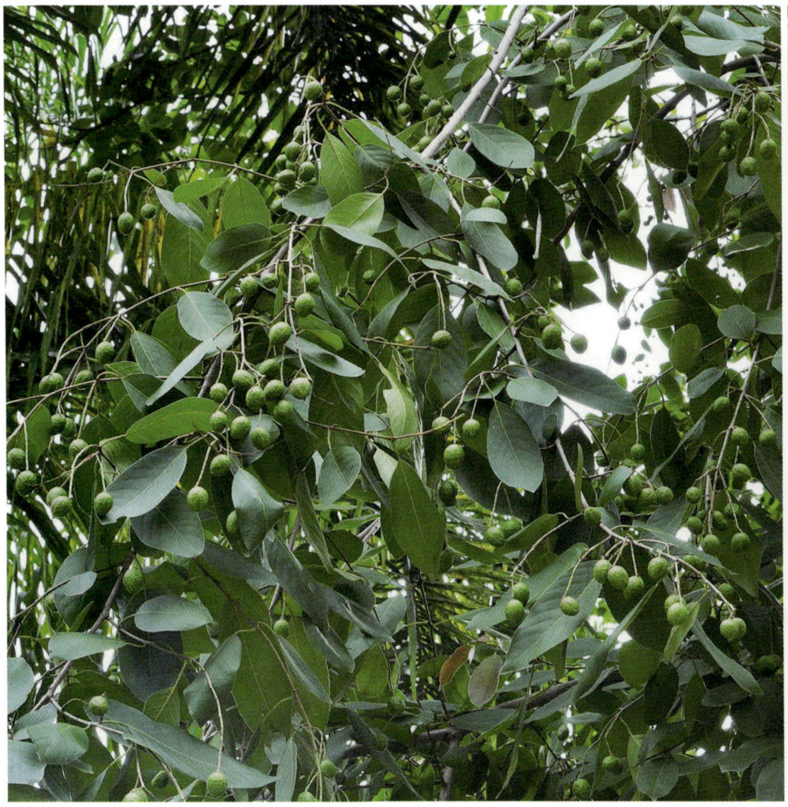

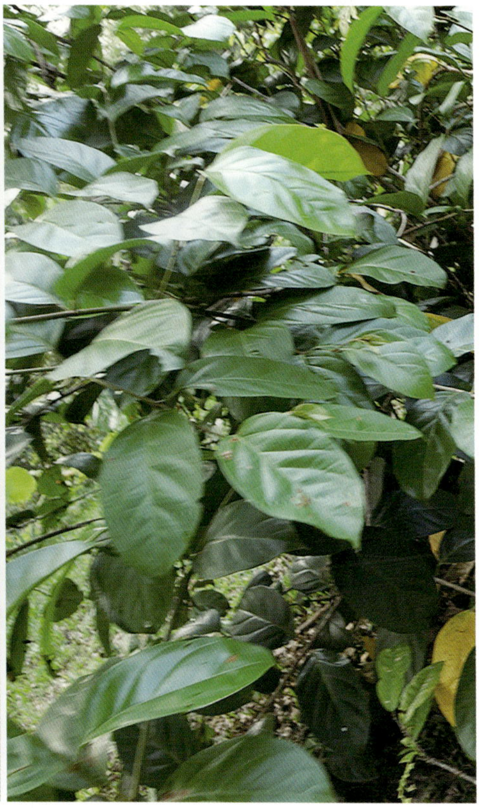

465 绞股蓝

葫芦科 绞股蓝 *Gynostemma pentaphyllum* (Thunberg) Makino

佤名： nhu ub u [nʰu̠ ʔup ʔu̠]（努呃唔）

别名： 遍地生根、七叶参、五叶参

植物形态： 草质攀援植物，无毛或疏被短柔毛。叶膜质或纸质，鸟足状复叶，具3~9小叶，通常5~7小叶，被短柔毛或无毛；小叶片卵状长圆形或披针形，边缘具波状齿或圆齿状牙齿，上面深绿色，背面淡绿色，两面均疏被短硬毛，花雌雄异株。果实肉质不裂，球形，成熟后黑色，光滑无毛，内含倒垂种子2粒。种子卵状心形，径约4mm，灰褐色或深褐色，顶端钝，基部心形，压扁，两面具乳突状凸起。花期3—11月，果期4—12月。

生境分布： 生于海拔300~3200m的山谷密林中、山坡疏林、灌丛中或路旁草丛中。产于我国陕西南部和长江以南各地。

药用部位： 全草

采收加工： 全年可采，洗净切碎，晒干或鲜用。

性味功效： 苦，寒。清热解毒，止咳祛痰。

主治： 气管炎。

用法用量： 内服：水煎服，20~30g。

附方

1. **气管炎：** 本品30g、小丁香25g、虎杖20g、十大功劳20g，水煎服，每日1剂，每日3次，3日为一疗程。
2. **气管炎：** 本品20g、枇杷叶30g、臭灵丹20g、夹骨木根30g，水煎服，待药液降温后加蜂蜜服用。

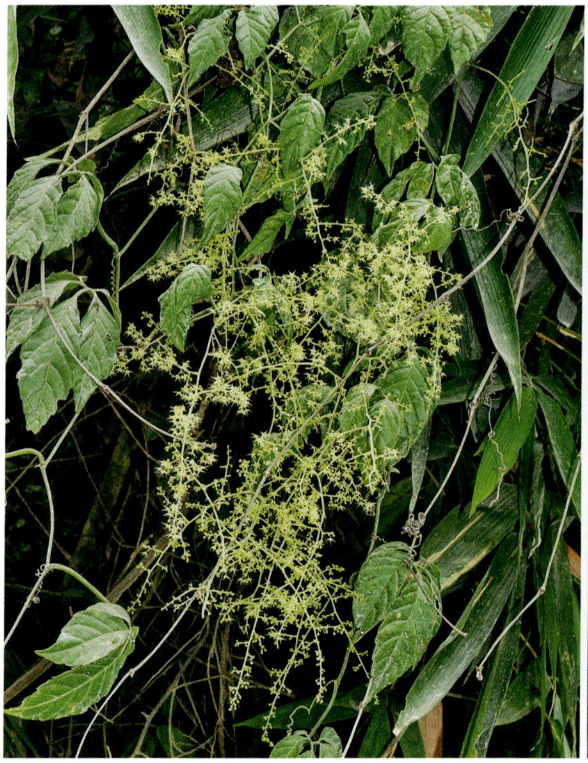
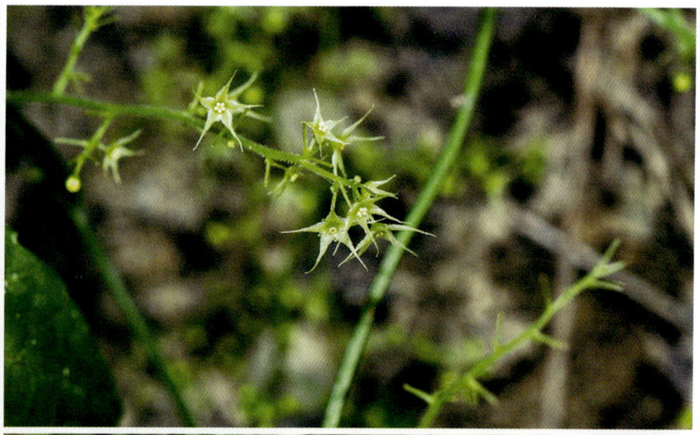
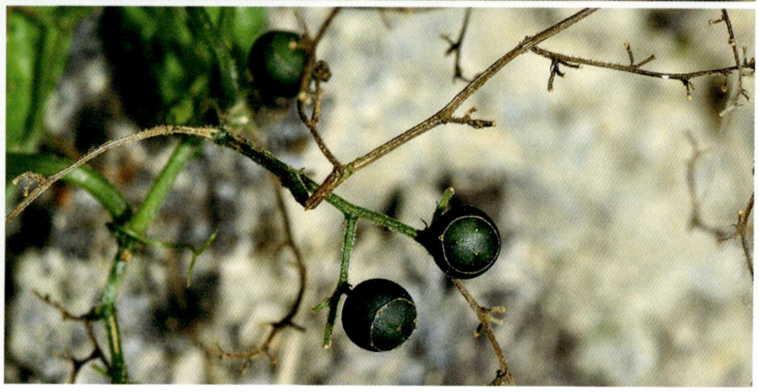

466 秦岭槲蕨

水龙骨科 秦岭槲蕨 *Drynaria baronii* Diels

佤名： guax siah haog kaox [kṵaʔ si̱ah ha̱uk kʰa̱uʔ]（刮下豪栲）

别名： 骨碎补、过山龙、中华槲蕨

植物形态： 常石生或土生，偶有树上附生。根状茎直径 1~2cm，有宿存的光突叶柄和叶轴，密被鳞片；鳞片近盾状着生，基部有短耳，长 4~11mm。常无基生不育叶。基生不育叶椭圆形，长 5~15cm，宽 3~6cm，羽状深裂达叶片的 2/3 或更深，裂片 10~12（~20）对，边缘略成齿状，下部裂片缩短，不呈耳状。正常能育叶的叶柄长 2~10cm，具明显的狭翅，叶片长 22~50cm，宽 7~12cm，裂片 16~25（~30）对，顶生裂片常不发育；叶脉明显隆起；常仅叶片上部能育，能育裂片多少狭缩。孢子囊群在裂片中肋两侧各 1 行。

生境分布： 生于海拔 1380~3800m 的山坡林下岩石上。分布于我国陕西、山西、甘肃、青海、西藏东部、四川、云南。

药用部位： 根茎

采收加工： 全年均可采挖，除去泥沙，干燥，或燎去毛状鳞片。

性味功效： 苦，温。补肾强骨，活血止痛。

主治： 骨折。

用法用量： 内服：水煎服，10~20g，或入丸、散。外用：捣烂敷或晒干研末敷，也可浸酒搽。

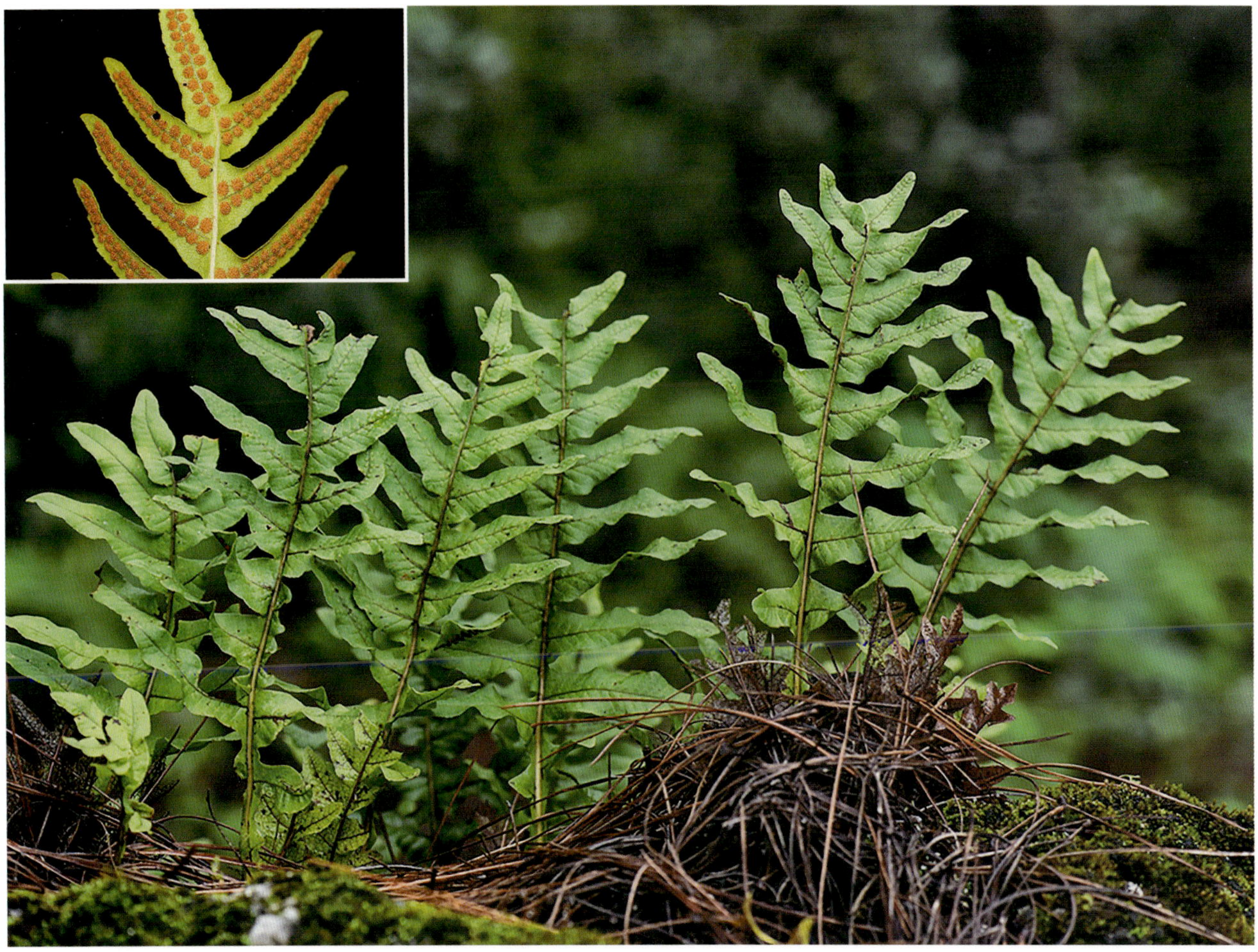

467 蚕豆

豆科 蚕豆 *Vicia faba* Linnaeus

佤名： dag dē [ta̠k tɤ]（胆得）

别名： 佛豆、胡豆、南豆

植物形态： 一年生或二年生草本。茎粗，直立，少分枝，具四棱，无毛。偶数羽状复叶，具2~6枚小叶，叶轴末端的卷须不发达，成刺状；托叶半箭头形或三角状卵形，长10~20mm；小叶为椭圆形至长圆形或倒卵形，长4~10cm，基部楔形，先端圆形、稍钝或锐尖，具短刺尖，全缘，无毛。总状花序几乎无总花梗，腋生，具1~4（~6）朵花；花梗极短或近于无梗；花萼筒状，长13mm，萼齿披针状，长渐尖；花冠白色，带紫色斑晕，长2.5~3.5cm。荚果肥厚，长5~10cm，宽约2cm或更宽，种子间具海绵状横膈膜。种子大，扁压，椭圆状。花期4—5月，果期5—6月。

生境分布： 原产地可能为非洲北部至亚洲西南部，全国各地均有栽培，长江以南为盛；世界各国常有栽培。

药用部位： 根、叶

采收加工： 全年可采收，洗净，切段，晒干。

性味功效： 甘、微辛，平。健脾利湿，补中益气，利尿消肿，止泻。

主治： 便秘，腹泻，腰痛，腹胀，咳嗽，哮喘，皮癣。

用法用量： 内服：水煎服，15~20g。外用：捣敷。

附方

皮癣： 本品鲜叶100g捣细，与烟斗屎15g拌匀，适量涂搽患处，每日2~3次，亦可制药，药泥包敷患处。

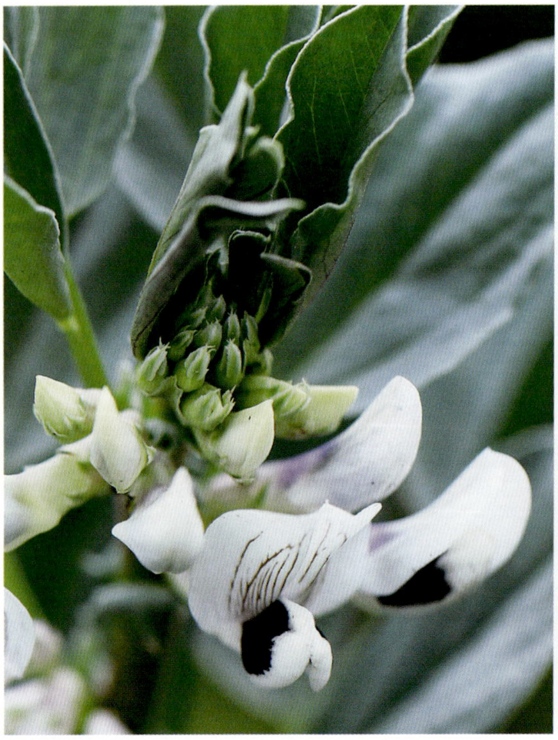

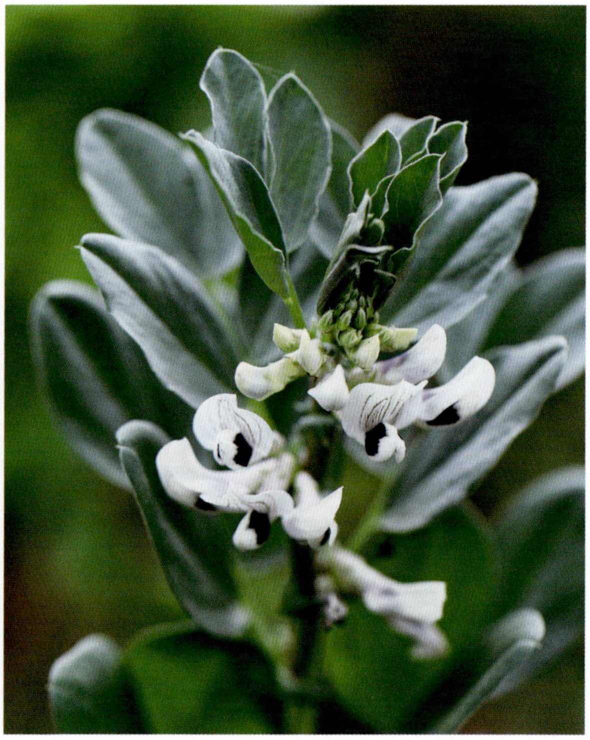

468 盐肤木

漆树科 盐麸木 *Rhus chinensis* Miller

佤名： kaox si yāox [k^{h}auʔ si ẓauh]（栲西咬）

别名： 盐酸木、马倍子树、盐酸白

植物形态： 落叶小乔木或灌木。奇数羽状复叶互生，有小叶（2~）3~6 对，叶轴具宽和狭的叶状翅，上部小叶较大，叶轴和叶柄密被锈色柔毛；小叶多形，卵形、卵状椭圆形或长圆形，长 6~12cm，宽 3~7cm，小叶无柄。圆锥花序顶生，宽大，多分枝，雄花序长 30~40cm，雌花序长 15~20cm，密被锈色柔毛；花白色。核果球形，微压扁，直径 4~5mm，被具节毛和腺毛，成熟时红色，果核直径 3~4mm。花期 8—9 月，果期 10 月。

生境分布： 生于海拔170~2700m的向阳山坡、沟谷、溪边的疏林、灌丛和荒地上。我国除东北（吉林、黑龙江）、内蒙古和西北（青海、宁夏和新疆）外，其他各地均有；印度、中南半岛、印度尼西亚、朝鲜和日本亦有。

药用部位： 根、叶、果

采收加工： 全年可采收，晒干或鲜用。

性味功效： 酸、咸，凉。消炎解毒，利尿消积，活血散淤。

主治： 湿热黄疸，膀胱炎，咽喉炎，肠炎，痢疾，咯血，疮疡痈毒，胃腹痛，感冒，痘疹不透。

用法用量： 内服：水煎服，10~20g。

附方

1. **膀胱炎：** 本品根 20g、羊耳菊根 20g，水煎服，每日 3 次。
2. **胃溃疡：** 本品干果 200g，研成粉，蜂蜜 100g 调匀，每日分 3 次，温开水送服。
3. **痢疾：** 本品根 15g、枪支葛根 15g、三颗针 10g，水煎服，每日 3 次。

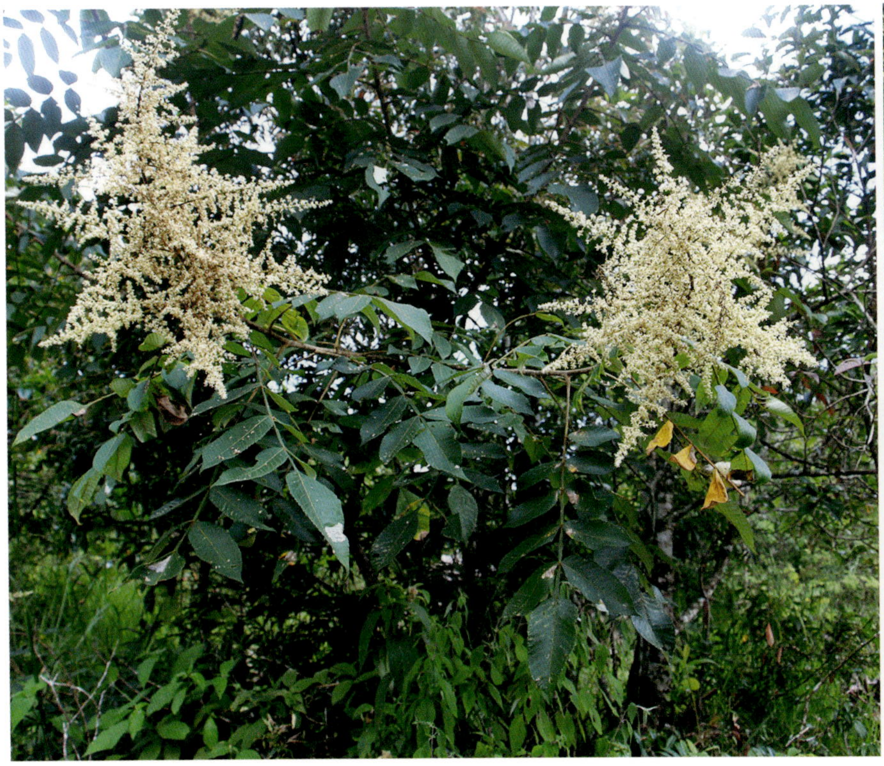
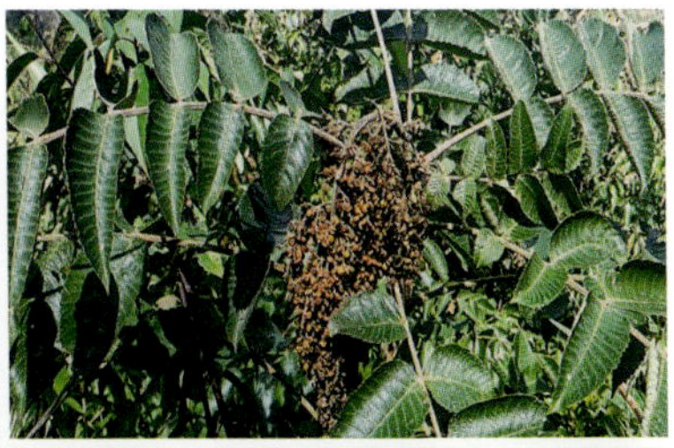
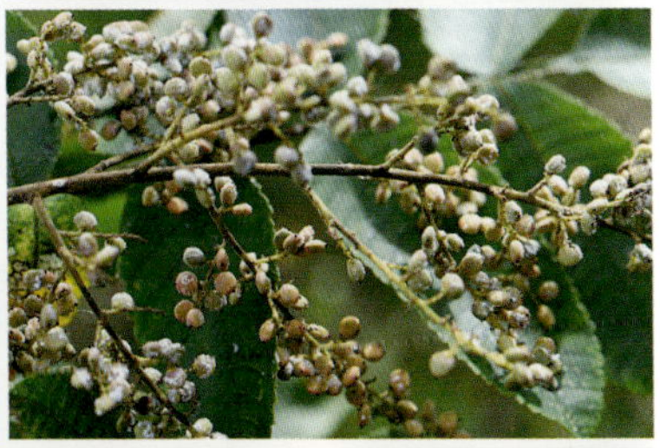
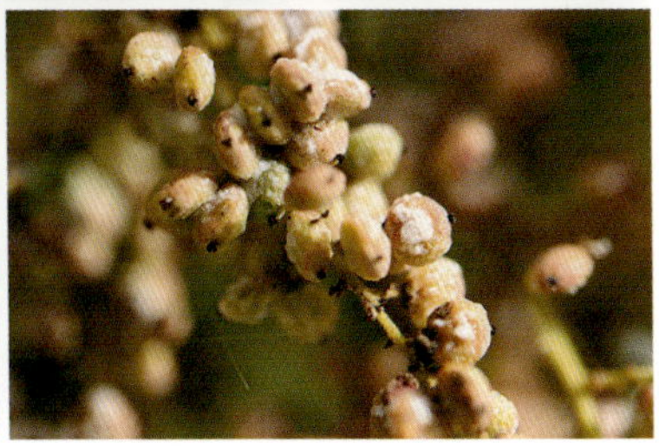

469 莱菔子

十字花科 萝卜 *Raphanus sativus* Linnaeus

佤名： brang breg raoh [paŋ prɤ̰k ra̰uh]（搬白娆）

别名： 菜头、白萝卜、水萝卜

植物形态： 二年或一年生草本；直根肉质，增粗，长圆形、球形或圆锥形，绿色、白色或粉红色。基生叶及茎下部叶大头羽状分裂，长8~30cm，宽3~5cm，顶裂片卵形，侧裂片4~6对，向基部缩小，长圆形；茎上部叶长圆形，有锯齿或全缘。总状花序顶生，果期伸长；花直径1~1.5cm；花瓣淡紫色或白色，有紫纹，倒卵形，长1~1.5cm，先端近圆形，下部有爪；雄蕊长7~8mm。长角果圆柱形，长4~6cm，在种子间缢缩，并形成海绵质横隔，先端渐尖成长喙；种子卵形，微扁，长约3mm，红褐色。花期4—5月，果期5—6月。

生境分布： 我国和世界各地均有栽培。

药用部位： 根、种子

采收加工： 全年可采收，冬季较佳。种子：夏、秋季种子成熟时割取全株，晒干，搓出种子，除去杂质。根：冬季挖取鲜根，去茎叶，洗净。

性味功效： 辛、甘，平。消食和胃，理气止痛，温肺平喘，润喉止咳。

主治： 根：风寒感冒。种子：腹水，消化不良，头痛，夜盲症，支气管炎，感冒。

用法用量： 内服：水煎服，10~30g。

附方

1. **咽喉炎：** 本品适量，切片加水煎熟，冷后加蜂蜜少许服用，每日3次。
2. **风寒感冒：** 本品白萝卜片、生姜，少许红糖，水煎服，睡时服用。

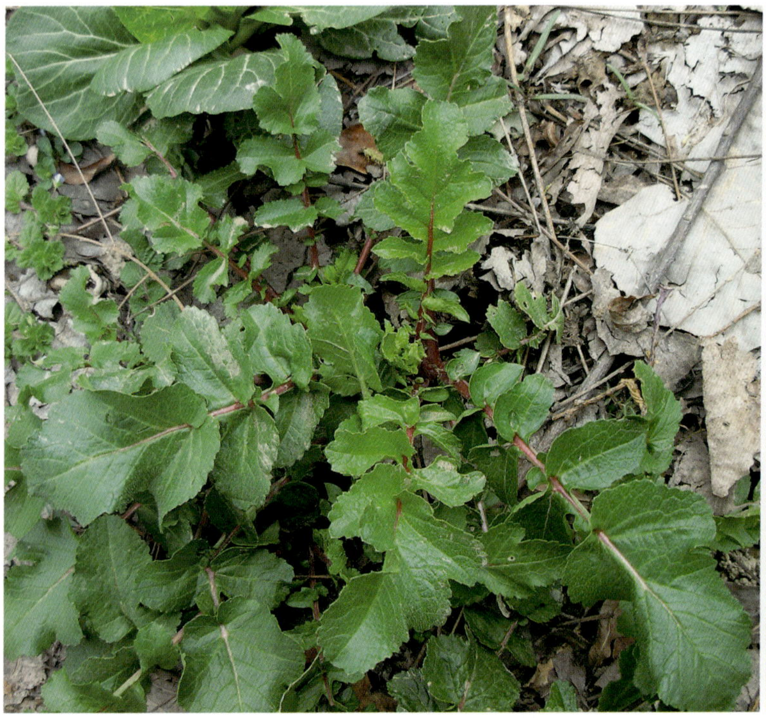

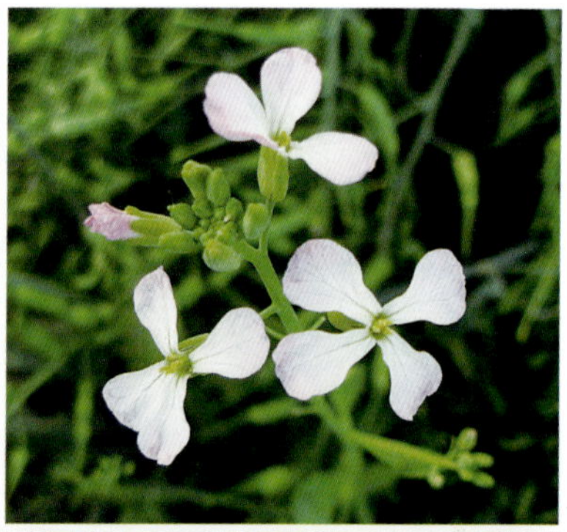

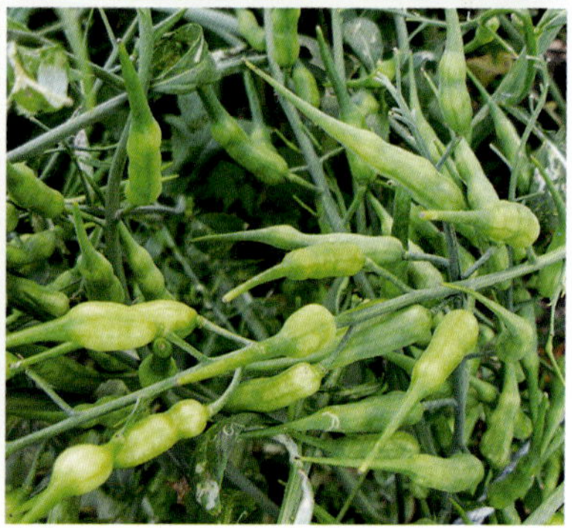

470 桐子树

大戟科 麻风树 *Jatropha curcas* Linnaeus

佤名： kaox nbēe [kʰa̱uʔ bɯ]（栲奔）

别名： 小桐子、臭油桐、膏桐

植物形态： 灌木或小乔木，高 2~5m，具水状汁液。枝条具稀疏皮孔，髓部大。叶片纸质，近圆形至卵圆形，长 7~18cm，宽 6~16cm，先端短尖，基部心形，全缘或 3~5 浅裂；掌状脉 5~7 条，叶柄长 6~18cm。花序腋生，长 6~10cm，苞片披针形，长 4~8mm；雄花：萼片 5 枚，长约 4mm，基部合生；花瓣长圆形，黄绿色或白色，长约 6mm，合生至中部，内面被毛；腺体 5 枚，近圆柱状；雄蕊 10 枚，外轮 5 枚离生，内轮花丝下部合生。雌花：花梗花后伸长；萼片离生，花后长约 6mm；花瓣和腺体与雄花相同；子房 3 室，无毛，花柱顶端 2 裂。蒴果椭圆形或球形，长 2.5cm，黄色。花期 9—10 月。

生境分布： 生于海拔 1900~2200m 的干燥山坡、路边、村落旁。原产热带美洲。我国云南、四川、贵州、广东、广西、海南、福建、台湾等地有栽培或逸生；现广布于全球热带地区。

药用部位： 树皮、叶

采收加工： 全年可采收，多为鲜用。

性味功效： 苦、涩，凉。有毒。散瘀消肿，杀虫止痒。

主治： 跌打肿痛，骨折，创伤，皮肤瘙痒。

用法用量： 外敷：树皮和叶捣烂敷患部，或用鲜品捣烂绞汁或树汁搽患部。

附方

粉碎性骨折： 本品树皮 40g、大树跌打 50g、类梧桐 40g、鱼子丸 40g、泽兰 30g、白花丹 20g、大力丸皮 30g，上药均为鲜品，捣碎拌匀火上加热，生熟各半加白酒少许，包敷患处，2 日换 1 次。（包药前骨头对好位再包药，疗效显著）

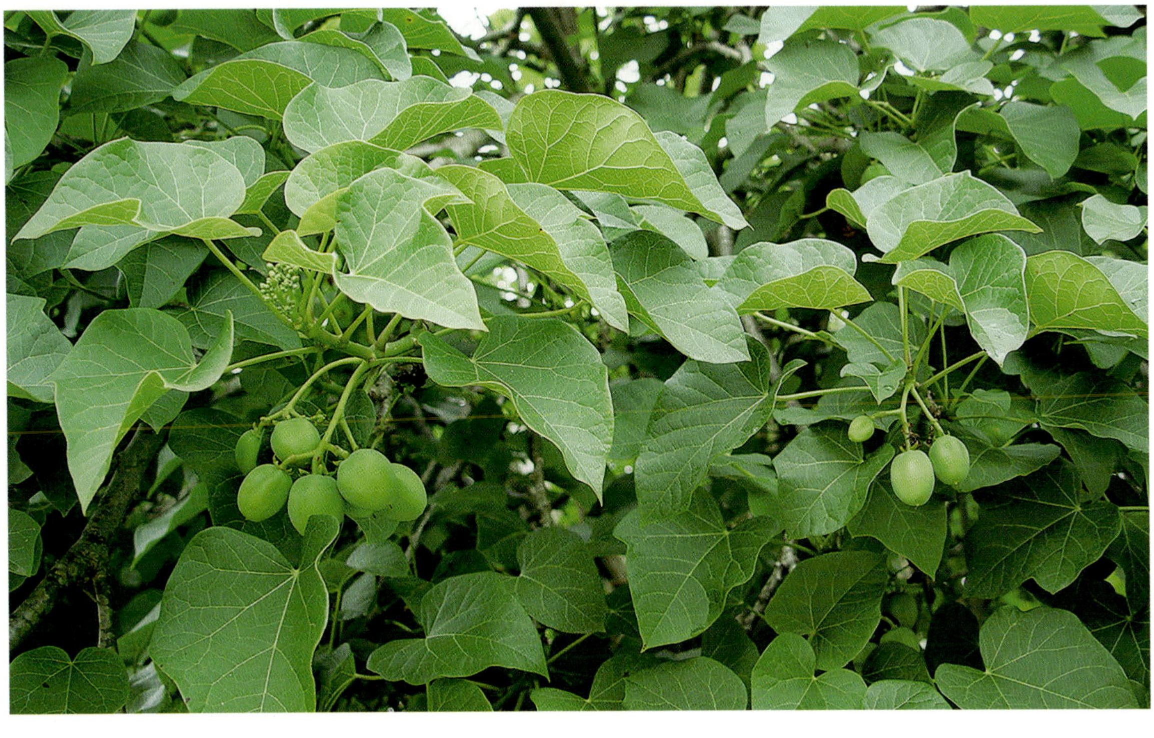

471 栝楼

葫芦科 栝楼 *Trichosanthes kirilowii* Maximowicz

佤名： blix geing ag [pli̱ʔ ke̱ŋ ʔak]（布利埂安）

别名： 野苦瓜、吊瓜、瓜蒌

植物形态： 攀援藤本。块根圆柱状，粗大肥厚，富含淀粉，淡黄褐色。叶片纸质，轮廓近圆形。总状花序单生。小苞片倒卵形或阔卵形，花萼筒状，花冠白色。果实椭圆形或圆形，成熟时黄褐色或橙黄色；种子卵状椭圆形，压扁，淡黄褐色。花期 5—8 月，果期 8—10 月。

生境分布： 生于海拔 200~1800m 的山坡林下、灌丛中、草地和村旁田边。产于辽宁、华北、华东、中南、陕西、甘肃、四川、贵州和云南。因本种为传统中药天花粉和栝楼，故在其自然分布区内、外，广为栽培。分布于朝鲜、日本、越南和老挝。

药用部位： 果实、种子、根

采收加工： 秋季采收，晒干或鲜用。

性味功效： 果实，甘；根：苦，寒。润肺，化痰，散结，润肠。

主治： 肺脓肿，肺炎，肠炎，乳腺增生。

用法用量： 内服：水煎服。

附方

肺脓肿，肺炎，肠炎，乳腺增生： 本品根适量，配鱼腥草、芦根等适量，水煎服，每日 3 次。

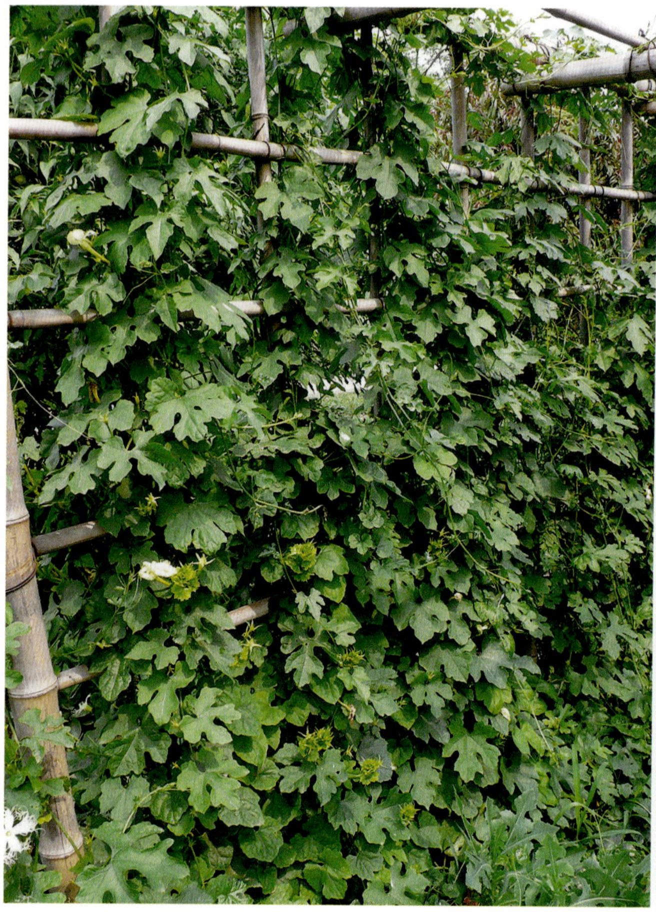
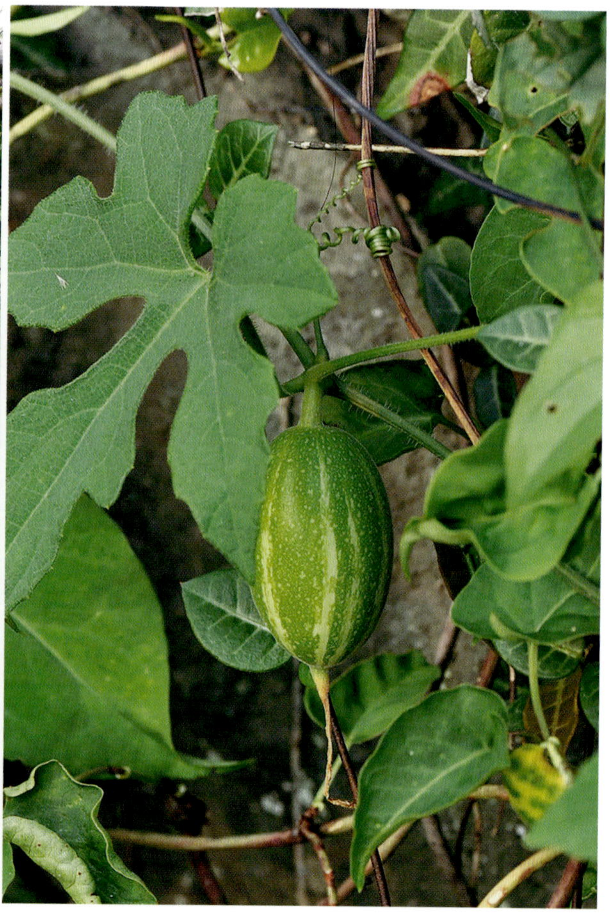

472 桃树

蔷薇科 桃 *Amygdalus persica* Linnaeus

佤名： kaox dīe [kʰa̱uʔ tɛ]（栲叠）

别名： 毛桃、白桃

植物形态： 乔木。树皮暗红褐色，老时粗糙呈鳞片状。叶片长圆状披针形、椭圆状披针形或倒卵状披针形，长 7~15cm，宽 2~3.5cm，先端渐尖，基部宽楔形；叶柄粗壮，长 1~2cm，常具 1 枚至数枚腺体。花单生，先于叶开放，直径 2.5~3.5cm；花梗短或几乎无花梗；萼筒钟形；花瓣粉红色，罕为白色；雄蕊 20~30 枚，花药绯红色。果实形状与大小均有变异，卵形，宽椭圆形或扁圆形，直径（3~）5~7（~12）cm；果肉多汁，有香味；核大，表面具纵、横沟纹和孔穴。花期 3—4 月，果成熟期因品种而异，常 8—9 月。

生境分布： 原产中国北方，各地广泛栽培；世界各地均有栽培。

药用部位： 鲜叶、茎、树皮

采收加工： 随用随采。

性味功效： 苦，平。祛风除湿，清热解毒，杀虫。

主治： 叶：头痛，疟疾，湿疹，皮炎，痈疮。茎：风疹，胃痛。树皮：防治疟疾。

用法用量： 内服：水煎服。外用：鲜叶捣烂外敷患处。

附方

1. **防治疟疾：** 本品树皮 10g、樱桃树皮 10g，水煎服，每日 3 次。
2. **皮肤病、产后保健：** 本品鲜叶、血满草、金竹叶、木贼、芸香草、大荨麻、侧柏叶、石榴嫩枝叶、九里光、七叶莲、松针、盐肤木等药适量，水煎熏蒸后再用药液泡澡。
3. **水肿：** 本品树皮 50g、树萝卜根 50g、藤三七根 50g、芭蕉芯 50g，均鲜品，洗净，配红糖 50g，开水煎煮，每日服 3 次，7~15 天为一疗程。

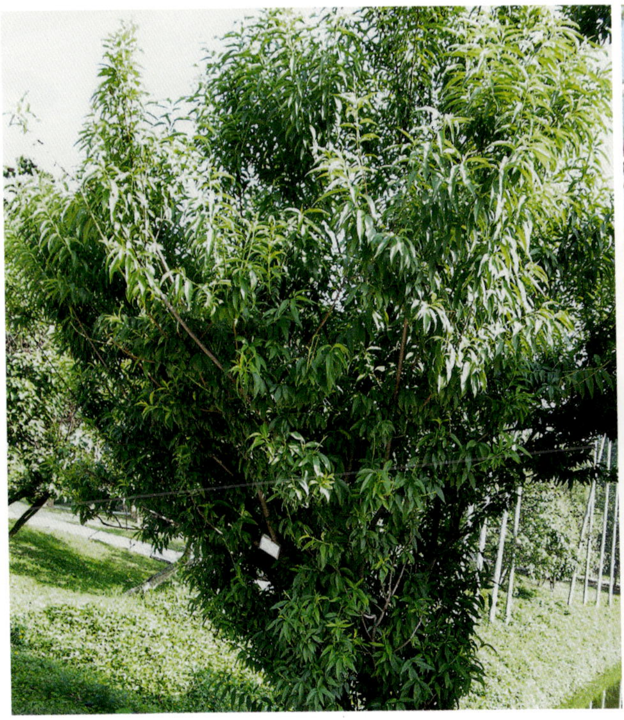

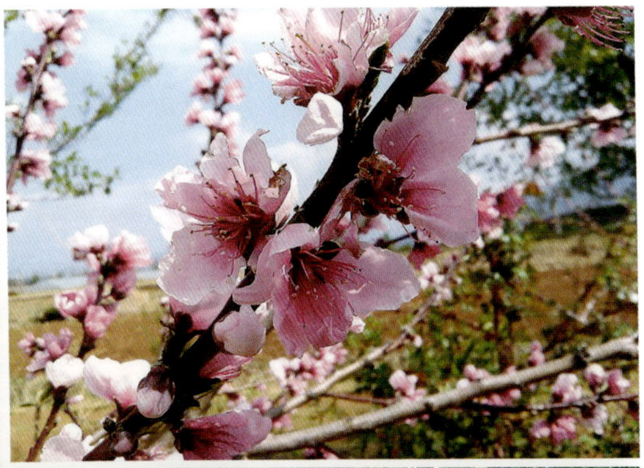

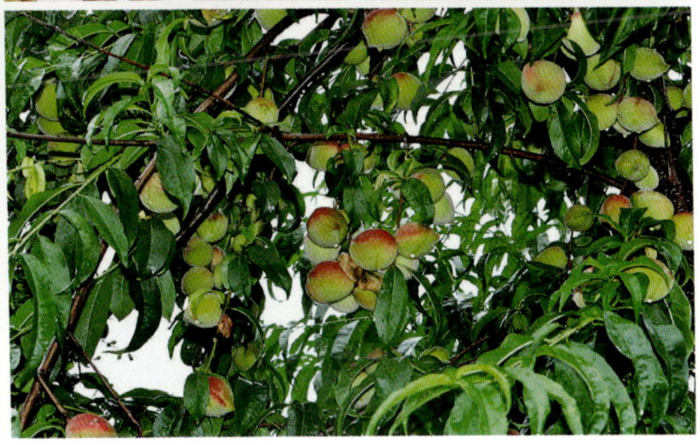

473 移㭎树

蔷薇科 云南移㭎 *Docynia delavayi* (Franchet) C. K. Schneider

佤名： kao mag gog [kʰa̱u ma̱k kɔ̱k]（栲麻果）

别名： 树哆依、玛果

植物形态： 常绿乔木。叶片革质，披针形或卵状披针形，长6~8cm，宽2~3cm，先端急尖或渐尖，基部宽楔形或近圆形，全缘或稍有浅锯齿，上面无毛，深绿色，有光泽，背面密被黄白色绒毛；叶柄长约1cm，密被绒毛。花3~5朵，丛生于小枝顶端；苞片膜质，披针形，早落；花直径2.5~3cm；萼筒钟状，外面密被黄白色绒毛；花瓣白色，宽卵形或长圆状倒卵形，长12~15mm。果实卵形或长圆形，直径2~3cm，黄色，幼果密被绒毛，成熟后微被绒毛或近于无毛，常具长果梗，外面被绒毛；萼片宿存，直立或合拢。花期3—4月，果期5—6月。

生境分布： 生于海拔 1180~2900m 的杂木林中或干燥山坡。分布于我国云南。

药用部位： 树皮、果实

采收加工： 树皮：全年可采，切片，晒干。果：秋季采收。

性味功效： 皮：甘、苦，凉；果：酸、涩，凉。收敛，杀菌，舒筋活络，祛风除湿。

主治： 烧烫伤，黄水疮，湿疹，腹泻，风湿骨痛。

用法用量： 内服：水煎服，10~20g。外用：鲜品捣碎外敷患处。

附方

1. **风湿骨痛：** 本品干品树皮、果实各适量，泡酒服，每日饮 50mL。
2. **腹泻：** 本品树皮适量，水煎服，每日 3 次。
3. **高血压：** 本品树皮适量，水煎当茶频服。

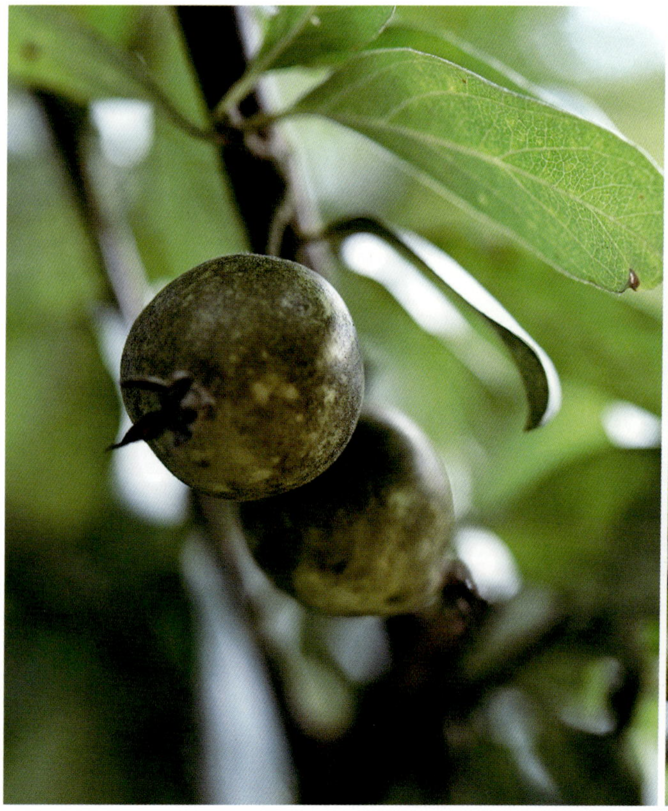
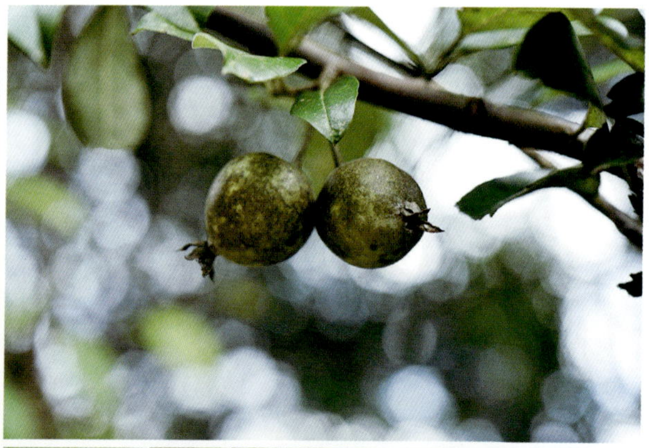
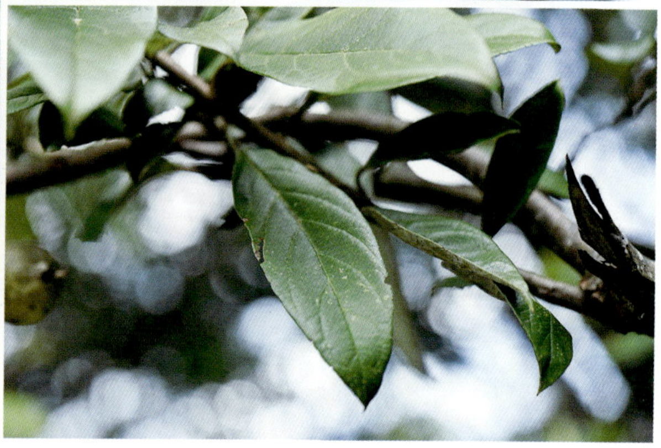

474 桉叶

桃金娘科 桉 *Eucalyptus robusta* Smith

佤名： kaox dōng vō [kʰa̠uʔ tɔk vɔ]（栲朵窝）

别名： 桉树叶、蓝桉叶、羊草果叶

植物形态： 密荫大乔木，高 20m；树皮宿存，深褐色，厚 2cm，稍软松，有不规则斜裂沟；嫩枝有棱。幼态叶对生，叶片厚革质，卵形，长 11cm，宽达 7cm，有柄；成熟叶卵状披针形，厚革质，不等侧，长 8~17cm，宽 3~7cm，侧脉多而明显，以 80°开角缓斜走向边缘，两面均有腺点，边脉离边缘 1~1.5mm；叶柄长 1.5~2.5cm。伞形花序粗大，有花 4~8 朵，总梗压扁，长 2.5cm 以内；花梗短、长不过 4mm，有时较长，粗而扁平；花蕾长 1.4 ~2cm，宽 7~10mm；蒴管半球形或倒圆锥形，长 7~9mm，宽 6~8mm；帽状体约与萼管同长，先端收缩成喙；雄蕊长 1~1.2cm，花药椭圆形，纵裂。蒴果卵状壶形，长 1~1.5cm，上半部略收缩，蒴口稍扩大，果瓣 3~4 个，深藏于萼管内。花期 4—9 月。

生境分布： 原产澳大利亚，我国云南、四川、安徽、福建、广东、广西、贵州、海南、湖南、江西、浙江、台湾等地有栽培。

药用部位： 叶

采收加工： 全年可采收。

性味功效： 苦、辛，凉。疏风清热，清热解毒，祛风止痒。

主治： 疟疾，带状疱疹，预防麻疹。

用法用量： 内服：水煎服。外用：水煎外洗或外包。

附方

1. **红白痢疾：** 本品叶尖，配罂粟壳少量，水煎服。
2. **疟疾：** 本品鲜叶 20 片（成人用量），水煎服，于疟疾发作前 1~2 小时炖服，第 2 次在疟疾发作后 4 小时饮服。
3. **带状疱疹：** 本品鲜叶 1000g，用 10 倍水煎熬成药浆，用湿纱布沾药浆外敷患处。

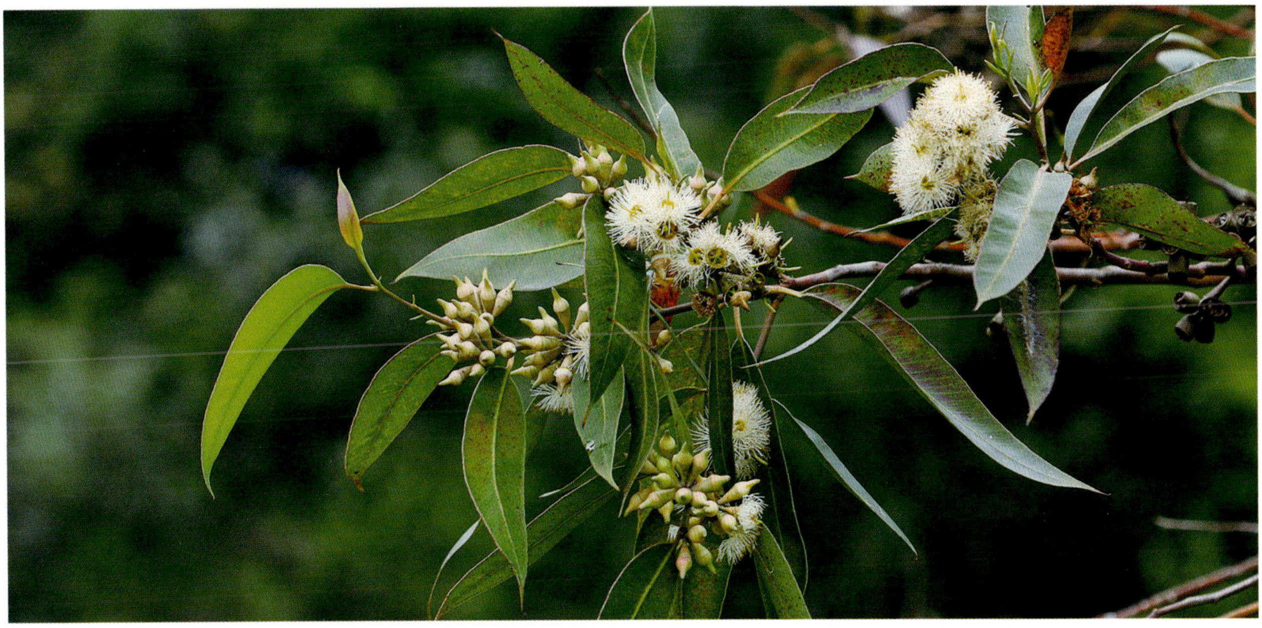

475 鸭跖草

鸭跖草科 鸭跖草 *Commelina communis* Linnaeus

佤名： daex si vīag [ta̤ɯʔ si viak]（德西歪）

别名： 三角菜、耳环草

植物形态： 一年生披散草本。茎匍匐生根，多分枝，下部无毛，上部被短毛。叶披针形至卵状披针形。总苞片佛焰苞状，与叶对生，折叠状，展开后为心形；聚伞花序，具短梗，几乎不伸出佛焰苞；花瓣深蓝色。蒴果椭圆形，棕黄色，一端平截、腹面平，有不规则窝孔。

生境分布： 生于湿地。产于我国云南、四川、甘肃以东的南北各地；越南、朝鲜、日本、俄罗斯远东地区以及北美也有分布，

药用部位： 全草

采收加工： 全年可采收，洗净，晒干或鲜用。

性味功效： 甘、淡，寒。清热解毒，利尿消肿，清热泻火。

主治： 感冒，急性病毒性肝炎，耳、鼻疖感染。

用法用量： 内服：水煎服，干品 30~60g，鲜品 60~120g。外用：外擦。

附方

1. **感冒：** 本品干品 30~60g（或鲜品 60~120g），水煎服。
2. **耳、鼻疖感染：** 在火上烤本品草茎，将烤出的胶黏液体涂点耳疖或鼻疖处。
3. **中暑腹泻：** 本品和积血草各 30g，水煎服。

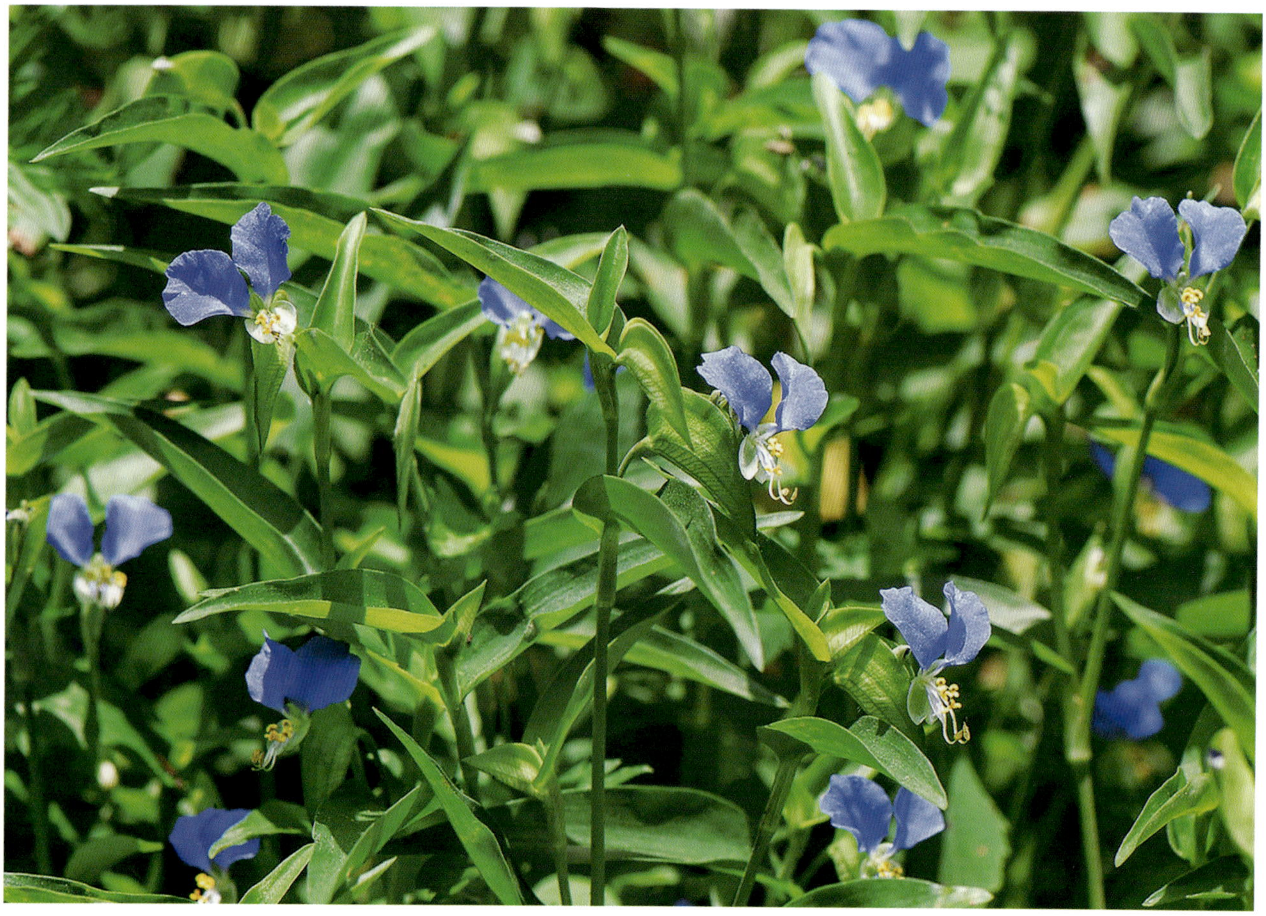

476 鸭嘴花

爵床科 鸭嘴花 *Justicia adhatoda* Linnaeus

佤名： kaox dāi beid [k^{h}a̱uʔ tai pet]（栲呆别）

别名： 野靛叶、大驳骨

植物形态： 大灌木。茎叶揉后有特殊臭气。叶片纸质，长圆状披针形至披针形，或卵形或椭圆状卵形，长 15~20cm，宽 4.5~7.5cm，先端渐尖，有时稍呈尾状，基部阔楔形，全缘。侧脉每边约 12 条；叶柄长 1.5~2cm。穗状花序卵形或稍伸长；苞片卵形或阔卵形，长 1~3cm，宽 8~15mm，被微柔毛；萼裂片 5 枚，长圆状披针形，长约 8mm；花冠白色，有紫色条纹或粉红色，长 2.5~3cm，被柔毛，冠管卵形，长约 6mm；药室椭圆形，基部通常有球形附属物不明显。蒴果近木质，长约 0.5cm，上部具 4 粒种子，下部实心短柄状。花期 1—3 月，果期 6—7 月。

生境分布： 生于路边，灌木丛。我国广东、广西、海南和云南归化或种植；热带广泛种植和归化。

药用部位： 全株

采收加工： 秋季采收，洗净，切段，晒干。

性味功效： 苦、辛，温。散瘀血，接骨，镇痛。

主治： 风湿性关节炎，跌打损伤，骨折。

用法用量： 内服：水煎服，15~20g。外用：鲜品捣烂敷患处。

附方

1. **骨折：** 本品鲜品配奶浆草、橄榄、丁香花、松树尖、过江龙等药，捣烂敷患处。
2. **跌打损伤：** 本品适量，水煎外洗患处。

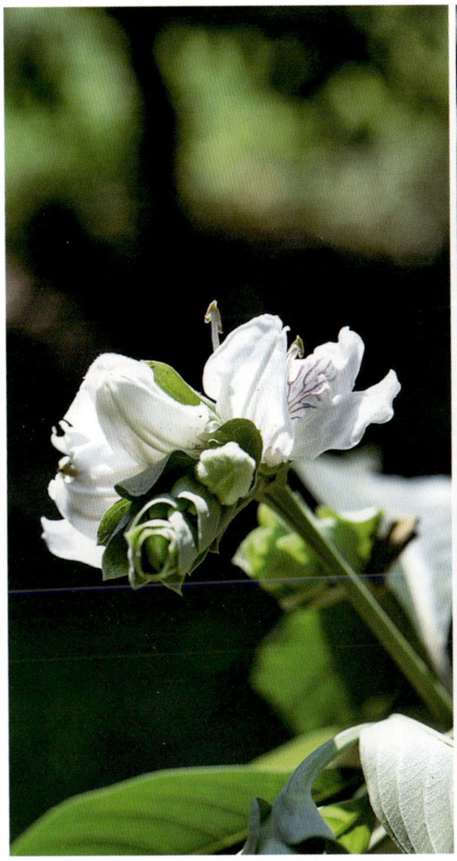

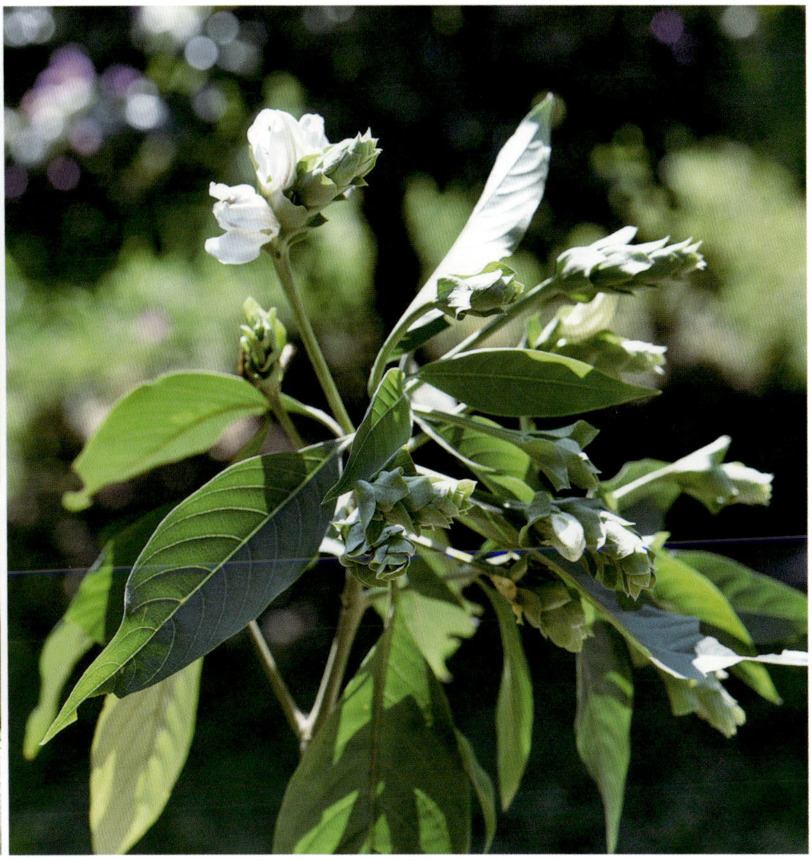

477 铁冬青

冬青科 铁冬青 *Ilex rotunda* Thunberg

侗名： kaox rom mei [kʰa̱uʔ ro̱m me̱]（栲若玫）

别名： 冬青柴、白木香、白银树

植物形态： 常绿大乔木，全株无毛；分枝具棱，皮孔不显。叶片薄革质至坚纸质，橄榄色或褐色，卵形、倒卵形或椭圆形，长 4~10cm，宽 2~4cm，先端短渐尖，基部楔形或钝，全缘，侧脉 6~9 对；叶柄长 10~20mm。聚伞花序，有花 4~6（~13）朵，腋生。雄花 4 数，花瓣长圆形，长约 2.5mm；雄蕊较花瓣为长；不育子房小，顶端具小喙；雌花白色，5~7 数；花瓣倒卵状长圆形，长 2mm，基部连合；不育雄蕊较花瓣短，花丝基部十分膨大。果椭圆形，长 6~8mm，柱头幼时头状，成熟后厚盘形；分核 5~7 个，披针形，长约 6mm，宽 1.3mm，断面呈三棱形，背部具 3 棱和 2 沟，内果皮近木质。花期 4 月，果期 8—12 月。

生境分布： 生于海拔 1100m 的混交林中。分布于我国长江流域以南各地及台湾；朝鲜、日本及越南亦有。

药用部位： 树皮、叶、根、根皮

采收加工： 根皮、树皮：全年可采收，剥取外皮切碎，晒干或鲜用。叶：鲜用，随用随采，也可采后晒干。根：秋季挖取，洗净，切片，晒干或鲜用。

性味功效： 苦，寒。清热解毒，消肿止痛，凉血。

主治： 感冒，扁桃体炎，急性肠胃炎，胃痛，急、慢性肝炎，胃及十二指肠溃疡，风湿关节痛，痢疾，闭合性骨折，骨痛，出血，烫烧伤，跌打损伤，痈疖疮疡。

用法用量： 内服：水煎服，10~15g。外用：树皮研粉调油敷，鲜叶或根捣烂敷患处。

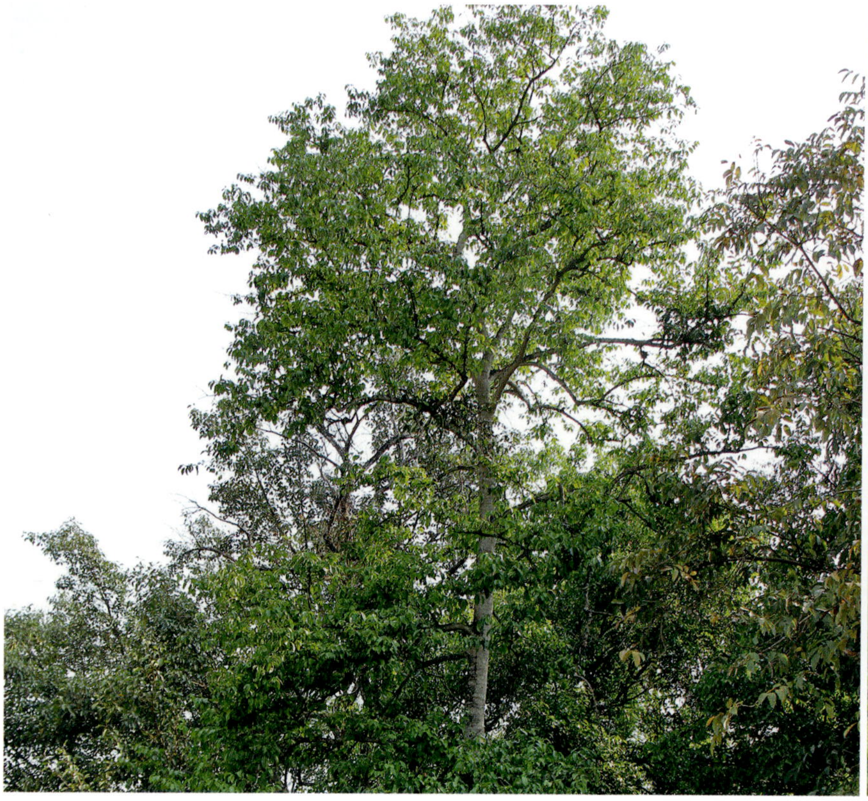

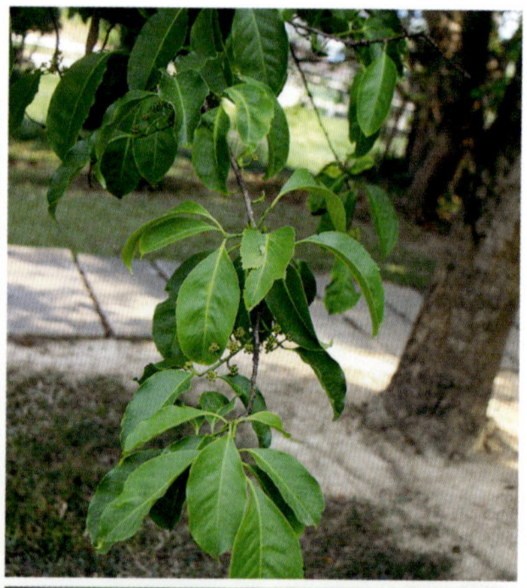

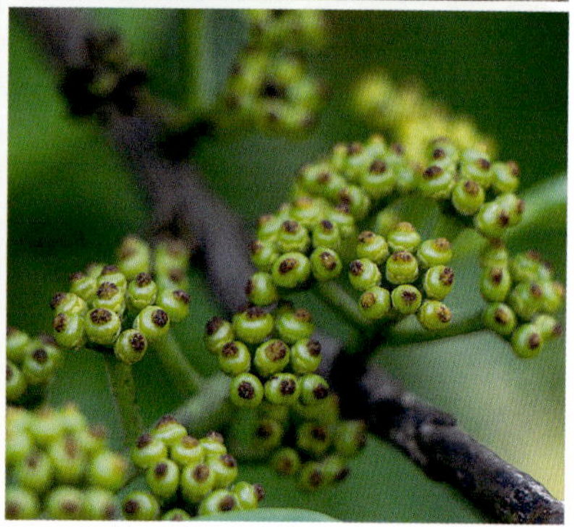

478 铁线草

禾本科 狗牙根 *Cynodon dactylon* (Linnaeus) Persoon

佤名： rīb som lō [rip sə̰m lɔ]（日松骡）

别名： 绊根草、堑头草

植物形态： 多年生草本；有根茎及匍匐茎，后者坚韧而节上生根，蔓延甚长，形成大片草地。秆直立，纤细，光滑。叶鞘疏松，鞘口常有白色髯毛；叶舌极短，仅为一长约0.3mm的纤毛；叶片线形，短而狭，长1~6（~12）cm，宽2~4mm。总状花序长2~6cm，2~6枚成一轮着生于秆顶；小穗柄短或近无柄；小穗灰绿色或带紫色，长2~2.7cm，仅含1朵小花。颖果长圆柱形，常肿胀或略向两侧压扁。花、果期几乎全年。

生境分布： 生于海拔 2300m 以下的道旁荒野、田野间或撂荒地、河岸沙滩、荒坡草地。分布于我国黄河以南各地；全球热带至温带亦有。

药用部位： 全草

采收加工： 全年可采收，洗净，晒干或鲜用。

性味功效： 苦、微甘，平。清热利尿，通经活络，续筋接骨，止血生肌，清火滋水，止咳化痰，利水消肿。

主治： 肝炎，泌尿道感染，感冒，驱蛔虫。

用法用量： 内服：水煎服，15~30g。外用：鲜品捣烂敷患处。

附方

1. 肝炎，泌尿系感染，感冒，驱蛔虫： 本品 5~15g、十大功劳 10g，水煎服。

2. 小便混浊： 本品 100g、蓖麻根 50g、猪鬃草 50g，鲜品，洗净切段，水煎，每日 1 剂，分 3 次服。

3. 风湿性关节炎： 本品根 30g、双钩藤 50g、花椒寄生 50g、攀枝花树皮 50g、滇紫草根 15g、火把果树皮 30g、竹节叶子兰根 25g、五叶草根 30g、酸浆草 30g，均鲜品，洗净，切碎，混合，泡酒内服或外擦患处。

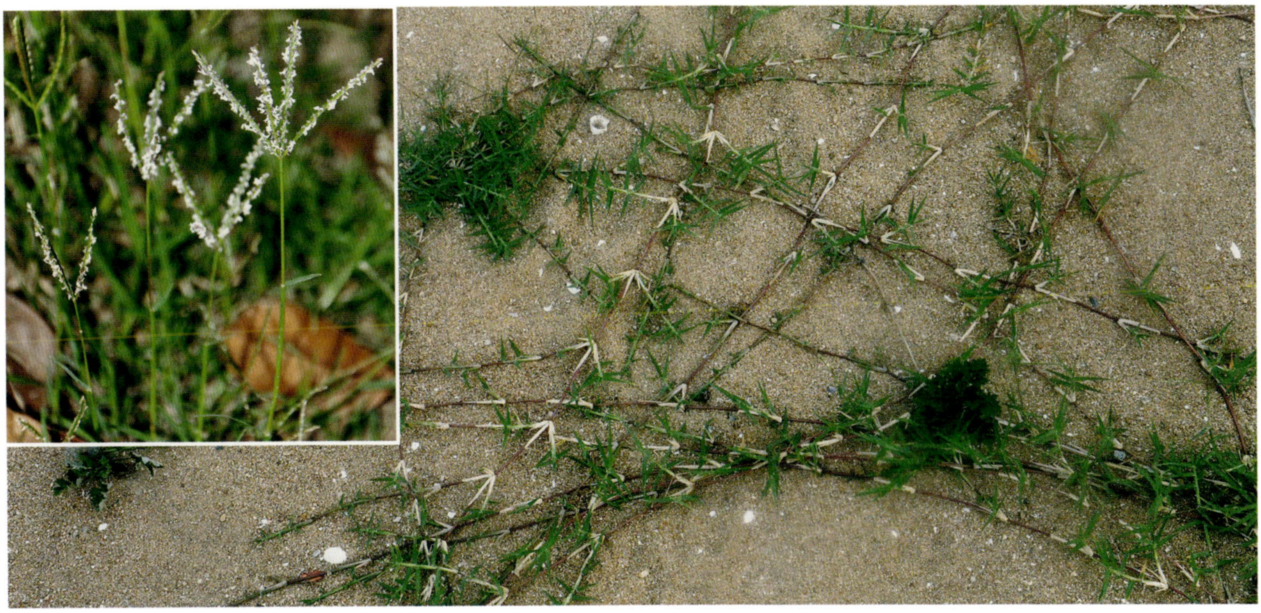

479 秧秧草

灯心草科 野灯心草 *Juncus setchuensis* Buchenau ex Diels

佤名： si grod dīng [si krət tiŋ]（西裹顶）

别名： 龙须草、秧草、水通草

植物形态： 多年生草本。根状茎横生，多须根。株高 30~60cm。茎纤细，直径 0.8~1.5mm。低出叶鞘状，长 2~5cm，下部为红褐色至黑褐色；叶片退化为刺芒状。花序为假侧生聚伞状，其下苞片劲直，似茎之延伸；小苞片卵状三角形；花被片 6 枚，卵状披针形，长 2.5~3mm，顶端急尖；雄蕊 3 枚，略短于花被片，花药较花丝为短。蒴果长于花被，近球形，不完全 3 室。花期 5—7 月，果期 6—9 月。

生境分布： 生于海拔 1100~3500m 的山谷溪边、林中湿处以及田边、水塘边。分布于我国云南、甘肃、陕西、湖北、湖南、四川、西藏；欧洲、非洲亦有。

药用部位： 根

采收加工： 全年可采收，洗净，切片，晒干或鲜用。

性味功效： 甘，淡，凉。清心火，利小便，凉血止血，利水通淋，清心除烦。

主治： 小便赤热淋沥，肾炎水肿，胃热齿痛，寒热不解，小儿夜啼。

用法用量： 内服：水煎服，3~9g。

附方

小儿夜啼： 本品配白头翁适量，水煎服。

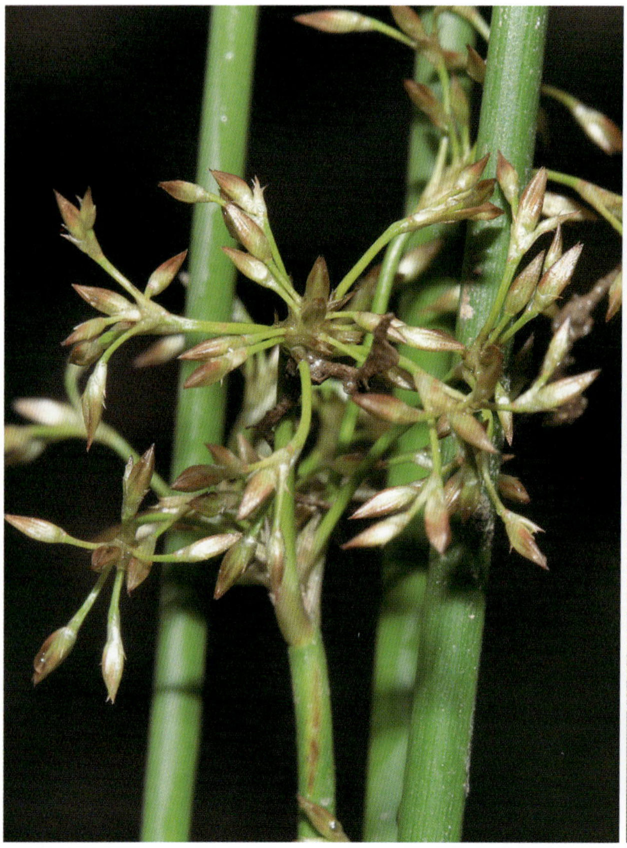

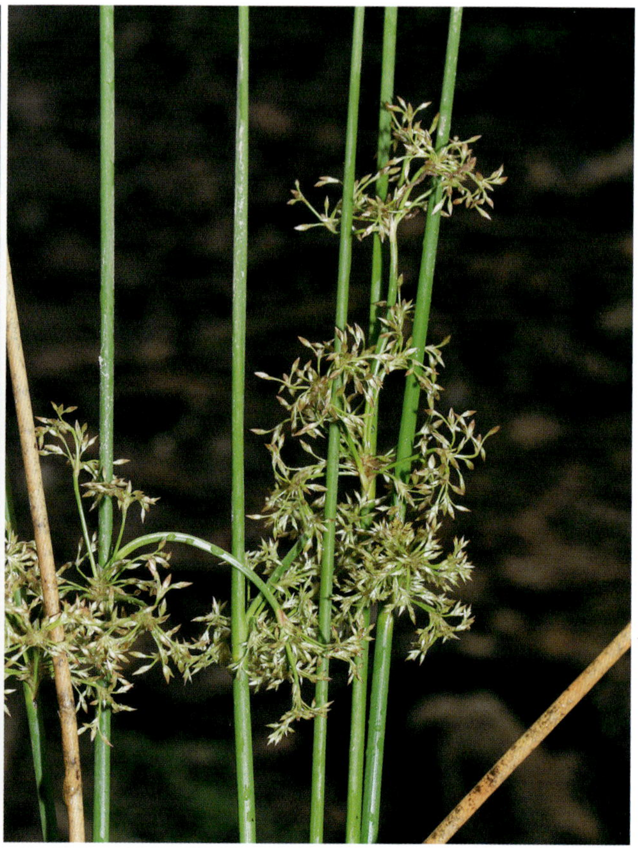

480 笔管草

木贼科 笔管草 *Equisetum ramosissimum* subsp. *debile* (Roxburgh ex Vaucher) Hauke

佤名： bōb siah [pɔp sia̱h]（博下）

别名： 木贼、节节草

植物形态： 气生茎在根状茎的节上，大多单生、中空、不分枝或上部少分枝。在充分发育的植株上主茎粗壮高大；节间有棱脊6~30条，脊背弧形，有1行小疣状突起，或有浅色小横纹，棱脊间的沟槽内有气孔线2行；主茎的鞘筒常呈短圆筒形，紧靠节间基部，有时上端略宽松，但口部不收缩；主茎的鞘齿狭三角形至线状披针形，膜质，灰白色，或中央较厚呈栗色，或几乎全为栗色，易从基部平截断裂脱落，因而鞘口常呈截形；侧枝的鞘筒较长而鞘齿较短（多呈三角形）并常宿存；主茎鞘筒的鞘片背面扁平，中央有1条浅纵沟；侧枝鞘筒的鞘片背面中央常略突起，有1条很细的纵沟或无纵沟。孢子叶球椭圆笔头形，长1~2.5cm，直径3~8mm。

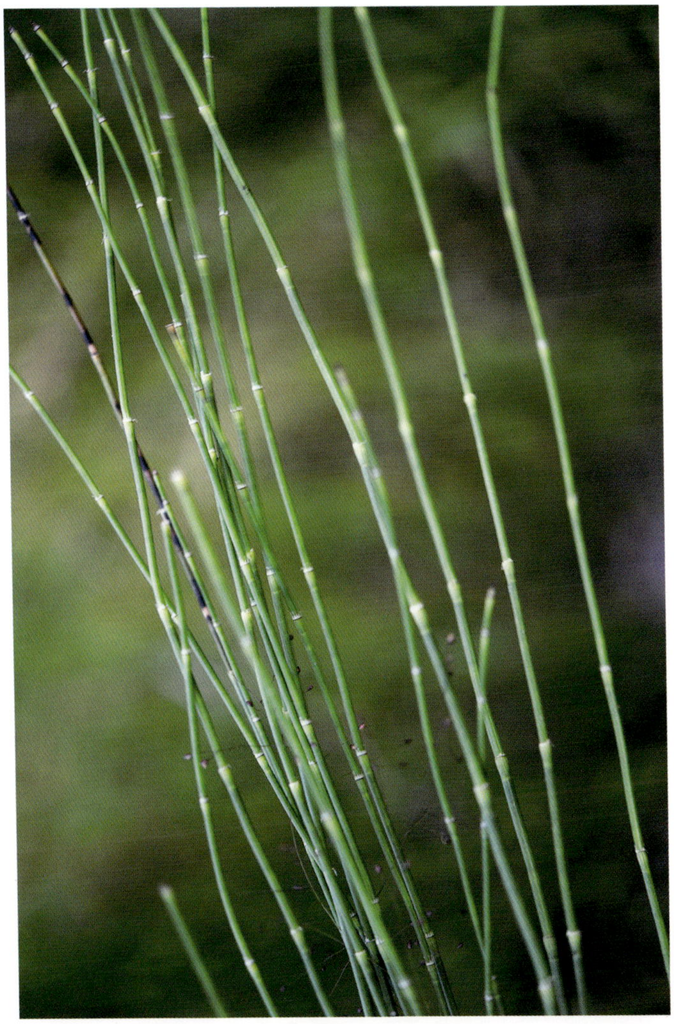

生境分布： 生于海拔100~2300m的江河边卵石沙地、山谷林缘溪沟边、平坝田沟地埂、路旁湿地灌草丛等多种生境。分布于我国西南、华南、华中、华东；广布于南亚、东南亚至斐济、东喜马拉雅山脉沿线地区。

药用部位： 全草

采收加工： 全年可采收，洗净，切段，晒干。

性味功效： 凉，平。消炎利尿，益气安胎。

主治： 尿道感染，小便赤黄，膀胱炎，肾炎水肿，腰痛，胎动不安，皮肤瘙痒。

用法用量： 内服：水煎服，15~20g，或单用。外用：水煎外用。

附方

1. **肾炎：** 本品30g、响铃草15g，水煎服，每日3次。
2. **皮肤瘙痒：** 本品鲜品适量水煎外洗患处。
3. **鼻炎：** 本品20g、鱼腥草10g、葱、姜各少量，水煎服，每日3次。

481 倒钩草

马鞭草科 马缨丹 *Lantana camara* Linnaeus

佤名： gad sai hox [ka̱t sa̱i hɔ̱ʔ]（该塞伙）

别名： 五色梅

植物形态： 灌木，枝条细长，直立，具短而倒钩状皮刺，被短柔毛。叶具强烈气味，卵圆形，先端急尖或渐尖，基部心形或楔形下延，长 4~7c m，宽 3~6cm，厚纸质，叶面具明显粗糙的皱纹和短柔毛，叶背网脉明显凸起；叶柄长 1~3cm，被短柔毛。头状花序顶生或腋生，花梗长，苞片多数，披针形；花黄色，橙色或深红色，常为杂色；花萼小，长约 1.5mm；花冠裂片短，浅裂 4 瓣，花冠管长约 8mm；雄蕊 4 枚，二强，内藏于花管中部；柱头短，顶部为斜头状。核果肉质，球形、紫色。全年开花。

生境分布： 常在海拔约 1500m 的村寨边荒山荒地上逸生形成大片群落。我国云南、广东、广西、福建较常见。

药用部位： 全草、根

采收加工： 全年可采挖，洗净，晒干。

性味功效： 苦，寒。退热，消肿，止痒，止泻。

主治： 疟疾，肺结核，淋巴结结核，流行性感冒，腮腺炎。

用法用量： 全草：水煎服，或水煎外洗。根：外用，干品50~100g，鲜品100~250g，兑酒外包患处。

附方

1. **粪毒（钩虫皮炎）：** 本品 100g、车前草 200g、千里光 200g、攀枝花树皮 100g、土蜂房 50g，鲜品或干品均可，洗净，切短，混匀水煎。倒出药水泡洗脚的患处，每日 1 剂分 1~2 次泡洗。

2. **水泡型、趾间糜烂型手足癣：** 本品100g、车前草100g、鹅不食草100g、千里光200g、万年青草100g，均鲜品，洗净，开水煎煮后浸泡患处，每日泡洗1次。

3. **肺结核咳血：** 本品 30g、蓖麻根 30g、翻白叶根 50g、灯台树皮 30g、白蕨 50g，均为鲜品，洗净，切段，配红糖适量煎水内服，每日 1 剂，分 3 次服。具有消炎、止咳、止血之功效。

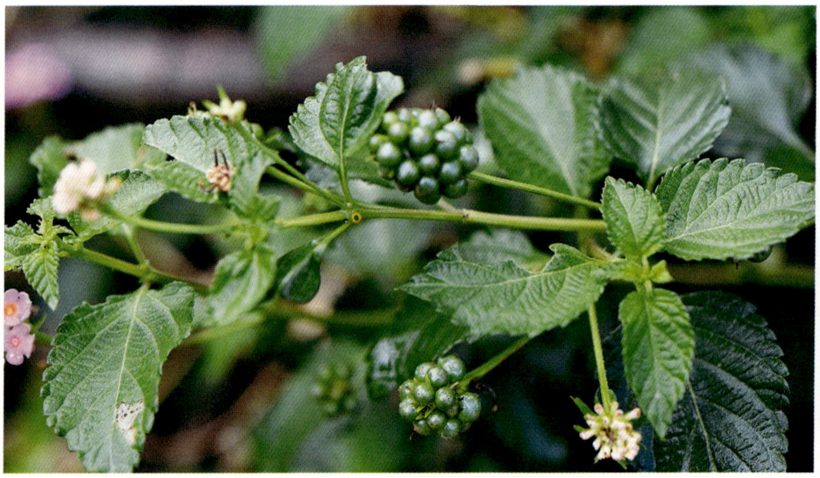

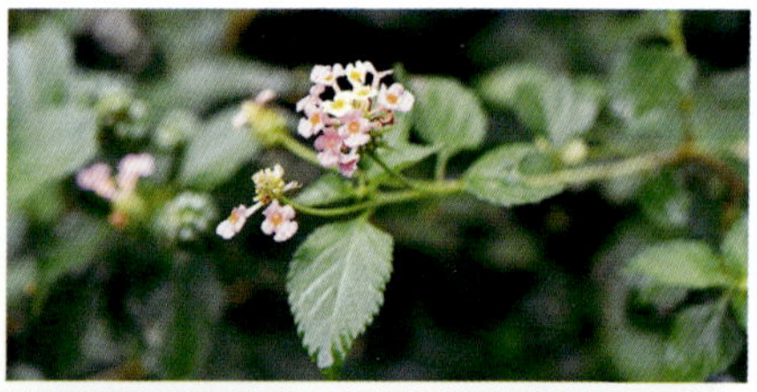

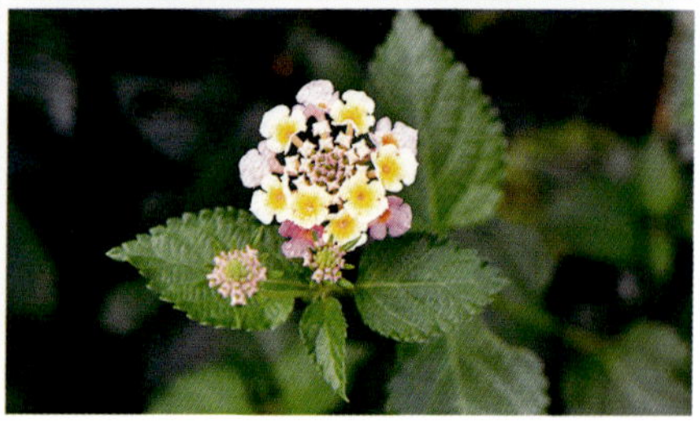

482 臭牡丹

马鞭草科 臭牡丹 *Clerodendrum bungei* Steudel

佤名： hlax hlum dīng [l^{h}a̠ʔ l^{h}u̠m tiŋ]（辣轮顶）

别名： 矮桐子、大红花、臭枫根

植物形态： 灌木，高 1~2m，植株有臭味；小枝近圆形，表面有凸起的皮孔。叶宽卵形或心形，长（8~）11~19cm，宽（5~）7~15cm，基部三出脉腋有数个盘状腺体；叶柄长 3~8（~16）cm。聚伞花序密集成伞房状，顶生，花序梗上有苞片脱落后成芒状体的遗痕，被短柔毛；苞片叶状，长约 3cm，早落；小苞片披针形，长约 1.8cm。花萼漏斗状，长 4~6mm，萼齿三角状披针形，长 1.5~3mm；花冠红色或玫瑰红色，管长 2~2.5cm；雄蕊及花柱突出于花冠外。核果近球形，直径 6~8mm，常分裂为 1~3 个小坚果，宿存花萼增大，绿紫色，包于果的一半以上。花、果期 3—11 月。

生境分布： 生于海拔（520~）1300~2600m 的山坡杂木林缘或路边。分布于我国华北、陕西至江南各地；越南亦有。

药用部位： 茎、花、根

采收加工： 秋季采收，晒干或鲜用。

性味功效： 甘、微苦，凉。活血散瘀，消肿解毒，清热止血，祛风止痛，调经，祛风止痒，益气升阳，健脾化湿。

主治： 根、茎：发热身痛，疟疾。花：头痛。根：尿道感染，结石，炎症。叶：发热。

用法用量： 内服：水煎服，10~15g，鲜品 30~60g；或捣汁；或入丸剂。外用：煎水熏洗；或捣敷；或研末调敷。

附方

1. **发热：** 本品鲜叶，用开水浸泡 15~20 分钟，倒出药汁，当茶饮，每日 3 次。本方对各种原因引起的高热或咽喉炎疼痛均有疗效。
2. **营养不良，水肿：** 本品根 30g、猪鬃草 50g、野苡仁根 50g、大狗响铃根 30g、桃树皮 30g、大将军 15g，均为鲜品，洗净，切段。大将军烫火灰炮制后放入一起混匀，配红糖适量水煎，每日 1 剂，分 3 次服。本品为佤族民间常用方，有利尿、消肿和止痛的作用。
3. **疮痈，乳腺炎：** 本品鲜品根适量，洗净，捣烂外敷患处。

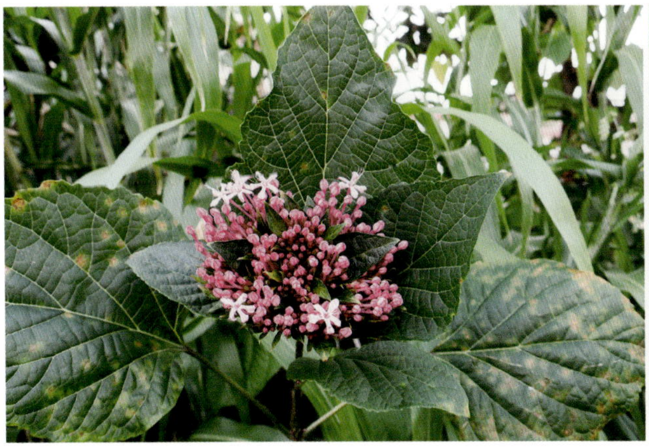

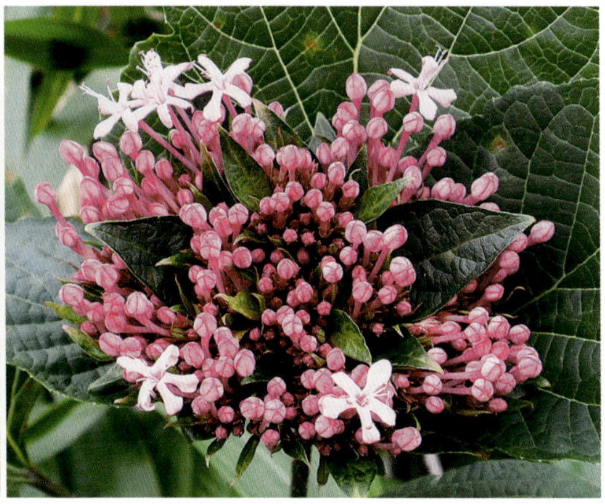

483 臭灵丹

菊科 翼齿六棱菊 *Laggera crispata* (Vahl) Hepper & J. R. I. Wood

佤名： hlax e dū [lʰa̱ʔ ʔɤ̱ tu]（辣哦度）

别名： 六棱菊、齿翼臭灵丹、翼齿臭灵丹

植物形态： 草本。茎直立，茎翅连续或有时间断，宽不超过 2mm，有不整齐的粗齿或细齿。中部叶倒卵形或倒卵状椭圆形，稀椭圆形，无柄，长 7~10（~15）cm，宽 2~3.5（~7）cm，基部长渐狭或渐狭，沿茎下延成茎翅，两面疏被柔毛和杂以腺体；上部叶小。头状花序多数，直径约 10mm，在茎枝顶端排列成总状或近伞房状的大型圆锥花序，花序梗长约 2cm，无翅，密被腺状短柔毛；总苞近钟形；总苞片约 7 层，背面被腺状短柔毛。两性花约与雌花等长。瘦果近纺锤形，有 10 棱，长约 10mm，被白色长柔毛。冠毛白色。花期 10 月。

生境分布： 生于空旷草地上或山谷疏林中。分布于我国云南、四川、湖北、贵州、广西；印度、中南半岛及非洲热带地区亦有。

药用部位： 根、叶

采收加工： 夏、秋季采收，洗净阴干，或鲜用。

性味功效： 苦、辛，寒。清热解毒，消炎止痛。

主治： 腹部热痛，尿黄，尿少，尿道感染，上呼吸道感染，扁桃体炎，咽喉炎。

用法用量： 内服：水煎服，15~20g。

附方

1. **咽喉肿痛：** 本品根 20g，食盐 6g 为引，水煎服，每日 3 次。
2. **流感：** 本品 15g、鬼针草 15g，葱、姜各适量，红糖少量为引，水煎服，每日 2 次。
3. **扁桃腺炎：** 本品鲜品 100g，放杯中用沸水冲泡，放红糖适量，每日饮用 3 次。本方为佤族民间常用方。

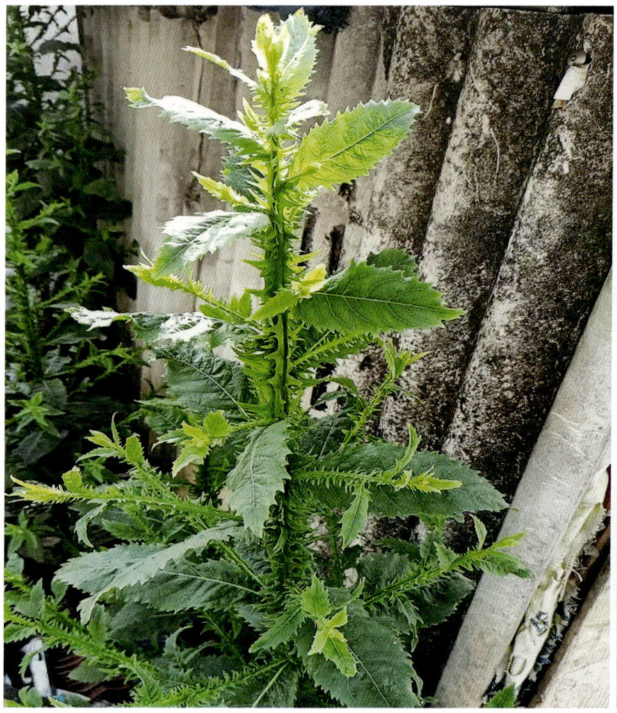
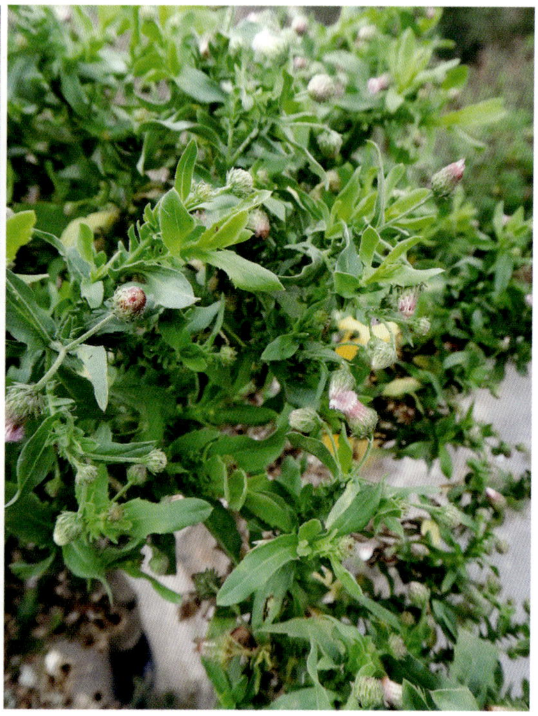

484 臭茉莉

马鞭草科 臭茉莉 *Clerodendrum chinense* var. *simplex* (Moldenke) S. L. Chen

佤名： hlax hlum [lʰa̱ʔ lʰu̱m]（辣轮木）

别名： 臭牡丹、臭屎茉莉

植物形态： 聚伞花序密集，花较多；苞片较多，长 1.8~2.5cm。花萼较大，长 1.5~2.5cm，萼齿长 1~1.6cm；花冠管长 2.5~3cm，伸出花萼外，花冠裂片单瓣；雄蕊及花柱凸出于花冠外，花柱较雄蕊长。核果近于球形或扁球形，直径约 8mm，包藏于增大的宿存花萼内。花、果期 5—11 月。

生境分布： 生于海拔 130~1100(~2000) m 的山坡疏林、山谷灌丛或村旁路边较湿润处。分布于我国云南、广西、广东、贵州。

药用部位： 根

采收加工： 全年均可采挖，洗净，切片，晒干。

性味功效： 甘、微苦，凉。消炎利尿。

主治： 尿道感染，结石，炎症。

用法用量： 内服：水煎服，10~30g。

附方

1. **乳腺炎：** 本品 30g、小铜锤 20g，鲜品捣烂外敷患处。
2. **肝炎：** 本品 15g、羊耳菊 10g、车前草 10g，水煎服，每日 3 次。
3. **疮痈：** 本品鲜品适量，捣烂外敷患处。

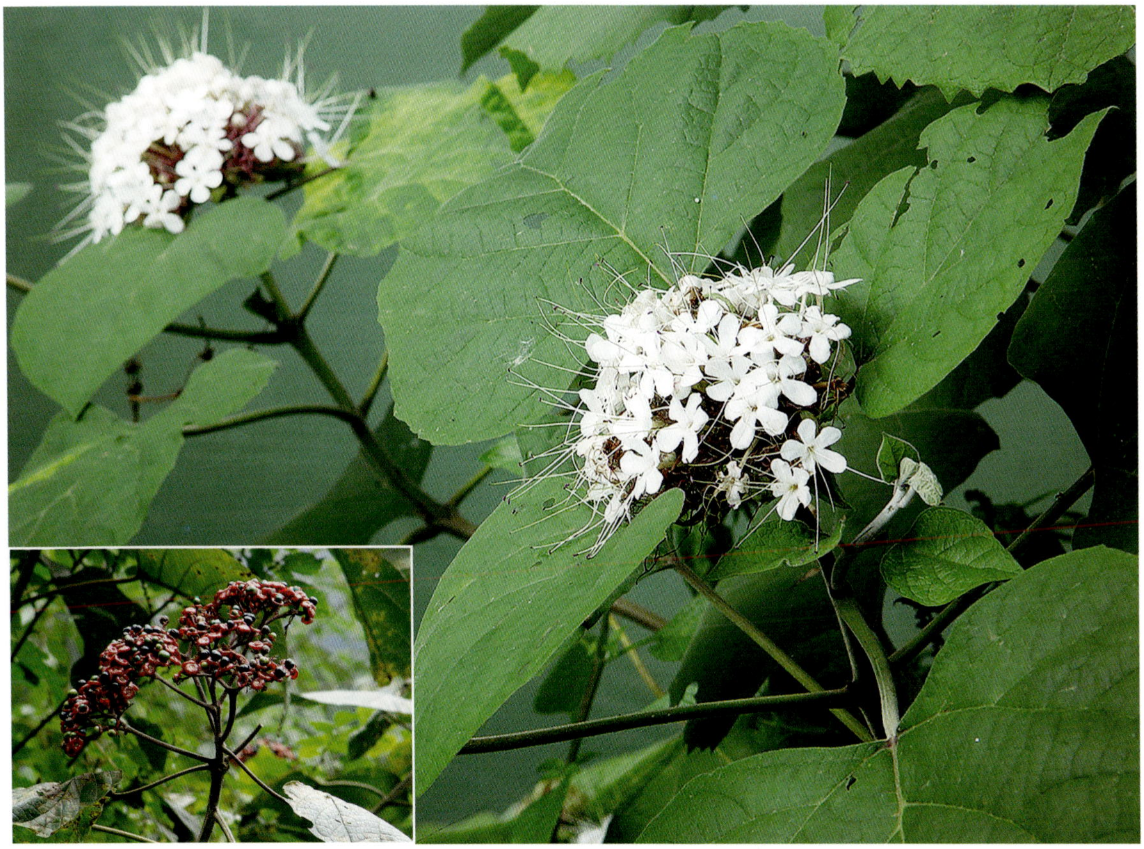

485 臭菜

豆科 羽叶金合欢 *Acacia pennata* (Linnaeus) Willdenow

佤名： daex jūx [ta̱ɯʔ tɕuʔ]（德主）

别名： 蛇藤、印度藤儿茶、怕哈菜

植物形态： 多刺攀援状藤本。小枝、叶轴被锈色柔毛，叶柄基部及叶轴上部羽片着生处各有一个腺体。二回羽状复叶，羽片 8~22 对，小叶 30~40 对，极小，革质线形，长 5~10mm，宽 0.5~1.5mm，先端稍钝，基部截形，有缘毛，中脉靠近上边缘。头状花序单生或 2~4 个组成腋生或顶生的圆锥花序，每个头状花序直径约 1cm，总花梗长 1~2cm，有暗褐色长柔毛；花白色，花萼钟状，长约 1.5mm，5 齿裂；花冠长约 2mm；子房被微柔毛。荚果直、扁平，条形，无毛，长 15~20cm，宽 1.8~3cm，有明显的果柄，边缘稍增厚，呈浅波状；种子 8~12 枚，长椭圆形而扁。花期 3—10 月，果期 7 月至翌年 4 月。

生境分布： 多生于低海拔的疏林中，常攀附于灌木或小乔木的顶部。产于我国云南、广东、福建；亚洲和非洲的热带地区广布。

药用部位： 嫩叶尖

采收加工： 全年可采，随用随采。

性味功效： 酸，寒。清肝明目，健胃消食，强身健体。

主治： 风湿痹痛，颈肩痛，跌打损伤，健胃消食，清肝明目。

用法用量： 内服：鲜品炖服或炒食。每日食用量不超过 100g。

附方

1. **清肝明目，健胃消食，强身健体：** 本品炖猪脚、牛脚或螺蛳肉等食用。
2. **风湿痹痛：** 本品鲜枝叶 20g、土牛膝 10g、续断 10g、茜草 10g，水煎服。

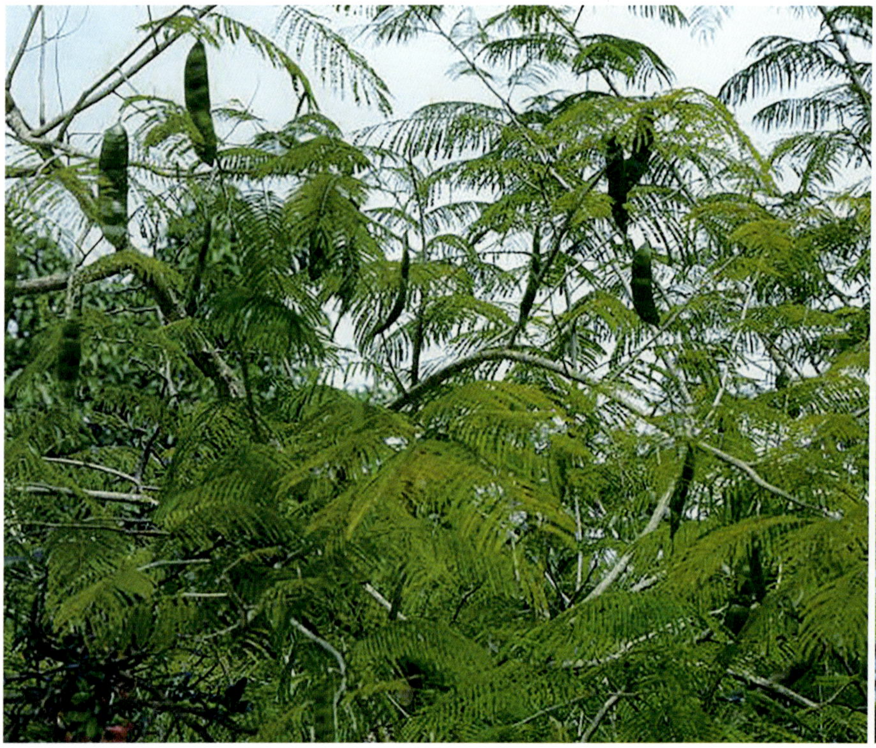
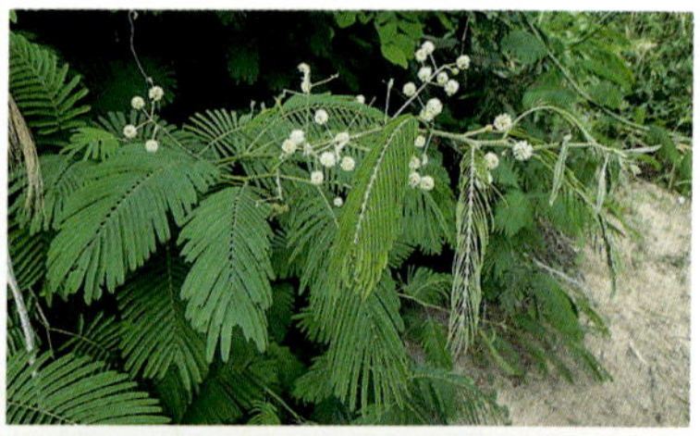
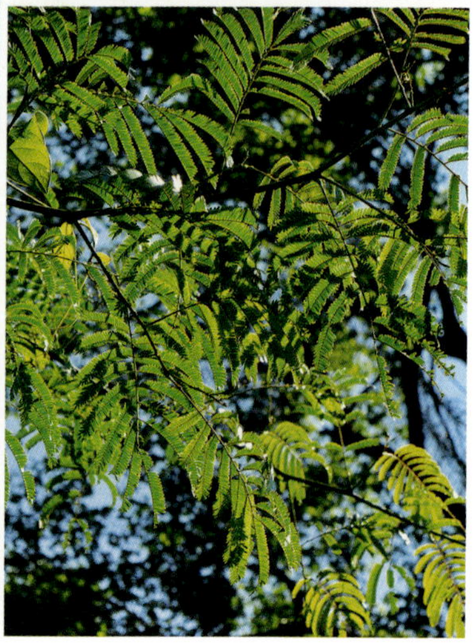

486 臭麻树

芸香科 假黄皮 *Clausena excavata* N. L. Burman

佤名： kaox hmeem si vāi dīng [kʰa̱uʔ mʰɯm si vai tiŋ]（栲门西歪顶）

别名： 小黄皮、山黄皮

植物形态： 灌木或小乔木。枝、叶及花柄常被毛，有刺激臭气。奇数羽状复叶，小叶常（15~）21~27（~41）片，卵形、披针形或长圆状披针形，两侧常偏斜，长 2~8cm，宽 1~2.5cm，两面被毛或仅在脉上被毛，边缘有细小的圆锯齿或不明显；小叶柄长约 3mm。圆锥花序顶生，花蕾近圆球形。花黄白色，4 基数；花瓣 4 片，倒卵形或近卵形，长 2.5~3mm，宽 1.5~2mm，无毛。浆果，卵形至椭圆形，幼时被毛，成熟时毛脱落，淡红色或朱红色，顶端常有宿存花柱；种子 1~2 粒。花期 4—5 月及 7—8 月，稀至 10 月仍开花（海南），盛果期 8—10 月。

生境分布： 生于海拔 600~1600m 较干旱旷地、次生林及林缘灌丛中。分布于我国云南、海南、广东、广西、福建、台湾；越南、老挝、柬埔寨、缅甸、印度亦有。

药用部位： 根、叶

采收加工： 全年可采收，根切片，晒干，叶阴干。

性味功效： 苦，微寒。消炎解热，杀菌杀虫。

主治： 感冒发热，咳嗽气喘，疟疾，痢疾，急性肠胃炎，腹泻，尿路感染，风湿水肿，疥癣，湿疹，疮疡。

用法用量： 内服：水煎服，25~50g。外用：水煎外洗。

附方

本品可作熏蒸药方，水煎外洗。

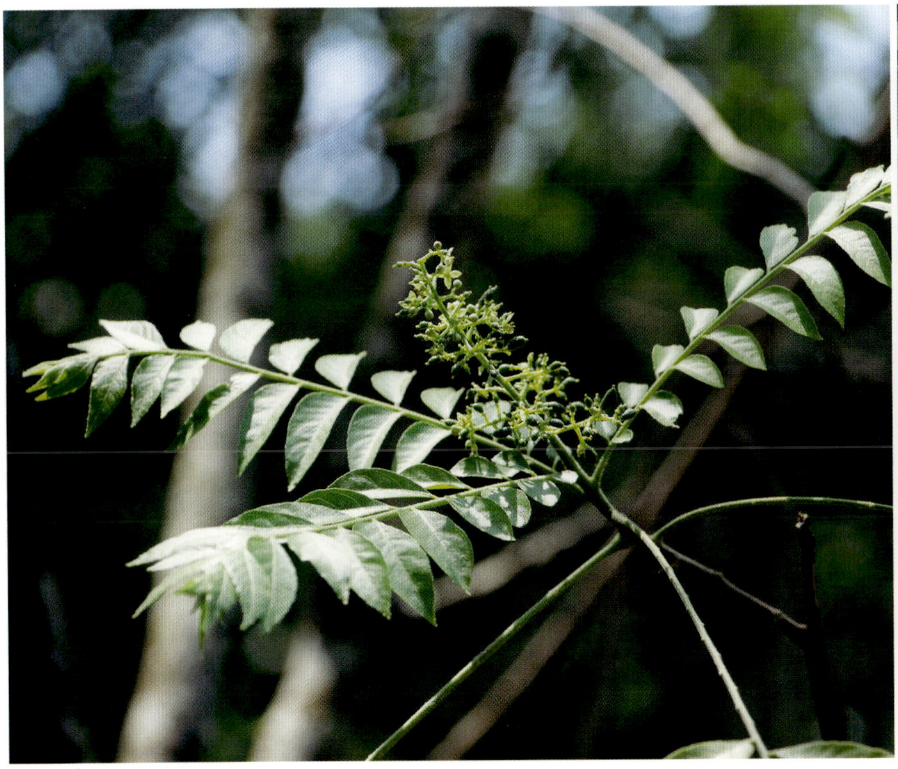

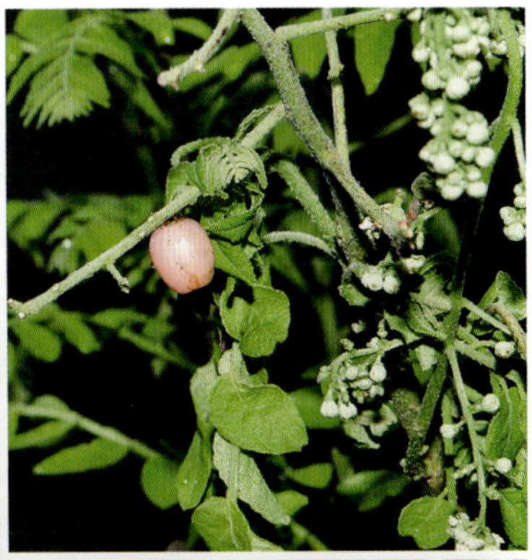

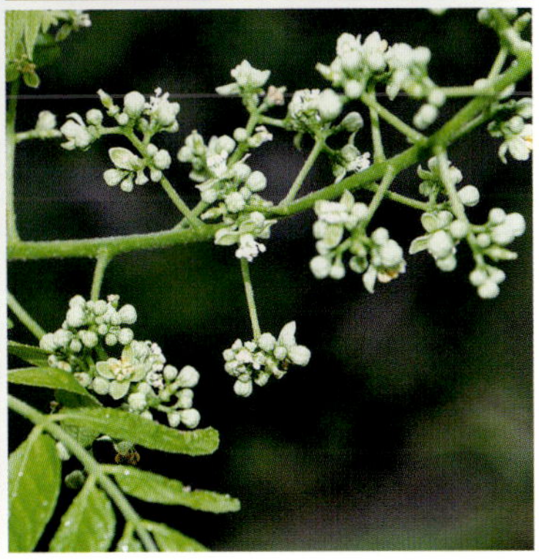

487 臭樟

樟科 云南樟 *Cinnamomum glanduliferum* (Wallich) Meisner

佤名： kaox npong [kʰa̱u bʰɔŋ]（栲波）

别名： 大黑叶樟、香樟

植物形态： 常绿乔木。树皮内皮红褐色，具有樟脑气味。叶互生，叶形变化很大，椭圆形至卵状椭圆形或披针形，长 6~15cm，宽 4~6.5cm，在花枝上的稍小，厚革质，下面常粉绿色，羽状脉或偶有近离基三出脉，侧脉每边 4~5 条，斜展，在叶缘之内渐消失，侧脉脉腋下面有明显的腺窝。圆锥花序腋生，均比叶短，长 4~10cm，具梗，总梗长 2~4cm，与各级序轴均无毛。花小，长达 3mm，淡黄色，花梗短，长 1~2mm，无毛；花被片 6 枚，长约 2mm；能育雄蕊 9 枚，退化雄蕊 3 枚。果球形，直径达 1cm，黑色；果托狭长倒锥形，长约 1cm，基部宽约 1mm，顶部宽达 6mm，边缘波状，红色，有纵长条纹。花期 3—5 月，果期 7—9 月。

生境分布： 生于海拔 1500~2500（~3000）m 的山地常绿阔叶林中。分布于我国云南、西藏、四川、贵州；印度、尼泊尔、缅甸至马来西亚亦有。

药用部位： 果、树干

采收加工： 树干：全年可采收。果实：成熟后采收，晒干。

性味功效： 辛，温。祛风散寒，理气，止痛。

主治： 胃痛，腹胀，风湿痛，感冒。

用法用量： 内服：水煎服，全株 15~30g，果实 6~9g，或泡酒服。

附方

1. **风湿病：** 本品 10g、槲寄生 15g、松树尖 10g、薏苡仁 25g。鲜品或干品，切片加水煎煮。
2. **头昏，头痛：** 本品 15g、钩藤 20g、荜茇 10g、芸香草 10g，水煎服，每日 3 次。
3. **风湿骨痛：** 本品 10g、虎杖 20g、鱼子兰 20g、吊吊香 20g、茜草 30g、接骨树 10g，水煎服，白酒为引，每日 3 次，3 日为一个疗程。

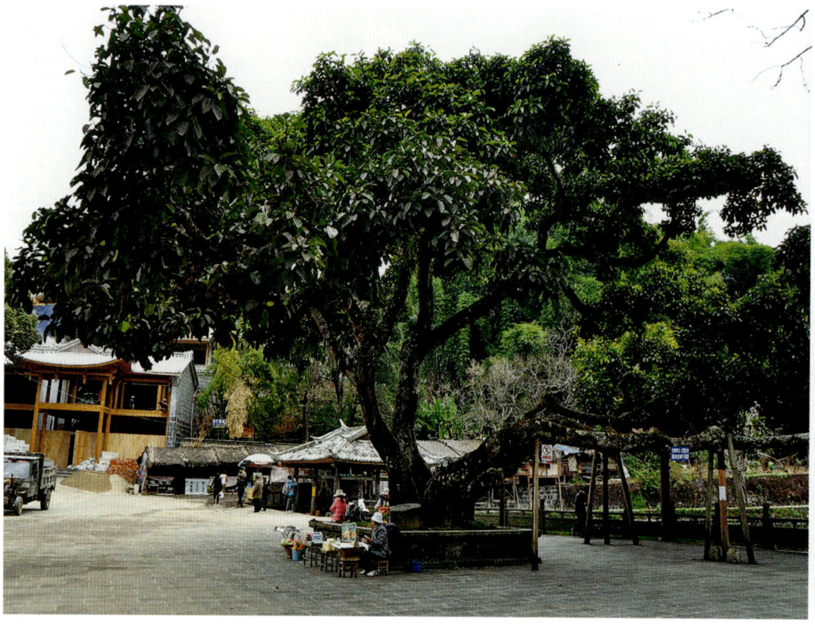

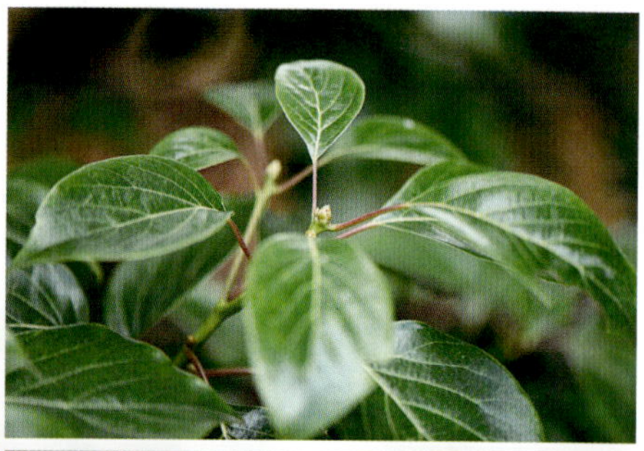

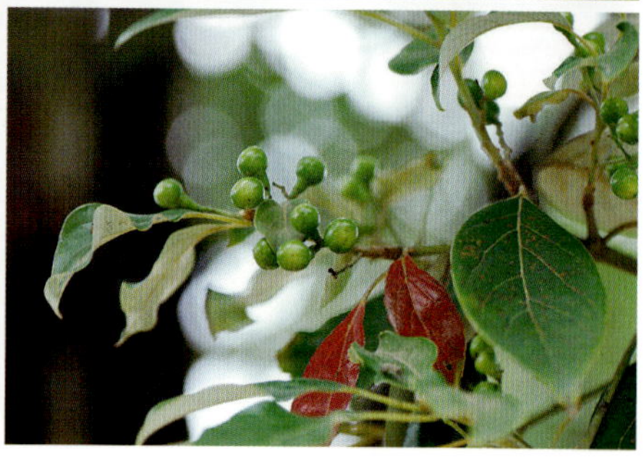

488 狼杷草

菊科 狼杷草 *Bidens tripartita* Linnaeus

佤名： nyiag njoud [n̥iak dʑo̰t]（娘拽）

别名： 乌阶、乌杷、狼牙草

植物形态： 一年生草本。叶对生，叶片轮廓卵形或卵状三角形，长4~13cm，宽2~4cm，常3~5深裂，中裂片较大，披针形或长椭圆状披针形，长5~11cm，宽1.5~3cm，侧裂片披针形或狭披针形；上部叶和下部叶较小，披针形，不分裂或分裂。头状花序单生于茎和分枝先端，径2~4（~5）cm，全部为两性花；总苞盘状；总苞片2层，外层5~9枚，叶状，条形或倒披针状匙形，长1~3cm，先端钝或圆，内层长椭圆形或卵状披针形，长6~8mm。两性花花冠管状，黄色。瘦果楔形或倒卵状楔形，长6~11mm，黑褐色，先端具2~4枚芒刺。

生境分布： 生于海拔1200~3400m的沟谷密林下、山坡草地、水边或湿地。分布于我国东北、华北、华东、华中、西南和西北地区；广布于亚洲、欧洲和非洲北部，大洋洲东南部亦有。

药用部位： 全草

采收加工： 8—9月除保留种植株外，割取地上部分，晒干或鲜用。

性味功效： 味甘、微苦，性凉。清热解毒，利湿，通经。

主治： 感冒，呼吸道感染，咽喉肿痛，急性阑尾炎，黄疸型肝炎，胃肠炎，痢疾，风湿性关节炎，疟疾，高血压，肝炎，毒蛇咬伤。外用：疔疮，蛇伤，跌打肿痛。

用法用量： 内服：水煎服。外用：水煎外洗，或捣烂外包患处。

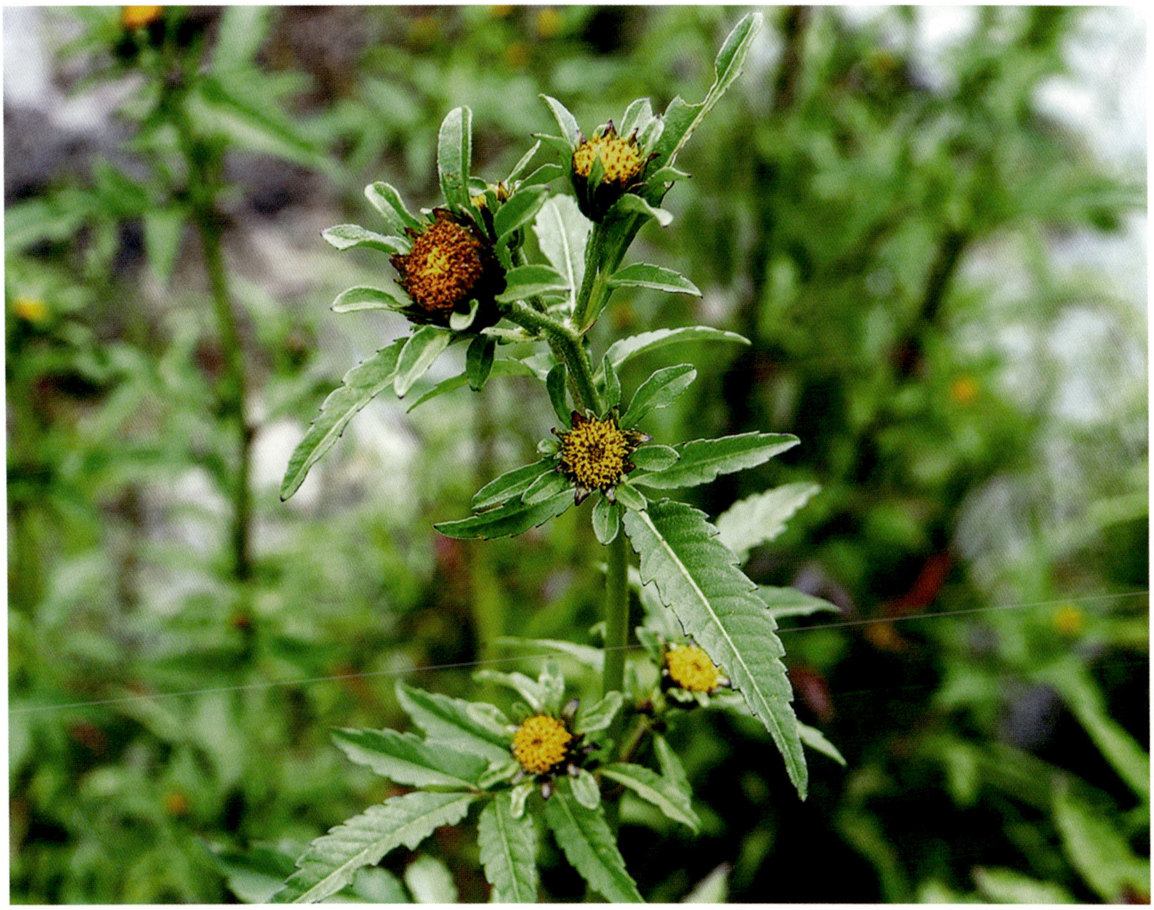

489 高粱

禾本科 高粱 *Sorghum bicolor* (Linnaeus) Moench

佤名： nqong [ʥʰɔ̠ŋ]（啄）

别名： 蜀黍、甜芦粟

植物形态： 一年生草本植物。秆较粗壮，直立，基部节上具支撑根。叶鞘无毛或稍有白粉；叶舌硬膜质，先端圆，边缘有纤毛。圆锥花序疏松，主轴裸露，总梗直立或微弯曲。颖果两面平凸，淡红色至红棕色，顶端微外露。小穗线形至披针形，花、果期 6—9 月。

生境分布： 我国南北各地均有栽培。

药用部位： 种子、根

采收加工： 种子：秋季成熟后采收；根：秋季采收，洗净，晒干。

性味功效： 种子：甘，温。益中，补气，止泻，止霍乱。根：甘，平。平喘，利尿，止血。

主治： 种子：肠胃热。根：胃胀痛，血崩，产后出血。

用法用量： 内服：水煎服。

附方

中暑烦渴，胃炎水肿，小便不利： 本品适量，水煎服。

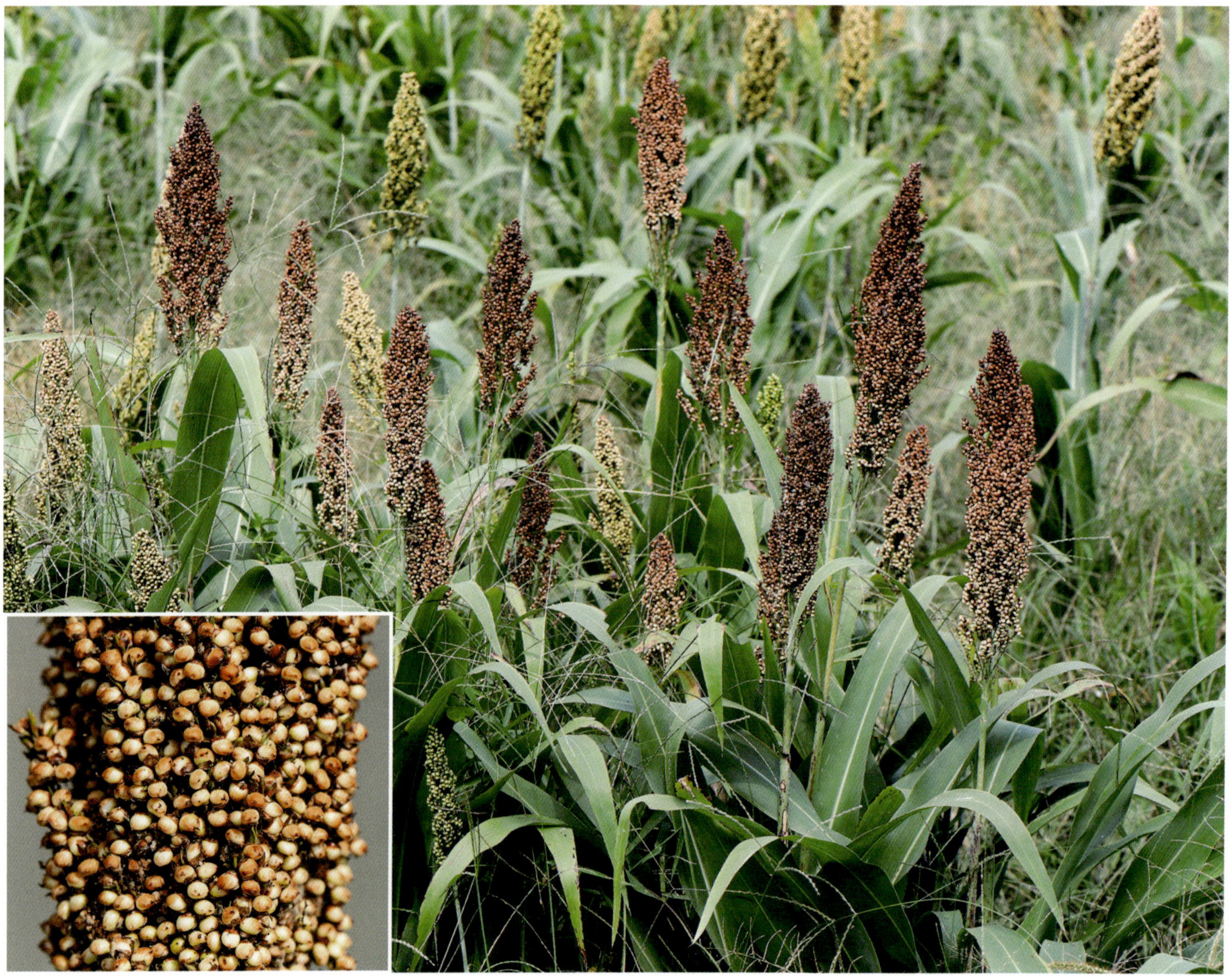

490 痄腮树

桑科 柘 *Maclura tricuspidata* Carriere

佤名： kaox bix raoh [rɛ̱ʔ pi̱ʔ ra̱uh]（栲苾娆）

别名： 拓桑、黄龙蜕壳、柞桑刺

植物形态： 落叶灌木或小乔木。小枝有棘刺，刺长 5~20mm。叶卵圆形至倒卵形，长 5~14cm，宽 3~6cm，全缘，偶为不规则 3 裂，先端渐尖，基部楔形至圆形，叶面深绿色，无毛，背面浅绿色，通常无毛，稀被毛，侧脉每边 4~6 条；叶柄长 1~2cm，被微柔毛。花雌雄异株，花序球形头状，单生或成对腋生，总花梗短；雄花序小，直径 5mm；雄花花被片 4 枚，苞片附生于花被片上，顶部肥厚，内卷，雄蕊 4 枚；雌花序直径 1~1.5cm，花被片 4 枚，子房深入花被片下部。聚合果近球形，直径约 2.5cm，肉质，成熟时橘红色。花期 5—6 月，果期 6—7 月。

生境分布： 常生于光照充足的灌木丛中或宅旁、山坡。我国中南、华东、西南，北至河北南部均有分布；日本、朝鲜亦有。

药用部位： 根

采收加工： 全年可采收，切片，晒干或鲜用。

性味功效： 苦、微甘，平。清热解毒，活血散瘀。

主治： 腮腺炎，扁桃体炎，感冒，跌打。

用法用量： 内服：水煎服，15~30g。外用：捣敷。

附方

跌打：本品根鲜品、小树理肺散、七叶莲各适量，捣烂外敷。

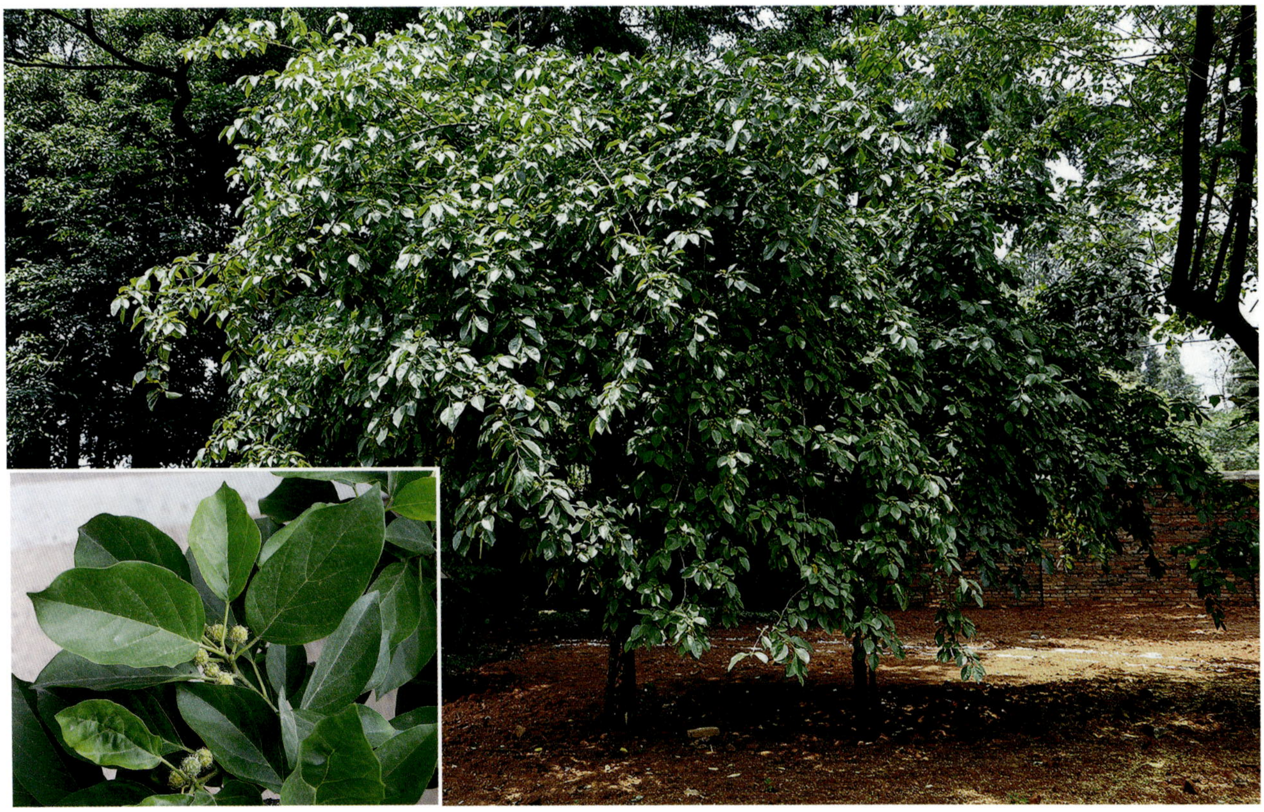

491 粉葛

豆科 粉葛 *Pueraria montana* var. *thomsonii* (Bentham) M. R. Al-meida

佤名： hrix [rʰi̠ʔ]（日）

别名： 甘葛藤

植物形态： 粗壮藤本，长可达 8 米，全体被黄色长硬毛，茎基部木质，有粗厚的块状根。羽状复叶具 3 小叶，顶生小叶菱状卵形或宽卵形，侧生小叶斜卵形，长和宽 8~13 cm，先端急尖或具长小尖头，基部截平或急尖，全缘或具 2~3 裂片，两面均被黄色粗伏毛；花冠长 16~18 mm；旗瓣近圆形。花期 9 月，果期 11 月。

生境分布： 生于海拔 500~3200m 的沟边灌丛或林下。分布于我国云南、四川、广西、西藏、广东、海南、江西；缅甸、老挝、印度、不丹、泰国、菲律宾亦有。

药用部位： 根

采收加工： 秋季采挖，洗净，切片，晒干。

性味功效： 甘、辛，凉。解肌退热，生津止渴。

主治： 肾盂肾炎，感冒，发热。

用法用量： 内服：泡酒服，或水煎服。

附方

感冒，发热，口干舌燥： 本品、红藤、鸡血藤、双钩藤、七叶莲各适量，泡酒服，或水煎服。

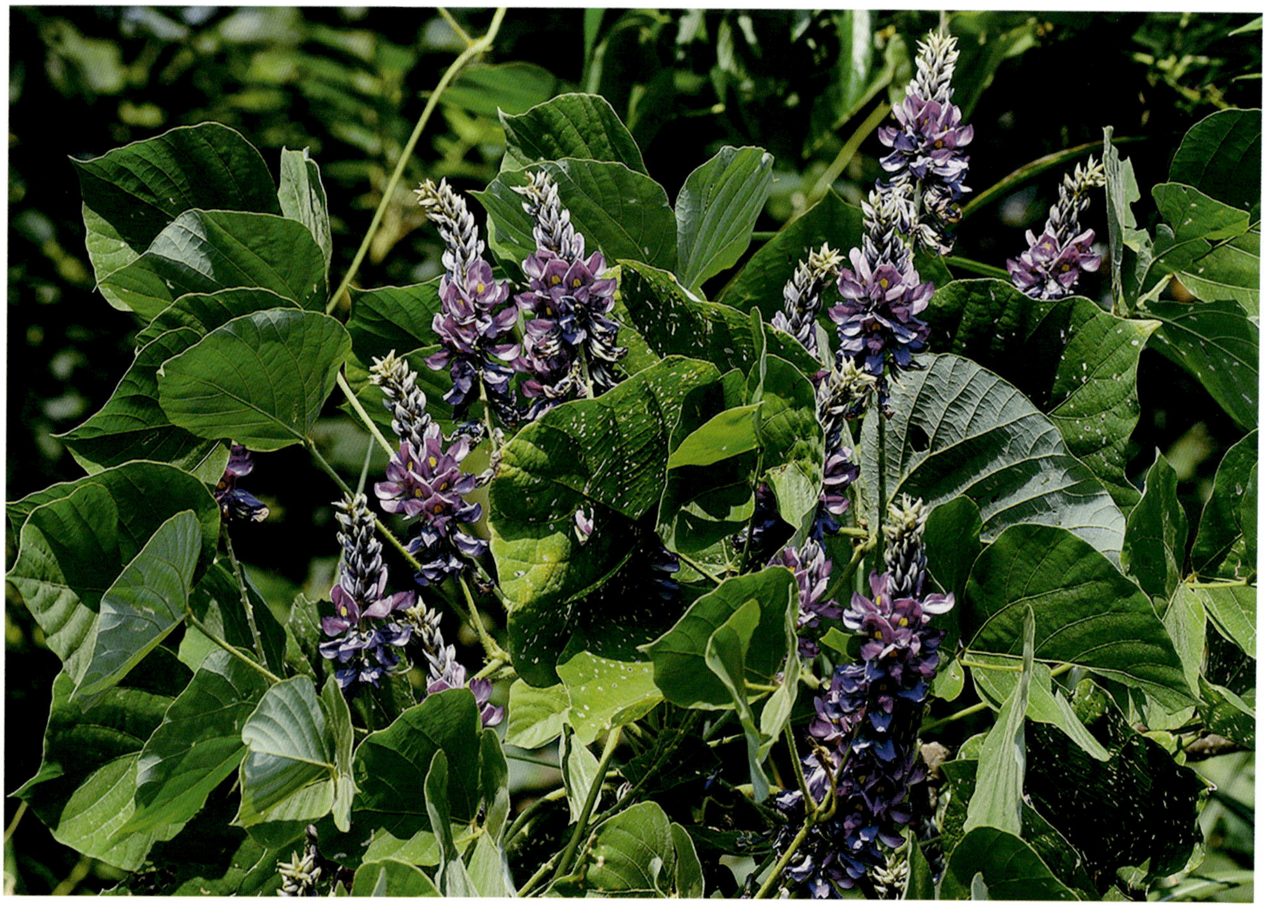

492 益母草

唇形科 益母草 *Leonurus japonicus* Houttuyn

佤名： rīb hmom nbun [rip mʰɔm bun]（日梦布）

别名： 益母蒿、灯笼草、地母草

植物形态： 一年生或二年生草本。茎钝四棱形，多分枝。叶纸质，轮廓变化很大，越冬叶肾形至心脏形，浅裂；下部叶轮廓为卵形，基部宽楔形，掌状3裂，裂片呈长圆状菱形至卵圆形，裂片再分裂，叶长2.5~6cm，宽1.5~4cm，上面被糙伏毛，背面密被糙伏毛及腺点。叶柄长2~3cm；茎中部叶轮廓为菱形，3裂或多裂；最上部叶近无柄，线形或线状披针形，全缘或具稀少牙齿。轮伞花序具8~15朵花，近圆球形，直径2~2.5cm，多轮远离而组成长穗状花序。花萼管状钟形，萼齿刺尖；花冠粉红至淡紫红色，长1~1.2cm。小坚果长圆状三棱形，光滑。花期6—9月，果期9—10月。

生境分布： 生于海拔3400m以下的多种生境，尤以荒地为多。分布于我国各地；俄罗斯、朝鲜、日本、热带亚洲、非洲以及美洲地区亦有。

药用部位： 全草

采收加工： 夏、秋季开花时采收，切段，晒干。

性味功效： 苦、辛，微寒。调经活血，祛瘀生新，利尿消肿。

主治： 月经不调，痛经，急性肾炎。

用法用量： 内服：水煎服，15~20g。

附方

1. **痛经：** 本品鲜品嫩尖适量，鸡蛋1个，兑红糖少许，水煎服用，每日1次。
2. **急性肾炎：** 本品鲜品绞汁半小碗，调米汤服用。

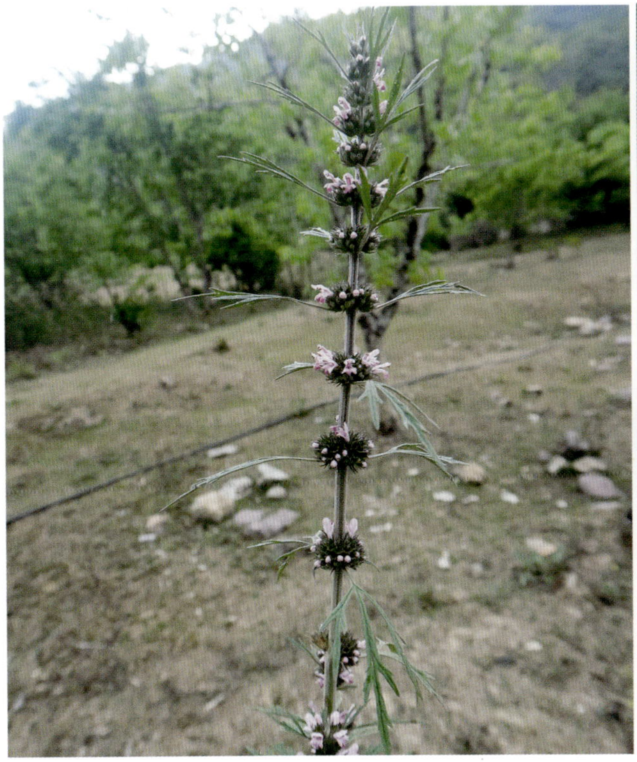

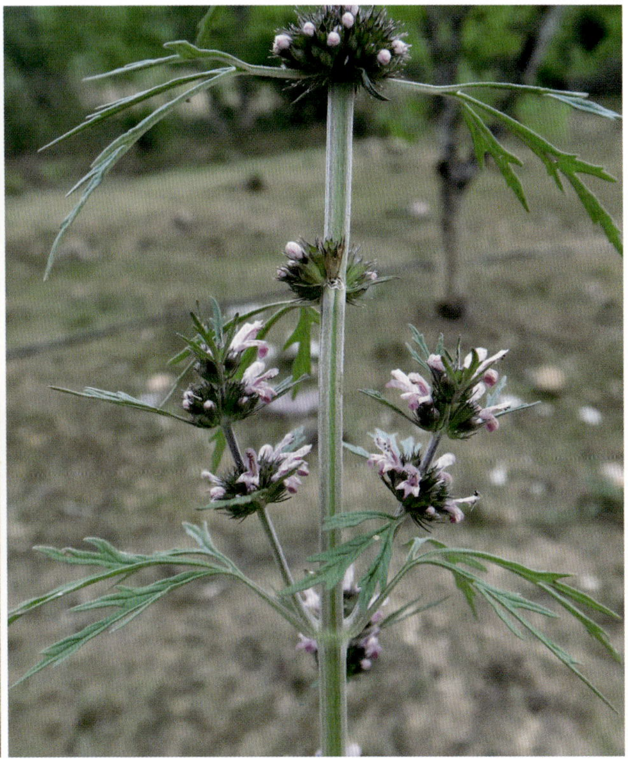

493 烟

茄科 烟草 *Nicotiana tabacum* Linnaeus

佤名： sub nūm [sụp num]（撒努）

别名： 草烟、大烟

植物形态： 一年生草本，全株被腺毛；根粗壮。茎基部木质化。叶互生，叶片长圆状披针形，披针形或卵形，先端渐尖，基部渐狭下延至茎成耳状而半抱茎，长 10~30（~70）cm，宽 8~15（~30）cm，有柄或叶基部下延成翅状柄。顶生圆锥花序；花萼圆筒状或筒状钟形，长 20~25mm；花冠漏斗状，淡红色，筒部色稍淡，微弓曲，外面被柔毛，长 3.5~5cm，檐部宽 1~1.5cm；雄蕊 5 枚，其中 1 枚特短，不伸出于花冠喉部，花丝基部有柔毛。蒴果卵形或长圆形，与宿萼相等长。花期夏季，果期秋季。

生境分布： 原产南美洲，全国各地均有栽培。

药用部位： 叶、根、烟锅屎、烟锅水

采收加工： 根：秋季采收，阴干或鲜用。叶、烟锅屎、烟锅水：全年可采，随用随采。

性味功效： 辛、苦，温。有毒。消肿解毒，杀虫，消炎。

主治： 叶：疔疮肿毒，牛皮癣，皮炎，头癣，秃疮，毒蛇咬伤。根：淋巴结肿大。烟锅屎（旱烟锅中抽后滞留在烟斗内的黑色垢物）：肠胃积热，烂疮，毒虫，蛇咬伤，并可防蚂蟥等。烟筒水（竹制烟筒多次连续抽雾留余筒内淡绿色水溶液）：感冒发热，呕吐，痧症。

用法用量： 叶：外用，鲜品捣烂外敷，或用烟油搽涂患部。根：水煎服。

附方

1. **癣类皮肤病：** 本品烟锅屎 15g、新鲜蚕豆叶 100g 捣细，与本品拌匀，取适量涂搽患处，每日 2~3 次，亦可制药，药泥包敷患处。
2. **淋巴结肿大：** 本品根 15~30g，配通光藤、水菖蒲、老鼠黄瓜根、大麻药、白虎草、大蓟、白牛胆、七叶一枝花各适量，水煎服。
3. **感冒发热，呕吐，痧症，肠胃积热：** 先穴位纠扭或用铜币刮至皮肤呈红色或紫红色，再内服本品烟锅水半小碗后盖被捂睡。

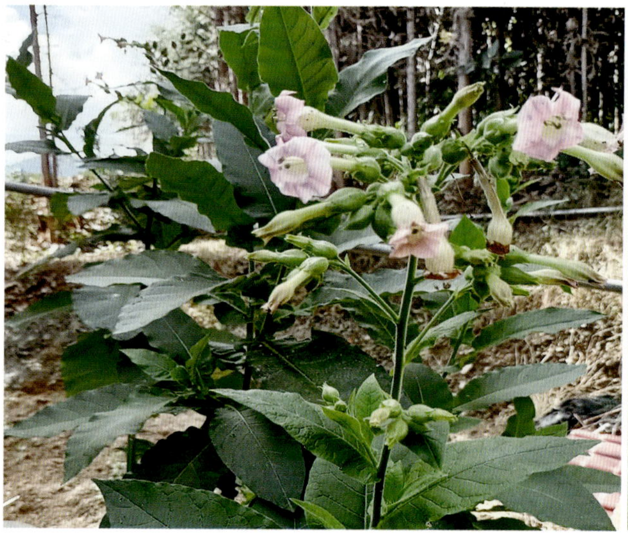

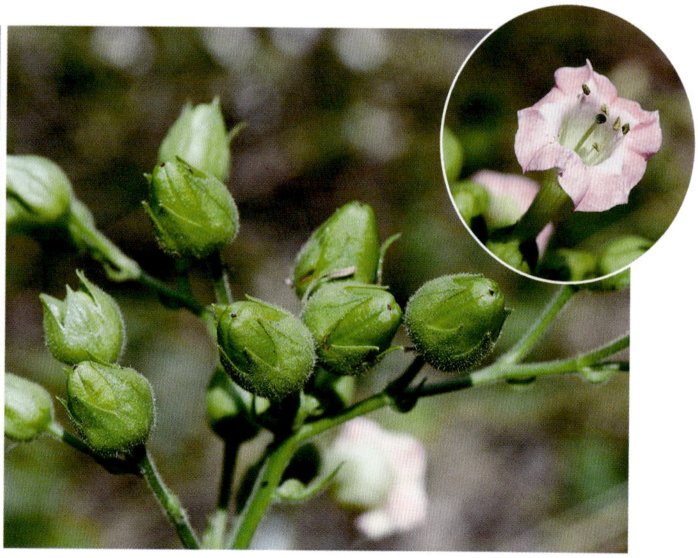

494 娑罗子

七叶树科 天师栗 *Aesculus chinensis* var. *wilsonii* (Rehder) Turland & N. H. Xia

佤名： kaox glong mgōng [kʰa̠uʔ kl̠ŋ gɔŋ]（栲过落公）

别名： 猴板栗、七叶树

植物形态： 高大落叶乔木。小枝圆柱形，有白色的圆形或卵形皮孔。掌状复叶对生，小叶 5~7 枚，稀 9 枚，长圆状倒卵形、长圆形或长圆状披针形，长 10~25cm，宽 4~8cm，侧脉 20~25 对。花序顶生，直立，圆筒形，长 20~30cm，基部直径 10~14cm，总花梗长 8~10cm，基部的小花序长 3~6cm。花芳香，杂性，雄花与两性花同株，雄花多生于花序上段，两性花生于下段，不整齐；花瓣 4 片，长 1.2~1.4cm，白色，前面的 2 枚花瓣匙状长圆形，有黄色斑块，侧面的 2 枚花瓣长圆状倒卵形，基部楔形；雄蕊 7 枚，伸出花外，长短不等。蒴果黄褐色，卵圆形或近于梨形，长 3~4cm，顶端有短尖头，有斑点，成熟时常 3 裂。花期 4—5 月，果期 9—10 月。

生境分布： 生于海拔 1400~1900m 的杂木林中。分布于我国云南、贵州、四川、广东、江西、湖南、湖北、河南。

药用部位： 果实

采收加工： 霜降后采摘，晒 7~10 天后堆焖回潮，再用文火烘干，烘前用针在果皮上刺孔，以防爆破，且易干燥。亦有直接晒干或剥除果皮晒干者。

性味功效： 甘，温，无毒。宽中，理气，杀虫。

主治： 胃炎腹痛。

用法用量： 内服：水煎服，5~15g。

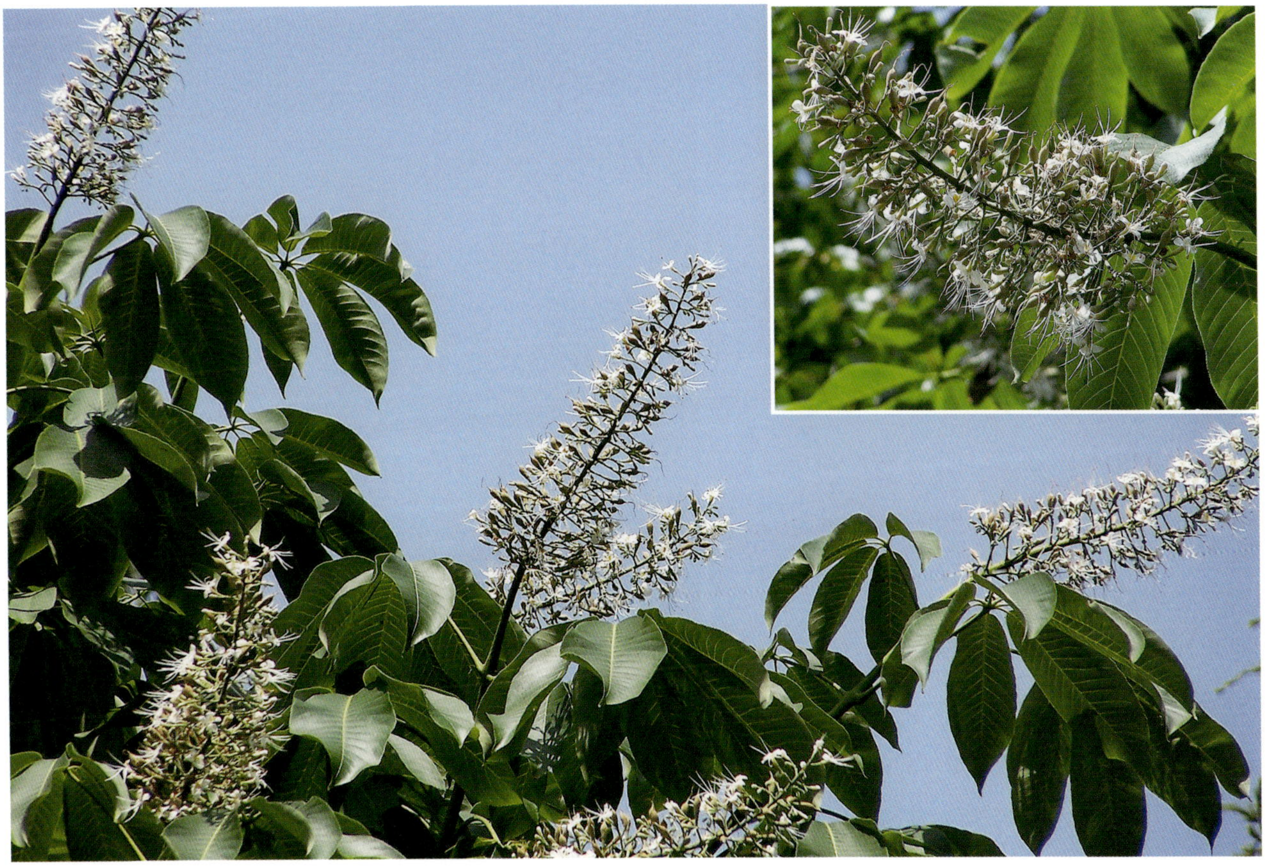

495 海仙花

报春花科 海仙花 *Primula poissonii* Franchet

佤名： ob rīb nyiag [ʔɔp rip n̥iak]（鹅日娘）

别名： 海仙报春、三台花

植物形态： 多年生草本，叶鲜时无香气，全株无粉。叶片倒卵状椭圆形至条状倒披针形，长3~18cm，宽1~4cm，基部楔形渐狭下延至叶柄，两面无毛。花葶挺直，1~2支，高20~60cm；伞形花序2~6轮，每轮有3~10朵花；花梗长1~2cm，开花期外倾，果时挺直；花萼杯状，长4~6mm，分裂达全长的1/3，裂片长圆形或三角形；花冠深红或紫红，冠筒口部黄色，具环状附属物，冠筒长8~11mm，冠檐平展，直径1.5~2.5cm，裂片长7~9mm，先端2裂。蒴果椭圆体形，与宿萼近等长或稍长。花期5—7月，果期9—10月。

生境分布： 生于海拔 1900~3300（3600~3800）m 的沼泽草地、溪流边湿处，有时也见于林缘湿草地。分布于我国云南、四川。

药用部位： 全草

采收加工： 夏、秋季采收，晒干。

性味功效： 苦，凉。消炎止血。

主治： 月经不调，红崩带下。

用法用量： 内服：水煎服。

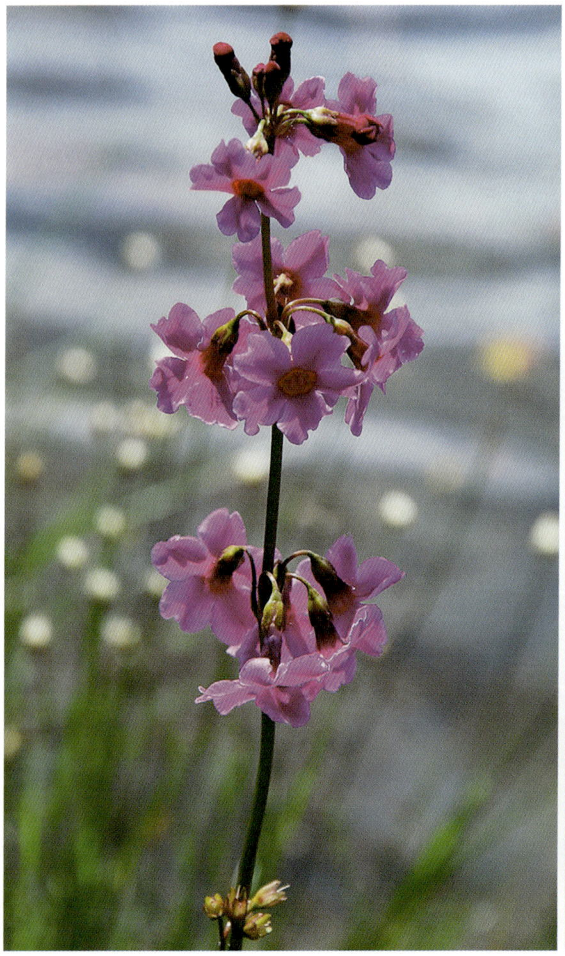

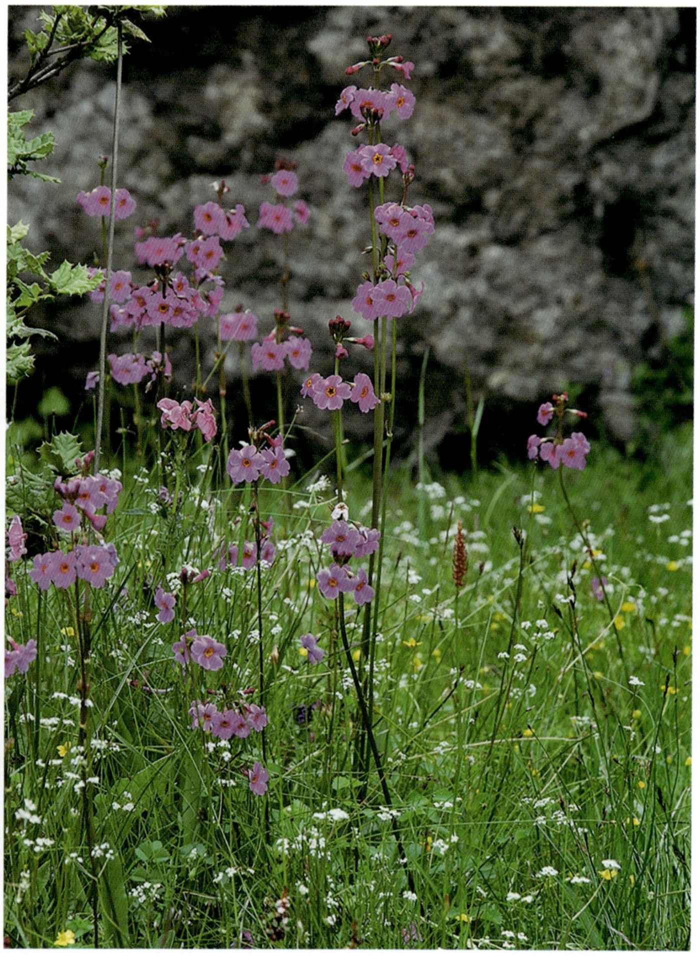

496 海金沙

海金沙科 海金沙 *Lygodium japonicum* (Thunberg) Swartz

佤名： guax hnu [kṵaʔ nʰu]（刮努）

别名： 金沙藤、蛤蟆藤、铁线草

植物形态： 叶轴长达 4m；距端的绒毛灰白色；羽片多数，近二型。下部的不育，上部的能育。不育羽片二回羽状，羽轴左右弯曲，小羽柄反折，末回小羽片较宽，卵状三角形，边缘不规则分裂，裂片边缘有尖的重锯齿。能育羽片二回羽状，末回小羽片浅裂，卵状三角形，长宽几乎相等，孢子囊穗掌状着生于边缘。裂片的叶脉二歧分叉。叶片纸质，干后黄绿色，叶轴、羽轴、小羽轴和中脉疏被白色柔毛，叶轴、羽轴至中脉上面的毛更密。羽轴及小羽轴上面两侧具狭翅。孢子囊穗长 3~5mm，直径约 1.5mm，稀疏排列于裂片边缘，暗棕色，上面被疏毛。

生境分布： 生于海拔1500~1700m的次生灌木丛中。分布于我国西南、华南、华中、华东、西北南部、华北南部及台湾；越南、泰国、印度、斯里兰卡、尼泊尔、马来西亚、印度尼西亚、菲律宾、日本、新几内亚和澳大利亚亦有。

药用部位： 根

采收加工： 立秋后割下藤叶，去杂质晒干。

性味功效： 甘，寒。清热解毒，利尿通淋。

主治： 泌尿系结石，肾炎，扁桃体炎，肝炎，痢疾。

用法用量： 内服：水煎服，10~20g。

附方

1. **泌尿系结石：** 本品 20g、过路黄 20g、白花蛇舌草 15g，水煎服，每日 3 次。
2. **肝炎：** 本品 15g、半截藤 10g、地胆头 15g、青叶胆 15g，水煎服，每日 3 次。
3. **尿路感染：** 本品 12g、酸浆草 30g，水煎服，每日 3 次。

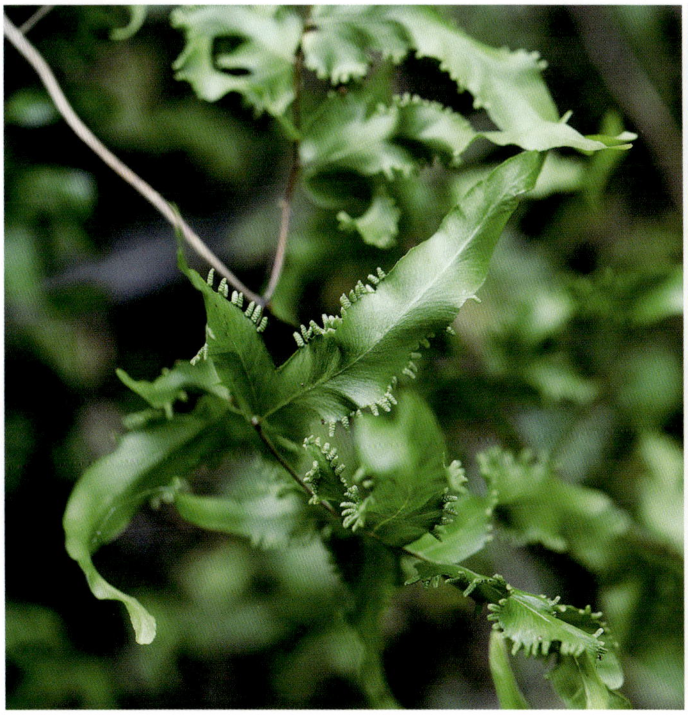

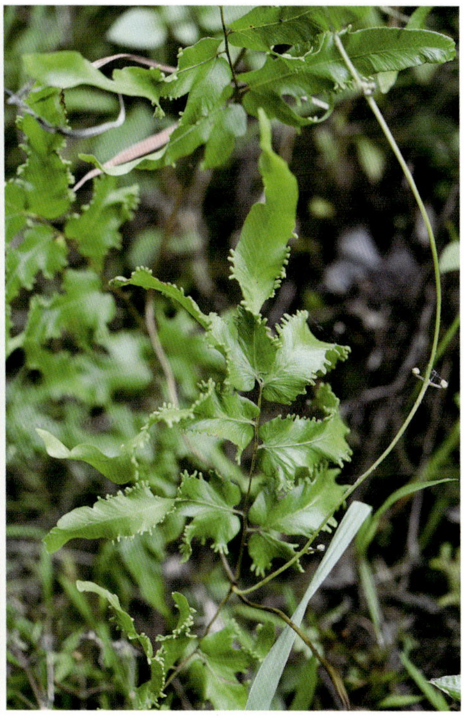

497 宽叶拟鼠麴草

菊科 宽叶拟鼠麴草 *Pseudognaphalium adnatum* (Candolle) Y. S. Chen

佤名： hnyee bai dīng [ȵ̥ʰɯ̠ pa̠i tiŋ]（聂摆顶）

别名： 地膏药、地毛香、大黑药

植物形态： 多年生草本。根茎粗壮，密盖以枯叶残基。茎单一，直立，粗壮，上部具伞房状分枝，茎和枝被白色绵毛。基生叶数枚，在花期凋落，叶片狭椭圆形、狭长圆形、倒卵状长圆形或倒披针状长圆形，长 4~13cm，宽 1.5~3.5cm，边缘全缘，两面密被白色绵毛，具离基 3 出脉；茎下部叶同基生叶，向上叶渐小，基部略抱茎，最上部叶披针状线形。头状花序多数，在茎和枝先端密聚成头状，再于茎上部排成大型伞房状花序；花序梗极短或近无，密被白色绵毛；总苞近球形；总苞片 3~4 层，膜质，白色或黄白色，具光泽。瘦果长圆形；冠毛白色，稍长于花冠。花期 8—10 月。

生境分布： 生于海拔 650~2500m 的林下、林缘、山坡灌丛、草坡或路边、溪旁。我国华东、华中、华南、西南和陕西南部、甘肃南部有分布；印度、缅甸、中南半岛和菲律宾亦有。

药用部位： 叶

采收加工： 随用随采。

性味功效： 苦，寒。清肝明目，消炎生肌，止咳驱虫。

主治： 外伤出血。

用法用量： 外用：捣碎外敷。

附方

局部外伤出血： 本品适量，捣碎外敷。

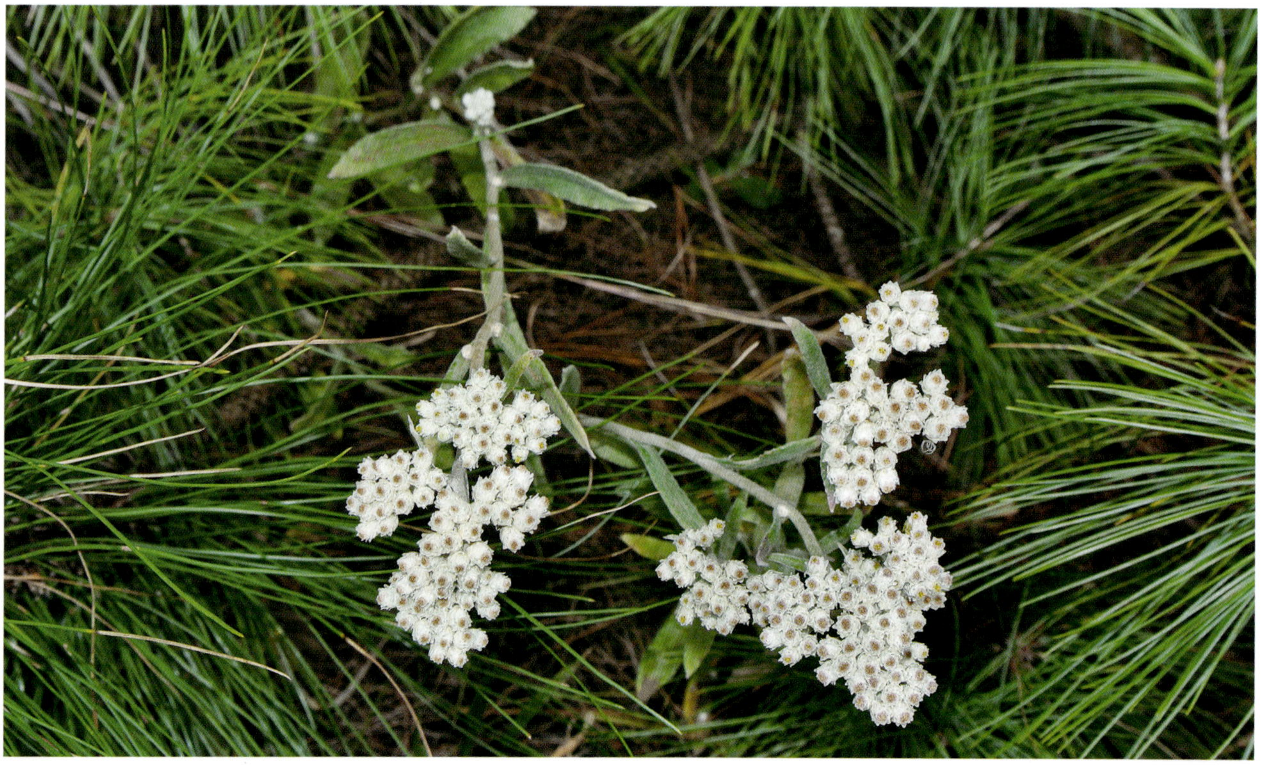

498 娘三端

豆科 远志木蓝 *Indigofera squalida* Prain

佤名： nyīa sam dōun [n̥ia sa̱m ton]（娘三端、娘杉躲）

别名： 块根木蓝、单叶木蓝、地草果

植物形态： 多年生直立草本或亚灌木状，高30~60cm。地下根膨大，块状或纺锤状。茎单一或基部有少数分枝。叶为单叶，长圆形、披针形或倒卵形，长2~7cm，宽6~23mm，先端圆钝，基部楔形，下面延至叶柄，上面绿色，被平贴短丁字毛，下面苍白色，毛较长，有不明显黄褐色腺点；叶柄短，长2~3mm。总状花序，长1~2cm，花密集；几乎无总花梗；花梗长约0.5mm；花萼杯状，长2~2.5mm，外面有绢丝状丁字毛；旗瓣披针形，长4~5mm，渐尖，外面密被锈色毛，翼瓣线形，龙骨瓣长圆状镰形，有距。荚果圆柱形，长10~13mm，密被毛，有种子4~5粒。花期5—6月，果期9月。

生境分布： 生于海拔 1000m 以下的斜坡旷野、山脚、路旁向阳草地。分布于我国云南、贵州、广西、广东；越南、老挝、柬埔寨、缅甸、泰国亦有。

药用部位： 块根

采收加工： 秋末果熟时采挖，除去杂质，晒干。

性味功效： 苦，寒。止痛，消炎。

主治： 块根：胃痛，肠胃炎，咽喉痛，扁桃体炎。

用法用量： 内服：水煎服，15~30g；研末口服，每日 2~3g，每日 3 次。

附方

1. **腹泻：** 本品全株适量嚼服。
2. **劳伤：** 本品全株配双参、小红参、大双钩根等，用白酒浸泡半月后服用。
3. **百日咳：** 本品全株 5g、南木香 5g、歪叶子兰 10g，水煎服，每日 2 次。

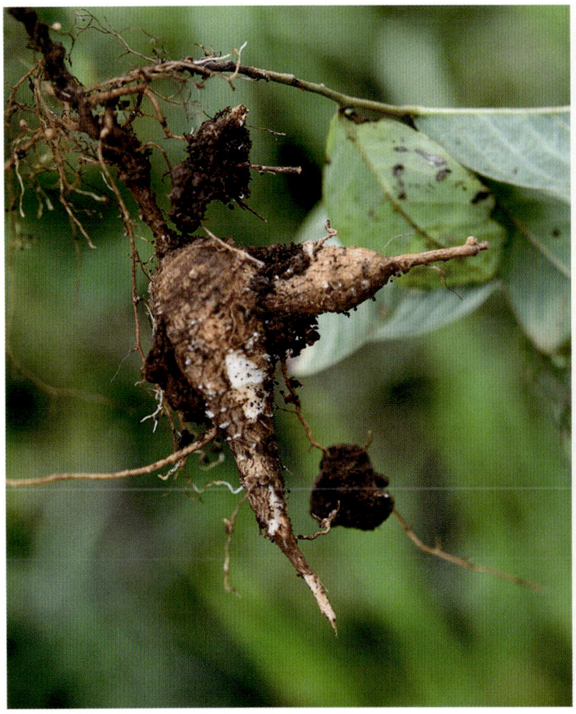

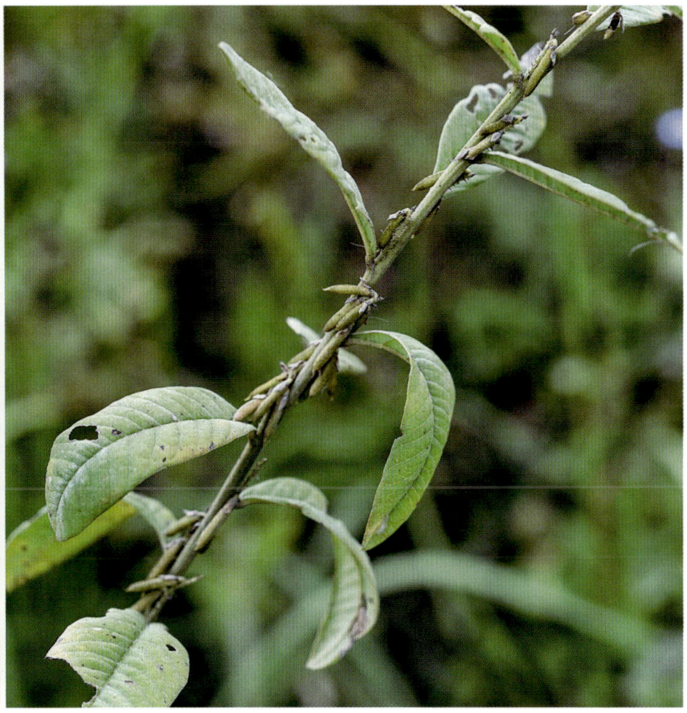

499 娘母良

远志科 西南远志 *Polygala crotalarioides* Buchanan-Hamilton ex Candolle

佤名： nyiiex liang [n̥iɛʔ li̱aŋ]（娘母良、聂良）

别名： 西藏远志、紫花地丁、猪大肠

植物形态： 多年生草本。茎自基部多分枝，直立或铺散，密被卷曲短柔毛和刺毛状棉毛。叶纸质，椭圆形或倒卵状椭圆形，长1.5~4（~7.5）cm，宽0.7~2.5（~4）cm，全缘，具缘毛，两面均疏被刺毛状棉毛，侧脉每边3~5条。总状花序腋生或与叶对生，极短，长1.2~2cm，具8~15朵花，被刺毛状棉毛；花长6~9mm，具短梗，基部具苞片3枚；萼片5片，宿存，背面被刺毛状棉毛，具缘毛；外面3枚小，里面2枚大，花瓣状，绿色，顶端带红褐色，长6~7mm；花瓣3片，分离，紫红色或白色具紫色条纹，侧生花瓣长4~5mm；龙骨瓣长5~7mm，盔形，基部耳状，具缘毛，顶端背部具细丝状鸡冠状附属物。蒴果圆形，直径3.5mm，具狭翅。花、果期7—9月。

生境分布： 生于海拔1600~2300m的山坡草地或灌丛中。分布于我国云南、四川、西藏；尼泊尔、印度、老挝、泰国亦有。

药用部位： 根

采收加工： 秋末采挖，洗净泥土，阴干。

性味功效： 辛、甘，温。顺气化痰，活血止痛。

主治： 虚劳气弱，跌打损伤，血虚，心悸，失眠多梦，咳嗽痰少，阳痿。

用法用量： 内服：水煎服，10~15g，或白酒泡服。

附方

1. **阳痿：** 本品30g、胡椒7粒、白酒1500~2500g，浸泡半月后可服用，30~50mL，每日1次。
2. **咳嗽：** 本品10g，冰糖为引，水煎服。
3. **神衰：** 本品10g、回心草6g、小红参6g，水煎服，每日3次。

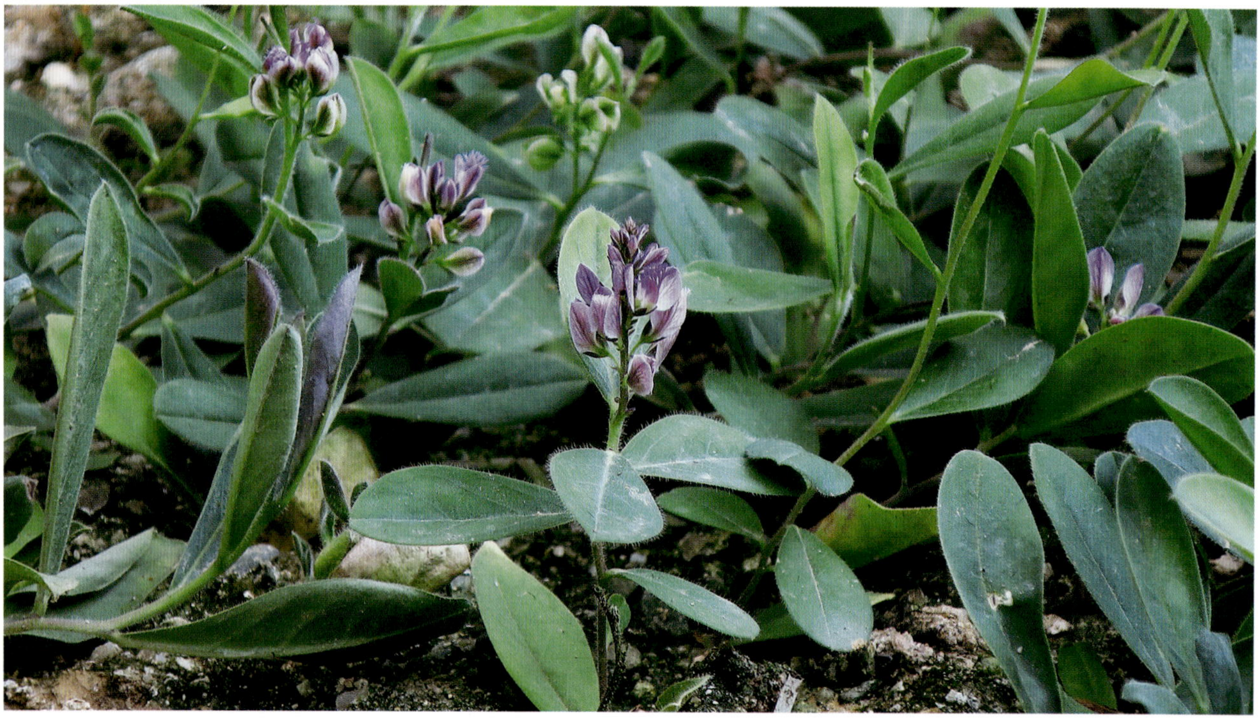

500 通光藤

萝藦科 灵药牛奶菜 *Marsdenia cavaleriei* (H. Leveille) Handel-Mazzetti ex Woodson

佤名： beeb [pup]（崩）

别名： 大苦藤、通光散

植物形态： 落叶坚韧木质藤本；茎粗而长，下部圆柱状，淡黄褐色，上部扁圆筒形，绿色；枝密被淡黄色柔毛；全株含乳汁。叶坚纸质，心形或宽卵形，长 8~18cm，宽 5~10cm，顶端急尖，基部深心形，两面均被茸毛，或叶面近无毛。伞状复聚伞花序腋生，长 5~15cm；萼片长圆形，内面基部有腺体；花冠黄紫色，钟状，外面被疏柔毛，内面仅花冠筒喉部被柔毛及中部以下 5 行纵列柔毛；副花冠裂片短于花药，基部有凸起的距；花药顶端膜片卵状长圆形；子房卵圆形，花柱短，柱头圆锥状。蓇葖果长披针形，长达 9cm，直径 1cm，密被灰黄色柔毛。花期 6 月，果期 11 月。

生境分布： 生于海拔 600~1400（~2200）m 的向阳山坡疏林中，或攀缘于岩壁上。分布于云南、贵州；斯里兰卡、印度、缅甸、越南、老挝、柬埔寨、印度尼西亚等地亦有。

药用部位： 藤茎、根、叶

采收加工： 全年可采收，切片，晒干或鲜用。

性味功效： 苦，寒。清热解毒，止咳平喘，通乳利尿。

主治： 藤茎及根：呼吸道感染，支气管炎，支气管哮喘，咳嗽，乳汁不通，肿毒；叶：外用治痈疖疮。

用法用量： 内服：水煎服，10~20g 或鲜品 30~50g。外用：鲜叶捣烂外敷患处。

附方

1. **感冒：** 本品藤茎及根 10g、白虎草 10g、木贼 6g，水煎服，每日 3 次。
2. **咳嗽：** 本品藤茎及根 10g、灯台树 10g、十大功劳 10g，水煎服，每日 2 次。
3. **痈疮疖肿：** 本品藤茎及根鲜品适量，捣烂外敷患处。

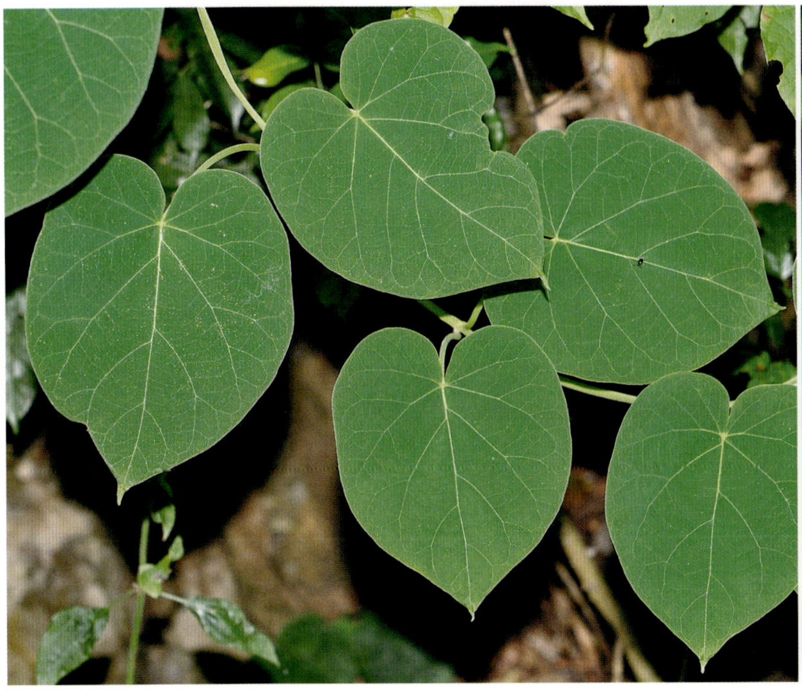

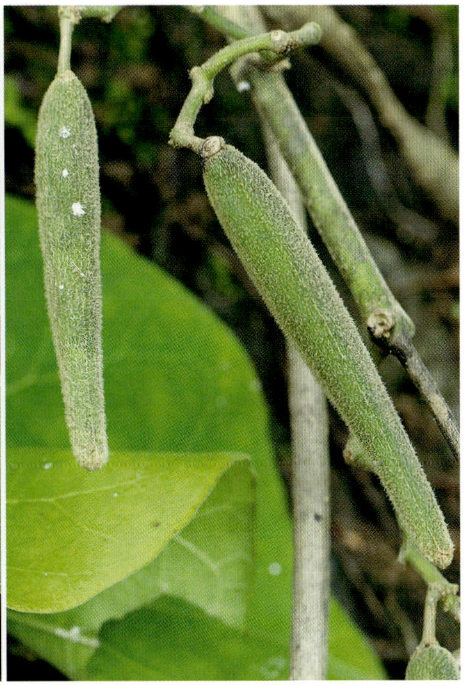

501 桑树

桑科 桑 *Morus alba* Linnaeus

佤名： kaox liah [kʰa̠uʔ li̠ah]（栲列）

别名： 桑叶、桑桑树

植物形态： 乔木或灌木。叶卵形至宽卵形，长 5~15cm，宽 5~12cm，先端急尖或钝尖，基部圆形至浅心形，稍偏斜，边缘锯齿粗钝，分裂或不分裂，叶面无毛，背面脉腋有丛生毛；叶柄长 1.5~2.5cm，有毛或无毛；托叶披针形，早落。雄花序下垂，长 2~3.5cm，绿白色，花被片 4 片，宽椭圆形，密被微柔毛，花丝在开花时伸出花被片外，花药球形，黄色；雌花序长 1~2cm，被毛；雌花无梗，花被片倒卵形，外面和边缘有毛，子房无花柱，柱头 2 裂，里面有乳头状凸起。聚花果卵状椭圆形，长 1~2cm，直径约 1cm，成熟时紫黑色。花期 4—5 月，果期 5—7 月。

生境分布： 常生于海拔 200~2800m 的平原或山地。本种原产于我国中部和北部，现从东北到西南均有栽培；朝鲜、日本、中亚、欧洲等地也有栽培。

药用部位： 根、树皮、枝、果实

采收加工： 根、树皮及枝：全年可采收，洗净，切片，晒干；果实：果期采收。

性味功效： 甘、苦，寒。清热消肿，除风湿，降血压，补血。

主治： 根、树皮、枝：肺热咳嗽，风湿骨痛，高血压，贫血；果实：冠心病。

用法用量： 根、树皮及茎：水煎服，15~20g。果实：半生半熟时，泡白酒内服。

附方

1. **咳嗽：** 本品根皮 15g、灯台树 10g、十大功劳 10g，水煎服，一日 3 次。
2. **风湿骨痛：** 本品嫩枝 30g，水煎服，一日 3 次。
3. **跌打损伤：** 本品茎枝 30g、七叶莲 30g、小红参 10g、三七 10g，泡白酒 1500mL，浸泡 15 天后服用 30~50mL，一日 1 次。

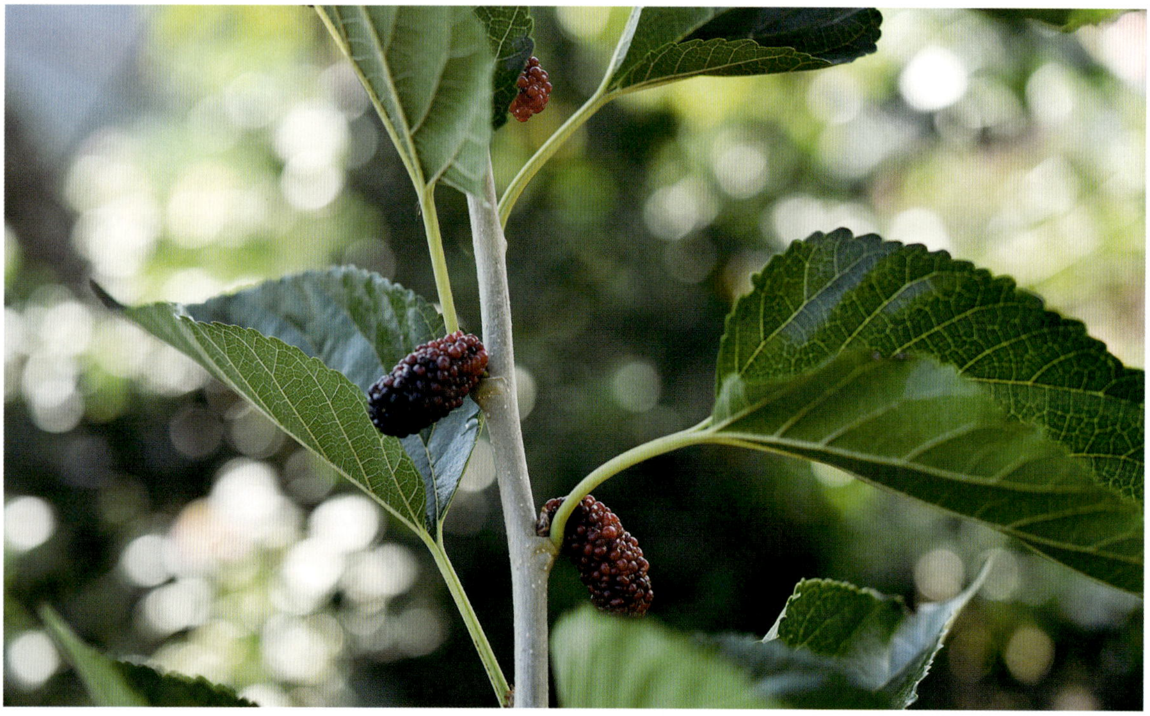

502 绣球防风

唇形科 绣球防风 *Leucas ciliata* Bentham

佤名： rīb glōb ong [rip kl̠ɔp ʔ̠ɔŋ]（日扩落噢）

别名： 蜂窝草、蜂蜜草

植物形态： 直立草本，全株密被金黄色长硬毛。茎直立，钝四棱形，常生于上部分枝。叶纸质，卵状披针形或披针形，长 6~9cm，宽 1~3cm，上面绿色，贴生浅黄色短柔毛，背面淡绿色，沿脉上密被长柔毛，余部疏被柔毛并明显密布亮黄色腺点。轮伞花序具多朵花，球形，直径 1.5~2.5cm，少轮，着生于枝条的先端，苞片密集，多数，线形，与萼等长或长于萼，被淡黄色长硬毛。花萼管状，长约 1cm，萼口平截，外被刚毛，内面口部密生柔毛，脉 10 条，齿 10 齿，刺状，伸长，在果时呈星状开张；花冠白色或紫色，长约 2.8cm。小坚果卵珠形，褐色。花期 7—10 月，果期 10—11 月。

生境分布： 生于海拔（500~）1000~2700m 的路旁、溪边、灌丛、草坡。分布于我国云南、四川、贵州、广西；尼泊尔、不丹、印度、缅甸、老挝、越南亦有。

药用部位： 全草

采收加工： 秋季采收，晒干或鲜用。

性味功效： 苦、辛，温。祛风散寒，解毒消肿，明目。

主治： 支气管炎，风寒感冒，感冒咳嗽，眼疾，皮疹，小儿肺炎，疮痈肿毒。

用法用量： 内服：水煎服，15~20g。外用：水煎外洗。

附方

1. **感冒：** 本品 15g 配姜、葱各适量，水煎服，每日 3 次。
2. **咳嗽：** 本品 15g、通光藤 10g，水煎服，每日 3 次。
3. **眼疾，皮疹：** 本品适量，水煎外洗患处。

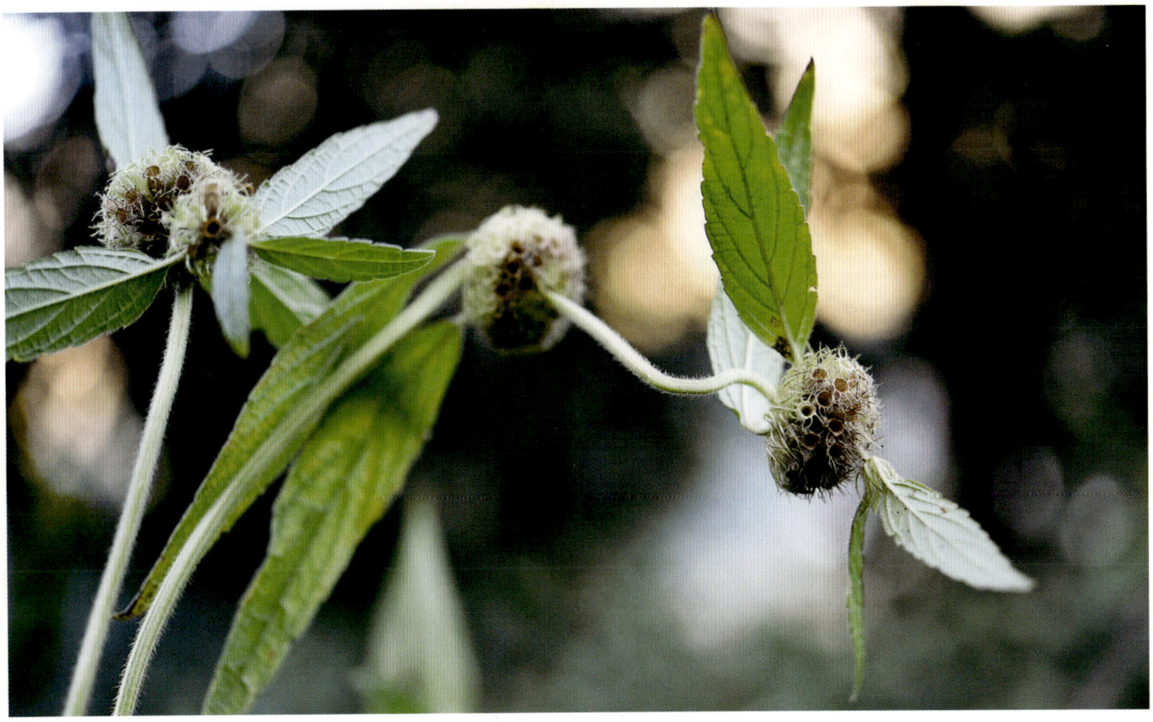

503 排钱树

豆科 排钱树 *Phyllodium pulchellum* (Linnaeus) Desvaux

佤名： kaox mu mī [kʰa̰uʔ mṵ mi]（栲木迷）

别名： 圆叶小槐花、龙鳞草、排钱草

植物形态： 灌木。叶为羽状三出复叶；小叶革质，顶生小叶卵形、椭圆形或倒卵形，先端钝或渐尖，基部钝圆，边缘稍呈浅波状，侧生小叶同形，比顶生小叶约小 1 倍，侧脉 6~10 对。伞形花序有花 5~6 朵，藏于叶状苞片内，排列成总状圆锥花序状，长 8~30cm 或更长，花序轴及苞片柄密被开展的黄褐色长柔毛；叶状苞片圆形，直径 1~1.5cm，两面疏被短柔毛，边缘具灰色毛；花冠白色或淡黄色、淡紫或粉红，旗瓣长 5~6mm。荚果长 6mm，宽 2.5mm，腹、背两缝线均稍缢缩，常有荚节 1~2 节，成熟时无毛。花期 7—9 月，果期 10—11 月。

生境分布： 生于海拔 160~2000m 的丘陵荒地、路旁或山坡疏林中。产于我国福建、江西南部、广东、海南、广西、云南南部及台湾。

药用部位： 全草

采收加工： 全年可采收，切段，晒干。

性味功效： 淡、苦，平。疏风解表，活血散瘀。

主治： 肾炎。

用法用量： 内服：水煎服，10g。

附方

肾炎： 本品 10g、马鞭草 10g、土茯苓 15g、仙鹤草 15g、薏仁根 15g、狗响铃 10g、茅草 10g，水煎服，每日 3 次。

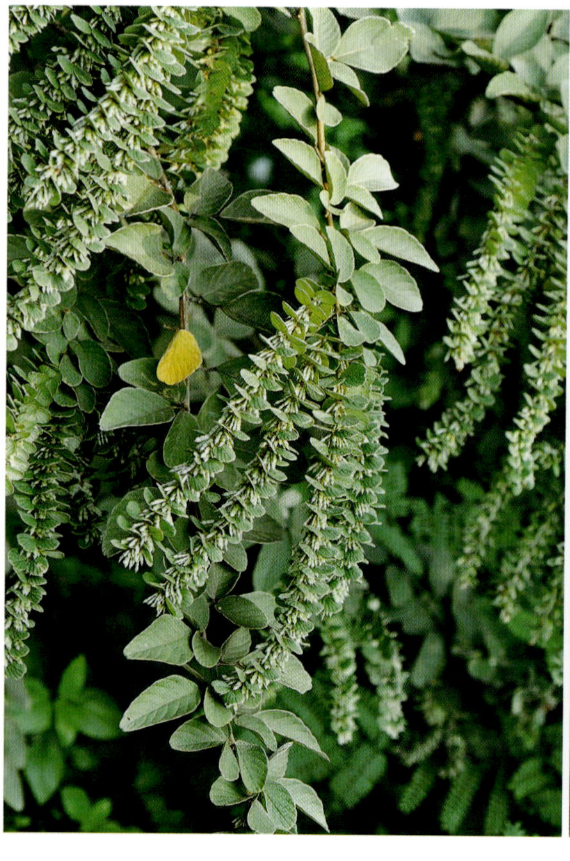
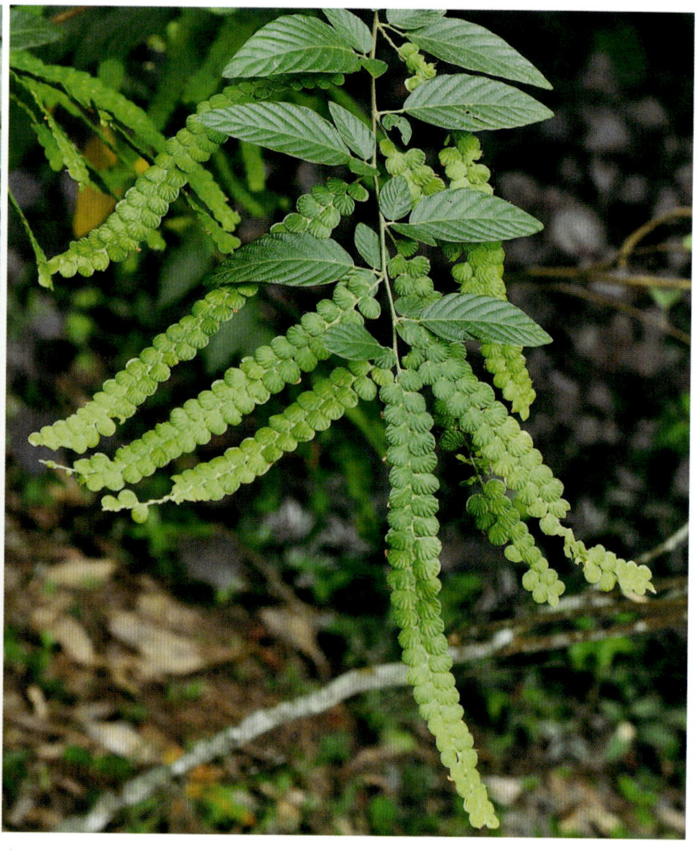

504 接骨丹

鞘柄木科 鞘柄木 *Toricellia tiliifolia* de Candolle

佤名： kaox mguah sang [kʰau̠ʔ gu̠ah sa̠ŋ]（栲挂伞）

别名： 象耳朵、大葫芦叶、大接骨

植物形态： 乔木。叶纸质，阔卵形或近圆形，长达 20cm，宽达 18cm，基部心形，叶缘具粗而锐尖的锯齿，掌状脉 5~7 条；叶柄长达 10cm，基部膨大成鞘状，半抱茎。总状圆锥花序顶生，长达 40cm。雄花具柄，无关节，长 1.5~2.5mm，基部具 2 枚小苞片；花瓣黄白色，长约 5mm，顶端尾状渐尖，内曲；雄蕊 5 枚；雌花具短柄，被毛，基部具 2 枚小苞片，顶端有关节；花瓣和退化雄蕊不存在；花盘不明显；子房卵圆形，长约 4mm，3~4 室，每室具 1 枚胚珠，花柱 3 枚。核果小，卵圆形，直径 5~7mm，顶端冠以宿存的花萼和花柱。花期 11 月至翌年 3 月，果期 3—4 月。

生境分布： 生于海拔 1500~2300m 的山坡、路旁杂木林中。分布于我国云南；印度、尼泊尔、不丹、越南亦有。

药用部位： 根、茎皮、叶

采收加工： 根、茎：皮全年可采收；叶：夏、秋采收，晒干或鲜用。

性味功效： 苦、辛，温。活血止痛，接骨，散瘀消肿。

主治： 风湿关节炎，疮痈肿毒，骨折，跌打损伤。

用法用量： 内服：水煎服，15~20g。外用：鲜品捣烂外敷患处。

附方

1. **骨折：** 本品鲜品配续断、树葱、隔夜找娘、伸筋草、刺桐树等适量捣烂外包患处。
2. **骨折，骨裂：** 本品 40g、大力丸 30g、盐麸木根 30g、杜仲 40g、桐子树 40g、蚕豆七 30g、酢浆草 30g。以上药均为鲜品，切细，捣碎，生熟各半加白酒少许拌匀包敷患部，2~3 日换药 1 次。
3. **接骨：** 本品、五加皮（根皮）、过江龙、铁草鞋、果上叶、补骨脂、七叶莲、隔夜找娘、当归、土三七等。以上均为鲜品，共切碎，捣烂外敷，加事先泡好的接骨药水或药酒，稍炒热后包患处再上夹板固定，5~7 天换一次药。有条件的可以再取适量紫米和一只 500g 左右的童鸡煮熟后，与上药一起包敷，15 天内可接好。

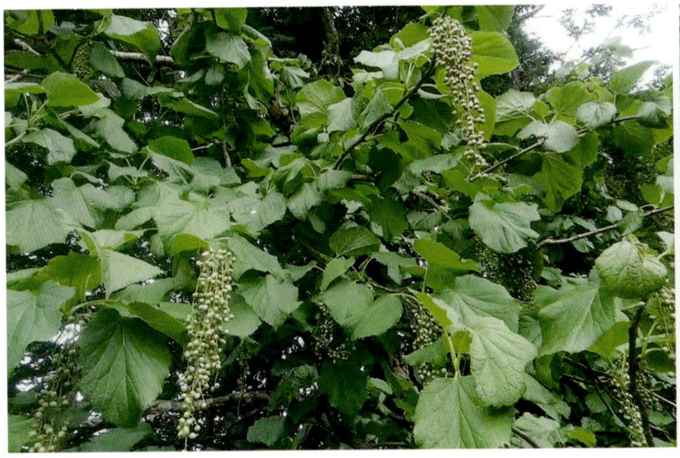
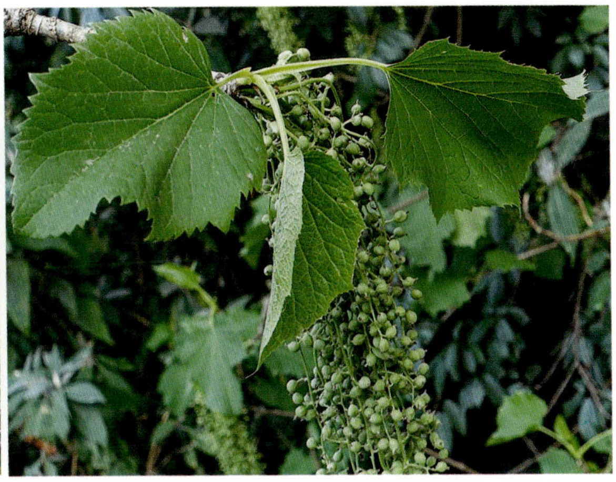

505 接骨藤

萝藦科 纤冠藤 *Gongronema nepalense* (Wallich) Decne.

佤名： hnu bai saex boud [nʰu̠ pa̠i sa̠ɯʔ po̠t]（努摆舌博）

别名： 百灵草、细羊角、羊乳藤

植物形态： 木质藤本，具乳汁。叶坚纸质，椭圆形或卵圆形，长 6~14cm，宽 2~8cm，顶端短渐尖，基部圆形或浅心形，无毛；侧脉每边 5~7 条，在叶背凸起；叶柄长 1~3cm，顶端具丛生腺体。伞形状聚伞花序腋生，二至三歧，比叶为长；花小，黄白色；花萼裂片卵圆形，外面被微毛，花萼内面基部有 5 个腺体；花冠淡黄色，近钟状，裂片长圆形，外面被微毛，内面无毛，向右覆盖；副花冠为 5 个扁平而短的膜片，组成环状，着生于合蕊冠的基部；花粉块长圆形，直立在水平伸展的花粉块柄上；子房无毛，花柱短，上部膨大，柱头短圆锥状，基部五角形。蓇葖双生，披针状圆柱形，长 4.5~8cm，直径 5~7mm，无毛；种子长卵形，长 4mm，宽 1.5mm，顶端具白色绢质种毛；种毛长 2.5cm。花期 6—9 月，果期 8 月至翌年 1 月。

生境分布： 生长于海拔 500~1400m 的山地林中或山坡水沟边灌木丛中。产于我国广东、广西、云南、贵州、西藏；分布于尼泊尔和印度。

药用部位： 藤茎

采收加工： 秋、冬季采收，切段，晒干。

性味功效： 辛，温。补肝肾，接筋骨。

主治： 骨折，跌打损伤，腰脚疼痛，心脏病，神经衰弱，小儿夜惊。

用法用量： 内服：水煎服，10~15g。外用：研粉外敷患处。

附方

心脏病，神经衰弱，小儿夜惊： 本品 10~15g，水煎服。

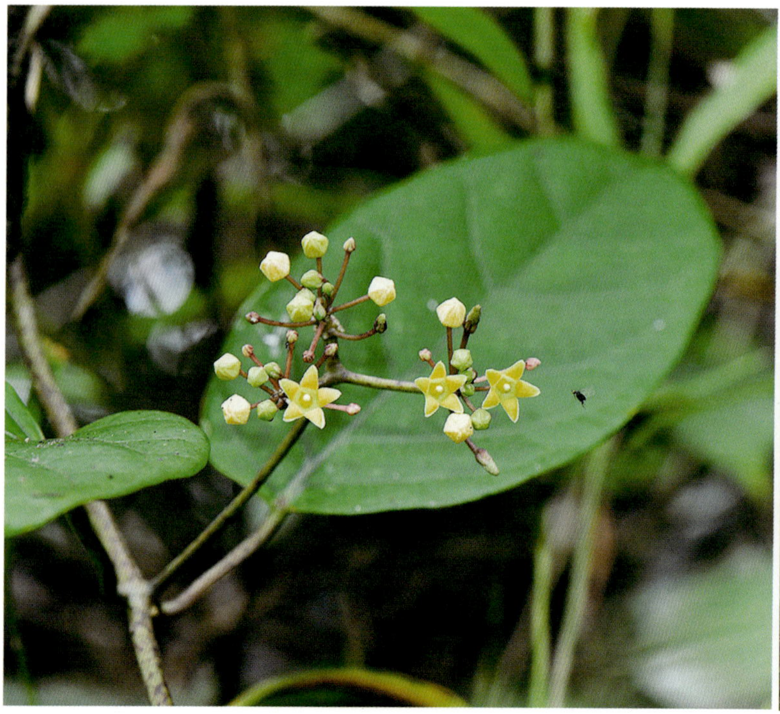
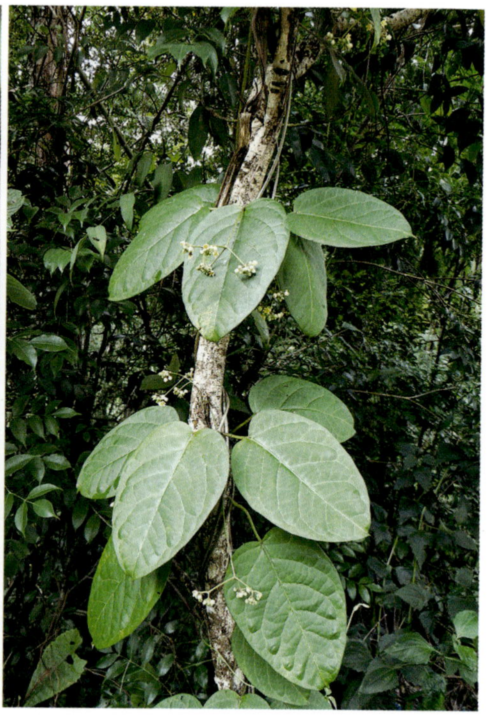

506 黄龙尾

蔷薇科 黄龙尾 *Agrimonia pilosa* var. *nepalensis* (D. Don) Nakai

佤名： rang loun deix [ran̰ lo̰n te̞ʔ]（然伦跌）

别名： 仙鹤草、刀砍药、龙芽草

植物形态： 本变种与原变种龙芽草区别在于茎下部密被粗硬毛，叶上面脉上被长硬毛或微硬毛，脉间密被柔毛或绒毛状柔毛。

生境分布： 生于海拔 1200~3100m 的山坡疏林中。我国除东北和新疆外，其他各地均产；印度、尼泊尔、缅甸、泰国、老挝、越南北方亦有。

药用部位： 全草

采收加工： 夏、秋二季茎叶茂盛时采割，除去杂质，干燥。

性味功效： 苦、涩，平。收敛止血。

主治： 止血，蛔虫病。

用法用量： 内服：水煎服，干品 9~15g，或鲜品适量捣汁服，或入散剂。

附方

1. **补虚，止血（内外出血均可）：** 本品单方或配方，水煎服。
2. **蛔虫病：** 本品根部幼芽，水煎服。

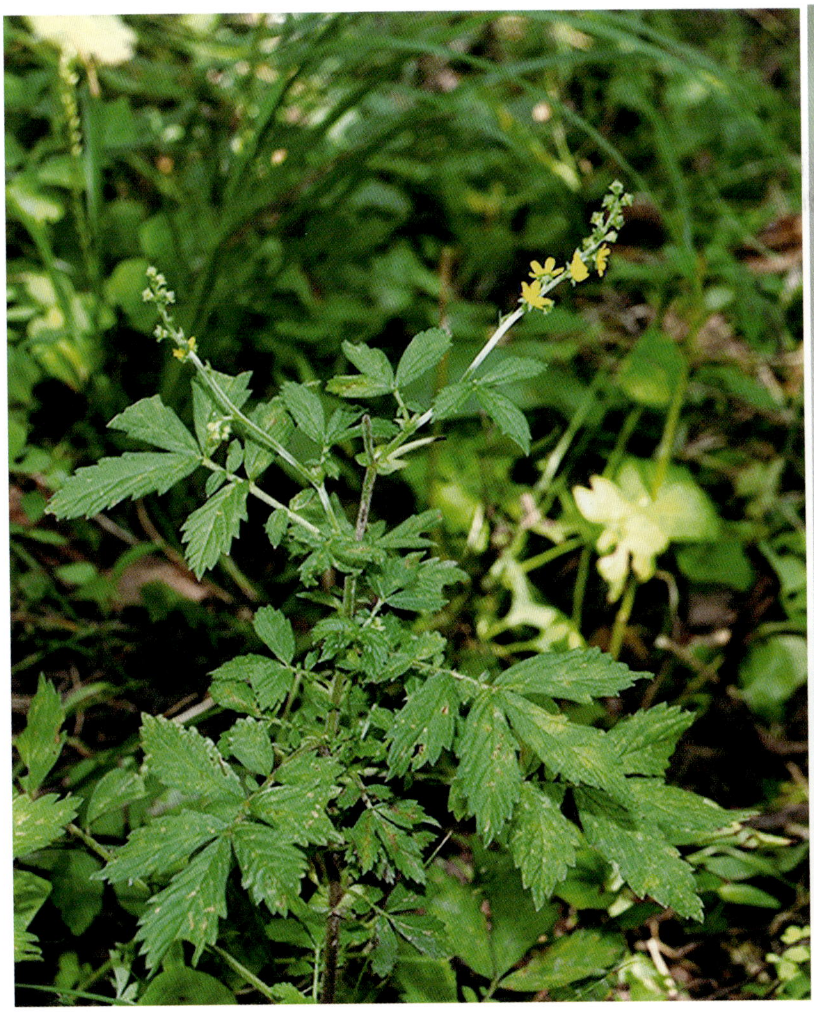

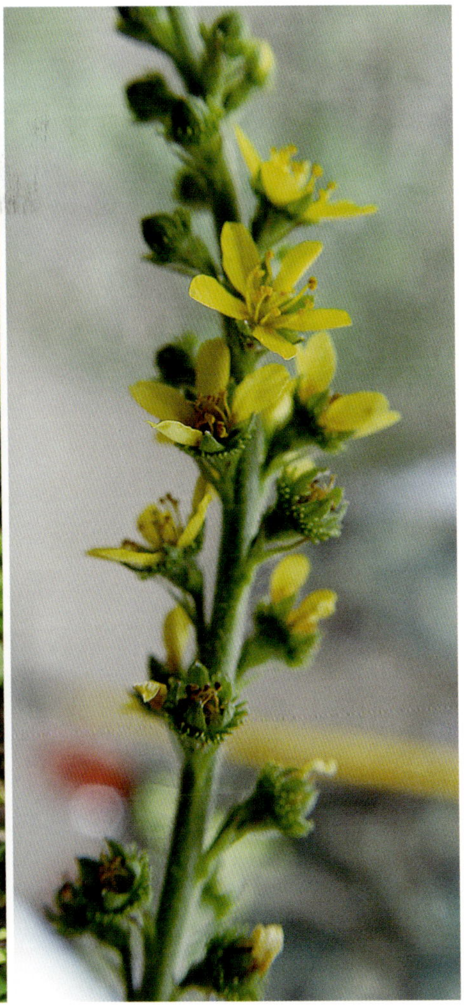

507 黄瓜

葫芦科 黄瓜 *Cucumis sativus* Linnaeus

佤名： blix gei [pl̠iʔ ke̠]（布利给）

别名： 胡瓜、王瓜、刺瓜

植物形态： 一年生攀援草本。全株被粗毛。茎细长，具卷须。单叶互生；叶片三角状广卵形，长宽各12~18cm，掌状3~5裂，裂片三角形，先端锐尖，叶缘具锯齿；叶柄粗。花单性，雌雄同株，有短柄；雄花1~7朵，腋生；雌花1朵单生，或数朵并生；萼5裂，裂片钻形，长8~10mm，具长毛；花冠黄色，5深裂，裂片椭圆状披针形，先端尖锐；雄蕊分离，着生于花冠筒部，花丝短，花药长椭圆形；子房下位，花柱短，柱头3枚。瓠果圆柱形，幼嫩时青绿色，老则变黄色；表面疏生短刺瘤，并有显著的凸起。种子椭圆形，扁平，白色。花期6—7月，果期7—8月。

生境分布： 各地普遍栽培，且许多地区均有温室、塑料大棚栽培。

药用部位： 果实（汁液）、叶、藤

采收加工： 果实：秋季采收；藤、叶：全年可采收。

性味功效： 甘，凉。清热解毒，消肿止痛。

主治： 果实：烧伤，蜂蜇伤，结膜炎，眼肿胀痛，沙眼。叶：胃肠感冒，腹泻。藤：癫痫。

用法用量： 内服：叶，水煎服，或研粉服。外用：果实汁：外敷患处或滴入眼内。

附方

1. **烧伤，蜂蜇伤，水火烫伤：** 本品果实数个，切开，掏出种子及瓤，用纱布裹，挤压，取出汁装瓶。使用时，蘸取汁涂患处。每日4~6次，一般用药7日可愈。
2. **结膜炎，眼肿胀痛，沙眼：** 本品黄瓜1个，取新鲜汁液滴入眼内，每日滴1~2滴。
3. **腹泻：** 本品叶适量，晒干，研为粉末，每次用6~10g，以米汤送服。

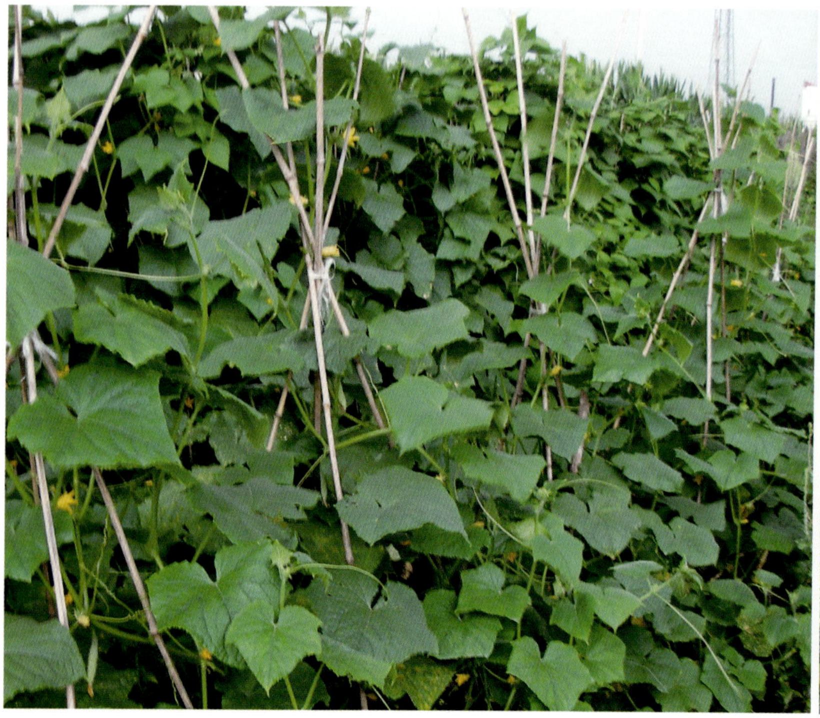
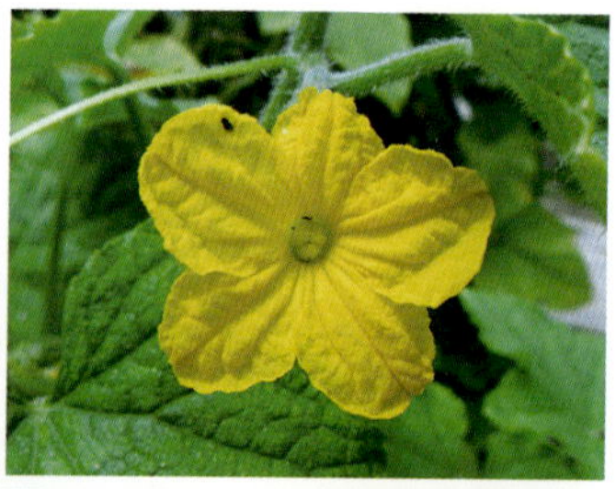
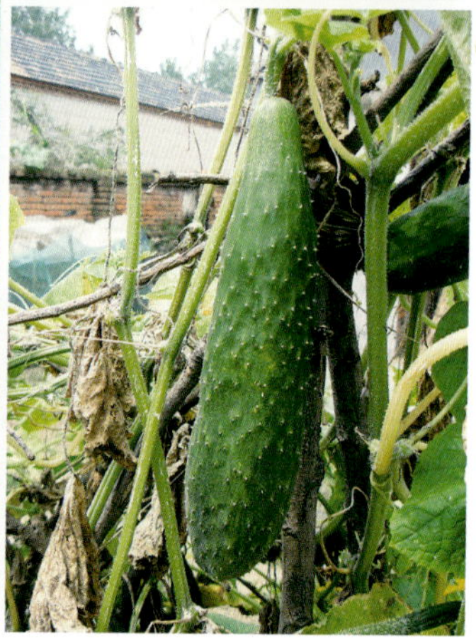

508 黄花一独朵

菊科 熊胆草 *Eschenbachia blinii* (H. Leveille) Brouillet

佤名： rīb mgin grih [rip g̱in kri̱h]（日吉给）

别名： 苦蒿、虎胆草、龙胆草

植物形态： 一年生草本。茎直立，被白色开展的长节毛和密集的短腺毛。叶多数，下部叶有短柄，在花期枯萎，中部和上部叶无柄，叶片轮廓长卵形或倒长卵形，长 2~7cm，宽 1~3cm，全部叶羽状深裂，裂片 3~6 对，互生，线形或线状披针形，两面绿色，疏生白色长节毛和密生短腺毛。头状花序径 1~1.5cm，少数至多数于茎和枝顶排列成狭圆锥状花序；总苞半球状宽钟形；总苞片 3~4 层，线形，先端渐尖，背面被白色长节毛和短腺毛。花冠黄色。瘦果长圆形；冠毛 1 层，污白色，糙毛状。

生境分布： 生于海拔 1800~3600m 的灌丛中、山坡草地、荒地或路边。分布于我国云南、四川、贵州。

药用部位： 全草

采收加工： 秋季采收，切段，晒干或鲜用。

性味功效： 苦，寒。清肝利胆，泻火解毒，消炎止血。

主治： 肺结核出血，发热头痛，病后体虚，水肿，蛇咬伤。

用法用量： 内服：水煎服，6~15g。外用：开水煎煮，擦洗全身。

附方

1. **病后体虚：** 本品 100g、血满草 100g、洗碗树叶 100g、千里光 100g。均鲜品，开水煎后药液擦洗全身，每日 1 次。
2. **水肿：** 本品 100g、树寄生芭蕉 100g、黄独（家种）100g、千里光 150g、洗碗叶 150g。开水煎煮，药液洗全身，每日 1 次。

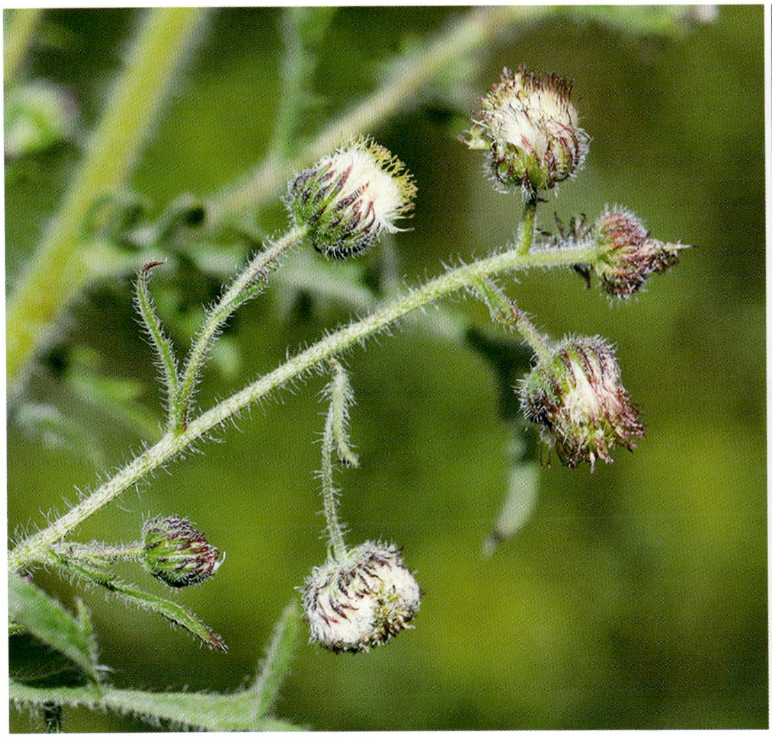

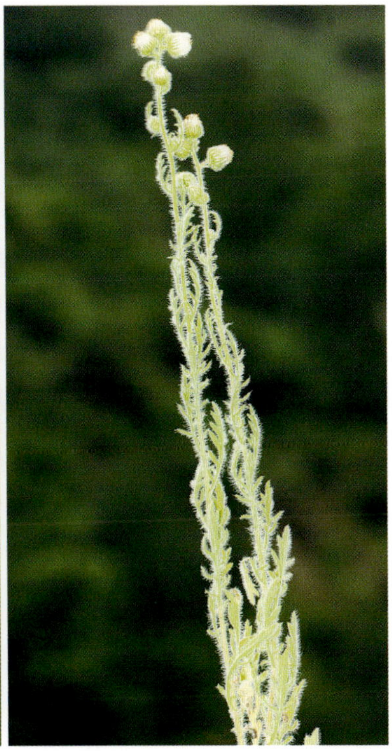

509 黄花夹竹桃

夹竹桃科 黄花夹竹桃 *Thevetia peruviana* (Persoon) K. Schumann

佤名： mē nyiag gluing [mɤ n̥iak kluiŋ]（么娘棍）

别名： 黄花状元竹、酒杯花、柳木子

植物形态： 小乔木，全株无毛；树皮棕褐色，皮孔明显；枝条柔软，小枝下垂，有乳汁。叶近革质，线形或线状披针形，长10~15cm，宽5~12mm，两端尖，叶面亮绿色，边稍背卷；侧脉两面不明显；无叶柄。聚伞花序顶生，长5~9cm；花梗长2~4cm；萼片三角形，长5~9mm，绿色；花冠黄色，漏斗状，花冠筒长2~2.5cm，花冠裂片长4cm，宽2cm；副花冠分裂成为5个被毛的鳞片状裂片，着生于花冠筒的喉部；雄蕊着生于花冠筒喉部。核果扁三角状球形，直径2.5~4cm，鲜时绿色而有光泽，干后黑色，内果皮木质。花期5—12月，果期8月至翌年春季。

生境分布： 常栽培于海拔 1500m 以下的公园、游览区、路旁等地。原产于美洲热带地区，我国云南、广西、广东、福建、台湾等地有栽培；现亚洲热带地区亦有栽植。

药用部位： 根皮、果实、叶

采收加工： 果实：由绿色变为淡黄色时采收，剥取种子，晒干；叶：全年采摘，鲜用。

性味功效： 辛、苦，温。有大毒。强心，利尿，解毒，消肿，杀菌。

主治： 支气管炎。

用法用量： 内服：水煎服，果仁：研粉，每次 0.3~0.5g，温开水送服。外用：鲜叶煎水外洗，亦可用浆汁外搽患处。

附方

支气管炎： 本品根皮 50g，水煎服，红糖为引。

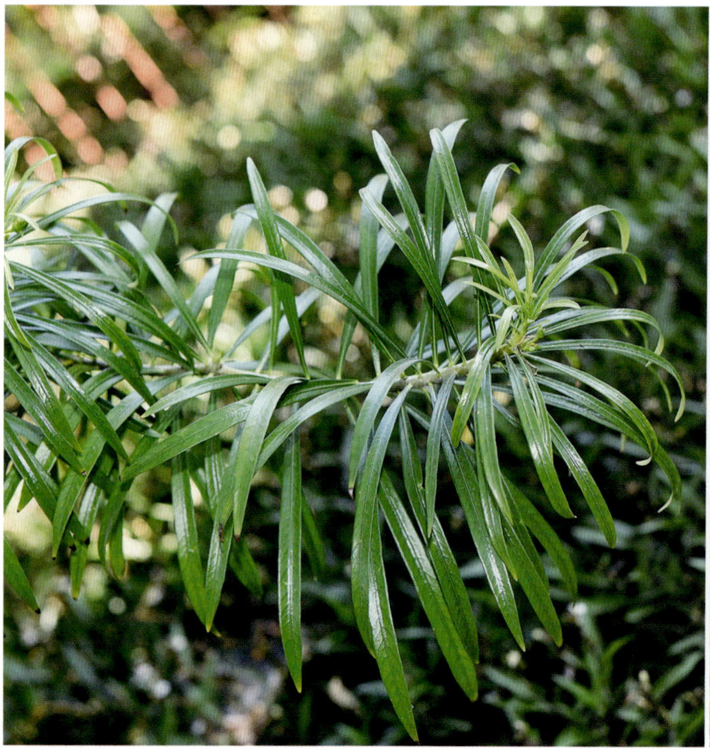

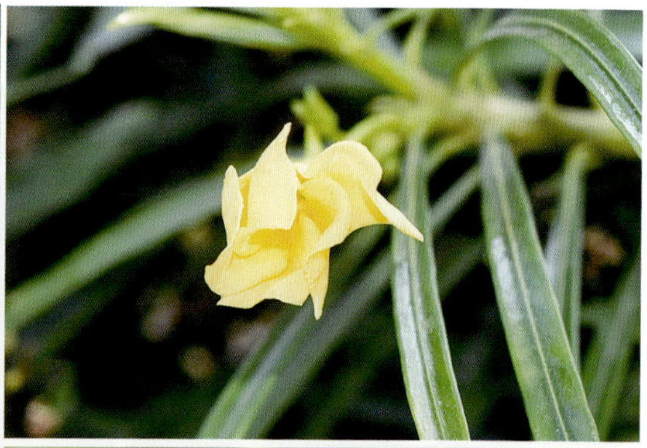

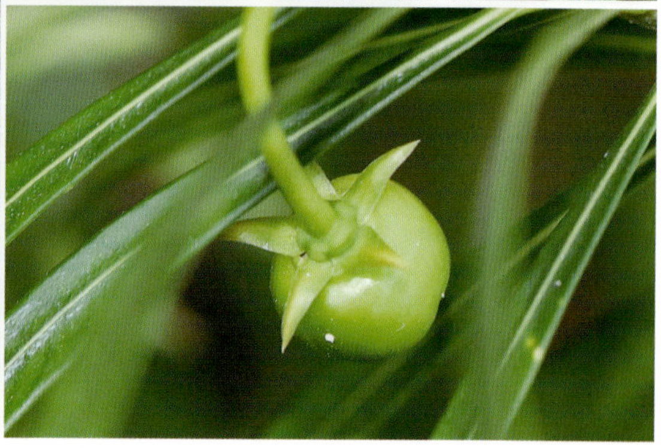

510 黄花球兰

萝藦科 黄花球兰 *Hoya fusca* Wallich

佤名： hlax bū lūng noung [lʰaʔ bu luŋ noŋ]（辣补拢浓）

别名： 褐色球兰、臭藤

植物形态： 附生攀缘灌木，有乳汁，除花冠内面被微毛外，全株无毛。叶长圆状椭圆形至长圆形，长 10~13cm，宽 2.5~4.5cm，顶端具尾尖，基部楔形，或宽楔形；侧脉两面扁平，几乎平行，与中脉成近 90°伸出；叶柄长约 1cm。聚伞花序伞状，腋生和顶生，着花多朵；花序梗长 2.5cm；花梗长 2cm；萼片卵圆形，顶端钝；花冠黄红色，直径约 8mm，辐状，呈五角星状展开，裂片三角形，内面被微毛；副花冠裂片外角钝，上面凹陷，内角顶端具下弯的距与花药等长。蓇葖果线状披针形，长 13cm，直径约 6mm。花期 5—9 月，果期 10 月至翌年 1 月。

生境分布： 生于海拔 500~2600m 的山地林谷湿润地方。分布于我国云南、西藏、贵州、广西；尼泊尔、印度、老挝、越南、柬埔寨等地亦有。

药用部位： 全草

采收加工： 全年均可采收，晒干。

性味功效： 祛风除湿，接骨，止血。

主治： 外伤出血，骨折，风湿病，跌打损伤。

用法用量： 内服：水煎服。外用：水煎外洗，或捣烂外包患处。

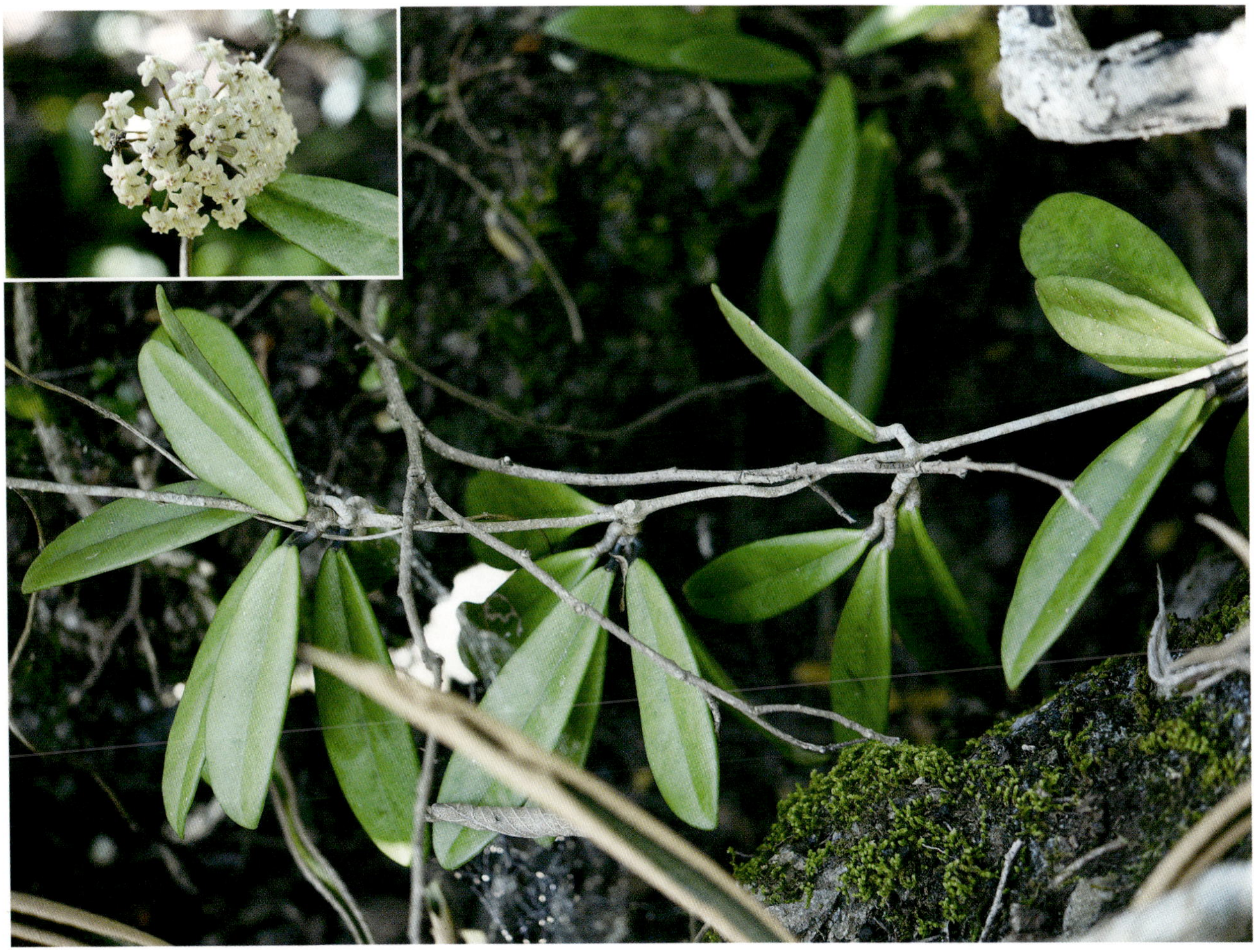

511 黄果树

芸香科 甜橙 *Citrus sinensis* (Linnaeus) Osbeck

佤名： kaox mag hvan [kʰa̱uʔ mak vʰan]（栲玛丸）

别名： 陈皮、橙子、黄果

植物形态： 灌木或小乔木；具小刺或无刺，小枝具棱纹。叶薄革质，阔卵形至椭圆形，长6.5~12cm，宽3~5.5cm，顶端狭尖而钝头，基部楔形，边缘具不明显的腺齿；叶柄短，几乎无翅，顶端具关节。花两性，数朵排成总状花序或兼有腋生单花或2~3朵；花蕾长圆球形；花瓣5片，白色，浅覆瓦状排列，长圆形或匙形，长达2cm；雄蕊20~25枚。果球形、扁圆形、鹅蛋形，橙黄色、橘红色，横径6.5~8.5cm，果皮与瓤囊紧贴，不易剥离开，表面光滑或粗糙，瓤囊10~13瓣，汁胞多汁。花期3—5月，果期10—12月，迟熟品至翌年2—4月。

生境分布： 原产于我国南部及越南，云南、四川、贵州、湖北、湖南、广东、广西、海南、台湾、陕西、西藏均大量栽培，现广泛栽培于亚热带及某些热带地区。

药用部位： 树皮、叶、果皮

采收加工： 树皮、叶：全年可采，随用随采；果皮：秋季采收，剥下晒干。

性味功效： 甘，微苦。消炎止咳。

主治： 感冒，支气管炎，肺炎，寒咳，烧烫伤。

用法用量： 内服：煎汤，5~15g。外用：烧灰存性，调鸡蛋清液涂患处。

附方

1. **感冒咳嗽：** 本品果皮晒干冲水饮，可代陈皮用。
2. **支气管炎，肺炎，寒咳：** 本品果皮、香橼叶适量兑蜂蜜，水煎服。
3. **烧烫伤：** 本品叶、桃树叶、棉花叶、四方蒿叶共烧灰备用，调鸡蛋清液涂患处。

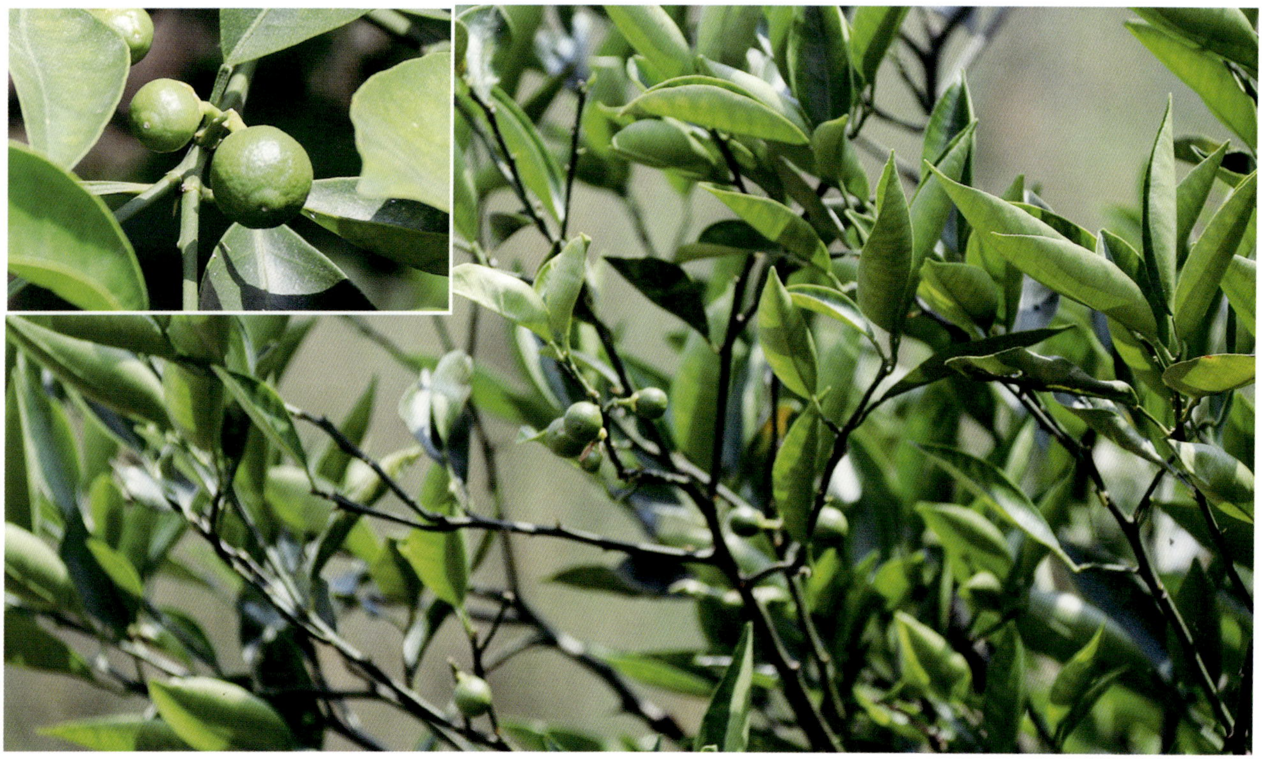

512 黄金

薯蓣科 黄独 *Dioscorea bulbifera* Linnaeus

佤名： so yi bao [s̱ zi̱ pa̱u]（蓑衣包）

别名： 黄药子、蓑衣包、九子不离母

植物形态： 块茎球形或梨形，稀分裂。茎左旋，无刺；叶腋内有紫棕色球形或卵形珠芽（零余子）。单叶互生；叶片宽心状卵形，大小不一，小的长宽仅 3~6cm，大的长宽可达 25cm，花枝上的叶小；基出脉 7~11 条，侧脉横行；叶柄与叶片等长或稍短。雄穗状花序纤细、下垂，长 4~8cm，簇生或排成圆锥花序式；雄花花被淡白色至紫色，裂片分裂至基部，展开为钟状。雌花序簇生，长 10~25cm，花疏，常贴靠序轴朝下；花被裂片较雄花的略宽；柱头 3 裂，退化雄蕊 3 枚，明显。蒴果向上反折，无梗，压扁后矩圆形，长 2~3cm、宽 1~1.5cm，两头钝圆。花期 7—10 月，果期 8—11 月。

生境分布： 生于海拔 2300m 以下的林内或灌丛中。分布于我国陕西、西藏、西南、华南、华中、华东（至台湾）各地；日本、印度、喜马拉雅山脉西北部至尼泊尔、孟加拉国、缅甸、老挝、越南、泰国、印度尼西亚、菲律宾、大洋洲至非洲亦有。

药用部位： 块根

采收加工： 冬、春季采挖，切片，晒干或鲜用。

性味功效： 苦、辛，凉。有小毒。清热解毒，止血消肿，止咳定喘。

主治： 恶疮肿毒，咽喉肿痛，百日咳，全身水肿。

用法用量： 内服：水煎服，干品 9~25g，鲜品 45g，或研粉服。外用：鲜品水煎外洗。

附方

1. **水肿：** 本品 45g、藤三七根 25g、芭蕉芯 100g、红糖 100g。均为鲜品，洗净，切片，用开水炖食，每日分 3 次食用。并配合外洗，用树寄生芭蕉 100g、本品藤 100g、千里光 150g、洗碗叶 150g、熊胆草全草 100g，开水煎煮，药液洗全身，每日 1 次。内服外用配合治疗，效果显著。
2. **百日咳：** 本品切片 9~15g，加冰糖适量炖服，每日 2 次。
3. **甲状腺肿：** 本品适量，研成粉末，每日 0.9g，温开水冲服或炖服。

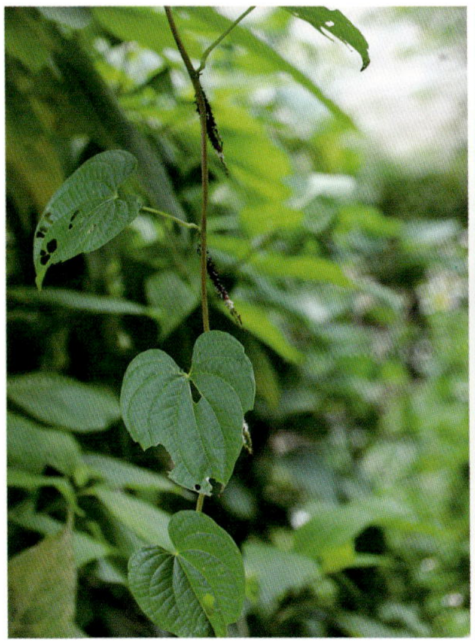
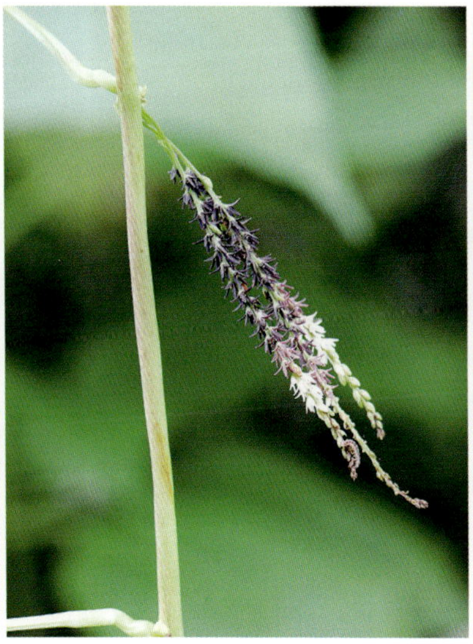
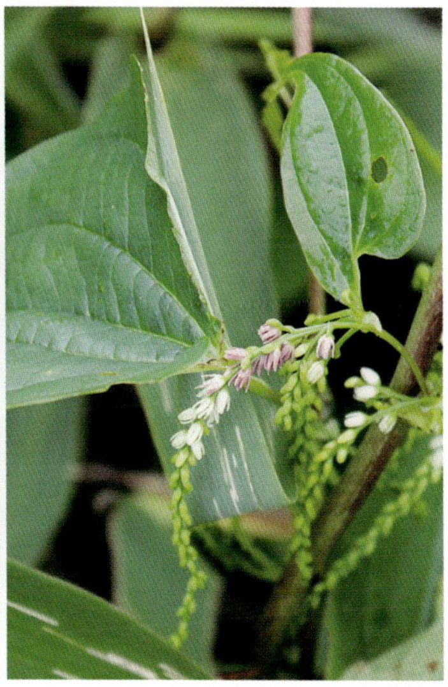

513 黄泡树

蔷薇科 栽秧泡 *Rubus ellipticus* var. *obcordatus* (Franchet) Focke

佤名： kaox gad sai [kʰa̱uʔ ka̱t sa̱i]（栲该塞）

别名： 黄泡、黄锁梅、功下

植物形态： 灌木。小枝具较密的紫褐色刺毛或腺毛，并有柔毛和稀疏钩状皮刺。羽状复叶具小叶 3 枚；小叶片椭圆形，叶较小，长 2~5.5cm，宽 1.5~4（~5）cm，倒卵形，先端浅心形或近截形；叶柄长 2~6cm，顶生小叶柄长 2~3cm，侧生小叶近无柄，均被紫红色刺毛、柔毛和小皮刺。花数朵至十余朵，密集于短枝先端形成顶生短总状花序，或腋生成束，稀单花生于叶腋；花序轴和花梗被柔毛、刺毛或腺毛；花瓣白色或浅红色，匙形，稍长于萼片。果实金黄色，近球形，直径约 1cm，无毛或小瘦果先端具柔毛。

生境分布： 生于海拔 800~2000m 的山谷疏密林中或山坡路边及河边灌丛中。分布于我国云南、西藏、四川、广西；印度、泰国、老挝、越南亦有。

药用部位： 根

采收加工： 全年可采收，晒干或鲜用。

性味功效： 酸、涩，温。消肿止痛，收敛止涩。

主治： 牙痛，咽喉肿痛，痢疾。

用法用量： 内服：水煎服，15~20g。外用：研粉调菜油拌匀后外擦。

附方

1. **痢疾：** 本品 15g、枪枝葛根 10g、三颗针 5g，水煎服，每日 3 次。
2. **牙痛：** 本品 30g，红糖适量为引，水煎服，每日 3 次。
3. **黄水疱：** 本品干品，研粉调菜油拌匀后外擦。

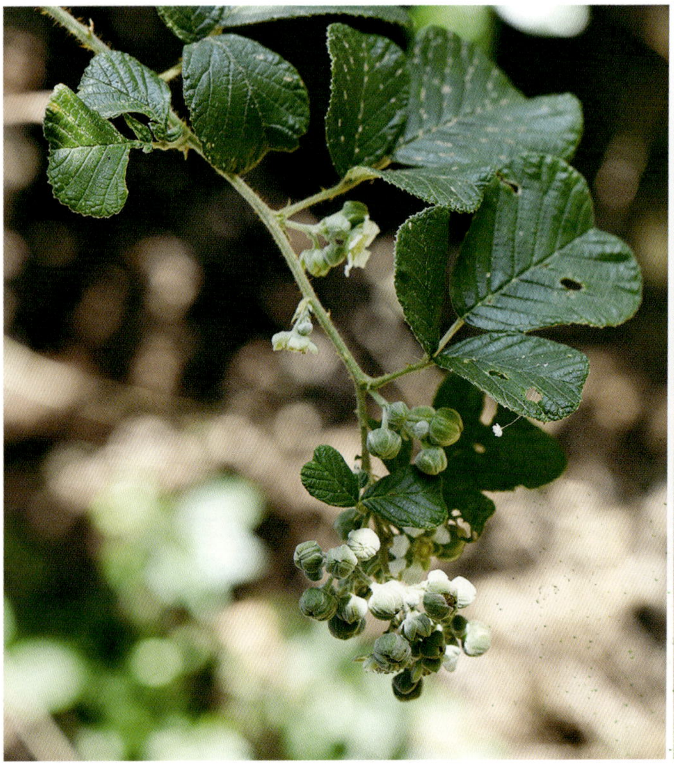
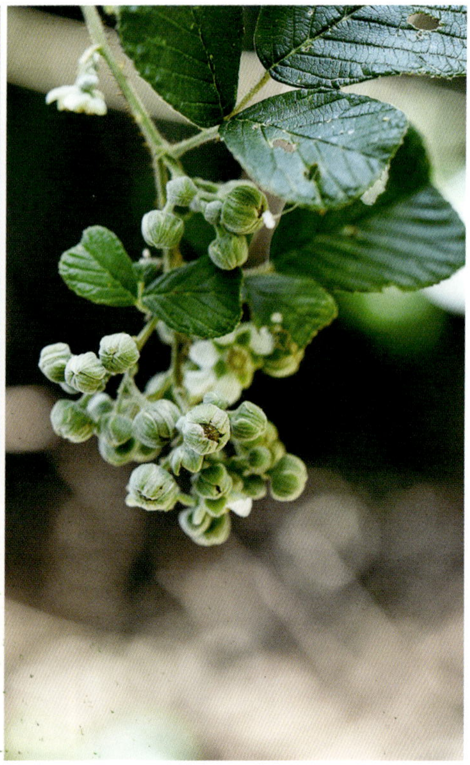

514 黄葵

锦葵科 黄葵 *Abelmoschus moschatus* Medikus

佤名： dai jiex grag dīng [tai tɕɛʔ krak tiŋ]（呆介尷顶）

别名： 水芙蓉、假芙蓉、秋葵

植物形态： 一年生或二年生草本，被粗毛。叶常 5~7 掌状深裂，直径 6~15cm，裂片披针形至三角形，边缘具不规则锯齿，有时叶浅裂似槭叶状，基部心形，两面均被疏硬毛；叶柄长 7~15cm，被疏硬毛；托叶线形，长 7~8mm。花单生于叶腋间，花梗长 2~3cm，被倒硬毛；小苞片 8~10 片，线形，长 10~13mm；花萼佛焰苞状，长 2~3cm，5 裂，常早落；花冠黄色，中央蓝紫色，直径 7~12cm；雄蕊柱长 2.5cm，平滑无毛；花柱枝 5 枝，柱头盘状。蒴果长圆形，长 5~6cm，端尖，被黄色长硬毛；种子肾形，具腺状脉纹，有麝香味。花期 6—10 月。

生境分布： 常见于平原、山谷、沟旁或草坡灌丛中。原产于印度、柬埔寨、泰国、老挝及越南等地，云南、广东、广西、台湾、湖南、江西等地栽培或野生；现广植于热带地区。

药用部位： 根、种子

采收加工： 秋季采收。

性味功效： 微甘，凉。清热利湿，拔毒排脓。

主治： 疮痈脓肿。

用法用量： 内服：水煎服，9g。外用：鲜根叶捣敷；种子研粉调酒搽或包敷。

附方

疮痈脓肿： 本品鲜根叶 9g，水煎服，并适量捣敷；种子研粉调酒搽或包敷。

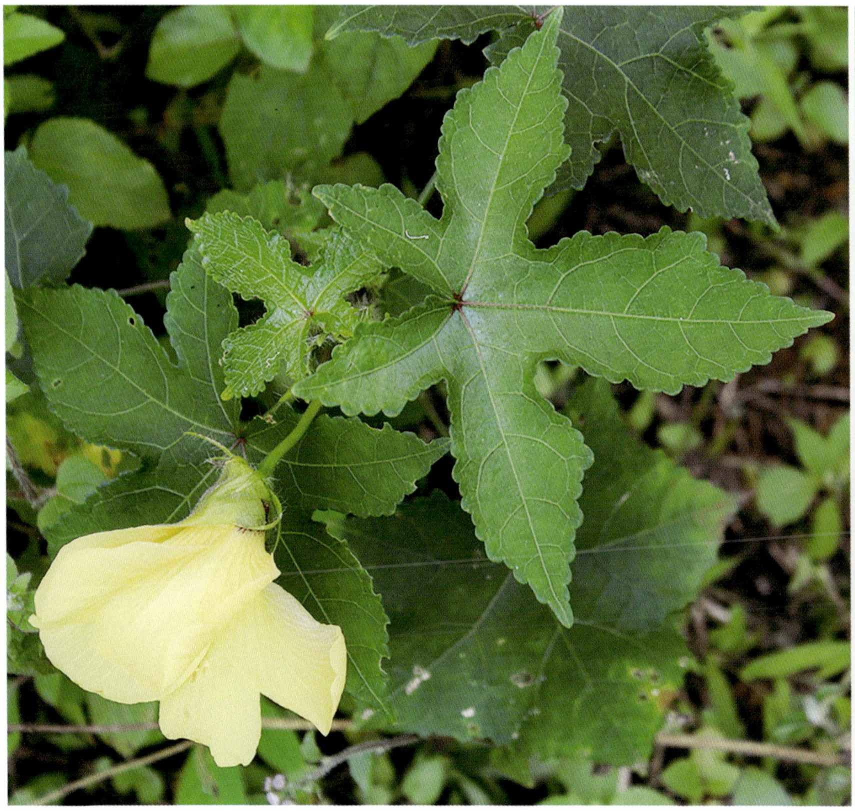

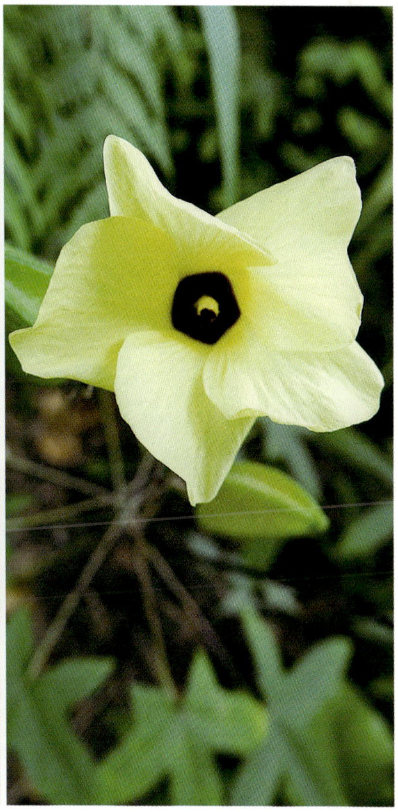

515 菟丝子

旋花科 菟丝子 *Cuscuta chinensis* Lamarck

佤名： hnu gon ndoui [n^{h}u̱ kɔ̱n do̱i]（努关堆）

别名： 无根藤、无娘藤

植物形态： 一年生寄生草本。茎缠绕，黄色，纤细，无叶。花序侧生，少花或多花簇生成小伞形或小团伞花序，近于无总花序梗；花萼杯状，裂片三角状，顶端钝；花冠白色，壶形，裂片三角状卵形，顶端锐尖或钝，向外反折，宿存；雄蕊着生花冠裂片弯缺微下处；鳞片长圆形，边缘长流苏状；子房近球形，花柱 2，等长或不等长，柱头球形。蒴果球形，直径约 3mm，几乎全为宿存的花冠所包围，成熟时整齐的周裂。种子淡褐色，卵形，表面粗糙。

生境分布： 生于海拔 200~3000m 的田边、山坡阳处、路边灌丛或海边沙丘，通常寄生于豆科、菊科、蒺藜科等多种植物上。全国各地广泛分布。

药用部位： 叶

采收加工： 全年可采收，晒干。

性味功效： 甘，温。滋补肝肾，固精缩尿，安胎，明目，止泻。

主治： 淋巴结肿大，四肢僵冷，麻木，骨折，扭伤，风湿，肾虚，阳痿，遗精。

用法用量： 内服：水煎服，或泡酒服。外用：水煎外洗，或捣烂外敷。

附方

1. **淋巴结肿大：** 本品、青蒿叶、蒲公英叶、臭牡丹叶、蓖麻叶、鸭嘴花叶、树萝卜、山乌龟、黄药子等各适量，一并捣烂敷患处，一日换药一次，5~7 日为一个疗程。
2. **四肢僵冷，麻木：** 本品、枇杷叶尖、臭牡丹根、山胡椒根各适量，一起切碎，胡椒作引，水煎服，或泡酒喝。
3. **骨折，扭伤，风湿：** 本品、过江龙、山胡椒根和叶、五加皮根、酸浆草、打不死各适量鲜品，一起捣烂外敷。

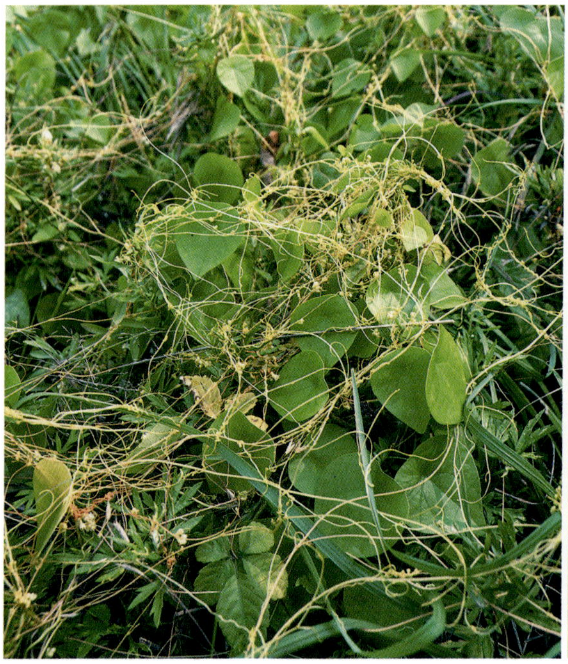 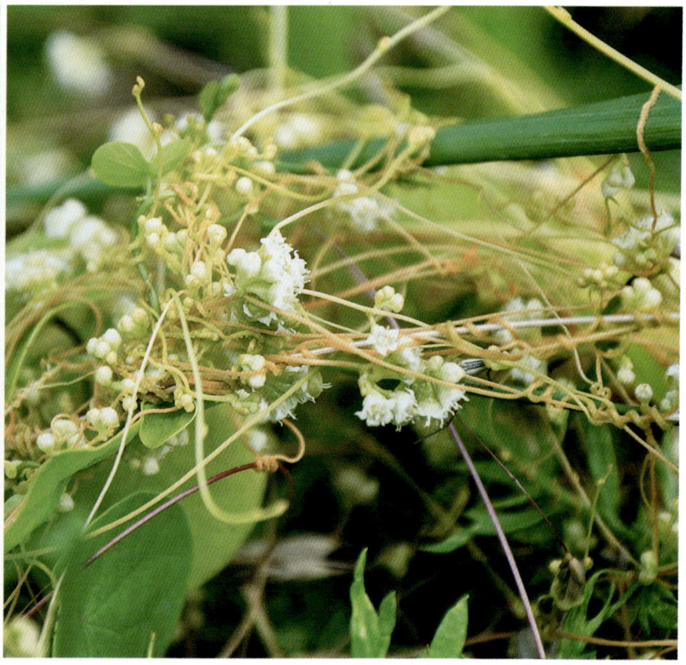

516 菊叶鱼眼草

菊科 菊叶鱼眼草 *Dichrocephala chrysanthemifolia* (Blume) Candolle

侗名： rīb ngai gax glong [rip ŋai ka̱ʔ klɔ̱ŋ]（日改嘎过落）

别名： 星宿草、三仙菜、鱼眼草

植物形态： 一年生草本。茎直立，多分枝，茎和枝被白色柔毛。叶片轮廓长圆形或倒卵形，长2~5cm，宽0.5~2cm，羽状深裂或浅裂，裂片2~3对，对生或近对生，长圆形、披针形或三角状披针形，茎上部叶渐小，最上部叶具1~2齿或全缘，全部叶两面密被白色短柔毛，基部扩大，圆耳状抱茎。头状花序球形或近球形，径6~7mm，单生于上部茎和枝的叶腋内，排成总状花序；总苞片1~2层，稍不等长。雌花多层，花冠紫色；两性花较少，花冠紫色。瘦果长倒卵形；冠毛无。

生境分布： 生于海拔 2900m 的山坡路旁草丛中。分布于我国云南、西藏；印度、不丹、尼泊尔、非洲热带地区亦有。

药用部位： 全草

采收加工： 夏季采收，除去泥土和杂质，晒干。

性味功效： 苦，寒。清热解毒，祛风明目，止痛止泻。

主治： 尿路感染，口腔溃疡，子宫炎，疔疮，皮肤感染。

用法用量： 内服：水煎服，6~12g。外用：捣敷或水煎外洗。

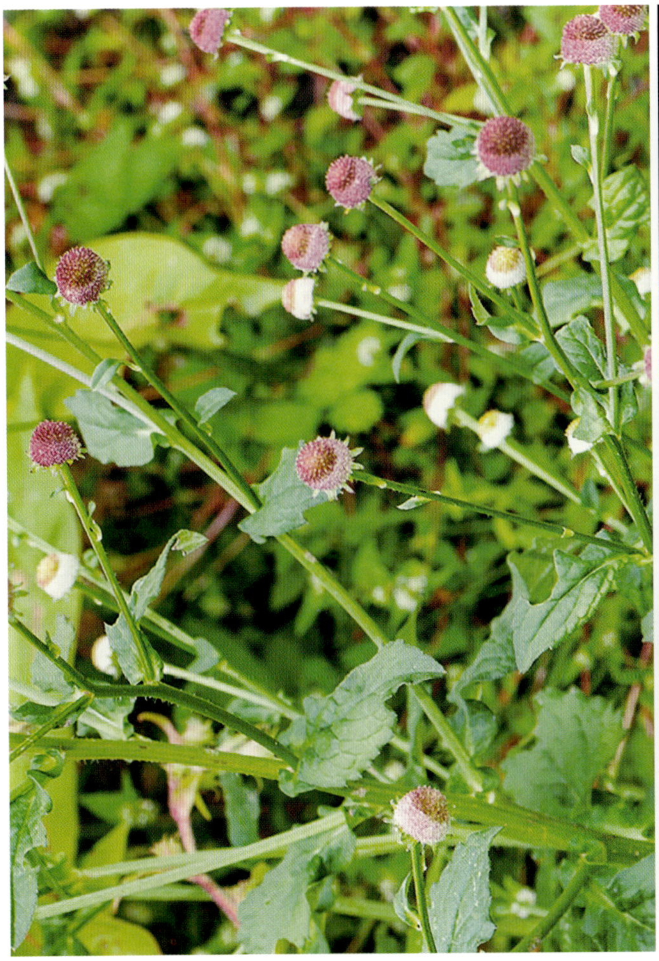
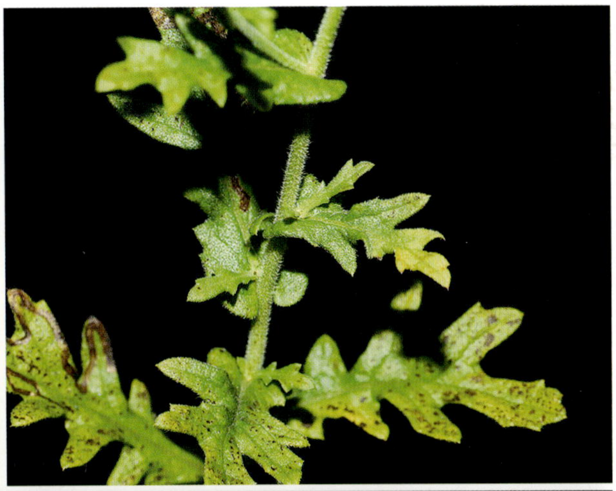
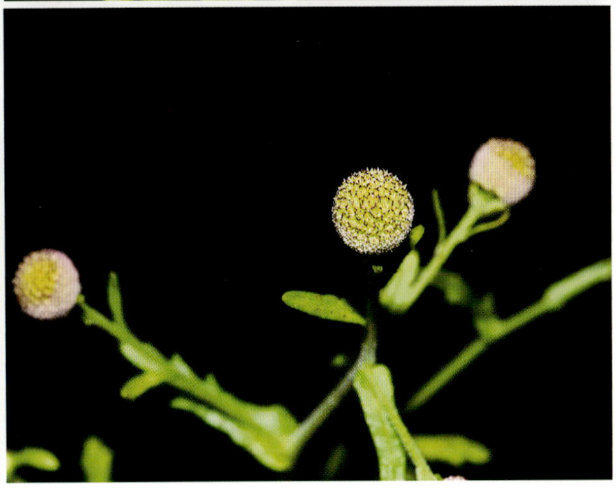

517 桫椤

桫椤科 桫椤 *Alsophila spinulosa* (Wallich ex Hooker) R. M. Tryon

佤名： guax kaox [kṵaʔ kʰa̰uʔ]（刮栲）

别名： 树蕨、大贯众

植物形态： 茎干高达 10m 以上，上部直径可达 15cm，外被残存的叶柄基部及鳞片。叶柄深暗黄白色至红棕色，有发达的硬皮刺；基部的鳞片深棕色，有光泽，线状披针形，长达 3cm，宽达 1.5mm。叶片长圆形，长达 2m，宽达 1m，二回羽状至末回羽片羽状深裂；叶轴疏生棘手硬皮刺。羽片长圆状披针形，长达 60cm，中部宽达 20cm；羽轴上面疏生棕色卷曲毛。小羽片线状披针形，具短柄，深羽裂几乎达中肋。裂片略镰形，边缘有疏钝锯齿。叶脉羽状；侧脉 8~12（~14）对。孢子囊群圆球形，紧靠裂片中肋；囊群盖圆球形，外侧开裂，成熟时常反折覆盖中肋。

生境分布： 生于海拔 350~1400m 的河谷山地雨林及次生常绿阔叶林缘或疏林中。分布于我国云南、西藏、贵州、四川、重庆、广西、广东、海南、福建、台湾；缅甸、泰国、不丹、尼泊尔、印度、孟加拉国、菲律宾及日本亦有。

药用部位： 茎

采收加工： 全年可采收。

性味功效： 味苦，平。祛风除湿，活血通络，杀虫。

主治： 类风湿关节炎，各种皮肤癣，跌打损伤。

用法用量： 内服：水煎服，15~20g。外用：取药汁，外洗患处皮肤。

附方

1. **流感：** 本品 15g、鬼针草 15g、白虎草 15g，红糖少量，水煎服，每日 3 次。
2. **风湿骨痛：** 本品 20g，水煎服后冲少量白酒内服，每日 3 次。

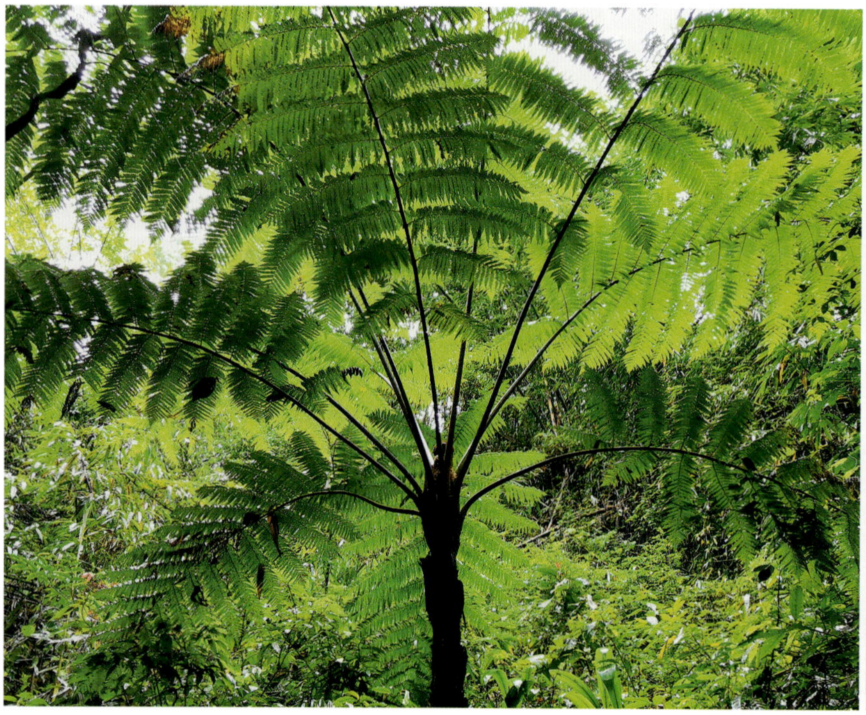

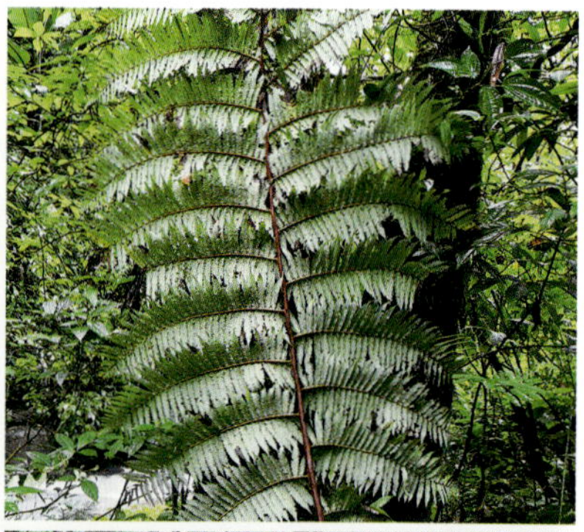

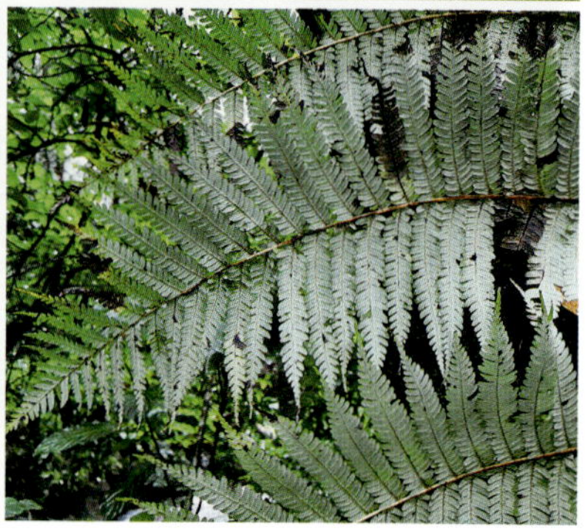

518 匙唇兰

兰科 匙唇兰 *Schoenorchis gemmata* (Lindley) J. J. Smith

佤名： hla mu nū [lʰa̠ mu̠ nu]（辣木奴）

别名： 海南匙唇兰、圆叶匙唇兰

植物形态： 茎质地稍硬，匍匐或弧曲状下弯，稍扁圆柱形，长 5~20cm，粗 5~8mm，不分枝，节间长 7~15mm，被宿存的叶鞘。叶多数，二列，扁平，伸展，对折呈狭镰刀状或半圆柱状向外下弯，长 4~13cm，宽 5~13（~17）mm，先端钝并且不等侧 2 裂，基部具紧抱于茎的鞘；圆锥花序从叶腋发出，比叶长或多少等长，长达 17cm，分枝，密生许多小花；花序柄和具肋棱的花序轴紫褐色，纤细；花不甚开展，花瓣紫红色；唇瓣匙形，3 裂；距紫红色。蒴果近卵形，长约 6mm，粗 3mm。花期 3—6 月，果期 4—7 月。

生境分布： 附生于海拔 1320~2000m 的江边阔叶林中树干上。分布于我国云南、西藏、广西、福建、海南、香港；尼泊尔、印度东北部、缅甸、泰国、老挝、越南亦有。

药用部位： 全草

采收加工： 春末夏初采收，洗净，晒干。

性味功效： 祛风除湿，接骨。

主治： 跌打劳伤，风湿痛。

用法用量： 内服：水煎服。外用：水煎外洗，或捣烂外包患处。

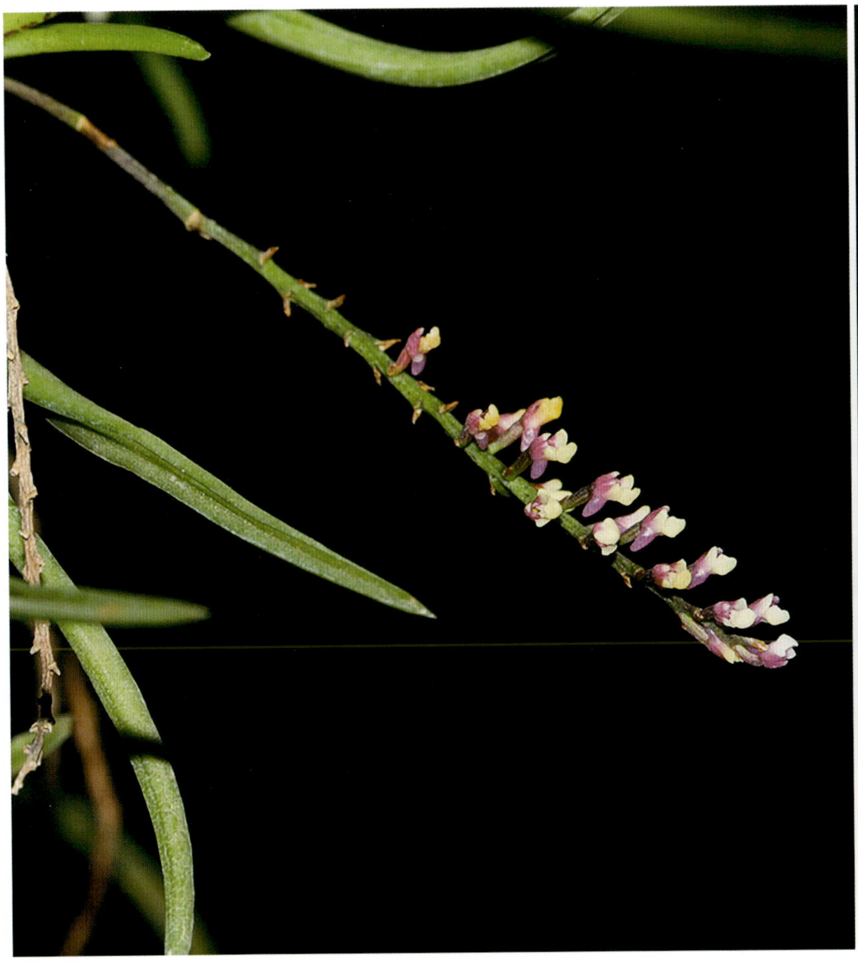

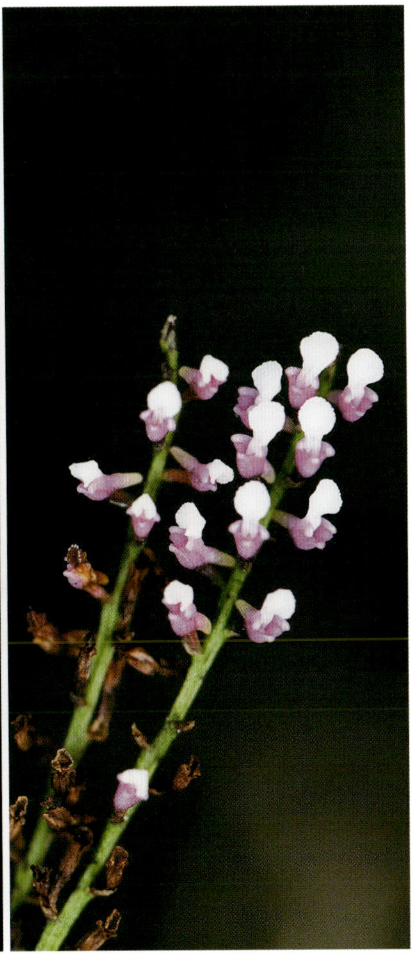

519 野丁香

茜草科 滇丁香 *Luculia pinceana* Hooker

佤名： dāi ga rang [tai ka̠ ra̠ŋ]（呆给然）

别名： 丁香花、小黄树、野丁香

植物形态： 灌木或乔木。小枝有明显的皮孔。叶纸质，长圆形、长圆状披针形或广椭圆形，长5~22cm，宽2~8cm，全缘，叶面无毛，背面常较苍白，侧脉9~14对；叶柄长1~3.5cm；托叶三角形，长约1cm。伞房状的聚伞花序顶生，多花；花美丽，芳香；花冠红色，少为白色，高脚碟状，冠管长2~6cm，花冠裂片近圆形，长1.5~2.2cm，在每一裂片间的内面基部有2个片状附属物；雄蕊着生在冠管喉部。蒴果近圆筒形或倒卵状长圆形，有棱，长1.5~2.5cm，直径0.5~1cm。花、果期3—11月。

生境分布： 生于海拔800~2800m的山坡、山谷溪边的林中或灌丛。分布于我国云南、西藏、贵州、广西；越南、缅甸、尼泊尔、印度亦有。

药用部位： 全株、根、叶、花

采收加工： 全年可采收，切碎，晒干。

性味功效： 苦，凉。活血调经，止咳化痰，消炎止痛。

主治： 咳嗽，百日咳，肺结核，慢性支气管炎，风湿骨痛，跌打损伤，虚痨病，黄肿病，月经不调。

用法用量： 内服：水煎服，10~15g。

附方

1. 咳嗽：本品根15g、地胆头10g、调蜂蜜适量，水煎服，每日3次。
2. 肺结核：本品根15g、双参10g、叶子兰10g、天冬10g、灯台树10g，水煎服，每日3次。
3. 感冒：本品15g、通光藤10g、十大功劳10g、野香草10g，水煎服，每日3次。

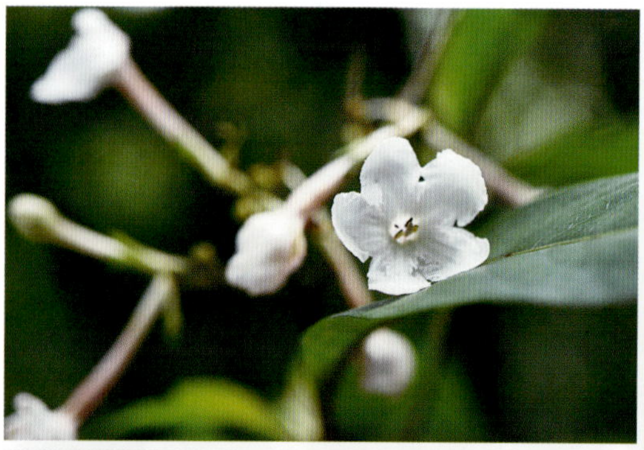
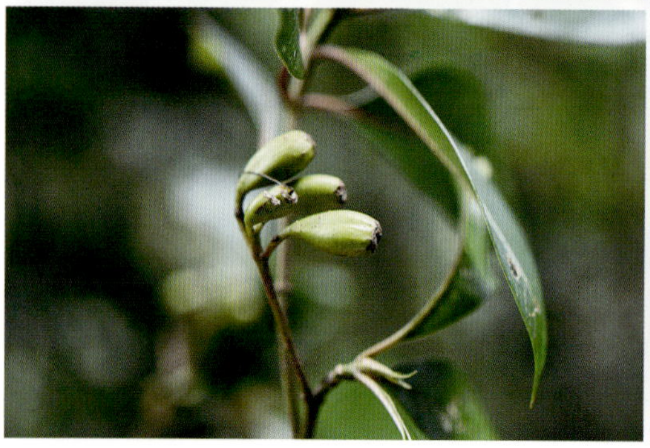
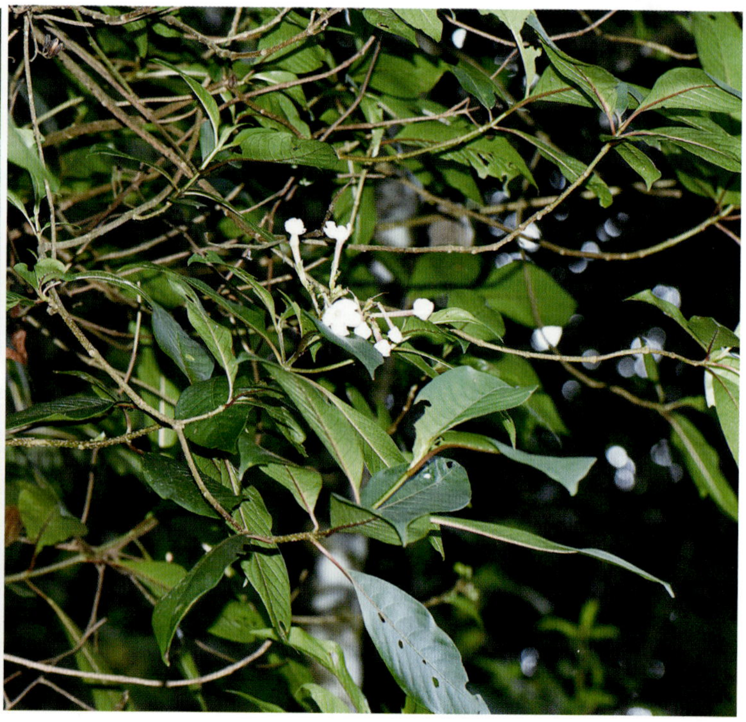

520 野三七

五加科 竹节参 *Panax japonicus* (T. Nees) C. A. Meyer

佤名： sang qix dīag [sa̱ŋ tɕʰi̱ʔ ṯiak]（三七叠）

别名： 大叶三七、竹叶三七、七参

植物形态： 多年生草本。根茎横卧，呈竹鞭状，肉质，结节间具凹陷茎痕；往往生长年代少的或在下部生出肉质的细萝卜状根，白色。掌状复叶3~5枚轮生于茎端；小叶常5数，两侧较小，薄膜质，倒卵状椭圆形至长椭圆形，边缘呈细锯齿或重锯齿。伞形花序单生于茎端，有花50~80朵或更多；总花梗长12~21cm；花小，淡绿色；花瓣5片，长卵形，覆瓦状排列。果近球形，成熟时红色，径5~7mm，具种子2~5粒，白色。

生境分布： 生于海拔1800~2600（~3200）m的山谷阔叶林中。分布于我国云南、四川、贵州、广西、浙江、安徽；日本、朝鲜亦有。

药用部位： 块根

采收加工： 秋、冬季采挖，洗净，晒干。

性味功效： 甘、微苦，温。滋补强壮，散瘀止痛，止血。

主治： 跌打损伤，久病体虚，寒湿痹痛，肺结核咯血，产后血瘀腹痛。

用法用量： 内服：水煎服，10~20g。

附方

1. **产后感染：** 本品10g、玉竹15g、七叶一枝花10g，水煎服，每日3次。
2. **胃痛：** 本品15g、金线吊葫芦5g、山乌龟10g、苹果1个。生姜为引，水煎服，每日3次。
3. **脑梗死：** 本品15g、三七5g、双钩15g、岩川芎10g、土党参10g、首乌10g、天麻10g、回心草10g、白花蛇舌草15g、鸡屎藤15g、野杜仲15g、黑胡椒5粒，水煎服，每日3次。

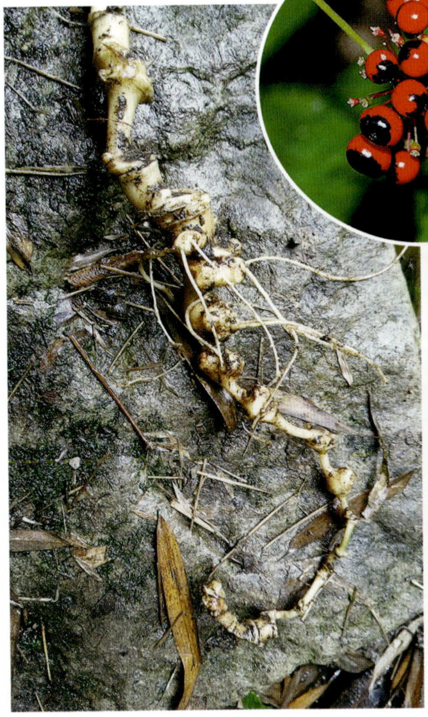

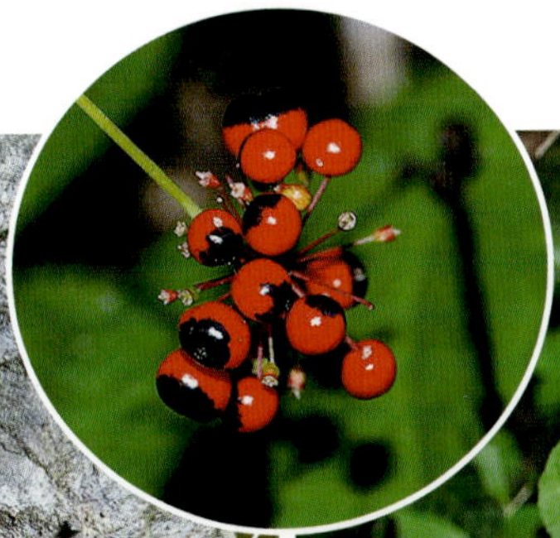

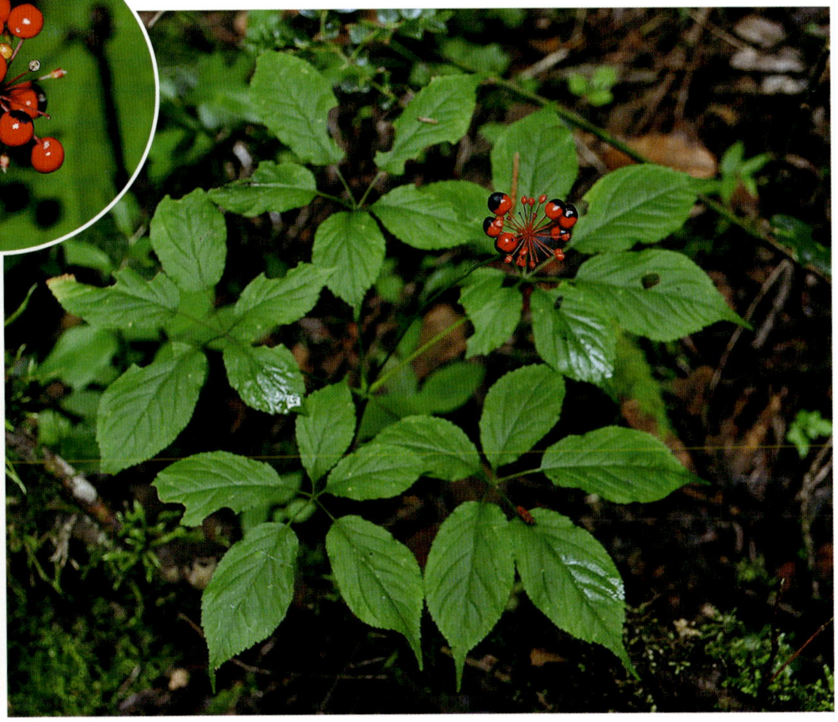

521 野半夏

天南星科 犁头尖 *Typhonium blumei* Nicolson & Sivadasan

佤名： mgah hngoux [ga̱h ŋʰo̱ʔ]（嘎沟）

别名： 土半夏

植物形态： 多年生草本，块茎球形或头状，茎部散生疣状鳞芽（小球茎）。一年生幼株有叶1~2片，幼株叶柄长6~10cm；叶片长3~5cm（连后裂片），深心形、卵状心形至前心形。成年植株叶常4枚，叶片戟状三角形或心状戟形。佛焰苞初时席卷，盛花时展开，后仰，长卵状披针形，宽4~5cm，长12~18cm，5cm以上骤狭成带状、下垂，先端卷曲，内面深紫色，外面绿紫色。肉穗花序无柄：雌花序长1.5~3cm；中性花序长1.7~4cm；雄花序长粗约4mm；附属器散发浓厚的粪臭，深紫色，具长约3mm的淡绿色细柄，向上渐细成鼠尾状，全长10~13cm，下部1/3具疣皱，向上平滑。浆果倒卵圆形。花期5—7月。

生境分布： 生于沟边、田间、旷野和山沟阴湿草丛。分布于我国云南、四川、湖北、湖南、江西、广东及沿海岛屿、广西、台湾、福建、浙江；印度、老挝、越南、泰国至印度尼西亚、帝汶岛、苏拉威、琉球群岛、日本亦有。

药用部位： 全草、块茎

采收加工： 夏、秋季采挖，洗净，晒干或鲜用。

性味功效： 辛、苦，温。有毒。解毒消肿，散结，止痛，祛湿。

主治： 外伤出血，胃痛，胃溃疡，痈疖肿毒，跌打损伤。

用法用量： 内服：水煎服，10~15g。外用：捣烂外敷患处。

附方

1. **毒蛇咬伤：** 本品鲜品和杠板归各适量，捣烂外敷患处。
2. **骨折：** 本品、骨碎补、大接骨、三不怕，各取鲜品适量，捣烂拌白酒少量外敷患处。
3. **咳嗽痰多：** 本品块茎5~15g，炮制后水煎服。

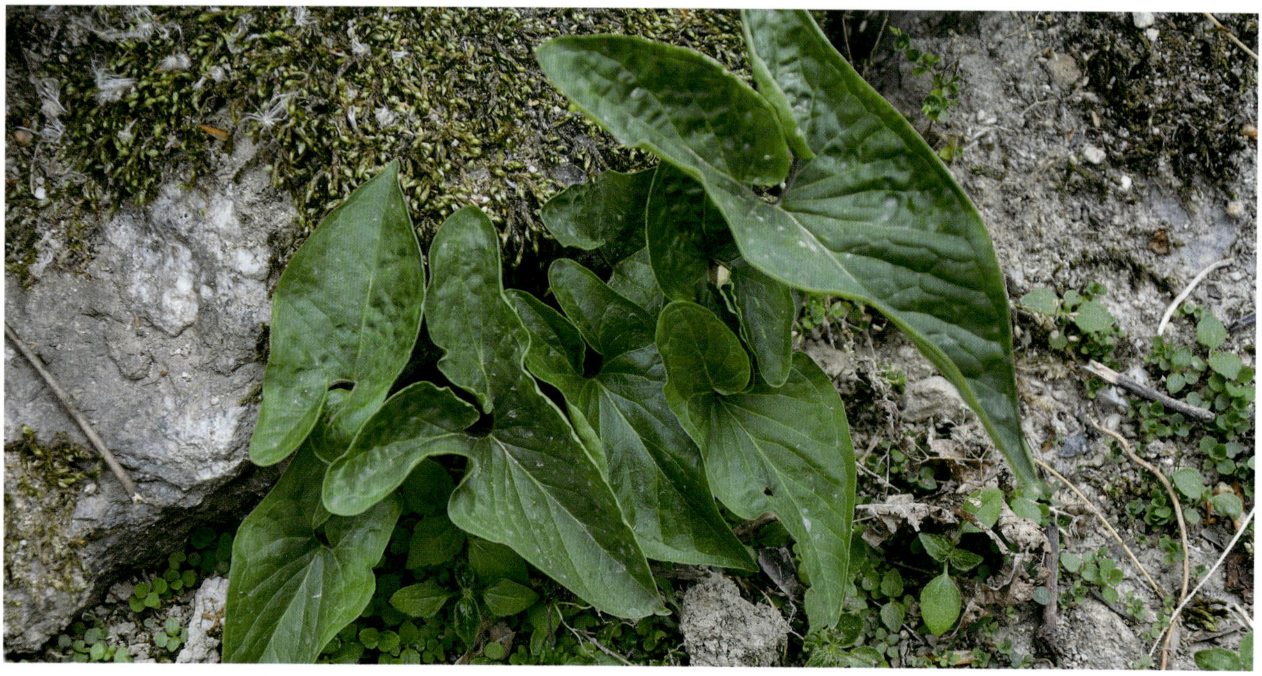

522 野芝麻

梧桐科　长序山芝麻 *Helicteres elongata* Wallich ex Masters

佤名： hag loi lūng [ha̱k lo̱i luŋ]（哈类拢）

别名： 维特他、山芝麻

植物形态： 灌木。叶长圆状披针形或长圆状卵形，长 5~11cm，宽 2.5~3.5cm，顶端渐尖，基部圆形而偏斜，边缘有不规则的锯齿，叶面被稀疏的星状短柔毛，背面被星状短柔毛及长柔毛；叶柄长约 1cm；托叶条形，长 5mm，早落。聚伞花序伸长，顶生或腋生，几乎与叶等长，有多数花；小苞片长条形；萼管状钟形，5 裂，裂片三角状披针形，宿存，被短柔毛；花瓣 5 枚，黄色，花瓣的下部只有一个耳状附属体和在瓣片上有一行毛；雌雄蕊柄有毛；雄蕊 10 枚；子房 5 室，被毛，每室约有种子 10 粒。蒴果长圆柱形，顶端尖锐，长 2~3.5cm，密被灰黄色星状毛。花期 6—10 月。

生境分布： 常生于海拔 190~1600m 的路边、村边的荒地上或干旱草坡上。分布于我国云南；印度、缅甸、泰国亦有。

药用部位： 根茎

采收加工： 全年可采收，洗净，切片，晒干或鲜用。

性味功效： 苦，寒。清热解毒。

主治： 感冒发热，支气管炎，咳嗽，疟疾，胃热，蛔虫病，口干舌燥，风湿麻木。

用法用量： 内服：水煎服，15~20g；或泡酒服。外用：兑白酒外包患处。

附方

1. **疟疾，胃热，蛔虫病，口干舌燥，风湿麻木：** 本品单品，水煎服或泡酒服，有上百年使用经验。
2. **疟疾，跌打损伤：** 本品适量，水煎服，可单用也可配伍。
3. **食欲不振，口腔溃疡，小便黄赤：** 本品适量，水煎服，3 服可见效。

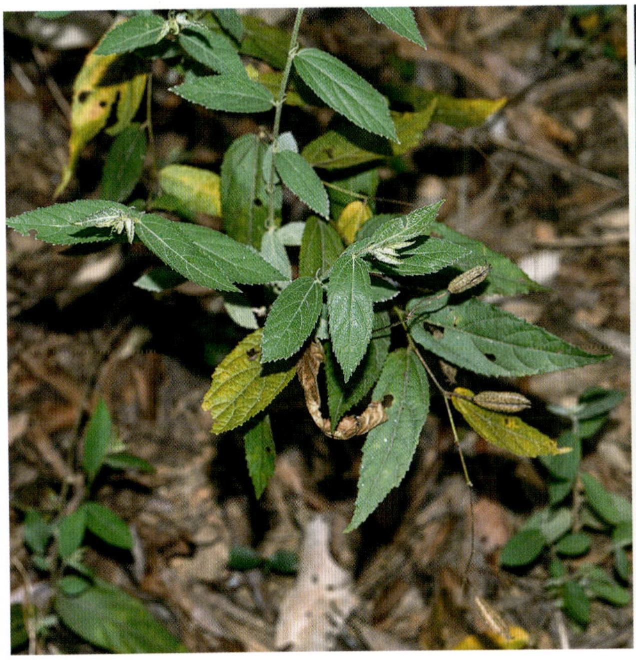
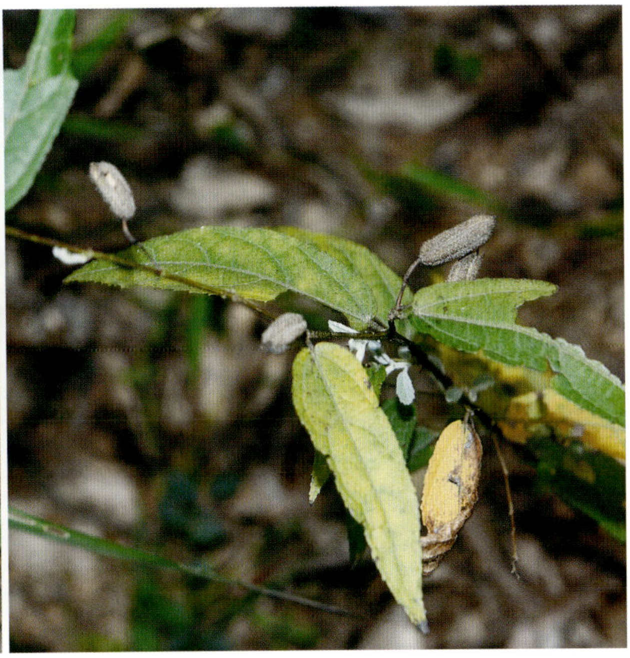

523 野百合

百合科 野百合 *Lilium brownii* F. E. Brown ex Miellez

佤名： dāi vīh [tai vih]（呆喂）

别名： 大百合、百合、白花百合

植物形态： 草本植物。鳞茎球形。叶散生，通常自下向上渐小，披针形、窄披针形至条形，全缘，两面无毛。花单生或几朵排成近伞形；花喇叭形，有香气，乳白色。蒴果矩圆形，有棱，具多数种子。花期 5—6 月，果期 9—10 月。

生境分布： 生于海拔 600~2150m 的山坡、灌木林下、路边、溪旁或石缝中。产于我国广东、广西、湖南、湖北、江西、安徽、福建、浙江、四川、云南、贵州、陕西、甘肃、河南。

药用部位： 全草

采收加工： 夏、秋季采收，洗净，切段，晒干或鲜用。

性味功效： 甘、微苦，平。清热解毒，利湿。

主治： 慢性气管炎，扁桃体炎，毒蛇咬伤。

用法用量： 内服：水煎服。外用：捣敷。

附方

1. **慢性气管炎，扁桃体炎：** 取本品 50~100g，可加白糖适量，水煎服，每日 3 次。
2. **毒蛇咬伤：** 取本品鲜品适量，捣烂外敷患处。
3. **支气管炎，哮喘，咳嗽：** 本品 20g、叶下珠 30g、芦子根 30g、狗响铃 10g，水煎服，每日 3 次，3 日为一个疗程。

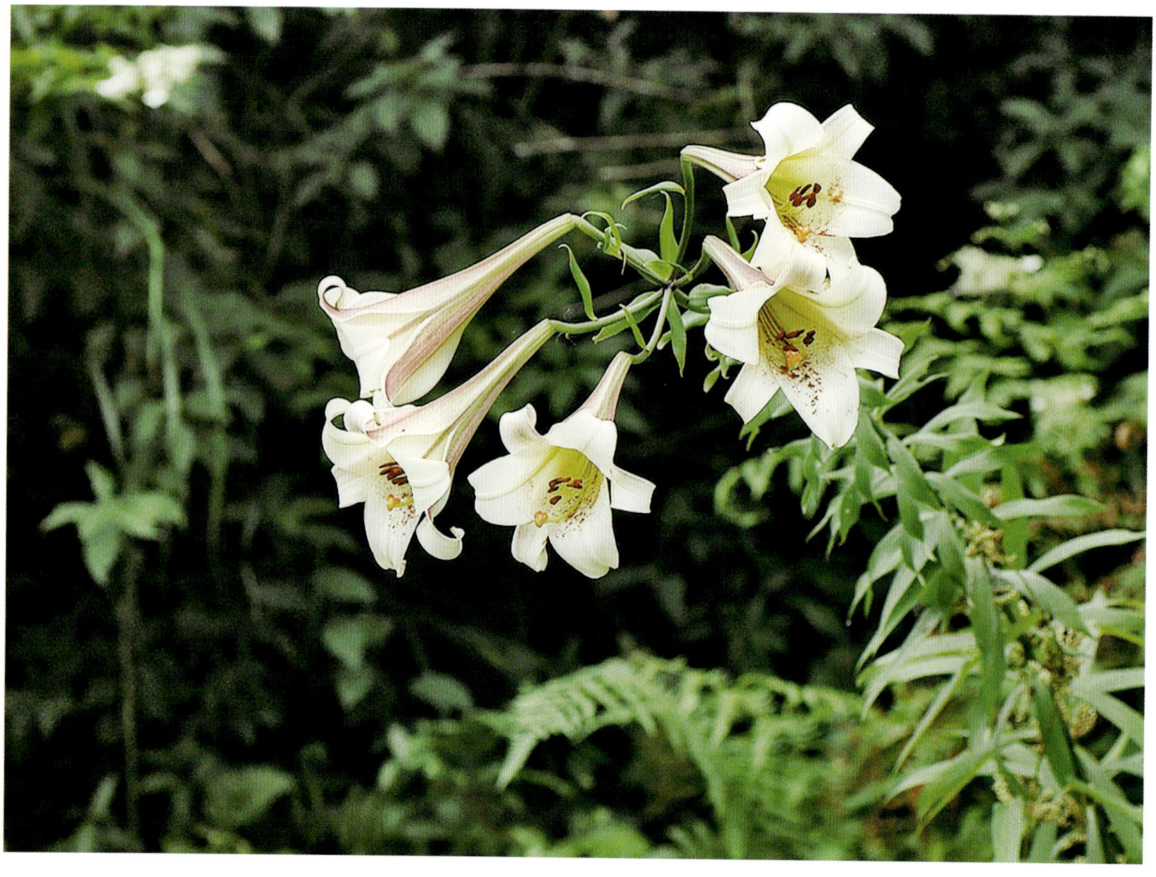

524 野把子

唇形科 野拔子 *Elsholtzia rugulosa* Hemsley

佤名： hlax nbih kaox [l^{h}aʔ bi̠ k^{h}a̠uʔ]（辣比栲）

别名： 扫把叶、狗尾巴香

植物形态： 草本至亚灌木，小枝略成四棱形，幼嫩部分密被灰白色微柔毛。叶纸质，卵形、椭圆形至近菱形，长 2~7cm，宽 1~3cm，基部圆形至宽楔形，叶面绿色被硬毛，背面灰白色，密被灰白色绒毛，侧脉 4~6 对，网脉清晰致密在叶面下陷，因而使叶面形成细皱纹状。穗状花序顶生，由具柄的轮伞花序组成，长 3~17cm；苞片钻形；萼钟状，外面被灰白色硬毛；花冠白色，有时为紫色或淡黄色，长约 4mm；冠檐二唇形；雄蕊伸出于花冠管外，前对较后对稍长。小坚果长圆形，略压扁，长约 1mm，淡黄色。花、果期 10—12 月。

生境分布： 生于海拔 1300~2800m 的荒坡、草地、路旁及乔灌木丛中，尤其在砍伐后的松林中生长良好。分布于云南、四川、贵州、广西。

药用部位： 全草

采收加工： 全年可采收，晒干或鲜用。

性味功效： 辛，凉。清热解毒，消食化积。

主治： 伤风感冒，消化不良，痢疾。

用法用量： 内服：水煎服，15~20g。

附方

1. **泄泻：** 本品鲜叶 10g，用手搓揉后兑温开水服。
2. **闭经，腹痛：** 本品根 150~250g，水煎服，每日 3 次。
3. **感冒：** 本品 15g、生姜 10g、红糖少许，水煎服，每日 3 次。

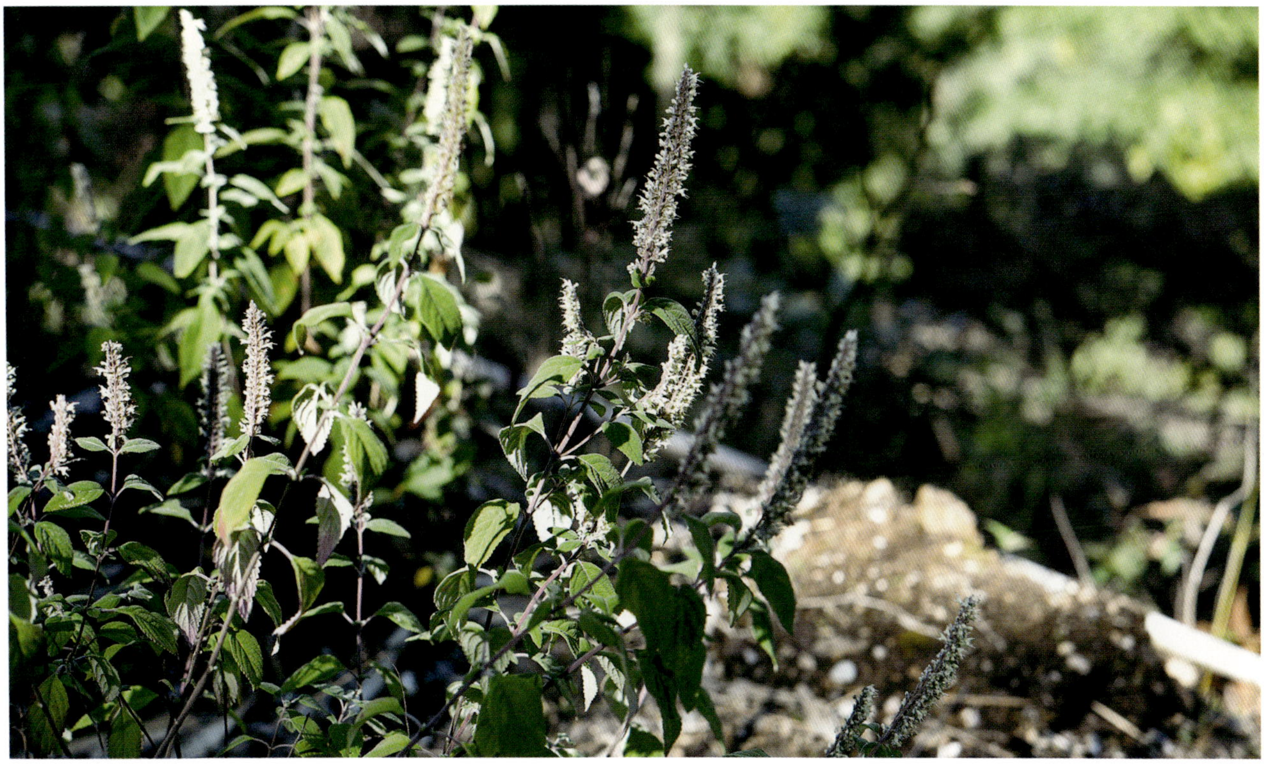

525 野花椒

芸香科 蚬壳花椒 *Zanthoxylum dissitum* Hemsley

佤名： si mgēib sim [si gep si̱m]（斯吉醒）

别名： 山椒、花椒

植物形态： 木质藤本。茎上具锐尖皮刺，刺下弯，长 4~5mm，在老茎上密生刚毛刺，基部增大。奇数羽状复叶，小叶互生，稀对生，小叶片狭长圆形或为长圆状披针形或卵状长圆形，长 7~16cm，宽 3~6cm，顶端渐尖或尾状渐尖，稀为短渐尖，基部楔尖或阔楔形，两侧略不等，两面无毛。聚伞圆锥花序，腋生，花序长 8~12cm，雄花的花序伸长。果序密集成团，长不超过 5cm，常腋生于老枝的叶腋内，心皮 2~4 枚，淡褐色，分果爿外形似蚬；种子大如黑豆，包被于开裂的果瓣之内，常不外露。花期 4—5 月，果期 9—10 月。

生境分布： 生于海拔 1700~2600m 的开阔灌木丛林中。分布于我国云南、湖北、陕西、四川、贵州、广西、广东、湖南、甘肃。

药用部位： 根、茎皮

采收加工： 全年可采收，晒干。

性味功效： 辛、苦，微温，麻舌。祛风活络，散瘀止痛，解毒消肿。

主治： 胃胀痛，风湿骨痛，腰肌劳损，跌打瘀痛，毒蛇咬伤，破伤风，感冒等。

用法用量： 内服：水煎服，10~15g。

附方

1. **胃痛：** 本品 15g、七叶 10g、山乌龟 10g、草果 1 个，水煎服，每日 3 次。
2. **闭经：** 本品 15g，红糖适量，水煎服，每日 3 次。
3. **感冒：** 本品 10g、大力丸 20g、通气香 15g、鱼子兰 15g、木姜子树皮 15g。均为鲜品，洗净切片，水煎，每日 1 剂分 3 次内服。本方对风寒感冒疗效较好。

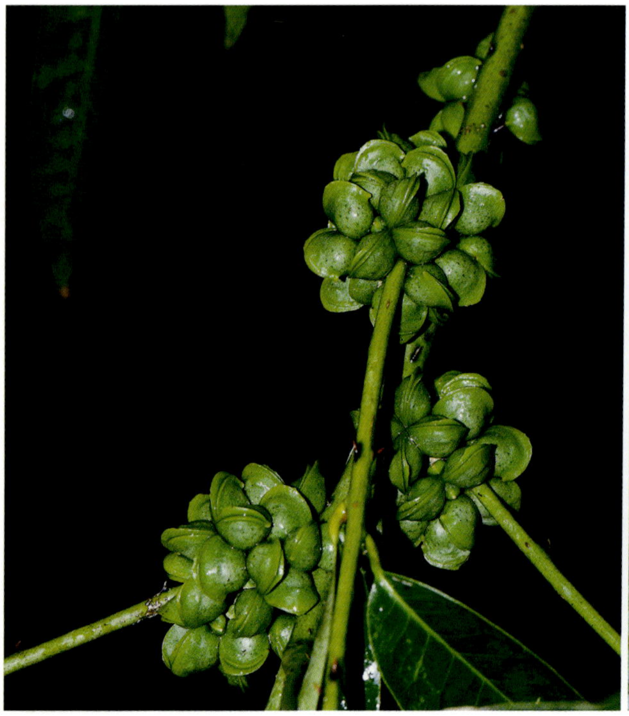

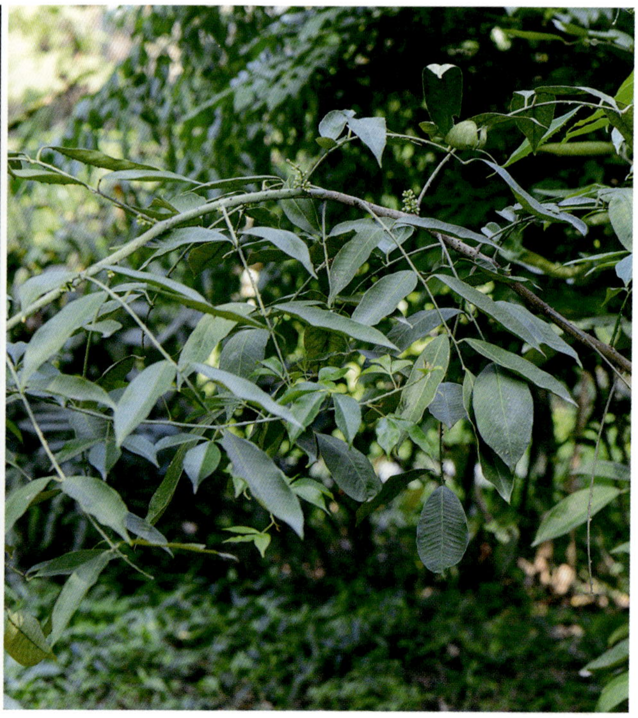

526 野芹菜

伞形科 水芹 *Oenanthe javanica* (Blume) de Candolle

佤名： daex grei [tau̯ʔ kre̯]（德个惹）

别名： 水芹菜

植物形态： 二年生至多年生草本。叶片轮廓三角形至卵状三角形，长 5~8cm，1~2 回羽状分裂或近二回三出式羽状分裂；末回裂片卵形或菱状披针形，长 1.5~3cm，宽 1~2cm；茎上部叶与基生叶同型，较小，近无柄。复伞形花序直径 3~4.5cm；花序梗长 3~15cm；总苞片无或偶有 1 片；伞辐 6~15 个，开展，长 1.5~3cm；小总苞片 4~6，长 2~4mm；小伞形花序有花 20~30 朵；花瓣白色，长约 1.4mm。成熟果实呈麦秆黄色，椭圆形或矩圆形，长 2.5~3mm，宽 2mm，侧棱木栓质，圆钝而隆起，比中棱、背棱宽约 2 倍。两个分生果的合生面相紧贴，不易分离。花期 6—7 月，果期 8—9 月。

生境分布： 生于海拔（880~）1000~2800（~3600）m 的沼泽、潮湿低洼处及河沟边。分布于我国大多数地区；印度、巴基斯坦、尼泊尔及喜马拉雅山区诸国、缅甸、越南、老挝、马来西亚、印度尼西亚、菲律宾、日本、朝鲜至俄罗斯远东地区亦有。

药用部位： 全草、根

采收加工： 夏、秋季采收，洗净，晒干或鲜用。

性味功效： 甘，平。清热利湿，止血，降血压。

主治： 感冒发热，呕吐腹泻，尿路感染，崩漏，带下，高血压，失眠。

用法用量： 内服：水煎服，10~15g，鲜品可捣汁饮。

附方

1. **高血压：** 本品水煎或凉拌。
2. **高血压：** 本品根 10 个、大枣 10 个，水煎服。
3. **失眠：** 本品鲜品适量，洗净，水煎服，每日服 3 次。

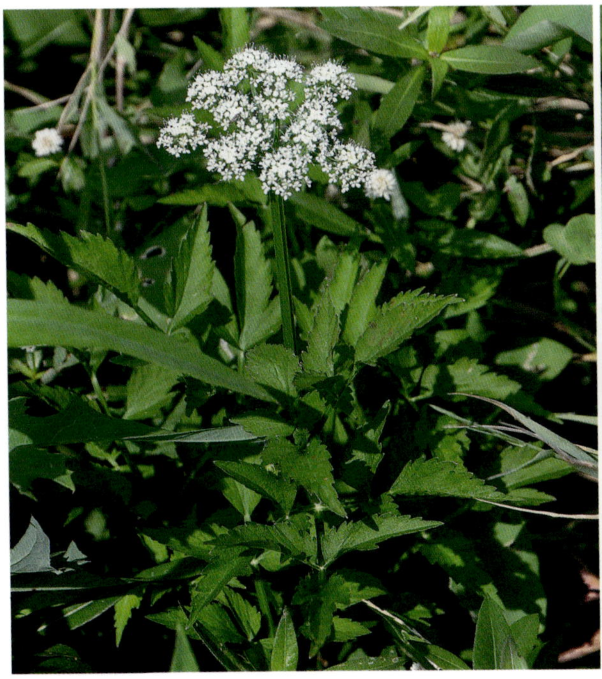

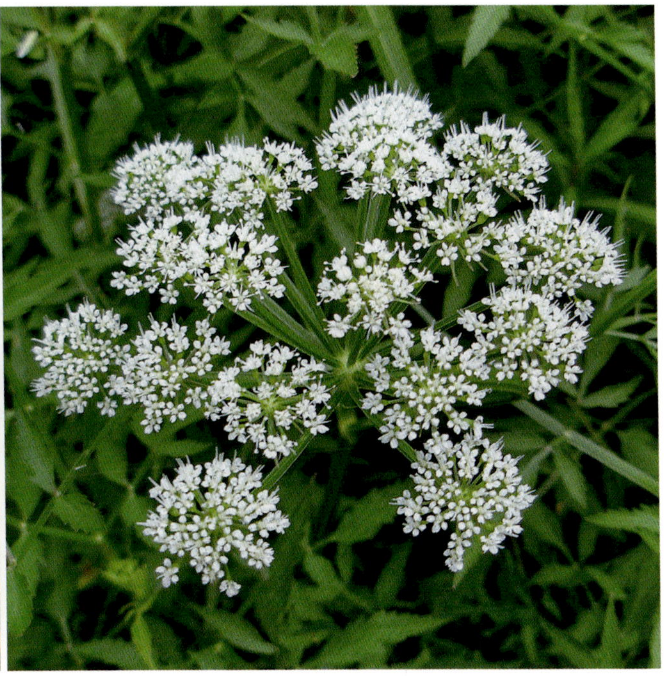

527 野芦谷

禾本科 薏苡 *Coix lacryma-jobi* Linnaeus

佤名： si mgao [si gau]（丝篙）

别名： 绿谷根、川谷

植物形态： 多年生草本。秆直立，光滑无毛，常有分枝。叶鞘疏松包茎，光滑无毛；叶舌硬膜质，长 1~2mm；叶片线状披针形，长达 40cm，宽 1~4cm。孪生总状花序常 2~6 枚腋生成束，具强壮而扁压的花序梗；雌总状花序短，整个封藏于骨质念珠状的总苞内，由 3 枚雌小花组成，其中仅有 1 枚小花能育，其他 2 枚退化为柄状；能育小花长 7~9mm，与总苞等长；颖果长约 5mm，具圆形种脐；雄花序穗轴纤细，常下垂，雄小穗孪生于穗轴各节；无柄雄小穗长 6~7mm，含 2 朵小花；2 朵雄小花的外稃与内稃均比颖略短，有柄小穗与无柄者相似，但较小或常退化。花、果期 6—12 月。

生境分布： 生于河岸、沟边、湖边或阴湿山谷中，野生或栽培。分布于我国辽宁、河北、山西、山东、河南、陕西、江苏、安徽、浙江、江西、湖北、湖南、福建、台湾、广东、广西、海南、四川、贵州、云南等地；世界上的热带、亚热带、非洲、美洲的热湿地带均有种植或逸生。

药用部位： 根

采收加工： 秋季采挖，晒干或鲜用。

性味功效： 辛，凉。消炎，活血，散瘀。

主治： 尿路感染，淋浊带下。

用法用量： 内服：水煎服，20~30g，或水煎内服。

附方

1. **肾炎：** 本品 20g、西包结 20g、龙胆草 10g，水煎服，每日 3 次。
2. **月经不调：** 本品 30g、车前草 20g、狗屎萝卜根 30g、鼻管草根 30g、小红参 15g，水煎服。
3. **淋浊带下：** 本品 20g、薏仁米 20g、三颗针 10g、鸡根 30g、小红参 15g，水煎服，每日 3 次。

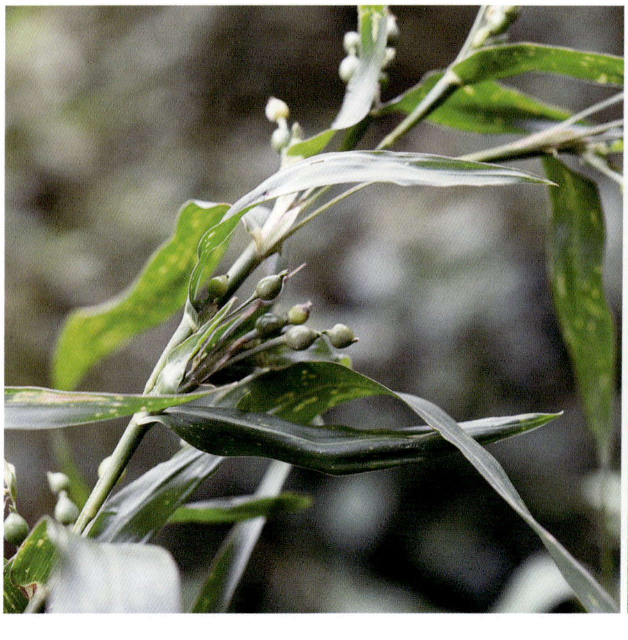

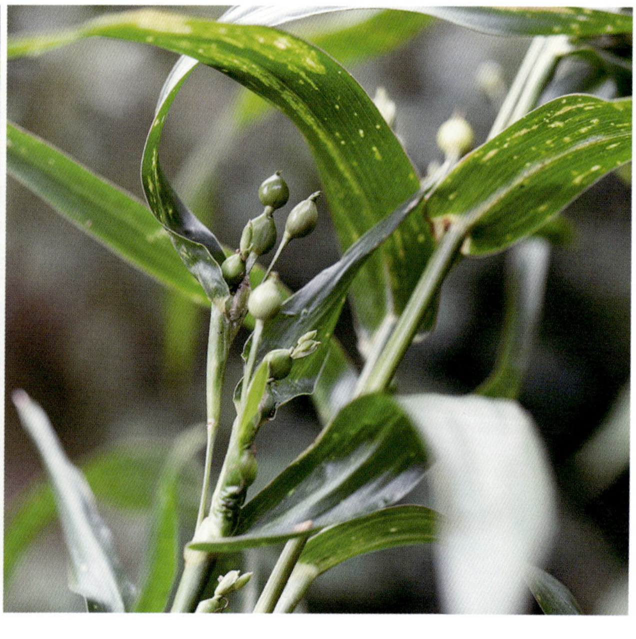

528 野芭蕉

芭蕉科 红蕉 *Musa coccinea* Andrews

佤名： vūng raoh [vuŋ rauh]（嗡娆）

别名： 芭蕉红、指天蕉

植物形态： 假茎高 2~6m，灰黄绿色。叶片长圆形，长 1.8~2.2m，宽 68~80cm，无白粉，基部显著不相等，浑圆而无耳。花序直立，序轴无毛，苞片外面鲜红而美丽，内面粉红色，皱褶明显，每一苞片内有花一列约 6 朵；雄花花被片乳黄色，合生花被片具 5（3+2）齿裂，离生花被片先端锐尖且具细齿，与合生花被片几乎等长。浆果果身直，在序轴上斜向下垂，灰白色，无棱，长 10~12cm，直径约 4cm，果柄长 3~3.5cm，果内种子极多。花期 9—11 月。

生境分布： 散生于海拔 600m 以下的沟谷及水分条件良好的山坡上。分布于我国云南；越南亦有。

药用部位： 全株、根、种子

采收加工： 秋、冬季采收，晒干。

性味功效： 甘，凉。清热截疟。

主治： 疟疾。

用法用量： 内服：水煎服，干品 15~30g，鲜品 30~60g。

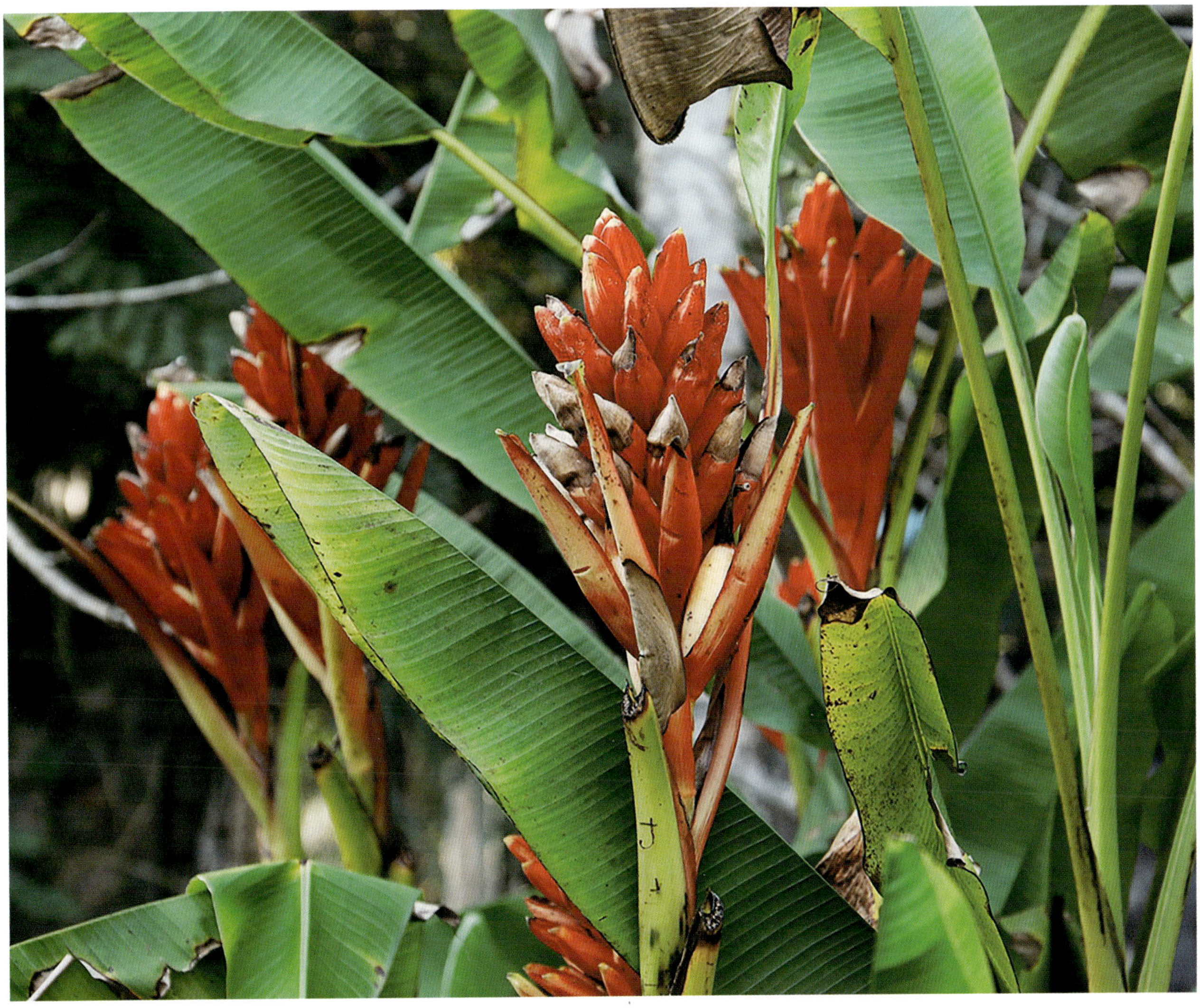

529 野牡丹

野牡丹科 印度野牡丹 *Melastoma malabathricum* Linnaeus

佤名： dang dōui [taŋ toi]（丹兑）

别名： 多花野牡丹、金石榴、打破碗花

植物形态： 灌木。茎密被紧贴的鳞片状糙伏毛，毛扁平边缘流苏状。叶片坚纸质，卵形或广卵形，顶端急尖，基部浅心形或近圆形，长 4~10cm，宽 2~6cm，全缘，基出脉 7 条，两面被糙伏毛及短柔毛。伞房花序生于分枝顶端，近头状，有花 3~5 朵，稀单生，基部具叶状总苞 2 枚；花萼长约 2.2cm，密被鳞片状糙状毛及长柔毛；花瓣玫瑰红色或粉红色，倒卵形，长 3~4cm，顶端圆形，密被缘毛；雄蕊长者带紫色，药隔基部伸长，弯曲，末端 2 深裂，短者黄色，药隔不伸延，花药基部各具 1 小瘤；子房密被糙伏毛。蒴果坛状球形，长 1~1.5cm，直径 8~12mm，与宿存萼贴生；宿存萼密被鳞片状糙伏毛。花期 2—8 月，果期 7—12 月。

生境分布： 生于海拔约120m的山坡马尾松林下或开旷的山坡灌木草丛中，是酸性土的指示植物。分布于我国云南、广西至台湾沿海各地；中南半岛亦有。

药用部位： 根

采收加工： 全年可采收，切碎，晒干或鲜用。

性味功效： 苦、涩，凉。消食，收敛止泻，止血，祛瘀消肿。

主治： 消化不良，肠炎，腹泻，痢疾，肝炎。

用法用量： 内服：水煎服，干品 25~50g，鲜品 50~100g。

附方

1. **痢疾：** 本品、番石榴尖、翻白叶、石榴尖，各取鲜品 5~10g，水煎服。
2. **流鼻血，崩漏：** 本品、白茅根、沙针根适量，水煎服，每日 3 次。
3. **消化不良，肠炎腹泻：** 本品适量，水煎服，每日 2 次。

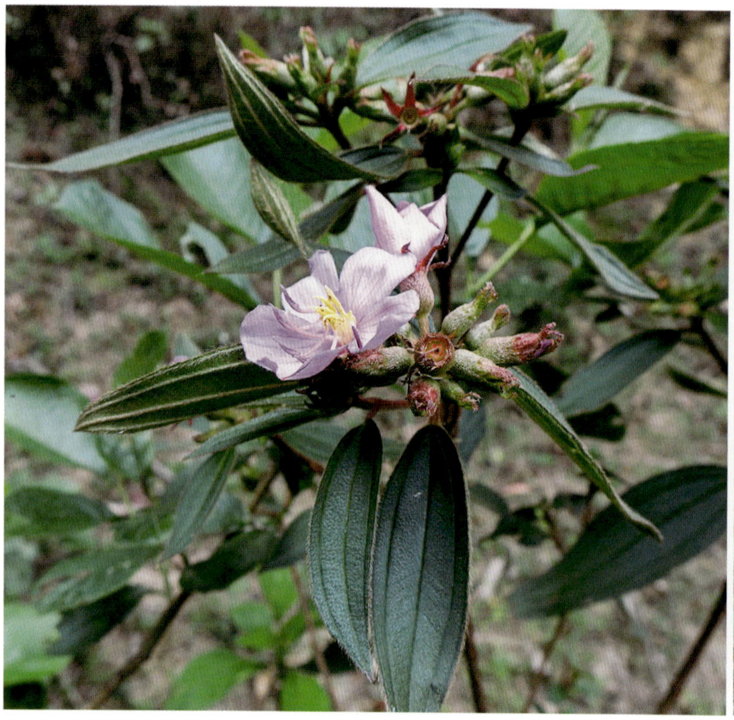

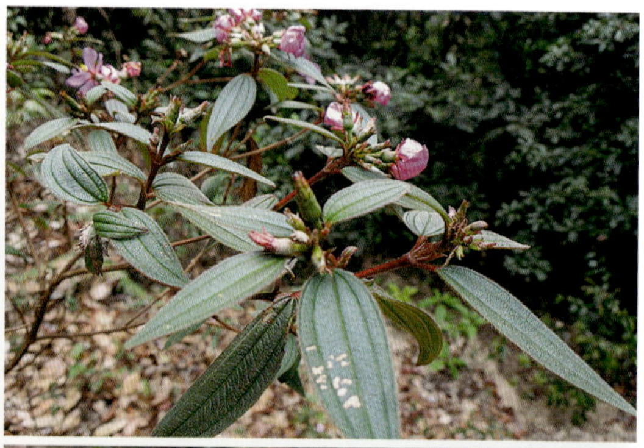

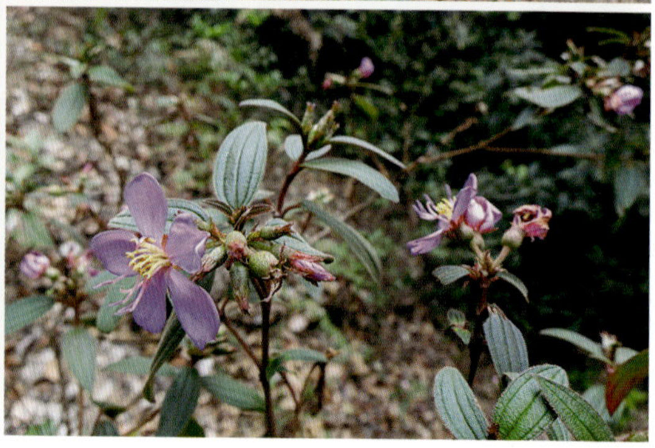

530 野荞菜

蓼科 金荞麦 *Fagopyrum dibotrys* (D. Don) H. Hara

佤名： daex mgūah [taɯʔ guah]（德挂）

别名： 血娃娃、多可待、荞菜

植物形态： 多年生草本。根状茎木质化，黑褐色。茎直立，无毛。叶片三角形，先端渐尖，基部近截形，长4~12cm，宽3~11cm，边缘全缘，两面具乳头状凸起或被柔毛；叶柄长可达10cm；托叶鞘筒状，膜质，褐色，长5~10mm，偏斜，先端截形，无缘毛。花序伞房状，顶生或腋生；苞片卵状披针形，先端尖，边缘膜质，长约3mm，每苞内具2~4朵花；花梗中部有关节，与苞片近等长；花被长约2.5mm，5深裂，裂片长椭圆形，白色；雄蕊8枚，比花被短，花柱3枚。瘦果宽卵形，具3锐棱，黑褐色，无光泽，长6~8mm，超出宿存花被2~3倍。花期7—9月，果期8—10月。

生境分布： 生于海拔600~3500m的草坡、林下、山坡灌丛、山谷、水边等处。分布于我国陕西、华东、华中、华南及西南；印度、尼泊尔、越南、泰国亦有。

药用部位： 根状茎

采收加工： 秋季采收，切片，晒干。

性味功效： 辛、苦，凉。清热解毒，健脾利湿，消炎止痛。

主治： 痢疾，胃痛，慢性胃炎。

用法用量： 内服：水煎服，25~50g。

附方

1. 消化不良腹泻： 本品根50g、碎米果树嫩尖50g、炒糊米50g、红糖适量。鲜品或干品均可，洗净，开水煎煮，每日1剂，分3次服。

2. 肺结核，肺气肿： 本品20g、灯台树皮25g、鹅掌树25g、娃娃蛇1条、板蓝根20g、岩蜂蜜25g。以上药之鲜品、干品均可，洗净切细，水煎煮，每日1剂，分3次服用。

3. 痢疾，胃痛，慢性胃炎： 本品25~50g，水煎服，每日3次。

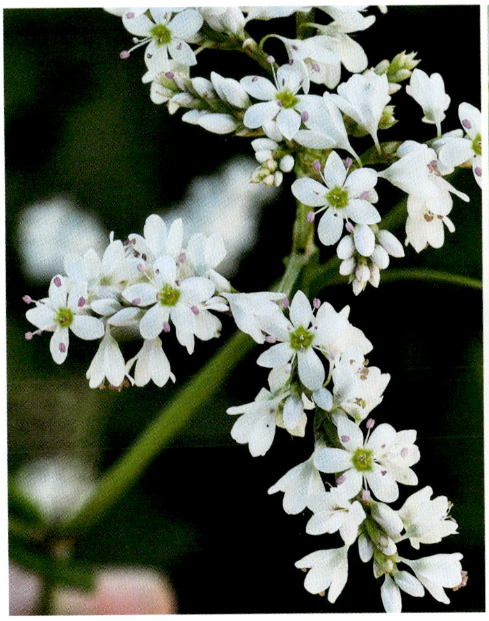

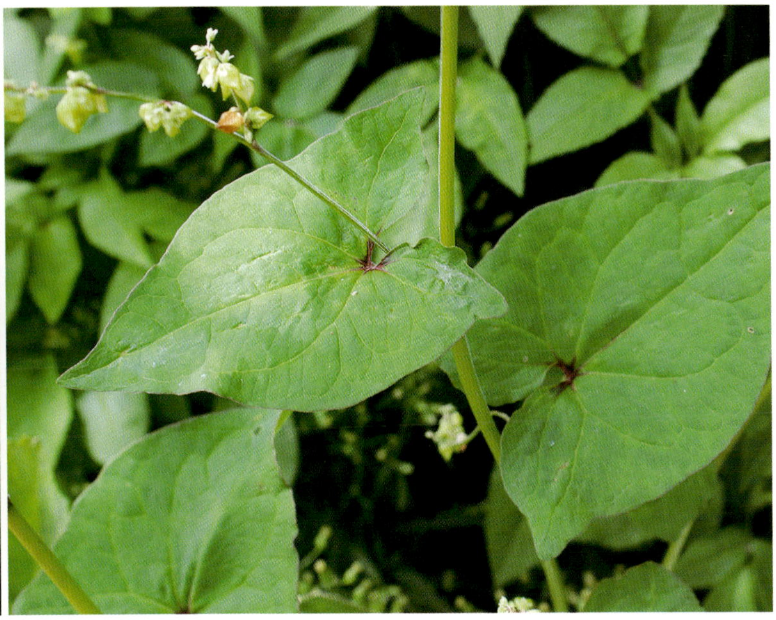

531 野韭菜

百合科 多星韭 *Allium wallichii* Kunth

佤名： daex ga siah mgōng [tauʔ ka siah gɔŋ]（德嘎下公）

别名： 长生草、不死草、野麦冬

植物形态： 植株高30~90cm；根肉质，圆柱形，鳞茎圆柱状，单生或聚生，外皮黄褐色，片状破裂或呈纤维状，有时近网状，内皮膜质，仅顶端破裂。叶4~5枚，绿色，线形或带状，长30~60cm，宽（2~）5~20mm。花葶三棱状柱形，具3条纵棱或狭翅；伞形花序扇状至半球形，花多数；花梗长10~25mm；花红色、粉红色、紫红色、偶白色或黄色，星芒状展开；花被片长5~9mm；花丝淡红色，锥形，与花被片等长或略短；花药紫色；子房倒卵状球形，具3圆棱。花、果期7—10月。

生境分布： 生于海拔2700~4150m的云南松林、草坡、荒地、石缝、草甸、流石滩。分布于我国云南、四川、西藏、贵州、广西、湖南；印度、尼泊尔、不丹亦有。

药用部位： 全草

采收加工： 夏、秋季采收，洗净，鲜用。

性味功效： 辛、甘，平。

主治： 子宫收缩乏力。

用法用量： 内服：水煎服，20g。

附方

产后子宫收缩乏力： 本品、阴地蕨、肺心草、独蕨萁、蕨叶蒿、一把抓、万年松、长生草各20g，水煎服。

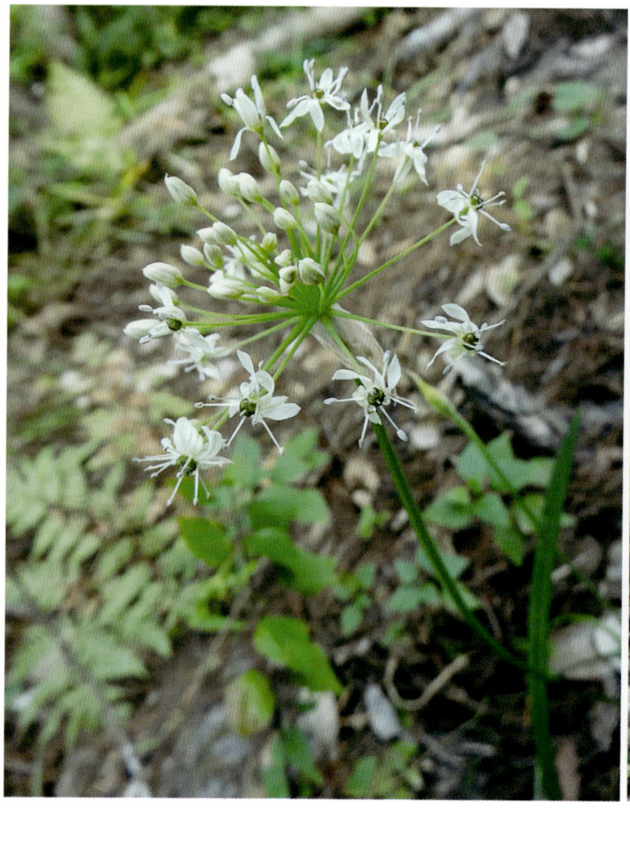

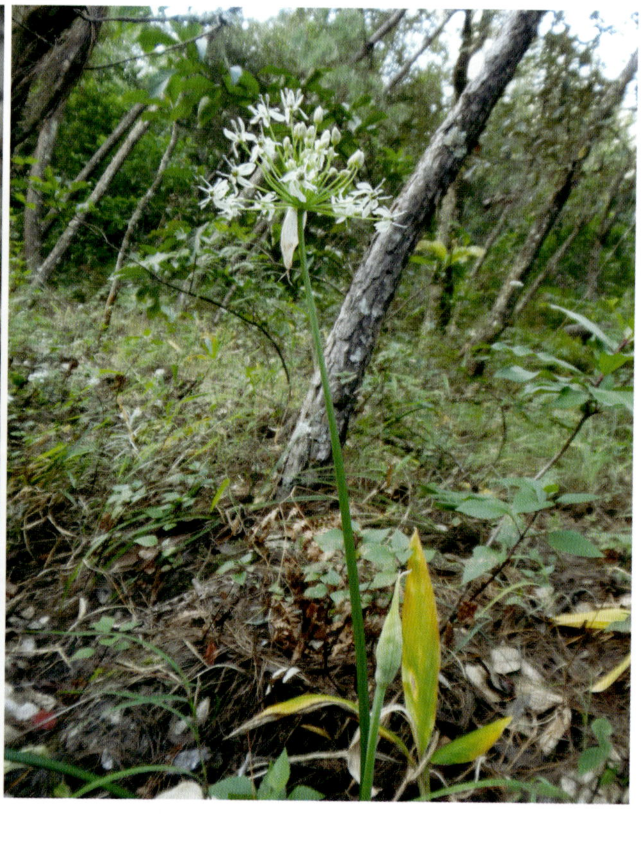

532 野扇花

黄杨科 野扇花 *Sarcococca ruscifolia* Stapf

佤名： kaox gū [k^hau̱ʔ ku]（栲姑）

别名： 清香桂、野扇花

植物形态： 灌木。每年自根部抽出新条。叶近革质，卵圆形至卵状披针形，长3~5cm，宽1.5~2.5cm，先端狭渐尖，基部圆形或短楔形，叶面光亮，近基部三出脉。总状花序腋生，上部为雄花，下部为雌花，或全为雌花，稀全为雄花，约有4朵花，稀更多，开花前下垂；苞片卵圆形，锐尖，花乳白色，极芳香。雄花：具2枚小苞片；萼片4枚，阔卵状椭圆形，长3~3.5mm；花丝白色，长达6mm；不育雌蕊细小，扁平。雌花：苞片苍绿色；萼片6枚，比雄花萼片窄，锐尖，长约2mm或稍长；子房卵状长圆形，花柱3枚。果为核果状，球形，猩红色，直径7~8mm。花、果期10月至翌年2月。

生境分布： 生于海拔1200~1900m的杂木林下，喜生于石灰岩区。分布于我国云南、湖北、四川、贵州。

药用部位： 根、果实、全株

采收加工： 根、全株：全年可采收，挖根，洗净，切片，晒干；果实：成熟时可采收，晒干。

性味功效： 除虫，止痛，止血。

主治： 根：驱除肠道寄生虫，胃痛，跌打损伤；果实：头晕，心悸；全株：胃、十二指肠溃疡，跌打瘀血。

用法用量： 内服：水煎服。

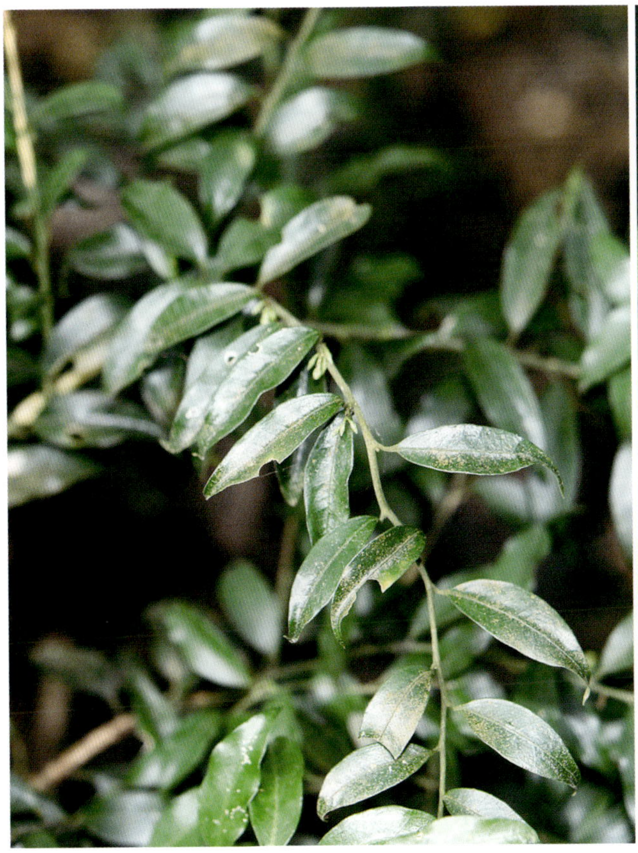

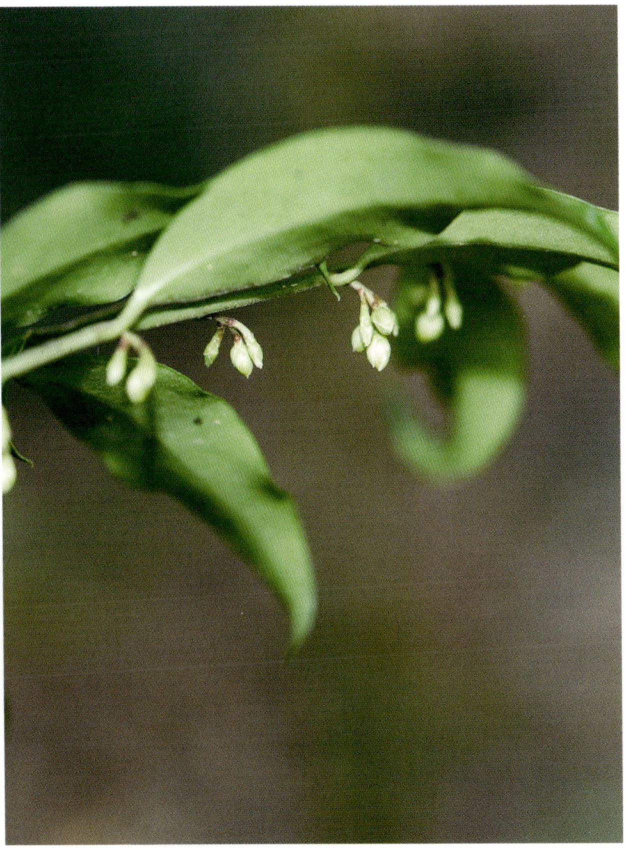

533 野菰

列当科 野菰 *Aeginetia indica* Linnaeus

佤名： rīb gāo bēix [rip kau peʔ]（日蒿背）

别名： 土灵芝草、马口含珠、鸭脚板

植物形态： 一年生寄生草本。茎黄褐色或红紫色。叶鳞片状，疏生于茎基部，肉红色，卵状披针形或披针形，长 5~10mm，宽 3~4mm，两面光滑无毛。花常单生茎顶，花梗长 10~30（~40）cm，无毛，常有紫红色条纹；花萼一侧裂开至近基部，长 2.5~4.5（~6.5）cm，紫红色、黄色或黄白色，具紫红色条纹，两面无毛；花冠带黏液，常与花萼同色，或有时下部白色，上部带紫色，长 4~6cm，不明显的二唇形；雄蕊内藏，生于距花冠管基部约 1.5cm 处，花药黄色，成对黏合，1 室发育，下方一对雄蕊的药隔基部延长成距；子房 1 室，侧膜胎座 4 个，柱头盾状，肉质，淡黄色。蒴果圆锥形或长卵球形，长 2~3cm，2 瓣开裂。花期 4—8 月，果期 8—10 月。

生境分布： 生于海拔（50~）500~2100m 的林中或草坡荒地上，常寄生于芒属和甘蔗属等禾草类植物的根上。分布于我国云南、四川、贵州、广西、广东、福建、湖南、江西、安徽、浙江、江苏、台湾；印度、斯里兰卡、缅甸、越南、菲律宾、马来西亚和日本亦有。

药用部位： 全草

采收加工： 全年可采收，晒干或鲜用。

性味功效： 苦，凉。有小毒。清热解毒，消肿。

主治： 脑膜炎，精神病，骨髓炎，尿路感染。

用法用量： 内服：水煎服，9~15g，必要时可用至 30g；或研末。外用：捣敷。

附方

1. **脑膜炎：** 本品 9~15g，水煎服。
2. **精神病：** 本品 30g，水煎服。
3. **骨髓炎：** 本品适量，外用捣敷。

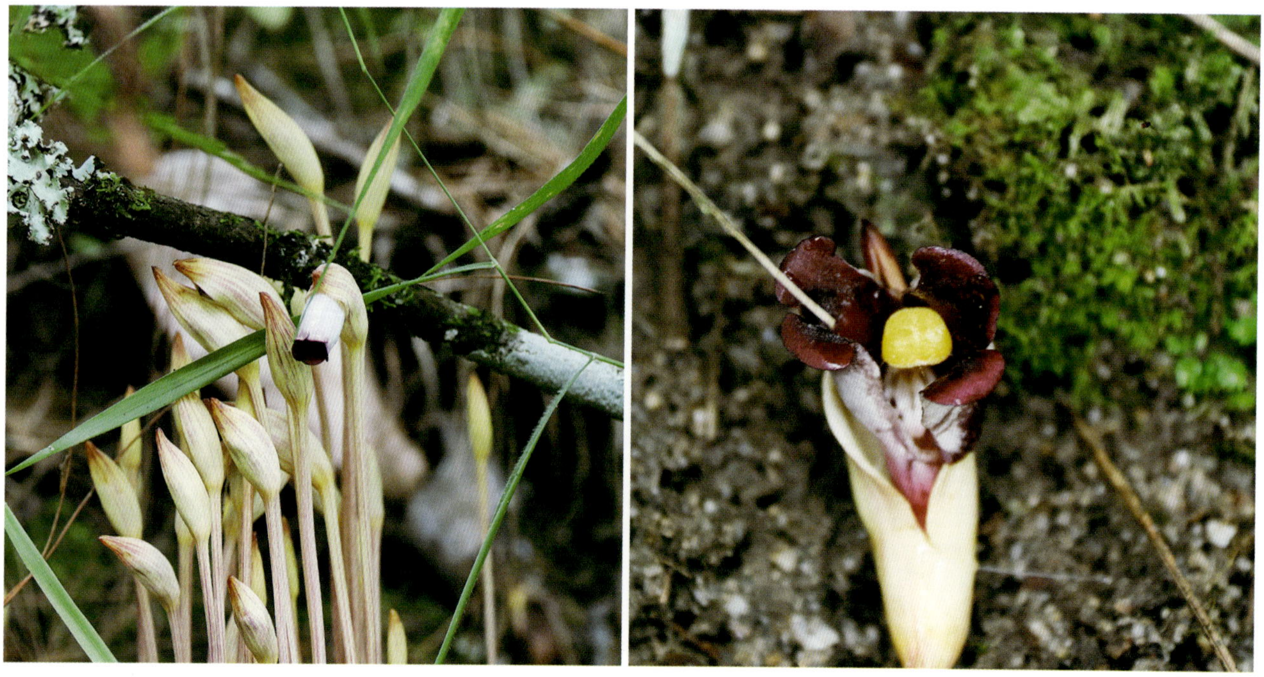

534 野葛

豆科 葛 *Pueraria montana* (Loureiro) Merrill

佤名： maox hrix haeg [ma̱uʔ rʰi̱ʔ ha̱ɯk]（毛日横）

别名： 葛子根、粉葛根

植物形态： 粗壮藤本，全体被黄色长硬毛，有稍粗厚的块状根。托叶背着，卵状长圆形；三出羽状复叶；小叶 3 裂，偶尔全缘，顶生小叶片宽卵形或斜卵形，长 4~20cm，宽 4~18cm，先端长渐尖，侧生小叶斜卵形，稍小，上面被淡黄色、平伏的疏柔毛，下面较密。总状花序长 15~35cm，中部以上有颇密集的花；苞片线状披针形至线形，远比小苞片长，早落；小苞片卵形，长不及 2mm；花 2~3 朵聚生于花序轴的节上；花萼钟形，长 5~10mm，被黄褐色柔毛；花冠长 8~12mm，紫色。荚果长椭圆形，长 5~11cm，宽 6~11mm，扁平，被褐色长硬毛。花期 7—9 月，果期 10—12 月。

生境分布： 生于海拔 120~2400m 的各种生境。分布于我国除新疆、青海和西藏外各省地；东南亚至澳大利亚亦有。

药用部位： 根、花、浆汁

采收加工： 根：秋、冬季采挖，趁鲜切成厚片或小块，干燥；花：花季采收；浆汁：全年可采收。

性味功效： 甘、辛，凉。解表退热，生津止渴，止泻，透发斑疹，解酒醒脾。

主治： 根：外感发热头痛，消渴，麻疹不透，热痢，泄泻，高血压，颈项强痛。浆汁：寻常疣。

用法用量： 内服：水煎服，9~60g。外用：水煎洗或鲜品捣敷患处。

附方

1. **跌打风湿：** 本品根、红藤、七叶莲、七叶一枝花、鸡血藤各适量，泡酒服，或水煎服。
2. **寻常疣：** 本品鲜品折断流出的白浆汁涂患处，几次即脱落。
3. **解酒护肝：** 本品根适量，水煎服。

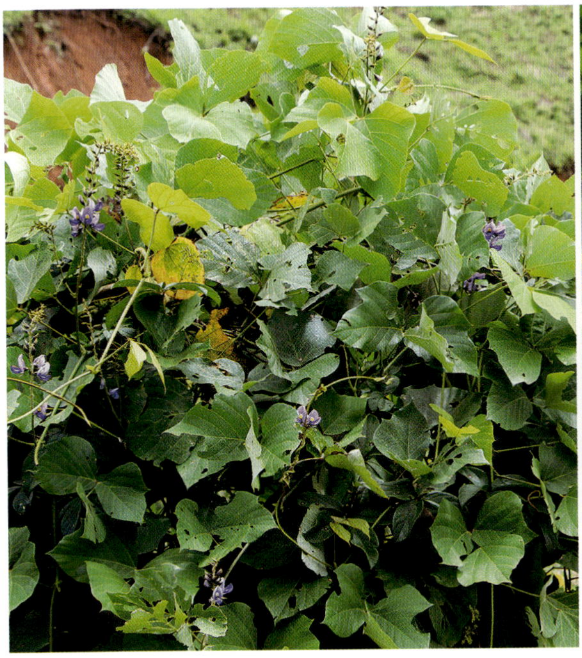

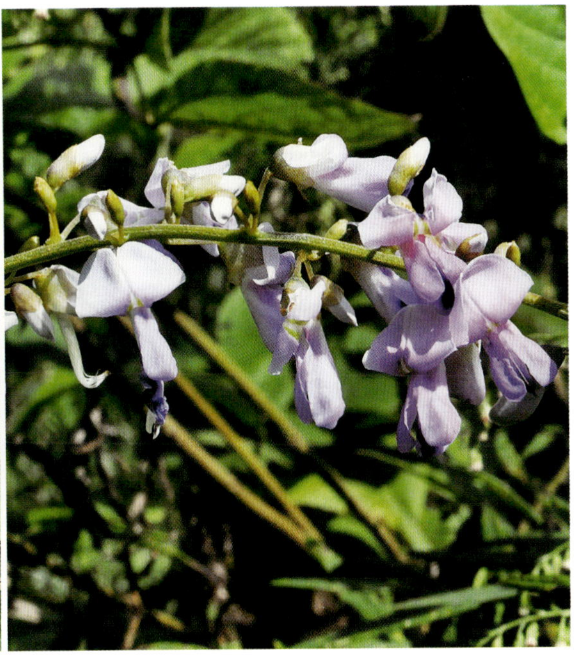

535 曼登

壳斗科 银叶栲 *Castanopsis argyrophylla* King ex J. D. Hooker

佤名： ma dēng [ma̠ tɤŋ]（玛登）

别名： 银叶锥、锥栗、银柯

植物形态： 高大乔木，二年生。枝有甚多灰棕色小皮孔，枝、叶均无毛。叶厚纸质，椭圆形、卵形、或披针形，长 10~20cm，宽 4~7cm，顶部短尖或渐尖，基部阔楔形或楔尖，全缘，中脉在叶面凸起。雄花序常为圆锥花序，花序轴、花被片外面、花柱外部及果序轴均被灰黄色或淡灰棕色甚短的毡状柔毛；雄花序长 10~15cm，雄蕊 10 枚。果序长 10~25cm，壳斗有坚果 1 颗，偶有 2~3 颗，圆球形，连刺径 25~35mm，壳壁厚 1~1.5mm，刺长 3~6mm，基部离生或基部稍连生并常排列成圆形或螺旋形不连续的刺环，壳斗外壁明显可见；坚果近圆球形，径 1.5~1.8cm，果脐占坚果面积的 2/3~4/5。花期 5—6 月，果期 10—12 月。

生境分布： 生于海拔 1000~1500m 的山地疏林或密林中干燥或湿润的地方。分布于我国云南；老挝、泰国、缅甸、印度亦有。

药用部位： 树皮

采收加工： 全年可采收，用刀刮去老皮，切片，晒干。

性味功效： 涩、微苦，温。收敛，消炎止痛。

主治： 腹泻，痢疾。

用法用量： 内服：水煎服，10~20g。

附方

腹泻，痢疾： 本品 6~12g，配方水煎服。

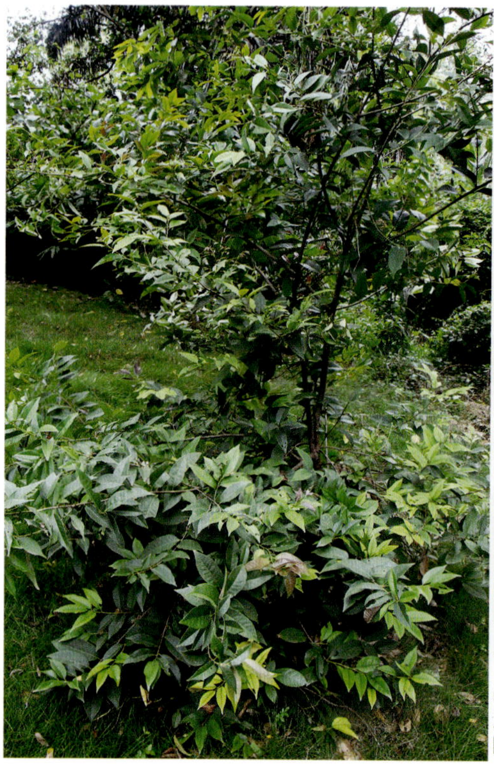

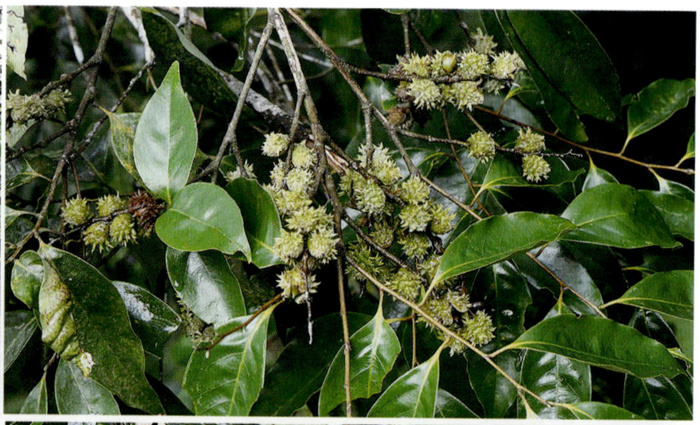

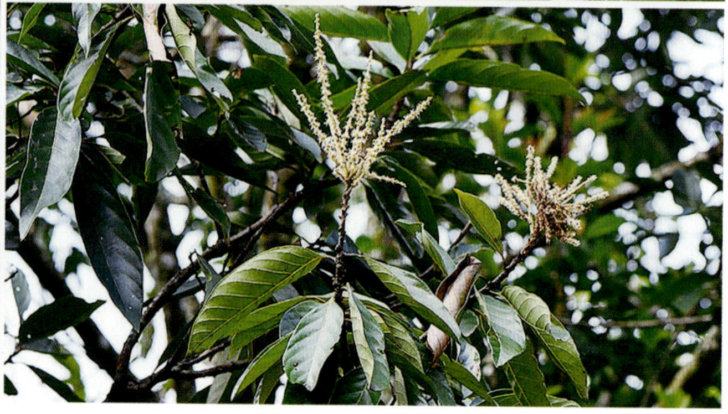

536 蛇莓

蔷薇科 蛇莓 *Duchesnea indica* (Andrews) Focke

侗名： gon sai deix raoh [kən sai teʔ rauh]（果塞跌娆）

别名： 少花龙葵、蛇含草、蛇盘草

植物形态： 多年生草本。匍匐茎多数。小叶片倒卵形至菱状长圆形，长 2~3.5（~5）cm，宽 1~3cm，先端钝圆，边缘有钝锯齿，两面皆有柔毛，或上面无毛，具小叶柄；叶柄长 1~5cm，被柔毛；托叶长 5~8mm。花单生于叶腋，直径 1.5~2.5cm，花梗长 3~6cm，被柔毛；萼片卵形，长 4~6mm；副萼片倒卵形，长 5~8mm，先端常具 3~5 齿锯齿；花瓣倒卵形，长 5~10mm，黄色；雄蕊 20~30 枚；心皮多数，离生；花托在果期膨大，海绵质，鲜红色，有光泽，直径 10~20mm，外面被长柔毛。瘦果卵形，长 1~2mm，光滑或具不明显突起，鲜时有光泽。花期 6—8 月，果期 8—10 月。

生境分布： 生于海拔 2400m 以下的山坡、草地、河岸、林缘、路旁、潮湿的地方。分布于我国各地；从阿富汗东达日本、南达印度尼西亚，在欧洲及美洲亦有。

药用部位： 全草

采收加工： 全年采收，鲜用或洗净，晒干。

性味功效： 甘、苦，寒。清热解毒，散瘀消肿。

主治： 感冒发热，咳嗽，小儿高热惊风，咽喉肿痛，白喉，黄疸型肝炎，细菌性痢疾，崩漏。外用：腮腺炎，毒蛇咬伤，眼结膜炎，疔疮肿毒，带状疱疹，湿疹，百日咳，惊风，缠腰火丹，风湿关节痛，肝癌，骨髓瘤。

用法用量： 内服：水煎服，干品 9~15g，鲜品 30~60g，或捣汁饮。外用：捣敷，或研末撒。

附方

1. **胃腹胀满，便秘：** 本品、砂仁、山胡椒、草果各 15g，水煎服，每日 3 次。
2. **偏头痛：** 本品、半边莲、紫花地丁各 15g，水煎服，每日 3 次。

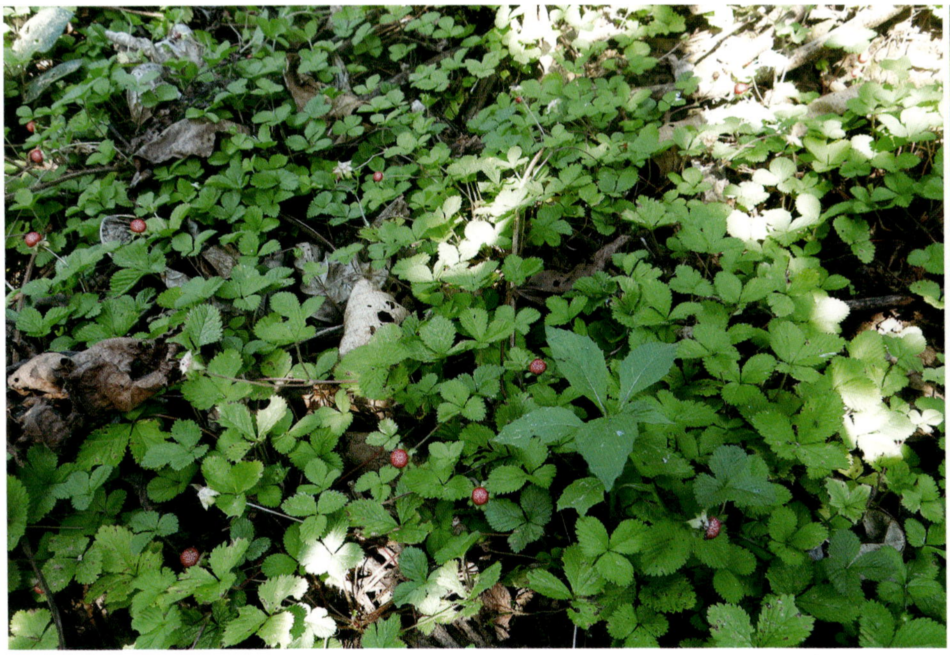

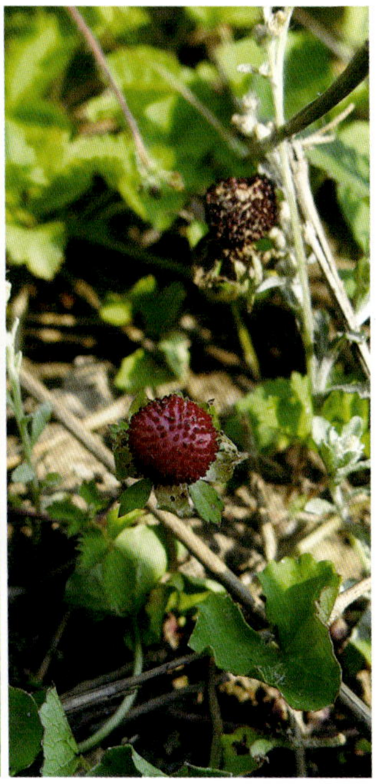

537 蛇菰

蛇菰科 筒鞘蛇菰 *Balanophora involucrata* J. D. Hooker

佤名： dih njāong bouih [t̠ih ʥauŋ po̠ih]（地种背）

别名： 草狗肾、鹿仙草

植物形态： 雌雄同序或异序（花序单性或两性）植物，黄白色至黄色或红色，自与寄主植物根融合处至花序顶部长为（6~）8~10（~20）cm；块状根茎多个聚成一团，自基部分枝，单个块状根茎坛状，长3~5cm，宽1.5~2cm，表面细颗粒状，有星状疣凸。叶2~4片，在茎中部轮生呈一轮，多少合生。在两性的花序中，雄花部分为一高约0.5cm的环状带，位于雌花部分之下；花序若为单性时，雄花序为卵珠形，长1~3.5cm，雄花为短而截形的苞片所承托；雄花花梗长2~7mm，花被片为3基数。雌花序卵珠形，长1~2cm，直径0.8~2cm，小棒状体倒锥形；雌花只着生在花序轴上。花期7—8月。

生境分布： 生于海拔（2300~）2700~3500m的山坡竹林、落叶阔叶林、针阔叶混交林及云杉林下，寄生于杜鹃、杂木及白果树根上。分布于我国云南、西藏、四川、贵州；印度、尼泊尔亦有。

药用部位： 全株

采收加工： 夏、秋季采收，洗净，晒干。

性味功效： 辛，平。理气健胃，清热利湿，醒酒解毒。

主治： 胃痛，肺热咳嗽，咳嗽咯血，血崩，黄疸型肝炎，体虚，痛经，心脏病，痔疮肿痛。

用法用量： 内服：水煎服，10~15g。外用：捣烂外敷患处。

附方

1. **肝炎，体虚，痛经：** 本品30g，炖肉食用。
2. **心脏病：** 本品15g、回心草10g、三七5g、小红参10g、野当归10g，水煎服，每日3次。
3. **痔疮肿痛：** 本品适量，捣烂外敷患处。

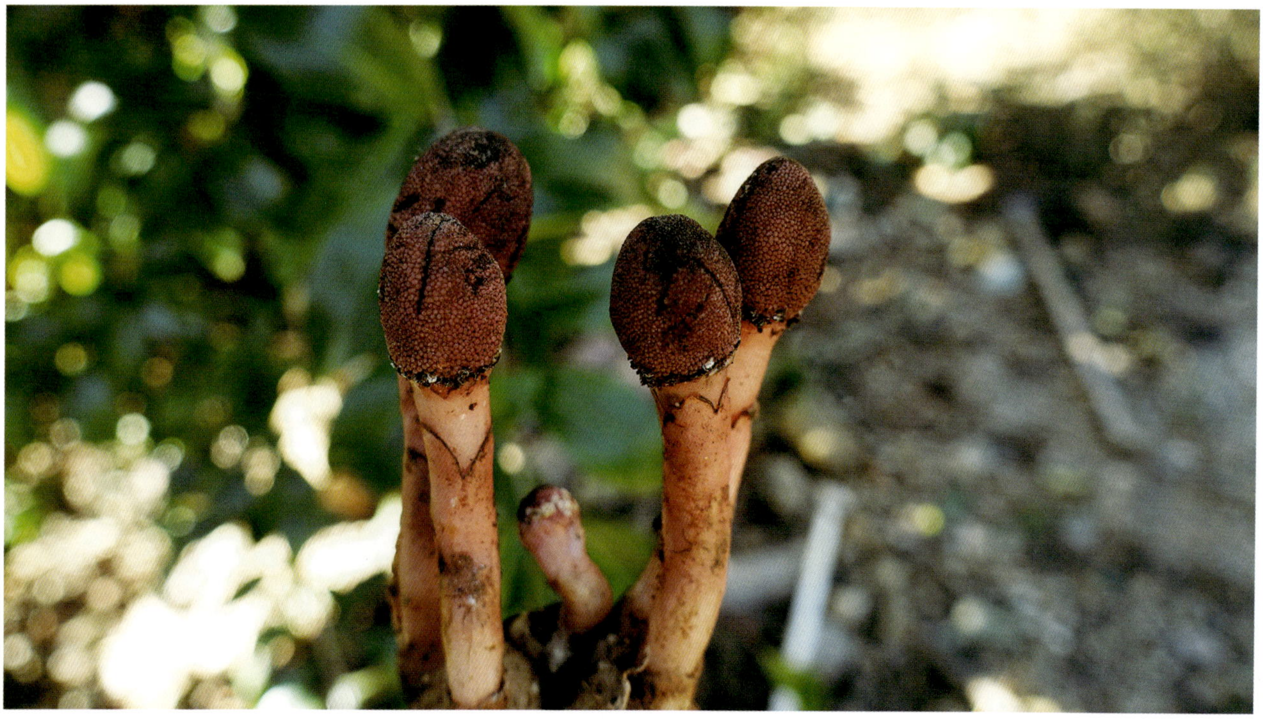

538 铜钱藤

豆科 宿苞豆 *Shuteria involucrata* (Wallich) Wight & Arnott

侗名： hnu hlax sang seid [n^{h}u̱ l^{h}a̱ saŋ se̱t]（努辣散显）

别名： 铜钱麻黄

植物形态： 草质缠绕藤本，密被白色长柔毛或无毛。托叶卵状披针形，基部心形；三出羽状复叶；叶柄长2.5~4.5cm；小叶片膜质至薄纸质，宽卵形、卵形或近圆形，长2.8~3.5cm，宽2.3~3cm，先端圆形，微缺，具小凸尖，基部圆形或宽圆形。总状花序腋生，花序轴长约10cm，基部2~3节上具缩小的3片小叶，无柄，圆形或肾形；花小，长约10mm；花萼管状，裂齿4枚，披针形，比萼管短；花冠红色、紫色、淡紫色，旗瓣大，椭圆状倒卵形，翼瓣长圆形，与龙骨瓣近相等，均比旗瓣小。荚果线形，压扁，无毛，成熟时长3~5cm，宽2~6mm，先端具喙。花期9月至翌年3月，果期11月至翌年3月。

生境分布： 生于海拔 500~2300m 的干热河谷、山坡灌丛及常绿阔叶林下。分布于我国云南、广西；越南、柬埔寨、泰国、印度西北部、尼泊尔、印度尼西亚亦有。

药用部位： 根

采收加工： 全年可采收，切段，晒干。

性味功效： 微苦，凉。清热解毒。

主治： 感冒咳嗽，咽炎，乳腺炎，肺结核，慢性支气管炎。

用法用量： 内服：水煎服，干品 15~25g，鲜品 50~100g。

附方

1. **咽喉肿痛，感冒咳嗽，黄疸型肝炎：** 本品 60g，鲜品或干品均可，洗净，切段，水煎煮，每日 1 剂，分 3 次服用。
2. **气管炎，哮喘：** 本品 20g、大发散 10g、大黑头草 20g、楤木 50g，水煎服，每日 3 次，3 日为一个疗程。

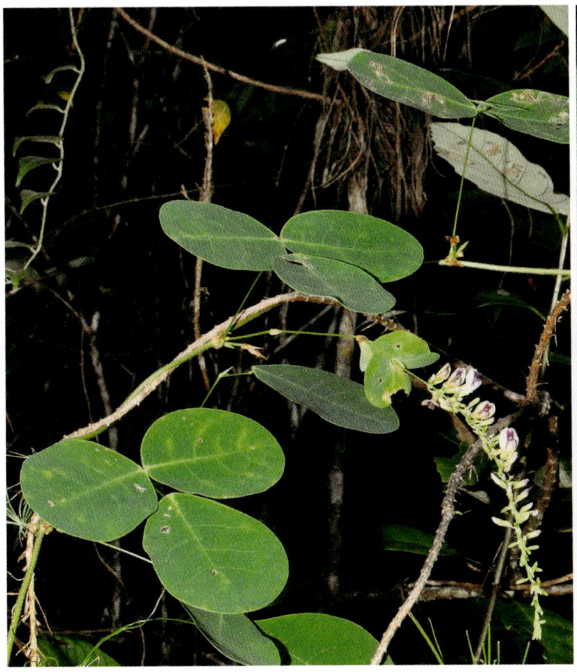

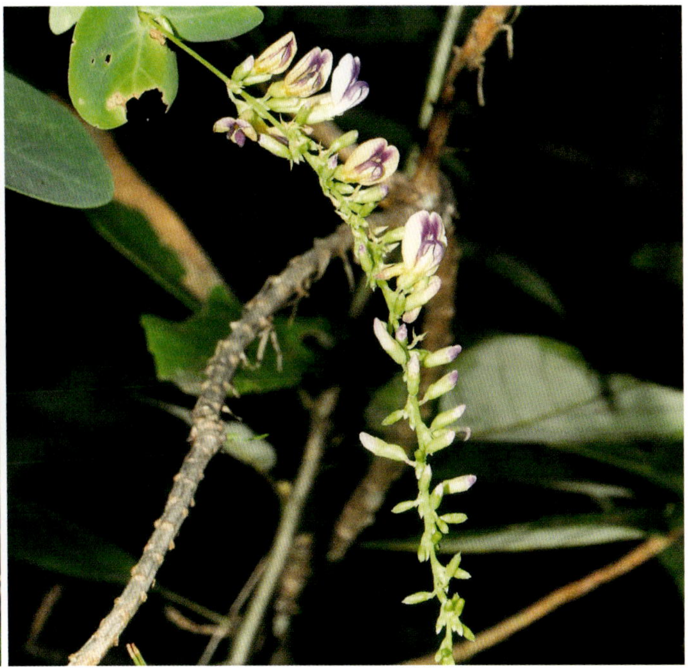

539 犁头草

堇菜科 紫花地丁 *Viola philippica* Cavanilles

佤名： rīb rāoh blīah [rip rauh pliah]（日桡别）

别名： 铧头草、宝剑草、地丁草

植物形态： 多年生草本，无地上茎。根状茎短。叶基生，莲座状，叶片下部者较小，三角状卵形或狭卵形，上部的较长，长圆形、狭卵状披针形或卵状长圆形，长1.5~4cm，宽0.5~1cm，边缘具较平的圆齿；叶柄在花期长于叶片1~2倍，上部具狭翅。托叶膜质，长1.5~2.5cm，2/3~4/5与叶柄合生。花中等大，紫色或淡紫色，稀白色，喉部色较淡并具紫色条纹；花瓣倒卵形或倒卵状长圆形，侧方花瓣长1~1.2cm，下方花瓣连距长1.3cm，里面有紫色条纹，距细管状，长4~8mm，末端圆。蒴果长圆形，长5~12mm，无毛。花期4—5月，果期5—9月。

生境分布： 生于海拔1800~2500m的田间荒地、山坡草地、林缘、灌丛中。广布于我国东北、华北、西北、华东、华中及云南、广西、四川和贵州等地；俄罗斯远东地区、朝鲜、日本亦有。

药用部位： 全草

采收加工： 秋季采收。

性味功效： 苦，凉。清热解毒，外用拔毒退肿。

主治： 咽喉肿痛，肾炎，疮痈，毒蛇咬伤，乳腺炎，肠炎腹泻，目赤肿痛，疔疮肿毒乳痛。

用法用量： 内服：水煎服，15~20g。外用：捣烂敷患处。

附方

1. **乳腺炎：** 本品鲜品配黄葵，捣烂外敷患处。
2. **咽喉肿痛：** 本品10g、冰片叶5g、白虎草10g、木贼10g，水煎服，每日3次。
3. **目赤肿痛，疔疮肿毒，肠炎腹泻：** 本品15~30g，水煎服，每日3次。

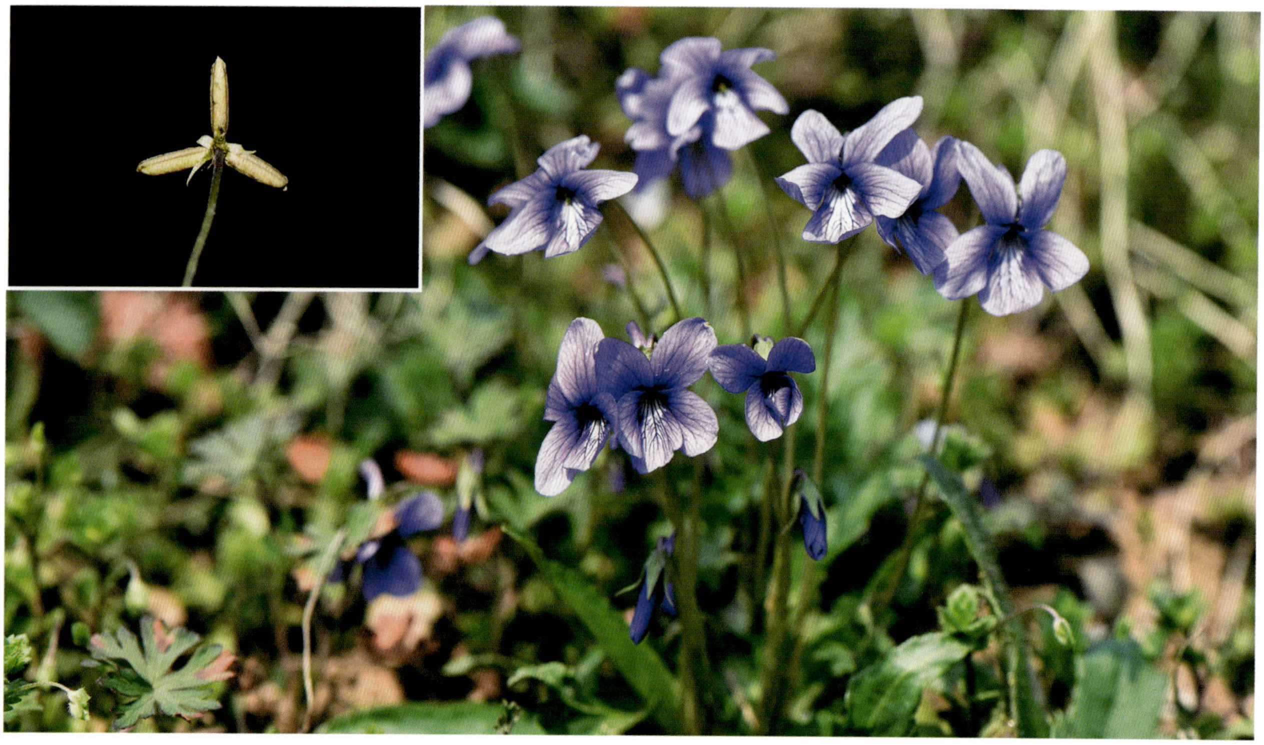

540 假烟叶树

茄科 假烟叶树 *Solanum erianthum* D. Don

佤名： kaox pag gloung [kʰa̠uʔ pʰa̠k klo̠ŋ]（栲盘拱）

别名： 野茄树、毛叶树、洗碗叶

植物形态： 小乔木，小枝密被白色具柄头状簇绒毛。叶大而厚，卵状长圆形，长 10~29cm，宽 4~12cm，先端短渐尖，基部阔楔形或钝，上面被具短柄 3~6 条不等长分枝的簇绒毛，下面毛被较厚，被具柄的 10~20 条不等长分枝的簇绒毛，边全缘或略作波状。聚伞花序多花，形成近顶生圆锥状平顶花序，毛被与叶背面相似。花白色，直径约 1.5cm，萼钟形，直径约 1cm；花冠筒隐于萼内，长约 2mm，冠檐深 5 裂，裂片圆形；雄蕊 5 枚。浆果球形，具宿萼，直径约 1.2cm，黄褐色，初被星状绒毛，后渐脱落。几乎全年开花结果。

生境分布： 生于海拔 300~2100m 的荒山、荒地及沟边林缘。分布于我国云南、西藏、四川、贵州、广西、广东、海南、福建、台湾；广泛分布于亚、澳、美三洲热带地区。

药用部位： 根、果、叶

采收加工： 全年可采收，晒干或鲜用。

性味功效： 辛、苦，微温。有毒。解毒消肿，除风止痛，凉血止血。

主治： 根：感冒，咳嗽，气管炎，扁桃体炎，疟疾，跌打损伤。皮：消炎。

用法用量： 内服：水煎服，根 20~30g，果 1~2 枚。外用：鲜果和叶捣烂敷患处，叶可水煎外洗。

附方

水肿病，膀胱炎： 本品 150g、千里光 150g、熊胆草 100g、树寄生芭蕉 100g，水煎外洗全身，每日 1 次。

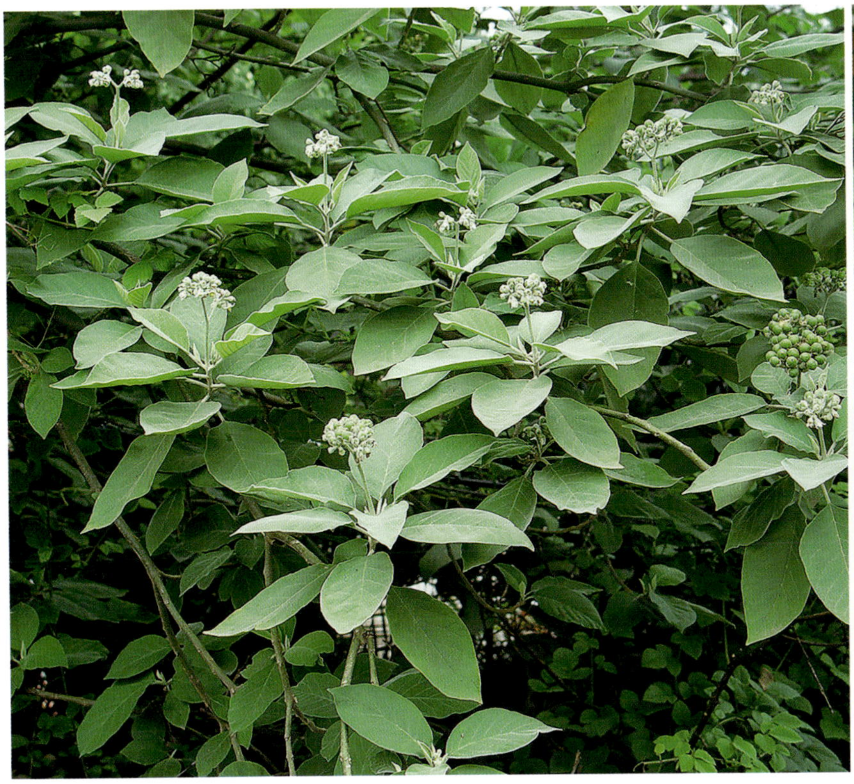

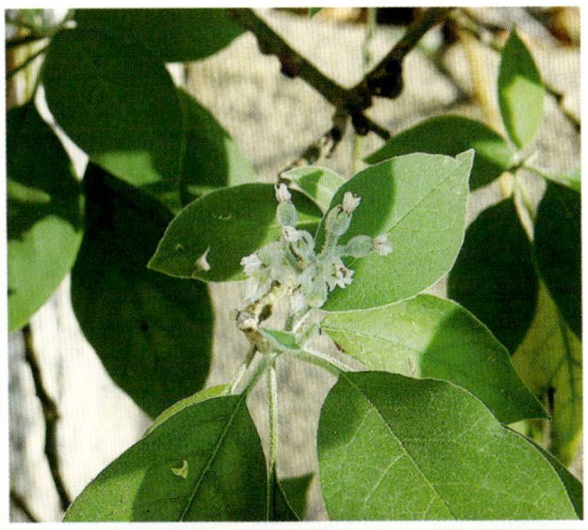

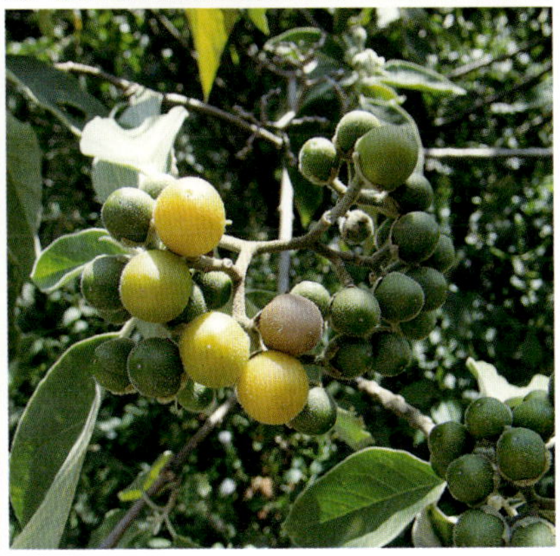

541 假朝天罐

野牡丹科 星毛金锦香 *Osbeckia stellata* Buchanan-Hamilton ex Kew Gawler

佤名： jāng jōui noung [tɕaŋ tɕoi noŋ]（占拽浓）

别名： 酒里坛、九果根、罐罐花

植物形态： 灌木；茎被密或疏平贴的糙伏毛。叶片披针形至卵状披针形，稀卵形，长 6~10cm，宽 1.8~3.4cm，具缘毛，两面被糙伏毛，基出脉 5 条。聚伞花序，生于小枝顶端，近头状或圆锥状，长可达 7cm；花萼长约 2cm，被刺毛状篦状毛及少数具柄星状毛，裂片 4 片，长约 8mm，背面被糙伏毛及疏缘毛；花瓣 4 片，紫红色或粉红色，卵形，长 1~1.3cm，全缘，无缘毛；雄蕊 8 枚，花丝较花药短，花药喙长为全长的 1/3，药隔基部膨大，后方下延呈短距；子房卵形，4 室，顶端有 1 圈刚毛，其余被糙伏毛。蒴果卵形，4 纵裂，宿存萼坛形，长 1.2~1.5cm，顶端平截，近上部缢缩，中部以下具向上平贴的刺毛状篦状毛。花期 7—11 月，果期 10—12 月。

生境分布： 生于海拔 1700~2000m 的沟边灌木丛、山坡林缘开阔向阳处。分布于我国云南、四川；喜马拉雅山脉南麓等地亦有。

药用部位： 根、叶

采收加工： 根：秋季采挖，洗净，切片，晒干；叶：全年可采收。

性味功效： 酸、涩、甘，凉。清热解毒，祛风除湿，收敛止血。

主治： 根：肺结核咳嗽，肠炎，慢性气管炎，咯血，痔疮出血，崩漏，月经不调，白带过多，痢疾，淋病，狂犬病，肝炎，肝硬化；叶：止血。

用法用量： 根：水煎服，10~15g。叶：外用：鲜叶捣烂外包患处。

附方

1. **肝炎，肝硬化：** 本品配草果和砂仁各适量，水煎服。孕妇忌服。
2. **止血：** 本品鲜叶，捣烂外包患处。

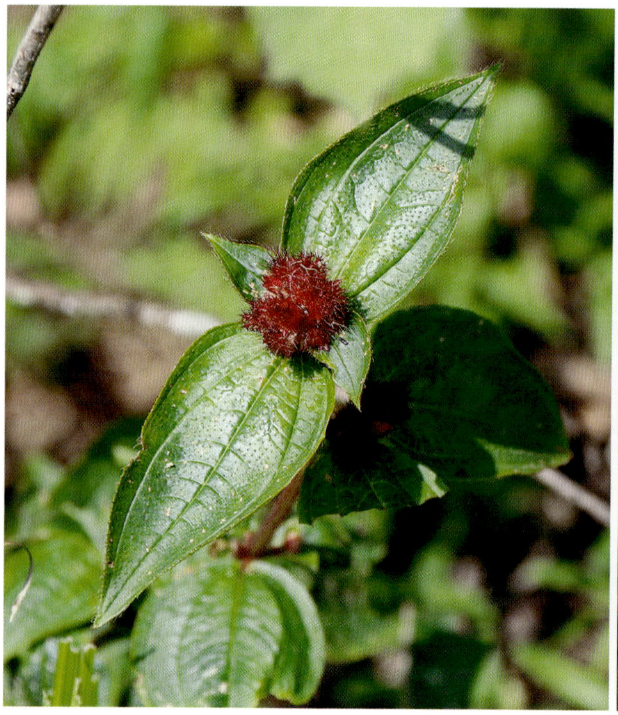
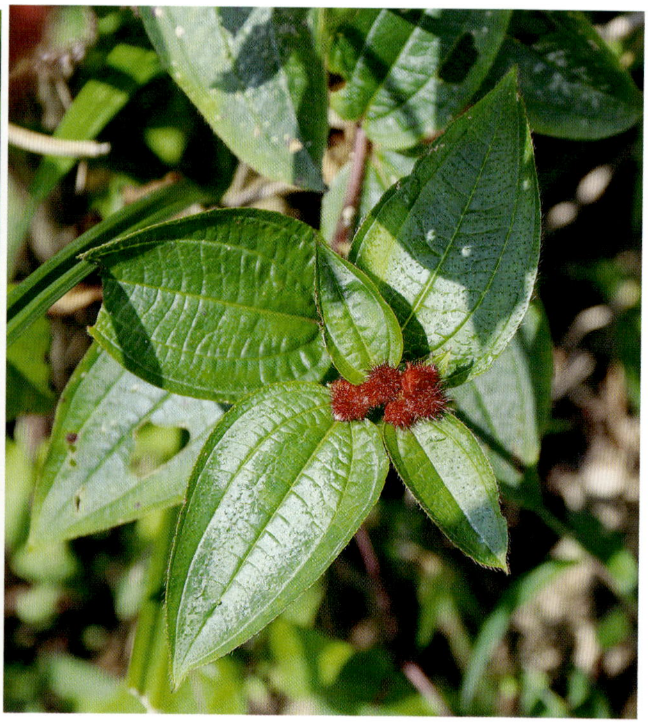

542 脚癣草

大戟科　飞扬草　*Euphorbia hirta* Linnaeus

佤名： rīb　si ndah ndāo njāong [rip si̠ dāh dau ʥauŋ]（日司达刀种）

别名： 大乳汁草、大飞扬草

植物形态： 一年生草本。根纤细，茎单一，自中部向上分枝或不分枝。叶对生，披针状长圆形、长椭圆状卵形或卵状披针形。花序多数，于叶腋处密集成头状；总苞钟状；腺体4个，近于杯状，边缘具白色附属物；雄花数枚；雌花1枚，具短梗，伸出总苞之外。蒴果三棱状。种子近圆状四棱，每个棱面有数个纵槽。花、果期6—12月。

生境分布： 生于海拔 800~2500m 的路旁、草丛、灌丛及山坡，多见于砂质土。分布于长江以南各地；广布于世界热带和亚热带地区。

药用部位： 全草

采收加工： 夏、秋季采收，洗净，晒干或鲜用。

性味功效： 微苦、微酸，凉。清热解毒，收敛止痒。

主治： 皮炎，皮肤瘙痒，细菌性痢疾，急性肠炎。

用法用量： 内服：水煎服，干品 25~50g。外用：鲜品捣烂敷患部，或水煎外洗患处。

附方

皮炎足癣： 本品 100g、重楼 50g、千里光 50g。均鲜品，洗净，开水煎，药液搽洗患处，每日 1 次。

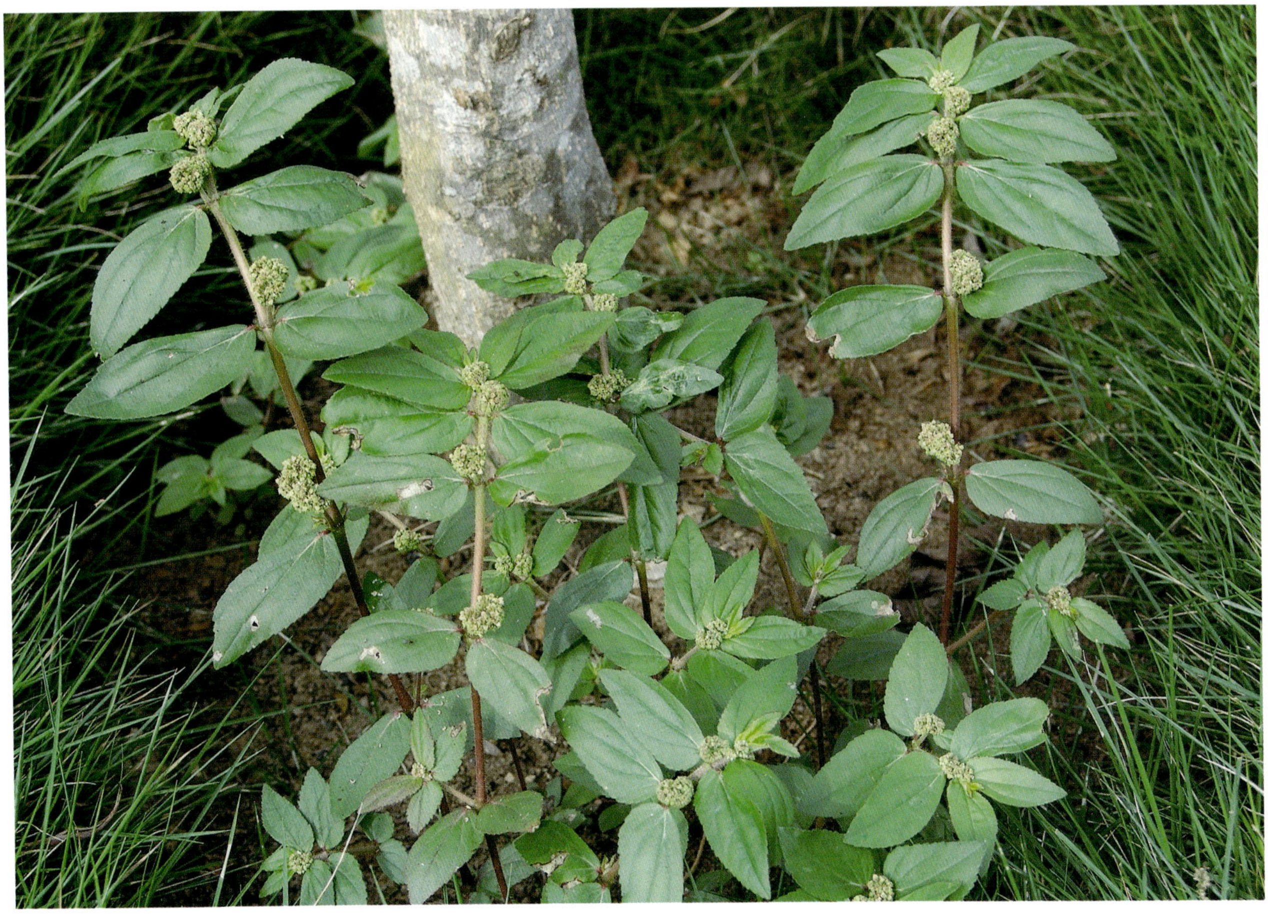

543 象脚蕉

芭蕉科 象腿蕉 *Ensete glaucum* (Roxburgh) Cheesman

佤名： mūah njāong sang [muah saŋ dʑauŋ]（母瓦种伞）

别名： 大屁股芭蕉、灰芭蕉

植物形态： 假茎单生，基部远较上部为粗，呈坛形，不具匍匐茎，黄绿色，老时有带黑紫色的斑块，密被白色蜡粉。浆液淡橘黄色。叶长圆形，长 1.4~1.8m，宽 50~60cm，先端具尾尖，基部楔形。花序初时如莲座状，伸长时成柱状，长可达 2.5m，下垂，苞片绿色，宿存，每苞片有花 2 列，约有花 10 余朵；合生花被片 3 深裂，离生花被片近圆形，先端微凹。浆果倒卵形，长约 9cm，直径约 3.5cm，苍白色，具瘀血色斑纹，具宿存的花被，几乎无柄，果内具多数大黑种子。花、果期全年。

生境分布： 多栽培于平坝或山地，尤生于海拔 800~1100m 的沟谷两旁的缓坡地带。分布于我国云南；尼泊尔、印度、缅甸亦有。

药用部位： 根汁、芯、树皮

采收加工： 随用随采。

性味功效： 微涩。消肿止痛。

主治： 全身发肿，孕妇发肿，腿脚疼痛，脱肛。

用法用量： 内服：水煎服。外用：水煎外洗。

附方

1. **脱肛：** 本品芯 100g、黄泡根 50g、碎米果树根 50g、乌龟壳 100g、胡椒 7 粒。干品或鲜品，洗净，开水煎，每日 1 剂分 3 次服，5 剂为一疗程。服药前将生芭蕉芯轻轻塞进肛门。
2. **催吐：** 本品汁、茶叶，兑红糖服用。
3. **水肿：** 本品皮单方水煎内服，同时可配苦团叶、葫芦叶、臭牡丹叶、半截藤叶，共水煎洗澡。

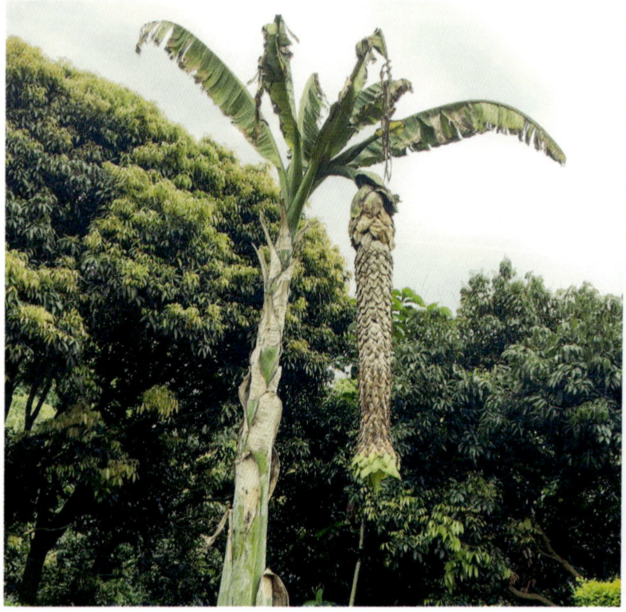
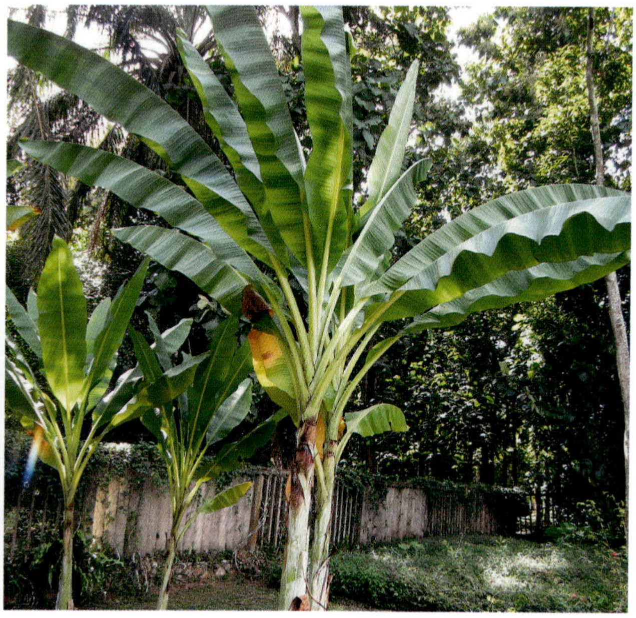

544 猪鬃草

凤尾蕨科 铁线蕨 *Adiantum capillus-veneris* Linnaeus

佤名： guax haeg līg lūng siah [kṵaʔ ha̰ɯk lik luŋ si̱ah]（刮横哩拢下）

别名： 肺心草、猪踪草、青丝还阳

植物形态： 常绿植物。根状茎长而横走，密被棕色、全缘的披针形鳞片。叶柄长 8~25cm，纤细，栗黑色，有光泽，基部生有与根状茎上相同的鳞片，向上光滑。叶片长 10~30cm，宽 8~15cm，卵状三角形或长圆形状卵形，二至三回羽状。羽片 3~6 对，互生，有柄，卵状三角形至长圆形，基部一对最大，长 5~9cm，宽 2.5~4cm，卵状长圆形，一至二回奇数羽状。二回羽片 3~5 对，长圆形，有柄。末回羽片 2~4 对，互生，彼此远离，有短柄，斜扇形或斜方形，基部斜楔形，上缘有 2~4 片或浅或深的裂片。叶草质，两面无毛。孢子囊群每羽片 4~8 枚，横生于小羽片的上缘；假囊群盖长圆形或长肾形。孢子周壁有颗粒状纹饰。

生境分布： 生于石灰岩地区海拔 500~2500m 的潮湿处岩隙和滴水岩壁上，也常见于有石灰质的潮湿处砌石隙。我国长江以南各地广布，北达陕西、甘肃、河北，东至台湾；也广布于亚洲其他温暖地区、欧洲、非洲、大洋洲及美洲地区。

药用部位： 全草

采收加工： 夏、秋季采收，洗净，晒干。

性味功效： 微苦，凉。清热解毒，利湿通淋。

主治： 肝炎，痢疾，尿道炎，乳腺炎，跌打损伤，毒蛇咬伤。

用法用量： 内服：水煎服，15~30g。外用：鲜品捣烂外敷患处。

附方

1. **尿道炎：** 本品 15g、车前草 10g、白花蛇舌草 10g，水煎服，每日 3 次。
2. **乳腺炎：** 本品 30g，水煎服，每日 3 次。
3. **肾结石：** 本品 15g、毛石苇 10g、海金沙 10g、羊奶果 15g、车前草 10g、响铃草 10g、黑胡椒 9 粒，水煎服，每日 3 次。

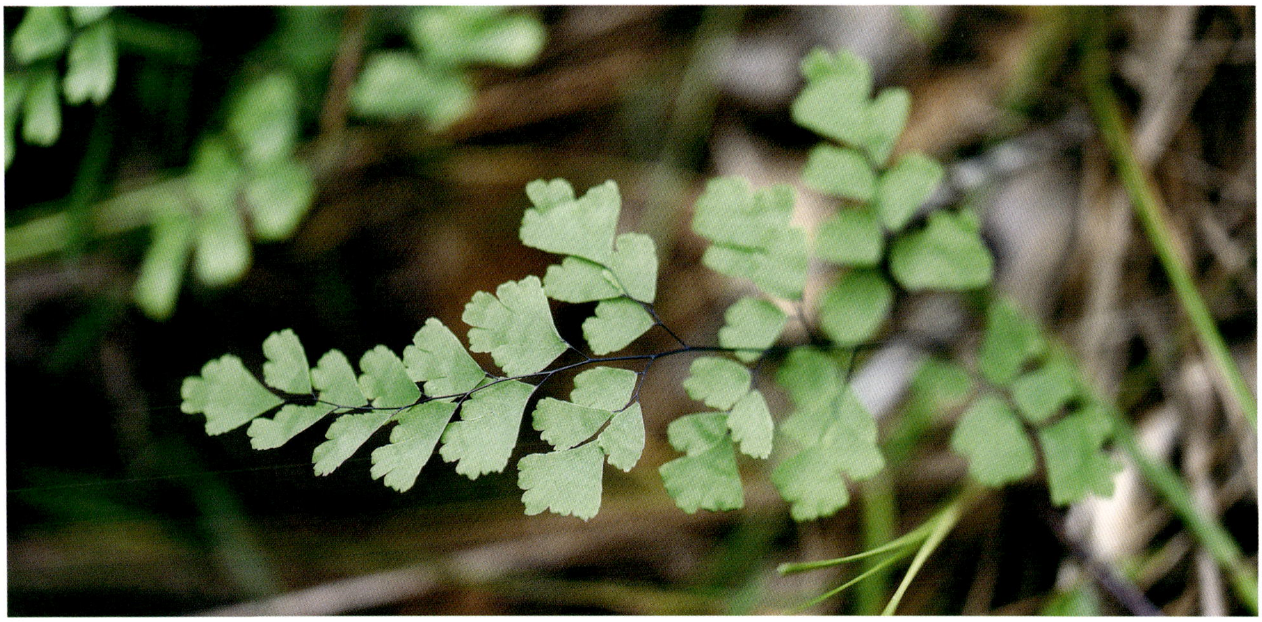

545 麻子

大麻科 大麻 *Cannabis sativa* Linnaeus

佤名： geei sung [kui̱ suŋ̱]（给松）

别名： 火麻仁、白麻子、胡麻

植物形态： 一年生草本，茎粗壮直立，高 1~3（~4）cm。掌状复叶；叶裂片披针形至线状披针形，长 7~15cm，中裂片最长，宽 0.5~2cm，两端渐尖。雄花序长可达 25cm；雄花黄绿色，花被 5 片，长圆形，膜质，边缘薄膜质，长 3~5mm，外面被细伏毛；雄蕊 5 枚；雌花绿色，花被 1 片，薄膜质，紧包子房，两面略被细伏毛；子房球形；花外面包以叶状苞片，呈披针形或线形。瘦果长 4~5mm，径 3~4mm，与宿存的黄褐色苞片所包，果皮坚脆，外面具褐色细网纹。花期 5—6 月，果期 7 月。

生境分布： 全国各地有栽培，中部以北地区较多。

药用部位： 麻仁

采收加工： 秋季采收，晒干。

性味功效： 甘，平。润肠通便，利尿，活血化瘀。

主治： 便秘。

用法用量： 内服：水煎服，10~20g。外用：鲜叶捣烂调白酒少许外包。

附方

1. **便秘：** 本品 20g，捣烂调蜂蜜适量，水煎服，每日 2 次。
2. **扭伤：** 本品鲜叶，捣烂调白酒少许外包。

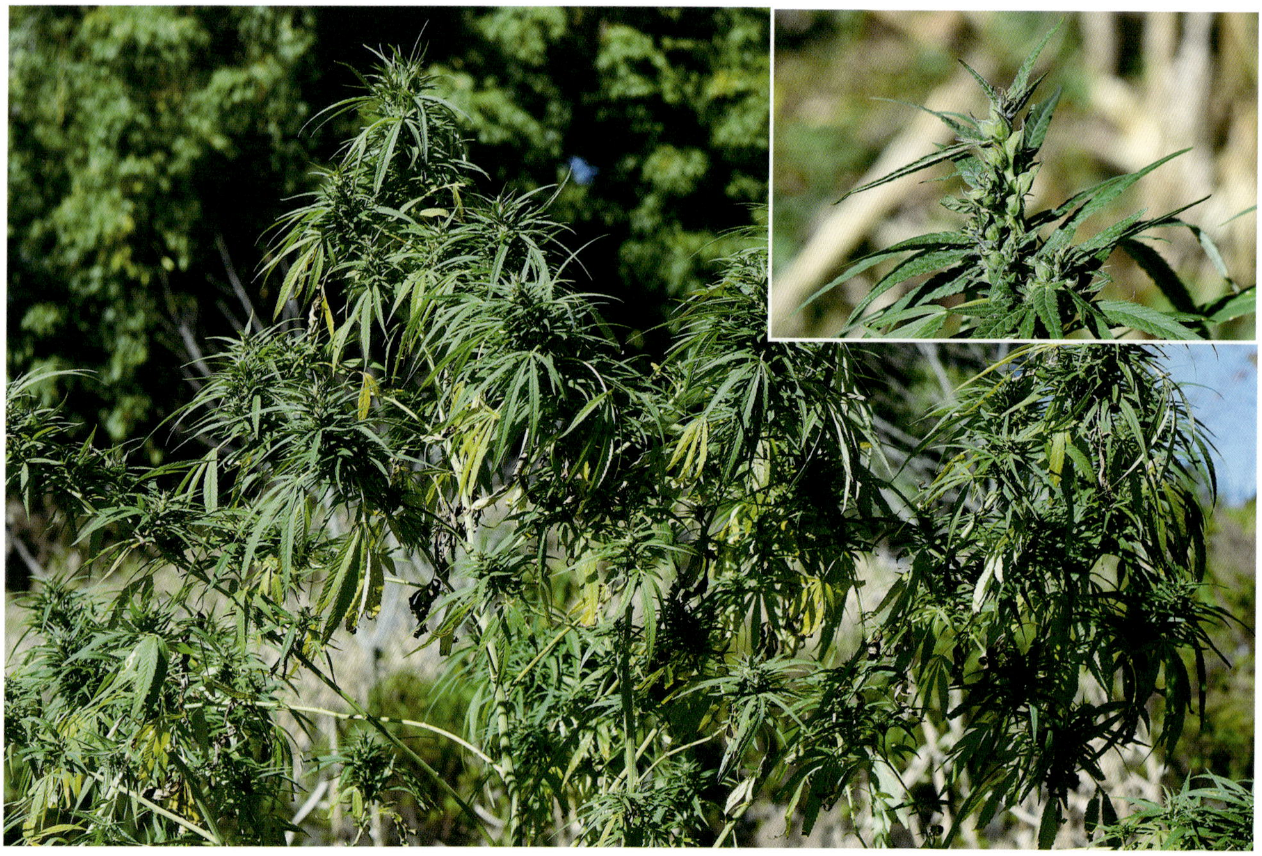

546 麻藤

豆科 镰扁豆 *Dolichos trilobus* Linnaeus

佤名： ian bouih dīng [ʔi̱an po̱ih tiŋ]（盐背顶）

别名： 娘不、槐扁豆、山豆根

植物形态： 缠绕草质藤本。茎纤细。羽状复叶具3片小叶；托叶卵形，基着，长约3mm；小叶菱形或卵状菱形，长2~6cm，宽2~4.5cm，先端急尖或渐尖，基部阔而钝，常两面均无毛；叶柄长2~3cm。总状花序腋生，纤细，有花1~4朵；总花梗和叶柄等长或较长；苞片与小苞片脉纹显露；花萼阔钟状，长3mm，无毛，裂齿三角形；花冠白色，长10~12mm，旗瓣圆形，基部有2枚三角形的附属体，无耳，翼瓣倒卵形，比旗瓣略长，龙骨瓣基部截形，具瓣柄；雄蕊2枚；子房无柄。荚果线状长椭圆形，稍弯，长6cm，宽8mm，扁平，无毛。花期10月至翌年3月。

生境分布： 生于旷野灌丛中。分布于我国台湾、海南、广东、云南；非洲及亚洲的热带地区亦有。

药用部位： 根

采收加工： 秋季采挖，洗净，切片，晒干。

性味功效： 辛，温。有毒。清热解毒，消炎，祛风除湿。

主治： 咽喉炎，腮腺炎，肾炎，肝炎，疮疡肿毒，跌打损伤，风湿疼痛，膀胱炎，牙痛，口腔溃疡，外伤出血。

用法用量： 内服：水煎服，5~10g，或泡酒。外用：研粉撒敷。

附方

1. **风湿疼痛，半身不遂：** 本品捣细包患处，亦可泡酒外搽处。
2. **骨结核：** 本品配树魔芋、郁金香、糯米藤、大麻药各适量，外敷患处。
3. **肩痛：** 本品配大露蜂、鱼子兰各适量，捣烂外敷患处。

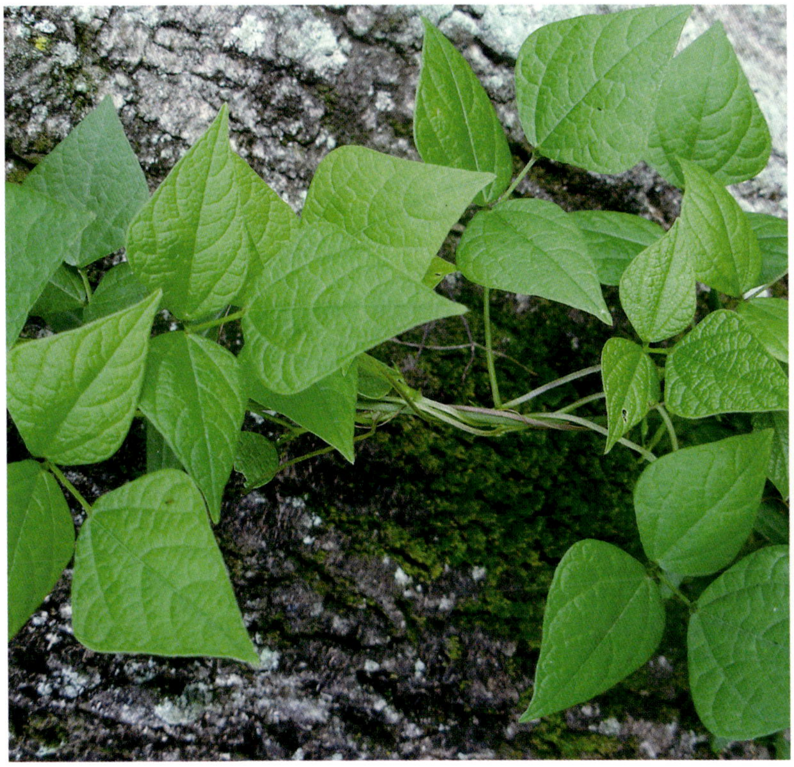

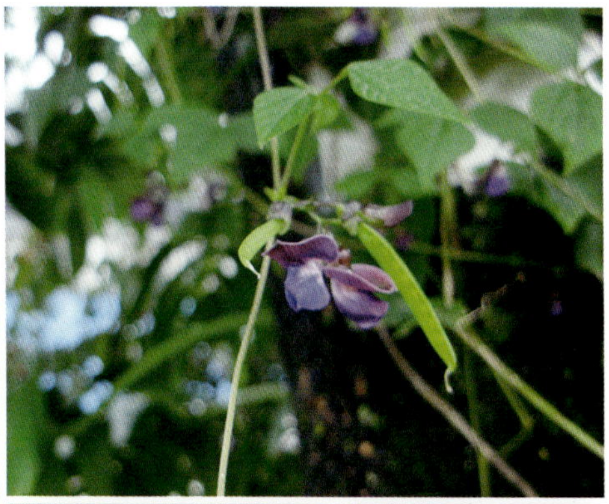

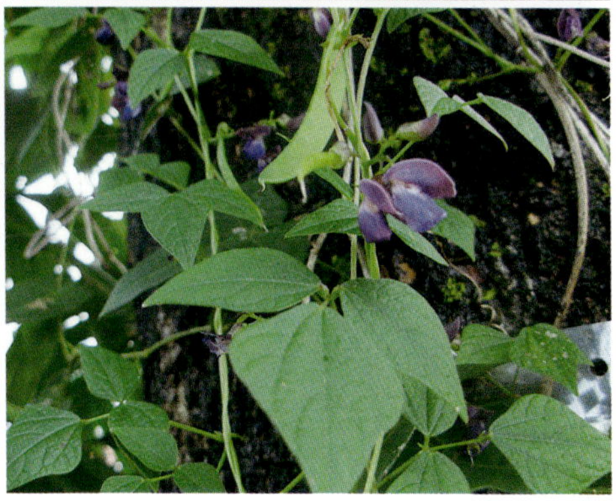

547 鹿蹄橐吾

菊科 鹿蹄橐吾 *Ligularia hodgsonii* J. D. Hooker

佤名： hlax doi nbi [lʰa̱ʔ to̱i bi̱]（辣堆苾）

别名： 滇紫菀、大马蹄香、南瓜七

植物形态： 多年生草本。须根多数，条状，肉质。茎基部被枯叶柄纤维所包围。基生叶肾形或心状肾形，长 4.5~10cm，宽 9~20cm，先端圆形，基部宽心形或近戟形，两侧裂片耳状斜展，两面无毛，叶脉掌状，叶柄纤细，长 15~40cm，无毛，基部具狭鞘；茎生叶 3~4 枚，稍小，最上部 1 枚无柄，鞘叶状膨大，边缘具齿。头状花序（2~）4~8 个排列成伞房状或复伞房状花序；苞片鞘状舟形，长 20~30mm；小苞片线状钻形，长 10~25mm；总苞钟形或宽钟形，长大于宽，长 10~15mm；总苞片 8~14 枚，宽 3~4mm，具宽膜质边缘。舌状花 8~12 朵，舌片条形，长 15~25mm，宽 2~4mm。瘦果圆柱形；冠毛红棕色。花、果期 7—10 月。

生境分布： 生于海拔（800~）1100~1600m 的林缘草坡或溪边草丛中。分布我国于云南、四川、贵州、广西、湖北、陕西、甘肃；俄罗斯远东地区和日本亦有。

药用部位： 根

采收加工： 全年可采收，洗净，切片，晒干或鲜用。

性味功效： 淡、微辛，温。调经，消肿。

主治： 月经不调，痈肿，子宫脱垂。

用法用量： 内服：水煎服。

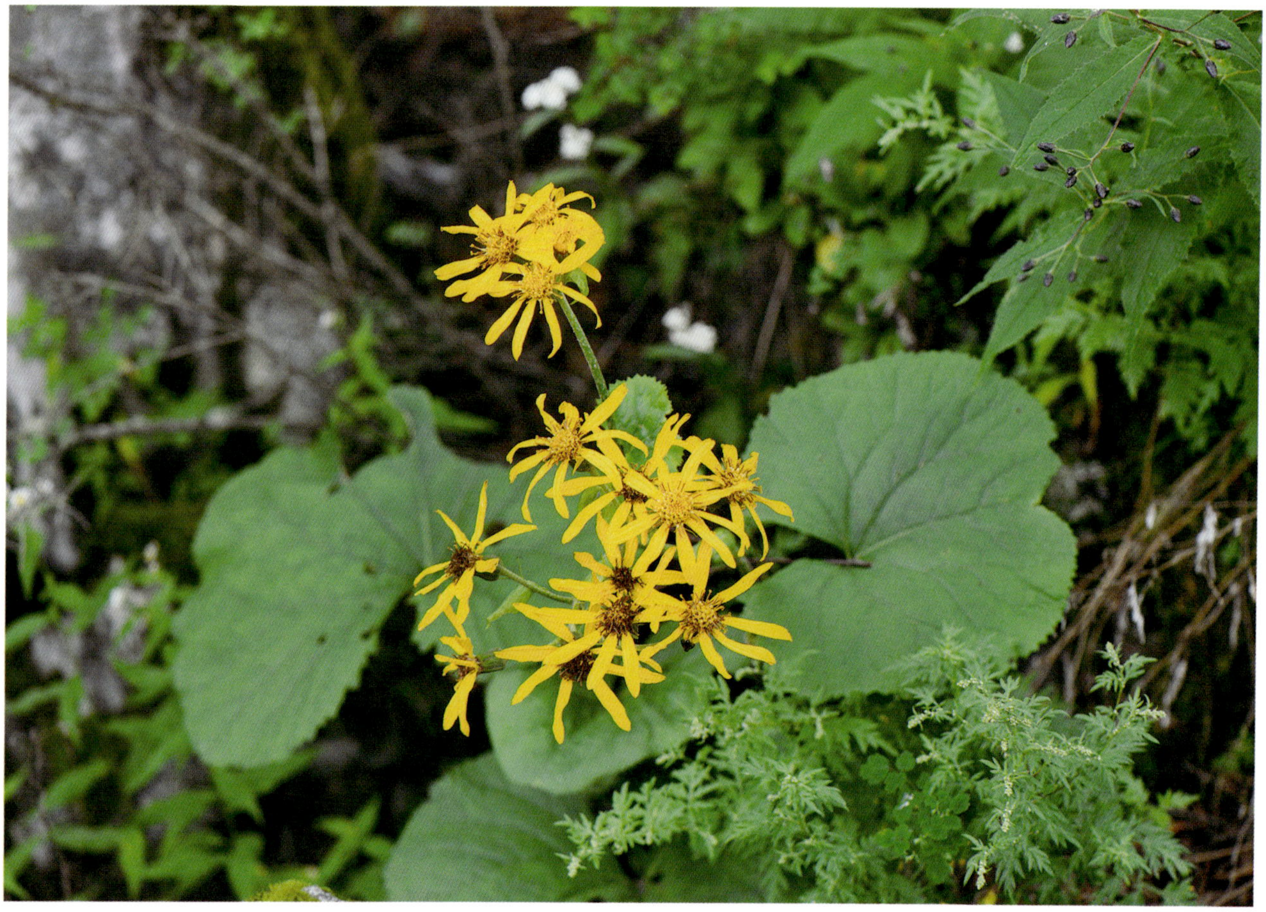

548 商陆

商陆科 商陆 *Phytolacca acinosa* Roxburgh

佤名： daex gui [ta̠ɯʔ ku̠i]（德归）

别名： 山萝卜、土冬瓜、萝卜参

植物形态： 多年生直立草本，全株无毛。根肥大，肉质，圆锥状。茎圆柱形，绿色或紫红色。叶薄纸质或近于膜质，椭圆形、长椭圆形或披针状椭圆形，长 11~30cm，宽 4.5~11cm，顶端锐尖或渐尖，基部楔形渐狭；叶柄长 1.5~3cm。总状花序顶生或与叶对生，圆柱状，直立，常比叶短，花序梗短，长 1~3cm；花两性，花被片 5 片，白色、黄绿色或淡红色，椭圆形、卵形或长圆形，长 3~4mm；雄蕊 8~10 枚，或 10 枚以上；心皮 5~8（~10）枚，分离，花柱短，直立，顶端下弯，柱头不明显。由分果组成的浆果扁球形，直径约 7mm，熟时黑色。花期 5—8 月，果期 6—10 月。

生境分布： 生于湿润肥沃地，喜生垃圾堆上。野生于海拔（900~）1500~3400m 的山谷缓坡或山箐润湿处，石灰岩山坡、田边、路边有时也见，或栽培于房前屋后及园地。我国自东北、西北至华南、西南均有分布；日本及印度亦有。

药用部位： 根

采收加工： 秋、冬季至次春采挖，除去须根及泥沙，切成块或片，晒干或阴干。

性味功效： 苦，寒。有大毒。泻下逐饮，消肿散结。

主治： 水肿胀满，肺气肿喘咳，湿热下注，子宫糜烂，痈肿，恶疮。

用法用量： 内服：水煎服，3~10g。外用：鲜品捣烂，或干品研末涂敷。

附方

1. **疮痈：** 本品鲜品适量，捣烂，外包患处。
2. **肾炎，肝腹水：** 本品 15g，水煎服，每日 3 次。

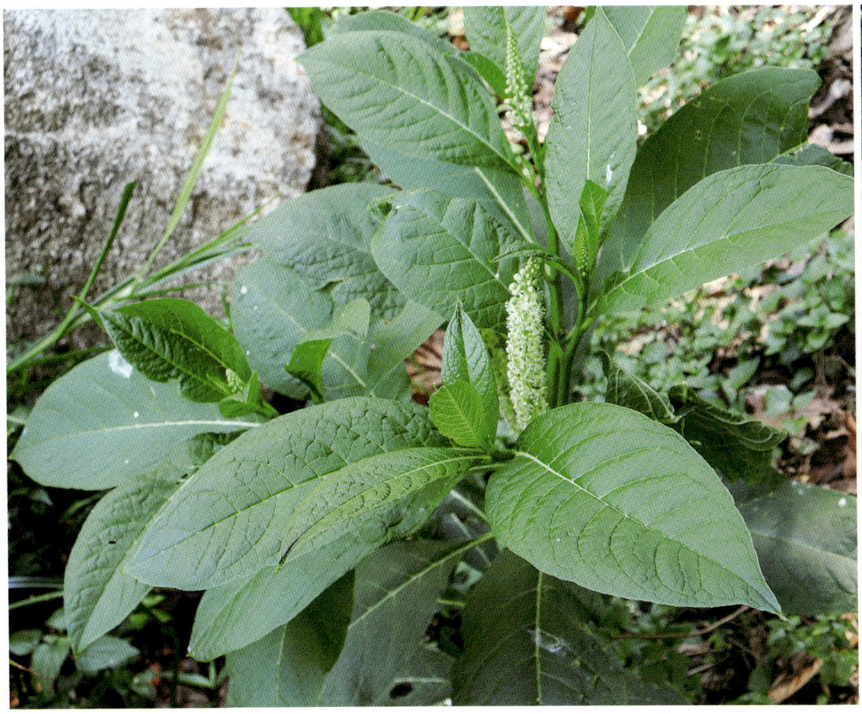
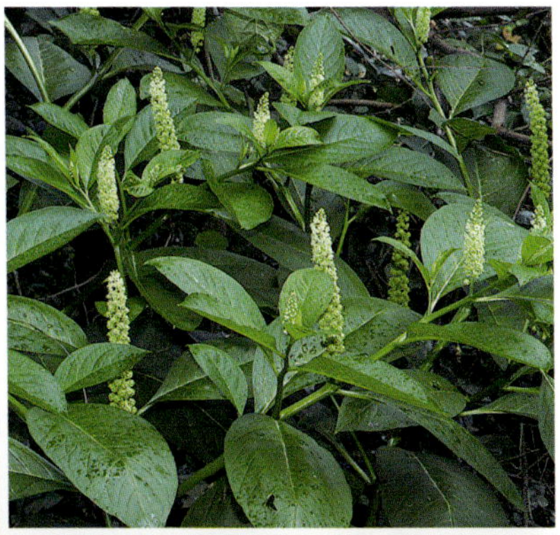
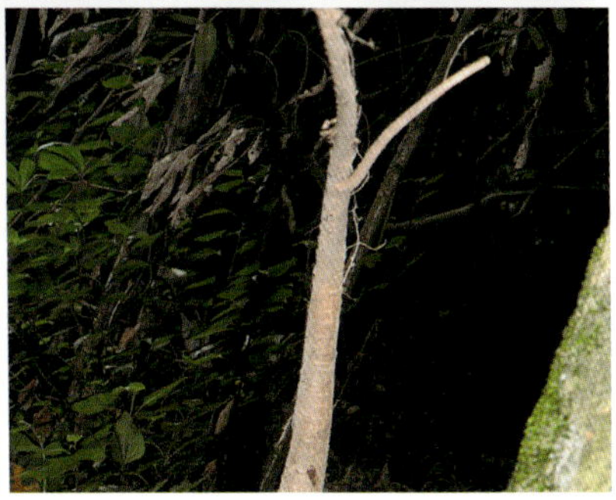

549 清香木

漆树科 清香木 *Pistacia weinmanniifolia* J. Poisson ex Franchet

佤名： kaox mag kiag [ka̱uʔ ma̱k k^{h}ia̱k]（栲马将）

别名： 紫油木、香叶树、对节皮

植物形态： 灌木或小乔木。树皮灰色，羽状复叶互生，有小叶4~9对，叶柄被微柔毛；小叶革质，长圆形或倒卵状长圆形，较小，具芒刺状硬尖头，基部略不对称，全缘，两面中脉上被极细微柔毛，侧脉在叶面微凹，在叶背明显凸起；小叶柄极短。花序腋生，与叶同出，花小，紫红色，无梗，苞片1片，卵圆形，花药长圆形，先端细尖；不育雌蕊存在；子房圆球形，无毛，花柱极短，柱头3裂，外弯。核果球形，长约5mm，径约6mm，成熟时红色，先端细尖。花期3—5月，果期6—8月。

生境分布： 生于海拔 580~2700m 的石灰山林下、灌丛中。产于我国云南、西藏、四川、贵州、广西。

药用部位： 嫩枝、叶

采收加工： 全年可采收。

性味功效： 微苦、涩，凉。开窍醒脑，除风解毒，凉血，止血。

主治： 头痛，风湿，外伤出血。

用法用量： 内服：水煎服，9~15g。外用：树皮研粉撒敷，鲜叶捣烂包敷。

附方

头痛： 本品鲜叶、嫩枝叶捣烂包头部。

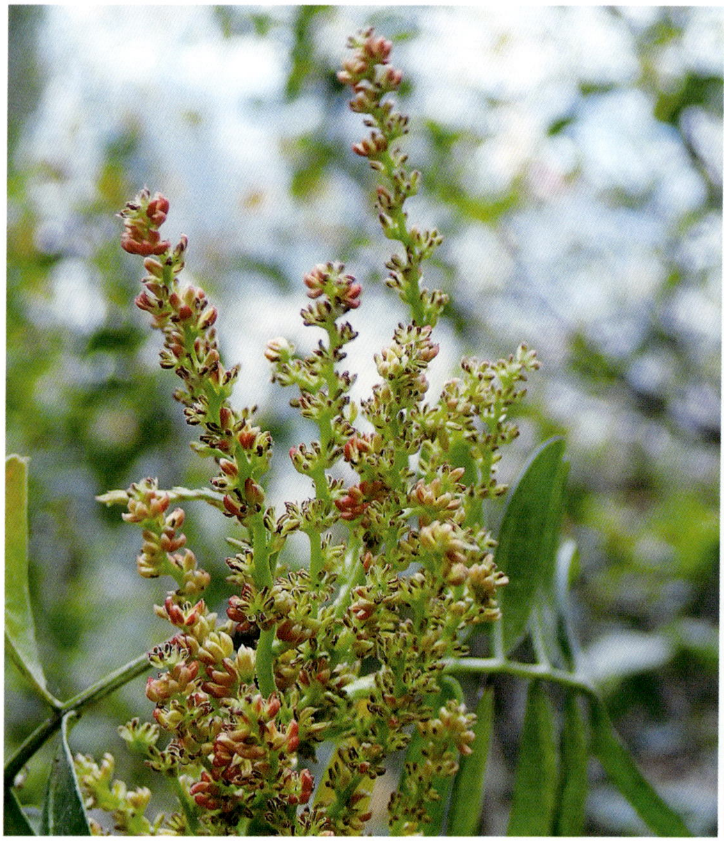

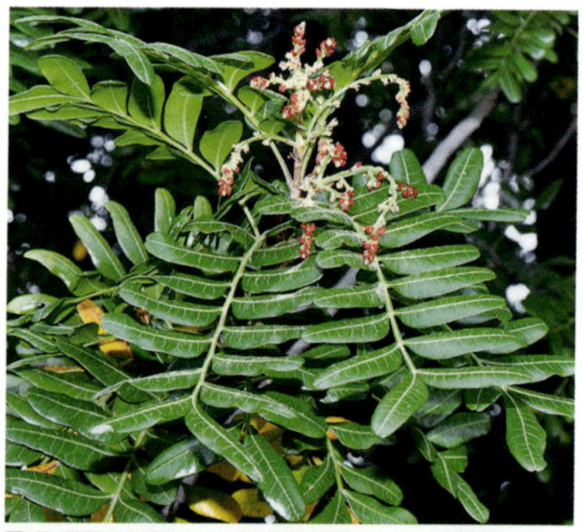

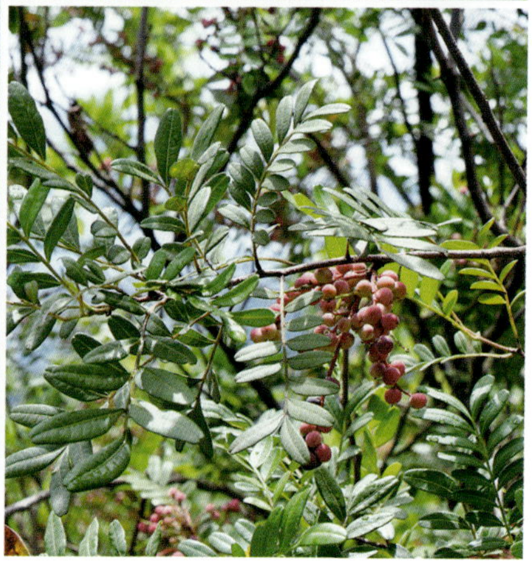

550 淮通

马兜铃科 淮通 *Aristolochia moupinensis* Franchet

佤名： nkim dam dīng [g^{h}i̠m ta̠m tiŋ]（吉党顶）

别名： 宝兴马兜铃、宝兴关木通、木香马兜铃

植物形态： 缠绕藤本；茎木质。叶膜质或纸质，心形或卵状心形，长 8~19cm，宽 6~13cm，两面被白色倒伏硬毛，基出脉、5 条（稀 7 条）。花 1~3 朵生于叶腋；花梗长 3~8cm；花被紫色，花被管中部急遽弯曲，下部长 2~3cm，直径 8~10mm，弯曲处至檐部下部狭而稍短，外面密被长柔毛，有明显的纵棱，外面被长柔毛；檐部近圆形，直径 3~3.5cm，有紫色斑点，边缘淡绿色，具网状脉纹，边缘微 3 浅裂，裂片常稍外翻，顶端凸尖，喉部圆形、具环，直径约 8mm。蒴果长圆形，棒状，长 2~3.5cm，具 6 棱，棱通常波状弯曲，成熟时自顶端向下 6 瓣开展。花期 5—6 月，果期 8—10 月。

生境分布： 生于海拔 2000~3200m 的常绿阔叶林内。分布于我国云南、西藏、四川、贵州、湖南、湖北、浙江、江西、福建。

药用部位： 全株、根

采收加工： 春、秋季采收，分别切片，晒干。

性味功效： 苦，寒。健脾益胃，润肺。

主治： 胃痛，胃溃疡，肺结核。

用法用量： 内服：水煎服，7~10g。

附方

1. **胃痛，胃溃疡：** 本品、茯苓、金线吊葫芦、砂仁、黄连各适量，水煎服。
2. **肺结核：** 本品根、小丁香、大理肺散、白花蛇舌草、鱼子兰各 7~10g，水煎服。

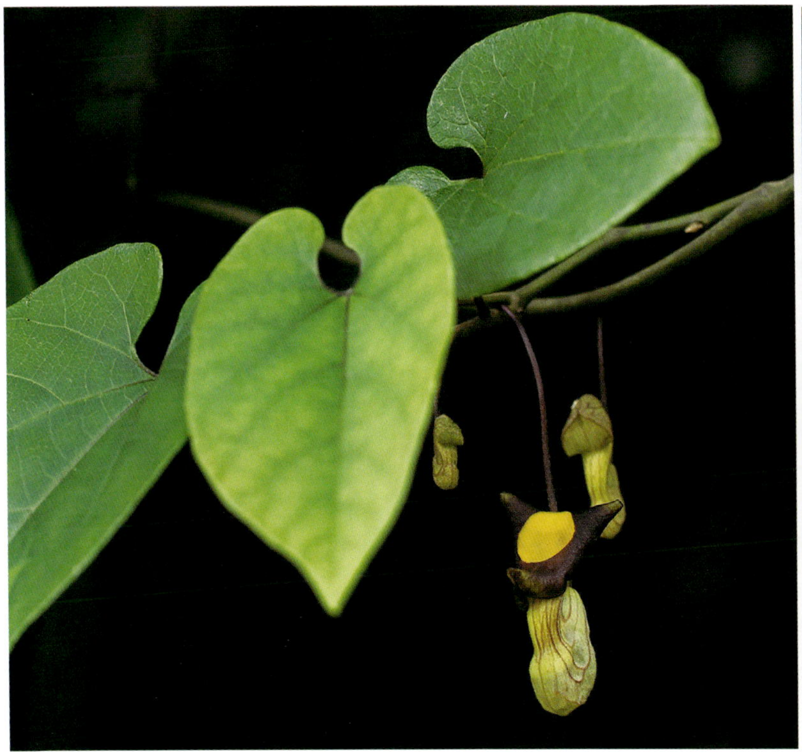

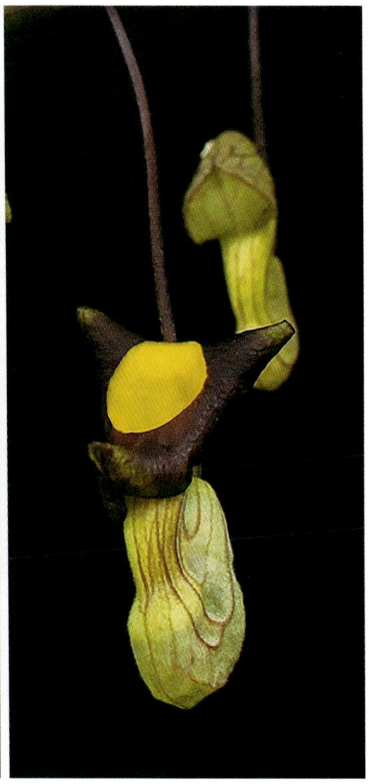

551 淡红忍冬

忍冬科 淡红忍冬 *Lonicera acuminata* Wallich

佤名： dāi gao seng [tai kau sɣŋ]（呆告森）

别名： 肚子银花、毛萼忍冬、短柄忍冬

植物形态： 落叶或半常绿木质藤本。枝中空，幼枝红褐色，常被土黄色糙毛。叶对生，叶片薄革质至革质，长圆形、卵状长圆形至线状披针形，长 4~8.5cm，宽 2~4cm，基部圆形至近心形，边缘全缘且具缘毛，两面沿中脉被糙伏毛。总花梗集生于小枝顶端，常作近伞房状花序，或单生于小枝上部叶腋，长 5~15（~20）mm，被土黄色糙毛；苞片钻形，比萼筒短或较长，小苞片宽卵形或卵形，具缘毛，长为萼筒 1/3~2/5；相邻 2 萼筒分离；花冠黄白色并略带深紫色，筒状漏斗形，长 1.5~2.4cm，外面无毛或略被糙毛，二唇形；雄蕊 5 枚。果卵状球形，直径 6~7mm，蓝黑色。花期 6—7 月，果期 10 月。

生境分布： 生于海拔 1140~3000m 的林内或灌丛中。分布于我国云南、西藏至东南沿海各省和台湾，北自陕西秦岭、甘肃南部至广东的东西北部；尼泊尔、印度、缅甸、印度尼西亚和菲律宾亦有。

药用部位： 花蕾

采收加工： 春、夏季花未开放时采收，晾干。

性味功效： 甘，寒。清热解毒。

主治： 风热感冒，高热，上呼吸道感染，扁桃体炎，急性乳腺炎，急性结膜炎，急性阑尾炎，痢疾，痈疖脓肿，丹毒，风湿病。

用法用量： 内服：水煎服。

附方

风湿病： 本品、野杜仲、大百解、追散风，各 1 把，水煎服。

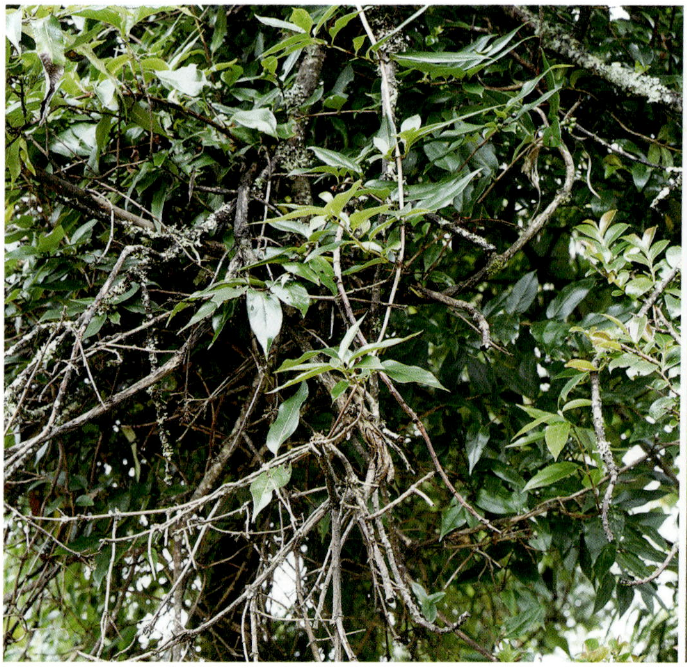

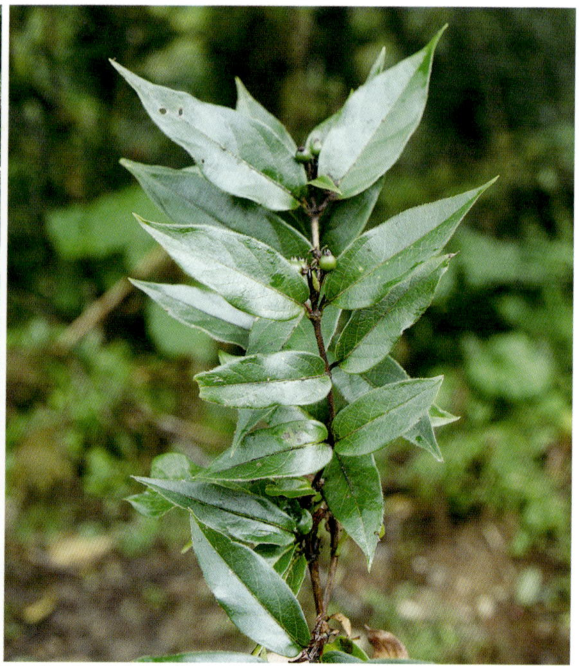

552 续断

川续断科 川续断 *Dipsacus asper* Wallich ex C. B. Clarke

佤名： prang brēg bouih [pʰraŋ prɤk poih]（搬白背）

别名： 山萝卜、和尚头

植物形态： 多年生草本；主根圆柱形，黄褐色，稍肉质；茎具 6~8 条棱，棱上具短而粗的硬刺。基生叶丛生，叶片倒向羽裂，长 15~25cm，宽 5~15cm，顶端裂片大，两侧裂片 3~4 对，叶面被白色柔毛，背面沿脉被刺毛；叶柄长达 25cm；茎生叶：中下部的为羽状深裂，其上部的为披针形，全缘或在基部 3 裂。头状花序球形，直径 2~3cm，具长 10~25cm 总梗；花萼四棱形，浅盘状，常 4 裂，外面被短毛，花冠淡黄色或白色，顶端 4 裂；雄蕊 4 枚，花丝扁平，花药紫色。瘦果倒卵形，长 2~4mm，淡褐色，藏于副萼内，仅顶端外露。花期 7—9 月，果期 9—11 月。

生境分布： 生于海拔 2000~3600m 的林边、灌丛、草地。分布于我国云南、陕西、甘肃、河南、湖北、江西、湖南、广东、广西、贵州、四川、西藏。

药用部位： 块根

采收加工： 秋季采收，切段，晒干。

性味功效： 苦、微酸，温。强筋骨，活血，止痛，解毒。

主治： 风湿关节炎，跌打损伤，腰疼，月经不调，咳嗽等。

用法用量： 内服：水煎服，15~20g。

附方

1. **腰疼：** 本品 15g、杜仲 10g、金毛狗脊 15g，水煎服，每日 3 次。
2. **先兆流产：** 本品 15g、桑寄生 15g、女贞子 10g，水煎服，每日 3 次。
3. **腹泻：** 本品配番石榴、臭灵丹、桑枝各适量，水煎服。

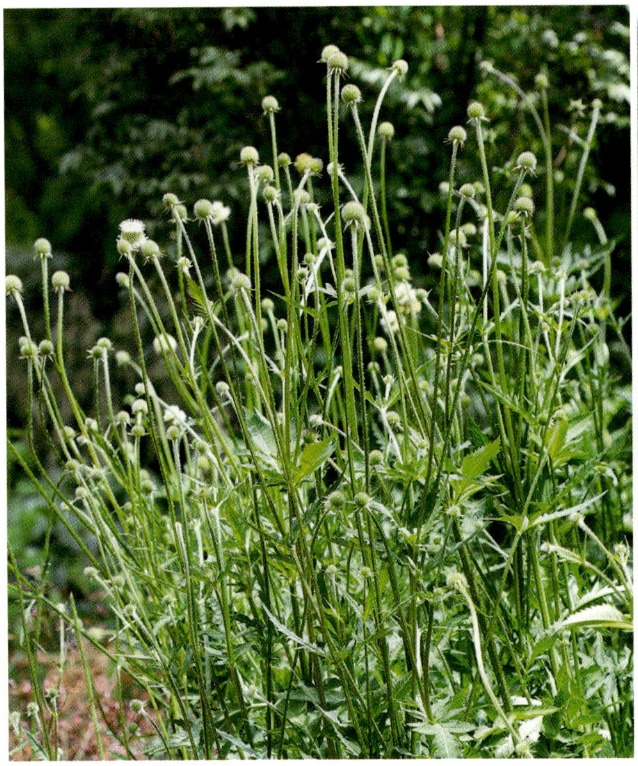

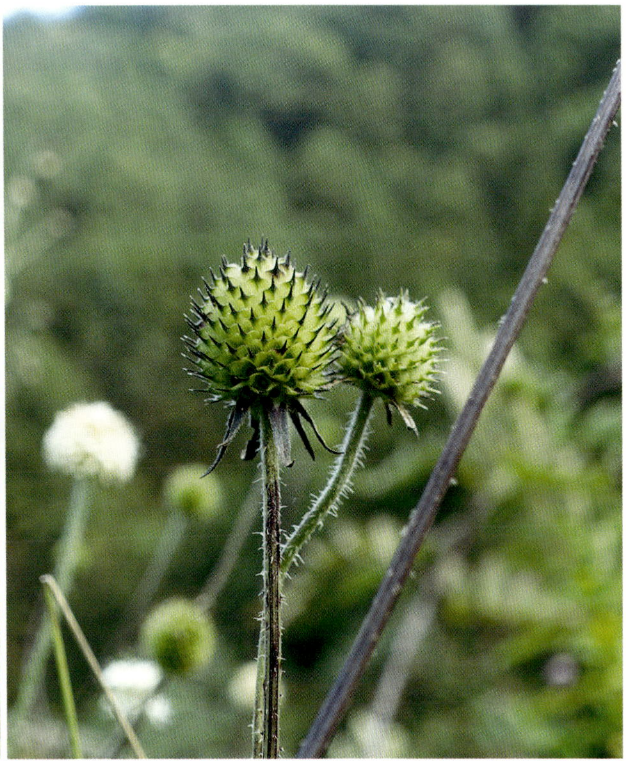

553 绵三七

豆科 鸡头薯 *Eriosema chinense* Vogel

佤名： nyīa sam doud siah [n̥ia sa̱m to̱t ç̱iah]（娘杉躲下）

别名： 鸡心矮陀陀、山草头、山鸡头

植物形态： 直立草本。具纺锤形或球形、肉质的多年生的块根。茎常不分枝，纤细，密被棕色硬毛并杂以同色的短柔毛。托叶线形至线状披针形，长 4~8mm，有细脉纹，被毛，宿存。叶为单小叶，近无柄，长椭圆状披针形至线形，长 2.5~7cm，宽 0.5~1.5cm，基部圆形或有时微心形，上面及叶缘散生棕色长柔毛，下面密被灰白色星状绒毛，沿主脉密被棕色长柔毛。总状花序腋生，长 4~10mm，常有花 1~2 朵；花冠淡黄色，比萼长 2 倍。荚果菱状椭圆形，略膨胀，长 8~10mm，宽约 6mm，熟时黑色，被褐色长硬毛。花期 5—6 月，果期 7—10 月。

生境分布： 生于海拔 300~1700m 的山野间土壤贫瘠的草坡上。分布于我国云南、广西、贵州、广东、海南、江西、湖南；缅甸、越南、印度、泰国、印度尼西亚亦有。

药用部位： 块根

采收加工： 秋季采收，洗净，切片，晒干。

性味功效： 甘、苦，平。健脾消积，行气止痛，解毒消肿。

主治： 小儿疳积，消化不良，胃炎，疝气。

用法用量： 内服：水煎服，9~15g，或研末 1.5~3g，或浸酒服。外用：捣敷，或研末调敷。

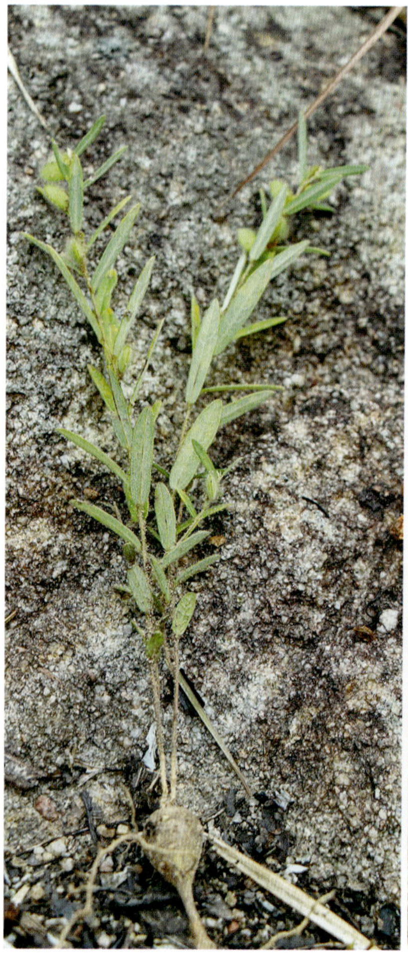

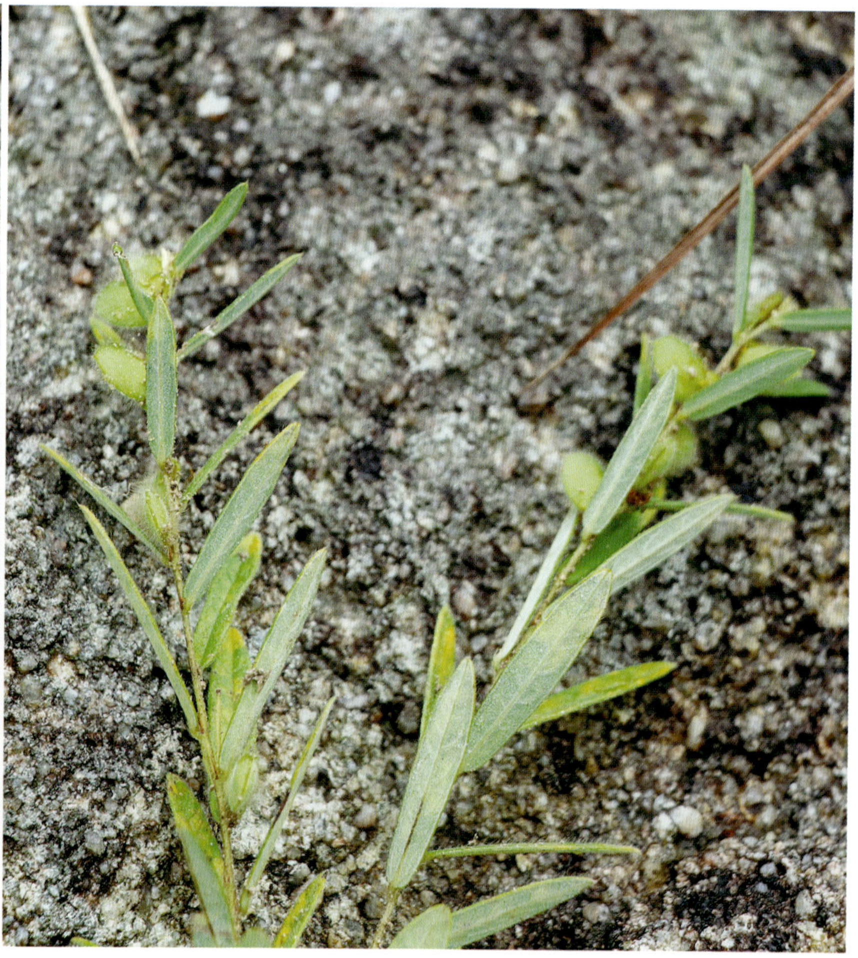

554 绿豆

豆科 绿豆 *Vigna radiata* (Linnaeus) R. Wilczek

佤名： bi [pi]（芘）

植物形态： 一年生直立草本。茎被褐色长硬毛。羽状复叶具3片小叶；托叶盾状着生，卵形，具缘毛；小托叶显著，披针形。总状花序腋生，有花4至数朵；旗瓣近方形，外面黄绿色，里面有时粉红；翼瓣卵形，黄色；龙骨瓣镰刀状，绿色而染粉红。荚果。种子8~14粒，淡绿色或黄褐色。花期初夏，果期6—8月。

生境分布： 我国南北各地均有栽培。世界各热带、亚热带地区广泛栽培。

药用部位： 成熟种子

采收加工： 秋季采收，晒干。

性味功效： 甘，凉。清热解毒，消暑利水。

主治： 用于暑热烦渴，水肿，泄泻，丹毒，痈肿，清热解毒。

附方

中暑： 本品、冰片叶、藿香、马蹄香各适量，先冷水煮绿豆20分钟，后下以上配方，中火煮沸20分钟即可当茶频饮。

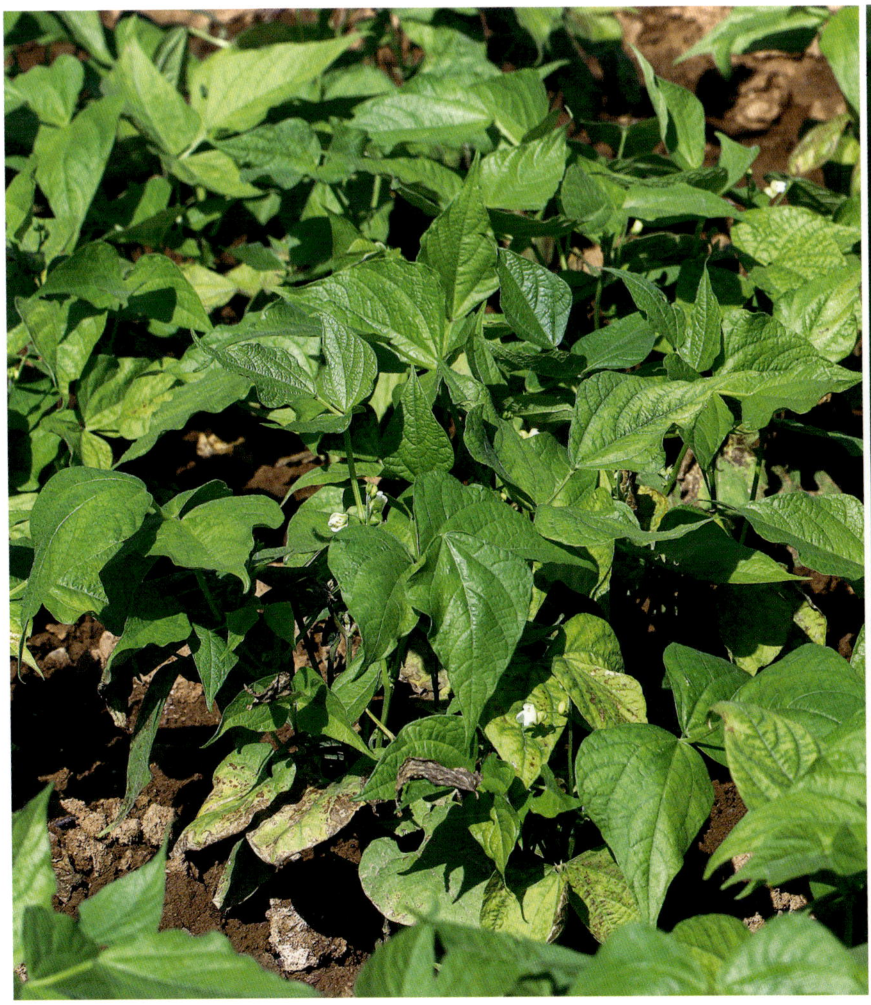

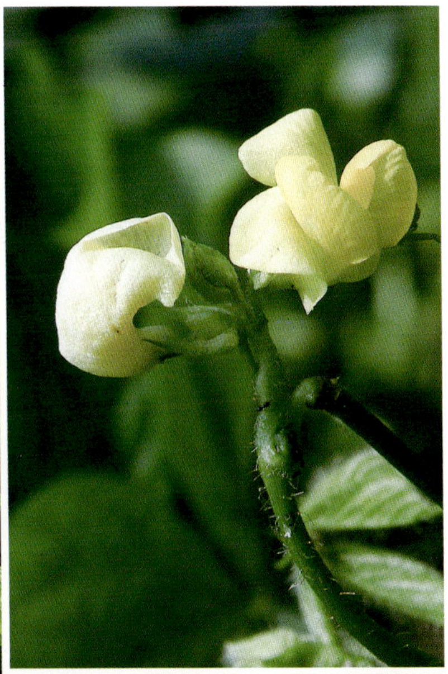

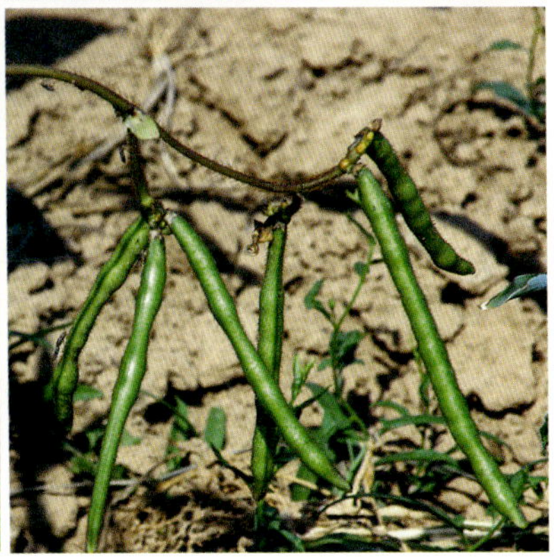

555 揉白叶

五福花科 水红木 *Viburnum cylindricum* Buchanan-Hamilton ex D. Don

佤名： kaox dong hmāi [kʰa̱uʔ tə̱ŋ mʰa̱i]（栲东买）

别名： 石诺、翻白叶、黑果果

植物形态： 常绿灌木至小乔木。叶片坚纸质至革质，揉之出现白色瘢痕，椭圆形至长圆形或卵状长圆形，长 6~16cm，宽 3~5cm，粗壮枝上的叶片较薄，长可达 17~24（~30）cm，宽 10cm；叶柄长 1~3.5（~5）cm。花序聚伞状近伞房形或复伞形，直径 7~10cm，被微毛至仅有微小腺点，总梗长 2.5~3.5（~4.5）cm，第一级辐射枝常 7 条；花常着生于第三级辐射枝上；花冠白色或带粉红色，筒状钟形，长 4~6mm，花冠裂片长约 1mm，直伸；雄蕊 5 枚，伸出花冠长约 3mm。核果卵状球形，长约 5mm，先红后紫黑。花期 6—10 月，果期 10—12 月。

生境分布： 生于海拔1120~3200m的阳坡常绿阔叶林或灌丛中。分布于我国中南至西南各地、西藏东南部、甘肃南部、湖北西部及湖南西部；巴基斯坦、印度、尼泊尔、不丹、缅甸北部、泰国北部、越南中部至北部，以及印度尼西亚亦有。

药用部位： 树皮、叶、根皮

采收加工： 全年可采收，洗净，晒干或鲜用。

性味功效： 微苦，凉。清热解毒。

主治： 树皮、叶：跌打损伤，皮肤瘙痒，急性肠胃炎，腹泻，水火烫伤；根皮：神经衰弱。

用法用量： 内服：根 30~60g，泡酒服。外用：树皮及叶水煎后洗患处。

附方

1. **皮肤瘙痒：** 本品树皮及鲜叶适量、九里光、血满草、木贼、金竹叶等，煎汤外洗患处。
2. **跌打损伤：** 本品根 30~60g，泡酒服。
3. **急性肠胃炎，腹泻，水火烫伤：** 本品嫩叶，水煎服或嚼服。

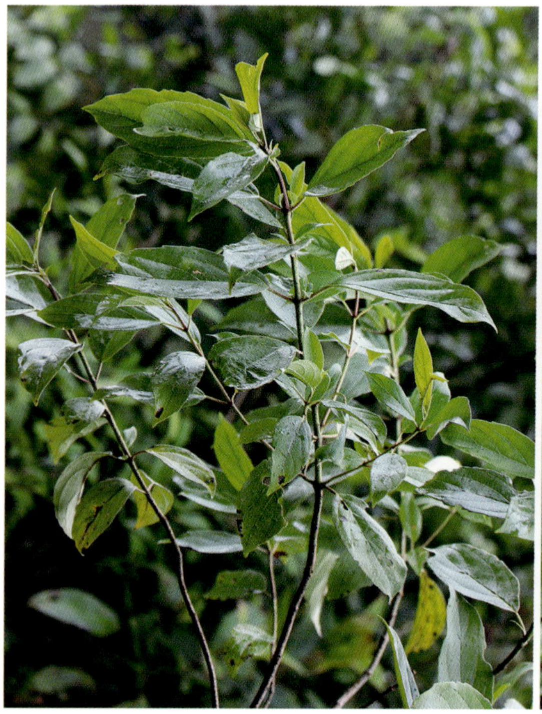
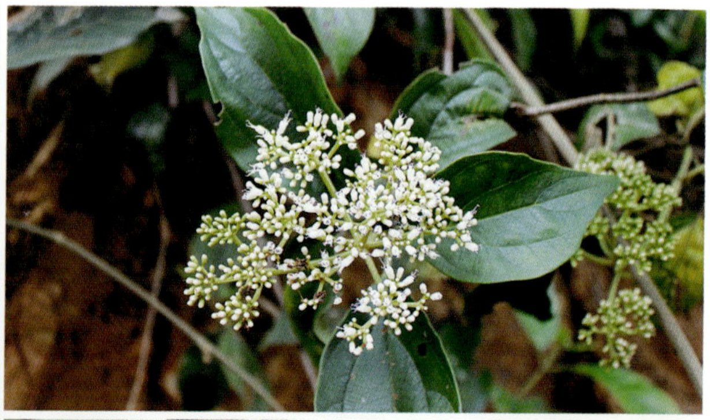
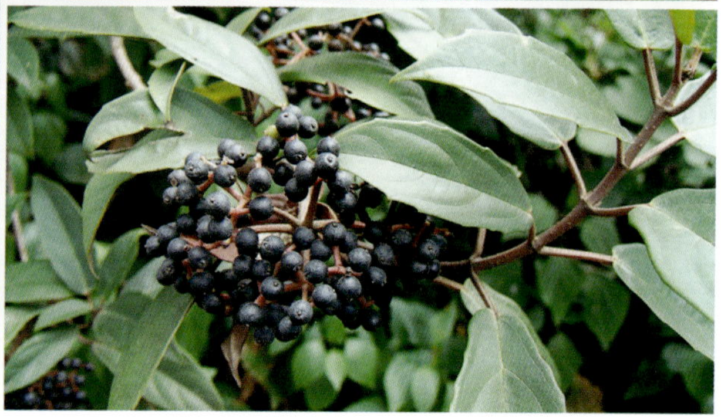

556 葫芦

葫芦科 葫芦 *Lagenaria siceraria* (Molina) Standley

佤名： si ngīan [si ŋian]（丝念）

别名： 瓠、白瓜、瓠瓜

植物形态： 一年生草质藤本。全株有黏质柔毛。卷须 2 裂。单叶互生，叶柄长 5~30cm，顶端具腺齿 2 枚；叶片近圆形，多数五角形或 5 浅裂，长 10~40cm，基部宽心形，边缘有尖齿，两面均被柔毛。花白色，单生于叶腋，单性，雌雄同株；雄花梗多较叶柄长，具雄蕊 3 个，花药合生；雌花花梗则稍短于叶柄或等长；花萼 5 裂，被柔毛；花冠长 3~4cm，5 深裂，子房长椭圆形。果形不一，有棒状、梨状、烧瓶状等。种子白色，扁平，卵形。花期夏季，果期秋季。

生境分布： 广泛栽培于世界热带到温带地区。

药用部位： 全草

采收加工： 全年可采。

性味功效： 苦，寒。利尿，消肿，散结。

用法用量： 内服：水煎服，15~30g。外用：煎水洗或熏蒸。

附方

全身水肿，瘙痒： 本品、半截藤、血满草、臭牡丹、三丫叶、细狗响铃等各适量，水煎服，同时以上诸药再配象脚芭蕉、黄药子叶煎煮洗澡或熏蒸。

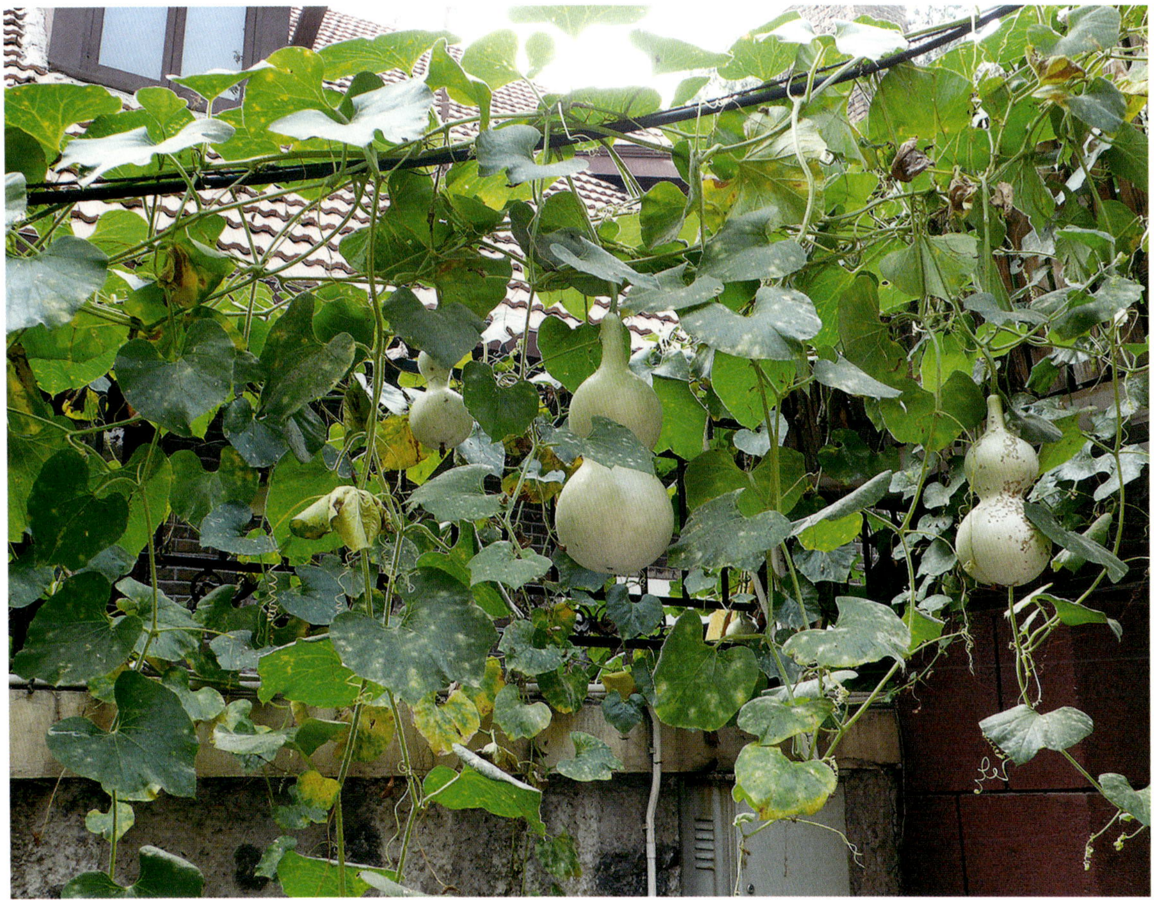

557 葫芦茶

豆科 葫芦茶 *Tadehagi triquetrum* (Linnaeus) H. Ohashi

佤名： rīb gaing si ngīan [rip kaiŋ si ŋian]（日埂丝念）

别名： 金剑草、小苦茶、小红藤

植物形态： 小灌木、亚灌木或多年生草本，茎直立。叶为单叶；托叶披针形，长1.3~2cm；叶柄长1~3cm，两侧具宽翅，翅宽4~8mm；小叶片纸质，狭披针形至卵状披针形，长4.5~13cm，宽1.1~3.5（~5）cm，先端急尖，基部圆形或浅心形，全缘。总状花序顶生和腋生，长15~30cm，被贴伏丝状毛和小钩状毛；每苞片腋内具2~3朵花；花冠淡紫色或紫红色，长6~7mm，旗瓣近圆形。荚果长2~5cm，宽5mm，全部密被黄色或白色糙伏毛，后毛渐稀疏，无网脉，腹缝线直，背缝线稍缢缩，具荚节5~8节，荚节近方形，长3~4mm，宽4~6mm，成熟时于荚节间断裂。花期6—10月，果期10—12月。

生境分布： 生于海拔 200~1400m 的河边荒地、山坡草地、灌丛及林中。分布于我国云南、福建、江西、广东、海南、广西、贵州；印度、斯里兰卡、缅甸、泰国、越南、老挝、柬埔寨、马来西亚、太平洋群岛、新喀里多尼亚和澳大利亚亦有。

药用部位： 全草

采收加工： 夏、秋季采收，切段，晒干。

性味功效： 微苦、涩，凉。清热解毒，消积利湿，杀虫防腐。

主治： 中暑，感冒发热，咽喉肿痛，肾炎，黄疸型肝炎，肠炎，细菌性痢疾。

用法用量： 内服：水煎服，10~30g。

附方

1. **肾炎水肿：** 本品 30g、野绿谷根 15g，水煎服，每日 3 次。
2. **妊娠呕吐：** 本品 30g，水煎服，每日 3 次。
3. **黄疸型肝炎：** 本品 20g、青叶胆 15g、奶浆草 10g，水煎服，每日 3 次。

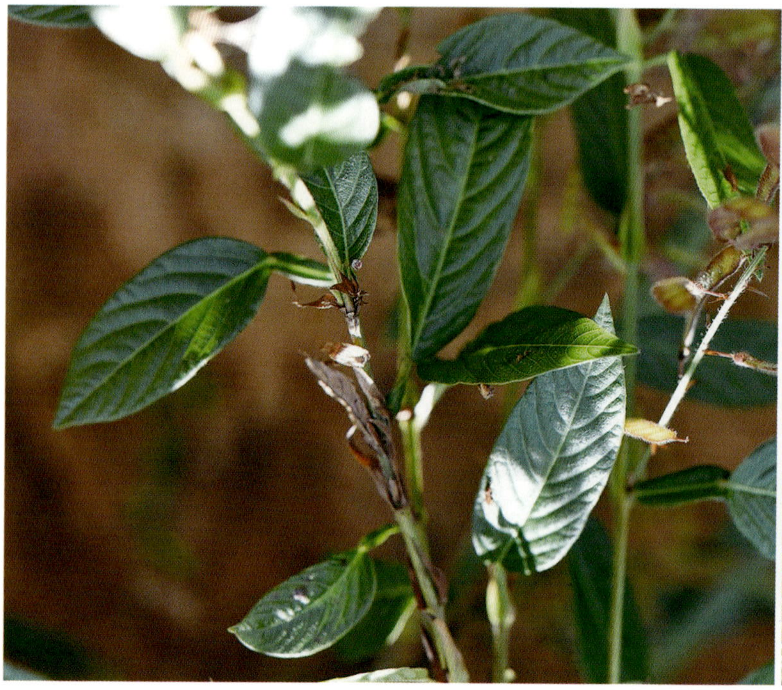
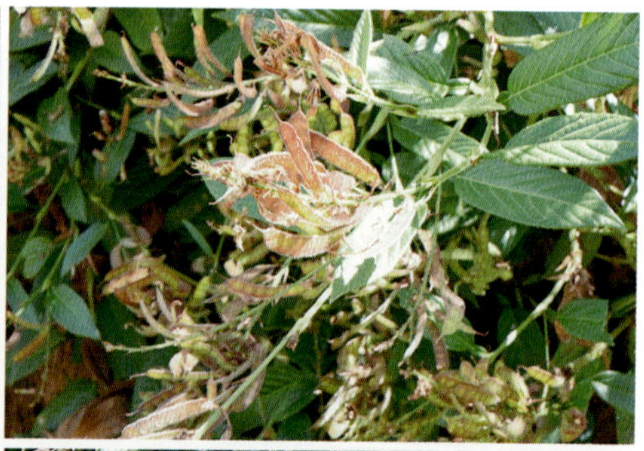
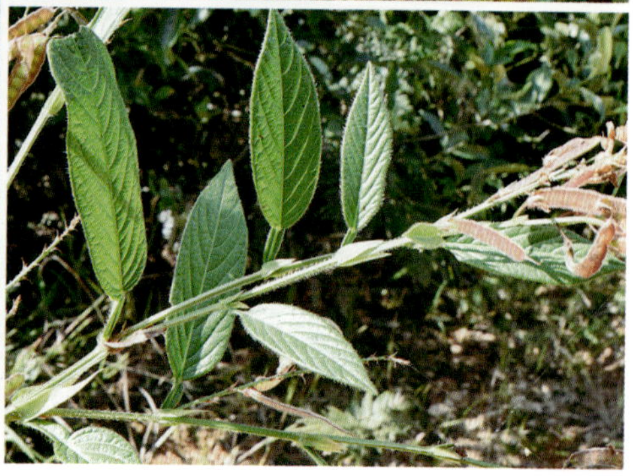

558 散血子

秋海棠科 紫背天葵 *Begonia fimbristipula* Hance

佤名： si mgrux siah [si gru̱ʔ si̱ah]（西枯下）

别名： 红水葵、红天葵、紫背秋海棠

植物形态： 多年生草本。无直立茎，具小块状的根状茎。叶基生，叶片宽卵形，长 4~11cm，宽 5~8cm，基部心形，两侧近相等，背面紫色。二歧聚伞花序基出，少花，总花梗纤细，红色，长 8~9cm。雄花：花被片 4 片，蔷薇红色，外面 2 枚较大，阔椭圆形至近圆形，长 1~1.25cm，宽 1cm，先端圆或微凹，内面 2 枚较小，倒卵状长圆形，长 7~8mm，宽 4~5mm；雄蕊多数。雌花：花被片 3 片（稀 5 片），蔷薇红色，向内渐变小，外面较大的近圆形，长 1~1.2cm，内面 1 枚较狭；子房 3 室，具不等 3 翅，每室胎座裂片 2 尖裂。蒴果具不等 3 翅，较大翅舌状，长 15mm，2 枚较小的翅弧形，近相等。花期 5 月，果期 6 月开始。

生境分布： 生于海拔 850~1100m 的林下。分布于我国云南、广西、广东、湖南、江西、浙江、福建等地。

药用部位： 块茎、全草

采收加工： 春、秋采挖根茎，去须根，切片，晒干。

性味功效： 甘、微酸，凉。清热解毒，润肺止咳，散瘀消肿，生津止渴。

主治： 块茎：急性肝炎，肝脾肿大，膀胱炎；全草、块茎：中暑发热，肺热咳嗽，咯血，淋巴结结核，瘀血腹痛，骨折，扭挫伤，烧烫伤。

用法用量： 内服：水煎服，15~25g。

附方

急性肝炎，肝脾肿大，膀胱炎： 本品 15~25g，水煎服。

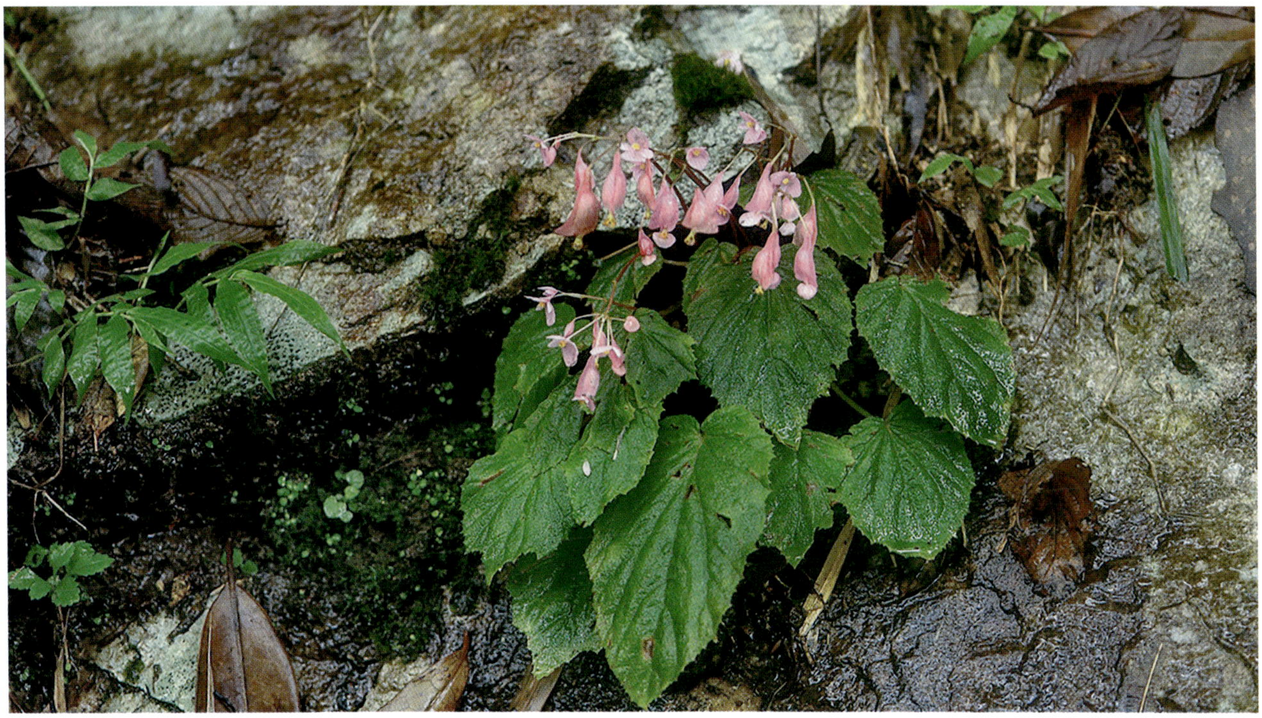

559 葱

百合科 葱 *Allium fistulosum* Linnaeus

佤名： daex mou [tauɯʔ mo̱]（德某）

别名： 大葱、四季葱

植物形态： 植株高50~80cm；鳞茎单生，圆柱状、狭圆锥状，长5~8cm，粗1~2cm；外皮白色，膜质或薄革质，不破裂。叶圆筒状，中空，向顶端渐狭、封闭。花葶圆筒状，中空，与叶等长；总苞膜质，2裂；伞形花序球形，多花，稍松散；花梗绿色，近等长，长1.5~2cm；花白色，花被片长卵形、长圆形，先端急尖，长5~8.5mm，外轮稍短；花丝白色，长5.5~8.5mm，外轮锥形，内轮的下部3/5扩大为肩状，宽达4mm，均于基部合生并贴生于花被上；花药蓝绿色，卵形，外轮小；子房倒卵状，基部具不明显的蜜穴，花柱白色细长，长4~7mm，伸出花被外。花、果期4—7月。

生境分布： 原产于西伯利亚，现中国各地广泛栽培。

药用部位： 全株

采收加工： 秋季采挖，洗净，晒干或鲜用。

性味功效： 辛，温。祛风发汗，解毒消肿，活血散瘀。

主治： 风寒感冒，头痛，跌打损伤，骨折。

用法用量： 内服：水煎服，10~15g。外用：取鲜品捣细敷患处。

附方

1. **风寒感冒：** 绣球防风15g，配姜、葱各适量，水煎服，每日3次。
2. **关节痛：** 本品根、梧桐树根、奶浆草、大蒜，共捣烂，锅内炒热加烧酒调入少许童子尿，每晚睡前贴于患处1次，连贴7次。
3. **狐臭：** 本品、大蒜各适量，捣碎与酸醋兑后包于腋下。

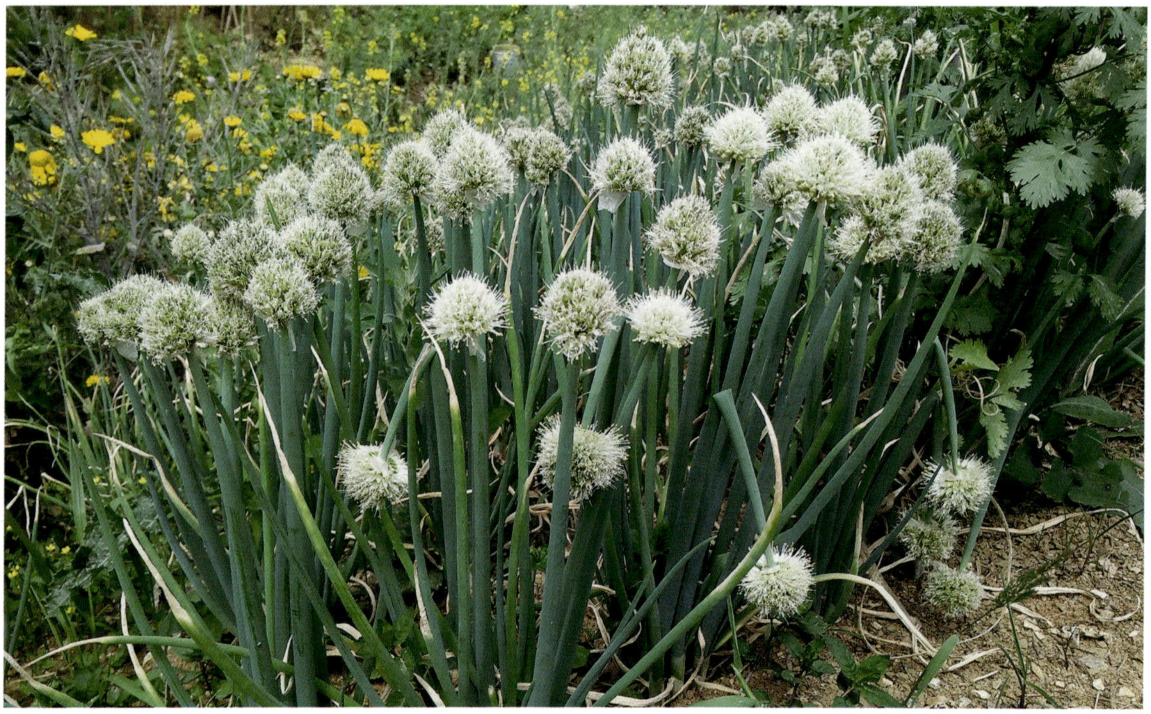

560 落地生根

景天科 落地生根 *Bryophyllum pinnatum* (Linnaeus f.) Oken

佤名： si ndah lī [si dah li]（司达李）

别名： 生根草、打不死

植物形态： 多年生草本。根茎长，节上生根。茎肉质，直立，无毛。叶对生，单叶或羽状复叶（具3~5片小叶），叶片或小叶片长圆形或椭圆形，长5~10cm，宽3~6cm，肉质，黄色、绿色或绿红色，先端钝，两面无毛，边缘具圆齿，齿底常生芽，芽长大后落地生根成一新植株。圆锥花序顶生，长10~40cm，花大，下垂；花萼圆筒状钟形，长2~4cm，淡绿色、淡黄色或淡紫色；花冠高脚蝶状，长3~5cm，下部1/4~1/3肿胀，中部缢缩，向上收缩成管状，裂片4片，长0.8~1.2cm，淡红色、淡紫色或深蓝色。蓇葖4个，直立，包藏于花萼及花冠内，具多数种子。花期1—3月。

生境分布： 生于海拔800~2200m的林缘、山坡或路边。原产于非洲，我国各地有栽培，在云南、广西、广东、福建和台湾归化并逸为野生。

药用部位： 全株

采收加工： 全年可采收，多为鲜用。

性味功效： 淡、微涩，凉。消肿止痛，拔毒生肌。

主治： 腮腺炎，乳腺炎，痈肿疮疖，骨折。

用法用量： 外敷：鲜品捣烂，或火烘软后敷患处。

附方

1. **皮肤红肿发热：** 本品适量配少量石灰，捣烂外敷患处。
2. **骨折：** 本品鲜品配土三七、小铜锤、紫兰花，均用鲜品，捣烂外敷患处。
3. **烧烫伤：** 本品叶50g、番茄叶50g、钻地风叶40g。上药均取鲜品，切细捣烂包敷患处，每日换药2次。

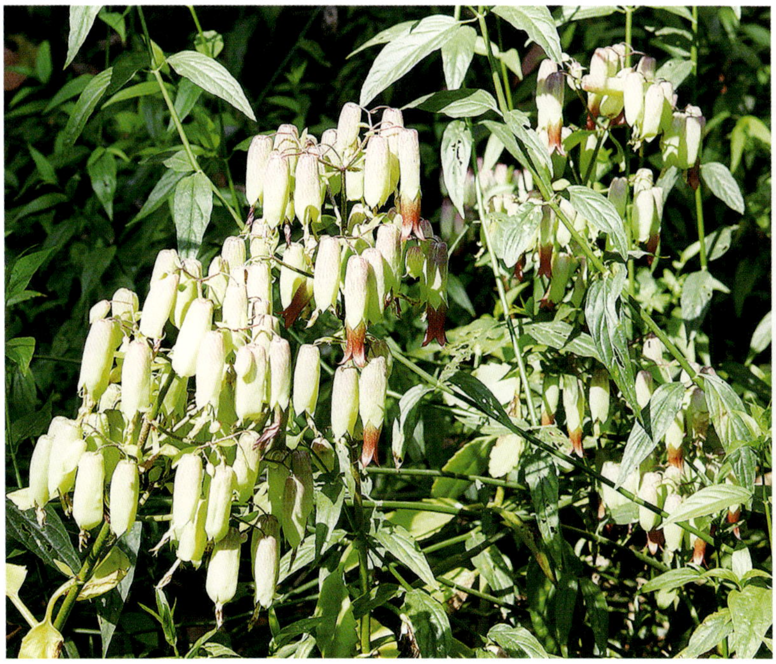

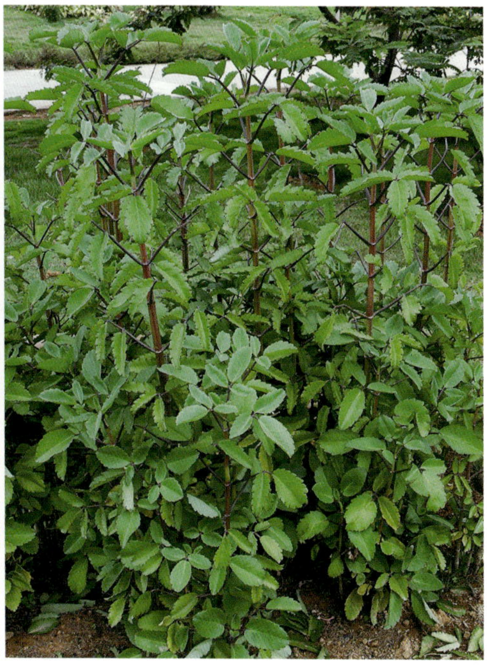

561 落葵

落葵科 落葵 *Basella alba* Linnaeus

佤名： hnu sang qix [n^{h}u̠ saŋ tɕ^{h}i̠ʔ]（努三七）

别名： 藤三七

植物形态： 一年生缠绕草本。茎无毛，绿色或略带紫红色。叶片卵形或近圆形；叶柄上有凹槽。穗状花序腋生；苞片早落；小苞片宿存；花被片淡红色或淡紫色，下部连合成筒；雄蕊着生于花被筒口，花药淡黄色；柱头椭圆形。果实球形，红色至深红色或黑色，多汁液，外包宿存小苞片及花被。花期 5—9 月，果期 7—10 月。

生境分布： 原产于亚洲热带地区，我国南北各地多有种植，南方有逸为野生的。

药用部位： 珠芽块

采收加工： 秋季采收，晒干。

性味功效： 微苦，温。滋补健腰，活血散瘀，消炎止痛。

主治： 跌打扭伤，风湿关节炎，胃出血，疮痈肿毒。

用法用量： 内服：水煎服，10~15g，研粉兑温开水内服。外用：鲜品捣烂外擦患处。

附方

1. **湿疹：** 本品叶配三颗针、叶上花、罗锅底、半截藤、寄生草、花椒叶等药各适量，用冷开水泡后药汁外擦患处。
2. **烫伤：** 本品叶配打不死、寄生草、绿豆瓣草、炒茶叶等药，冷水泡后药汁外擦患处。
3. **水肿：** 本品根 25g、黄独（家种）40g、芭蕉芯 100g，鲜品，洗净，切片，配红糖 100g，水煎炖食，每日分 3 次食用。并配合外洗，处方为：树寄生芭蕉 100g、黄独（家种）藤 100g、千里光 150g、洗碗叶 150g、熊胆草 100g，开水煎煮，药液洗全身，每日 1 次。内服、外洗配合治疗，效果显著。

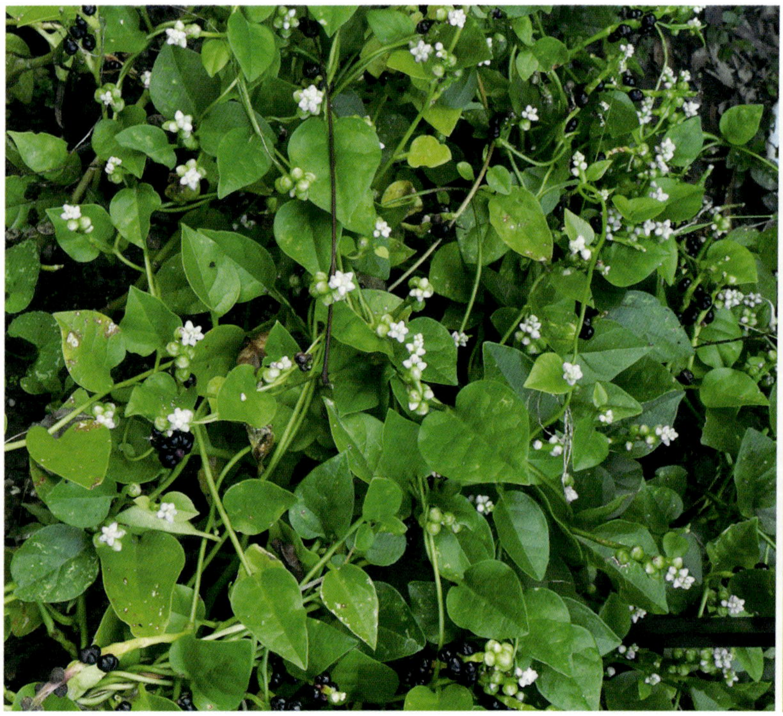

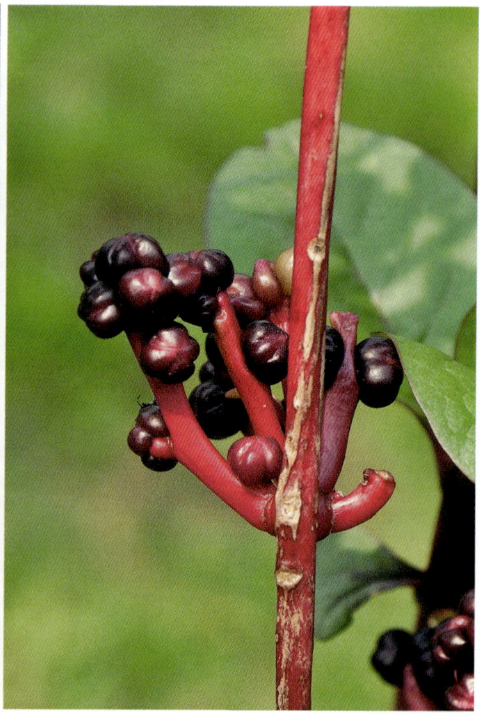

562 萹蓄

蓼科 萹蓄 *Polygonum aviculare* Linnaeus

佤名： rīb dom gōng [rip tə̱m kɔŋ]（日咚蚣）

别名： 鸟蓼、扁竹、竹节草

植物形态： 一年生草本。茎自基部多分枝。叶片椭圆形、狭椭圆形或披针形，长1~4cm，宽3~12mm，先端钝圆或急尖，基部楔形，边缘全缘，两面无毛，下面侧脉明显；叶柄短或近无柄，基部有关节；托叶鞘膜质，下部褐色，上部白色，撕裂脉明显。花单生或数朵簇生于叶腋，遍布于植株；苞片薄膜质；花梗细，顶部有关节；花被长2~2.5mm，5深裂，裂片椭圆形，绿色，边缘白色或淡红色；雄蕊8枚，花丝基部扩展；花柱3枚，柱头头状。瘦果卵形，具3棱，黑褐色，密被由小点组成的细条纹，无光泽，长2.5~3mm，与宿存花被近等长或稍超过。花期5—7月，果期6—8月。

生境分布： 生于海拔200~3400m的山坡、草地、路边等处。我国各地均有分布；北温带广泛分布。

药用部位： 全草

采收加工： 夏季叶茂盛时采收，除去根及杂质，晒干。

性味功效： 苦，寒。清热利尿，解毒驱虫，止痒。

主治： 泌尿系统感染，结石，肾炎，黄疸型肝炎，菌痢。

用法用量： 内服：水煎服，10~30g。

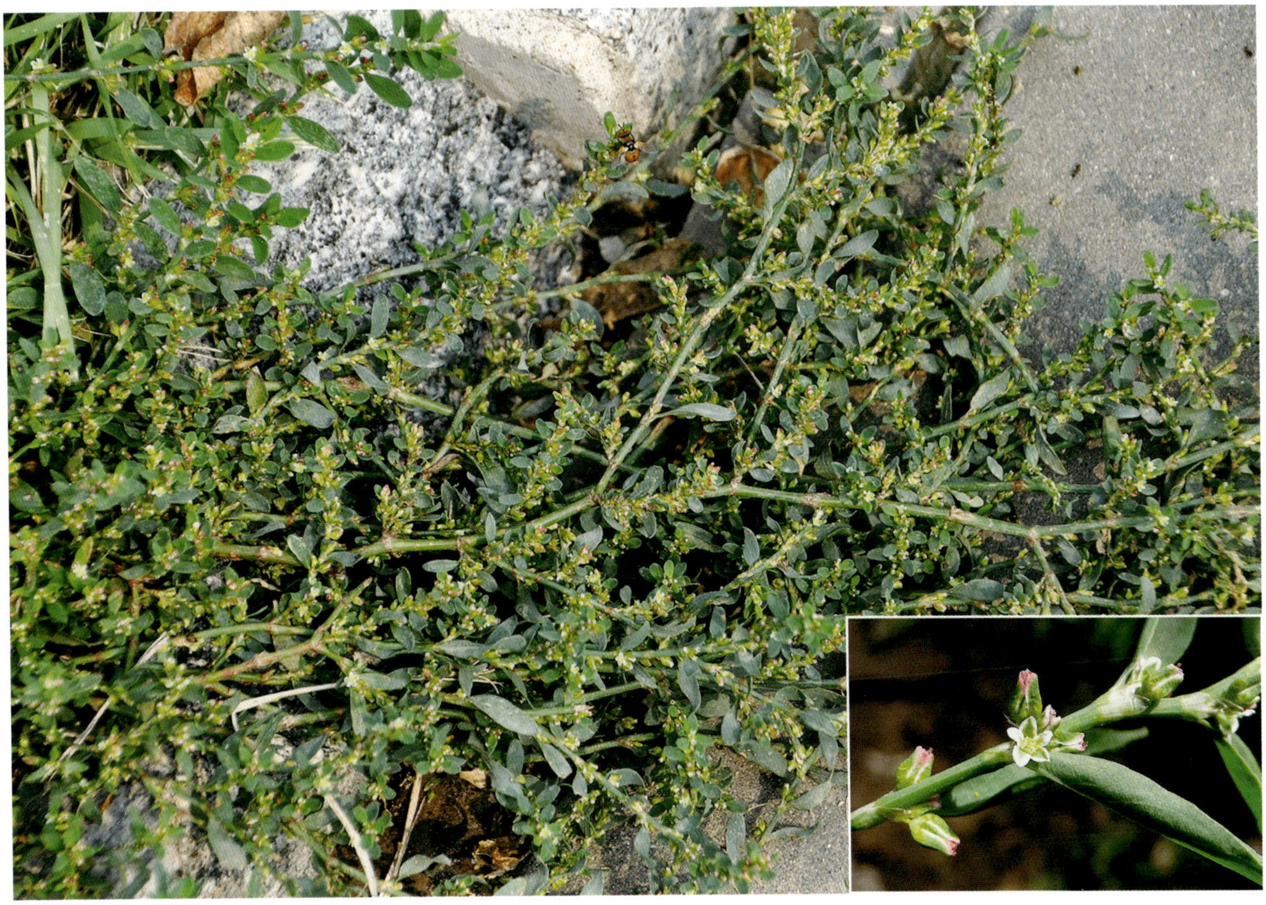

563 朝天罐

野牡丹科 金锦香 *Osbeckia chinensis* Linnaeus

佤名： jang njōud [tɕa̱ŋ ʥo̱t]（占拽）

佤名： 张拽白

别名： 杯子草、小背笼

植物形态： 灌木。茎四棱形，具紧贴的糙伏毛。叶片坚纸质，线形。头状花序，顶生；花瓣 4 片，淡紫红色或粉红色，倒卵形；子房近球形。蒴果紫红色，卵状球形，4 纵裂，宿存萼坛状，外面无毛或具少数刺毛凸起。花期 7—9 月，果期 9—11 月。

生境分布： 生于海拔 1100m 以下的荒山草坡、路旁、田地边或疏林下阳处常见的植物。产于我国广西以东、长江流域以南各地。从越南至澳大利亚、日本均有。

药用部位： 根

采收加工： 秋、冬季采挖，洗净，切片，晒干。

性味功效： 淡，平。收敛止泻，止血，祛瘀消肿。

主治： 痢疾，外伤出血，痈疮肿毒。

用法用量： 内服：水煎服。外用：鲜草捣烂外敷患处。

附方

外伤出血，痈疮肿毒： 本品鲜草，捣烂外包患处。

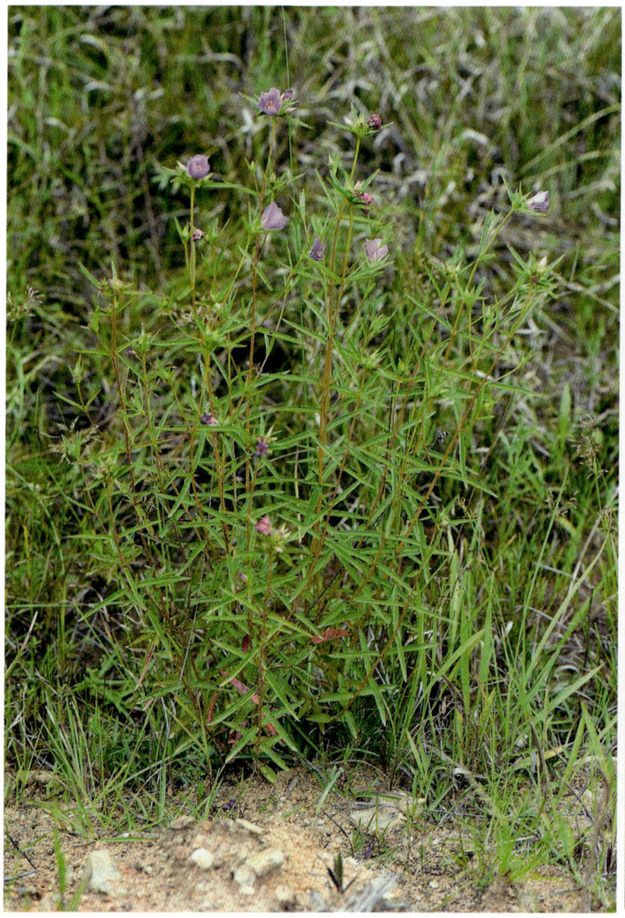

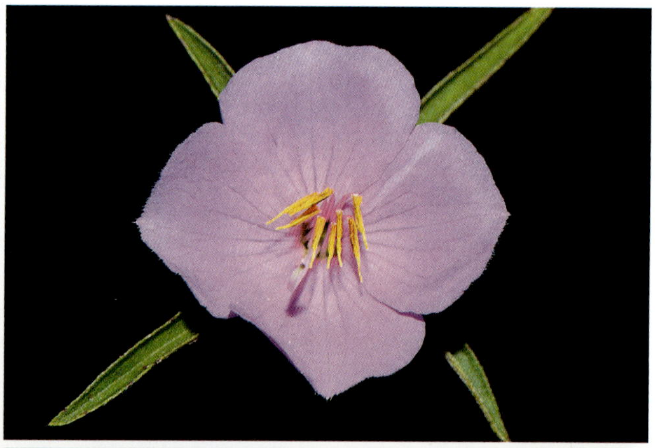

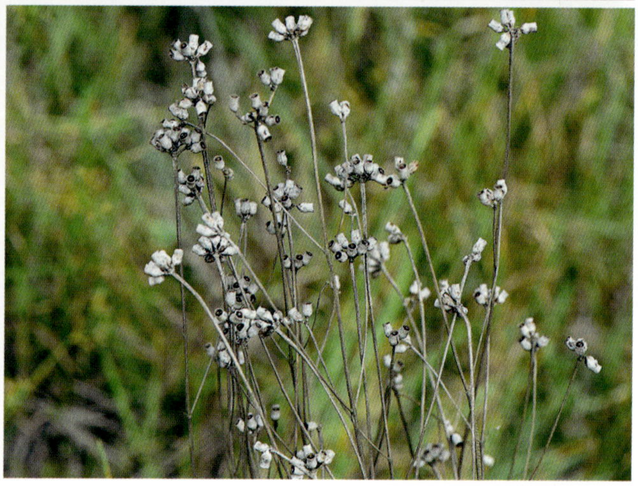

564 棕树

棕榈科 棕榈 *Trachycarpus fortunei* (Hooker) H. Wendland

佤名： kaox si koi [k^{h}a̱uʔ si k^{h}ə̱i]（栲西筷）

别名： 西柯、棕树、山棕

植物形态： 乔木状。叶柄两侧具细圆齿。雄花序二回分枝；雄花无梗；黄绿色，卵球形；花萼卵状急尖；花药卵状箭头形；雌花淡绿色；花无梗，球形，萼片阔卵形，基部合生，花瓣卵状近圆形，心皮被银色毛。果实阔肾形，有脐，成熟时由黄色变为淡蓝色，柱头残留在侧面附近。种子胚乳均匀，角质，胚侧生。花期 4 月，果期 12 月。

生境分布： 常栽培，稀野生于海拔 2000m 以下的疏林中。分布于我国长江以南各地；日本亦有。

药用部位： 根

采收加工： 全年可采收，晒干或鲜用。

性味功效： 苦、涩，平。有毒。止血，祛湿，消肿解毒。

主治： 吐血，便血，血淋，血崩，带下，关节痛，水肿，跌打损伤，高血压，子宫下垂，脱肛。

用法用量： 内服：水煎服，100~150g。外用：水煎外洗。

附方

1. **高血压：** 本品 30g、野芹菜 30g、桑树寄生 27g、包谷须 30g。以上鲜品，切段，配冰糖 20g。每日 1 剂，水煎分 3 次服。此方为民间常用方。
2. **高血压：** 本品 50g、野芹菜 100g、包谷须 50g、桑树 50g，鲜品或干品，洗净，配冰糖 50g，水煎内服。每日 1 剂分 3 次服，3~5 剂为一疗程。
3. **子宫下垂，脱肛：** 本品 30g、白叶藤根 50g，鲜品，洗净，切片，猪大肠 250g 洗净切段共煮喝汤。棕树叶、白叶藤根煎水外洗下腹。

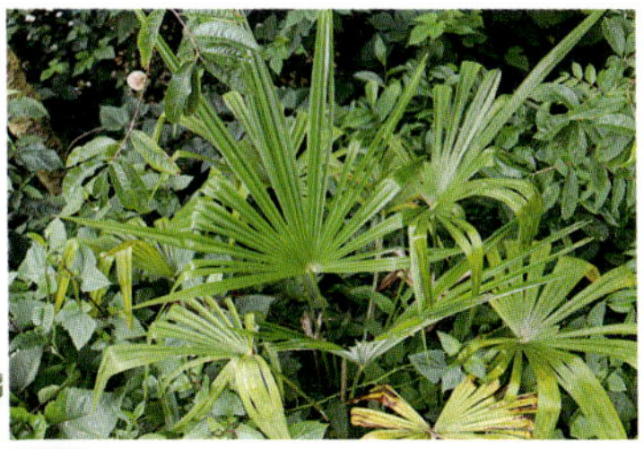

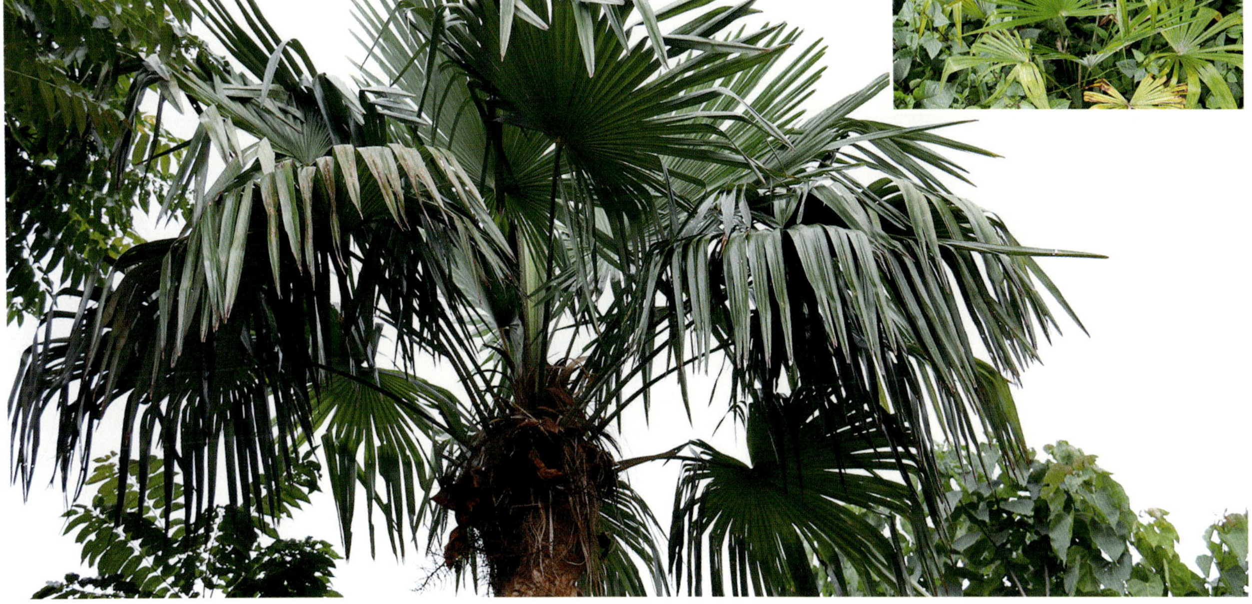

565 硬叶吊兰

兰科 纹瓣兰 *Cymbidium aloifolium* (Linnaeus) Swartz

佤名： rīb noung kaox [rip noŋ kʰa̱uʔ]（日浓栲）

别名： 剑兰、硬吊兰

植物形态： 附生植物。假鳞茎卵球形，长 3~10cm，宽 2.5~4cm，常包藏于叶基之内。叶 4~5 枚，带形，厚革质，坚挺，略外弯，长 40~90cm，宽 1.5~4cm，先端不等的 2 圆裂或 2 钝裂，关节位于距基部 8~12cm 处。花葶从假鳞茎基部穿鞘而出，下垂，长 20~60cm；总状花序具 15~35 朵花；花略小，稍有香气；萼片与花瓣淡黄色至奶油黄色，中央有 1 条栗褐色宽带和若干条纹，唇瓣白色或奶油黄色而密生栗褐色纵纹；唇瓣 3 裂，基部多少囊状，唇盘上有 2 条纵褶片。蒴果长圆状椭圆形，长 3.5~6.5cm，宽 2~3cm。花期 4—5 月，偶见 10 月。

生境分布： 附生于海拔 100~1100m 的疏林或灌木丛中树上、溪旁岩壁上。分布于我国云南、贵州、广西、广东；尼泊尔、印度、斯里兰卡至印度尼西亚的爪哇亦有。

药用部位： 全草

采收加工： 全年可采收，洗净，晒干或鲜用。

性味功效： 甘、辛，平。润肺止咳，散瘀，调经。

主治： 支气管炎，肝热咳嗽，肺结核，咽喉炎，月经不调。

用法用量： 内服：水煎服，干品 25~40g，鲜品 40~75g。

附方

支气管炎，肝热咳嗽，肺结核，月经不调： 本品干品 25~40g，或鲜品 40~75g，水煎服，每日 3 次。

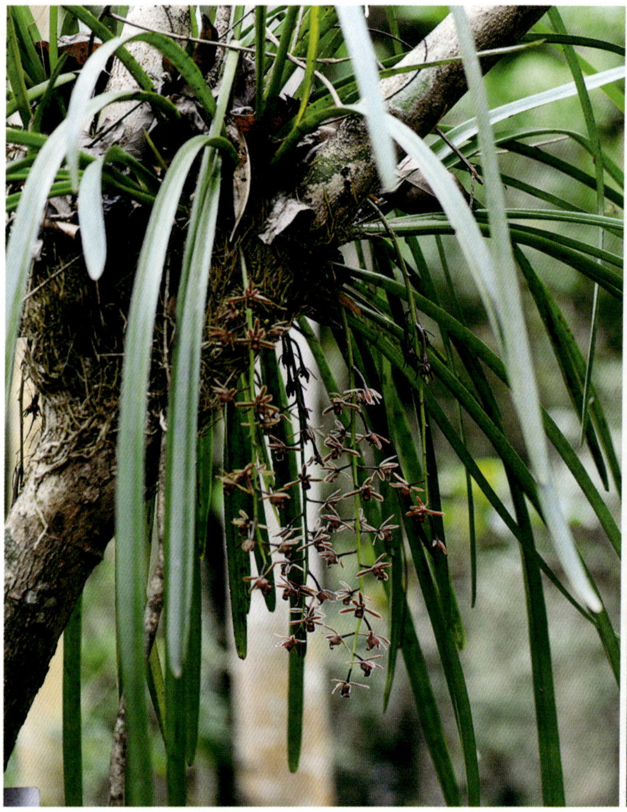

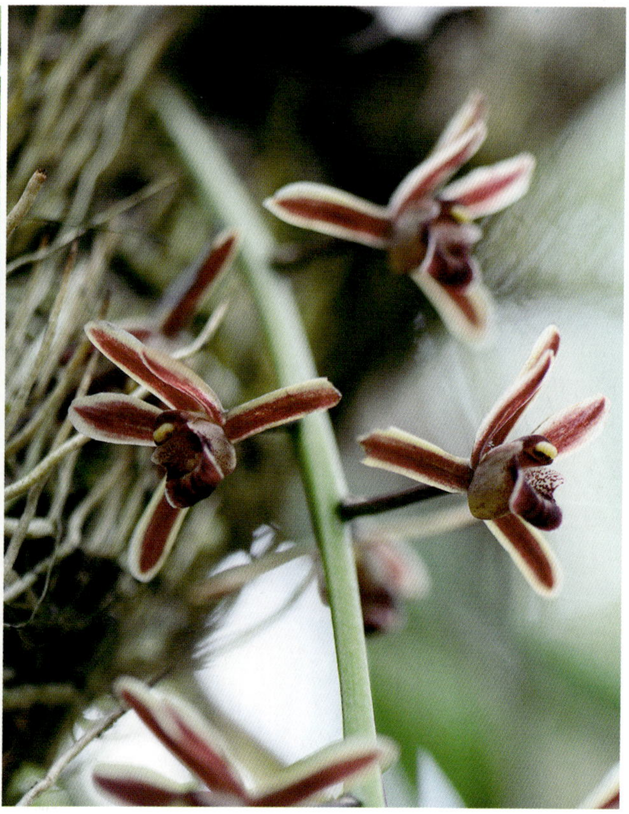

566 紫玉盘

番荔枝科 大花紫玉盘 *Uvaria grandiflora* Roxburgh ex Hornemann

佤名： hag diu [ha̱k t u]（哈丢）

别名： 山椒子、葡萄木、山芭蕉罗

植物形态： 攀援灌木。全株密被黄褐色星状柔毛至绒毛。叶纸质或近革质，长圆状倒卵形，长7~30cm，宽3.5~12.5cm，顶端急尖或短渐尖，有时有尾尖，基部浅心形；侧脉每边10~17条。花单朵，与叶对生，紫红色或深红色，大形，直径达9cm；花梗短，长约5mm；苞片2片，大形，卵圆形，长3cm，宽2.5cm；萼片膜质，宽卵圆形，长2~2.5cm，宽2.5~3.5cm；花瓣卵圆形或长圆状卵圆形，长和宽为萼片的2~3倍，内轮比外轮略为大些；雄蕊长圆形或线形，药隔顶端截形。果长圆柱状，长4~6cm，直径1.5~2cm，顶端有尖头，种子2排，多数；果柄长1.5~3cm。花期3—11月，果期5—12月。

生境分布： 生于低海拔灌木丛中或丘陵山地疏林中。产于我国广东南部、云南南部；印度、缅甸、泰国、越南、马来西亚、菲律宾和印度尼西亚亦有。

药用部位： 根

采收加工： 全年可采收，晒干或鲜用。

性味功效： 苦、甘，微温。健胃行气，祛风止痛。

主治： 跌打损伤，月经不调，小腹疼痛。

用法用量： 内服：水煎服。

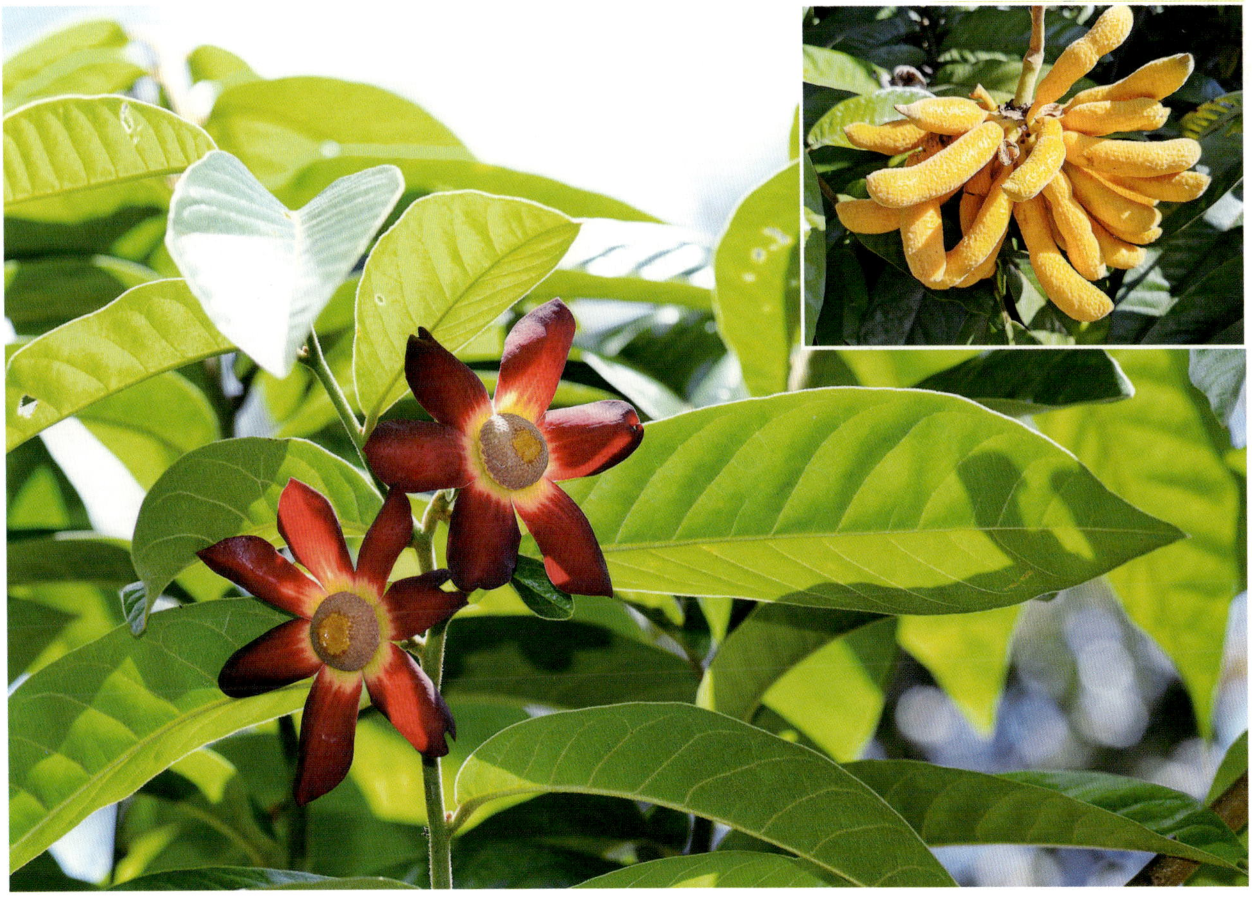

567 紫苏

唇形科 紫苏 *Perilla frutescens* (Linnaeus) Britton

佤名： ngeix nūm [ŋeʔ num]（捏奴）

别名： 紫苏梗、苏子、苏叶

植物形态： 一年生，直立，被长柔毛草本。高 30~200cm，茎绿色或紫色，四方形。叶阔卵形或圆卵形，长 7~13cm，宽 4.5~10cm，先端短尖或突尖，基部圆形或阔楔形，边缘有粗锯齿，两面绿色或紫色，或仅于背面紫色，叶面被疏柔毛，背面脉上被贴生柔毛；叶柄长 3~5cm，密被长柔毛。总状花序长 1.5~15cm，密被长柔毛；花萼长约 3mm，下部被长柔毛，有黄色腺点，结果时长至 1.1cm；花冠白色至紫色，长 3~4mm；雄蕊几乎不伸出。小坚果灰褐色，直径约 1.5mm。花、果期 8—12 月。

生境分布： 全国各地广泛栽培；不丹、印度、缅甸、中南半岛，南至印度尼西亚（爪哇），东至日本、朝鲜亦有。

药用部位： 全株、果实、叶子

采收加工： 全株、果实：秋季采收；叶子：全年可采。

性味功效： 辛，温。散寒解表，理气宽中。

主治： 全株：产妇发热，风寒感冒，头痛，咳嗽，肺结核，咽痛，小腹冷痛，胸腹胀满，肢体关节疼痛，腹内痉挛剧痛，风湿痹证，风疹，皮肤瘙痒，食鱼蟹中毒呕吐、腹泻；果实（苏子）：小儿倒肝病，跌打血瘀，脚手拘挛、翻筋，咳嗽气喘，瘀涎壅盛。

用法用量： 内服：水煎服，15~20g。外用：苏子油涂患处加以推拿。

附方

1. **小儿倒肝病，跌打血瘀，脚手拘挛、翻筋：** 以本品苏子油（稍加热）涂于患处加以按摩、推拿。
2. **头痛：** 本品 15g、松叶防风 15g、山白芷 15g、生姜 3 片，水煎服，每日 3 次。
3. **食鱼、蟹中毒呕吐、腹泻：** 本品配生姜，水煎服。

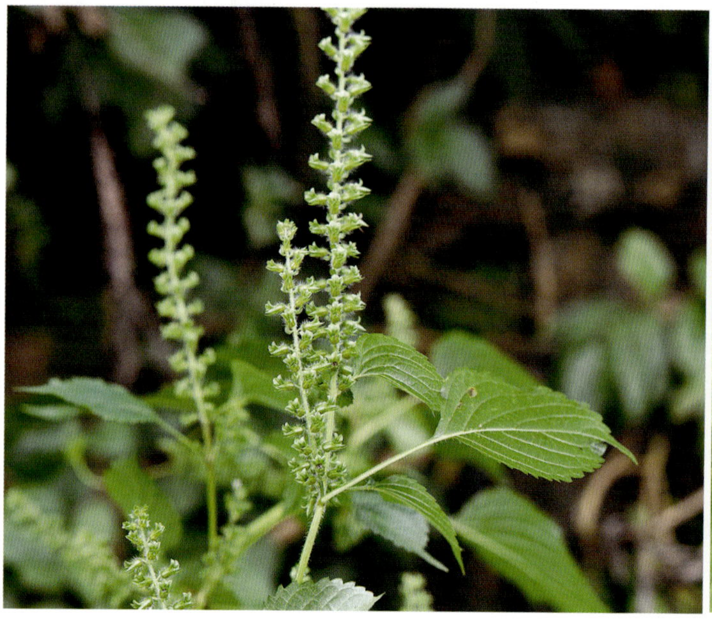
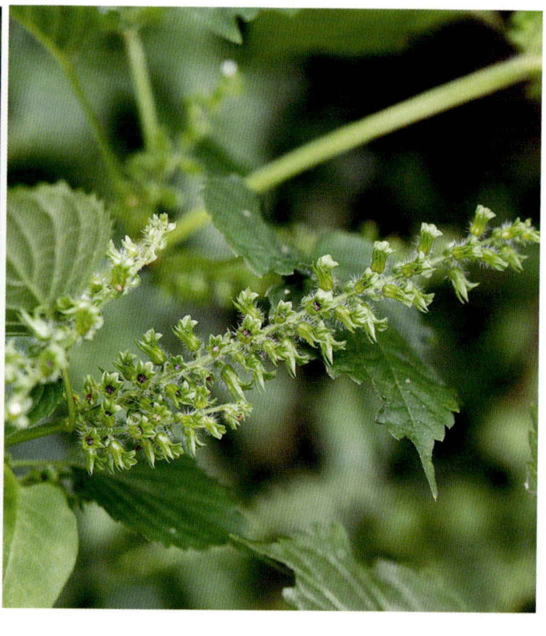

568 紫茉莉

紫茉莉科 紫茉莉 *Mirabilis jalapa* Linnaeus

佤名： dāi mang meg [tai maŋ mɤk]（呆满么）

别名： 粉果花、籽籽花、粉果根

植物形态： 一年生草本。根圆锥形，肥厚，深褐色；茎多分枝，节增粗，无毛或疏被微柔毛。叶纸质，卵形或卵状三角形，长 3~14cm，宽 2~7cm，先端渐尖，基部楔形，平截或略心形，全缘，侧脉 5~6 对；叶柄长超过叶片长度的一半。花朝暮开放，午时收，红色、黄色、白色或红黄相间，每花基部具 1 个花萼状、5 深裂、长达 1cm 的总苞；花萼管长 4~5cm，基部球形，包围着子房，上部扩大成喇叭状，檐部 5 裂；雄蕊 5~6 枚，外伸。果近球形或卵形，长 7~8mm，直径约 6mm，黑色，具棱及瘤。花期 6—10 月，果期 8—11 月。

生境分布： 原产于热带美洲，我国南北各地常栽培，有时逸为野生。

药用部位： 根

采收加工： 秋季采挖，洗净，切片，晒干。

性味功效： 苦，寒。补虚调经，解毒消肿。

主治： 月经不调，腰痛，骨折，跌打损伤。

用法用量： 内服：水煎服，50~100g，或炖肉服。外用：鲜品捣烂外敷患处。

附方

1. **烫伤：** 本品鲜品 30g、芦荟 15g，捣烂外敷患处。
2. **跌打损伤：** 本品鲜品 30g、小铜锤 20g、鱼子兰 20g，捣烂敷患处。
3. **骨折，跌打损伤：** 本品 50~100g，炖肉或配方煎水内服。外用捣烂敷患处。

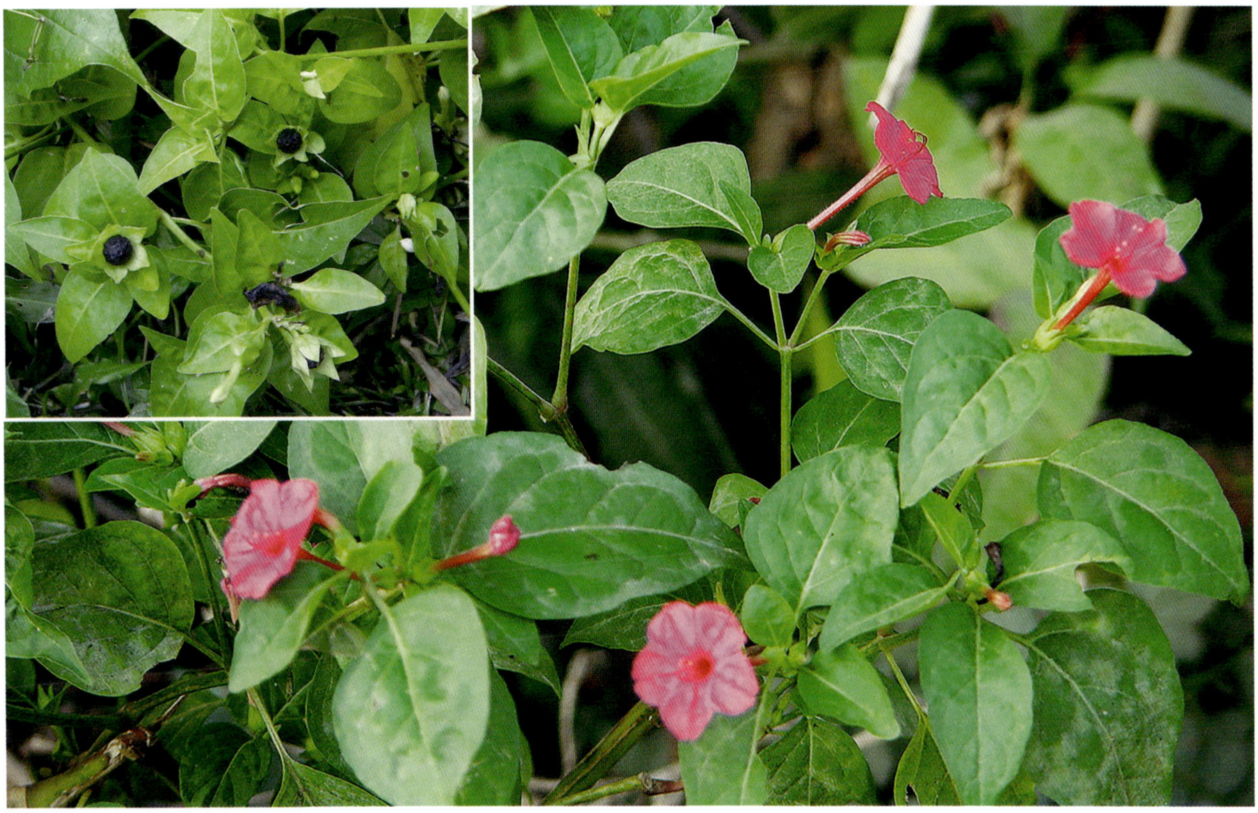

569 紫金龙

罂粟科 紫金龙 *Dactylicapnos scandens* (D. Don) Hutchinson

佤名： nyia lōi mu [n̥a lə̱i mu̱]（丫类母）

别名： 大麻药、野豌豆根、豌豆七

植物形态： 多年生草质藤本。根粗壮，木质，圆柱形，粗达 5cm。叶片三回三出复叶，轮廓三角形或卵形，第二回或第三回小叶变成卷须；小叶卵形，长 0.5~3.5cm，宽 0.4~2cm，两侧不对称，背面具白粉，全缘。总状花序具（2~）7~10（~14）朵花；花瓣黄色或白色，先端粉红色或淡紫红色，外面 2 枚长 1.7~2cm，中部宽 4~6mm，先端向两侧叉开，叉开部分长 3~4mm，基部囊状心形，囊长 2~3mm，里面具 1 个长约 4mm 的钩状蜜腺体；里面 2 片花瓣长 1.3~1.8cm，花瓣片宽约 3mm，顶端具长约 2mm 的圆凸，爪长 0.9~1.3cm，具长约 1mm 的鸡冠状凸起。蒴果卵形或长圆状狭卵形，长 1~2.5cm，宽 0.7~1cm，成熟时紫红色，浆果状。花期 7—10 月，果期 9—12 月。

生境分布： 生于海拔 1100~3000m 的林下、山坡、石缝或水沟边、低凹草地、沟谷。分布于我国云南、广西、西藏；不丹、尼泊尔、印度阿萨姆、缅甸中部和中南半岛东部亦有。

药用部位： 根

采收加工： 秋季采收，洗净，晒干或研粉装瓶。

性味功效： 苦、麻，寒。止血收敛，舒筋活络，止痛。

主治： 内外伤出血及产后出血，跌打损伤，神经性头痛，牙痛，关节痛，胃痛，痧疹。

用法用量： 内服：水煎服，10~15g。孕妇禁服。外用：外擦。

附方

1. **高血压：** 本品研粉，每次 3~5g，温水冲服，一日 1 次。
2. **宫血：** 本品 6g、鸡根 10g、虎杖 10g、半截藤 10g，水煎服，一日 3 次。
3. **跌打损伤：** 本品配七叶莲、续断、骨碎补、龙血树，泡白酒半月可适量饮用，同时外搽患处。

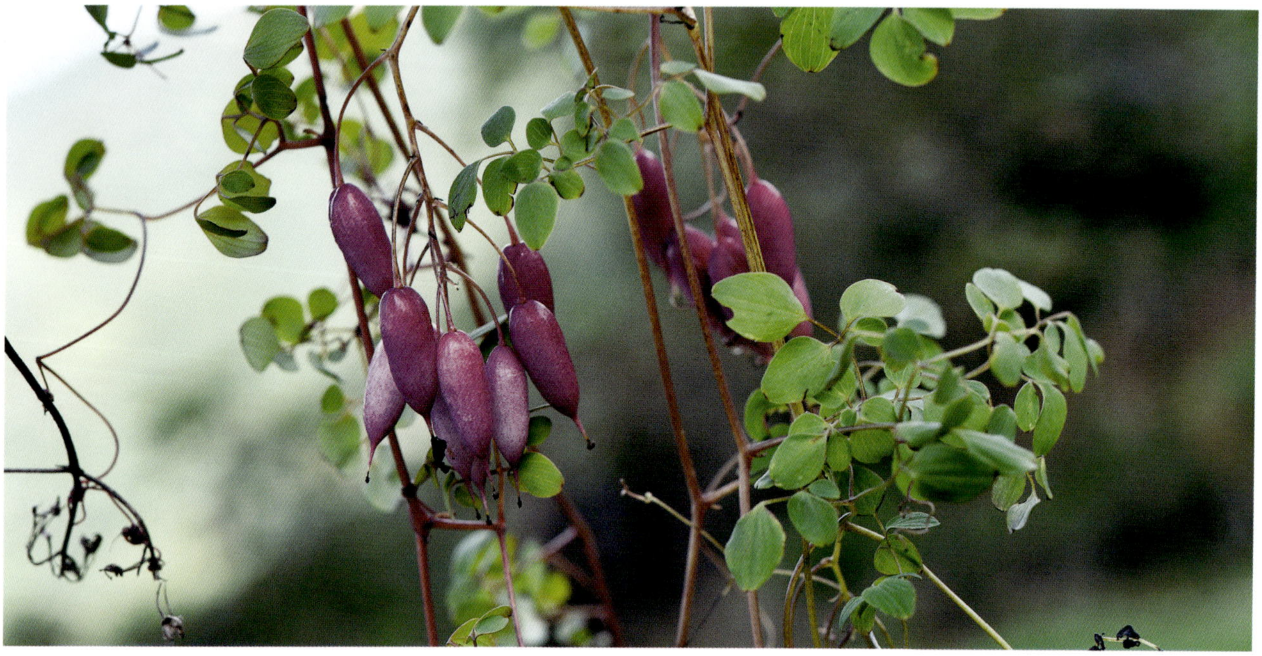

570 紫金草

十字花科 诸葛菜 *Orychophragmus violaceus* (Linnaeus) O. E. Schulz

佤名： hlax bi dāi [l^{h}a̱ʔ pi̱ tai]（辣比呆）

别名： 二月兰、紫金菜、菜子花

植物形态： 一年生或二年生草本。高 10~50cm，无毛；茎单一，直立，基部或上部稍有分枝，浅绿色或带紫色。基生叶及下部茎生叶大头羽状全裂，顶裂片近圆形或短卵形，长 3~7cm，宽 2~3.5cm，顶端钝，基部心形，有钝齿，侧裂片 2~6 对，卵形或三角状卵形，长 3~10mm，越向下越小，偶在叶轴上杂有极小裂片，全缘或有牙齿，叶柄长 2~4cm，疏生细柔毛；上部叶长圆形或窄卵形，长 4~9cm，顶端急尖，基部耳状，抱茎，边缘有不整齐牙齿。花紫色、浅红色或褪成白色，直径 2~4cm；花梗长 5~10mm；花萼筒状，紫色，萼片长约 3mm；花瓣宽倒卵形，长 1~1.5cm，宽 7~15mm，密生细脉纹，爪长 3~6mm。长角果线形，长 7~10cm。具 4 棱，裂瓣有 1 条凸出中脊，喙长 1.5~2.5cm；果梗长 8~15mm。种子卵形至长圆形，长约 2mm，稍扁平，黑棕色，有纵条纹。花期 4—5 月，果期 5—6 月。

生境分布： 生在平原、山地、路旁或地边。产于我国辽宁、河北、山西、山东、河南、安徽、江苏、浙江、湖北、江西、陕西、甘肃、四川，云南有引种栽培；朝鲜亦有分布。

药用部位： 根

采收加工： 秋季采收，洗净，晒干。

性味功效： 苦、麻，寒。止血收敛，舒筋活络，止痛。

主治： 高血压，肠胃炎。

用法用量： 内服：水煎服。

附方

1. **高血压：** 本品适量研粉，每次 3~5g，温水冲服，每日 1 次。
2. **肠胃炎：** 本品适量，可配方，煎水服，每日 2 次。

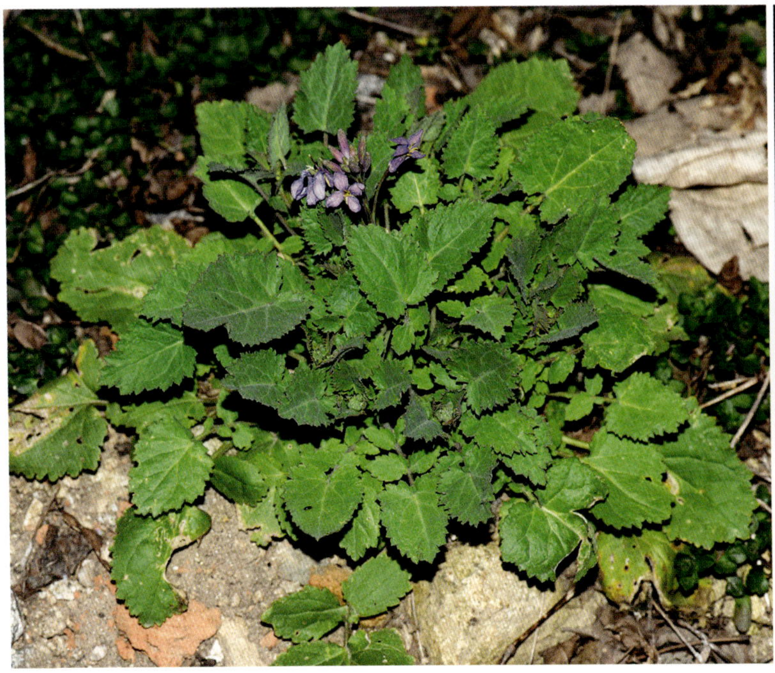

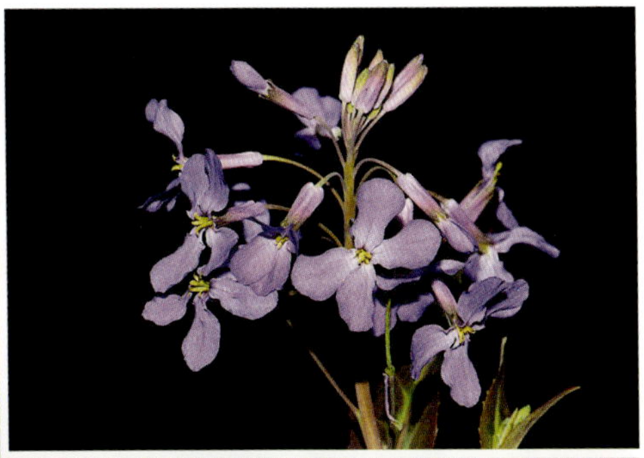

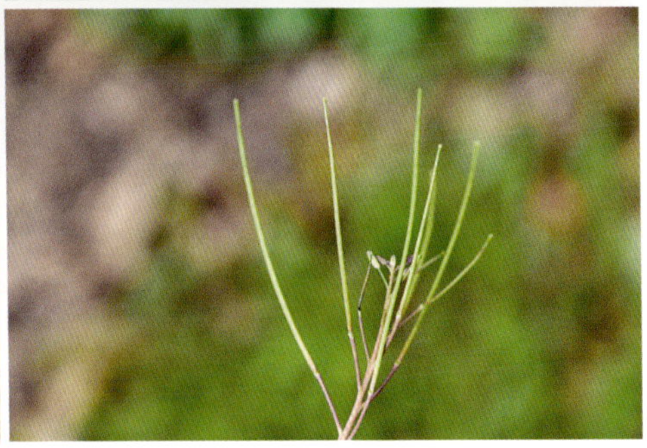

571 紫柄假瘤蕨

水龙骨科 紫柄假瘤蕨 *Selliguea crenatopinnata* (C. B. Clarke) S. G. Lu

佤名： guax ia [kṵaʔ ʔḭa]（刮呀）

别名： 女金芦

植物形态： 土生植物。根状茎细长而横走，粗约 2mm，密被鳞片，鳞片脱落处见白粉；鳞片披针形，长约 2mm，棕色，盾状着生处栗黑色，顶端渐尖，边缘具睫毛。叶远生；叶柄长 10~20cm，紫色，无毛；叶片长 5~15cm，宽 5~10cm，三角状卵形，羽状深裂或基部达全裂；裂片 3~6 对，彼此远离，基部以狭翅相连，长 5~10cm，宽 5~12mm，顶端短渐尖或钝，基部明显收缩，边缘具波状齿，或达波状半裂。叶脉明显，小脉网状，具棒状内藏小脉。叶纸质，两面无毛。孢子囊群圆形或椭圆形，在裂片（或羽片）中脉两侧各一行，居中或靠近中脉着生。

生境分布： 常生于海拔 1900~2900m 的松林下。分布于我国云南、西藏、四川、贵州、广西、湖南；印度亦有。

药用部位： 全株、根茎

采收加工： 全年可采收，洗净干燥。

性味功效： 微苦，凉。清热解毒，舒筋活络，消食导滞。

主治： 全株：咽喉炎，吐血，淋巴结结核，尿路感染，小儿惊风，狂犬病，毒蛇咬伤，骨折。根茎：腹胀，便秘，风湿骨痛，跌打损伤，腰腿伤，尿道感染，结石。

用法用量： 内服：水煎服，10~20g。外用：水煎外洗。

附方

尿道感染，结石： 本品单方或配石苇、猪鬃草，水煎服。

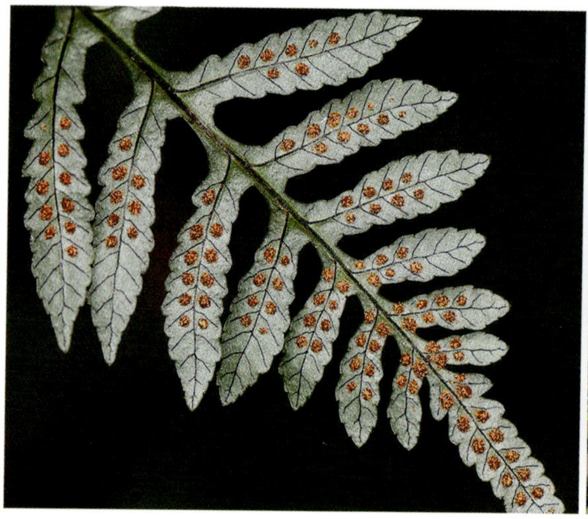

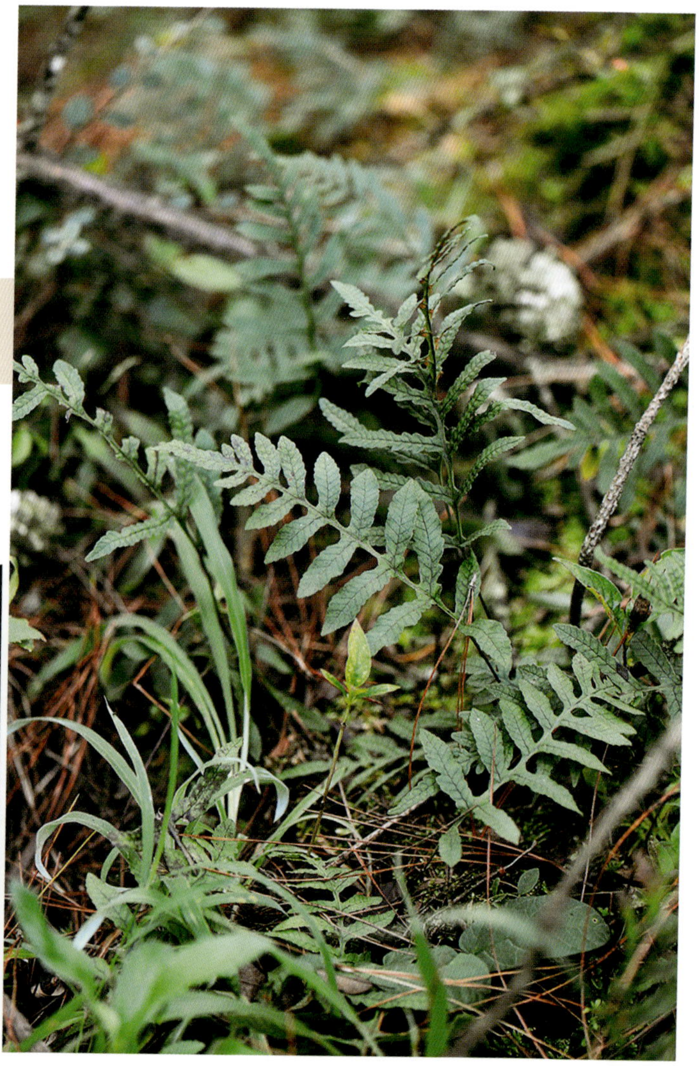

572 紫珠树

马鞭草科 木紫珠 *Callicarpa arborea* Roxburgh

佤名： kaox si oui ba yong dīng [kʰauʔ si̱ ʔo̱i pa̱ ʑo̱ŋ tiŋ]（栲司喂败勇顶）

别名： 大树紫株、乔木紫株

植物形态： 乔木。枝开展，小枝四棱形，密被灰黄色粉状绒毛，毛长而树枝状。叶薄革质，较大，椭圆形或长圆形，长 15~35cm，宽 7~15cm，全缘，叶背密被灰黄色星状绒毛，侧脉 8~10 对；叶柄粗壮，长 3.5~6cm，密被灰黄色星状绒毛。聚伞花序粗大，6~8 次分歧，径 8~10cm，被毛与小枝同；花序柄与叶柄等长或稍长，粗壮，四棱形；花小，紫色或浅紫色；花冠紫色，长约 3mm，外面被微柔毛，边缘具小睫毛；花丝伸出花冠之外。果径约 2mm，无毛，成熟时紫褐色。花期 5—7 月，果期 8—12 月。

生境分布： 生于海拔 150~1000（~1800）m 的山坡疏林向阳处。分布于我国云南、广西；尼泊尔、印度、孟加拉国、安达曼群岛、缅甸、泰国、越南、柬埔寨、马来半岛、印度尼西亚亦有。

药用部位： 根、叶

采收加工： 根：全年可采收，切片，晒干；叶：夏季采收，晒干切碎或鲜用。

性味功效： 苦，平。凉血，止血，消炎止痛。

主治： 消化道出血，外伤出血，妇女崩漏。

用法用量： 内服：水煎服，15~20g。外用：鲜品捣烂外敷患处。

附方

1. **止血：** 本品 15g、大蓟 15g，水煎服，每日 2 次。
2. **胃出血：** 本品 20g、仙鹤草 20g，水煎服，每日 3 次。
3. **跌打损伤：** 本品根 20g、盐肤木 20g，水煎服，每日 2 次。

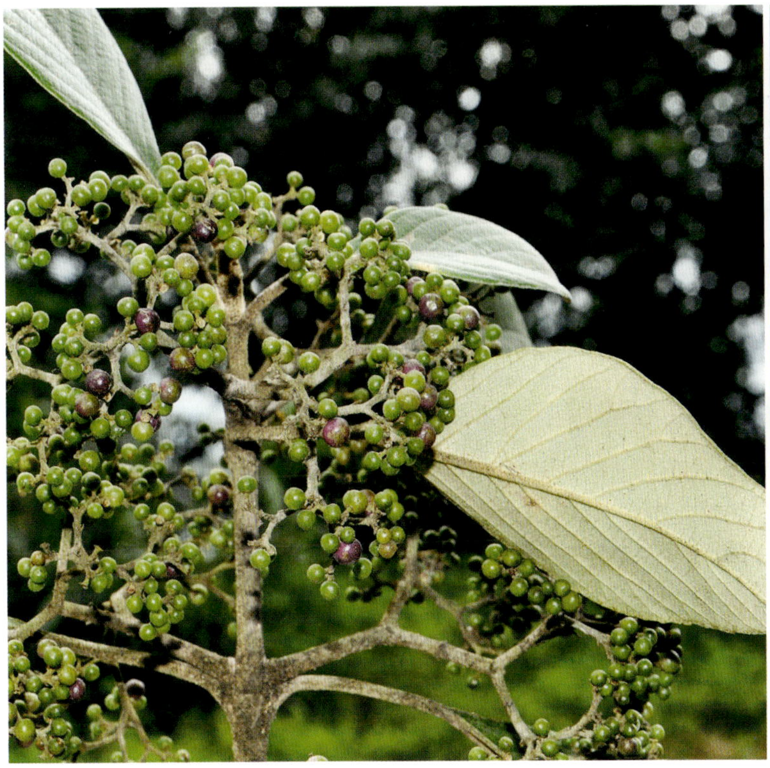

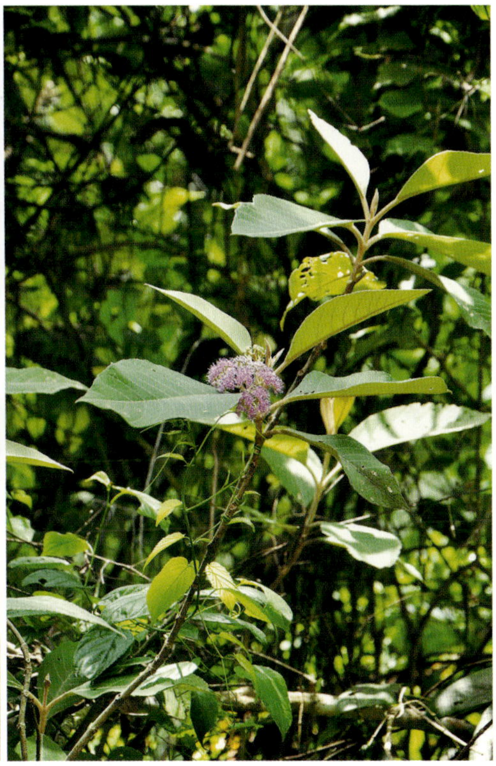

573 紫萍

浮萍科 紫萍 *Spirodela polyrhiza* (Linnaeus) Schleiden

佤名： rīb jai rom [rip tɕai ro̱m]（日栽柔）

别名： 紫背浮萍、浮萍、萍

植物形态： 叶状体扁平，阔倒卵形，长 5~8mm，宽 4~6mm，先端钝圆，叶面绿色，背面紫色，掌状脉 5~11 条，背面中央生根 5~11 条，根长 3~5cm，白绿色，根冠尖，脱落；根基附近的一侧囊内形成圆形新芽，萌发后，幼小叶状体渐从囊内浮出，由一细弱的柄与母体相连，花未见。据记载，肉穗花序有 2 朵雄花和 1 朵雌花。

生境分布： 生于海拔 3000m 以下的水田、水塘、湖湾、水沟。分布于我国南北各地；全球各温带及热带地区广布。

药用部位： 全草

采收加工： 6—9 月采收，洗净，除去杂质，晒干。

性味功效： 辛，寒。宣散风热，透疹，利尿。

主治： 麻疹不透，风疹瘙痒，水肿尿少。

用法用量： 内服：水煎服，3~9g。外用：煎水熏洗。

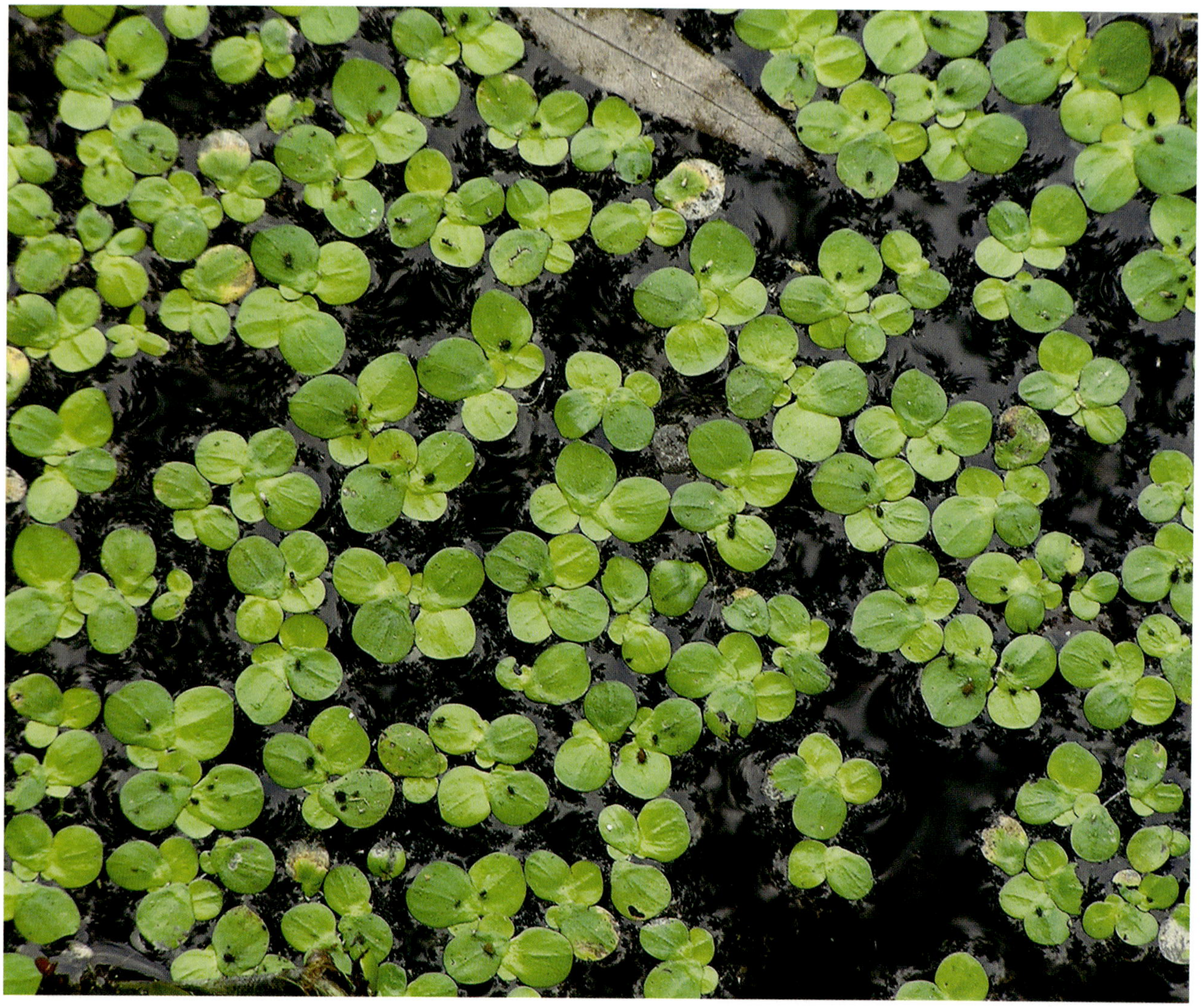

574 蛛毛苣苔

苦苣苔科 蛛毛苣苔 *Paraboea sinensis* (Oliver) B. L. Burtt

佤名： rīb gai rang [rip kạ̀i raṇ]（日概然）

别名： 石青菜、宽萼蛛毛苣苔、宽萼苣苔

植物形态： 矮小半灌木。叶对生，叶片椭圆形或长圆状椭圆形，长 12~27cm，宽 4.5~12cm，先端短渐尖，基部楔形，近全缘，背面有褐色毡毛，侧脉每侧多达 15 条。聚伞花序腋生，多花密集，开花时直径达 5cm，其后多少展开，具梗，总梗长达 12cm，密被褐色毡毛；苞片大，绿白色，圆卵形，直径达 2cm，基部合生；花萼绿白色，常带紫色，长约 1.2cm，5 裂近基部；花冠淡粉红色或带紫色，阔钟形，长约 1.6cm，无毛。蒴果无毛，长达 4cm，宽 2mm，螺旋状扭曲。花期 6—7 月，果期 8 月。

生境分布： 生于海拔 700~2300m 的沟边、林中石上或陡崖上。分布于我国云南。

药用部位： 全草

采收加工： 全年可采收，晒干或鲜用。

性味功效： 苦，微寒。清热利湿，凉血止血，止咳平喘。

主治： 风湿痛，跌打损伤，外伤红肿。

用法用量： 内服：水煎服，10~15g。外用：水煎外洗患处或干粉包敷创面。

附方

1. **风湿痛，跌打损伤：** 本品 15~25g，水煎服。
2. **外伤红肿：** 本品舂细外包敷患处。

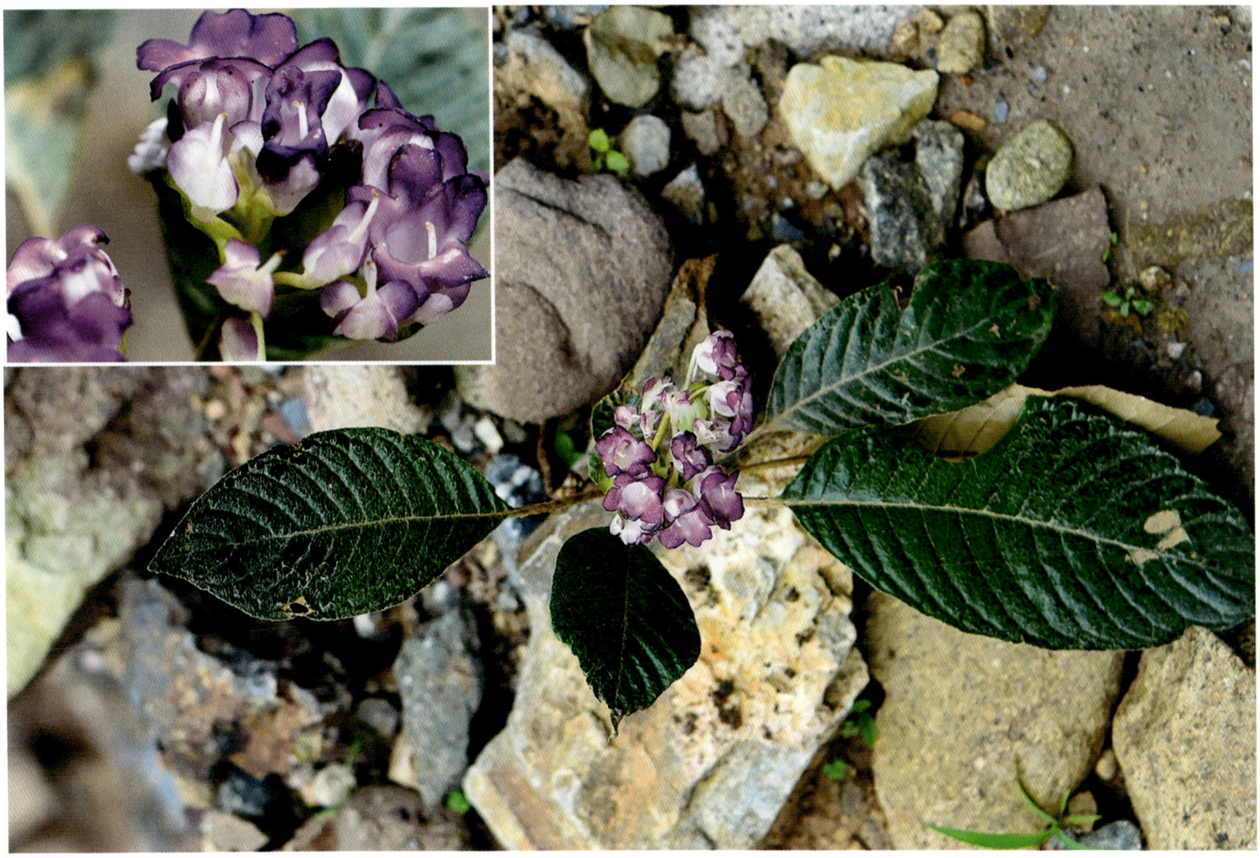

575 黑头草

菊科 破坏草 *Ageratina adenophora* (Sprengel) R. M. King & H. Robinson

佤名： hlax rīb kraoh [l^{h}a̱ʔ rip k^{h}ra̱uh]（辣日靠）

别名： 紫茎泽兰、解放草、细升麻

植物形态： 多年生草本，高 30~90cm。茎直立，分枝对生、斜上，茎上部的花序分枝伞房状；全部茎枝被白色或锈色短柔毛，上部及花序梗上的毛较密，中下部花期脱毛或无毛。头冠毛白色，纤细，与花冠等长。瘦果黑褐色，长 1.5mm，长椭圆形，5 棱，无毛无腺点。花、果期 4—10 月。

生境分布： 生于潮湿地或山坡路旁，有时可依树而上，或在空旷荒野可独自形成成片群落。原产于美洲，现在国内归化。

药用部位： 嫩尖

采收加工： 全年可采收。

性味功效： 苦，微寒。止血，消炎，止痛。

主治： 跌打肿痛，小伤口出血，腹泻，痢疾。

用法用量： 内服：嚼服，开水送服。外用：捣烂包敷患处。

附方

1. **小伤口出血：** 本品嫩尖鲜品适量，洗净，嚼细，包敷在伤口上，每日 1~2 次。
2. **跌打肿痛：** 本品、附生灯盏、三叶鬼针草鲜品各适量，捣烂包敷。
3. **腹泻，痢疾：** 本品鲜叶尖、五加皮鲜叶尖、马里千鲜叶、野坝蒿鲜叶、青蒿鲜叶各适量，嚼服，开水送服，每日 2 次，连服 2~3 日可愈。

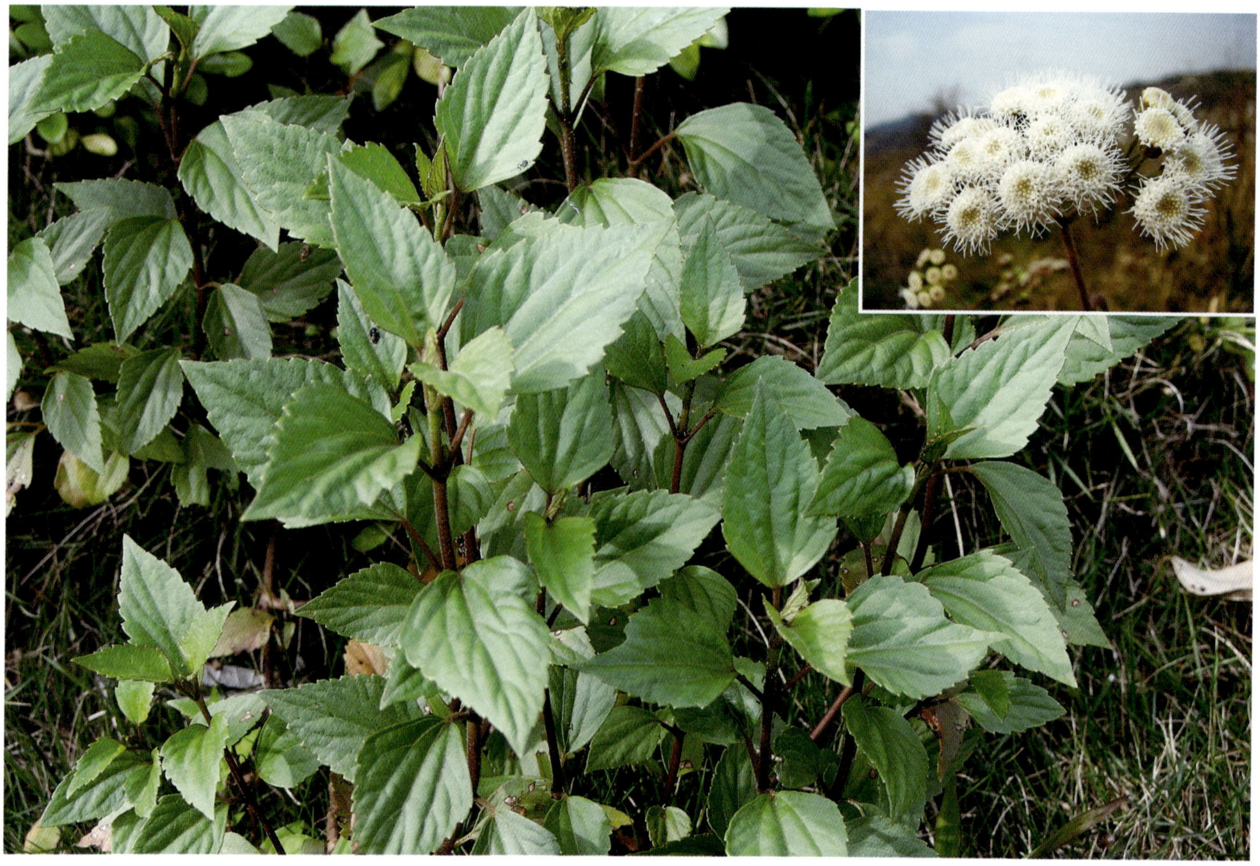

576 黑面叶

大戟科　钝叶黑面神　*Breynia retusa* (Dennstedt) Alston

佤名： kaox groung mei siah [kʰauʔ kroŋ me̱ si̱ah]（栲公美下）

别名： 小柿子、地石榴、黑面神

植物形态： 灌木，全株均无毛。小枝具四棱。叶片革质，椭圆形，长1.5~2.5cm，宽7~15mm，先端钝至圆形，基部圆形，上面绿色，近叶缘密被小鳞片，下面粉绿色，侧脉每边4~5条；叶柄长1~2mm；托叶卵状披针形，长约1mm。花小，黄绿色；花梗纤细，长5~8mm；雄花具陀螺状花萼，长2~3mm，顶端6裂；雄蕊3枚，合生呈柱状，药隔尖而伸出花药之外；雌花具盘状花萼，顶端6裂；子房3室，每室2枚胚珠，花柱3枚，粗短。蒴果近圆球状，直径8~10mm，果皮肉质，不开裂，橙红色，基部花萼宿存。花期4—9月，果期7—11月。

生境分布： 生于海拔1000~2000m的山地疏林下或山谷灌木丛中。分布于我国云南、贵州、西藏；印度、斯里兰卡、缅甸、泰国、越南亦有。

药用部位： 根、叶

采收加工： 全年可采收，洗净，晒干。

性味功效： 苦、涩，凉。清热解毒，止血，止痛。

主治： 感冒发热，扁桃体炎，月经过多，崩漏，尿道感染。

用法用量： 内服：水煎服，根 10~20g。外用：鲜叶捣烂外敷患处。

附方

1. **湿疹，过敏性皮炎：** 本品鲜叶捣烂外敷患处。
2. **毒蛇咬伤：** 本品根鲜品，捣烂绞汁半小碗，加酒适量冲服，药渣外包伤口。
3. **膀胱炎：** 本品根 30g、羊耳菊根 30g、响铃草 10g，水煎服，每日 3 次。

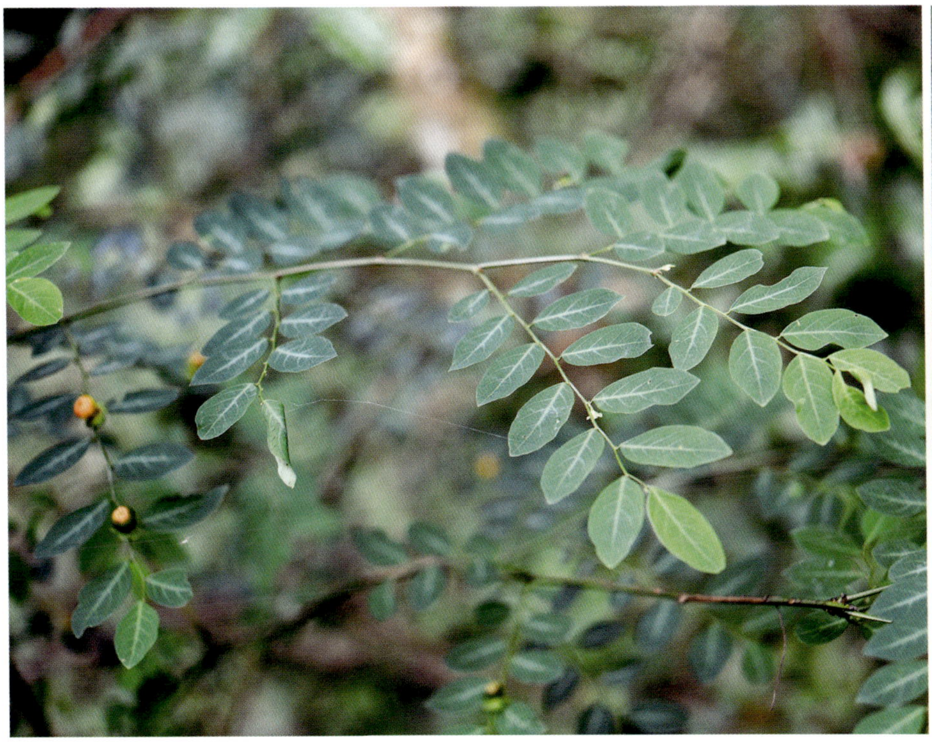

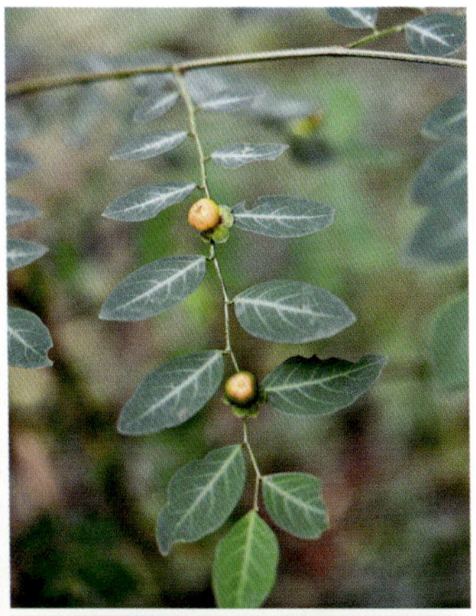

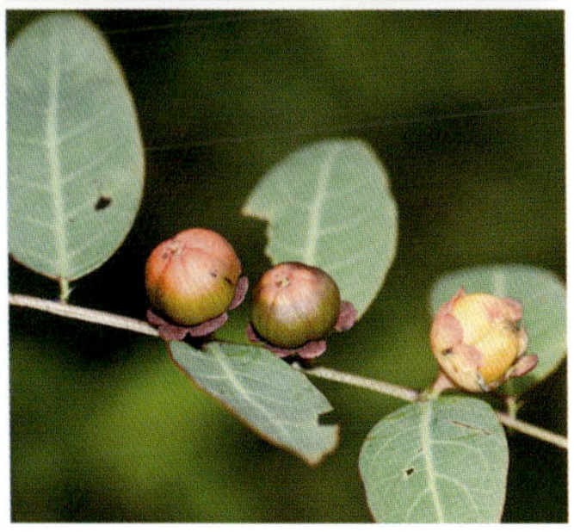

577 黑面神

大戟科 黑面神 *Breynia fruticosa* (Linnaeus) Muller Argoviensis

佤名： a lo kang [ʔa̠ lɔ̠ kʰa̠ŋ]（阿萝砍）

别名： 小面瓜树、锅盖木、铁将军

植物形态： 灌木，全株均无毛。叶片革质，卵形、阔卵形或菱状卵形，长 3~7cm，宽 1.8~4.5cm，先端钝或急尖，上面深绿色，下面粉绿色，干后变黑色，具有小斑点；侧脉每边 3~5 条。花小，单生或 2~4 朵簇生于叶腋内，雌花位于小枝上部，雄花则位于小枝的下部，有时生于不同的小枝上；雄花具陀螺状花萼，长约 2mm，厚，顶端 6 齿裂；雄蕊 3 枚，合生呈柱状；雌花具钟状花萼，6 浅裂，直径约 4mm，萼片近相等，顶端近截形，中间有突尖，结果时约增大 1 倍，上部辐射张开呈盘状；花柱 3 枚，顶端 2 裂，裂片外弯。蒴果圆球状，直径 6~7mm，有宿存的花萼。花期 4—9 月，果期 5—12 月。

生境分布： 生于海拔 1150m 的山坡。分布于我国云南、浙江、福建、广东、海南、广西、四川、贵州等地；越南亦有。

药用部位： 根、叶

采收加工： 全年可采收，割取嫩枝叶，晒干。

性味功效： 微苦，凉。有小毒。清火解毒，消肿止痛。

主治： 老鼠咬伤，各种外伤出血，膀胱炎。

用法用量： 内服：水煎服，根 20~30g，叶 15~30g。外用：鲜叶捣敷或水煎外洗或研末撒；根水煎外洗或捣敷。

附方

膀胱炎，尿道炎： 本品 40g、刀壳树皮（千张纸）50g，均为鲜品，洗净，切片，水煎煮，每日 1 剂，分 3 次服。

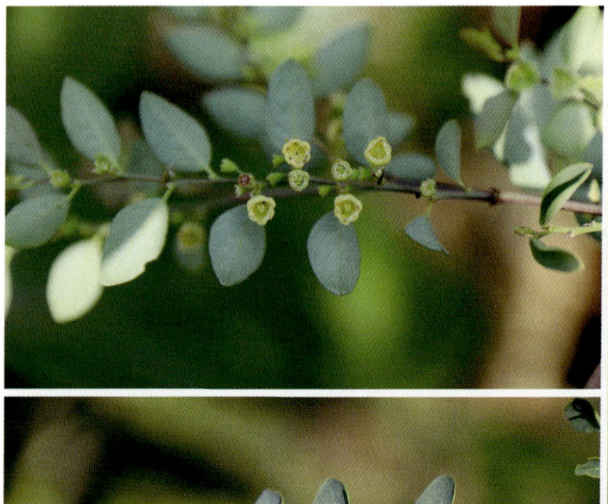

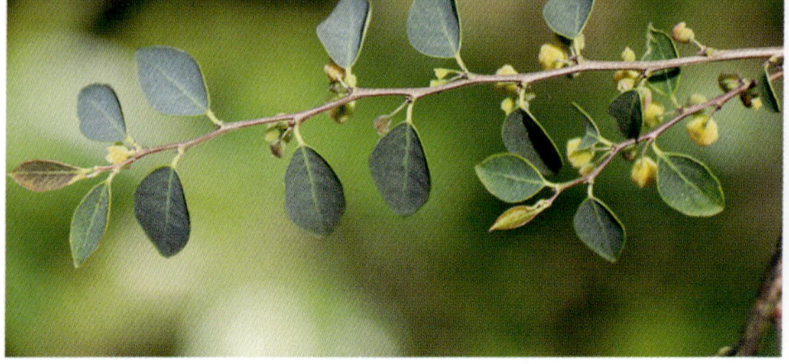

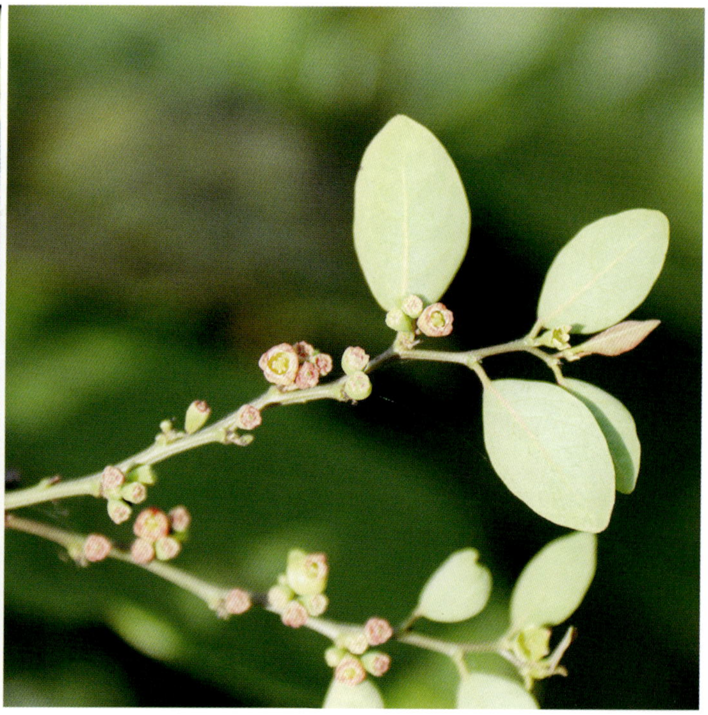

578 锈色蛛毛苣苔

苦苣苔科 锈色蛛毛苣苔 *Paraboea rufescens* (Franchet) B. L. Burtt

佤名： rīb ja rang [rip tɕa̱ raŋ]（日甲然）

别名： 岩莴苣、岩枇杷、淡褐蛛毛苣苔

植物形态： 多年生草本。茎下部匍地，上部上升，密被淡褐色蛛丝状丛卷毛，有宿存的叶柄基部。叶聚生于茎端，多少呈莲座状；叶片革质或近革质，长圆形或卵状长圆形，长（2.5~）3.5~10cm，宽（2~）2.5~5cm，背面极密被淡褐色蛛丝状丛卷毛或毡状毛，侧脉每侧约 6 条。花葶（1~）2~4 条，高达 12cm，密被淡褐色蛛丝状丛卷毛，聚伞花序 3~4 次分枝，紧缩，近伞形，具多至 23 朵花；苞片 2 片，宽大，卵形，长达 1.5cm；花萼 5 裂至近基部；花冠白色或紫色，长达 1.3cm，无毛，冠筒长达 8mm。蒴果长 2.5~3.5（~4）cm，螺旋状扭曲，无毛。花期 6 月，果期 8 月。

生境分布： 生于海拔 650~1600（~2000）m 的石灰山常绿林或灌丛下的岩石上或岩隙中。分布于我国云南、广西、贵州；越南亦有。

药用部位： 全株

采收加工： 夏、秋季采收，洗净，晒干或鲜用。

性味功效： 祛风除湿，消肿。

主治： 风湿痛，跌打损伤，外伤红肿。

用法用量： 内服：水煎服。外用：水煎外洗，或捣烂外包患处。

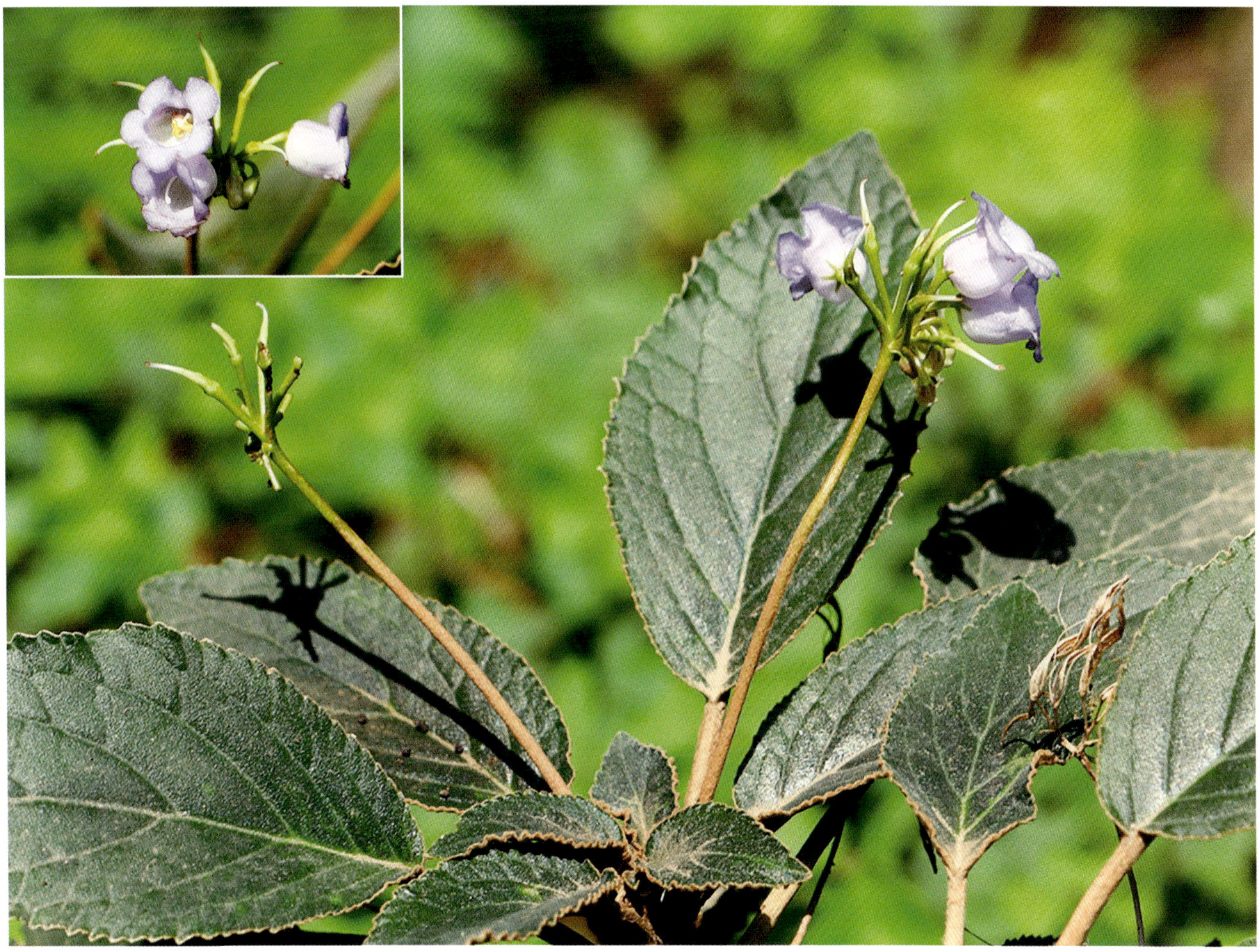

579 短辐水芹

伞形科 短辐水芹 *Oenanthe benghalensis* (Roxburgh) Kurz

佤名： daex grei siah [ta̱ɯʔ kre̱ si̱ah]（德个惹下）

别名： 水芹菜、野芹菜、少花水芹

植物形态： 矮小草本。茎直立，常自基部分枝。叶片轮廓卵状三角形，长 3~6.5cm，1~2 回羽状分裂；末回裂片卵形至菱状披针形，长 1.5~2cm，宽约 0.5cm；有时叶片近两型，茎上部叶末回裂片伸长为线状披针形，长 1~2cm，宽约 2mm，全缘或有 1~3 裂；叶柄具鞘。复伞形花序顶生和侧生，直径 2~3cm；花序梗长 1~2（~5）cm；常无总苞；伞辐 4~8 个，短而开展，0.5~1cm，很少超过 1.5cm；小总苞片 6~8 片，长 1.5~2.5cm；小伞形花序有约 15 朵花；花瓣白色或粉红色，长 0.8mm，花柱稍长于花瓣。果实卵圆形，长 2~2.5mm，宽 1.5~2mm，侧棱圆钝而隆起，比中棱、背棱宽约 2.5 倍。两分生果不易分离。花期 5 月，果期 5—6 月。

生境分布： 生于海拔 500~2000m 的溪谷旁或水沟边。分布于我国云南、四川、贵州、广东、台湾等地；印度、越南、老挝、日本亦有。

药用部位： 全草

采收加工： 全年可采，晒干。

性味功效： 甘，凉。利尿，利湿，通淋，降压。

主治： 高血压，肾炎，肾结石，尿路感染。

用法用量： 内服：水煎服，20~50g。

附方

1. **利尿，利湿通淋：** 本品、冬瓜皮、芦苇根，各 20~30g 鲜品配方，水煎服。
2. **降压：** 本品鲜草 50g，水煎服，或凉拌食用，3~5 次可见效。

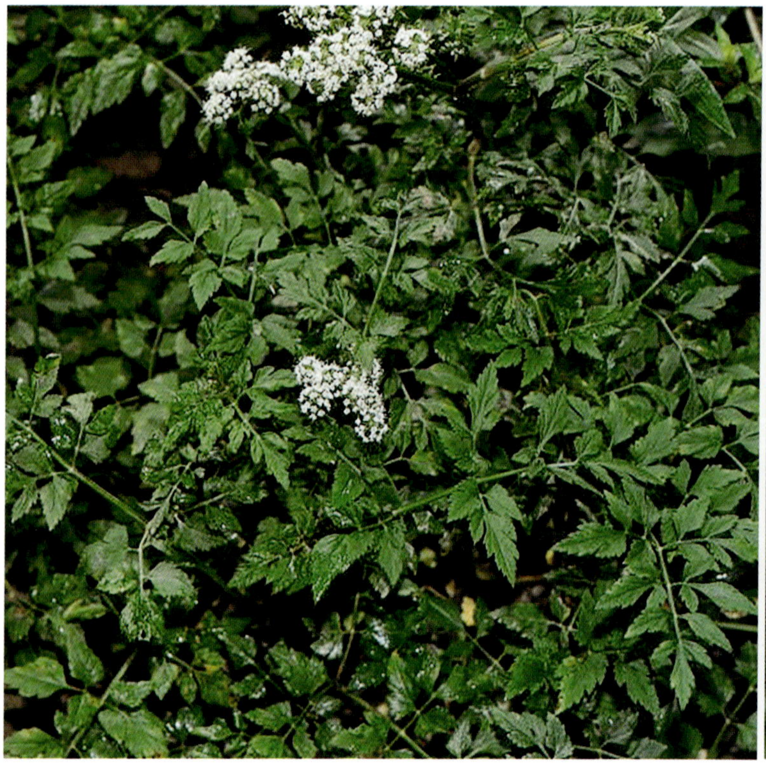
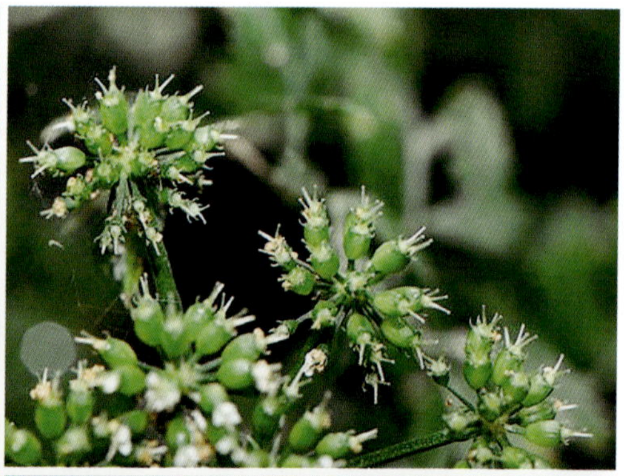
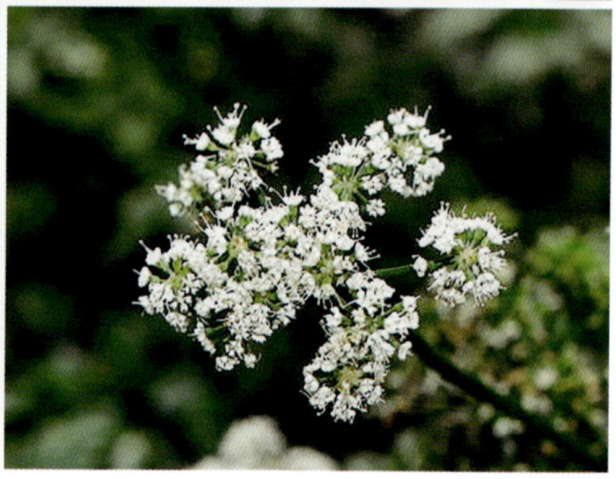

580 短穗鱼尾葵

棕榈科 短穗鱼尾葵 *Caryota mitis* Loureiro

佤名： kaox njēg [kʰa̱uʔ ʥɤk]（栲桢）

别名： 酒椰子、董棕、小鱼尾葵

植物形态： 丛生，小乔木状，高 5~8m。叶长 3~4m；羽片淡绿色，呈楔形或斜楔形，外缘笔直，内缘 1/2 以上弧曲成不规则的齿缺，且延伸成尾尖或短尖；叶柄被褐黑色的毡状绒毛；叶鞘边缘具网状的棕黑色纤维。佛焰苞与花序被糠秕状鳞秕，花序短，长 25~40cm，具密集穗状的分枝花序；雄花萼片宽倒卵形，长 2.5mm，宽 4mm，顶端全缘，具睫毛，花瓣狭长圆形，长约 11mm，宽 2.5mm，淡绿色，雄蕊 15~20（~25）枚；雌花萼片宽倒卵形，长约为花瓣的 1/3 倍，顶端钝圆，花瓣卵状三角形，长 3~4mm；退化雄蕊 3 枚。果球形，直径 1.2~1.5cm，成熟时紫红色，具 1 粒种子。花期 4—6 月，果期 8—11 月。

生境分布： 生于山谷林中，或栽培。分布于我国海南、云南等地；越南、缅甸、印度、马来西亚、菲律宾、印度尼西亚亦有。

药用部位： 髓

采收加工： 全年可采收，晒干或鲜用。

性味功效： 甘、涩，平。健脾，止泻。

主治： 小儿消化不良，腹痛泻下，赤白痢疾，结石。

用法用量： 内服：9~15g，沸水冲服。

附方

结石： 本品根、黑胡椒、薏仁各 1 把，水煎服。

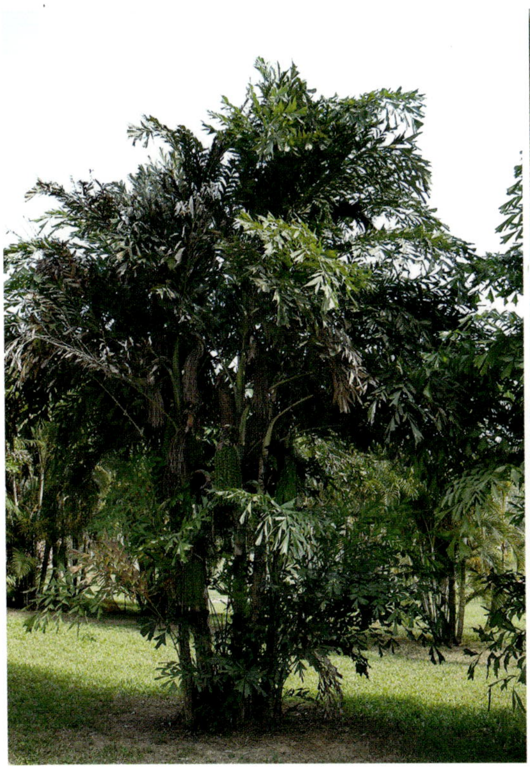

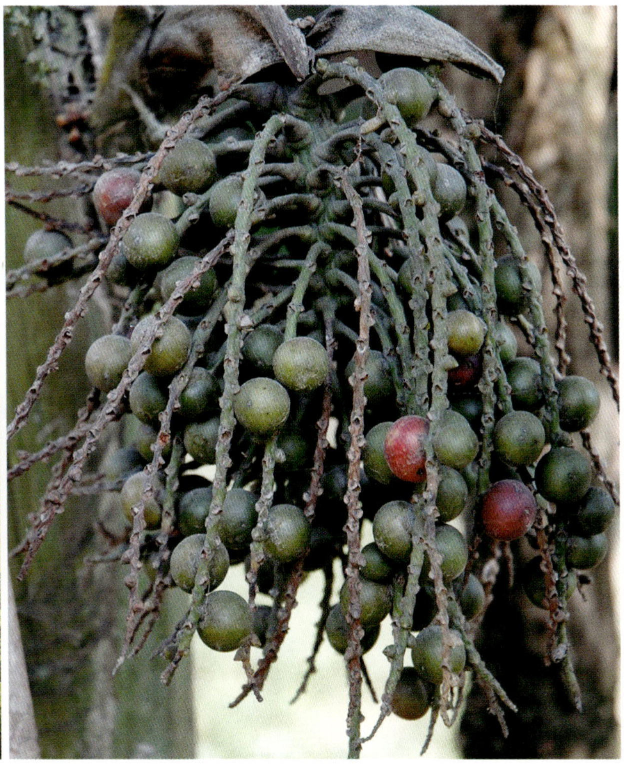

581 鹅不食草

菊科 石胡荽 *Centipeda minima* (Linnaeus) A. Braun & Ascherson

佤名： rīb dom mgong dīng [rip təm gəŋ tiŋ]（日咚蚣顶）

别名： 地胡椒、球子草、鞭打绣球

植物形态： 一年生小草本。茎自基部多分枝。叶多数，叶片楔状倒披针形，长 3~10（~15）mm，宽 2~4（~6）mm，先端钝，基部长楔形，边缘具 1~3 对钝锯齿，两面绿色；叶柄无或极短。头状花序小，扁球形，直径 3~3.5mm，单生于叶腋内；花序梗无或近无；总苞半球形，直径 2.5~3mm；总苞片 2 层，近等长，长 1~1.5mm。边缘雌花多层，花冠细管状，长 0.1~0.2mm，花柱伸出冠管外；中央两性花数朵，花冠长 0.4~0.5mm，冠檐 4 深裂至近基部，全部花冠黄色、淡黄色或白色。瘦果近圆柱形，长约 1mm，具 4 条纵棱。花、果期 6—10 月。

生境分布： 生于海拔 640~1900m 的林下、沟边、荒地、路旁及沙滩上。分布于我国除西北部外大部分地；朝鲜、日本、印度、马来西亚、大洋洲亦有。

药用部位： 全草

采收加工： 夏、秋季采收，晒干或鲜用。

性味功效： 辛，温。散瘀消肿，通窍散寒，祛风利湿。

主治： 跌打损伤，感冒，百日咳，风湿关节痛，毒蛇咬伤。

用法用量： 内服：水煎服，干品 10~25g，鲜品 25~100g。外用：鲜品捣烂敷患部。

附方

1. **胃溃疡：** 本品鲜品 100g，洗净，加红糖适量，开水煎煮，每日 1 剂，每日 3 次。
2. **过敏性鼻炎：** 本品 50g、苍耳子根 50g，鲜品或干品，洗净切段，水煎煮，每日 1 剂分 3 次服。
3. **手足癣，水泡型趾间糜烂：** 本品 100g、车前草 100g、倒钩草 100g、千里光 200g、万年青草 100g。均鲜品，洗净，开水煎煮后浸泡患处，每日泡洗 1 次。

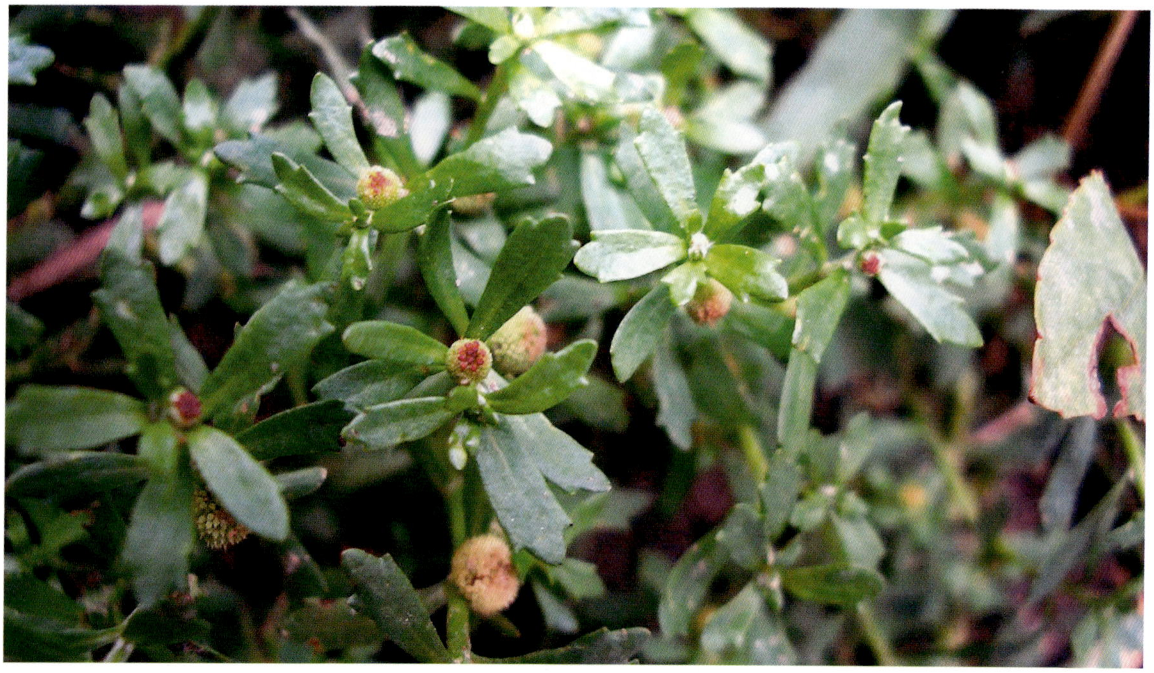

582 番木瓜

番木瓜科 番木瓜 *Carica papaya* Linnaeus

佤名： blix mag sang po [pli̱ʔ ma̱k sa̱ŋ pʰɔ̱]（布利满上坡）

别名： 树冬瓜、满山抛、万寿果

植物形态： 杂草性小乔木或灌木，具乳汁。茎具螺旋状排列的托叶痕。叶大，聚生于茎顶端，近盾形，直径可达 60cm，常 5~9 深裂，每裂片再为羽状分裂。有雌、雄株和两性植株；雄花排列成长达 1m 的圆锥花序；花冠乳黄色，花冠管细管状，长 1.6~2.5cm，裂片长约 1.8cm；雄蕊 5 长 5 短，子房退化；雌花单生或由数朵排列成伞房花序，着生于叶腋内；花冠乳黄色或黄白色，裂片长 5~6.2cm；两性花雄蕊 5 枚或 10 枚；花冠管长 1.9~2.5cm，裂片长约 2.8cm。浆果大，肉质，成熟时橙黄色或黄色，长圆形、梨形或近球形，长 10~30cm 或更长，果肉柔软多汁，味香甜。花、果期全年。

生境分布： 我国云南、广东、广西、福建、台湾等地广泛栽培；在热带和亚热带地区广泛栽培。

药用部位： 根、果实

采收加工： 根：全年可采收；果实：秋、冬季采收，鲜用或切片，晒干。

性味功效： 甘，平。健胃消积，滋补催乳，祛风活血。

主治： 食积胃痛，关节痹痛，产后乳汁不通，脚气病。

用法用量： 内服：水煎服，10~20g。

附方

1. **产后乳汁不通：** 本品鲜果适量，炖猪脚服用。
2. **脚气病：** 本品鲜果适量水煎药汁，调入少量食盐泡脚 15~30 分钟。
3. **胃痛：** 本品根 15g、鸡屎藤 10g、苹果一个烧焦，水煎服，每日 3 次。

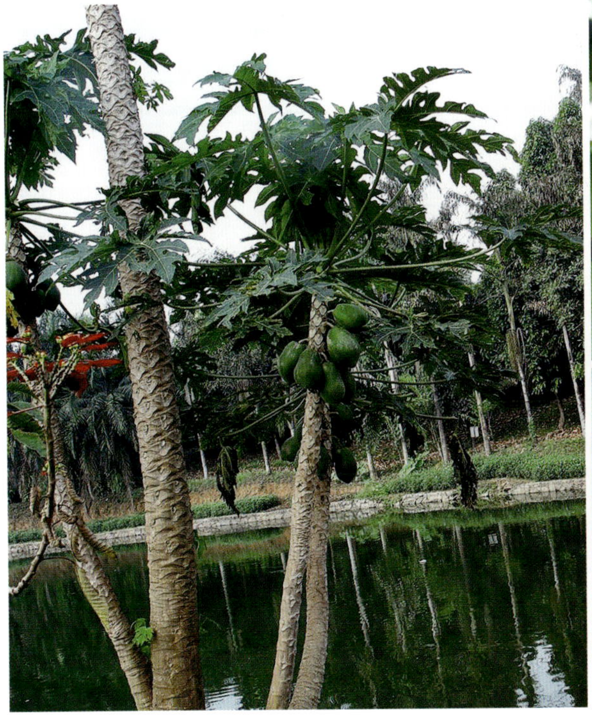

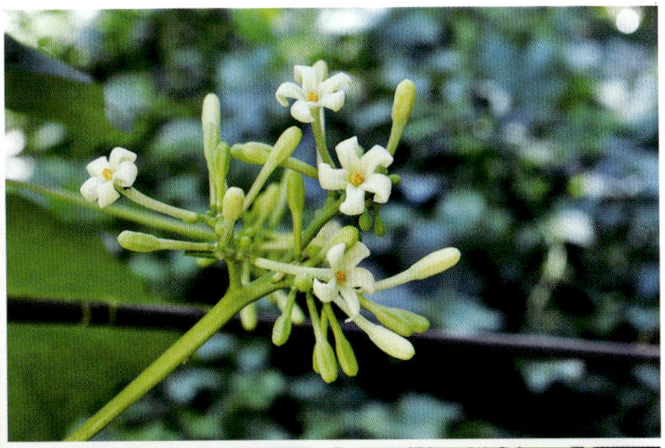

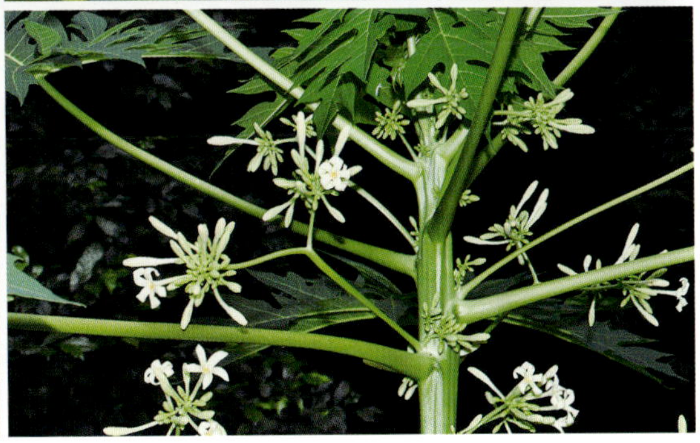

583 番石榴

桃金娘科 番石榴 *Psidium guajava* Linnaeus

佤名： blix mag ga [pl̰iʔ ma̰k ka̰]（布利麻嘎）

别名： 交子果、麻嘎、麻栗嘎

植物形态： 灌木或小乔木。叶对生，革质，长圆形至椭圆形，长（4~）7~12（~15）cm，宽2.5~7cm，全缘；侧脉每边12~15条。花白色，芳香，较大，直径约2.5cm，单生或2~3朵腋生；花梗长1.5~2.5cm，被灰色微柔毛；花萼绿色，厚，萼管钟形，长约5mm，被柔毛，萼帽近圆形，长7~8mm，不规则开裂；花瓣薄，长圆形或倒卵形，长1~1.5cm，宽约1cm；雄蕊极多数，长6~9mm，花药长圆形；子房下位，与萼合生。浆果球形、卵圆形或梨形，长2.5~8cm，顶端有宿存萼片，果肉白色及黄色，胎座肥大，肉质，淡红色。花期夏季。

生境分布： 原产于南美洲；我国云南、福建、广东、海南、广西有栽培。

药用部位： 嫩尖

采收加工： 全年可采收。

性味功效： 涩、甘，平。止泻，消炎。

主治： 肠炎，痢疾，皮肤瘙痒。

用法用量： 内服：鲜品嫩尖兑温开水嚼服。外用：涂擦患处。

附方

1. **痢疾：** 本品嫩叶嚼烂，温开水吞服。
2. **烫伤：** 本品树皮配土大黄、十大功劳等药，干品研粉，拌猪油装瓶，适量涂擦患处。
3. **消化不良，腹泻，菌痢：** 本品嫩尖50g、酸浆草全草50g、红毛树嫩尖50g。均用鲜品，洗净，配红糖适量，开水煎煮，每日1剂分3次服。

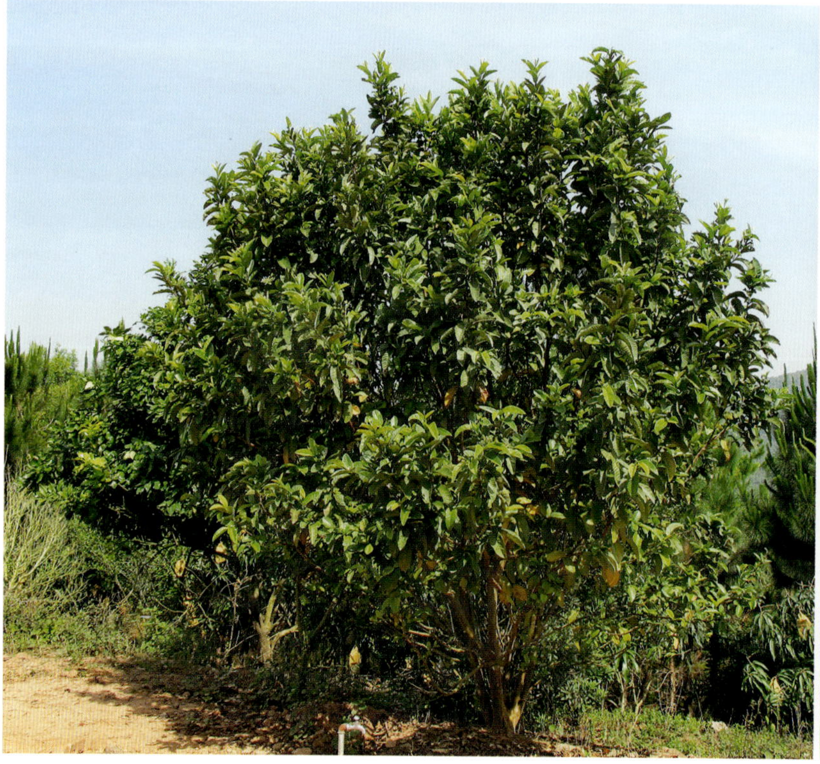

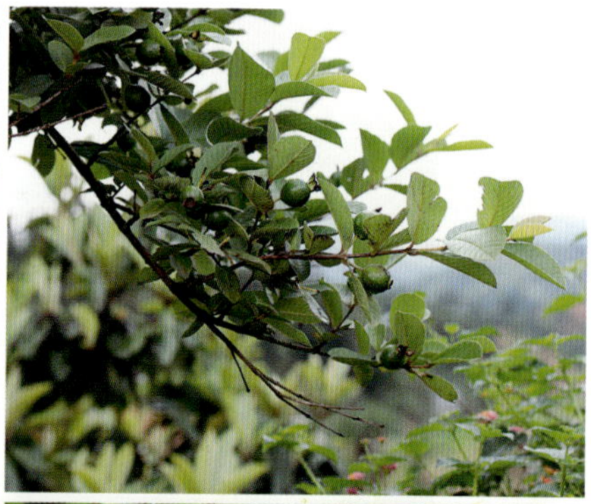

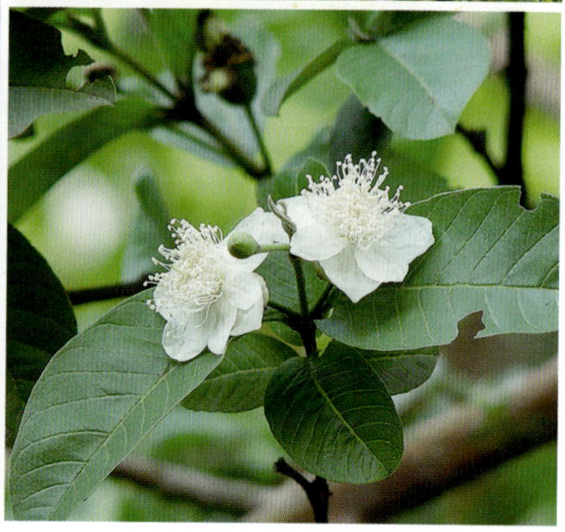

584 番茄

茄科 番茄 *Solanum lycopersicum* Linnaeus

佤名： lang liou [laŋ li̠o]（兰溜）

别名： 西红柿

植物形态： 体高 0.6~2m，全体生黏质腺毛，有强烈气味。茎易倒伏。叶羽状复叶或羽状深裂，长 10~40cm，小叶极不规则，大小不等，常 5~9 枚，卵形或矩圆形，长 5~7cm，边缘有不规则锯齿或裂片。花序总梗长 2~5cm，常 3~7 朵花；花梗长 1~1.5cm；花萼辐状，裂片披针形，果时宿存；花冠辐状，直径约 2cm，黄色。浆果扁球状或近球状，肉质而多汁液，橘黄色或鲜红色，光滑；种子黄色。

生境分布： 原产于南美洲；我国南北各地广泛栽培。

药用部位： 新鲜果实

采收加工： 夏、秋季采收，洗净，鲜用。

性味功效： 甘、酸，微寒。生津止渴，健胃消食。

主治： 食欲不振，口干舌燥。

用法用量： 内服：生食或炒食。

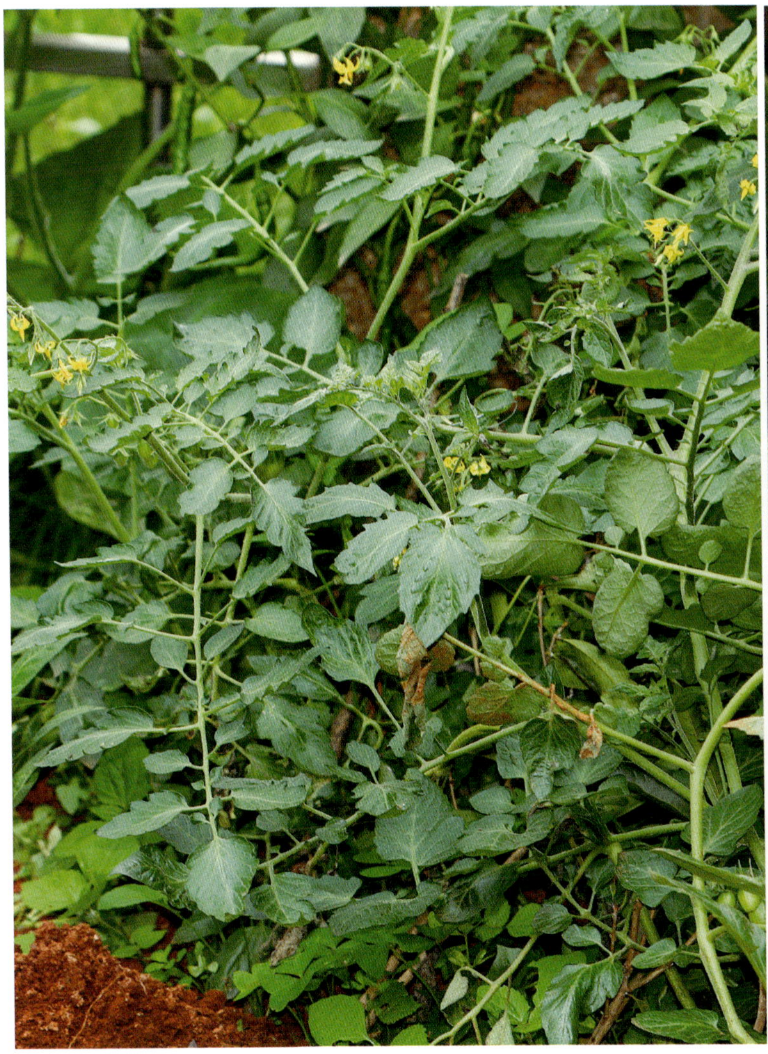

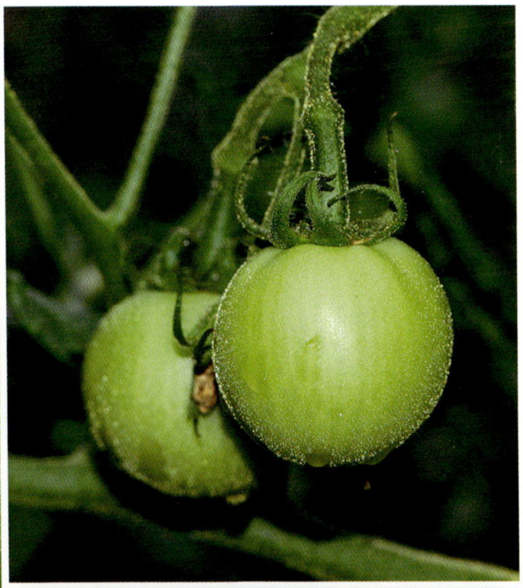

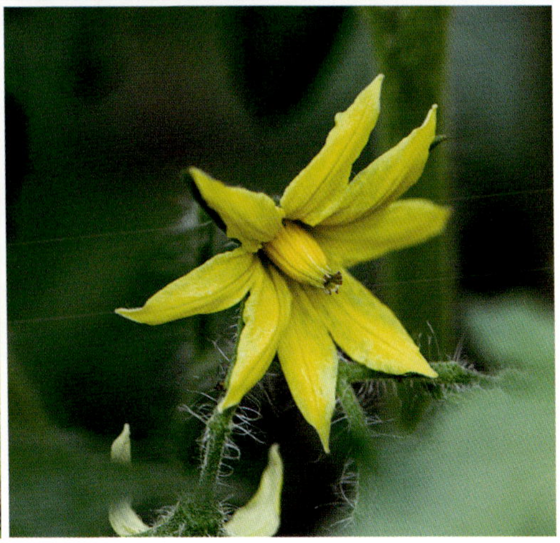

585 腊肠树

豆科 腊肠树 *Cassia fistula* Linnaeus

佤名： kaox grēng vāig līg [k^{h}a̰uʔ krɤŋ va̰ik lik]（栲更歪哩）

别名： 牛角树、波斯皂荚

植物形态： 落叶乔木。叶长 30~40cm，小叶 3~4 对，薄革质，阔卵形、卵状长圆形或椭圆形，长 8~13cm，宽 3.5~8cm，先端锐尖或短渐尖，稀钝，基部宽楔形，全缘，初时两面被微柔毛，后变无毛，叶脉两面均显；小叶柄长 5~10mm，叶柄长 7~10cm。总状花序腋生，花疏散，下垂，长 20~40cm；花梗长 1.5~3.5cm；花瓣黄色，倒卵形，近等长，长 2~3.5cm，宽 1~1.5cm，具明显的脉；能育雄蕊 7 枚，其中 3 枚花丝长而弯弓，4 枚花丝短而直，3 枚退化雄蕊小，不育。荚果圆柱形，长 30~60cm，或长达 1m，直径 2~2.5cm，无毛，黑褐色，不开裂，常于冬季仍悬挂于裸枝上。花期 6—8 月，果期 10 月。

生境分布： 生于海拔 480~1600m 的路旁及疏林中。我国云南、广东、海南、台湾有野生或栽培；越南、老挝、柬埔寨、泰国、缅甸、印度、斯里兰卡、尼泊尔、不丹亦有，苏拉威西、爪哇也见栽培。

药用部位： 果实

采收加工： 秋季采成熟果实，晒干。

性味功效： 苦、涩，凉。清火解毒，润肠通便，止痛。

主治： 腹胀，发热，便秘，食物中毒，小儿惊风，鼻衄，黄疸型肝炎，胃痛，腹痛。

用法用量： 内服：水煎服，15g。

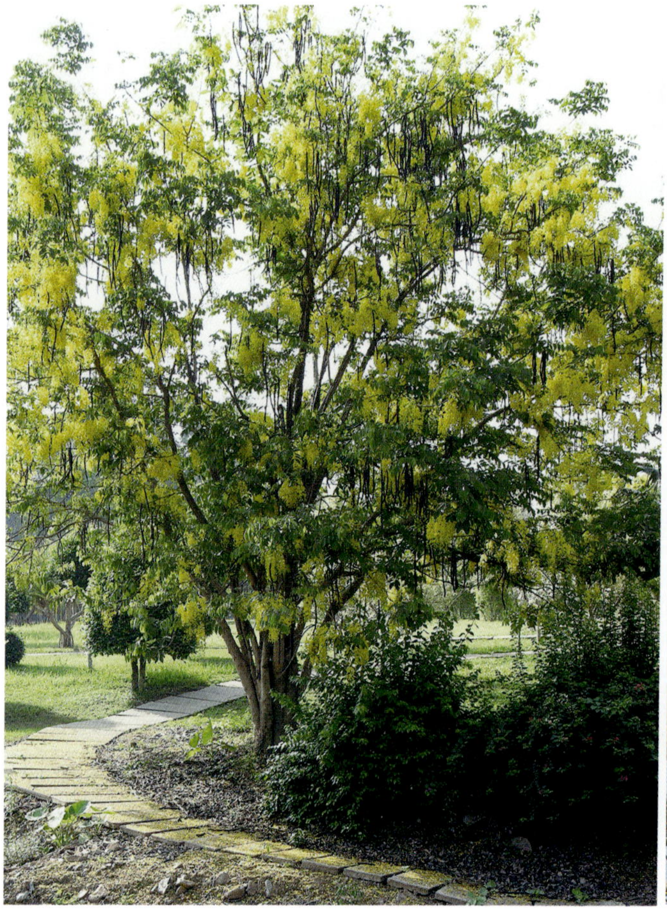

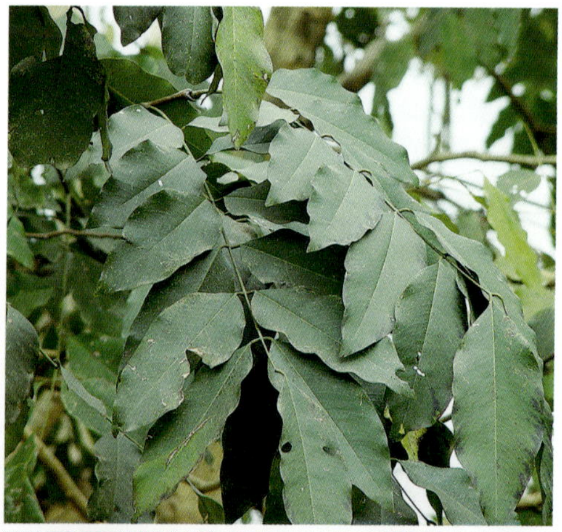

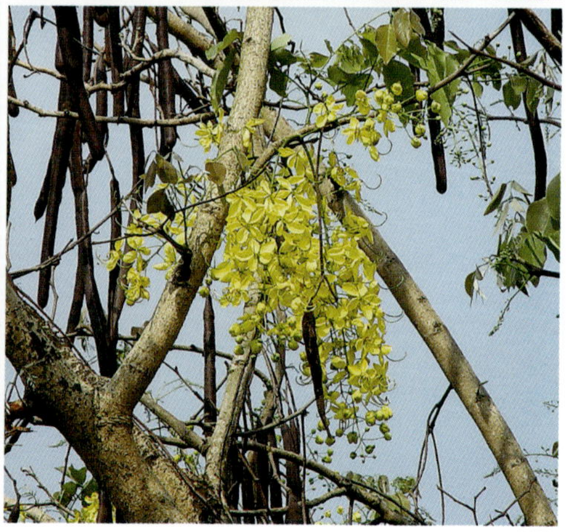

586 阔叶十大功劳

小檗科 阔叶十大功劳 *Mahonia bealei* (Fortune) Carriere

佤名： kaox tu dīng [kʰa̱uʔ tʰṵ tiŋ]（栲土顶）

别名： 十大功劳

植物形态： 灌木或小乔木。叶狭倒卵形至长圆形，长 27~51cm，宽 10~20cm，具 4~10 对小叶，最下一对小叶距叶柄基部 0.5~2.5cm，上面暗灰绿色，背面被白霜；小叶厚革质，硬直，自叶下部往上小叶渐次变长而狭，最下一对小叶卵形，长 1.2~3.5cm，宽 1~2cm，具 1~2 齿粗锯齿，往上小叶近圆形至卵形或长圆形，长 2~10.5cm，宽 2~6cm，边缘每边具 2~6 粗锯齿，先端具硬尖，顶生小叶较大，长 7~13cm，宽 3.5~10cm，具柄，长 1~6cm。总状花序直立，常 3~9 个簇生；花梗长 4~6cm；苞片长 3~5mm；花黄色；花瓣倒卵状椭圆形，长 6~7mm，基部腺体明显。浆果卵形，长约 1.5cm，直径 1~1.2cm，深蓝色，被白粉。花期 9 月至翌年 6 月，果期 3—5 月。

生境分布： 生于海拔 500~2000m 的阔叶林、竹林、杉木林及混交林下、林缘、草坡、溪边、路旁或灌丛中。分布于我国浙江、安徽、江西、福建、湖南、湖北、陕西、河南、广东、广西、四川、云南等地；日本、墨西哥、美国温暖地区，以及欧洲等地已广为栽培。

药用部位： 叶、根茎

采收加工： 根茎：栽后 4~5 年，秋、冬季砍茎秆，晒干或烘干；叶：全年可采收。

性味功效： 苦，寒。叶：滋阴清热；根茎：清热解毒，利胆退黄。

主治： 细菌性痢疾，肝炎，慢性结肠炎，肠胃炎，感冒，久咳不愈。

用法用量： 内服：水煎服，15~30g。

附方

1. **慢性结肠炎，肠胃炎：** 本品 50g 和金线吊葫芦 30g 干品，文火焙黄，研成粉末，每日 3 次，每次 5~10g，温开水冲服。
2. **久咳不愈：** 本品 10g、通光藤 15g、百部 10g、灯台树 15g、甘草 5g、水煎服，每日 3 次。
3. **感冒：** 本品 10g、白虎草 5g、通光藤 10g、马蹄金 8g、防风 10g，水煎服，每日 1 剂。

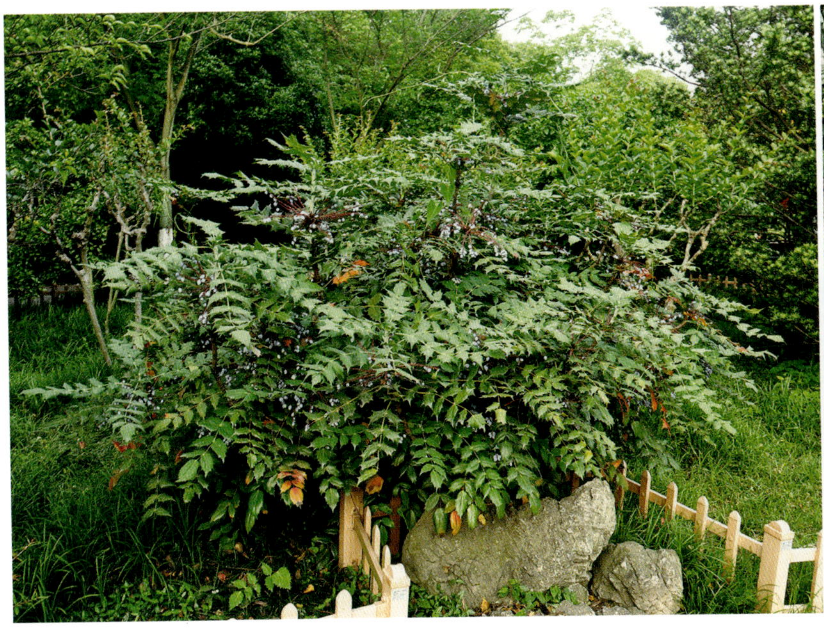
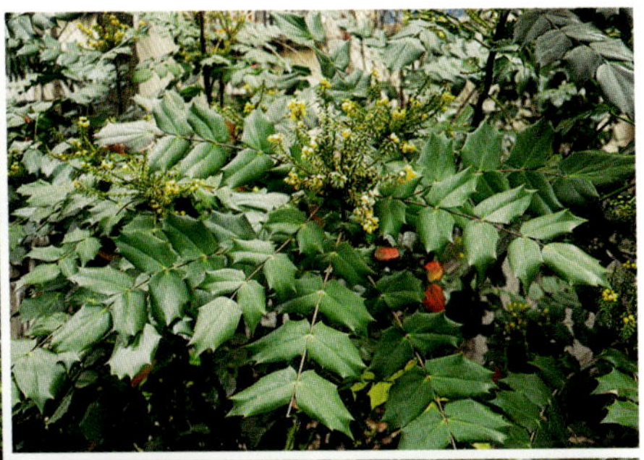
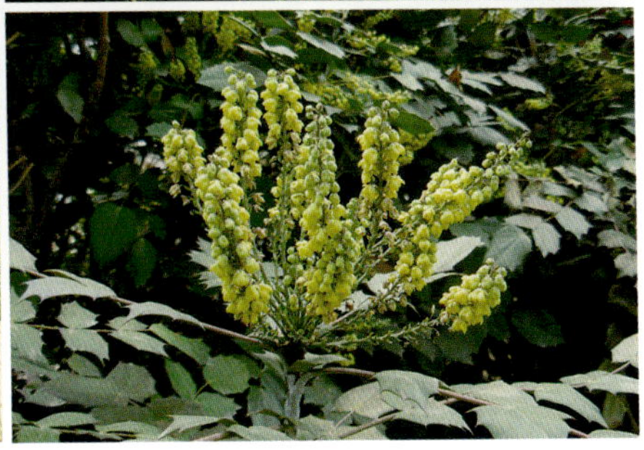

587 隔夜找娘

防己科 中华青牛胆 *Tinospora sinensis* (Loureiro) Merrill

佤名： hnu gon ndoui dīng [nʰu̠ kɔ̠n dɔ̠i tiŋ]（努关堆顶）

别名： 宽筋藤、大接筋藤、舒筋藤

植物形态： 藤本；老枝肥壮，散生疣突状皮孔。叶纸质，阔卵状近圆形，很少阔卵形，长7~14cm或过之，宽5~13cm，基部深心形至浅心形，两面被短柔毛，背面甚密；掌状脉5条。总状花序先叶抽出，雄花序长1~4cm或更长，单生或有时几个簇生；雄花：萼片6片，外轮3片小，长圆形或近椭圆形，长1~1.5mm，内轮阔卵形，长达5mm，宽约3mm；花瓣6片，近菱形，爪长约1mm，瓣片长约2mm；雄蕊6枚，花丝长约4mm；雌花序单生；雌花：萼片和花瓣与雄花近似。核果红色，近球形，内果皮卵状半球形，长达10mm，有明显的背肋和许多小疣状凸起。花期4月，果期5—6月。

生境分布： 常生于低海拔地区疏林中。分布于我国云南、广东、广西；斯里兰卡、印度、中南半岛亦有。

药用部位： 叶、藤茎

采收加工： 全年可采收，洗净切碎，晒干。

性味功效： 苦，凉。调补气血，舒筋活络，镇心安神。

主治： 叶：目赤痛；藤茎：感冒，痢疾，月经不调，风湿筋骨痛，腰肌劳损，跌打损伤，坐骨神经痛及阳痿。

用法用量： 内服：水煎服。外用：捣烂，加酒少许，包敷患处。

附方

跌打损伤： 本品、小接骨丹、十大功劳、大理肺散，各适量，水煎服；或捣烂，加酒少许，包敷患处，每日换药1次。

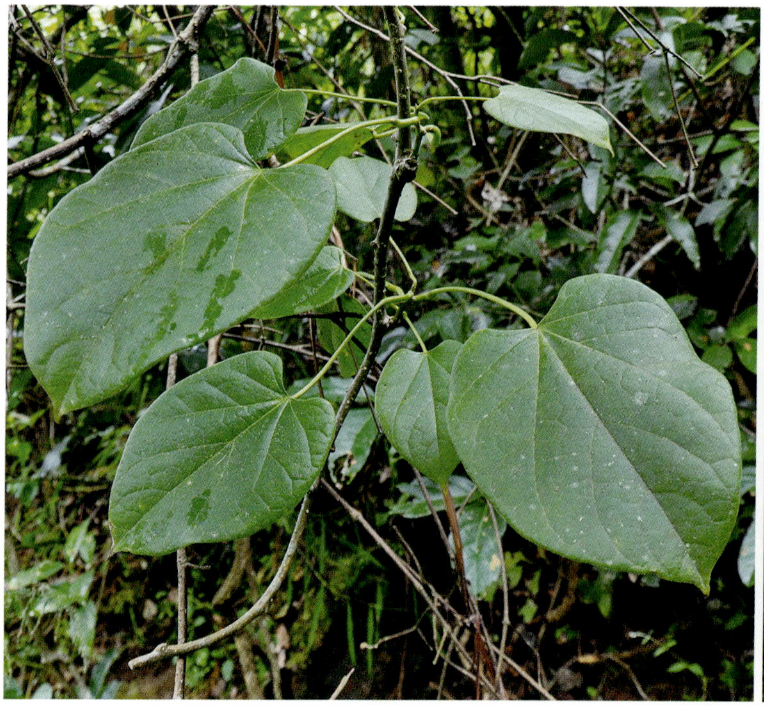

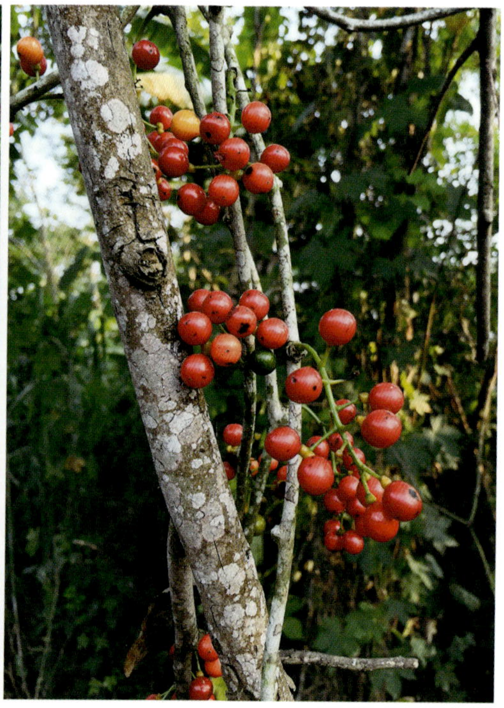

588 瑞丽黄芩

唇形科 瑞丽黄芩 *Scutellaria shweliensis* W. W. Smith

佤名： fang gox kong [faŋ kɔ̰ʔ kʰɔŋ]（烦果孔）

别名： 挖耳草

植物形态： 亚灌木。根茎木质。茎直立，具多数长分枝，圆柱形，基部木质，密被白色稍柔软的粗毛。叶坚纸质，在茎枝中部以下者卵圆形，长1.5~3.8cm，宽0.8~2.5cm，在茎枝上部者变小，卵圆形或圆状卵圆形，均先端急尖，基部宽楔形至圆形，边缘具浅圆齿或上部者全缘，二面被淡黄色小硬毛，背面尤密，侧脉3~4对。总状花序腋生和顶生，直立，长7~27cm；花对生。花萼长2~3mm，外面密被具腺长硬毛，盾片伸长，长约3mm，果时增大，长宽达5mm。花冠紫色，长1.5~1.7cm，外面疏被具腺小柔毛；冠管近直伸，基部微囊大，向上渐增大。小坚果黑色。花期5—12月，花后见果。

生境分布： 生于海拔 550~1600m 的疏林、高草坡。分布于我国云南。

药用部位： 全草

采收加工： 夏、秋季采收，晒干或鲜用。

性味功效： 调经活血。

主治： 恶露不尽，子宫发炎。

用法用量： 内服：水煎服，50~100g。

附方

恶露不尽，子宫发炎： 本品 50~100g，草果、米酒为引，水煎服。

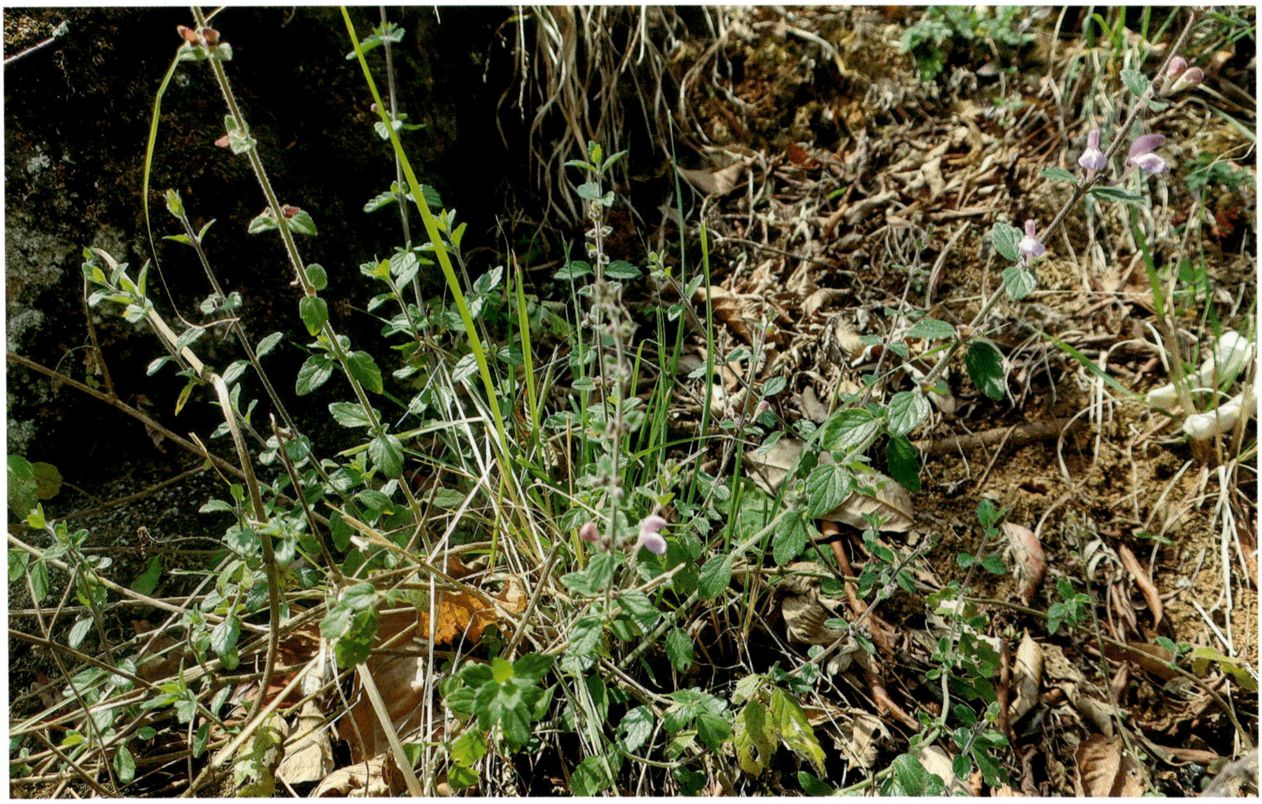

589 蓖麻

大戟科 蓖麻 *Ricinus communis* Linnaeus

佤名： kaox glod ia [kʰa̲uʔ klo̲t ʔi̲a]（栲国呀）

别名： 大马子、天麻子果、大麻子

植物形态： 一年生粗壮草本或草质灌木。小枝、叶和花序常被白霜，茎多液汁。叶轮廓近圆形，长和宽达 40cm 或更大，掌状 7~11 裂，裂缺几乎达中部，裂片卵状长圆形或披针形，顶端急尖或渐尖，边缘具锯齿；掌状脉 7~11 条，网脉明显；叶柄粗壮，中空，顶端具 2 枚盘状腺体，基部具盘状腺体。总状花序或圆锥花序，长 15~30cm 或更长。雄花：花萼裂片卵状三角形；雄蕊束众多。雌花：萼片卵状披针形；子房卵状，密生软刺或无刺，花柱红色，顶部 2 裂，密生乳头状凸起。蒴果卵球形或近球形，长 1.5~2.5cm，果皮具软刺或平滑。种子椭圆形，斑纹淡褐色或灰白色；种阜大。花期几全年或 6—9 月（栽培）。

生境分布： 我国大部分地区有栽培。云南各处海拔 2300m 以下的地区均有栽培或逸生。现广布于世界热带地区或栽培于热带至温带地区。

药用部位： 叶、根、种子

采收加工： 根、叶：随采随用；种子：冬季采收，晒干。

性味功效： 辛、苦，寒。有小毒。消肿，拔毒，催产。

主治： 叶：疮痈肿毒，乳腺炎，痔疮，子宫肌瘤；根：跌打损伤。种仁：子宫脱垂。

用法用量： 内服：水煎服，根 10~15g。外用：鲜叶捣烂外敷患处。

附方

1. **子宫脱垂：** 本品嫩尖配绣球防风、白虎草，诸药用酒泡后，将纱布浸湿后塞入阴道内。
2. **子宫肌瘤：** 本品叶生、熟各半，捣烂外包头顶。
3. **痔疮：** 本品鲜叶、侧柏叶、桃叶、荨麻等药，水煎服或开水烫后坐浴。

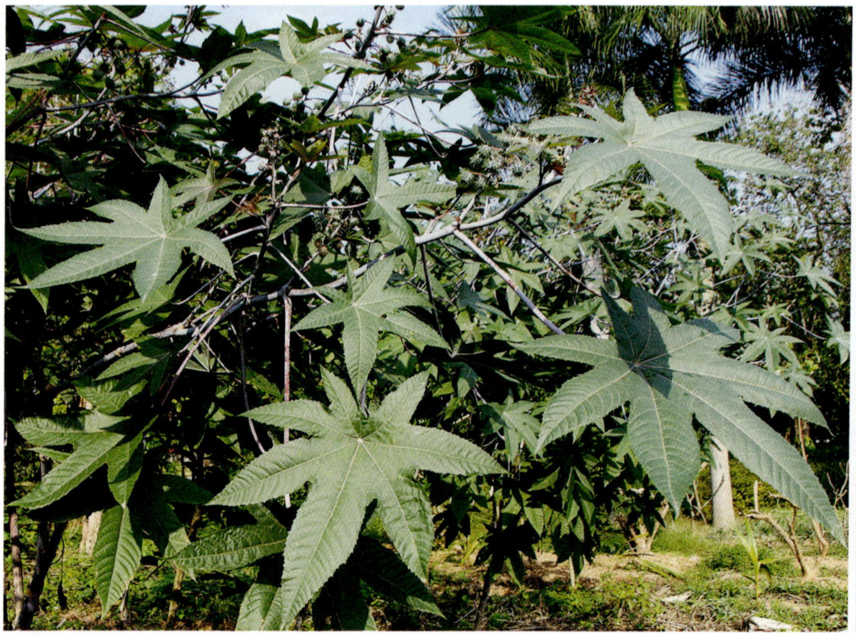

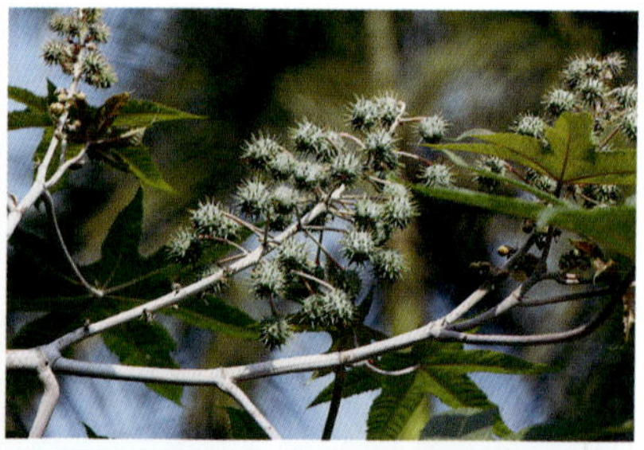

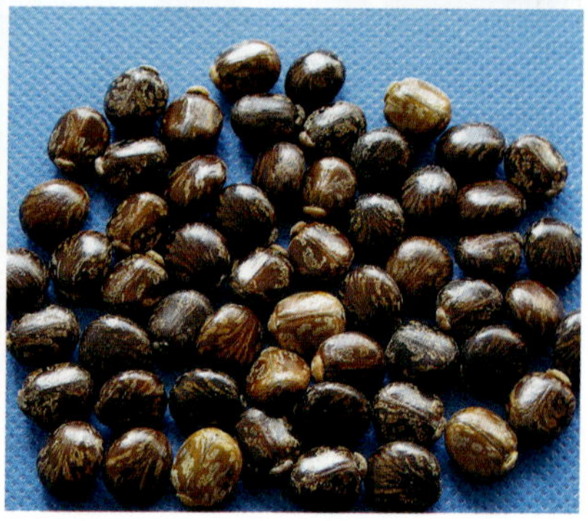

590 蒴莲

西番莲科 异叶蒴莲 *Adenia heterophylla* (Blume) Koorders

佤名： dāi si ndōu [tai si do]（呆司逗）

别名： 双眼灵、猪笼藤

植物形态： 柔弱平铺草本，茎平卧，被柔毛，常在下部节上生不定根。叶卵形，长1~3.5cm，宽0.5~2cm，先端急尖或钝，基部宽楔形，边缘在基部以上具圆齿，叶面除中肋被微柔毛外余被分散疏柔毛，背面被极疏散的小疏柔毛及密布的腺点。穗状花序顶生，在开花时常作卵圆形，长1.5~2.5cm，宽约2cm，在果时延长成圆柱状，由具4~6朵花的轮伞花序组成，密集而偏向一侧；苞片阔卵形，膜质，先端具钻状突尖；花冠白色至淡紫色，长约7mm，冠檐二唇形；雄蕊4枚，前对较长，外露。小坚果长圆形，栗子色，被微柔毛。花、果期全年。

生境分布： 生于海拔1200~2800m的河边、林下、路旁阴湿地、沟谷中或水中。分布于我国云南、四川、广西、广东、湖南、江西等地；缅甸亦有。

药用部位： 茎、叶

采收加工： 全年可采，一般鲜用。

性味功效： 甘、微苦，凉。清热明目，滋阴降火。

主治： 急性结膜炎，白内障。

用法用量： 内服：水煎服。外用：水煎外洗眼睛。

附方

急性结膜炎： 本品茎叶25g、千里光10g，水煎服；同时，用药液洗眼。

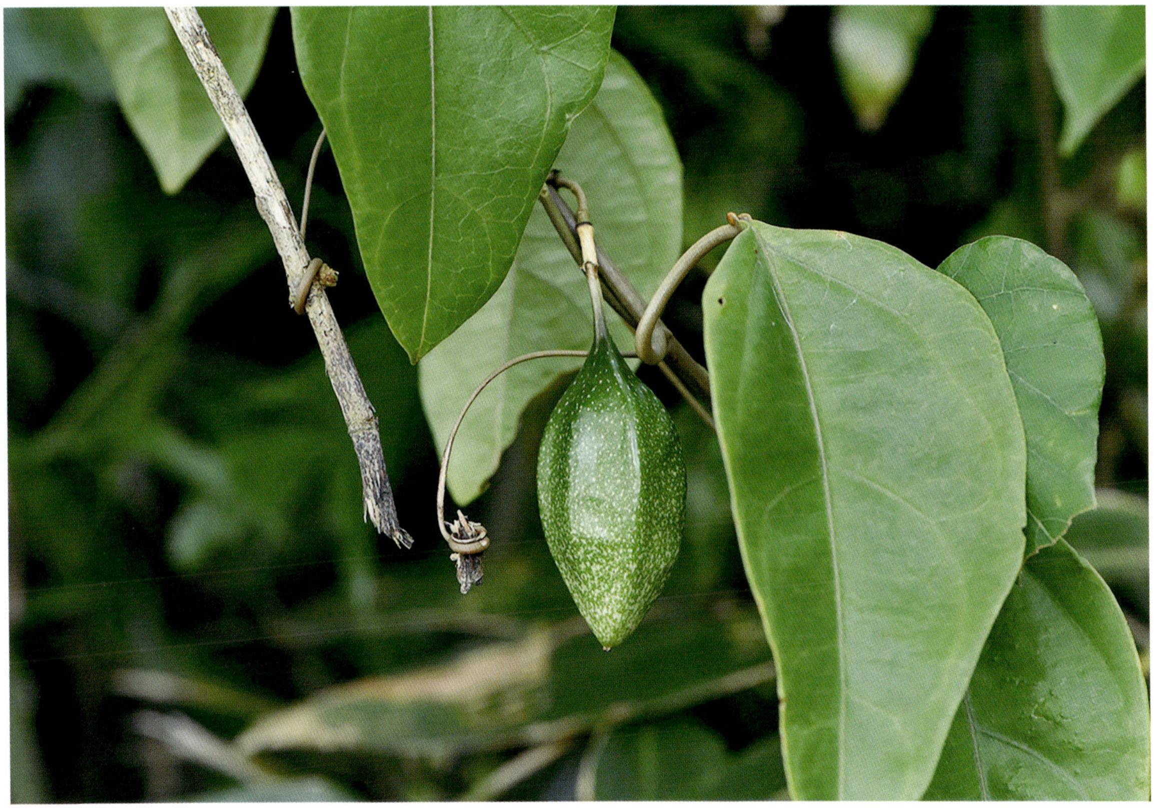

591 蒲公英

菊科 蒙古蒲公英 *Taraxacum mongolicum* Handel-Mazzetti

侗名： rīb daex mgāoh lēi [rip taɯʔ gauh le]（日德告累）

别名： 黄花地丁、婆婆丁

植物形态： 多年生草本。叶倒卵状披针形、倒披针形或长圆状披针形，边缘有时具波状齿或羽状深裂，有时倒向羽状深裂或大头羽状深裂，顶端裂片较大，三角形或三角状戟形，叶柄及主脉常带红紫色，疏被蛛丝状白色柔毛或几无毛。花葶 1 个至数个，上部紫红色，密被蛛丝状白色长柔毛；头状花序直径约 30~40mm；总苞钟状，淡绿色；舌状花黄色。瘦果倒卵状披针形，暗褐色，上部具小刺，下部具成行排列的小瘤；冠毛白色，长约 6mm。花期 4—9 月，果期 5—10 月。

生境分布： 生于中、低海拔地区的山坡草地、路边、田野、河滩。全国各地广泛分布。

药用部位： 全草

采收加工： 春至秋季花初开时采挖，除去杂质，洗净，晒干。

性味功效： 甘、苦，寒。清热解毒，消肿散结，利尿通淋。

主治： 产后乳汁不通。

用法用量： 内服：水煎服，50g。

附方

产后乳汁不通： 本品 50g，加清水煎至 100mL，加入已研成粉的穿山甲片 5g，水煎服，一日服 3 次。

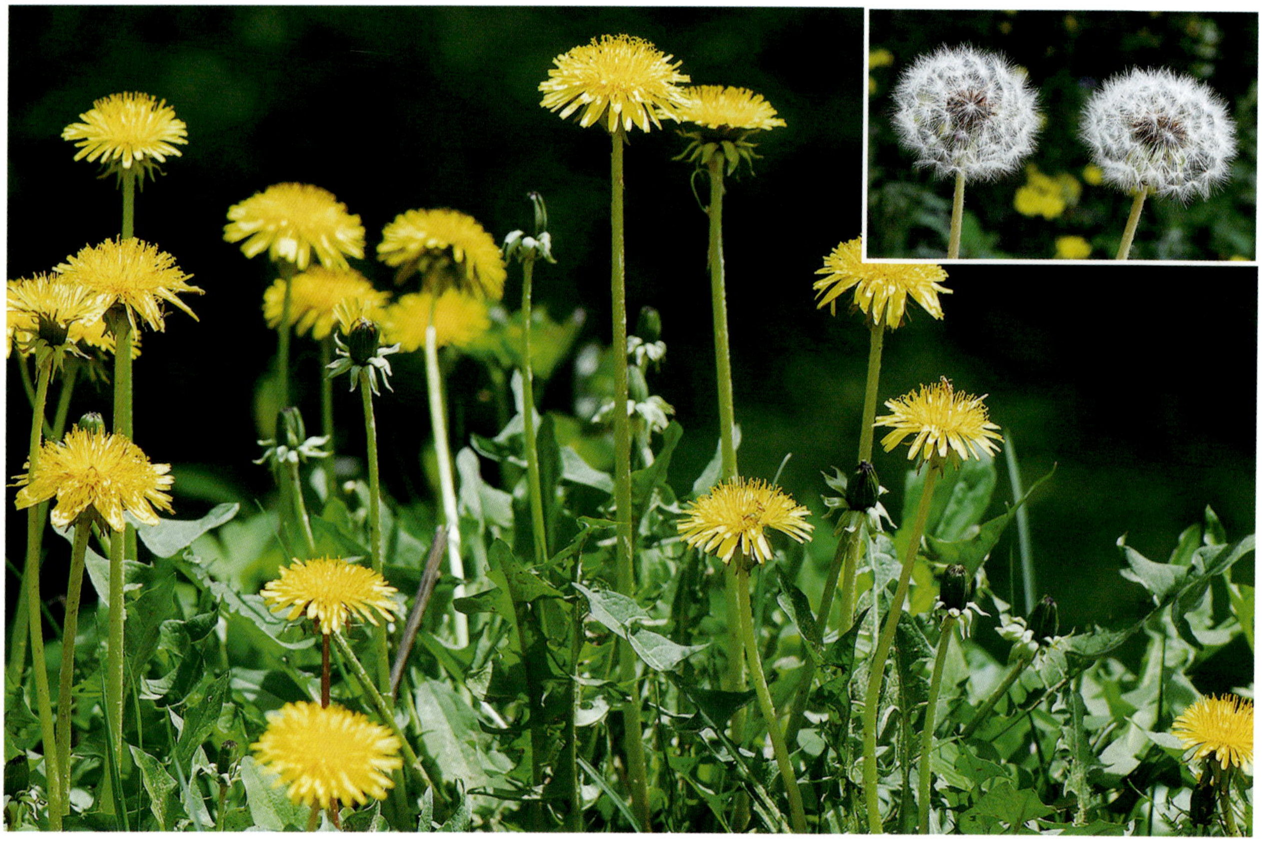

592 椿

楝科　香椿 *Toona sinensis* (A. Jussieu) M. Roemer

佤名： kaox si ndoung [kʰa̱uʔ si do̱ŋ]（栲西东）

别名： 毛椿、马泡子树、椿芽

植物形态： 高大落叶乔木，木材红色；小枝干时红褐色，具苍白色皮孔。偶数羽状复叶，长30~50cm；小叶8~20对，对生或互生，纸质，卵状披针形至卵状长圆形，长9~15cm，宽2.5~4cm，先端尾尖。聚伞圆锥花序疏被锈色柔毛或近无毛；花萼5齿裂或浅波状，被柔毛；花瓣5片，白色，长圆形，长4~5mm，宽仅1.5mm。蒴果狭椭圆状，深褐色，光亮，长2~3.3cm，直径1~1.5cm，有极稀疏的苍白色皮孔，果瓣薄；种子基部常钝，上端有长而膜质的翅。花期6—7月，果期10—11月。

生境分布： 生于山地杂木林或疏林中。产于我国华北、华东、中部、南部和西南部各地，各地也广泛栽培；国外分布于朝鲜。

药用部位： 树皮、嫩叶（尖）

采收加工： 树皮：全年均可采剥，洗净，晒干；嫩叶（尖）：生长茂盛时采收，晒干。

性味功效： 树皮：苦、甘、涩，寒；嫩叶（尖）：苦，平。树皮：清热燥湿，止咳，排石；嫩叶（尖）：消炎解毒，止痒。

主治： 树皮：尿道结石，肺炎，咳嗽；嫩叶（尖）：皮肤瘙痒。

用法用量： 内服：水煎服，树皮：15~50g。外用：嫩叶（尖）水煎洗，或研末调敷。

附方

1. **尿道结石：** 本品树皮 50g、爬地龙 50g、金钱草 50g、竹节草 50g。均为鲜品，洗净，切段，水煎，每日 1 剂，每日 3 次。
2. **各种原因引起的皮肤瘙痒：** 本品嫩叶尖 20g、菜豆树 30g，开水烫后趁热涂搽患处，每日 2~3 次。
3. **慢性肺炎，咳嗽：** 本品树皮配野芝麻根、通光藤、黄果皮、肉桂、理肺散各适量，水煎内服。

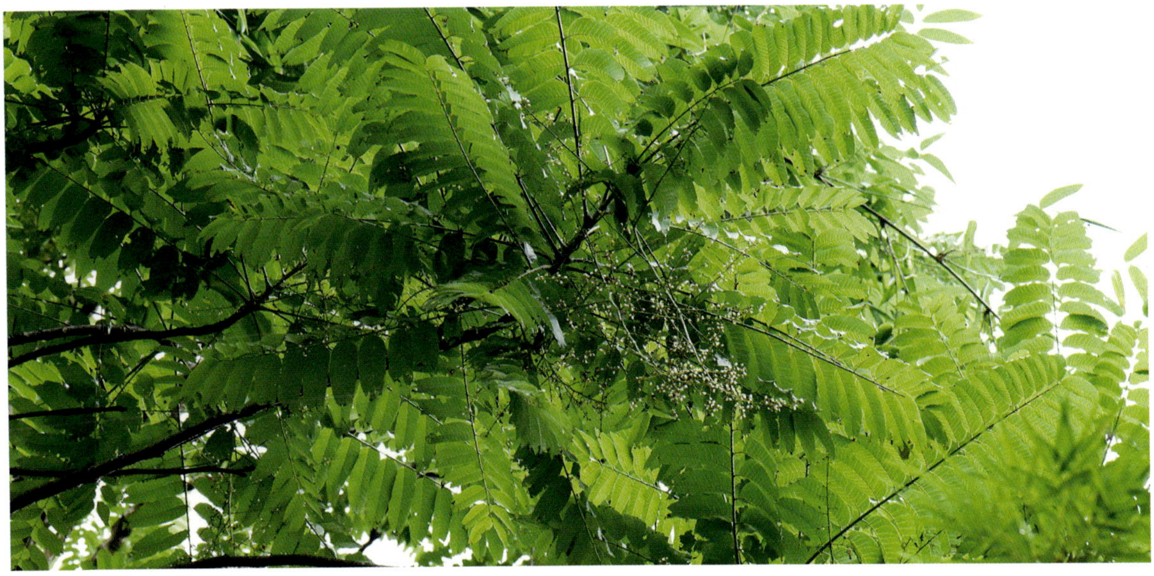

593 榉树

榆科　大叶榉树 *Zelkova schneideriana* Handel-Mazzetti

侗名： kaox veig līg dīng [kʰa̠uʔ ve̠k lik tiŋ]（栲温哩顶）

别名： 血榉鸡油树、黄栀榆、大叶榆

植物形态： 落叶乔木，高达 35m。当年生枝灰绿色，密生灰白色柔毛；冬芽 2 个并生。叶片，厚纸质，卵形至椭圆状披针形，长 1.5~9cm，宽 1~5cm，先端渐尖，基部圆形至楔形，边缘具圆齿状锯齿，齿端微尖，上面绿色，被短硬毛，后脱落，下面淡绿色密被白色柔毛，脉上尤显，侧脉 7~15 对；叶柄长 1~4mm，被柔毛。雄花 1~3 簇生于叶腋，雌花及两性花常单生于小枝上部叶腋。核果斜卵状圆锥形，顶部歪斜，直径约 3mm，有棱纹，几乎无梗。花期 4 月，果期 9—11 月。

生境分布： 生于海拔 1700~1900m 的溪边及疏林中。分布于我国云南、四川、贵州、西藏、广西、广东、湖南、江南地区、江西、福建、安徽、江苏、甘肃、陕西。

药用部位： 树皮、叶

采收加工： 树皮：全年可采收，剥皮，晒干或鲜用。叶：夏、秋季采收，晒干或鲜用。置阴凉干燥处保存。

性味功效： 树皮：苦，寒。清热解毒，止血利水，安胎。叶：苦，寒。清热解毒，凉血。

主治： 树皮、叶：带下，胃肠道出血症，痢疾；树皮：感冒，头痛，肠胃实热，痢疾，妊娠腹痛，全身水肿，小儿血痢，急性结膜炎。

用法用量： 内服：水煎服，树皮：3~10g，叶：6~10g。外用：树皮水煎外洗，叶捣敷。

附方

带下，胃肠出血，痢疾： 本品 15~25g，水煎服，炒后用效果更佳。或使用榉树 25g（炒）、金花果 25g（炒），水煎服。

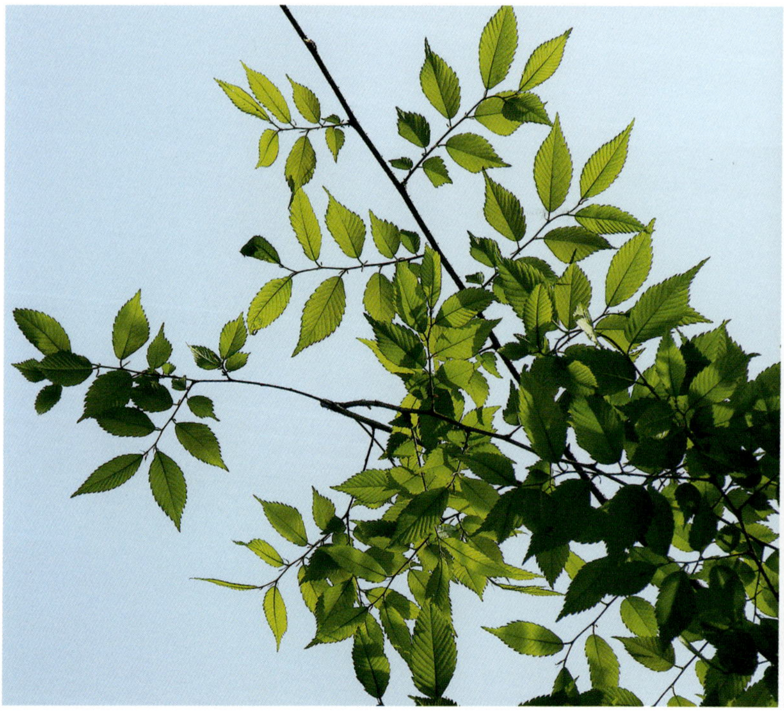

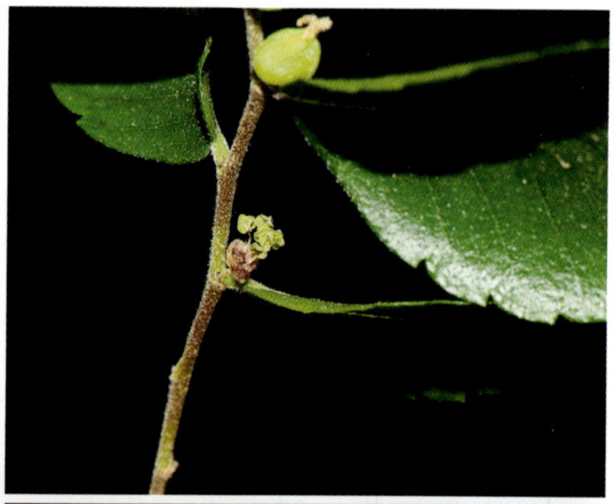

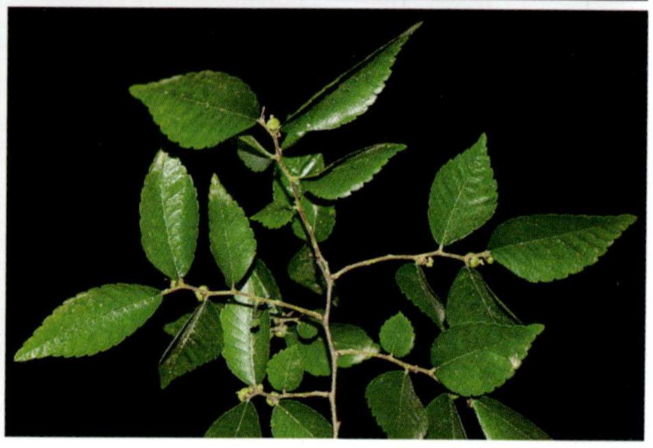

594 感应草

酢浆草科 感应草 *Biophytum sensitivum* (Linnaeus) Candolle

佤名： rīb gad siah [rip ka̱t si̱ah]（日该下）

别名： 大含羞草、喝呼草、荷包草

植物形态： 多年生草本，常基部木质化。茎单一，不分枝，高 8~20cm。叶多数，聚生于茎顶端；叶片轮廓狭倒披针状长圆形，长 3~8cm；小叶 5~13 对；小叶长圆形或倒卵状长圆形，最上部小叶长 0.6~1.4cm，宽 0.2~0.9cm，下部小叶渐变小，先端圆，常偏斜，常不对称，边缘全缘；小叶无柄；顶生刚毛状的退化小叶长 1.5~2mm。假伞形花序数枝，生于茎顶端，具 4~8 朵花，长 0.5~1cm，宽 1~1.5cm；花序梗长 2.5~7cm，密被短柔毛；花梗长 1~3mm，被短柔毛；花瓣黄色，匙形，稍长于萼片，膜质；雄蕊 10 枚，分离。蒴果阔倒卵形，长约 3mm，疏被短柔毛，成熟果开裂至基部。花、果期 7—12 月。

生境分布： 生于海拔 130~620m 的次生林缘、草地或园地里。分布于我国云南、台湾、广东、广西、湖北、贵州；亚、美、非三大洲的热带地区均产。

药用部位： 全草

采收加工： 夏、秋季采收，鲜用或切段干用。

性味功效： 甘、微苦，平。消积，利水。

主治： 小儿疳积，水肿，黄水疮，疔疮，带状疱疹，心脏病，子宫脱出，小儿脱肛，心脏病。

用法用量： 内服：水煎服，15~25g。

附方

心脏病： 本品 15g、辰砂 5g、生姜 10g，上药装入猪心炖服。

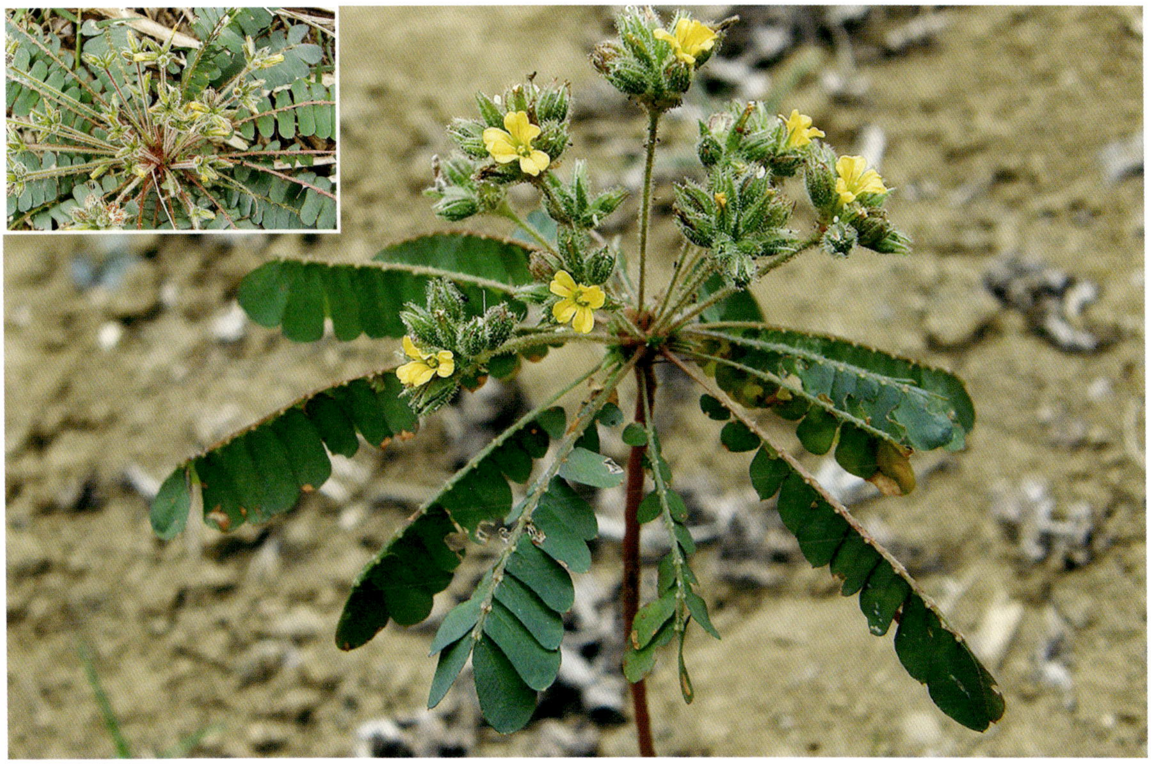

595 蜀葵

锦葵科 蜀葵 *Alcea rosea* Linnaeus

佤名： dāi si bi [tai si pi̠]（呆西毕）

别名： 公鸡花、小蜀花、白蜀葵

植物形态： 二年生直立草本，密被刺毛。叶近于圆心形，直径6~15cm，掌状5~7浅裂或为波状棱角，裂片圆形至三角形，上面粗糙，下面被星状长硬毛或绒毛；托叶卵形，长8mm。花腋生，单生或近于簇生，常成顶生总状花序式，有叶状苞片；总苞的小苞片杯形，常6~7裂；萼钟形，直径2~3cm，5齿裂；花冠大，直径6~9cm，有红、紫、粉红、白、黄和紫黑等各色，单瓣或重瓣，花瓣倒卵状三角形，长4cm，先端微凹缺，基部狭，爪被长髯毛；雄蕊柱长2cm，花丝纤细。果盘状，直径2cm，被短柔毛，分果爿几乎圆形，多数，背部厚1mm，具纵槽。花期2—8月。

生境分布： 全国各地普遍栽培；现已广泛引种至欧美各国以赏花。

药用部位： 全草、叶、根、花、种子

采收加工： 根：秋、冬季采收；花：含苞待放时采收；种子：果实成熟时采摘，取出种子晒干。

性味功效： 甘，凉。全草、叶：止血，拔毒；根：清热解毒，排脓，利尿；种子：利尿通淋；花：通利大小便，解毒散结。

主治： 全草、叶：脓疮拔毒，内外伤出血。根：崩漏，胎动不安，疮疖；花：带下，月经不调，角膜云翳；种子：便秘。

用法用量： 内服：水煎服，全草、根：15~30g；种子、花：5~10g。外用：鲜叶捣烂，外敷患处。

附方

脓疮拔毒： 本品叶、拔毒散鲜品各适量，捣烂配少许红糖，外敷患处。

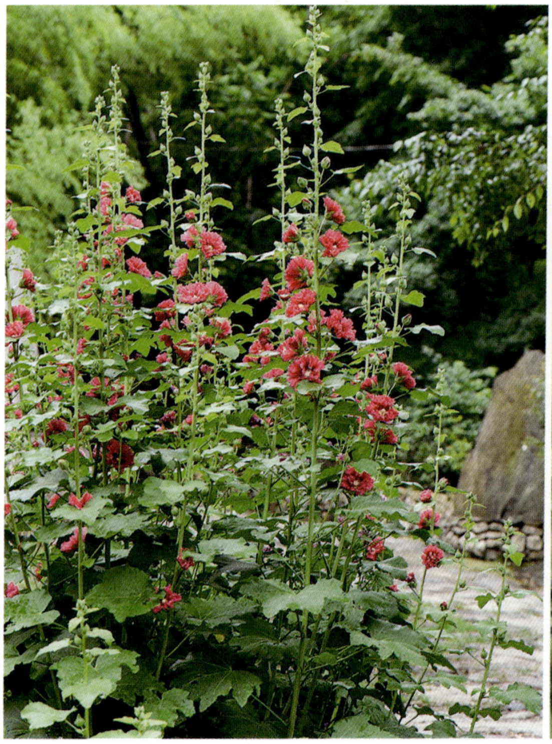

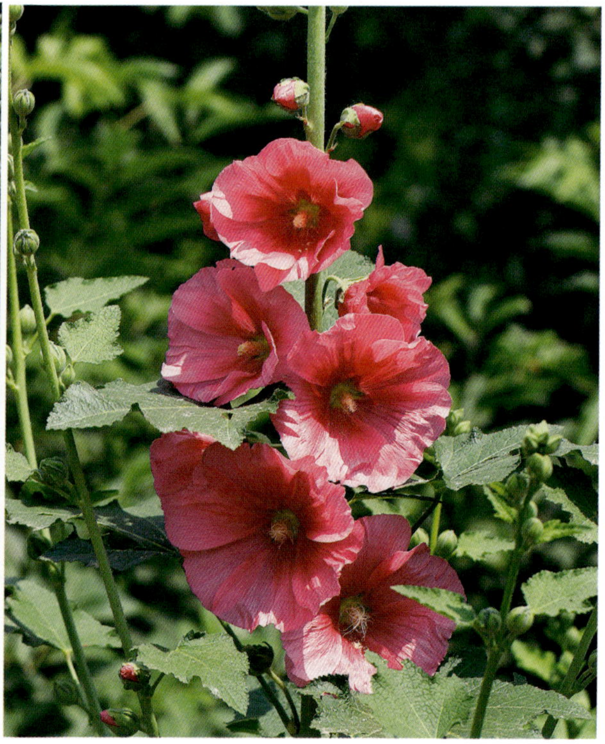

596 锥栗

壳斗科 思茅栲 *Castanopsis ferox* (Roxburgh) Spach

佤名： kaox dung [kʰa̲uʔ tu̲ŋ]（栲栋）

别名： 猪栗、刺锥栗

植物形态： 乔木。高 15~20m。小枝无毛，密生灰白色皮孔。叶卵状披针形至披针形，长 8~13（~16）cm，宽 2~4.5cm，顶端长渐尖至短尖，基部偏斜，宽楔形至圆形，全缘，无毛，侧脉 9~11 对；叶柄长 0.5~1cm。雄花序圆锥状，轴密生暗黄色短绒毛；雌花序每 1 个总苞内有 1 朵雌花。果序长约 10cm，轴散生淡褐色皮孔。总苞近球形，连刺直径 2~2.5cm；苞片针刺形，长 5~8mm，基部结合成刺轴，散生或排列成间断的环。坚果单生，宽卵形，直径 0.8~1cm，高 1~1.2cm，无毛，果脐与基部等大。花期 8—10 月，果期翌年 9—11 月。

生境分布： 生于海拔 900~2100m 的山谷密林中。分布于我国云南；越南、老挝、缅甸、印度亦有。

药用部位： 树皮

采收加工： 全年可采收，切碎，晒干。

性味功效： 涩、甘。收敛，止泻，消炎。

主治： 肠炎，消化不良，腹泻。

用法用量： 内服：水煎服，6~9g。

附方

1. **腹泻，肠炎，消化不良：** 本品 6~9g，水煎服。
2. **痢疾：** 本品树皮 50g、白花树皮 50g、碎米果树根 50g、红包谷 30g，红糖适量。鲜品或干品均可，洗净，红包谷炒糊，开水煎内服，每日 3 次。

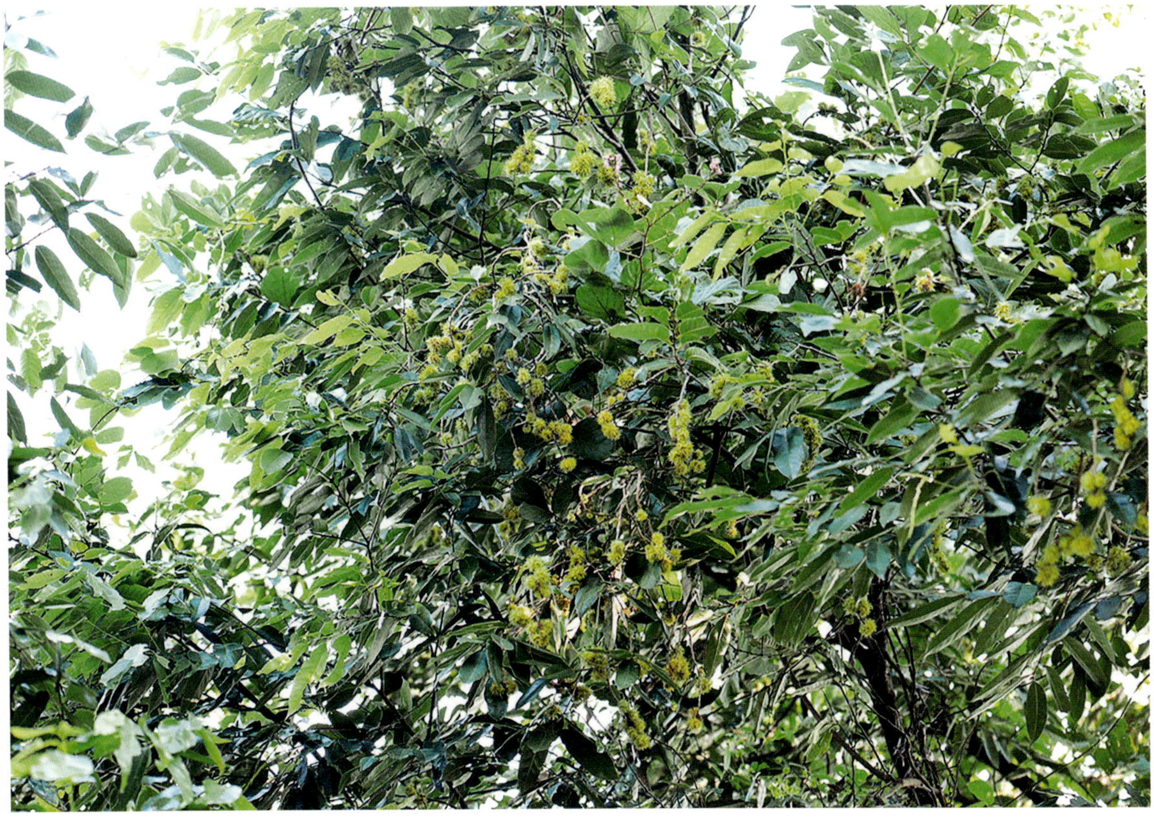

597 矮陀陀

夹竹桃科 萝芙木 *Rauvolfia verticillata* (Loureiro) Baillon

佤名： kaox ma gram soung [kʰa̠uʔ ma̠ kra̠m so̠ŋ]（栲麻杠耸）

别名： 云南萝芙木、大马子、天麻子果

植物形态： 灌木，无毛，茎皮灰白色，幼枝绿色，老枝被皮孔。叶膜质，3~4片叶轮生，稀有对生，椭圆形或长圆形，稀披针形，长2.5~16cm，宽1.3~3cm，顶端渐尖，基部楔形；侧脉每边6~15条；叶柄长达1cm。伞形聚伞花序顶生；花序梗长2~6cm；花小，白色；花冠高脚碟状，花冠筒中部膨大，长10~18mm，花冠裂片圆形或近圆形，长3.5mm；雄蕊着生于花冠筒内面中部；花盘环状，高达子房一半；子房由2个离生心皮组成。核果2个离生，卵圆状或椭圆状，长约1cm，直径5mm，无毛，未成熟时绿色，后变暗红色，成熟时紫黑色。花期2—10月，果期4—12月。

生境分布： 生于溪边、林边、坡地、旷野潮湿地及山坡阴湿林下或灌木丛中。分布于我国云南、贵州、广西、广东和台湾等地，越南亦有。

药用部位： 根

采收加工： 全年均可采收，洗净，晒干。

性味功效： 苦，寒。降压，退热，止痛。

主治： 高血压，疟疾，急性肠胃炎，毒蛇咬伤。

用法用量： 内服：水煎服，12~15g。

附方

1. **高血压，疟疾，急性肠胃炎，毒蛇咬伤：** 本品12~15g，水煎服，或泡酒服。
2. **尿路感染：** 本品15g、山菅兰（山扁竹）20g、铜钱草30g、亚罗椿10g、胡椒3粒。均为鲜品，洗净，切片，水煎煮，每日1剂，每日3次。

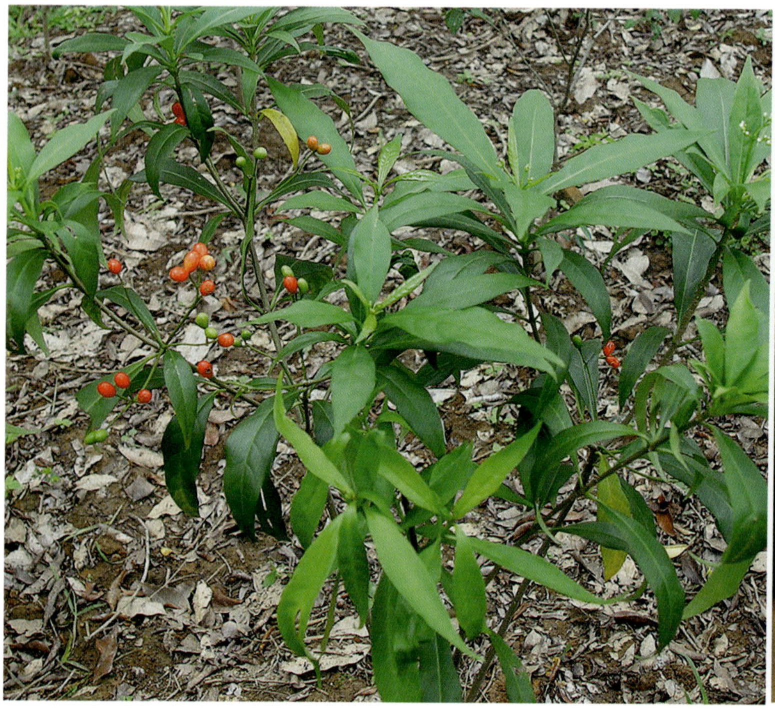

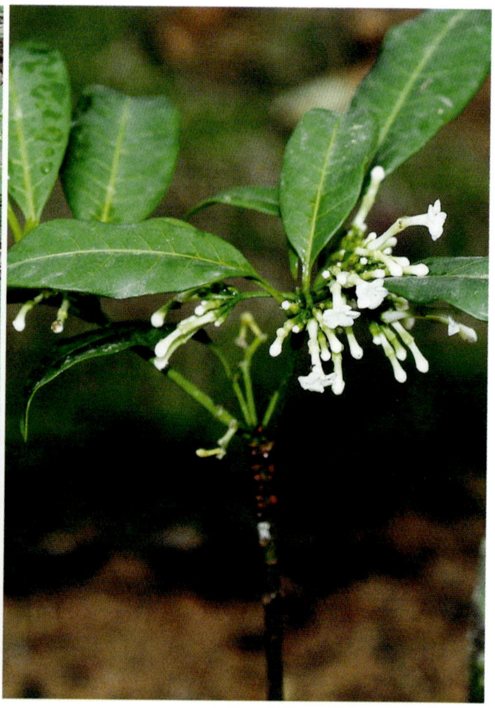

598 鼠曲草

菊科 拟鼠麹草 *Pseudognaphalium affine* (D. Don) Anderberg

佤名： hnyee bai siah [ɳ̊ʰɯ̱ pa̱i si̱ah]（尼败下）

别名： 无心草、鼠耳草、清明菜

植物形态： 一年生草本。茎直立，近基部有 3~20 个斜生或稀匍匐的分枝，茎枝密被白色厚绵毛。基生叶在花期枯落；茎生叶多数，下部和中部叶匙形或倒披针形，长 3~6cm，宽 6~10mm，上部叶较小，倒披针状线形，全部叶先端圆，具钝尖头，基部渐狭且略下延，边缘全缘，两面被白色绵毛，叶脉 1 条。头状花序多数，在茎和枝先端密聚，排列成伞房状花序；花序梗短或近无，密被白色厚绵毛；总苞宽钟形；总苞片 2~3 层，金黄色、黄色或柠檬黄色，膜质，有光泽。瘦果长圆形；冠毛白色或黄白色，长约 2mm，极纤细，易脱落。

生境分布： 生于海拔（330~）1500~2700（~3600）m 的各种生境中，以山坡、荒地、路边、田边最常见。我国西北、西南、华北、华中、华东、华南各地均有分布；印度、中南半岛、印度尼西亚、菲律宾及朝鲜、日本亦有。

药用部位： 全草

采收加工： 春、夏间采收，洗净，晒干或鲜用。

性味功效： 甘、微酸、微苦，平。消炎，止咳，止血。

主治： 消瘦，脾虚腹泻，气管炎，肺结核，咳嗽，哮喘，呼吸道疾病，外伤出血。

用法用量： 内服：水煎服，6~12g。外用：鲜品捣烂外包患处。

附方

1. **气管炎，肺结核，咳嗽，哮喘，呼吸道疾病：** 本品、天冬、百合、通光藤、小白及各适量，水煎服。
2. **外伤止血：** 本品鲜草捣烂，外包患处。

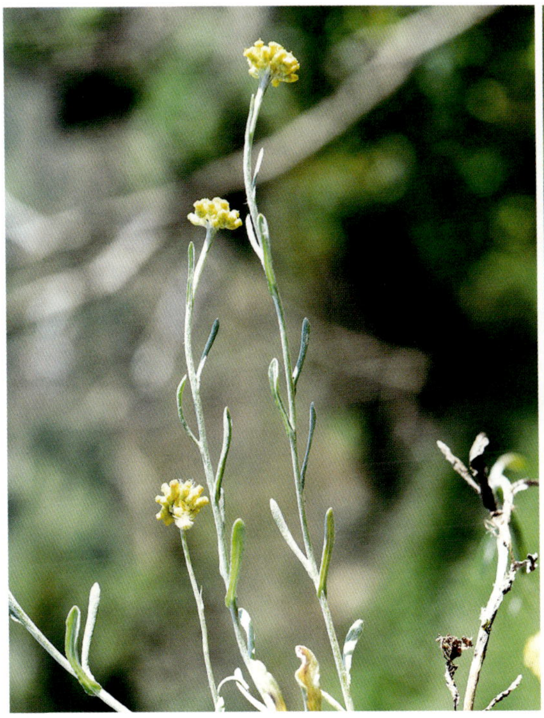
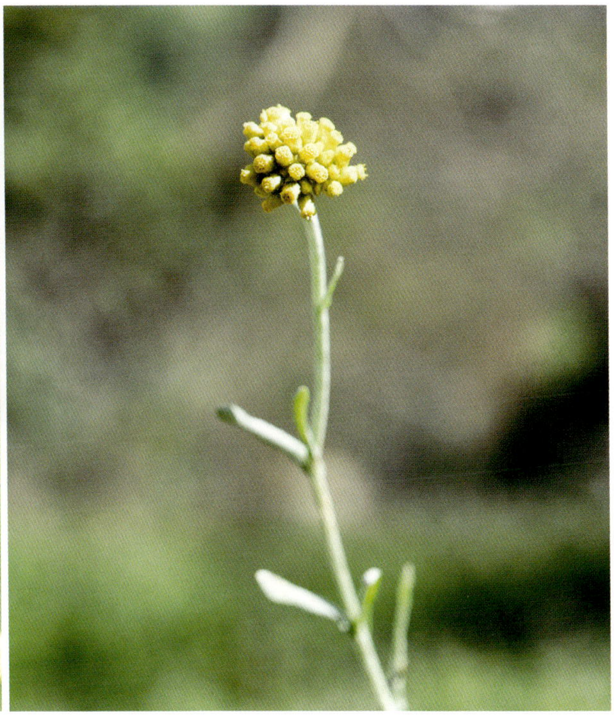

599 腰果

漆树科 腰果 *Anacardium occidentale* Linnaeus

佤名： blix hnyaig [pli̱ʔ ȵ̥ʰa̱ik]（布利奶）

别名： 梗如树、鸡腰果、心果树

植物形态： 小乔木或灌木。单叶互生，革质，倒卵形，长8~14cm，宽6~8.5cm，全缘，两面无毛，侧脉约12对，侧脉和网脉两面凸起。圆锥花序顶生，宽大，多分枝，排列成伞房花序式，长10~20cm，最下部分枝长达11cm，多花密集，密被锈色微柔毛；花黄色；花瓣5片，线状披针形，长7~9mm，开花时外卷；雄蕊7~10枚，常仅1枚发育。果肾形，两侧压扁，长2~25cm，宽1.5cm，无毛，果下部为花托与花盘膨大而成肉质梨形或陀螺形的假果，长3~7cm，宽4~5cm，成熟时紫红色；种子肾形，长1.5~2cm，宽约1cm。花期3—4月，果期7—8月。

生境分布： 原产于热带美洲，我国云南、广西、广东、福建、台湾均有栽培；现全球热带广为栽培。

药用部位： 果实、树皮

采收加工： 果实：夏、秋季果实熟时采收，除去假果留取核果，晒干，炒熟；树皮：全年可采收，剥取树皮，晒干。

性味功效： 果实：甘、平；树皮：淡，平，有毒。果实：润肺，止咳，止渴，除烦；树皮：截疟。

主治： 果实：咳逆，心烦，口渴。树皮：疟疾。

用法用量： 内服：水煎服，果实 15~30g，树皮 0.6~1g。

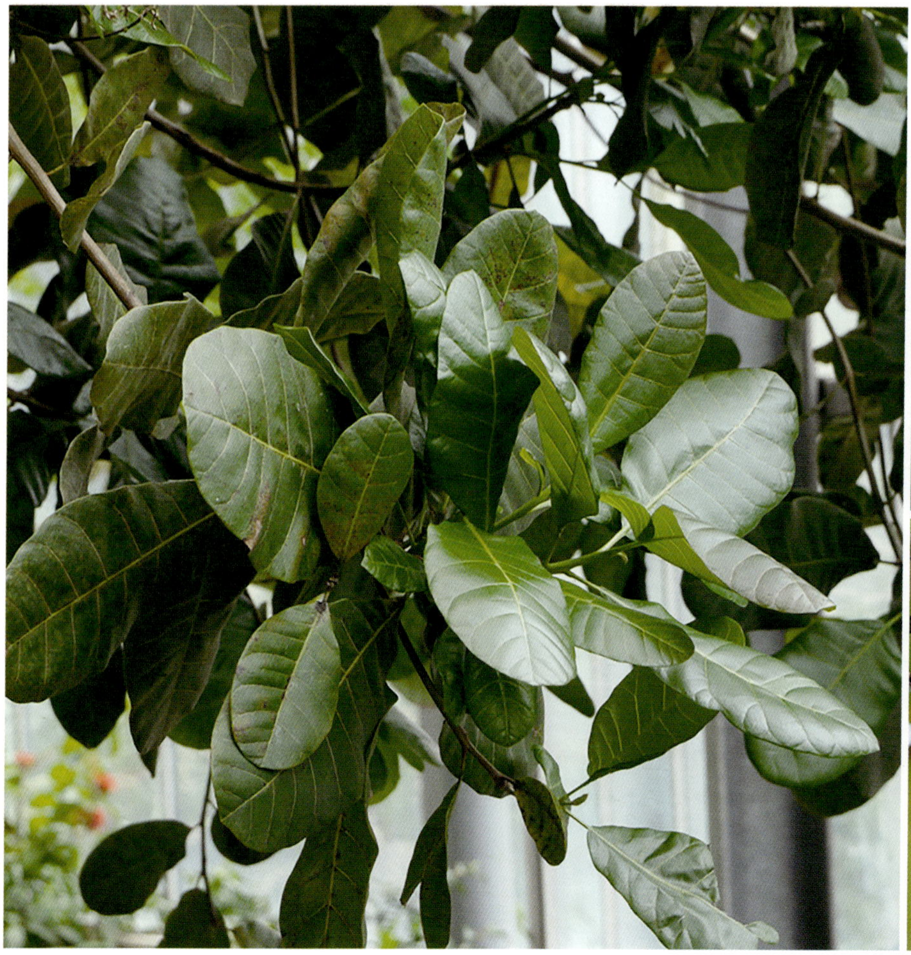
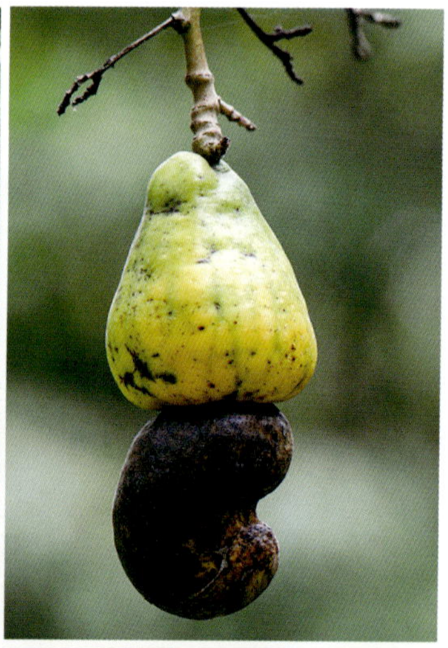
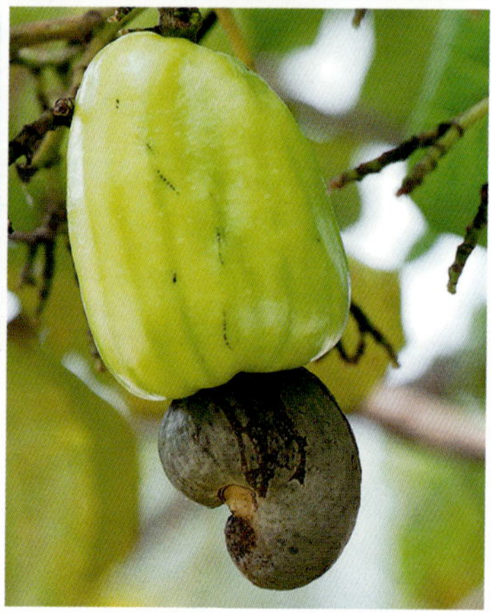

600 腺梗豨莶

菊科 腺梗豨莶 *Sigesbeckia pubescens* (Makino) Makino

佤名： nyax bīan [n̥aʔ p̥ian]（娘并）

别名： 肥猪菜、念不黏

植物形态： 一年生草本。茎直立。基部叶卵状披针形；中部叶卵圆形或卵形；上部叶渐小；全部叶上面深绿色，两面被平伏短柔毛。头状花序，排列成松散的圆锥花序；总苞宽钟状；总苞片 2 层，叶质；舌状花花冠管部长 1~1.2mm，舌片先端 2~3 齿裂，有时 5 齿裂；两性管状花长约 2.5mm，冠檐钟状。瘦果倒卵圆形，4 棱，顶端有灰褐色环状凸起。花期 5—8 月，果期 6—10 月。

生境分布： 生于海拔 1800~2700m 的山坡草地、路边、沟旁。分布于我国云南、河北、山西、吉林、辽宁、江苏、安徽、浙江、江西、河南、湖北、陕西、甘肃、四川、贵州、西藏。

药用部位： 全草

采收加工： 夏、秋季采收，切段，晒干。

性味功效： 苦，寒。有小毒。祛风除湿，通络，降血压。

主治： 风湿关节痛，急性黄疸型肝炎，高血压，疟疾等。

用法用量： 内服：水煎服，10~15g。外用：捣烂外包患处。

附方

1. **高血压：** 本品 20g、龙葵 20g、玉米须 10g、老茶树根 15g，水煎服，每日 3 次。
2. **风湿关节痛：** 本品鲜品，炒热拌少许白酒外包患处。
3. **痈肿：** 本品鲜品配适量红糖，捣烂外包患处。

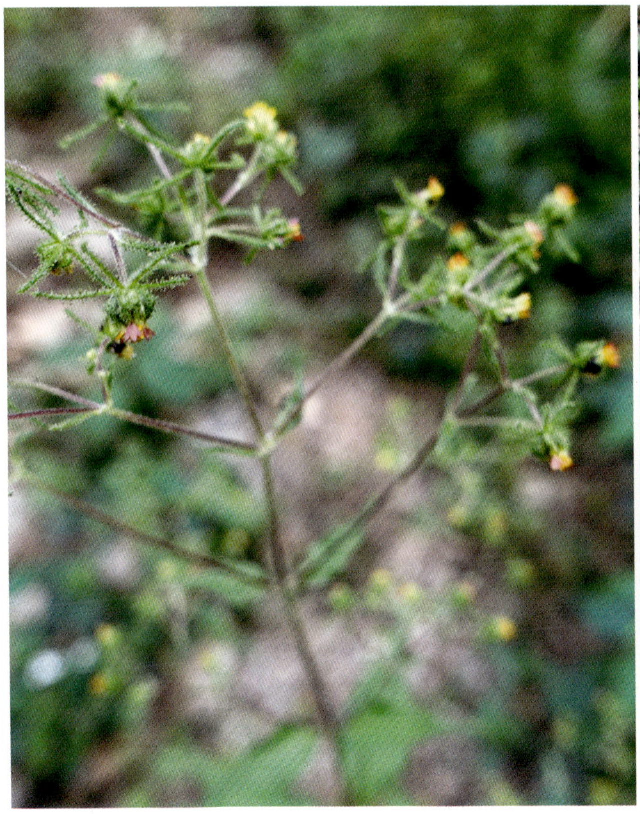

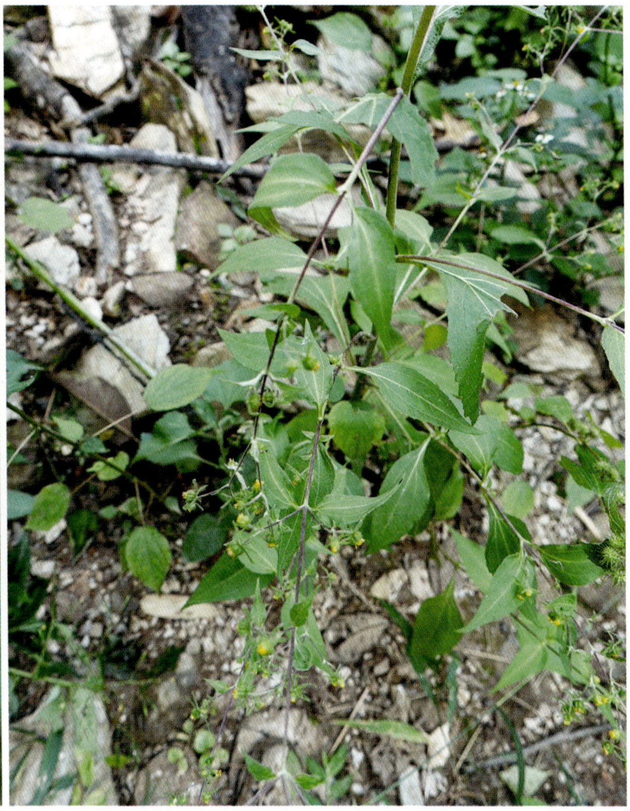

601 滇菜豆树

紫葳科 滇菜豆树 *Radermachera yunnanensis* C. Y. Wu & W. C. Yin

佤名： kaox blix tu [k^{h}a̱uʔ pli̱ʔ t^{h}u̱]（栲布利土）

别名： 土厚朴、豇豆树、蛇尾树

植物形态： 小乔木，树皮灰黑色。二至三回羽状复叶，长达 70cm；小叶卵形，长 4~9cm，宽 2~5cm，顶端尾状长渐尖，基部楔形，微偏斜，上面密生小白腺点，下面密被极小凹穴，小叶基部常在一侧散生少数圆形腺点，侧脉 5~7 对；全缘；侧生小叶叶柄长 0~5mm，顶生小叶叶柄长 1~2.5cm。顶生聚伞状圆锥花序；花白色至淡黄色，长 7.5~9cm；萼管长 3cm，宽不足 1cm，萼齿 5 齿，长三角形，长约 12mm；雄蕊 4 枚，雄蕊及花柱均内藏。蒴果长圆柱形，绿色，木质，成熟时灰黑色，长 50cm 左右，直径 10~12mm，密被白色细小皮孔；种子椭圆形，扁平，两端具白色透明膜质翅，连翅长约 17mm，宽 3~4mm。花期 4—5 月，果期 8—11 月。

生境分布： 生于海拔（1000~）3000~2200m 的山坡阳处，疏林中。分布于我国云南。

药用部位： 叶、果实、根

采收加工： 根：全年可采收；叶：夏、秋季采收；果实：秋季采收。晒干或鲜用。

性味功效： 苦，寒。清暑解毒，散瘀消肿。

主治： 叶和果实：高热病，胃痛，跌打扭伤，痈疖，毒蛇咬伤，皮肤瘙痒；根：胃痛，跌打扭伤，骨折，痈疖。

用法用量： 内服：水煎服，9~15g。外用：捣敷或水煎外洗。

附方

皮肤瘙痒： 本品 30g、香椿 20g，上药嫩尖，开水烫后趁热涂搽患处，每日 2~3 次。

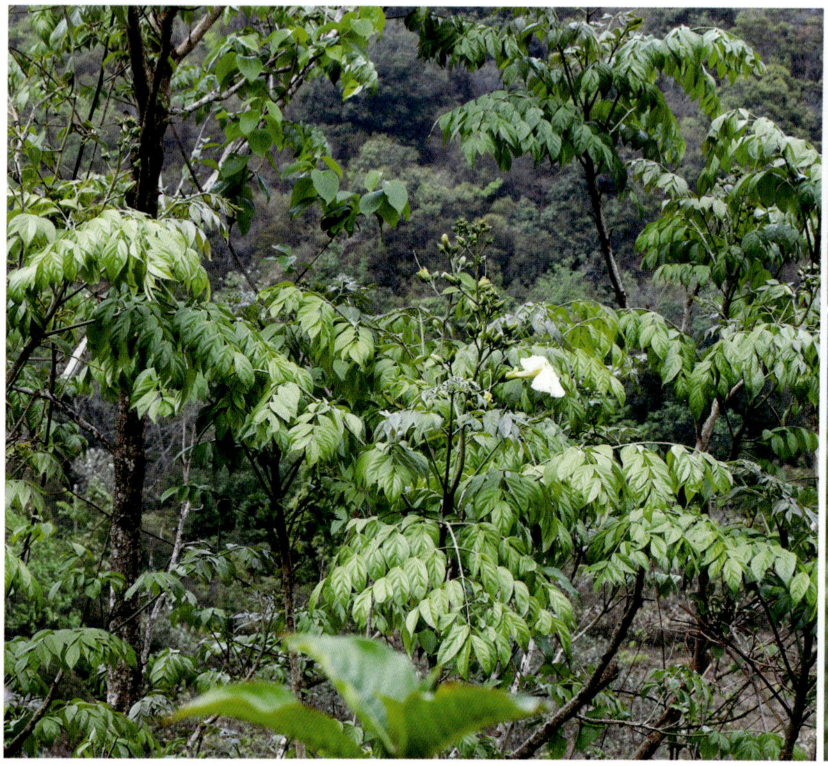

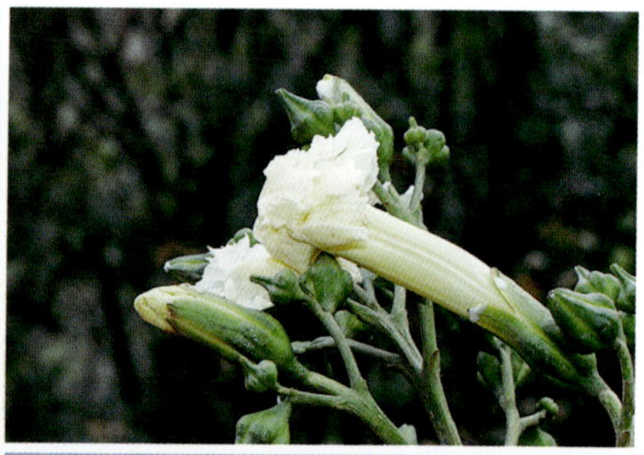

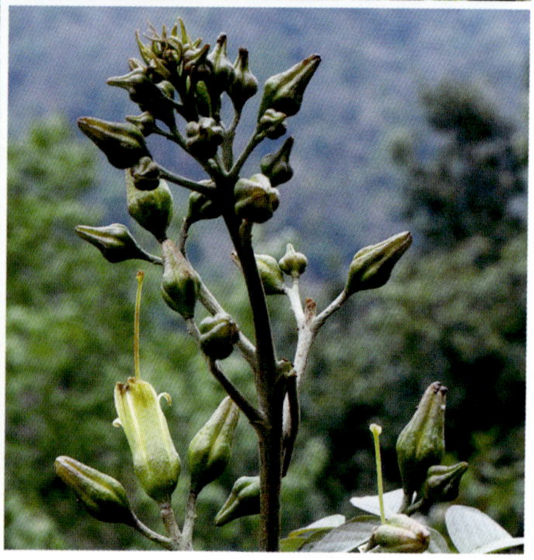

602 溪畔落新妇

虎耳草科 溪畔落新妇 *Astilbe rivularis* Buchanan-Hamilton ex D. Don

佤名： mgan rang rāoh [gan raŋ rauh]（甘然娆）

别名： 野高粱、水滨升麻、假升麻

植物形态： 多年生草本。主根粗；根茎粗壮，具多数叶残基，密被茶褐色细长毛。茎直立，粗壮，常呈红褐色，被茶褐色长柔毛和短腺毛。基生叶少数，2~3 回 3 出复叶，叶柄长，常红褐色，被茶褐色长柔毛，小叶顶生者菱状椭圆形，基部楔形，侧生小叶卵形，长 5~15cm，宽 3~8cm，先端渐尖至尾尖，基部圆形、宽楔形或有时微心形，常偏斜；茎生叶 2~3 枚。圆锥花序顶生，稀同时有侧生，长 20~45cm，花序轴密生褐色长柔毛和短腺毛。花萼长 1~1.5mm，5 深裂至 2/3，裂片长圆形或椭圆形；花瓣无；雄蕊 5 枚，有时较多，长 1.5~2mm，花丝线形；子房近上位，2 枚心皮，基部合生。蒴果长 4~6mm，黄绿色转红褐色，成熟时为紫黑色，2 片果瓣沿腹缝线开裂至近基部，具多数种子。花、果期 7—11 月。

生境分布： 生于海拔 1300~3000m 的林下、林缘、路边、草地或河边。分布于我国云南、陕西、河南、四川、西藏；泰国、印度、不丹、尼泊尔亦有。

药用部位： 根茎、全草

采收加工： 秋季采收，除去须根，洗净，切片，晒干。

性味功效： 辛、微涩，平。活血散瘀，祛风除湿，止痛。

主治： 跌打损伤，风湿痛，慢性胃炎，出痧，感冒。

用法用量： 内服：水煎服，3~25g。外用：研末调敷。

附方

出痧，感冒： 本品适量，配紫玉米 7 粒，山稗子、胡椒适量，水煎服。

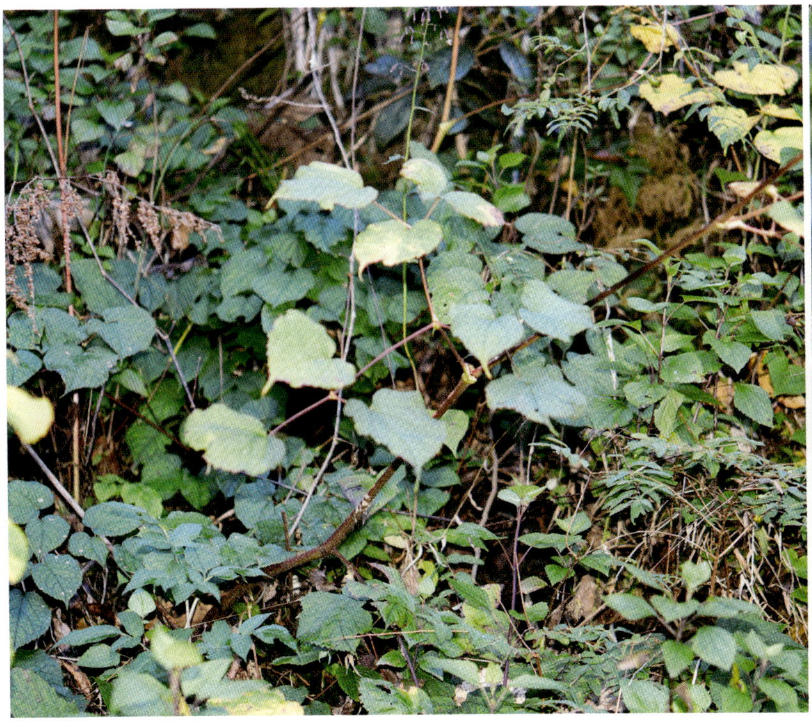

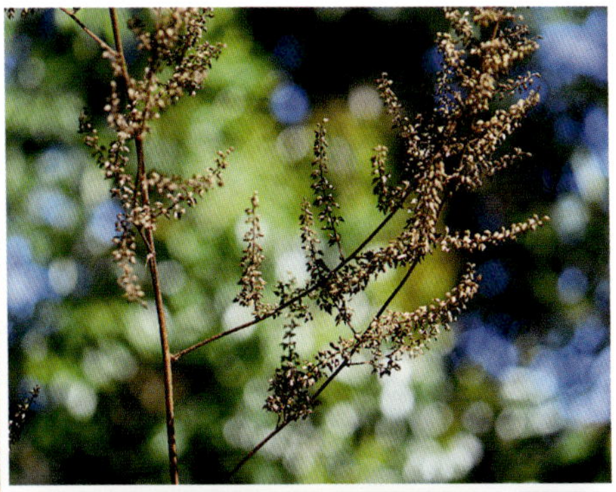

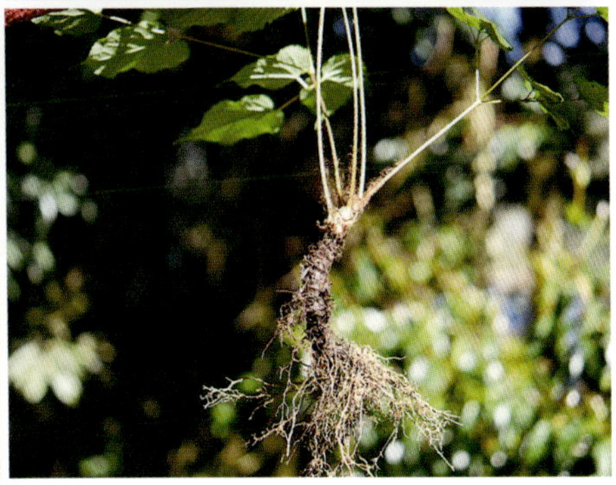

603 蔓荆子

马鞭草科 蔓荆 *Vitex trifolia* Linnaeus

佤名： kaox bi sē [kʰa̱uʔ pi̱ sɤ]（栲毕社）

别名： 三叶蔓荆、白布荆

植物形态： 直立灌木，有显著基干，具香味。小枝四棱形，被灰白色平贴微柔毛。小叶 3 枚或在花序下部或新条基部退化为 1 片小叶；小叶无柄，倒卵形至长圆形或披针形，全缘，中间的 1 枚小叶较大，长 4~7cm，宽 1.5~3cm，表面绿色，干时转黑色，背面密被灰白色毡状绒毛，侧脉约 8 对；叶柄长 0.8~2.8cm。圆锥花序顶生，全部被灰白色毡状绒毛，长 5~15（~20）cm，径达 5cm；萼钟形，顶近平截，5 齿极小；花冠蓝紫色，长 8~10mm，喉部具白髯毛，内面在花丝基部被柔毛；雄蕊伸出于花冠外。核果近圆形，红色，干时转黑，具腺点，长 5~6.5mm，宿萼约为果长的 1/2，密被灰白色毡状绒毛，常在一侧撕裂。花期 4—8 月，果期 8—11 月。

生境分布： 生于海拔 300~1600m 的湿润疏林中或路边村寨附近。分布于我国云南、广东、广西、福建、台湾等地；马斯克林群岛、印度至中南半岛、马来西亚至波利尼西亚等旧大陆热带地区均有。

药用部位： 果实、叶

采收加工： 果实：秋季果期采摘，晒干或鲜用；叶：随用随采。

性味功效： 苦、辛，微寒。疏散风热，清利头目。

主治： 风热感冒，头痛，头晕，目赤肿痛，牙龈肿痛，关节疼痛。

用法用量： 内服：水煎服，干品 10~15g，鲜品 25~50g。外用：外敷。

附方

1. 牙龈肿痛：本品鲜叶，嚼服。
2. 头痛：本品、菖蒲、蒿子叶，鲜叶放于帽子里，或直接包头。

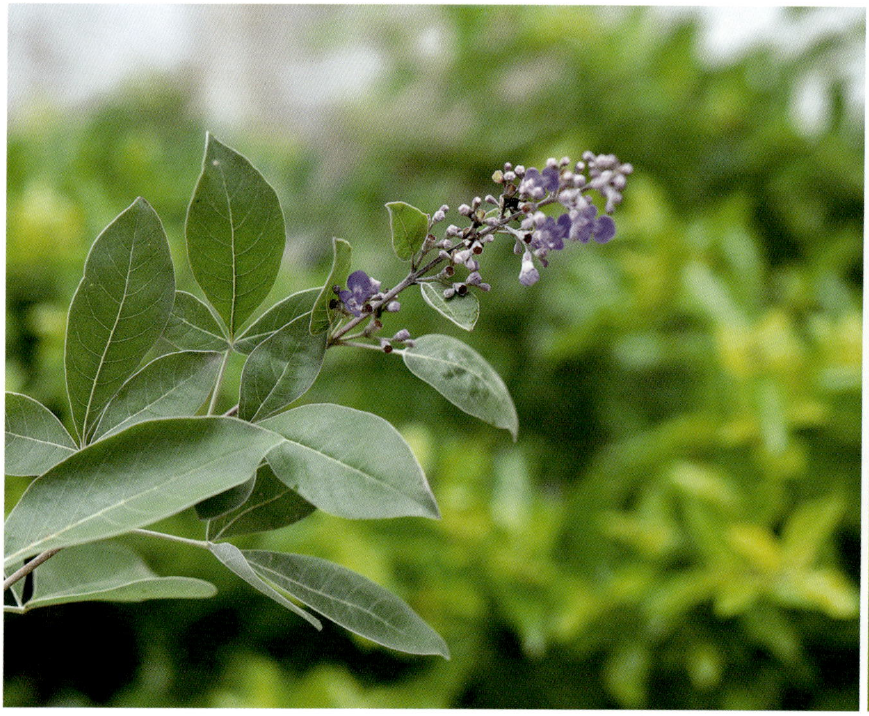

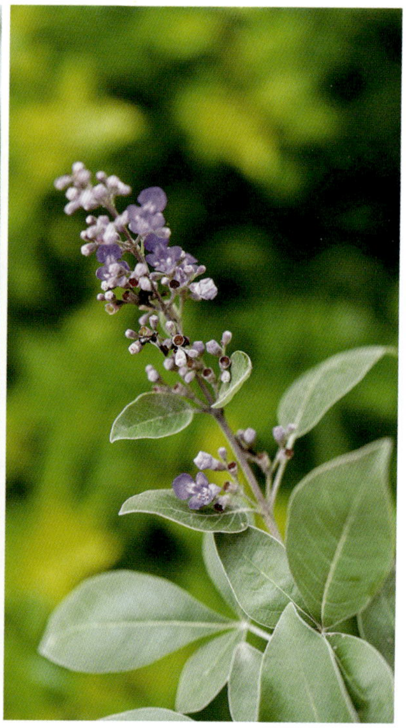

604 榼藤

豆科 榼藤 *Entada phaseoloides* (Linnaeus) Merrill

佤名： hnu ling lax dīng [n^{h}u̠ li̠ŋ la̠ʔ tiŋ]（努令腊顶）

别名： 榼子藤、榼藤子、眼睛豆

植物形态： 常绿木质大藤本，茎常扁平，扭转。二回羽状复叶，长 10~25cm，叶柄长 2cm，叶轴长 6.5cm；羽片 3 对，顶生 1 对羽片变为卷须；小叶常 2 对，椭圆形至卵状椭圆形，歪斜，长 4~10cm，宽 2~5.5cm，顶端锐尖，基部歪斜，主脉稍弯曲。穗状花序长 13~25cm，被柔毛；花萼长 0.8~1mm，钟形，无毛；花瓣长约 3mm，椭圆状披针形，顶端尖；雄蕊略长于花冠，花药顶端具腺体；子房无毛，具短柄。荚果扁平、扭曲、木质，长可达 1m，宽 8~12cm，成熟后种皮木质，棕褐色，有光泽。花期 3—6 月，果期 8—11 月。

生境分布： 生于海拔 700~1300m 的常绿阔叶林内。分布于我国云南、贵州、广西、广东、福建、台湾；越南、菲律宾至大洋洲亦有。

药用部位： 种仁

采收加工： 种子成熟时采收，阴干。

性味功效： 甘、淡。有毒。杀虫消炎。

主治： 痔疮，牛皮癣，淋巴结结核，皮炎。

用法用量： 内服：胚乳水煮透，冷水漂洗 24 小时后可食用。外用：泡酒涂搽患处。

附方

风湿关节炎： 本品 100g、松脂 50g、蜈蚣 3 条、七叶一枝花 60g、草乌 50g、乙醇 500mL。以上各味药鲜品或干品均可，切片或捣烂放入乙醇中浸泡 3~4 日可用，药酒涂搽患处，每日 3 次。（注：此方有巨毒，不可内服。）

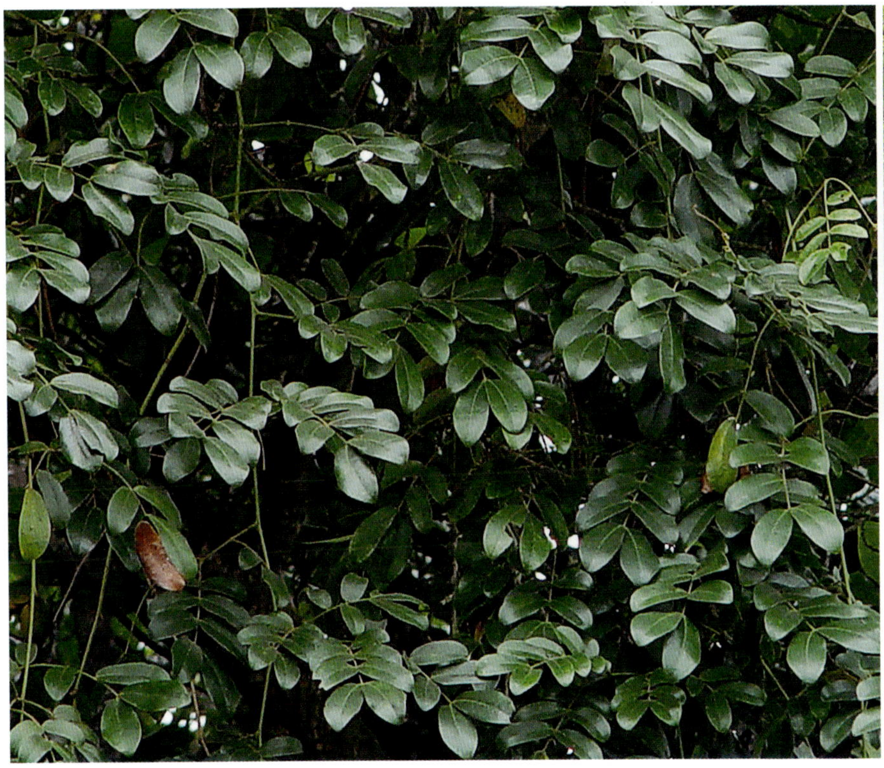

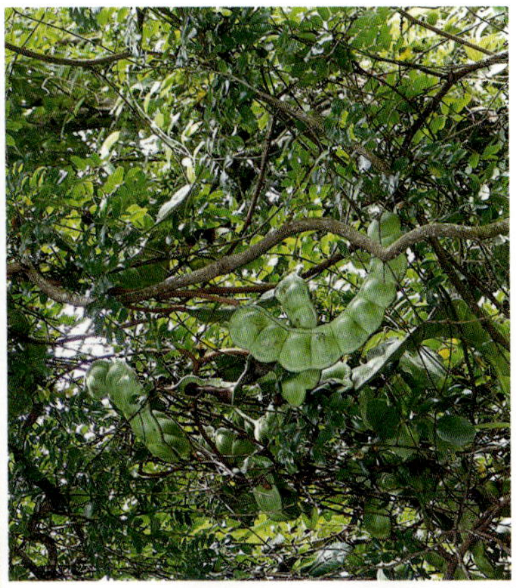

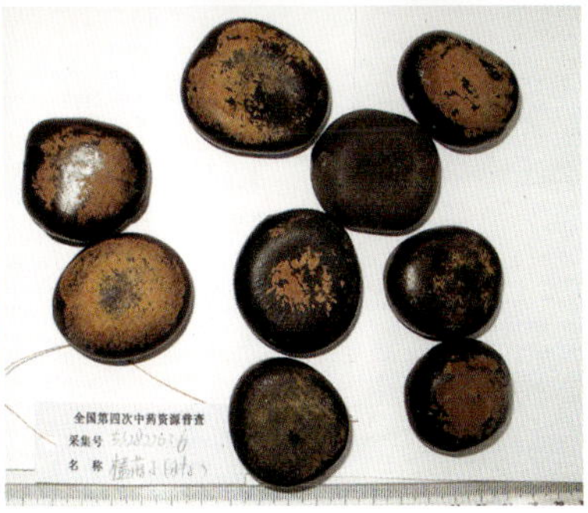

605 榨桑

桑科 构棘 *Maclura cochinchinensis* (Loureiro) Corner

佤名： gad lōm siah [kat lɔm siah]（该萝下）

别名： 莨芝、黄桑木、干菠莎

植物形态： 攀援藤状灌木。枝无毛，灰色；刺直或弯，粗壮，锐尖，刺长约 1cm。叶革质，椭圆状长圆形或披针形，长 3~8cm，宽 2~3.5cm，全缘，先端钝或短渐尖，基部狭楔形，两面无毛，侧脉每边 7~10 条；叶柄长约 1cm；托叶披针形，早落。花雌雄异株，总花梗长约 1cm，被柔毛；雄花序约 6mm，花被片 4 片，不相等，被柔毛；雄蕊 4 枚，与花被片对生；雌花序较雄花序大，花被片顶端增厚为盾形，内面基部有 2 个埋藏的黄色腺体，外面被微柔毛。聚合果肉质，直径 3~5cm，表面被柔毛，成熟时橙红色。花期 4—5 月，果期 6—7 月。

生境分布： 生于海拔 200~1200m 的村寨附近。我国东南部和西南部常见；斯里兰卡、印度、尼泊尔、不丹、缅甸、泰国、中南半岛、马来西亚、菲律宾、日本、澳大利亚、新喀里多尼亚亦有。

药用部位： 根

采收加工： 全年可采收，切段或切片，晒干。

性味功效： 淡、苦，凉。祛风利湿，活血通经。

主治： 肠炎，大便秘结。

用法用量： 内服：水煎服，15~30g。外用：捣敷。

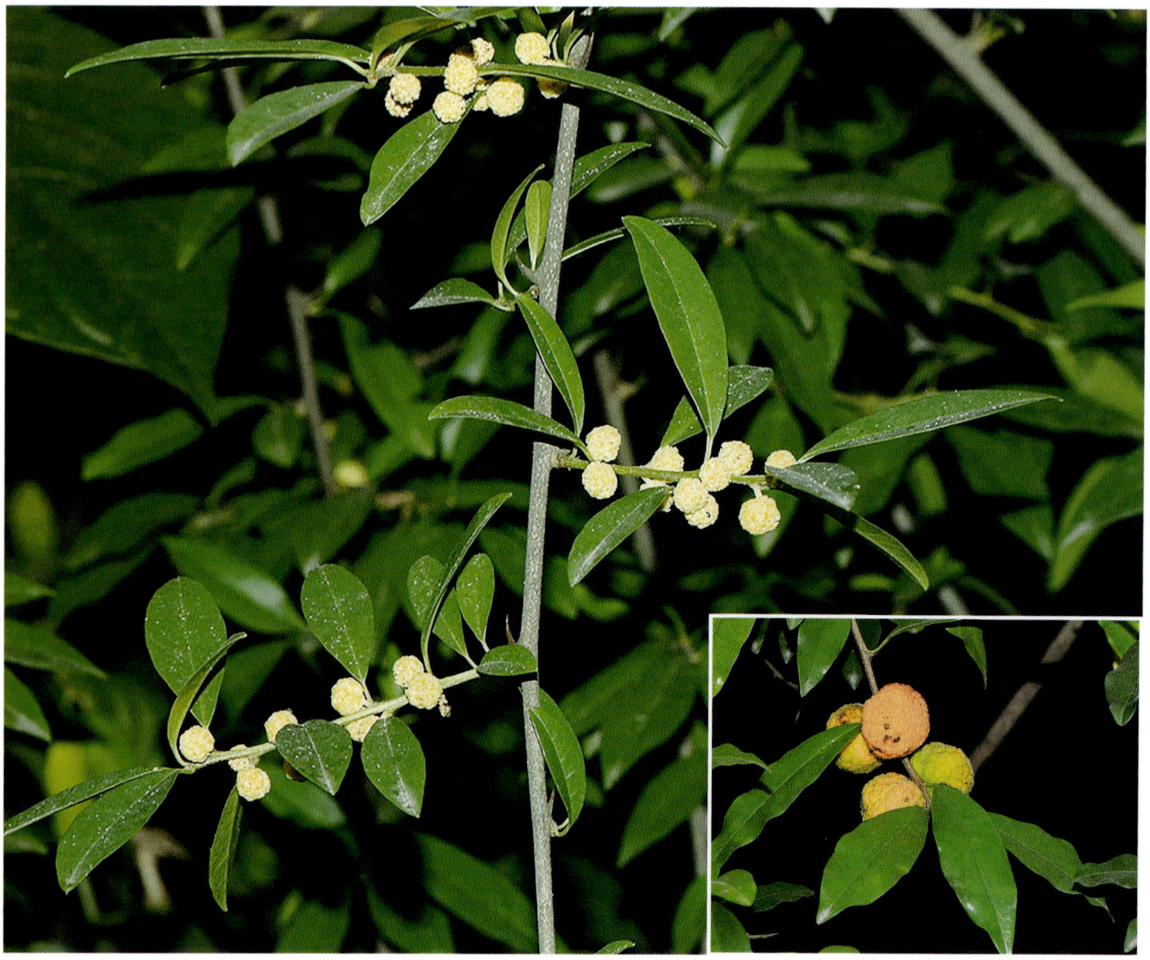

606 酸台树

大戟科 秋枫 *Bischofia javanica* Blume

佤名： kaox dūm [kʰa̲uʔ tum]（栲懂）

别名： 重阳木、井秋枫

植物形态： 常绿或半常绿大乔木；砍伤树皮后流出汁液红色，干凝后变瘀血状。3出复叶，稀5小叶，总叶柄长8~20cm；小叶片纸质，卵形、椭圆形、倒卵形或椭圆状卵形，长7~21cm，宽4~12cm，先端急尖或短尾状渐尖，基部宽楔形至钝，边缘有浅细锯齿；顶生小叶柄长2~7cm，侧生小叶柄长5~20mm。花小，雌雄异株，多朵组成腋生的圆锥花序。果实浆果状，圆球形或近圆球形，直径6~13mm，淡褐色；种子长圆形，长约5mm。花期4—5月，果期8—10月。

生境分布： 生于海拔 500~1800m 的林下山地、潮湿沟谷林中，或栽培于河边堤岸，或路边作行道树。分布于我国云南、四川、贵州、广西、广东、海南、湖南、湖北、江西、福建、台湾、安徽、江苏、浙江、陕西、河南等地；印度、缅甸、泰国、老挝、柬埔寨、越南、马来西亚、印度尼西亚、菲律宾、日本、澳大利亚亦有。

药用部位： 根、树皮、叶

采收加工： 全年可采收，切碎，晒干或鲜用。

性味功效： 微辛、涩，凉。行气活血，消肿止痛。

主治： 根及树皮：风湿骨痛；叶：肝炎，小儿疳积，肺炎，咽喉炎。外用：疮疡肿毒。

用法用量： 内服：水煎服，9~15g。外用：敷撒患处。

附方

1. **风湿骨痛：** 本品 9~15g，泡酒内服。
2. **疮疡肿毒：** 本品鲜品适量，捣烂包敷。

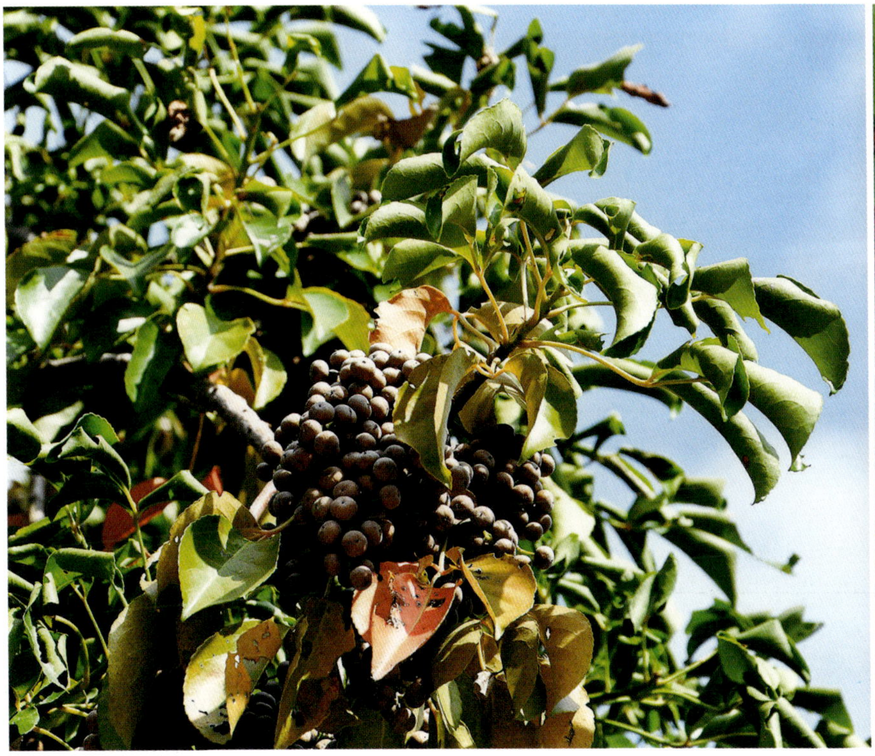

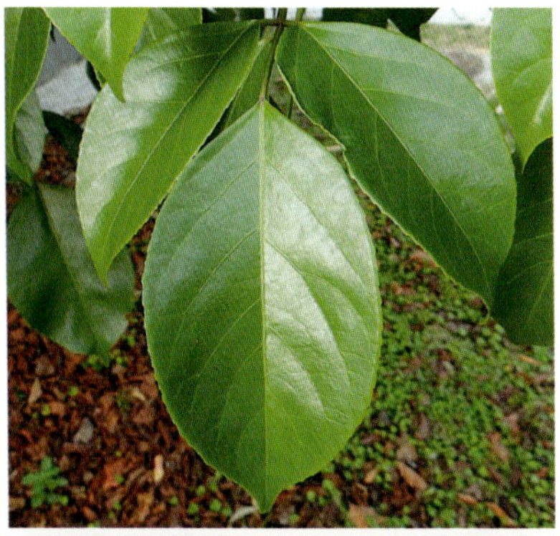

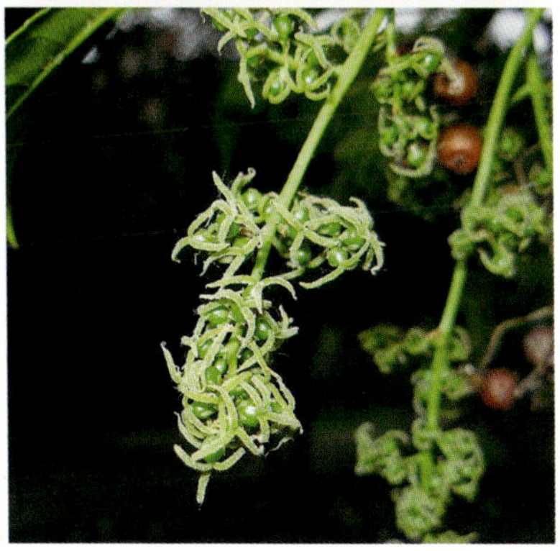

607 酸角

豆科 酸豆 *Tamarindus indica* Linnaeus

佤名： kaox ma gāng [k^ha̠uʔ ma̠ kaŋ]（考玛刚）

别名： 酸梅、曼姆、通血香

植物形态： 常绿乔木。一回偶数羽状复叶，小叶 10~18 对，长圆形，长 10~20mm，宽 5~8mm，先端圆或微凹，基部圆，稍偏斜，无毛。总状花序腋生或为圆锥花序顶生；花瓣不等大，上面 3 枚发达，中央 1 枚长圆状兜形，长 10~12mm，宽 2~3mm，侧生 2 片卵形，长 10~13mm，宽 5~6mm，边缘皱折，黄色，有紫色条纹，下方 2 片退化为鳞片状；能育雄蕊 3 枚，花丝中部以下合生成向上弯的鞘状；退化雄蕊刺毛状生于雄蕊管顶端。荚果圆柱形，弯弓，长 5~14cm，不规则肿胀，外果皮脆壳质，棕褐色，中果皮肉质，有纤维，包藏种子 3~10 粒。花期 5—8 月，果期 12 月至翌年 5 月。

生境分布： 原产于热带非洲，我国云南、广东、广西、海南、福建、台湾，海拔 800~1530m 的热区及干热河谷地区有栽培；现广植于热带各地。

药用部位： 果肉

采收加工： 春季采摘，除去种子，晒干。

性味功效： 甘、酸，凉。生津消暑，清热解毒。

主治： 暑热，食欲不振，身体虚弱。

用法用量： 内服：水煎服。

附方

妊娠呕吐： 本品 3~5 钱，白糖适量，水煎服。

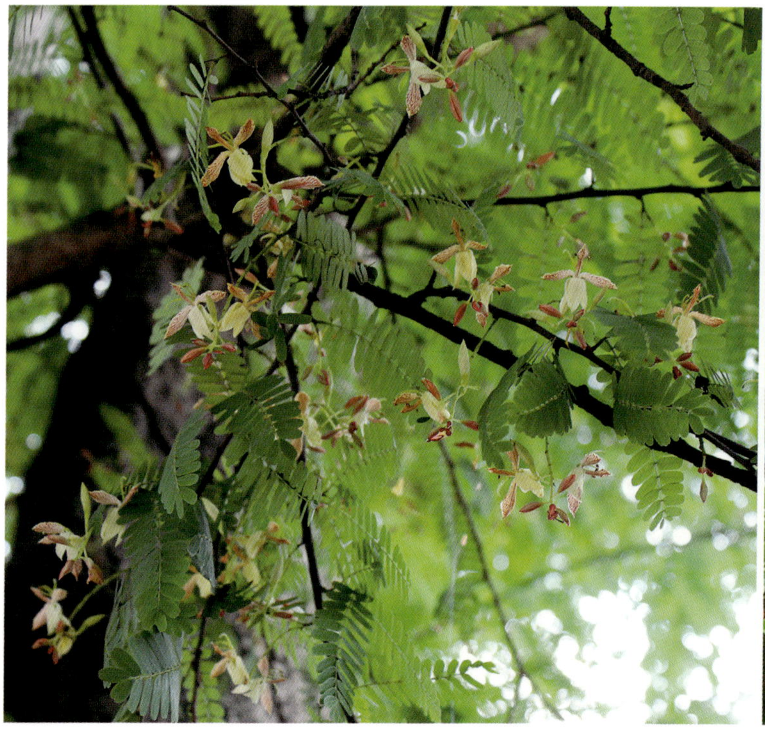

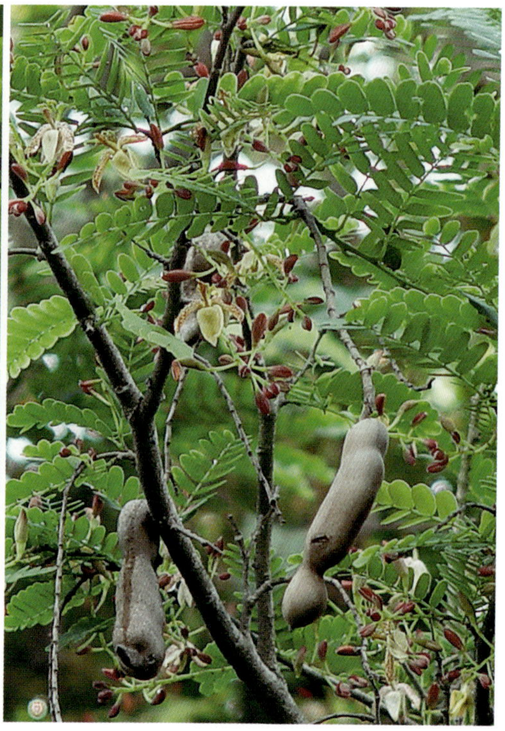

608 酸浆草

酢浆草科 酢浆草 *Oxalis corniculata* Linnaeus

佤名： si dūah ngū [si̱ tuah mu]（昔断苦）

别名： 三叶酸、老鸦腌菜、老哇酸腌菜

植物形态： 草本。茎柔弱，常平卧，具多数分枝。叶极多数，互生；叶柄长 2~7cm，被柔毛；叶片掌状 3 片小叶，小叶片倒心形，长 0.5~1.5cm，先端凹缺，有时深达 1/3 处。花单生或 2~6 朵组成假伞形花序，腋生，花序梗长 1~7cm，被短柔毛；花梗长 1~2cm，被短柔毛；花瓣黄色，狭倒卵形，长 8~10mm，膜质；花丝线形，淡黄绿色，内轮长约 5mm，外轮长约 3mm。蒴果近圆柱形，长 1~2cm，绿色，密被灰色短柔毛，有 5 条纵沟，有多数种子；种子卵形，褐红色，具数条横向绉纹。花、果期 2—9 月。

生境分布： 生于海拔 1000~3400（~3500）m 的路边、山坡草地或林间空地。分布于我国南北各地；世界亚热带北缘及热带地区亦有。

药用部位： 全草

采收加工： 夏、秋季采收，晒干。

性味功效： 酸，凉。清热利湿，消炎，散瘀消肿。

主治： 骨折，跌打损伤，毒蛇咬伤，黄疸型肝炎，风湿关节炎。

用法用量： 内服：水煎服，15~20g。外用：鲜品捣烂外敷患处。

附方

1. **伤寒高热：** 本品鲜根 100g，洗净，切片，开水煎内服，每日 1 剂分 3 次，5 剂为一疗程。
2. **膀胱炎：** 本品 10g、木贼 10g，水煎服，每日 3 次。
3. **神经衰弱，心悸：** 本品 15g、回心草 15g、冰糖 5g，水煎服，每日 2 次。

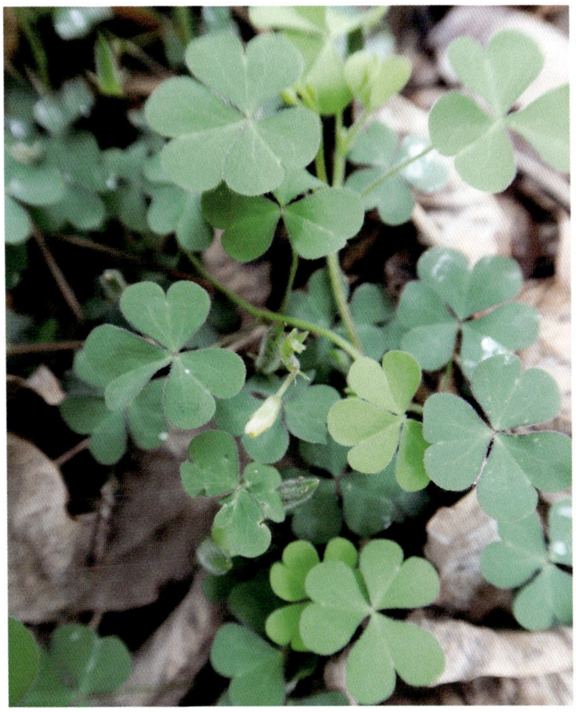

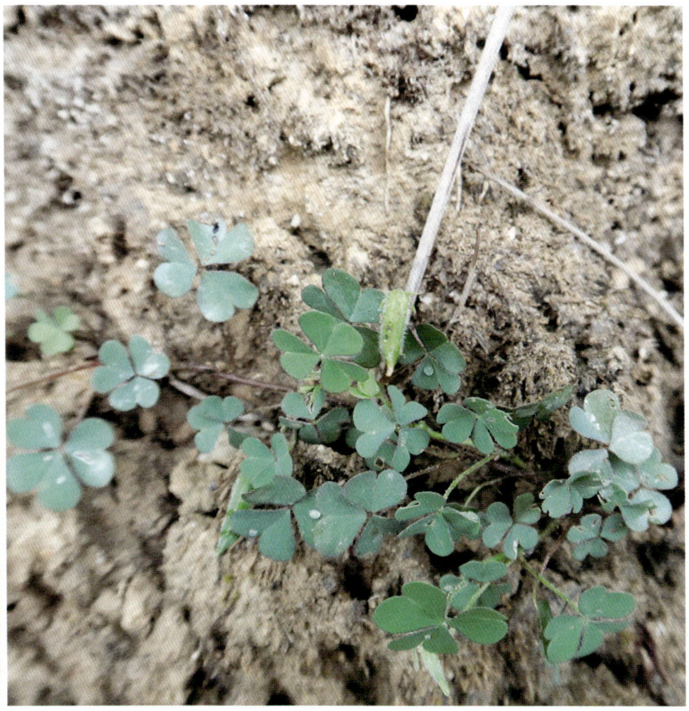

609 豨莶

菊科 豨莶 *Sigesbeckia orientalis* Linnaeus

佤名： nyax bīan dīng [n̥aʔ pian tiŋ]（娘苾顶）

别名： 肥猪苗

植物形态： 一年生草本。茎具复二歧状分枝。叶对生；中部叶三角状卵形、卵状披针形或披针形，长 3~9cm，宽 1~6cm，基部楔形或有时平截，下延，背面密被短柔毛和密具黄色透明的腺点，有近基 3 出脉，叶柄具翅；上部叶较小，近全缘，几乎无柄。头状花序多数，直径 1.5~2cm，二歧状排列；花序梗长 1.5~4.5cm，密被白色具节短柔毛；总苞宽钟形；总苞片 2 层，叶质，外层 5 枚，匙状线形，内层倒卵状长圆形，长 4~5mm，全部总苞片背面被紫褐色具柄的头状腺毛。雌花花冠舌状，长约 2mm，黄色，舌片先端 3 浅裂，柱头二叉状，稍超出舌片。瘦果倒卵形，黑色，先端平截。花期 4—9 月，果期 6—11 月。

生境分布： 生于海拔 110~2500m 的林下、灌丛中、草地、路边、溪边或荒地。分布于我国云南、江苏、安徽、浙江、江西、福建、台湾、广东、海南、广西、陕西、甘肃、四川、贵州、西藏；欧洲、朝鲜、日本、东南亚及北美亦有。

药用部位： 全草、地上部分

采收加工： 夏、秋季采收。

性味功效： 苦，寒。祛风湿，通经络，清热解毒。

主治： 全草：痢疾，水肿，尿中夹杂砂石；地上部分：风湿性关节炎，腰膝无力，四肢麻木，半身不遂，感冒。

用法用量： 内服：水煎服，9~12g。外用：水煎外洗。

附方

感冒： 本品、鬼针草、车前草各适量，水煎服，每日 3 次。

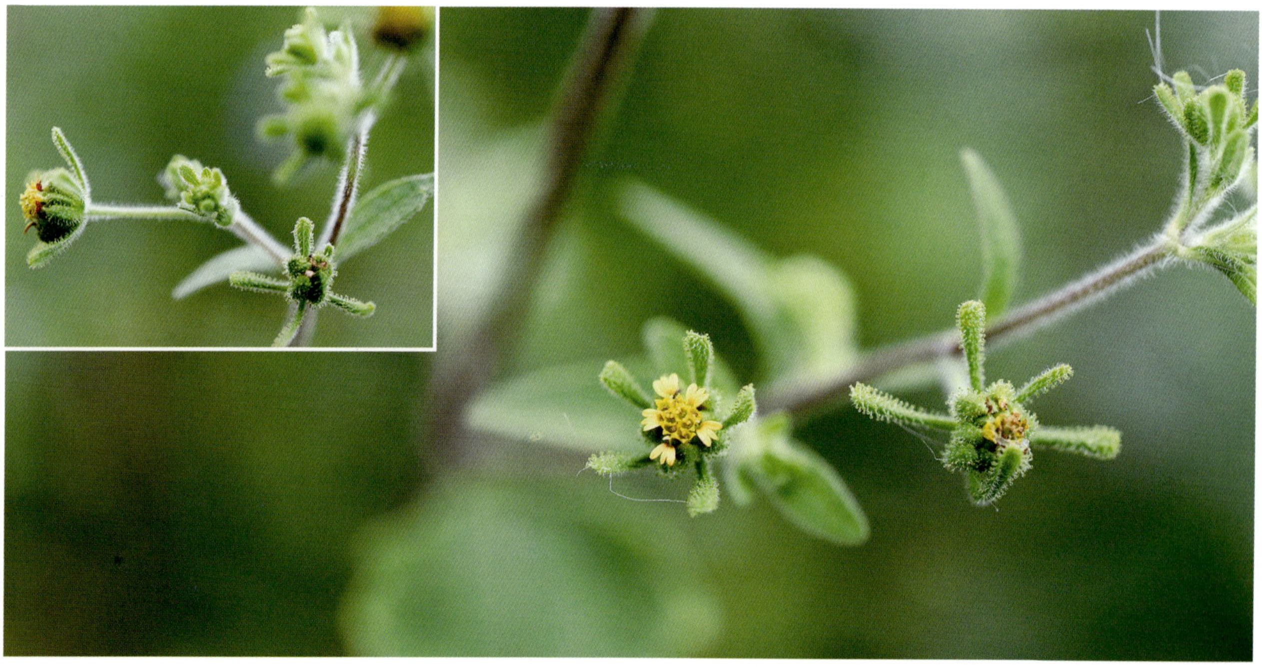

610 蜘蛛兰

石蒜科 水鬼蕉 *Hymenocallis littoralis* (Jacquin) Salisbury

佤名： gaing si yīag [kai̯ŋ si ziak]（埂西丫）

别名： 美洲蜘蛛兰

植物形态： 多年生草本。叶 10~12 枚，剑形，长 45~75cm，宽 2.5~6cm，顶端急尖，基部渐狭，深绿色，多脉，无柄。花茎扁平，高 30~80cm；佛焰苞状总苞片长 5~8cm，基部极阔；花茎顶端生花 3~8 朵，白色；花被管纤细，长短不等，长者可达 10cm 以上，花被裂片线形，通常短于花被管；杯状体（雄蕊杯）钟形或阔漏斗形，长约 2.5cm，有齿，花丝分离部分长 3~5cm；花柱约与雄蕊等长或更长。花期夏末秋初。

生境分布： 原产于美洲热带，我国云南、广东等地栽培。

药用部位： 根

采收加工： 全年可采收。

性味功效： 辛，温。舒筋活血，消肿止痛。

主治： 无名肿毒。

用法用量： 外用：捣烂外包。

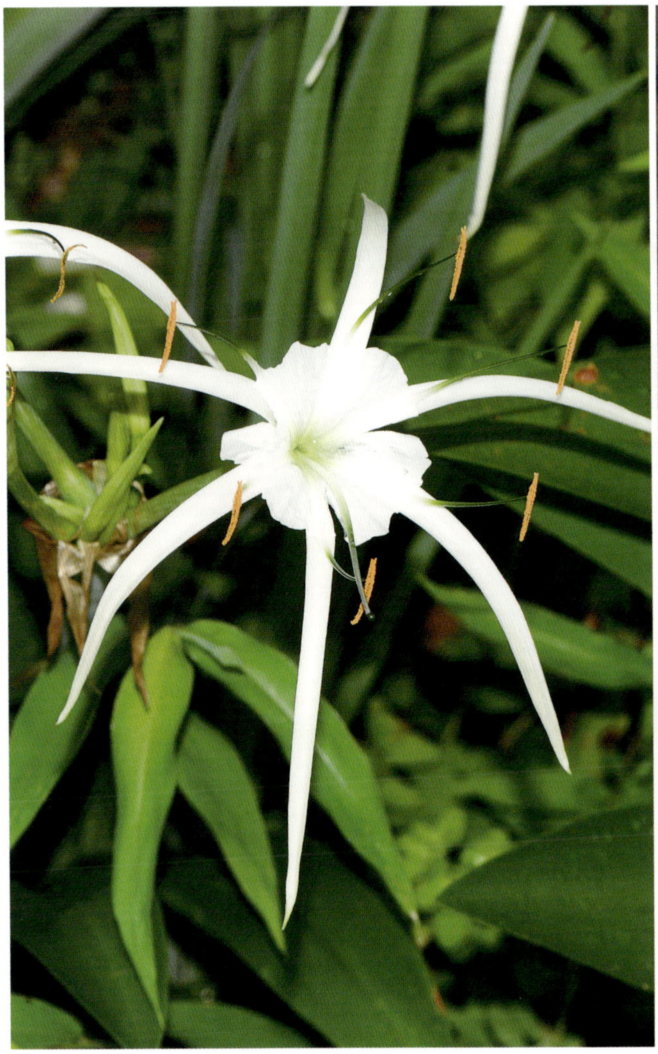

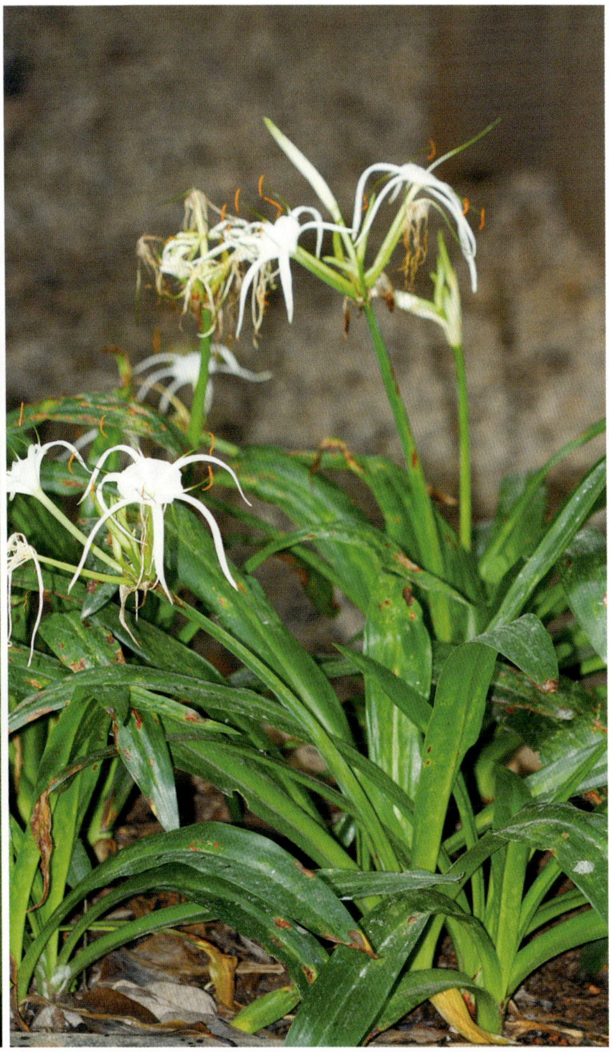

611 舞草

豆科 舞草 *Codoriocalyx motorius* (Houttuyn) H. Ohashi

佤名： rīb graing [rip kra̰iŋ]（日钙）

别名： 红毛母鸡草、唱合草、风流草

植物形态： 直立小灌木。叶为羽状三出复叶，侧生小叶很小或缺而为单叶；叶柄及叶轴长1~3cm；顶生小叶椭圆形或狭椭圆形，长3~12cm，宽1~4cm，侧生小叶很小，狭椭圆形或线形，长1~2cm，宽0.3~0.5cm，侧脉每边7~14条。总状花序顶生，或茎上部兼具腋生组成圆锥花序，花序轴密被弯曲的钩状毛，花密集，每苞片腋内具2朵花；花梗开花时长1~4mm，果时延长至3~7mm，被开展柔毛或钩状毛；花冠紫红色或浅紫色。荚果近无毛，条形，长2.5~4cm，宽5~6mm，腹缝线直，背缝线稍缢缩，成熟时沿背缝线开裂，具荚节5~9节。花期7—9月，果期10—11月。

生境分布： 生于海拔 130~2000m 的湿润草地、河谷及山地灌丛、疏林或沟谷密林中。分布于我国云南、福建、江西、广东、广西、四川、贵州、台湾；印度、尼泊尔、不丹、斯里兰卡、泰国、缅甸、老挝、印度尼西亚、马来西亚等亦有。

药用部位： 全草

采收加工： 全年均采收，晒干。

性味功效： 微涩、甘，平。祛瘀生新，舒筋活络。

主治： 神经衰弱，胎动不安，阳痿，精神病。

用法用量： 内服：水煎服。

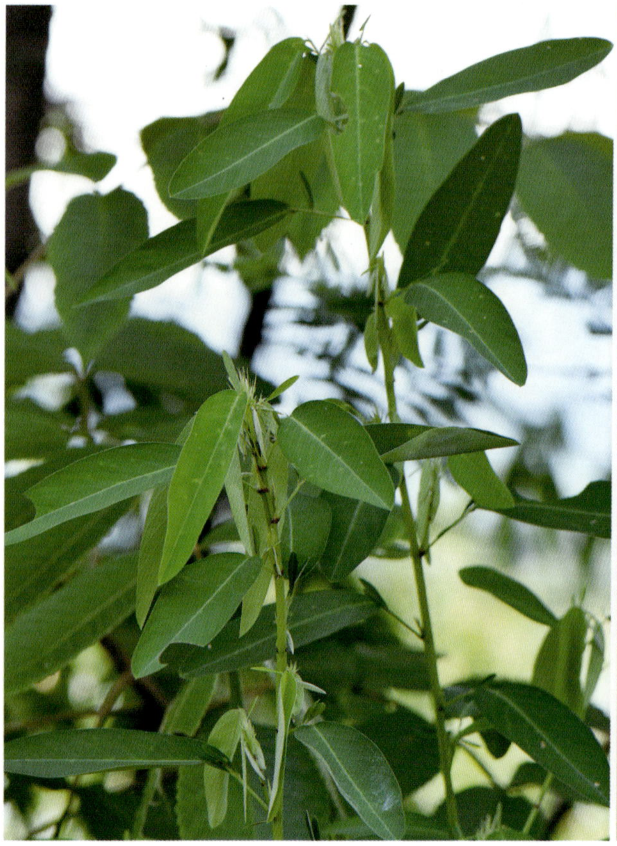
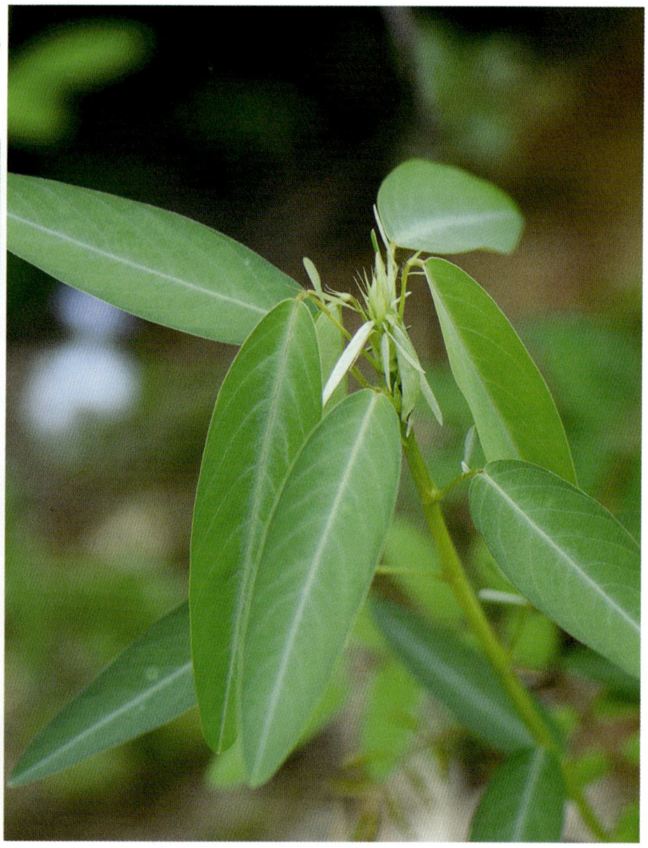

612 算盘子

大戟科 算盘子 *Glochidion puberum* (Linnaeus) Hutchinson

佤名： kaox mūan si ngīe [kʰa̱uʔ muan si ŋɛ]（栲莫西聂）

别名： 算盘珠、野南瓜、馒头果

植物形态： 直立灌木。叶片纸质或近革质，长圆形、长卵形或倒卵状长圆形，托叶三角形。花小，雌雄同株或异株，2~5 朵簇生于叶腋内，雄花束常着生于小枝下部，雌花束则在上部；萼片 6 片，狭长圆形或长圆状倒卵形；雌花：萼片 6 片；子房圆球状。蒴果扁球状，成熟时带红色，种子近肾形，具 3 棱，朱红色。花期 4—8 月，果期 7—11 月。

生境分布： 生于海拔 300~2200m 的山坡、溪旁灌木丛中或林缘。产于我国陕西、甘肃、江苏、安徽、浙江、江西、福建、台湾、河南、湖北、湖南、广东、海南、广西、四川、贵州、云南和西藏等地。

药用部位： 果实

采收加工： 果期采收。

性味功效： 苦，凉。有小毒。清热解毒，消炎。

主治： 化脓性中耳炎。

用法用量： 外用：水煎外洗。

附方

化脓性中耳炎： 本品 50~100g，开水泡洗。

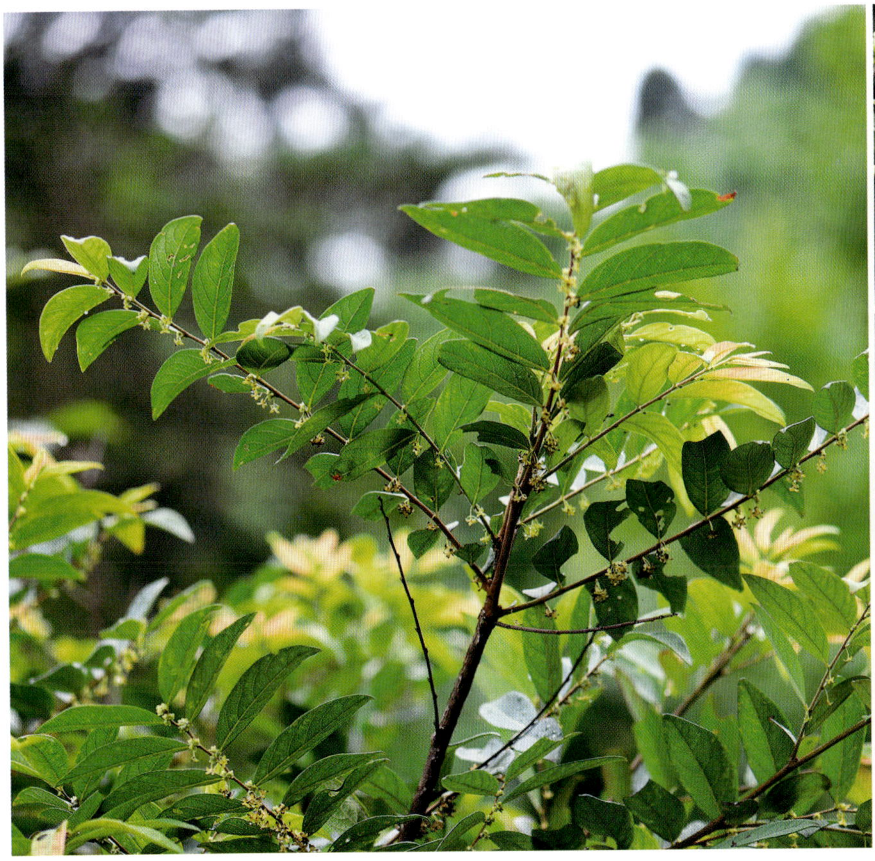

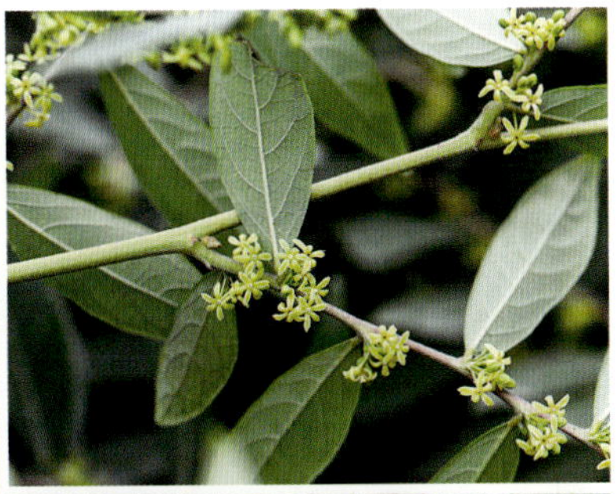

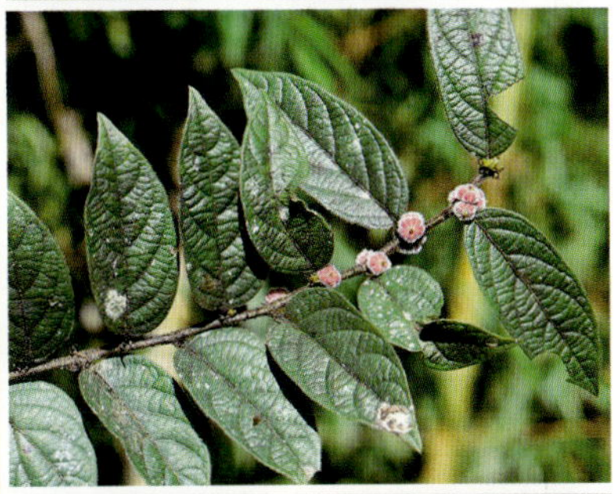

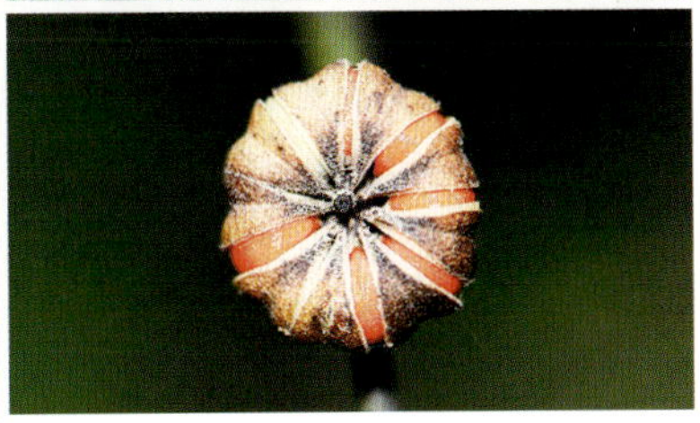

613 鼻涕果树

猕猴桃科 尼泊尔水东哥 *Saurauia napaulensis* Candolle

佤名： kaox blix mēeih [kʰa̱uʔ pli̱ʔ mɯih]（栲布利么）

别名： 蜜心果、牛嗓管树

植物形态： 乔木或灌木。小枝被爪甲状或钻状鳞片。叶片薄革质，长椭圆形或倒卵状椭圆形，长 18~30cm，宽 7~12cm，叶缘具浅锯齿，叶面无毛，几乎无鳞片，背面被薄层秕糠状短绒毛，不脱落或老叶上变秃净，侧脉 30~40 对；叶柄长 2.5~5cm，被鳞片。花序圆锥式，生于叶腋，长 12~33cm，疏生鳞片，有易脱落的短绒毛，中部以上分枝，分枝处具苞片；花粉红色或红色，直径 0.8~15cm。萼片 5 片；花瓣 5 片，长约 8mm；雄蕊多数；花柱 5 枚，中部以下合生。果扁球形或近球形，径 7~12mm。绿色至淡黄色，有明显的 5 棱。花、果期 6—12 月。

生境分布： 生于海拔 450~2500m 的河谷或山坡常绿林或灌丛中。分布于我国云南、广西；印度、尼泊尔、缅甸、老挝、泰国、越南、马来西亚亦有。

药用部位： 树皮

采收加工： 全年可采收，用刀削取树皮晒干。

性味功效： 甘、微涩，平。止血生肌，散淤消肿。

主治： 骨折，跌打损伤，创伤出血，慢性骨髓炎。

用法用量： 内服：水煎服，15~20g。外用：鲜品捣烂敷患处。

附方

1. **骨折：** 本品鲜树皮配树萝卜、过江龙、盐肤木、鱼子兰等药，切碎加酒拌匀，在火上炒热后外包患处。
2. **枪伤弹头未出：** 本品树皮配盐麸木根、叶子兰、蓖麻叶、牛屎公公等药，均用鲜品捣烂成泥状外敷伤口，每日用温水冲洗伤口换药一次。
3. **急慢性尿道炎，小便黄、少症：** 本品树皮 25g、小柿子根 25g、小响铃根 40g、小车前草 50g、白牛胆根 30g。均为鲜品，洗净，切段，水煎，每日 1 剂，分 3 次服。此方为佤族民间常用方，有止痛消炎作用。

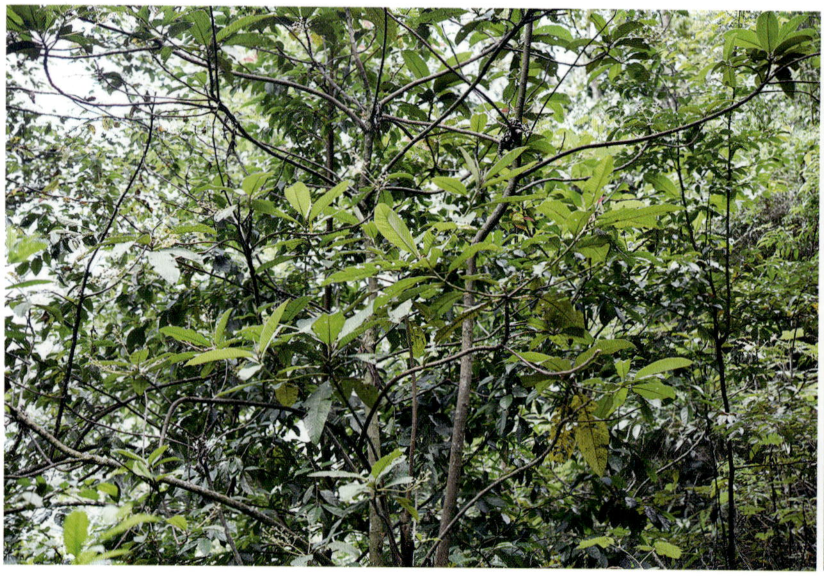
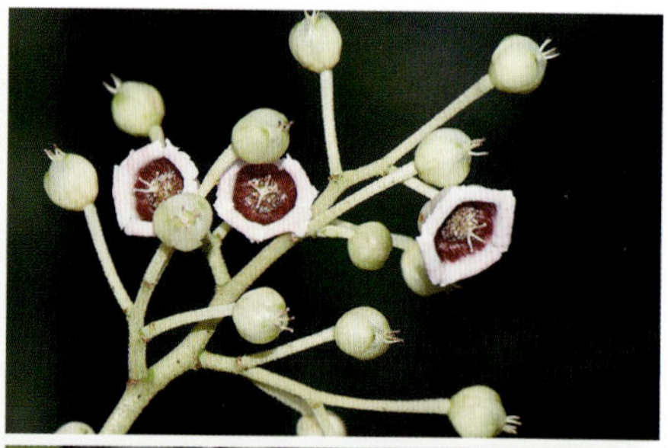
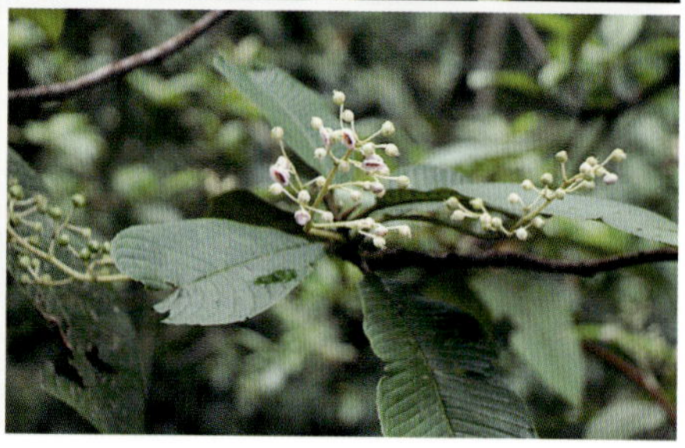

614 辣子草

菊科 牛膝菊 *Galinsoga parviflora* Cavanilles

佤名： rīb nyīag [rip ɲiak]（日娘）

别名： 向阳花、铜锤草

植物形态： 一年生草本。叶对生，叶片卵形、长卵形或披针形，长 1~7cm，宽 0.5~3cm，有基出 3~5 脉。头状花序多数，径 4~6mm，于茎和枝先端排成伞房状花序；总苞半球形，径 3~5mm；总苞片常 2 层，内层 5 枚，卵形，长约 3mm，全部总苞片近基部疏生白色短柔毛和带紫红色的腺毛；花序托圆锥状凸起，长约 1mm。雌花花冠舌状，4~5 朵，舌片白色，宽倒卵状近圆形，先端 3 齿裂；两性花花冠管状，冠檐黄色。瘦果圆柱状倒锥形；冠毛白色。花、果期 7—10 月。

生境分布： 生于海拔（850~）1500~2800m 的林下、山坡草地、路边、沟边、田边或荒地。原产于南美洲，在我国归化。

药用部位： 全草

采收加工： 夏、秋季采收，洗净，晒干。

性味功效： 淡，平。止血消炎。

主治： 扁桃体炎，咽喉炎，急性黄疸型肝炎，外伤出血。

用法用量： 内服：水煎服，100~200g。外用：干粉外敷、挤汁滴药。

附方

1. **扁桃体炎，咽喉炎，急性黄疸型肝炎：** 本品全草 100~200g，水煎服。
2. **刀伤出血：** 本品适量，蓖麻叶适量，草烟叶适量。均为鲜品，洗净，切细，捣成泥状，每日用温开水冲洗后换药 1 次。
3. **蚂蝗入鼻：** 本品 100g 鲜品，洗净切细，捣成泥状，用手挤出药汁，适量滴入鼻腔内。滴药前 4 小时不喝水，于中午日晒时滴药为佳。

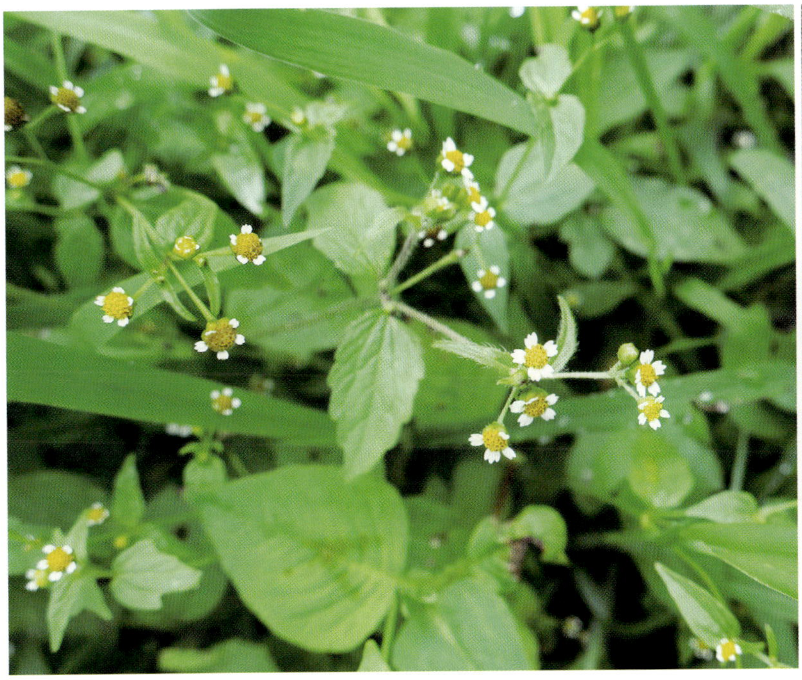
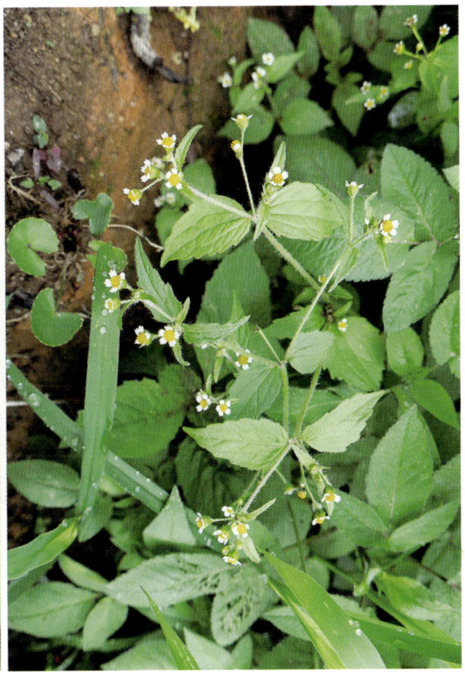

615 辣蓼

蓼科 水蓼 *Persicaria hydropiper* (Linnaeus) Spach

佤名： daex pai [taɯʔ pʰai]（德排）

别名： 红蓼子草、辣花子、水胡椒

植物形态： 一年生草本。茎直立，多分枝，无毛，节部膨大。叶片披针形或椭圆状披针形，先端渐尖，基部楔形，长4~8cm，宽0.5~2.5cm，边缘全缘，具辛辣味；托叶鞘膜质，筒状，褐色，长1~1.5cm，先端截形，具短缘毛，常托叶鞘内藏有花簇。总状花序呈穗状，长3~8cm，常下垂，花稀疏，下部间断；苞片漏斗状，绿色，长2~3mm，边缘膜质，疏生短缘毛，每苞内具3~5朵花；花梗比苞片长；花被长3~3.5mm，常5深裂，裂片椭圆形，绿色，上部白色或淡红色，被黄褐色透明腺点。雄蕊6枚，稀8枚，比花被短；花柱2~3枚，柱头头状。瘦果卵形，双凸镜状或具3棱，密被小凹点，黑褐色，无光泽，长2~3mm，包于宿存花被内。花期5—9月，果期6—10月。

生境分布： 生于海拔 350~3300m 的草地、山谷溪边、河谷、林中、沼泽等潮湿处。我国南北各地均有分布；朝鲜、日本、印度尼西亚、印度、欧洲及北美亦有。

药用部位： 全草

采收加工： 秋季采收，晒干或鲜用。

性味功效： 辛、酸，温。止泻止痢，除湿消肿，杀虫。

主治： 肠胃炎，痢疾，风湿关节炎，跌打肿痛。

用法用量： 内服：水煎服，50~100g。外用：鲜品捣烂外敷患处。

附方

1. **菌痢：** 本品鲜品 150g，洗净，配红糖适量，开水煎煮内服，每日服 3 次。
2. **湿疹：** 本品单方，或配紫苏叶、马鞭草、马蹄金、胡荽、桃树叶，均取鲜品，水煎外洗，或捣烂取汁洗患处。
3. **风湿关节炎，跌打肿痛：** 本品鲜品适量，捣烂成泥敷患处。

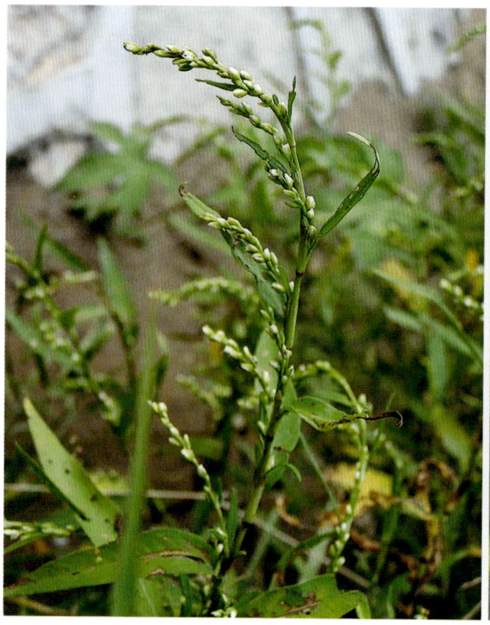

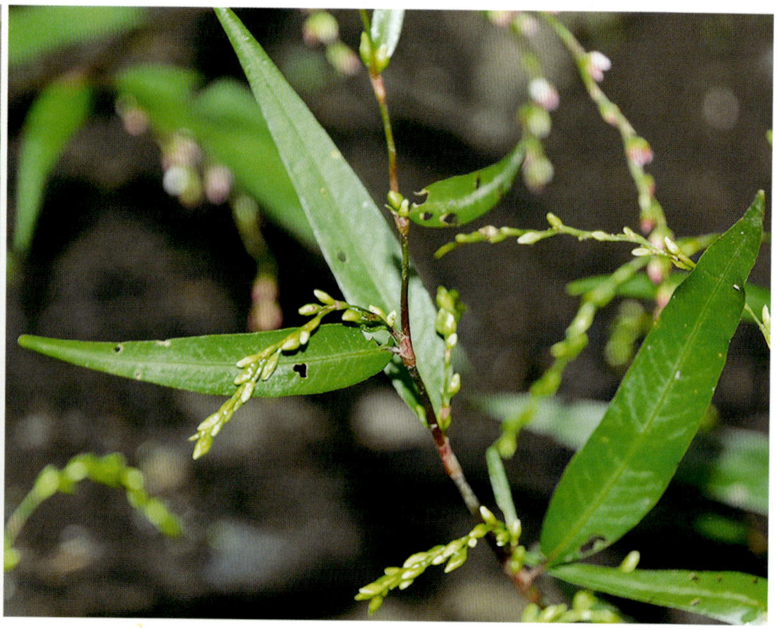

616 蜜糖草

唇形科 米团花 *Leucosceptrum canum* Smith

佤名： kaox si deing [k^hau? si teŋ]（栲西待）

别名： 山蜂蜜、蜜蜂树、大蜜糖花

植物形态： 大灌木至小乔木，叶片纸质或坚纸质，椭圆状披针形。花序为由轮伞花序排列成长10~13cm或以上的顶生稠密圆柱状穗状花序；花冠白色或粉红色至紫红色，筒状。小坚果长圆状三棱形，腹面具稀疏的半透明小突起，果脐小。花期11月至翌年3月，果期3—5月。

生境分布： 生于海拔1000~1900（~2600）m的撂荒地、路边及谷地溪边，或亦见于石灰岩的林缘小乔木或灌木丛中。分布于我国云南、西藏、四川；印度、不丹、尼泊尔、缅甸、越南、老挝亦有。

药用部位： 根皮、叶

采收加工： 夏季采挖，洗净，晒干。

性味功效： 淡，平。舒筋活血，接骨，消炎。

主治： 感冒发热，胃炎，骨折，黄水疮，鸡眼。

用法用量： 内服：水煎服，15~25g。外用：鲜叶捣烂或研粉敷患处。

附方

1. **鸡眼：** 本品树枝火点燃后，对着鸡眼处反复点钻至痊愈。此法民间应用历史悠久，效果较好。
2. **感冒发热，肠胃炎：** 本品适量，水煎服，每日3次。
3. **跌打损伤，骨折：** 本品鲜叶，捣烂或研粉敷患处。

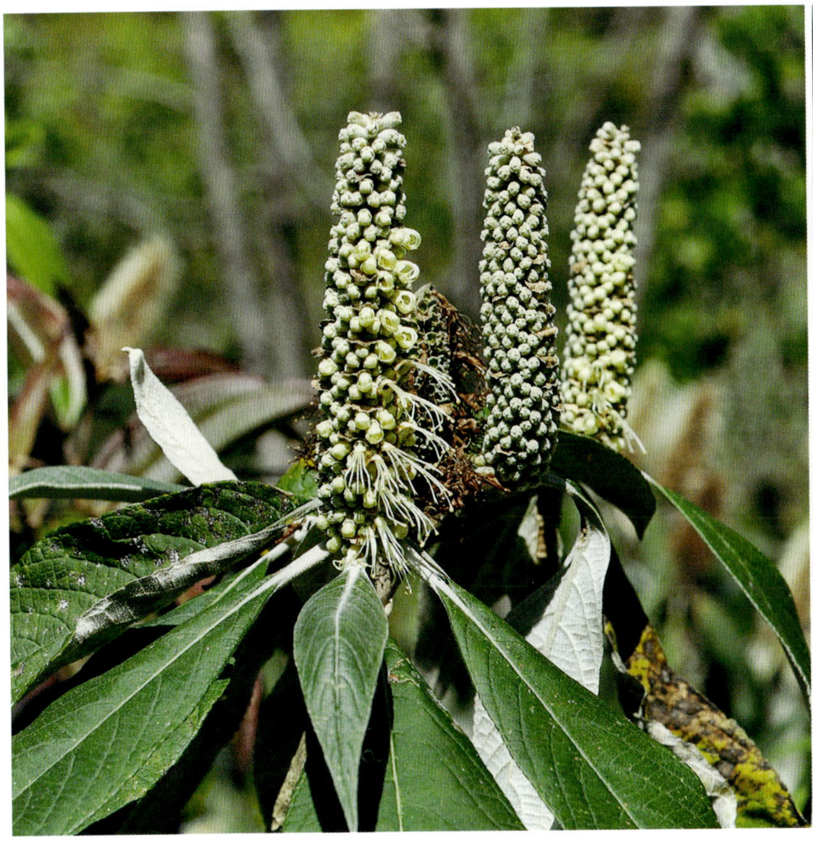

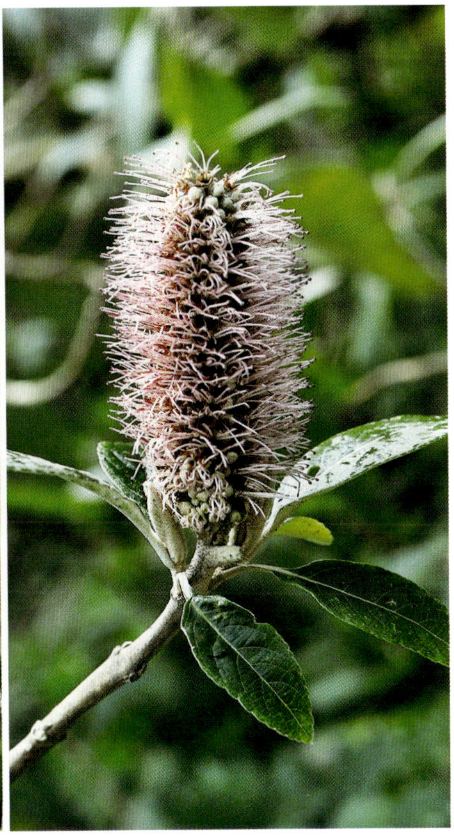

617 熊胆草

唇形科 刺蕊草 *Pogostemon glaber* Bentham

佤名： rīb mgīn grih dīng [rip gin kr̲ih tiŋ]（日吉给顶）

别名： 鸡挂骨、鸡卦骨

植物形态： 直立草本。茎 4 棱形，具 4 槽，初被柔毛。叶卵圆形，长 6~13cm，宽 3~9cm，先端渐尖，基部楔形、宽楔形或近圆形，边缘具重锯齿，两面均被微柔毛；叶柄纤细，长 3~7cm，被疏柔毛。轮伞花序多花，组成连续或不连续的穗状花序，穗状花序顶生或腋生，长 2~12（~20）cm，被柔毛；小苞片卵圆形，约为萼长的 1/2，被缘毛；花萼卵状管形，长约 3mm，外面被短柔毛，萼齿三角形，相等，长约为萼的 1/3；花冠白色或淡红色，长约 5mm，花冠较长于萼；雄蕊外露，伸出部分约与花冠等长，在伸出部分的中部被髯毛。小坚果圆形，稍压扁。花、果期 11 月至翌年 3 月。

生境分布： 生于海拔1300~2700m的山坡、路旁、荒地、山谷、林下等阴湿地。分布于我国云南；尼泊尔、印度至泰国、老挝亦有。

药用部位： 全草

采收加工： 夏、秋季采收，晒干或鲜用。

性味功效： 苦，凉。清热解毒，凉血止血。

主治： 肺结核咯血，急性肠胃炎，跌打损伤，腹部、肝区闷胀不适，肝火旺，牙龈肿痛，胆囊炎，胃病。

用法用量： 内服：水煎服，干品 25~50g，鲜品 50~100g。外用：鲜品舂细包敷患部或火烘抹患部。

附方

1. **胃病：** 本品 30g、地不容 20g、岩七 20g，水煎服，每日 3 次，3 日为一疗程。
2. **清热解毒：** 本品 5g，鸭嘴花叶、蒿子叶各 10~20g，泡水喝。

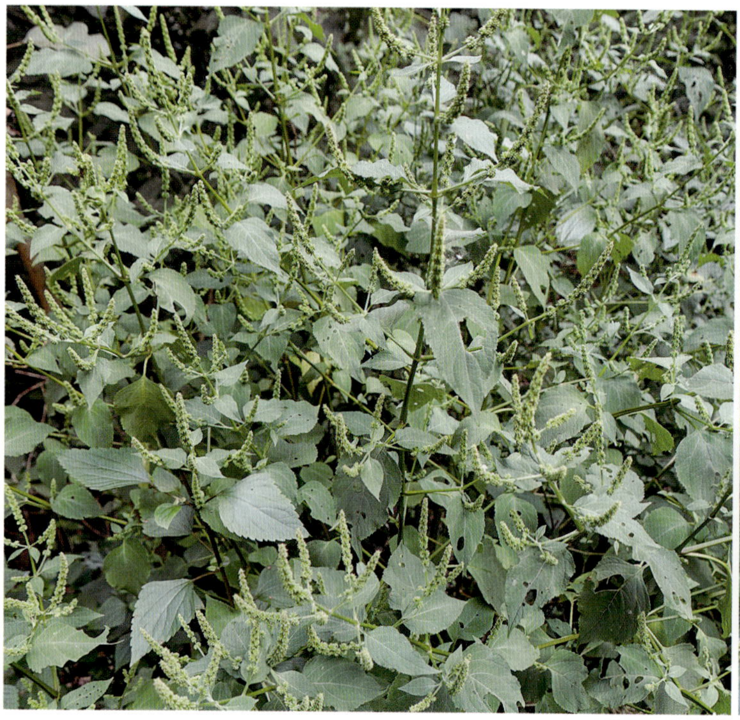
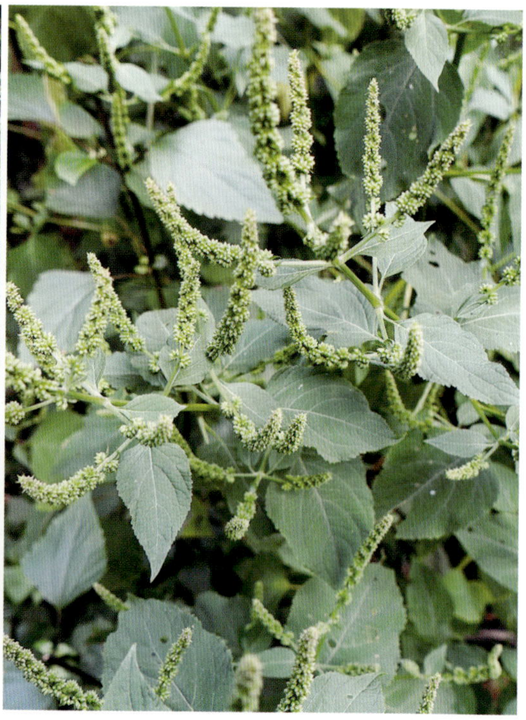

618 樱桃树

蔷薇科 高盆樱桃 *Cerasus cerasoides* (Buchanan-Hamilton ex D. Don) S. Y. Sokolov

佤名： kaox gu [kʰa̱uʔ ku̱]（栲顾）

别名： 野樱桃、樱桃花

植物形态： 乔木。叶片近革质，卵状披针形或长圆状披针形，长（4~）8~12cm，宽（2~）3.2~4.8cm，先端长渐尖，基部钝圆，边缘有细重锯齿或单锯齿，齿端有小头状腺，无毛，侧脉10~15对，网脉细密；叶柄长1.2~2cm，先端有2~4腺；托叶线形，基部羽裂并有腺齿。总苞片大，先端深裂，花后凋落，长1~1.2cm；花梗长1~1.5cm，无毛，花1~3朵，伞形排列，与叶同时开放；苞片近圆形，边有腺齿，革质，花后宿存或脱落；果梗长达3cm；花瓣淡粉红色至白色。核果圆卵形，长12~15mm，直径8~12mm，熟时紫黑色；核圆卵形，边有深沟和孔穴。花期10—12月。

生境分布： 生于海拔1300~2850m的沟谷密林中。分布于我国云南、西藏；尼泊尔、印度、不丹、缅甸亦有。

药用部位： 树皮、果

采收加工： 全年可采收，切片，晒干。

性味功效： 苦、微涩，凉。清热解毒，凉血，止血止痛。

主治： 腹部热痛，小便赤黄，口腔、牙龈起泡。

用法用量： 内服：水煎服。

附方

1. **腹部热痛，小便赤黄，口腔、牙龈起泡：** 本品适量，水煎，食盐烧红作引子内服。
2. **麻疹：** 本品、葛根、杨梅树皮、小胡椒、碎米果树、五爪金龙、盐麸木、金竹叶、水麻树、野葡萄、马尾黄连、螃蟹各适量，水煎内服，配合外洗全身。

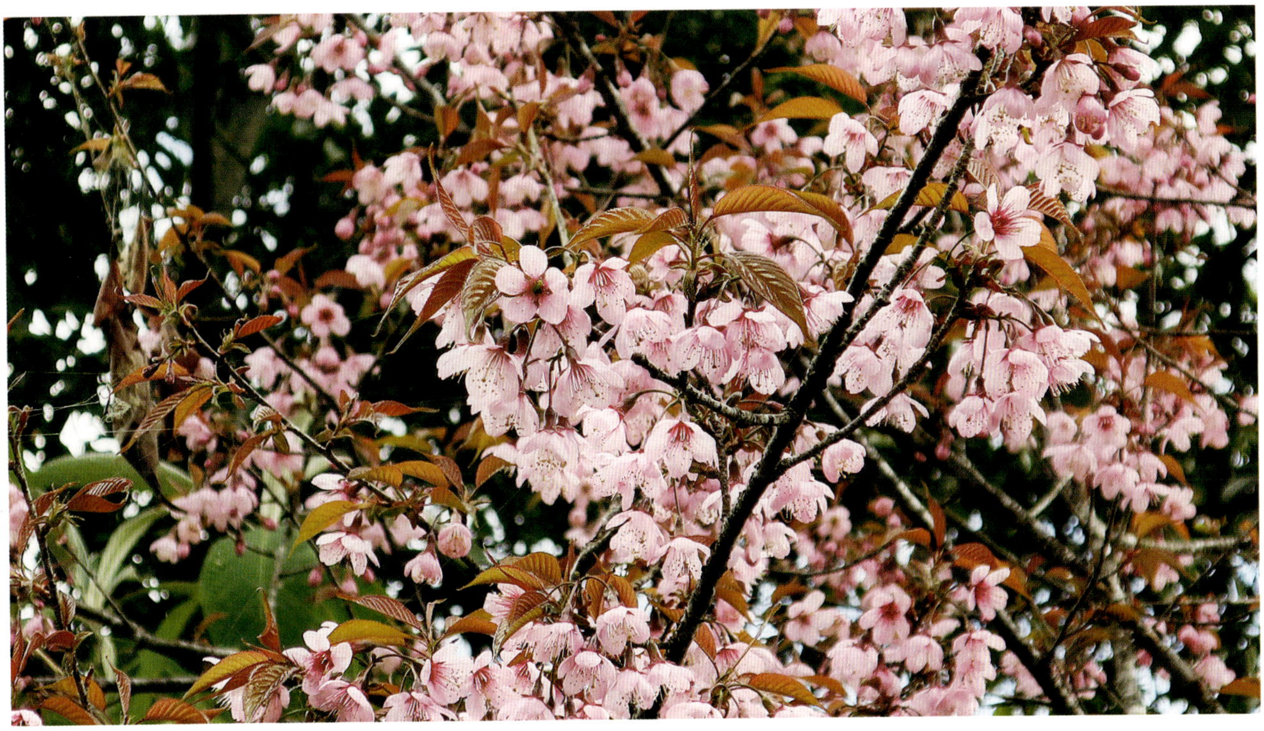

619 箭刀草

菊科　刺苞斑鸠菊 *Vernonia squarrosa* (D. Don) Lessing

佤名： rīb dom qax [rip təm tɕʰa̱ʔ]（日东茶）

别名： 箭子草、紫威灵、紫花地丁

植物形态： 多年生草本。茎直立，常不分枝，被贴生短柔毛和具腺。叶互生，较密集，叶片狭倒卵形、倒披针形、狭椭圆形，长 3~9cm，宽 1~2.7cm，先端钝或急尖，基部圆或楔形，背面疏生短柔毛和具腺点，侧脉 5~7 对。头状花序常少数，径 2~2.5cm，有 30~50 朵花，单生于茎顶或上部叶腋；花序梗极短，具 3~5 枚缩小的叶；总苞短倒锥形，直径 20~25mm；总苞片 6~9 层。花冠管状，紫色或紫红色，长 13~14mm。瘦果圆柱形，长 3~4mm，具 10 条纵肋，密被绢毛和具腺点；冠毛污白色或淡黄色。花期 9—11 月。

生境分布： 生于海拔1200~1900m的山坡草地或灌丛中。分布于我国云南；柬埔寨、泰国、缅甸、印度、不丹、尼泊尔亦有。

药用部位： 根

采收加工： 全年可采收，洗净，切片，晒干或鲜用。

性味功效： 苦、辛，凉。清热，生津，截疟。

主治： 疟疾，感冒咳嗽，头痛。

用法用量： 内服：水煎服。

附方

感冒： 本品、白虎草、紫苏、冰片各适量，生姜 3 片，水煎服，每日 3 次。

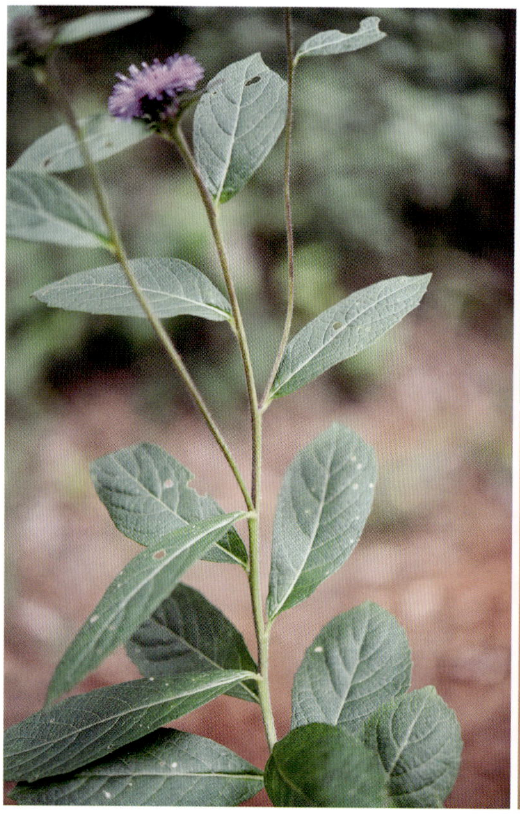

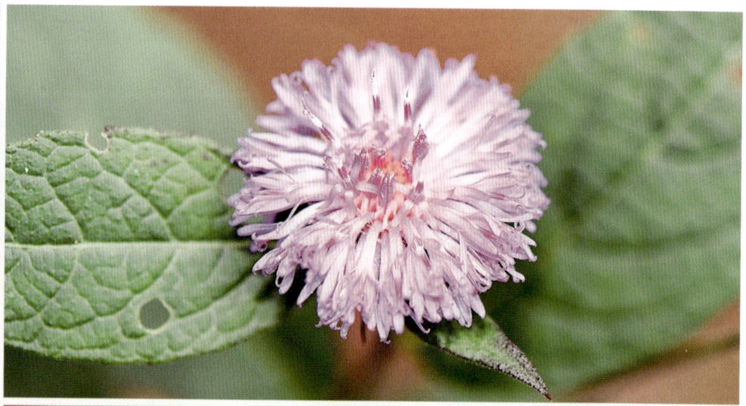

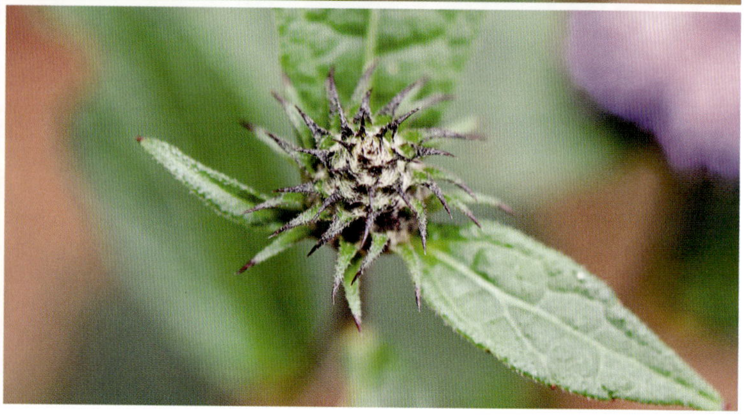

620 鲫鱼胆草

茜草科 耳草 *Hedyotis auricularia* Linnaeus

佤名： rīb njāong dāi [rip dʑauŋ tai]（日种呆）

别名： 节节花草

植物形态： 多年生、近直立或平卧草本。小枝密被短硬毛，常在节上生根。叶对生，近革质，披针形或椭圆形，稀卵形，长 3~8cm，宽 1~2.5cm，叶面平滑或粗糙，背面常被粉末状短柔毛，侧脉 4~6 对，明显；托叶膜质，合生成一短鞘，顶部 5~7 裂，裂片线形或刚毛状。聚伞花序腋生，密集成头状，无总花梗；花冠白色，冠管长 1~1.5mm，花冠裂片 4 片，广展，长 1.5~2mm。蒴果球形，直径 1.2~1.5mm，疏被短硬毛或近无毛，不开裂，宿存萼裂片长 0.5~1mm。

生境分布： 生于海拔 1000~1600m 的林下、灌丛、草坡或路边。分布于我国云南、贵州、广西、广东、香港、海南；越南、泰国、老挝、缅甸、尼泊尔、印度、斯里兰卡、马来西亚、菲律宾、澳大利亚、热带非洲亦有。

药用部位： 全草

采收加工： 夏、秋季采收，鲜用或切碎，晒干。

性味功效： 苦，凉。清热解毒，凉血消肿。

主治： 感冒发热，肺热咳嗽，疮痈肿毒，跌打损伤。

用法用量： 内服：水煎服，15~25g。外用：取鲜品捣碎敷患处，或煎水外洗。

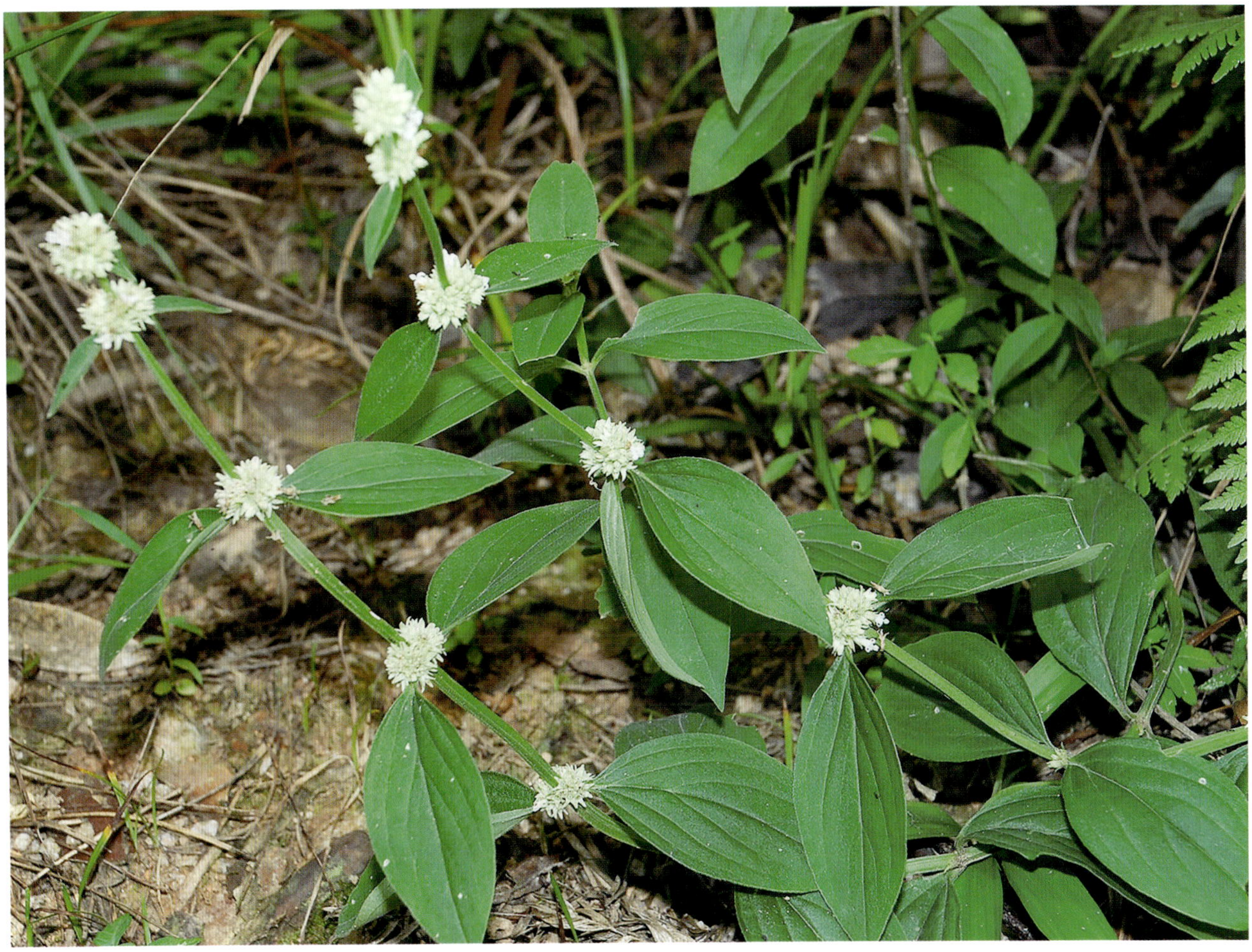

621 薏苡仁

禾本科 薏米 *Coix lacryma-jobi* var. *ma-yuen* (Romanet du Caillaud) Stapf

佤名： si nbīx [si biʔ]（丝丙）

别名： 薏苡、苡米、绿谷根

植物形态： 一年生草本。秆高 1~1.5m，具 6~10 节，多分枝。叶片宽大开展，无毛。总状花序腋生，雄花序位于雌花序上部，具 5~6 对雄小穗。雌小穗位于花序下部，为甲壳质的总苞所包；总苞椭圆形，先端成颈状之喙，并具一斜口，基部短收缩，长 8~12mm，宽 4~7mm，有纵长直条纹，质地较薄，揉搓和手指按压可破，暗褐色或浅棕色。颖果大，长圆形，长 5~8mm，宽 4~6mm，厚 3~4mm，腹面具宽沟，基部有棕色种脐，质地粉性坚实，白色或黄白色。雄小穗长约 9mm。花、果期 7—12 月。

生境分布： 生于海拔 2000m 以下的温暖潮湿的山谷溪沟。分布于我国辽宁、河北、河南、陕西、江苏、安徽、浙江、江西、湖北、福建、台湾、广东、广西、四川、云南等地；亚洲热带、亚热带地区、印度、缅甸、泰国、越南、马来西亚、印度尼西亚爪哇、菲律宾亦有。

药用部位： 种仁、根、果实

采收加工： 种仁：秋季果实成熟时采割植株，晒干，打下果实，再晒干，除去外壳、黄褐色种皮及杂质，收集种仁；根：全年可采收；果实：秋季成熟时采收，晒干。

性味功效： 辛，凉。消炎，活血，散淤。

主治： 种仁：尿路感染，淋浊带下；根、果实：肾盂肾炎，尿路感染，膀胱炎，肾结石，膀胱结石，小儿腹泻，淋浊带下。

用法用量： 内服：水煎服，干品或鲜品 25g。

附方

1. **肾结石，膀胱结石：** 本品根 25g、川楝 15g、芒硝 15g、夜明砂 15g，水煎服。
2. **风湿病：** 本品 25g、槲寄生 15g、松树尖 10g、臭樟 10g。鲜品或干品，切片加水煎煮。
3. **蛔虫病：** 本品根适量，水煎服，每日 3 次，饭前服。

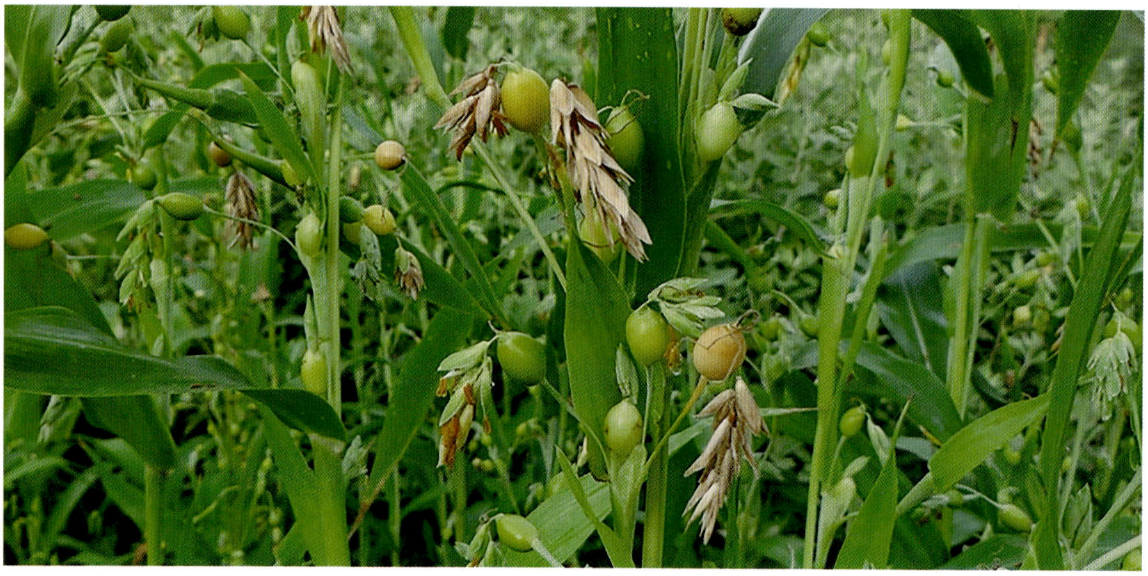

622 薄荷

唇形科 薄荷 *Mentha canadensis* Linnaeus

佤名： daex mgei hlao [tau̱ʔ ge̱ lʰa̱u]（德给茬）

别名： 水薄荷、猫耳薄荷、南薄荷

植物形态： 多年生草本。直立，茎下部数节具纤细的须根及水平匍匐根状茎。茎锐四棱形，具4槽，多分枝。叶长圆状披针形、披针状椭圆形或卵披针形，稀长圆形，长3~5（~7）cm，宽0.8~3cm，先端锐尖，基部楔形至近圆形，边缘在基部以上疏生大的犬齿状锯齿。轮伞花序腋生，球形，花柄纤细，长2.5mm；萼管状钟形，长约2.5mm，外具微柔毛及腺点，内无毛，脉10条，不明显，萼齿5齿，狭三角状钻形，长锐尖；花冠淡紫色，长4mm，4裂；雄蕊4枚，前对略长于后对，均伸出于花冠之外。小坚果卵珠形，黄褐色，具小腺窝。花期7—9月，果期10月。

生境分布： 生于海拔3500m以下的水旁潮湿地。分布于我国南北各地；俄罗斯、朝鲜、日本亦有。

药用部位： 全草

采收加工： 全年可采收，阴干，或用鲜品。

性味功效： 辛，凉。散风热，清头目，利咽喉，透疹，解郁。

主治： 疥疮，瘙痒，脱肛，小儿高热抽搐。

用法用量： 内服：水煎服，3~15g。不可久煎，宜后下；或入丸、散。外用：水煎外洗或捣汁涂敷。

附方

1. **急性结膜炎：** 本品6g、九里光10g、白虎草10g，水煎服，每日3次。
2. **感冒发热、头痛、无汗、鼻塞：** 本品配荆芥适量，水煎服，每日3次。
3. **中暑烦渴、头晕：** 本品适量、甘草5g，共研成粉，用温水冲服。

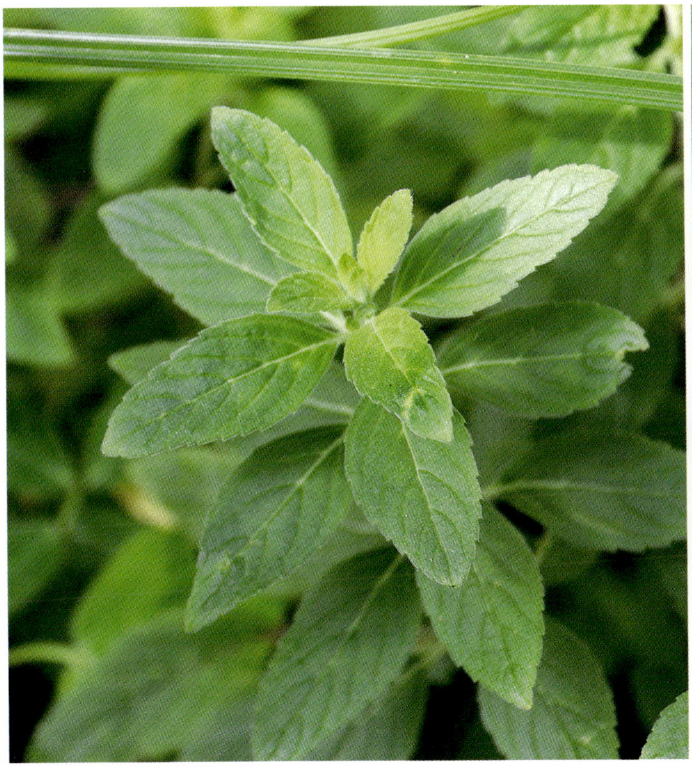

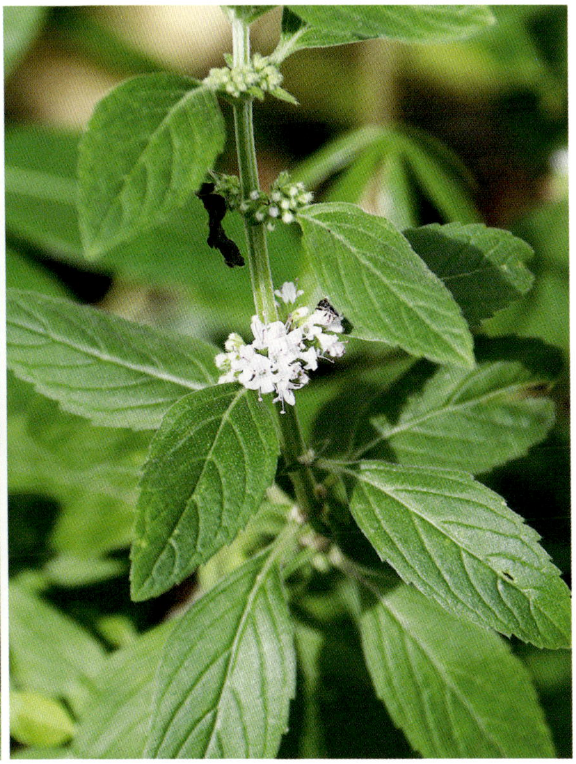

623 薜荔

桑科 薜荔 *Ficus pumila* Linnaeus

佤名： blix si mgan ngaig [pl ʔsi ga̱n ŋāik]（布利西干改）

别名： 凉粉子、木莲、鬼馒头

植物形态： 攀缘或匍匐灌木。叶两型，不结果枝节上生不定根，叶卵状心形，薄革质，基部稍不对称，尖端渐尖，叶柄很短；结果枝上无不定根，革质，卵状椭圆形，全缘，正面无毛，背面被黄褐色柔毛；托叶2片，披针形。榕果单生叶腋，瘿花果梨形，雌花果近球形；总梗粗短；雄花，生榕果内壁口部，多数，花被片2~3片，线形，雄蕊2枚，花丝短；瘿花具柄，花被片3~4片，线形，花柱侧生，短；雌花花被片4~5片。瘦果近球形，有黏液。花、果期5—8月。

生境分布： 产于我国福建、江西、浙江、安徽、江苏、台湾、湖南、广东、广西、贵州、云南、四川、陕西；国外分布于日本（琉球）、越南北部。

药用部位： 果实、种子

采收加工： 果实成熟时采收。

性味功效： 甘，平。壮阳，调和气血。

主治： 遗精，阳痿，乳汁不通，闭经。

用法用量： 内服：水煎服，9~15g。

附方

产后乳汁不通： 本品果实10g、土党参10g、木通0.3g，水煎服，每日1剂，每日3次。

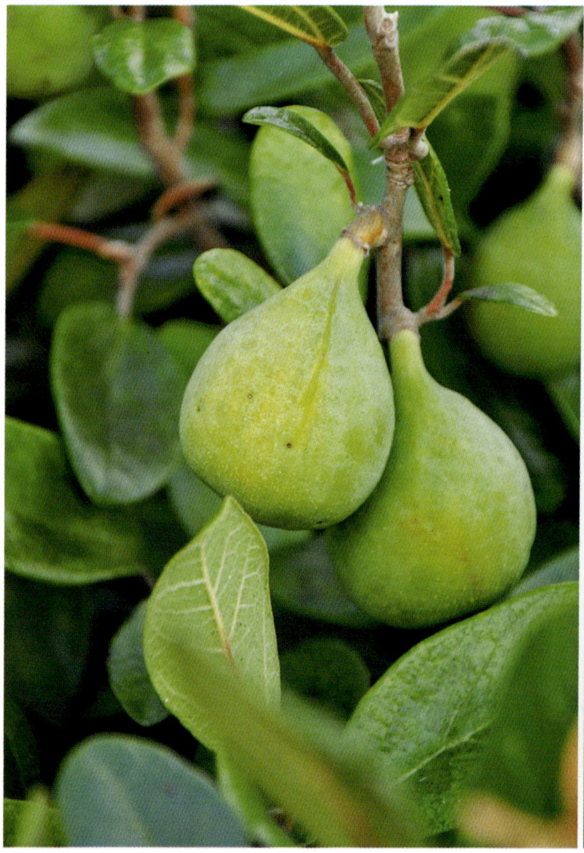

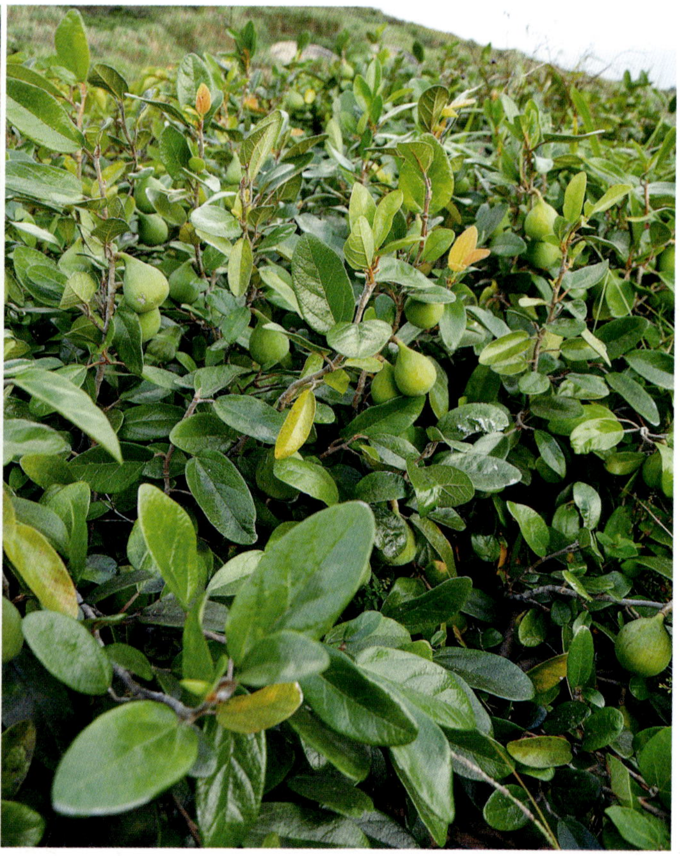

624 螃蟹脚

斛寄生科 扁枝斛寄生 *Viscum articulatum* N. L. Burman

佤名： si deix njāong dam [si te̱ʔ ȡauŋ ta̱m]（西跌种党）

别名： 斛寄生、枫寄生、榕树寄生

植物形态： 亚灌木，高50~100cm，茎绿色:2歧或3歧分枝，披散或悬垂，小枝的节间扁平，长1.5（~2.5）~3（~4）cm，宽2~3（~3.5）mm，边缘薄，干后中肋和2条侧纵肋明显。叶鳞片状。聚伞花序，1~3个，腋生，花序梗几乎无，总苞舟形，宽1.5mm，具花1~3朵，雌花位于中央，通常仅1朵雌花或雄花；雄花：圆形，长0.5~1mm，萼片4片，花药圆形；雌花：长圆形，长0.7~1.5mm，萼片4片，柱头垫状。果球形，浅黄色或青白色，直径2~3mm。花、果期几全年。

生境分布： 生于海拔 1200~2400m 的山地常绿阔叶林中，寄生于桑寄生科、壳斗科等植物上。分布于我国云南、广西、广东；亚洲东南部、澳大利亚亦有。

药用部位： 全株、带叶茎枝

采收加工： 全年可采收，晒干。

性味功效： 辛、苦，平。祛风除湿，舒筋活血，止咳化痰，杀虫止痒。

主治： 四肢麻木，风湿关节炎，腰腿酸软，劳伤咳嗽，小儿惊风，胎动，乳少，崩漏带下，产后气血虚，膀胱炎，原发性高血压，银屑病。

用法用量： 内服：水煎服，10~30g，炖肉；30~60g，或浸酒；孕妇忌服。外用：水煎外洗或研末调敷。

附方

1. 本品可作熏蒸药方，水煎外洗。
2. **肾炎，肾结石：** 本品 30g、盾翅藤 20g、肾茶 30g、海金沙 30g、藤茶 20g，水煎服，酒为引，每日 3 次，一次 500mL，6 日为一个疗程。

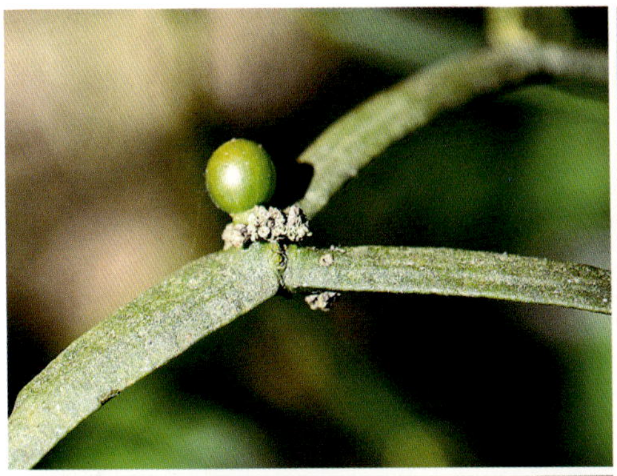

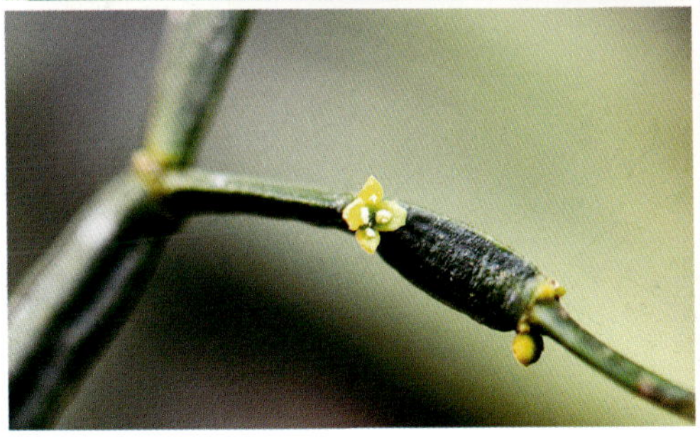

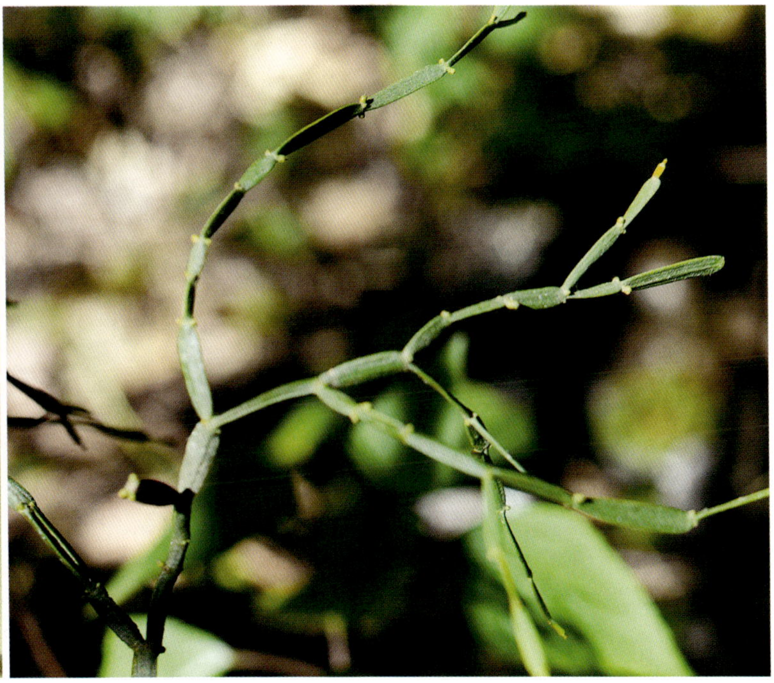

625 糙叶斑鸠菊

菊科 糙叶斑鸠菊 *Vernonia aspera* Buchanan-Hamilton

佤名： rīb qe qax [rip tɕʰɤ̠ tɕʰa̠ʔ]（日车茶）

别名： 六月雪、糙叶尖鸠菊、黑升麻

植物形态： 多年生草本。茎直立。叶互生，叶片厚纸质，倒披针形、倒卵状披针形或狭倒披针形，长 5~15cm，宽 1.5~4.5cm，先端急尖或短渐尖，基部狭楔形，表面被乳凸状短糙毛，背面密被短糙毛，两面均具腺点，侧脉 7~10 对；叶柄极短或近无。头状花序多数，直径 10~15mm，约有 30 朵花，常 2~7 朵在枝顶或上部叶腋密集成圆锥状伞房花序，稀单生于上部叶腋；花序梗短或近无；总苞钟形，径 12~15mm；总苞片 5~6 层。花冠管状，淡红色或淡紫红色，长 7~8mm。瘦果近圆柱形，具 10 肋；冠毛污白色或变红色。花期 10 月至翌年 3 月。

生境分布： 生于海拔 960~2000m 的山坡草丛、路边或田边。分布于我国云南、海南、贵州；印度、缅甸、泰国、老挝、越南亦有。

药用部位： 根、茎、叶

采收加工： 根：秋季采挖，洗净，切片，晒干。

性味功效： 辛、甘，温。茎、叶：祛风解表，提气健脾；根：凉血，败毒。

主治： 疟疾，感冒，咳嗽，头痛。

用法用量： 内服：水煎服，10~15g。

附方

疟疾，感冒，咳嗽，头痛： 本品根 10~15g，水煎服。

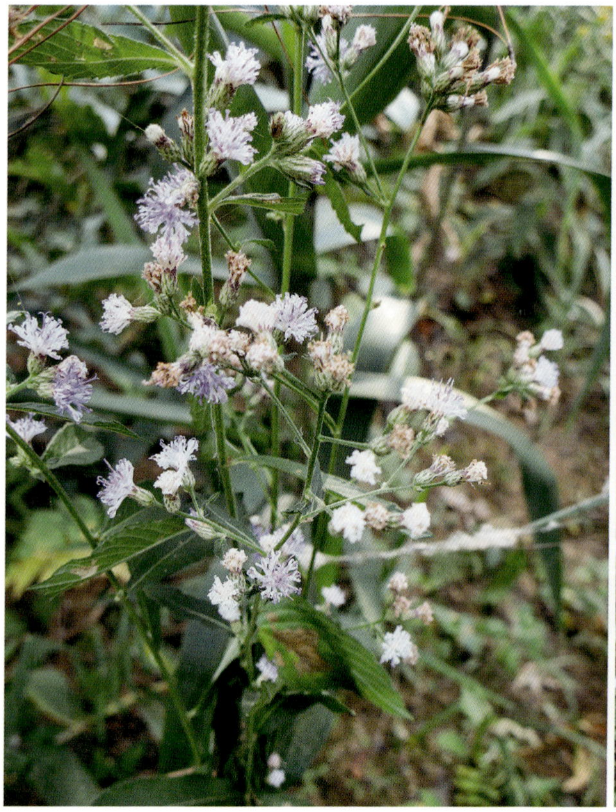

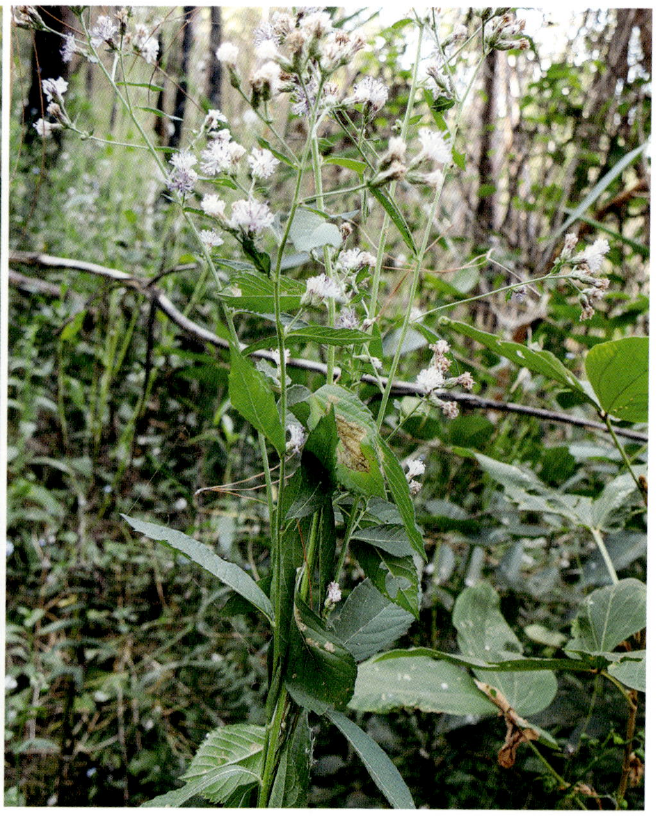

626 糙皮树

马鞭草科 思茅豆腐柴 *Premna szemaoensis* P'ei

佤名： kaox pag gloung [kʰa̱uʔ pʰa̱k kloŋ]（栲泮拱）

别名： 类梧桐、接骨树、洗碗叶

植物形态： 乔木；幼枝密被黄色蜷曲柔毛。叶坚纸质，全缘或偶有不整齐的锯齿，卵形或宽卵形，长 8~16cm，宽 4.5~9.5cm，先端渐尖，基部楔形或近圆形，表面除叶脉外疏被蜷曲柔毛，背面密被蜷曲绒毛，侧脉 6~8 对。聚伞花序顶生，密被蜷曲柔毛，长约 10cm，宽 11cm，疏散；苞片线形，宿存，长 5~18mm；花小，近无柄，萼顶平截至不明显具齿，长约 1.5mm，被柔毛；花冠白色，4 裂，长 3.5mm，外面被柔毛，内面无毛，花冠管长 2.5mm，喉部具长柔毛；雄蕊伸出，花丝基部被毛。核果紫黑色，干时黑色，近无毛，近球形，直径约 5mm。花、果期 6—9 月。

生境分布： 生于海拔 500~1500m 的比较干燥的疏林中。分布于我国云南南部。

药用部位： 茎皮、根皮、叶

采收加工： 全年可采收，切细，晒干，研粉或鲜用。

性味功效： 甘、微苦，平。舒筋活血，接骨镇痛，止血生肌。

主治： 骨折肿痛，跌打瘀血，外伤出血，风湿骨痛。

用法用量： 内服：水煎服，干品 25~50g，或泡酒内服。外用：捣碎包敷患部。

附方

产后保健，皮肤瘙痒： 本品、荨麻草、杠板归，水煎外洗或熏蒸。

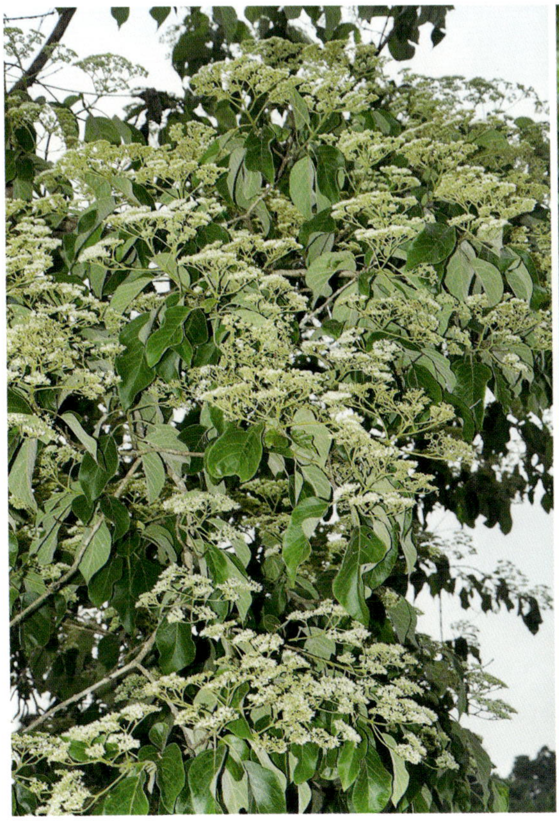

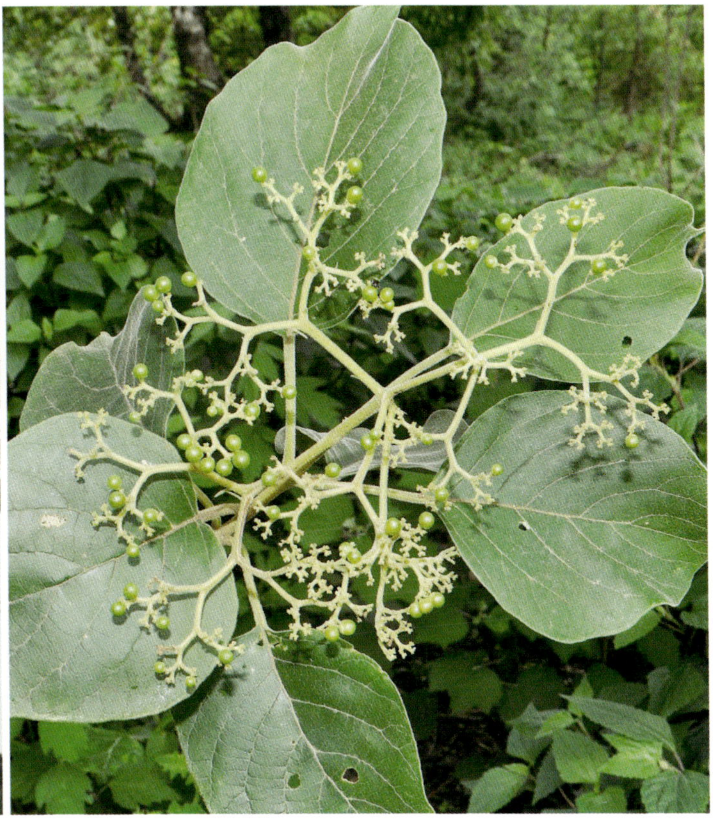

627 藤三七

落葵科 落葵薯 *Anredera cordifolia* (Tenore) Steenis

佤名： hnu si ndah hax [n^{h}u̠ si da̠h ha̠ʔ]（努司达哈）

别名： 藤子三七

植物形态： 缠绕藤本。根状茎粗壮。叶具短柄，叶片卵形至近圆形，长2~6cm，宽1.5~5.5cm，先端急尖，基部圆形或心形，稍肉质，腋生小块茎（珠芽）。总状花序多花，轴纤细而下垂，长7~25cm；花梗长2~3mm，花托顶端杯状，花常由此脱落；花直径约5mm；花被片白色，渐变黑，开花时张开，卵形、长圆形至椭圆形，顶端钝圆，长约3mm，宽约2mm；雄蕊白色，花丝顶端在芽中反折，开花时伸出花外；花柱白色，分裂成3个柱头臂，每臂具1裂棍棒状或宽椭圆形柱头。花期6—10月。

生境分布： 原产于南美热带地区，我国江苏、浙江、福建、广东、四川、云南及北京有栽培。

药用部位： 藤叶、根状茎

采收加工： 全年可采收，春、秋季用藤叶，秋、冬季用块根或珠芽，将块根或珠芽洗净，切片，晒干。

性味功效： 微苦，温。壮腰，消肿散瘀，接骨。

主治： 腰膝痹痛，病后体弱，骨折，跌打损伤，风湿关节炎。

用法用量： 内服：块根或珠芽洗净，炖鸡肉或猪肉。外用：茎、叶捣细，白酒烧热，包敷患处。

附方

1. **风湿性偏头痛：** 本品根50g、血满草100g、蓖麻叶50g、狗黑桃草50g、八角枫30g、酢浆草30g、五叶草30g。均为鲜品，洗净，切细，混匀，捣成泥状，加入包谷酒，文火上加热，放入布袋里压扁，每日3次敷在患部。此方为佤族民间常用方，多为外用药，也可内服。
2. **烧伤，烫伤：** 本品、火蓟、打不死取鲜品各适量，捣烂外敷患处。
3. **水肿：** 本品50g、树萝卜根50g、芭蕉芯50g，上药取鲜品洗净，配红糖50g，开水煎煮，每日服3次，7~15天为一疗程。

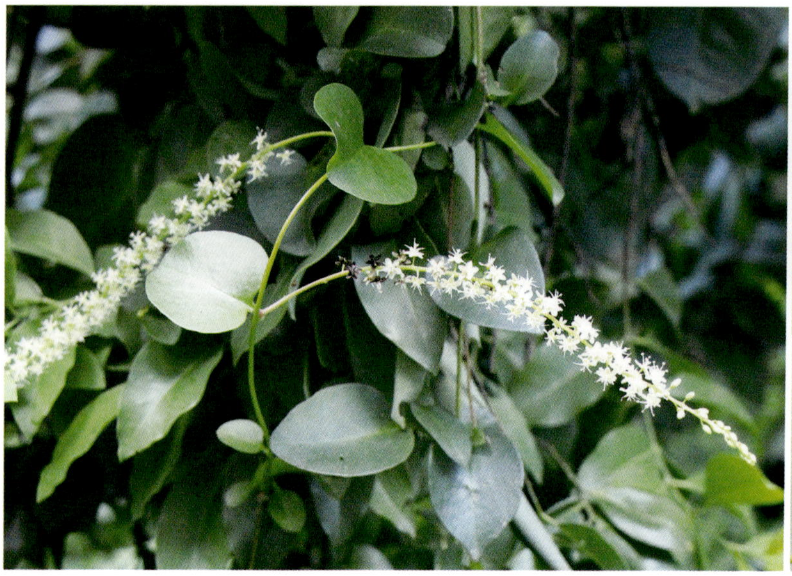
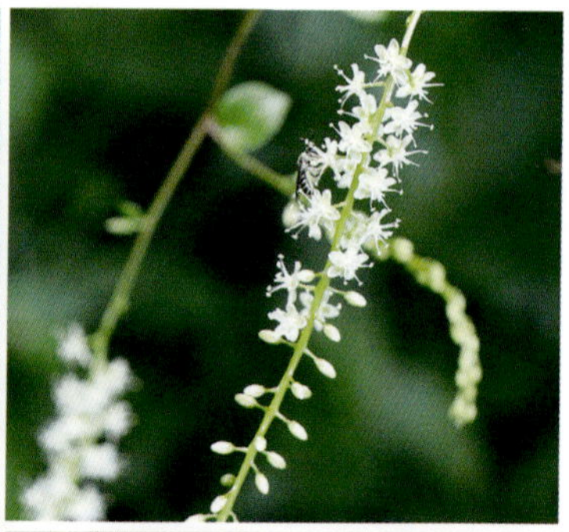
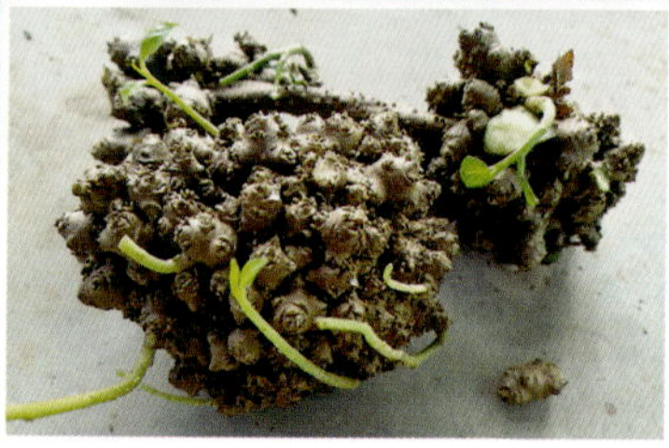

628 藤甘草

豆科 毛果鱼藤 *Derris eriocarpa* F. C. How

佤名： kaox leix siah [kʰa̱uʔ le̱ʔ si̱ah]（栲列下）

植物形态： 攀缘灌木。小枝疏被锈色柔毛；羽状复叶长 20~30cm；叶柄和叶轴疏被柔毛；小叶 13~15 片，厚纸质，两面疏被黄色柔毛；总状花序腋生，长于复叶；花序轴被黄色柔毛；花冠白色或淡红色；荚果长椭圆形，长 6~11cm，疏被平伏毛，先端具短尖，基部渐窄，有柄；仅腹缝有翅，翅宽约 2mm，具 2~8 粒种子。花期 6—7 月，果期 9 月至翌年 1 月。

生境分布： 生于海拔 1200~1400m 的山地疏林中。产于我国广西、云南。

药用部位： 藤

采收加工： 全年可采收，晒干或鲜用。

性味功效： 甘、苦，平。利尿除湿，镇咳化痰。

主治： 肾炎，膀胱炎，尿道炎，痢疾，咳嗽，脚气，水肿。

用法用量： 内服：水煎服，25~50g。

附方

1. **肾炎：** 本品 30g、定心藤 20g、无柄果钩藤茎 30g，水煎服，酒为引，每日 1 剂，每日 3 次，6 日为 1 个疗程。
2. **痢疾：** 本品、大黄连刺、翻白叶、白虎草、龙胆草、厚朴，各适量，水煎内服。
3. **风湿性心脏病：** 本品 20g、大叶沿阶草 50g、血满草 20g，水煎服，每日 1 剂，每日 3 次，6 日为一个疗程。

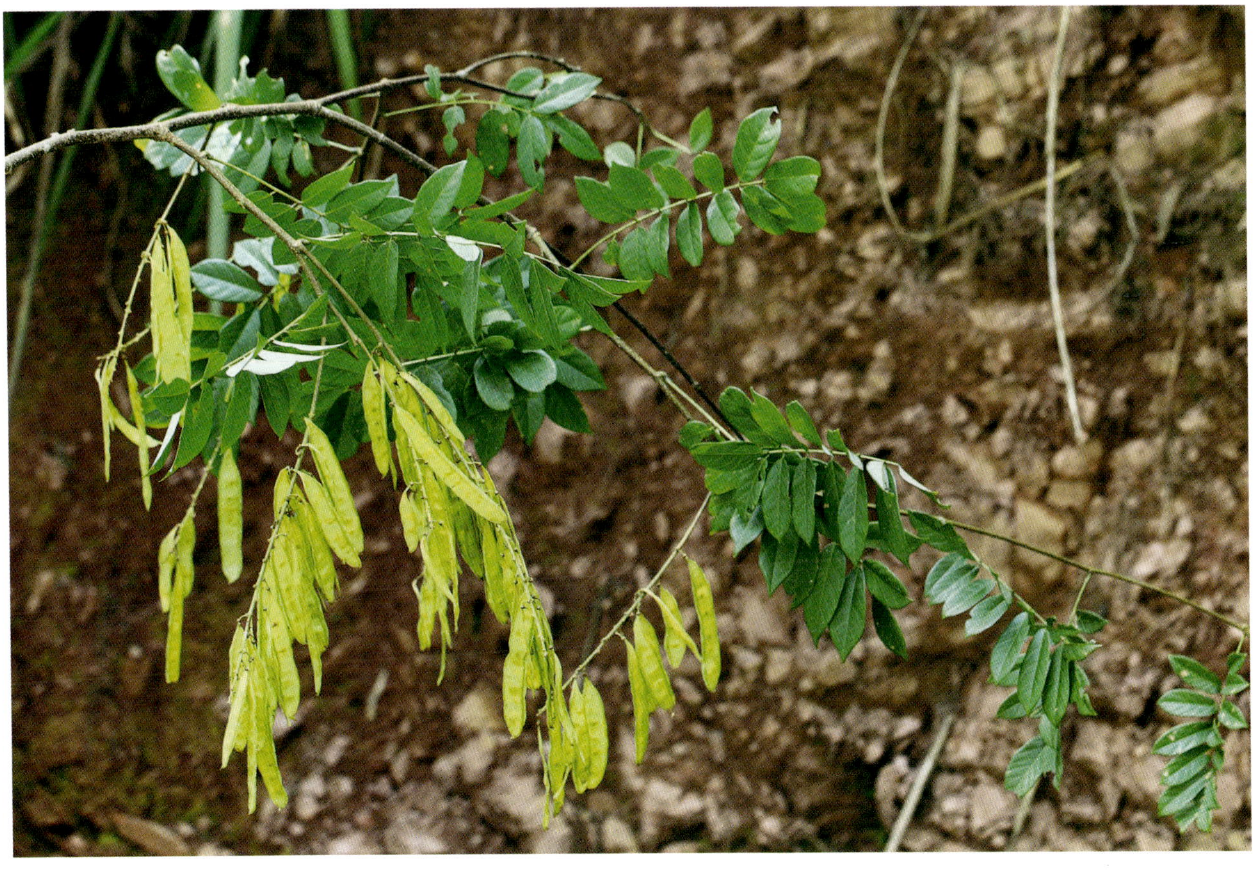

629 藤仲

夹竹桃科 漾濞鹿角藤 *Chonemorpha griffithii* J. D. Hooker

佤名： si nub [si nụp]（丝怒）

别名： 大叶鹿角藤、枪花药、金丝杜仲

植物形态： 高攀缘木质藤本，除花外，全株被粗硬毛，但老枝被毛脱落，有皮孔。叶椭圆状卵圆形，长 12~26cm，宽 7~17cm，顶端圆形，有小尖头，基部宽楔形；侧脉每边 10~12 条；叶柄长 1.5~5cm。聚伞花序顶生；萼片裂至萼筒的中部，覆瓦状排列；其余与属的特征相同。蓇葖果长圆柱状，长 34cm，直径 1.2cm；种子顶端具白色绢质种毛。花期夏季，果期秋、冬季。

生境分布： 生于山地密林中。分布于我国云南；印度、尼泊尔等亦有。

药用部位： 藤茎

采收加工： 全年可采收。

性味功效： 甘、微苦，微温。小毒。祛风活络，止血。

主治： 外伤出血，骨折，风湿。

用法用量： 内服：水煎服，5~10g；或浸酒。外用：研末撒或调敷。

附方

跌打劳伤： 本品 50g、齿叶吊石苣苔 50g、鸡脚七 50g、藤子鱼子兰 50g、白葡萄树根 50g、苳叶鱼子兰 50g、隔夜找娘 50g，均鲜品，共捣烂外包患处。

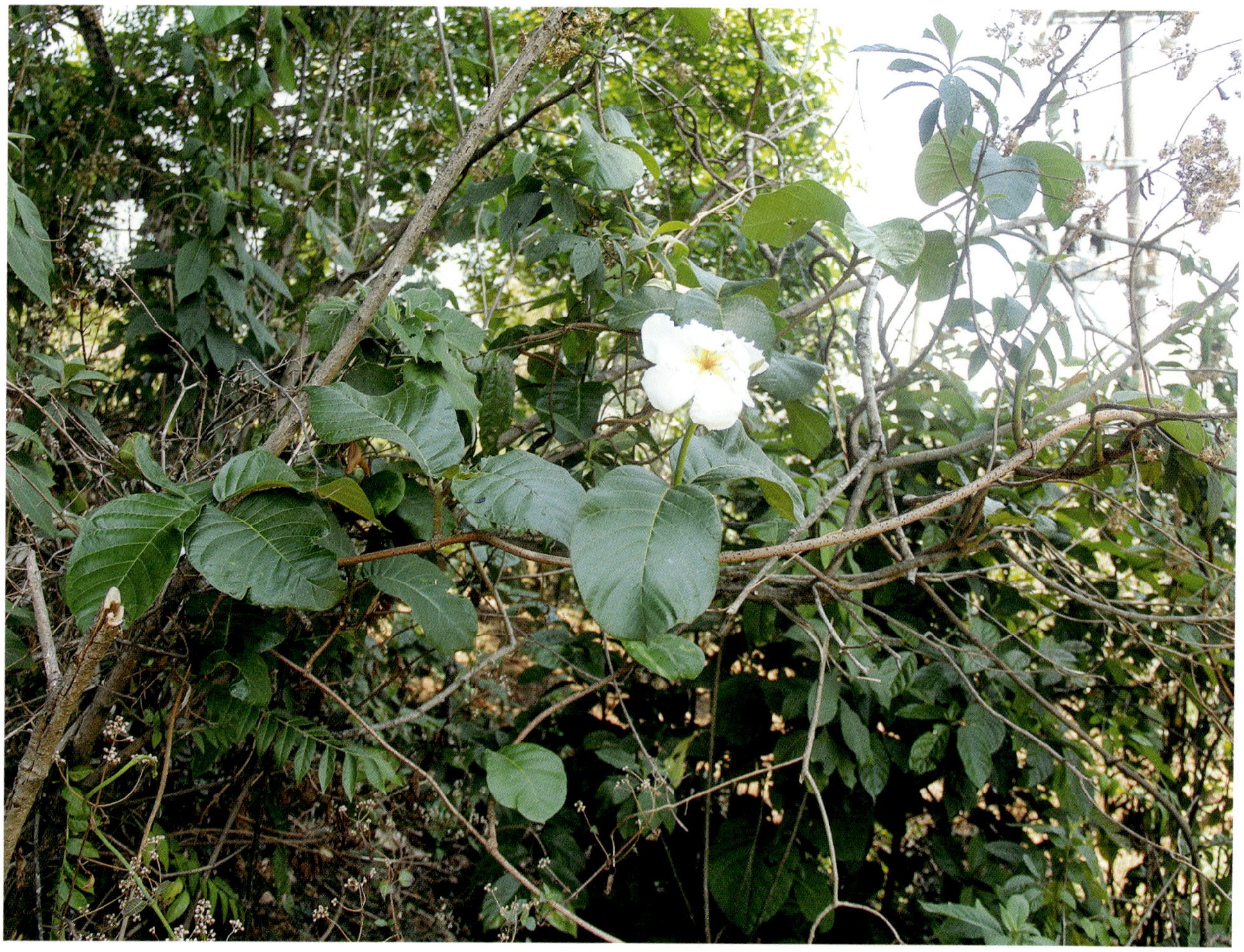

630 藤茶

葡萄科 显齿蛇葡萄 *Ampelopsis grossedentata* (Handel-Mazzetti) W. T. Wang

佤名： qax hnu [tɕʰa̱ʔ nʰṳ]（茶努）

别名： 藤子茶、大齿牛果藤、大齿蛇葡萄

植物形态： 木质藤本。小枝圆柱状，带有显眼和纵脊，无毛；羽状复叶，卷须 2 叉分枝；小叶片较小，长 2~5cm，宽 1~2.5cm。叶干时两面同色，小叶边缘有明显粗锯齿。叶柄无毛。伞房状多歧聚伞花序对生；花序梗 1.5~3.5cm，无毛。 种子倒卵球形，种脐椭圆形，表面具有钝肋纹突起。花期 5—8 月，果期 8—12 月。

生境分布： 生长于海拔 200~1500m 的森林、灌丛。我国福建广东、广西、贵州、湖北、湖南、江西、云南有野生分布；国外越南有分布。

药用部位： 地上部分

采收加工： 8—12 月采收，切片，干燥。

性味功效： 微甜、涩，凉。清火解毒，利水消肿，除风止痛。

主治： 肾结石，胃炎。

用法用量： 内服：水煎服，或开水冲泡当茶饮，10~20g。

附方

1. **肾结石：** 本品 20g、盾翅藤 20g、肾茶 30g、海金沙 30g、螃蟹脚 30g，水煎服，酒为引，每日 3 次，一次 500mL，6 日为一个疗程。
2. **胃炎：** 本品 10g、山乌龟 10g、臭黄皮 10g、肉桂 6g、重楼 12g、大百解 6g，水煎服，每日 3 次。
3. **肾炎：** 本品 30g、肾茶 20g、石斛 30g、水煎 30 分钟，酒为引，每日 1 剂，每日 3 次，9 日为 1 个疗程。

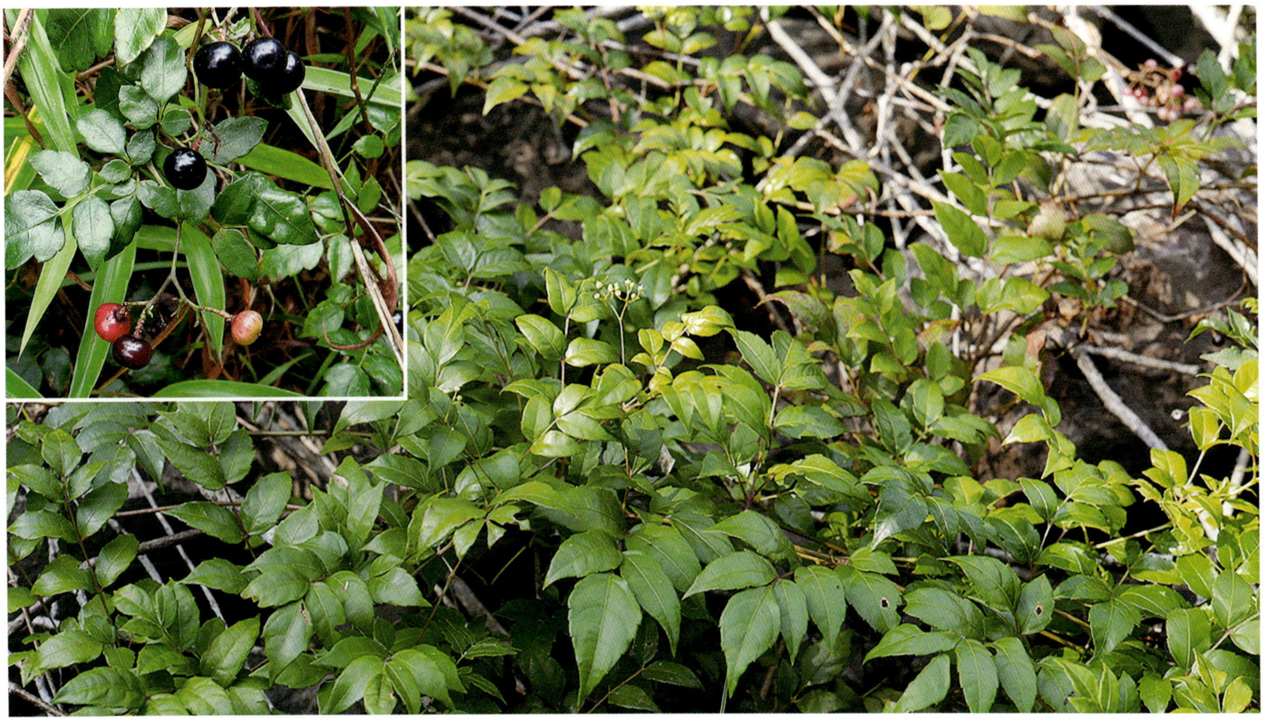

631 藤透骨香

五味子科 合蕊五味子 *Schisandra propinqua* (Wallich) Baillon

佤名： hnu si nbaong [nʰu̠ si ba̠uŋ]（努西暴）

别名： 满山香、五香血藤、通气香

植物形态： 落叶木质藤本，全株无毛，当年生枝有银白色角质层。叶坚纸质，卵形、长圆状卵形或狭长圆状卵形，长 7~11（~17）cm，宽 2~3.5（~5）cm，先端渐尖或长渐尖，基部圆形或阔楔形，下延至叶柄。花橙黄色，常单生或 2~3 朵聚生于叶腋，或 1 花梗具数花的总状花序。雄花：花被片 9~15 片，外轮 3 片绿色，中轮的最大一片近圆形、倒卵形或宽椭圆形，长 5（~9）~9（~15）mm，宽 4（~7）~9（~11）mm，最内轮的较小；雌花：花被片与雄花相似，雌蕊群卵球形，直径 4~6mm。聚合果的果托干时黑色，长 3~15cm，直径 1~2mm，具 10~45 枚成熟心皮，成熟心皮近球形或椭圆体形，直径 6~9mm，具短柄。花期 6—7 月。

生境分布： 生于海拔 1500~2800m 的河谷、山坡常绿阔叶林中。分布于云南、西藏；尼泊尔、不丹亦有。

药用部位： 全株

采收加工： 全年可采收，切片或切段，晒干。

性味功效： 辛、涩，平。舒筋活血，散瘀止血，消肿止痛。

主治： 跌打损伤，风湿麻木，胃痛，月经不调，脉管炎，各种外伤出血，贫血。

用法用量： 内服：水煎或泡酒，20~50g。外用：捣烂包敷。

附方

1. **跌打损伤，风湿麻木，胃痛，月经不调，脉管炎，外伤出血：** 本品全株 20~50g，水煎或泡酒，外用捣烂包敷。
2. **贫血：** 本品 100g 鲜品，切片，配红糖适量，水煎内服，每日 1 剂，分 3 次服。
3. **失眠：** 本品 50g、鱼腥草 100g、茴香根 50g、猪脑 1 个、食盐少许。均为鲜品，洗净，切片，混匀，剁细蒸熟食用，每日 3 次。

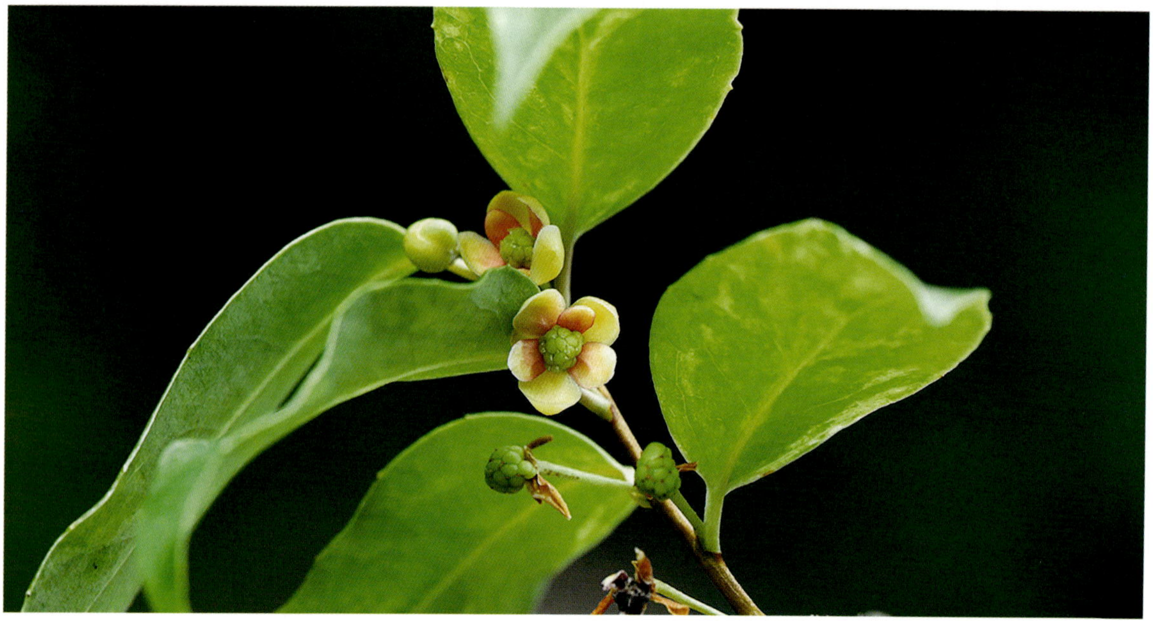

632 翻白叶

蔷薇科 西南委陵菜 *Potentilla lineata* Treviranus

佤名： ju ji deix [tɕu̱ tɕi̱ te̱ʔ]（朱吉跌）

别名： 土地榆、地管子

植物形态： 多年生草本。根粗壮，圆柱形。基生叶为间断羽状复叶，有小叶 6~15 对，连同叶柄长 6~30cm，叶柄密被开展长柔毛及短柔毛，小叶片无柄或有时顶生小叶片有柄，倒卵状长圆形或倒卵状椭圆形，长 1~6.5cm，宽 0.5~3.5cm，先端钝圆，基部楔形或宽楔形，边缘具多数锯齿，上面绿色，伏生疏柔毛，背面密被白色绢毛及绒毛；茎生叶与基生叶相似，唯向上部小叶对数减少；基生叶托叶膜质；茎生叶托叶草质。伞房状聚伞花序顶生；花直径 1.2~1.5cm；花瓣黄色。瘦果光滑。花、果期 6—10 月。

生境分布： 生于海拔 1100~3600m 的山坡草地、灌丛、林缘。分布于我国云南、湖北、四川、贵州、广西；印度、尼泊尔亦有。

药用部位： 根

采收加工： 夏、秋季采收，洗净，切片，晒干。

性味功效： 苦、涩，平。清热止血，消炎收敛。

主治： 痢疾，肠炎，胃痛，咯血，吐血，崩漏带下，痛经，赤白痢疾，便血，消化不良，呼吸道出血，鼻衄，肺结核咯血。

用法用量： 内服：水煎服，10~15g。

附方

1. **肺结核：** 本品根 30g、茴香根 30g、刺桐树 15g、冬瓜皮 15g、枪枝葛根 30g，蜂蜜适量，水煎服，每日 3 次。
2. **胃溃疡，出血：** 本品 25g、仙鹤草 20g、小白及 10g，水煎服，每日 3 次。
3. **痢疾：** 本品 15g、草血竭 10g、三颗针 10g，水煎服，每日 3 次。

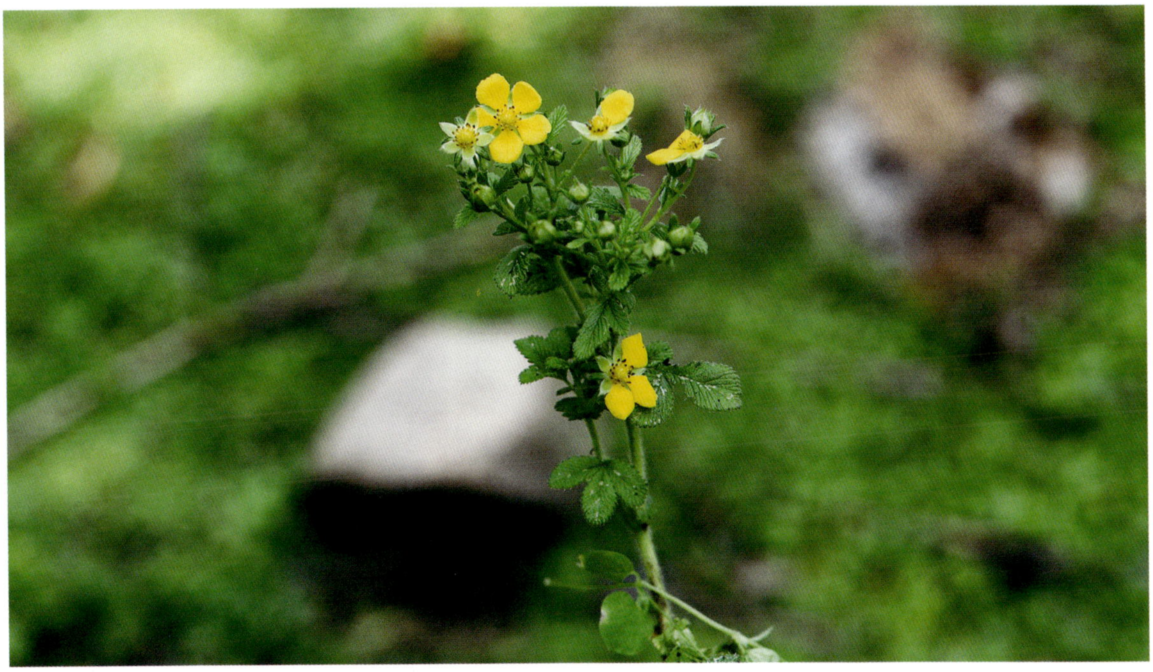

633 癞浆包藤

防己科 波叶青牛胆 *Tinospora crispa* (Linnaeus) J. D. Hooker & Thomson

佤名： hnu daex soung [nʰu̠ tauʔ so̠ŋ]（努德耸）

别名： 绿包藤、青牛胆

植物形态： 稍肉质落叶藤本，常有多数细而长的气根；枝具薄膜状褐色表皮，光滑无毛，有许多小疣凸状皮孔。叶稍肉质，干时膜质，阔卵状心形至心状近圆形，长、宽均6~13cm，顶端短渐尖，两面无毛；掌状脉常5条；叶柄通常与叶片近等长或稍长。总状花序先叶抽出，常2~3个簇生，不分枝或偶有一短分枝，雄花序长5~10cm或更长，纤细；雄花：萼片绿色，无毛，外轮3片小，近卵形，长约1mm，内轮大，近倒卵形或椭圆形，长约3mm；花瓣3片，黄色，倒卵状匙形，长2~2.5mm；雄蕊6枚，与花瓣近等长。花期春季，果期夏季。

生境分布： 常生于疏林或灌丛。分布于我国云南；印度、中南半岛至马来群岛亦有。

药用部位： 藤茎、全株

采收加工： 全年可采收，切片，晒干或鲜用。

性味功效： 苦，凉。通经活血，清热解毒。

主治： 全株：跌打损伤，月经不调。藤茎：肝炎，疟疾，骨折，挫伤，刀伤，痈疖肿毒，无名肿毒，蛇咬伤。

用法用量： 内服：水煎服，干品5~10g。外用：鲜品捣烂外敷患部。

附方

跌打损伤，月经不调： 本品全株25~50g，水煎服或配方服。

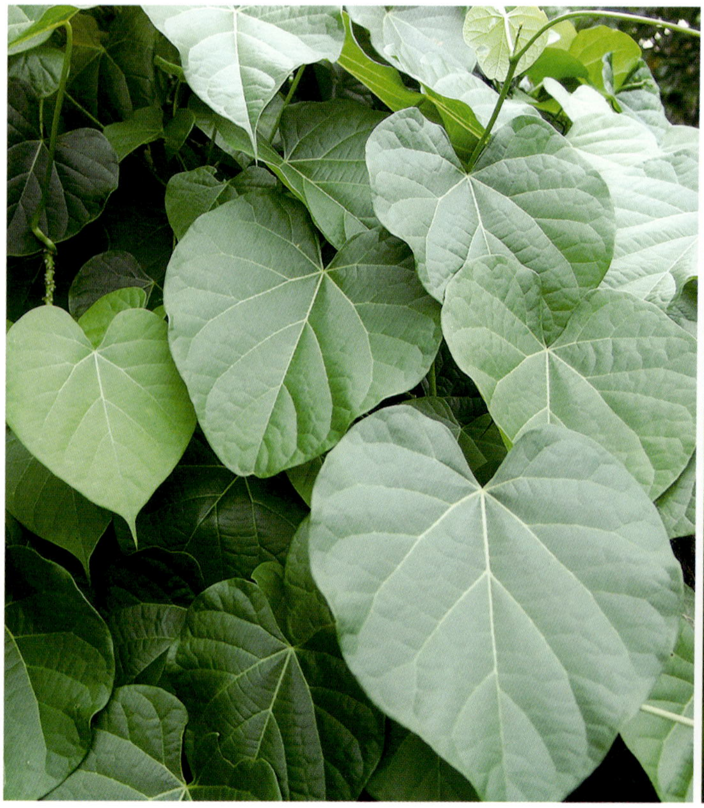

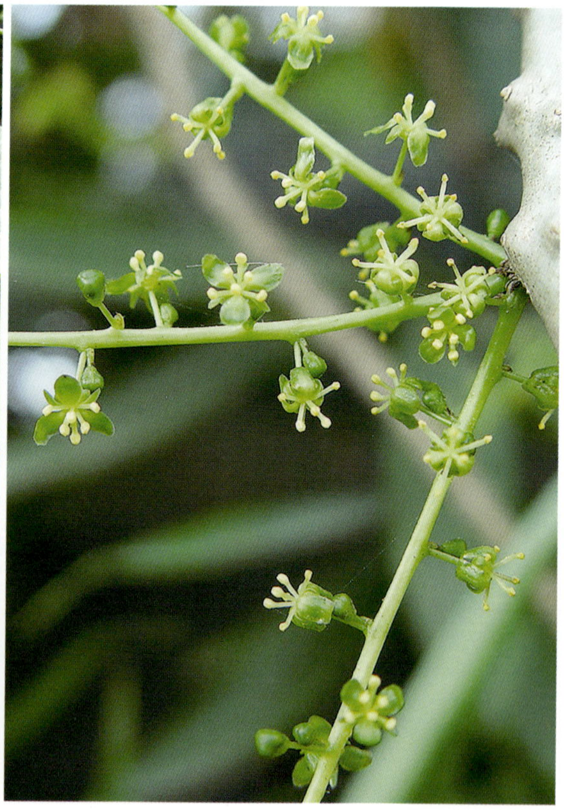

634 癞蛤蟆跌打

芸香科　小芸木　*Micromelum integerrimum* (Buchanan-Hamilton ex Candolle) Wight & Arnott ex M. Roemer

佤名： kaox bu breid [k^{h}au̱ʔ pu̱ pre̱t]（栲布别）

别名： 半边枫、鸡屎果、山黄皮

植物形态： 小乔木。小枝、叶轴密被紧贴伏短柔毛或长柔毛。奇数羽状复叶，有小叶 7~15 片，互生，长圆形、卵形或卵状长圆形，稀为镰刀形，长 6~16cm，宽 4~6cm，顶端短尖或渐尖，基部常偏斜，楔形，叶面常无毛，叶背、叶脉的柔毛不掉并具腺点；叶全缘或为不规则的浅波状。顶生伞房花序，基部常有小叶，花序轴、花梗密被紧贴短柔毛，长 16cm，宽 16cm；花白色，花蕾椭圆形，苞片比萼片小；花瓣 5 片，镊合状，长约 7mm，外面密被柔毛。浆果，纺锤形、圆球形或倒卵形，成熟时橘黄色或朱红色，长 8~10mm，粗 6~8mm，表面具腺点，4 室，每室有种子 1 粒，条形，种皮薄膜质，紫红色。花期 2—4 月，果期 7—9 月。

生境分布： 生于海拔 230~1770m 的热带沟谷密林中及石灰岩混交林内。分布于我国云南、广东、广西、贵州；印度、尼泊尔、泰国、柬埔寨、老挝、越南亦有。

药用部位： 叶、树皮、根

采收加工： 全年可采收，晒干。叶鲜用。

性味功效： 苦、辛，温。疏风解表，散瘀止痛。

主治： 感冒，疟疾，胃痛，跌打肿痛，骨折。

用法用量： 内服：水煎服，干品 15~25g。外用：鲜叶捣烂或根研末调敷患部。

附方

疟疾，流感： 本品、马鞭草、臭黄皮、三丫苦等药各 10~20g，水煎服，配外洗。（注：本品为疫病预防大锅药配方，常用药之一。）

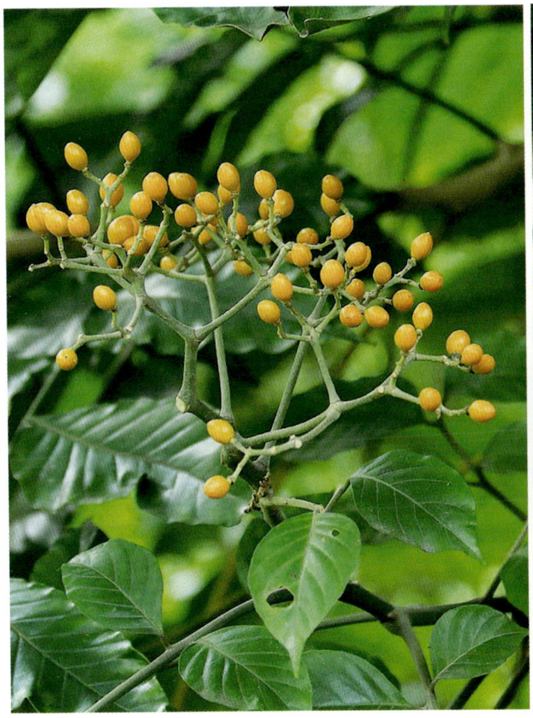

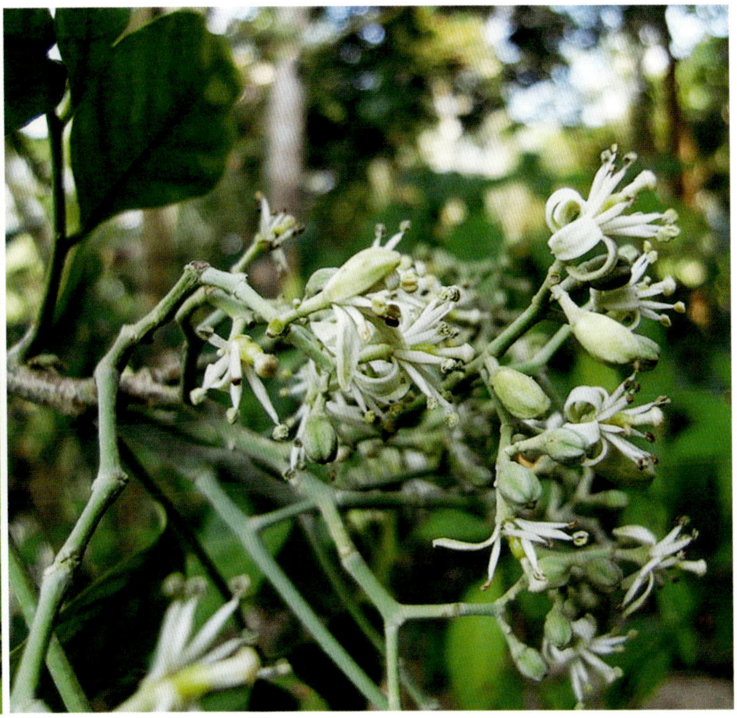

635 藿香

唇形科 广藿香 *Pogostemon cablin* (Blanco) Bentham

侗名： daex nyīag pong [ta̱ɯʔ n̥iak pʰoŋ]（德娘波）

别名： 石牌藿香、南藿香、枝香

植物形态： 多年生芳香草本或半灌木。茎直立，四棱形，分枝，被绒毛。叶圆形或宽卵圆形。轮伞花序十至多朵花，下部的稍疏离，向上密集，排列成穗状花序，穗状花序顶生及腋生，密被长绒毛；花萼筒状；花冠紫色，裂片外面均被长毛。花盘环状。花期 4 月。

生境分布： 全国各地广泛分布，多为栽培；俄罗斯、朝鲜、日本及北美洲有分布。

药用部位： 全株

采收加工： 夏、秋季采收，切段，晒干。

性味功效： 辛，温。驱寒除湿，行气和胃。

主治： 风寒感冒，胸腹胀痛，呕吐腹泻，胃炎。

用法用量： 内服：水煎服，10~15g。

附方

1. **风寒感冒：** 本品 15g、苏叶 10g、生姜少许，红糖适量为引，水煎服，每日 3 次。
2. **呕吐：** 本品鲜叶捣烂，开水泡服。
3. **暑热胸闷，食欲不振：** 本品 5~10g，水煎服，每日 2 次。

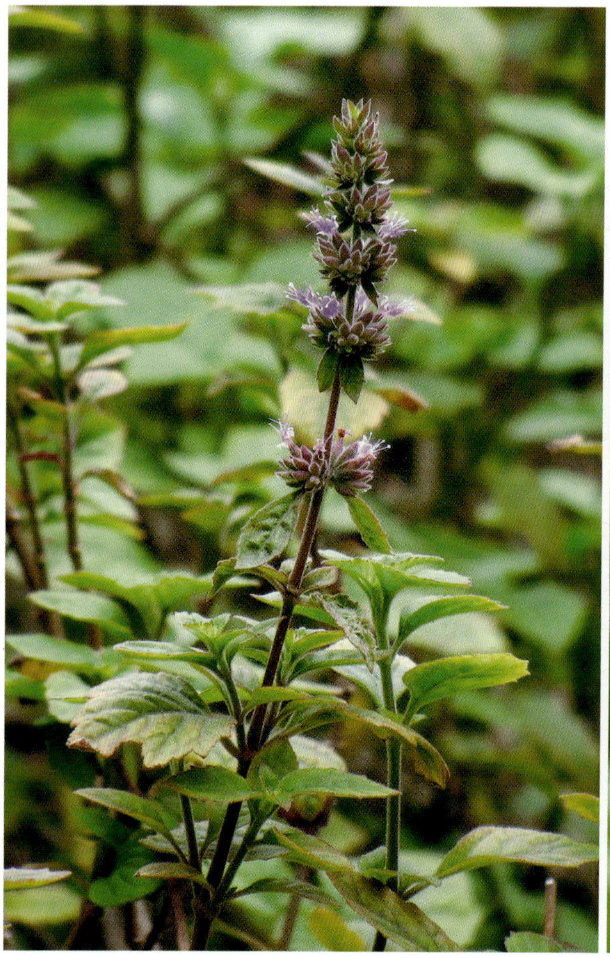

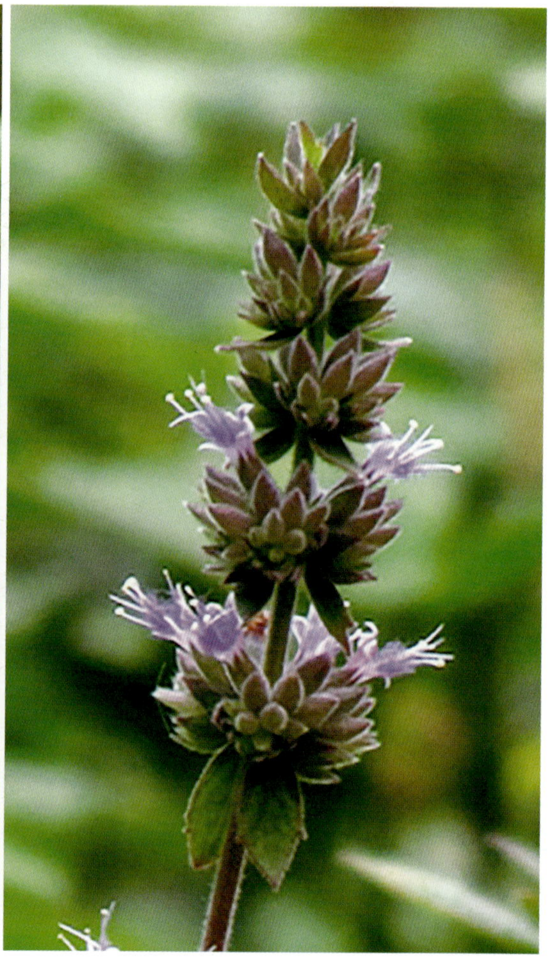

636 攀枝花

木棉科 木棉 *Bombax ceiba* Linnaeus

佤名： kaox dāi glo [k^{h}a̱uʔ tai klo̱]（栲呆果）

别名： 木棉花、斑枝花

植物形态： 落叶大乔木，幼树的树干常有圆锥状的粗刺；分枝平展。掌状复叶，小叶5~7片，长圆形至长圆状披针形，长10~16cm，宽3.5~5.5cm，全缘，两面无毛，羽状侧脉15~17对；叶柄长10~20cm，小叶柄长1.5~4cm。花单生枝顶叶腋，常红色，有时橙红色，直径约10cm；萼杯状，长2~3cm，外面无毛，内面密被淡黄色短绢毛；花瓣肉质，倒卵状长圆形，长8~10cm，宽3~4cm，二面被星状柔毛。蒴果长圆形，长10~15cm，粗4.5~5cm，密被白灰色长柔毛和星状柔毛。花期3—4月，果夏季成熟。

生境分布： 生于海拔 1400~1700m 以下的干热河谷及稀树草原或沟谷季雨林内，也有栽培作行道树的。分布于我国云南、四川、贵州、广西、江西、广东、福建、台湾等地区；印度、斯里兰卡、中南半岛、马来半岛、印度尼西亚至菲律宾及澳大利亚北部亦有。

药用部位： 树皮、根皮

采收加工： 全年可采收，晒干或鲜用。

性味功效： 辛，平。清热利尿，活血，消肿，拔脓，消炎。

主治： 疮毒痈肿，疥疮，跌打损伤，痢疾，风湿关节炎。

用法用量： 内服：水煎服，25~50g；或 100~150g，泡酒服。外用：捣烂外敷。

附方

1. **疮毒痈肿，疥疮，跌打损伤：** 用刀刮本品鲜皮敷患处。
2. **痢疾：** 本品树皮 25~50g，煎水内服。
3. **风湿关节炎：** 本品 100~150g 泡白酒，3 日后取服，每次 30~50mL。

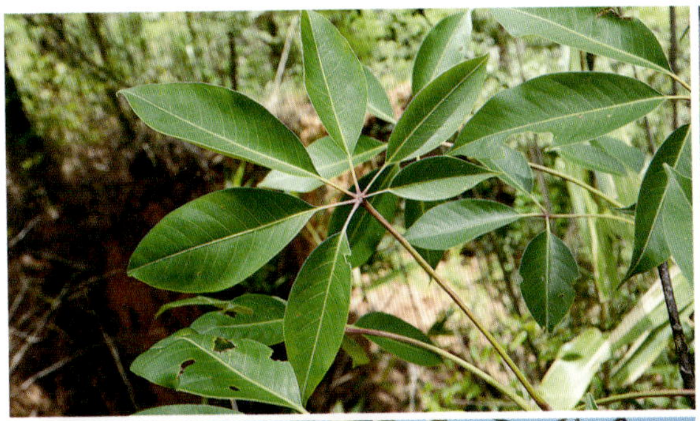
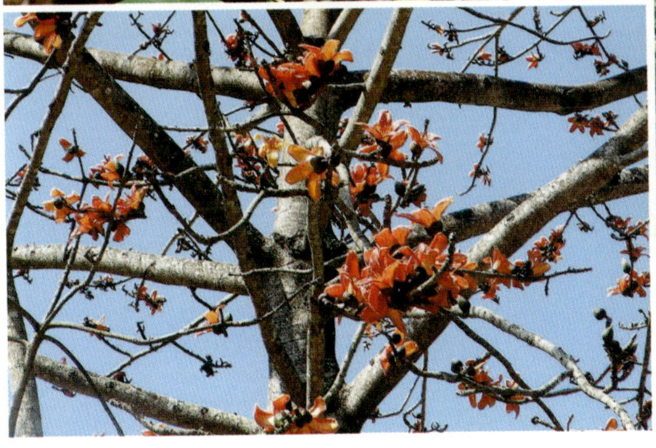
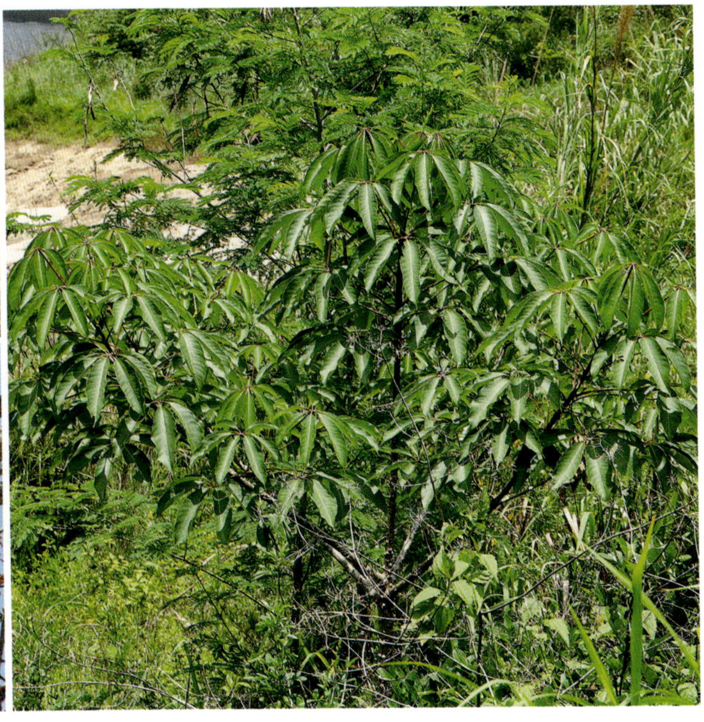

637 糯米藤

荨麻科 糯米团 *Gonostegia hirta* (Blume) Miquel

侗名： daex ngīa jag [taɯʔ ŋia tɕak]（德娘占）

别名： 糯米草、糯米条、大红袍

植物形态： 多年生草本。根纺锤形，肉质，黄白色。茎铺地或渐上升，不分枝或分枝，上部及枝条带四棱形，被短柔毛。叶对生；叶片草质，狭卵形至披针形，长（1.2~）2~8（~10）cm，宽 1.2~2.8cm，先端长渐尖或短渐尖，基部圆形或浅心形，全缘，基出 3~5 脉。团伞花序腋生，两性或单性，直径 2~9mm。雄花：花梗长，长达 2mm；花被片 5 片，倒披针形，长 2~2.5mm；雄蕊 5 枚；退化雌蕊不明显。雌花：花梗近无；花被菱状卵圆形，长约 1mm，顶端有 2 小齿，被疏毛，果时无翅；柱头丝形。瘦果卵圆形，长约 1.2mm，有纵棱，黑色。花期 5—9 月。

生境分布： 生于海拔 1300~2900m 的山地灌丛或沟边。分布于我国西南、华南至秦岭；亚洲及澳大利亚的热带和亚热带地区亦有。

药用部位： 全草、根

采收加工： 全年可采收，洗净，晒干或鲜用。

性味功效： 淡，平。健脾消食，清热利湿，解毒消肿。

主治： 消化不良，胃痛，痈肿，疔疮疖肿痛，外伤出血，带下，闭经，痛经，小儿疳积，吐血，跌打损伤，风湿病，骨折，红白痢疾。

用法用量： 内服：水煎服，15~20g。外用：鲜品捣烂外敷患处。

附方

1. **小儿积食：** 本品根 30g，水煎服，每日 3 次。
2. **骨折：** 本品配小铜锤、接骨丹、鱼子兰、骨碎补等药，均用鲜品，捣烂外敷患处。
3. **红白痢疾：** 本品根加糖，即红痢加白糖或白痢加红糖，水煎服。

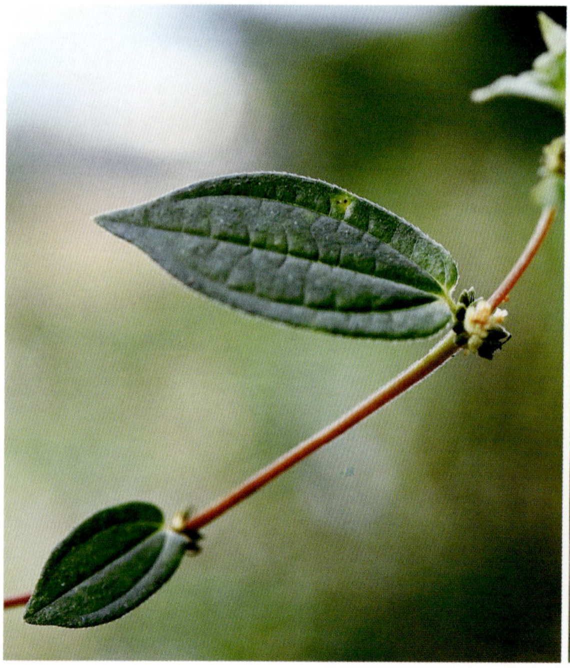

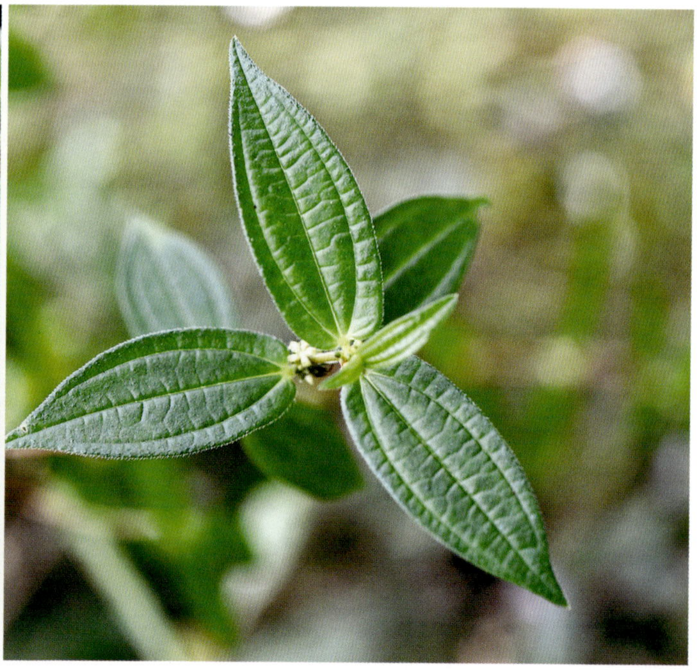

638 糯稻

禾本科 稻 *Oryza sativa* Linnaeus

佤名： hngoux bīd [ŋʰo̱ʔ pit]（沟苾）

别名： 糯稻草

植物形态： 一年生水生草本。叶鞘松弛，无毛；叶舌披针形；叶片线状披针形。圆锥花序大型疏展；颖极小，仅在小穗柄先端留下半月形的痕迹；两侧孕性花外稃质厚，中脉成脊，表面有方格状小乳状凸起，厚纸质；内稃与外稃同质，具 3 脉，先端尖而无喙。颖果；胚比小，约为颖果长的 1/4。

生境分布： 我国广东、广西、云南、海南、福建和秦岭以南较低海拔地区种植。

药用部位： 根须

采收加工： 秋季采收，晒干。

性味功效： 甘，平。益胃生津，止汗，退虚热。

主治： 丝虫病，黄疸性肝炎，口燥虚汗，鼻衄。

用法用量： 内服：水煎服，60~120g。

附方

1. **丝虫病：** 本品 120g，加清水 600mL 煎至 200mL，每日分 2 次服，连服 7 日为一疗程。
2. **鼻衄：** 本品 60g、猪瘦肉 30g，加清水 300mL 煎至 100mL，每日服 1 次，一般用药 2~4 日能痊愈。
3. **口燥虚汗：** 本品适量，烧成炭状，浸水饮服。

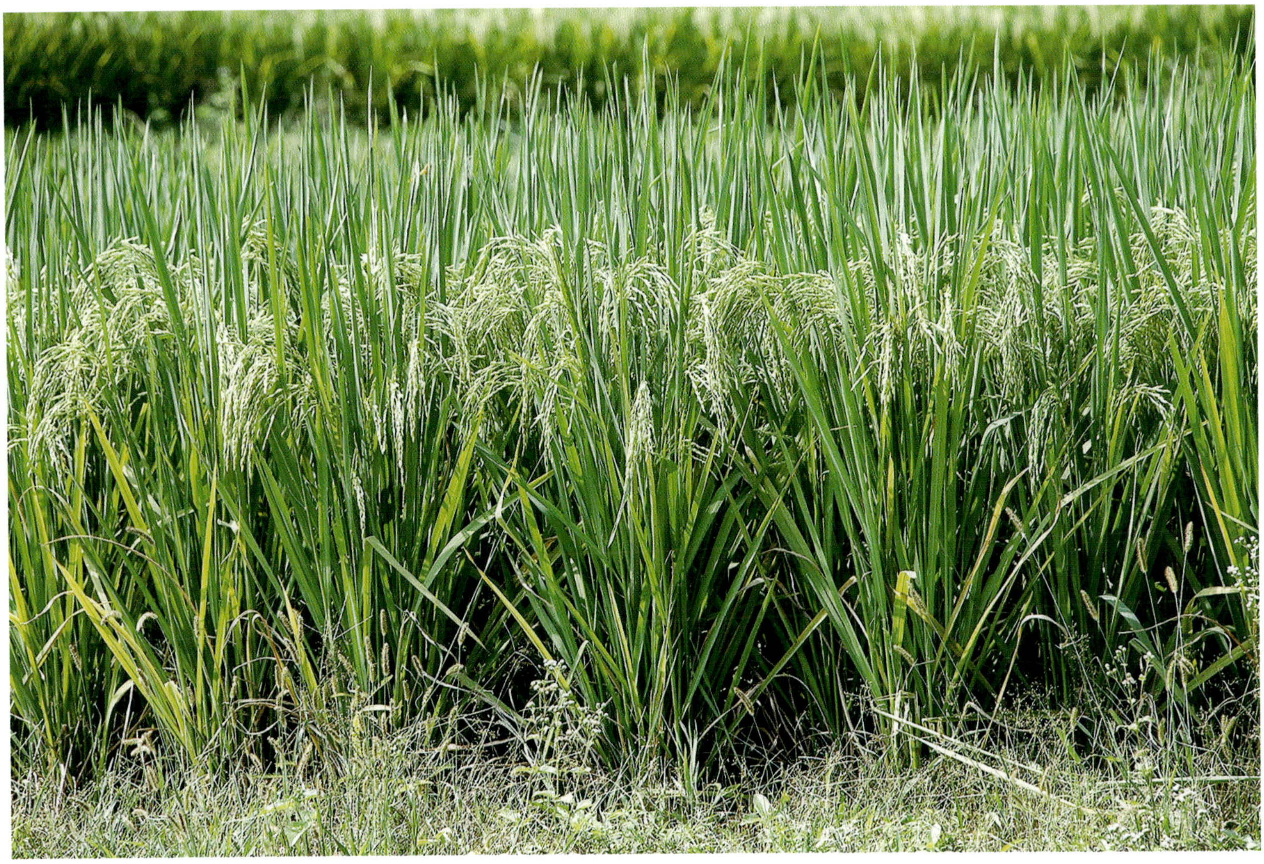

中国
佤
药志

动物药

639 土狗

蝼蛄科 东方蝼蛄 *Gryllotalpa orientalis* Burmeister

佤名： rūx [ruʔ]（儒）

别名： 蝼蛄

形态特征： 体长 30~35mm，灰褐色，全身密布细毛。头圆锥形，触角丝状。前胸背板卵圆形，中间具一暗红色长心脏形凹陷斑。前翅灰褐色，较短，仅达腹部中部。后翅扇形，较长，超过腹部末端。腹末具 1 对尾须。前足为开掘足，后足胫节背面内侧有 4 个距。

生境分布： 栖息于河岸渠旁、菜园地及轻度盐碱潮湿地。常见于我国华中、长江流域及其以南各地。

药用部位： 成虫全体

采收加工： 夏、秋季捕捉，翻地翻田时捕捉，或在夜晚用灯光诱捕，捕后用开水烫死，晒干或鲜用。

性味功效： 咸，寒。有小毒。清热解毒，利尿消肿，止血止痛。

主治： 水肿，小便不利，拔刺。

用法用量： 配方研粉兑酒引服。外用：鲜品 20 条，捣烂敷患处。

附方

1. **水肿，小便不利：** 本品 6 钱配方研粉，兑酒引服。
2. **拔刺：** 本品鲜品 20 条，捣烂敷患处。

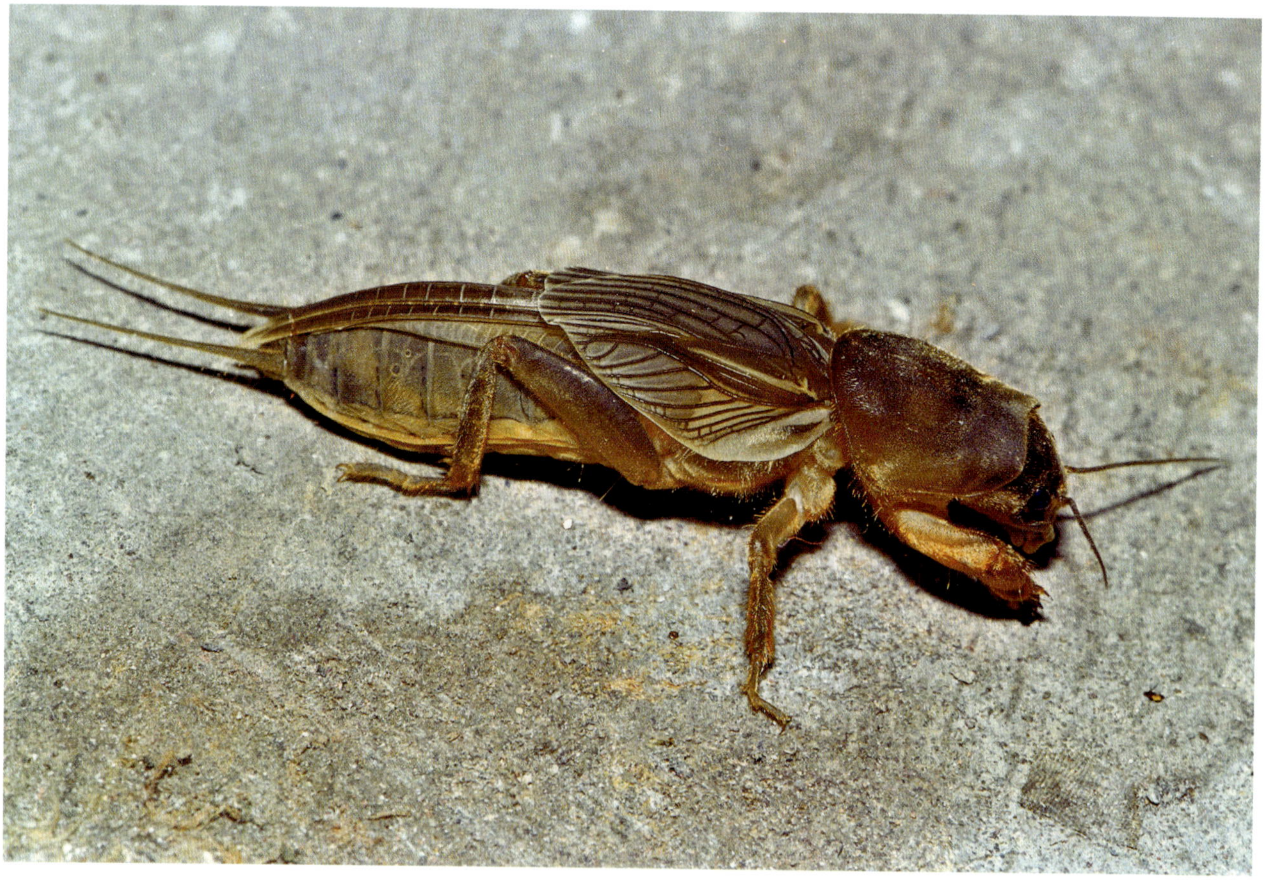

640 大杜鹃

杜鹃科 大杜鹃 *Cuculus canorus* Linnaeus

佤名： sim eeb bīd [si̱m ʔɯp pit]（醒呃丙）

别名： 布谷鸟、郭公、喀吐

形态特征： 体长约 320mm，翅长约 210mm。雄鸟上体纯暗灰色；两翅暗褐色，翅缘白而杂以褐斑；尾黑，先端缀白；中央尾羽沿着羽干的两侧有白色细点；颏、喉、上胸及头和颈等的两侧均浅灰色，下体余部白色，杂以黑褐色横斑。雌、雄外形相似，但雌鸟上体灰色沾褐，胸呈棕色。

生境分布： 栖息于开阔林地，特别在近水的地方。分布于我国西部和南部地区。

药用部位： 肉

采收加工： 春、夏两季猎捕，捕后去掉内脏，肉入药，鲜用或晒干。

性味功效： 甘，平。消瘰疬，通便，镇咳，通便。

主治： 淋巴结结核，便秘，百日咳。

用法用量： 水煎内服。

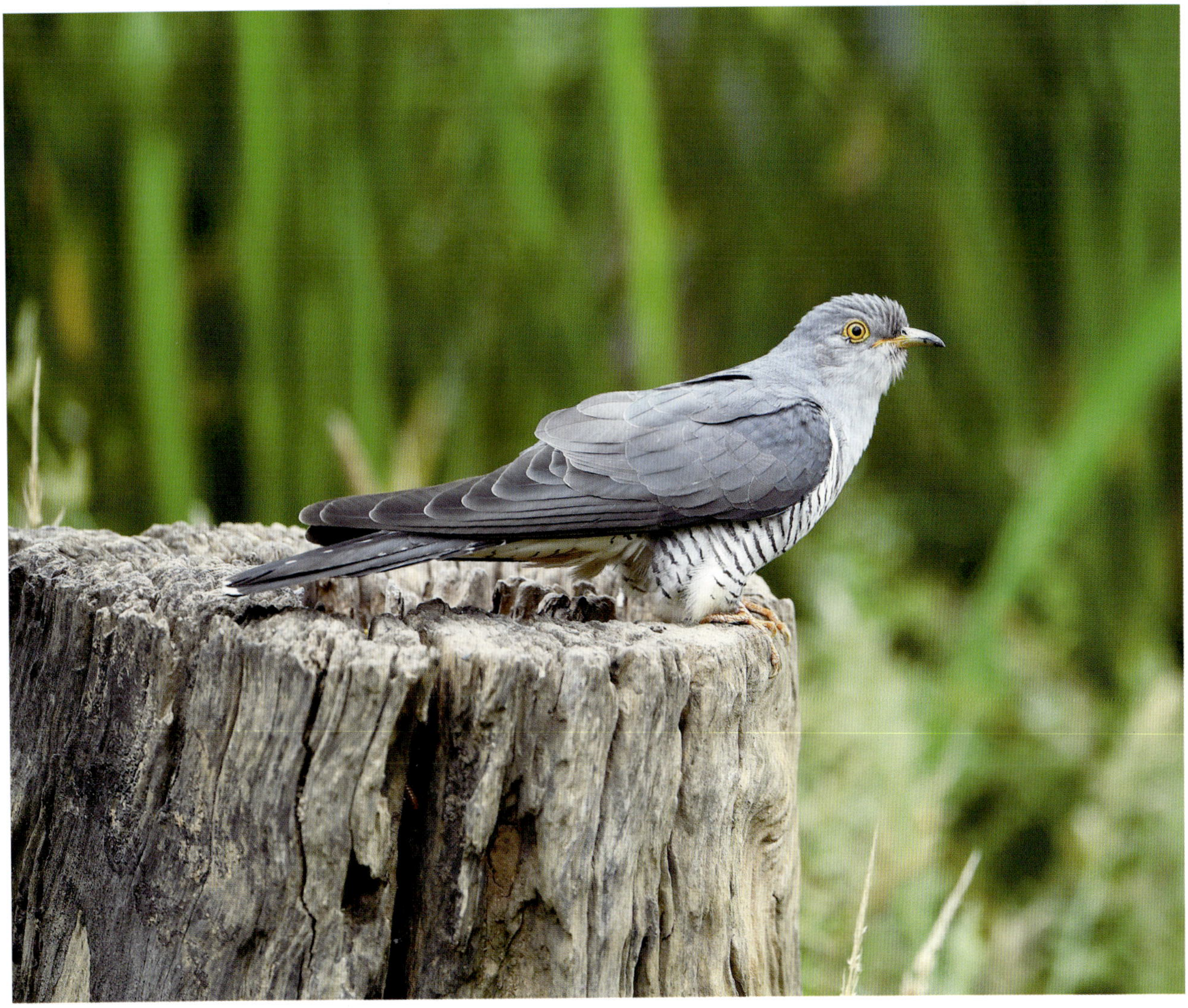

641 大嘴乌鸦

鸦科 大嘴乌鸦 *Corvus macrorhynchos* Vagler

佤名： lag [la̠k]（蜡）

别名： 老鸹、黑老鸹

形态特征： 成鸟：全身均黑色，但头顶、背、肩、腰及翅上覆羽和内侧飞羽，均具蓝紫色金属光泽；初级覆羽、尾羽则具蓝绿色闪光。下体喉向下至尾下覆羽，亦具蓝紫色闪光。

生境分布： 喜结群活动于城市、郊区等适宜环境。我国各地均有分布。

药用部位： 全体

采收加工： 捕后去净羽毛及内脏，焙干研粉，多为鲜用。

性味功效： 酸、涩，平。滋补阴虚，通乳。

主治： 癫痫，肺结核，咳嗽吐血，乳汁不下。

用法用量： 内服：炖食。

附方

1. **癫痫病：** 本品脑汁适量，炖服。
2. **肺结核，咳嗽吐血：** 本品加配方，煎煮服用。
3. **乳汁不下：** 炖肉服用。

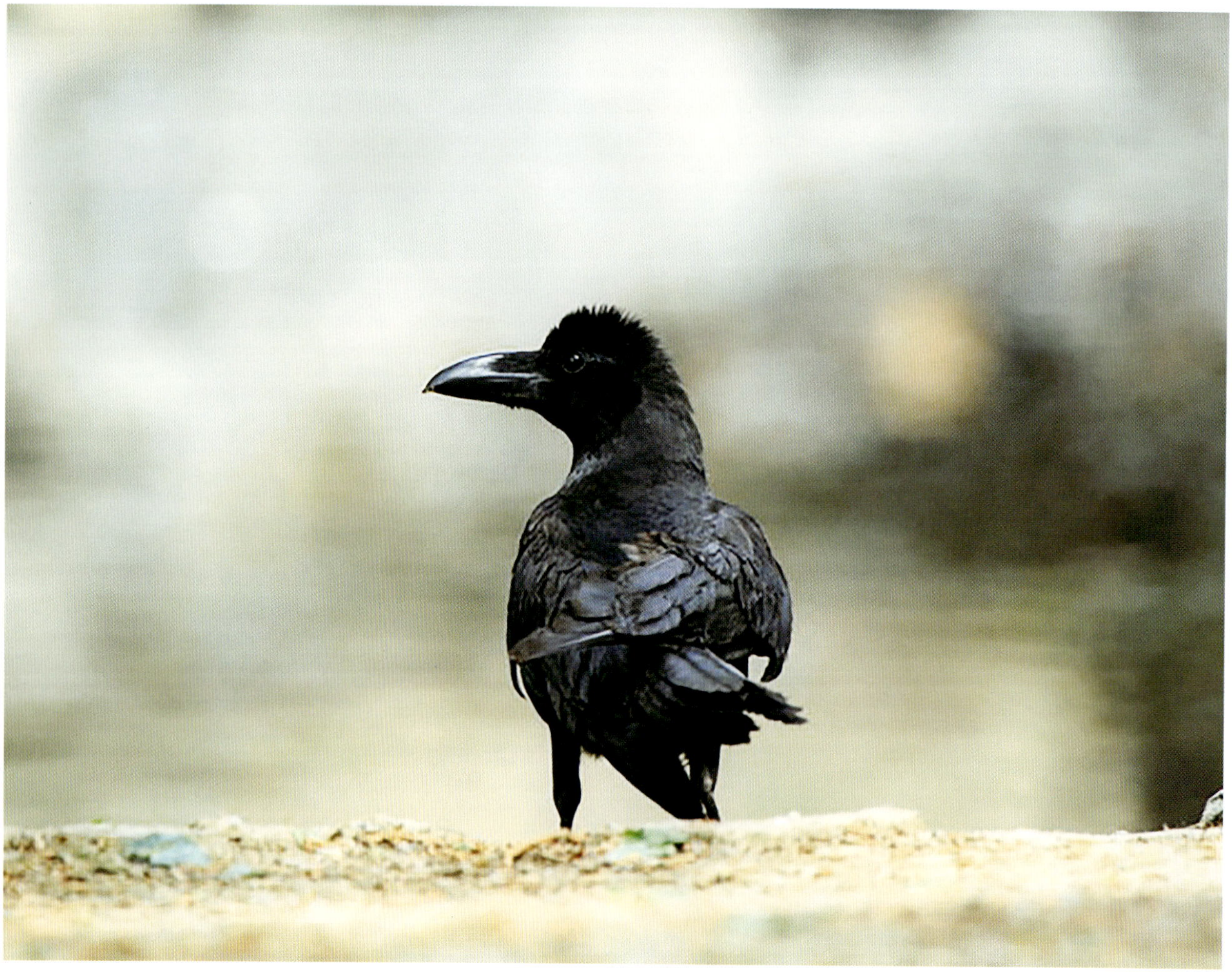

642 小兔

兔科 云南兔 *Lepus comus* G. Allen

佤名： gang gōui [kaŋ koi]（杠乖）

别名： 草兔、野兔

形态特征： 体长 332~480mm，尾长 65~110mm。体背面毛暗赭灰色；腰臀部毛尖黑色，呈现黑色斑纹；臀部隐约有 1 块灰色臀斑；头顶通常有 1 块白色小斑；耳背面暗褐色，耳缘灰白色，耳尖黑色。体腹面除喉部为赭黄色外，余均为白色；体侧面和前后肢前侧为鲜赭黄色；尾上面黑褐色，下面灰白色。颅骨吻部粗短，额部比灰尾兔宽阔，眶上突（即眶后突）低平，不上翘，其顶端不达颅顶最高水平线。鼻骨前端超出上门齿后缘垂直线。吻部粗短，基部较灰尾兔的宽。

生境分布： 栖息于海拔 1500~3200m 的山地灌丛、稀树草坡、林缘开垦区和山区公路附近。分布于我国云南、四川、贵州。

药用部位： 粪粒、肉

采收加工： 粪粒一般在 9—11 月收集，取颗粒状者晒干。兔肉鲜用或炖服。

性味功效： 辛，寒。滋补。

主治： 老年体虚，气血不足。

用法用量： 兔肉适量，加配方炖服。

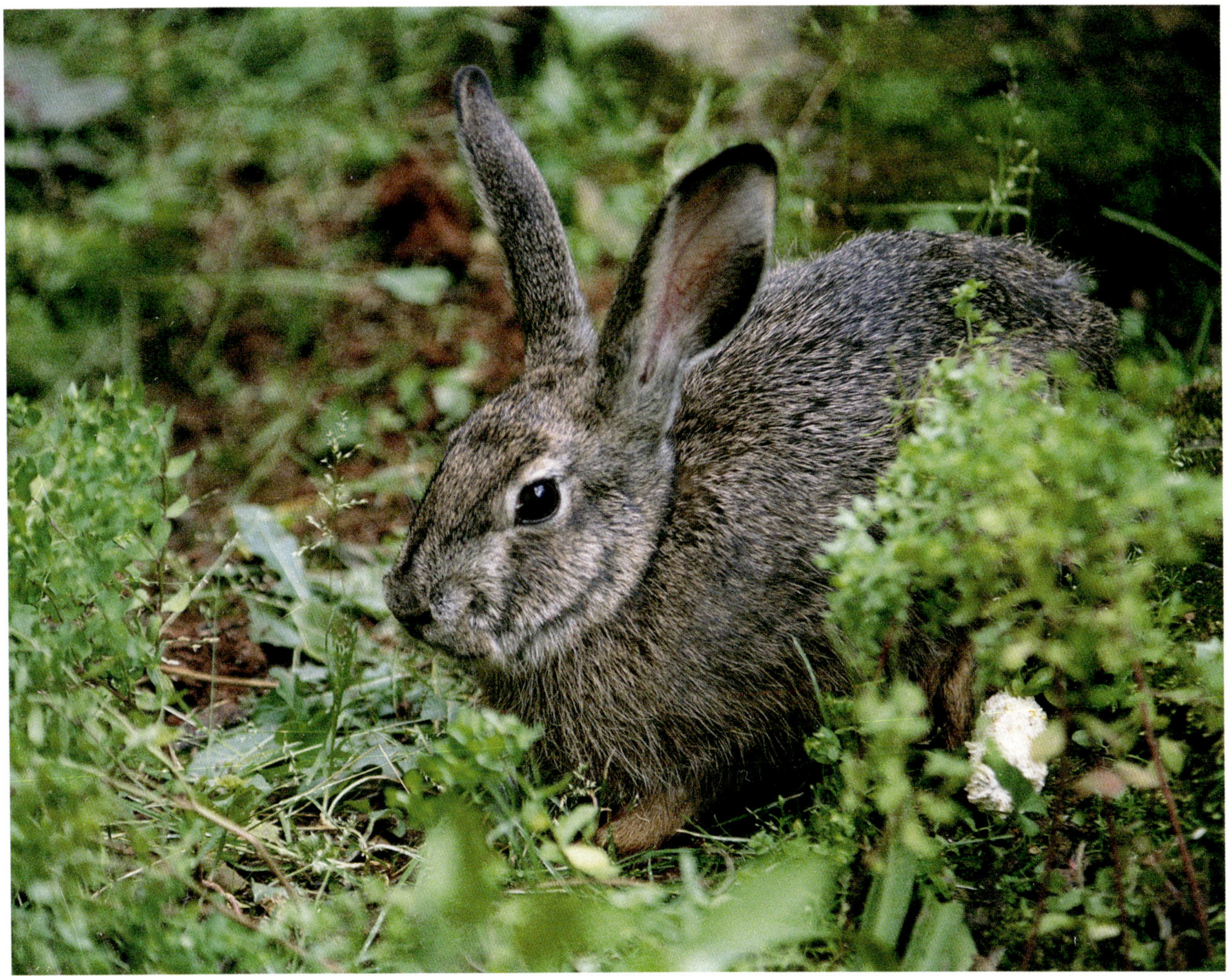

643 小鼠妇

潮虫科 粗糙鼠妇 *Porcellio scaber*

佤名：six gīang [si̠ʔ kiaŋ]（士将）

别名：灰土狗、米汤虫、草鞋虫

形态特征：体椭圆形，生活时不能滚卷成球形。雄性体长 6.0~7.0mm，体宽 3.5~3.8mm（第 4 胸节处）；雌性体长 7.8~8.5mm，体宽 4.5~5.0mm。体色背中央一般灰黑色，有的个体有较淡的斑纹或斑点，体侧部带浅黄色，形成一镶边的色彩。体背散布有小瘤状结节。体表粗糙。体背较隆起，体两侧较凹平。第 2 触角柄部第 4、第 5 两节的横断面为圆形。尾节端部较尖锐。尾肢的内肢末端超过尾节。

生境分布：通常生活于潮湿、腐殖质丰富的地方。全国各地有分布。

药用部位：全虫

采收加工：全年可捕捉，或随用随捕，捉来后烫死，用瓦片焙干储备。

性味功效：酸，温。消炎，止痛，收敛。

主治：舌头断裂疼痛，咽喉炎。

用法用量：全虫烧灰成粉末，温开水吞服。外用：用火焙黄研粉并涂抹患处。

附方

咽喉炎：本品烧灰，温水送服。

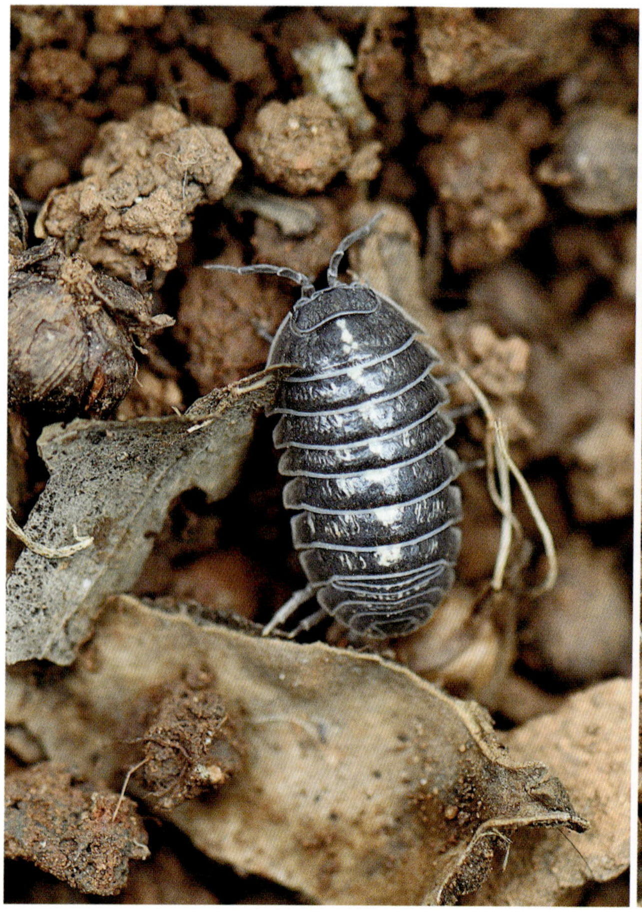
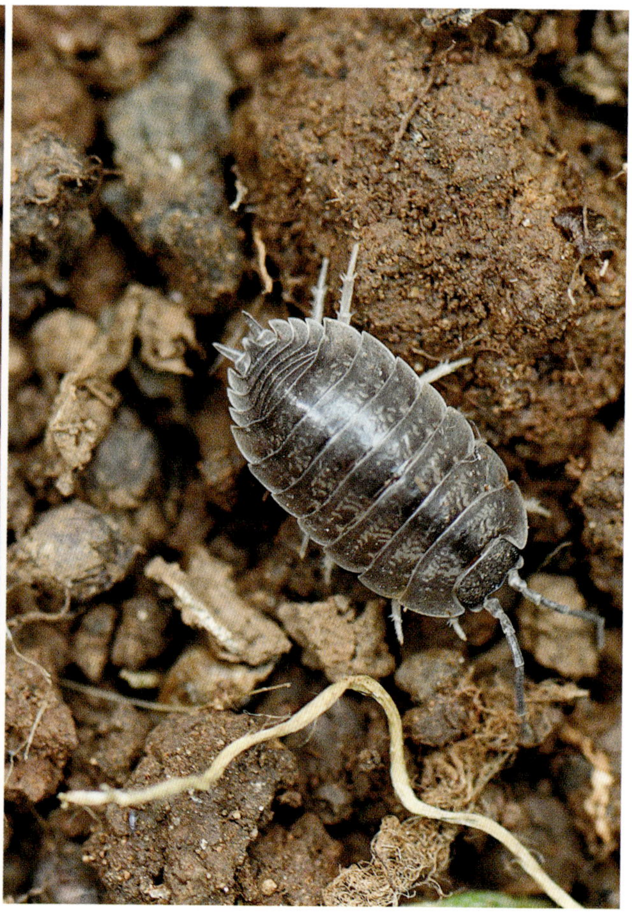

644 山螃海

链尾蝎科 八重山蝎 *Liocheles australasiae* (Fabricius)

佤名： dam dib [tam tip]（党迭）

别名： 蝎子

形态特征： 小型蝎，体长 3~4cm，几乎无毒，甚至可能已逐渐失去了使用尾螯的能力。

生境分布： 栖息于腐朽的树皮下。分布于我国海南、云南。

药用部位： 全体

采收加工： 夏、秋季捕捉，白天翻开石头、腐树干、柴皮捕捉。捕后放清水呛死，再用水煮，水量以浸过蝎子为度，加入适量食盐。煮至水将尽时待腹瘪即捞出，用清水洗去盐阴干。

性味功效： 甘、辛，平。祛风，解痉，解毒，消肿。

主治： 风湿疼痛，半身不遂，偏头痛。

用法用量： 水煎、泡酒，或烘干研粉储备。外用：鲜品捣敷。

附方

1. **风湿肿痛：** 本品、南星、儿茶、红花、自然铜各 2g，土豆、冰片各 3 钱，加少许生姜，混匀捣烂，外敷。
2. **偏头痛：** 本品 1.5g、蚯蚓干品 3g、甘草 1.5g，共研粉末，每次吞服 3g，一日 3 次。
3. **咳嗽：** 生蝎子，捣烂后白酒泡服。

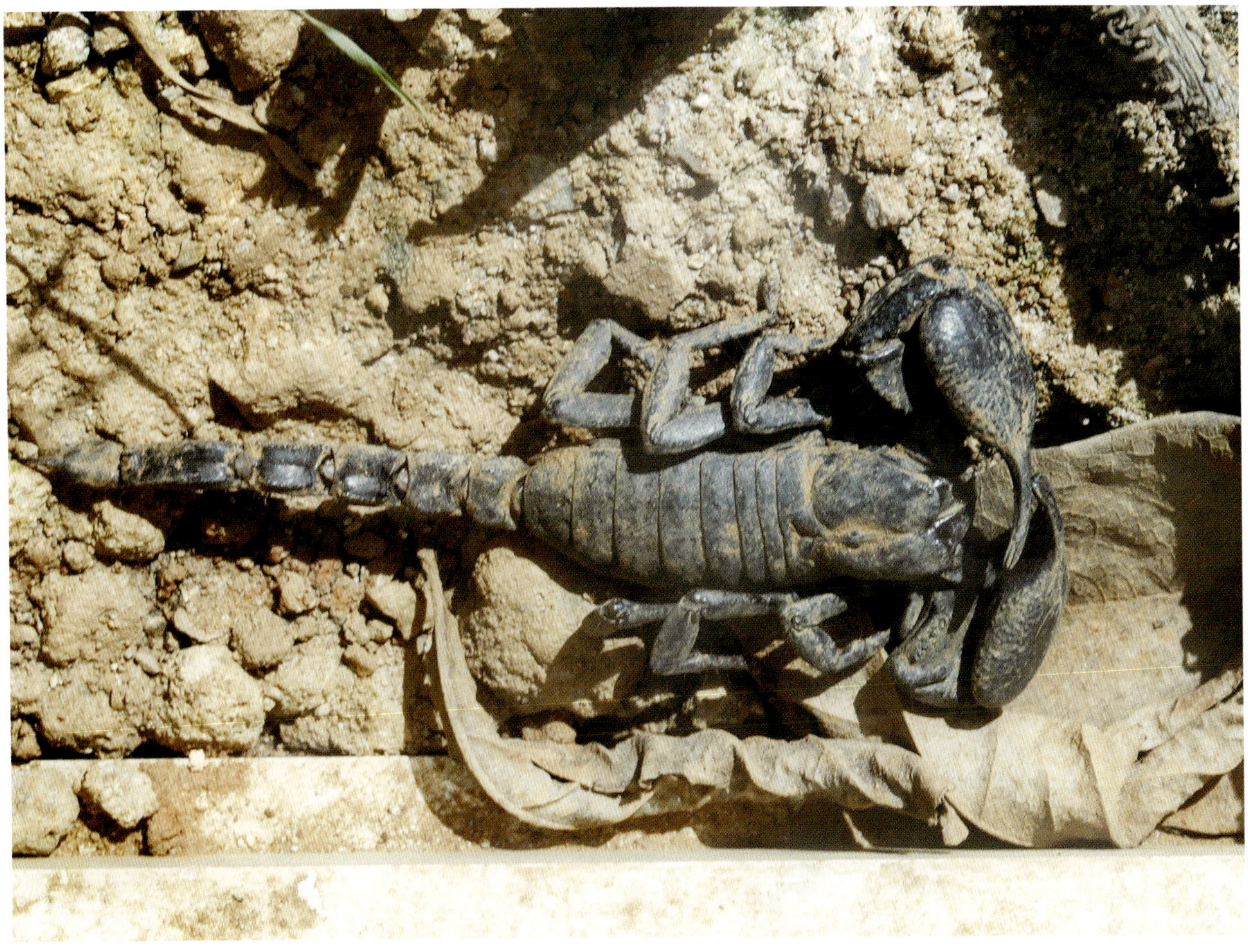

645 马

马科 马 *Equus caballus* Linnaeus

佤名： nbrūng [bruŋ]（不茸）

别名： 驴马

形态特征： 体格高大，骨骼肌发达，四肢强劲有力。体高 1.27~1.60m，体重 225~773kg。雌雄差异很大。马头面部狭长，耳小而尖，直立。鼻宽，眼大。从头顶起沿颈背至肩胛，具有长毛即鬃毛。两耳间垂向额部的长毛称门鬃。身体余部皆被短而均匀的毛，毛部也有长的鬃毛。我国马的品种较多，有蒙古、河曲、伊犁、三河、黑河等种，因品种不同，身体大小、毛色有差异，毛色主要有青毛、花毛、黑毛、栗毛等。

生境分布： 我国大部分地区有分布或养殖。

药用部位： 鬃毛、尾毛

采收加工： 全年可采，随用随剪。

性味功效： 涩，平。消炎止痛。

主治： 疮毒，疔疮。

用法用量： 外用

附方

疮毒，疔疮： 本品鬃毛或尾毛各适量，用火烧成灰，敷在患部。

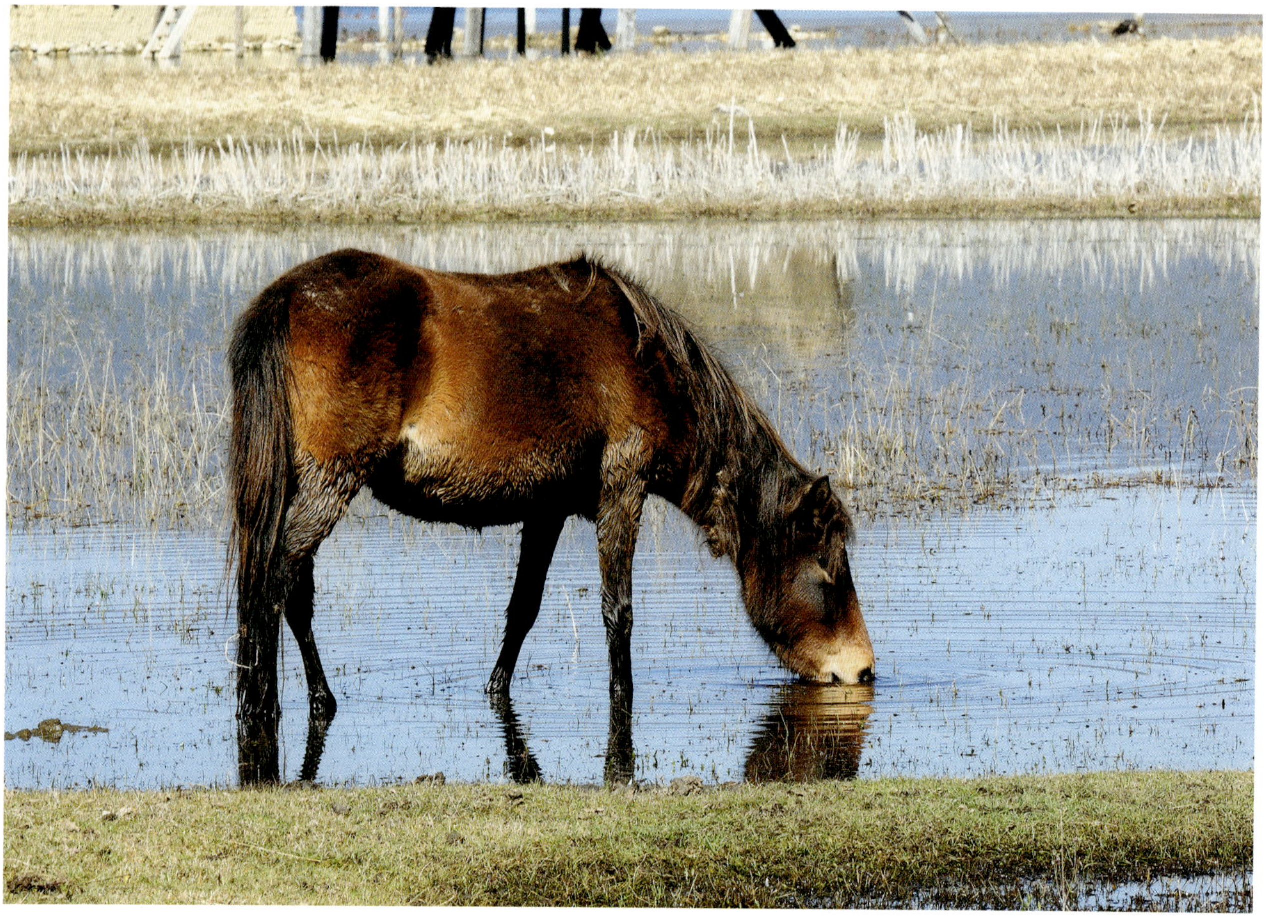

646 马陆

圆马陆科 约安巨马陆 *Prospirobolus joannsi*(Brolemann)

佤名： bai bouih [pa̱i po̱ih]（败背）

别名： 多脚虫、千脚虫、滚山珠

形态特征： 体长圆形，表面光滑。长约 12cm，宽约 7mm，全体由多数环节组成，从颈板到肛节，约有体节 64 个。头部两侧有许多单眼，集合成 2 团，形似复眼。触角 1 对，有毛，长约 5mm。口器包括大小颚各 1 对，小颚愈合成为颚唇。体背面黑褐色，后缘淡褐色，前缘盖住部分淡黄色。颈板半圆形，深褐色。

生境分布： 栖息于山林阴湿处。我国各地的山区及山林潮湿地带均有分布。

药用部位： 全虫

采收加工： 全年可捕捉，泡制后干燥。

性味功效： 辛、咸。有毒。破积解毒。

主治： 恶疮，毒疮，痈疖疮肿，风湿，扭伤。

用法用量： 有毒仅限外用：研末加配方包敷患部。

附方

风湿，扭伤： 本品，泡酒外擦。

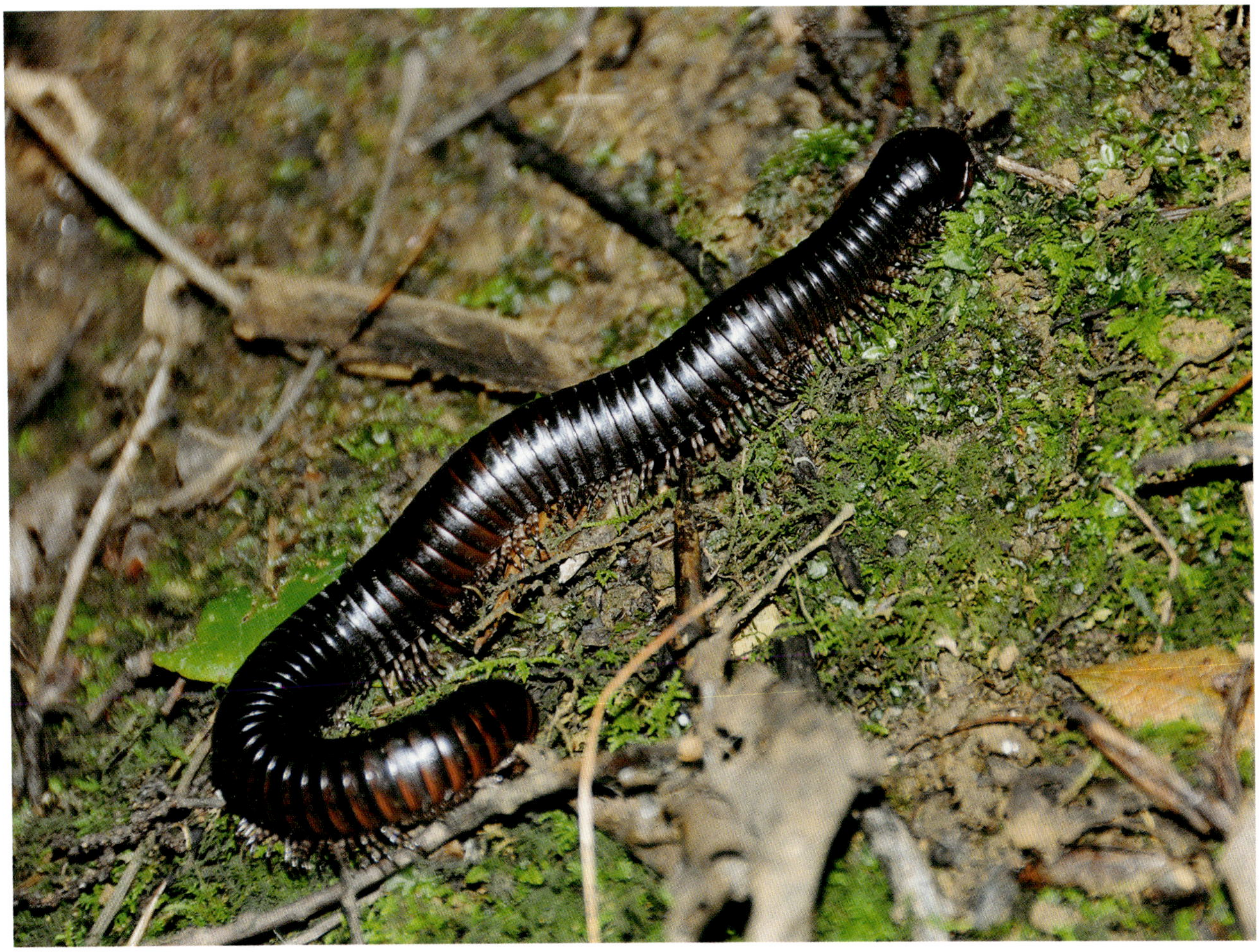

647 马鬃蛇

鬣蜥科 草绿龙蜥 *Japalura flaviceps* Barbour & Dunn

佤名： mgōui [goi]（归）

别名： 雷公蛇

形态特征： 体侧扁，头体长 75mm 左右，尾长约为头体长的 2 倍。躯干腹面、四肢上方及外侧方鳞显著起棱。后肢前伸达眼或眼后角，指、趾较细长；尾略侧扁，尾鳞较大，具棱。雄体在生殖季节有喉囊，鬣鳞发达。体色常有变异，生活时为草绿色或棕绿色，躯干部有 4~5 条宽深色横斑；头背有 4 条深色横斑，眼周具辐射状黑色纹；四肢背面有明显的深色横纹，尾具 15~21 个深浅相间的横纹；体腹面白色。

生境分布： 栖息于山坡、路边、田边、荒地乱石间。我国分布于湖北、四川、云南、西藏、甘肃。

药用部位： 全体

采收加工： 全年可捕捉，去掉内脏，洗净烘干，或鲜品用包谷酒浸泡。

性味功效： 辛，温。祛风除湿。

主治： 风湿骨病（冷骨痛筋）。

用法用量： 晒干研粉冲服或鲜品泡酒饮用，也可配适量猪肉蒸食。

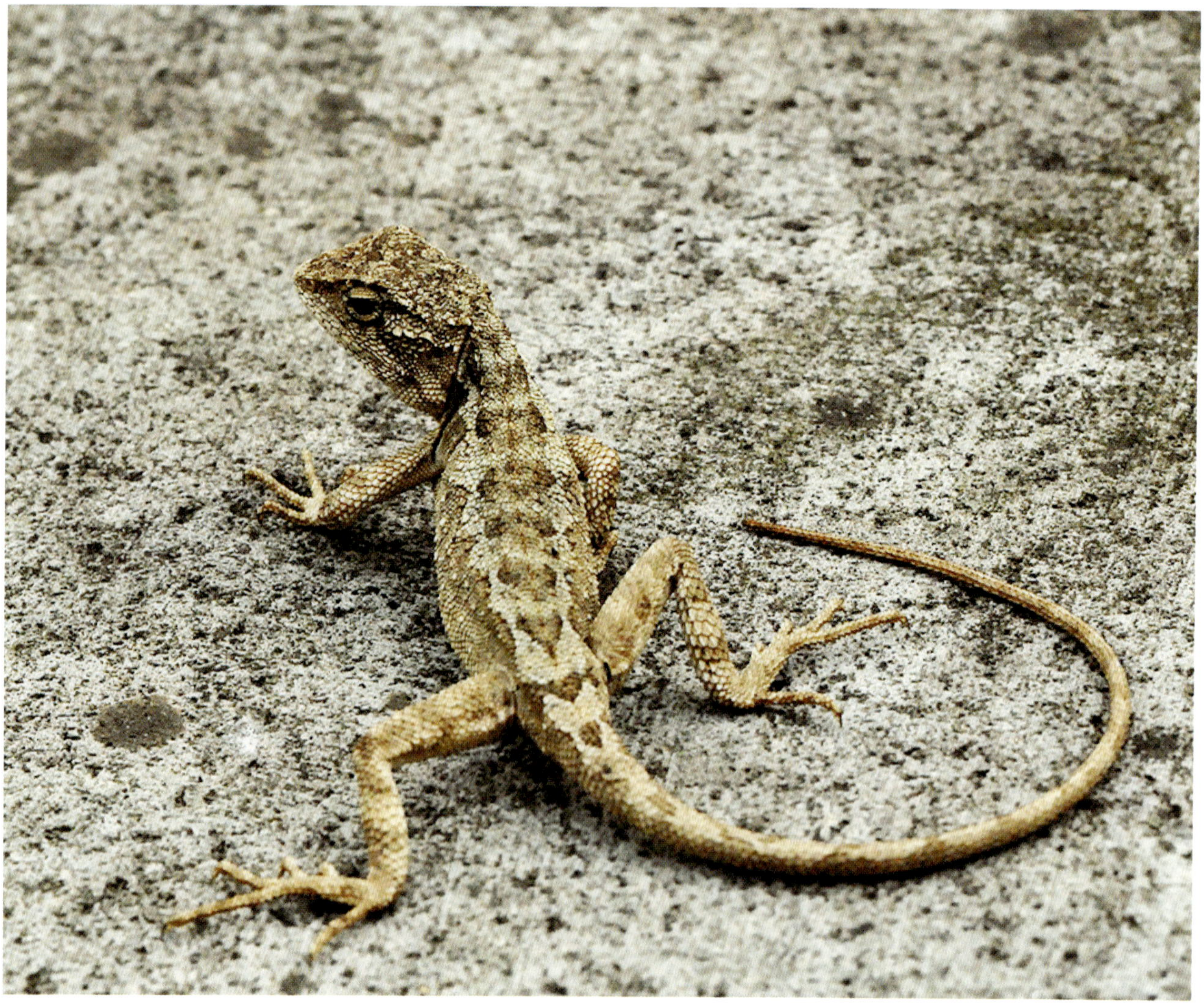

648 水牛

牛科 水牛 *Bubalus bubalis* Linnaeus

佤名： grag [kra̱k]（尴）

别名： 家牛、老水牛、耕牛

形态特征： 体长 240~300cm，肩高 150~180cm，尾长 60~100cm。雄性略大。体格粗壮，皮厚、汗腺极不发达，热时需要浸水散热，所以得名水牛。角较细长；耳廓较短小，形似大喇叭；头额部狭长。角基相距甚远。两性均有角，雌性的比雄性小。水牛角是附骨而生，中空有髓质，角粗大而扁，并向后方弯曲呈弧形，色黑褐，质坚硬，剖面纹细而不显。蹄大，质地坚实，耐浸泡，膝关节和球节运动灵活，背中线毛被前向，背部向后下方倾斜。

生境分布： 全国各地人工饲养。

药用部位： 牛角、胆

采收加工： 全年可采，杀牛时将牛角砍下，晒干或晾干。胆取出后晾干。

性味功效： 苦，寒。牛角：清热凉血，解毒；牛胆：清肝明目。

主治： 温热病，高热神昏，头痛，斑疹，吐衄小儿惊风，咽喉肿痛，目赤，尿热。

用法用量： 牛角：用刀刮细粉，开水送服；牛胆：溶于开水中内服或涂搽患处。

附方

1. **鼻衄：** 牛角 15g、龙胆草鲜品 10g，水煎半小时取药汁备用。再将棉布 5g 碳化并调入备用药汁中，取出适量内服，同时用棉球沾少许堵塞鼻腔 20 分钟。
2. **出血：** 牛角适量火烧炭化，研成粉末内服，每日 3 次，每次 2g，温开水送服；外出血：撒于患处。
3. **腮腺炎：** 牛角适量，研粉，兑入适量白醋或清水调匀，蘸搽患处。

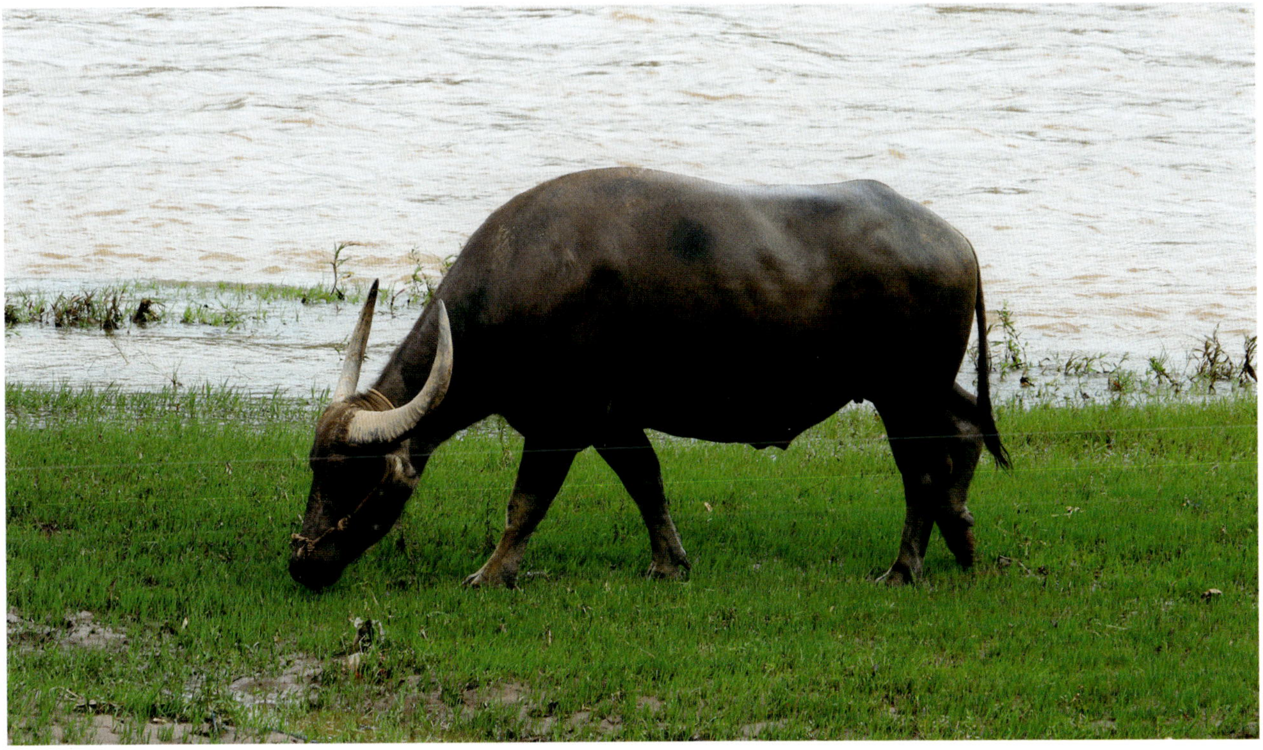

649 水蛭

水蛭科 宽体金线蛭 *Whitmania pigra* Whitman

佤名： nblom [blm]（波笼）

别名： 吸血虫

形态特征： 体略呈纺锤形，长一般60~130mm，宽13~20mm。背面暗绿色，有5条纵行的黑色间杂淡黄色的斑纹，此黄色部分由各体节中间3环上的圆形斑点构成。腹面两侧以及中间共有9条断续的黑色纵纹。体分107环，体中部完全体节各有5环。眼5对，排列如医蛭型。前吸盘小，口内有颚，颚上有两行钝的齿板。

生境分布： 我国大部分地区湖泊、池塘，以及水田中均有分布。

药用部位： 全体

采收加工： 夏、秋季捕捞，洗净晒干。

性味功效： 咸、苦，平。通经络，破瘀血，消肿解毒，堕胎。

主治： 血滞经闭，跌打损伤，无名肿毒。

用法用量： 本品碾粉开水冲服。外用：本品配方研粉加白酒调匀外敷。

附方

1. **无名肿毒：** 生蚂蟥放在患处，让其吸出患部血液。
2. **跌打损伤，瘀血作痛：** 本品10~20g，用白酒泡制，内服或外擦。
3. **血滞经闭：** 本品适量，烘干研粉温水冲服。

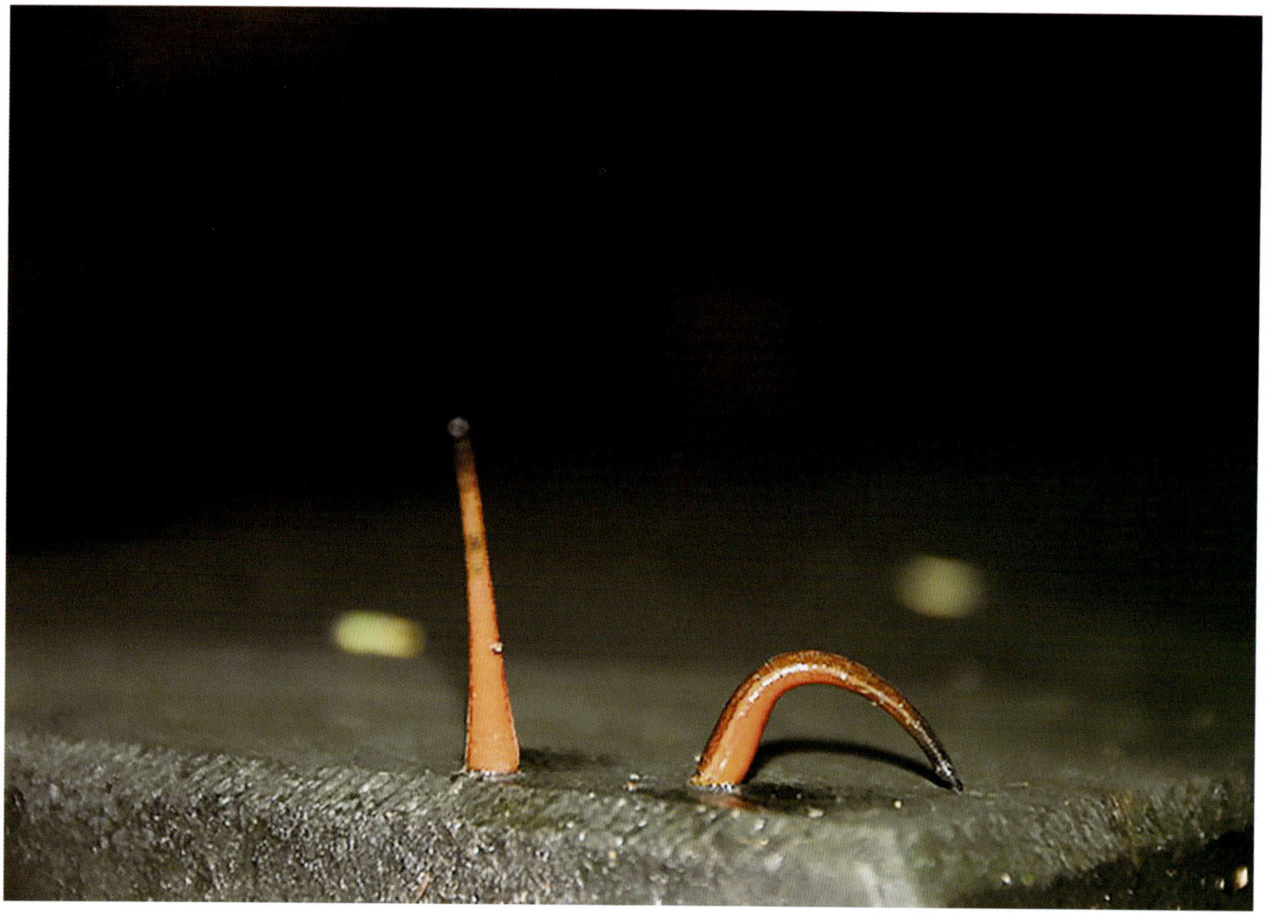

650 老鼠 [1]

鼠科 褐家鼠 *Rattus norvegicus* Berkenhout

佤名： gīang [kiaŋ]（将）

别名： 耗子、家鼠

形态特征： 体长 15~22cm，体重 72~290g。耳短而厚，前折不能遮眼。尾短于体长。前足 4 趾，后足 5 趾，均具爪，后足较粗大，长 3.5~4cm。乳头 6 对。被毛粗糙，背部棕褐色或灰褐色，杂有许多黑长毛，毛基深灰色，毛尖棕色。腹面灰白色，毛基灰褐色。足背毛白色。尾毛两色，上面黑褐色，下面灰白色。

生境分布： 栖于屋内，营巢于墙顶、夹墙间、裂缝、衣柜及谷仓等处，也活动于野外的农田及香蕉地中。我国大部分地区有分布。

药用部位： 未长毛的幼鼠、胆汁

采收加工： 全年可捕捉，一般为鲜用，也可晒干。

性味功效： 热，无毒。镇痛收敛，解毒生肌。

主治： 烧伤，烫伤，枪伤，刀伤，哮喘，风湿，类风湿，跌打，关节炎，麻木，瘫痪。

用法用量： 内服：除去内脏烤干研粉服用，或泡酒服。外用：泡酒外擦。

附方

1. **耳聋：** 取活鼠胆汁，滴入耳内，3 天后可使听力恢复正常。
2. **风湿，类风湿，跌打，关节炎，麻木，瘫痪：** 幼鼠 3 只、毒蛇 1 条、大土蜂数只、白鹇脚杆 1 对、马鹿筋 1 对，泡白酒 3~5kg，1 个月后打开内服或外擦。

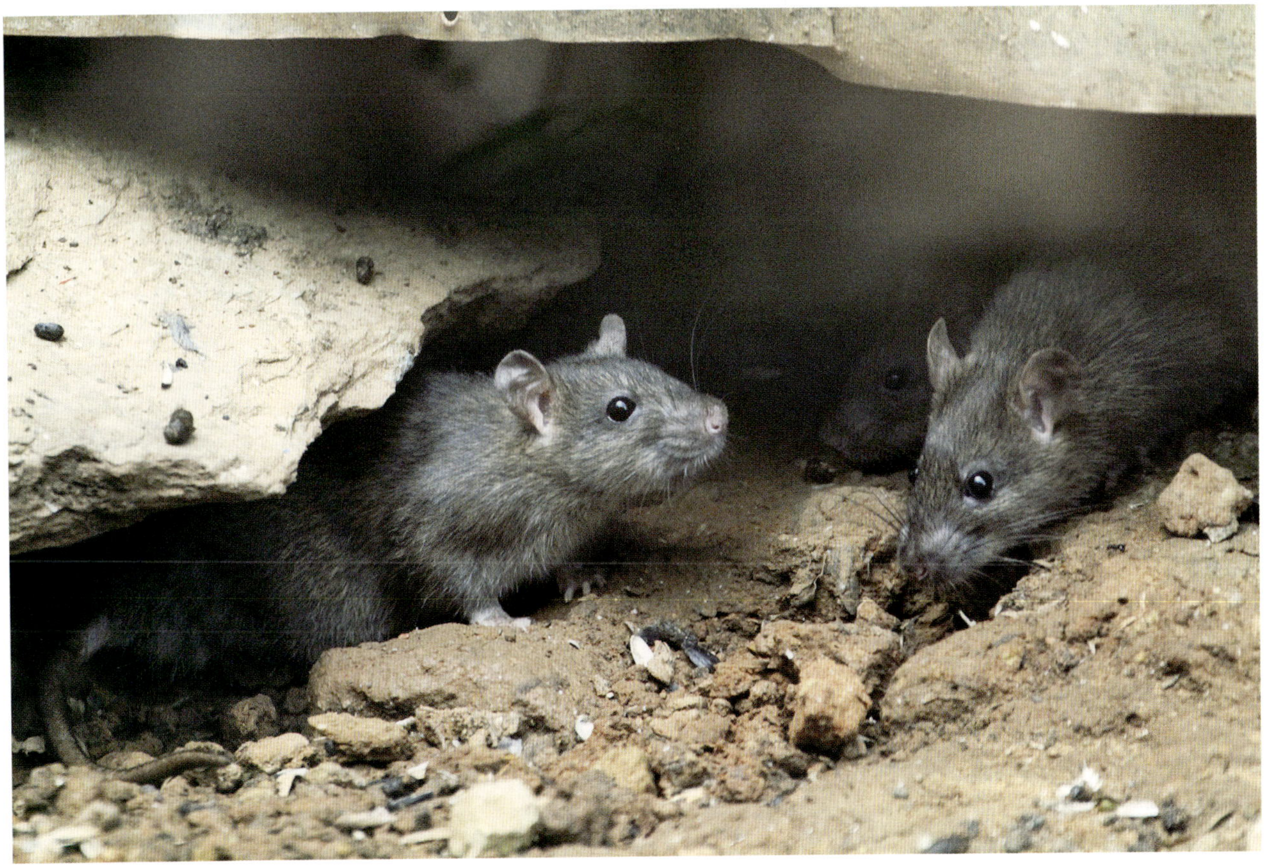

651 老鼠[2]

鼠科 黄胸鼠 *Rattus tanezumi* Temminck

佤名：gīang [kiaŋ]（将）

别名：耗子、家鼠、黄腹鼠

形态特征：体长约 170mm。尾细且超过体长。耳长，向前折可遮住眼。后足细长。乳头胸部 2 对，鼠蹊部 3 对，个别的具 6 对，即在腹部增加 1 对。背毛棕褐色，毛基深灰色。腹毛灰黄色，毛基浅灰色，在胸部毛色更黄，有时具一块白斑。前足背的中央毛色灰褐色，四周灰白色，而后足背为白色。

生境分布：栖于屋内，营巢于墙顶、夹墙间、裂缝、衣柜及谷仓等处，也活动于野外的农田及香蕉地中。我国大部分地区有分布。

药用部位：未长毛的幼鼠、胆汁

采收加工：全年可捕捉，一般为鲜用，也可晒干。

性味功效：热，无毒。镇痛收敛，解毒生肌。

主治：烧伤，烫伤，枪伤，刀伤，哮喘，风湿，类风湿，跌打，关节炎，肢体麻木，瘫痪。

用法用量：内服：除去内脏烤干研粉服用，或泡酒服。外用：泡酒外擦。

附方

1. **耳聋：**活鼠胆汁，滴入耳内，连滴 3 天听力可恢复。
2. **风湿，类风湿，跌打，关节炎，麻木，瘫痪：**幼鼠 3 只、毒蛇 1 条、大土蜂数只、白鹇脚杆 1 对、马鹿筋 1 对，用白酒 3~5kg 浸泡 1 个月后，可取出内服或外擦。

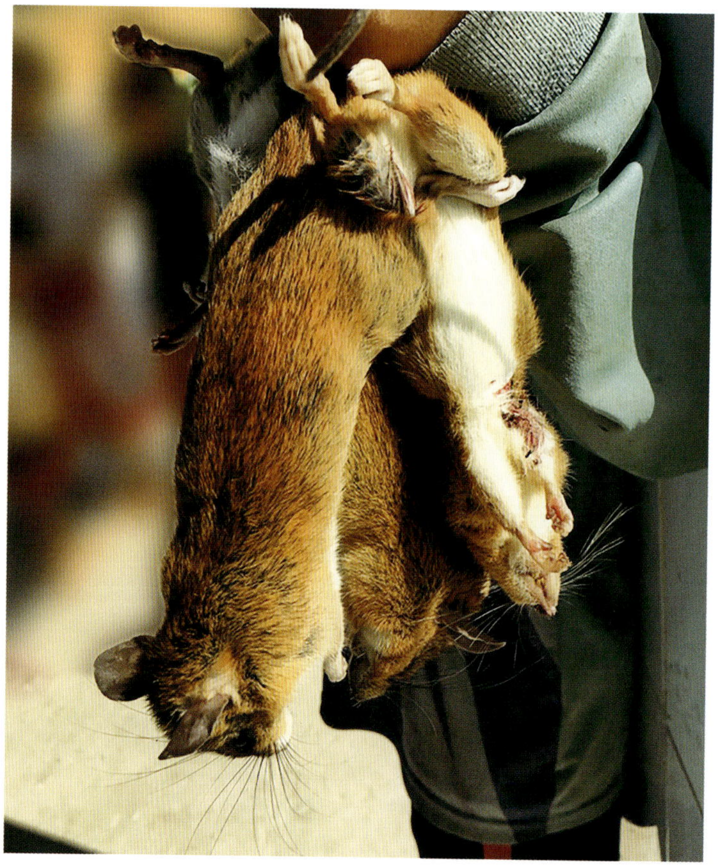

652 地龙 [1]

钜蚓科 参环毛蚓 *Pheretima aspergillum* Perrier

佤名： ngō [ŋɔ]（哦）

别名： 蚯蚓、蛐蟮

形态特征： 体圆柱形，长 11~38cm，宽 5~12mm，全体由多数环节组成，背孔自 11/12 节间始。环带占 3 节，无被毛和刚毛。环带前刚毛一般粗而硬，末端黑，距离宽，背面亦然。背部紫灰色，后部色稍浅，刚毛圈白色。

生境分布： 生活于潮湿疏松之泥土中。分布于我国云南、广东、广西、福建等地。

药用部位： 全体

采收加工： 夏、秋季捕捉，洗净黏液，用热草木灰呛死，取出，洗净晒干。鲜品随用随采。

性味功效： 咸，寒。清热解毒，通经活络，利尿，通淋，平喘，降压。

主治： 烫烧伤，小便不通，慢性肾炎，热结尿闭，半身不遂，小儿惊风，高血压，跌打损伤。

用法用量： 泡酒内服或捣烂外敷。

附方

1. **跌打损伤，内伤瘀血：** 本品 5 条，除去内部组织，洗净，泡酒 1 天即可服用，每日 2~3 次，每次 10~15mL。内服本方与火罐外拔结合治疗，同时取鱼子兰茎叶、苏木叶、苦楝叶、盐麸木根，各适量鲜品捣烂，生熟各半外包损伤淤血部位，每 3 日更换一次。
2. **小便难解：** 本品和地古虫各 7 个，捣烂贴肚脐上，同时车前草泡水当茶饮用。
3. **婴儿手足抽搐：** 本品捣烂如泥，加适量蜂蜜，用纱布包裹后扣在脑门上，隔日更换 1 次。

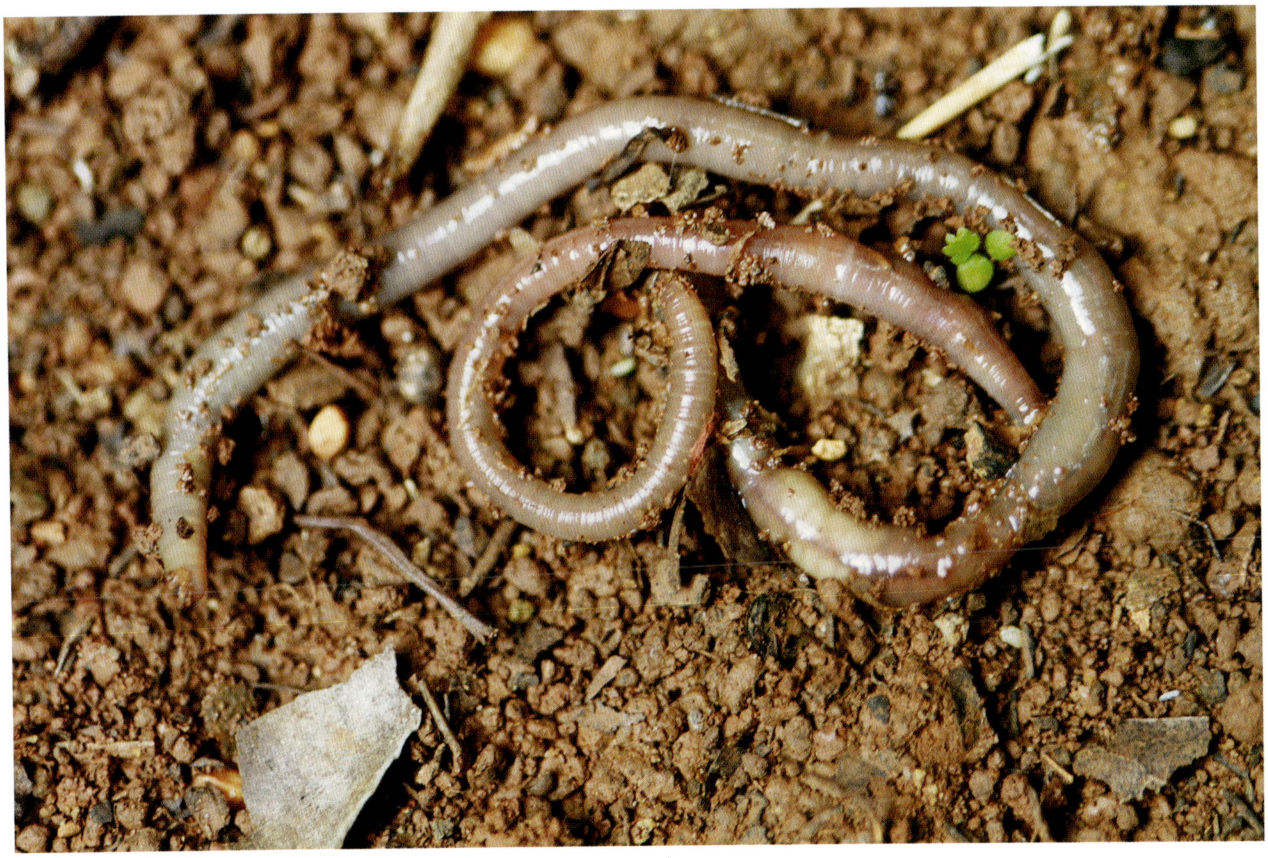

653 地龙[2]

钜蚓科 缟蚯蚓 *Allolobophoea caliginosa* (Savigny) trapezoides

佤名： ngō [ŋɔ]（哦）

别名： 蚯蚓、蛐蟮

形态特征： 体圆筒形，长 10~27cm，宽 0.3~0.7cm。背孔自 8~9 节开始，灰褐色。每节具刚毛 4 对，生殖环带 26~34 节，呈马鞍形。

生境分布： 栖息于潮湿而多有机质处。全国大部分地区均有分布。

药用部位： 全体

采收加工： 夏、秋季捕捉，洗净黏液，用热草木灰呛死，取出，洗净晒干。鲜品随用随采。

性味功效： 咸，寒。清热解毒，通经活络，消炎止痛，利尿，通淋，平喘，降压。

主治： 烫烧伤，小便不通，慢性肾炎，热结尿闭，半身不遂，小儿惊风，高血压，跌打损伤。

用法用量： 泡酒内服或捣烂外敷。

附方

1. **跌打损伤，内伤瘀血：** 本品 5 条，除去内部组织，洗净，泡酒 1 天即可服用，每日 2~3 次，每次 10~15mL。内服本方与火罐外拔结合治疗，同时取鱼子兰茎叶、苏木叶、苦楝叶、盐麸木根各适量鲜品捣烂，生熟各半外包损伤淤血部位，每 3 日更换一次。
2. **风湿骨痛：** 本品 20g、土牛膝 20g、鸡血藤 20g、七叶莲 20g、过江龙 20g 等，水煎内服，每日 3 次。
3. **烧烫伤：** 本品鲜品捣烂，调入适量白糖外涂患处，每日 2 次。

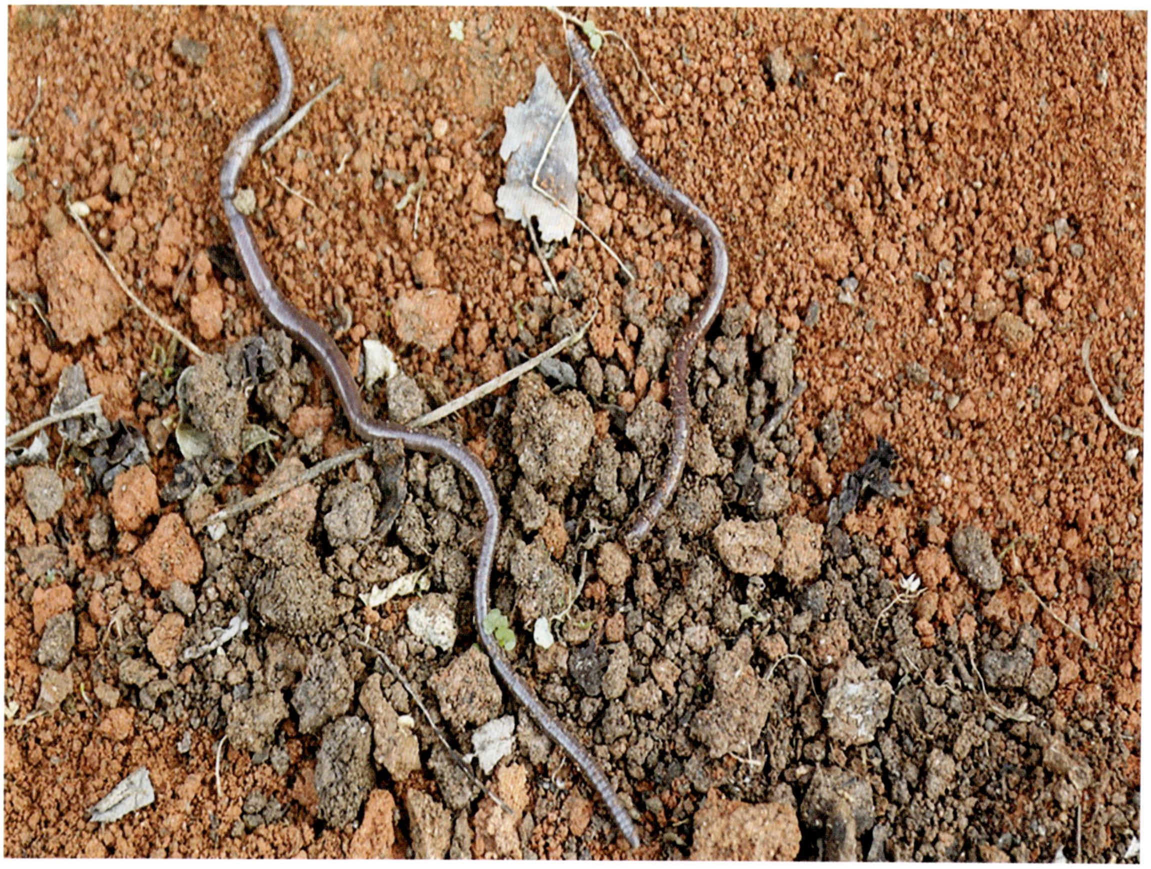

654 全蝎

钳蝎科 东亚钳蝎 *Buthus martensii* Karsh

佤名： dam dib [ta̠m ti̠p]（党迭）

别名： 蝎子

形态特征： 头胸部短宽，近四边形，背面由 1 块坚硬的背甲包围；背甲上密布突起或纵脊，中央部位有 1 对大的中眼，长在眼丘上；在背甲的两前侧缘各有 3 个小的侧眼排成一列；腹面大部分为足的基节遮住，胸板很小；头胸部由 6 节组成，仍保留 6 对附肢：1 对螯肢、1 对触肢和 4 对步足。

生境分布： 大多生活于片状岩杂以泥土的山坡、半干半湿、植被稀疏、有些草和灌木的地方。我国大部分地区有分布。

药用部位： 全体

采收加工： 夏、秋季捕捉，白天翻开石头、腐树干、柴皮捕捉。捕后放清水呛死，再用水煮，水量以浸过蝎子为度，调入适量食盐。煮至水将尽时待腹瘪即捞出，用清水洗去盐质阴干。

性味功效： 辛，平。有毒。息风镇痉，通络止痛，攻毒散结。

主治： 肝风内动，痉挛抽搐，小儿惊风，中风口㖞，半身不遂，破伤风，风湿顽痹，偏正头痛，疮疡，瘰疬。

用法用量： 本品 3~6g，水煎服，或泡酒一周后内服、外擦于患处。备注：孕妇禁用。

附方

1. **癫痫类惊厥：** 本品、蜈蚣、朱砂炮制研粉各取 3g，兑温开水送服。
2. **偏头痛：** 本品 1.5g、蚯蚓干品 3g、甘草 1.5g，共研粉末，每次吞服 3g，每日 3 次。

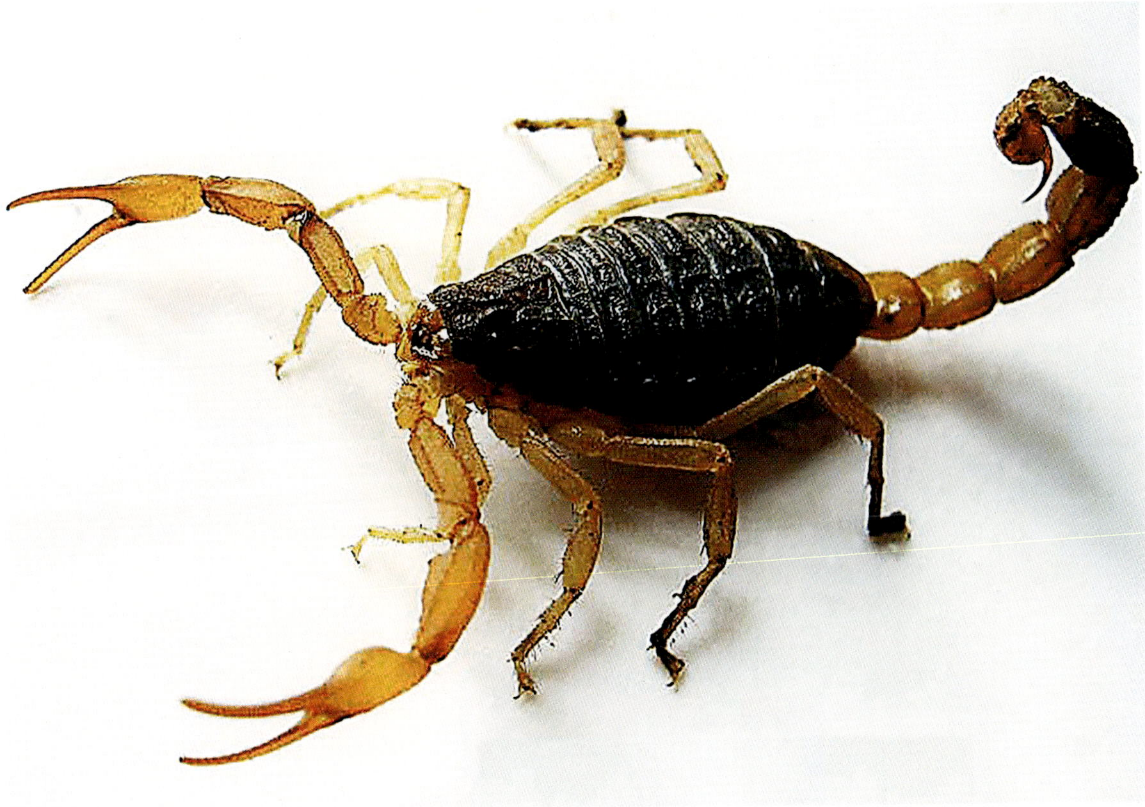

655 羊

牛科 山羊 *Capra hircus* Linnaeus

佤名： bēix [peʔ]（背）

别名： 山羊

形态特征： 体长 1~1.2m，体重 10~35kg。头长，颈短，耳大，吻狭长。雌雄额部均有角 1 对，雄性者角大；角基部略呈三角形，尖端略向后弯，角质中空，表面有环纹或前面呈瘤状。雄者颌下有总状长须。四肢细，尾短，不甚不垂。全体被粗直短毛，毛色有白色、黑色、灰色和黑白相杂等多种。

生境分布： 我国各地人工饲养。

药用部位： 苦胆、肝、膝骨、肉、血

采收加工： 全年可采，杀羊时将苦胆、肝、膝骨等取出砍下，晒干或晾干。肉和血随用随采。

性味功效： 羊黄（苦胆）：苦，平。羊肝：苦，凉。羊骨：甘，温。羊血：咸，平。羊肉：甘，热。羊黄：清热，开窍，化痰，镇惊。羊肝：养血，补肝明目。羊骨：补肾，强筋骨，止血。羊肉：温中健脾，补肾壮阳，益气养血。羊血：补血，止血，散瘀解毒。

主治： 羊黄：眼疾，谵妄，惊痫。羊骨：风湿关节炎。羊肝：视神经萎缩。羊血：妇女血虚中风，月经不调，崩漏，产后血晕。羊肉：脾胃虚寒，食少反胃，泻痢。

用法用量： 内服：煮食。

附方

1. **风湿关节炎：** 本品羊膝骨 40g 泡白酒 1kg，10 天后每日服 3 次，每次 5 钱，并将药水擦患处。
2. **视神经萎缩：** 本品羊肝 8 两、兔脑 3 具、磁石 2 两、天麻 2 两、甘草 1 两、朱砂 5 钱、水煎服，加适量蜂蜜，每日服 1 剂，每日 3 次，服半年后方可见效。
3. **眼疾：** 本品苦胆、蜂蜜各 5 钱，调匀后滴入眼内，每日 2 次，3 日可见效。

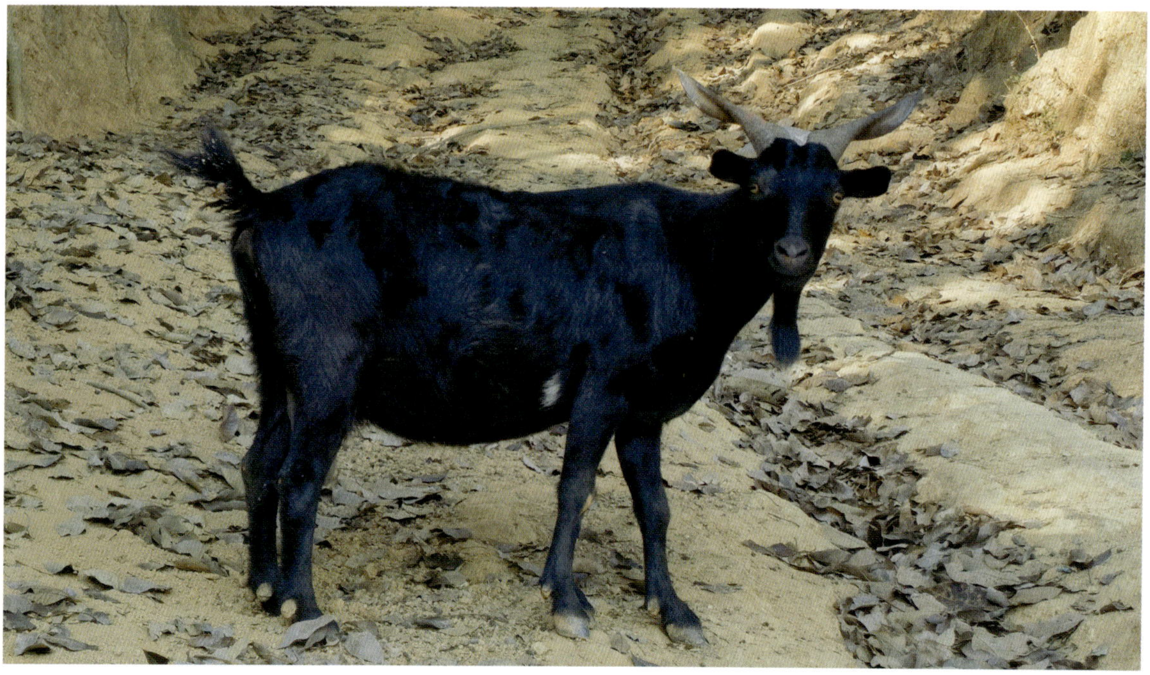

656 沙虱子

蚁蛉科 中华东蚁蛉 *Euroleon sinicus* Navas

佤名： glang glouig [klaŋ kloik]（革兰拐）

别名： 地牯牛、砂牛、蚁狮

形态特征： 头下口式，咀嚼式口器。前胸常短小。2 对翅的形状、大小和脉相都很相似。翅脉密而多，呈网状，在边缘多分叉。少数种类翅脉少而简单。爪 2 个。体长 24~32mm；前翅长 25~34mm，后翅长 23~32mm。是大型的脉翅目昆虫。体翅狭长，脉蜜如网，形状有点像蜻蜓目的艳娘和豆娘类，但静止时四翅并不平展也不合竖在背上，而是前翅覆盖在后翅上，左右靠近夹持腹部呈屋脊状。

生境分布： 幼虫生活在干燥的地表下。我国分布于华北、东北、西北。

药用部位： 幼虫全体

采收加工： 春、秋季从沙土中刨出，鲜用或用新瓦片焙干储用。

性味功效： 咸，凉。截疟，解热镇痛。

主治： 疟疾，小儿高热，惊厥。

用法用量： 内服：水煎服，或焙黄研细，兑母乳适量调服。

附方

1. **治疟疾：** 本品 7 个，水煎内服。
2. **小儿高热，惊厥：** 本品 3 个，新瓦片上焙黄研细，兑母乳适量调服，每日 2 次。

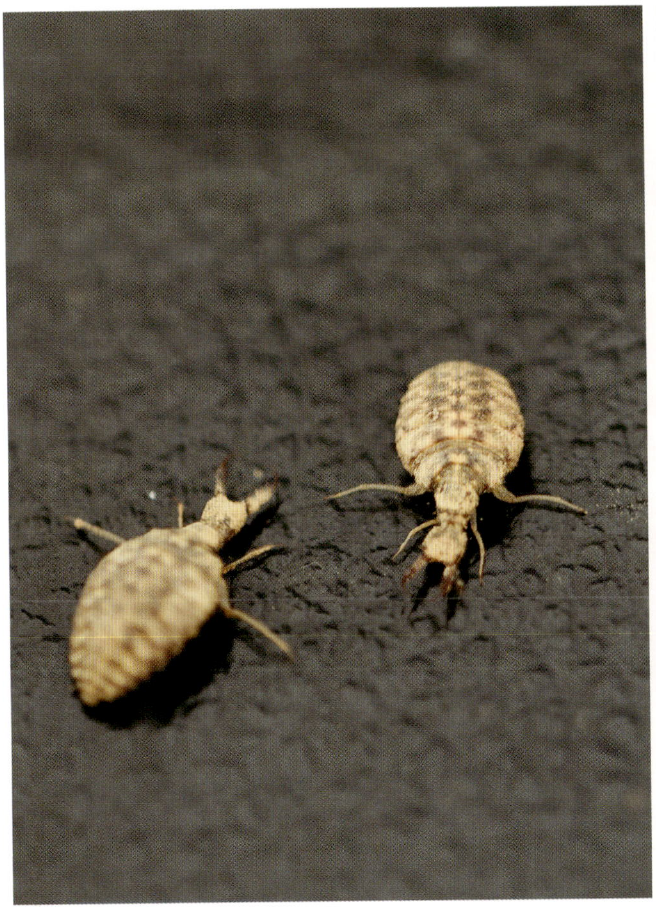

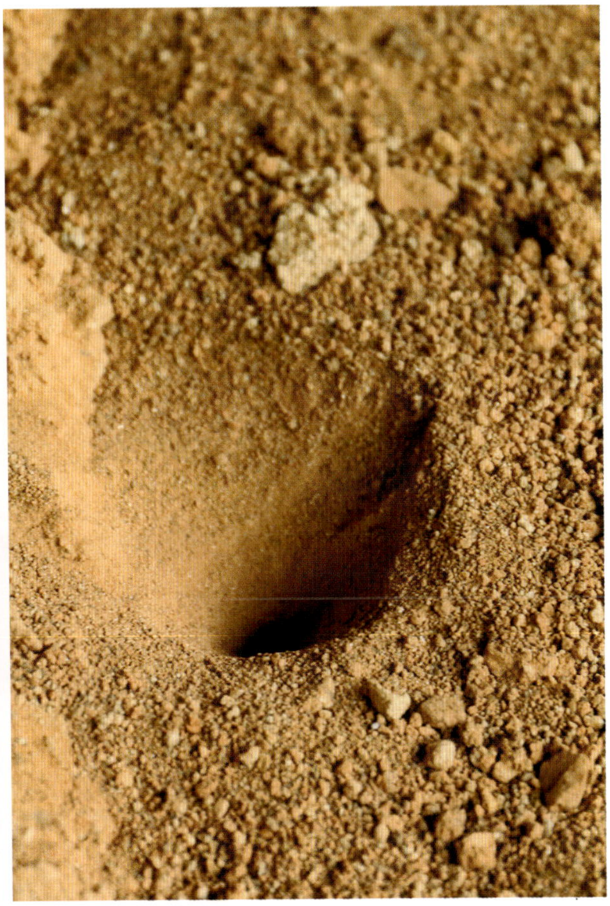

657 鸡

雉科 家鸡 *Gallus gallus domesticus* Brisson

佤名： ia [ʔi̠a]（呀）

别名： 兑禽、金禽

形态特征： 家禽。嘴短而坚，略呈圆锥状上嘴稍弯曲。鼻孔裂状，被有鳞状瓣，眼有瞬膜。头上有肉冠，喉部两侧有肉垂，通常呈褐红色；肉冠以雄者为高大，雌者低小；肉垂亦以雄者为大。翼短；羽色雌雄不同，雄者羽色较差，有长而鲜丽的尾羽，雌者尾羽甚短。足健壮，跗、跖及趾均被鳞枝；趾 4 趾，前 3 趾，后 1 趾，后趾短小，位略高。雄者跗跖部后方有距。家鸡因饲养杂交的关系，故品种繁多，形体大小及毛色不一，雄鸡善啼。

生境分布： 全国各地均有养殖。

药用部位： 胃的内壁（鸡内金）、蛋白膜（孵小鸡后蛋壳的白膜）及肝、胆、卵、鸡油、鸡黄。

采收加工： 全年均可采集，杀鸡时取出鸡胃剖开除尽食物剥下胃的内壁洗净晒干，称为鸡内金。孵化小鸡时将蛋壳的白膜收集起来晒干即得。肝、胆、卵用鲜品，随用随取。

性味功效： 甘，平。鸡内金：消食化积。蛋白膜：养阴润肺。鸡胆：清热止咳。鸡肝：明目补血。

主治： 反胃吐食，百日咳，夜盲症。

用法用量： 内服：碾粉开水送服。鸡油：加配方调匀外用。鸡黄：加配方调匀外用。

附方

1. **反胃吐食，食积：** 鸡内金适量，碾粉开水送服。
2. **百日咳：** 鸡胆 1 个，加白糖吞下。
3. **夜盲症：** 鸡肝 1~2 个，煮食。
4. **疥疮脓肿：** 新鲜鸡黄适量，龙葵全株捣烂，二者拌匀涂擦疥疮脓肿周边，可引脓拔毒。

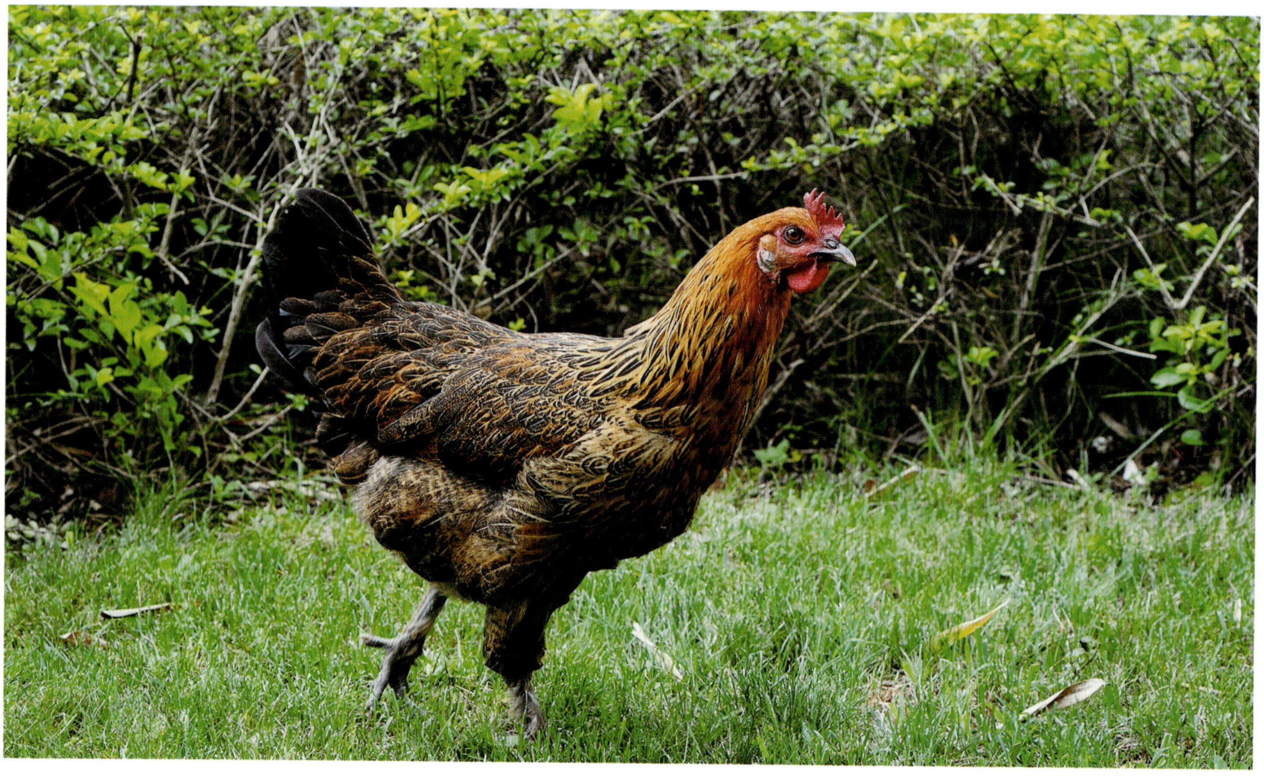

658 驴

马科 驴 *Equus asinus* Linnaeus

佤名： lā [la]（啦）

别名： 驴子、小毛驴、驴秧

形态特征： 体型比马小，体重一般 200kg 左右。驴肉的头型较长，眼圆，其上生有 1 对显眼的长耳。颈部长而宽厚，颈背鬃毛短而稀少。躯体匀称，四肢短粗，蹄质坚硬。尾尖端处生有长毛。驴的体色主要以黑色、栗色、灰色三种为主。中国著名的品种为关中驴，体型高大，繁殖力强。

生境分布： 我国以华北、甘肃、新疆、云南等地饲养居多。

药用部位： 雄驴阴茎

采收加工： 杀死后的雄驴，割取其阴茎，剔除残肉及油脂，洗净，阴干或晒干。

性味功效： 甘、咸，温。滋阴补虚。

主治： 久病阴虚，气血虚亏，妇女黄瘦无力，乳汁不足。

用法用量： 内服：水煎或泡白酒饮用。

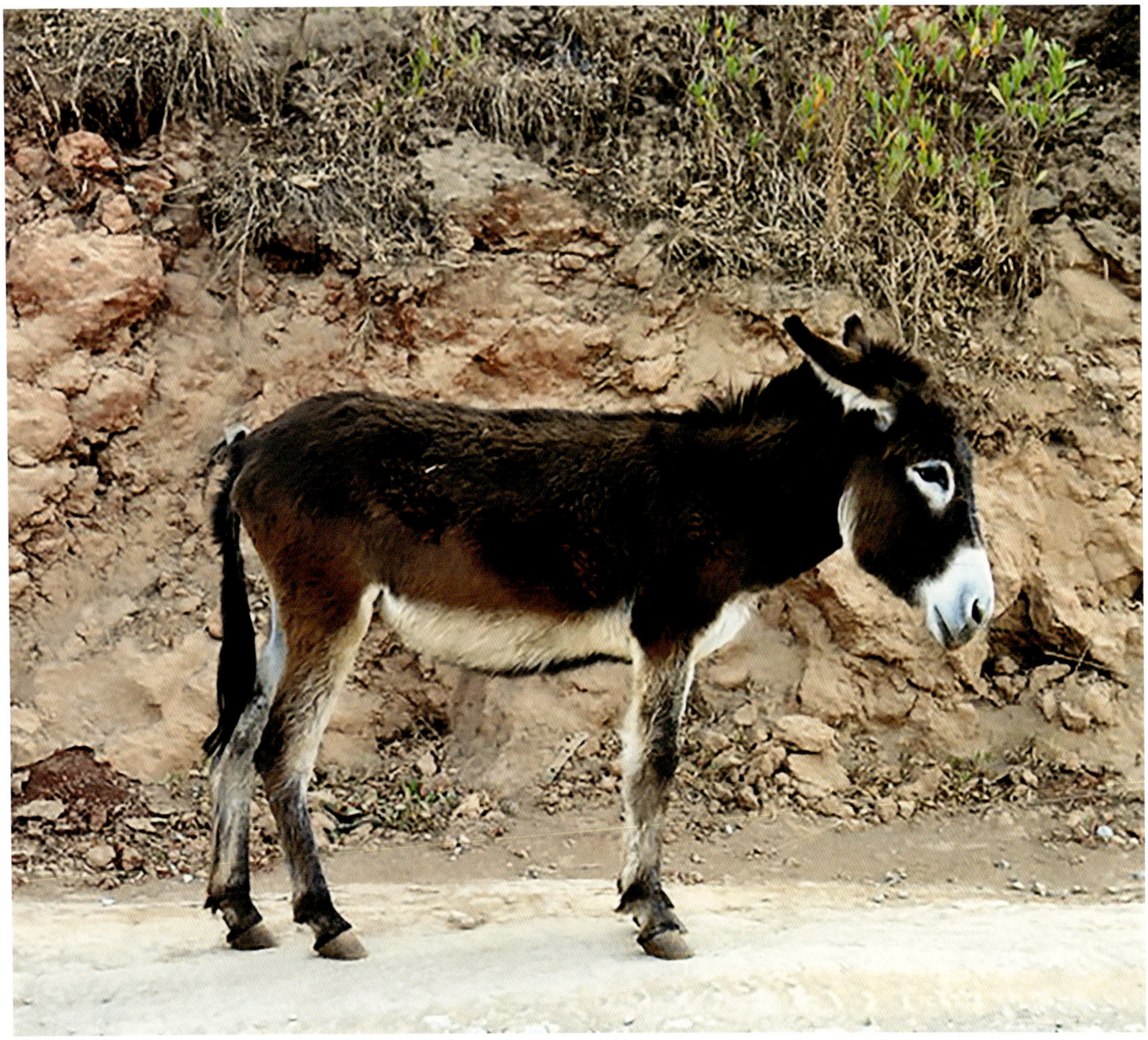

659 环颈雉

雉科 环颈雉 *Phasianus colchicus* Linnaeus

佤名： ia dong vod [ʔi̠a t̠ŋ v̠t]（呀东窝）

别名： 野鸡、山鸡、雉鸡

形态特征： 体形较家鸡略小，但尾巴却长得多。雄鸟和雌鸟羽色不同，雄鸟羽色华丽，多具金属反光，头顶两侧各具有一束能耸立起而羽端呈方形的耳羽簇，下背和腰的羽毛边缘披散如发状；翅稍短圆；尾羽18枚，尾长而逐渐变尖，中央尾羽比外侧尾羽长得多，雄鸟尾羽羽缘分离如发状；雄鸟跗跖上有短而锐利的距，为格斗攻击的武器。

生境分布： 栖息于低山丘陵、农田、地边、沼泽草地，以及林缘灌丛和公路两边的灌丛与草地中，现有人工饲养。

药用部位： 肉

采收加工： 全年均可猎捕，以秋、冬季最好。捕后去毛及内脏，取肉，鲜用或晒干，烘干。

性味功效： 甘、酸，温。强力壮体，胃内壁可消食导滞。

主治： 肉：久病体虚，脾虚泄泻。胃内壁：消化不良，积食胀满。

用法用量： 肉：配方煮食。胃内壁：炭化研粉兑开水服用。

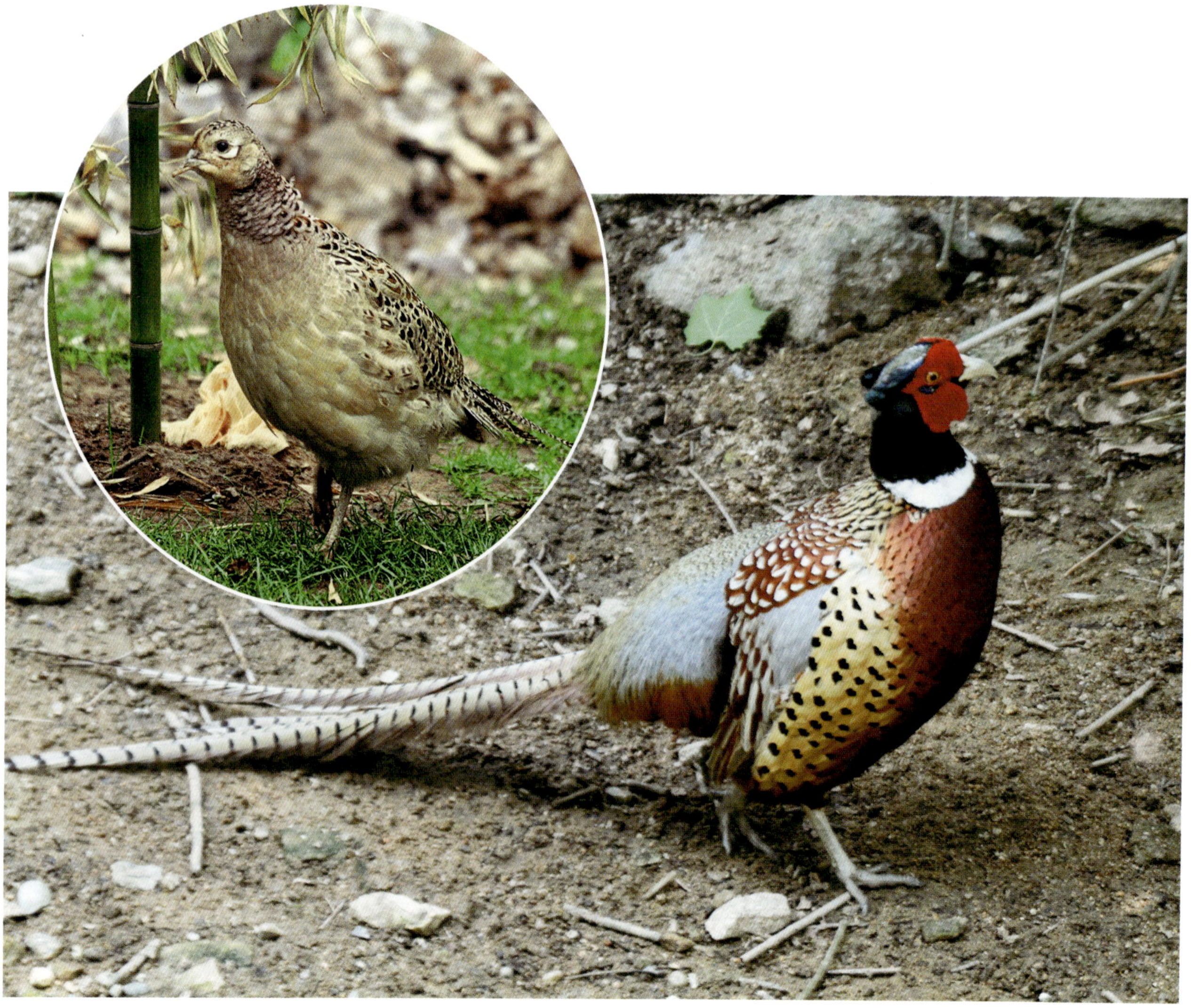

660 刺猬

刺猬科 东北刺猬 *Erinaceus amurensis* Schrenk

佤名： mgōuih [goih]（轨）

别名： 黑龙江刺猬、远东刺猬

形态特征： 猬类中体形较大的种类，体重360~1000g；吻尖、眼小、耳小、脚短、尾短；体形肥矮，几乎呈球形。体背及体侧多被棘刺，刺基部2/3为白色，刺端黑色或黑棕色；耳短，几乎隐于棘刺中；自头顶至吻部以及脸面部均被污白色长毛；颈体之背面和侧面的棘刺尖端污白色，刺端土棕色；腹部刚毛及前足污白色，后足淡棕色。不同地区的不同亚种毛色略有差异。前后肢各五趾。

生境分布： 栖息于山地森林、草原、开垦地或荒地、灌木林或草丛等各种环境。我国各地广泛分布。

药用部位： 皮、刺、肉、胃

采收加工： 多于春、秋季捕捉，捕后利用刀纵剖腹部，剥取皮，使刺向内，挂通风处阴干。

性味功效： 苦，平。收敛，止血，解毒，镇痛。

主治： 痔瘘便血，遗精，消化不良，胃溃疡，胃炎，胃糜烂，胃出血，小儿发烧。

用法用量： 内服：研粉备用，每次取 0.5~1g 开水送服或配方研粉。

附方

1. **烧烫伤，疮疖肿毒，木刺刺入肉内：** 本品皮烘干研粉，取 1.5~3g 温水送服。
2. **消化不良，胃溃疡，胃出血：** 本品胃部和刺各适量，用火烘干脆黄研粉，取 1g 开水冲服，每日 2 次，连服 3~5 天。
3. **小儿高热惊厥：** 将本品刺用火烘干研粉，取 0.5g 温水冲服，连服 3 次。

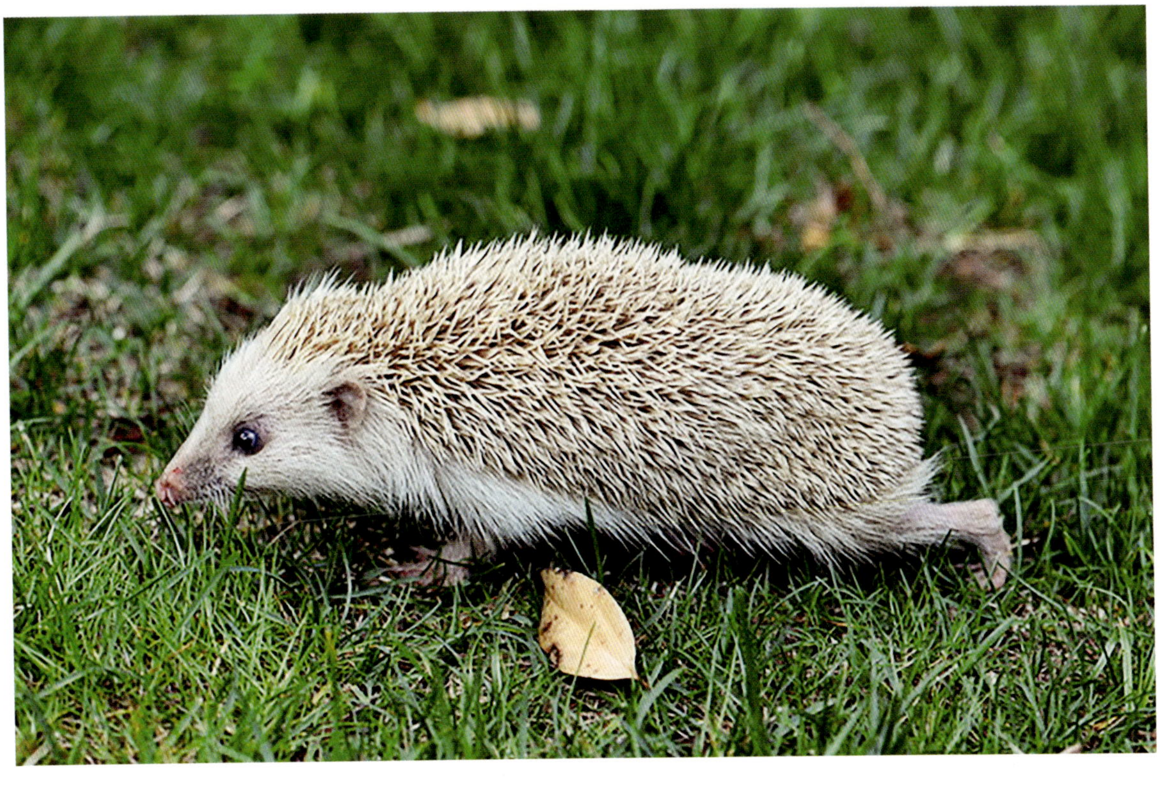

661 知了

蝉科 蚱蝉 *Cryptotympana pustulata* Fabricius

佤名： ja [tɕa̰]（蚱）

别名： 蝉、蝉蜕、黑蚱

形态特征： 体大色黑而有光泽；雄虫长 4.4~4.8cm，翅展约 12.5cm，雌虫稍短。复眼 1 对，大形，两复眼间有单眼 3 只，触角 1 对。口顺发达，刺吸式，唇基梳状，上唇宽短，下唇延长成管状，长达第 3 对足的基部。胸部发达，后胸腹板上有一显著的锥状凸起，向后延伸。足 3 对。翅 2 对，膜质，黑褐色，半透明，基部染有黄绿色，翅静止时覆在背部如屋脊状。腹总值发 7 节，雄蝉腹部第 1 节间有特殊的发音器官，雌蝉同一部位有听器。

生境分布： 栖息于阔叶树上。我国大部分地区有分布。

药用部位： 羽化皮壳（蝉蜕）

采收加工： 夏、秋季在树上采收，去净泥土，晒干。

性味功效： 咸、甘，寒。散风热，利咽喉，定惊痫，透麻疹，去目翳。

主治： 风热感冒头痛，皮肤瘙痒，胃热吐食，气管炎。

用法用量： 内服：取本品 2 钱，配方水煎服。皮肤瘙痒，取本品 2 钱，配方煎水洗。

附方

1. **风热感冒咳嗽，皮肤瘙痒，胃热吐食：** 本品 2 钱，配方煎水服。
2. **破伤风：** 本品适量，焙干研末，配方调服，每日 2 次。
3. **风疹、皮肤发痒：** 本品配薄荷，水煎服。

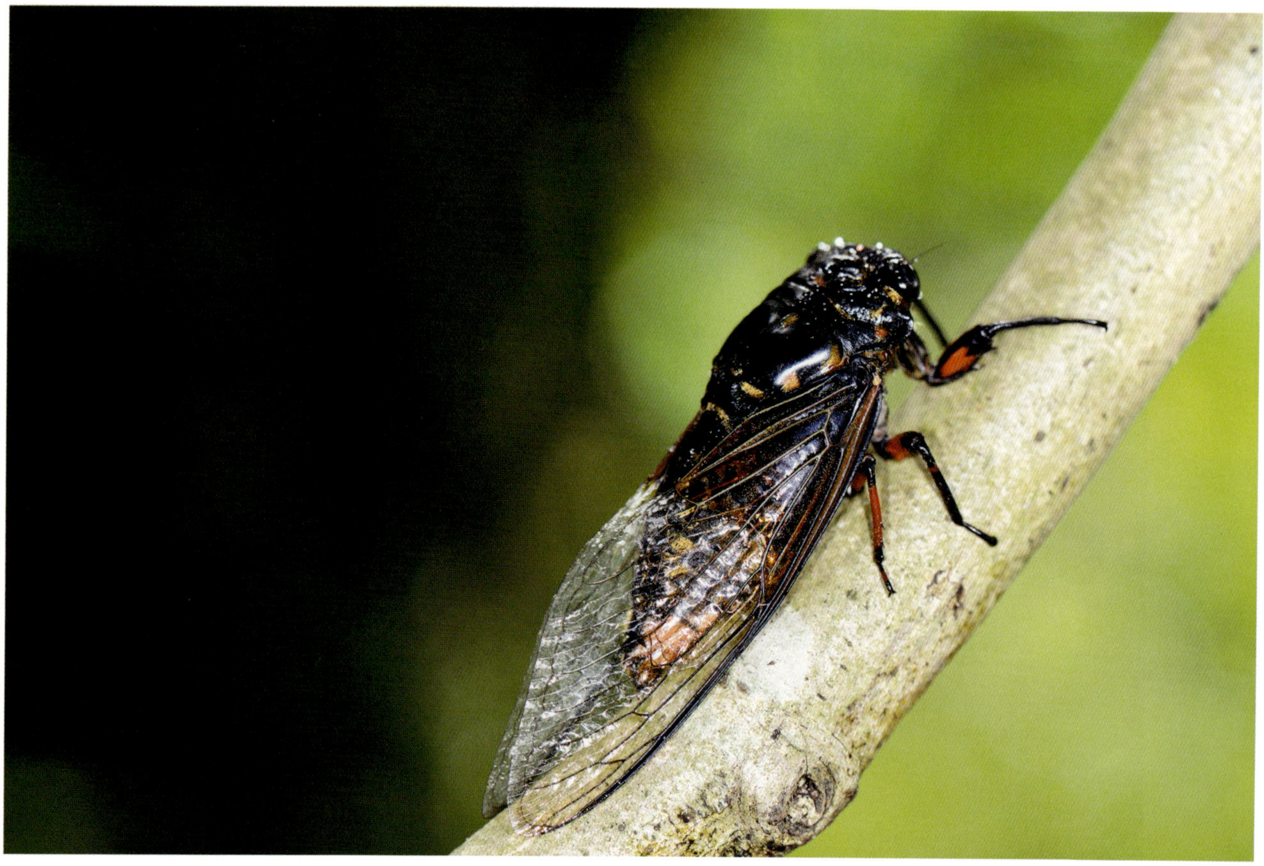

662 金腰燕

燕科 金腰燕 *Hirundo daurica* Linnaeus

佤名： si vāig [si vaik]（西尾）

别名： 巧燕

形态特征： 体长 16~18cm，体重 18~21g，寿命 15 年。上体黑色，具有辉蓝色光泽，腰部栗色，脸颊部棕色，下体棕白色，而多具有黑色的细纵纹，尾甚长，为深凹形。最显著的标志是有一条栗黄色的腰带，浅栗色的腰与深蓝色的上体成对比，下体白而多具黑色细纹，尾长而叉深。虹膜褐色；嘴及脚黑色。喙短而宽扁，基部宽大，呈倒三角形，上喙近先端有一缺刻；口裂极深，嘴须不发达。翅狭长而尖，尾呈叉状，形成“燕尾”，脚短而细弱，趾 3 前 1 后。

生境分布： 多见于山间村镇附近的树枝或电线上。我国各地均有分布。

药用部位： 巢泥

采收加工： 全年可采，随用随取。

性味功效： 咸，寒。无毒。清热解毒。

主治： 恶疮，丹毒，牛皮癣，神经性皮炎。

用法用量： 外用：取本品适量烤黄研粉，按配方外搽患部。

附方

1. **牛皮癣，神经性皮炎：** 本品血兑煤油，外搽患处。
2. **皮肤瘙痒：** 鲜桃叶适量，捣烂，加少许燕子血拌匀外搽。

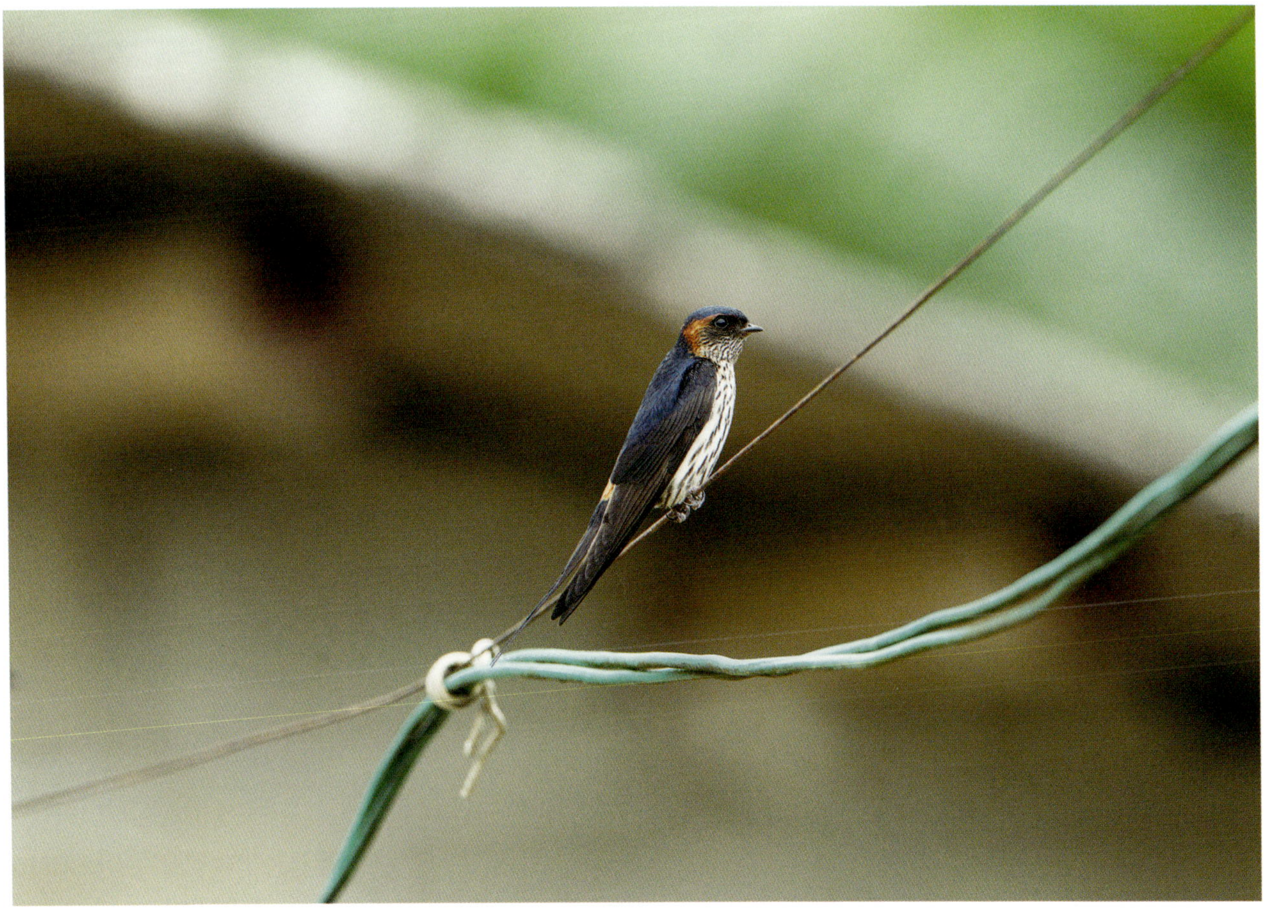

663 狗

犬科 家犬 *Canis familiaris* Linnaeus

佤名： soux [so̱ʔ]（狩）

别名： 家狗

形态特征： 体形大小、毛色因品种不同而异。一般的狗，体格匀称，鼻吻部较长，眼呈卵圆形，两耳或竖或垂。四肢矫健，前肢 5 趾，后肢 4 趾。具爪，但爪不能伸缩。尾呈环形或镰刀形。狗为肉食性动物，因长期驯化的结果，已变为杂食性动物，其嗅觉与听觉都很灵敏，记忆力很强，奔跑迅速。

生境分布： 全国各地人工饲养。

药用部位： 阴茎、睾丸及肉

采收加工： 以冬季采收为优。杀狗时取阴茎和睾丸，去净肌肉，拉直晒干。可炖食鲜肉。

性味功效： 狗宝：甘、苦、咸，平。有小毒。狗肉：咸，温。补肾，壮阳，益精。

主治： 阴虚阳痿，肾虚，风湿疼痛，狗咬伤。

用法用量： 阴茎：滑粉烫至鼓起时取出研粉，开水送服，每次 5g。狗肉：炖食。狗毛：碳化研磨加温水少许调成糊状搽于伤口。

附方

1. **阴虚阳痿，肾虚：** 本品阴茎 1 条，用滑粉烫至鼓起时研粉，开水送服，每次 5g。
2. **风湿疼痛：** 本品肉和当归适量，长期炖食。
3. **体弱多病，精神不振，食欲不振：** 本品鲜肉适量，加少许草果、砂仁、香草、姜、小米辣等调味，炖煮透烂趁热吃。

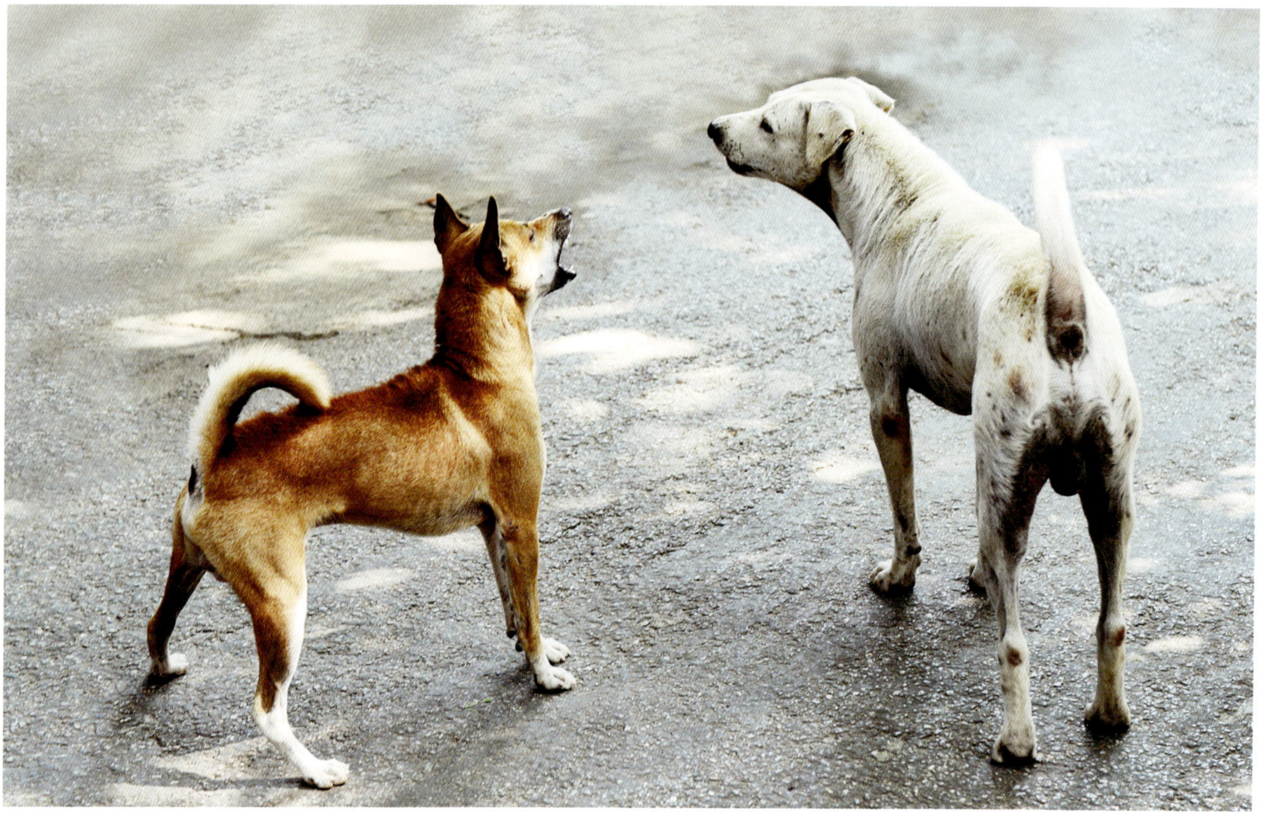

664 泥鳅

鳅科 泥鳅 *Misgurnus anguillicaudatus* Cantor

佤名： gax glaox [ka̱ʔ kla̱uʔ]（嘎搞老）

别名： 滑泥鳅、鳅鱼、滑泥湫

形态特征： 体细长，前段略呈圆筒形，后部侧扁，腹部圆。头尖，吻部向前突出。口小，下位，呈马蹄形。鳞极细小，圆形，埋于皮下，侧线鳞150左右，头部无鳞。背鳍，无硬刺，起点在腹鳍之前或相对。臀鳍，起点在背鳍条末端之后。腹鳍短小，尾鳍圆形，尾柄上下边缘向外扩展。体背部及两侧灰黑色，全体有许多小的黑色斑点，头部和各鳍上亦有许多黑色斑点，背鳍和尾鳍鳍膜上的斑点排列成行，尾柄基部有一黑点，其他各鳍灰白色。

生境分布： 栖息于河流、湖泊、沟渠水田、池沼等各种浅水多淤泥环境水域的底层。我国各地广泛分布。

药用部位： 全体

采收加工： 全年均可捕捉鲜用。

性味功效： 甜，热。调中益气，壮阳利尿。

主治： 营养不良，盗汗，急慢性肝炎，湿病水肿，胆结石，遗精，阳痿。

用法用量： 鲜品适量，油炸或水煎熬汤食用。

附方

1. **遗精，阳痿，冷感：** 本品和狗肉各适量，配大枣、生姜3片，长期炖食疗效明显。
2. **急慢性肝炎：** 本品鲜品500g，宰杀洗净，用火烘干研粉。每日3次，每次9g，饭后服用效果更佳。
3. **湿病水肿，胆结石：** 本品鲜品适量，洗净，炖豆腐食用，每日1次或隔日食。

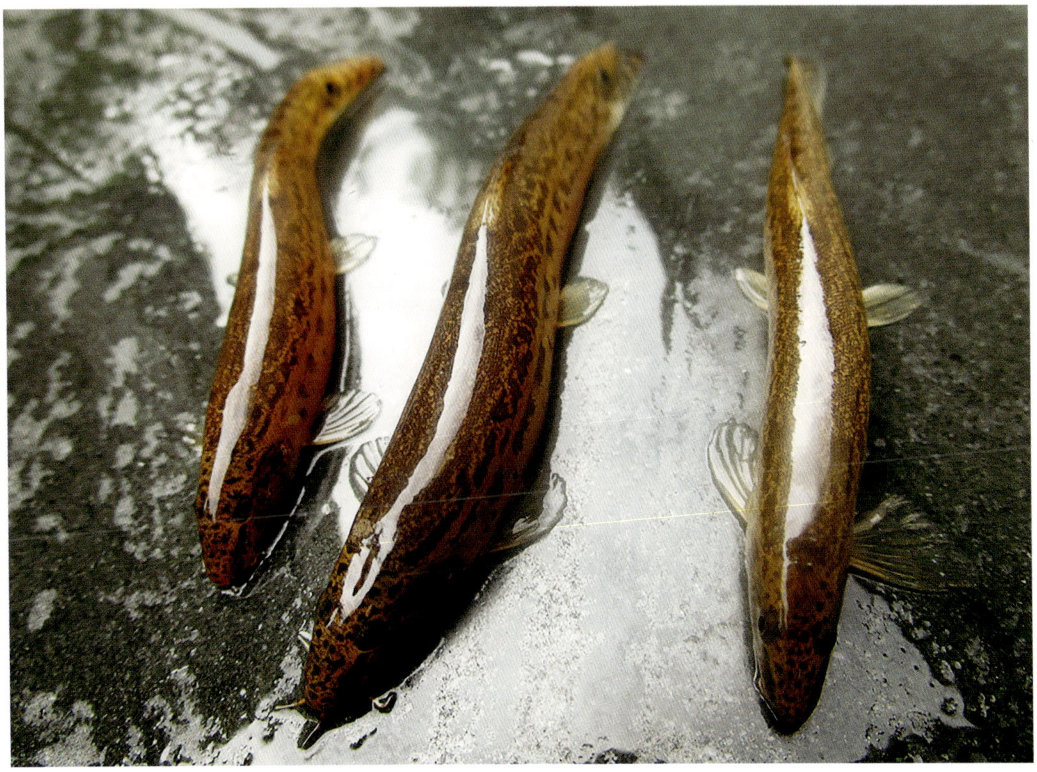

665 树麻雀

文鸟科 麻雀 *Passer montanus* Linnaeus

佤名： saig [sa̱ik]（赛）

别名： 谷雀、小瓦雀

形态特征： 小型鸟类，体长 13~15cm。成鸟从额至后颈纯肝褐色；上体砂褐色，背部具黑色纵纹，并缀以棕褐色；尾暗褐色，羽缘较浅淡；翅小覆羽栗色，颊、耳羽和颈侧白色，耳羽后各具一黑色块斑；胸和腹淡灰近白，沾有褐色，两胁转为淡黄褐色，尾下覆羽与之相同，但色更淡，各羽具宽的较深色的轴纹，腋羽色同胁部。虹膜深褐色，喙黑色，脚粉褐色。

生境分布： 栖息于人类居住环境。我国各地均有分布。

药用部位： 除尽内脏全体

采收加工： 全年均可收集，肉焙干或晒干，亦可鲜用。

性味功效： 甘，温。清热，明目，去翳，滋补阴肾。

主治： 贫血，头晕眼花，目翳，扁桃体炎，滑精，阳痿，腰膝酸软，血崩带下。

用法用量： 煮食。

附方

1. **贫血，头晕，眼花：** 本品 10 只，煮食。
2. **滑精，阳痿，腰膝酸软，血崩带下：** 本品 2~4 只，炖食。
3. **小儿腹泻（长期消化不良、腹泻）：** 本品 3 只，除去毛骨，剁碎至泥状，熬稀饭食用，每日 3 次。

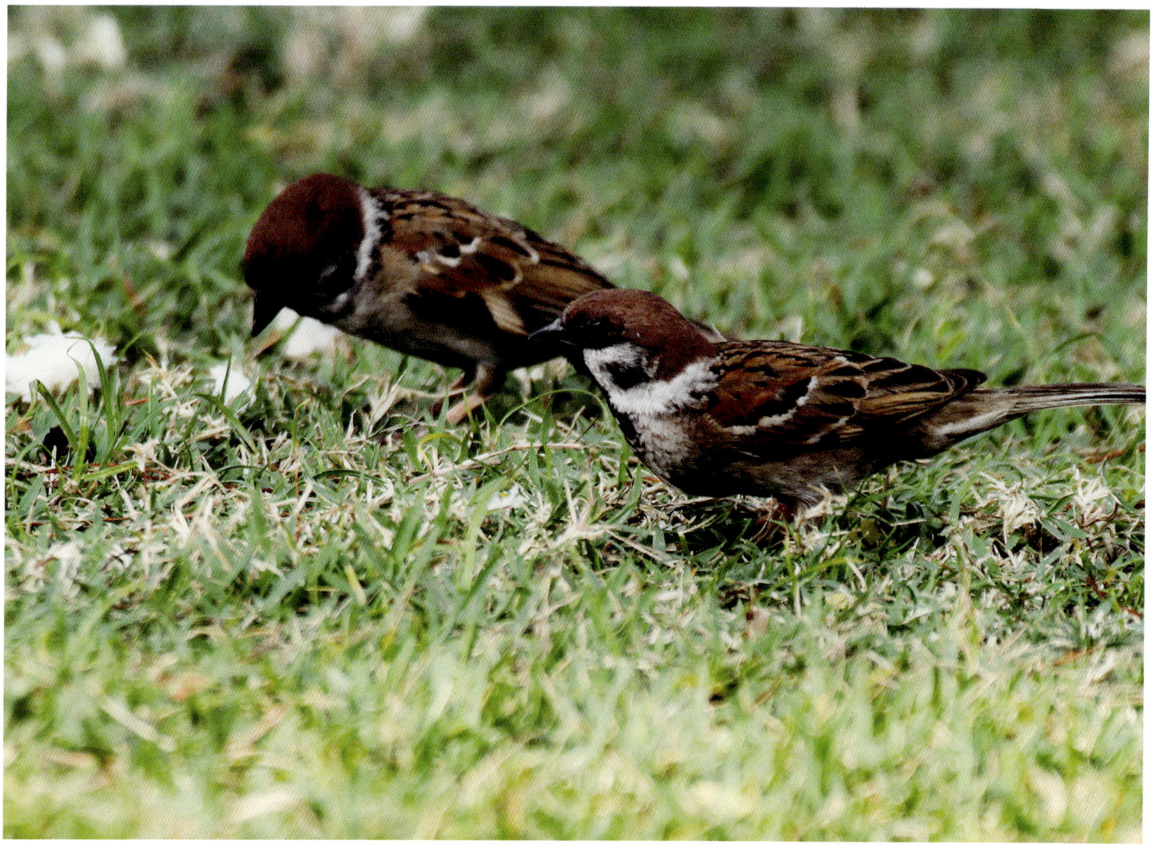

666 蚁䴕

啄木鸟科 蚁䴕 *Jynx torquilla* Linnaeus

佤名： sim doud kaox [si̱m to̱t kʰa̱uʔ]（醒朵栲）

别名： 啄木鸟、地啄木鸟

形态特征： 小型鸟类，有6个亚种。全长约17cm。全身体羽黑褐色，斑驳杂乱，上体及尾棕褐色，自后枕至下背有一暗黑色菱形斑块；下体具有细小横斑，就啄木鸟而言，尾较长，有数条黑褐色横斑。栖息于低山丘陵和山脚平原的阔叶林或混交林的树木上。喜欢单独活动。受惊时颈部像蛇一样扭转，俗称“歪脖”。取食蚂蚁，舌长，具钩端及黏液，可伸入树洞或蚁巢中取食。

生境分布： 栖息于低山和平原开阔的疏林地带。

药用部位： 全体、肉

采收加工： 夏季捕捉，捕后除去毛和内脏，洗净，鲜用。嘴及脚晒干。

性味功效： 甘，平。止咳，定喘，解毒。

主治： 咳嗽，淋巴结结核。

用法用量： 内服：煮食1~2只；焙研10~20g。外用：适量，研末调敷。

附方

咳嗽，淋巴结结核： 本品1只，用干净红泥巴包好，烤食。

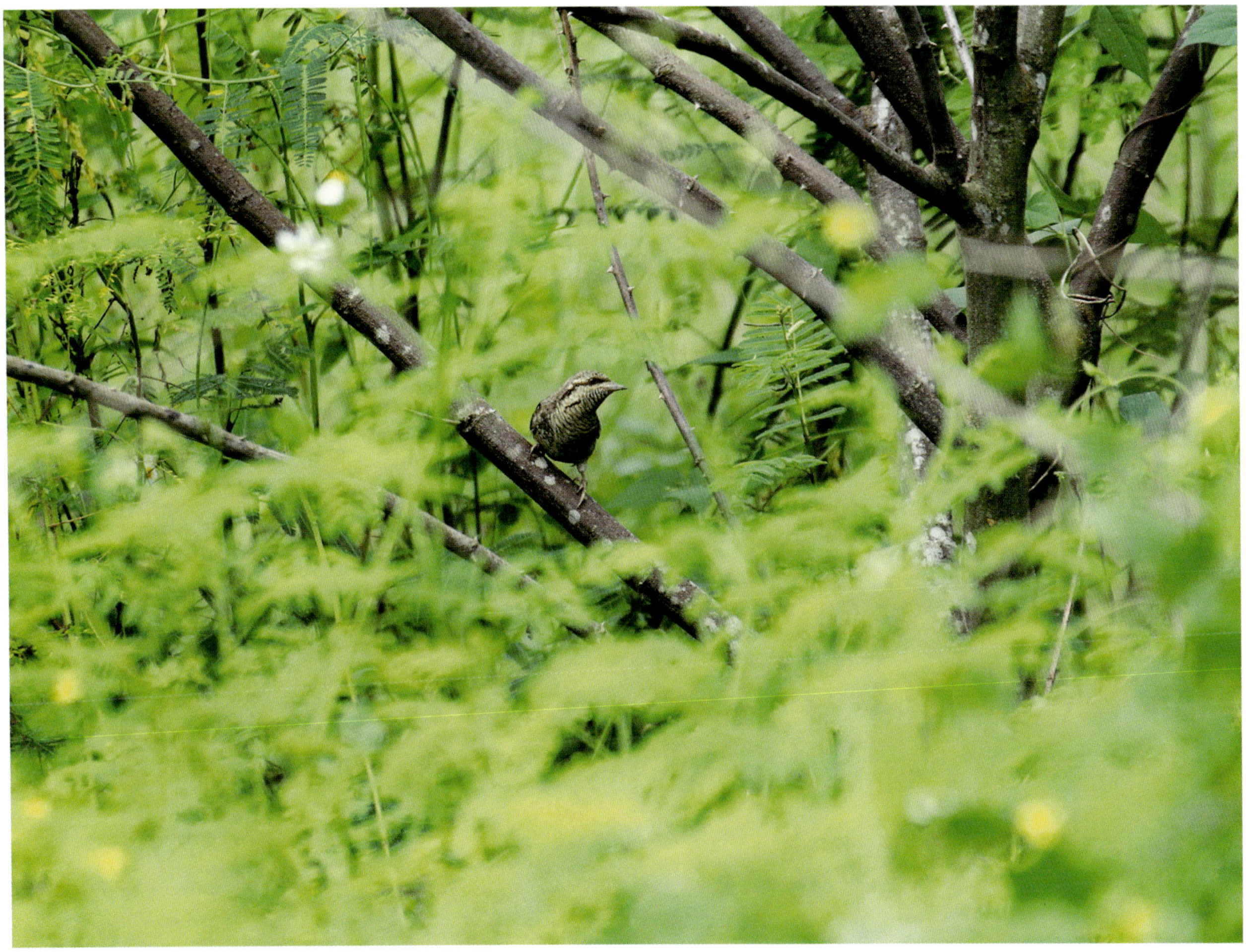

667 蚂蚁

蚁科 黄猄蚁 *Oecophylla smaragdina* Fabricius

佤名： muig raoh [mu̱ik ra̱uh]（媚娆）

别名： 红树蚁、红蚂蚁

形态特征： 大型工蚁体长 9.5~11.0mm。体锈红色，有时为橙红色。全身有十分细微的柔毛。体具弱的光泽。小型工蚁体长 7.0~8.0mm。与大型工蚁相似，但上颚不如大型工蚁那样强大，唇基更凸，前胸背板侧面观更凸。蚁后体长 15.0~18.0mm。当蚁后处于新后阶段时，体色为绿色或浅黄色，随着年龄的不断增长与蚁群数量的增加，蚁后的颜色会发生改变，变为橙色或接近于红色，但在酒精中浸泡过久后则呈土黄色。上颚较宽；头有 3 个凸出的单眼；雄蚁体长 6.0~7.0mm，体棕黑色，具丰富的红褐色柔毛被。头部较小；上颚窄，咀嚼边齿不明显。

生境分布： 属热带蚂蚁，树栖。我国分布于广东、福建、广西、海南、云南。

药用部位： 全体、蛋、窝

采收加工： 全年可捕，现捕现用。

性味功效： 咸、酸，平。补肾益精，通经活络，解毒消肿。

主治： 四肢及周身风湿疼痛，肝炎，阳痿。

用法用量： 油炸或水煎食用，也可外加配方泡酒内服外擦。

附方

四肢酸痛，风湿骨痛： 本品 6g、蛋 4g、大土蜂 8g、土地丁 8g、熊胆 6g，水煎服，每日 3 次，连服 5~7 天。

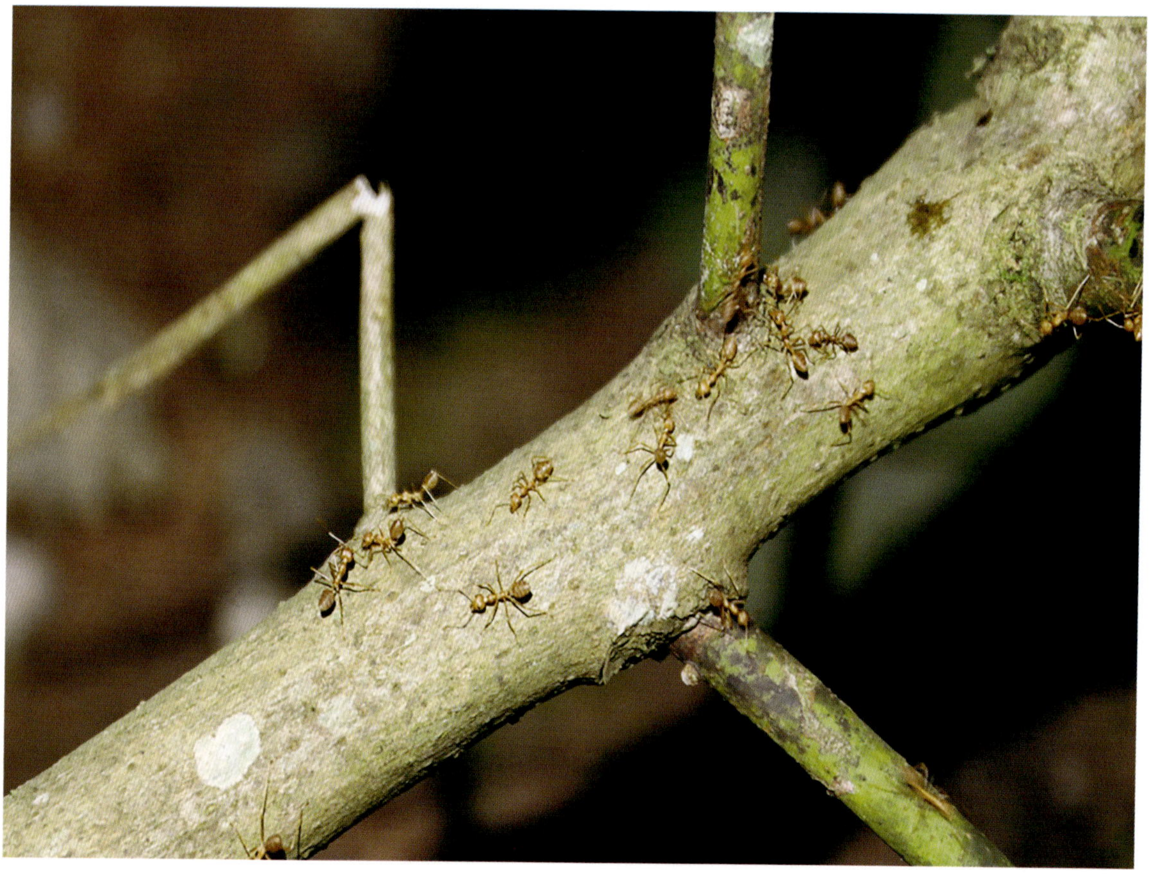

668 屎咕咕

戴胜科 戴胜 *Upupa epops* Linnaeus

佤名： mgōx luang [gʔ lu̯aŋ]（裹卵）

别名： 啄木冠、臭姑鸪、屎咕咕

形态特征： 头顶羽冠呈扇形，棕红色或沙粉红色，具黑色端斑和白色次端斑。头侧和后颈淡棕色，上背和肩灰棕色。下背黑色而杂有淡棕白色宽阔横斑。初级飞羽黑色，飞羽中部具一道宽阔的白色横斑，其余飞羽具多道白色横斑。翅上覆羽黑色，也具较宽的白色或棕白色横斑。腰白色，尾羽黑色而中部具一白色横斑。颏、喉和上胸葡萄棕色。腹白色而杂有褐色纵纹。虹膜暗褐色。嘴细长而向下弯曲，黑色，基部淡肉色，脚和趾铅色或褐色。

生境分布： 栖息于山地、平原、森林、林缘、路边、河谷、农田、草地、村屯和果园等开阔地方，尤其以林缘耕地生境较为常见。

药用部位： 肉

采收加工： 全年可猎捕，去除毛和内脏洗净，焙黄研末。

性味功效： 臭，温。疏肝息风，镇心安神。

主治： 精神病，癫痫，高热惊风。

用法用量： 本品 7~10g，用已煎好的配方药液送服；或加配方剁成肉饼，煮熟食用。外用：磨浆涂于患处。

附方

脚趾疼痛，高热惊风： 取本品喙部适量，在石磨上磨浆抹于患处。

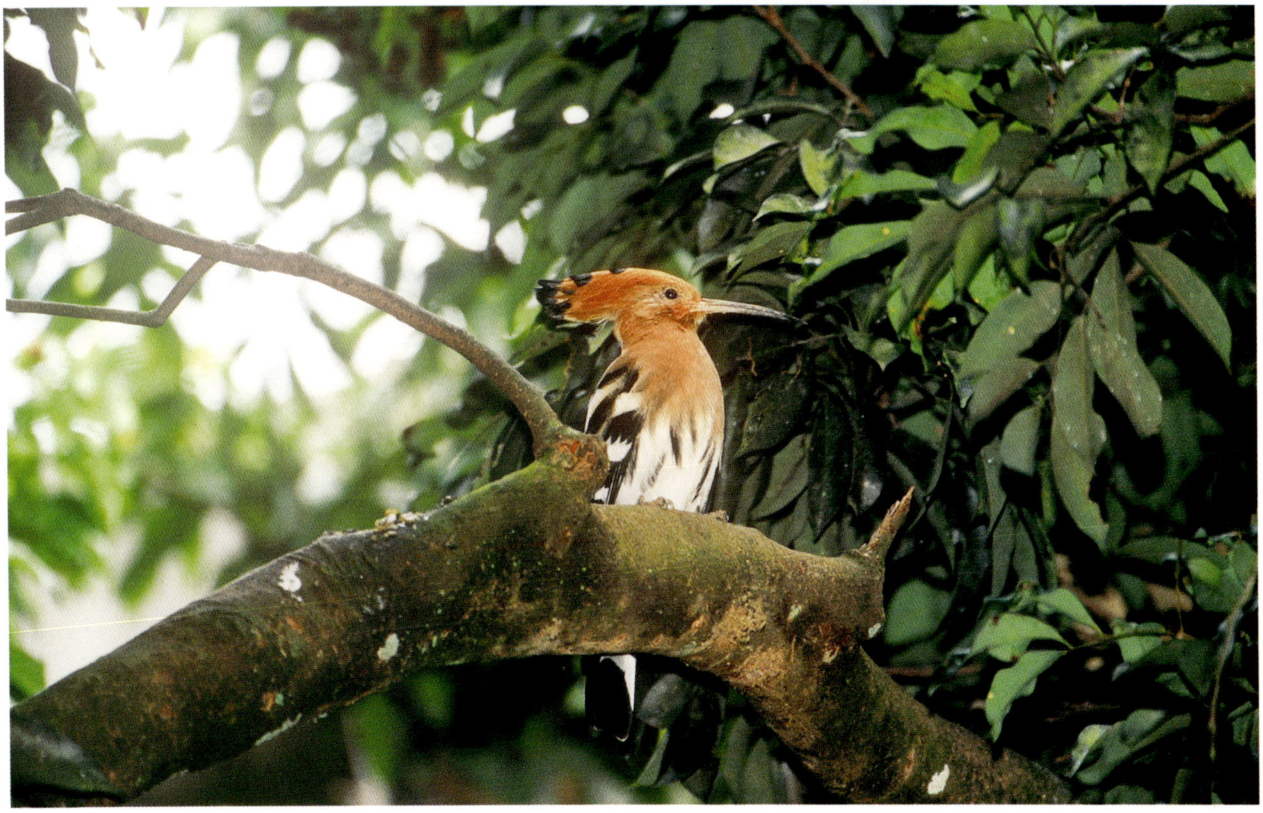

669 鸭子

鸭科 家鸭 *Anas platyrhynchos domestica* (Linnaeus)

佤名： bied [bɛt]（别）

别名： 嘎嘎

形态特征： 家禽。嘴长而扁平，颈长，体扁。翅小，覆翼羽大。用面如舟底。尾短，公鸭尾有卷羽4枚。羽毛甚密，色有全白、栗壳、黑褐等不同。公鸭颈部多黑色而有金绿色光泽，且叫声嘶哑。脚矮，前3趾有蹼，后1趾略小。

生境分布： 全国各地人工饲养。

药用部位： 肉、唾液、蛋

采收加工： 杀死，除去毛和内脏，鲜用或晒干。

性味功效： 甘、微咸，寒。滋补养胃。

主治： 久病体虚，气力不足，火牙痛。

用法用量： 鸭肉剁细加配方炖食。

附方

1. **鱼刺卡喉：** 活鸭倒挂，将鸭嘴里流出来的唾沫咽下，鱼刺自化。
2. **火牙痛：** 鲜鸭蛋1枚配韭菜3两、盐2钱，水煎服。
3. **久病体虚，气力不足：** 本品适量，加配方炖食。

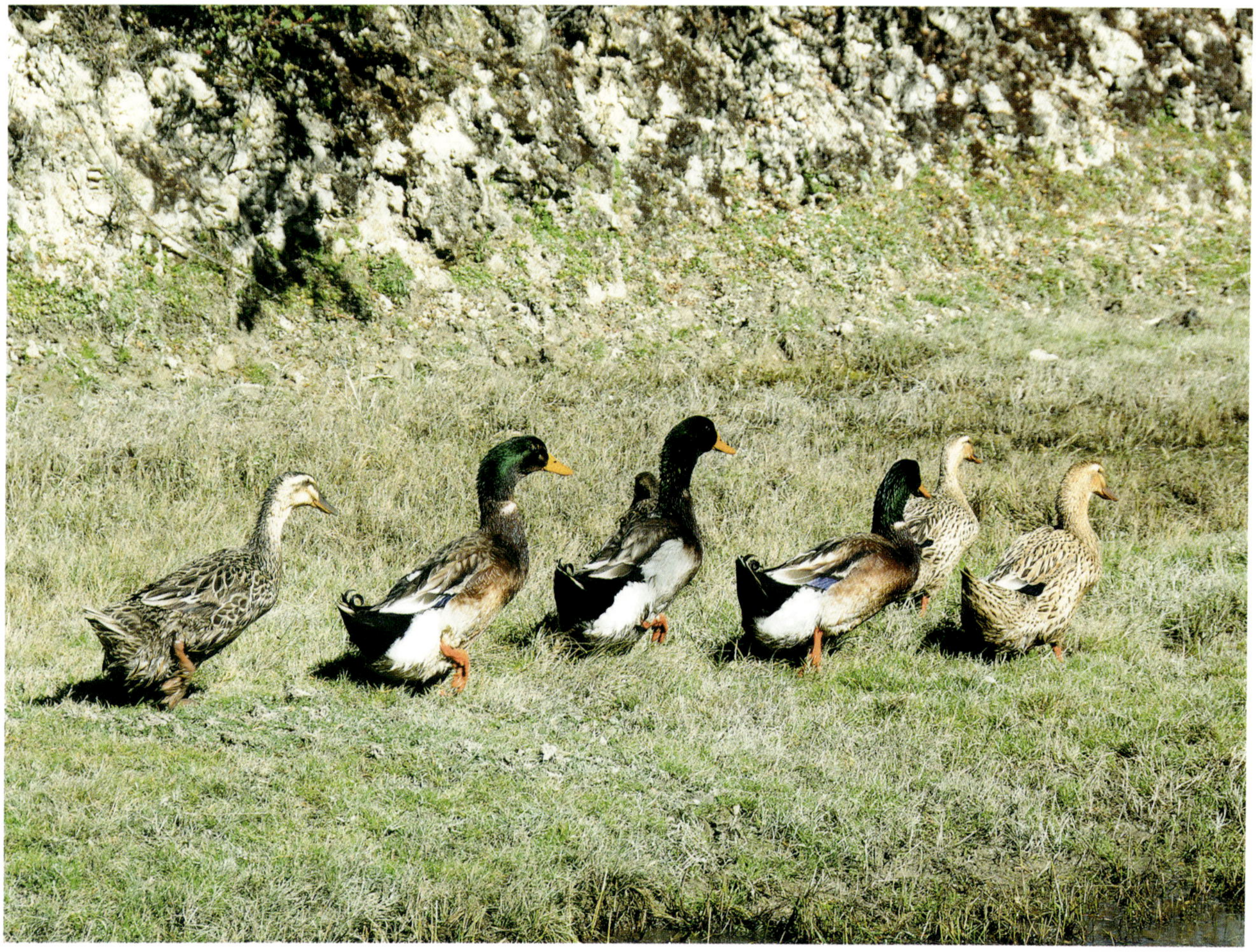

670 臭松鼠

树鼩科 北树鼩 *Tupaia belangeri chinensis* Anderson

佤名： lai [la̱i]（赖）

别名： 小松鼠、红腹松鼠、笔尾树鼩

形态特征： 体型细长，体长 10~22cm，尾长 9~22.5cm，体重不超过 500g。毛被与食虫目其余各科不同，除底绒外，另具针毛。部分种类肩部乃至脸部有浅色斑纹。头骨有团锁的眼眶，脑颅较发达。昼行性，半树栖，以昆虫、野果等为食。终年繁殖，孕期约 50 天，每胎产 1~4 仔。

生境分布： 栖于热带和亚热带的山地、丘陵和平原谷地的森林或林缘灌丛，也常见于村寨附近的稀树灌丛。善于攀缘，营地栖和树栖生活。白昼活动。分布于我国云南、四川。

药用部位： 全体

采收加工： 全年可猎捕。

性味功效： 理气，调经，消积，止痛，壮阳，补钙。

主治： 肺结核，结膜炎，痔疮。

用法用量： 取本品 1 只研粉，内服或撒患处。

附方

壮阳补钙： 本品全只除毛去内脏，洗净，配芦子叶 20g、叶子兰鲜叶 20g，中火慢炖 2 小时即可食用；也可将臭松鼠干品用火烤熟，再配适量的韭菜和阿瓦芫荽下锅煎煮食用。经常食用可补肾壮阳，补钙。

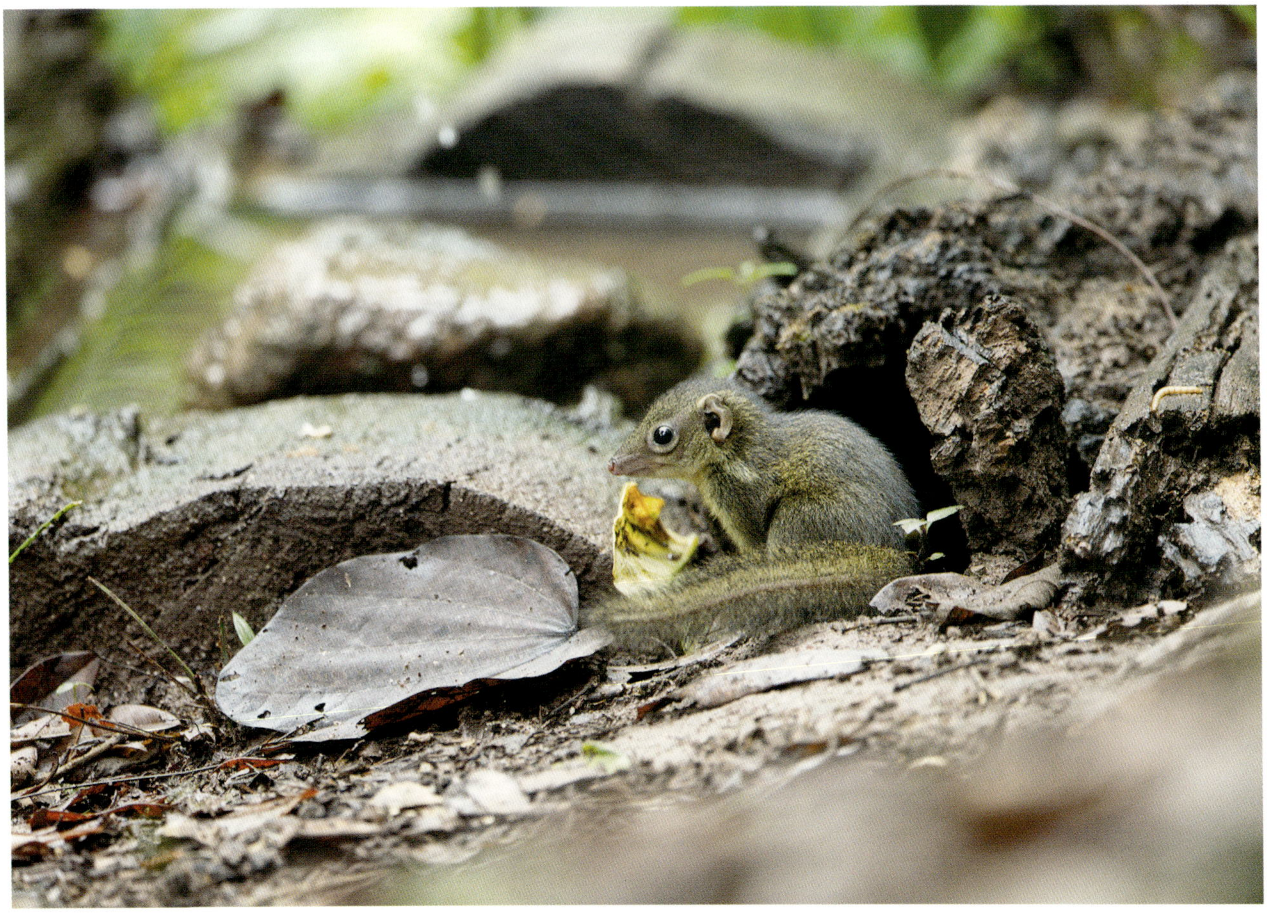

671 脆蛇[1]

蛇蜥科 脆蛇 *Ophisaurus harti* Boulenger

佤名： si uing guax [si ʔu̱iŋ ku̱aʔ]（士翁刮）

别名： 金蛇、银蛇、脆蛇蜥

形态特征： 全长 50cm 左右，尾长约占 3/5 以上。背面翠色，两侧略偏紫色，雄性还有长短不一的翡翠色横斑，腹面黄白色。头被以单枚的前额鳞，额鳞及间顶鳞较大。吻鳞与前额鳞间相隔 23 枚小鳞，眼小，眼径约为吻长的 1/3；耳孔小，几乎与鼻孔等大，躯干两侧有纵沟，纵沟上方的背鳞 14~16 行，中央 8~10 行具棱，纵沟以下的腹鳞 10 行，尾腹面鳞片具鳞，受惊扰时，尾易自截为数段，自断处再生一部分。

生境分布： 营地下洞穴生活，栖居于 300~800m 的山林、草丛、菜园、茶园的土中或大石下。分布于我国四川、贵州、云南、广西、江苏、浙江、福建与台湾等地。

药用部位： 全体

采收加工： 春、秋季捕捉，捕后放入瓶中用酒浸死，以头为中心盘成圆形用竹签固定，烘干，放干燥处。

性味功效： 辛、咸，平。有小毒。接骨生肌，祛风湿，消肿毒，散血。

主治： 跌打骨折，风湿性腰腿痛，小儿消瘦，咽喉炎，口腔炎。

用法用量： 内服：水煎服或泡酒内服。

附方

1. **跌打骨折，风湿腰腿痛：** 本品 5 钱，配方水煎服或泡酒内服。
2. **小儿消瘦：** 本品 1 条，配猪肉炖食。
3. **咽喉炎，口腔炎：** 本品 1 条烧成灰入药，每次 0.5g，早、晚各服 1 次。

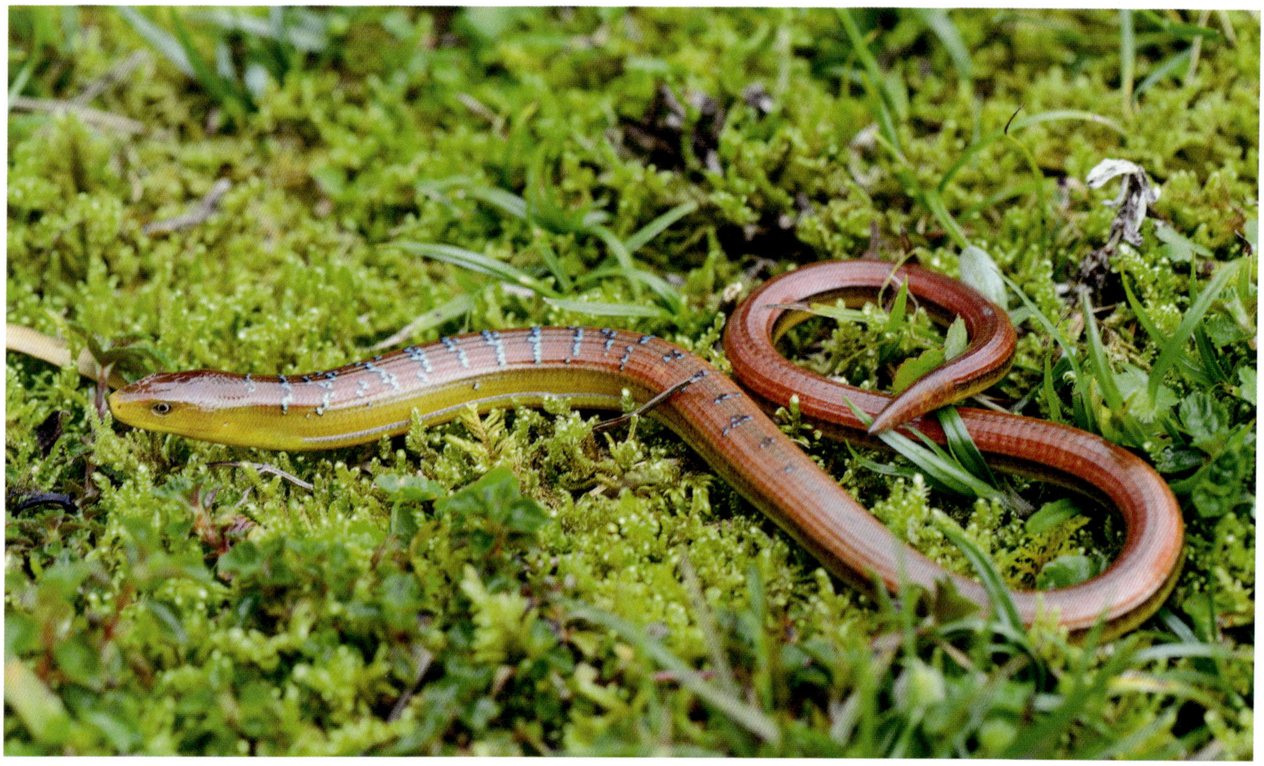

672 脆蛇[2]

蛇蜥科 细脆蛇蜥 *Dopasia gracilis* Gray

佤名： si uing lai dang [si ʔu̠iŋ la̠i ta̠ŋ]（士翁赖铛）

别名： 金蛇、银蛇、脆蛇蜥

形态特征： 体细长，外形似蛇。体形与脆蛇相似，但本种较瘦细。无四肢。尾长约等于或略超过头体长的 2 倍。鼻鳞与单枚前额鳞之间有 3 枚小鳞片；耳孔略呈圆形，与鼻孔等大或略大于鼻孔。体两侧从颈后到肛前各有 1 条纵沟，纵沟间的背鳞 14~16 行；中央 10~14 行鳞片较大起棱，前后棱相连成纵脊。尾部背腹面鳞片均起棱。体背暗褐色，两侧具黑纹，雄性体前段有蓝色横斑；雌性背面具黑色斑点，体侧纵沟上、下各有 1 条黑褐色纵线。最大雄蜥体全长（168+410）mm，最大雌蜥体为（151+368）mm。

生境分布： 喜隐伏于石块及树根下，也栖息枯枝残叶下或山区路旁浅洼中。分布于我国西藏、云南、贵州、广西。

药用部位： 全体

采收加工： 春、秋季捕捉，捕后放入瓶中用白酒浸死，以头为中心盘成圆形用竹签固定，烘干备用。

性味功效： 辛、咸，平。有小毒。接骨生肌，祛风除湿，消肿毒，活血化瘀。

主治： 跌打损伤，风湿性腰腿痛，手脚麻木。

用法用量： 内服。外用：泡酒外搽。

附方

跌打骨折，风湿腰腿痛： 本品 5 钱，配方水煎服或泡酒内服。

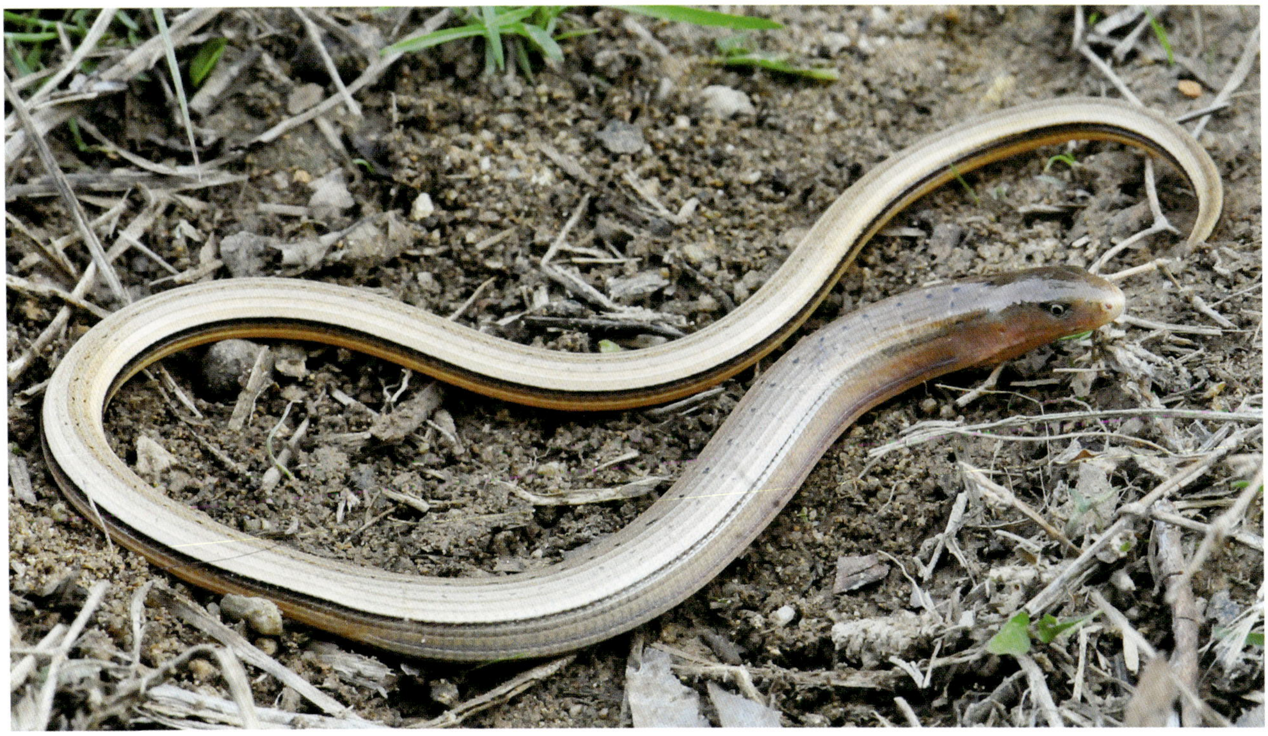

673 黄牛

牛科 黄牛 *Bos taurus domesticus* Gmelin

佤名： mōi [mɔi]（莫）

别名： 菜牛、牛

形态特征： 体长 1.5~2m，体重一般在 280kg 左右。体格强壮结实，头大额广，鼻阔口大，上唇上部有两个大鼻孔，基间皮肤硬而光滑，无毛，称为“鼻镜”。眼、耳都较大。头上有角 1 对，左右分开，角之长短、大小随品种而异弯曲无分枝，中空，内有骨质角髓。四肢匀称，4 趾，均有蹄甲，其后方 2 趾不着地，称“悬蹄”。尾较长，尾端具丛毛，毛色大部分为黄色，无杂毛掺混。

生境分布： 我国各地人工饲养。

药用部位： 胆结石、胆、脾、肾、角、胆汁、肉、粪便

采收加工： 全年可采，杀牛时发现牛的胆囊有结石时，取出牛胆，去尽胆结石上的附着物，将其结石用棉花包好放于吸水力强的物体上，放阴凉通风处。牛角：杀牛时将牛角砍下，去掉骨心，晒干或凉干。

性味功效： 胆汁：苦，寒，清热解毒，助消化；牛黄：苦、甘，凉，清热解毒，镇惊开窍；牛肉：甘，温，无毒；牛角：清热解毒，凉血。

主治： 牛黄：高热神昏，癫狂，小儿惊风抽搐，咽喉肿痛及疮痈肿毒；牛角：高热昏眩，吐衄，血崩，疮毒等症。

用法用量： 内服：胆汁 0.3~1g；牛黄 0.05~0.3g，入丸散。外用：适量。

附方

1. **黄疸型肝炎：** 本品牛肉 400g 切小块状，水冬瓜鲜树皮 100g，刮掉外层洗净切片，一同炖煮至烂熟，食肉喝汤，每日 1 剂，分 3 次服用，10~15 剂可获效。
2. **单丛喉蛾：** 本品牛黄汁口含慢咽下，再擦喉部及脚手心。
3. **高血压：** 本品苦胆汁 4 两、绿豆粉 2 两，将两药拌匀，阴干或焙干，每次服 2 钱，每日 2 次。

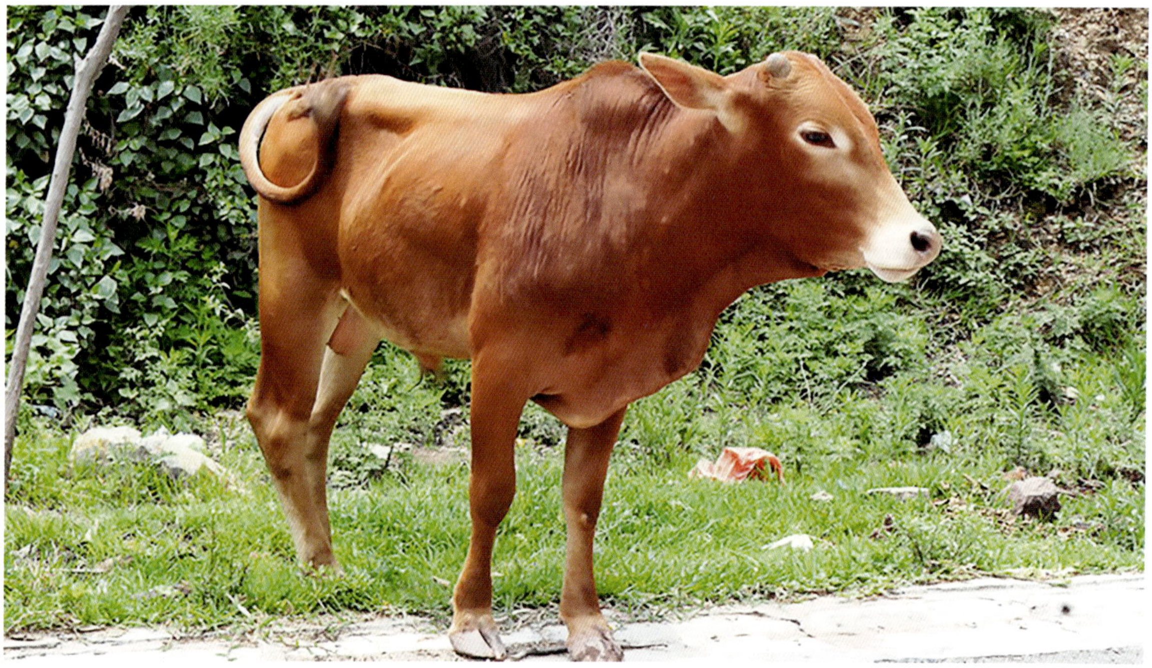

674 黄鼠狼[1]

鼬科 黄腹鼬 *Mustela kathiah* Hodgson

佤名： dao [ta̠u]（倒）

别名： 黄皮子

形态特征： 体形比黄鼬小。尾长而细，长度大于体长之半。周身被毛短。尾毛略长，但不蓬松，尾长而细，前、后足趾、掌垫都很发达，上体背部为咖啡褐色，腹部从喉部经颈下至鼠蹊部及四肢肘部为沙黄色。

生境分布： 多栖于山地森林、草丛、低山丘陵、农田及村庄附近。我国分布于广东、海南、广西、福建、浙江、四川、贵州、云南、安徽、湖北、台湾等地。

药用部位： 肉、骨骼

采收加工： 全年可捕捉，捕后处死，取鲜肉焙焦研粉储备。骨骼：焙干研粉备用。

性味功效： 甘，温。解毒，涩尿，升高血小板。

主治： 血小板减少性紫癜，遗尿，淋巴结结核。

用法用量： 鲜肉：煮食；骨骼：焙干研粉，用酒冲服。

附方

1. **血小板减少性紫癜，遗尿：** 本品干粉 15~20g，开水送服。
2. **淋巴结结核：** 本品鲜肉煮食或骨骼焙干研粉，用酒冲服。

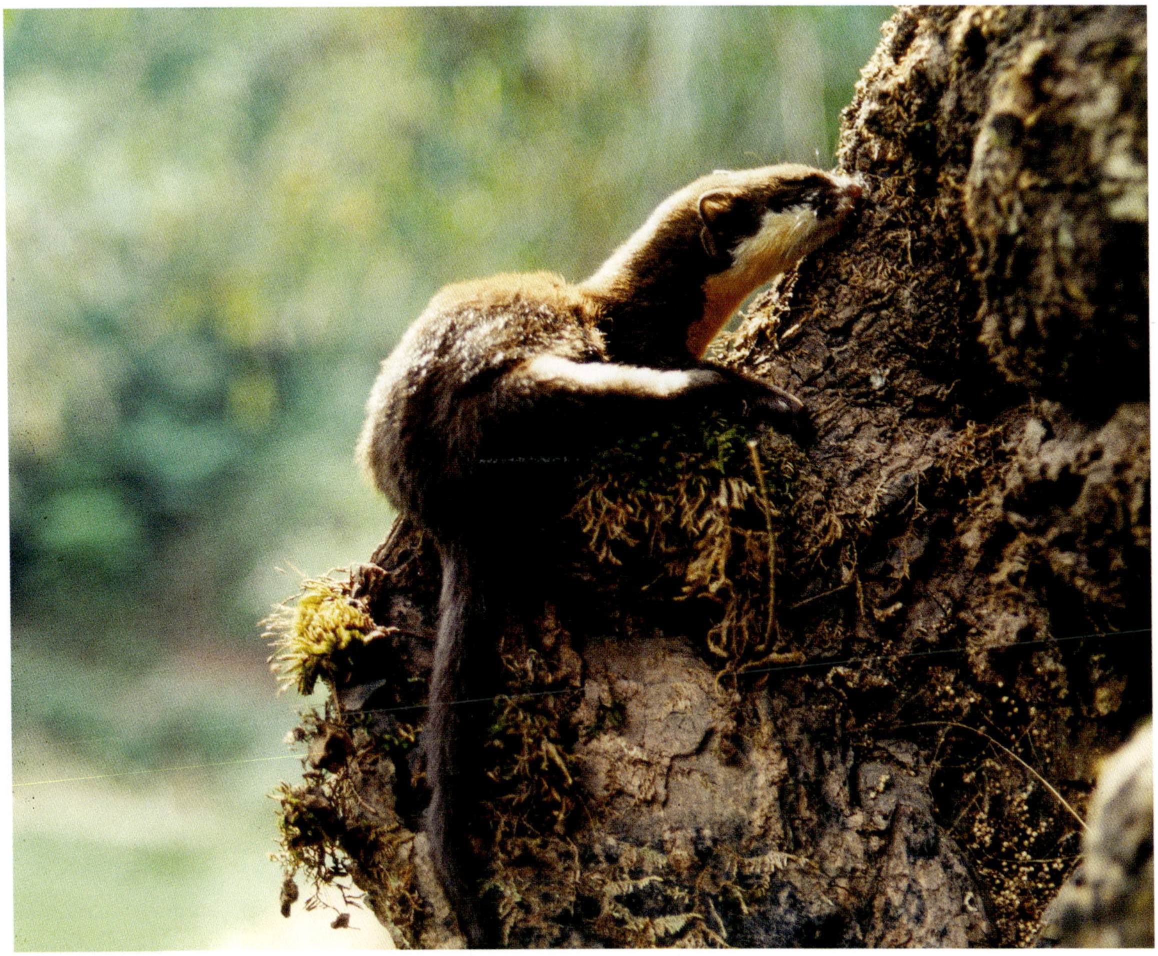

675 黄鼠狼[2]

鼬科 黄鼬 *Mustela sibirica* Pallas

佤名： ga [ka̱]（嘎）

别名： 黄皮子

形态特征： 体长 250~390mm，尾长 135~180mm，雌体比雄体小 1/3~1/2。身体细长，四肢短，尾毛蓬松。全身棕黄色或橙黄色，腹面毛色较淡，尤以腋下及鼠蹊部为甚，几乎呈淡黄灰色。鼻端周围、口角和额部为白色而掺杂棕黄色毛。眼周和两眼间为褐棕色。冬毛颜色较浅而带光泽，夏毛颜色较为深暗。尾和四肢与背色同，冬毛的掌面被以灰褐色毛。

生境分布： 栖息于山地和平原，见于林缘、河谷、灌丛和草丘中，也常出没在村庄附近。居于石洞、树洞或倒木下。我国大部分地区有分布。

药用部位： 鲜肉、骨骼

采收加工： 全年可捕捉，捕后处死，取鲜肉焙焦研粉储备。骨骼：焙干研粉备用。

性味功效： 甘，温。解毒涩尿，升高血小板。

主治： 血小板减少性紫癜，遗尿，淋巴结结核。

用法用量： 鲜肉：煮食。骨骼：焙干研粉用酒冲服。

附方

1. **血小板减少性紫癜，遗尿：** 本品干粉 15~20g，开水送服。
2. **淋巴结结核：** 本品鲜肉煮食或骨骼焙干研粉，用酒冲服。

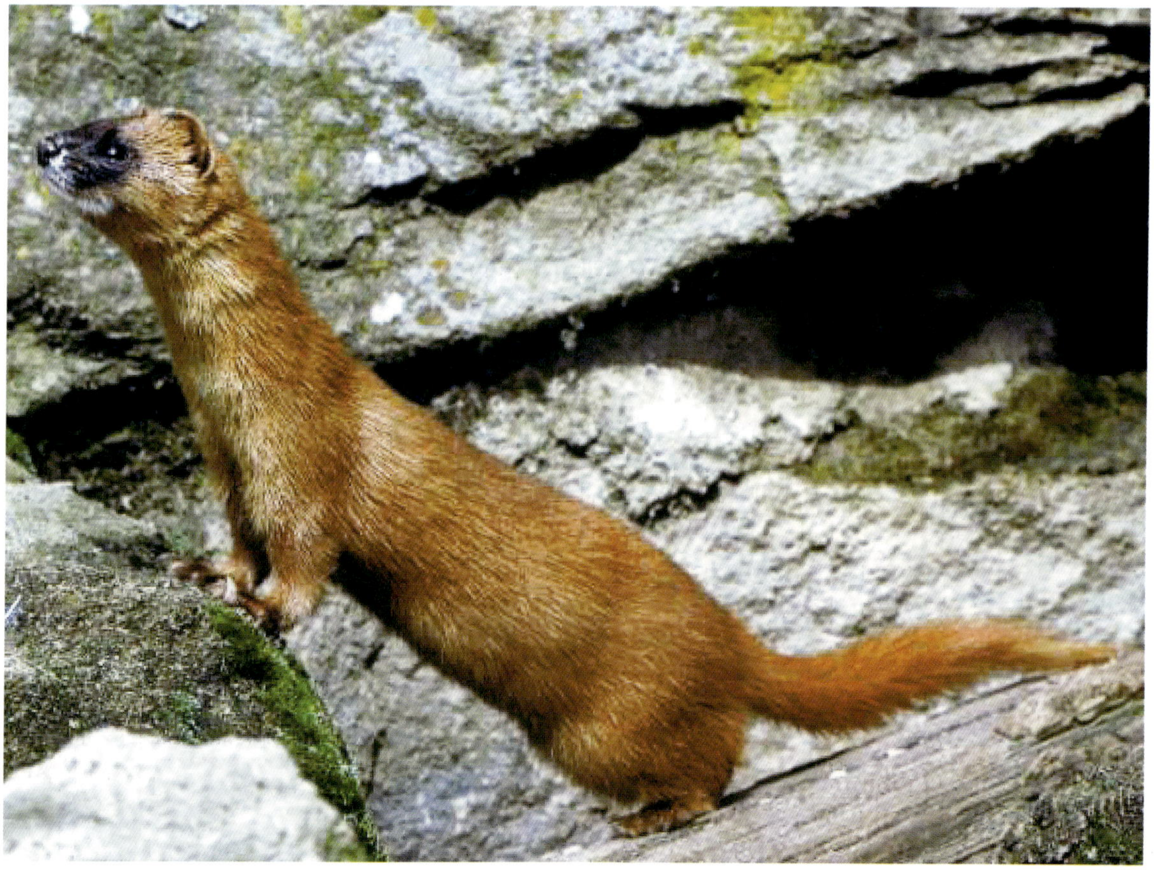

676 黄鳝

合鳃鱼科 黄鳝 *Monopterus albus* Zuiew

佤名： bu yian [bu̠ zi̠an]（不岩）

别名： 鳝鱼

形态特征： 体长 240~400mm。体长为头长 10 倍，为体高 26 倍。头长为头宽 1.8 倍，为眼径 13 倍，为吻长 5 倍，为眼间隔 6.9 倍。体长圆柱形而裸出无鳞。尾部侧扁，向后逐渐变细，较体部为短。头部较大。头高比体高为大，为圆锥形。鳃孔狭窄，在头下部联合为一，鳃孔成半圆形。牙小，为圆锥形。下颌较短。唇厚。眼极小，在上颌中部上面。无小须。无胸鳍及腹鳍。背、臀鳍仅为很低的皮褶，尾鳍尖细，不显明。体黄色，背侧有黑色小斑点。

生境分布： 常生活在稻田、小河、小溪、池塘、河渠、湖泊等淤泥质水底层。我国各地均有分布。

药用部位： 血、全体、肉或骨

采收加工： 全年皆可捕捉，取血鲜用。

性味功效： 辛、甘，热。有小毒。祛风，通络，明目，补血。

主治： 体弱，贫血。

用法用量： 本品鲜品适量，炒食或炖食。

附方

1. **中风口眼歪斜：** 取本品鲜血适量配甜荞面拌匀，涂于面部，早晚各涂 1 次。
2. **体弱，贫血：** 本品鲜品适量，长期炖食。
3. **戒酒：** 生黄鳝 1 条，放入 250g 白酒浸泡 3 小时直接分数次饮下，过后闻到酒味即会恶心、呕吐，产生厌酒心理。

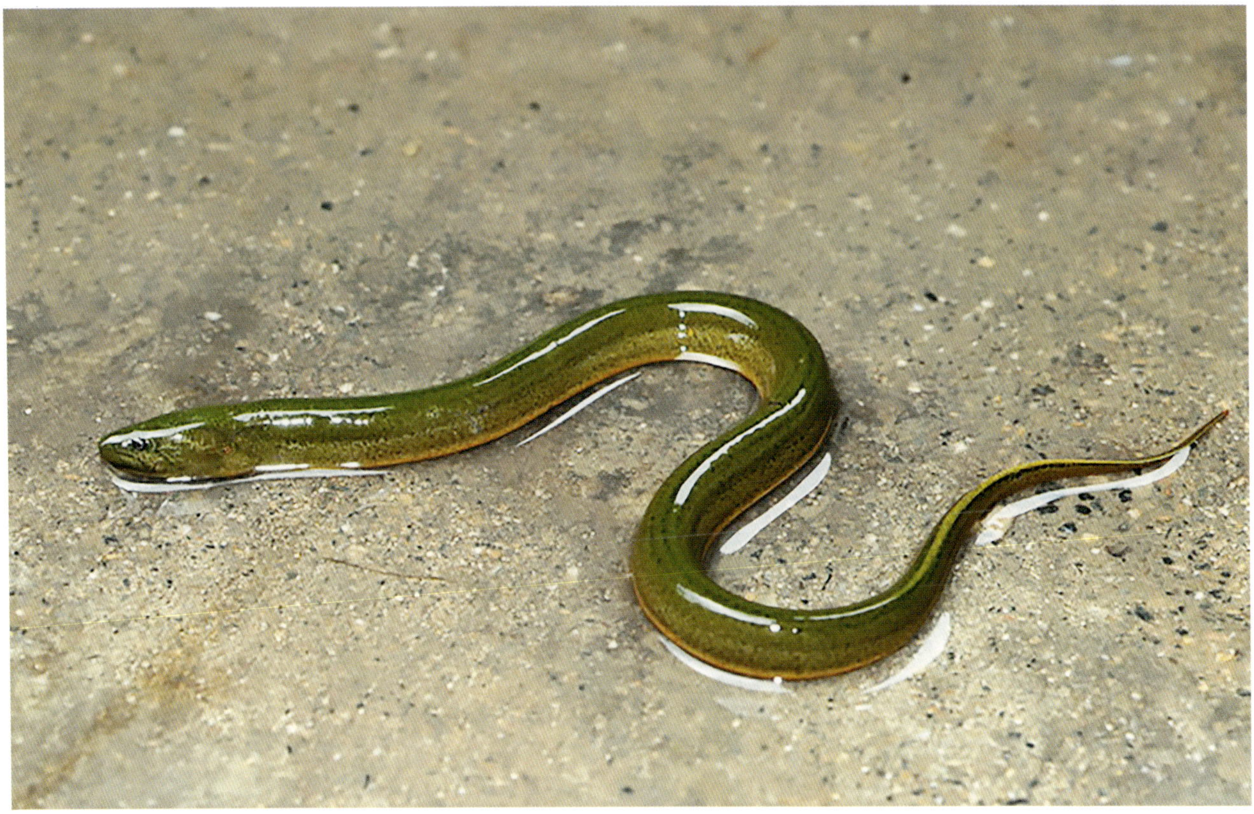

677 蚱蜢[1]

蝗科 稻叶大剑角蝗 *Acrida lata* Motsch

佤名： si ndōu [si do]（司逗）

别名： 谷茬蚂蚱、蚂蚱、蝗虫

形态特征： 体细长圆形，雄虫长约 5.4cm，雌虫长约 9cm，全体绿色，有时呈灰褐色。头圆锥形，颜面尖形，显著倾斜，咀嚼式口器，触角剑形。雌虫前翅的中央具有 1 列纵行的白色。若虫与成虫近似。卵成块状。

生境分布： 在各类杂草中混生，分布于我国河北、山东、江苏、安徽、浙江、江西、四川、广东、云南等省。

药用部位： 成虫全体

采收加工： 夏、秋季捕捉，捕后用开水烫死，晒干。

性味功效： 辛、甘，温。止咳平喘，定惊止搐，清热解毒。

主治： 支气管哮喘，小儿百日咳，细菌性痢疾。

用法用量： 内服：研粉，开水送服或水煎服。

附方

支气管哮喘，小儿百日咳： 本品 30 个，配方研粉，开水送服或水煎服。

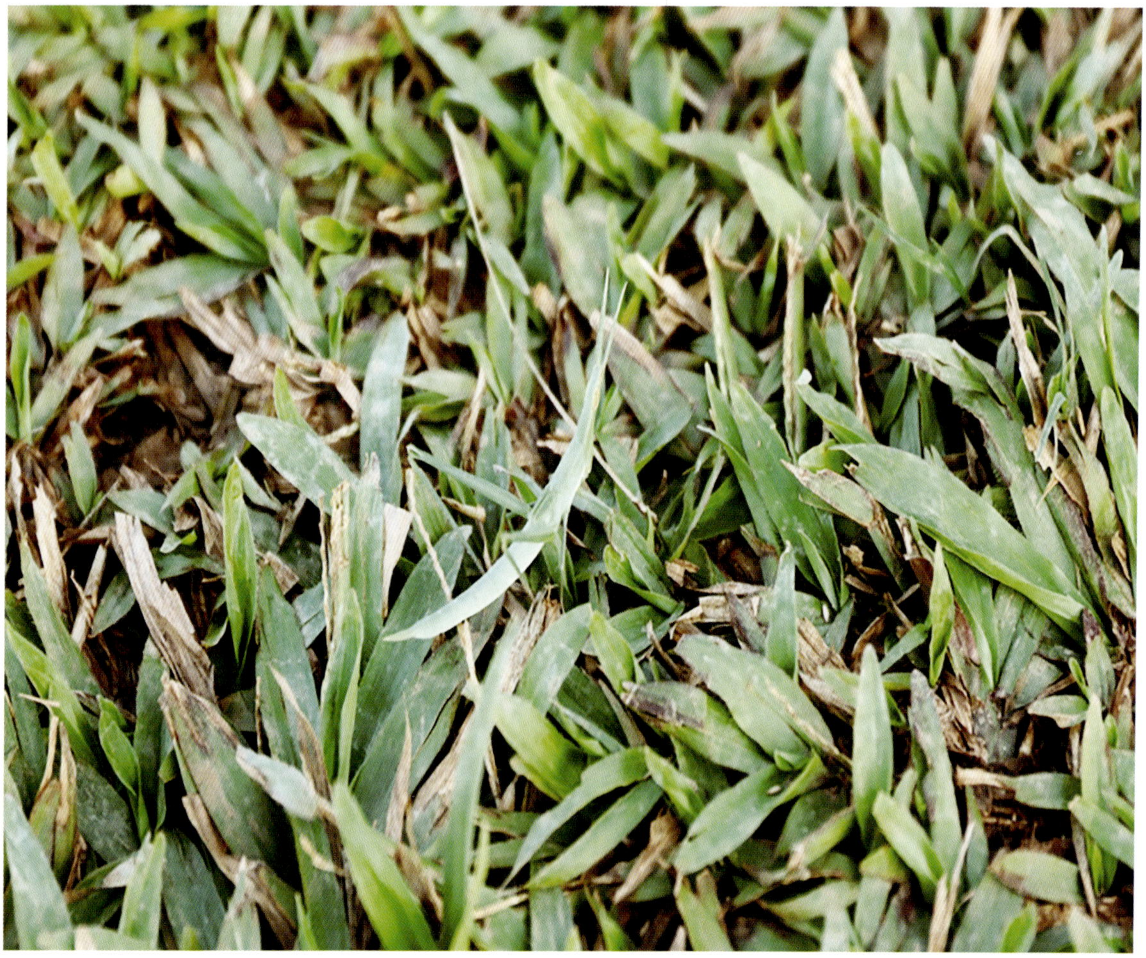

678 蚱蜢[2]

蝗科 中华稻蝗 *Oxya chinensis*(Thunberg)

佤名： si ndōu [si do]（司逗）

别名： 谷茬蚂蚱、蝗虫

形态特征： 体长圆形，长 3~4cm，黄绿色或绿色，有时黄褐色，有光泽，头顶有圆形凹窝，颜面中部沟深。复眼灰色，椭圆形，触角丝状，褐色。前胸发达，中部有横缝 3 条。前翅前缘部分呈绿色，余部褐色，腹黄褐色，雄体腹末端屈曲上。

生境分布： 喜生活于低洼潮湿或近水边地带。我国大部分地区有分布。

药用部位： 成虫全体

采收加工： 夏、秋季捕捉，捕后用开水烫死，晒干。

性味功效： 辛、甘，温。止咳平喘，定惊止搐，清热解毒。

主治： 营养不良，补钙，支气管哮喘，小儿百日咳，细菌性痢疾。

用法用量： 内服：研粉，开水送服或水煎服。

附方

1. **支气管哮喘，小儿百日咳：** 本品 30 只，配方研粉，开水送服或水煎服。
2. **营养不良，补钙：** 本品 20~30 只，炒黄研粉内服。

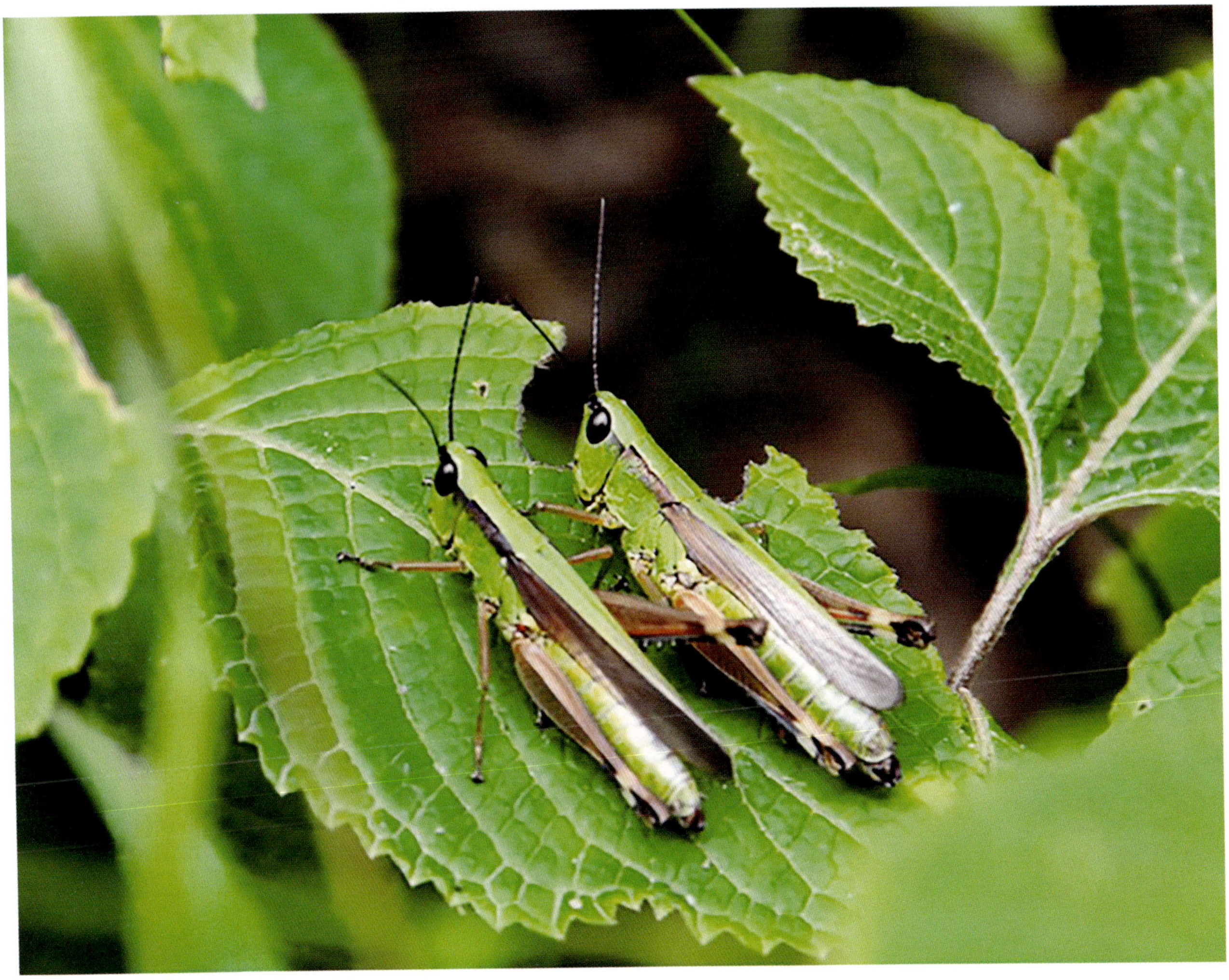

679 银星竹鼠

竹鼠科 银星竹鼠 *Rhizomys pruinosus* Blyth

佤名： nbeei [bu̯i]（奔）

别名： 竹鼠、独鼠

形态特征： 体形中等大小，成体体长小于 380mm。适于地下生活。体形粗壮，呈圆筒形，头部圆钝，眼小，吻大，耳朵极短，隐于毛丛中；尾较长，接近体长的一半；四肢短，趾端有利爪。体毛较粗糙，背侧和两侧的毛呈灰棕色，有许多较长的白色毛尖的针毛散生，伸出毛层并带闪光，腹部毛色较浅，尾无毛。乳头排列匀称，一般为 5 对 10 个。

生境分布： 栖息在海拔 1000m 以下的成片竹林或竹类与其他植物共同组成的混交林、山谷芒草丛中。我国分布于福建、江西、湖南、贵州、四川、广东、广西、云南等地。

药用部位： 脂肪

采收加工： 以秋末冬初捕捉为最佳，捕后处死，剥取脂肪，炼油装入瓶中。

性味功效： 甘，平。无毒。生肌止痛，解毒。

主治： 烫烧伤，疮疖肿毒，木刺刺入肌肉组织。

用法用量： 外用：取竹鼠油适量，涂抹患处。

附方

烫伤，拔毒拔脓，无名肿毒： 本品竹鼠油兑蛇油、老腊肉油，外搽患处。

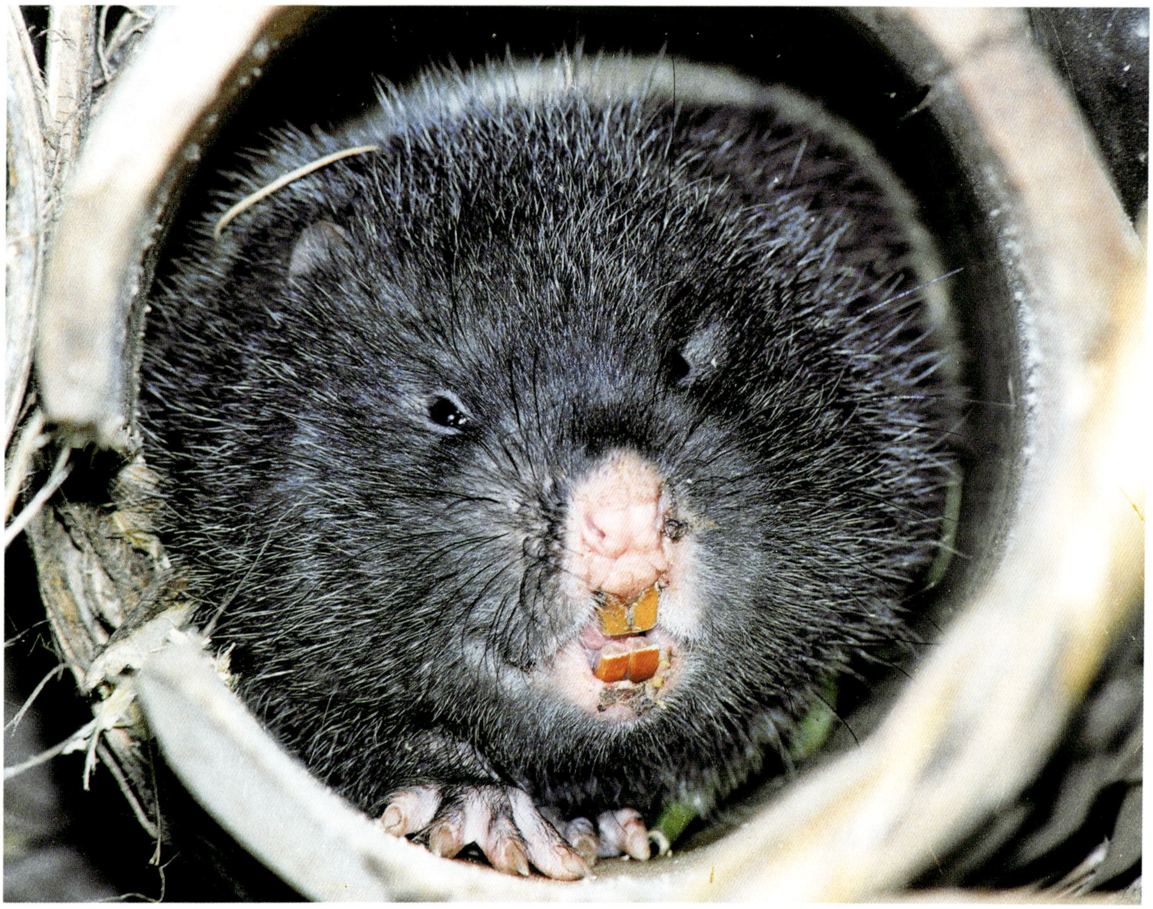

680 鸽子

鸠鸽科 家鸽 *Columba livia domestica* Linnaeus

佤名： gu gie [ku̠ kɛ]（咕丐）

别名： 鸽

形态特征： 由原鸽驯养而来。体长为 300~330mm。体重为 194~347g，颈基的两侧以至喉和上胸闪耀着金属紫绿色；上背其余部分及两翅覆羽和三级飞羽为鸽灰色，下背纯白色，腰暗灰沾褐色，下体自胸以下为鲜灰色，尾石板灰色而末端为宽的黑色横斑，尾上覆羽灰沾褐色，尾下覆羽鲜灰色较深。雌鸟体色似雄鸟，但暗一些。

生境分布： 生活在农田及沙漠的绿洲之中，全国各地有养殖。

药用部位： 肉

采收加工： 鲜用，随用随捕，除去毛及内脏，洗净备用。

性味功效： 咸，平。补肾，益气。

主治： 肾虚气短，中气不足，产妇补血，补气。

用法用量： 炖食。

附方

1. **产妇补血、补气：** 成鸽全只，熬汤或煮粥食用。
2. **肾虚气短，中气不足：** 幼鸽或成鸽 1 只，加配方炖煮，食肉喝汤。

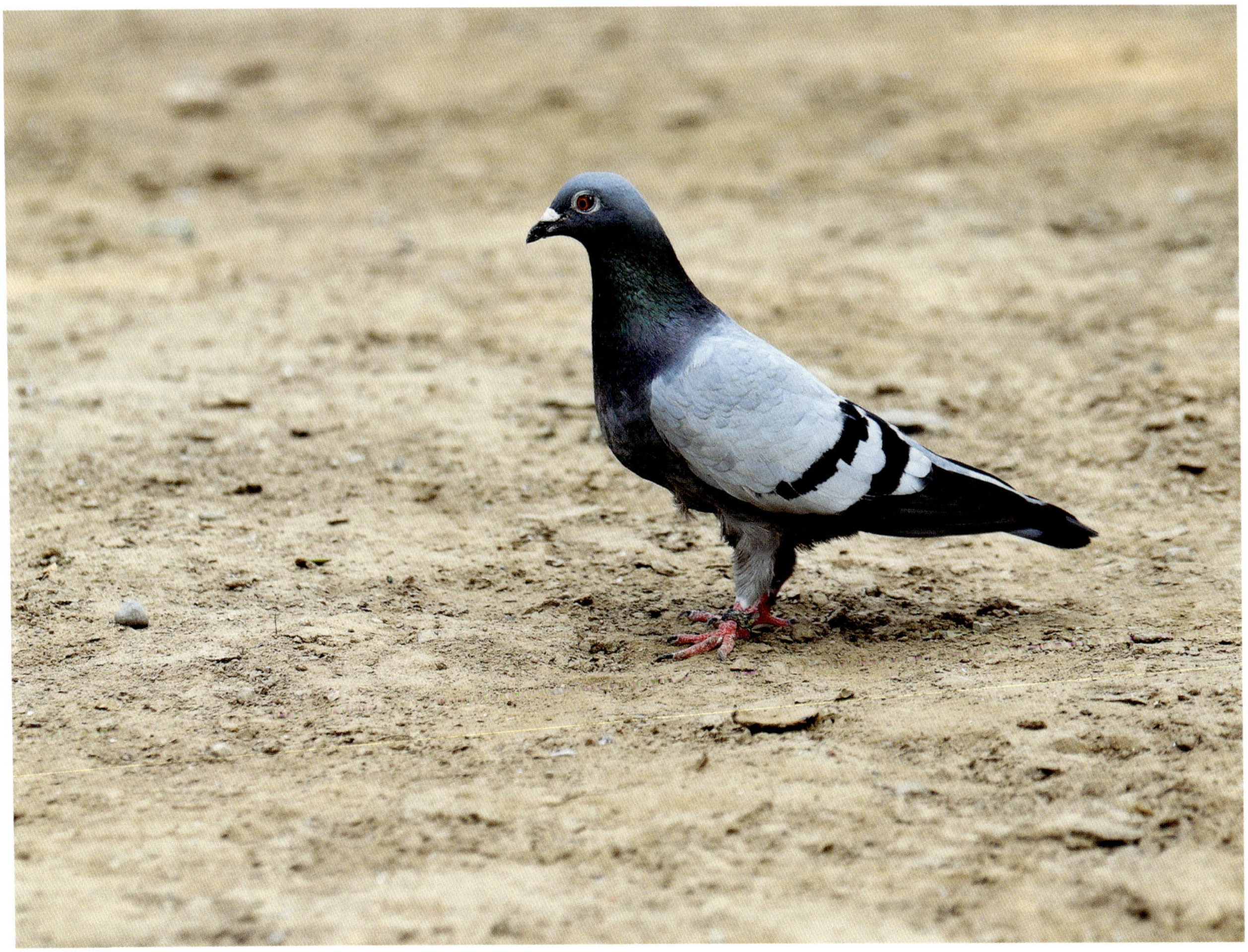

681 猪

猪科 家猪 *Sus scrofa domestica* Brisson

佤名： līg [lik]（哩）

形态特征： 品种繁多，达150多种，形态有差异，但基本特征是：躯体肥胖，头大。鼻与口吻皆长略向上屈。眼小。耳壳有的大而下垂，有的较小而前挺。四肢短小，4趾，前2趾有蹄，后2趾有悬蹄。颈粗，项背疏生鬃毛。尾短小，末端有毛丛。毛色有纯黑色、纯白色深色或黑白色混杂等。

生境分布： 全国各地人工饲养。

药用部位： 胆、心、肾、肝、油

采收加工： 全年均可采集，杀猪时将胆取下挂于通风处凉干。心、肾、肝鲜用。

性味功效： 猪髓：甘，寒。猪骨：涩，平。猪血：咸，平。猪脑：甘，寒。猪胆：苦，寒。猪肾：咸，平。猪肺：甘，平。猪肝：甘、苦，温。猪心：甘、咸。心、肾、肝具有补气补血功效。胆有清热解毒，止咳通便的功效。

主治： 胆治肝炎，哮喘咳嗽。心、肾配方治心脏病，肾虚。肝治贫血症。

用法用量： 内服：炖食。

附方

1. **黄疸型肝炎：** 本品猪肝50g、猪胆25g、菠萝蜜100g、食盐少许。均鲜品，洗净，切片，混合剁成肉泥蒸食，每日食1次。
2. **失眠：** 本品猪脑1个、大蒜50g、食盐少许，混合隔水炖服，每日服1次。
3. **心急，心慌，心跳：** 将本品猪砂研细，鸡肉剁成泥状，混匀蒸食，每日蒸食1次，每疗程3次。

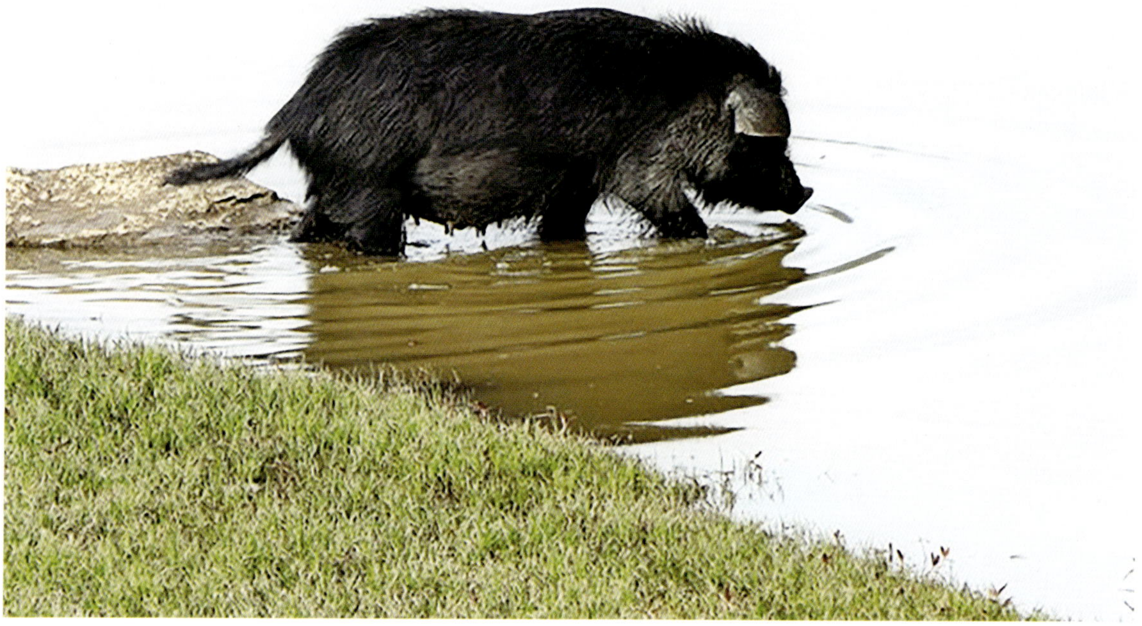

682 猫

猫科 家猫 *Felis catus domestica* Brisson

佤名： miao [mi̠au]（喵）

别名： 家猫

形态特征： 体长约为50cm，重2~3kg。头圆吻短，上唇中央2裂，口周列生20~30根刚毛。眼较圆，耳竖立，多呈三角形。瞳孔于阳光下缩成线状，黑暗中扩大成圆形。趾端具锐利而弯曲的爪，爪能伸缩。尾较长，但短于体长。全身被软毛，色泽不一，有白色、黑色、黄色、灰色或双色、三色相杂。我国各地饲养的家猫，绝大多数个体全身被有横纹。

生境分布： 我国各地有饲养。

药用部位： 肉、胎盘（猫胞）

采收加工： 肉：捕杀去皮及内脏鲜用；胎盘：猫产仔时取其胎盘，烘干储备。

性味功效： 味微甘，性温。平喘消炎。

主治： 哮喘，气管炎，癫痫。

用法用量： 猫肉：500~800g 配方炖熟喝汤食肉；猫胎：5~10g 泡酒内服。

附方

1. **补气，养血：** 本品猫胞炭火烘熟，晒干，研粉服用，或鲜品水煎内服。
2. **哮喘，气管炎：** 本品 500~800g，炖食喝汤。
3. **癫痫：** 猫胞 5~10g 泡白酒内服。

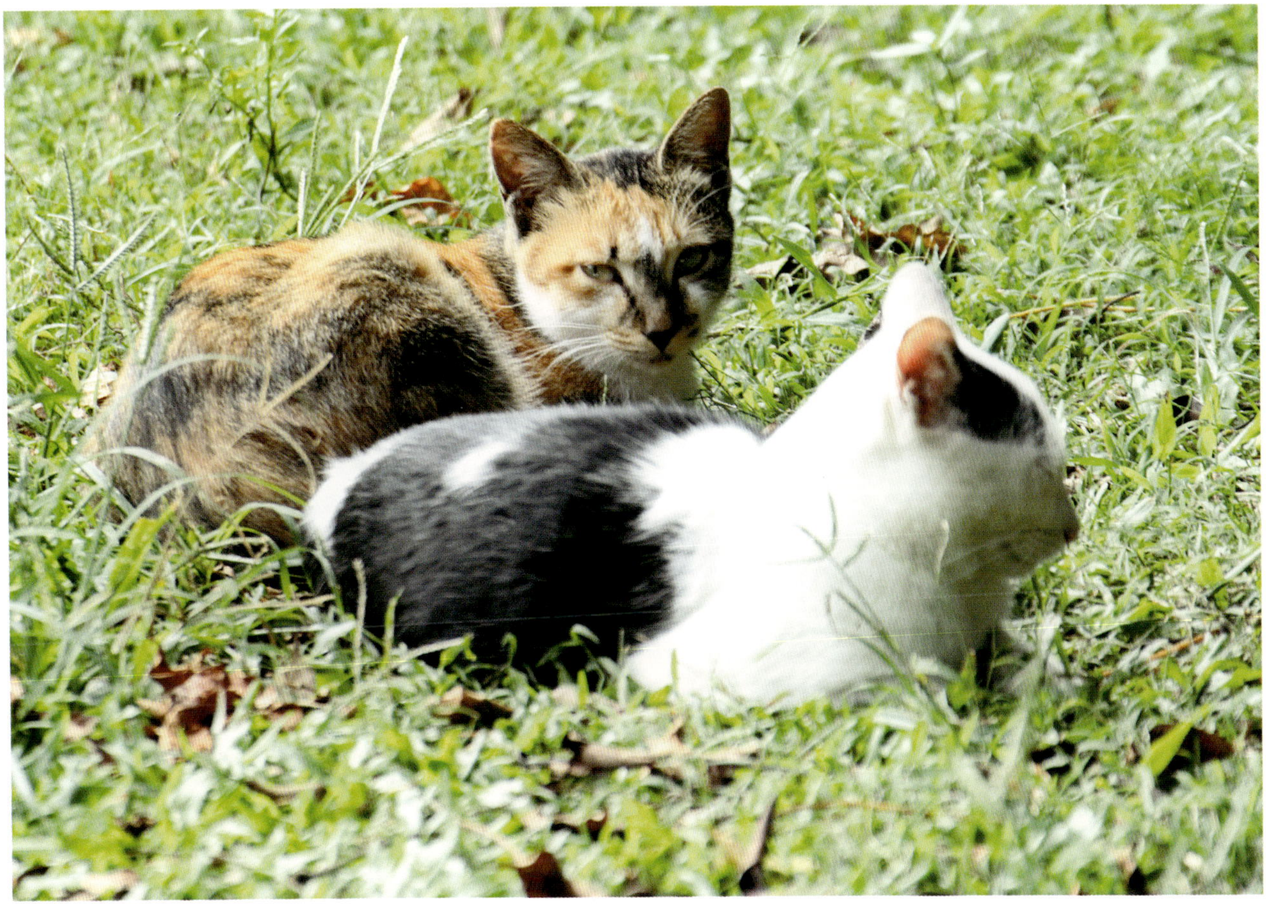

683 斑蝥[1]

芫青科 大斑芫菁 *Mylabris phalerata* Pallas

佤名： gōng qax [koŋ tɕʰaʔ]（蚣茶）

别名： 花腰虫、放屁虫、南方大班蝥

形态特征： 体长 18.6~31mm，宽 6.9~11mm。体、足黑色，头黑褐色，略呈方形，后角圆，表面密布刻点，中央具 2 个红色小圆斑。触角末端第 5~7 节膨大呈棒状，末节基部明显窄于第 10 节。前胸密布刻点，后端中央有 2 个浅凹洼，一前一后排列。鞘翅土红色，翅基弧形黑斑内黄色斑形状较不规则，略呈方圆形，较大，翅中部具 1 个黑横斑，翅端全黑，翅基外侧有 1 个小黄斑。

生境分布： 生活于丘陵、山地、荒漠等地。我国分布于陕西、重庆、河南、江苏、湖北、浙江、江西、福建、四川、贵州、广西、广东、云南、西藏、台湾等地。

药用部位： 全虫

采收加工： 夏季和秋季捕捉，鲜用全虫。

性味功效： 辛，热。有大毒。消肿，散疖。

主治： 传染性皮疣。

用法用量： 3~5 只，捣烂取汁外用。

附方

猴子疙瘩： 本品 3~5 只，放入玻璃瓶里。将最先长的肉疣（母猴子疙瘩）酒精消毒后，用利刃划破出少许血为止，把虫子捏破，虫汁滴入划破的肉疣（猴子疙瘩）。过后其他所有肉疣就会自行消失。本方为佤族民间常用方，有独特疗效。

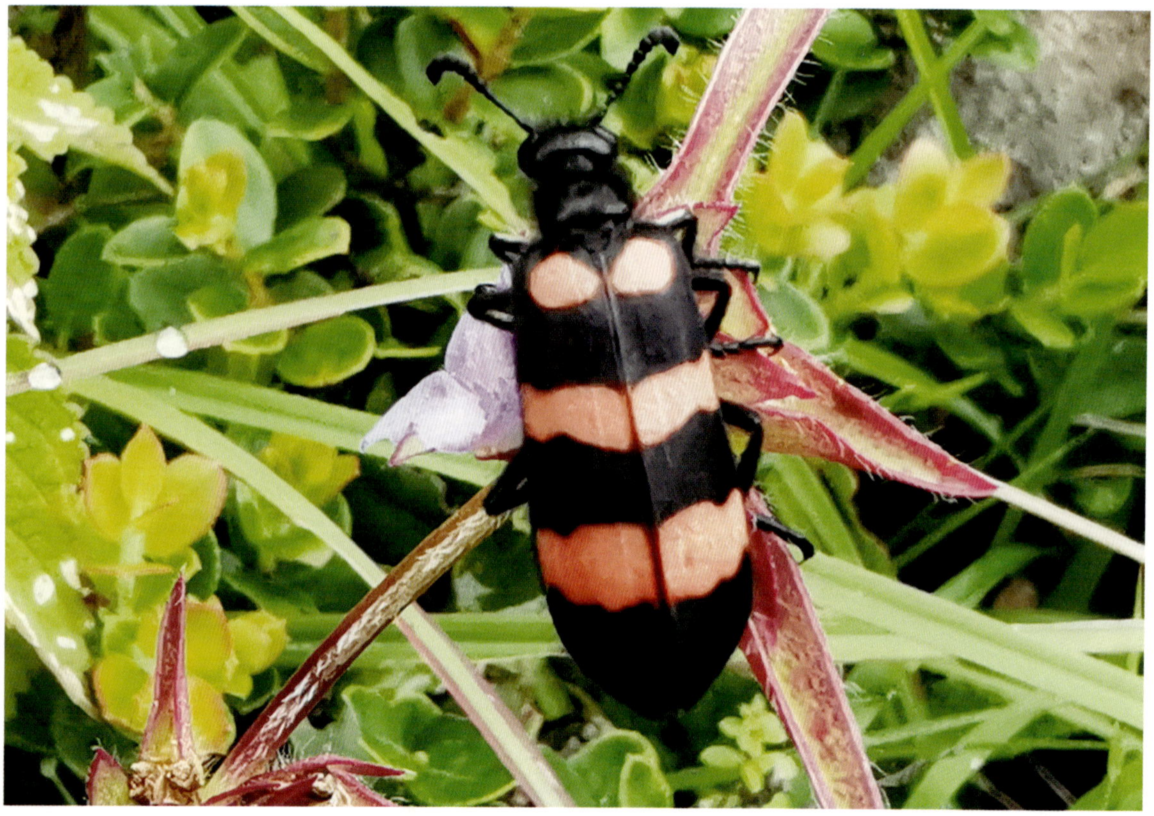

684 斑蝥[2]

芫青科 眼斑芫菁 *Mylabris cichorii* Linnaeus

佤名： gōng qax [koŋ tɕʰaʔ]（蚣茶）

别名： 花腰虫、放屁虫、黄黑小斑蝥

形态特征： 体长 10~15mm；体宽 3.5~5mm。体及足全为黑色；鞘翅橙黄色至棕黄色，具黑斑，每一鞘翅中部有一条横贯全翅的黑色横带。

生境分布： 生活于丘陵、山地、荒漠等地。我国分布于云南、河北、安徽、江苏、浙江、湖北、福建、台湾、广东、广西等地。

药用部位： 全虫

采收加工： 夏季和秋季捕捉，鲜用全虫。

性味功效： 辛，热。有大毒。消肿，散疖。

主治： 扭伤，跌打，牛皮癣，传染性皮疣。

用法用量： 3~5 只，捣烂取汁外用。

附方

1. **猴子疙瘩：** 本品 3~5 只，放入玻璃瓶里。将最先长的肉疣（母瘊子疙瘩）酒精消毒后，用利刃划破出少许血为止，把虫子捏破，虫汁滴入划破的肉疣（瘊子疙瘩）。过后其他所有肉疣就会自行消失。本方为佤族民间常用方，有独特疗效。
2. **跌打扭伤：** 鲜虫泡酒 15 天左右即可取出外搽。
3. **牛皮癣：** 全虫捣烂取汁外搽于痛痒部位，每日 1 次，一般 7 天为一疗程。

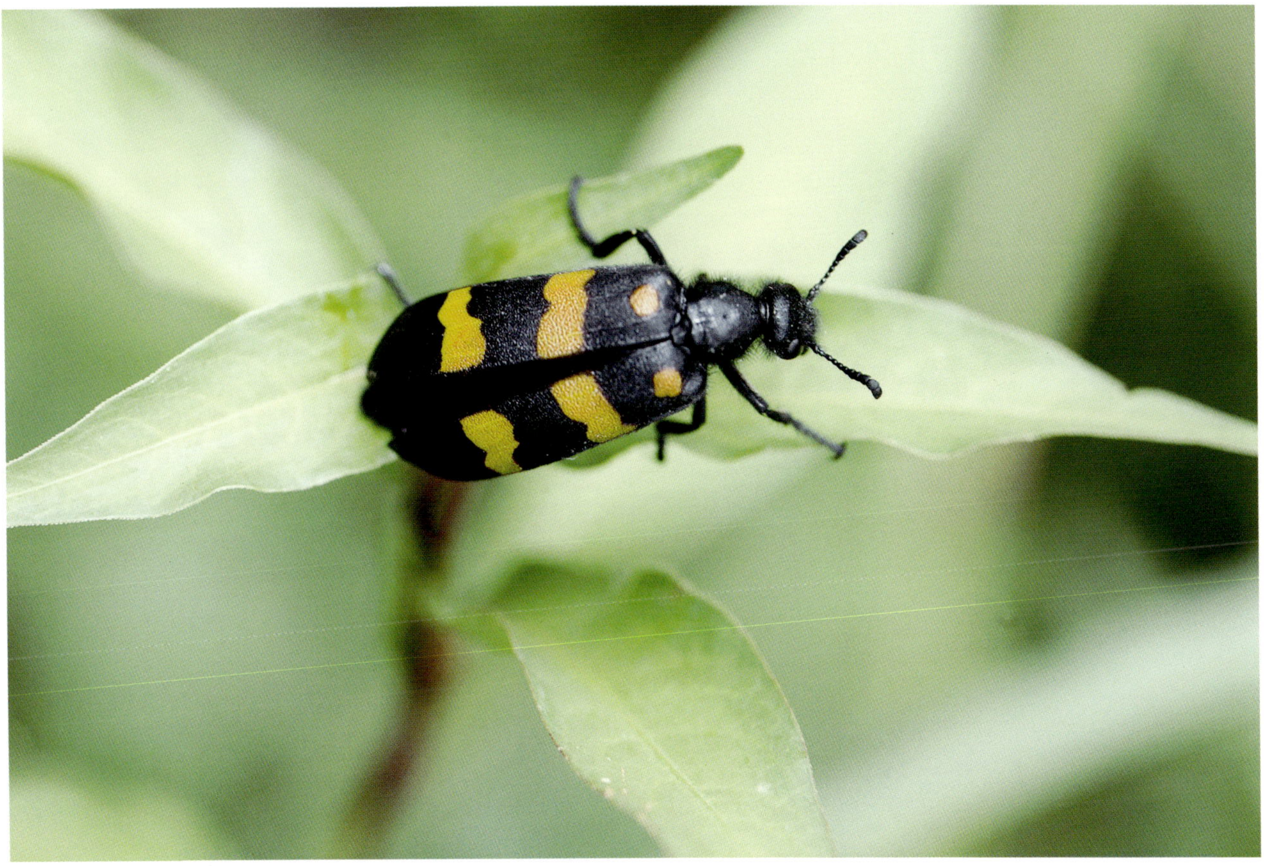

685 喜鹊

鸦科 喜鹊 *Pica pica* Linnaeus

佤名： sim ga jag [si̱m ka̱ tɕak]（醒个占）

别名： 鹊渣、竹渣

形态特征： 体长 40~50cm，雌雄羽色相似，头、颈、背至尾均为黑色，并自前往后分别呈现紫色、绿蓝色、绿色等光泽，双翅黑色而在翼肩有一大形白斑，尾远较翅长，呈楔形，嘴、腿、脚纯黑色，腹面以胸为界，前黑后白。留鸟。

生境分布： 常出没于人类活动地区，喜欢将巢筑在民宅旁的大树上。我国各地有分布。

药用部位： 全体

采收加工： 全年可捕捉，捕后去除羽毛和内脏，洗净鲜用或焙干研粉。

性味功效： 甘，寒。滋补，退虚热。

主治： 肺结核。

用法用量： 本品 1 只，配鸡肉炖食。

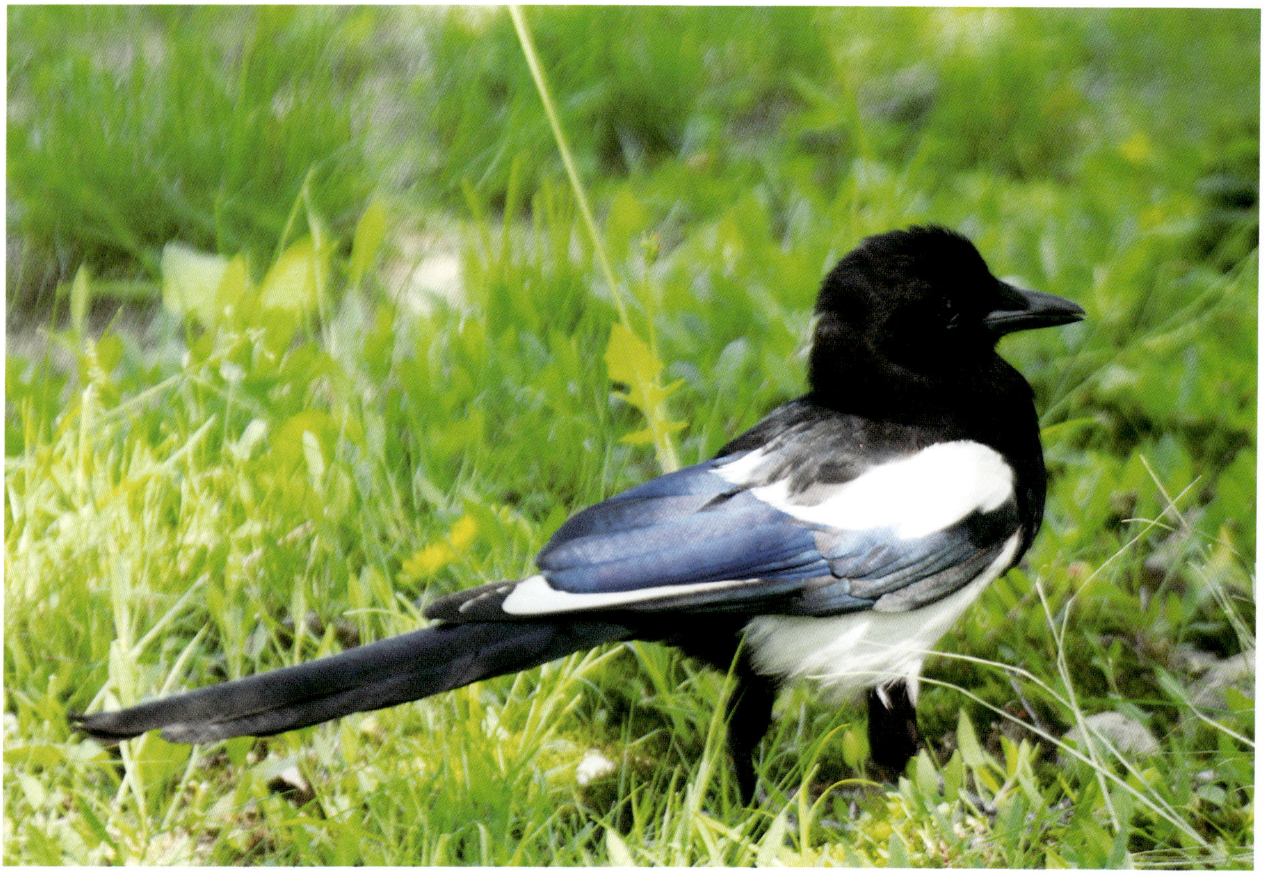

686 鹅

鸭科 家鹅 *Anser domestica* Geese

佤名： han [ha̱n]（罕）

别名： 中国家鹅

形态特征： 体长 60~80cm。嘴扁阔，前额有肉瘤，雄者膨大，黄色或黑褐色。颈长。体躯宽壮，龙骨长，胸部丰满。尾短。羽毛白色或灰色。脚大有蹼，黄色或黑褐色。体躯站立时昂然挺立。

生境分布： 我国各地有饲养。

药用部位： 毛

采收加工： 全年可捕，拔下鹅毛备用。

性味功效： 咸，凉。解毒消肿，收湿敛疮。

主治： 风湿关节疼痛

用法用量： 外包患处。

附方

风湿关节疼痛： 本品铺在纱布上，依次撒食盐、酸醋适量，洒少许外包痛处，每日换包 1 次。

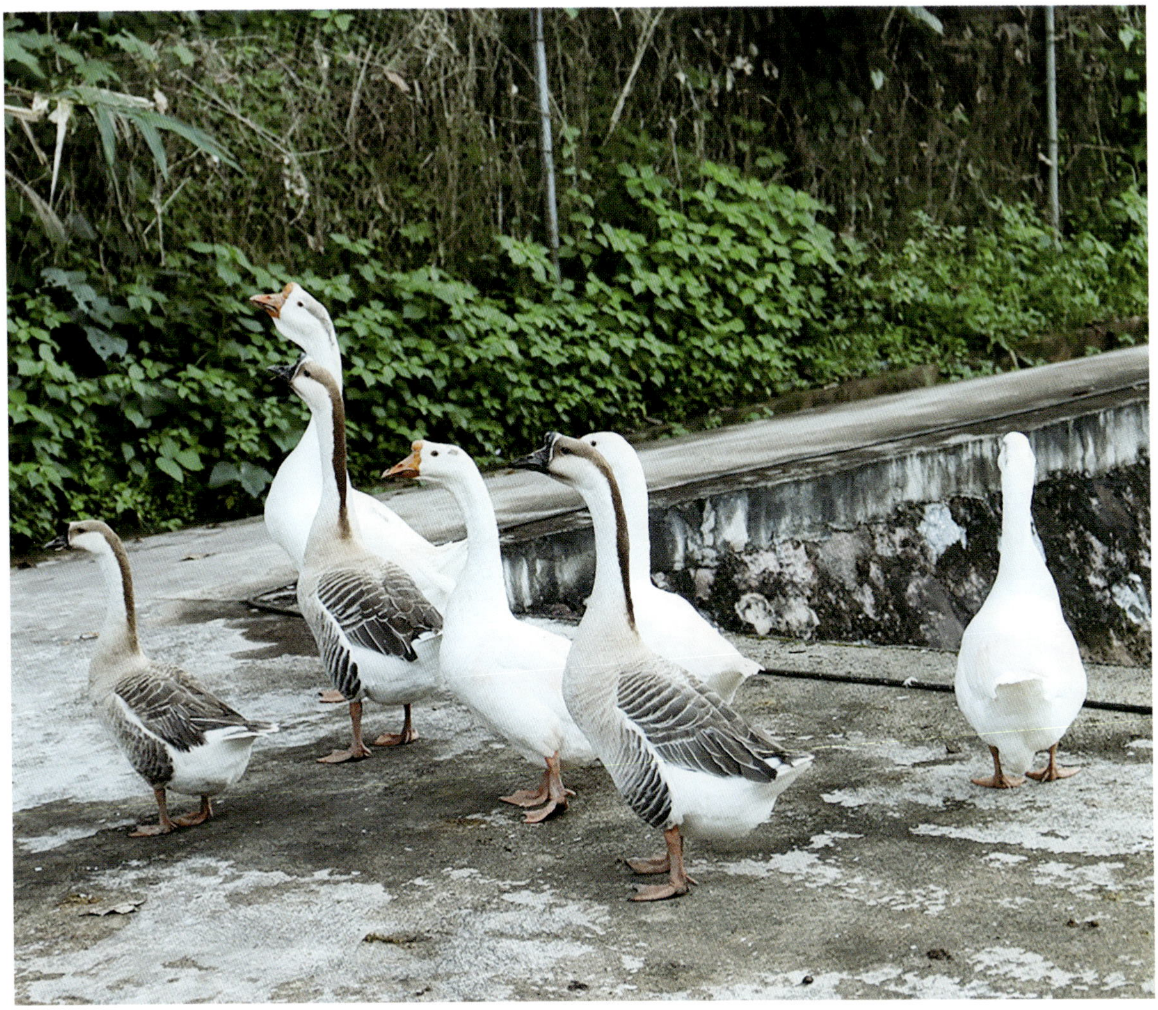

687 蜈蚣

蜈蚣科　多棘巨蜈蚣 *Scolopendra subspinipes multidens* Newport

佤名： njāong si ngāix [dʑauŋ si ŋaiʔ]（种西改）

别名： 百足虫、少棘蜈蚣

形态特征： 身长14~20cm，因为全身深红色，蜈蚣在古籍中又名“天龙”，加之体形壮硕，故名“红巨龙”，颇有中国特色。部分靠近大陆的热带岛屿上的个体可以达到20cm。

生境分布： 分布在我国南部亚热带、热带地区。

药用部位： 全体

采收加工： 春、秋季捕捉，放入布袋或竹箩中，先用开水烫死，再去头脚。烘干或晒干。

性味功效： 辛，温。有毒。破血通经，散结，消肿解毒，堕胎。

主治： 风湿关节疼痛，跌打损伤，血瘀肿痛，无名肿毒。

用法用量： 内服：水煎服。外用：配方泡酒或用菜油浸泡 15 天后外涂患处，或研粉搽患处。

附方

1. **风湿关节炎：** 本品 3 条、大楹子藤种子 100g、松脂 50g、七叶一枝花 60g、草乌 50g。以上鲜品或干品切片或捣烂放入 500mL 乙醇中浸泡 3~4 日，即可取出涂搽于患处，每日 3 次。备注：此方具大毒不可内服。
2. **淋巴结结核破溃：** 本品干品、茶叶一同炒香炒脆，研粉敷于患处。
3. **跌打损伤，血瘀肿痛，无名肿毒：** 本品加配方泡酒服用或用菜油浸泡 15 天后外涂患处。

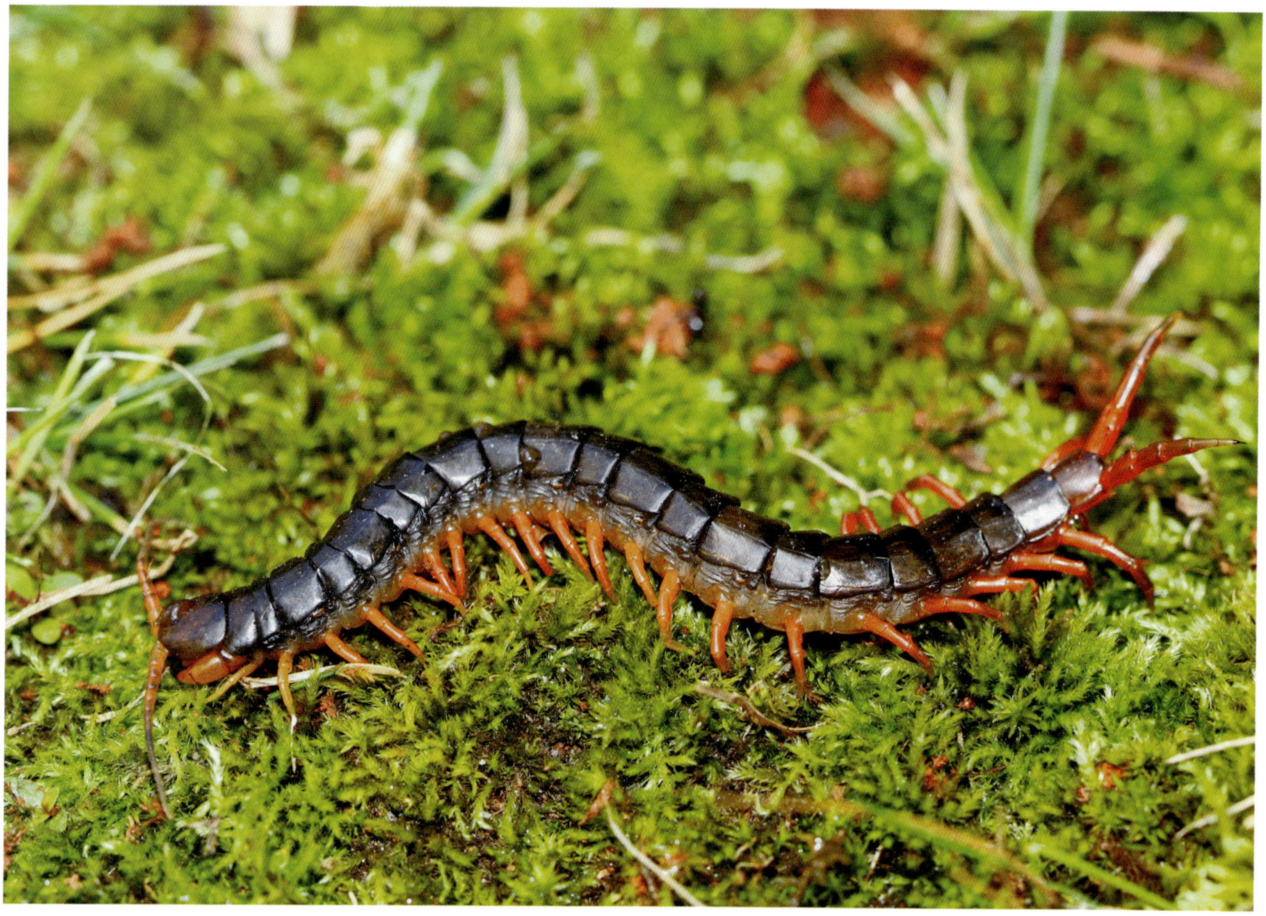

688 麂子

麂科 小麂 *Muntiacus reevesi* Oglby

佤名： bouih [po̱ih]（呗）

别名： 黄麂子、赤麂子

形态特征： 为鹿类中最小的一种。体长 70~80cm，脸部较短而宽，尾很长。可达 12cm。雄兽具角，角叉短小，角尖向内下方弯曲。眶下腺长，开口呈弯月形的裂缝。四肢细长，蹄狭尖。毛色通常为淡栗棕色，杂有灰黄色的斑点，颈背中央有一条黑纹。从眶下腺至角的分叉处每侧各具一条黑色宽纹。胸腹部、后肢内侧、臀部边缘及尾下面均为白色。夏毛较冬毛色稍浅，个体间毛色差异较大。

生境分布： 栖息于小丘陵、小山的低谷或森林边缘的灌丛、杂草丛中。我国分布于长江以南各地。

药用部位： 角、胎盘、筋骨

采收加工： 全年可捕猎，猎获麂子后将角、胎盘、筋骨取下烘干备用。胎盘可鲜用。

性味功效： 甘、咸，温。解毒，滋补。

主治： 马鹿茸中毒，身体虚弱症。

用法用量： 胎盘炖食服用；筋骨加配方泡酒半月可内服、外用。

附方

1. 体虚无力： 取胎盘 20g（鲜品或干品均可），洗净，配胡椒 7 粒、猪肉 200g、食盐少许，混合剁至肉泥状蒸食，每日蒸食 1 次，连服 3 次后隔日服 1 次。久病体虚者效果较好。

2. 风湿关节炎，腰椎、颈椎痛： 筋骨加配方泡酒半月，每晚睡前饮用 30mL，同时外搽疼痛部位。

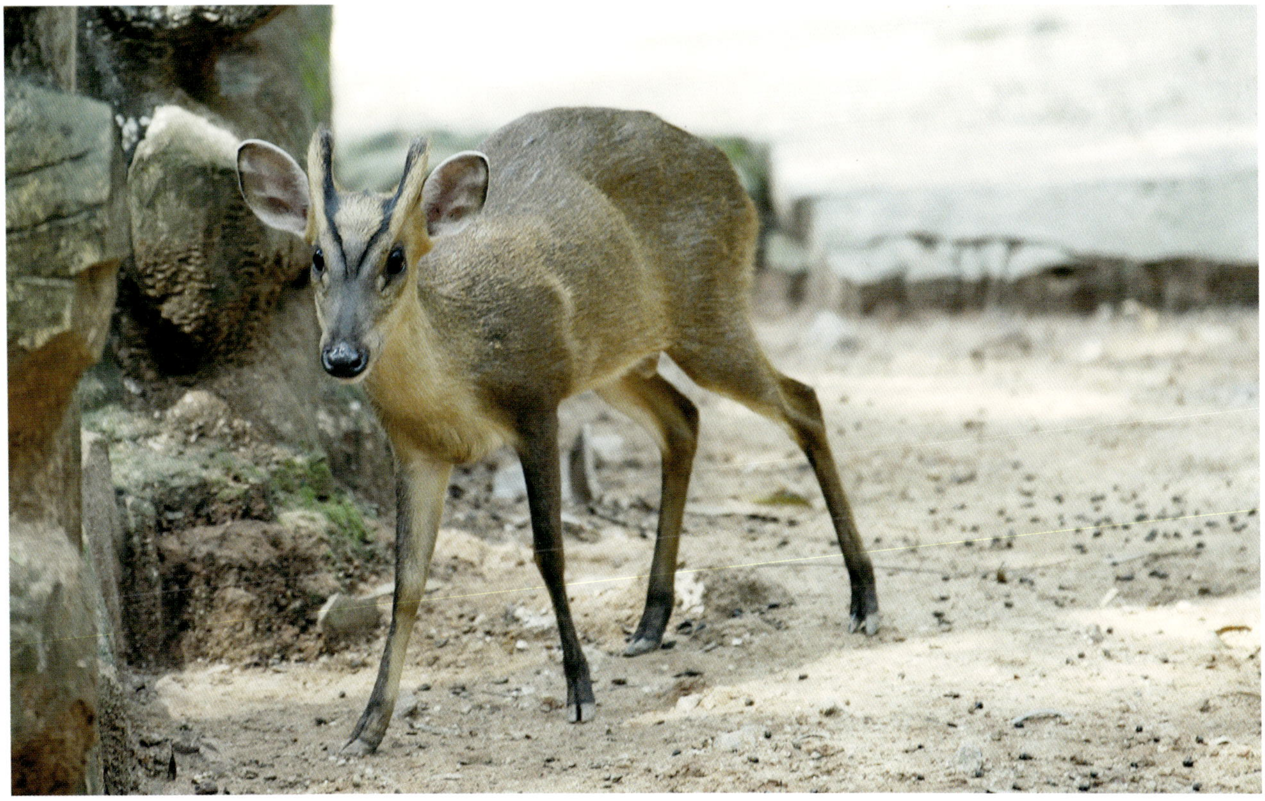

689 滚屎虫

金龟子科 神农洁蜣螂 *Catharsius molossus*（Linnaeus）

佤名： gēeg [kuɯk]（格）

别名： 粪蜣、屎克螂

形态特征： 全体宽卵圆形，黑色，略有光泽。胸下密被纤长绒毛。雄虫头部前方呈扇面形，表面密被鱼鳞状皱纹，头上有一基部粗大向上收尖的角突。触角 4 节，前胸背板表面均匀分布细圆疣状刻纹，在中部稍后高高突出成锐形横脊。鞘翅密布细皱纹，各有 7 条易辨纵线。足短壮。雌虫头顶无角突，而呈横脊状隆起。

生境分布： 常栖息于草原和农村中牛、马、驴的粪堆及潮湿环境下。云南各地有分布。

药用部位： 成虫全只

采收加工： 夏季夜晚，利用灯光诱捕，用沸水烫死晒干，也可鲜用。

性味功效： 咸，寒。有毒。定惊，止抽，通经，通便泻火，攻毒消疮。

主治： 惊痫，癫狂，癥瘕，大便秘结，血痢，血淋，痣瘘，疔疮，头痛。

用法用量： 内服：水煎服。外用：研末外敷。

附方

头痛： 本品配大蒜捣烂，兑少量火药，外包太阳穴、百会穴。

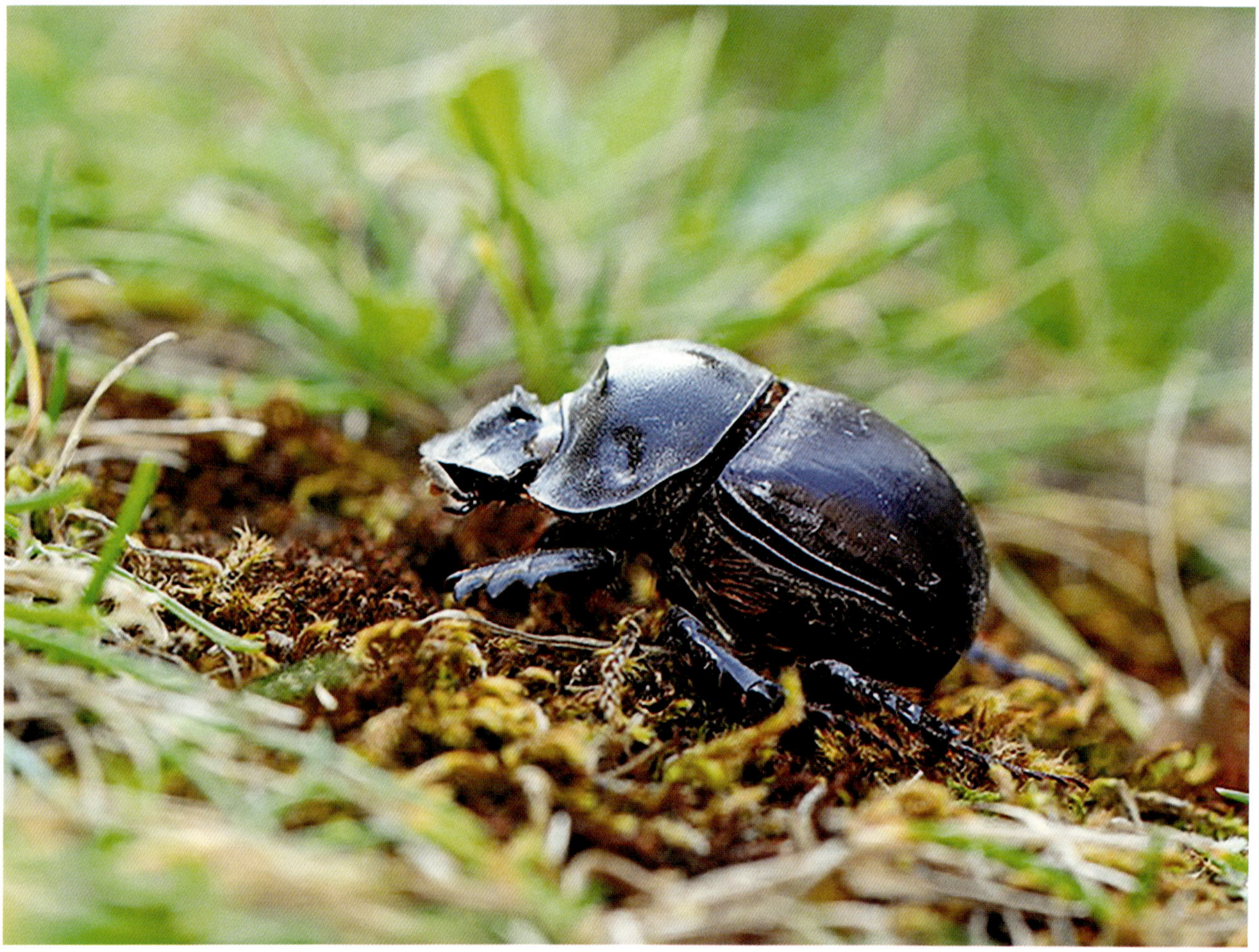

690 蜘蛛

圆蜘蛛科 大腹圆蛛 *Araneus ventricosus* LinnaeusKoch

佤名： mgrēeih [grɯih]（给）

别名： 小蜘蛛

形态特征： 本种大小、体色深浅多变异，一般呈黑褐色。背甲扁平，颈沟、放射沟均明显，头区前端较宽、平直。所有附肢及胸甲均呈黑褐色，仅螯基上偶见黄褐色条纹，胸甲上有“T”形黄斑。步足粗壮，基节至膝节及跗节末端黑褐色，余为黄褐色并有黄褐环纹。腹部略近三角形，肩角隆起，幼体更甚。心脏斑黄褐色，有的个体有白色纹。叶斑大，边缘黑色。腹部两侧及腹面褐色。书肺板、纺器及其周围黑褐色。外雌器垂体长，近端有环蚊，中段较宽，匙状部大，框缘厚。

生境分布： 生境多样，尤其以村庄附近棉田的周围和田埂的树木上较多。我国大部分地区有分布。

药用部位： 蜕壳

采收加工： 全年均可采收，晒干。

性味功效： 辛，凉。消炎镇痛。

主治： 牙痛，疥疮。

用法用量： 外用：外搽患处。

附方

1. 牙痛：本品蜘蛛壳适量，配方研细涂搽患部。
2. 疥疮：本品适量，研末加少许水调匀涂抹患处。
3. 拔毒拔脓：自然死亡的蜘蛛（蜘蛛网上可找到）捣烂贴在疮面上（备注：要在皮肤溃烂之前贴）。

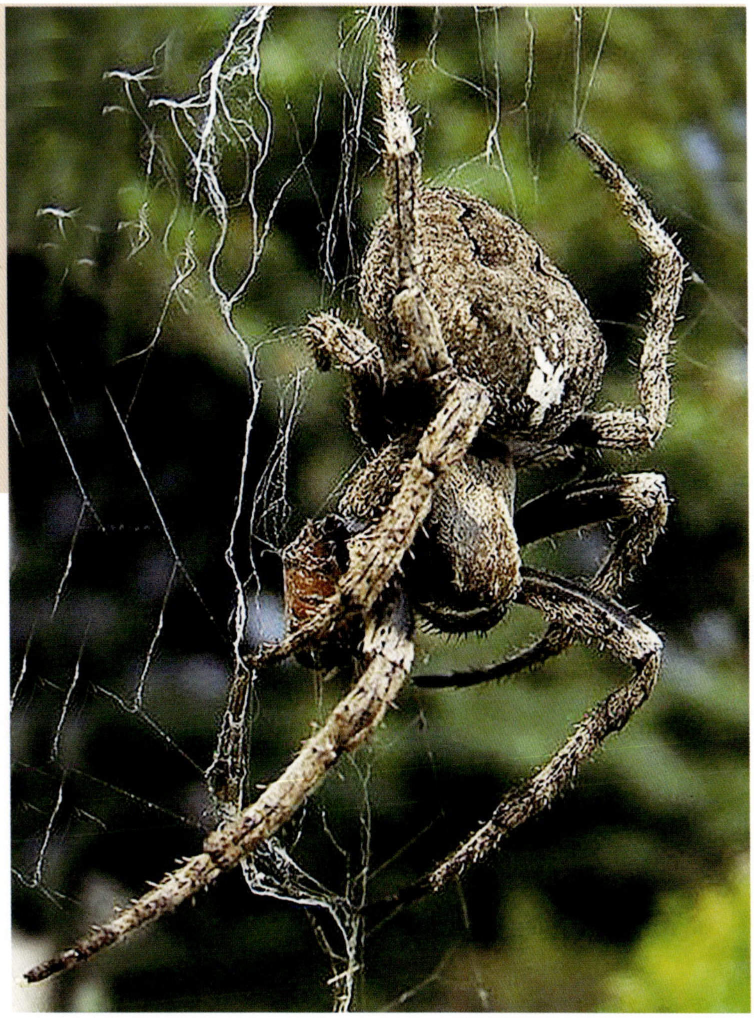

691 蜜蜂

蜜蜂科 中华蜜蜂 *Apis cerana* Fabricius

佤名： hyia [ʑʰi̠a]（吖）

别名： 中蜂

形态特征： 蜂群由工蜂、蜂王及雄蜂组成；工蜂全体被黄褐色毛，头略呈三角形，胸部 3 节，翅 2 对，膜质透明，足 3 对，有采集花粉的构造，腹部圆锥状，有毒腺和螯针，腹下有蜡板 4 对，内有蜡腺，分泌蜡质。蜂王体最大，翅短小，腹部特长，生殖器发达，专营生殖产自卵。雄蜂较工蜂稍大，头呈球形，尾无毒腺和螯针，足上无采贮花粉构造，腹无蜡板及蜡腺。

生境分布： 全国各地均有野生分布或养殖。

药用部位： 蜂蜜、蜂毒、蜂王浆、蜂蜡、蜂房、蜂胶和蜜蜂蛹

采收加工： 春、秋季采收。

性味功效： 蜂蜜：甘，平。蜂毒：辛、苦，平。蜂蜡：甘，微温。蜂蛹：甘，平。蜂王浆：甘、酸，平。蜂房：甘，平。有毒。蜂蜜：润肺止咳，补益脾肾，润肠通便，清热解毒。蜂毒：祛风止痛。蜂王浆：滋补强壮。蜂蜡：收敛生肌，止痛。蜂房：清热解毒，祛风止痛。蜂蛹：滋补强壮，通经下乳。

主治： 蜂蜜：肺结核，肺燥咳嗽，肠燥便秘。蜂蜡：疮疡溃破处不收口，烫烧伤，痢疾。蜂房：疮痈肿毒，湿疹，咽喉炎。蜂胶：鸡眼，跖疣，足癣。

用法用量： 内服：直接食用或冲水服。外用：水煎外洗。

附方

1. **鼻炎：** 蜂房 1 块，入口反复嚼咬，咽水吐渣，连续 3 天症状可缓解。
2. **粪虫咬脚发痒疼痛：** 本品 100g、车前草 200g、千里光 200g、攀枝花树皮 100g、土蜂房 50g。以上鲜品或干品洗净切短混匀，水煎 30 分钟后置于盆中，等温度适宜浸泡双脚患处，每日 1 剂，反复泡洗 3~5 次即可痊愈。
3. **皮肤瘙痒：** 本品 100g、攀枝花树皮 200g、伞草 50g、千里光 200g、桃树皮 100g，以上鲜品或干品洗净后，用开水煎煮 1 小时，取出药液泡洗患处，每日 1 次，3~4 剂可获较好疗效。

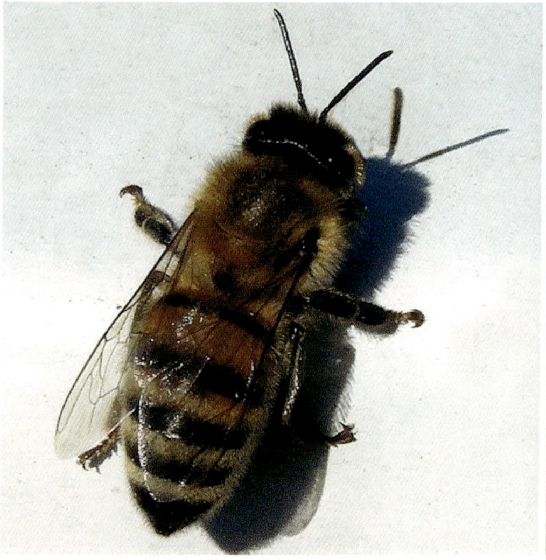

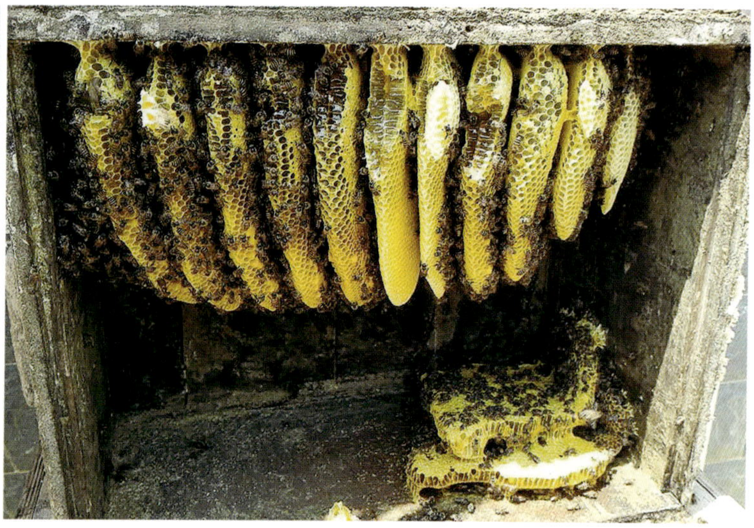

692 蝘蜓

石龙子科 铜蜓蜥 *Sphenomorphus indicus*(Gray)

佤名： lai dang [lai taŋ]（赖铛）

别名： 四脚蛇、印度蜥蜴、石龙子

形态特征： 雄性全长16~23cm，雌性全长16~25cm。体背面古铜色，背中央有一条断断续续的黑纹；体侧有一条宽黑褐色纵带。

生境分布： 栖息于海拔2000m以下的低海拔地区、平原、山地阴湿草丛中，以及荒石堆或有裂缝的石壁处。我国分布于南方各地。

药用部位： 全体

采收加工： 全年可捕，捕后将其致死焙干，放通风干燥处贮藏。

性味功效： 咸，寒。有小毒。

主治： 小儿营养不良，体虚黄瘦。

用法用量： 炖食。

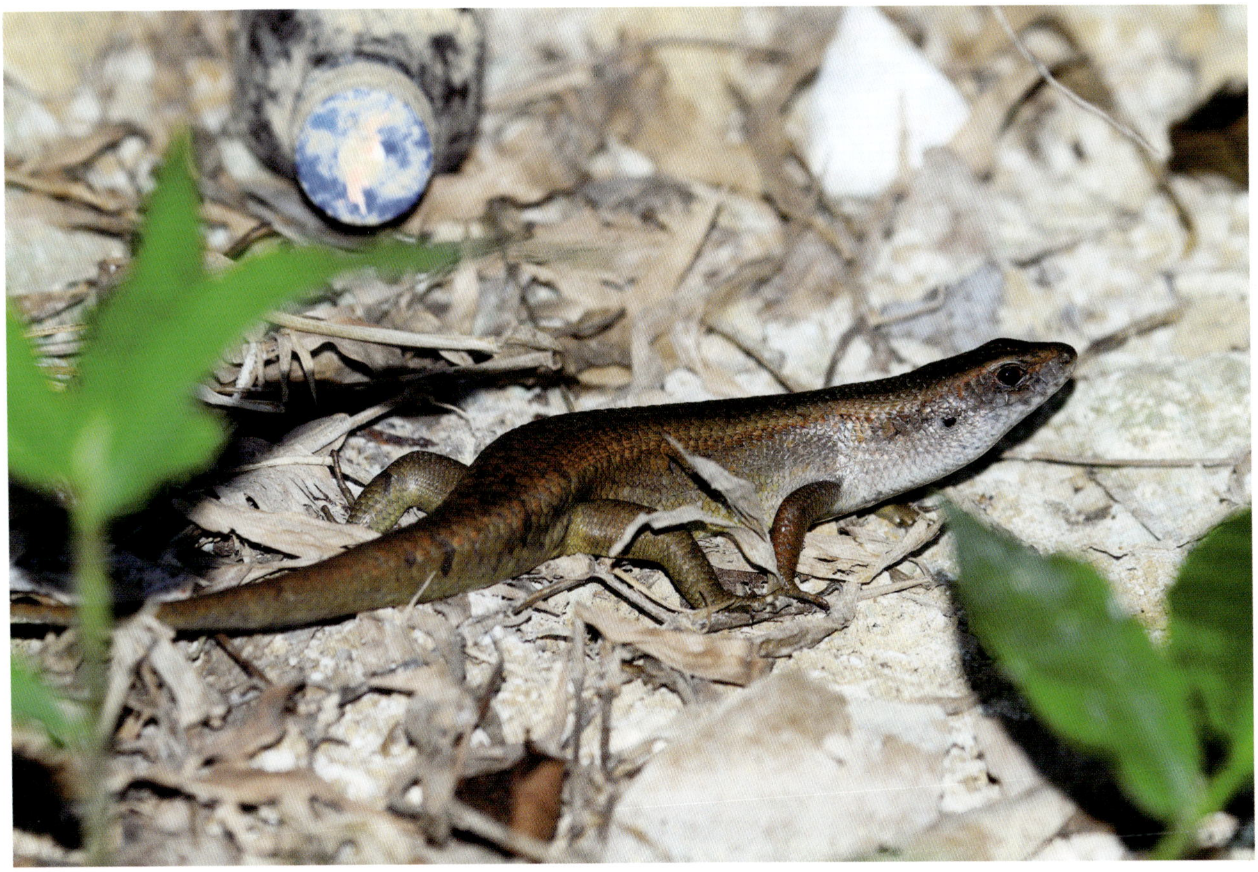

693 蝙蝠

蝙蝠科 东亚伏翼 *Pipistrellus abramus* Temminck

佤名： nblag [bla̱k]（板）

别名： 盐老鼠、天鼠、普通伏翼

形态特征： 体型很小，前臂长31~35mm；耳小，略呈钝三角形，向前折达眼与鼻孔之间；耳屏小，端部钝圆，外缘基部有凹缺，向前微弯。第五指比第三指或第四指长，翼膜止于趾基。尾长，仅尾尖从股间膜后缘穿出，股间膜呈椎状。后足短小。头骨甚宽，吻部鼓出，宽扁，无眶后突，颧弓细；犬齿发达，具后小尖，上下颌第一前臼齿很小。茎骨呈“S”形。上体毛深褐色，下体毛灰褐色。

生境分布： 栖息于旧式建筑物上面的天花板及屋檐之内。我国各地均有分布。

药用部位： 粪便、肉、爪

采收加工： 夏、秋季捕捉，捕后去毛及内脏，取肉，爪鲜用或阴干，收取粪便，去尽杂质，晒干。

性味功效： 辛，寒。粪便：活血消积，明目退翳。肉及爪：止咳，平喘。

主治： 夜盲症，小儿疳积，哮喘，烧伤，烫伤。

用法用量： 全体焙黄研粉，调酒内服或开水调敷伤口处。

附方

1. **烫伤，烧伤：** 本品全体焙黄研粉，开水调敷伤口处。
2. **哮喘：** 蝙蝠去头、毛及内脏烘干研粉，加黄酒服用。
3. **支气管哮喘：** 本品数只，煮烂饭食用，5~7次即可痊愈。

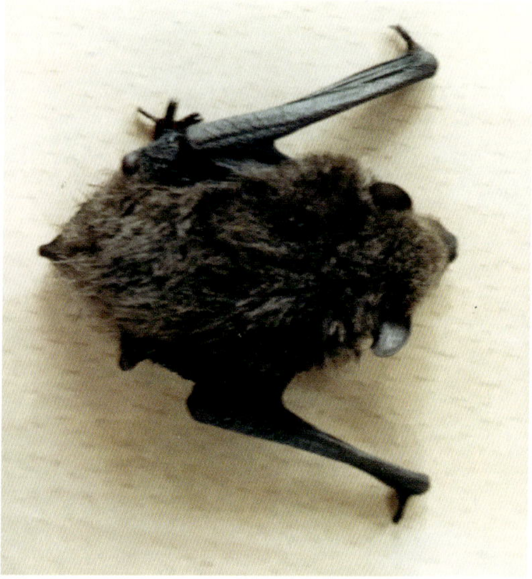

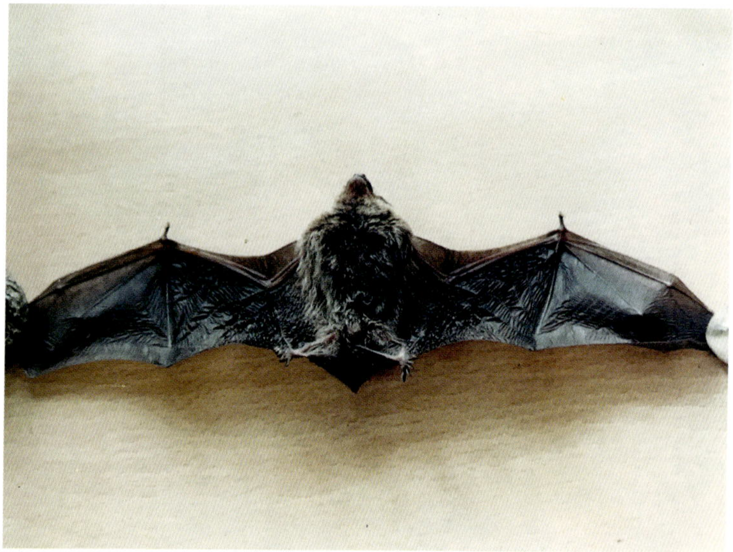

694 燕山蛩

山蛩科 燕山蛩 *Spirobolus bungii* Brandt

佤名： bai bōuih [pai boih]（败贝）

别名： 多脚虫、滚山珠、山蛩虫

形态特征： 体长圆形，长约 120mm，宽约 7mm，全体由多数环节组成，从颈板到肛节约有体节 54 个，触角 1 对，长约 5mm，其基部两侧各有 50 个单眼集结排成三角状，似复眼。第 1 节无步肢，第 2~4 节各有步肢 1 对，自第 5 节起至肛节，每节有步肢 2 对，各步肢 6 节，末端具爪，生殖肢由第 7 节步肢变成。自第 6 背板各体节的两侧有臭腺孔。

生境分布： 多栖于阴湿地区。分布于我国大部分地区。

药用部位： 全体

采收加工： 6—8 月捕捉，鲜用或晒干。

性味功效： 辛，温。有大毒。破积，解毒。

主治： 恶疮，毒疮，痈疖疮肿。

用法用量： 外用：研末撒、浸酒搽、捣烂或熬膏敷贴。

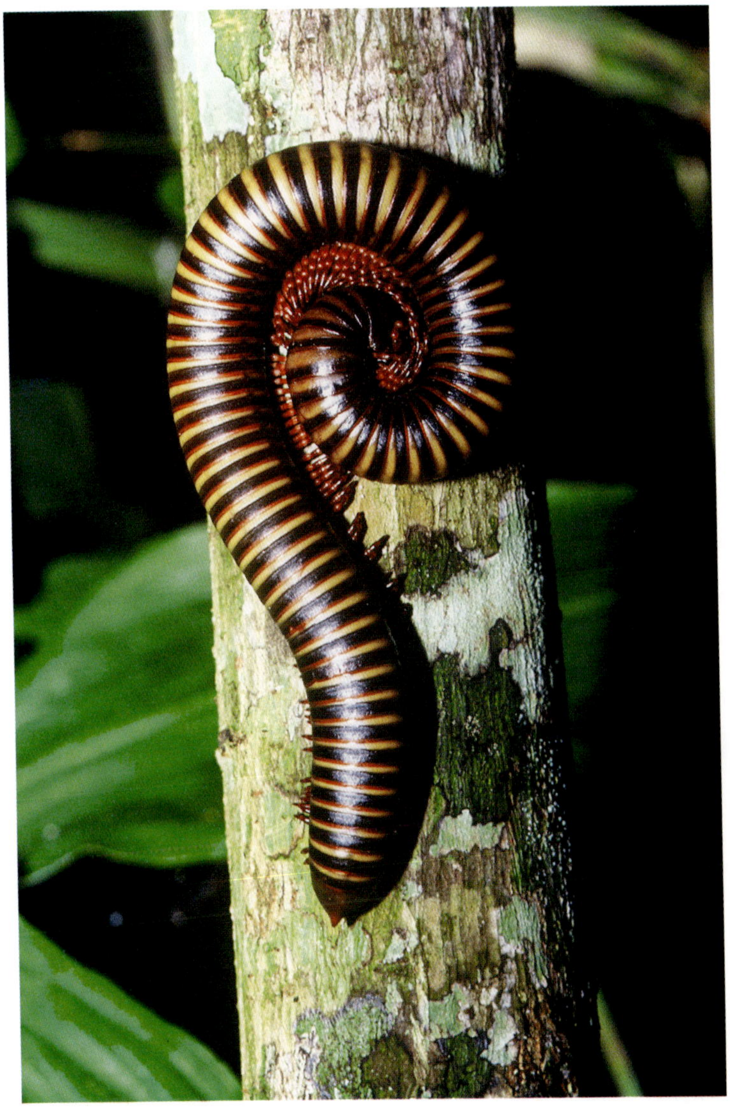

695 螃蟹

溪蟹科 山区近溪蟹 *Potamiscus motosus*

佤名： si oih [si ʔih]（土淮）

别名： 螃海

形态特征： 头胸甲厚实，前后隆起。肝区、前鳃区，眼后隆脊具颗粒及细皱襞，后半部较光滑。两螯不对称，腕节背面外侧具鳞状颗粒凸起，内侧缘具一列锐锥形突起 5~6 枚，内末角具一锐刺及一附属小刺；掌部外侧面及背面均具疣状凸起，大螯掌部的长度约为高度的 1.5 倍，两指断折。

生境分布： 常见于山溪两岸山坡的乱石堆里或泥石洞穴中。分布于云南。

药用部位： 全体

采收加工： 全年可在洞穴里或石头下捕捉。洗净泥土，用绳捆好，放在桶中用开水烫死，晒干。

性味功效： 甜、咸，气味腥臭。寒祛风除湿，破血，通经，消积，堕胎。

主治： 风湿骨痛，麻木瘫痪，跌打损伤。

用法用量： 本品 4~6 只用酒煎熟后，焙干研粉，用酒冲服或加配方炖食。

附方

1. **原发性高血压：** 本品 1 只、野杜仲 15g、三七 20g、龙胆草 5g、老茶树根 10g、水芹菜根 15g、大叶双钩 15g、臭灵丹 10g、桑树根 15g，以上加水煎服，每日 3 次，连服 3~5 天。
2. **风湿骨痛，瘫痪，跌打损伤：** 本品 4~6 只用酒煎熟，焙干研粉，用酒冲服，或配方炖煮食用。
3. **体虚无力：** 本品 500g 洗净，猪脚 500g 一同炖煮，调入胡椒 7 粒，食盐少许，长期炖食。此方常用于久病体虚，疗效明显。

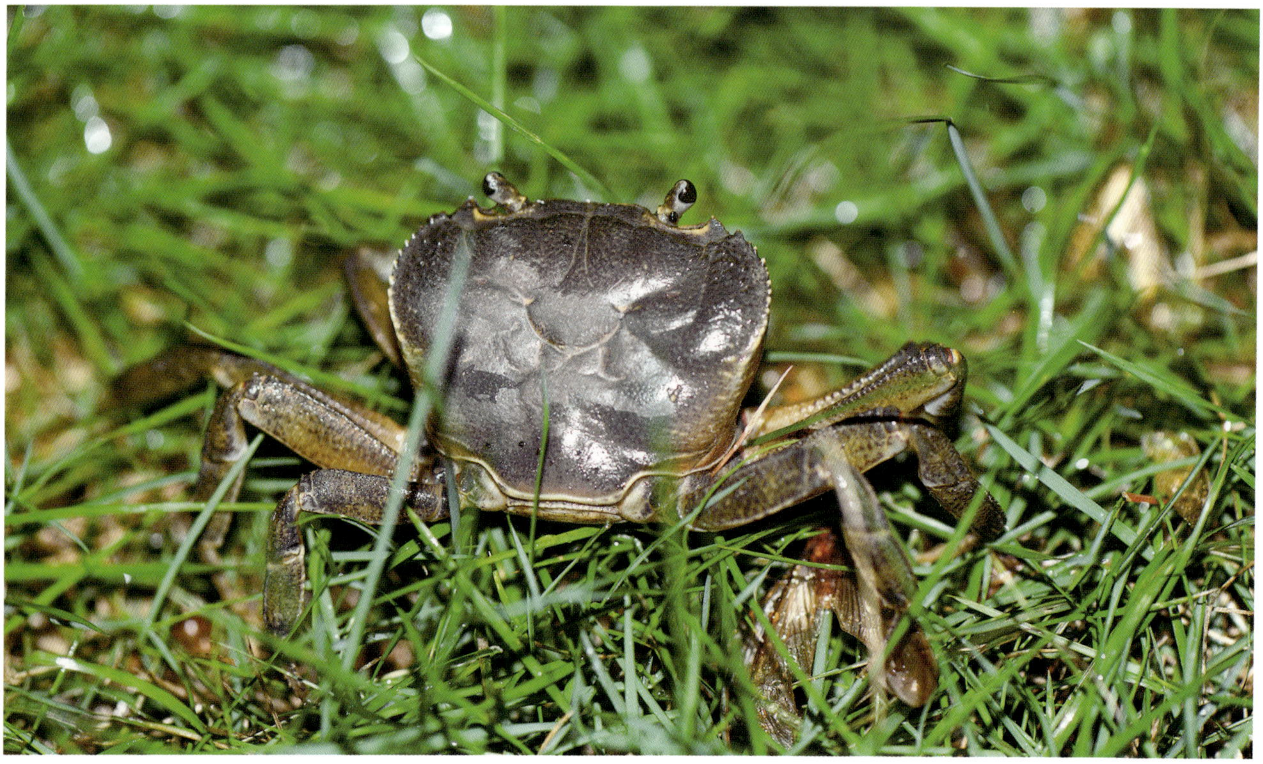

696 鹧鸪

雉科 中华鹧鸪 *Francolinus pintadeanus* (Scopoli)

佤名： dag da [ta̰k ta̰]（旦哒）

别名： 花鸡

形态特征： 雄鸟的体长为282~345mm，体重292~388g；雌鸟体长为224~305mm，体重255~325g。长得比石鸡更为俏丽，头顶黑褐色，四周围有棕栗色，脸部有一条宽阔的白带从眼睛的前面开始一直延伸到耳部，在这条白带的上面和下面还镶嵌着浓黑色的边儿。身体上的羽毛除颏、喉部为白色外，黑黑的体羽上点缀着一块块卵圆色的白斑，上体的较小，下体的稍大，下背和腰部布满了细窄而呈波浪状的白色横斑；尾羽为黑色，上面也有白色的横斑，色彩对比十分鲜明。虹膜为暗褐色，嘴黑色，腿和脚为橙黄色。

生境分布： 喜欢活动于次生林、低矮灌木林、杂木林。我国分布于长江以南各省地。

药用部位： 肉及砂胃内壁

采收加工： 全年可捕捉，以冬季易捕，肉鲜用或烘干胃内壁阴干。

性味功效： 甘，温。滋阴，补虚，化痰。

主治： 阴虚发热，咳嗽多痰，胃脘作痛。

用法用量： 肉：配方炖食。胃内壁：1个焙干研粉，用开水冲服。

附方

1. **阴虚发热，咳嗽多痰：** 本品1只，炖食。
2. **胃脘作痛：** 本品胃内壁1个焙干研粉，用开水冲服。

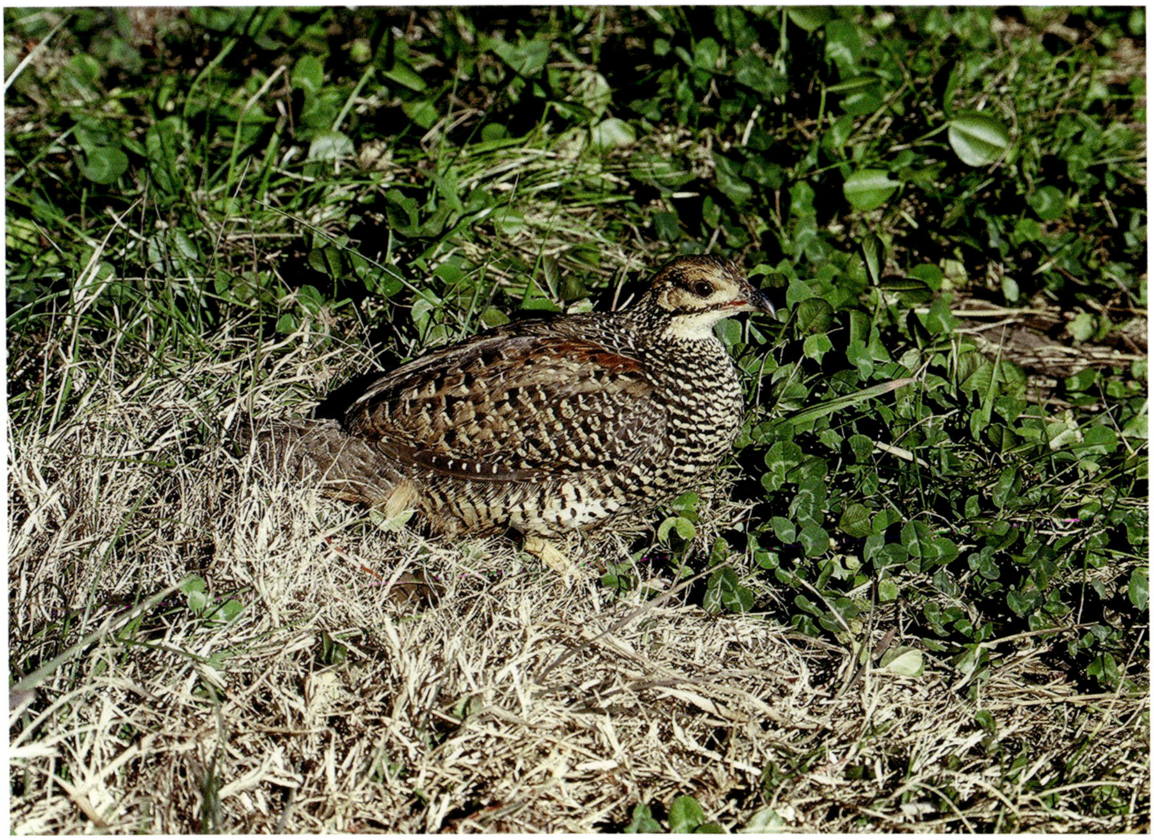

697 壁虎[1]

壁虎科 中国壁虎 *Gekko chinensis* Gray

佤名： lai dang nding [la̱i ta̱ŋ di̱ŋ]（赖铛顶）

别名： 小四脚蛇、蝎虎

形态特征： 头体长 62~68mm。背部粒鳞间具疣鳞 10~14 行。趾间具蹼，蹼缘达趾的 1/2 部或 1/3 部。尾基部每侧有 1 个肛疣。雄性具肛股窝 17~27 个。体背棕色，具暗斑；尾背具 9 条左右暗横带。腹部灰白色。

生境分布： 栖息于野外森林地区的山洞内或建筑物的缝隙内。我国分布于云南、福建、广东、海南、广西。

药用部位： 全体

采收加工： 夏、秋季捕捉，捕后将其致死焙干，放通风干燥处贮藏。

性味功效： 咸，寒。有小毒。消炎，镇痉。

主治： 扁桃体炎，支气管哮喘，疮疖，小儿惊风，中风瘫痪，风湿疼痛，恶毒疮痛。

用法用量： 本品焙干研粉少许涂擦在扁桃体患处。外用：取本品焙干研粉，加香油适量调匀敷于患处。

附方

1. **扁桃体炎：** 本品焙干研末，少许吹入患处。
2. **疥疮：** 本品焙干研粉，加香油适量，调匀敷于患处。
3. **小儿惊风，中风瘫痪，风湿疼痛：** 本品 1.5~4.5g，煎服；或研粉吞服。

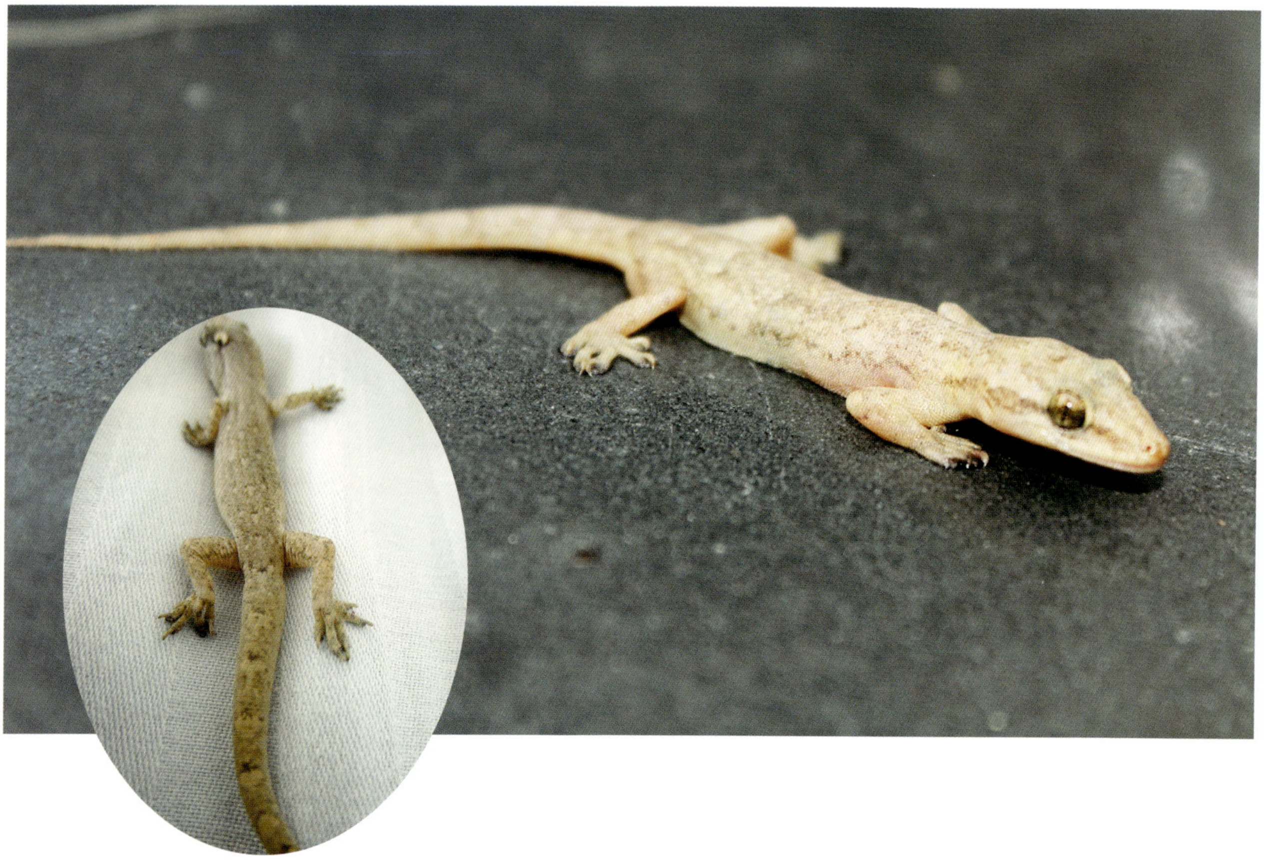

698 壁虎[2]

壁虎科 云南半叶趾虎 *Hemiphyllodactylus yunnanensis* Boulenger

佤名： lai dang lūng [la̱i ta̱ŋ luŋ]（赖铛拢）

别名： 小四脚蛇、蝎虎

形态特征： 全长 70~97mm。头体长等于或大于尾长，颏片明显，后肢长超过腋胯距之半。头背面被小粒鳞，吻背者稍大。体背面灰色或棕灰色。体背面褐斑呈纵列块斑、波状横斑、网斑及隐斑等多种变化。尾基部背面大多有“U”形白斑。尾部背面有褐色横斑或一纵列黑色块斑。体腹面肉色或灰色。尾腹面橙红色或灰白色。

生境分布： 生活在海拔 1000~2400m 的高原山区，栖息于墙缝、岩缝中。我国分布于云南、贵州。

药用部位： 全只

采收加工： 夏、秋季捕捉，捕后将其致死焙干，放通风干燥处贮藏。

性味功效： 咸，寒。有小毒。消炎，镇痉。

主治： 扁桃体炎，支气管哮喘，疮疖，小儿惊风，中风瘫痪，风湿疼痛，恶毒疮痛。

用法用量： 本品焙干研粉少许涂擦在扁桃体患处。外用：取本品焙干研粉，加香油适量调匀敷于患处。

附方

1. **扁桃体炎：** 本品焙干研末，少许吹入患处。
2. **疥疮：** 本品焙干研粉，加香油适量，调匀敷于患处。
3. **小儿惊风，中风瘫痪，风湿疼痛：** 本品 1.5~4.5g，煎服；或研粉吞服。

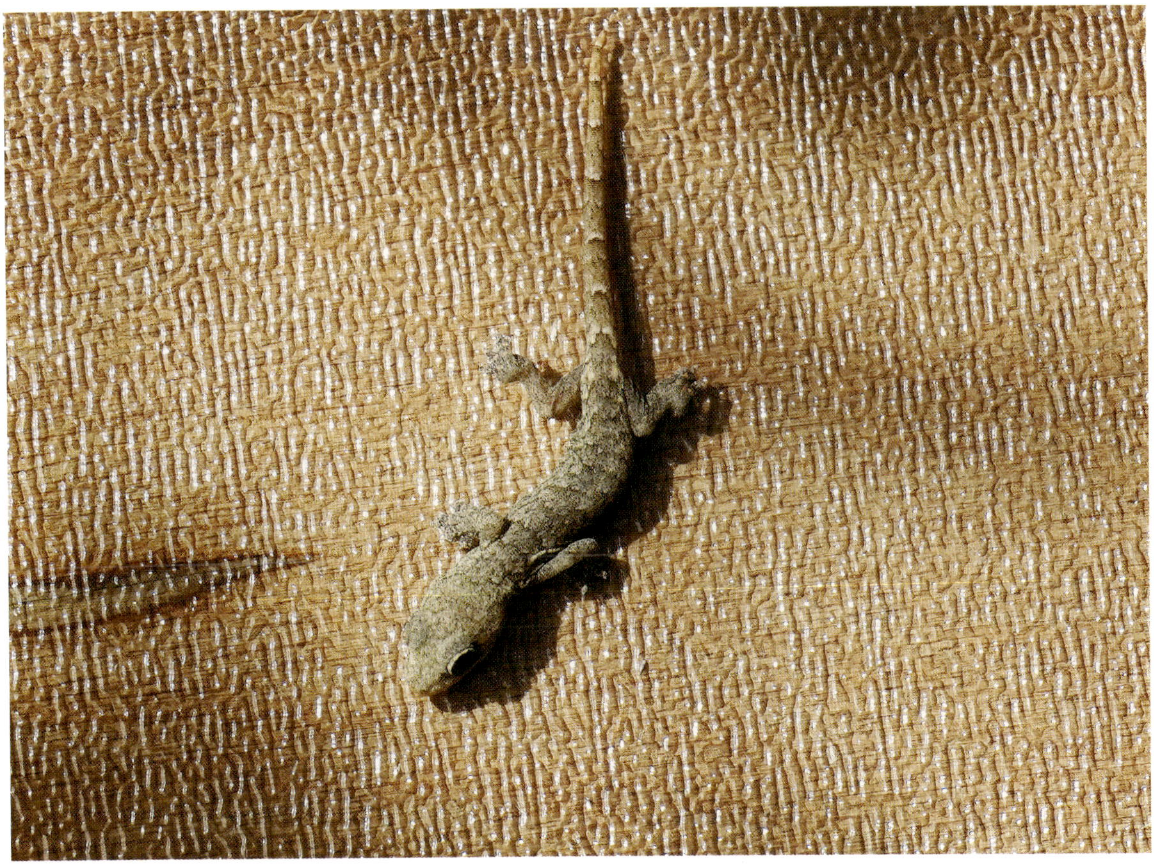

699 螺蛳

田螺科 中国圆田螺 *Cipangopaludina chinensis* Gray

佤名： hoi [hi]（怀）

别名： 田螺、大螺

形态特征： 常见个体壳高 5~6cm，壳宽 3.5~4.0cm。贝壳薄而坚固，圆锥形，壳顶略尖，壳底膨大，壳口卵圆形，边缘完整；由壳顶向壳口旋转，螺层 6~7 级，缝合线深；雄螺右触角变粗并卷曲，形成交接器，其末端为生殖孔，雌螺左右触角对称；壳钙质，厣角质；壳表面光滑，黄褐色。

生境分布： 栖息于冬暖夏凉、水质清新、底质松软、腐殖质丰富的湖泊、池塘、水田、河沟和缓流的小溪中。全国大部分地区有分布。

药用部位： 全体

采收加工： 春、夏、秋季捕捉，鲜用。

性味功效： 甘、咸，寒。清肝明目，解毒，利水通淋。

主治： 黄疸型肝炎，目痛赤热，尿闭，痔疮。

用法用量： 取鲜肉适量，加配方煎水服用。

附方

1. **肺结核：** 螺蛳鲜肉 20 个、野薏苡仁根 30g、马鞭草根 20g，取鲜品洗净切片，加水煎煮，每日 1 剂，每日 3 次。
2. **急性黄疸型肾炎：** 螺蛳 20 只，野薏苡仁根 30g、谷芽 20g、玉米 20g、谷子黑包 15g、树头菜树皮 20g，以上鲜品洗净煎煮服用，每日 1 剂，每日 3 次。
3. **原发性高血压：** 螺蛳 5 只、螃蟹 3 只、水芹菜 12g，长期水煎服用。

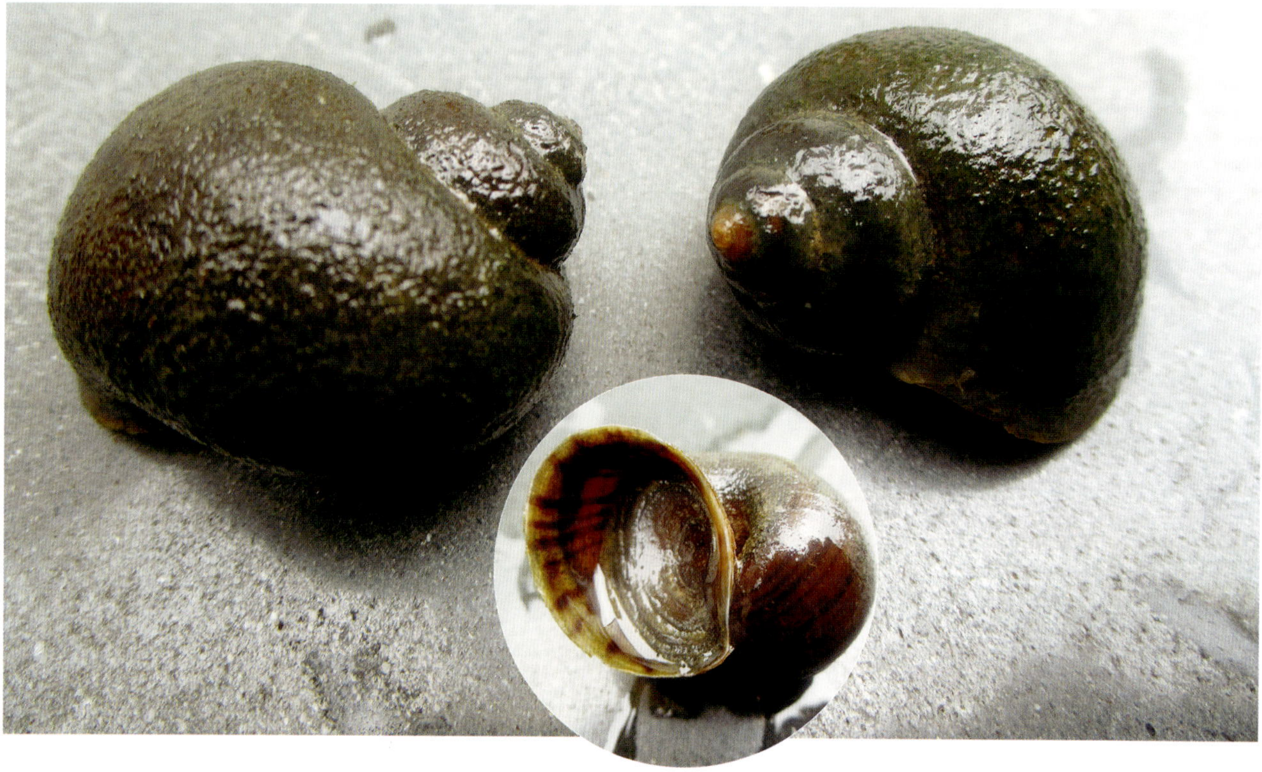

700 蟋蟀[1]

蟋蟀科 蟋蟀 *Gryllus chinensis* Weber

佤名： si mgrid [si gri̱t]（西吉）

别名： 蚂蚱、中华蟋蟀

形态特征： 全体黑色，有光泽。头棕褐色，头顶短圆，头后有 6 条短而不规则纵沟。复眼大，半球形，黑褐色。单眼 3 个，位于头顶两端的较小，位于头顶中间的 1 个较大。触角细长，淡褐色。前翅棕褐色，后翅灰黄色。足 3 对，淡黄色，并有黑褐斑及弯曲的斜线，后足发达，背面有单行排列的棘，腿节膨大。腹部近似圆筒形，背面黑褐色，腹面灰黄色。

生境分布： 栖息于田野、山坡的沟壑、岩石缝隙中和杂草丛的根部。我国各地广泛分布。

药用部位： 成虫全体

采收加工： 夏、秋季在潮湿处捕捉，捕后用开水烫死，晒干储备。

性味功效： 辛、咸，寒。利水消肿，解毒退热。

主治： 水肿，小便不利。

用法用量： 本品 10 只，用火烤黄后研粉，温开水冲服。

附方

水肿，小便不利： 蟋蟀 10 只，用火烤黄后研粉，开水冲服。

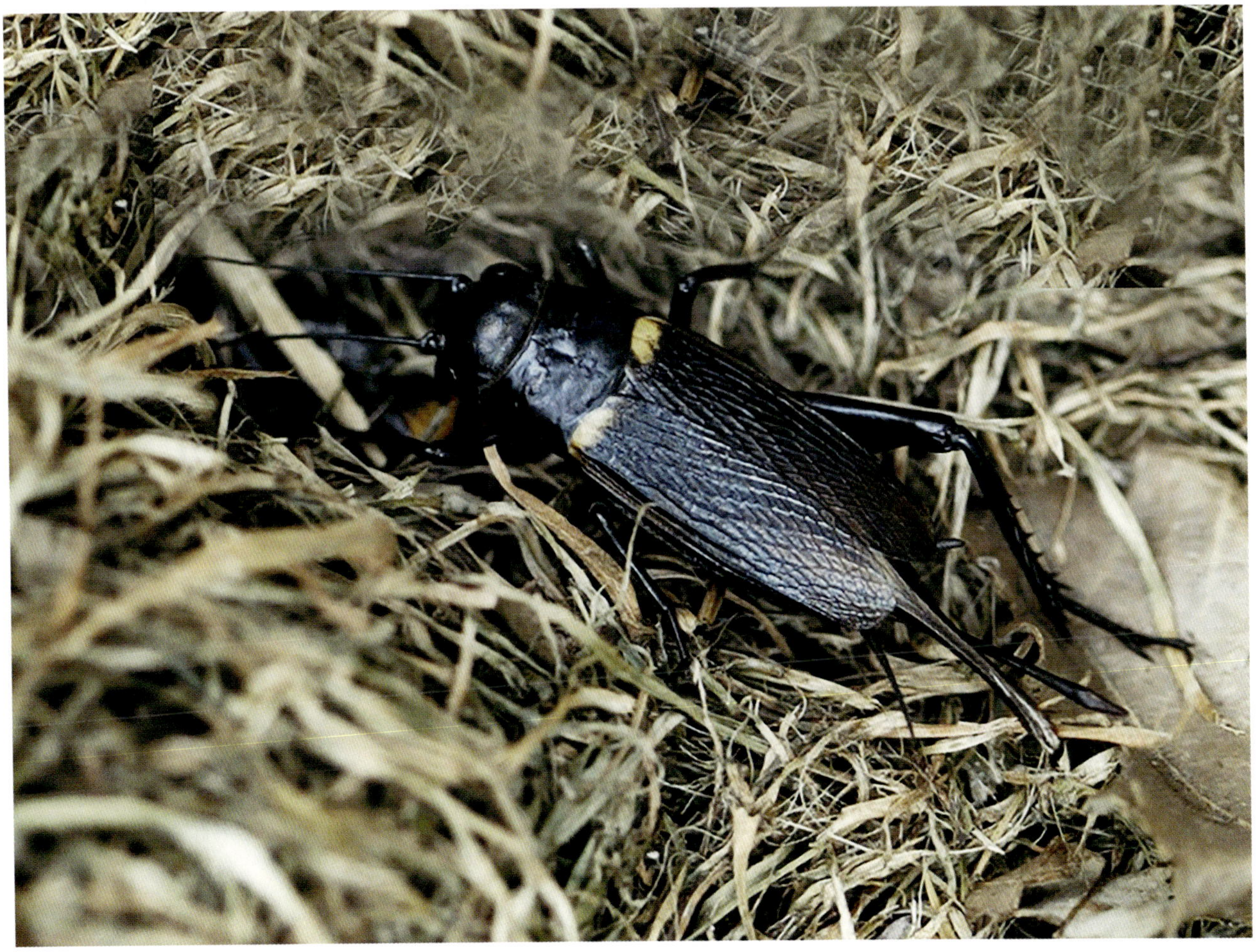

701 蟋蟀[2]

蟋蟀科 油葫芦 *Cryllus testaceus* Walker

佤名： si mgrid [si gri̱t]（西吉）

别名： 蚂蚱、中华蟋蟀

形态特征： 体长 20~30mm，宽 6~8mm，触角褐色，长 20~30mm。体色有黑褐色、黄褐色等多种，它浑身油光闪亮。头部黑色，呈圆球形，颜面黄褐色，从其头部背面看，两条触角呈“八”字形，触角窝四周黑色。前胸背板黑褐色，有左右对称的淡色斑纹，侧板下半部淡色。前翅背面褐色，有光泽，侧面黄色。尾须很长，能超过后足股节，翅长，会飞。雌虫的产卵瓣平直，比后足股节长。

生境分布： 栖息在田野、山坡的沟壑、岩石缝隙中和杂草丛的根部。我国各地广泛分布。

药用部位： 成虫全体

采收加工： 夏、秋季在潮湿处捕捉，捕后用开水烫死，晒干备用。

性味功效： 辛、咸，寒。利水消肿，解毒退热。

主治： 水肿，小便不利。

用法用量： 内服：取本品 10 只，烤黄后研粉，开水送服。

附方

水肿，小便不利： 本品 10 只，烤黄后研粉，开水冲服。

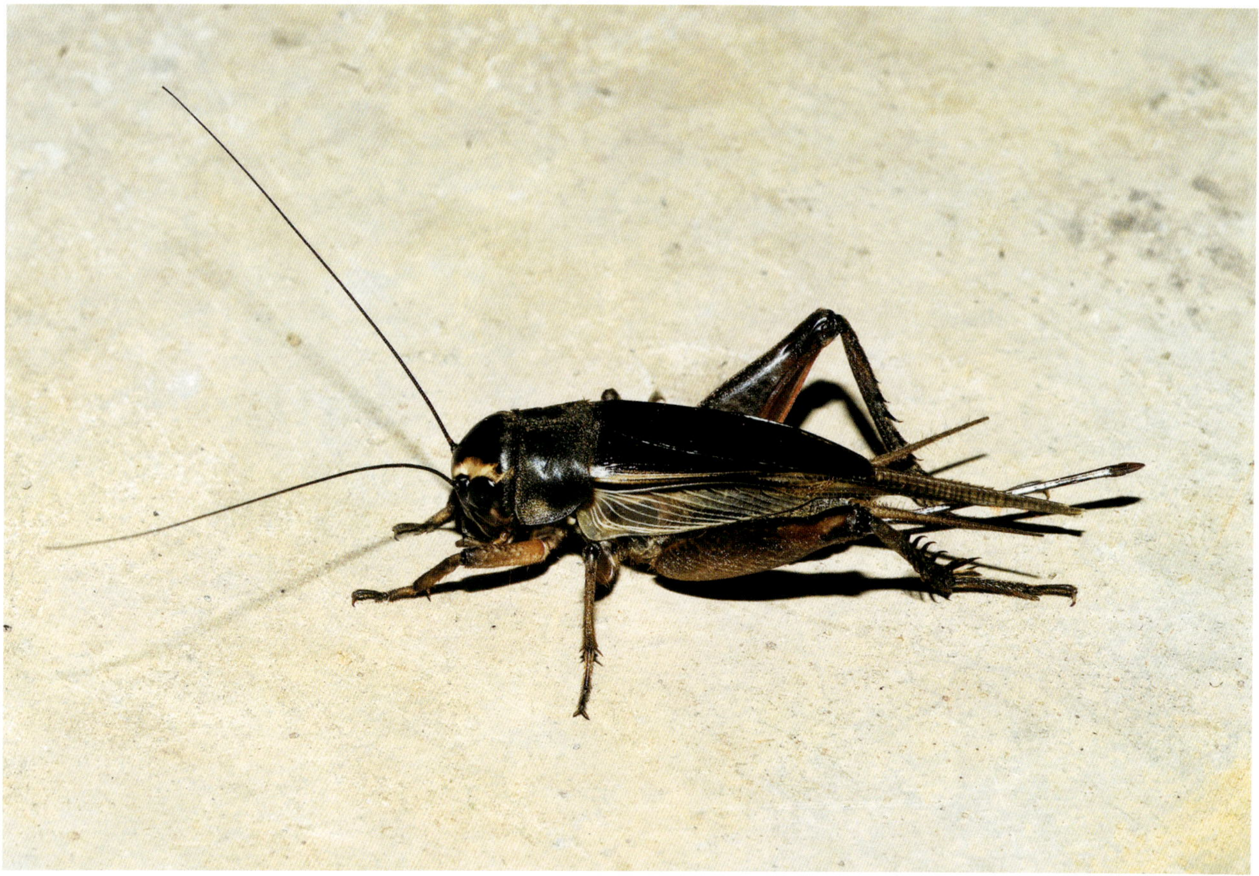

702 蟑螂[1]

蜚蠊科 东方蜚蠊 *Blatta orientalis* Linnaeus, 1758

佤名： lu liex [lu̱ lɛʔ]（鲁列）

别名： 谷茬蚂蚱、蚂蚱、蝗虫

形态特征： 身长达 10cm，呈长椭圆形，深褐色，有光泽，背腹平扁，头部较小，口器发达；触角一对，细长如丝；复眼 1 对，脚 3 对，腿节和胫节上有刺。

生境分布： 生活于厨房、食堂及有污物与油腻食品的场所。全国各地有分布。

药用部位： 全体

采收加工： 全年可捕。

性味功效： 咸，寒。活血祛瘀，消疳解毒，利水消肿。

主治： 小儿疳积，脚气水肿，疔疮，蜈蚣咬伤。

用法用量： 内服：研粉冲服；或研成泥状，兑酒内服。外用：外搽伤口。

附方

1. **蜈蚣咬伤：** 本品 5 只，放入瓶里，用时将本品研成泥状，兑酒适量调匀内服，外搽伤口，每日 3 次。
2. **小儿疳积，脚气水肿：** 本品干品 10~20 只，配方研粉，开水冲服。
3. **无名肿毒，疔疮，蜈蚣咬伤：** 本品鲜品 5~10 只，加盐少许，捣烂敷患处。

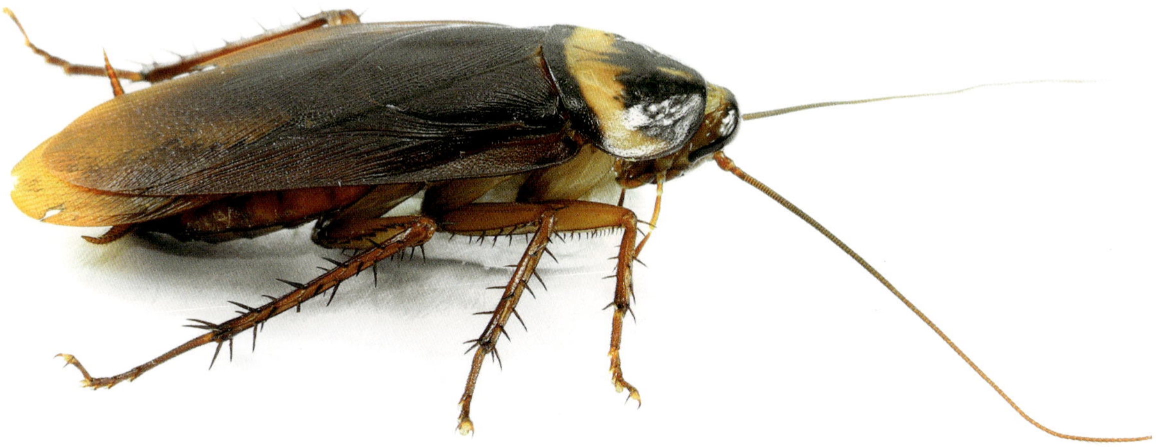

703 蟑螂[2]

蜚蠊科 美洲大蠊 *Periplaneta americana* (Linnaeus)

佤名： lu liex din [lu̠ lɛʔ ti̠ŋ]（鲁列顶）

别名： 偷油婆、蚱蚂虫

形态特征： 家栖蟑螂中体积最大的昆虫，成虫体长 29~40mm，红褐色，翅长于腹部末端。触角很长，前胸背板中间有较大的蝶形褐色斑纹，斑纹的后缘有完整的黄色带纹。

生境分布： 生存于下水道、暖气沟、厕所、浴室及酿造厂、酱品厂等阴暗潮湿的环境。我国大部分地区有分布，是南方各省优势种，多有养殖。

药用部位： 全体

采收加工： 全年可捕。

性味功效： 咸，寒。活血祛瘀，消疳解毒，利水消肿。

主治： 小儿疳积，脚气水肿，疔疮，蜈蚣咬伤。

用法用量： 内服：研粉冲服；或研成泥状，兑酒内服。外用：外搽伤口。

附方

1. **蜈蚣咬伤：** 本品 5 只，放入瓶里，用时将本品研成泥状，兑酒适量调匀内服，外搽伤口，每日 3 次。
2. **小儿疳积，脚气水肿：** 本品干品 10~20 只，配方研粉，开水冲服。
3. **无名肿毒，疔疮，蜈蚣咬伤：** 本品鲜品 5~10 只，加盐少许，捣烂敷患处。

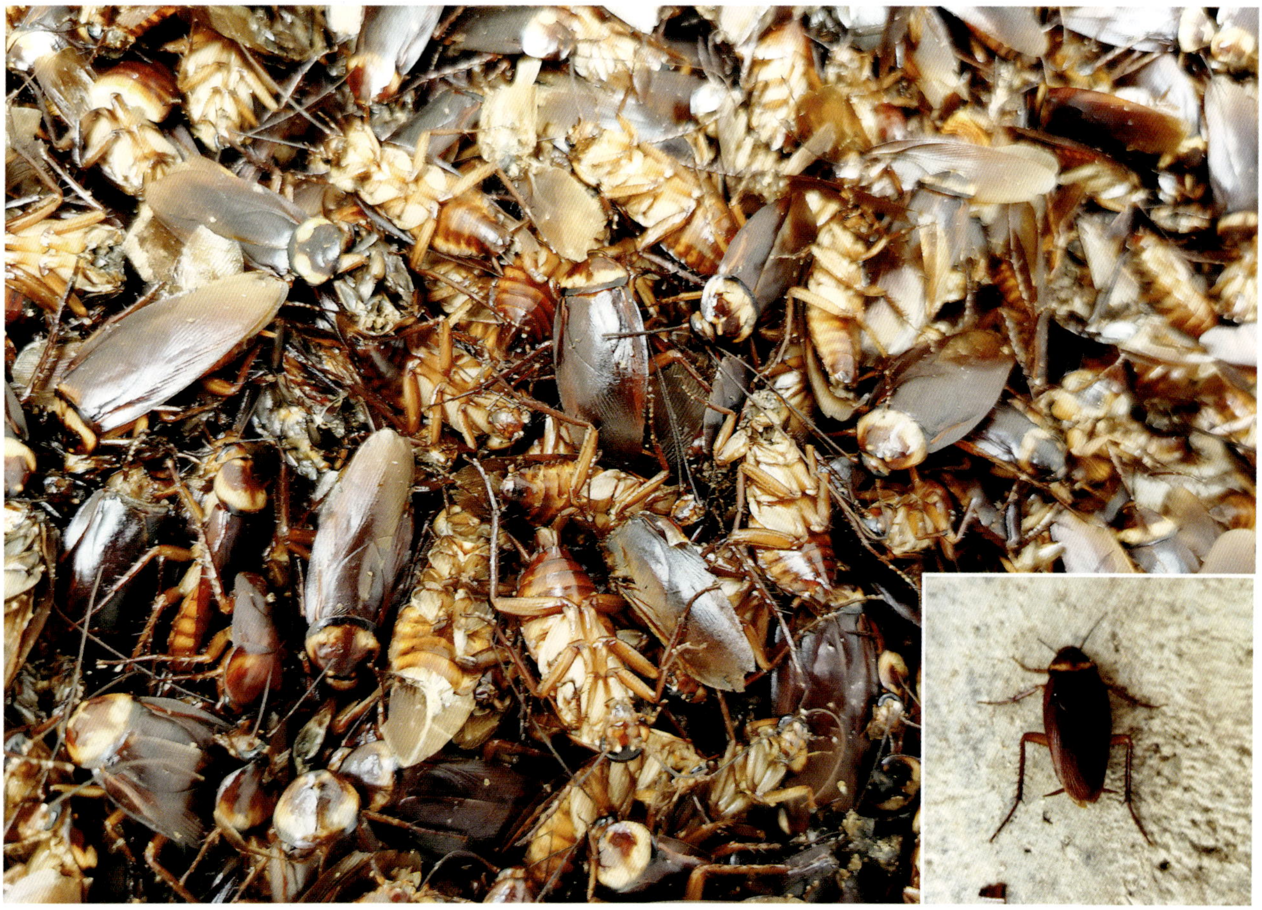

704 癞浆包

蟾蜍科 黑框蟾蜍 *Bufo melanostictus* Schneider

佤名： rāog [raog]（蝾）

别名： 黑眶蜍、癞蛤蟆

形态特征： 个体较大，雄蟾体长平均为 63mm，雌蟾体长平均为 96mm。头部吻至上眼睑内缘有黑色骨质脊棱。皮肤全粗糙，除头顶部无疣，其他部位满布大小不等的疣粒。耳后腺较大，长椭圆形。腹面密布小疣柱。所有疣上有黑棕色角刺。体色一般为黄棕色，有不规则的棕红色花斑。腹面胸腹部的乳黄色上有深灰色花斑。

生境分布： 白天多隐蔽在土洞或墙缝中，晚上爬向河滩及水塘边。我国分布于四川、云南、贵州、浙江、江西等南方省份。

药用部位： 肉、皮

采收加工： 夏、秋季捕捉，剥皮晒干备用，洗净内脏，鲜用或晒干储备。

性味功效： 辛，温。有毒。消炎，平喘。

主治： 支气管炎，气喘，骨与关节结核（脊柱结核）。

用法用量： 内服。外用：外搽。

附方

1. **支气管炎：** 本品 1 只（肉）、鸡蛋 1 个，芭蕉叶包，放入烫火灰里，熟后食用。
2. **骨与关节结核（脊柱结核）：** 本品 2 分，樟丹、银珠各 2 钱，蜈蚣 4 条，麻子油 500mL，用铁锅将麻子油熬成黑状起沫子，稍凉后放入其他药物，搅拌成黏稠状即可。将药膏涂于纱布上，贴于疮面。破溃者每日换药 1 次，未破溃者隔日换药 1 次。
3. **肿瘤：** 取皮烘干研粉，温水内服，每日服用 1 次，每次 3g，连续服用不超过 5 天。

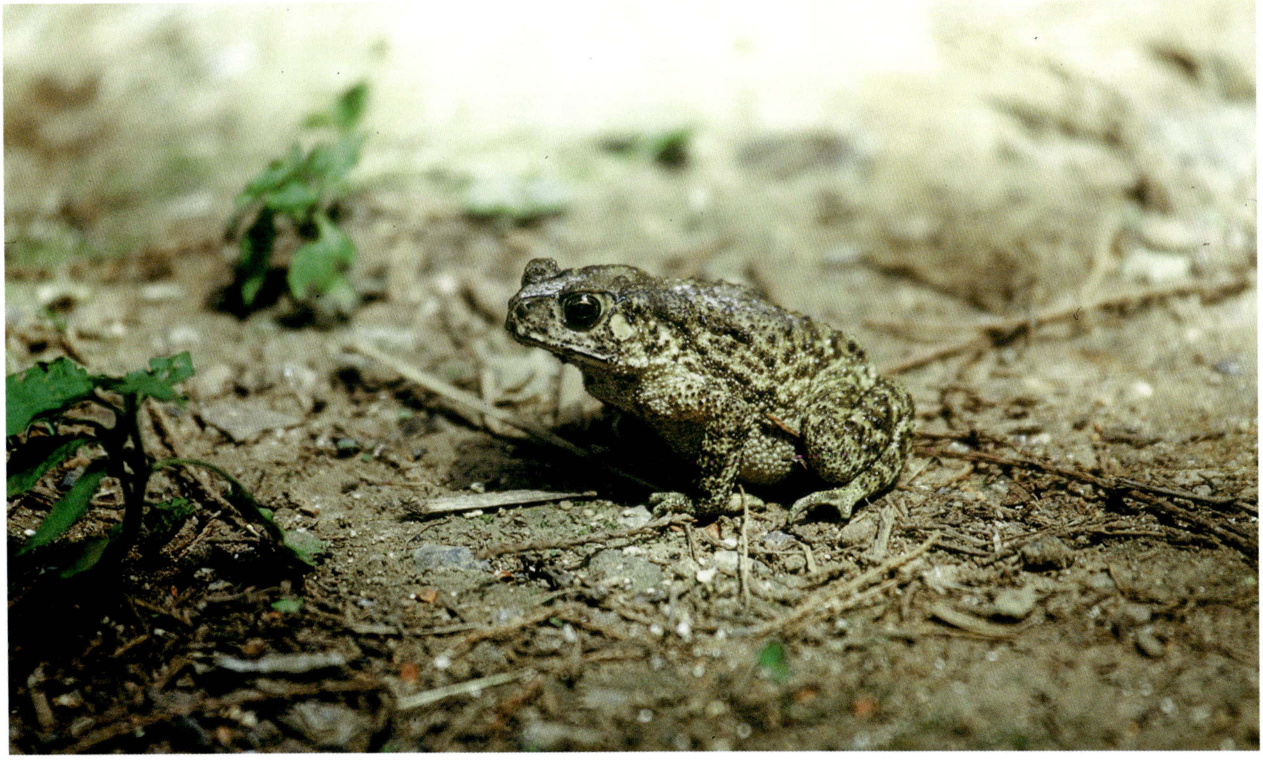

705 鼯鼠

鼯鼠科 红背鼯鼠 *Petaurista petaurista* Pallas

佤名： gieh [kɛ̰h]（咯）

别名： 耳鼠、棕鼯鼠

形态特征： 体长 30~47cm，重 400~1000g。耳基周围无细长簇毛。吻圆而短。头钝圆。眼大，耳小。尾长 35~48cm，明显超过体长。体背色调一致，显棕红色、栗褐色、棕黄色、茶褐色、茶黄色，腹面为棕黄色或橙黄色，颈下部黑褐色，并有褐色纵纹向下延伸到胸部。飞膜背面色如体背，但略深，腹面色较红，两者分界线甚明显。眼圈具黑圈。耳郭背部具 1 黑斑。尾色与背色相同，尾末端全变成黑色。

生境分布： 栖息于海拔 1500~2400m 的山地亚热带常绿阔叶林与针叶林中。我国分布于云南、四川。

药用部位： 胆

采收加工： 全年可捕，捕后摘下胆，挂通风处晾干备用。

性味功效： 甘，温。止痛。

主治： 急性胆囊炎。

用法用量： 内服：水煎服。

附方

急性胆囊炎： 鼯鼠胆适量，配龙胆草 15g，水煎内服，每日 3 次。

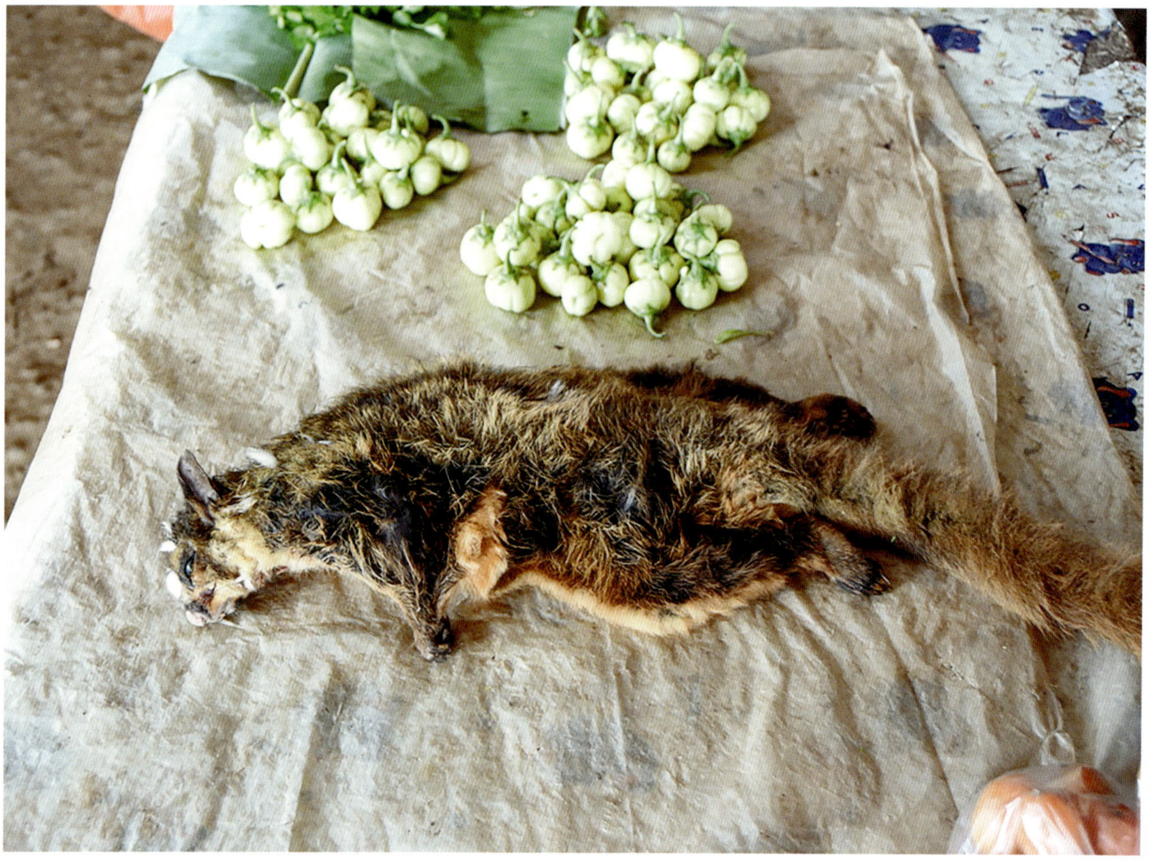

中国佤药志

矿物药

706 石灰

石灰 Lime-stone

佤名： rom māox [r̠m mauʔ]（熔冒）

别名： 垩灰、白灰、锻石

形态特征： 生石灰为不规则块状，大小不一，表面有微细裂隙，多孔。白色或灰色；条痕白色。不透明。土状光泽。体较轻，质硬，易砸碎，断面粉状。熟石灰为粉末状，或疏松块状，白色或淡灰白色，土块光泽。

生境分布： 全国各地均产。

采收加工： 全年可采。

性味功效： 苦、辛，大寒。无毒。清热利湿，通脉解毒。

主治： 甘蔗食入过量恶心、呕吐、腹痛，鸡眼。

用法用量： 水煎内服；或捣碎兑白酒少量调匀外包患处。

附方

1. **甘蔗食入过量恶心、呕吐、腹痛：** 本品 5g 加温水适量过滤，兑童尿 50mL 混合服用，每日 3 次。
2. **鸡眼：** 本品、独头蒜、葱白鲜品各适量捣碎，兑白酒少量调匀，点涂鸡眼上，连涂 5~7 天见效。
3. **取痣：** 本品、纯碱各 20g，加酒精少量调成糊状，点涂痣眼上，5~7 天痣可自行脱落。

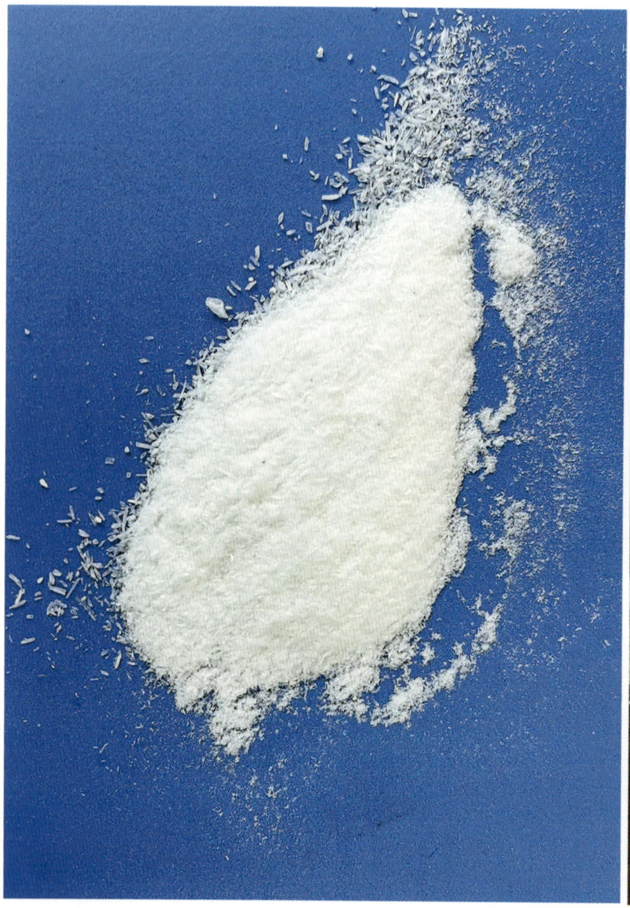

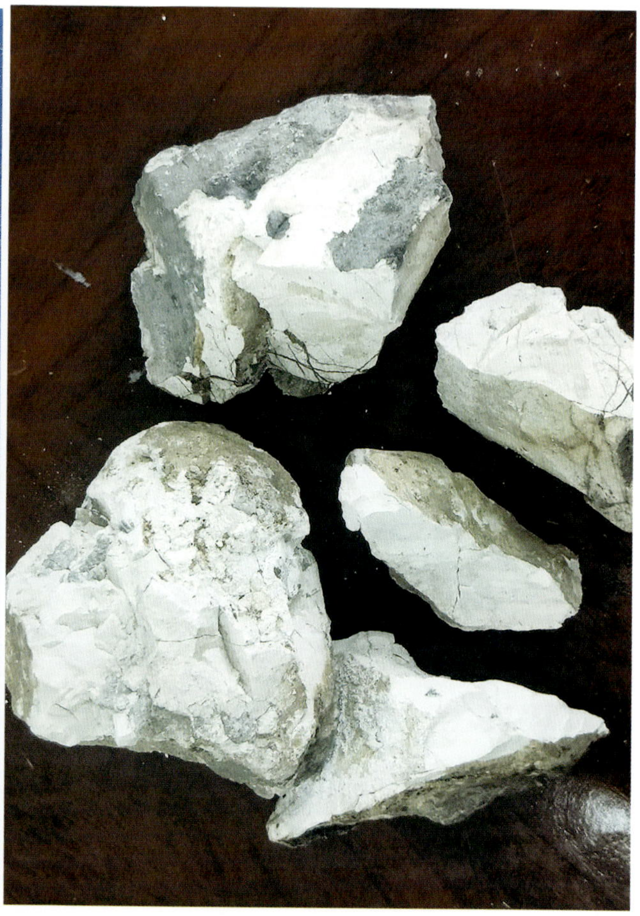

707 石膏

石膏 Gypsum

佤名： si māox nēix [si mauʔ neʔ]（石冒聂）

别名： 寒水石、石羔、纤维石膏

形态特征： 单斜晶系。晶体常作板状，集合体常呈致密粒状、纤维状或叶片状。颜色通常为白色，结晶体无色透明，当成分不纯时可呈现灰色、肉红色、蜜黄色或黑色等。条痕白色。透明至半透明。解理面呈玻璃光泽或珍珠状光泽，纤维状者呈绢丝光泽。片状解理显着。断口贝状至多片状。硬度 1.5~2。比重 2.3。具柔性和挠性。

生境分布： 全国大部分地区有产。

采收加工： 全年可采，将石膏从矿区挖出除去杂质泥沙。

性味功效： 甘、辛，大寒。清热降火，除烦解渴。

主治： 发热，自汗，烦渴，口干，舌燥，肺热，牙痛等症。

用法用量： 内服：水煎服，10~3g。

附方

1. **结核病：** 本品 20g、小白及 15g、大树理肺散 25g、龙胆草 10g、蛇胆草 10g、白虎草 15g、三颗针 10g、黄芩 15g、大百部 15g、大白及 15g，水煎服，每日 3 次，连服 3 月复查。
2. **痄腮：** 本品 30g、升麻 10g、桔梗 15g、柴胡 15g、葛根 15g、栀子 20g、连翘 20g、知母 15g、草粉 6g，水煎服，每日 3 次。
3. **牙痛：** 本品 10g，车前草、两面针、鱼腥草、威灵仙各 0.6g，甘草、甘菊各 0.15g，水煎服，每日 3 次。

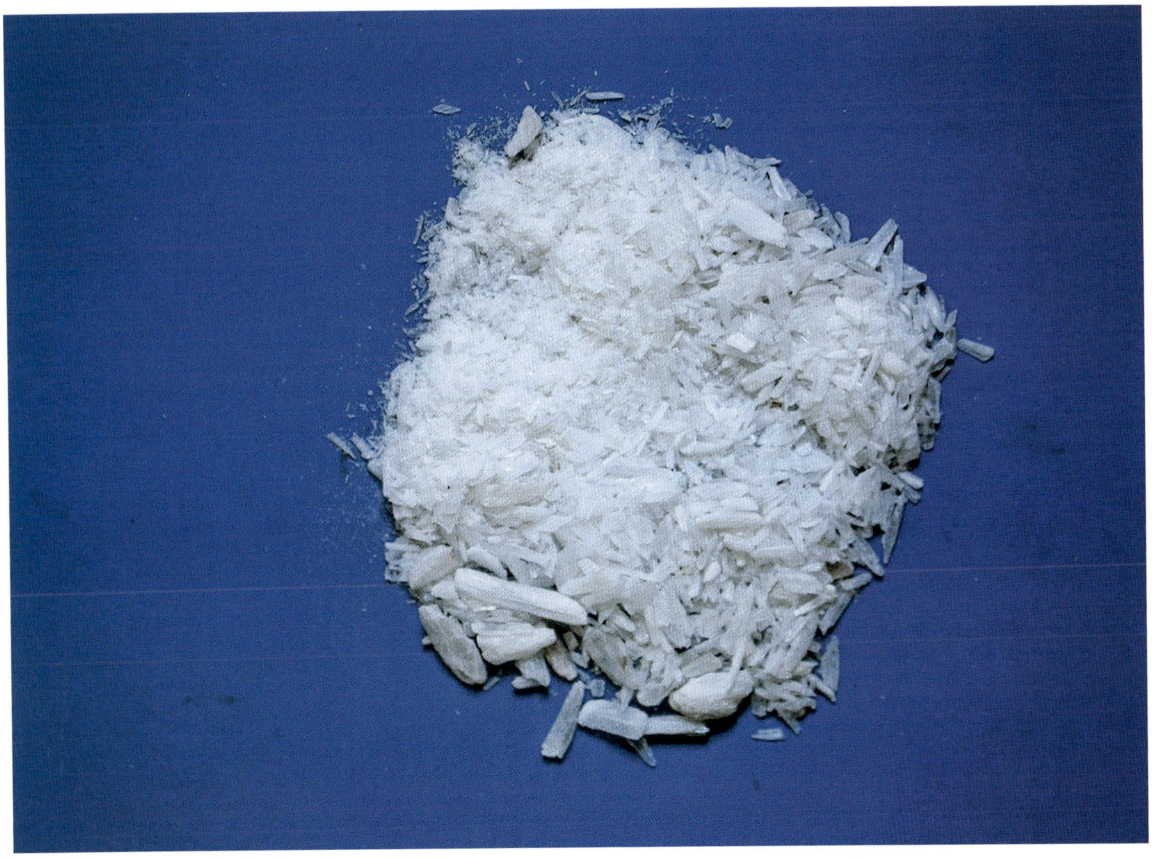

708 芒硝

芒硝 Mirabilite

佤名： mang sīao [maŋ siau]（芒消）

别名： 马牙硝、土硝、盆硝

形态特征： 单斜晶系，晶体为短柱状，通常成致密粒状、被膜状。无色透明，但常带浊白、浅黄、淡蓝、淡绿等色。条痕为白色。玻璃样光泽。断口贝壳状。硬度 1.5~2。比重 1.5。性脆。形成于含钠离子和硫酸根离子饱和溶液的内陆盐湖中。

生境分布： 全国大部分地区有产。

采收加工： 全年可采，取天然产的芒硝，经煮炼、过滤、冷却后，取上层的结晶为芒硝。

性味功效： 辛、苦、咸，寒。泻热通便，润燥软坚，清火消肿。

主治： 汗癍。

用法用量： 外用：外搽患处。

附方

汗癍： 新鲜茄子 1 个，用刀划开两半，沾少许芒硝粉直接涂搽患处，连续涂搽 3~4 次效果明显。

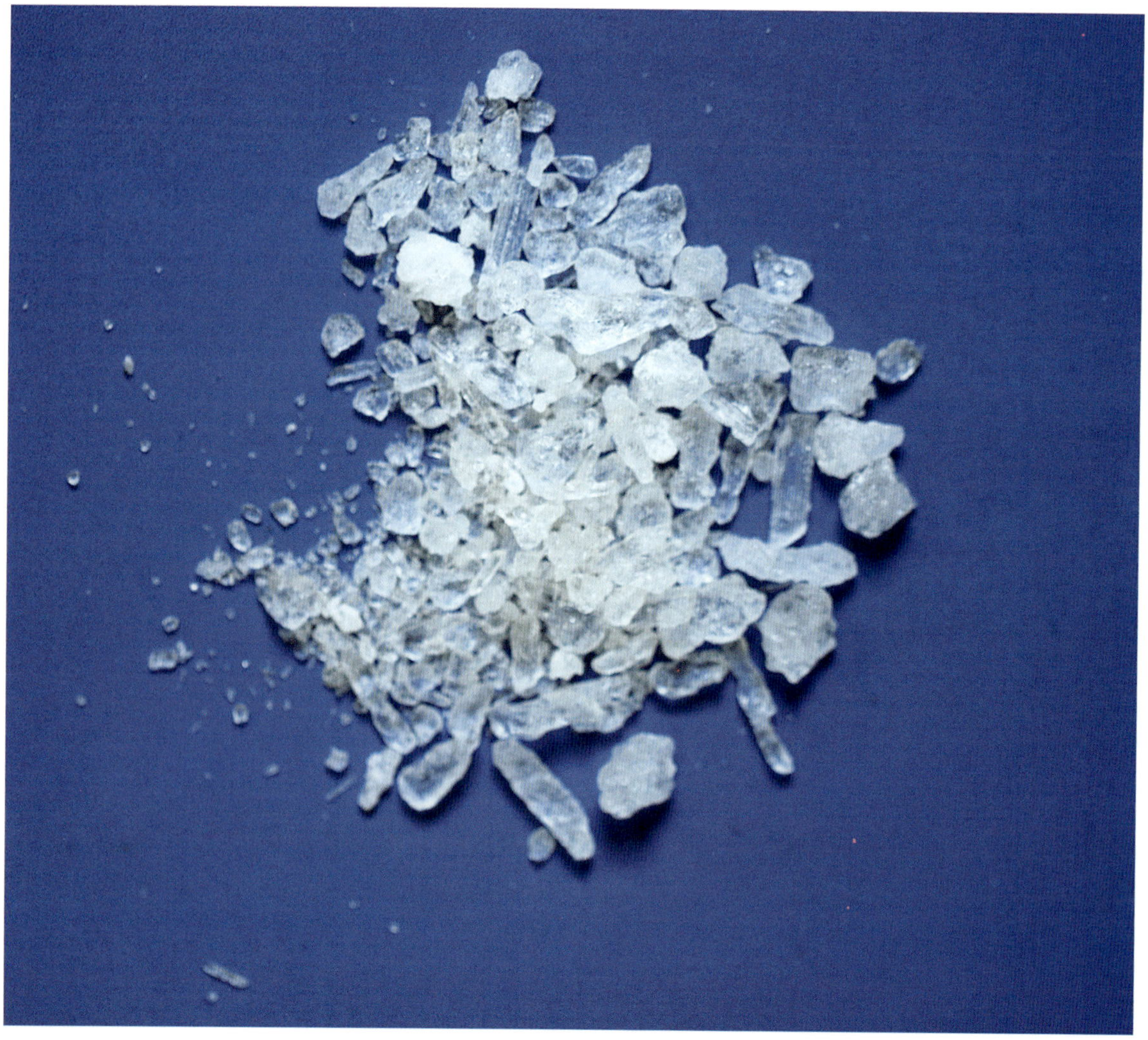

709 朱砂

朱砂 Cinnabar

佤名： jū sā [tɕu sa]（朱砂）

别名： 辰砂、丹砂

形态特征： 三方晶系。晶体成厚板状或菱面体，在自然界中单体少见，多呈粒状、致密状块体出现，也有呈粉末状被膜者。颜色为朱红色至黑红色，有时带铅灰色。条痕为红色。金刚光泽，半透明。有平行的完全解理。断口呈半贝壳状或参差状。硬度2~2.5。比重8.09~8.2。性脆。

生境分布： 主产于我国贵州东部和湖南西部。

采收加工： 全年可采，采挖后除去杂质、石块、泥沙、泥土等物即成，碾成细粉后用。

性味功效： 甘，微寒。安神，定惊，解毒。

主治： 体虚无力，癫狂惊悸，失眠，视神经萎缩。

用法用量： 内服：水煎服，0.2~0.5g。

附方

1. **癫痫：** 本品0.2~0.3g、回心草3~5g、水牛角粉3~5g、龙骨1~2g、牡蛎1g，冰糖少许为引，水煎服，每日3次。或上方炖黑猪猪心服用，一日1次。
2. **视神经萎缩：** 本品0.5g、羊肝80g、兔脑3具、磁石20g、天麻20g、甘草10g，水煎，兑少许蜂蜜服用，每日1剂，一日3次，长期服用效果明显。
3. **抗惊厥（癫痫发作，口吐白沫）：** 本品、蜈蚣、全蝎各等量，烘干研末兑温水冲服，每日1次。

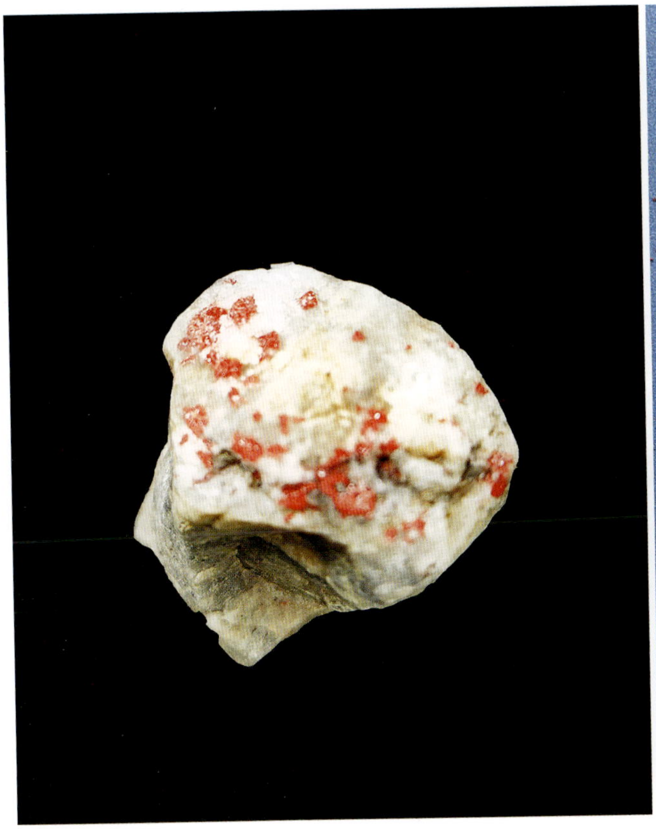

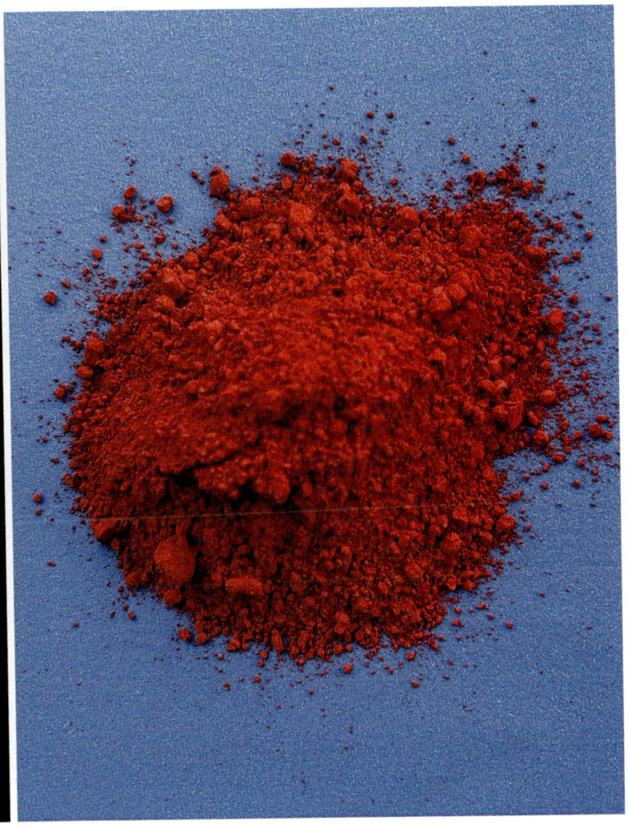

710 自然铜

黄铁矿 Pyritum

佤名： dōng lad [tŋ la̱t]（咮腊）

别名： 方块铜

形态特征： 等轴晶系，六八面体晶类，集合体常呈不规则树枝状、片状或扭曲的铜丝状、纤维状等。次生自然铜多呈粗糙的粉末状或片状、细脉状、致密块状等。

生境分布： 产于河北、江苏、安徽、湖北、湖南、广东、四川、云南等地。

采收加工： 全年可采，采挖后选取方块状、黄色光亮者，除去杂石、沙土及黑锈。

性味功效： 辛，平。散瘀止痛，续筋接骨。

主治： 跌打损伤，筋骨折伤，瘀肿疼痛。

用法用量： 研粉兑开水或白酒冲服。

附方

骨折： 本品15g、红花20g、三七20g、续断30g、接骨丹20g、土鳖虫10g、隔夜找娘12g、树葱10g、岩葱10g、刺桐树15g、血满草15g、伸筋草15g，上述诸药共研末兑温水或白酒冲服，同时捣碎兑适量白酒调匀，外敷骨折部位，压紧包扎，3日更换一次，期间反复用药酒或温水喷洒药包以保持湿润和促进药效吸收。

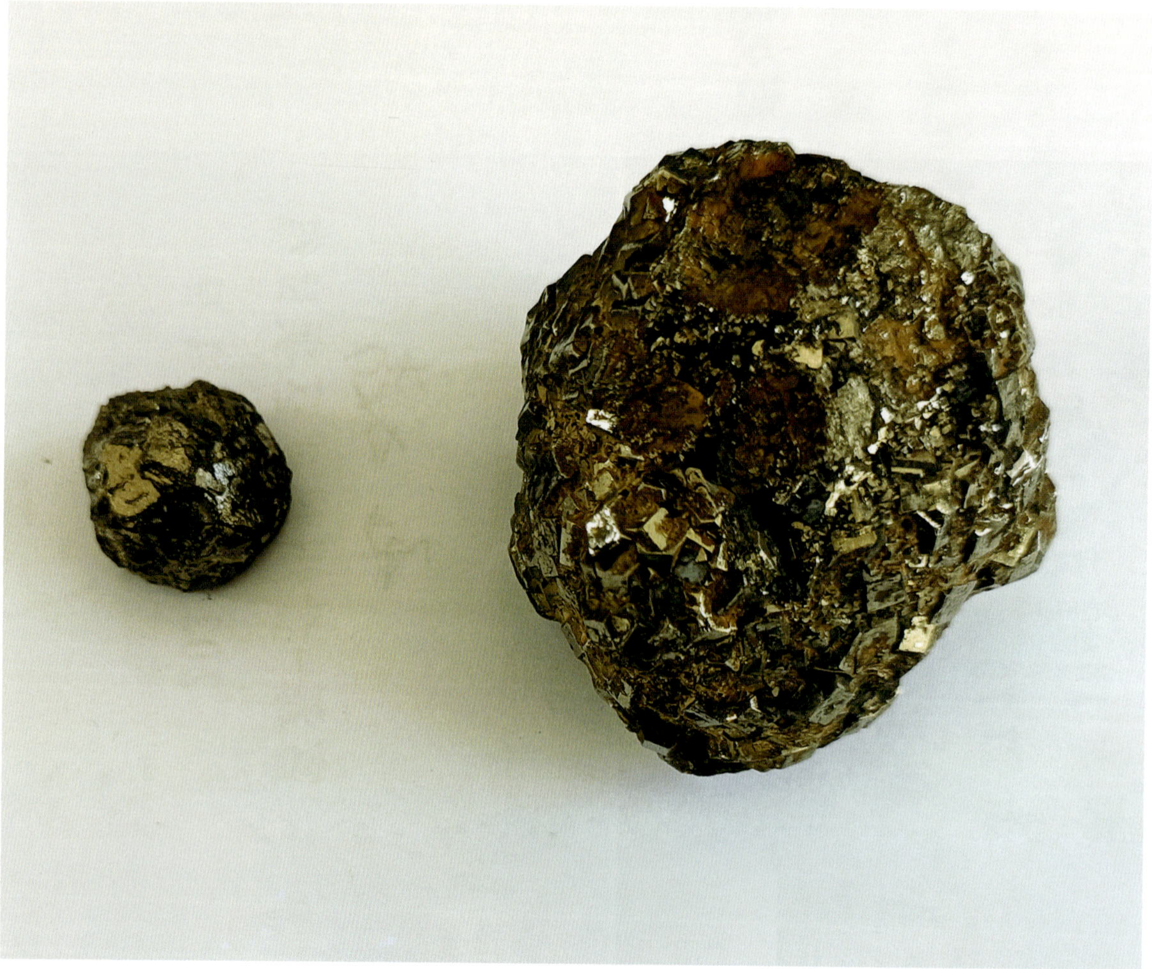

711 明矾

明矾 Alunite

佤名： si māox bāing [si mauʔ baiŋ]（石冒白）

别名： 白矾、矾石、理石

形态特征： 三方晶系。晶形呈细小的菱面体或板状，通常为致密块状、细粒状、土状等。颜色为无色、白色，常带淡黄及淡红等色。条痕白色。光泽玻璃状，解理面上有时微带珍珠光，块状者光泽暗淡或微带蜡状光泽。透明至半透明。解理平行 (0001) 不完全。断口晶体者呈贝状；块体者呈多片状、参差状，有时土状。硬度 3.5~4。比重 2.6~2.8。性脆。

生境分布： 主产于我国甘肃、河北、安徽、福建、山西、湖北、浙江等地。

采收加工： 全年可采，将采得的明矾石用水溶解，滤过，滤液加热浓缩，放冷后所得结晶生用或煅用。

性味功效： 酸、涩，寒。解毒杀虫，燥湿止痒，止血止泻，祛除风痰。

主治： 狐臭，化脓性中耳炎，气管炎。

用法用量： 水煎内服或外洗，也可调水或白酒外擦。

附方

1. **狐臭：** 本品配樟脑 0.3g、蛤蜊油 0.3g，捣成糊状，涂擦腋下，每天一次，连涂 7 天。
2. **气管炎：** 本品配桑白皮、枇杷叶、红糖少许，红糖，水煎服，每日 3 次，连服 3 剂。
3. **化脓性中耳炎：** 本品、香菜籽各等量，分别炒焦磨成粉混匀，吹入耳中，早晚各一次，3~5 天见效。

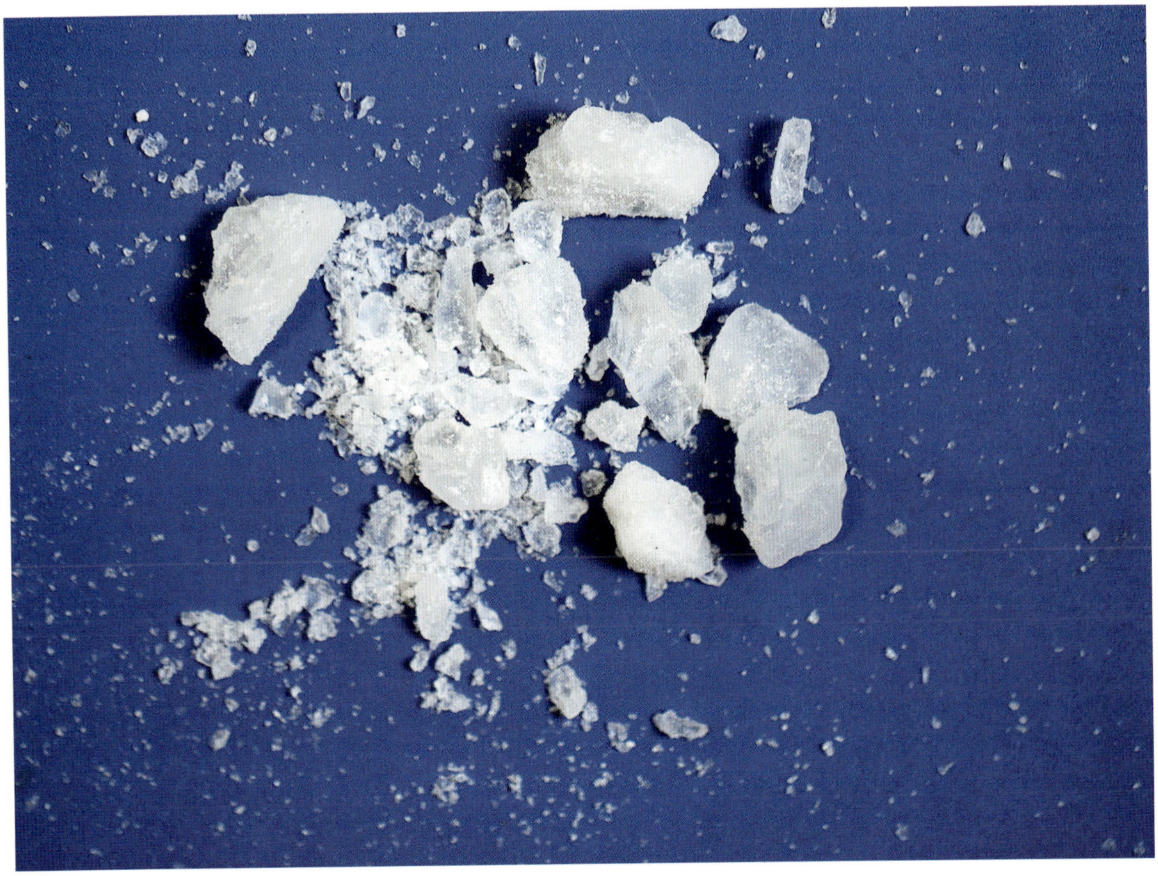

712 钟乳石

钟乳石 Stalactitum

佤名： blāeng rang [plauŋ ra̱ŋ]（苯然）

别名： 石钟、石钟乳、岩笋

形态特征： 晶体结构属三方晶系。呈扁圆锥形、圆锥形及圆柱形。表面粗糙，凹凸不平。类白色，有的因含杂质而染成灰白色或浅棕黄白色等。玻璃光泽或暗淡。硬度 3，性脆。断面较平整，可见同心层状构造成放射状构造，中心有的有空心。相对密度 2.6~2.8。

生境分布： 产于云南、广西、贵州、山西、湖北、湖南、广东等地，以云南和广西资源最为丰富。

采收加工： 全年可采，从洞穴中采下钟乳石洗净，将钟乳石敲碎或碾成粉状物。

性味功效： 甘，温。温肾，壮阳，下乳。

主治： 肺虚咳嗽，阳痿泄精，腰酸腿痛，乳汁不下。

用法用量： 内服：水煎服，3~9g。

附方

肺虚咳嗽： 本品配狗响铃草、车前草、龙葵各适量，水煎服，每日 3 次。

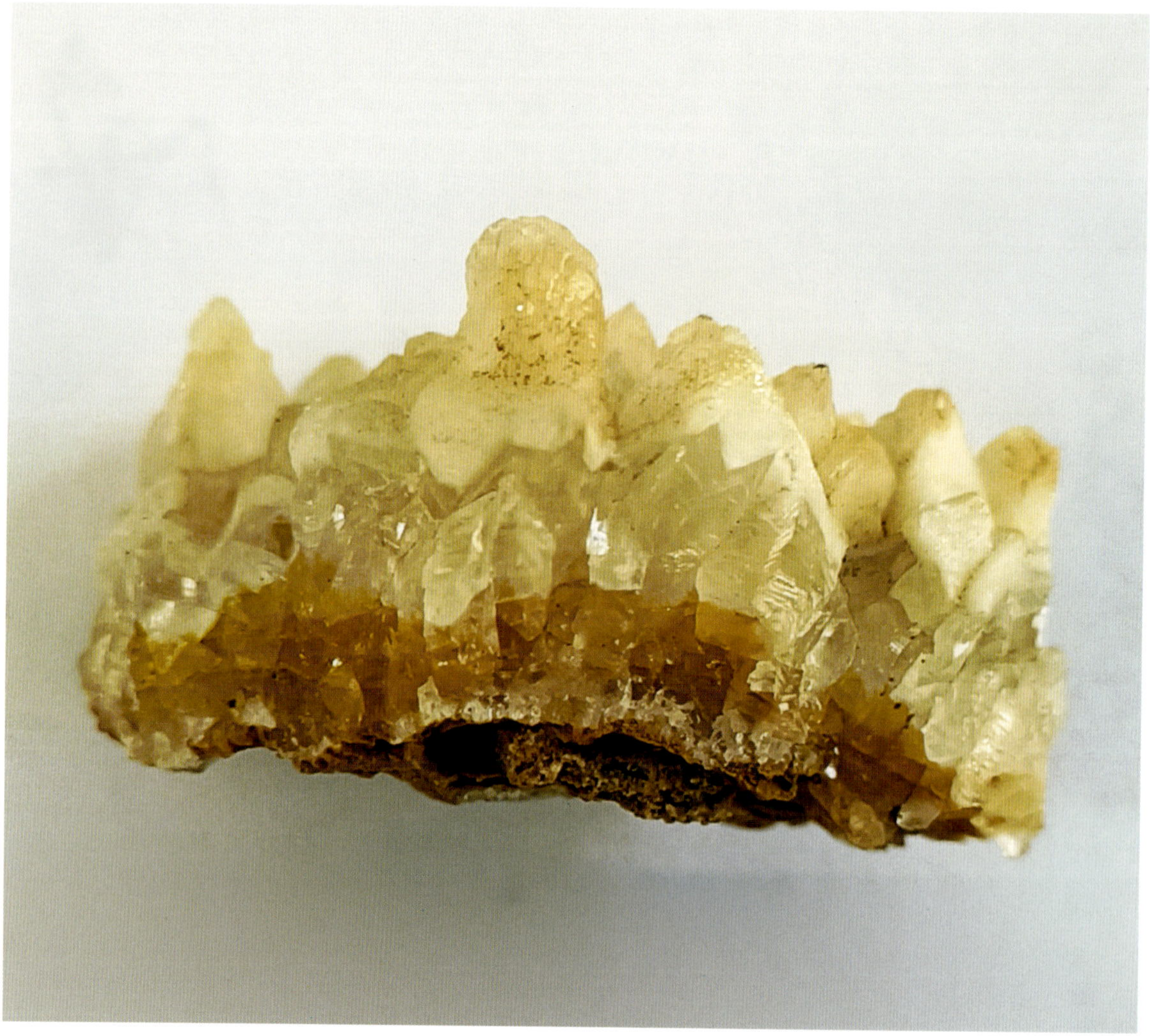

713 食盐

食盐 Halitum

佤名： gīh [kih]（吉）

别名： 大青盐、盐巴

形态特征： 立方体形、长方形或不规则多棱形晶体。纯净者，无色透明；通常呈白色或灰白色，半透明。具玻璃样光泽。体较重，质硬，易砸碎。气微，味咸。露置空气中易潮解。能溶于水，不溶于乙醇，在无色火焰上燃烧，火焰呈鲜黄色。以色白、纯净、无杂质者为佳。

生境分布： 全国各地均产。

采收加工： 全年可采，将此矿石挖出除去杂质而得，原块状矿物直接入药或磨细后入药均可。

性味功效： 咸，寒。泻热，凉血，润嗓，止咳。

主治： 目赤瘀肿，骨病齿痛，大便秘结，咽喉痒干咳，皮肤瘙痒。

用法用量： 小盐团 3g 烧至发红，兑入 20mL 冷开水调化内服。外用：拌冷饭揉擦患处。

附方

1. **皮肤痒：** 本品、冷饭各适量拌匀，揉搽患处。
2. **目赤瘀肿，骨病齿痛，牙龈肿痛：** 本品 30~40g，烧至发红，兑入 200mL 冷开水调化，分两次服用。

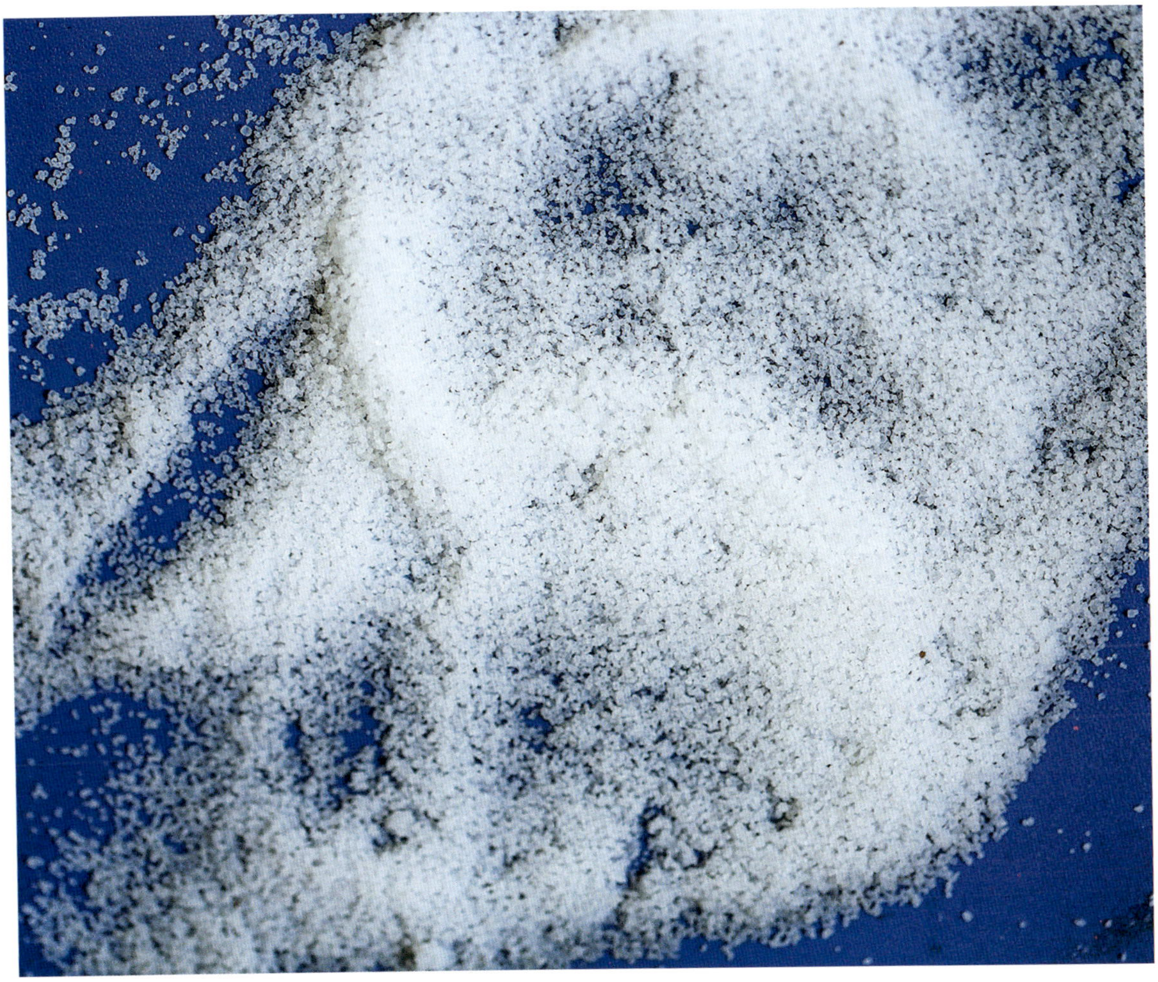

714 硫磺

硫磺 Sulfur

佤名： hmad [mat]（吰）

别名： 石硫黄、倭硫黄、生硫磺、自然硫

形态特征： 晶体结构属斜方晶系。晶体为锥柱状、板柱、板状或针柱状，集合体呈致密或疏松块状，或为泉华状及隐晶的土状块体、皮壳、被膜等。黄色、蜜黄色或褐黄色；因混合杂质可带灰、黑色或绿色、红色调。条痕白色至淡黄色。晶面金刚光泽，断口松脂或油脂状光泽。近透明至半透明。解理多组、不完全。致密块体呈贝壳状至不平坦状断口。硬度 1~2。相对密度 2.05~2.08。性脆、易碎；受热易产生裂纹。有硫磺臭味。热至 270℃则燃着，火焰蓝色，并放出刺鼻臭气味。易溶于二硫化碳、松节油、煤油，但不溶于水及盐酸和硫酸；遇强硝酸和王水则被氧化为硫酸。

生境分布： 产于我国云南、山西、陕西、河南、山东、湖北、湖南、江苏、四川、广东、台湾等地。

采收加工： 全年可采挖，将采得的硫磺矿石装入土罐中，加热至熔，除去杂质，冷却后装瓶备用。

性味功效： 酸，温。有毒。补肾壮阳，疏利大肠，杀虫。

主治： 老人虚寒性便秘，阳痿，虚寒性久痢滑泻，疥癣，心慌心乱。

用法用量： 内服：1.5~3g 或炮制后入丸散服。外用：取适量泡水洗或研膏涂抹患处。

附方

1. **汗斑：** 本品 10g，老茄子 1 个切开两半，沾少许硫磺粉涂抹患处，每 3 日一次。（注：先洗净患处再涂药）
2. **心慌心乱：** 本品 1g 炖鸡蛋羹食用，每晚睡前服一次。
3. **湿疹：** 本品、绿豆各等量，将绿豆炒熟并使硫磺溶解，冷却后压成粉，以香油调匀涂抹湿疹部位。

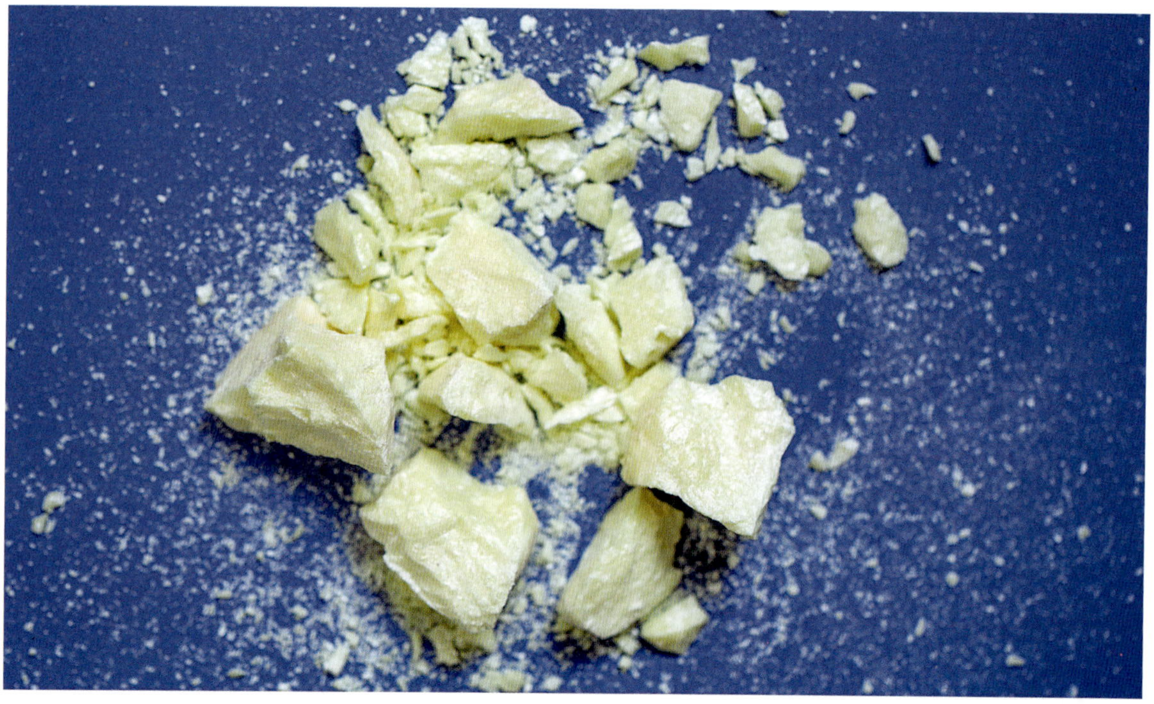

715 雄黄

雄黄 Realgar

佤名： si māox kri [si mauʔ k^hri̱]（石冒壳）

别名： 黄金石、天阳石、石黄

形态特征： 晶体结构属单斜晶系。晶体细小，呈柱状、短柱状或针状，但较少见。通常多呈粒状、致密块状，有时呈土状、粉末状、皮壳状集合体。橘红色，表面或有暗黑色及灰色的锖色。条痕呈浅橘红色。晶体呈金刚光泽，断口树脂光泽。硬度 1.5~2，相对密度 3.56，阳光久照会发生破坏而转变为淡橘红色粉末。锤击之有刺鼻蒜臭。

生境分布： 产于我国甘肃、陕西、湖南、贵州、云南、四川等地。

采收加工： 全年可采，雄黄在矿中质软如泥，见空气即变坚硬，可用竹刀取其熟透部分，除去杂质泥土，精选后碾细，生用。

性味功效： 辛，温。有毒。解毒杀虫，燥湿祛痰，截疟。

主治： 菌中毒，痈肿疔疮，蛇虫咬伤，虫积腹痛，惊痫，疟疾。

用法用量： 水煎内服或外洗，也可调水或兑白酒少量外擦。

附方

菌子中毒： 本品 0.1g、泽泻、甘草各适量，水煎服。

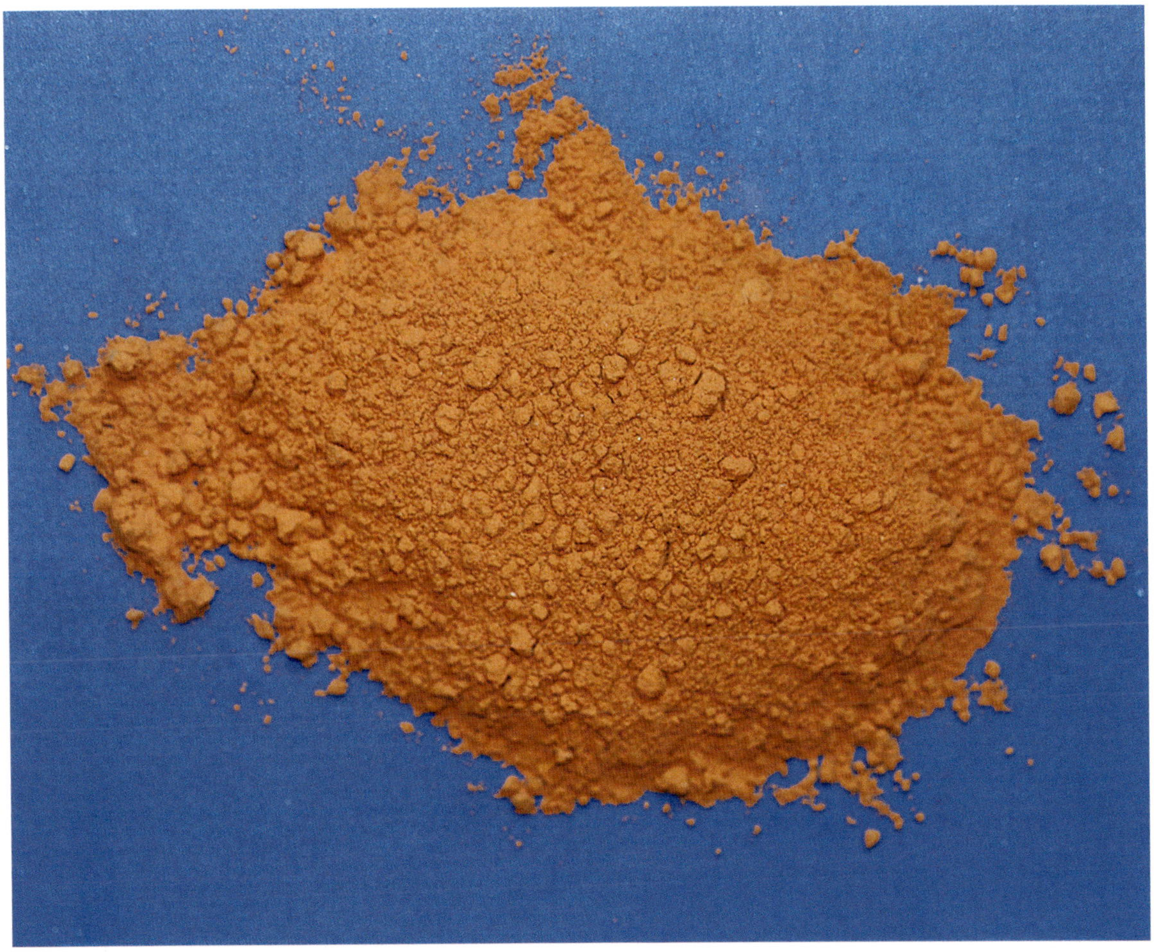

716 紫石英

萤石 Fluorite

佤名： si māox rīang [si mauʔ riaŋ]（石冒央）

别名： 氟石

形态特征： 等轴晶系。晶体呈立方体、八面体、十二面体；集合体常呈致密粒状块体出现。颜色很少是无色透明的，大部分被染成各种颜色，如黄色、浅绿色、浅蓝色、紫色及紫黑色等，以浅绿色、紫色和紫黑色者为最常见，其色可因加热、压力、X 射线、紫外线等而改变，加热时能失去色彩，而受 X 射线照射后，又恢复原色。条痕白色。玻璃光泽。透明至微透明。解理依八面体。断口呈贝壳状。硬度 4。比重 3.18。加热后显萤光。

生境分布： 产于我国浙江、甘肃、河南、湖南、云南等地。

采收加工： 全年可采，除去杂石，砸成碎块。

性味功效： 甘，温。温肾暖宫，镇心安神，温肺平喘。

主治： 避孕。

用法用量： 水煎服。

附方

绝育，避孕： 本品 40g、水竹花 40g，炖鸡服用。（注：产后 15 天内炖服）

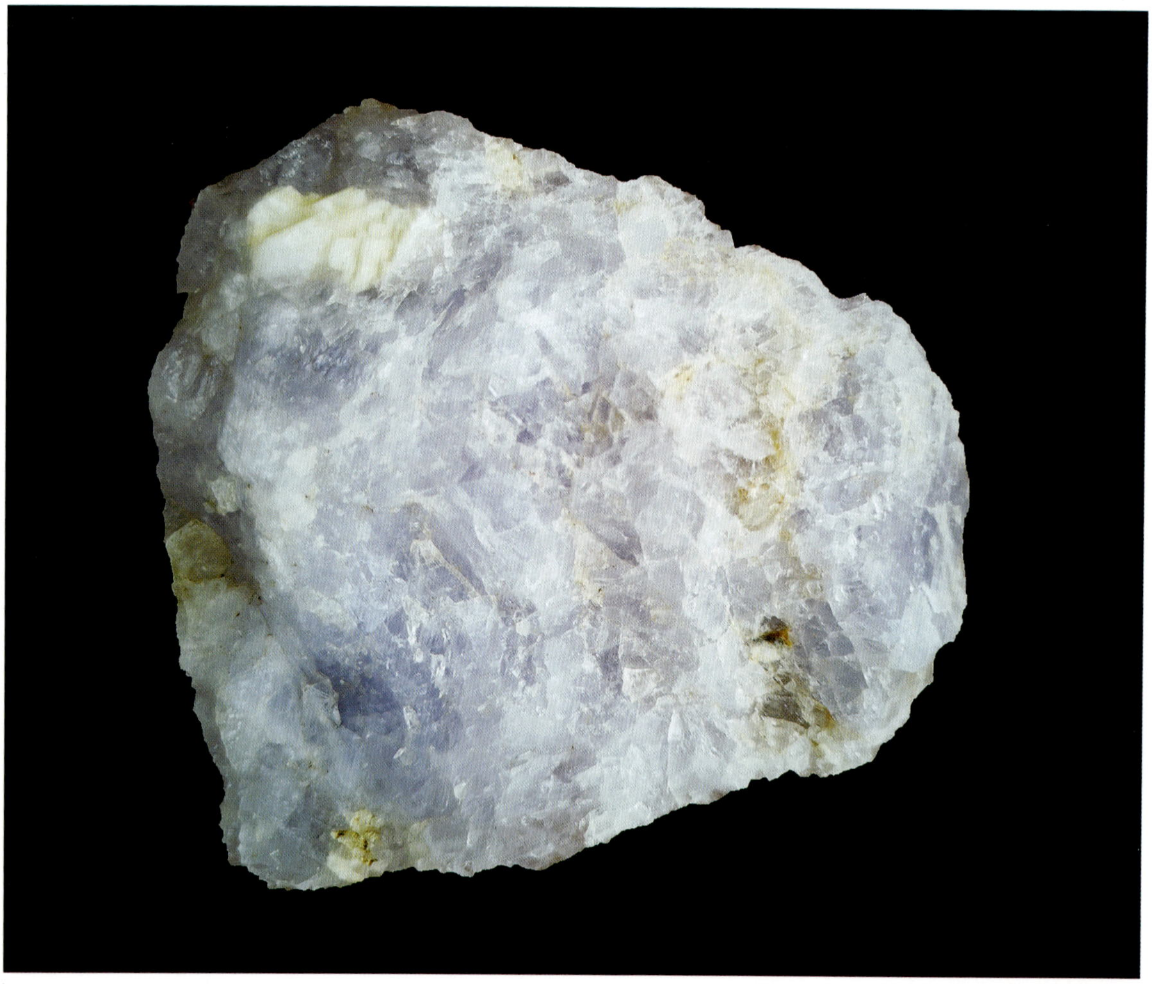

中国
佤
药志

佤族食疗药膳方精选

药膳是祖国医药学的重要组成部分，它在防病治病、滋补强身、抗老延年等方面具有独到之处，数千年来为中华民族的繁衍昌盛作出了贡献。佤药膳是佤族人民长期生活经验的智慧总结，迸发着佤族药食同源文化的独具魅力，充分体现了顺应自然、养生健体的特点，是传承弘扬向上的食俗文化精髓。传统佤族饮食主要以清煮、烧、烤、蒸、煎、炸、舂、生拌为主，佤药膳即以新鲜、无污染的佤族常用药食同源植物为原料，再与其他食物、肉类搭配，既将药物作为食物，又将食物赋以药用，寓医于食，药借食力，食助药威，满足人们对营养价值、防病治病、强身保健、延年益寿的追求的养生保健膳食。佤药膳搭配有讲究，在充分认识到药性和把握搭配禁忌的基础上，还考虑到色、香、味俱全，一般药膳搭配以不超过 3 种药材为宜。常用制作药膳的佤药有上百余种，大致分类如下：

1. 适宜防病保健人群食用的佤药膳，如用土人参、芭蕉芯、芭蕉花、水香菜、金线莲、余甘子、石斛、野把子等佤药搭配肉类烹调的菜品，常选择其中 1~3 种与鸡肉、牛肉或鳝鱼等熬汤服用。

2. 适宜“三高”人群（高血压、高血糖、高血脂）食用的佤药膳，如用余甘子、三丫苦、鱼腥草、马蹄草、野芹菜、独蕨、竹笋、小红蒜、臭牡丹、绞股蓝、大胖菜、五茄叶等佤药搭配制作的菜品，常选择其中 1~3 种搭配生拌当凉菜食用，也可直接煮水当茶品饮用。

3. 适宜肾虚、腰膝酸软、性功能减弱人群食用的佤药膳，如用瓜子金、大剑叶木、薜荔、仙茅、胡椒、野杜仲、山芝麻根等佤药搭配烹调的菜品，常选择其中 1~3 种搭配适量粳米或牛筋等一起煲汤食用。

4. 适宜女性美容养颜、产后保健、调经补气血食用的佤药膳，如用鸡根、鸡血藤、大血藤、土人参、小红参、天冬、卷柏等佤药搭配烹调的菜品，常选择其中 1~3 种与鸡肉或鸡蛋一起煲汤或熬粥食用。经常食用可养心补血、安神助眠、美容养颜，特别对于月经不调、闭经、痛经、颜面无华者或部分妇女产后病、体弱多病者保健效果显著。

5. 适宜脾胃虚弱、胃寒腹痛、腹胀人群食用的佤药膳，如用马蹄香、半截藤、香茅草、苦子果、芦子叶等佤药搭配烹调的菜品，常选择其中 1~3 种与猪肚、猪脚或者河鱼搭配，再加入少量砂仁、草果、粳米一起煲汤或熬粥食用。

6. 适宜长期饮酒、肝功能损伤人群食用的佤药膳，如用半截藤、小理肺散、车前草、臭菜、青蒿、半截藤、羊奶藤、老虎舌头树等佤药搭配肉类烹调的菜品，常选择其中 1~3 种与猪心肺或猪脚等煲汤食用。

7. 适宜风寒感冒、肺热咳嗽等初起预防或配合治疗的佤药膳，如用小理肺散、冰片叶、臭灵丹、三丫苦、四方蒿、野把子、香茅草等佤药搭配肉类烹调的菜品，常选择其中 1~3 种与猪心肺或猪脚等炖煮食用。

8. 适宜肾病、肝炎患者食用的佤药膳，如用杜仲、小理肺散、竹节黄、滴水芋、车前草、野芦谷根、羊奶藤等佤药搭配肉类烹调的菜品，常选择其中 1~3 种与猪脚或排骨一起煲汤食用。

佤族食疗养生药膳内容丰富，千百年来，佤族人民采集各种纯天然的山珍美味作为菜肴，通过合理的搭配，再以传统的烹饪方法，形成佤家“有鱼肉不觉荤腥，有鸡鸭不觉油腻，有冷盘不觉寒气”等传统药膳特点。在常年临床疾病诊疗中发现，佤山地区患有高血压、高血脂、高血糖及肥胖症人群较为少见，这与其传统饮食习俗和药膳文化是分不开的。本书筛选了佤族民间有上百年应用历史的 20 个特色药膳方进行介绍，以期为今后佤族食疗养生方法的挖掘、传承及药食同源植物的系统研究、佤族养生健康食品的开发，以及佤医药产业发展新途径的探寻提供借鉴。

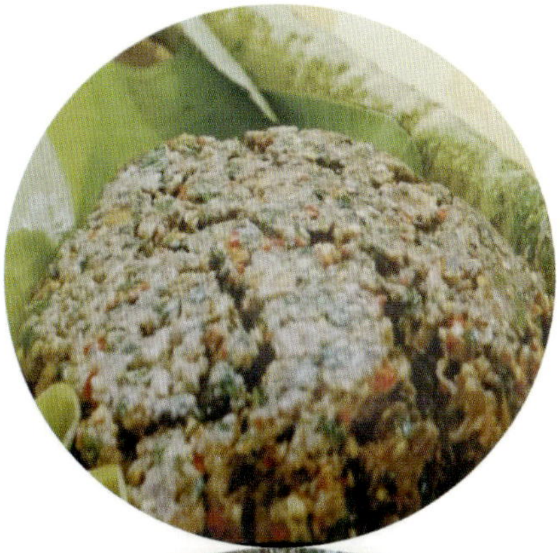

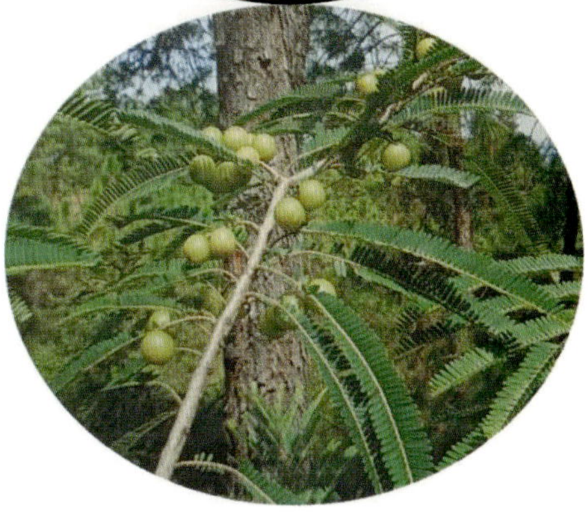

① 滋补强身佤药膳

甘党香蒸鳝鱼

组方： 鳝鱼、余甘子树皮、土党参根、老茴香根、鸡蛋

佤族民间应用历史： 300 余年

食用方法： 将鳝鱼和食材洗净切碎放入容器中，打入两枚鸡蛋，同时放入适量辣椒、草果粉、砂仁粉、胡椒粉、食盐、味精充分搅拌均匀后，用芭蕉叶包裹上锅蒸煮 45 分钟即可食用。

食疗功能： 健脾开胃，滋补强身，提高食欲。

适应人群： 食欲不振、饮食无味人群均可食用。

食用注意： 感冒期间限量食用。

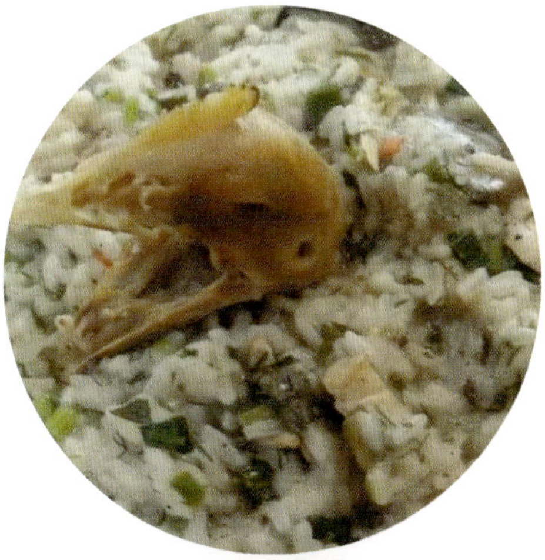

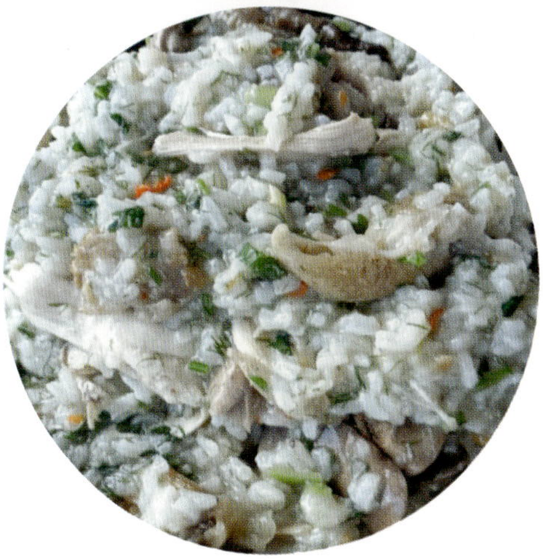

② 强身健体佤药膳

鸡肉烂饭

组方： 土鸡一只、茴香、薄荷、香蓼

佤族民间应用历史： 300 余年

食用方法： 将鸡整只冷水入锅、放 1 粒草果，大火煮至鸡肉熟烂捞出放凉，除去鸡骨，把鸡肉撕碎调入适量花椒粉、蒜泥、辣椒碎、食盐、味精腌制备用。原鸡汤中下粳米 250g 煮至米心无骨，将腌制好的鸡肉和茴香、薄荷、香蓼、辣椒一同放入锅中搅拌均匀中火煮 5 分钟，离火上锅盖焖至 5 分钟即可起锅食用。

食疗功能： 滋补强身，健脾和胃，增强免疫。

适应人群： 普遍人群均可食用。

食用注意： 腹泻、感冒期间限量食用。

③ 补气养胃佤药膳

鸡根炖猪排

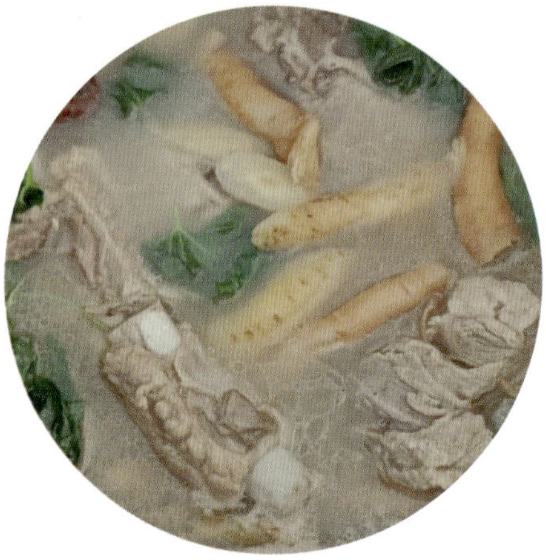

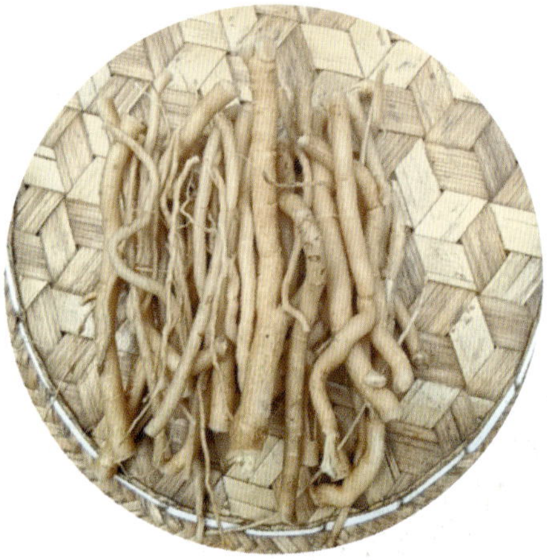

组方：鸡根、猪排骨

佤族民间应用历史：300 余年

食用方法：鸡根、排骨洗净切段备用，排骨先下锅焯一道水洗净，再加清水大火煮 40 分钟，随后放入鸡根中火慢炖 30 分钟，调入适量食盐即可起锅食用。

食疗功能：补气活血，祛风除湿，健脾消积，增强免疫。

适应人群：产后虚弱、肺虚咳嗽、失眠多梦、营养不良等人群均可食用。

食用注意：燥热体质、发烧不宜食用，禁与绿豆、萝卜同时食用。

④ 强筋健骨佤药膳

瓜子金炖牛筋

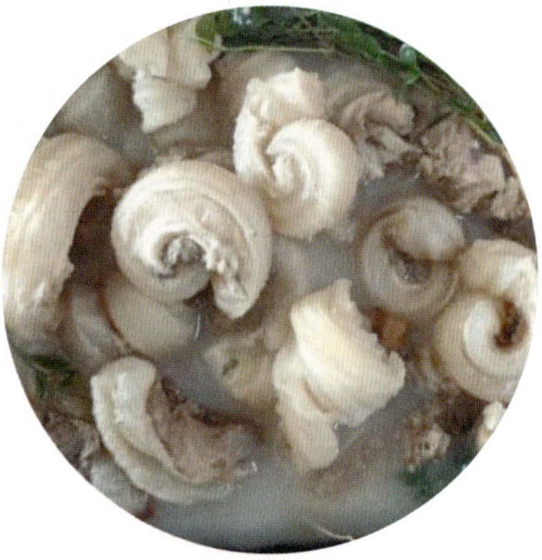

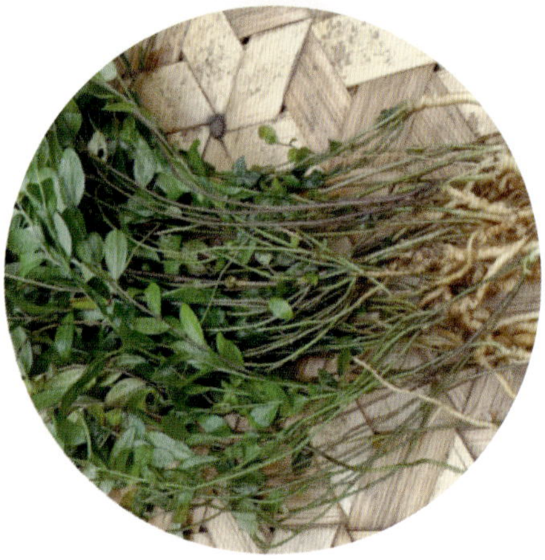

组方：瓜子金、牛筋、草果

佤族民间应用历史：300 余年

食用方法：瓜子金洗净备用，牛筋焯水 10 分钟捞出切块状，下油锅放草果、八角各适量爆炒 15 分钟，加开水大火慢炖 60 分钟后，再放入瓜子金中火慢炖 40 分钟，调入食盐入味起锅即可食用。

食疗功能：强筋通络，补肾扶阳，美容助颜。

适应人群：腰膝酸软、肾虚、阳痿、早泄等人群。

食用注意：孕妇、脾胃虚寒者禁食。久病体虚者限量食用。

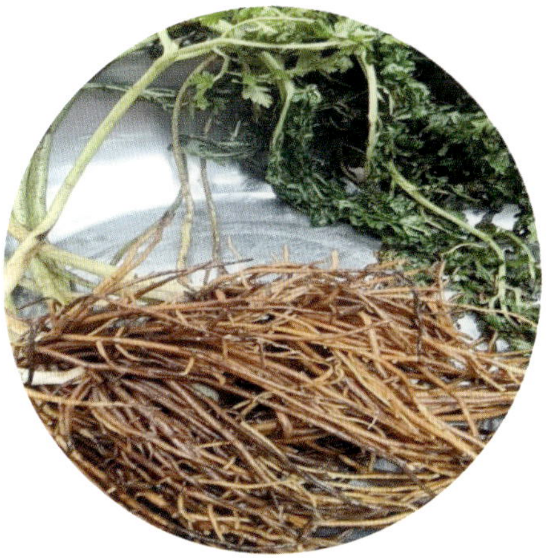

⑤ 滋补润肺佤药膳

独蕨粥

组方： 独蕨、猪尾巴、粳米

佤族民间应用历史： 100 余年

食用方法： 猪尾巴、独蕨洗净备用，用大火将猪尾巴和粳米冷水下锅一起煮至米心无骨，放入独蕨调中火煮 20 分钟，调入少许食盐即可起锅食用。

食疗功能： 清热解毒，滋补散结，化痰平喘。为哮喘，肺结核，淋巴结核治疗辅助药膳。

适应人群： 高血压、便秘、肺虚久咳等人群最适。

食用注意： 小儿限量食用，孕妇禁食。

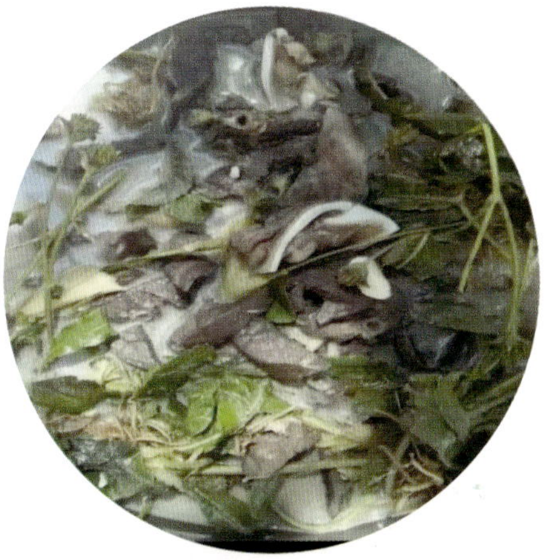

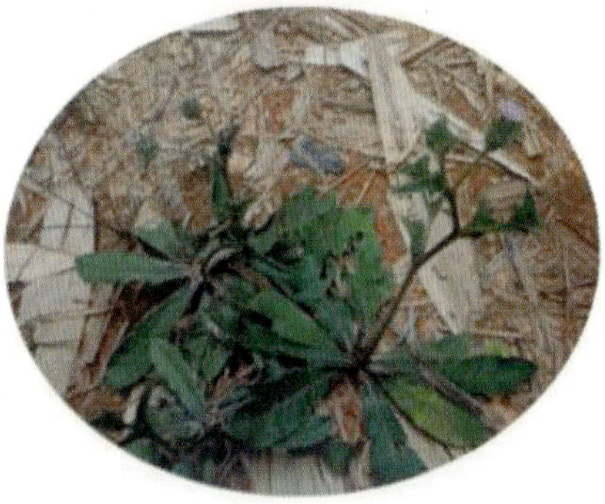

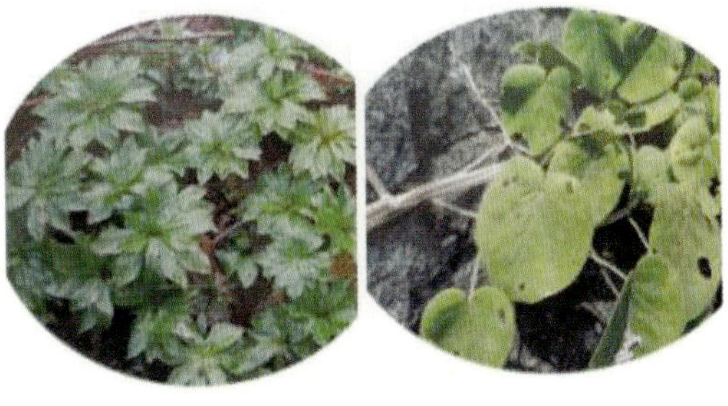

⑥ 护肝养肺佤药膳

小理肺散煮猪心肺

组方： 小理肺散、茴心草、通关散、猪心肺一副

佤族民间应用历史： 300 多年

食用方法： 将小理肺散、茴心草、通光藤洗净备用；猪心肺洗净后焯水 10 分钟捞出切成小块状，再用清水反复冲洗至无血水，下锅中火慢炖 50 分钟后，再放入小理肺散、茴心草、通光藤，调中火慢炖 30 分钟，再调入少许食盐、草果面入味，5 分钟即可起锅食用。

食疗功能： 护肝养肺，化痰止咳，清热凉血。

适应人群： 肺部旧疾、肺气虚、慢性气管炎、支气管炎、肺热咳嗽等人群。

食用注意： 体虚、寒证者及孕妇慎用。

7 补肺养脾佤药膳

土党参炖猪排

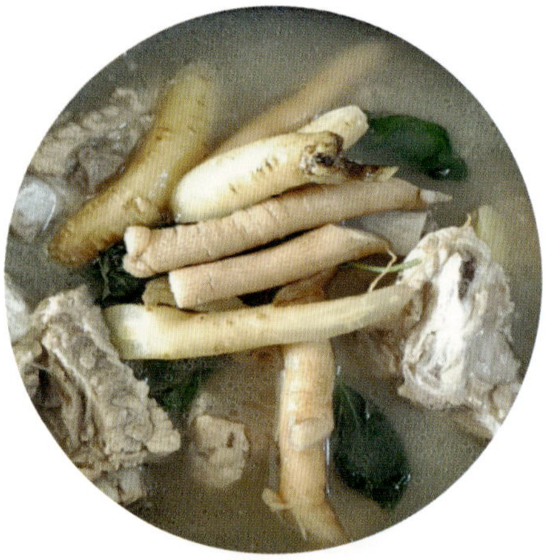

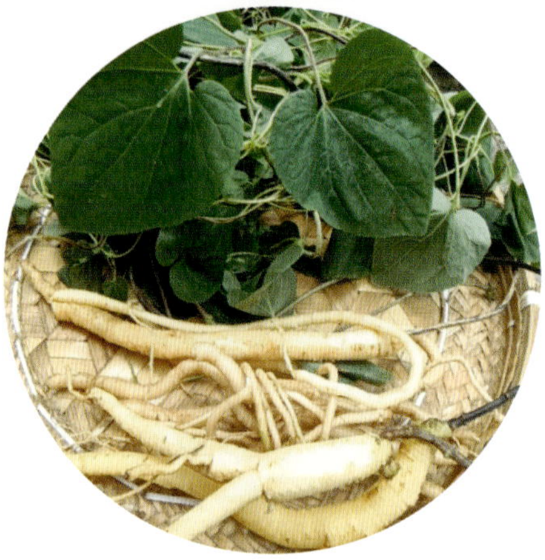

组方：土党参、猪排

佤族民间应用历史：300 余年

食用方法：土党参洗净备用，先将猪排下锅焯丢一道水后，加适量清水用大火煮 30 分钟，放入土党参转小火慢炖 20 分钟，调入适量食盐入味即可出锅食用。

食疗功能：补肺止咳，健脾益气，下乳。

适应人群：乳汁量少、肺虚咳嗽、久病气虚等人群。

食用注意：感冒发烧、体热火旺者不宜食用。

8 补肾益气佤药膳

四方蒿牛肉丸

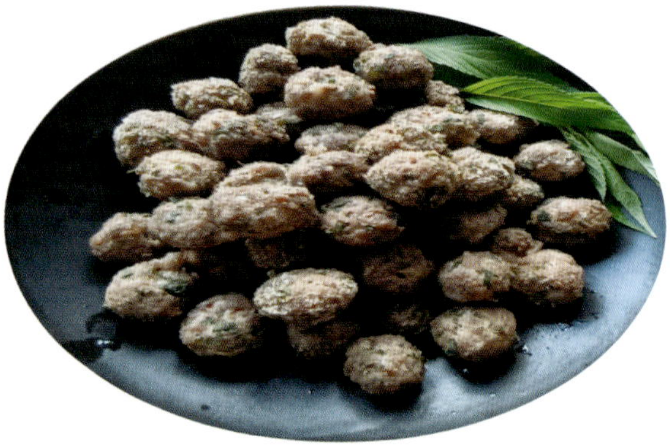

组方：四方蒿、牛里脊肉

佤族民间应用历史：200 余年

食用方法：先将牛里脊肉清洗干净剁碎备用，再将四方蒿鲜叶焯水捞出剁碎混入牛肉，再调入小粉、盐、味精适量拌匀，捏成圆形，涨水下锅煮 3 分钟捞出用油煎 5 分钟即可食用。

食疗功能：消炎排毒，补肾益气。

适应人群：感冒发烧、肠炎、痢疾等人群。

食用注意：每日食用不超过 100g，牛肉过敏者慎用。

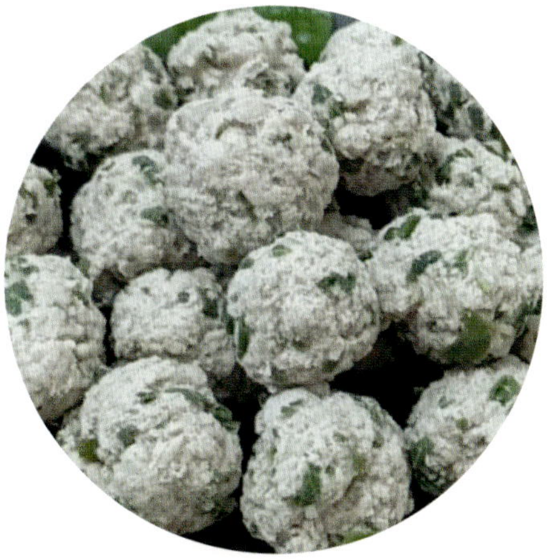

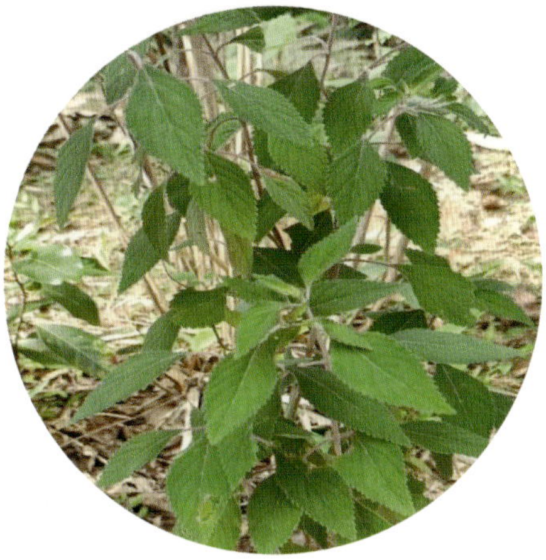

9 清肠排毒佤药膳

野把子肉丸子

组方： 野把子、猪里脊肉

佤族民间应用历史： 200 余年

食用方法： 先将猪里脊肉清洗干净剁碎备用，再将野把子鲜叶焯水捞出剁碎混入里脊肉，调入适量草果面、小粉、食盐、味精等搅拌均匀，捏成圆形，涨水直接下锅煮 5~7 分钟捞起即可食用。

食疗功能： 清肠排毒，消食化积，防感冒。

适应人群： 消化不良、容易上火、湿热体质、便秘等人群。

食用注意： 每日食用不超过 100g。

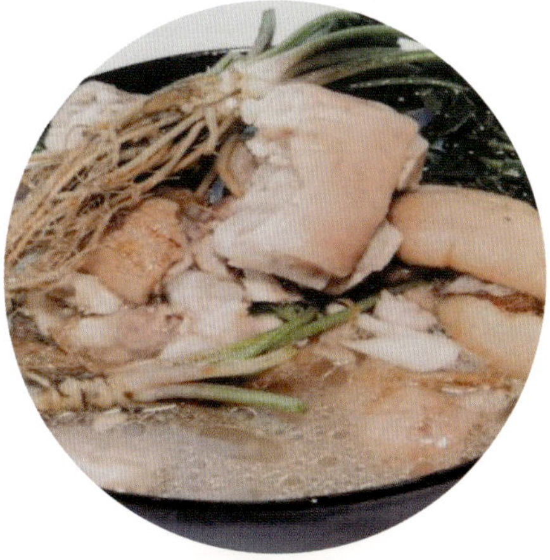

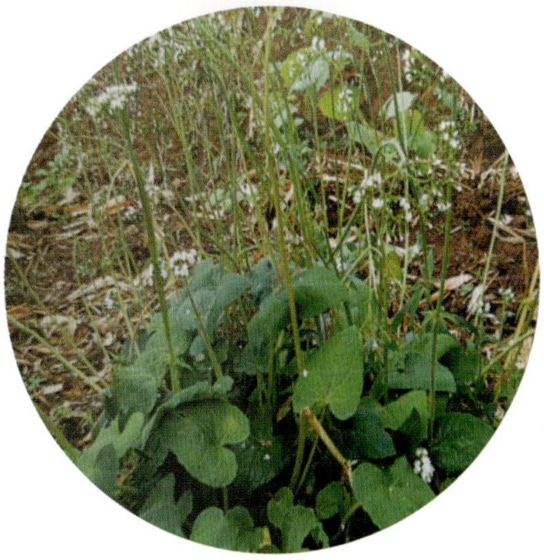

10 消食补气佤药膳

马蹄香炖猪脚

组方： 马蹄香、猪脚

佤族民间应用历史： 300 余年

食用方法： 马蹄香洗净备用，猪脚切块清洗干净先下锅焯丢一道血水，清洗三道直接下锅大火炖煮 1 小时后，放入马蹄香小火慢炖 30 分钟，加少许食盐调味即可起锅食用。

食疗功能： 健脾胃，消食，补气。

适应人群： 久病体虚、食欲减退、消化不良等人群适宜。

食用注意： 经常腹泻、寒性体质人群限量食用。

⑪ 清肝明目佤药膳

白参菌粥

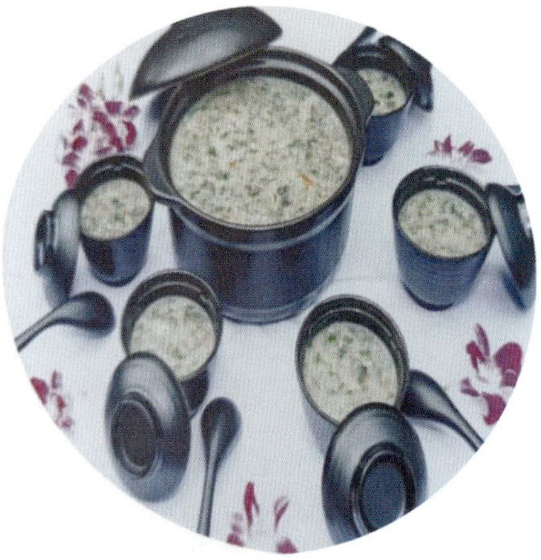

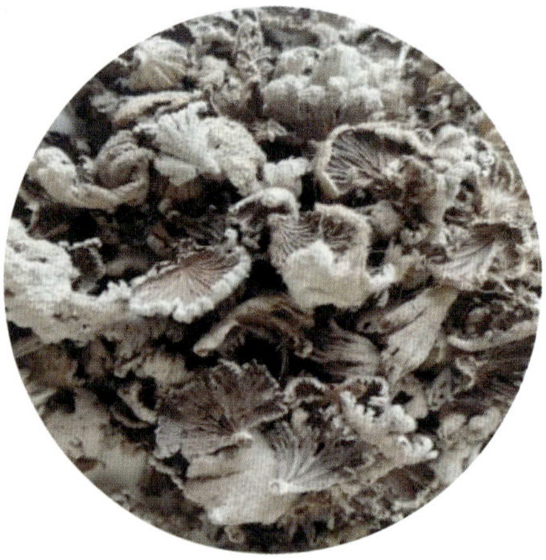

组方：白参菌、粳米

佤族民间应用历史：400 余年

食用方法：白参菌 100g 洗净冷水下锅，加入适量草果、八角等调料，调中火慢炖 2 小时再放入粳米 250g，煮至粳米无心骨，再放入刺芫荽、茴香、香蓼煮 5 分钟，根据个人口味适量调入食盐、味精、辣椒、花椒等搅拌匀即可食用。

食疗功能：健脾养胃，滋补强身，改善免疫。

适应人群：久病体虚、眼睛干涩、需要滋补等人群均可食用。

食用注意：食用期间禁食白萝卜。

⑫ 芳香开胃佤药膳

香茅草炸排骨

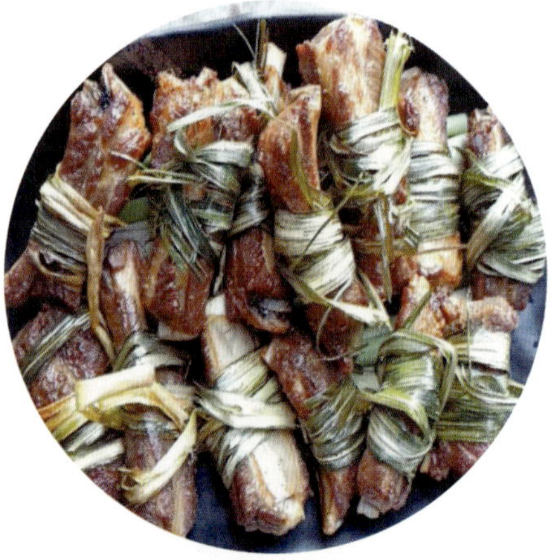

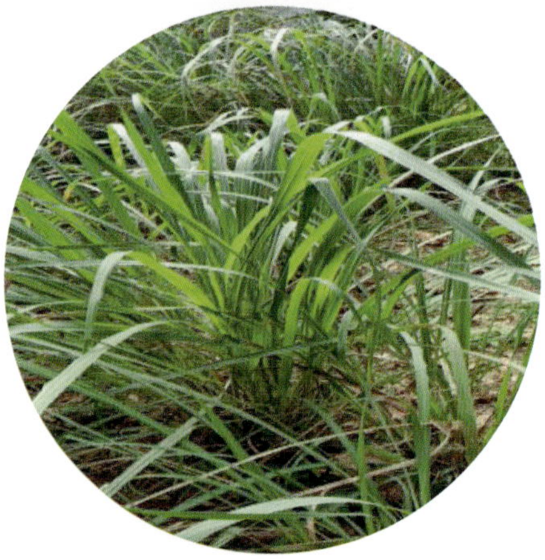

组方：香茅草、排骨

佤族民间应用历史：300 余年

食用方法：先将排骨洗净滤水，调入少量食盐、味精、小粉、草果粉、香茅草等拌匀腌制 20 分钟，将新鲜香茅草包绕排骨直接下锅油煎，炸至排骨脆黄即可。

食疗功能：增强食欲，健脾开胃。

适应人群：普遍人群均可食用。

食用注意：便秘、孕妇限量食用。

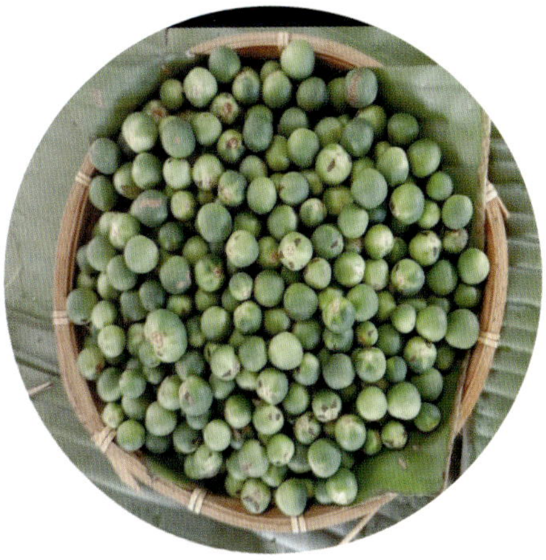

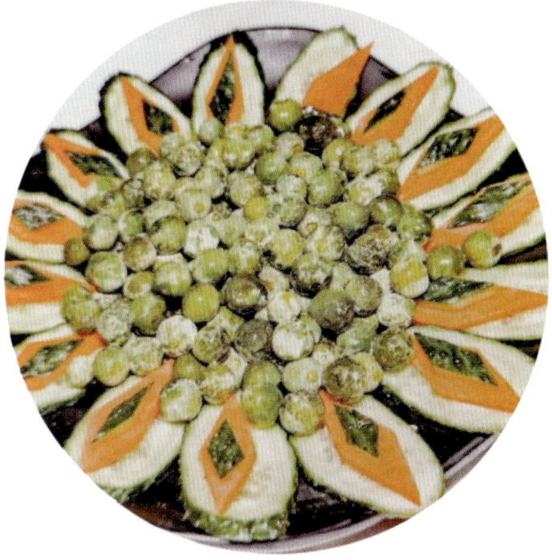

⑬ 清凉解毒佤药膳

苦子果

组方： 苦子果（水茄）

佤族民间应用历史： 300 余年

食用方法： 苦子果洗净沥干水分，热油下锅煎炸熟后撒少许食用盐即可食用。

食疗功能： 清火解毒，提高食欲，健脾开胃。

适应人群： 高血压、体内燥火、食欲减退等普遍人群。

食用注意： 孕妇、体寒怕冷体质者限量食用。

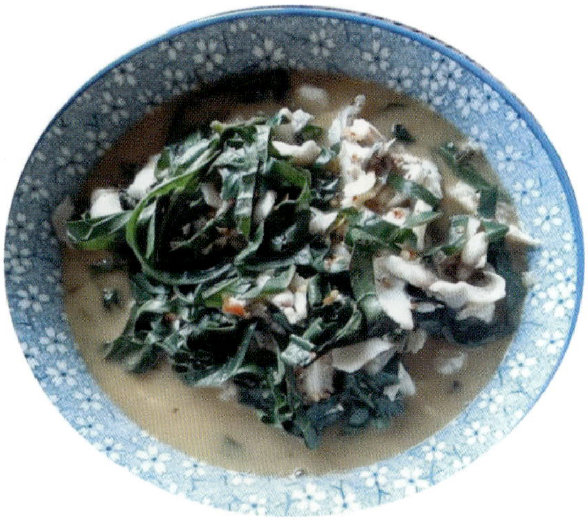

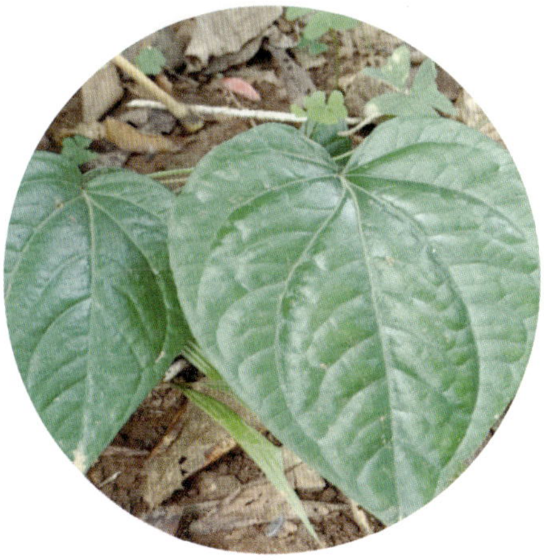

⑭ 生津开胃佤药膳

芦子叶河鱼汤

组方： 河鱼、芦子叶、生姜

佤族民间应用历史： 100 余年

食用方法： 将河鱼洗干净取出内脏，冷水下锅放入生姜煮 15 分钟后再下芦子叶，辣椒、食盐、味精各适量，调味煮熟即可起锅食用。

食疗功能： 生津开胃，消炎利胆。

适应人群： 普遍人群均可食用。对食欲不振、胃寒痛等症人群食用最佳。

食用注意： 食用时禁止与甘草同服，每次食用量不超过 100g。

⑮ 护肝解毒佤药膳

半截藤炖鸡

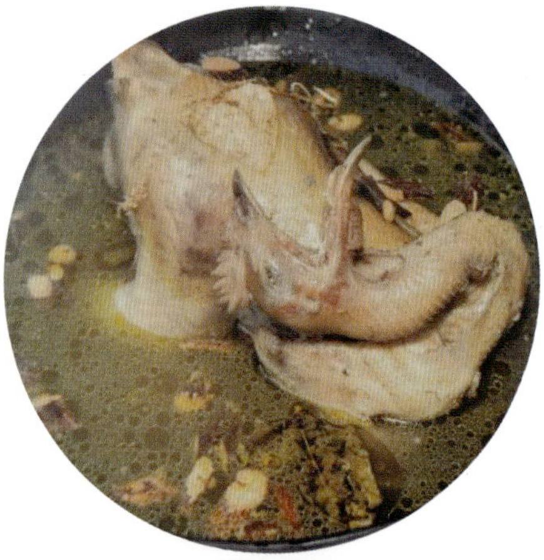

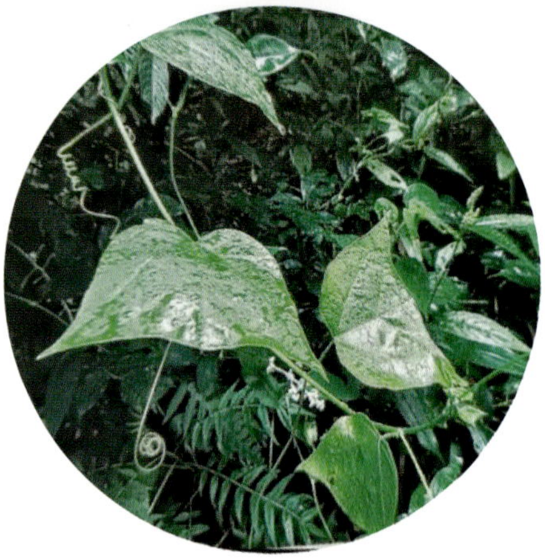

组方：鸡肉、锅铲藤

佤族民间应用历史：300 余年

食用方法：将鸡肉、锅铲藤清洗干净一同下锅，加 1 粒草果、生姜 25g，用中火慢炖至鸡肉熟烂，根据个人口味调入少许食盐即可食用。

食疗功能：清肝和胃，醒酒解毒，滋补强身。

适应人群：酒精肝、肝功能损伤人群之药食两用最佳药膳方，普遍人群亦可限量食用。

食用注意：限量食用。

⑯ 清肝明目佤药膳

鱼眼草煮鸡

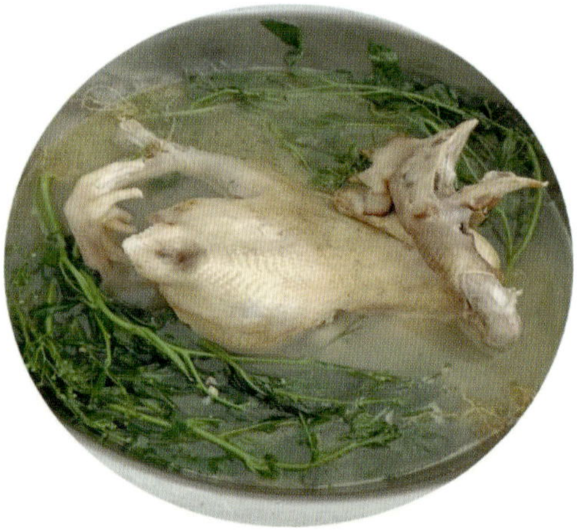

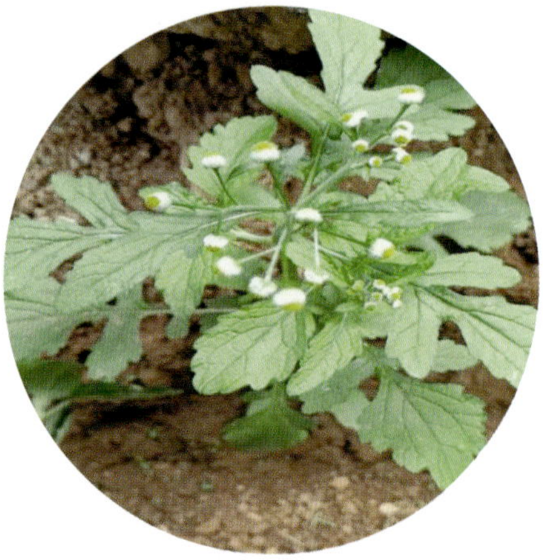

组方：土鸡、大米、鱼眼草、草果

佤族民间应用历史：300 余年

食用方法：将鸡、鱼眼草洗净备用，将鸡、粳米、草果 1 粒下锅用中火炖至鸡肉煮扒，再放入鱼眼草煮 15 分钟，调入食盐即可起锅食用。

食疗功能：清热解毒，清肝明目，消食。

适应人群：燥火体质、消化不良、咽喉肿痛等人群。

食用注意：脾胃虚弱、腹泻、孕妇禁止食用。

17 润肠通便佤药膳

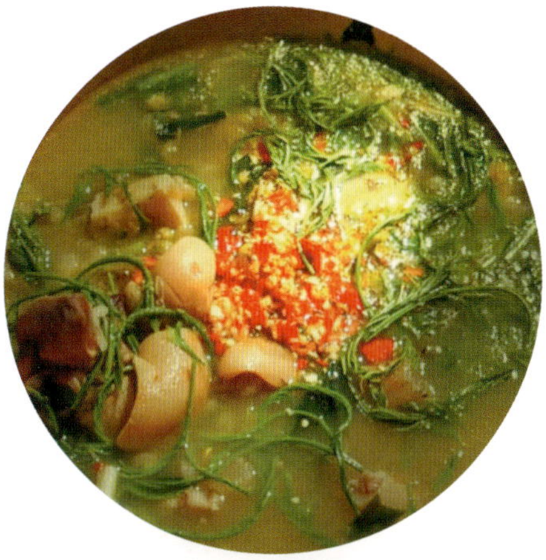

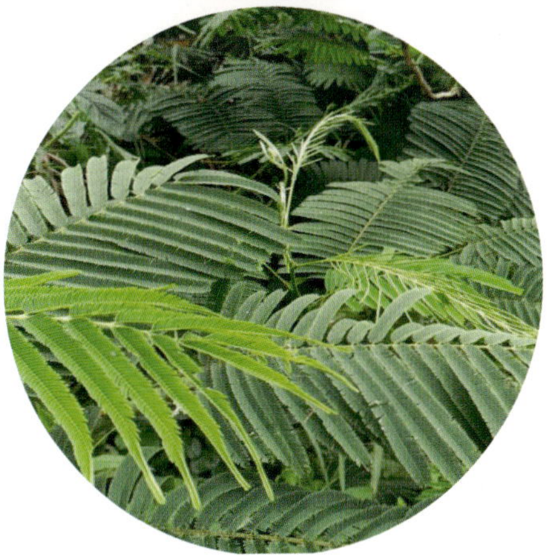

臭菜炖牛脚

组方：臭菜、牛脚、小米辣

佤族民间应用历史：100 余年

食用方法：臭菜洗净备用，先将牛脚洗净切块下锅焯一道水后，再加入开水用大火煮至扒软，再放入臭菜、食盐、草果，小火慢炖 15 分钟即可食用。

食疗功能：清肝明目，健胃消食，润肠通便。

适应人群：普遍人群均可食用。

食用注意：禁生食，每日食用限 50g。

18 降压减脂佤药膳

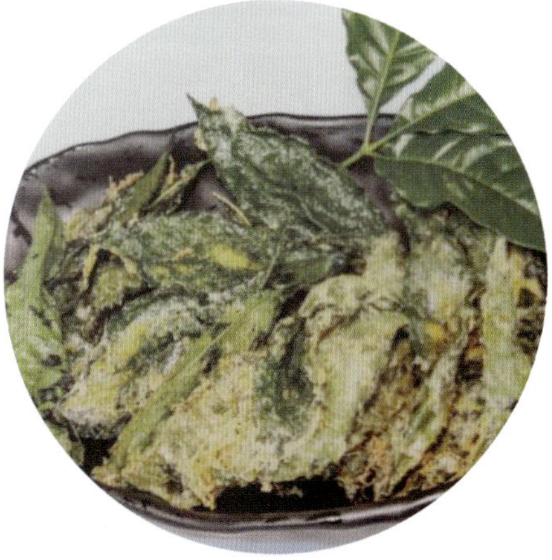

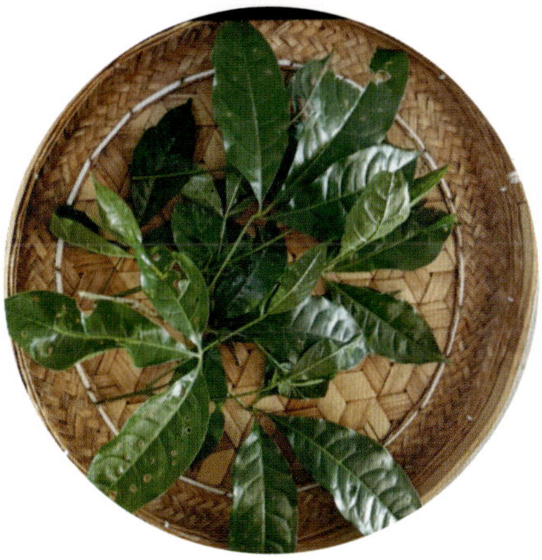

三丫苦煎鸡蛋

组方：三丫苦、鸡蛋

佤族民间应用历史：400 余年

食用方法：生鸡蛋 5 个，放少许食盐和小粉搅拌打匀，将三丫苦叶放入蛋浆里面沾匀，直接下锅油炸至叶片发黄酥脆即可食用。

食疗功能：清热凉血，健脾开胃，降压减脂。

适应人群：高血压、高血脂、高血糖、肥胖等人群。

食用注意：每日食用量不超过 50g。

⑲ 清热凉血佤药膳

佤山鲜

组方：鱼腥草、马蹄草、野芹菜

佤族民间应用历史：300 余年

食用方法：马蹄草、鱼腥草、野芹菜洗净，用淡盐水浸泡 5 分钟后，清水漂洗。待水沥干后放入适量食盐、味精、辣椒、豆豉等拌匀调味即可食用。

食疗功能：清热降火，降压减脂。

适应人群：高血压、高血脂、高血糖等人群，日常是三高血症患者最佳养生保健食材。

食用注意：寒性体质、低血压、营养不良等人群限量食用。

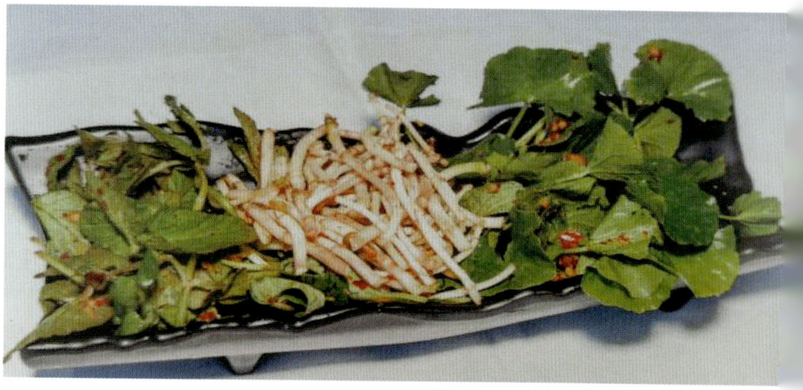

⑳ 通淋排石佤药膳

车前草瘦肉粥

组方：车前草、粳米

佤族民间应用历史：300 余年

食用方法：将瘦肉、粳米、草果 1 粒冷水下锅一起煮至米心无骨，再放入鲜车前草、盐少许，煮沸 15 分钟即可食用。

食疗功能：清热利湿，通淋排石。为泌尿系统感染，结石治疗辅助药膳。

适应人群：小便不畅、膀胱炎、肾结石等人群最佳药膳。

食用注意：脾胃虚寒，月经期的女性禁止食用。

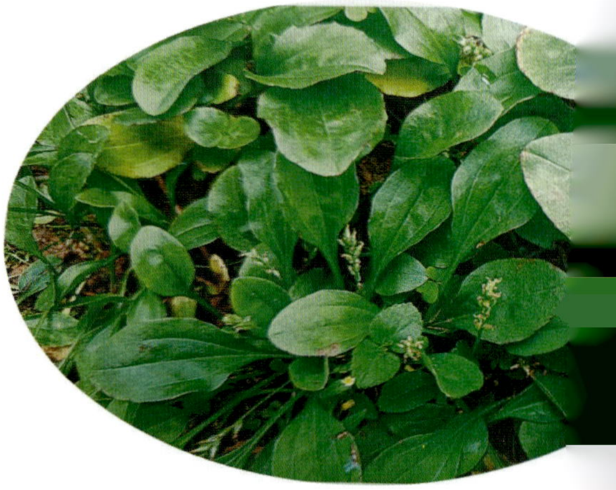

参考文献

[1] 贾敏如，张艺.中国民族药辞典[M].北京：中国医药科技出版社，2016.

[2] 陈卫东.佤族民间医药选编[M].昆明：云南民族出版社，2016.

[3] 中国科学院中国动物志编辑委员会.中国动物志[M].北京:科学出版社，2015.

[4] 周本贞. 中国少数民族大辞典佤族卷[M].昆明：云南民族出版社，2014.

[5] 邓泽，侯凤飞.佤族医药[M].北京：中国古籍出版社，2014.

[6] 王志红. 云南佤族医药[M].北京：中国中医药出版社，2011

[7] 刘宝林，田秀兰.佤族民间常用植物药[M].昆明：云南民族出版社，2011.

[8] Wu zhengyi，Peter H. Raven. Flora of China[M].Beijing:Science Press；St.Louis:Missouri Botanical Garden Press，2004.

[9] 中国科学院中国植物志编辑委员会.中国植物志[M].北京:科学出版社，2004.

[10] 郭绍荣，段桦，郭大昌.中国佤族医药（四）[M].昆明：云南民族出版社，1997.

[11] 郭绍荣，段桦，郭大昌.中国佤族医药（三）[M].昆明：云南民族出版社，1992.

[12] 郭绍荣，段桦，郭大昌.中国佤族医药（二）[M].昆明：云南民族出版社，1991.

[13] 郭绍荣，段桦，郭大昌.中国佤族医药（一）[M].昆明：云南民族出版社，1990.

[14] 云南省卫生局. 云南省药品标准（1974）[M]. 1975.

[15] 中华人民共和国卫生部药典委员会. 中华人民共和国药典（1977年版一部）[M].北京：人民卫生出版社，1979.

[16] Wang Zehuan，Wang Yi，Liu Baolin，et al. A new species of Tetrataenium (Tordyliinae，Apiaceae) from SW Yunnan，China，based on morphological and molecular data[J]. Phytotaxa，2021,491 (1)：85-91.

[17] 李文琦，张志华，吕旸，等. 佤族医药的现状及发展浅述[J]. 云南中医中药杂志，2019，40 (10):75-76.

[18] 陈眉，曲源，刘宝林，等. 佤族药食同源保健方法整理研究[J]. 中国民族民间医药，2018，27 (18):1-3.

[19] 谢薇，王志红，柯瑾. 佤族常用植物药命名方式探讨[J]. 云南中医中药杂志，2016，37 (1):74-75.

[20] 赵霞，倪凯. 佤族民族民间医药现状浅述[J]. 云南中医中药杂志，2014，35 (10):103-106.

[21] 王志红. 云南佤族医疗经验的挖掘整理研究[R]. 云南中医学院，2014.

[22] 邓泽，张祖娟，王有忠. 佤族民间医药传承特点浅析[J]. 云南中医中药杂志，2012，33 (12):74-75.

[23] 彭朝忠，邹忠梅，祁建军，等. 沧源佤族食物疗法验方录[J]. 中国民族民间医药，2011，20 (21):8.

[24] 彭朝忠，祁建军，李先恩. 沧源县佤族蒸熏疗法验方录[J]. 中国民族民间医药，2011，20

(18):2.
[25] 彭朝忠，祁建军，李先恩. 沧源县佤族外敷疗法验方录[J]. 中国民族民间医药，2011，20(17):4.
[26] 彭朝忠，祁建军，李先恩. 沧源县佤族医治呼吸系统疾病验方录[J]. 中国民族民间医药，2011，20(16):6.
[27] 彭朝忠，祁建军，李先恩. 沧源县佤族医治胃病验方录[J]. 中国民族民间医药，2011，20(15):6.
[28] 彭朝忠，祁建军，李先恩. 沧源县佤族医治骨折验方录[J]. 中国民族民间医药，2011，20(14):3.
[29] 彭朝忠，祁建军，李先恩. 沧源县佤族医治肝病验方录[J]. 中国民族民间医药，2011，20(10):2.
[30] 彭朝忠，祁建军，李先恩. 沧源县佤族医治风湿病验方录[J]. 中国民族民间医药，2011，20(9):4.
[31] 王志红，艾健，庞益富，等. 佤族医药单验方中常见对药的组方应用特点[J]. 云南中医中药杂志，2011，32(4):40-42.
[32] 彭朝忠，祁建军，李先恩. 沧源县佤族民间验方录[J]. 中国民族民间医药，2011，20(4):3.
[33] 庞益富，艾健，王志红. 佤族医药常用药物的应用特点浅探[J]. 云南中医中药杂志，2010，31(5):41-43.
[34] 庞益富，艾健，王志红. 佤族医药单验方组方用药特点分析[J]. 云南中医学院学报，2010，33(2):20-24.
[35] 彭朝忠，祁建军，李先恩. 澜沧县佤族治疗妇科病验方录[J]. 中国民族民间医药，2009，18(17):154.
[36] 龙鳞.佤族的药食同源文化[J].今日民族,2009,(04):38-39.
[37] 艾健，庞益富，付新伟，等. 自然环境因素对佤族医药的影响[J]. 中国民族民间医药，2009，18(7):162-163.
[38] 龙鳞. 佤族医药文化浅述[J]. 中国民族民间医药，2009，18(1):38-42.
[39] 龙鳞. 佤族食疗[J]. 中国民族民间医药，2008，17(11):22-24.
[40] 艾健，庞益富，王志红. 佤族医药经验初探[J]. 中国民族医药杂志，2008，14(10):11-12.
[41] 曹文,朱玉婷.佤族食疗起源及运用[C]//临沧师范高等专科学校，沧源佤族自治县人民政府. 中国佤族“司岗里”与传统文化学术研讨会论文集.云南民族大学，2008:12.
[42] 王志红，郑进，谢薇，等. 佤族医药的现状考察及发展思考[J]. 云南中医学院学报，2006(5):15-17.
[43] 王志红，郑进，谢薇. 民族医药宝库中的一块璞石——佤族医药简介[J]. 云南中医学院学报，2006(3):56.
[44] 李永明，李素. 佤医药外治痄腮38例[J]. 中国民族民间医药杂志，2000(5):269-270.
[45] 陈娅梅. 佤族民间验方[J]. 中国民族医药杂志，1999(1):33.
[46] 李永明. 佤族食疗(三)[J]. 中国民族民间医药杂志，1998(6):5-6.
[47] 李永明. 佤族食疗(二)[J]. 中国民族民间医药杂志，1998(5):10-12.
[48] 李永明. 佤族食疗(一)[J]. 中国民族民间医药杂志，1998(4):17-18.
[49] 彭朝忠，郭绍荣. 佤族民间验方录[J]. 中国民族民间医药杂志，1998(1):19-20.

[50] 赵祥. 应用佤族民间草药防治麻疹208例的情况简介[J]. 中国民族民间医药杂志，1995(6):26-27.

[51] 许德龙. 云南省沧源县几种佤族药介绍[J]. 中药材，1995(11):554-555.

[52] 许德龙. 佤族药命名探讨[J]. 中国民族民间医药杂志，1995(5):10-16.

[53] 高红旺. 佤药排石汤治疗泌尿系结石16例临床观察[J]. 中国民族医药杂志，1995(2):22.

[54] 向碧霞，张平夫，向应海. 佤族草药"丫磨娘"及其资源考察[J]. 贵州科学，1995(1):24-28.

[55] 李永明. 佤药验方简介[J]. 中国民族民间医药杂志，1995(1):18-21.

[56] 郭绍荣，李学兰，里二，等. 佤族医药起源及其发展[J]. 中国民族民间医药杂志，1994(2):1-4+46.

药物学名索引

本索引包括植物、动物拉丁名及矿物英文名

A

D

E

F

G

H

I

J

K

L

M

N

O

P

Q

R

S

T

药物中文名称拼音索引

(本索引包括植物、动物、矿物中文名、佤名及别名)

E

F

G

H

J

L

N

O

P

Q

R

T

W

X

Z

中国佤药志

受访的部分名老佤医

①李永明

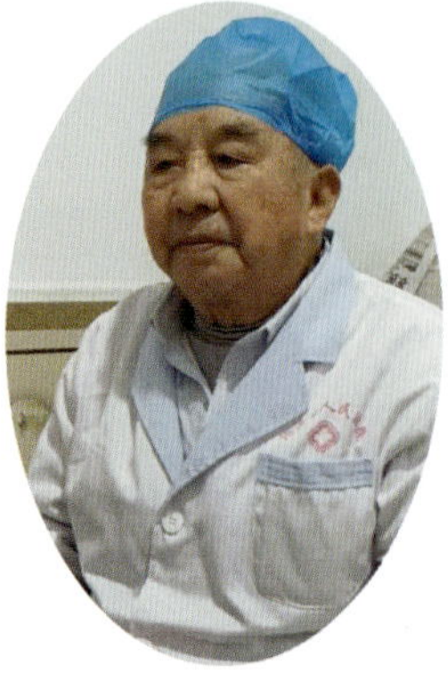

生于1941年7月，1992—1998年曾任沧源佤族自治县佤医佤药研究所所长。擅长治疗肝炎、肾炎、结石、脑梗、不孕不育、阳痿早泄、妇科杂症、泌尿系感染等疾病。编撰出版《佤族食疗》和《佤药娘母良的临床应用》等著作，获"美国拉斯维加斯国际传统医学大会"金杯一等奖等，在佤族医药临床和科研方面贡献突出。

②刘宝林

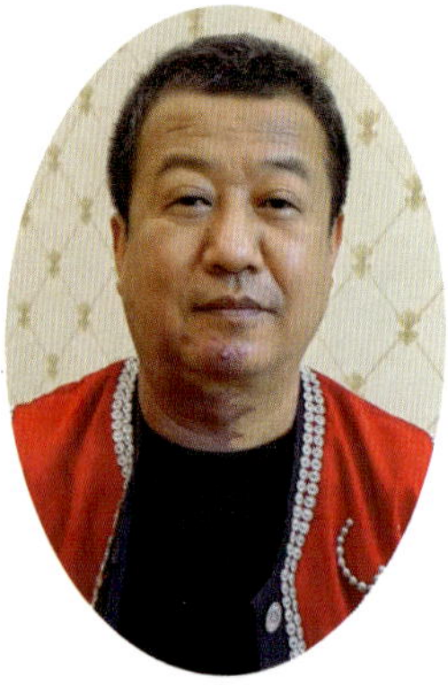

生于1971年6月，现任中国民族医药学会佤医药分会会长、沧源佤族自治县佤医药协会常务副会长。1998—2019年在沧源县佤医佤药研究所和沧源县中医佤医医院工作，曾任沧源县佤医佤药研究所所长和沧源县中医佤医医院副院长。擅长治疗脾胃病、妇科病、风湿性疾病、咽炎、咳嗽等疾病。主编出版《佤族民间常用植物药》等著作，在佤医药临床和科研方面贡献突出。

③田华昌

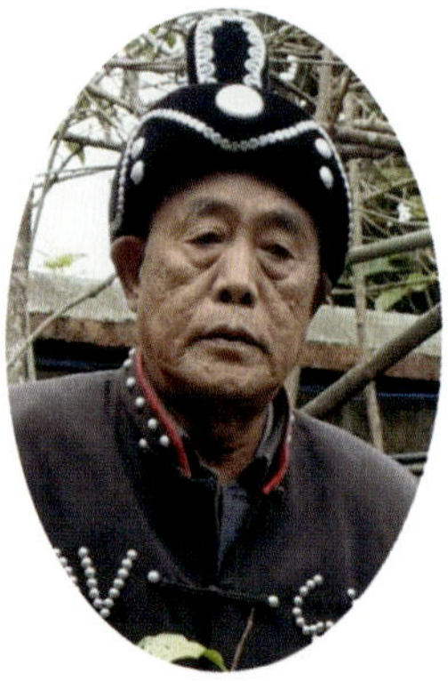

生于1942年05月，沧源佤族自治县勐董镇名老佤医，从医60年，在阿佤山区和邻近缅甸佤邦极具名气。擅长治疗脑卒中偏瘫、脑梗、脑血栓、胃肠病、风湿骨痛、结核病、跌打损伤、黄疸型肝炎、烧烫伤、肺结核、胃溃疡、胆囊炎、癫痫、早泄、阳痿等疾病。

④彭建新

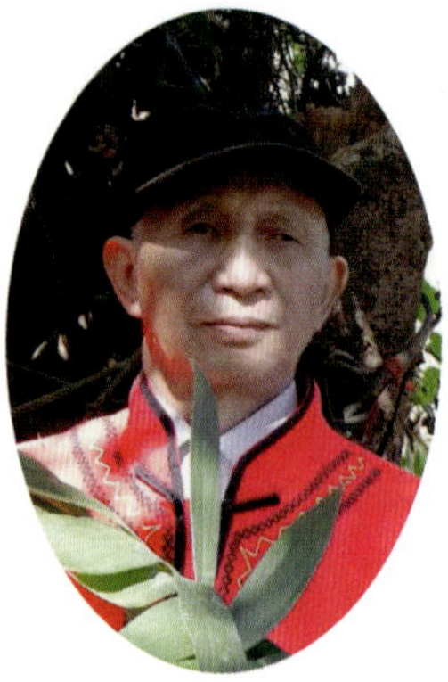

生于1951年1月，沧源佤族自治县班老乡名老佤医，从医40余年，在阿佤山区极具名气。2013年被评选为"市级非物质文化遗产项目代表性传承人"。擅长治疗风湿骨痛、跌打、骨折、妇科病、胃肠炎、呼吸道感染、泌尿系统感染、高血压、高血脂、高血糖、气管炎、支气管炎、肺炎、胃胀胃痛、黄疸型肝炎等疾病，使用佤药品种近300余种。

⑤田文学

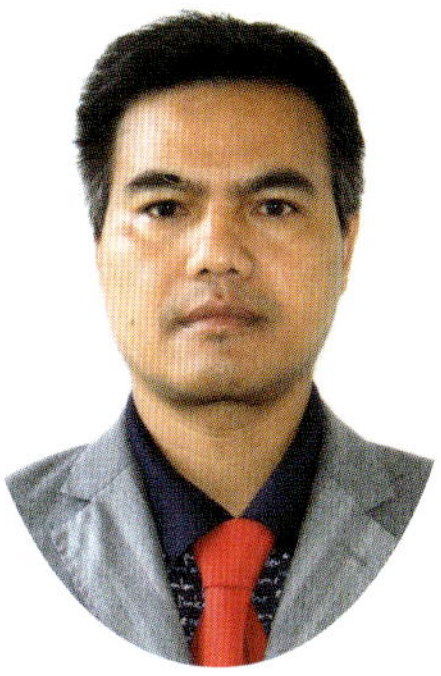

生于1967年7月，沧源佤族自治县勐董镇民间佤医。师从其父田子明（已故）学习佤医药。擅长治疗骨折、跌打损伤、风湿性关节炎、肩周炎、腰椎间盘突出、骨质增生、崩漏、胃肠疾病、鼻衄、肺病、刮痧、拔罐、蒸疗等疾病。儿子田胜随其习医。

⑥肖惹那

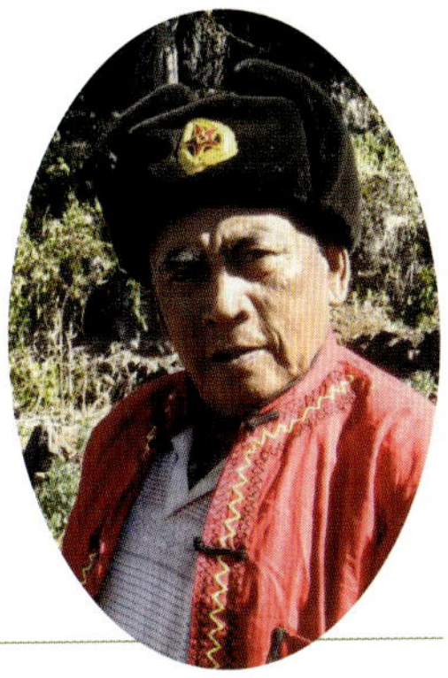

生于1952年4月出生，沧源佤族自治县岩帅镇坝岭村委会名老佤医。从医40余年，擅长治疗风湿病、肝病、心脏病、急慢性肾炎、泌尿系统结石、胃肠病、结核病、跌打损伤、无名水肿、黄疸型肝炎、毒蛇咬伤、骨质增生、贫血、胃溃疡、胆囊炎、膀胱炎、肺炎等疾病。

⑦魏金平

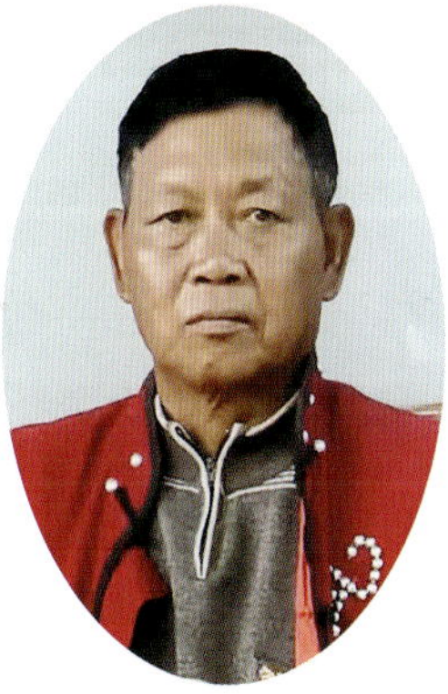

生于1958年4月，沧源佤族自治县中医佤医医院职工，主治医师，师从当地名老佤医田尼本（已故），从医46年，擅长治疗肺部感染、胃病、肝炎、肾炎、肺结核、气管炎、妇科杂症等疾病。

⑧陈云

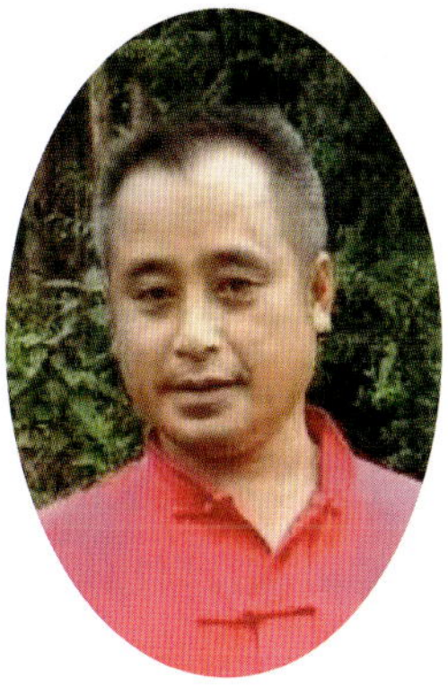

生于1974年7月，毕业于云南省中医学院中医学专业，2016年至今，在沧源县中医佤医医院工作。擅长利用中医理论和佤医药经验相结合运用于临床常见病和多发病的诊疗，擅长治疗颈椎病、腰椎病、风湿骨痛、骨质增生、腰腿痛、跌打损伤、脑梗、脑卒中偏瘫、肝胆疾病、膀胱炎、肺炎、产后保健等疾病。

⑨ 卫光荣

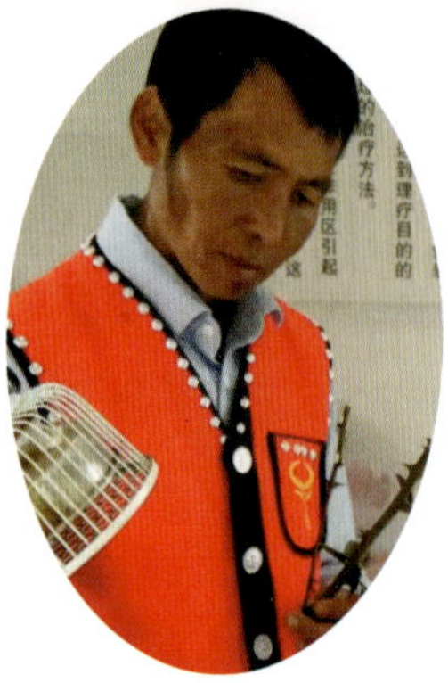

生于 1974 年 10 月，师从其父学习佤医药，为佤族民间“花椒针”特色诊疗技术传承人。2016 年至今在沧源县中医佤医医院工作，擅长治疗泌尿系统结石、胃肠病、风湿骨痛、结核病、跌打损伤、骨折、黄疸型肝炎、骨质增生、肺结核、胃溃疡、胆囊炎、腰腿痛、膀胱炎、肺炎、胃胀胃痛、气管炎等疾病。

⑩ 赵凤英

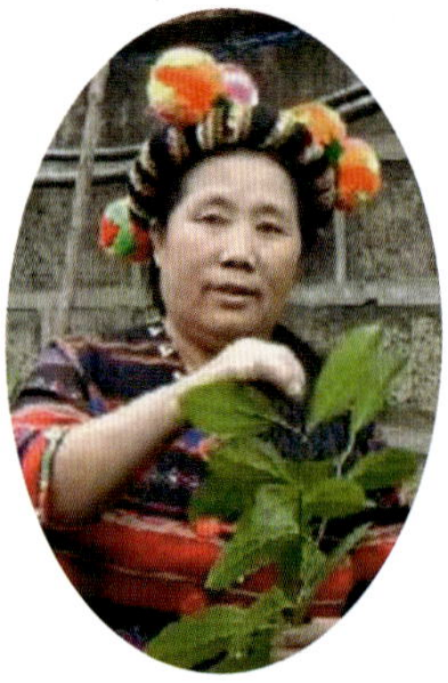

生于 1965 年 1 月，沧源佤族自治县勐董镇民间佤医，擅长治疗脑梗、偏瘫、胃肠疾病、风湿病、月子病、跌打损伤、黄疸型肝炎、心脏病、骨质增生、肾炎、贫血、肺结核、淋巴结核、胃溃疡、胆囊炎、膀胱炎、湿热带下、皮肤病、产后熏蒸保健、不孕症、肺部感染等疾病。

⑪ 田艾拉

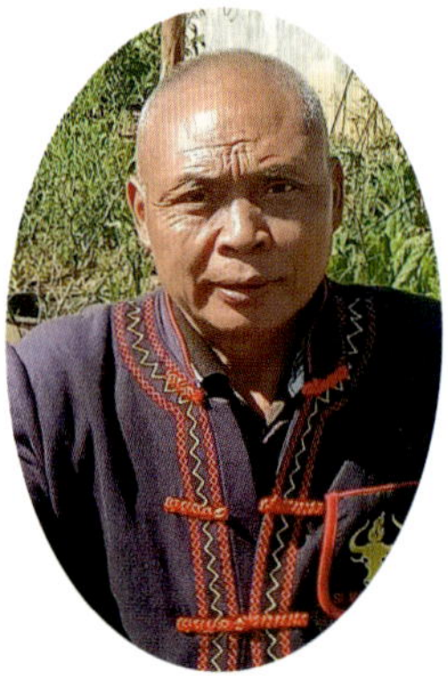

生于 1961 年 1 月，沧源县单甲乡民间佤医。13 岁始师从民间草医学习佤医药。行医 49 年，擅长治疗骨折、粉碎性骨折、肠胃炎、风湿骨痛、跌打损伤、黄疸型肝炎、骨质增生、肾炎、贫血、闭经、肺结核、胃溃疡、胆囊炎、膀胱炎、湿热带下、风湿性关节炎、不孕症、肺癌早期、肺空洞、肝癌早期等疾病，特别在接骨方面尤为突出，使用佤药品种 100 余种。

⑫ 肖积绕

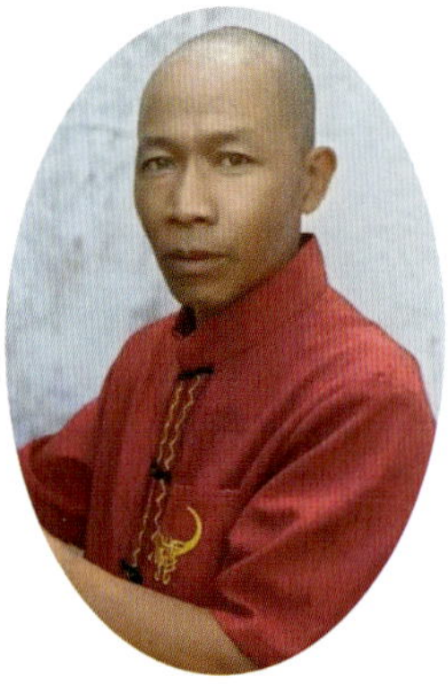

生于 1966 年 8 月，沧源县勐角乡控井村民间佤医。16 岁始师从其爷爷学习佤医药，在阿佤山区具有一定的名气。从医 30 余年，擅长治疗风湿性关节炎、痛风、胃病、肝病、风湿骨痛、结核类、跌打损伤、心脏病、高血压、骨质增生、月经不调、不孕症、胆囊炎、腰腿无名肿痛、膀胱炎、子宫肌瘤、胃癌早中期等疾病，使用佤药品种 300 余种。

⑬ 尹东不勒

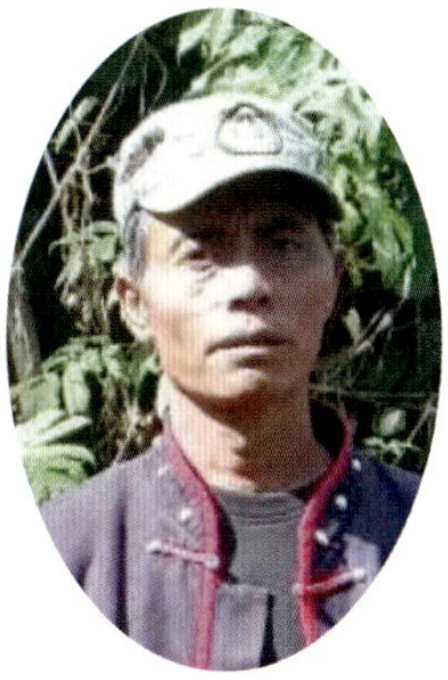

生于 1969 年 4 月，沧源佤族自治县岩帅镇团结大寨民间佤医。擅长治疗支气管炎、泌尿系结石、急性肠胃炎、四肢麻木、风湿骨痛、跌打损伤、骨折、带状疱疹、黄疸型肝炎、烧烫伤、毒蛇咬伤、心脏病、高血压、骨质增生、肾炎、肺结核、胃溃疡、胆囊炎、膀胱炎、尿道炎、风湿性关节炎、不孕症等疾病，特别在男女不孕不育方面尤为突出，具有一定口碑。

⑭ 杨金荣

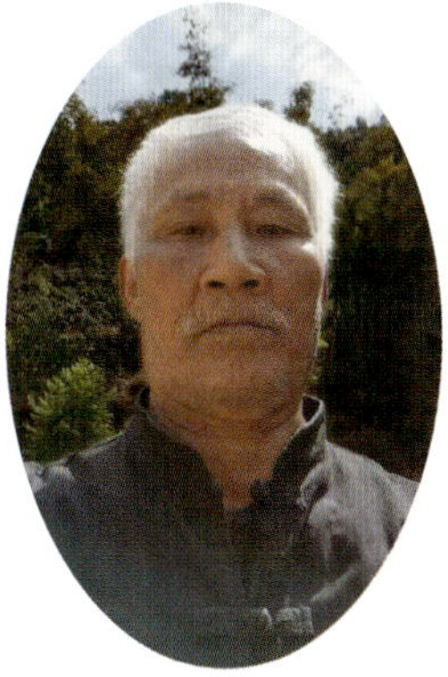

生于 1950 年 2 月，西盟佤族自治县勐梭镇名老佤医，从医 65 年，擅长治疗中风偏瘫、风湿骨痛、痛风、跌打损伤、骨折、黄疸型肝炎、肝硬化、肠胃炎、胆囊炎、癫痫等疾病。

⑮ 李玉香

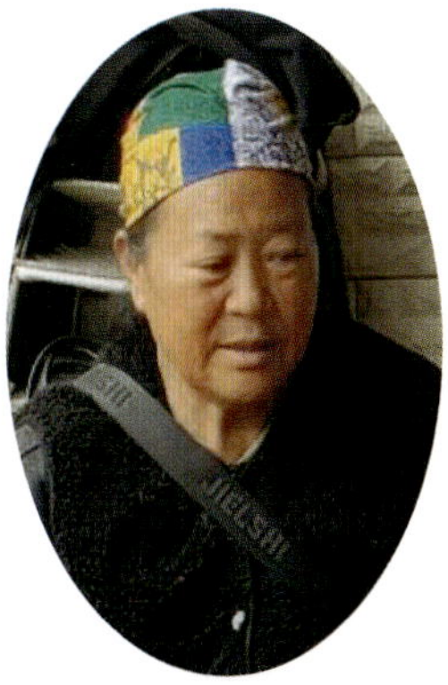

生于 1962 年 5 月，双江拉祜族佤族布朗族傣族自治县沙河乡尹俸村忙校组名老佤医。从医 20 余年，自小师从其父亲学习，擅长治疗癫痫、跌打损伤、感冒、骨折、带状疱疹、中风、习惯性流产、风湿性关节炎、胃痛等疾病。

⑯ 袁 华

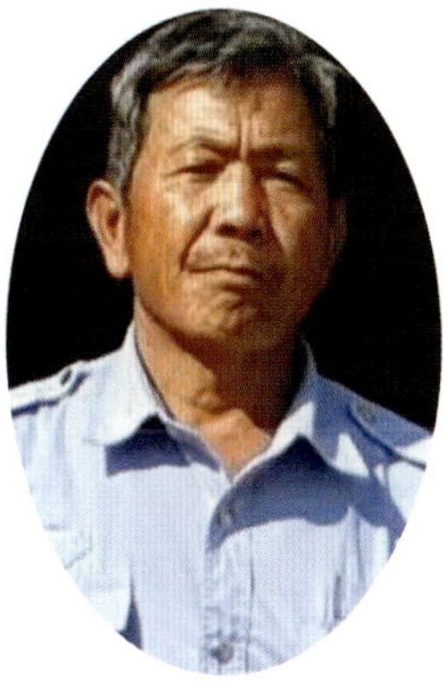

出于 1957 年，双江拉祜族佤族布朗族傣族自治县沙河乡土戈村新村名老佤医。师从其父亲及爷爷，从医 40 余年，擅长治疗骨折、月经不调、带状疱疹、牙痛、腮腺炎、肝炎、疝气、风湿性关节炎、腰椎骨质增生、口舌生疮、肝炎、结核等疾病。在接骨方面尤为突出，认识及使用上百种佤药。